Das Blaue Buch

Monika Engelhardt · Roland Mertelsmann · Justus Duyster
(Hrsg.)

Das Blaue Buch

Chemotherapie-Manual Hämatologie und Onkologie

8. Auflage

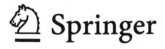 Springer

Hrsg.
Monika Engelhardt
Klinik für Innere Medizin I
Universitätsklinikum Freiburg
Freiburg, Deutschland

Roland Mertelsmann
Klinik für Innere Medizin I
Universitätsklinikum Freiburg
Freiburg, Deutschland

Justus Duyster
Klinik für Innere Medizin I
Universitätsklinikum Freiburg
Freiburg, Deutschland

ISBN 978-3-662-67748-3   ISBN 978-3-662-67749-0   (eBook)
https://doi.org/10.1007/978-3-662-67749-0

Die Deutsche Nationalbibliothek verzeichnet diese Publikation in der Deutschen Nationalbibliografie; detaillierte bibliografische Daten sind im Internet über ▶ http://dnb.d-nb.de abrufbar.

1–5 und 7 Auflagen: © Springer 2007, 2008, 2010, 2012, 2014, 2020
6 Auflagen: © Der/die Herausgeber bzw. der/die Autoren 2017
8. Auflagen: © Der/die Herausgeber bzw. der/die Autor(en) 2023. Dieses Buch ist eine Open-Access-Publikation.

Fotonachweis Umschlag: Prof. Dr. Ralph Wäsch und Prof. Dr. Monika Engelhardt, Universitätsklinikum Freiburg

Planung: Sabine Gehrig, Ulrike Hartmann
Springer ist ein Imprint der eingetragenen Gesellschaft Springer-Verlag GmbH, DE und ist ein Teil von Springer Nature.
Die Anschrift der Gesellschaft ist: Heidelberger Platz 3, 14197 Berlin, Germany

Vorwort zur 8. Auflage

Das „Blaue Buch" als Chemotherapiemanual hat sich in vielen hämatologisch-onkologischen Kliniken, Praxen und Tumorzentren als Standardwerk fest etabliert. Wir freuen uns sehr, dass die Universitätsklinik Freiburg (UKF), Klinik für Innere Medizin I, diese 8. Auflage als Open Access Version erstmalig ohne externes Sponsoring ermöglicht. Die bewährte Kooperation mit Chemotherapie-applizierenden Fachdisziplinen, wie z.B. Gynäkologie, Strahlentherapie, Dermatologie, Nephrologie, Gastroenterologie und vielen anderen mehr haben dazu geführt, dass wir interdisziplinär 620 Therapieprotokolle abbilden können. Diese sind erweitert worden, werden von uns immer auf klinische Durchführbarkeit und Verträglichkeit geprüft und nach bester klinischer Praxis abgebildet. Zahlreiche neue Behandlungsprotokolle wurden in das Werk aufgenommen und mit neuen Unterkapiteln ergänzt. Um den Umfang des Druckwerks übersichtlich zu halten, wurden einige, seltener verwendete Protokolle in das elektronischen Zusatzmaterial integriert. Diese Protokolle sind im Inhaltsverzeichnis und auf den Kapiteltrennseiten entsprechend gekennzeichnet.

Zudem erhalten wir weiterhin von vielen Nutzern und Buchrezensenten wertvolle Anregungen, die wir in die Neuauflagen integrieren. Sämtliche Dosismodifikationstabellen, Standardmaßnahmen (Standard Operating Procedures [SOPs]) und Patienten-Broschüren wurden zudem in interdisziplinärer Kooperation komplett aktualisiert. Für die „klinischen Behandlungs-Pfade" („Clinical Pathways" [CPs]) stellen wir den Anwendern ganz neu die kontinuierlich aktualisierten UKF-Versionen durch die Verlinkung mit der CCCF-Tumorzentrums-Website zur Verfügung.

Die 8. Auflage des „Blauen Buchs" bietet somit aktualisierte Chemotherapieprotokolle mit zugehörigen tagesspezifischen Therapieablaufplänen (sog. Kurvenblätter) inklusive Begleitmedikation, Therapiehinweisen und Übersichtstabellen, die sich in den folgenden Einsatzbereichen bewährt haben:[1–6]

1. Orientierung über mögliche medikamentöse Behandlungsoptionen bei malignen Erkrankungen
2. Informationen zur Therapieplanung und Durchführung
3. Qualitätskontrolle und Fehlerreduktion bei der Chemotherapie
4. Aufklärung des Patienten und der Angehörigen.

Die Begleitmedikation wurde in allen Therapieprotokollen in enger Kooperation mit unserer Klinikapotheke sowie den behandelnden ärztlichen und pflegerischen Kollegen sorgfältig angepasst. **Somit spiegeln sämtliche Behandlungsprotokolle und Kurvenblätter die langjährige praktische Erfahrung am Universitätsklinikum Freiburg (UKF) / Comprehensive Cancer Center Freiburg (CCCF) wider.**[1-2,4,6]

Therapieprotokolle laufender Studien sind mit dem Verweis versehen, dass das jeweilige Protokoll „Bestandteil einer Studieninitiative ist" (mit weiteren Informationen und Internet-Adressen) und dass „ein Studieneinschluss durch die mit der Studie betrauten Kollegen des jeweiligen Zentrums unbedingt angestrebt werden sollte". Wir hoffen damit einen aktiven Beitrag für eine bestmögliche Studienrekrutierung zu leisten[1–6] und die Kontaktaufnahme mit den jeweiligen Studienzentren für geeignete Patienten und behandelnde Ärzte zu erleichtern. Soweit Studien- bzw. Chemotherapieprotokolle publiziert und im Internet oder sonstigen Medien frei verfügbar waren, wurden diese für die Erstellung eines standardisierten Behandlungsprotokolls im „Blauen Buch" genutzt, um die qualitätsgerechte Durchführung zu erleichtern. **Der Link zum Gesamt-eBook ist https://doi.org/10.1007/978-3-662-67749-0**

Das komplette elektronische Zusatzmaterial, inkl. Zusatz-Protokollen mit tagesspezifischen Therapieablaufplänen, SOPs, Pathways und Patienten-Broschüren, sind mittels Internetzugriff auf SpringerLink zugänglich (https://doi.org/10.1007/ 978-3-662-67749-0_1) und ergänzen die Inhalte des „Blauen Buchs".

Die Clinical Pathways sind auf das UKF/CCCF ausgerichtet. Deshalb verweisen wir weiterführend auf internationale Leitlinien, z.B. National Comprehensive Cancer Network (http://www.nccn.org/professionals/physician_gls/f_guidelines.asp) oder DGHO/Deutsche Gesellschaft für Hämatologie & Onkologie (http://www.dgho.de).

Die vorliegende „Blaue Buch"-Auflage wurde mit dem Therapieplaner des UKF erstellt, der in allen Chemotherapie-aktiven Abteilungen des CCCF implementiert wurde und seither auch externen Krankenhäusern und Praxen zur Verfügung steht. Wer eine solche - über das „Blaue Buch" hinausgehende - umfassende Planungs- und Verwaltungssoftware wünscht, dem sei der Therapieplaner „ChemoCompile" empfohlen (http://chemocompile.de).

Jede Neuauflage des „Blauen Buchs" verlangt besonders aktiv mitarbeitende Kollegen, die mit ihrem großen Engagement zur fortlaufenden Verbesserung beitragen. Bei dieser 8. Auflage danken wir besonders Dr. Heike Reinhardt, Petra Schilli, Amelie Rösner, Magdalena Braun, Dr. Valeria Shlyakhto, Dr. Maximilian Schinke, Dr. Xavier Tonnar, Dr. Gila Mostufi, Jakob Zillinger, Ulrike Mößner und Dr. Markus Ruch & MPS/ChemoCompile-Team.

Bei der Arbeit mit der 8. Auflage des „Blauen Buchs" wünschen wir Ihnen viel Erfolg bei der Auswahl der besten Behandlungsoptionen und sind uns sicher, dass Sie der Neuauflage viele nützliche Anregungen für die Versorgung Ihrer Tumorpatienten entnehmen können.[1–6]

M. Engelhardt

Prof. Dr. Monika Engelhardt   Juni 2023

Literatur

1. Markert A, Thierry V, Kleber M, Behrens M, Engelhardt M. Chemotherapy safety and severe adverse events in cancer patients: strategies to efficiently avoid chemotherapy errors in in- and outpatient treatment. *Int. J. Cancer.* 2009;124(3):722–728.
2. Engelhardt M, Kohlweyer U, Kleber M. Patientensicherheit und Fehlermanagement. *Dtsch. Ärztebl.* 2010; 107(31-32):557-8.
3. Lowy DR, Collins FS. Aiming High--Changing the Trajectory for Cancer. *N. Engl. J. Med.* 2016;374(20):1901–1904.
4. Ajayi S, Reinhardt H, Szymaniak-Vits M, Engelhardt M. Avoiding Errors in Chemotherapy. *Dtsch. Ärzteblatt Int.* 2017;114(13):224.
5. Lipitz-Snyderman A, Pfister D, Classen D, et al. Preventable and mitigable adverse events in cancer care: Measuring risk and harm across the continuum. *Cancer.* 2017;123(23):4728–4736.
6. Reinhardt H, Otte P, Eggleton AG, et al. Avoiding chemotherapy prescribing errors: Analysis and innovative strategies. *Cancer.* 2019;125(9):1547–1557.

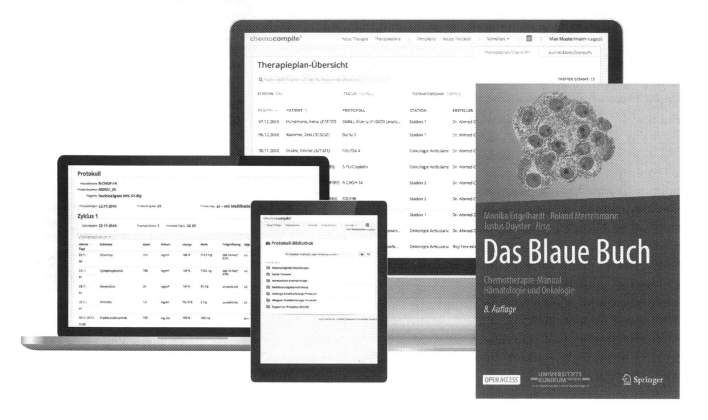
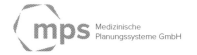
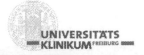

Inhaltsverzeichnis

Nicht alle im Inhaltsverzeichnis aufgeführten Protokolle werden im Buch abgedruckt. Die betreffenden Protokolle sind mit dem Hinweis „ZM" anstelle einer Seiten-
zahl gekennzeichnet. Diese Protokolle finden Sie im elektronischen Zusatzmaterial zum Werk unter
https://doi.org/10.1007/978-3-662-67749-0_1.

Teil II Solide Tumoren

*Darstellung in einem Protokoll aus technischen Gründen
nicht möglich (mFOLFOX 6 = q2w, Pembrolizumab = q3w)
→daher Kombination der beiden Einzelprotokolle
„mFOLFOX 6" und „Pembrolizumab 200 mg abs."

Teil III Radio-Chemotherapie

Teil IV Intrakavitäre Chemotherapie

Teil V Lymphodepletion vor CAR-T-Zell-Therapie

Teil VI Mobilisierungs-chemotherapien

Teil VII Konditionierung autologe Stammzelltransplantation (ASZT)

Teil VIII Konditionierung allogene Stammzelltransplantation (SZT)

Teil IX GvHD-Prophylaxe

Teil X Supportive Therapie

Autorenverzeichnis 8. Auflage

Ajayi, Stefanie[2]
Becker, Heiko; Prof. Dr.[1]
Braun, Magdalena[1]
Coenen, Volker Arnd; Prof. Dr.[7]
Duque Afonso, Jesus; PD Dr.[1]
Duyster, Justus; Prof. Dr.[1,3]
Engelhardt, Monika; Prof. Dr.[1]
Finke, Jürgen; Prof. Dr.[1]
Fischer, Judith; Prof. Dr. Dr.[11]
Gkika, Eleni; Prof. Dr.[8]
Glatzki, Franziska; Dr.[1]
Grabbert, Markus Tobias; PD Dr.[20]
Gratzke, Christian; Prof. Dr.[20]
Greil, Christine; PD Dr.[1]
Grosu, Anca-Ligia; Prof. Dr.[8]
Hasselblatt, Peter; Prof. Dr.[6]
Heinz, Jürgen; Dr.[1]
Hellstern, Jan[2]
Herget, Hans Georg; Prof. Dr.[12]
Hettmer, Simone; Prof. Dr.[13]
Hug, Martin; Prof. Dr.[2]
Kirste, Simon; Dr.[8]
Korinthenberg,Rudolf; Prof. Dr.[22]
Kühn, Wolfgang; Prof. Dr.[5]
Leppla, Lynn; Dr.[1]
Lubrich, Beate; Dr.[2]
Lübbert, Michael; Prof. Dr.[1]
Machein, Marcia; Prof. Dr.[7]
Marks, Christiane; Dr.[1]
Marks, Reinhard; PD Dr.[1]
Meiß, Frank; PD Dr.[9]
Meyer, Philipp Tobias; Prof. Dr. Dr.[17]
Miething, Cornelius; Dr.[1]
Mostufi, Gila; Dr.[1]
Mößner, Ulrike[1]
Neeff, Hannes; Prof. Dr.[14]
Pantic, Milena; Dr.[1]
Passlick, Bernward; Prof. Dr.[18]
Rautenberg, Beate; Dr.[4]
Rawluk, Justyna; Dr.[1]
Reinhardt, Heike, Dr.[1]
Rösner, Amelie[1]
Röthele, Elvira; Dr.[5]
Ruch, Markus; Dr.[23]
Rummelt, Christoph; Dr.[1]
Schäfer, Henning; Dr.[8]
Scherer, Florian; PD Dr[1]
Schilli, Petra[1,3]
Schinke, Maximilian; Dr.[1]
Schneider, Johanna; Dr.[5]
Scholber, Jutta; Dr.[8]
Schorb, Elisabeth; PD Dr.[1]
Schultheiß, Michael; PD Dr.[6]
Schulz, Marleen[2]
Seufert, Jochen; Prof. Dr.[6]
Shoumariyeh, Khalid; Dr.[1]

Shlyakhto, Valeria; Dr.[1]
Stamatova, Maryna[1]
Strüßmann, Tim; Dr.[1]
Thimme, Robert; Prof. Dr.[6]
Tonnar, Xavier; Dr.[1]
Voss, Pit Jacob; Prof. Dr. Dr.[14]
Wäsch, Ralph; Prof. Dr.[1]
Waller, Cornelius; Prof. Dr.[1]
Wehr, Claudia; PD. Dr.[1]
Wehrle, Julius; Dr.[1]
Weis, Andreas; Dr.[1]
Werner, Martin; Prof. Dr.[15]
Wittel, Uwe; Prof. Dr.[14]
Zeiser, Robert; Prof. Dr.[1]
Zillinger, Jakob[1]

[1] Klinik für Innere Medizin I, Hämatologie, Onkologie & Stammzelltransplantation
Universitätsklinikum Freiburg (UKF)
Hugstetterstr. 53
D-79106 Freiburg
Tel +49 761 270 34010, Fax +49 761 270 36840
[2] Klinikumsapotheke, UKF
[3] Comprehensive Cancer Center Freiburg, UKF
[4] Frauenklinik, UKF
[5] Abteilung Innere Medizin IV
Nephrologie und Allgemeinmedizin, UKF
[6] Innere Medizin II, Gastroenterologie, UKF
[7] Klinik für Neurochirurgie, UKF
[8] Klinik für Strahlenheilkunde, UKF
[9] Klinik für Dermatologie, UKF
[10] Klinik für Plastische und Handchirurgie, UKF
[11] Institut für Humangenetik, UKF
[12] Klinik für Orthopädie und Unfallchirurgie, UKF
[13] Klinik für Pädiatrische Hämatologie und Onkologie, UKF
[14] Klinik für Allgemein- und Viszeralchirurgie, UKF
[15] Institut für Klinische Pathologie, UKF
[16] Klinik für Radiologie, UKF
[17] Klinik für Nuklearmedizin, UKF
[18] Klinik für Thoraxchirurgie, UKF
[19] Klinik für Hals-, Nasen- und Ohrenheilkunde, UKF
[20] Klinik für Urologie, UKF
[21] Immunhämatologisches Labor, UKF
[22] Ethikkommission
[23] MPS   Medizinische Planungssysteme GmbH, Erbprinzenstr. 18, D-79098 Freiburg

Coverbild: Profs. Drs. R. Wäsch & M. Engelhardt

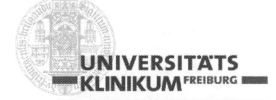

Abkürzungsverzeichnis

abs.	absolut		dl	Deziliter (100ml)
ACE	Angiotensin Converting Enzyme		Dos	Dosierung
A&E	Aufklärung & Einverständniserklärung		DR	Dosisreduktion
AEG	Adenokarzinom des ösophagalen Übergangs		Drg.	Dragee(s)
aHUS	atypisches hämolytisch urämisches Syndrom		E	Einheiten
			EBV	Epstein-Barr-Virus
AIBW	Adjusted Ideal Body Weight		ECOG	Eastern Cooperative Oncology Group (ECOG Performance Scale)
ALG	Anti-Lymphozyten-Globulin			
ALK	Anaplastic Large cell lymphoma receptor tyrosine kinase		ED	Erstdiagnose
			eGFR	Estimated glomerular filtration rate
ALL	Akute lymphatische Leukämie		EK	Erythrozytenkonzentrat
ALT	Alanin-Aminotransferase, (=GPT)		EKG	Elektrokardiographie
AML	Akute myeloische Leukämie		EORTC	European Organisation for Research and Treatment of Cancer
Amp	Ampulle			
ANC	Absolute neutrophile count		ESMO	European Society for Medical Oncology
AP/aP	Alkalische Phosphatase		ET	Essentielle Thrombozythämie
APL	Akute Promyelozytenleukämie		evt.	eventuell
Appl.	Applikation			
APTT/ aPTT	aktivierte partielle Thromboplastinzeit		F	Faktor
			FBC	Full blood count
ARDS	Acute respiratory distress syndrome		FISH	Fluoreszens in situ Hybridisierung
ASCO	American Society of Clinical Oncology		FN	Febrile Neutropenie
AST	Aspartat-Aminotransferase, (=GOT)			
ASZT	Autologe Stammzelltransplantation		g	Gramm
ATIII	Antithrombin III		GCP	Good clinical practice
ATG	Antithrombozytenglobulin		G-CSF	Granulozyten Kolonie-stimulierender Faktor
ATO	Arsentrioxid			
ATRA	All-trans Retinolsäure		GFR	Glomeruläre Filtrationsrate
AUC	Area under the curve		GGT	Gamma-GT (γ-Glutamyltransferase)
			GI	gastrointestinal
B	Bolusinjektion		GOT	Glutamat-Oxalacetat-Transaminase
BB	Blutbild		GPT	Glutamat-Pyruvat-Transaminase
Bili	Bilirubin		Gy	Gray
BSG	Blutsenkungsgeschwindigkeit			
Btl.	Beutel		h	Stunde(n) [hora]
BZ	Blutzucker		Hb	Hämoglobin
			HEC	Hochemetogene Chemotherapie
°C	Grad Celsius		HD	Hochdosis
Ca^{2+}	Calcium		HF	Herzfrequenz
CAVE	Achtung, Vorsicht		HFS	Hand-Fuß-Syndrom
CCL	Kreatininclearance		HIV	Human Immunodeficency Virus
CCR- Group	Clinical Cancer Research Group (Freiburg)		HSV	Herpes Simplex Virus
			HZV	Herpes Zoster Virus
CLL	Chronische lymphatische Leukämie			
CML	Chronische myeloische Leukämie		IBW	Ideal Body weight
CMV	Cytomegalievirus		ICD-10	International Classification of Diseases (10. Ausgabe)
CR	Komplette Remission			
CRP	C reaktives Protein		IF	Internationale Einheit(en)
CSF	Kolonie-stimulierender Faktor		Ig	Immunglobulin(e)
CT	Computertomografie		i.m.	intramuskulär
CTC	Common toxicity criteria		INR	International normalized ratio (Thromboplastinzeit)
CTx	Chemotherapie			
CyA	Cyclosporin A		i.R.v.	im Rahmen von…
CYP	Cytochrom P450		i.o.	intraokulär
			i.p.	intraperitoneal
d	Tag(e) [dies]		IPI	International Prognostic Index
Def	Definition		i.th.	intrathekal
DIC	Disseminierte intravasale Gerinnung		ITP	Immunthrombozytopenie
Diff BB	Differentialblutbild		IU	International Units

XX   Abkürzungsverzeichnis

Abkürzungsverzeichnis

i.v.	intravenös		NET	Neuroendokrine Tumoren des Gastrointestinaltraktes
J.	Jahre		NHL	Non-Hodgkin-Lymphom
			NI	Niereninsuffizienz
K⁺	Kalium		NMR	Kernspintomographie [nuclear magnetic resonance]
kg	Kilogramm			
KG	Körpergewicht		NSAR	Nichtsteroidale Antirheumatika
KI	Kontraindikation		NSCLC	Nicht-kleinzelliges Lungenkarzinom
KM	Knochenmark		NW	Nebenwirkungen
KMP	Knochenmarkpunktion		NYHA	New York Heart Association
KOF	Körperoberfläche			
kont.	kontinuierlich		OP	Operation
Krea	Kreatinin			
KST	Kostenstelle		Pat.	Patient
			PB	Peripheres Blut
l	Liter		PBSZ	Periphere Blutstammzellen
Lc	Leukozyten		PBSZT	Periphere Blutsammzell-Transplantation
LD	Niedrigdosis [low dose], Limited Disease			
			PCR	Polymerase-Kettenreaktion
LDH	Laktatdehydrogenase		PD	Progressive Disease
Lufu	Lungenfunktion		p.i.	post injectionem
LV	Leukovorin		PjP	Pneumocystis-jirovecii-Pneumonie
LVEF	Linksventrikuläre Ejektionsfraktion		PLL	Prolymphozytenleukämie
			PML	Progressive Multifokale Leukenzephalopathie
M.	Morbus, Musculus			
m	Meter		PNH	Paroxysmale nächtliche Hämoglobinurie
MAC	Myeloablative Konditionierung			
MASCC	Multinational Association of Supportive Care in Cancer		PNP	Periphere Polyneuropathie
			p.o.	per os
max.	maximal		PPhys	Pathophysiologie
MCL	Mantelzelllymphom		PR	Partielle Remission
MDS	Myelodysplastisches Syndrom		Prämed	Prämedikation
MEC	Moderat emetogene Chemotherapie		PS	Performance Status
MF	Myelofibrose		PT	Prothrombinzeit
mg	Milligramm		PTT	partielle Thromboplastin-Zeit
MG	Molekulargewicht		PV	Polycythämia Vera
Mg²⁺	Magnesium			
µg	Mikrogramm		q2w	2-wöchentlich
min	Minute(n)		q3w	3-wöchentlich
mind.	mindestens			
ml	Milliliter		RIC	Reduced Intensity Conditioning
µl	Mikroliter		Rö-Th	Röntgen Thorax
MM	Multiples Myelom		RQ-PCR	quantitative Echtzeit-PCR
µm	Mikrometer		RR	Blutdruck
MPN	Myeloproliferative Neoplasien		RTx	Radiochemotherapie
MRD	Minimal Residual Disease			
MR	Minimal/minor Response		S	Serum
MRI	Magnetresonanztomographie		s.c.	subkutan
MRT	Magnetresonanztomographie		SD	Schilddrüse, Stable Disease
mTOR	mechanistic Target of Rapamycin		SGOT	Serum-Glutamat-Oxalacetat-Transaminase
MTX	Methotrexat			
mval	Millival		SGPT	Serum-Glutamat-Pyruvat-Transaminase
nab	nanopartikulär albumingebunden			
NC	no change		S-Krea-tinin	Serum-Kreatinin
NCCN	National Comprehensive Cancer Network		SLE	Systemischer Lupus erythematodes
			SM	Systemische Mastozytose
NCI	National Cancer Institute		sog.	sogenannt
NEC	Neuroendokrine Karzinome des Gastrointestinaltraktes		SOP	Standardisierte Vorgehensweise [Standard Operating Procedure]

Abkürzungsverzeichnis

Supp.	Suppositorium/-en		V.	Vena
Susp.	Suspension		V.a.	Verdacht auf
SZT	Stammzelltransplantation		VOD	Veno-occlusive Disease
Tabl.	Tablette(n)		vs.	versus
tägl.	täglich		VZV	Varizella Zoster Virus
Tbl.	Tablette(n)			
TBVT	Tiefe Beinvenenthrombose		WBC	White Blood Cells
Th	Therapie		Wdh	Wiederholung
TNM	TNM-System, Tumorklassifikation		WHO	World Health Organization
	(berücksichtigt T=Tumor,		Wo	Woche
	N=Lymphknoten, M=Metastasen)		WW	Wechselwirkungen
Tox.	Toxizität			
Trpf	Tropfen		Z	Zyklus
TSH	Thyreoidea-stimulierendes Hormon		Z.n.	Zustand nach
TTP	Time to Progression		ZNS	Zentralnervensystem
Tx	Transplantation		z.T.	zum Teil
			ZVD	Zentralvenöser Druck
U	Units		ZVK	Zentralvenöser Katheter
UICC	Union International Contre le Cancer			
UKF	Universitätsklinikum Freiburg			
U-Status	Urinstatus			
U-Sticks	Urinsticks			

Sonderzeichen

α	Alpha
β	Beta
γ	Gamma
δ	Delta
k	Kappa
λ	Lambda
μ	Mü, Mikro
$t_{1/2}$	Halbwertszeit
®	Eingetragenes Warenzeichen
→	daraus folgt
↑	erhöht
↓	erniedrigt
>	größer als, häufiger als
<	kleiner als, seltener als
≥	größer oder gleich
≤	kleiner oder gleich

Erklärungen zu Protokollbezeichnungen:

Buchstaben stehen für Substanzen

z.B.   **C:** Cyclophosphamid, Cytarabin
R: Lenalidomid, Rituximab
V: Bortezomib, Etoposidphosphat, Etoposid (Base)
...

EC: Epirubicin / Cyclophosphamid

CE: Cyclophosphamid / Etoposid (*bei Mobilisierungsprotokollen*)
oder selten auch
Carboplatin / Etoposid

Kapitel 1 Einleitung

Elektronisches Zusatzmaterial Die elektronische Version dieses Kapitels enthält Zusatzmaterial, auf das über folgenden Link zugegriffen werden kann: https://doi.org/10.1007/978-3-662-67749-0_1.

© Der/die Autor(en) 2023
M. Engelhardt et al. (Hrsg.), *Das Blaue Buch*,

EINLEITUNG

Die chemotherapeutische Behandlung von Patienten mit hämatologischen und onkologischen Erkrankungsbildern erfolgt in enger Zusammenarbeit unterschiedlicher Teams. Behandelnde Ärzte und Pflegepersonal sind direkte Ansprechpartner des Patienten und verantworten Patientenaufklärung, Einverständnis, Therapieapplikation und Dokumentation. Das Apothekenteam spielt eine zentrale Rolle in der Bestellung, Lagerung und Zubereitung der medikamentösen Therapie. In enger Zusammenarbeit hat sich die zentrale Planung, Vorbereitung und Dokumentation hämatologischer und onkologischer Therapieprotokolle als ein wichtiges Instrument der Qualitätskontrolle etabliert. Ein Vorgehen nach Richtlinien der "Good Clinical Practice" (GCP) erleichtert die Durchführung, Qualitätssicherung und Dokumentation von Chemotherapien (CTxn).

Am Universitätsklinikum Freiburg (UKF) wurde deshalb bereits 1994 ein "CTx-VigilanzTeam" etabliert, dessen primäre Aufgabe die zentrale Planung hämatologischer und onkologischer Therapieabläufe ist, von Standard-Chemotherapien bis hin zu experimentellen Protokollen im Rahmen klinischer Studien. Dieses Pharmakovigilanz-Team gewährleistet die kontinuierliche Aktualisierung, Validierung und Qualitätssicherung der Behandlung, z.B. durch eine unabhängige Datenkontrolle bei der Erstellung patientenspezifischer Kurvenblätter sowie Transparenz bei der zytostatischen Behandlung durch die elektronische Erfassung und Bereitstellung patientenbezogener Therapiedaten. Die erfolgreiche Arbeit des CTx-Vigilanz Teams hat in Freiburg zu einer Prozess-Standardisierung und zur deutlichen Reduktion von Planungs-, Dosierungs- und Applikationsfehlern im Bereich der Chemotherapie geführt.[1-4]

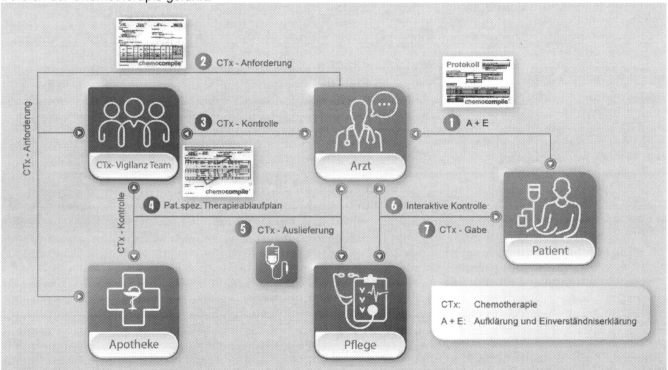

Abb. 1. Qualitätssicherung in der Applikation von Chemotherapien durch ein zentrales Kontrollsystem (CTx-Vigilanz Team) am Modell des Vorgehens am UKF. Nach Aufklärung des Patienten über die Chemotherapie (1), Senden der Chemotherapieanforderung an die Apotheke sowie mit der Einverständniserklärung an das CTx-Vigilanz Team (2). Dort Kontrolle aller Daten (3) und Erstellung eines Kurvenblatts (4); gegebenenfalls Rücksprache mit Arzt und Apotheke. Nach Eintreffen der Zytostatika (5) sowie des Kurvenblattes auf Station erneute interaktive Kontrolle und Freigabe der Therapie durch den Arzt (6). Anschließend Applikation und komplette pflegerische und ärztliche Dokumentation der Therapie auf dem Kurvenblatt (6). Archivierung des Kurvenblattes in der Krankenakte.

Wir haben uns entschlossen, die in Freiburg erarbeiteten „GCP-Werkzeuge" im Rahmen dieses „Blauen Buchs" zur Verfügung zu stellen. Zentrale Komponenten der standardisierten Chemotherapie-Durchführung nach GCP-Richtlinien sind:

- **Chemotherapieprotokolle:** mit Angaben über Chemotherapie und Begleitmedikation und
- **Kurvenblätter:** tagesspezfische Therapieablaufpläne zur Dokumentation der erfolgten Chemotherapie, inklusive Begleitmedikation in der Patientenakte.

Das „Blaue Buch" stellt detaillierte Therapieablaufpläne für 620 häufig angewandte Chemotherapieprotokolle zur Verfügung. Dabei sollte kein „Kochbuch" oder analoge Darstellung nach „Beipackzettel" entstehen - unser Ziel ist vielmehr, dem erfahrenen Hämatologen und Onkologen ein Instrument der Qualitätssicherung zur Verfügung zu stellen, mit validierten und vor allem praxiserprobten Therapieprotokollen, Clinical Pathways und weiteren Werkzeugen/SOPs, die in der täglichen Arbeit zur bestmöglichen Versorgung onkologischer Patienten hilfreich sind.[1-4]

1. INHALT DER BUCHVERSIONEN

1.1. Druckversion auch verfügbar als eBook in Open Access. Der Link zum Gesamt-eBook ist https://doi.org/10.1007/978-3-662-67749-0
In der gedruckten Version des „Blauen Buchs" befindet sich die Sammlung von >600 Chemotherapieprotokollen. Die Protokolle sind nach Krankheits-Entitäten (hämatologische Neoplasien vs. solide Tumoren) aufgeführt.

1.2. Elektronisch verfügbares Zusatzmaterial (https://doi.org/10.1007/ 978-3-662-67749-0_1)
Teil 1: Chemotherapieprotokolle und Kurvenblätter
Teil 2: Clinical Pathways – via Verlinkung auf Website CCCF-Tumorzentrum Freiburg
Teil 3: Standardisierte Vorgehensweisen
Teil 4: Patienteninformationen

2. CHEMOTHERAPIEPROTOKOLLE

2.1. Kriterien für die Aufnahme von Protokollen in „Das Blaue Buch":
Basis für die Chemotherapiesammlung sind Protokolle, die sich im täglichen klinischen Einsatz bewährt haben. Im Rahmen einer kontinuierlichen Aktualisierung werden veraltete Protokolle nach evidenzbasierten Richtlinien durch neue ersetzt.

Grundsätzlich werden nur Protokolle ins „Blaue Buch" aufgenommen, die
- als Ergebnis einer prospektiv randomisierten Phase III-Studie als volles Manuskript publiziert wurden und - im Idealfall - durch eine zweite Studie bestätigt sind. Die Veröffentlichung als Abstract ist zur Aufnahme nicht ausreichend.
- in einer gemeinsamen Sitzung der Autoren und Herausgeber des „Blauen Buchs" zur Aufnahme verabschiedet wurden.
- eine bestehende therapeutische Lücke schließen bzw. bestehende Protokolle ersetzen.

Die zugrundeliegenden randomisierten klinischen Phase III-Studien müssen eines oder mehrere der folgenden Kriterien erfüllen:
- Statistisch und klinisch signifikante Überlegenheit der neuen Therapie gegenüber dem bisherigen Therapiestandard.
- Bessere Verträglichkeit (geringere Nebenwirkungen) der neuen Therapie bei gleicher Effektivität im Vergleich zum bisherigen Therapiestandard.
- Bessere praktische Durchführbarkeit der neuen Therapie (z.B. orale Gabe statt Dauerinfusion) bei gleicher Wirksamkeit und Sicherheit im Vergleich zum bisherigen Therapiestandard.
- Geringere Kostenintensität bei gleicher Wirksamkeit und Sicherheit im Vergleich zum bisherigen Therapiestandard.
- Einsatz bei Kontraindikationen gegen die übliche Therapie.
- Effektivität bei Zweit- und Drittlinien-Therapie.
- Relevante neue oder zusätzliche Therapiemöglichkeiten.[1-4]

2.2. Ein Protokoll soll folgende Kriterien erfüllen:
- Es bestehen in der Literatur dokumentierte klinische Erfahrungen bezüglich Wirksamkeit und Sicherheit der Therapie.
- Protokolle sollen nur für die vorgesehene Indikationsstellung verwendet werden.
- Für indikationsfremde Anwendung kann keine Empfehlung ausgesprochen werden. Die Therapieentscheidung liegt in diesen Fällen in der Verantwortlichkeit der/des jeweiligen Ärztin/Arztes.
- Alle Protokolle sind mit Nummern codiert und eindeutig identifizierbar.

Jedes Chemotherapieprotokoll zeigt **Einzelheiten zur Chemotherapie** sowie zur **notwendigen Begleitmedikation**. Zusätzlich sind **Bedarfsmedikation, Angaben zur Dosisreduktion, Summendosen, Therapieintervalle, Erfolgsbeurteilung und relevante Literatur** angegeben.

Abb. 2
Beispiel
eines
Chemo-
therapie-
protokolls

Diese Krebstherapie birgt letale Risiken. Die Anwendung darf nur durch erfahrene Onkologen und entsprechend ausgebildetes Pflegepersonal erfolgen. Das Protokoll muss im Einzelfall überprüft und der klinischen Situation angepasst werden.							
060501_02		CHOP-21			*Indikation: NHL*		*ICD-10: C82-C8...*

Hauptmedikation (Zyklus 1-n)

Tag	zeitl. Ablauf	Substanz	Basisdosierung	Trägerlösung (ml)	Appl.	Infusions-dauer	Bemerkungen
1	0	Cyclophosphamid	750 mg/m²	500 ml NaCl 0,9 %	i.v.	1h	
1	+1h	Doxorubicin	50 mg/m²	Unverdünnt	i.v.	B15min	alternativ Doxorubicingabe als FREILAUFENDE Infusion über gesicherten zentralvenösen Zugang möglich
1	+1h 15min	Vincristin	1,4 mg/m²	50 ml NaCl 0,9 %	i.v.	5-10min	max. 2mg absolut. Als FREILAUFENDE Kurzinfusion, wenn möglich über gesicherten zentralvenösen Zugang.
1-5	1-0-0-0	Prednison/Decortin®	100 mg abs.		p.o.		

Zyklusdiagramm	Tag 1	2	3	4	5	[...]	Wdh.: 22
Prednison/Decortin®	☐	☐	☐	☐	☐		
Cyclophosphamid	■						
Doxorubicin	☐						
Vincristin	■						

FN-Risiko >20 %: entweder d4 Primärprophylaxe mit Pegfilgrastin/Neulasta® 6mg s.c. einmalig oder ab d4 Filgrastin/Neupogen® 5μg/kg/d s.c. tägl. bis Durchschreiten des Nadir
Bei Stammzellmobilisierung: Filgrastim-Gabe vor geplanter Leukapherese ab d6: 5μg/kgKG/d s.c. morgens (>70kg: 480μg,<70kg 300μg) bis Ende der Apherese.

Achtung: bei Pat. 61-80J: Antivirale Prophylaxe (Aciclovir 4x200mg p.o.)

Genauer Ablauf siehe auch Übersichtsschema zur G-CSF-Gabe bei Mobilisierungsprotokollen im Blauen Buch (→ Teil 2 Standardisierte Vorgehensweisen → Anti-Tumor und Supportiv-Therapie → GCSF/EPO)

Inkompatibilität: Doxorubicin ↔ Vincristin (y-site kompatibel)

Obligate Prä- und Begleitmedikation (Zyklus 1-n)

Tag	zeitl. Ablauf	Substanz	Basisdosierung	Trägerlösung (ml)	Appl.	Infusions-dauer	Bemerkungen
1	-30min	NaCl 0,9 %	1 000 ml		i.v.	2h	kontinuierlich
1	-30min	Dexamethason	8 mg		i.v.	15min	
1	-30min	Granisetron	1 mg		i.v.	15min	
1	0	Mesna	150 mg/m²		i.v.	B	
1	+2h	Mesna	300 mg/m²		p.o.		i.v. Gabe 150mg/m²: 2h später als oral
1	+4h	Dexamethason	8 mg		p.o.		
1	+6h	Mesna	300 mg/m²		p.o.		i.v. Gabe 150mg/m²: 2h später als oral
1-21	0-1-0-0	Cotrimoxazol	960 mg		p.o.		Mo, Mi, Fr, bis 4 Wochen nach letztem Zyklus/o. CD4-Zeitzahlen>200/μl

Bedarfsmedikation	Metoclopramid p.o. oder i.v., bei Unverträglichkeit Ersatz durch HT₃-Antagonisten; Ranitidin abends, Sucralfat
FN-Risiko	>20% → Primärprophylaxe mit Filgrastim/Neupogen® oder Pegfilgrastim/Neulasta®, siehe Kurzfassung Leitlinien G-CSF
Kontrollen	Herzfunktion, Blutbild, Elektrolyte, Blutzucker, Leberwerte, Retentionswerte, eGFR, Diurese, Neurotoxizität
Dosisreduktion	bei Leukozyten <1 000/μl und/oder Thrombozyten <75 000/μl an 2 Tagen DR des nächsten Zyklus wie folgt: 1.DR Doxorubicin 40mg/m², Cyclophosphamid 600 mg/m². Bei erneutem Unterschreiten der genannten Leukozyten- bzw. Thrombozytenzahlen weitere Dosisreduktion: 2. DR: Doxorubicin 30mg/m² und Cyclophosphamid 450 mg/m²; 3. DR : Doxorubicin 20mg/m², Cyclophosphamid 300 mg/m²
Cave	Anthrazykline-> Gefahr der Kardiotoxizität, Herzecho.
Summendosis	**Doxorubicin:** Gefahr der Kardiotoxizität; maximale Summendosis: 550mg/m²
Erfolgsbeurteilung	nach 2 Zyklen
Wiederholung	Tag 22.
Literatur	McKelvey EM et al. Cancer. 1976; 38:1484-1493; Balducci L et al. Oncology (Hunting). 2000; 14:221-227.

3. IDEALER ABLAUF DER CHEMOTHERAPIEBESTELLUNG UND -APPLIKATION

Nach Aufklärung und Einwilligung des Patienten über die Chemotherapie wird die Chemotherapie-Anforderung mit der Einverständniserklärung a) an das CTx-Vigilanz Team und b) an die Apotheke gesendet. Dort erfolgt die Kontrolle aller Daten, Erstellung eines sog. Kurvenblattes durch das CTx-Vigilanz Team und Zubereitung der Zytostatika durch die Apotheke. Gegebenenfalls erfolgt eine Rücksprache mit der/dem bestellenden Station/Ambulanz/Arzt/Ärztin und/oder der Apotheke. Nach Eintreffen des Kurvenblattes und der Zytostatika auf Station werden diese erneut geprüft und durch den Arzt mittels Unterschrift freigegeben. Anschließend kann die Applikation und komplette pflegerische und ärztliche Dokumentation der Therapie auf dem Kurvenblatt erfolgen, das in den Patientenunterlagen verbleibt und in der Krankenakte archiviert wird (Abb. 1.).

4. WEITERE WERKZEUGE FÜR DIE HÄMATOLOGIE UND ONKOLOGIE

BERECHNUNG DER KÖRPEROBERFLÄCHE (im Zusatzmaterial https://doi.org/10.1007/ 978-3-662-67749-0_1)

Bevor eine Chemotherapie für einen Patienten bestellt wird, ist es meist notwendig, dessen Körperoberfläche zu berechnen. Ein hierfür vorgesehener Körperoberflächenrechner befindet sich im Zusatzmaterial. Für den Patienten werden Körpergewicht (in kg) und Größe (in cm) individuell eingegeben, das Programm errechnet daraufhin die Körperoberfläche (in m²).

CARBOPLATIN-DOSIS NACH CALVERT (im Zusatzmaterial https://doi.org/10.1007/ 978-3-662-67749-0_1)

Bei Carboplatin hat sich die Dosierung nach der "AUC"-Formel ("Area under the Curve", Formel nach Calvert, J Clin Oncol 1989;7:1748-56) als zuverlässiger Parameter erwiesen. Carboplatin-Dosen werden im „Blauen Buch" in der Regel entsprechend AUC angegeben. Die Dosierung (in mg) kann nach Eingabe der AUC und der Kreatininclearance des individuellen Patienten berechnet werden. Ein Software-Programm im Zusatzmaterial erleichtert diesen Schritt.

5. WICHTIGE HINWEISE

Die vorliegende 8. „Blaue Buch"-Auflage wurde mit dem Therapieplaner des UKF erstellt, der in allen Chemotherapie-aktiven Abteilungen des CCCF implementiert wurde und seither auch externen Krankenhäusern und Praxen zur Verfügung steht. Wer eine solche - über das „Blaue Buch" - hinausgehende, umfassenende Planungs- und Verwaltungssoftware wünscht, dem sei der Therapieplaner „ChemoCompile" empfohlen (http://chemocompile.de).

Die in dieser Zusammenstellung enthaltenen Angaben über Zytostatika, Begleitmedikation und andere therapeutische Verfahren sowie Dosierungs- und Applikationsangaben werden kontinuierlich mit aller Sorgfalt von den beteiligten Autoren und Herausgebern sowie von des CTx-Vigilanz Teams des UKF, Klinik für Innere

Medizin I, Schwerpunkt Hämatologie, Onkologie & Stammzelltransplantation überprüft. Für etwaige inhaltliche Unrichtigkeit oder typographische Fehler übernehmen Autoren, Herausgeber und Verlag dennoch keinerlei Verantwortung oder Haftung.

Orale Chemotherapien und Prophylaxen, deren Gabe unabhängig vom zeitlichen Ablauf der parenteralen Chemotherapien erfolgt, sind in den Protokollen als Gabe-Tupel dargestellt, z.B.: Aciclovir 400mg 1-0-0-0. Die Ziffer "1" kennzeichnet dabei lediglich den Zeitpunkt, an dem eine "Gabe" des Arzneistoffes in der angegebenen Dosis erfolgen soll und steht *nicht* für die Anzahl einzunehmender Tabletten bzw. Dosierungseinheiten. In der Spalte "Basisdosierung" ist die Einzeldosis pro Gabe dargestellt.
Ist die Gabe einer Medikation im zeitlichen Ablauf in Abhängigkeit zur Chemotherapie relevant, steht in der Spalte "zeitl. Ablauf" ein Zeitpunkt, der in Relation zum Start der ersten Chemotherapiegabe am jeweiligen Tag (="Zeitpunkt 0") definiert ist: z.B. -1h Aprepitant, d.h. Aprepitant-Gabe erfolgt 1h vor Start der ersten Chemotherapie; +15min Cyclophosphamid, d.h. die Cyclophosphamid-Gabe startet 15 Minuten nach der ersten Chemotherapie.

Die Diagnostik, Indikationsstellung zur Therapie sowie die Behandlung maligner Erkrankungen muss in jedem Fall durch eine/n hämatologisch und onkologisch erfahrene/n Ärztin/Arzt erfolgen. Die/der behandelnde Ärztin/Arzt ist in Eigenverantwortung verpflichtet, in jedem Fall vor einer diagnostischen oder therapeutischen Maßnahme Indikation, Kontraindikationen, Dosierung und Applikation unter Beachtung der Fachinformation oder anderer Unterlagen der Hersteller abzuwägen. Dies gilt insbesondere bei selten verwendeten oder neu auf den Markt gekommenen Präparaten.

Bezüglich der im „Blauen Buch" dargestellten Chemotherapieprotokolle besteht in der Klinik für Innere Medizin I, Hämatologie, Onkologie & Stammzelltransplantation eine jahrzehntelange Erfahrung. Daraus, und aufgrund Nebenwirkungen bzw. besserer Verträglichkeit, resultieren teilweise Abweichungen zu den Fachinformationen/Zulassungstexten, d.h. das Blaue Buch und Herausgeberteam UKF nimmt sich die **Freiheit, aufgrund der klinischen Erfahrung, Nebenwirkungen bzw. günstiger Verträglichkeit, Modifikationen zu Beipackzettel und Zulassungstexten im Blauen Buch durchzuführen, die ggf. vom Zulassungstext/Beipackzetteln abweichen. Aus den in Freiburg verwendeten Indikationen kann jedoch nicht auf eine generelle Zulassung des Medikamentes für die jeweilige Tumorentität geschlossen werden und es bedarf immer der kritischen Prüfung des verantwortlichen Arztes. Gleichfalls muss die Erstattungsfähigkeit der Therapie durch die Krankenkasse vom Arzt geprüft und ggf. mit dem jew. Kostenträger abgeklärt werden.**

Bei den Übersichten der Therapielinien auf den Kapiteltrennblättern handelt es sich nur um eine grobe Einteilung, die nicht das Hinzuziehen des jeweils aktuellen Clinical Pathways ersetzen kann.

Viel Erfolg und Freude bei der Arbeit mit dem „Blauen Buch" wünschen Ihnen die Herausgeber und Autoren.

Für die Herausgeber und Autoren

M. Engelhardt

Prof. Dr. Monika Engelhardt   Juni 2023

Literatur
1. Reinhardt H, Otte P, Eggleton AG, et al. Avoiding chemotherapy prescribing errors: Analysis and innovative strategies. *Cancer.* 2019;125(9):1547–1557.
2. Ajayi S, Reinhardt H, Szymaniak-Vits M, Engelhardt M. Avoiding Errors in Chemotherapy. *Dtsch. Arzteblatt Int.* 2017;114(13):224.
3. Markert A, Thierry V, Kleber M, Behrens M, Engelhardt M. Chemotherapy safety and severe adverse events in cancer patients: strategies to efficiently avoid chemotherapy errors in in- and outpatient treatment. *Int. J. Cancer.* 2009,121(3):722 729
4. Engelhardt M, Kohlweyer U, Kleber M. Patientensicherheit und Fehlermanagement. *Dtsch. Ärztebl.* 2010.

1) Empfohlene Dosismodifikationen bei eingeschränkter Organfunktion

Wirkstoff	Dosismodifikation bei Nierenfunktionsstörungen			Dosismodifikation bei Leberfunktionsstörungen		
	Parameter	Grenzwert	Dosis	Parameter	Grenzwert	Dosis
Abemaciclib	vorsichtige Anwendung bei schwerer Nierenfunktionsstörung[1]			Child Pugh C:		50 % (1x tägliche Gabe)[1]
Abirateron	vorsichtige Anwendung bei schwerer Nierenfunktionsstörung[1]			Child Pugh B: Child Pugh C:		vorsichtige Anwendung KI [1]
Acalabrutinib	GFR (ml/min)	< 30	vorsichtige Anwendung[1]	mäßige Leberfunktionsstörung: Child Pugh C oder Gesamtbilirubin >3x ULN u. beliebige AST:		engmaschige Überwachung KI [1]
Actinomycin D	GFR (ml/min)	< 20	vorsichtige Anwendung[2]	bei jeglicher Erhöhung der Transaminasen:		50 %, toxizitätsadaptierte Steigerung möglich[3]
Afatinib	GFR (ml/min)	< 30 < 15	vorsichtige Anwendung KI [1]	Child Pugh C:		KI [1]
Aflibercept	vorsichtige Anwendung bei schwerer Nierenfunktionsstörung[1]			keine Daten zur Anwendung bei schwerer Leberfunktionsstörung[1]		
Alectinib	Keine Dosisanpassung erforderlich[1]			Child Pugh C:		75 %[1]
Alemtuzumab	Äußerst vorsichtige Anwendung bei Nierenfunktionsstörung, da keine Daten zur Ausscheidung vorhanden.[2]			Keine Daten zur Anwendung bei Leberfunktionsstörung[1]		
All-Trans-Retinsäure (ATRA)	GFR (ml/min)	< 50	25 mg/m²/d [1,2]	bei Leberinsuffizienz:		25 mg/m²/d [1]
Amivantamab	vorsichtige Anwendung bei schwerer Nierenfunktionsstörung[1]			vorsichtige Anwendung bei schwerer Leberfunktionsstörung[1]		

Wirkstoff	Dosismodifikation bei Nierenfunktionsstörungen			Dosismodifikation bei Leberfunktionsstörungen		
	Parameter	Grenzwert	Dosis	Parameter	Grenzwert	Dosis
Anagrelid	Fachinfo: leichte Niereninsuffizienz: GFR (ml/min); Renal Handbook: GFR (ml/min)	< 50 < 30	Nutzen-Risiko-Abwägung[1] / KI[1]; keine Dosisanpassung erforderlich, aber vorsichtige Anwendung und kleinstmögliche Dosis verwenden.[2] GFR < 30 ml/min kein Einfluss auf Pharmakokinetik[4]	leichte Leberfunktionsstörung: mittlere/ schwere Leberfunktionsstörung:		Nutzen-Risiko-Abwägung[1] KI[1]
Apalutamid	vorsichtige Anwendung bei schwerer Nierenfunktionsstörung[1]			schwere Leberfunktionsstörung:		KI[1]
Arsentrioxid	Niere = Haupteliminationsweg, daher vorsichtige Anwendung bei Nierenfunktionsstörung[1,2] (Bei GFR < 30 ml/min ggf. Dosisreduktion, z.B. 50 %)[4,8]			vorsichtige Anwendung bei Leberfunktionsstörungen[1]		
Asparaginase (E. coli)	keine Dosisanpassung erforderlich[1]			Bilirubin > 3x ULN; Transaminasen > 10x ULN		KI[1]
Asparaginase (Erwinia chrysanthemi)	keine Daten zur Anwendung bei Nierenfunktionsstörung[1]			vorsichtige Anwendung bei Leberfunktionsstörung[1]		
Atezolizumab	keine Daten zur Anwendung bei schwerer Nierenfunktionsstörung (GFR < 30 ml/min)[1]			keine Daten zur Anwendung bei schwerer Leberfunktionsstörung (Bilirubin > 3x ULN)[1]		
Avelumab	Keine Daten zur Anwendung bei schwerer Nierenfunktionsstörungen (GFR < 30 ml/min)[1]			Keine Daten zur Anwendung bei mäßigen (Bilirubin 1,5-3x ULN) oder schweren Leberfunktionsstörungen (Bilirubin > 3x ULN)[1]		

Wirkstoff	Dosismodifikation bei Nierenfunktionsstörungen			Dosismodifikation bei Leberfunktionsstörungen		
	Parameter	Grenzwert	Dosis	Parameter	Grenzwert	Dosis
Axitinib	GFR (ml/min)	< 15	relative KI [1]	Child Pugh B: Child Pugh C:		2x tägl. 2 mg relative KI [1]
Azacitidin	vorsichtige Anwendung bei Nierenfunktionsstörung Bei unklarer Erhöhung von: Serumbicarbonat Krea$_{serum}$ oder BUN	 < 20 mmol/l ≥ 2x Ausgangswert und > ULN	 50 % Therapieaufschub bis normalisiert und 50% DR [1,2]	vorsichtige Anwendung bei Leberfunktionsstörung; KI bei fortgeschrittenen malignen Lebertumoren [1]		
Belantamab-Mafodotin	Keine Daten zur Anwendung bei schwerer Nierenfunktionsstörung (GFR < 30 ml/min) [1]			Bilirubin	> 1,5x ULN	keine Daten zur Anwendung
Belatacept	keine Dosisanpassung erforderlich [1]			keine Daten zur Anwendung bei Leberfunktionsstörung [1]		
Bendamustin	GFR (ml/min)	< 10	vorsichtige Anwendung, aber keine DR (da kurze HWZ und nur minimale renale Ausscheidung) [1,2,4]	Bilirubin (mg/dl)	1,2 – 3,0 > 3,0	70 % KI [1,4]
Bevacizumab	keine Daten zur Anwendung bei Nierenfunktionsstörung [1]			keine Daten zur Anwendung bei Leberfunktionsstörung [1]		
Binimetinib	keine Dosisanpassung erforderlich [1]			Bilirubin	> 1,5 x ULN	2x tägl. 30 mg [5]
Bleomycin	GFR (ml/min)	10 – 30 < 10	75 % 50 % [2]	keine Dosisanpassung erforderlich [6]		
Blinatumomab	vorsichtige Anwendung bei GFR < 30 ml/min [5]			keine Daten zur Anwendung bei Leberfunktionsstörung [1]		

Dosismodifikation bei Nierenfunktionsstörungen / Dosismodifikation bei Leberfunktionsstörungen

Wirkstoff	Parameter	Grenzwert	Dosis	Parameter	Grenzwert	Dosis
Bortezomib	keine Dosisanpassung erforderlich[7]			Bilirubin	> 1,5x ULN	0,7 mg/m² im 1. Zyklus, danach je nach Verträglichkeit 1,0 mg/m² oder 0,5 mg/m²[1]
Bosutinib	CML in der chron. Phase, akzelerierten Phase u. Blastenkrise, 2nd line: GFR (ml/min)	30-50 <30	80 % 60 %	Child Pugh A, B, C:		40 % *(Hintergrund: bei Pat. mit eingeschränkter Leberfunktion führen 200mg zur gleichen AUC wie 500mg bei Pat. mit normaler Leberfunktion, jedoch keine klinischen Daten für die Wirksamkeit einer 200 mg-Dosierung bei CML-Patienten mit Leberfunktionsstörung vorhanden).[5]*
	neu diagnostizierte CML in der chronischen Phase: GFR (ml/min)	30-50 <30	60 % 40 %[1,2]			
Brentuximab-Vedotin	Mono-herapie (Basisdosierung 1,8 mg/kg): GFR (ml/min)	<30	1,2 mg/kg[1,4]	Monotherapie (Basisdosierung 1,8 mg/kg): Child Pugh A,B,C		1,2 mg/kg[1]
	Kombinationstherapie: Krea ≥2 mg/dl und/oder GFR ≤40 ml/min		keine Daten, relative KI[1]	Kombinationstherapie: Child Pugh A:		**1,2 mg/kg** (bei Basisdosierung 1,8 mg/kg) **bzw. 0,9 mg/kg** (bei Basisdosierung 1,2 mg/kg)
				Bilirubin >1,5x ULN (ausgenommen Gilbert-Syndrom) oder ALT/AST >3x ULN bzw. wenn Hodgkin-bedingt >5x ULN		keine Daten, relative KI[1]

bei **Fat. >100 kg** sollte der Wert 100 kg für die Dosisberechnung verwendet werden.

Wirkstoff	Dosismodifikation bei Nierenfunktionsstörungen			Dosismodifikation bei Leberfunktionsstörungen		
	Parameter	Grenzwert	Dosis	Parameter	Grenzwert	Dosis
Brigatinib	GFR (ml/min)	< 30	1x tägl. 60 mg für die ersten 7 Tage, danach 1x tägl. 90 mg [1]	Child Pugh C:		1x tägl. 60 mg für die ersten 7 Tage, danach 1x tägl. 120 mg [1]
Busulfan	vorsichtige Anwendung bei Nierenfunktionsstörung [1]			vorsichtige Anwendung bei Leberfunktionsstörung [1]		
Cabazitaxel	GFR (ml/min)	< 15	vorsichtige Anwendung [1]	bezogen auf Basisdosierung 25 mg/m²:		
				Bilirubin	>1 - ≤1,5x ULN	20 mg/m²
					>1,5 - ≤3x ULN	15 mg/m²
					> 3x ULN	KI
				AST	>1,5x ULN	20 mg/m² [1]
Cabozantinib	vorsichtige Anwendung bei leichter/ mittelschwerer Nierenfunktionsstörung			Child Pugh B:		vorsichtige Anwendung
	GFR (ml/min)	< 30	relative KI (keine Daten) [1,2]	Child Pugh C:		relative KI (keine Daten) [1]
Capecitabin	GFR (ml/min)	30–50	75 %	vorsichtige Anwendung bei Leberfunktionsstörung (KI bei schwerer Leberfunktionsstörung) [1]		
		< 30	KI [1]			
Carboplatin	GFR (ml/min)	30–60	anpassen (bei Dosierung nach AUC bereits berücksichtigt) [2,4]	keine Dosisanpassung erforderlich [4]		
		≤ 30	KI (außer Nutzen-Risiko positiv) [1,6]			
Carfilzomib	vorsichtige Anwendung bei Nierenfunktionsstörung [1]			milde und mittelschwere Leberfunktionsstörung:		75 % [8]
				schwere Leberfunktionsstörung:		keine Daten vorhanden [8]

Dosismodifikationstabellen

Wirkstoff	Dosismodifikation bei Nierenfunktionsstörungen			Dosismodifikation bei Leberfunktionsstörungen		
	Parameter	Grenzwert	Dosis	Parameter	Grenzwert	Dosis
Carmustin (BCNU)	GFR (ml/min)	45–60	80 %	bei schwerer Leberfunktionsstörung Anwendung nicht empfohlen[8]		
		30–45	75 %			
		< 30	KI[2]			
Cemiplimab	keine Daten zur Anwendung bei schwerer Nierenfunktionsstörung (GFR < 30 ml/min)[1]			keine Daten zur Anwendung bei schwerer Leberfunktionsstörung[1]		
Ceritinib	keine Daten zur Anwendung bei schwerer Nierenfunktionsstörungen[1]			schwere Leberfunktionsstörung:		DR um ca. 33 %[1]
Cetuximab	vorsichtige Anwendung bei Nierenfunktionsstörung (keine Daten vorhanden)[1,2]			keine Daten zur Anwendung bei Leberfunktionsstörung[1]		
Chlorambucil	keine Dosisanpassung erforderlich[1,8]			Metabolisierung hauptsächlich hepatisch, daher bei schwerer Leberfunktionsstörung DR empfohlen, jedoch keine konkreten Daten vorhanden. Daher Anwendung nur bei sorgfältiger Nutzen-Risiko-Abwägung.[1,4]		
Ciclosporin A	keine Dosisanpassung erforderlich (jedoch aufgrund nephrotoxischen Potentials Nierenfunktion überwachen)[1]			Metabolisierung hauptsächlich hepatisch. Bei schweren Leberfunktionsstörungen ca. 2-3-facher Anstieg der Ciclosporin-Exposition, daher Dosisreduktion ggf. erforderlich, um Ziel-Blutspiegel zu erreichen.[1]		
Cidofovir	GFR (ml/min)	<55	KI[1]	vorsichtige Anwendung bei Leberfunktionsstörung[1]		
Cisplatin	GFR (ml/min)	≥ 50	100 %	keine Dosisanpassung erforderlich[4]		
		10–50	50 % bzw. Wechsel auf Carboplatin erwägen			
		< 10	KI[adaptiert nach 2,8,11]			

Wirkstoff	Dosismodifikation bei Nierenfunktionsstörungen			Dosismodifikation bei Leberfunktionsstörungen		
	Parameter	Grenzwert	Dosis	Parameter	Grenzwert	Dosis
Cladribin (2-CDA)	GFR (ml/min)	≤ 50 *bzw.* 10-50 < 10	KI[1] *bzw.* 75 %[2] 50 %[2]	Child Pugh B/C:		KI[1,8]
Cobimetinib	vorsichtige Anwendung bei schwerer Nierenfunktionsstörung (GFR <30 ml/min)[1]			keine initiale Dosisanpassung erforderlich. (bei Hepatotox. während der Behandlung: Dosisunterbrechung/DR erforderlich)[1,4]		
Crizotinib	bezogen auf Basisdosierung: 250 mg 2x tägl.:			bezogen auf Basisdosierung: 250 mg 2x tägl.:		
	GFR (ml/min)	< 30	250 mg **1x tägl.** → Erhöhung nach 4 Wo. auf 200 mg 2x tägl. möglich[1]	Bilirubin	> 1,5 - ≤ 3x ULN > 3x ULN	**200 mg** 2x tägl. 250 mg **1x tägl.**[1]
Cyclophosphamid	GFR (ml/min)	< 10	50 %[1]	Bilirubin (mg/dl)	3,1–5,0 > 5,0	75 %[1] relative KI[4] (möglicherweise verminderte Wirksamkeit durch fehlende metabolische Aktivierung)
Cytarabin (≤ 200 mg/m²)	keine Dosisanpassung erforderlich[2,4]					
Cytarabin (>200 mg/m²)	Kreatinin (mg/dl)	> 1,2	Gefahr erhöhter ZNS-Toxizität, ggf. Dosis anpassen[1,2]	jegliche Transaminasenerhöhung *oder* Bilirubin > 2 mg/dl		50 % (bei guter Verträglichkeit Dosissteigerung möglich)[4]
Cytarabin (≥ 1g/m²)	GFR (ml/min)	31-59 ≤ 30	50 % nicht empfohlen[8]			

erhöhtes Risiko für ZNS-Toxizität bei bereits bestehender Leber- und Nierenfunktionsstörung (v.a. bei höheren Dosierungen) → vorsichtige Anwendung und ggf. Dosierung anpassen[1]

Dosismodifikationstabellen

Dosismodifikation bei Nierenfunktionsstörungen

Wirkstoff	Parameter	Grenzwert	Dosis
Dabrafenib	GFR (ml/min)	< 30	Vorsichtige Anwendung [1,2]
Dacarbazin	GFR (ml/min)	< 30	70 % [2,8] (cave bei gleichzeitiger Leberfunktionsstörung) [1,8]
Daratumumab	keine Dosisanpassung erforderlich [1]		
Dasatinib	keine Dosisanpassung erforderlich [4]		
Daunorubicin	Krea$_{Serum}$ (mg/dl)	> 3,0	50 %
	GFR (ml/min)	< 10	75 %
Daunorubicin/Cytarabin (Vyxeos liposomal®)	Dosisreduktion bei geriatrischen Patienten empfohlen. [5,9,10]		
	GFR (ml/min)	< 15	keine Daten vorhanden [1]
Decitabin	vorsichtige Anwendung bei Nierenfunktionsstörung (jedoch Einfluss eher unwahrscheinlich) [1]		
Dexamethason	keine Dosisanpassung erforderlich [2]		

Dosismodifikation bei Leberfunktionsstörungen

Wirkstoff	Parameter	Grenzwert	Dosis
Dabrafenib	Bilirubin	> 1,5-10x ULN	Vorsichtige Anwendung (keine Daten vorhanden) → hauptsächlich hepatischer Metabolismus sowie biliäre Sekretion [1,4]
Dacarbazin	schwere Leberfunktionsstörung:		KI [1,4]
Daratumumab	keine Dosisanpassung erforderlich [1]		
Dasatinib	vorsichtige Anwendung bei Leberfunktionsstörung, jedoch keine initiale Dosisanpassung erforderlich [1]		
Daunorubicin	Bilirubin (mg/dl)	1,2-3,0	50 %
		> 3	25 %
Daunorubicin/Cytarabin (Vyxeos liposomal®)	Child Pugh C:		KI [1]
	Bilirubin (mg/dl)	> 3	keine Daten vorhanden, Anwendung nur bei positivem Nutzen-Risiko-Verhältnis [1]
Decitabin	vorsichtige Anwendung bei Leberfunktionsstörung (jedoch Einfluss eher unwahrscheinlich) [1]		
Dexamethason	keine Daten vorhanden (Eliminationshalbwertzeit bei schwerer Lebererkrankung verlängert) [1,4]		

Wirkstoff	Dosismodifikation bei Nierenfunktionsstörungen			Dosismodifikation bei Leberfunktionsstörungen		
	Parameter	Grenzwert	Dosis	Parameter	Grenzwert	Dosis
Dexrazoxan	GFR (ml/min)	< 40	50 %[1]	Da Funktionsstörungen der Leber (Anstieg von Transaminasen und Bilirubin) auftreten können, wird empfohlen, bei Patienten mit bekannten Leberfunktionsstörungen vor jeder Gabe von Dexrazoxan routinemäßig Leberfunktionstests durchzuführen.[1]		
	Die Ausscheidungsrate von Dexrazoxan kann durch Funktionsstörungen der Niere verringert sein → Überwachung auf hämatologische Toxizität bei Patienten mit eingeschränkter Nierenfunktion erforderlich.[1]					
Docetaxel	keine Dosisanpassung erforderlich[2]			AST/ALT > 1,5x ULN und alkal. Phosphatase > 2,5x ULN:		75 %
				Bilirubin > ULN und/oder AST/ALT > 3x ULN und alkal. Phosphatase > 6x ULN:		Anwendung nur bei strenger Indikationsstellung[1]
Dostarlimab	GFR (ml/min)	< 30	keine Daten vorhanden[1]	Bilirubin	> 1,5x ULN	keine Daten vorhanden[1]
Doxorubicin	GFR (ml/min)	< 10	75 %[1]	Bilirubin (mg/dl)	1,2–2,9	50 %
					2,9–5,0	25 %
					> 5,0	KI[1]
Doxorubicin, PEG-liposomal (Caelyx®)	GFR (ml/min)	< 30	keine Daten vorhanden[1]	Bilirubin (mg/dl)	1,2–3,0	75 % *
					> 3,0	50 % *
						*wenn keine Erhöhung der Leberwerte: Dosissteigerung in 25 %-Schritten ab dem nächsten Zyklus möglich.[1]
Durvalumab	GFR (ml/min)	< 30	keine Daten vorhanden[1,4]	Anwendung bei Pat. mit Lebermetastasen und gleichzeitiger Erhöhung von Bilirubin und Leberenzymen bis zu 4x ULN möglich.[1] keine Dosisanpassung erforderlich[1]		
Eculizumab	keine Dosisanpassung erforderlich[1]			keine Daten zur Anwendung bei Leberfunktionsstörung[1]		

Dosismodifikationstabellen

Dosismodifikation bei Nierenfunktionsstörungen

Wirkstoff	Parameter	Grenzwert	Dosis
Elotuzumab	keine Dosisanpassung erforderlich[1]		
Eltrombopag	keine Dosisanpassung erforderlich. Anwendung mit Vorsicht unter engmaschiger Überwachung (Kreatinin und/oder Urinanalysen)[1]		
Encorafenib	GFR (ml/min)	< 30	keine Daten / vorsichtige Anwendung[1]
Enfortumab-Vedotin	GFR (ml/min)	< 15	keine Daten[1] (Ausscheidung vorwiegend über Faeces: 72%)
Enzalutamid	GFR (ml/min)	< 30	keine Daten / vorsichtige Anwendung[1,4]
Epirubicin	GFR (ml/min)	< 10	75 % erwägen[1]
Eribulin	bezogen auf Basisdosierung 1,23 mg/m²: GFR (ml/min)	30-49 / < 30	0,97 mg/m² / keine Daten[5]
Erlotinib	GFR (ml/min)	≥ 30 / < 30	100 % / relative KI[1]

Dosismodifikation bei Leberfunktionsstörungen

Wirkstoff	Parameter	Grenzwert	Dosis
Elotuzumab	Bilirubin	> 1,5x ULN	keine Daten zur Anwendung[1]
Eltrombopag	Child Pugh A (≥5) bei ITP:		Anwendung vermeiden, außer Nutzen übersteigt Risiko für Portalvenen-thrombose, dann Anfangsdosis: 25mg, Dosiserhöhung nach frühestens 3 Wochen.[1]
Encorafenib	Child Pugh A: / Child Pugh B und C:		300 mg / relative KI[1]
Enfortumab-Vedotin	Bilirubin	> 1,5x ULN	relative KI[4] + mangelnde Datenlage[1]
Enzalutamid	keine Dosisanpassung erforderlich (verlängerte HWZ bei schwerer Leberfunktionsstörung)[1]		
Epirubicin	Bilirubin (mg/dl): 1,2–3,0 / 3,1–5,0 / > 5,0[1,4,5]	oder AST: 2-4x ULN / > 4x ULN[4,5] / -	50 % / 25 % / relative KI
Eribulin	bezogen auf Basisdosierung 1,23 mg/m²: Child Pugh A: / Child Pugh B: / Child Pugh C:		0,97 mg/m² / 0,62 mg/m² / keine Daten[1]
Erlotinib	vorsichtige Anwendung bei Leberfunktionsstörung schwere Leberfunktionsstörung: relative KI[1]		

Dosismodifikation bei Nierenfunktionsstörungen

Wirkstoff	Parameter	Grenzwert	Dosis
Etoposid/ Etoposidphosphat (inkl. Etoposid oral)	GFR (ml/min)	>50	100 %
		15-50	75 %
		<15	keine Daten / weitere DR (50%)[1,2,4,5]

bei **CE-Mobilisierung** (Protokoll-Nr. 980000_15, 980000_16) i.d.R. KEINE nierenadaptierte Dosisreduktion, nur in Einzelfällen nach RS OA.

Wirkstoff	Parameter	Grenzwert	Dosis
Everolimus	keine Dosisanpassung erforderlich[1]		
Fedratinib	GFR (ml/min)	30-59	100% + wöchentl. überwachen
		15-29	200 mg + enge Überwachung
		<15	keine Angaben[1]
Fludarabin	GFR (ml/min)	30-70	50 %
		<30	KI[1]
Fluorouracil	keine Dosisanpassung erforderlich.[1]		

Cave: bei **gleichzeitig** gestörter Nieren- und Leberfunktion Dosisreduktion erwägen, in schweren Fällen um 1/3 - 1/2[1]

Wirkstoff	Parameter	Grenzwert	Dosis
Fulvestrant	GFR (ml/min)	<30	vorsichtige Anwendung / keine Daten

Dosismodifikation bei Leberfunktionsstörungen

Wirkstoff	Parameter	Grenzwert	Dosis
Etoposid/ Etoposidphosphat (inkl. Etoposid oral)	Bilirubin 1,5-3,0 mg/dl bzw. AST > 3x ULN oder > 180 U/l = 50 %[3,6]		
	bzw.		
	Bilirubin ≥ 3,0 mg/dl = 50 % erwägen, Steigerung in Abhängigkeit von Verträglichkeit (Angabe nur auf i.v.-Etoposid bezogen)[8]		

Everolimus

für solide Tumore, bezogen auf Basisdosierung 10 mg:

Parameter	Dosis
Child Pugh A:	7,5 mg
Child Pugh B:	5 mg
Child Pugh C:	max 2,5mg

für GvHD-Protokolle: siehe Protokollzusatzinfo

Wirkstoff	Parameter	Dosis
Fedratinib	Child Pugh C oder Bilirubin > 3x ULN und AST beliebig:	Anwendung vermeiden / keine Daten[1,4,5]
Fludarabin	vorsichtige Anwendung bei Leberfunktionsstörung (keine Daten)[1]	
Fluorouracil	leichte/ mittelschwere Leberfunktionsstörung:	keine Dosisanpassung erforderlich[1]
	schwere Leberfunktionsstörung:	KI[1]
Fulvestrant	schwere Leberfunktionsstörung / Child Pugh C:	KI (keine Daten)[1]

Dosismodifikationstabellen

Wirkstoff	Dosismodifikation bei Nierenfunktionsstörungen			Dosismodifikation bei Leberfunktionsstörungen		
	Parameter	Grenzwert	Dosis	Parameter	Grenzwert	Dosis
Gefitinib	GFR (ml/min)	≤ 20	vorsichtige Anwendung / eingeschränkte Daten[1]	Child Pugh B und C aufgrund von Zirrhose:		↑ Gefitinib-Plasmakonz., engmaschige Überwachung
				AST↑, AP↑ oder Bilirubin↑ Lebermetastasenbedingt		→ keine erhöhte Plasmakonz.[1]
Gemcitabin	GFR (ml/min)	< 30	keine Dosisanpassung erforderlich; Risiko für hämatolog. Tox. kann erhöht sein und Gemcitabin Dosismodifikation erfordern[4]	Bilirubin (mg/dl)/ Transaminasen ↑	< 1,6	keine Dosisanpassung erforderlich
				Bilirubin (mg/dl)	> 1,6	initiale DR auf 80% erwägen, Dosiserhöhung in Abh. v. Verträglichkeit[4]
Gemtuzumab-Ozogamicin	GFR (ml/min)	< 30	keine Daten / vermutlich keine Dosisanpassung erforderlich (keine renale Ausscheidung)[1,4,8]	Gesamtbilirubin und AST/ALT	> 2× ULN > 2,5× ULN	Gaben bis zur Erhloung Gesamtbilirubin auf ≤ 2× ULN sowie AST/ALT auf ≤ 2,5× ULN vor jeder neuen Gabe verschieben. Bei sequentieller Applikation Auslassen einer Dosis bei Verzögerung >2d erwägen.[1]
Hydroxycarbamid (Hydroxyurea)	GFR (ml/min)	< 60 45-60 30-45 10-30 < 10	50 %[5] 80 % + Titration nach Ansprechen[2] 75 % + Titration nach Ansprechen[2] 50 % + Titration nach Ansprechen[2] 20 % + Titration nach Ansprechen[2]	keine Daten / vermutlich keine Dosisanpassung erforderlich / ggf. engmaschige Überwachung auf hämatologische Tox[1,4,8]		

Wirkstoff	Dosismodifikation bei Nierenfunktionsstörungen			Dosismodifikation bei Leberfunktionsstörungen		
	Parameter	Grenzwert	Dosis	Parameter	Grenzwert	Dosis
Ibrutinib	GFR (ml/min)	< 30	Vorsichtige Anwendung nach Nutzen-Risiko-Abwägung, engmaschige Überwachung auf Tox.[1,2,8]	Child Pugh A: Child Pugh B: Child Pugh C:		280 mg/d 140 mg/d relative KI [1]
Idarubicin	GFR (ml/min)	< 30	67 % erwägen [4]	Billirubin (mg/dl)	2,6-5 > 5	50 % KI [4]
Idelalisib			keine Dosisanpassung erforderlich [2,8]	Child Pugh A und B: Child Pugh C:		keine Dosisanpassung erforderlich, verstärkte Überwachung der NW. unzureichende Information[1], ggf. mit 50% (150 mg/d) starten und nach Verträglichkeit erhöhen, verstärkte Überwachung[8].
Ifosfamid	GFR (ml/min)	46-60 30-45 15-30 < 15	80 % [4] 75 % [4] 70 % [4] 60 % [2]	vorsichtige Anwendung bei Leberfunktionsstörungen. Insbes. bei schweren Leberfuktionsstörungen verringerte Aktivierung und Wirksamkeit von Ifosfamid möglich[1]. Anwendung nicht empfohlen[8] (Leberfunktion↓ und Albumin↓ = Risikofaktoren für ZNS Tox.)[1]		

cave: bei schwerer Nierenfunktionsstörung verringerte renale Ausscheidung (auch der Metabolite) → Plasma-Konz. ◄↑ → Neurotox./ Nephrotox./ Hämatotox.↑ → bei Dosisbestimmung berücksichtigen.[1]

Dosismodifikationstabellen

Dosismodifikation bei Leberfunktionsstörungen

Wirkstoff	Parameter	Grenzwert	Dosis
Imatinib	Gesamt-Bilirubin	≥ 1,5x ULN	Gabe der niedrigsten empfohlenen Dosis von 400 mg/d, ggf. Dosisreduktion in Abhängigkeit von Verträglichkeit[1]
	AST	> ULN (kann normal oder < ULN sein, wenn Gesamtbili > ULN ist)	
Inotuzumab Ozogamazin	Gesamt-Bilirubin und AST/ALT	< 1,5x ULN / ≤ 2,5x ULN	keine initiale Dosisanpassung erforderlich[1]
	KI bei schwerer Lebererkrankung, venookklusiver Lebererkrankung/ sinusoidalem Obstruktionssyndrom (VOD/ SOS)[1]		
Ipilimumab	Transaminasen oder Bilirubin	≥ 5x ULN / > 3x ULN	vorsichtige Anwendung / vorsichtige Anwendung[1]

Dosismodifikation bei Nierenfunktionsstörungen

Wirkstoff	Parameter	Grenzwert	Dosis
Imatinib			Anfangsdosis 400 mg (empfohlene Mindestdosis), vorsichtige Anwendung. → Anpassung in Abhängigkeit von Verträglichkeit und Wirksamkeit[1]
Inotuzumab Ozogamazin	GFR (ml/min)	≥ 15	keine Dosisanpassung erforderlich[1]
		< 15	keine Daten[1]
Ipilimumab	GFR (ml/min)	< 30	keine Daten[1] / keine DR, vorsichtige Anwendung[2]

Wirkstoff	Dosismodifikation bei Nierenfunktionsstörungen			Dosismodifikation bei Leberfunktionsstörungen		
	Parameter	Grenzwert	Dosis	Parameter	Grenzwert	Dosis
Irinotecan	GFR (ml/min)	≥ 10	100 %, vorsichtige Anwendung	Bilirubin	> ULN bis ≤ 2 mg/dl	DR um 1 Stufe
		< 10	50-66 %, bei guter Verträglichkeit erhöhen, vorsichtige Anwendung [4]		> 2 mg/dl	Anwendung nicht empfohlen [4]
				Irinotecan wöchentlich:		
				Bilirubin und ALT/AST	1,5-3x ULN ≤ 5x ULN **oder** ≤ 1,5x ULN > 5-20x ULN	60 mg/m²
				Bilirubin und ALT/AST	> 3-5x ULN ≤ 5x ULN	50 mg/m²
				Bilirubin und ALT/AST	1,5-3x ULN > 5-20x ULN	40 mg/m² [4]
Isatuximab	keine Dosisanpassung empfohlen [1]			mittelschwere bis schwere Leberinsuffizienz:		unzureichende Daten, jedoch keine Hinweise auf Notwendigkeit einer Dosisanpassung [1]
Ixazomib	GFR (ml/min)	< 30	3 mg [1]	Gesamt-Bilirubin	> 1,5x ULN	3 mg [1]
Lanreotid	keine Dosisanpassung erforderlich [1]			keine Dosisanpassung erforderlich [1]		
Lapatinib	leichte bis mittlere Nierenfunktionsstörung:		keine Dosisanpassung erforderlich	mittelschwere Leberfunktionsstörung:		vorsichtige Anwendung, keine ausreichende Datenlage bez. Empfehlungen zur DR
	schwere Nierenfunktionsstörung:		vorsichtige Anwendung, keine Daten vorhanden [1]	schwere Leberfunktionsstörung:		KI [1]

Dosismodifikation bei Nierenfunktionsstörungen / Dosismodifikation bei Leberfunktionsstörungen

Wirkstoff	Parameter	Grenzwert	Dosis	Parameter	Grenzwert	Dosis
Lenalidomid	Multiples Myelom: GFR (ml/min)	30–50	10 mg/d	vorsichtige Anwendung bei Leberfunktionsstörungen, keine Daten und Dosierungsempfehlungen[1], hepatische Metabolisierung minimal[2]		
		< 30 (nicht dialyse-pflichtig)	7,5 mg/d (oder 15 mg jeden zweiten Tag)[1]			
	andere Indikationen siehe Fachinformation					
Lenvatinib	leichte/ mittelschwere Nierenfunktionsstörung:		keine Dosisanpassung erforderlich	mittelschwere/ schwere Leberfunktionsstörung:		siehe jew. Fachinfo und Indikation[1]
	schwere Nierenfunktionsstörung:		siehe jew. Fachinfo und Indikation[1]			
Lomustin	GFR (ml/min)	30–50	75 %[4,8]	Anwendung bei schwerer Leberfunktionsstörung nicht empfohlen[4,8]		
		< 30	KI[1]			
Lorlatinib	GFR (ml/min)	< 30	DR empfohlen, z. B. Initialdosis: 75 mg 1x tägl.[1]	mittelschwere/schwere Leberinsuffizienz: keine Daten[1]		
Melphalan p.o. (MM)	GFR (ml/min)	15 - 60	75 %[4]	keine Daten, vermutlich keine Dosisanpassung erforderlich[4,8]		
		< 15	50 %[4]			
Melphalan i.v.	• Bei allogenen Konditionierungprotokollen keine nierenadaptierte Dosisreduktion[1,8] • Bei autologer Konditionierung für Multiples Myelom: bei eGFR < 30ml/min Melphalan 140 Protokoll verwenden • Bei konventioneller i.v. Dosierung: GFR < 60: initial 50 %, Anpassung abh. v. hämatologischer Suppression[1,2]			keine Daten, vermutlich keine Dosisanpassung erforderlich[4,8]		

Wirkstoff	Dosismodifikation bei Nierenfunktionsstörungen			Dosismodifikation bei Leberfunktionsstörungen		
	Parameter	Grenzwert	Dosis	Parameter	Grenzwert	Dosis
Mercaptopurin	GFR (ml/min)	< 50	Mit niedrigster empfohlener Startdosis beginnen oder Dosisintervall auf alle 36-48h ausweiten, Anpassung in Abhängigkeit von ANC und NW[1,4]			bei eingeschränkter Leberfunktion: Mit niedrigster empfohlener Startdosis beginnen, Anpassung in Abhängigkeit von ANC und NW[1,4]
Methotrexat (niedrig dosiert ≤ 1000 mg/m²)	GFR (ml/min)	> 60 - 80	75 %	Leberfunktionseinschränkungen = KI[1]		
		60	63 %	Bilirubin (mg/dl)	3,1-5 (o. Transaminasen > 3x ULN)	75 %
		< 60	KI[1]		> 5	KI[4]
Methotrexat (Hochdosis)	GFR (ml/min)	< 60	KI	Bilirubin (mg/dl)	> 5,0	KI
Midostaurin	GFR (ml/min)	< 30	begrenzte Erfahrung[1]	keine Daten und Dosierungsempfehlungen zur Anwendung bei schwerer Leberfunktionsstörung[1]		
		< 15	keine Daten[1]			
Mitomycin	GFR (ml/min)	≥ 30	vermutlich keine Dosisanpassung erforderlich	leichte/ moderate Leberfunktionsstörung:		vermutlich keine Dosisanpassung erforderlich[4,8]
		< 30	Anwendung nicht empfohlen[4,8]	schwere Leberfunktionsstörung:		50 % Dosisreduktion erwägen[4,8]
Mitotan	GFR (ml/min)	30-90	keine Erfahrungen, vorsichtige Anwendung, Spiegel-überwachung empfohlen[1]	hauptsächlich hepatische Metabolisierung		
				leichte bis mäßige Leberfunktionsstörung:		vorsichtige Anwendung, da keine Erfahrung; Spiegelüberwachung empfohlen.
		< 30	nicht empfohlen[1]	schwere Leberfunktionsstörung:		Anwendung nicht empfohlen[1]

Wirkstoff	Dosismodifikation bei Nierenfunktionsstörungen			Dosismodifikation bei Leberfunktionsstörungen		
	Parameter	Grenzwert	Dosis	Parameter	Grenzwert	Dosis
Mitoxantron	vermutlich keine Dosisanpassung erforderlich[8,2]			vorsichtige Anwendung bei Leberfunktionsstörung, Sicherheit nicht bewiesen[1]		
				leichte bis moderate Leberfunktionsstörung:		vermutlich keine Dosisanpassung erforderlich[8]
				schwere Leberfunktionsstörung:		50% Dosisreduktion erwägen[8]
Mogamulizumab	leichte bis schwere Niereninsuffizienz:		keine Dosisanpassung empfohlen[1]	leichte bis mäßige Leberfunktionsstörung:		keine Dosisanpassung empfohlen
				schwere Leberfunktionsstörung:		nicht untersucht[1]
Mosunetuzumab	keine Daten zur Anwendung bei schwerer Nierenfunktionsstörung[1]			keine Daten, jedoch vermutlich keine Dosisanpassung erforderlich (aufgrund Pharmakokinetik)[1]		
Myophenolatmofetil / Mycophenolsäure	keine Dosisanpassung bei Niereninsuffizienz empfohlen, engmaschiges Monitoring der Retentionsparameter[16]			keine Daten, engmaschiges Monitoring bei Patienten mit Hyperbilirubinämie und/oder Hyperalbuminämie[4]		
Nelarabin	GFR (ml/min)	< 50	Keine Daten zur Dosisempfehlung, engmaschige Überwachung[1]	keine Daten, vorsichtige Anwendung bei Leberfunktionsstörungen[1], engmaschige Überwachung bei schwerer Leberfunktionsstörung (Gesamtbilirubin > 3x ULN)[4]		
Nilotinib	Keine renale Ausscheidung, vermutlich keine Dosisanpassung			vorsichtige Anwendung, jedoch keine Dosisanpassung erforderlich[1]		
Nintendanib	GFR (ml/min)	< 30	keine Daten[1], vorsichtige Anwendung, vermutlich keine Dosisanpassung erforderlich[2,8]	Child Pugh A:		100 mg 2x tägl.
				Child Pugh B + C:		keine Daten, Anwendung nicht empfohlen[1]
Nivolumab	unzureichende Datenlage bei schwerer Niereninsuffizienz[1]			Bilirubin	> 1,5x ULN	vorsichtige Anwendung[1]

Wirkstoff	Dosismodifikation bei Nierenfunktionsstörungen			Dosismodifikation bei Leberfunktionsstörungen		
	Parameter	Grenzwert	Dosis	Parameter	Grenzwert	Dosis
Obinutuzumab	GFR (ml/min)	< 30	keine Daten, vorsichtige Anwendung[1] bzw. keine Dosisanpassung erforderlich[2,8]			vorsichtige Anwendung bei Leberfunktionsstörung[1], vermutlich keine Dosisreduktion erforderlich[4,8]
Octreotid	keine Dosisanpassung erforderlich[1]			bei Leberzirrhose verlängerte $t_{1/2}$ möglich, ggf. Anpassung der Erhaltungsdosis[1]		
Ofatumumab	keine Daten, jedoch vermutlich keine Dosisanpassung erforderlich[1]			keine Daten, jedoch vermutlich keine Dosisanpassung erforderlich[1]		
Olaparib	GFR (ml/min)	31 - 50 / ≤ 30	200 mg 2x tägl. (400 mg/d)[1] / nicht empfohlen[1]	Child Pugh C:		keine Daten, Anwendung nicht empfohlen[1]
Osimertinib	GFR (ml/min)	< 15	keine Daten, vorsichtige Anwendung[1]	Gesamt-Bilirubin	> 3x ULN	keine Daten, Anwendung nicht empfohlen[1]
Oxaliplatin	GFR (ml/min)	< 30	KI[1]	keine Dosisanpassung erforderlich[1,4,8]		
Paclitaxel	keine Dosisanpassung erforderlich[2,4]			schwere Leberfunktionsstörung:		KI[1]
Paclitaxel-Albumin (nab-Paclitaxel)	keine Daten zur Anwendung bei stark eingeschränkter Nierenfunktion (GFR <30ml/min)[1], vermutlich keine Dosisanpassung erforderlich[8]			Bilirubin	> 1,5 – 5x ULN / > 5x ULN	Mamma-Ca/NSCLC: 80 % / Pankreas-Ca: keine Daten / keine Daten, relative KI[1,8]
Palbociclib	GFR (ml/min)	< 15	keine Daten[1]	Child Pugh A und B: / Child Pugh C:		100 % / 60 %[1]
Panitumumab	keine Daten zur Anwendung bei Nierenfunktionsstörung[1]			keine Daten zur Anwendung bei Leberfunktionsstörung[1]		
Panobinostat	keine Dosisreduktion notwendig[1]			leichte Leberfunktionsstörung: / moderate Leberfunktionsstörung: / schwere Leberfunktionsstörung:		75 % / 50 % / relative KI[1]

Wirkstoff	Dosismodifikation bei Nierenfunktionsstörungen			Dosismodifikation bei Leberfunktionsstörungen		
	Parameter	Grenzwert	Dosis	Parameter	Grenzwert	Dosis
Pazopanib	GFR (ml/min)	< 30	vorsichtige Anwendung[1]	Bilirubin	> 1,5 – 3x ULN > 3x ULN	25 % (200 mg/d) relative KI[1]
Pegaspargase	keine Dosisanpassung erforderlich[1]			keine Dosisanpassung erforderlich[1]		
Pembrolizumab	keine Daten zur Anwendung bei schwerer Nierenfunktionsstörung[1]			keine Daten zur Anwendung bei schwerer Leberfunktionsstörung[1]		
Pemetrexed	GFR (ml/min)	< 45	relative KI[1]	keine Daten zur Anwendung bei Bilirubin > 1,5 mg/dl[1]		
Pentostatin	GFR (ml/min)	< 60	vorsichtige Anwendung, DR erwägen[1]	vorsichtige Anwendung bei Leberfunktionsstörungen[1]		
Pertuzumab	keine Daten zur Anwendung bei schweren Nierenfunktionsstörungen[1,2,4]			keine Daten zur Anwendung bei Leberfunktionsstörungen[1,4]		
Pixantron	vorsichtige Anwendung bei Nierenfunktionsstörungen[1]				milde und mittelschwere Leberfunktionsstörung: schwere Leberfunktionsstörung:	vorsichtige Anwendung bei schweren KI[1]
Polatuzumab-Vedotin	keine Daten zur Anwendung bei schwerer Niereninsuffizienz (GFR <30ml/min)[1]			Bilirubin	> 1,5x ULN	Relative KI[1]
Pomalidomid	keine Dosisanpassung erforderlich[1,2]			Child Pugh C:		50 % (2 mg)[5]
Ponatinib	GFR (ml/min)	< 50	vorsichtige Anwendung[1]	vorsichtige Anwendung bei Leberfunktionsstörung[1]		
Procarbazin	GFR (ml/min)	< 10	KI[1,8] (vorwiegend renale Elim.)	vorsichtige Anwendung bei Leberfunktionsstörung, verstärkte Tox. möglich, da hepatische Metabolisierung[1,4]. Keine Dosisanpassung erforderlich[8]. Bilirubin (mg/dl)	 > 5	 KI[1,4]
Ramucirumab	keine Dosisanpassung erforderlich[1]			keine Daten zur Anwendung bei schwerer Leberfunktionsstörung[1]		

Wirkstoff	Dosismodifikation bei Nierenfunktionsstörungen			Dosismodifikation bei Leberfunktionsstörungen		
	Parameter	Grenzwert	Dosis	Parameter	Grenzwert	Dosis
Ravulizumab	keine Dosisanpassung erforderlich[1]			keine Dosisanpassung erforderlich[1]		
Rituximab	keine Dosisanpassung erforderlich[2,4]			keine Daten zur Anwendung bei Leberfunktionsstörung, vermutlich keine Dosisanpassung erforderlich[8]		
Romiplostim	vorsichtige Anwendung bei Nierenfunktionsstörung, da keine Daten[1]			bei mäßiger bis schwerer Leberfunktionsstörung nur nach sorgfältiger Nutzen-Risiko-Abwägung[1]		
Ropeginterferon alfa-2b	GFR (ml/min)	15 - 29	50 % (50 µg Anfangsdosis)	Child Pugh B + C:		KI[1]
		< 15	KI[1]			
Ruxolitinib	GFR (ml/min)	< 30	50 %[1]	jegliche Leberfunktionsstörung:		50 %[1]
Sacituzumab-Govitecan	keine Daten zur Anwendung bei mäßiger oder schwerer Nierenfunktionsstörung[1]			keine Daten zur Anwendung bei mäßiger oder schwerer Leberfunktionsstörung[1]		
Selinexor	keine Dosisanpassung erforderlich[1]			keine Daten zur Anwendung bei mäßiger oder schwerer Leberfunktionsstörung[1]		
Sonidegib	keine Daten zur Anwendung bei schwerer Nierenfunktionsstörung[1]			keine Dosisanpassung erforderlich[1]		
Sorafenib	keine Dosisanpassung erforderlich[1]			Keine Daten zur Anwendung bei schwerer Leberfunktionsstörung[1]		
Streptozocin	GFR (ml/min)	45 - 60	50 %	bei eingeschränkter Leberfunktion Dosisreduktion erwägen[1]		
		30 - 45	Bewertung des Nutzen-Risiko-Verhältnisses			
		≤ 30	KI[1]			
Sunitinib	keine Dosisanpassung erforderlich[1]			Child Pugh C:		relative KI[1]
Tafasitamab	keine Daten zur Anwendung bei schwerer Nierenfunktionsstörung[1]			keine Daten zur Anwendung bei mittelschwerer und schwerer Leberfunktionsstörung[1]		

Wirkstoff	Dosismodifikation bei Nierenfunktionsstörungen			Dosismodifikation bei Leberfunktionsstörungen		
	Parameter	Grenzwert	Dosis	Parameter	Grenzwert	Dosis
Talimogen laherparepvec	keine Dosisanpassung erforderlich[1]			keine Dosisanpassung erforderlich[1]		
Tebentafusp	vorsichtige Anwendung bei schwerer Nierenfunktionsstörung[1]			keine Daten[1]		
Temozolomid	vorsichtige Anwendung bei Nierenfunktionsstörung[1]			vorsichtige Anwendung bei Leberfunktionsstörung[1]		
Thalidomid	keine Dosisanpassung erforderlich[5]			vorsichtige Anwendung bei Leberfunktionsstörung[1]		
Thiotepa	leichte bis mittelschwere Nierenfunktionsstörung		keine Dosisanpassung erforderlich[1]	vorsichtige Anwendung bei Leberfunktionsstörung[1]		
	schwere Nierenfunktionsstörung		keine Daten[1,4]			
Tipiracil	GFR (ml/min)	15 - 29	57 % (2x tägl. 20 mg/m²)	Bilirubin	> 1,5x ULN	relative KI[1]
		> 15	relative KI[1]			
Tisotumab-Vedotin	GFR (ml/min)	< 30	keine Daten zur Anwendung[5]	Bilirubin	> 1,5x ULN	keine Daten zur Anwendung[5]
Tivozanib	vorsichtige Anwendung bei schwerer Nierenfunktionsstörung[1]			vorsichtige Anwendung bei leichter und mittelschwerer Leberfunktionsstörung		
Topotecan i.v.	GFR (ml/min)	20 - 40	50 %	mittelschwere Leberfunktionsstörung:		Dosierungsintervall auf 2 Tage strecken
		< 20	KI[1]	schwere Leberfunktionsstörung:		KI[1]
Topotecan p.o.	GFR (ml/min)	30 - 49	1,9 mg/m²/d	Bilirubin (mg/dl)	≥ 10	relative KI[1]
		< 30	keine Daten[1]			
Trabectedin	GFR (ml/min)	< 30	KI[1]	erhöhte Bilirubinwerte:		KI[1]

Wirkstoff	Dosismodifikation bei Nierenfunktionsstörungen			Dosismodifikation bei Leberfunktionsstörungen		
	Parameter	Grenzwert	Dosis	Parameter	Grenzwert	Dosis
Trametinib	vorsichtige Anwendung bei eingeschränkter Nierenfunktion (GFR < 30 ml/min)[1]			mäßige bis schwere Leberfunktionsstörung:		vorsichtige Anwendung[1]
Trastuzumab	keine Dosisanpassung erforderlich[8]			vorsichtige Anwendung bei Leberfunktionsstörung[8]		
Trastuzumab-Deruxtecan	GFR (ml/min)	< 30	vorsichtige Anwendung[1]	Bilirubin	≥ 1,5x ULN	vorsichtige Anwendung, da unzureichende Daten[1]
Trastuzumab Emtansin	vorsichtige Anwendung bei schwerer Nierenfunktionsstörung[1]			leichte/ mäßige Leberfunktionsstörung:		keine Dosisanpassung erforderlich
				schwere Leberfunktionsstörung:		keine Daten, Anwendung nicht empfohlen[1,8]
Treosulfan	GFR (ml/min) bzw. KI bei schwerer Nierenfunktionsstörung[1,8]	< 40	40 % erwägen[2]	schwere Leberfunktionsstörung:		KI[1]
Trifluridin/Tipiracil (Lonsurf®)	GFR (ml/min)	15 - 29	57 % (2x tägl. 20 mg/m²)	Bilirubin	> 1,5x ULN	relative KI[1]
		< 15	Relative KI[1]			
Trofosfamid	vorsichtige Anwendung bei Nierenfunktionsstörung[1]			vorsichtige Anwendung bei Leberfunktionsstörung[1]		
Tucatinib	keine Dosisanpassung erforderlich[1]			Child Pugh C:		66 % (2x tägl. 200mg)[1]
Vemurafenib	vorsichtige Anwendung bei schwerer Nierenfunktionsstörung[1]			vorsichtige Anwendung bei Leberfunktionsstörung[1]		

Wirkstoff	Dosismodifikation bei Nierenfunktionsstörungen			Dosismodifikation bei Leberfunktionsstörungen		
	Parameter	Grenzwert	Dosis	Parameter	Grenzwert	Dosis
Venetoclax	GFR (ml/min)	< 80	ggf. intensivere Prophylaxe und Überwachung erforderlich, um TLS-Risiko zu Beginn und während der Aufdosierungsphase zu senken[1]	Child Pugh C:		50 %[1,4]
		≥ 15 - < 30	keine Dosisanpassung erforderlich, aber sorgfältige Nutzen-Risiko-Abwägung und engmaschige TLS-Überwachung[1]			
Vinblastin	keine Dosisanpassung erforderlich[1]			Bilirubin (mg/dl)	1,5 - 3	50 %
					> 3	relative KI[1]
Vincristin	keine Dosisanpassung erforderlich[2,4]			Bilirubin (mg/dl)	> 3	50 %[1]
Vindesin	keine Dosisanpassung erforderlich[2]			Bilirubin (mg/dl)	> 3	50 %[1]
Vinflunin	GFR (ml/min)	40 - 60	87,5 % (280 mg/m²)	Child Pugh A:		78 % (250 mg/m²)
		20 - 40	78 % (250 mg/m²)[1]	Child Pugh B:		62,5 % (200 mg/m²)[1]
		< 20	Keine Daten	Child Pugh C:		Keine Daten
Vinorelbin	keine Dosisanpassung erforderlich[1]			schwere Leberinsuffizienz:		Dosisreduktion um 1/3 empfohlen[1,8]
Vismodegib	vorsichtige Anwendung bei schwerer Nierenfunktionsstörung[1]			keine Dosisanpassung bei Leberfunktionsstörung erforderlich[1]		

Abkürzungen:

BUN = Blutharnstoff-Stickstoff, GFR = glomeruläre Filtrationsrate, KI = Kontraindikation, Krea$_{Serum}$ = Serum-Kreatinin, ULN = Upper limit of normal

Die für die GFR geltenden Dosismodifikationen gelten auch für die eGFR (estimated GFR, abgeschätzt mithilfe von Formeln).

Quellen Dosismodifikationstabelle bei eingeschränkter Organfunktion:

[1] jeweilige Fachinfo (Stand: Abruf zwischen 27.07.22 und 12.06.23)

[2] The Renal Drug Handbook, 5th Edition, Taylor & Francis Group 2019

[3] Floyd J, Mirza I, Sachs B, Perry MC. Hepatotoxicity of chemotherapy. Semin Oncol 2006; 33:50

[4] jeweiliger UpToDate®-Eintrag: Drug information, Zugriff 27.07.22 bis 12.06.23

[5] jeweilige FDA prescribing information

[6] King et al. Heptotoxicity of Chemotherapy, The Oncologist 2001;6:162-176

[7] Dimopoulos et al. International Myeloma Working Group Recommendations for the Diagnosis and Management of Myeloma-Related Renal Impairment, JCO 2016;34:1544-1557

[8] Krens SD et al. Dose recommendations for anticancer drugs in patients with renal or hepatic impairment. Lancet Oncol. 2019;20(4):e200-207

[9] Standardinformation für Krankenhausapotheker zum FAM Daunoblastin® (Stand 09/1997)

[10] Lipp H-P. et al. Dosisreduktion von Daunorubicin bei moderat eingeschränkter Nierenfunktion – Sind die Vorgaben noch aktuell? Krankenhauspharmazie 2022; 43:115-20

[11] Bennett et al. Drug Prescribing in Renal Failure: Dosing Guidelines for Adults, American Journal of Kidney Diseases, Vol III, No 3, November 1983

2) Dialysierbarkeit von Zytostatika und Empfehlungen zur Anwendung unter Hämodialyse (HD)

Wirkstoff	Dosisanpassung bei Hämodialyse	Zeitpunkt der Gabe (relativ zur HD)	Bemerkung
Alemtuzumab	Standarddosierung[2]	nach HD	wahrscheinlich nicht dialysierbar[2]; Anwendung mit äußerster Vorsicht, da keine Daten zur Ausscheidung bekannt[2]
Azacitidin	Standarddosierung[2,4,8]	nach HD[3]	überwiegend dialysierbar[3]; engmaschige Überwachung, da hauptsächlich renale Ausscheidung[2]
Bendamustin	Standarddosierung[1,2,9]	nach HD[9]	geringfügig dialysierbar[1,2,9], cave: verursacht lang anhaltende Immunsuppression (Dialyse-Patienten sind infektanfälliger)[9]
Bevacizumab	Standarddosierung[4,5,11]	unabhängig von HD[8]	nicht dialysierbar[5]
Bleomycin	50% der Standarddosierung[2,8]	nach HD[13]	nicht dialysierbar[2,8], zu 60% Ausscheidung über die Nieren.[13] eingeschränkte Nierenfunktion und/oder Alter >60 J. = erhöhtes Risiko für Lungentox.[13] → Einsatz bei HD-Patienten nur nach strenger Nutzen-Risiko-Abwägung. Bei Hodgkin-Lymphom-Patienten ggf. Ersatz durch Brentuximab-Vedotin erwägen[13]

Wirkstoff	Dosisanpassung bei Hämodialyse	Zeitpunkt der Gabe (relativ zur HD)	Bemerkung
Bortezomib	Standarddosierung[6]	nach HD[1,6] (da Dialyse Bortezomib-Konz. verringern kann)	wahrscheinlich nicht dialysierbar[2]
Busulfan	Standarddosierung[2]	vermutlich nach HD[8]	dialysierbar[2]; während Dialyse Busulfan-Clearance um 65 % erhöht, bei 4h-Dialyse tägliche Gesamt-Busulfan-Clearance um lediglich 11% erhöht.[8,10]
Capecitabin	keine Daten vorhanden*	nach HD*	wahrscheinlich nicht dialysierbar[2]; *bei Hämodialysepatienten vermeiden[2,8,12] → wenn alternativlos: in versch. case reports gute Verträglichkeit nach DR, jedoch keine konkrete Dosisempfehlung möglich[4]
Carboplatin	Dosis = AUC × (25+0)[8,9,12]	nach HD, bzw. am besten an einem Dialyse-freien Tag, damit GFR nahezu 0.[9,12] → rneute HD nach 12–24 h[8,9,12]	dialysierbar[2,12], Erfolg stark abhängig vom Zeitabstand zwischen Applikation und HD
Carfilzomib	Standarddosierung[1,2,7]	nach HD[1]	wahrscheinlich nicht dialysierbar[2]
Carmustin	* wurde in Standarddosierung problemlos bei einem Patienten verabreicht[2] (Boesler et al. Nephrol Dial Transplant 2005)		Carmustin nicht dialysierbar[2] *bei Hämodialysepatienten vermeiden[2,8]
Cetuximab	Standarddosierung[2]	unabhängig von HD	nicht dialysierbar[2]

Wirkstoff	Dosisanpassung bei Hämodialyse	Zeitpunkt der Gabe (relativ zur HD)	Bemerkung
Cisplatin	50–75% der Standarddosierung[2,12]	nach HD oder an dialysefreien Tagen[12] bzw. HD 10min nach Ende der Cisplatin-Gabe[8]	schnelle, hohe und irreversible Plasmaproteinbindung, v.a. der inaktiven Metaboliten, daher nicht dialysierbar[2], jedoch freies Cisplatin dialysierbar, daher Gabe nach HD, um Verteilung ins Gewebe zu ermöglichen[4,12]; ggf. Umstellung auf Carboplatin erwägen[2,8]
Cyclophosphamid	50%[2,8] bzw. 75%[4,9,12] der Standarddosierung; bei MM: Standarddosierung[7]	Gabe direkt nach HD, erneute HD frühestens 12 h nach Gabe[2,4]; möglichst gleichbleibender Zeitraum zw. Cyclophosphamid-Gabe und HD[1]	dialysierbar[1,2]; bei gleichzeitiger Anurie Mesna vermutlich nicht erforderlich (klinische Entscheidung)[2]
Cytarabin	low dose: Standarddosierung[2]; bei Hochdosistherapie: 50 % der Standarddosierung[8]	nach HD[1] bzw. Ende der Cytarabin-Infusion 4-5h vor HD (→ maximale Wirksamkeit bei gleichzeitiger Prävention der Ara-U (Metabolit)-Toxizität)[8,9]	dialysierbar[1,8,9]
Dasatinib	Standarddosierung[2,8]	nach HD	wahrscheinlich nicht dialysierbar[2]
Daunorubicin	50 % der Standarddosierung[8]	nach HD	wahrscheinlich nicht dialysierbar[2]

Wirkstoff	Dosisanpassung bei Hämodialyse	Zeitpunkt der Gabe (relativ zur HD)	Bemerkung
Docetaxel	keine Dosisanpassung erforderlich[4]; ggf. Start mit max. 65 mg/m², da hierfür Daten vorhanden (Hochegger et al. Nephrol Dial Transplant 2007)	unabhängig von HD[12]	nicht dialysierbar[4,12]
Doxorubicin	Standarddosierung[2,7,9,12] bzw. 75 % der Standarddosierung[2,8]	nach HD oder an einem HD-freien Tag[9,12]	keine Daten zur Dialysierbarkeit[12] bzw. nicht dialysierbar[1,2]
Doxorubicin PEG-liposomal	keine Daten vorhanden, jedoch vermutlich keine Dosisanpassung erforderlich[8]	keine Daten vorhanden	bei GFR 30-156 ml/min keine Beeinflussung der Clearance durch die Nierenfunktion[1]
Encorafenib	ohne gleichzeitige Leberinsuffizienz vermutlich keine Dosisanpassung erforderlich[8]	nach HD	wahrscheinlich nicht dialysierbar[1,4]
Epirubicin	Standarddosierung, wöchentliche Gabe erwägen[8,12] bzw. 75 % der Standarddosierung[1,2]	nach HD oder an einem HD-freien Tag[12]	wahrscheinlich nicht dialysierbar[1,2]
Etopsid/ Etoposidphosphat	50 % der Standarddosierung[1,2,4,12,13]	unabhängig von HD[1,12]	nicht dialysierbar[1,2,12]
Fludarabin	50 %[2] bzw. 80 %[8] der Standarddosierung bzw. kontraindiziert bei Pat. mit GFR < 30 ml/min[1]	nach HD, erneute HD 12h nach Fludarabin-Gabe[8]	Dialysierbarkeit nicht bekannt[2]
Fluoruracil	Standarddosierung[4,8,12]	nach HD[4,12]	wahrscheinlich nicht dialysierbar, Einfluss auf enzymatischen Abbau wird diskutiert[8]

Wirkstoff	Dosisanpassung bei Hämodialyse	Zeitpunkt der Gabe (relativ zur HD)	Bemerkung
Gefitinib	Standarddosierung[2,8]	unabhängig von HD	nicht dialysierbar[2,8]
Gemcitabin	Standarddosierung[2,8]	HD nach 6–12 h[8,12]	Dialyse entfernt aktiven Metaboliten.[12]
Hydroxycarbamid	20 %[2] bzw. 50 %[8] der Standard-dosierung	nach HD[4]	vermutlich dialysierbar[2,4]
Ibrutinib	Standarddosierung[2,8]	nach HD[9]	wahrscheinlich nicht dialysierbar[2]
Idarubicin	50 %[2] bzw. 67 %[8,18] der Standarddosierung bzw. kontraindiziert bei Pat. mit Kreatinin > 2,5 mg/dl[1]	nach HD[18]	wahrscheinlich nicht dialysierbar[2,8];
Ifosfamid	60 % der Standarddosierung[2] bzw. Gabe bei HD-Patienten nicht empfohlen/kontrovers diskutiert[8,9]	nach HD, erneute HD nach frühestens 12 h[2] gleichbleibender Zeitraum zw. Ifosfamid-Gabe und HD empfohlen[1]	dialysierbar[1,8]
Imatinib	Standarddosierung[1,4,8]	unabhängig von HD	nicht dialysierbar[4]
Irinotecan	Dosisreduktion unbedingt erforderlich[12], z.B. 50-66 % der Standarddosierung (im Verlauf ggf. Erhöhung bei guter Verträglichkeit)[8]	nach HD oder an einem HD-freien Tag[12]	wahrscheinlich nicht dialysierbar[2]
Lenalidomid	indikationsabhängig → siehe Fachinfo[1]	nach HD[1]	dialysierbar[1]

Wirkstoff	Dosisanpassung bei Hämodialyse	Zeitpunkt der Gabe (relativ zur HD)	Bemerkung
Melphalan	50 % der Standarddosierung[2,7] Hochdosis-Melphalan vor SZT: 140 mg/m^2 [7]	nach HD [4,9]	nicht dialysierbar[2,4,8]
Methotrexat	**Anwendung bei Dialyse-Pat. nicht empfohlen** (schwere Tox. inkl Todesfälle beschrieben, sogar unter rheumatologischer Dosis)[12], falls unvermeidbar: Reduktion auf 50 % [2,8] bzw. 25 % [12] der Standarddosierung[2] oder ggf. Standarddosierung unter täglicher Dialyse (case reports)[9] → CAVE: vor Anwendung unbedingt weitere Literaturrecherche erforderlich!	nach HD[12], erneute HD frühestens nach 12h [2]	Dialysierbarkeit abh. von verwendeter Membran → Details siehe Fachinfo[1,2]
Mitoxantron	Standarddosierung[2,17]	unabhängig von HD	nicht dialysierbar[1,2]
Nilotinib	Standarddosierung[2,8]	unabhängig von HD	nicht dialysierbar[2]
Oxaliplatin	50 % [8] bzw. 70 % [12] der Standarddosierung	Datenlage heterogen: nach HD[12] bzw. HD innerhalb 1,5h nach Oxaliplatin-Gabe[8,15]	Datenlage heterogen: vermutlich nicht dialysierbar[2] vs. dialysierbar[12]
Paclitaxel	Standarddosierung[2,8]	unabhängig von HD[4]	nicht dialysierbar[2]
Pegaspargase	Standarddosierung[8]	unabhängig von HD	wahrscheinlich nicht dialysierbar[2]
Pemetrexed	Anwendung nicht empfohlen[8]		nicht dialysierbar[2]

Wirkstoff	Dosisanpassung bei Hämodialyse	Zeitpunkt der Gabe (relativ zur HD)	Bemerkung
Pentostatin	Falls nicht vermeidbar, 50%[8]	1-2h vor HD[8]	unklar[2]
Pomalidomid	Standarddosierung[1,2]	nach HD[1]	wahrscheinlich dialysierbar[2]
Ruxolitinib	Reduktion s. Fachinformation	nach HD[1]	wahrscheinlich nicht dialysierbar[2]
Sorafenib	Standarddosierung[2] oder 200mg/Tag ggf. Steigerung[4,8]	unabhängig von HD	Wahrscheinlich nicht dialysierbar[2]
Sunitinib	Standarddosierung[1,2,8]	unabhängig von HD	nicht dialysierbar[2]
Temozolomid	Standarddosierung[2,8]	nach HD	wahrscheinlich dialysierbar, keine Daten[2]
Temsirolimus	Standarddosierung[4,8]	nach HD	wahrscheinlich nicht dialysierbar[2]
Topotecan i.v.	Anwendung nicht empfohlen[2,4], falls unvermeidbar 25–50 % der Standarddosis[8,13]	2 h vor HD[13]	dialysierbar; Datenlage heterogen.[2]
Trabectedin	Standarddosierung[8]		kaum dialysierbar[2]
Trastuzumab	Standarddosierung[8]	vermutlich unabhängig von HD	wahrscheinlich nicht dialysierbar[2]
Trofosfamid		nach HD, erneute HD nach 12–24 h (Analogie zu Cyclophosphamid)	wahrscheinlich dialysierbar[1]
Vincristin	keine Daten vorhanden, wahrscheinlich keine Dosisanpassung nötig[2,8]	vermutlich unabhängig von HD	kaum dialysierbar[2]

Wirkstoff	Dosisanpassung bei Hämodialyse	Zeitpunkt der Gabe (relativ zur HD)	Bemerkung
Vinorelbin	Standarddosierung[2,4,,8] i.v.: Reduktion auf 80 %[12]	nach HD[12]	kaum dialysierbar[2]

[1]jeweilige Fachinfo (Stand: Abruf zwischen 28.03.22 und 07.06.23)

[2]The Renal Drug Handbook, 5th Edition, Taylor & Francis Group 2019

[3]Beer et al. Leukemia & Lymphoma 2021; 62:3, 743-745 (case report)

[4]jeweiliger UpToDate®-Eintrag: Drug information, Zugriff 28.03.23 bis 07.06.23

[5]Garnier-Viougeat Nephrology Dialysis Transplantation 2007;22(3):975

[6]Leal et al. Dose-Escalating and Pharmacological Study of Bortezomib in Adult Cancer Patients With Impaired Renal Function: A National Cancer Institute Organ Dysfunction Working Group Study Cancer Chemother Pharmacol. 2011 Dec; 68(6): 1439–1447.

[7]Dimopoulos et al. International Myeloma Working Group Recommendations for the Diagnosis and Management of Myeloma-Related Renal Impairment, JCO 2016;34:1544-1557

[8]Krens SD et al. Dose recommendations for anticancer drugs in patients with renal or hepatic impairment. Lancet Oncol. 2019;20(4):e200-207

[9]Yasuda et al. Chemotherapy for non - Hodgkin lymphoma in the hemodialysis patient: A comprehensive review. Cancer Sci 2021;112(7):2607-262

[10]Ullery et al. Busulfan clearance in renal failure and hemodialysis. Bone Marrow Transplantation 2000;25:201-203

[11]Tanaka et al. Case report: Changes in serum bevacizumab concentration in a hemodialysis patient with unresectable colorectal cancer treated with FOLFIRI plus bevacizumab. Front Oncol. 2022;12:947013

[12]Janus et al. Proposal for dosage adjustment and timing of chemotherapy in hemodialyzed patients. Ann of Oncol 2010;21(7):1395-1403

[13]Yasuda et al. Hodgkin Lymphoma on Hemodialysis: A Review of Treatment and Recommendations. Clinical Lymphoma, Myeloma and Leukemia 2022;22(11): 805-811

[14]Li YF, Fu S, Hu W, Liu JH, Finkel KW, Gershenson DM, Kavanagh JJ. Systemic anticancer therapy in gynecological cancer patients with renal dysfunction. Int J Gynecol Cancer 2007;17:739-63.

[15]Nagatani et al. Int J Oncol Res 2019, 2:017; Gori S et al. Pharmacokinetics of oxaliplatin in a hemodialyzed patient: chemotherapy dose adjustment and timing of dialysis. Clinical colorectal cancer 2014; 13(4): 260-3.

[16]Bertz H, Finke J et al. „Das Grüne Buch" – Manual für Zelltherapie, 8. Auflage 2021

[17]Boros et al. Distribution characteristics of mitoxantrone in a patient undergoing hemodialysis. Cancer Chemother Pharmacol 1992;31(1):57-60

[18]Tsuchiya et al. Successful treatment of acute promyelocytic leukemia in a patient on hemodialysis. Clin Exp Nephrol 2011; 15, 434–437

Teil I   Hämatologische Neoplasien

Inhaltsverzeichnis

Kapitel 2 Akute Leukämien

2.1 Akute lymphatische Leukämie (ALL)

Vorläufer B-ALL
Erstlinie
GMALL Therapieempfehlungen für ALL und LBL <55 Jahre → *Zusatzmaterial*
GMALL Therapieempfehlungen für ALL und LBL >55 Jahre → *Zusatzmaterial*

Rezidivtherapie

Vorläufer T-ALL

Burkitt Leukämie / Burkitt Lymphom
Erstlinie

Elektronisches Zusatzmaterial Die elektronische Version des Werkes enthält Zusatzmaterial, auf das über folgenden Link zugegriffen werden kann: https://doi.org/10.1007/978-3-662-67749-0_1.

2.2   Akute myeloische Leukämie (AML)

Diese Krebstherapie birgt letale Risiken. Die Anwendung darf nur durch erfahrene Onkologen und entsprechend ausgebildetes Pflegepersonal erfolgen. Das Protokoll muss im Einzelfall überprüft und der klinischen Situation angepasst werden.

060101_09 Blinatumomab ICD-10: C91.0

Indikation: rezidiv/refraktär B-Vorläufer ALL

Therapie-Hinweis: cave: Blinatumomab ist kein Lagerartikel → Apotheke benötigt mehrere Tage Vorlauf zum Bestellen. Start spätestens um 16 Uhr, damit praktikabel für Tagesklinik, wenn Wechsel auf ambulant erfolgt. Blinatumomab-SOP beachten!

Hauptmedikation (Zyklus 1)

Tag	zeitl. Ablauf	Substanz	Basisdosierung	Trägerlösung (ml)	Appl.	Infusions-dauer	Bemerkungen
1-7	0	Blinatumomab	10,38 µg abs.	250 ml NaCl 0,9 %	i.v.	*	* LAUFRATE SIEHE MEMOBOX, NICHT SELBST BERECHNEN. Die zu bestellende Dosis sowie die Laufrate ist an die gewünschte Infusionsdauer (Beutelgröße) anzupassen, siehe Memokasten "Zyklus 1, nur Woche 1 (d1-7)"; In-Line-Filter mit einer Porengröße von 0,2µm, restliche Infusion verwerfen
8-28	0	Blinatumomab	32,5 µg abs.	250 ml NaCl 0,9 %	i.v.	*	* LAUFRATE SIEHE MEMOBOX, NICHT SELBST BERECHNEN. Die zu bestellende Dosis sowie die Laufrate ist an die gewünschte Infusionsdauer (Beutelgröße) anzupassen, siehe Memokasten "ab Zyklus 1, Woche 2"; In-Line-Filter mit einer Porengröße von 0,2µm, restliche Infusion verwerfen

Zyklusdiagramm | Tag 1 | 2 | 3 | 4 | 5 | 6 | 7 | 8 | 9 | 10 | 11 | 12 | 13 | 14 | 15 | 16 | 17 | 18 | 19 | 20 | 21 | 22 | 23 | 24 | 25 | 26 | 27 | 28 | 29 | 30 | 31 | 32 | 33 | 34 | 35 | 36 | 37 | 38 | 39 | 40 | 41 | 42

Blinatumomab ☐

Wiederholungsinfo: d43: Start Zyklus 2   **Trinkmenge mindestens 2 Liter/Tag**

Zyklus 1, nur Woche 1 (d1-7)
Blinatumomab - **Tagesdosis** jeweils **9 µg** abs. (Beutel werden überfüllt geliefert.)

Beutelgrößen	Dosis (inklusive Überfüllung des Beutels) - diese Dosis ist bei der Bestellung einzutragen	zu applizierende Dosis	einzustellende Laufrate (stationär über Infusomat, ambulant über Pumpe "Body-Guard 323" der Fa. PFM Medical) ! Laufrate NICHT selbst berechnen !
1-Tages-Beutel	10,38 µg	9 µg	10 ml/h (für 24h, Rest verwerfen)
2-Tages-Beutel	21,25 µg	18 µg	5 ml/h (für 48h, Rest verwerfen)
3-Tages-Beutel	**31,25 µg**	**27 µg**	**3,33 ml/h** (für 72h, Rest verwerfen)
4-Tages-Beutel	**41,25 µg**	**36 µg**	**2,5 ml/h** (für 96h, Rest verwerfen)

ab Zyklus 1, Woche 2
Blinatumomab - **Tagesdosis** jeweils **28 µg** abs. (Beutel werden überfüllt geliefert.)

Beutelgrößen	Dosis (inklusive Überfüllung des Beutels) - diese Dosis ist bei der Bestellung einzutragen	zu applizierende Dosis	einzustellende Laufrate (stationär über Infusomat, ambulant über Pumpe "Body-Guard 323" der Fa. PFM Medical) ! Laufrate NICHT selbst berechnen !
1-Tages-Beutel	32,5 µg	28 µg	10 ml/h (für 24h, Rest verwerfen)
2-Tages-Beutel	65,0 µg	56 µg	5 ml/h (für 48h, Rest verwerfen)
3-Tages-Beutel	**100,0 µg**	**84 µg**	**3,33 ml/h** (für 72h, Rest verwerfen)
4-Tages-Beutel	**133,75 µg**	**112 µg**	**2,5 ml/h** (für 96h, Rest verwerfen)

i.th. ZNS-Prophylaxe empfohlen:
innerhalb einer Woche vor Blinatumomab-Beginn und im therapiefreien Intervall zwischen den Zyklen.
mit Dreifach-Kombination:
Methotrexat 15mg i.th. (<55 J.) bzw. 12mg i.th. (>55 J.)
Dexamethason 4mg i.th.
Cytarabin 40mg i.th.

Achtung:
Infusionsschläuche **nicht** bei gelegter Infusion **durchspülen**, kann zu Überdosierung und Komplikationen führen. Infusionsbeutel beinhaltet Reserve, daher Rest verwerfen.

Beutelwechsel ohne Port-nadelwechsel:
kein Spülen, kein Aspirieren. Einfach alten Beutel (mit Rest) inkl. langem Schlauchsystem abhängen, desinfizieren und neuen Blinatumomab-Beutel inkl. neuem, mit Blinatumomab vorbefülltem langem Schlauchsystem anhängen. D.h. Nadel + zur Nadel gehöriger kurzer Schlauch bleiben mit dem "alten" Blinatumomab befüllt.

Beutelwechsel mit Portnadel-wechsel:
Nadel ohne Spülen ziehen. Neue Nadel legen, aspirieren (Portkammer aspirieren) und dann spülen. Danach neuen Blinatumomab-Beutel inkl. befülltem langem Schlauchsystem anhängen und Pumpe starten.

Obligate Prä- und Begleitmedikation (Zyklus 1)

Tag	zeitl. Ablauf	Substanz	Basisdosierung	Trägerlösung (ml)	Appl.	Infusions-dauer	Bemerkungen
1-3	-1h	NaCl 0,9 %	3 000 ml		i.v.	24h	ggf. nach Tumorlast und TLS-Risiko anpassen; danach 2 Liter Flüssigkeit pro Tag p.o.
1, 8	-1h	Dexamethason	20 mg		i.v.	15min	
1-42	1-1-1-0	Aciclovir	200 mg		p.o.		kontinuierlich
1-42	0-1-0-0	Cotrimoxazol	960 mg		p.o.		Mo, Mi, Fr

Hauptmedikation (Zyklus 2-5)

Tag	zeitl. Ablauf	Substanz	Basisdosierung	Trägerlösung (ml)	Appl.	Infusions-dauer	Bemerkungen
1-28	0	Blinatumomab	32,5 µg abs.	250 ml NaCl 0,9 %	i.v.	*	* LAUFRATE SIEHE MEMOBOX, NICHT SELBST BERECHNEN. Die zu bestellende Dosis sowie die Laufrate ist an die gewünschte Infusionsdauer (Beutelgröße) anzupassen, siehe Memokasten (ab Zyklus 1, Woche 2); In-Line-Filter mit einer Porengröße von 0,2µm, restliche Infusion verwerfen

Zyklusdiagramm

| Blinatumomab | Tag 1 | 2 | 3 | 4 | 5 | 6 | 7 | 8 | 9 | 10 | 11 | 12 | 13 | 14 | 15 | 16 | 17 | 18 | 19 | 20 | 21 | 22 | 23 | 24 | 25 | 26 | 27 | 28 | [...] | Wdh: 43 |

Achtung:
Infusionsschläuche **nicht** bei gelegter Infusion **durchspülen**, kann zu Überdosierung und Komplikationen führen. Infusionsbeutel beinhaltet Reserve, daher Rest verwerfen.

Beutelwechsel ohne Port-nadelwechsel:
kein Spülen, kein Aspirieren. Einfach alten Beutel (mit Rest) inkl. langem Schlauchsystem abhängen, desinfizieren und neuen Blinatumomab-Beutel inkl. neuem, mit Blinatumomab vorbefülltem langem Schlauchsystem anhängen. D.h. Nadel + zur Nadel gehöriger kurzer Schlauch bleiben mit dem "alten" Blinatumomab befüllt.

Beutelwechsel mit Portnadel-wechsel:
Nadel ohne Spülen ziehen. Neue Nadel legen, aspirieren (Portkammer aspirieren) und dann spülen. Danach neuen Blinatumomab-Beutel inkl. befülltem langem Schlauchsystem anhängen und Pumpe starten.

ab Zyklus 1, Woche 2
Blinatumomab - **Tagesdosis** jeweils 28 µg abs. (Beutel werden überfüllt geliefert.)

Beutelgröße	Dosis (inklusive Überfüllung des Beutels) - **diese Dosis ist bei der Bestellung einzutragen**	zu applizierende Dosis	**einzustellende Laufrate** (stationär über Infusomat, ambulant über Pumpe "BodyGuard 323" der Fa. PFM Medical) ! Laufrate NICHT selbst berechnen !
1-Tages-Beutel	32,5 µg	28 µg	10 ml/h (für 24h, Rest verwerfen)
2-Tages-Beutel	65,0 µg	56 µg	5 ml/h (für 48h, Rest verwerfen)
3-Tages-Beutel	100,0 µg	84 µg	**3,33 ml/h** (für 72h, Rest verwerfen)
4-Tages-Beutel	133,75 µg	112 µg	**2,5 ml/h** (für 96h, Rest verwerfen)

Trinkmenge mindestens 2 Liter/Tag

i.th. ZNS-Prophylaxe empfohlen:
innerhalb einer Woche **vor** Blinatumomab-Beginn und im therapiefreien Intervall zwischen den Zyklen.
mit **Dreifach-Kombination:**
Methotrexat 15mg i.th. (<55 J.) bzw. 12mg i.th. (>55 J.)
Dexamethason 4mg i.th.
Cytarabin 40mg i.th.

Obligate Prä- und Begleitmedikation (Zyklus 2-5)

Tag	zeitl. Ablauf	Substanz	Basisdosierung	Trägerlösung (ml)	Appl.	Infusions-dauer	Bemerkungen
1	-1h	Dexamethason	20 mg		i.v.	15min	
1-42	1-1-1-0	Aciclovir	200 mg		p.o.		kontinuierlich
1-42	0-1-0-0	Cotrimoxazol	960 mg		p.o.		Mo, Mi, Fr

Bedarfsmedikation	Allopurinol oder Rasburicase (während der Therapie bei Indikation), Hydrierung, Paracetamol (bei Fieber), Antibiose, antivirale und antifungale Medikation (bei Indikation), ZNS-Prophylaxe (vor und während der Therapie) mit Methotrexat 15mg i.th. (< 55 Jahre) bzw. 12mg i. th. (> 55 Jahre), Dexamethason 4mg i.th., Cytarabin 40mg i.th.; Antikonvulsivum zur Sekundärprophylaxe.
FN-Risiko	<10% → Risikoprofil siehe Kurzfassung Leitlinien zur G-CSF-Behandlung
Kontrollen	**Überwachung auf neurologische Ereignisse:** Krampfanfälle, Enzephalopathie, kognitive Störung etc; Nieren- und Leberfunktion (ALT, AST, GGT, Gesamtbilirubin), BB diff.; Flüssigkeitshaushalt, Anzeichen/Symptome: TLS, Infusionsreaktionen, Zytokinfreisetzungs-Syndrom, Infektionen, progressive multifokale Leukenzephalopathie (PML), **engmaschige Überwachung auf Anzeichen und Symptome einer Pankreatitis,** einschließlich körperlicher Untersuchung, Laboruntersuchung von Serum-Amylase und Serum-Lipase, sowie bildgebender Verfahren für das Abdomen
Cave	Start spätestens um 16 Uhr, damit praktikabel für Tagesklinik, wenn Wechsel auf ambulant erfolgt. Aufgrund des Potentials für neurologische Ereignisse sollten Patienten während der Behandlung vom Fahren und Bedienen von Maschinen absehen.
Therapievoraussetzung	Neurologische Untersuchung; blastenfreier Liquor
Therapieunterbrechung	bei Pankreatitis G≤d 3 → nach Verbesserung auf Grad 1 Wiederaufnahme der Therapie mit 9μg/Tag → nach 7 Tagen Erhöhung auf 28μg/Tag. Klin. relevante Nebenwirkungen ≥Grad 3 bez. Zytokinfreisetzungs-Syndrom, Tumorlyse-Syndrom, neurologische Tox., erhöhte Leberenzyme → siehe auch spezielle Anweisungen der Fachinformation. Bei Unterbrechung <7d → Zyklus fortsetzen bis zum Erreichen von insges. 28 Infusionstagen. Bei Unterbrechung >7d → Neuen Zyklus beginnen.
Therapieabbruch	bei Grad 4: Pankreatitis, Zytokinfreisetzungs-Syndrom, Tumorlyse-Syndrom, Neurologische Tox ; bei Erhöhten Leberenzymen Grad 4 und anderer Grad 4 Tox dauerhaftes Absetzen erwägen; bei >1 Krampfanfall: bei Dx. /Therapieunterbrechung die länger als 14d andauert.
Bemerkungen	stationäre Aufenthalt für mindestens die ersten 9 Tage des ersten Zyklus und die ersten 2 Tage des zweiten Zyklus empfohlen. Bei Vorgeschichte / Vorliegen von klin. relevanten ZNS-Erkrankung: stationärer Aufenthalt von mind. 14d in Z1.
Erfolgsbeurteilung	nach jedem Zyklus
Wiederholung	**Zyklus 1-1:** d43: Start Zyklus 2. **Zyklus 2-5:** Tag 1.
Literatur	Topp M.S. et al. Lancet Oncol 2015;16:57-66; Fachinformation: Blinatumomab

Diese Krebstherapie birgt letale Risiken. Die Anwendung darf nur durch erfahrene Onkologen und entsprechend ausgebildetes Pflegepersonal erfolgen. Das Protokoll muss im Einzelfall überprüft und der klinischen Situation angepasst werden.

060101_14   Blinatumomab MRD+   Indikation: MRD positive B-Vorläufer ALL   ICD-10: C91.0

Therapie-Hinweis: cave: Blinatumomab ist kein Lagerartikel → Apotheke benötigt mehrere Tage Vorlauf zum Bestellen. Start spätestens um 16 Uhr, damit praktikabel für Tagesklinik, wenn Wechsel auf ambulant erfolgt. Blinatumomab-SOP beachten!

Hauptmedikation (Zyklus 1-4)

Tag	zeitl. Ablauf	Substanz	Basisdosierung	Trägerlösung (ml)	Appl.	Infusions-dauer	Bemerkungen
1-28	0	Blinatumomab	32,5 µg abs.	250 ml NaCl 0,9 %	i.v.	*	* LAUFRATE SIEHE MEMOBOX, NICHT SELBST BERECHNEN. Die zu bestellende Dosis sowie die Laufrate ist an die gewünschte Infusionsdauer (Beutelgröße) anzupassen, siehe Memokasten. In-Line-Filter mit einer Porengröße von 0,2µm, restliche Infusion verwerfen.

Achtung:
Infusionsschläuche **nicht** bei gelegter Infusion **durchspülen**, kann zu Überdosierung und Komplikationen führen. Infusionsbeutel beinhaltet Reserve, daher Rest verwerfen.
Beutelwechsel ohne Port-nadelwechsel: kein Spülen, kein Aspirieren. Einfach alten Beutel (mit Rest) inkl. langem Schlauchsystem abhängen, desinfizieren und neuen Blinatumomab-Beutel inkl. neuem, mit Blinatumomab vorbefülltem langem Schlauchsystem anhängen.
Beutelwechsel mit Portnadel-wechsel: Nadel ohne Spülen ziehen. Neue Nadel legen, aspirieren (Portkammer aspirieren) und dann spülen. Danach neuen Blinatumomab-Beutel inkl. befülltem langem Schlauchsystem anhängen und Pumpe starten.
D.h. Nadel + zur Nadel gehöriger kurzer Schlauch bleiben mit dem "alten" Blinatumomab befüllt.

Zyklusdiagramm

	Tag 1	2	3	4	5	6	7	8	9	10	11	12	13	14	15	16	17	18	19	20	21	22	23	24	25	26	27	28	[...]	Wdh: 43
Blinatumomab	☐	☐	☐	☐	☐	☐	☐	☐	☐	☐	☐	☐	☐	☐	☐	☐	☐	☐	☐	☐	☐	☐	☐	☐	☐	☐	☐	☐		

Blinatumomab - Tagesdosis jeweils 28 µg abs. (Beutel werden überfüllt geliefert.)

Beutelgrößen	Dosis (inklusive Überfüllung des Beutels) - **diese Dosis ist bei der Bestellung einzutragen**	zu applizierende Dosis	**einzustellende Laufrate** (stationär über Infusomat, ambulant über Pumpe "Body-Guard 323" der Fa. PFM Medical) ! Laufrate NICHT selbst berechnen !
1-Tages-Beutel	32,5 µg	28 µg	10 ml/h (für 24h, Rest verwerfen)
2-Tages-Beutel	65,0 µg	56 µg	5 ml/h (für 48h, Rest verwerfen)
3-Tages-Beutel	100,0 µg	84 µg	**3,33 ml/h** (für 72h, Rest verwerfen)
4-Tages-Beutel	133,75 µg	112 µg	**2,5 ml/h** (für 96h, Rest verwerfen)

i.th. ZNS-Prophylaxe empfohlen:
innerhalb einer Woche vor Blinatumomab-Beginn und im therapiefreien Intervall zwischen den Zyklen.
mit **Dreifach-Kombination:**
Methotrexat 15mg i.th. (<55 J.) bzw. 12mg i.th. (>55 J.)
Dexamethason 4mg i.th.
Cytarabin 40mg i.th.

Blinatumomab-SOP beachten!
(roXtra → Innere Medizin I → Behandlung Therapie Pflege → Applikation medikamentöser Tumortherapien)

Trinkmenge mindestens 2 Liter/Tag

Obligate Prä- und Begleitmedikation (Zyklus 1-4)

Tag	zeitl. Ablauf	Substanz	Basisdosierung	Trägerlösung (ml)	Appl.	Infusions-dauer	Bemerkungen
1	-1h	Dexamethason	16 mg		i.v.	15min	an Tag 1 jedes Zyklus
1-42	1-1-1-0	Aciclovir	200 mg		p.o.		kontinuierlich
1-42	0-1-0-0	Cotrimoxazol	960 mg		p.o.		Mo, Mi, Fr

Bedarfsmedikation	Paracetamol (bei Fieber), ZNS-Prophylaxe (vor und während der Therapie) mit Methotrexat 15mg i.th. (< 55 Jahre) bzw. 12mg i. th. (> 55 Jahre), Dexamethason 4mg i.th., Cytarabin 40mg i.th., Antibiose, antivirale und antifungale Medikation (bei Indikation), Allopurinol oder Rasburicase (während der Therapie bei Indikation), Hydrierung; Antikonvulsivum zur Sekundärprophylaxe.
FN-Risiko	<10% → Risikoprofil siehe Kurzfassung Leitlinien zur G-CSF-Behandlung
Kontrollen	**Überwachung auf neurologische Ereignisse:** Krampfanfälle, Enzephalopathie, kognitive Störung etc; Nieren- und Leberfunktion (ALT, AST, GGT, Gesamtbilirubin), BB diff.; **Flüssigkeitshaushalt,** Anzeichen/Symptome: TLS, Infusionsreaktionen, Zytokinfreisetzungs-Syndrom, Infektionen, progressive multifokale Leukenzephalopathie (PML), **engmaschige Überwachung auf Anzeichen und Symptome einer Pankreatitis,** einschließlich körperlicher Untersuchung, Laboruntersuchung von Serum-Amylase und Serum-Lipase, sowie bildgebender Verfahren für das Abdomen
Cave	Start spätestens um 16 Uhr, damit praktikabel für Tagesklinik, wenn Wechsel auf ambulant erfolgt. Aufgrund des Potentials für neurologische Ereignisse sollten Patienten während der Behandlung vom Fahren und Bedienen von Maschinen absehen.
Therapievoraussetzung	Neurologische Untersuchung; blastenfreier Liquor
Therapieunterbrechung	bei Pankreatitis Grad 3 → nach Verbesserung auf Grad 1 Wiederaufnahme der Therapie mit 9µg/Tag → nach 7 Tagen Erhöhung auf 28µg/Tag; Klin. relevante Nebenwirkungen ≥Grad 3 bez. Zytokinfreisetzungs-Syndrom, Tumorlyse-Syndrom, neurologische Tox., erhöhte Leberenzyme → siehe auch spezielle Anweisungen der Fachinformation. Bei Unterbrechung <7d → Zyklus fortsetzen bis zum Erreichen von insges. 28 Infusionstagen. Bei Unterbrechung >7d → Neuen Zyklus beginnen.
Therapieabbruch	bei Grad 4: Pankreatitis, Zytokinfreisetzungs-Syndrom, Tumorlyse-Syndrom, Neurologische Tox ; bei Erhöhten Leberenzymen Grad 4 und anderer Grad 4 Tox dauerhaftes Absetzen erwägen; bei >1 Krampfanfall; bei Tox./Therapieunterbrechung die länger als 14d andauert.
Bemerkungen	stationäre Aufenthalt für mindestens die ersten 3 Tage des ersten Zyklus und die ersten 2 Tage nachfolgender Zyklen empfohlen. Bei Vorgeschichte / Vorliegen von klin. relevanten ZNS-Erkrankung: stationärer Aufenthalt von mind. 14d in Z1.
Erfolgsbeurteilung	nach jedem Zyklus KM + MRD
Wiederholung	Tag 43.
Literatur	Gökbuget N. et al. Blood 2018; 131(14):1522-31; Fachinformation: Blinatumomab

Diese Krebstherapie birgt letale Risiken. Die Anwendung darf nur durch erfahrene Onkologen und entsprechend ausgebildetes Pflegepersonal erfolgen. Das Protokoll muss im Einzelfall überprüft und der klinischen Situation angepasst werden.

060101_12   Inotuzumab Ozogamicin   *Indikation: rezidivierte/refraktäre ALL (CD22-positiv)*   **ICD-10: C91.0**

Hauptmedikation (Zyklus 1)

Tag	zeitl. Ablauf	Substanz	Basisdosierung	Trägerlösung (ml)	Appl.	Infusions-dauer	Bemerkungen
1	0	Inotuzumab-Ozogamicin	0,8 mg/m²	ad 50 ml NaCl 0,9 %	i.v.	1h	Vitalzeichenkontrolle bis 1 Std. nach Infusionsende; maximale Dauer von der Herstellung bis zum Ende der Infusion beträgt 8h, Lichtschutz
8, 15	0	Inotuzumab-Ozogamicin	0,5 mg/m²	ad 50 ml NaCl 0,9 %	i.v.	1h	Vitalzeichenkontrolle bis 1 Std. nach Infusionsende; maximale Dauer von der Herstellung bis zum Ende der Infusion beträgt 8h, Lichtschutz

Zyklusdiagramm

	Tag 1	2	3	4	5	6	7	8	9	10	11	12	13	14	15	16	17	18	19	20	21
Inotuzumab-Ozogamicin	☐							☐							☐						

> **Engmaschige Überwachung auf Zeichen einer VOD/SOS:** erhöhtes Gesamtbilirubin, Hepatomegalie, rasche Gewichtszunahme, Aszites

Wiederholungsinfo: d22 (oder d29 bei CR/CRi): Beginn Zyklus 2

Obligate Prä- und Begleitmedikation (Zyklus 1)

Tag	zeitl. Ablauf	Substanz	Basisdosierung	Trägerlösung (ml)	Appl.	Infusions-dauer	Bemerkungen
1, 8, 15	-1h	Paracetamol	1 000 mg		p.o.		
1, 8, 15	-30min	NaCl 0,9%	500 ml		i.v.	2h30min	bei hoher Tumorlast auf ausreichende Hydrierung achten
1, 8, 15	-30min	Clemastin	2 mg		i.v.	B	
1, 8, 15	-30min	Dexamethason	8 mg		i.v.	B	
1-21	1-1-1-0	Aciclovir	200 mg		p.o.		kontinuierlich
1-21	1-1-1-0	Ursodesoxycholsäure	250 mg		p.o.		Einnahme für 1 Jahr, im Falle einer SZT ggf. länger
1-21	0-1-0-0	Cotrimoxazol	960 mg		p.o.		Mo, Mi, Fr

Hauptmedikation (Zyklus 2-6)

Tag	zeitl. Ablauf	Substanz	Basisdosierung	Trägerlösung (ml)	Appl.	Infusions-dauer	Bemerkungen
1, 8, 15	0	Inotuzumab-Ozogamicin	0,5 mg/m²	ad 50 ml NaCl 0,9 %	i.v.	1h	Achtung: Dosierung an Tag 1 in Abhängigkeit vom Ansprechen s. Memobox. Vitalzeichenkontrolle bis 1 Std. nach Infusionsende; maximale Dauer von der Herstellung bis zum Ende der Infusion beträgt 8h, Lichtschutz

Zyklusdiagramm

	Tag 1	2	3	4	5	6	7	8	9	10	11	12	13	14	15	[...]	Wdh: 29
Inotuzumab-Ozogamicin	☐							☐							☐		

> **Sollte nach Zyklus 1 keine CR/CRi erreicht sein, sollte die Dosis an Tag 1 auf 0,8mg/m² erhöht werden (analog Zyklus 1).**

Obligate Prä- und Begleitmedikation (Zyklus 2-6)

Tag	zeitl. Ablauf	Substanz	Basisdosierung	Trägerlösung (ml)	Appl.	Infusions-dauer	Bemerkungen
1, 8, 15	-1h	Paracetamol	1 000 mg		p.o.		
1, 8, 15	-30min	NaCl 0,9%	500 ml		i.v.	2h30min	bei hoher Tumorlast auf ausreichende Hydrierung achten
1, 8, 15	-30min	Clemastin	2 mg		i.v.	B	
1, 8, 15	-30min	Dexamethason	8 mg		i.v.	B	
1-28	1-1-1-0	Aciclovir	200 mg		p.o.		kontinuierlich
1-28	1-1-1-0	Ursodesoxycholsäure	250 mg		p.o.		Einnahme für 1 Jahr, im Falle einer SZT ggf. länger
1-28	0-1-0-0	Cotrimoxazol	960 mg		p.o.		Mo, Mi, Fr

Bedarfsmedikation	Allopurinol (bei hohem TLS-Risiko), Granisetron
FN-Risiko	>20% → Primärprophylaxe mit Filgrastim/Neupogen® oder Pegfilgrastim/Neulasta®, siehe Kurzfassung Leitlinien G-CSF
Kontrollen	**vor Behandlungsbeginn** (regelmäßig während der Behandlung): EKG und Elktrolytspiegel; **vor und nach jeder Gabe**: Leberwerte einschließlich ALT, AST, Gesamtbilirubin und alkalische Phosphatase; **vor jeder Gabe**: großes Blutbild, Zeichen einer Infektion, Blutung/Hämorrhagie oder TLS; Überwachung auf erhöhte Amylase- und Lipase-Werte
Cave	**Gefahr der venösen okklusiven Leberkrankheit (VOD/SOS)**
Therapieunterbrechung	Gesamtbilirubin >1,5x ULN und AST/ALT >2,5x ULN
Therapieabbruch	wenn nach 3 Zyklen keine CR/CRi erreicht ist, sollte die Behandlung abgebrochen werden
Wechselwirkungen	gleichzeitige Anwendung von Arzneimitteln, die **QT-Intervall-Verlängerungen** oder Torsade-de-Poines-Tachykardie verursachen, vermeiden
Kontraindikation	Patienten mit schweren bestehenden Lebererkrankungen, z.B. VOD/SOS, Leberzirrhose, aktive Hepatitis...)
Bemerkungen	mind. 6 Tage Abstand zwischen den einzelnen Gaben
Therapiedauer	für Patienten mit bevorstehender SZT wird eine Behandlungsdauer von 2 (max. 3) Zyklen empfohlen
Wiederholung	**Zyklus 1-1**: d22 (>der d29 bei CR/CRi): Beginn Zyklus 2 **Zyklus 2-6**: Tag 29.
Literatur	Kantarjian HM et al. "Inotuzumab Ozogamicin versus Standard Therapy for Acute Lymphoblastic Leukemia." N Engl J Med. 2016 Aug 25;375(8):740-53, Fachinformation Inotuzumab Ozogamicin

Diese Krebstherapie birgt letale Risiken. Die Anwendung darf nur durch erfahrene Onkologen und entsprechend ausgebildetes Pflegepersonal erfolgen. Das Protokoll muss im Einzelfall überprüft und der klinischen Situation angepasst werden.

ICD-10: C91.5

060101_02   Nelarabin   **Indikation: T-ALL (molekulares Rezidiv)**

Therapie-Hinweis: cave: Nelarabin ist kein Lagerartikel → Apotheke benötigt mehrere Tage Vorlauf zum Bestellen

Hauptmedikation (Zyklus 1-n)

Tag	zeitl. Ablauf	Substanz	Basisdosierung	Trägerlösung (ml)	Appl.	Infusions-dauer	Bemerkungen
1, 3, 5	0	Nelarabin	1 500 mg/m²	Unverdünnt	i.v.	2h	ab Dosen >3000mg Lieferung in 2 Beuteln mit jeweils der halben Dosis (d.h. je Beutel 1h Laufzeit)

Zyklusdiagramm | Tag 1 | 2 | 3 | 4 | 5 | [...] | Wdh: 22
Nelarabin: □ ... □ □

Achtung: Bei allen Rezidivpatienten Durchführung einer **ZNS-Prophylaxe**, z. B.: mit der Dreifachkombination im Intervall nach der Salvagetherapie. (s. Protokoll: Intrathekal Pro-phylaxe "Dreierkombination" AraC/Dexa/Methotrexat, Nr. 081200_06)

Wiederholungsinfo: bis Transplantation, Progression oder inakzeptable Toxizität

Obligate Prä- und Begleitmedikation (Zyklus 1-n)

Tag	zeitl. Ablauf	Substanz	Basisdosierung	Trägerlösung (ml)	Appl.	Infusions-dauer	Bemerkungen
1, 3, 5	-30min	NaCl 0,9%	2 000 ml		i.v.	5h	
1-21	1-1-1-0	Aciclovir	200 mg		p.o.		
1-21	0-1-0-0	Cotrimoxazol	960 mg		p.o.		ab Tag 1: Mo, Mi, Fr; Infektionsprophylaxe

Bedarfsmedikation	Antiemetika (Dexamethason, Granisetron), Allopurinol
Kontrollen	Differentialblutbild, engmaschige Überwachung auf neurologische Nebenwirkungen (Somnolenz, Verwirrtheit, Konvulsionen, Ataxie, Parästesien, vermindertes Tastgefühl), Anzeichen und Symptome eines Tumorlyse-Syndroms, Hydrationsstatus, Nieren- und Leberfunktion
Cave	**schwere neurologische Nebenwirkungen möglich:** Somnolenz, Störungen des zentralen Nervensystems einschließlich Konvulsionen, periphere Neuropathien mit Taubheitsgefühl, Parästhesien bis zu motorischer Schwäche und Paralyse; schwere Toxizität kann sich als Koma Status epilepticus, Demyelinisierung oder aufsteigende Neuropathie ähnlich einem Guillain-Barré-Syndrom manifestieren; Absetzen führt nicht immer zu vollständiger Rückbildung
Wechselwirkungen	**keine gleichzeitige intrathekale Therapie** und/oder kraniospinale Bestrahlung (möglicherweise erhöhtes Risiko für neurologische Ereignisse)
Kontraindikation	bei Patienten mit vorbestehenden klinisch relevanten Polyneuropathien oder ggf. anderen neurologischen Vorerkrankungen
Erfolgsbeurteilung	Remissionskontrolle nach 21d mit MRD-Kontrolle
Wiederholung	Tag 22. bis Transplantation, Progression oder inakzeptable Toxizität
Literatur	DeAngelo D et al. Blood 2007; 109(12):5136-5142; Gökbuget et al. Blood 2011; 118:3504-3511; Fachinformation Nelarabin

50   **Teil I** · Hämatologische Neoplasien

Diese Krebstherapie birgt letale Risiken. Die Anwendung darf nur durch erfahrene Onkologen und entsprechend ausgebildetes Pflegepersonal erfolgen. Das Protokoll muss im Einzelfall überprüft und der klinischen Situation angepasst werden.

| 060101_03 | **Nelarabin/Cyclophosphamid** | **Indikation: T-ALL (Frührezidiv)** | ICD-10: C91.5 |

Therapie-Hinweis: cave: Nelarabin ist kein Lagerartikel → Apotheke benötigt mehrere Tage Vorlauf zum Bestellen

Hauptmedikation (Zyklus 1-n)

Tag	zeitl. Ablauf	Substanz	Basisdosierung	Trägerlösung (ml)	Appl.	Infusions-dauer	Bemerkungen
1, 3, 5	0	Nelarabin	1 500 mg/m²	Unverdünnt	i.v.	2h	nach Ende 2h Pause bis Cyclophosphamid; ab Dosen >3000mg Lieferung in 2 Beuteln mit jeweils der halben Dosis (d.h. je Beutel 1h Laufzeit)
1, 3, 5	+4h	Cyclophosphamid	200 mg/m²	250 ml NaCl 0,9 %	i.v.	30min	

Zyklusdiagramm

	Tag 1	2	3	4	5	[...]	Woche 22
Nelarabin	☐		☐		☐		☐
Cyclophosphamid	■		■		■		■

d6 nach CTx: Filgrastim 5 μg/kg/d s.c. bis Durchschreiten des Nadir

CTx mit FN-Risiko von 10-20%: Vorgehen bei der G-CSF-Gabe
- nach CTx: 1x tgl. 5μg/kg Filgrastim s.c. bei Leukozyten < 1 000/μl bis >1 000/μl
- Wenn unter Einbeziehung **individueller Risikofaktoren für den Patienten FN-Risiko ≥ 20% =>G-CSF-Primärprophylaxe** erwägen/durchführen.
- **Nach durchgemachter febriler Neutropenie,** in folgenden Zyklen => **G-CSF-Sekundärprophylaxe**
G-CSF-Primär- bzw. Sekundärprophylaxe: Entweder 24h nach CTx einmal Pegfilgrastim/Neulasta® 6mg s.c.
- **Oder:** d6 nach CTx Filgrastim/Neupogen® 5μg/kg/d s.c. bis zum Durchschreiten des Nadir.

Achtung: Bei allen Rezidivpatienten Durchführung einer **ZNS-Prophylaxe,** z. B.: mit der Dreifachkombination im Intervall nach der Salvagetherapie. (s. Protokoll: Intrathekal Prophylaxe "Dreierkombination" AraC/Dexa/Methotrexat, Nr. 081200_06)

Wiederholungsinfo: 2 Zyklen vor SZT

Obligate Prä- und Begleitmedikation (Zyklus 1-n)

Tag	zeitl. Ablauf	Substanz	Basisdosierung	Trägerlösung (ml)	Appl.	Infusions-dauer	Bemerkungen
1, 3, 5	-30min	NaCl 0,9%	2 000 ml		i.v.	5h30min	
1, 3, 5	-30min	Dexamethason	8 mg	100 ml NaCl 0,9 %	i.v.	15min	
1, 3, 5	-30min	Granisetron	1 mg		i.v.	B	
1, 3, 5	+4h	Mesna	40 mg/m²		i.v.	B	
1, 3, 5	+8h	Mesna	40 mg/m²		i.v.	B	
1, 3, 5	+12h	Mesna	40 mg/m²		i.v.	B	
1-21	1-1-1-0	Aciclovir	200 mg		p.o.		kontinuierlich
1-21	0-1-0-0	Cotrimoxazol	960 mg		p.o.		ab Tag 1: Mo, Mi, Fr; Infektionsprophylaxe

Bedarfsmedikation	Antiemetika (Dexamethason, Granisetron), Allopurinol
FN-Risiko	10%-20% → je nach Risikoabwägung als Primärprophylaxe, bei FN im 1. Zyklus als Sekundärprophylaxe, siehe Kurzfassung Leitlinien G-CSF
Kontrollen	Differentialblutbild, engmaschige Überwachung auf neurologische Nebenwirkungen (Somnolenz, Verwirrtheit, Konvulsionen, Ataxie, Parästesien, vermindertes Tastgefühl), Anzeichen und Symptome eines Tumorlyse-Syndroms, Hydrationsstatus, Nieren- und Leberfunktion, Elektrolyte, Diurese
Cave	**schwere neurologische Nebenwirkungen möglich:** Somnolenz, Störungen des zentralen Nervensystems einschliesslich Konvulsionen, periphere Neuropathien mit Taubheitsgefühl, Parästhesien bis zu motorischer Schwäche und Paralyse; schwere Toxizität kann sich als Koma Status epilepticus, Demyelinisierung oder aufsteigende Neuropathie ähnlich einem Guillain-Barré-Syndrom manifestieren; Absetzen führt nicht immer zu vollständiger Rückbildung
Therapieabbruch	Neurologische Ereignisse > Grad 2
Wechselwirkungen	keine gleichzeitige intrathekale Therapie und/oder kraniospinale Bestrahlung (möglicherweise erhöhtes Risiko für neurologische Ereignisse)
Kontraindikation	bei Patienten mit vorbestehenden klinisch relevanten Polyneuropathien oder ggf. anderen neurologischen Vorerkrankungen
Erfolgsbeurteilung	Remissionskontrolle mit MRD-Kontrolle; bei verzögerter Regeneration Punktion vorziehen
Wiederholung	Tag 22, 2 Zyklen vor SZT
Literatur	Gökbuget "Rezidiv einer akuten lymphatischen Leukämie" (Version 2/15.08.2013), Nelarabin Fachinfo, Cyclophosphamid Fachinfo

Diese Zytostatikatherapie birgt letale Risiken und ist Bestandteil der GMALL-Therapieempfehlungen (www.kompetenznetz-leukaemie.de), Voraussetzung für die Anwendung der GMALL-Therapieempfehlungen ist der Einschluss in das GMALL-Register. Die Anwendung darf nur durch erfahrene Onkologen und entsprechend ausgebildetes Pflegepersonal erfolgen. Das Protokoll muss im Einzelfall überprüft und der klinischen Situation angepasst werden.

060101_10-1   GMALL Burkitt Leukämie / Burkitt-Lymphom Vorphase   Indikation: B-ALL, Burkitt Lymphom   ICD-10: C91.0

Hauptmedikation

Tag	zeitl. Ablauf	Substanz	Basisdosierung	Trägerlösung (ml)	Appl.	Infusions-dauer	Bemerkungen
1-5	1-1-1-0	Prednison/Decortin®	20 mg/m²		p.o.		
1-5	0	Cyclophosphamid	200 mg/m²	500 ml NaCl 0,9 %	i.v.	1h	Gesamtdosis 60mg/m² pro Tag, verteilt auf 3 Gaben

Zyklusdiagramm

	Tag 1	2	3	4	5	6
Prednison/Decortin®	☐	☐	☐	■	■	☐
Cyclophosphamid	■	■	■	■	■	☐

Achtung: Knochenmarkpunktion vor Therapiebeginn: KM, PB, Biopsie zur MRD-Bestimmung einschicken

Auf ausreichende Urinausfuhr achten (Prophylaxe hämorrhagische Zystitis).

Wiederholungsinfo: an d7 Start Block A

Obligate Prä- und Begleitmedikation

Tag	zeitl. Ablauf	Substanz	Basisdosierung	Trägerlösung (ml)	Appl.	Infusions-dauer	Bemerkungen
1-5	1-0-0-0	Allopurinol	300 mg		p.o.		Dosis nach Harnsäurewert
1-5	-12h	NaCl 0,9 %	2 000 ml		i.v.	24h	kontinuierlich
1-5	-15min	Granisetron	1 mg		i.v.	B	bei Emesis Dosiserhöhung auf 3mg
1-5	0	Mesna	40 mg/m²		i.v.	B	p.o. Gabe: 80mg/m² 2h vor i.v.
1-5	+4h	Mesna	40 mg/m²		i.v.	B	p.o. Gabe: 80mg/m² 2h vor i.v.
1-5	+8h	Mesna	40 mg/m²		i.v.	B	p.o. Gabe: 80mg/m² 2h vor i.v.
1-30	1-1-1-0	Aciclovir	200 mg		p.o.		kontinuierlich
1-30	0-1-0-0	Cotrimoxazol	960 mg		p.o.		ab Tag 1; Mo, Mi, Fr; Infektionsprophylaxe
1-30	1-1-1-1	Amphotericin B-Susp.	500 mg		p.o.		ab Tag 1; Infektionsprophylaxe; 1Pipette = 500mg

Bedarfsmedikation	Metoclopramid p.o. oder i.v.; bei Unverträglichkeit Ersatz durch 5-HT$_3$-Antagonisten; Rasburicase; Osteopenie/-porose -Prophylaxe mit Pamidronat 60mg i.v. alle 3 Monate
FN-Risiko	10-20% → je nach Risikoabwägung als Primärprophylaxe, bei FN im 1. Zyklus als Sekundärprophylaxe, siehe Kurzfassung Leitlinien G-CSF
Kontrollen	Blutbild, Elektrolyte, Retentionswerte, Gerinnung, Harnsäure, Gewicht, Bilanzierung
Wiederholung	an d7 Start Block A
Literatur	Multizentrische Therapieoptimierungsstudie für B-ALL und hochmaligne B-NHL bei Erwachsenen (GMALL-B-ALL/NHL 2002, Amendment 9); www.kompetenznetz-leukaemie.de

Diese Zytostatikatherapie birgt letale Risiken und ist Bestandteil der **GMALL-Therapieempfehlungen** (www.kompetenznetz-leukaemie.de). Voraussetzung für die Anwendung der GMALL-Therapieempfehlungen ist der Einschluss in das **GMALL-Register**. Die Anwendung darf nur durch erfahrene Onkologen und entsprechend ausgebildetes Pflegepersonal erfolgen. Das Protokoll muss im Einzelfall überprüft und der klinischen Situation angepasst werden.

060101_10-2   **GMALL Burkitt Leukämie / Burkitt-Lymphom Block A (Pat.18-55J.)**   **Indikation: B-ALL/Burkitt Lymphom**   **ICD-10: C91.0**

Protokoll-Hinweis: A1 (Tag 7-12) → B1 (Tag 28 33) → C1 (Tag 49-54) → A2 (Tag 77-82) → B2 (Tag 98-103) → C2 (Tag 119-124)

Hauptmedikation

Tag	zeitl. Ablauf	Substanz	Basisdosierung	Trägerlösung (ml)	Appl.	Infusions-dauer	Bemerkungen
7, 77	0	Rituximab	375 mg/m²	500 ml NaCl 0,9 %	i.v.	initial 50 mg/h	als FREILAUFENDE Kurzinfusion, wenn möglich über gesicherten zentralvenösen Zugang
8, 78	0	Vincristin	2 mg abs.	50 ml NaCl 0,9 %	i.v.	5-10min	
8, 78	+15min	Ifosfamid	800 mg/m²	500 ml NaCl 0,9 %	i.v.	1h	
8, 78	+1h 15min	Methotrexat	150 mg/m²	100 ml NaCl 0,9 %	i.v.	30 min	>55J: 50mg/m²
8, 78	+1h 45min	Methotrexat	1 350 mg/m²	500 ml NaCl 0,9 %	i.v.	23h 30min	>55J: 450mg/m²; MTX-Spiegel + Leukovorin-Rescue gemäß ALL-Bogen
8, 12, 78, 82	Gabe	Cytarabin i.th.	40 mg abs.	ad 2 ml Aqua ad inj.	i.th.	B	
8, 12, 78, 82	Gabe	Dexamethason i.th.	4 mg abs.	Unverdünnt	i.th.	B	
8, 12, 78, 82	Gabe	Methotrexat i.th.	15 mg abs.	ad 3 ml Aqua ad inj.	i.th.	B	
8-12, 78-82	1-1-1-0	Dexamethason	3,33 mg/m²		p.o.		insgesamt:10mg/m²
9-12, 79-82	0	Ifosfamid	800 mg/m²	500 ml NaCl 0,9 %	i.v.	1h	
11-12, 81-82	+1h	Cytarabin	100 mg/m²	250 ml NaCl 0,9 %	i.v.	1h	alle 12h
11-12, 81-82	+2h	Etoposid (Base)	100 mg/m²	1 000 ml NaCl 0,9 %	i.v.	2h	Monitorüberwachung: max. 0,4mg/ml
11-12, 81-82	+13h	Cytarabin	150 mg/m²	250 ml NaCl 0,9 %	i.v.	1h	alle 12h

Rituximab- Info auf Kurvenblatt beachten

MTX-Spiegelbestimmung und Leukovorin-Rescue gemäß **Leukovorin-Rescue-Bogen ALL**

Cave: Kombination Vincristin + Azole: **Neurotoxizität**

Therapie für Patienten 18-55 Jahre

Patienten im Stadium III-IV (mit Mediastinal-Tumor oder extranodalem Befall)   6 Zyklen: **A1→B1→C1→A2→B2→C2** **+ 2 Konsolidationsgaben Rituximab** im Anschluss

Patienten im Stadium I/II (initial kein Mediastinal-Tumor oder Extranodalbefall)   wenn sichere CR konstatiert: 4 Zyklen: **A1→B1→C1→A2** **+ 2 Konsolidationsgaben Rituximab** im Anschluss

biologisch eingeschätzte >55 Jahre   jünger Patienten   wie Patienten 18-55 Jahre, aber Dosisreduktion HD-MTX: 0,5g/m² in allen Blöcken und HDAC: 1g/m² in allen C-Blöcken

Protokollnummern:
A1+A2: 060101_10-2
B1+B2: 060101_10-3
C1+C2: 060101_10-4_1

Obligate Prä- und Begleitmedikation

Tag	zeitl. Ablauf	Substanz	Basisdosierung	Trägerlösung (ml)	Appl.	Infusions-dauer	Bemerkungen
1-14, 78-84	1-1-1-0	Aciclovir	200 mg		p.o.		kontinuierlich; Pause vom Tag der HD MTX-Gabe bis Ende LV-Rescue
7, 77	1-0-0-0	Paracetamol	1 000 mg		p.o.		1h vor Rituximab
7, 77	-30min	NaCl 0,9 %	500 ml		i.v.	B	während der Rituximabgabe
7, 77	-30min	Dexamethason	8 mg		i.v.	B	obligat vor Erstgabe; dann in Abh. v. Verträglichkeit
7, 77	-30min	Clemastin	2 mg		i.v.	15min	
8, 78	+15min	Mesna	160 mg/m²		i.v.	B	
8, 78	+4h 15min	Mesna	160 mg/m²		i.v.	B	
8, 78	+7h 15min	Furosemid	40 mg		i.v.	B	
8, 78	+8h 15min	Mesna	160 mg/m²		i.v.	B	

Obligate Prä- und Begleitmedikation (Fortsetzung)

Tag	zeitl. Ablauf	Substanz	Basisdosierung	Trägerlösung (ml)	Appl.	Infusions- dauer	Bemerkungen
8, 78	+13h 15min	Furosemid	40 mg		i.v.	B	
8-10, 78-80	1-1-1-1	Natriumbicarbonat	2 g - befundabhängig -		p.o.		4x2g, kontinuierlich fortführen bis Ende i.v.-Leukovorin-Rescue. Wenn orale Einnahme schwierig Alkalisierung rein über Perfusor möglich.
8-10, 78-80	-2h	NaCl 0,9%	3 000 ml		i.v.	24h	im Wechsel mit Gluc5%, insg. falls mögl. bis 3000ml/m²
8-10, 78-80	-2h	Glucose 5%	1 000 ml		i.v.	24h	im Wechsel mit NaCl 0,9%, insg. falls mögl. 3000ml/m²
8-10, 78-80		KCl 7,45% (1mmol K+/ml)	- befundabhängig -				KCl: 20 ml pro 1000 ml Bewässerung (NaCl 0,9% bzw. Glucose 5%), Kalium-Ref.-Bereich: 3,5-5,1 mmol/L.
8-10, 78-80	-	Natriumbicarbonat 8,4% (1mmol HCO$_3^-$/ml) in Perfusorspritze	- befundabhängig -		i.v.		Start mit 10ml/h dann Anpassung in Abh. v. Urin-pH-Wert. Ziel Urin-pH: 7,1-8,0. Kontinuierlich fortführen bis Ende i.v.-Leukovorin-Rescue. Monitoring s. Memobox.
8-12, 78-82	-30min	Granisetron	1 mg		i.v.	15min	bei Emesis Dosiserhöhung auf 3mg
8-14, 78-84	1-1-1-1	Amphotericin B-Susp.	500 mg		p.o.		1Pipette = 500mg; Infektionsprophylaxe
8-14, 78-84	0-1-0-0	Cotrimoxazol	960 mg		p.o.		Mo, Mi, Fr; Pause vom Tag der HD MTX-Gabe bis Ende LV-Rescue
8-14, 78-84	-30min	Thiamin	100 mg		p.o.		alle 4h; bis 2 Tage nach der Ifosfamid-Gabe
9-12, 79-82	0	Mesna	160 mg/m²		i.v.	B	
9-12, 79-82	+4h	Mesna	160 mg/m²		i.v.	B	
9-12, 79-82	+8h	Mesna	160 mg/m²		i.v.	B	
11-12, 81-82	-2h	NaCl 0,9 %		1 000 ml NaCl 0,9 %	i.v.	24h	kontinuierlich
11-12, 81-82	+12h 30min	Granisetron	1 mg		i.v.	15min	
14, 84	Gabe	Filgrastim (Neupogen®)	5 μg/kg		s.c.		ab Protokolltag 14, 84: 5μg/kg (oder 150μg/m²) tägl., bis Granulozyten >1000/μl an 2 aufeinanderfolg. Tagen

Bedarfsmedikation	Metoclopramid; bei Unverträglichkeit Ersatz durch 5-HT3-Antagonisten; Allopurinol, Rasburicase; Natriumbicarbonat, Osteopenie/-porose -Prophylaxe mit Pamidronat 60mg i.v. alle 3 Monate
FN-Risiko	>20% → Primärprophylaxe mit Filgrastim/Neupogen® oder Pegfilgrastim/Neulasta®, siehe Kurzfassung Leitlinien G-CSF
Kontrollen	Blutbild, Elektrolyte, Leberwerte, Gerinnung, Retentionswerte, eGFR, Flüssigkeitsbilanz, Ausschluß dritter Raum, Neurotoxizität, MTX-Spiegel
Dosisreduktion	bei Zytopenie Therapiepausen (keine Dosisreduktion); siehe aktuelle GMALL Therapieempfehlung
Cave	**Hepatitis-B-Virus-(HBV) Screening vor Behandlungsbeginn:** aktive Hepatitis-B- Erkrankung → Kontraindikation Rituximab; positive Hepatitis-B-Serologie (HBsAg oder HBcAb) → vor Behandlungsbeginn Hepatologen konsultieren. Kombination Vincristin + Azole: Neurotoxizität
Wechselwirkungen	Protonenpumpeninhibitoren (PPI) können die MTX-Ausscheidung verzögern und so zu erhöhten MTX Plasmaspiegeln führen, daher wird empfohlen, PPI 2 Tage vor bis 2 Tage nach der MTX-Gabe zu pausieren (ggf. durch H2-Blocker, Tepilta® ersetzen). Ebenfalls Vorsicht ist bei der gleichzeitigen Anwendung von MTX und NSAIDs oder Antibiotika (β-Lactam-Antibiotika, Sulfonamide, Trimetoprim, Tetracycline, Ciprofloxacin) angezeigt. Keine gleichzeitige Anwendung von MTX und Metamizol: Risiko der verstärkten Hämatotoxizität zusätzlich zur verzögerten MTX-Ausscheidung. **Cytarabin: Vorsicht bei gleichzeitiger Digoxin-Gabe** → engmaschige Überwachung der Digoxin-Spiegel.
Wiederholung	an d28 startet Block B1 / an d98 startet Block B2
Literatur	Multizentrische Therapieoptimierungsstudie für B-ALL und hochmaligne B-NHL bei Erwachsenen (GMALL-B-ALL/NHL 2002, Amendment 9); www.kompetenznetz-leukaemie.de

Diese Zytostatikatherapie birgt letale Risiken und ist Bestandteil der **GMALL-Therapieempfehlungen** (www.kompetenznetz-leukaemie.de). Voraussetzung für die Anwendung der GMALL-Therapieempfehlungen ist der Einschluss in das GMALL-Register. Die Anwendung darf nur durch erfahrene Onkologen und entsprechend ausgebildetes Pflegepersonal erfolgen. Das Protokoll muss im Einzelfall überprüft und der klinischen Situation angepasst werden.

060101_10-3   **GMALL Burkitt Leukämie / Burkitt-Lymphom / Burkitt-Lymphom Block B (Pat. 18-55J.)**   **Indikation: B-ALL/ Burkitt Lymphom**   **ICD-10: C91.0**

Protokoll-Hinweis: A1 (Tag 7-12) → B1 (Tag 28-33) → C1 (Tag 49-54) → A2 (Tag 77-82) → B2 (Tag 98-103) → C2 (Tag 119-124)

Hauptmedikation

Tag	zeitl. Ablauf	Substanz	Basisdosierung	Trägerlösung (ml)	Appl.	Infusions- dauer	Bemerkungen
28, 98	0	Rituximab	375 mg/m²	500 ml NaCl 0,9 %	i.v.	initial 50mg/h	
29, 99	0	Vincristin	2 mg abs.	50 ml NaCl 0,9 %	i.v.	5-10min	als FREILAUFENDE Kurzinfusion, wenn möglich über gesicherten zentralvenösen Zugang
29, 99	+15min	Cyclophosphamid	200 mg/m²	250 ml NaCl 0,9 %	i.v.	1h	
29, 99	+1h 15min	Methotrexat	150 mg/m²	100 ml NaCl 0,9 %	i.v.	30min	>55J: 50mg/m²
29, 99	+1h 45min	Methotrexat	1 350 mg/m²	500 ml NaCl 0,9 %	i.v.	23h30min	>55J: 450mg/m²; MTX-Spiegel + Leukovorin-Rescue gemäß ALL-Bogen
29-33, 99-103	1-1-1-0	Dexamethason	3,33 mg/m²		p.o.		insges.: 10mg/m²
29, 33, 99, 103	Gabe	Cytarabin i.th.	40 mg abs.	ad 2 ml Aqua ad inj.	i.th.	B	
29, 33, 99, 103	Gabe	Dexamethason i.th.	4 mg abs.	Unverdünnt	i.th.	B	
29, 33, 99, 103	Gabe	Methotrexat i.th.	15 mg abs.	ad 3 ml Aqua ad inj.	i.th.	B	
30-31, 100-101	0	Cyclophosphamid	200 mg/m²	250 ml NaCl 0,9 %	i.v.	1h	
32-33, 102-103	0	Doxorubicin	25 mg/m²	Unverdünnt	i.v.	B15min	
32-33, 102-103	+15min	Cyclophosphamid	200 mg/m²	250 ml NaCl 0,9 %	i.v.	1h	

Rituximab- Info auf Kurvenblatt beachten

MTX-Spiegelbestimmung und Leukovorin-Rescue gemäß
Leukovorin-Rescue-Bogen ALL

Therapie für Patienten 18-55 Jahre

Patienten im Stadium III-IV (mit Mediastinal-Tumor oder extranodalem Befall)	6 Zyklen: A1→B1—C1→A2→B2→C2 **+ 2 Konsolidationsgaben Rituximab** im Anschluss
Patienten im Stadium I/II (initial kein Mediastinal-Tumor oder Extranodalbefall)	4 Zyklen: A1→B1— C1→A2 **+ 2 Konsolidationsgaben Rituximab** im Anschluss
biologisch jünger eingeschätzte Patienten >55 Jahre	wenn sichere CR konstatiert: wie Patienten 18-55 Jahre, aber Dosisreduktion HD MTX: 0,5g/m² in allen Blöcken und HDAC: 1g/m² in allen C-Blöcken

Protokollnummern:
A1+A2: 060101_10-2
B1+B2: 060101_10-3
C1+C2: 060101_10-4_1

Obligate Prä- und Begleitmedikation

Tag	zeitl. Ablauf	Substanz	Basisdosierung	Trägerlösung (ml)	Appl.	Infusions- dauer	Bemerkungen
28, 98	1-0-0-0	Paracetamol	1 000 mg		p.o.		Gabe 1h vor Rituximab
28, 98	-30min	NaCl 0,9 %	500 ml		i.v.		während der Chemogabe
28, 98	-30min	Clemastin	2 mg		i.v.	B	
28, 98	-30min	Dexamethason	8 mg		i.v.	B	obligat vor Erstgabe; dann in Abh. von Verträglichkeit
28-33, 98-103	1-1-1-1	Amphotericin B-Susp.	500 mg		p.o.		ab Tag 1: 1 Pipette = 500mg; Infektionsprophylaxe
28-33, 98-103	1-1-1-0	Aciclovir	200 mg		p.o.		kontinuierlich; Pause vom Tag der HD MTX-Gabe bis Ende LV-Rescue
28-33, 98-103	0-1-0-0	Cotrimoxazol	960 mg		p.o.		ab Tag 1: Mo, Mi, Fr; Pause vom Tag der HD MTX-Gabe bis Ende LV-Rescue

Obligate Prä- und Begleitmedikation (Fortsetzung)

Tag	zeitl. Ablauf	Substanz	Basisdosierung	Trägerlösung (ml)	Appl.	Infusions-dauer	Bemerkungen
29, 99	-2h	Natriumbicarbonat 8,4% (1mmol HCO$_3^-$/ml) in Perfusorspritze	- befundabhängig -		i.v.		Start mit 10ml/h dann Anpassung in Abh. v. Urin-pH-Wert. Ziel Urin-pH: 7,1-8,0. Kontinuierlich fortführen bis Ende i.v.-Leukovorin-Rescue. Monitoring s. Memobox
29, 99	+4h 15min	Mesna	40 mg/m²		i.v.	B	
29, 99	+6h	Furosemid	40 mg		i.v.	B	
29, 99	+8h 15min	Mesna	40 mg/m²		i.v.	B	
29, 99	+12h	Furosemid	40 mg		i.v.		
29-31, 99-101	1-1-1-1	Natriumbicarbonat	2 g - befundabhängig -		p.o.		4x2g, kontinuierlich fortführen bis Ende i.v.-Leukovorin-Rescue. Wenn orale Einnahme schwierig Alkalisierung rein über Perfusor möglich.
29-31, 99-101	-2h	NaCl 0,9%	3.000 ml		i.v.	24h	im Wechsel mit Gluc5%, insg. falls mögl. bis 3000ml/m²
29-31, 99-101	-2h	Glucose 5%	1.000 ml		i.v.		im Wechsel mit NaCl 0,9%,insg. falls mögl. 3000ml/m²
		KCl 7,45% (1mmol K$^+$/ml)	- befundabhängig -				KCl: 20 ml pro 1000 ml Bewässerung (NaCl 0,9% bzw. Glucose 5%), Kalium-Ref.-Bereich: 3,5-5,1 mmol/L.
29-31, 99-101	0	Mesna	40 mg/m²		i.v.	B	
29-33, 99-103	-15min	Granisetron	1 mg		i.v.	B	bei Emsis Dosiserhöhung auf 3mg
30-31, 100-101	+4h	Mesna	40 mg/m²		i.v.	B	
30-31, 100-101	+8h	Mesna	40 mg/m²		i.v.	B	
32-33, 102-103	-2h	NaCl 0,9 %	2.000 ml		i.v.	24h	
32-33, 102-103	+15min	Mesna	40 mg/m²		i.v.	B	
32-33, 102-103	+4h 15min	Mesna	40 mg/m²		i.v.	B	
32-33, 102-103	+8h 15min	Mesna	40 mg/m²		i.v.	B	
35, 105	Gabe	Filgrastim (Neupogen®)	5 µg/kg		s.c.		ab Protokolltag 35, 105: 5µg/kg (oder 150µg/m²) tägl., bis Granulozyten >1000/µl an aufeinanderfolg. 2 Tagen

Bedarfsmedikation Metoclopramid, bei Unverträglichkeit: 5-HT$_3$-Antagonisten, Natriumbicarbonat p.o., Allopurinol, Rasburicase, Osteopenie/-porose -Prophylaxe mit Pamidronat 60mg i.v. alle 3 Monate

FN-Risiko >20% → Primärprophylaxe mit Filgrastim/Neupogen®oder Pegfilgrastim/Neulasta®, siehe Kurzfassung Leitilinien G-CSF

Kontrollen **Anthrazykline → Gefahr der Kardiotoxizität, auf Herzfunktion achten (Herzecho);** BB, Elektrolyte, Gerinnung, Leber- und Retentionswerte, eGFR, Flüssigkeitsbilanz, Ausschluss dritter Raum, Neurotoxizität, MTX-Spiegel.

Dosisreduktion bei Zytopenie Therapiepausen (keine Dosisreduktion); siehe aktuelle GMALL Therapieempfehlung

Cave **Hepatitis-B-Virus-(HBV) Screening vor Behandlungsbeginn:** aktive Hepatitis-B- Erkrankung → Kontraindikation Rituximab; positive Hepatitis-B-Serologie (HBsAg oder HBcAb) → vor Behandlungsbeginn Hepatologen konsultieren.

Summendosis **Doxorubicin:** Gefahr der Kardiotoxizität; maximale Summendosis: 550mg/m²

Wechselwirkungen Protonenpumpeninhibitoren (PPI) können die MTX-Ausscheidung verzögern und so zu erhöhten MTX Plasmaspiegeln führen, daher wird empfohlen, PPI 2 Tage vor bis 2 Tage nach der MTX-Gabe zu pausieren (ggf. durch H2-Blocker, Tepilta® ersetzen). Ebenfalls Vorsicht ist bei der gleichzeitigen Anwendung von MTX und NSAIDs oder Antibiotika (β-Lactam-Antibiotika, Sulfonamide, Trimetoprim, Tetracycline, Ciprofloxacin) angezeigt. Keine gleichzeitige Anwendung von MTX und Metamizol: Risiko der verstärkten Hämatotoxizität zusätzlich zur verzögerten MTX-Ausscheidung.

Wiederholung an d49 startet Block C1
an d119 startet Block C2

Literatur Multizentrische Therapieoptimierungsstudie für B-ALL und hochmaligne B-NHL bei Erwachsenen (GMALL-B-ALL/NHL 2002, Amendment 9), www.kompetenznetz-leukaemie.de

Diese Zytostatikatherapie birgt letale Risiken und ist Bestandteil der GMALL-Therapieempfehlungen (www.kompetenznetz-leukaemie.de). Voraussetzung für die Anwendung der GMALL-Therapieempfehlungen ist der Einschluss in das GMALL-Register. Die Anwendung darf nur durch erfahrene Onkologen und entsprechend ausgebildetes Pflegepersonal erfolgen. Das Protokoll muss im Einzelfall überprüft und der klinischen Situation angepasst werden.

060101_10-4_1   GMALL Burkitt Leukämie / Burkitt-Lymphom Block C (Pat.18-55J.)   ICD-10: C91.0

Protokoll-Hinweis: A1 (Tag 7-12) → B1 (Tag 28-33) → C1 (Tag 49-54) → A2 (Tag 77-82) → B2 (Tag 98-103) → C2 (Tag 119-124)   **Indikation: B-ALL/Burkitt Lymphom**

Hauptmedikation

Tag	zeitl. Ablauf	Substanz	Basisdosierung	Trägerlösung (ml)	Appl.	Infusions-dauer	Bemerkungen
49, 119	0	Rituximab	375 mg/m²	500 ml NaCl 0,9 %	i.v.	initial 50mg/h	max. 5mg abs.; Als FREILAUFENDE Kurzinfusion, wenn möglich über gesicherten zentralvenösen Zugang.
50, 120	0	Vindesin (GMALL)	3 mg/m²	50 ml NaCl 0,9 %	i.v.	5-10min	>55J: 50mg/m²
50, 120	+1h	Methotrexat	150 mg/m²	100 ml NaCl 0,9 %	i.v.	30min	>55J: 450mg/m²; MTX-Spiegelbestimmung und Leukovorin-Rescue gemäß Rescue-Bogen ALL
50, 120	+1h 30min	Methotrexat	1 350 mg/m²	500 ml NaCl 0,9 %	i.v.	23h30min	
50-54, 120-124	1-1-1-0	Dexamethason	3,33 mg/m²		p.o.		10mg/m²/Tag
53, 123	0	Etoposidphosphat	250 mg/m²	250 ml NaCl 0,9 %	i.v.	1h	Menge entspr. Etoposidanteil; PT: 53-54,123-124
54, 124	0	Cytarabin	2 000 mg/m²	250 ml NaCl 0,9 %	i.v.	3h	jew. alle 12h; >55J: 1g/m²
54, 124	+6h	Etoposidphosphat	250 mg/m²	250 ml NaCl 0,9 %	i.v.	1h	Menge entspr. Etoposidanteil
54, 124	+12h	Cytarabin	2 000 mg/m²	250 ml NaCl 0,9 %	i.v.	3h	jew. alle 12h; >55J: 1g/m²

Therapie für Patienten 18-55 Jahre

Patienten im Stadium III-IV (mit Mediastinal-Tumor oder extranodalem Befall)	6 Zyklen: **A1→B1→C1→A2→B2→C2 + 2 Konsolidationsgaben Rituximab** im Anschluss
Patienten im Stadium I/II (initial kein Mediastinal-Tumor oder Extranodalbefall)	wenn sichere CR konstatiert: 4 Zyklen: **A1→B1→C1→A2 + 2 Konsolidationsgaben Rituximab** im Anschluss
biologisch jünger eingeschätzte Patienten >55 Jahre	wie Patienten 18-55 Jahre, aber Dosisreduktion HDMTX: 0,5g/m² in allen Blöcken und HDAC 1g/m² in allen C-Blöcken

Protokollnummern:
A1+A2: 060101_10-2
B1+B2: 060101_10-3
C1+C2: 060101_10-4_1

Rituximab
bei initial guter Verträglichkeit: verkürzte Infusionszeit möglich
20% der Dosis: 30min
80% der Dosis: 60min

Stammzellapherese: bei allen Hochrisiko-Patienten ohne Familienspender nach Block C1

MTX-Spiegelbestimmung und Leukovorin-Rescue gemäß **Leukovorin-Rescue-Bogen ALL**

Rituximab- Info auf Kurvenblatt beachten

Obligate Prä- und Begleitmedikation

Tag	zeitl. Ablauf	Substanz	Basisdosierung	Trägerlösung (ml)	Appl.	Infusions-dauer	Bemerkungen
49, 119	1-0-0-0	Paracetamol	1 000 mg		p.o.		Gabe 1h vor Rituximab
49, 119	-30min	NaCl 0,9 %	500 ml		i.v.		während der Antikörpergabe
49, 119	-30min	Clemastin	2 mg		i.v.	B	
49, 119	-30min	Dexamethason	8 mg		i.v.	B	obligat vor Erstgabe; dann in Abh. v. Verträglichkeit
50, 120	-2h	Natriumbicarbonat 8,4% (1mmol HCO3-/ml) in Perfusorspritze	- befundabhängig -		i.v.		Start mit 10ml/h dann Anpassung in Abh. v. Urin-pH-Wert. Ziel Urin-pH: 7,1-8,0. Kontinuierlich fortführen bis Ende i.v.-Leukovorin-Rescue. Monitoring s. Memobox.
50, 120	+6h	Furosemid	40 mg		i.v.	B	
50, 120	+12h	Furosemid	40 mg		i.v.	B	
50-52, 120-122	-2h	NaCl 0,9%	3 000 ml		i.v.	24h	im Wechsel mit Gluc 5%, mind. 3000ml/m² insgesamt
50-52, 120-122	-2h	Glucose 5%	1 000 ml		i.v.	24h	im Wechsel mit NaCl 0,9%, mind. 3000ml/m² insg. KCl: 20 ml pro 1000 ml Bewässerung (NaCl 0,9% bzw. Glucose 5%), Kalium-Ref.-Bereich: 3,5-5,1 mmol/L.
		KCl 7,45% (1mmol K+/ml)	- befundabhängig -				

Obligate Prä- und Begleitmedikation (Fortsetzung)

Tag	zeitl. Ablauf	Substanz	Basisdosierung	Trägerlösung (ml)	Appl.	Infusions-dauer	Bemerkungen
50-54, 120-124	1-1-1-1	Natriumbicarbonat	2 g - *befundabhängig* -		p.o.		4x2g, kontinuierlich fortführen bis Ende i.v.-Leukovorin-Rescue. Wenn orale Einnahme schwierig Alkalisierung rein über Perfusor möglich.
50, 53-54, 120, 123-124	-15min	Granisetron	1 mg		i.v.	B	bei Emesis Dosiserhöhung auf 3mg
50-56, 120-126	1-1-1-1	Amphotericin B-Susp.	500 mg		p.o.		ab Tag 1; 1 Pipette = 500mg
50-56, 120-126	1-1-1-0	Aciclovir	200 mg		p.o.		kontinuierlich; Pause vom Tag der HD MTX-Gabe bis Ende LV-Rescue.
50-56, 120-126	0-1-0-0	Cotrimoxazol	960 mg		p.o.		ab Tag 1; Mo, Mi, Fr; Pause vom Tag der HD MTX-Gabe bis Ende LV-Rescue.
53, 123	-15min	NaCl 0,9 %	1 000 ml		i.v.	12h	
54, 124	+5h 45min	Granisetron	1 mg		i.v.	B	bei Emesis Dosiserhöhung auf 3mg
54, 124	+11h 45min	Granisetron	1 mg		i.v.	B	bei Emesis Dosiserhöhung auf 3mg
54-55, 124-125	1-1-1-1	Dexa-Sine SE® Augentropfen	2 Trpf.		i.o.		alle 6 Stunden
54-56, 124-126	kontinuierlich	NaCl 0,9 %	2 000 ml		i.v.	24h	
56, 126	Gabe	Filgrastim (Neupogen®)	5 μg/kg		s.c.		ab Protokolltag 56(C1), 126(C2): 5μg/kg (oder 150μg/m^2) tägl., bis Granulozyten >1000/μl an 2 aufeinanderfolg. Tagen

Bedarfsmedikation Metoclopramid; bei Unverträglichkeit Ersatz durch 5-HT$_3$-Antagonisten; Allopurinol, Rasburicase; Natriumbicarbonat, Osteopenie/-porose -Prophylaxe mit Pamidronat 60mg i.v. alle 3 Monate

FN-Risiko >20% → Primärprophylaxe mit Filgrastim/Neupogen®oder Pegfilgrastim/Neulasta®, siehe Kurzfassung Leitlinien G-CSF

Kontrollen **Anthrazykline → Gefahr der Kardiotoxizität, auf Herzfunktion achten (Herzecho)**, BB, Elektrolyte, Leberwerte, Gerinnung, Retentionswerte, eGFR, Flüssigkeitsbilanz, Ausschluß dritter Raum, Neurotoxizität, MTX-Spiegel

Dosisreduktion bei Zytopenie Therapiepausen (keine Dosisreduktion); siehe aktuelle GMALL Therapieempfehlung

Cave **Hepatitis-B-Virus-(HBV) Screening vor Behandlungsbeginn:** aktive Hepatitis-B- Erkrankung → Kontraindikation Rituximab; positive Hepatitis-B-Serologie (HBsAg oder HBcAb) → vor Behandlungs- beginn Hepatologen konsultieren.

Doxorubicin: Gefahr der Kardiotoxizität; maximale Summendosis: 550mg/m^2

Wechselwirkungen Protonenpumpeninhibitoren (PPI) können die MTX-Ausscheidung verzögern und so zu erhöhten MTX Plasmaspiegeln führen, daher wird empfohlen, PPI 2 Tage vor bis 2 Tage nach der MTX-Gabe zu pausieren (ggf. durch H$_2$-Blocker, Teplita® ersetzen). Ebenfalls Vorsicht ist bei der gleichzeitigen Anwendung von MTX und NSAIDs oder Antibiotika (β-Lactam-Antibiotika, Sulfonamide, Trimetoprim, Tetracycline, Ciprofloxacin) angezeigt. Keine parallele Gabe von Vindesin und Azolen. Keine gleichzeitige Anwendung von MTX und Metamizol: Risiko der verstärkten Hämatotoxizität zusätzlich zur verzögerten MTX-Ausscheidung. **Cytarabin: Vorsicht bei gleichzeitiger Digoxin-Gabe** → engmaschige Überwachung der Digoxin-Spiegel.

Wiederholung an d77 startet Block A2
an d140 startet die Konsolidierung

Literatur Multizentrische Therapieoptimierungsstudie für B-ALL und hochmaligne B-NHL bei Erwachsenen (GMALL-B-ALL/NHL 2002, Amendment 9); www.kompetenznetz-leukaemie.de

Diese Zytostatikatherapie birgt letale Risiken und ist Bestandteil der **GMALL-Therapieempfehlungen** (www.kompetenznetz-leukaemie.de). Voraussetzung für die Anwendung der GMALL-Therapieempfehlungen ist der Einschluss in das **GMALL-Register**. Die Anwendung darf nur durch erfahrene Onkologen und entsprechend ausgebildetes Pflegepersonal erfolgen. Das Protokoll muss im Einzelfall überprüft und der klinischen Situation angepasst werden.

060101_10-5   **GMALL Burkitt Leukämie / Burkitt-Lymphom Konsolidierung**   **Indikation: B-ALL/Burkitt Lymphom**   **ICD-10: C91.0**

Hauptmedikation

Tag	zeitl. Ablauf	Substanz	Basisdosierung	Trägerlösung (ml)	Appl.	Infusions-dauer	Bemerkungen
140, 161	0	Rituximab	375 mg/m²	500 ml NaCl 0,9 %	i.v.	initial 50mg/h	Blocktag 01 (Protokolltag 140,161)

Rituximab
bei initial guter Verträglichkeit:
verkürzte Infusionszeit möglich
20% der Dosis: 30min
80% der Dosis: 60min

Infusionsgeschwindigkeit Rituximab:
Erstgabe: beginnen mit **50mg/h** für 1h; danach bei guter Verträglichkeit alle 30min um 50mg/h steigern bis max. 400mg/h.
Folgegaben bei komplikationsfreier Erstgabe und nach Ausschluss Risikopatient: Gesamtdosis innerhalb 90min geben.
Risikopatienten (max. Tumorlast, Herz-Kreislauf/resp. Erkrankungen, AK-Unverträglichkeit): beginnen mit **25mg/h** für 1h danach alle 30min um 25mg/h bis max. 200mg/h steigern.
Überwachung: erste Stunde alle 15min: RR, HF, Atemfrequenz, Temp., danach 1x/h; NOTFALLWAGEN bereithalten.
Bei allergischer/anaphylaktischer Reaktion (Schüttelfrost, Fieber etc.) SOFORTIGER Infusionsstopp, evtl. Glukokortikoide, intensivmed. Maßnahmen. Bei Symptombesserung langsame Wiederaufnahme: halbierte Inf.-geschwindigkeit der Erstgabe.

Obligate Prä- und Begleitmedikation

Tag	zeitl. Ablauf	Substanz	Basisdosierung	Trägerlösung (ml)	Appl.	Infusions-dauer	Bemerkungen
140, 161	1-1-1-0	Aciclovir	200 mg		p.o.		kontinuierlich, Infektionsprophylaxe
140, 161	0-1-0-0	Cotrimoxazol	960 mg		p.o.		ab Tag 1; Mo,Mi,Fr; Infektionsprophylaxe
140, 161	1-0-0-0	Paracetamol	1 000 mg		p.o.		1h vor Rituximab
140, 161	-30min	NaCl 0,9 %	500 ml		i.v.	*	*während der AK-Gabe
140, 161	-30min	Clemastin	2 mg		i.v.	B	
140, 161	-30min	Dexamethason	8 mg		i.v.	B	vor Rituximab-Erstgabe obligat; bei Folgegaben in Abhängigkeit von Verträglichkeit

Bedarfsmedikation	Prednison 50 mg i.v. vor und während Rituximab
FN-Risiko	<10% → je nach Risikoabwägung, siehe Kurzfassung Leitlinien G-CSF
Kontrollen	Harnsäure, Retentionswerte; während Infusion: Zeichen der Unverträglichkeit/Anaphylaxie, besonders bei Leukozyten >50.000/µl
Dosisreduktion	bei Zytopenie Therapiepausen (keine Dosisreduktion); siehe aktuelle GMALL Therapieempfehlung
Cave	**Hepatitis-B-Virus-(HBV) Screening vor Behandlungsbeginn:** aktive Hepatitis-B- Erkrankung → Kontraindikation Rituximab; positive Hepatitis-B-Serologie (HBsAg oder HBcAb) → vor Behandlungsbeginn Hepatologen konsultieren.
Literatur	Multizentrische Therapieoptimierungsstudie für B-ALL und hochmaligne B-NHL bei Erwachsenen (GMALL B-ALL/NHL 2002, Amendment 9); www.kompetenznetz-leukaemie.de

Diese Zytostatikatherapie birgt letale Risiken und ist Bestandteil der GMALL-Therapieempfehlungen (www.kompetenznetz-leukaemie.de). Voraussetzung für die Anwendung der GMALL-Therapieempfehlungen ist der Einschluss in das GMALL-Register. Die Anwendung darf nur durch erfahrene Onkologen und entsprechend ausgebildetes Pflegepersonal erfolgen. Das Protokoll muss im Einzelfall überprüft und der klinischen Situation angepasst werden.

060101_10-2   GMALL Burkitt Leukämie / Burkitt-Lymphom Block A (Pat. >55J. B-ALL)**   **Indikation: B-ALL**   **ICD-10: C91.0**

Protokoll-Hinweis: A1 (Tag 7-12) → B1 (Tag 28-33) → C1 (Tag 49-54) → A2 (Tag 77-82) → B2 (Tag 98-103) → C2 (Tag 119-124)

Hauptmedikation

Tag	zeitl. Ablauf	Substanz	Basisdosierung	Trägerlösung (ml)	Appl.	Infusions-dauer	Bemerkungen
7, 77	0	Rituximab	375 mg/m²	500 ml NaCl 0,9 %	i.v.	initial 50mg/h	
8, 78	Gabe	Methotrexat i.th.	15 mg abs.	ad 3 ml Aqua ad inj.	i.th.	B	
8, 78	Gabe	Cytarabin i.th.	40 mg abs.	ad 2 ml Aqua ad inj.	i.th.	B	
8, 78	Gabe	Dexamethason i.th.	4 mg abs.	Unverdünnt	i.th.	B	
8, 78	+1h	Methotrexat	50 mg/m²	100 ml NaCl 0,9 %	i.v.	30min	
8, 78	+1h 30min	Methotrexat	450 mg/m²	500 ml NaCl 0,9 %	i.v.	23h30min	MTX-Spiegel + Leukovorin-Rescue gemäß ALL-Bogen
8-12, 78-82	1-1-1-0	Dexamethason	3,33 mg/m²		p.o.		insgesamt =10mg/m²
8-12, 78-82	0	Ifosfamid	400 mg/m²	500 ml NaCl 0,9 %	i.v.	1h	optional nur d8+10+12, d78+80+82 (in RS OA)
11-12, 81-82	+1h	Cytarabin	60 mg/m²	250 ml NaCl 0,9 %	i.v.	1h	alle 12h
11-12, 81-82	+2h	Etoposid (Base)	60 mg/m²	1 000 ml NaCl 0,9 %	i.v.	2h	Monitorüberwachung; max. 0,4mg/ml
11-12, 81-82	+13h	Cytarabin	60 mg/m²	250 ml NaCl 0,9 %	i.v.	1h	alle 12h

Rituximab- Info auf Kurvenblatt beachten

MTX-Spiegelbestimmung und Leukovorin-Rescue gemäß Leukovorin-Rescue-Bogen ALL

Therapie für Patienten >55 Jahre

Patienten mit **B-ALL**	6 Zyklen: **A1→B1→C1→A2→B2→C2** + **2 Konsolidationsgaben Rituximab** im Anschluss
Patienten mit **Burkitt, B-NHL, andere NHL** im Stadium III-IV	6 Zyklen: **A1*→B1*→A2*→B2*→A3*→B3*** + **2 Konsolidationsgaben Rituximab** im Anschluss
Patienten im Stadium I/II (initial kein Mediastinal-Tumor oder Extranodalbefall)	wenn sichere CR konstatiert: 4 Zyklen: **A1*→B1*→A2*→B2*** + **2 Konsolidationsgaben Rituximab** im Anschluss
biologisch jünger eingeschätzte Patienten >55 Jahre	siehe Protokolle für Patienten zwischen 18-55 Jahren

Protokollnummern:
A1+A2: 060101_10-2**
B1+B2: 060101_10-3**
C1+C2: 060101_10-4_2

A1*+A2*+A3*: 060101_10-2*
B1*+B2+B3*: 060101_10-3*

Obligate Prä- und Begleitmedikation

Tag	zeitl. Ablauf	Substanz	Basisdosierung	Trägerlösung (ml)	Appl.	Infusions-dauer	Bemerkungen
7, 77	-1h	Paracetamol	1 000 mg		p.o.		Gabe 1h vor Rituximab
7, 77	-30min	NaCl 0,9 %	500 ml		i.v.		während der Chemogabe
7, 77	-30min	Dexamethason	8 mg		i.v.	B	obligat vor Erstgabe; dann in Abh. von Verträglichkeit
7, 77	-30min	Clemastin	2 mg		i.v.	B	
7-12, 77-82	1-1-1-1	Amphotericin B-Susp.	500 mg		p.o.		ab Tag 1, 1Pipette = 500mg;
7-12, 77-82	1-1-1-0	Aciclovir	200 mg		p.o.		kontinuierlich; Pause vom Tag der HD MTX-Gabe bis Ende LV-Rescue
7-12, 77-82	0-1-0-0	Cotrimoxazol	960 mg		p.o.		ab Tag 1, Mo, Mi, Fr; Pause vom Tag der HD MTX-Gabe bis Ende LV-Rescue

Obligate Prä- und Begleitmedikation (Fortsetzung)

Tag	zeitl. Ablauf	Substanz	Basisdosierung	Trägerlösung (ml)	Appl.	Infusions-dauer	Bemerkungen
8, 78	-2h	Natriumbicarbonat 8,4% (1mmol HCO_3^-/ml) in Perfusorspritze	- befundabhängig -		i.v.		Start mit 10ml/h dann Anpassung in Abh. v. Urin-pH-Wert. Ziel Urin-pH: 7,1-8,0. Kontinuierlich fortführen bis Ende i.v.-Leukovorin-Rescue. Monitoring s. Memobox.
8, 78	+7h	Furosemid	40 mg		i.v.	B	
8, 78	+13h	Furosemid	40 mg		i.v.	B	
8-10, 78-80	1-1-1-1	Natriumbicarbonat	2 g - befundabhängig -		p.o.		4x2g, kontinuierlich fortführen bis Ende i.v.-Leukovorin-Rescue. Wenn orale Einnahme schwierig Alkalisierung rein über Perfusor möglich.
8-10, 78-80	-2h	NaCl 0,9%	3 000 ml		i.v.	24h	im Wechsel mit Gluc 5%, insg. falls mögl. bis 3000ml/m²
8-10, 78-80	-2h	Glucose 5%	1 000 ml		i.v.	24h	im Wechsel mit NaCl 0,9%, insg. falls mögl. 3000ml/m.²
		KCl 7,45% (1mmol K^+/ml)	- befundabhängig -				KCl: 20 ml pro 1000 ml Bewässerung (NaCl 0,9% bzw. Glucose 5%), Kalium-Ref.-Bereich: 3,5-5,1 mmol/L.
8-12, 78-82	-15min	Granisetron	1 mg		i.v.	B	bei Emesis Dosiserhöhung auf 3mg
8-12, 78-82	0	Mesna	80 mg/m²		i.v.	15min	
8-12, 78-82	+4h	Mesna	80 mg/m²		i.v.	15min	
8-12, 78-82	+8h	Mesna	80 mg/m²		i.v.	15min	
8-14, 78-84	-30min	Thiamin	100 mg		p.o.		alle 4h; bis 2 Tage nach der Ifosfamid-Gabe
11-12, 81-82	-2h	NaCl 0,9 %	1 500 ml		i.v.	24h	
11-12, 81-82	+12h 45min	Granisetron	1 mg		i.v.	B	
14, 84	Gabe	Filgrastim (Neupogen®)	5 µg/kg		s.c.		ab Tag 14(A1), 84(A2): 5 µg/kg (oder 150 µg/m²) tgl., bis Granulozyten >1000/µl an 2 aufeinanderfolg. Tagen

Bedarfsmedikation	Metoclopramid; bei Unverträglichkeit Ersatz durch 5-HT$_3$-Antagonisten; Allopurinol, Rasburicase, Natriumbicarbonat,Osteopenie/-porose -Prophylaxe mit Pamidronat 60mg i.v. alle 3 Monate
FN-Risiko	>20%; Primärprophylaxe mit Filgrastim/Neupogen® oder Pegfilgrastim/Neulasta®, siehe Kurzfassung Leitlinien G-CSF
Kontrollen	Blutbild, Elektrolyte, Leberwerte, Gerinnung, Retentionswerte, eGFR, Flüssigkeitsbilanz, Ausschluß dritter Raum, Neurotoxizität, MTX-Spiegel
Dosisreduktion	bei Zytopenie Therapiepausen (keine Dosisreduktion); siehe aktuelle GMALL Therapieempfehlung
Cave	**Hepatitis-B-Virus-(HBV) Screening vor Behandlungsbeginn:** aktive Hepatitis-B- Erkrankung -> Kontraindikation Rituximab; positive Hepatitis-B-Serologie (HBsAg oder HBcAb)-> vor Behandlungsbeginn Hepatologen konsultieren.
Wechselwirkungen	Protonenpumpeninhibitoren (PPI) können die MTX-Ausscheidung verzögern und so zu erhöhten MTX Plasmaspiegeln führen, daher wird empfohlen, PPI 2 Tage vor bis 2 Tage nach der MTX-Gabe zu pausieren (ggf. durch H2-Blocker, Tepilta® ersetzen). Ebenfalls Vorsicht ist bei der gleichzeitigen Anwendung von MTX und NSAIDs oder Antibiotika (β-Lactam-Antibiotika, Sulfonamide, Trimetoprim, Tetracycline, Ciprofloxacin) angezeigt. Keine gleichzeitige Anwendung von MTX und Metamizol: Risiko der verstärkten Hämatotoxizität zusätzlich zur verzögerten MTX-Ausscheidung. **Cytarabin: Vorsicht bei gleichzeitiger Digoxin-Gabe** → engmaschige Überwachung der Digoxin-Spiegel.
Wiederholung	an d28 startet Block B1 an d98 startet Block B2
Literatur	Multizentrische Therapieoptimierungsstudie für B-ALL und hochmaligne B-NHL bei Erwachsenen (GMALL-B-ALL/NHL 2002, Amendment 9); www.kompetenznetz-leukaemie.de

Diese Zytostatikatherapie birgt letale Risiken und ist Bestandteil der GMALL-Therapieempfehlungen (www.kompetenznetz-leukaemie.de). Voraussetzung für die Anwendung der GMALL-Therapieempfehlungen ist der Einschluss in das GMALL-Register. Die Anwendung darf nur durch erfahrene Onkologen und entsprechend ausgebildetes Pflegepersonal erfolgen. Das Protokoll muss im Einzelfall überprüft und der klinischen Situation angepasst werden.

060101.10-3**   ICD-10: C91.0**

GMALL Burkitt Leukämie / Burkitt-Lymphom Block B (Pat. >55J. B-ALL)   Indikation: B-ALL

Protokoll-Hinweis: A1 (Tag 7-12) → B1 (Tag 28-33) → C1 (Tag 49-54) → A2 (Tag 77-82) → B2 (Tag 98-103) → C2 (Tag 119-124)

Hauptmedikation

Tag	zeitl. Ablauf	Substanz	Basisdosierung	Trägerlösung (ml)	Appl.	Infusions-dauer	Bemerkungen
28, 98	0	Rituximab	375 mg/m²	500 ml NaCl 0,9 %	i.v.	initial 50mg/h	
29, 99	Gabe	Methotrexat i.th.	15 mg abs.	ad 3 ml Aqua ad inj.	i.th.	B	
29, 99	Gabe	Dexamethason i.th.	4 mg abs.	Unverdünnt	i.th.	B	
29, 99	Gabe	Cytarabin i.th.	40 mg abs.	ad 2 ml Aqua ad inj.	i.th.	B	als FREILAUFENDE Kurzinfusion, wenn möglich über gesicherten zentralvenösen Zugang
29, 99	0	Vincristin	1 mg abs.	50 ml NaCl 0,9 %	i.v.	5-10min	
29, 99	+15min	Cyclophosphamid	200 mg/m²	500 ml NaCl 0,9 %	i.v.	1h	
29, 99	+1h 15min	Methotrexat	50 mg/m²	100 ml NaCl 0,9 %	i.v.	30min	MTX-Spiegel + Leukovorin-Rescue gemäß ALL-Bogen
29, 99	+1h 45min	Methotrexat	450 mg/m²	500 ml NaCl 0,9 %	i.v.	23h30min	10mg/m²/d
29-33, 99-103	1-1-1-0	Dexamethason	3,33 mg/m²		p.o.		
30-31, 100-101	0	Cyclophosphamid	200 mg/m²	500 ml NaCl 0,9 %	i.v.	1h	optional nur d31+d101 (in RS OA)
32-33, 102-103	0	Doxorubicin	25 mg/m²	Unverdünnt	i.v.	B15min	
32-33, 102-103	+15min	Cyclophosphamid	200 mg/m²	500 ml NaCl 0,9 %	i.v.	1h	optional nur d33+d103 (in RS OA)

Rituximab- Info auf Kurvenblatt beachten

MTX-Spiegelbestimmung   und
Leukovorin-Rescue   gemäß
Leukovorin-Rescue-Bogen ALL

Therapie für Patienten >55 Jahre

Patienten mit **B-ALL**	6 Zyklen: **A1→B1→C1→A2→B2→C2** + **2 Konsolidationsgaben Rituximab** im Anschluss
Patienten mit **Burkitt, B-NHL, andere NHL** im Stadium III-IV	6 Zyklen: **A1*→B1*→A2*→B2*→A3*→B3*** + **2 Konsolidationsgaben Rituximab** im Anschluss
Patienten im Stadium I/II (initial kein Mediastinal-Tumor oder Extranodalbefall)	wenn sichere CR konstatiert: 4 Zyklen: **A1*→B1*→A2*→B2*** + **2 Konsolidationsgaben Rituximab** im Anschluss
biologisch jünger eingeschätzte Patienten >55 Jahre	siehe Protokolle für Patienten zwischen 18-55 Jahren

Protokollnummern:
A1+A2: 060101_10-2**
B1+B2: 060101_10-3**
C1+C2: 060101_10-4_2

A1*+A2*+A3*: 060101_10-2*
B1*+B2+B3*: 060101_10-3*

Obligate Prä- und Begleitmedikation

Tag	zeitl. Ablauf	Substanz	Basisdosierung	Trägerlösung (ml)	Appl.	Infusions-dauer	Bemerkungen
28, 98	-1h	Paracetamol	1 000 mg		p.o.		
28, 98	-30min	NaCl 0,9 %	500 ml		i.v.		während der Chemogabe
28, 98	-30min	Clemastin	2 mg		i.v.	B	
28, 98	-30min	Dexamethason	8 mg		i.v.	B	obligat vor Erstgabe; dann in Abh. v. Verträglichkeit
28-33, 98-103	1-1-0	Aciclovir	200 mg		p.o.		kontinuierlich; Pause vom Tag der HD MTX-Gabe bis Ende LV-Rescue

Obligate Prä- und Begleitmedikation (Fortsetzung)

Tag	zeitl. Ablauf	Substanz	Basisdosierung	Trägerlösung (ml)	Appl.	Infusions-dauer	Bemerkungen
28-33, 98-103	0-1-0-0	Cotrimoxazol	960 mg		p.o.		ab Tag 1: Mo,Mi,Fr; Pause vom Tag der HD MTX-Gabe bis Ende LV-Rescue
28-33, 98-103	1-1-1-1	Amphotericin B-Susp.	500 mg		p.o.		1 Pipette = 500mg; ab Tag 1
29, 99	-2h	Natriumbicarbonat 8,4% (1mmol HCO_3^-/ml) in Perfusorspritze	- befundabhängig -		i.v.		Start mit 10ml/h dann Anpassung in Abh. v. Urin-pH-Wert. Ziel Urin-pH: 7,1-8,0. Kontinuierlich fortführen bis Ende i.v.-Leukovorin-Rescue. Monitoring s. Memobox.
29, 99	+6h	Furosemid	40 mg		i.v.	B	6h bzw. 12h nach Methotrexat
29, 99	+12h	Furosemid	40 mg		i.v.	B	6h bzw. 12h nach Methotrexat
29-31, 99-101	1-1-1-1	Natriumbicarbonat	2 g - befundabhängig -		p.o.		4x2g, kontinuierlich fortführen bis Ende i.v.-Leukovorin-Rescue. Wenn orale Einnahme schwierig Alkalisierung rein über Perfusor möglich.
29-31, 99-101	-2h	NaCl 0,9%	3000 ml		i.v.	24h	im Wechsel mit Gluc 5%: insg. falls mögl bis 3000ml/m²
29-31, 99-101	-2h	Glucose 5%	1000 ml		i.v.	24h	im Wechsel mit NaCl 0,9%; insg. falls mögl. 3000ml/m²
29-31, 99-101		KCl 7,45% (1mmol K^+/ml)	- befundabhängig -				KCl: 20 ml pro 1000 ml Bewässerung (NaCl 0,9% bzw. Glucose 5%), Kalium-Ref.-Bereich: 3,5-5,1 mmol/L.
29-33, 99-101	-15min	Granisetron	1 mg		i.v.	B	Bei Emesis Dosiserhöhung auf 3mg
29, 32-34, 99, 102-104	+15min	Mesna	40 mg/m²		i.v.	B	
29, 32-34, 99, 102-104	+4h 15min	Mesna	40 mg/m²		i.v.	B	
29, 32-34, 99, 102-104	+8h 15min	Mesna	40 mg/m²		i.v.	B	
30-31, 100-101	0	Mesna	40 mg/m²		i.v.	B	
30-31, 100-101	+4h	Mesna	40 mg/m²		i.v.	B	
30-31, 100-101	+8h	Mesna	40 mg/m²		i.v.	B	
32-33, 102-103	-2h	NaCl 0,9 %	2000 ml		i.v.	24h	
35, 105	Gabe	Filgrastim (Neupogen®)	5 µg/kg		s.c.		ab Protokolltag 35(B1), 105(B2): 5µg/kg (oder 150µg/m²) tägl., bis Granulozyten >1000/µl an 2 Tagen

Bedarfsmedikation	Metoclopramid, bei Unverträglichkeit: 5-HT$_3$-Antagonisten, Natriumbicarbonat p.o.; Allopurinol, Rasburicase, Osteopenie/-porose -Prophylaxe mit Pamidronat 60mg i.v. alle 3 Monate
FN-Risiko	>20% → Primärprophylaxe mit Filgrastim/Neupogen® oder Pegfilgrastim/Neulasta®, siehe Kurzfassung Leitlinien G-CSF
Kontrollen	**Anthrazykline → Gefahr der Kardiotoxizität, auf Herzfunktion achten (Herzecho)**; BB, Elektrolyte Gerinnung, Leber- und Retentionswerte, eGFR, Flüssigkeitsbilanz, Ausschluß dritter Raum, Neurotoxizität, MTX-Spiegel.
Dosisreduktion	bei Zytopenie Therapiepausen (keine Dosisreduktion); siehe aktuelle GMALL Therapieempfehlung
Cave	**Hepatitis-B-Virus-(HBV) Screening vor Behandlungsbeginn**: aktive Hepatitis-B- Erkrankung → Kontraindikation Rituximab; positive Hepatitis-B-Serologie (HBsAg oder HBcAb) → vor Behandlungsbeginn Hepatologen konsultieren.
Summendosis	**Doxorubicin**: Gefahr der Kardiotoxizität; max. Summendosis : 550mg/m²
Wechselwirkungen	Protonenpumpeninhibitoren (PPI) können die MTX-Ausscheidung verzögern und so zu erhöhten MTX Plasmaspiegeln führen, daher wird empfohlen, PPI 2 Tage vor bis 2 Tage nach der MTX-Gabe zu pausieren (ggf. durch H$_2$-Blocker, Tepilta® ersetzen). Ebenfalls Vorsicht ist bei der gleichzeitigen Anwendung von MTX und NSAIDs oder Antibiotika (ß-Lactam-Antibiotika, Sulfonamide, Trimetoprim, Tetracycline, Ciprofloxacin) angezeigt. Keine gleichzeitige Anwendung von MTX und Metamizol: Risiko der verstärkten Hämatotoxizität zusätzlich zur verzögerten MTX-Ausscheidung.
Wiederholung	an d49 startet Block C1 an d119 startet Block C2
Literatur	Multizentrische Therapieoptimierungsstudie für B-ALL und hochmaligne B-NHL bei Erwachsenen (GMALL-B-ALL/NHL 2002, Amendment 9); www.kompetenznetz-leukaemie.de

Diese Zytostatikatherapie birgt letale Risiken und ist Bestandteil der GMALL-Therapieempfehlungen (www.kompetenznetz-leukaemie.de). Voraussetzung für die Anwendung der GMALL-Therapieempfehlungen ist der Einschluss in das GMALL-Register. Die Anwendung darf nur durch erfahrene Onkologen und entsprechend ausgebildetes Pflegepersonal erfolgen. Das Protokoll muss im Einzelfall überprüft und der klinischen Situation angepasst werden.

060101_10-4_2   ***GMALL Burkitt Leukämie / Burkitt-Lymphom Block C (Pat. >55J. B-ALL)***   ***Indikation: B-ALL***   **ICD-10: C91.0**

Protokoll-Hinweis: A1 (Tag 7-12) → B1 (Tag 28-33) → C1 (Tag 49-54) → A2 (Tag 77-82) → B2 (Tag 98-103) → C2 (Tag 119-124)

Hauptmedikation

Tag	zeitl. Ablauf	Substanz	Basisdosierung	Trägerlösung (ml)	Appl.	Infusionsdauer	Bemerkungen
49, 119	0	Rituximab	375 mg/m²	500 ml NaCl 0,9 %	i.v.	initial 50mg/h	
50, 120	0	Vindesin (GMALL)	3 mg/m²	50 ml NaCl 0,9 %	i.v.	5-10min	max. 5mg abs.; Als FREILAUFENDE Kurzinfusion, wenn möglich über gesicherten zentralvenösen Zugang.
50, 120	+1h	Methotrexat	50 mg/m²	100 ml NaCl 0,9 %	i.v.	30min	
50, 120	+1h 30min	Methotrexat	450 mg/m²	500 ml NaCl 0,9 %	i.v.	23h30min	
50-54, 120-124	1-1-1-0	Dexamethason	3,33 mg/m²		p.o.		3 Gaben, insgesamt = 10mg/m²
53, 123	0	Etoposidphosphat	100 mg/m²	250 ml NaCl 0,9 %	i.v.	1h	Menge entspricht Etoposidanteil
54, 124	0	Cytarabin	1 000 mg/m²	250 ml NaCl 0,9 %	i.v.	3h	jeweils alle 12h
54, 124	+6h	Etoposidphosphat	100 mg/m²	250 ml NaCl 0,9 %	i.v.	1h	Menge entspricht Etoposidanteil
54, 124	+12h	Cytarabin	1 000 mg/m²	250 ml NaCl 0,9 %	i.v.	3h	jeweils alle 12h

Rituximab- Info auf Kurvenblatt beachten

MTX-Spiegelbestimmung und Leukovorin-Rescue gemäß **Leukovorin-Rescue-Bogen ALL**

Stammzellapherese: bei allen Hochrisiko-Patienten ohne Familienspender nach Block C1

Therapie für Patienten >55 Jahre

Patienten mit **B-ALL**	6 Zyklen: **A1→B1→C1→A2→B2→C2 + 2 Konsolidationsgaben Rituximab** im Anschluss
Patienten mit **Burkitt, B-NHL, andere NHL** im Stadium III-IV	6 Zyklen: **A1*→B1*→A2*→B2*→A3*→B3* + 2 Konsolidationsgaben Rituximab** im Anschluss
Patienten im Stadium I/II (initial kein Mediastinal-Tumor oder Extranodalbefall)	wenn sichere CR konstatiert: 4 Zyklen: **A1*→B1*→A2*→B2* + 2 Konsolidationsgaben Rituximab** im Anschluss
biologisch jünger eingeschätzte Patienten >55 Jahre	siehe Protokolle für Patienten zwischen 18-55 Jahren

Protokollnummern:
A1+A2: 060101_10-2**
B1+B2: 060101_10-3**
C1+C2: 060101_10-4_2

A1*+A2*+A3*: 060101_10-2*
B1*+B2*+B3*: 060101_10-3*

Obligate Prä- und Begleitmedikation

Tag	zeitl. Ablauf	Substanz	Basisdosierung	Trägerlösung (ml)	Appl.	Infusionsdauer	Bemerkungen
49, 119	1-0-0-0	Paracetamol	1 000 mg		p.o.		Gabe 1h vor Rituximab
49, 119	-30min	NaCl 0,9 %	500 ml		i.v.		während der Chemogabe
49, 119	-30min	Clemastin	2 mg		i.v.	B	
49, 119	-30min	Dexamethason	8 mg		i.v.	B	obligat vor Erstgabe; dann in Abh. v. Verträglichkeit
50, 120	-	Natriumbicarbonat 8,4% (1mmol HCO_3^-/ml) in Perfusorspritze	- befundabhängig -		i.v.		Start mit 10ml/h dann Anpassung in Abh. v. Urin-pH-Wert. Ziel Urin-pH: 7,1-8,0. Kontinuierlich fortführen bis Ende i.v.-Leukovorin-Rescue. Monitoring s. Memobox.
50, 120	+6h	Furosemid	40 mg		i.v.	B	
50, 120	+12h	Furosemid	40 mg		i.v.	B	
50-52, 120-122	-2h	NaCl 0,9%	3 000 ml		i.v.	24h	im Wechsel mit Glucose 5%; mindestens 3000ml/m²

Obligate Prä- und Begleitmedikation (Fortsetzung)

Tag	zeitl. Ablauf	Substanz	Basisdosierung	Trägerlösung (ml)	Appl.	Infusions-dauer	Bemerkungen
50-52, 120-122	-2h	Glucose 5%	1 000 ml		i.v.	24h	im Wechsel mit NaCl; mindestens 3000ml/m² KCl: 20 ml pro 1000 ml Bewässerung (NaCl 0,9% bzw. Glucose 5%), Kalium-Ref.-Bereich: 3,5-5,1 mmol/L.
		KCl 7,45% (1mmol K⁺/ml)	- befundabhängig -				
50-54, 120-124	1-1-1-1	Amphotericin B-Susp.	500 mg		p.o.		ab Tag 1; 1 Pipette = 500mg
50-54, 120-124	1-1-1-1	Natriumbicarbonat	2 g - befundabhängig -		p.o.		4x2g, kontinuierlich fortführen bis Ende i.v.-Leukovorin-Rescue. Wenn orale Einnahme schwierig Alkalisierung rein über Perfusor möglich.
50, 53-54, 120, 123-124	-15min	Granisetron	1 mg		i.v.	B	
50-56, 120-126	1-1-1-0	Aciclovir	200 mg		p.o.		kontinuierlich; Pause vom Tag der HD MTX-Gabe bis Ende LV-Rescue
50-56, 120-126	0-1-0-0	Cotrimoxazol	960 mg		p.o.		ab Tag 1: Mo, Mi, Fr; Pause vom Tag der HD MTX-Gabe bis Ende LV-Rescue
53, 123	-15min	NaCl 0,9 %	1 000 ml		i.v.	12h	
54, 124	+5h 45min	Granisetron	1 mg		i.v.	B	
54, 124	+11h 45min	Granisetron	1 mg		i.v.	B	
54-55, 124-125	1-1-1-1-1	Dexa-Sine SE® Augentropfen	2 Trpf.		i.o.		alle 6 Stunden
54-56, 124-126	kontinuierlich	NaCl 0,9 %	2 000 ml		i.v.	24h	
56, 126	Gabe	Filgrastim (Neupogen®)	5 µg/kg		s.c.		bis Granulozyten >1.000/µl an 2 Tagen, 5µg/kg (oder 150µg/m²)

Bedarfsmedikation	Metoclopramid p.o. oder i.v.; bei Unverträglichkeit Ersatz durch 5-HT3-Antagonisten; Allopurinol, Rasburicase; Natriumbicarbonat, Osteopenie/-porose -Prophylaxe mit Pamidronat 60mg i.v. alle 3 Monate
FN-Risiko	>20% → Primärprophylaxe mit Filgrastim/Neupogen® oder Pegfilgrastim/Neulasta®, siehe Kurzfassung Leitlinien G-CSF
Kontrollen	Blutbild, Elektrolyte, Leberwerte, Gerinnung, Retentionswerte, eGFR, Flüssigkeitsbilanz, Ausschluß dritter Raum, Neurotoxizität, MTX-Spiegel
Dosisreduktion	bei Zytopenie Therapiepausen (keine Dosisreduktion); siehe Studienprotokoll
Cave	**Hepatitis-B-Virus-(HBV) Screening vor Behandlungsbeginn:** aktive Hepatitis-B- Erkrankung → Kontraindikation Rituximab; positive Hepatitis-B-Serologie (HBsAg oder HBcAb) → vor Behandlungsbeginn Hepatologen konsultieren.
Wechselwirkungen	Protonenpumpeninhibitoren (PPI) können die MTX-Ausscheidung verzögern und so zu erhöhtem MTX Plasmaspiegel führen, daher wird empfohlen, PPI 2 Tage vor bis 2 Tage nach der MTX-Gabe zu pausieren (ggf. durch H2-Blocker, Tepilta® ersetzen). Ebenfalls Vorsicht ist bei der gleichzeitigen Anwendung von MTX und NSAIDs sowie Antibiotika (β-Lactam-Antibiotika, Sulfonamide, Trimetoprim, Tetracycline, Ciprofloxacin) angezeigt. Keine gleichzeitige Anwendung von MTX und Metamizol: Risiko der verstärkten Hämatotoxizität zusätzlich zur verzögerten MTX-Ausscheidung. **Cytarabin: Vorsicht bei gleichzeitiger Digoxin-Gabe** → engmaschige Überwachung der Digoxin-Spiegel.
Wiederholung	an d77 startet Block A2 an d140 startet die Konsolidierung
Literatur	Multizentrische Therapieoptimierungsstudie für B-ALL und hochmaligne B-NHL bei Erwachsenen (GMALL-B-ALL/NHL 2002, Amendment 9); www.kompetenznetz-leukaemie.de

Diese Zytostatikatherapie birgt letale Risiken und ist Bestandteil der GMALL-Therapieempfehlungen (www.kompetenznetz-leukaemie.de). Voraussetzung für die Anwendung der GMALL-Therapieempfehlungen ist der Einschluss in das GMALL-Register. Die Anwendung darf nur durch erfahrene Onkologen und entsprechend ausgebildetes Pflegepersonal erfolgen. Das Protokoll muss im Einzelfall überprüft und der klinischen Situation angepasst werden.

060101_10-2*   *GMALL Burkitt Leukämie / Burkitt-Lymphom Block A* (Pat. >55J. Burkitt, andere NHL)*   **Indikation: Burkitt, B-NHL, andere NHL**   **ICD-10: C91.0**

Protokoll-Hinweis: A*1 (Tag 7-12) → B*1 (Tag 28-33) → A*2 (Tag 49-54) → B*2 (Tag 77-82) → A*3 (Tag 98-103) → B*3 (Tag 119-124)

Hauptmedikation

Tag	zeitl. Ablauf	Substanz	Basisdosierung	Trägerlösung (ml)	Appl.	Infusionsdauer	Bemerkungen
7, 49, 98	0	Rituximab	375 mg/m²	500 ml NaCl 0,9 %	i.v.	initial 50mg/h	
8, 50, 99	Gabe	Methotrexat i.th.	12 mg abs.	Unverdünnt	i.th.	B	
8, 50, 99	+1h	Methotrexat	50 mg/m²	100 ml NaCl 0,9 %	i.v.	30min	
8, 50, 99	+1h 30min	Methotrexat	450 mg/m²	500 ml NaCl 0,9 %	i.v.	23h30min	MTX-Spiegel + Leukovorin-Rescue gemäß ALL-Bogen
8-12, 50-54, 99-103	1-1-1-0	Dexamethason	3,33 mg/m²		p.o.		insgesamt =10mg/m²
8-12, 50-54, 99-103	0	Ifosfamid	400 mg/m²	500 ml NaCl 0,9 %	i.v.	1h	optional nur d8+10+12, d50+52+54, d99+101+103 (in RS OA)
11-12, 53-54, 102-103	+1h	Cytarabin	60 mg/m²	250 ml NaCl 0,9 %	i.v.	1h	alle 12h
11-12, 53-54, 102-103	+2h	Etoposid (Base)	60 mg/m²	1 000 ml NaCl 0,9 %	i.v.	2h	Monitorüberwachung; max. 0,4mg/ml
11-12, 53-54, 102-103	+13h	Cytarabin	60 mg/m²	250 ml NaCl 0,9 %	i.v.	1h	alle 12h

Rituximab- Info auf Kurvenblatt beachten

MTX-Spiegelbestimmung und
Leukovorin-Rescue gemäß
Leukovorin-Rescue-Bogen ALL

Therapie für Patienten >55 Jahre

Patienten mit **B-ALL**	6 Zyklen: **A1→B1→C1→A2→B2→C2 + 2 Konsolidationsgaben Rituximab** im Anschluss
Patienten mit **Burkitt, B-NHL, andere NHL** im Stadium III-IV	6 Zyklen: **A1*→B1*→A2*→B2*→A3*→B3* + 2 Konsolidationsgaben Rituximab** im Anschluss
Patienten im Stadium I/II (initial kein Mediastinal-Tumor oder Extranodalbefall)	wenn sichere CR konstatiert: 4 Zyklen: **A1*→B1*→A2*→B2* + 2 Konsolidationsgaben Rituximab** im Anschluss
biologisch jünger eingeschätzte Patienten >55 Jahre	siehe Protokolle für Patienten zwischen 18-55 Jahren

Protokollnummern:
A1+A2: 060101_10-2**
B1+B2: 060101_10-3**
C1+C2: 060101_10-4_2

A1*+A2*+A3*: 060101_10-2*
B1*+B2*+B3*: 060101_10-3*

Obligate Prä- und Begleitmedikation

Tag	zeitl. Ablauf	Substanz	Basisdosierung	Trägerlösung (ml)	Appl.	Infusionsdauer	Bemerkungen
7, 49, 98	-1h	Paracetamol	1 000 mg		p.o.		Gabe 1h vor Rituximab
7, 49, 98	-30min	NaCl 0,9 %	500 ml		i.v.		während der Chemogabe
7, 49, 98	-30min	Dexamethason	8 mg		i.v.	B	obligat vor Erstgabe; dann in Abh. von Verträglichkeit
7, 49, 98	-30min	Clemastin	2 mg		i.v.	B	
7-12, 49-54, 98-103	1-1-1-1	Amphotericin B-Susp.	500 mg		p.o.		ab Tag 1, 1 Pipette = 500mg
7-12, 49-54, 98-103	1-1-1-0	Aciclovir	200 mg		p.o.		kontinuierlich; Pause vom Tag der HD MTX-Gabe bis Ende LV-Rescue
7-12, 49-54, 98-103	0-1-0-0	Cotrimoxazol	960 mg		p.o.		ab Tag 1, Mo, Mi, Fr; Pause vom Tag der HD MTX-Gabe bis Ende LV-Rescue

Obligate Prä- und Begleitmedikation (Fortsetzung)

Tag	zeitl. Ablauf	Substanz	Basisdosierung	Trägerlösung (ml)	Appl.	Infusions-dauer	Bemerkungen
8, 50, 99	-2h	Natriumbicarbonat 8,4% (1 mmol HCO_3^-/ml) in Perfusorspritze	- befundabhängig -		i.v.		Start mit 10ml/h dann Anpassung in Abh. v. Urin-pH-Wert. Ziel Urin-pH: 7,1-8,0. Kontinuierlich fortführen bis Ende i.v.-Leukovorin-Rescue. Monitoring s. Memobox.
8, 50, 99	+7h	Furosemid	40 mg		i.v.	B	
8, 50, 99	+13h	Furosemid	40 mg		i.v.	B	
8-10, 50-52, 99-101	1-1-1	Natriumbicarbonat	2 g - befundabhängig -		p.o.		4x2g, kontinuierlich fortführen bis Ende i.v.-Leukovorin-Rescue. Wenn orale Einnahme schwierig Alkalisierung rein über Perfusor möglich.
8-10, 50-52, 99-101	-2h	NaCl 0,9%	3 000 ml		i.v.	24h	im Wechsel mit Gluc 5%, insg. falls mögl. bis 3000ml/m²
8-10, 50-52, 99-101	-2h	Glucose 5%	1 000 ml		i.v.	24h	im Wechsel mit NaCl 0,9%, insg. falls mögl. 3000ml/m². KCl: 20 ml pro 1000 ml Bewässerung (NaCl 0,9% bzw. Glucose 5%), Kalium-Ref.-Bereich: 3,5-5,1 mmol/L.
		KCl 7,45% (1mmol K^+/ml)	- befundabhängig -				
8-12, 50-54, 99-103	-15min	Granisetron	1 mg		i.v.	B	bei Emesis Dosiserhöhung auf 3mg
8-12, 50-54, 99-103	0	Mesna	80 mg/m²		i.v.	15min	
8-12, 50-54, 99-103	+4h	Mesna	80 mg/m²		i.v.	15min	
8-12, 50-54, 99-103	+8h	Mesna	80 mg/m²		i.v.	15min	
8-14, 50-56, 99-105	-30min	Thiamin	100 mg		p.o.		alle 4h; bis 2 Tage nach der Ifosfamid-Gabe
11-12, 53-54, 102-103	-2h	NaCl 0,9 %	1 500 ml		i.v.	24h	
11-12, 53-54, 102-103	+12h 45min	Granisetron	1 mg		i.v.	B	
14, 56, 105	Gabe	Filgrastim (Neupogen®)	5 µg/kg		s.c.		ab Tag 14(A1), 56(A2), 105(A3): 5 µg/kg (oder 150 µg/m²) tgl., bis Granulozyten >1000/µl an 2 aufeinanderfolg. Tagen

Bedarfsmedikation	Metoclopramid; bei Unverträglichkeit Ersatz durch 5-HT_3-Antagonisten; Allopurinol, Rasburicase, Natriumbicarbonat, Osteopenie/-porose -Prophylaxe mit Pamidronat 60mg i.v. alle 3 Monate
FN-Risiko	>20%; Primärprophylaxe mit Filgrastim/Neupogen® oder Pegfilgrastim/Neulasta®, siehe Kurzfassung Leitlinien G-CSF
Kontrollen	Blutbild, Elektrolyte, Leberwerte, Gerinnung, Retentionswerte, eGFR, Flüssigkeitsbilanz, Ausschluß dritter Raum, Neurotoxizität, MTX-Spiegel
Dosisreduktion	bei Zytopenie Therapiepausen (keine Dosisreduktion); siehe aktuelle GMALL Therapieempfehlung
Cave	Hepatitis-B-Virus-(HBV) Screening vor Behandlungsbeginn: aktive Hepatitis-B- Erkrankung → Kontraindikation Rituximab; positive Hepatitis-B-Serologie (HBsAg oder HBcAb) → vor Behandlungsbeginn Hepatologen konsultieren.
Wechselwirkungen	Protonenpumpeninhibitoren (PPI) können die MTX-Ausscheidung verzögern und so zu erhöhten MTX Plasmaspiegeln führen, daher wird empfohlen, PPI 2 Tage vor bis 2 Tage nach der MTX-Gabe zu pausieren (ggf. durch H2-Blocker, Tepilta® ersetzen). Ebenfalls Vorsicht ist bei der gleichzeitigen Anwendung von MTX und NSAIDs oder Antibiotika (β-Lactam-Antibiotika, Sulfonamide, Trimetoprim, Tetracycline, Ciprofloxacin) angezeigt. Keine gleichzeitige Anwendung von MTX und Metamizol: Risiko der verstärkten Hämatotoxizität zusätzlich zur verzögerten MTX-Ausscheidung. Cytarabin: Vorsicht bei gleichzeitiger Digoxin-Gabe → engmaschige Überwachung des Digoxin-Spiegels
Wiederholung	an d28 startet Block B*1 an d77 startet Block B*2 an d119 startet Block B*3
Literatur	Multizentrische Therapieoptimierungsstudie für B-ALL und hochmaligne B-NHL bei Erwachsenen (GMALL-B-ALL/NHL 2002, Amendment 9); www.kompetenznetz-leukaemie.de

Diese Zytostatikatherapie birgt letale Risiken und ist Bestandteil der GMALL-Therapieempfehlungen (www.kompetenznetz-leukaemie.de). Voraussetzung für die Anwendung der GMALL-Therapieempfehlungen ist der Einschluss in das GMALL-Register. Die Anwendung darf nur durch erfahrene Onkologen und entsprechend ausgebildetes Pflegepersonal erfolgen. Das Protokoll muss im Einzelfall überprüft und der klinischen Situation angepasst werden.

060101_10-3*   GMALL Burkitt Leukämie / Burkitt-Lymphom Block B* (Pat. >55J. Burkitt, andere NHL)   Indikation: Burkitt, B-NHL, andere NHL   ICD-10: C91.0

Protokoll-Hinweis: A*1 (Tag 7-12) → B*1 (Tag 28-33) → A*2 (Tag 49-54) → B*2 (Tag 77-82) → A*3 (Tag 98-103) → B*3 (Tag 119-124)

Hauptmedikation

Tag	zeitl. Ablauf	Substanz	Basisdosierung	Trägerlösung (ml)	Appl.	Infusions-dauer	Bemerkungen
28, 77, 119	0	Rituximab	375 mg/m²	500 ml NaCl 0,9 %	i.v.	initial 50mg/h	
29, 78, 120	Gabe	Methotrexat i.th.	12 mg abs.	Unverdünnt	i.th.		
29, 78, 120	0	Vincristin	1 mg abs.	50 ml NaCl 0,9 %	i.v.	5-10min	als FREILAUFENDE Kurzinfusion, wenn möglich über gesicherten zentralvenösen Zugang
29, 78, 120	+15min	Cyclophosphamid	200 mg/m²	250 ml NaCl 0,9 %	i.v.	1h	
29, 78, 120	+1h 15min	Methotrexat	50 mg/m²	100 ml NaCl 0,9 %	i.v.	30min	
29, 78, 120	+1h 45min	Methotrexat	450 mg/m²	500 ml NaCl 0,9 %	i.v.	23h30min	MTX-Spiegel + Leukovorin-Rescue gemäß ALL-Bogen
29-33, 78-82, 120-124	1-1-0	Dexamethason	3,33 mg/m²		p.o.		10mg/m²/d
30-31, 79-80, 121-122	0	Cyclophosphamid	200 mg/m²	250 ml NaCl 0,9 %	i.v.	1h	
32-33, 81-82, 123-124	0	Doxorubicin	25 mg/m²	Unverdünnt	i.v.	B15min	alternativ Doxorubicingabe als FREILAUFENDE Infusion über gesicherten zentralvenösen Zugang möglich
32-33, 81-82, 123-124	+15min	Cyclophosphamid	200 mg/m²	250 ml NaCl 0,9 %	i.v.	1h	

Rituximab- Info auf Kurvenblatt beachten

MTX-Spiegelbestimmung und Leukovorin-Rescue gemäß **Leukovorin-Rescue-Bogen ALL**

Therapie für Patienten >55 Jahre

Patienten mit **B-ALL**	6 Zyklen: **A1→B1→C1→A2→B2→C2 + 2 Konsolidationsgaben Rituximab** im Anschluss
Patienten mit **Burkitt, B-NHL, andere NHL** im Stadium III-IV	6 Zyklen: A1*→B1*→A2*→B2*→A3*→B3* **+ 2 Konsolidationsgaben Rituximab** im Anschluss
Patienten im Stadium I/II (initial kein Mediastinal-Tumor oder Extranodalbefall) wenn sichere CR konstatiert:	4 Zyklen: A1*→B1*→A2*→B2* **+ 2 Konsolidationsgaben Rituximab** im Anschluss
biologisch jünger eingeschätzte Patienten >55 Jahre	siehe Protokolle für Patienten zwischen 18-55 Jahren

Protokollnummern:
A1+A2: 060101_10-2**
B1+B2: 060101_10-3**
C1+C2: 060101_10-4_2

A1*+A2*+A3*: 060101_10-2*
B1*+B2*+B3*: 060101_10-3*

Obligate Prä- und Begleitmedikation

Tag	zeitl. Ablauf	Substanz	Basisdosierung	Trägerlösung (ml)	Appl.	Infusions-dauer	Bemerkungen
28, 77, 119	1-0-0-0	Paracetamol	1 000 mg		p.o.		Gabe 1h vor Rituximab
28, 77, 119	-30min	NaCl 0,9 %	500 ml		i.v.	B	während der Chemogabe
28, 77, 119	-30min	Clemastin	2 mg		i.v.	B	
28, 77, 119	-30min	Dexamethason	8 mg		i.v.	B	obligat vor Erstgabe; dann in Abh. v. Verträglichkeit
29, 78, 120	-2h	Natriumbicarbonat 8,4% (1mmol HCO_3^-/ml) in Perfusorspritze	- befundabhängig -		i.v.		Start mit 10ml/h dann Anpassung in Abh. v. Urin-pH-Wert. Ziel Urin-pH: 7,1-8,0. Kontinuierlich fortführen bis Ende i.v.- Leukovorin-Rescue. Monitoring s. Memobox.
29, 78, 120	+6h	Furosemid	40 mg		i.v.	B	6h bzw. 12h nach Methotrexat

Obligate Prä- und Begleitmedikation (Fortsetzung)

Tag	zeitl. Ablauf	Substanz	Trägerlösung (ml)	Basisdosierung	Appl.	Infusions-dauer	Bemerkungen
29, 78, 120	+12h	Furosemid		40 mg	i.v.		6h bzw. 12h nach Methotrexat
29-31, 78-80, 120-122	1-1-1-1	Natriumbicarbonat		2 g - *befundabhängig* -	p.o.		4x2g, kontinuierlich fortführen bis Ende i.v.-Leukovorin-Rescue. Wenn orale Einnahme schwierig Alkalisierung rein über Perfusor möglich.
29-31, 78-80, 120-122	-2h	NaCl 0,9%		3 000 ml	i.v.	24h	im Wechsel mit Gluc5%; insg. falls mögl bis 3000ml/m²
29-31, 78-80, 120-122	-2h	Glucose 5%		1 000 ml	i.v.	24h	im Wechsel mit NaCl 0,9%;insg. falls mögl. 3000ml/m² 4x2g. kontinuierlich fortführen bis Ende i.v.-Leukovorin-Rescue. Wenn orale Einnahme schwierig Alkalisierung rein über Perfusor möglich.
		KCl 7,45% (1mmol K⁺/ml)		- *befundabhängig* -			
29-33, 78-82, 120-124	-15min	Granisetron		1 mg	i.v.	B	Bei Emesis Dosiserhöhung auf 3mg
29, 32-34, 78, 81-83, 120, 123-125	+15min	Mesna		40 mg/m²	i.v.	B	
29, 32-34, 78, 81-83, 120, 123-125	+4h 15min	Mesna		40 mg/m²	i.v.	B	
29, 32-34, 78, 81-83, 120, 123-125	+8h 15min	Mesna		40 mg/m²	i.v.	B	
29-35, 78-84, 120-126	1-1-1-0	Aciclovir		200 mg	p.o.		kontinuierlich; Pause vom Tag der HD MTX-Gabe bis Ende LV-Rescue
29-35, 78-84, 120-126	0-1-0-0	Cotrimoxazol		960 mg	p.o.		ab Tag 1: Mo,Mi,Fr; Pause vom Tag der HD MTX-Gabe bis Ende LV-Rescue
29-35, 78-84, 120-126	1-1-1-1	Amphotericin B-Susp.		500 mg	p.o.		1 Pipette = 500mg; ab Tag 1
30-31, 79-80, 121-122	0	Mesna		40 mg/m²	i.v.	B	
30-31, 79-80, 121-122	+4h	Mesna		40 mg/m²	i.v.	B	
30-31, 79-80, 121-122	+8h	Mesna		40 mg/m²	i.v.	B	
32-33, 81-82, 123-124	-2h	NaCl 0,9 %		2 000 ml	i.v.	24h	
35, 84, 126	Gabe	Filgrastim (Neupogen®)		5 µg/kg	s.c.		ab Protokolltag 35(B1), 84(B2), 126(B3): 5µg/kg (oder 150µg/m²) tägl., bis Granulozyten >1000/µl an 2 Tagen

Bedarfsmedikation	Metoclopramid, bei Unverträglichkeit: 5-HT₃-Antagonisten, Natriumbicarbonat p.o.; Allopurinol, Rasburicase, Osteopenie/-porose -Prophylaxe mit Pamidronat 60mg i.v. alle 3 Monate
FN-Risiko	>20% → Primärprophylaxe mit Filgrastim/Neupogen® oder Pegfilgrastim/Neulasta®, siehe Kurzfassung Leitlinien G-CSF
Kontrollen	**Anthrazykline → Gefahr der Kardiotoxizität, auf Herzfunktion achten (Herzecho);** BB, Elektrolyte Gerinnung, Leber- und Retentionswerte, eGFR, Flüssigkeitsbilanz, Ausschluß dritter Raum, Neurotoxizität, MTX-Spiegel.
Dosisreduktion	bei Zytopenie Therapiepausen (keine Dosisreduktion); siehe aktuelle GMALL Therapieempfehlung
Cave	**Hepatitis-B-Virus-(HBV) Screening vor Behandlungsbeginn:** aktive Hepatitis-B- Erkrankung → Kontraindikation Rituximab; positive Hepatitis-B-Serologie (HBsAg oder HBcAb) → vor Behandlungsbeginn Hepatologen konsultieren.
Summendosis	**Doxorubicin:** Gefahr der Kardiotoxizität; max. Summendosis : 550mg/m²
Wechselwirkungen	Protonenpumpeninhibitoren (PPI) können die MTX-Ausscheidung verzögern und so zu erhöhten MTX Plasmaspiegeln führen, daher wird empfohlen, PPI 2 Tage vor bis 2 Tage nach der MTX-Gabe zu pausieren (ggf. durch H₂-Blocker, Tepilta® ersetzen). Ebenfalls Vorsicht ist bei der gleichzeitigen Anwendung von MTX und NSAIDs oder Antibiotika (β-Lactam-Antibiotika, Sulfonamide, Trimetoprim, Tetracycline, Ciprofloxacin) angezeigt. Keine gleichzeitige Anwendung von MTX und Metamizol: Risiko der verstärkten Hämatotoxizität zusätzlich zur verzögerten MTX-Ausscheidung.
Wiederholung	an d49 startet Bock A*2 an d98 startet Bock A*3 an d140 startet die Konsolidierung
Literatur	Multizentrische Therapieoptimierungsstudie für B-ALL und hochmaligne B-NHL bei Erwachsenen (GMALL-B-ALL/NHL 2002, Amendment 9); www.kompetenznetz-leukaemie.de

Leukovorin Rescue für ALL

Patientennummer: Protokoll-Nr: Station:
Name: Protokollname: Behandlungsdatum:
Vorname: Diagnose:
Geb.Dat.: Zyklus/Tag: /

Körpergröße (cm):
Körpergewicht (kg):
Körperoberfläche (m²):
Krea.-Cl.:

Signatur Arzt

Leukovorin Applikation

Stunde nach MTX-Beginn	Datum	Uhrzeit	MTX-Spiegel	Applizierte LV-Dosis
Stunde 0 : Start MTX-Infusion				
Stunde 24 : Ende MTX-Infusion				
Stunde 36 : LV-Applikation				
36h				
42h				
48h				
54h				
60h				
66h				
72h				
78h				
84h				
90h				
96h				
102h				
108h				
114h				
120h				

Bestimmung MTX-Spiegel / Leukovorin-Dosierung nach MTX-Spiegel

Stunde nach MTX-Beginn	Datum	Uhrzeit	MTX-Spiegel (µmol/l)	falls MTX-Spiegel (µmol/l)	LV-Dosis (mg/m²)	LV-Dosis absolut (mg)	Dauer LV-Rescue
24h				<150	-	-	Normalverlauf
				>=150	-	-	
36h				<3,0	-	-	
				3,0 - 4,0	60		
				>4,0	75		
42h				<2,0	30		siehe (**)
				2,1 - 3,0	45		
				3,1 - 4,0	60		
				4,1 - 5,0	75		
				>5,0	siehe 4.	-	
48h				<1,0	15		siehe (**)
				1,1 - 2,0	30		
				2,1 - 3,0	45		
				3,1 - 4,0	60		
				4,1 - 5,0	75		
				>5,0	siehe 4.	-	
54h				<1,0	15		siehe (**)
				1,1 - 2,0	30		
				2,1 - 3,0	45		
				3,1 - 4,0	60		
				4,1 - 5,0	75		
				>5,0	siehe 4.	-	
60h							

Vorgehen wie Std. 54; ggf. MTX-Spiegel weiter alle 6h bestimmen
(**) bis < 0,04 µmol/l = Ende Rescue →Stopp LV-Gabe und Alkalisierung; Anpassung der Bewässerung.

Bemerkungen

1. **Weiß hinterlegte Felder:** normaler MTX-Spigelverlauf **Grau hinterlegte Felder:** Cave: Abweichung von normalen MTX - Spiegelverlauf

2. **Zeitangaben beziehen sich auf den Beginn der MTX-Infusion. Start der LV-Rescue ist:** - 42h nach MTX-Beginn bei normalen Spiegelverlauf - 36h nach MTX-Beginn bei erhöhten Spiegeln - **sofort bei:** Klin. Toxizitätszeichen (auch unter regelrechtem MTX-Spiegelverlauf, z. B. bei Infektionen und schweren Entzündungen) od. MTX-Spiegeln > 1000 µmol/l nach Ende d. MTX-Durchlaufes; die **LV-Dosis muss dabei auf das 2- (bis 4-) fache** erhöht werden. Auf ausreichend Diurese achten.

3. **Leukovoringabe bei normalem** und erhöhtem MTX-Spiegel während des gesamten Rescues **alle 6h. Bei erhöhtem** MTX-Spiegel **zusätzlich Differenz zwischen** zuvor gegebener LV-Dosis und neu berechneter LV-Dosis sofort einmalig und bei der folg. LV-Gabe erhöhte, berechnete LV-Dosis bis zum nächsten Spiegelmessungsergebnis geben.

4. **Berechnung d. LV-Dosis (mg abs.):** MTX-Spiegel vor 6 Stunden (in µmol/l) x Gewicht (kg)

5. **Bei stark erhöhten MTX-Spiegeln:** Gabe von Carboxypeptidase G2 als Antidot mögl.; Infos über Apotheke

6. **Bei LV-Dosen >20mg/kg KG:** Gabe in 250ml NaCl 0,9% über 1h

7. **Strikte Urin-Alkalisierung:** Urin- pH 7,1-8,0; Kontrolle bei jeder Miktion

Seite 1/1

Patient:

Diese Krebstherapie birgt letale Risiken und ist Bestandteil der Studie **AMLSG 30-18-Studie (www.cto-im3.de/amlsg)**. **Ein Studieneinschluss durch die mit der Studie betrauten Kollegen/Zentren sollte unbedingt angestrebt werden** Die Anwendung darf nur durch erfahrene Onkologen und entsprechend ausgebildetes Pflegepersonal erfolgen. Das Protokoll muss im Einzelfall überprüft und der klinischen Situation angepasst werden.

060102_1069_4   **AMLSG 30-18-Studie Standard Arm: Induktion 1**   **Indikation: t-AML, AML-MRC**   **ICD-10: C92**

Protokoll-Hinweis: Dosierung in Induktion 1 unabhängig vom Alter des Patienten.

Therapie-Hinweis: Im Standard-Arm erhalten alle Patienten 2 Induktionszyklen, unabhängig vom Ansprechen nach Zyklus 1 (Allo-Tx ist bereits nach mind. 1 Induktionszyklus möglich). Induktionszyklus 2 siehe Protokoll-Nr. 060102_1069_5 bzw._6

Hauptmedikation

Tag	zeitl. Ablauf	Substanz	Basisdosierung	Trägerlösung (ml)	Appl.	Infusions-dauer	Bemerkungen
1-3	0	Daunorubicin	60 mg/m²	250 ml NaCl 0,9 %	i.v.	1h	Dosisreduktion bei Nieren-und Leberinsuffizienz siehe Memobox
1-3	+1h	Cytarabin	200 mg/m²	250 ml NaCl 0,9 %	i.v.	24h	
4-7	0	Cytarabin	200 mg/m²	250 ml NaCl 0,9 %	i.v.	24h	

Zyklusdiagramm

	Tag 1	2	3	4	5	6	7	8	9	10	11	12	13	14	15	16	17	18	19	20	21	22	23	24	25	26	27	28
Daunorubicin																												
Cytarabin																												

Wiederholungsinfo: Ansprechen inkl. KM-Zytologie zwischen d21 und 28. Start Induktionszyklus 2 (siehe Protokoll-Nr. 060102_1069_5 bzw._6) spätestens an d42.

Studienablauf AMLSG 30-18 Standard Arm:

Induktion	**erste Induktion**	Daunorubicin 60mg/m² d1-3 + Cytarabin 200mg/m² d1-7	
→ alle Patienten erhalten 2 Induktionszyklen (unabhängig vom Ansprechen im ersten Zyklus) → Start zweiter Induktionszyklus so früh wie möglich, spätestens an d42 **(Voraussetzung für Patienten mit CR/CRi: Thrombozyten >50×10⁹/l und Neutrophile >1×10⁹/l. Für Patienten ohne CR/CRi nach erstem Induktionszyklus keine Voraussetzung für Zyklus 2)** → zweiter Induktionszyklus altersadaptiert	**zweite Induktion**	Pat. 18-60 J.: Daunorubicin 50mg/m² d1-3 + Cytarabin 1000mg/m² (q12h) d1-3 Pat. >60 J.: Daunorubicin 50mg/m² **d1-2** + Cytarabin **500mg/m²** (q12h) d1-3	
Konsolidierung → d29-43 nach dem zweiten Induktionszyklus → Dosierung altersadaptiert → für Pat. mit Remission und Thrombozyten >50×10⁹/l und Neutrophile >1×10⁹/l → folgende Konsolidierungszyklen zw. d29 und 43 nach dem letzten Konsolidierungszyklus und wenn Blutwerte erholt → insg. 3 Konsolidierungszyklen (für Pat. >60J. ggf. weniger)	**Konsolidierung**	Pat. 18-60 J.: Cytarabin 1500mg/m² d1-3 Pat. >60 J.: Cytarabin **1000mg/m²** d1-3	

Daunorubicin Dosisreduktion gemäß Studienprotokoll bei eingeschränkter Leber- und Nierenfunktion
(unterscheidet sich vom UKF-internen Dosisreduktionsschema für Daunorubicin)

	Grenzwert	Dosisreduktion
Bilirubin [mg/dl]	1,2 - 3	50%
	> 3	75%
GFR [ml/min]	30-59	50%
oder		
Kreatinin [mg/dl]	> 3	

Prophylaktische Antikoagulation bei GFR >30ml/min

Thrombozytenzahl	Prophylaxe
>50.000/µl	Enoxaparin 40mg s.c.
20.000/µl - 50.000/µl	Enoxaparin 20mg s.c.
<20.000/µl	Keine prophylaktische Antikoagulation

MRD-Diagnostik im Standard-Arm:

Induktion 1	KM-Aspirat zwischen d21 und d28
Induktion 2	KM-Aspirat zwischen d21 und d28
Konsolidierung	nach jedem Konsolidierungszyklus KM-Aspirat zwischen d29 und d43

Obligate Prä- und Begleitmedikation

Tag	zeitl. Ablauf	Substanz	Basisdosierung	Trägerlösung (ml)	Appl.	Infusions-dauer	Bemerkungen
-2-28	1-0-0-0	Allopurinol	300 mg		p.o.		Allopurinol nach klinischer Indikation weiterführen.
1-3	-15min	Granisetron	3 mg abs.		i.v.	15min	
1-7	Gabe	Enoxaparin	*		s.c.		* Dosierung siehe Memobox "prophylaktische Antikoagulation"
1-7	-15min	NaCl 0,9 %	1000 ml		i.v.	24h	kontinuierlich
1-28	0-1-0-0	Cotrimoxazol	960 mg		p.o.		Mo, Mi, Fr bis Neutrophile $\geq$0,5x10^9/l
1-28	1-0-0-0	Aciclovir	400 mg		p.o.		Mo, Mi, Fr bis Neutrophile $\geq$0,5x10^9/l
1-28	1-0-0-0	Posaconazol Tabletten	300 mg		p.o.		
4-7	-15min	Granisetron	1 mg abs.		i.v.	15min	

Bedarfsmedikation Posaconazol nach individueller klinischer Entscheidung; Antidiarrhoika (frühzeitig bei ersten Anzeichen), Erythrozyten- und Thrombozytentransfusionen, G-CSF falls erforderlich, Analgetika,

FN-Risiko >20% → kein G-CSF in der Induktion

Kontrollen **EKG:** vor jedem Induktions- und Konsolidierungszyklus.
Hämatologie (Hb, RBC, Thrombozyten, Diff.-WBC), **Serum-Chemie** (Kreatinin, Albumin, BUN, ALP, AST/SGOT, ALT/SGPT, Serum-Harnsäure, Gesamtbilirubin, Na$^+$, K$^+$, Ca^{2+}, LDH), **Gerinnung** (PT, aPTT, Fibrinogen): an d1 jedes Zyklus, alle 2-3 Tage während des Zyklus und am Ende jedes Zyklus. **BNP oder NT-proBNP:** zu Beginn von Zyklus 1, am Ende jedes Zyklus

Dosisreduktion keine Dosisanpassung vorgesehen laut Studienprotokoll

Summendosis Daunorubicin 550mg/m^2

Therapievoraussetzung GFR (Cockroft-Gault) > 40ml/min

Wechselwirkungen **Cytarabin: Vorsicht bei gleichzeitiger Digoxin-Gabe** → engmaschige Überwachung der Digoxin-Spiegel

Erfolgsbeurteilung Knochenmarkaspirat zwischen d21 und 28.

Therapiedauer Im Standard-Arm erhalten alle Patienten 2 Induktionszyklen, unabhängig vom Ansprechen nach Zyklus 1 (Allo-SZT prinzipiell zu jedem Zeitpunkt möglich, auch schon nach 1 Induktionszyklus).

Ausschlusskriterien *BCR-ABL1* positiv

Wiederholung Ansprechen inkl. KM-Zytologie zwischen d21 und 28. Start Induktionszyklus 2 (siehe Protokoll-Nr. 060102_1069_5 bzw. _6) spätestens an d42.

Literatur Studienprotokoll AMLSG 30-18-Sudie.

Diese Krebstherapie birgt letale Risiken und ist Bestandteil der Studie **AMLSG 30-18-Studie (www.cto-im3.de/amlsg). Ein Studieneinschluss durch die mit der Studie betrauten Kollegen/Zentren sollte unbedingt angestrebt werden** Die Anwendung darf nur durch erfahrene Onkologen und entsprechend ausgebildetes Pflegepersonal erfolgen. Das Protokoll muss im Einzelfall überprüft und der klinischen Situation angepasst werden.

060102_1069_5   **AMLSG 30-18-Studie_Standard Arm: Induktion 2 (Pat. 18-60 J.)**   **Indikation: t-AML, AML-MRC**   **ICD-10: C92**

Protokoll-Hinweis: Dosierung in Induktion 2 alters-adaptiert. Start der Induktion 2 spätestens an d42 bezogen auf Induktion 1.
Therapie-Hinweis: Im Standard-Arm erhalten alle Patienten 2 Induktionszyklen, unabhängig vom Ansprechen nach Zyklus 1.

Hauptmedikation

Tag	zeitl. Ablauf	Substanz	Basisdosierung	Trägerlösung (ml)	Appl.	Infusions-dauer	Bemerkungen
1-3	0	Daunorubicin	50 mg/m²	250 ml NaCl 0,9 %	i.v.	1h	Dosisreduktion bei Nieren-und Leberinsuffizienz siehe Memobox
1-3	+1h	Cytarabin	1 000 mg/m²	250 ml NaCl 0,9 %	i.v.	3h	2x täglich je 1000mg/m² im Abstand von 12h
1-3	+13h	Cytarabin	1 000 mg/m²	250 ml NaCl 0,9 %	i.v.	3h	2x täglich je 1000mg/m² im Abstand von 12h

Zyklusdiagramm   Tag 1 2 3 4 5 6 7 8 9 10 11 12 13 14 15 16 17 18 19 20 21 22 23 24

Daunorubicin
Cytarabin

Wiederholungsinfo: Ansprechen inkl. KM-Zytologie zwischen d21 und 28. Bei CR oder CRi allo-Tx oder Start Konsolidierung frühstmöglich zwischen d29-43 nach Induktion 2.

Studienablauf AMLSG 30-18 Standard Arm:

Induktion		
→ alle Patienten erhalten 2 Induktionszyklen (unabhängig vom Ansprechen im ersten Zyklus) → Start zweiter Induktionszyklus so früh wie möglich, spätestens an d42 **(Voraussetzung für Patienten mit CR/CRi:** **Thrombozyten >50x10⁹/l und Neutrophile >1x10⁹/l. Für Patienten ohne CR/CRi nach erstem Induktionszyklus keine Voraussetzung für Zyklus 2)** → zweiter Induktionszyklus altersadaptiert	**erste Induktion**	Daunorubicin 60mg/m² d1-3 + Cytarabin 200mg/m² d1-7
	zweite Induktion	Pat. 18-60 J.: Daunorubicin 50mg/m² d1-3 + Cytarabin 1000mg/m² d1-3 Pat. >60 J.: Daunorubicin 50mg/m² **d1-2** + Cytarabin **500mg/m²** d1-3

Konsolidierung		
→ d29-43 nach dem zweiten Induktionszyklus → Dosierung altersadaptiert → für Pat. mit Remission und Thrombozyten >50x10⁹/l und Neutrophile >1x10⁹/l → folgende Konsolidierungszyklen zw. d29 und 43 nach dem letzten Konsolidierungszyklus und wenn Blutwerte erhält → insg. 3 Konsolidierungszyklen (für Pat. >60J. ggf. weniger)	**Konsolidierung**	Pat. 18-60 J.: Cytarabin 1500mg/m² d1-3 Pat. >60 J.: Cytarabin **1000mg/m²** d1-3

Daunorubicin Dosisreduktion gemäß Studienprotokoll bei eingeschränkter Leber- und Nierenfunktion
(unterscheidet sich vom UKF-internen Dosisreduktionsschema für Daunorubicin)

	Grenzwert	Dosisreduktion
Bilirubin [mg/dl]	1,2 - 3	50%
	> 3	75%
GFR [ml/min] oder Kreatinin [mg/dl]	30-59	50%
	> 3	

Prophylaktische Antikoagulation bei GFR >30ml/min

Thrombozytenzahl	Prophylaxe
>50.000/µl	Enoxaparin 40mg s.c.
20.000/µl - 50.000/µl	Enoxaparin 20mg s.c.
<20.000/µl	Keine prophylaktische Antikoagulation

MRD-Diagnostik im Standard-Arm:

Induktion 1	KM-Aspirat zwischen d21 und d28
Induktion 2	KM-Aspirat zwischen d21 und d28
Konsolidierung	nach jedem Konsolidierungszyklus KM-Aspirat zwischen d29 und d43

Obligate Prä- und Begleitmedikation

Tag	zeitl. Ablauf	Substanz	Basisdosierung	Trägerlösung (ml)	Appl.	Infusions-dauer	Bemerkungen
-2-28	1-0-0-0	Allopurinol	300 mg		p.o.		Allopurinol nach klinischer Entscheidung weiterführen.
1-3	Gabe	Enoxaparin	*		s.c.		* Dosierung siehe Memobox "prophylaktische Antikoagulation"
1-3	-15min	NaCl 0,9 %	1 000 ml		i.v.	24h	kontinuierlich
1-3	-15min	Granisetron	1 mg abs.		i.v.	B	
1-3	-15min	Dexamethason	8 mg abs.		i.v.	B	
1-3	+12h 45min	Granisetron	1 mg abs.		i.v.	B	
1-3	+12h 45min	Dexamethason	8 mg abs.		i.v.	B	
1-4	1-1-1-1	Dexa-Sine SE® Augentropfen	2 Tropfen		i.o.		alle 6 Stunden bis 24h nach Ende AraC-Therapie
1-28	0-1-0-0	Cotrimoxazol	960 mg		p.o.		Mo, Mi, Fr bis Neutrophile $\geq$0,5x10^9/l
1-28	1-0-0-0	Aciclovir	400 mg		p.o.		Mo, Mi, Fr bis Neutrophile $\geq$0,5x10^9/l
1-28	1-0-0-0	Posaconazol Tabletten	300 mg		p.o.		
5-9	1-1-1-1	Cornaregel® Augentropfen	2 Tropfen		i.o.		alle 6 Stunden

Bedarfsmedikation	Posaconazol nach individueller klinischer Entscheidung; Antidiarrhoika (frühzeitig bei ersten Anzeichen), Erythrozyten- und Thrombozytentransfusionen, G-CSF falls erforderlich, Analgetika,
FN-Risiko	>20% → kein G-CSF in der Induktion
Kontrollen	**EKG:** vor jedem Induktions- und Konsolidierungszyklus. **Hämatologie** (Hb, RBC, Thrombozyten, Diff.-WBC), **Serum-Chemie** (Kreatinin, Albumin, BUN, ALP, AST/SGOT, ALT/SGPT, Serum-Harnsäure, Gesamtbilirubin, Na$^+$, K$^+$, Ca^{2+}, LDH), **Gerinnung** (PT, aPTT, Fibrinogen): an d1 jedes Zyklus, alle 2-3 Tage während des Zyklus und am Ende jedes Zyklus. **BNP oder NT-proBNP:** zu Beginn von Zyklus 1, am Ende jedes Zyklus
Dosisreduktion	keine Dosisanpassung vorgesehen laut Studienprotokoll
Summendosis	Daunorubicin 550mg/m^2
Therapievoraussetzung	GFR (Cockroft-Gault) > 40ml/min
Wechselwirkungen	**Cytarabin: Vorsicht bei gleichzeitiger Digoxin-Gabe** → engmaschige Überwachung der Digoxin-Spiegel
Erfolgsbeurteilung	Knochenmarkaspirat zwischen d21 und 28.
Therapiedauer	in jedem Fall 2 Induktionszyklen, unabhängig vom Ansprechen nach Zyklus 1. Allo-SZT prinzipiell zu jedem Zeitpunkt möglich (nach mind. 1 Induktionszyklus) Bei CR/ CRi Konsolidierung oder Allo-Tx, wenn keine CR/ CRi → Studienausschluss
Ausschlusskriterien	*BCR-ABL1* positiv
Wiederholung	Ansprechen inkl. KM-Zytologie zwischen d21 und 28. Bei CR oder CRi allo-Tx oder Start Konsolidierung frühstmöglich zwischen d29-43 nach Induktion 2.
Literatur	Studienprotokoll AMLSG 30-18-Sudie.

Diese Krebstherapie birgt letale Risiken und ist Bestandteil der Studie **AMLSG 30-18-Studie (www.cto-im3.de/amlsg/). Ein Studieneinschluss durch die mit der Studie betrauten Kollegen/Zentren sollte unbedingt angestrebt werden** Die Anwendung darf nur durch erfahrene Onkologen und entsprechend aus gebildetes Pflegepersonal erfolgen. Das Protokoll muss im Einzelfall überprüft und der klinischen Situation angepasst werden.

060102_1069_6   *AMLSG 30-18-Studie_ Standard Arm: Induktion 2 (Pat. >60 J.)*   **Indikation: t-AML, AML-MRC**   **ICD-10: C92**

Protokoll-Hinweis: Dosierung in Induktion 2 alte sadaptiert. Start der Induktion 2 spätestens an d42 bezogen auf Induktion 1.
Therapie-Hinweis: Im Standard-Arm erhalten alle Patienten 2 Induktionszyklen, unabhängig vom Ansprechen nach Zyklus 1.

Hauptmedikation

Tag	zeitl. Ablauf	Substanz	Basisdosierung	Trägerlösung (ml)	Appl.	Infusionsdauer	Bemerkungen
1-2	0	Daunorubicin	50 mg/m²	250 ml NaCl 0,9 %	i.v.	1h	Dosisreduktion bei Nieren-und Leberinsuffizienz siehe Membox
1-2	+1h	Cytarabin	500 mg/m²	250 ml NaCl 0,9 %	i.v.	3h	2x täglich je 500mg/m² im Abstand von 12h
1-2	+13h	Cytarabin	500 mg/m²	250 ml NaCl 0,9 %	i.v.	3h	2x täglich je 500mg/m² im Abstand von 12h
3	0	Cytarabin	500 mg/m²	250 ml NaCl 0,9 %	i.v.	3h	2x täglich je 500mg/m² im Abstand von 12h
3	+12h	Cytarabin	500 mg/m²	250 ml NaCl 0,9 %	i.v.	3h	2x täglich je 500mg/m² im Abstand von 12h

Zyklusdiagramm | Tag 1 | 2 | 3 | 4 | 5 | 6 | 7 | 8 | 9 | 10 | 11 | 12 | 13 | 14 | 15 | 16 | 17 | 18 | 19 | 20 | 21 | 22 | 23 | 24
Daunorubicin
Cytarabin

Wiederholungsinfo: Ansprechen inkl. KM-Zytologie zwischen d21 und 28. Bei CR oder CRi allo-Tx oder Start Konsolidierung frühstmöglich zwischen d29-43 nach Induktion 2.

Studienablauf AMLSG 30-18 Standard Arm:

Induktion	**erste Induktion**	Daunorubicin 60mg/m² d1-3 + Cytarabin 200mg/m² d1-7
→ alle Patienten erhalten 2 Induktionszyklen (unabhängig vom Ansprechen im ersten Zyklus) → Start zweiter Induktionszyklus so früh wie möglich, spätestens an d42 **(Voraussetzung für Patienten mit CR/CRi: Thrombozyten >50x10⁹/l und Neutrophile >1x10⁹/l. Für Patienten ohne CR/CRi nach erstem Induktionszyklus keine Voraussetzung für Zyklus 2)** → zweiter Induktionszyklus altersadaptiert	**zweite Induktion**	Pat. 18-60 J.: Daunorubicin 50mg/m² d1-3 + Cytarabin 1000mg/m² d1-3 (q12h) Pat. >60 J.: Daunorubicin 50mg/m² **d1-2** + Cytarabin **500mg/m²** d1-3 (q12h)
Konsolidierung	**Konsolidierung**	Pat. 18-60 J.: Cytarabin 1500mg/m² d1-3 Pat. >60 J.: Cytarabin **1000mg/m²** d1-3
→ d29-43 nach dem zweiten Induktionszyklus → Dosierung altersadaptiert → für Pat. mit Remission und Thrombozyten >50x10⁹/l und Neutrophile >1x10⁹/l → folgende Konsolidierungszyklen zw. d29 und 43 nach dem letzten Konsolidierungszyklus und wenn Blutwerte erholt → insg. 3 Konsolidierungszyklen (für Pat. >60J. ggf. weniger)		

Daunorubicin Dosisreduktion gemäß Studienprotokoll bei eingeschränkter Leber- und Nierenfunktion (unterscheidet sich vom UKF-internen Dosisreduktionsschema für Daunorubicin)

	Grenzwert	Dosisreduktion
Bilirubin [mg/dl]	1,2 - 3	50%
	> 3	75%
GFR [ml/min]	30-59	50%
oder		
Kreatinin [mg/dl]	> 3	

Prophylaktische Antikoagulation bei GFR >30ml/min

Thrombozytenzahl	Prophylaxe
>50.000/μl	Enoxaparin 40mg s.c.
20.000/μl - 50.000/μl	Enoxaparin 20mg s.c.
<20.000/μl	Keine prophylaktische Antikoagulation

MRD-Diagnostik im Standard-Arm:

Induktion 1	KM-Aspirat zwischen d21 und d28
Induktion 2	KM-Aspirat zwischen d21 und d28
Konsolidierung	nach jedem Konsolidierungszyklus KM-Aspirat zwischen d29 und d43

Obligate Prä- und Begleitmedikation

Tag	zeitl. Ablauf	Substanz	Basisdosierung	Trägerlösung (ml)	Appl.	Infusions-dauer	Bemerkungen
-2-28	1-0-0-0	Allopurinol	300 mg		p.o.		Allopurinol nach klinischer Entscheidung weiterführen.
1-2	-15min	Granisetron	3 mg abs.		i.v.	15min	
1-2	+12h 45min	Granisetron	1 mg abs.		i.v.	15min	
1-3	Gabe	Enoxaparin	*		s.c.		* Dosierung siehe Memobox "prophylaktische Antikoagulation"
1-3	-15min	NaCl 0,9 %	1 000 ml		i.v.	24h	kontinuierlich
1-4	1-1-1-1	Dexa-Sine SE® Augentropfen	2 Tropfen		i.o.		alle 6 Stunden bis 24h nach Ende AraC-Therapie
1-28	0-1-0-0	Cotrimoxazol	960 mg		p.o.		Mo, Mi, Fr bis Neutrophile $\geq$0,5x10^9/l
1-28	1-0-0-0	Aciclovir	400 mg		p.o.		Mo, Mi, Fr bis Neutrophile $\geq$0,5x10^9/l
1-28	1-0-0-0	Posaconazol Tabletten	300 mg		p.o.		
3	-15min	Granisetron	1 mg abs.		i.v.	15min	
3	+11h 45min	Granisetron	1 mg abs.		i.v.	15min	
5-9	1-1-1-1	Corneregel® Augentropfen	2 Tropfen		i.o.		alle 6 Stunden

Bedarfsmedikation	Posaconazol nach individueller klinischer Entscheidung; Antidiarrhoika (frühzeitig bei ersten Anzeichen), Erythrozyten- und Thrombozytentransfusionen, G-CSF falls erforderlich, Analgetika,
FN-Risiko	>20% → kein G-CSF in der Induktion
Kontrollen	**EKG:** vor jedem Induktions- und Konsolidierungszyklus. **Hämatologie** (Hb, RBC, Thrombozyten, Diff.-WBC), **Serum-Chemie** (Kreatinin, Albumin, BUN, ALP, AST/SGOT, ALT/SGPT, Serum-Harnsäure, Gesamtbilirubin, Na$^+$, K$^+$, Ca^{2+}, LDH), **Gerinnung** (PT, aPTT, Fibrinogen): an d1 jedes Zyklus, alle 2-3 Tage während des Zyklus und am Ende jedes Zyklus. **BNP oder NT-proBNP**: zu Beginn von Zyklus 1, am Ende jedes Zyklus
Dosisreduktion	keine Dosisanpassung vorgesehen laut Studienprotokoll
Summendosis	Daunorubicin 550mg/m^2
Therapievoraussetzung	GFR (Cockroft-Gault) > 40ml/min
Wechselwirkungen	**Cytarabin: Vorsicht bei gleichzeitiger Digoxin-Gabe** → engmaschige Überwachung der Digoxin-Spiegel
Erfolgsbeurteilung	Knochenmarkaspirat zwischen d21 und 28.
Therapiedauer	in jedem Fall 2 Induktionszyklen, unabhängig vom Ansprechen nach Zyklus 1. Allo-SZT prinzipiell zu jedem Zeitpunkt möglich (nach mind. 1 Induktionszyklus) Bei CR/CRi Konsolidierung oder Allo-Tx, wenn keine CR/ CRi → Studienausschluss
Ausschlusskriterien	*BCR-ABL1* positiv
Wiederholung	Ansprechen inkl. KM-Zytologie zwischen d21 und 28. Bei CR oder CRi allo-Tx oder Start Konsolidierung frühstmöglich zwischen d29-43 nach Induktion 2.
Literatur	Studienprotokoll AMLSG 30-18-Sudie.

060102_1069_7   **AMLSG 30-18-Studie_Standard Arm: Konsolidierung (Pat. 18-60 J.)**   *Indikation: t-AML, AML-MRC*   **ICD-10: C92**

Protokoll-Hinweis: cave: für Pat. >60 J. siehe separates Protokoll

Therapie-Hinweis: Voraussetzung: Thrombozyten >50x10⁹/l, Neutrophile >1x10⁹/l

Hauptmedikation (Zyklus 1-3)

Tag	zeitl. Ablauf	Substanz	Basisdosierung	Trägerlösung (ml)	Appl.	Infusions-dauer	Bemerkungen
1-3	0	Cytarabin	1 500 mg/m²	250 ml NaCl 0,9 %	i.v.	3h	2x täglich je 1500mg/m² im Abstand von 12h
1-3	+12h	Cytarabin	1 500 mg/m²	250 ml NaCl 0,9 %	i.v.	3h	2x täglich je 1500mg/m² im Abstand von 12h

Zyklusdiagramm

	Tag 1	2	3	4	5	6	7	8	9	10	11	12	13	14	15	16	17	18	19	20	21	22	23	24
Cytarabin																								

Wiederholungsinfo: Ansprechen inkl. KM-Zytologie zwischen d29 und 43. Insg. 3 Konsolidierungszyklen. Start der Folgezyklen zw. d29 und 43 des letzten Zyklus.

MRD-Diagnostik im Standard-Arm:

Induktion 1	KM-Aspirat zwischen d21 und d28
Induktion 2	KM-Aspirat zwischen d21 und d28
Konsolidierung	nach jedem Konsolidierungszyklus zwischen d29 und d43

Prophylaktische Antikoagulation bei GFR >30ml/min

Thrombozytenzahl	Prophylaxe
>50.000/µl	Enoxaparin 40mg s.c.
20.000/µl - 50.000/µl	Enoxaparin 20mg s.c.
<20.000/µl	Keine prophylaktische Antikoagulation

Studienablauf AMLSG 30-18 Standard Arm:

Induktion
→ alle Patienten erhalten 2 Induktionszyklen (unabhängig vom Ansprechen im ersten Zyklus)
→ Start zweiter Induktionszyklus so früh wie möglich, spätestens an d42 **(Voraussetzung für Patienten mit CR/CRi: Thrombozyten >50x10⁹/l und Neutrophile >1x10⁹/l. Für Patienten ohne CR/CRi nach erstem Induktionszyklus keine Voraussetzung für Zyklus 2)**
→ zweiter Induktionszyklus altersadaptiert

Konsolidierung
→ d29-43 nach dem zweiten Induktionszyklus
→ Dosierung altersadaptiert
→ für Pat. mit Remission und Thrombozyten >50x10⁹/l und Neutrophile >1x10⁹/l
→ folgende Konsolidierungszyklus zw. d29 und 43 nach dem letzten Konsolidierungszyklus und wenn Blutwerte erholt
→ insg. 3 Konsolidierungszyklen (für Pat. >60J. ggf. weniger)

	Bemerkungen
erste Induktion	Pat. 18-60 J.: Daunorubicin 60mg/m² d1-3 + Cytarabin 200mg/m² d1-7
zweite Induktion	Pat. 18-60 J.: Daunorubicin 50mg/m² d1-3 + Cytarabin 1000mg/m² (q12h) **d1-3** / Pat. >60 J.: Daunorubicin 50mg/m² **d1-2** + Cytarabin **500mg/m²** (q12h) d1-3
Konsolidierung	Pat. 18-60 J.: Cytarabin 1500mg/m² d1-3 / Pat. >60 J.: Cytarabin **1000mg/m²** d1-3

Obligate Prä- und Begleitmedikation (Zyklus 1-3)

Tag	zeitl. Ablauf	Substanz	Basisdosierung	Trägerlösung (ml)	Appl.	Infusions-dauer	Bemerkungen
-2-28	1-0-0-0	Allopurinol	300 mg		p.o.		Allopurinol nach klinischer Entscheidung weiterführen.
1-3	Gabe	Enoxaparin	*		s.c.		* Dosierung siehe Memobox "prophylaktische Antikoagulation"
1-3	-15min	NaCl 0,9 %	1 000 ml		i.v.	24h	kontinuierlich
1-3	-15min	Granisetron	1 mg abs.		i.v.	B	
1-3	-15min	Dexamethason	8 mg abs.		i.v.	B	
1-3	+11h 45min	Granisetron	1 mg abs.		i.v.	B	
1-3	+11h 45min	Dexamethason	8 mg abs.		i.v.	B	
1-4	1-1-1-1	Dexa-Sine SE® Augentropfen	2 Tropfen		i.o.		alle 6 Stunden bis 24h nach Ende AraC-Therapie
1-28	0-1-0-0	Cotrimoxazol	960 mg		p.o.		Mo, Mi, Fr bis Neutrophile ≥0,5x10⁹/l
1-28	1-0-0-0	Aciclovir	400 mg		p.o.		Mo, Mi, Fr bis Neutrophile ≥0,5x10⁹/l
1-28	1-0-0-0	Posaconazol Tabletten	300 mg		p.o.		
5-9	1-1-1-1	Corneregel® Augentropfen	2 Tropfen		i.o.		alle 6 Stunden

Bedarfsmedikation	Posaconazol nach individueller klinischer Entscheidung; Antidiarrhoika (frühzeitig bei ersten Anzeichen), Erythrozyten- und Thrombozytentransfusionen, G-CSF falls erforderlich, Analgetika,
FN-Risiko	>20% → kein G-CSF in der Induktion
Kontrollen	**EKG:** vor jedem Induktions- und Konsolidierungszyklus. **Hämatologie** (Hb, RBC, Thrombozyten, Diff.-WBC), **Serum-Chemie** (Kreatinin, Albumin, BUN, ALP, AST/SGOT, ALT/SGPT, Serum-Harnsäure, Gesamtbilirubin, Na^+, K^+, Ca^{2+}, LDH), **Gerinnung** (PT, aPTT, Fibrinogen): an d1 jedes Zyklus, alle 2-3 Tage während des Zyklus und am Ende jedes Zyklus. **BNP oder NT-proBNP**: zu Beginn von Zyklus 1, am Ende jedes Zyklus
Dosisreduktion	keine Dosisanpassung vorgesehen laut Studienprotokoll
Summendosis	Daunorubicin 550mg/m^2
Therapievoraussetzung	GFR (Cockroft-Gault) > 40ml/min
Therapieaufschub	bei Verzögerung über das Zeitfenster hinaus mit Studienkoordinator Rücksprache halten.
Wechselwirkungen	**Cytarabin: Vorsicht bei gleichzeitiger Digoxin-Gabe** → engmaschige Überwachung der Digoxin-Spiegel
Erfolgsbeurteilung	Knochenmarkaspirat zwischen d21 und 28.
Therapiedauer	in jedem Fall 2 Induktionszyklen, unabhängig vom Ansprechen nach Zyklus 1. Allo-SZT prinzipiell zu jedem Zeitpunkt möglich (nach mind. 1 Induktionszyklus)
Ausschlusskriterien	*BCR-ABL1* positiv
Wiederholung	Ansprechen inkl. KM-Zytologie zwischen d29 und 43. Start der Folgezyklen zw. d29 und 43 des letzten Zyklus. Insg. 3 Konsolidierungszyklen.
Literatur	Studienprotokoll AMLSG 30-18-Sudie.

Diese Krebstherapie birgt letale Risiken und ist Bestandteil der Studie **AMLSG 30-18-Studie** (www.cto-im3.de/amlsg/). Ein Studieneinschluss durch die mit der Studie betrauten Kollegen/Zentren sollte unbedingt angestrebt werden. Die Anwendung darf nur durch erfahrene Onkologen und entsprechend ausgebildetes Pflegepersonal erfolgen. Das Protokoll muss im Einzelfall überprüft und der klinischen Situation angepasst werden.

ICD-10: C92

060102_1069_8   **AMLSG 30-18-Studie_ Standard Arm: Konsolidierung (Pat. >60 J.)**   **Indikation: t-AML, AML-MRC**

Protokoll-Hinweis: cave: für Pat. >60 J. siehe separates Protokoll

Therapie-Hinweis: Voraussetzung: Thrombozyten >50x10^9/l, Neutrophile >1x10^9/l

Hauptmedikation (Zyklus 1-3)

Tag	zeitl. Ablauf	Substanz	Basisdosierung	Trägerlösung (ml)	Appl.	Infusions-dauer	Bemerkungen
1-3	0	Cytarabin	1 000 mg/m²	250 ml NaCl 0,9 %	i.v.	3h	2x täglich je 1000mg/m² im Abstand von 12h
1-3	+12h	Cytarabin	1 000 mg/m²	250 ml NaCl 0,9 %	i.v.	3h	2x täglich je 1000mg/m² im Abstand von 12h

Zyklusdiagramm | Tag 1 | 2 | 3 | 4 | 5 | 6 | 7 | 8 | 9 | 10 | 11 | 12 | 13 | 14 | 15 | 16 | 17 | 18 | 19 | 20 | 21 | 22 | 23 | 24

Cytarabin

Wiederholungsinfo: Ansprechen inkl. KM-Zytologie zwischen d29 und 43. Start der Folgezyklen zw. d29 und 43 des letzten Zyklus. Insg. max. 3 Konsolidierungszyklen, bei Pat. >60 J. ggf. weniger.

MRD-Diagnostik im Standard-Arm:

Induktion 1	KM-Aspirat zwischen d21 und d28
Induktion 2	KM-Aspirat zwischen d21 und d28
Konsolidierung	nach jedem Konsolidierungszyklus zwischen d29 und d43

Prophylaktische Antikoagulation bei GFR >30ml/min

Thrombozytenzahl	Prophylaxe
>50.000/µl	Enoxaparin 40mg s.c.
20.000/µl - 50.000/µl	Enoxaparin 20mg s.c.
<20.000/µl	Keine prophylaktische Antikoagulation

Studienablauf AMLSG 30-18 Standard Arm:

Induktion
→ alle Patienten erhalten 2 Induktionszyklen (unabhängig vom Ansprechen im ersten Zyklus)
→ Start zweiter Induktionszyklus so früh wie möglich, spätestens an d42 (**Voraussetzung für Patienten mit CR/CRi: Thrombozyten >50x10^9/l und Neutrophile >1x10^9/l. Für Patienten ohne CR/CRi nach erstem Induktionszyklus keine Voraussetzung für Zyklus 2**)
→ zweiter Induktionszyklus altersadaptiert

Konsolidierung
→ d29-43 nach dem zweiten Induktionszyklus
→ Dosierung altersadaptiert
→ für Pat. mit Remission und Thrombozyten >50x10^9/l und Neutrophile >1x10^9/l
→ folgende Konsolidierungszyklus zw. d29 und 43 nach dem letzten Konsolidierungszyklus und wenn Blutwerte erholt
→ insg. 3 Konsolidierungszyklen (für Pat. >60J. ggf. weniger)

erste Induktion
Daunorubicin 60mg/m² d1-3 + Cytarabin 200mg/m² d1-7

zweite Induktion
Pat. 18-60 J.:
Daunorubicin 50mg/m² d1-3 + Cytarabin 1000mg/m² (q12h) d1-3
Pat. >60 J.:
Daunorubicin 50mg/m² **d1-2** + Cytarabin **500mg/m²** (q12h) d1-3

Konsolidierung
Pat. 18-60 J.:
Cytarabin 1500mg/m² d1-3
Pat. >60 J.:
Cytarabin **1000mg/m²** d1-3

Obligate Prä- und Begleitmedikation (Zyklus 1-3)

Tag	zeitl. Ablauf / Gabe	Substanz	Basisdosierung	Trägerlösung (ml)	Appl.	Infusions-dauer	Bemerkungen
1-3		Enoxaparin	*		s.c.		* Dosierung siehe Memobox "prophylaktische Antikoagula-tion"
1-3	-15min	NaCl 0,9 %	1 000 ml		i.v.	24h	kontinuierlich
1-3	-15min	Granisetron	1 mg abs.		i.v.	B	
1-3	-15min	Dexamethason	8 mg abs.		i.v.	B	
1-3	+11h 45min	Granisetron	1 mg abs.		i.v.	B	
1-3	+11h 45min	Dexamethason	8 mg abs.		i.v.	B	
1-4	1-1-1	Dexa-Sine SE® Augentropfen	2 Tropfen		i.o.		alle 6 Stunden bis 24h nach Ende AraC-Therapie
1-28	1-0-0-0	Allopurinol	300 mg		p.o.		
1-28	0-1-0-0	Cotrimoxazol	960 mg		p.o.		Mo, Mi, Fr bis Neutrophile ≥0,5x10^9/l
1-28	1-0-0-0	Aciclovir	400 mg		p.o.		Mo, Mi, Fr bis Neutrophile ≥0,5x10^9/l
1-28	1-0-0-0	Posaconazol Tabletten	300 mg		p.o.		
5-9	1-1-1-1	Corneregel® Augentropfen	2 Tropfen		i.o.		alle 6 Stunden

Bedarfsmedikation	Posaconazol nach individueller klinischer Entscheidung; Antidiarrhoika (frühzeitig bei ersten Anzeichen), Erythrozyten- und Thrombozytentransfusionen, G-CSF falls erforderlich, Analgetika.
FN-Risiko	>20% → kein G-CSF in der Induktion
Kontrollen	**EKG:** vor jedem Induktions- und Konsolidierungszyklus. **Hämatologie** (Hb, RBC, Thrombozyten, Diff.-WBC), **Serum-Chemie** (Kreatinin, Albumin, BUN, ALP, AST/SGOT, ALT/SGPT, Serum-Harnsäure, Gesamtbilirubin, Na^+, K^+, Ca^{2+}, LDH), **Gerinnung** (PT, aPTT, Fibrinogen): an d1 jedes Zyklus, alle 2-3 Tage während des Zyklus und am Ende jedes Zyklus. **BNP oder NT-proBNP:** zu Beginn von Zyklus 1, am Ende jedes Zyklus
Dosisreduktion	keine Dosisanpassung vorgesehen laut Studienprotokoll
Summendosis	Daunorubicin 550mg/m²
Therapievoraussetzung	*BCR-ABL1* positiv
Therapieaufschub	bei Verzögerung über das Zeitfenster hinaus mit Studienkoordinator Rücksprache halten.
Wechselwirkungen	**Cytarabin: Vorsicht bei gleichzeitiger Digoxin-Gabe** → engmaschige Überwachung der Digoxin-Spiegel
Erfolgsbeurteilung	Knochenmarkaspirat zwischen d21 und 28.
Therapiedauer	in jedem Fall 2 Induktionszyklen, unabhängig vom Ansprechen nach Zyklus 1. Allo-SZT prinzipiell zu jedem Zeitpunkt möglich (nach mind. 1 Induktionszyklus)
Ausschlusskriterien	*BCR-ABL1* positiv
Wiederholung	Ansprechen inkl. KM-Zytologie zwischen d29 und 43. Start der Folgezyklen zw. d29 und 43 des letzten Zyklus. Insg. max. 3 Konsolidierungszyklen, bei Pat. >60 J. ggf. weniger.
Literatur	Studienprotokoll AMLSG 30-18-Sudie.

Diese Krebstherapie birgt letale Risiken und ist Bestandteil der Studie **AMLSG-30-18-Studie** (www.cto-im3.de/amlsg/). **Ein Studieneinschluss durch die mit der Studie betrauten Kollegen/Zentren sollte unbedingt angestrebt werden.** Die Anwendung darf nur durch erfahrene Onkologen und entsprechend ausgebildetes Pflegepersonal erfolgen. Das Protokoll muss im Einzelfall überprüft und der klinischen Situation angepasst werden.

060102_1069_2   AMLSG 30-18-Studie Investigational Arm: Induktion   Indikation: t-AML, AML-MRC   ICD-10: C92

Protokoll-Hinweis: Bei CR oder CRi Start Konsolidierung frühstmöglich 29–43 Tage nach zweitem Induktionszyklus.

Hauptmedikation (Zyklus 1)

Tag	zeitl. Ablauf	Substanz	Basisdosierung	Trägerlösung (ml)	Appl.	Infusions-dauer	Bemerkungen
1, 3, 5	0	CPX-351 (Vyxeos liposomal®) (Studienmedikation)	44 mg/m²	500 ml NaCl 0,9 %	i.v.	1h30min	Kombi-Präparat (Basisdosierung setzt sich zusammen aus 44mg/m² Daunorubicin und 100mg/m² Cytarabin → gemäß Studie Dosis auf Danorubicin bezogen). Bei zweitem Induktionszyklus nur d1+3. Infusionsbeutel unmittelbar verwenden (max. 4h im Kühlschrank haltbar). Bitte darauf achten, dass Intrafix-System 15µm Filter enthält. cave Paravasat-Risiko: über ZVK oder PICC verabreichen.

Zyklusdiagramm

Tag 1 2 3 4 5 6 7 8 9 10 11 12 13 14 15 16 17 18 19 20 21 22 23 24 25 26 27 28 29

CPX-351 (Vyxeos liposomal®) (Studienmedikation)

Wiederholungsinfo: Ansprechen inkl. KM-Zytologie zwischen d21 und 35. Start zweiter Induktionszyklus (Zyklus 2) so früh wie möglich, spätestens an d42 (ALLE Patienten im Investigational Arm erhalten 2 Induktionszyklen).

Studienablauf AMLSG 30-18 Investigational Arm:

Induktion	**erste Induktion** Daunorubicin/Cytarabin 44mg/m² / 100mg/m² **Tag 1, 3 und 5**
→ alle Patienten im Investigational Arm erhalten 2 Zyklen Induktion: ein Zyklus mit 3 Dosen (d1, 3, 5), der zweite Zyklus mit 2 Dosen (d1+3). → Start der zweiten Induktion so früh wie möglich, spätestens an d42. → wenn CR oder CRi nach zweiter Induktion: Konsolidierung	**zweite Induktion** Daunorubicin/Cytarabin 44mg/m² / 100mg/m² **Tag 1 und 3**
Konsolidierung → d29–43 nach der letzten Induktion → Voraussetzung: CR/CRi nach der zweiten Induktion, Thrombozyten >50x10⁹/l und Neutrophile >1,0x10⁹/l → folgende Konsolidierungszyklus zw. d29 und d43 nach dem letzten Konsolidierungszyklus und wenn Blutwerte erholt → insg. 3 Konsolidierungszyklen (für Pat. >60J. ggf. weniger)	**Konsolidierung** Daunorubicin/Cytarabin 29mg/m² / 65mg/m² **Tag 1 und 3**

Vor Behandlungsbeginn **Beurteilung der Herzfunktion** (EKG, ECHO, MUGA). Während Therapie Herzfunktion engmaschig überwachen.

cave: **erhöhtes Blutungsrisiko** durch Therapie mit Vyxeos.
→ gleichzeitige Gabe von ASS, Heparin, etc. nur nach patientenindividueller Nutzen-Risiko-Abwägung

Vyxeos®: Dosisanpassung bei Überempfindlichkeitsreaktion:

Symptome:	Maßnahmen:
leichte Überempfindlichkeitsreaktion (leichtes Hitzegefühl, Hautausschlag, Juckreiz, ...)	Behandlung abbrechen, Patient überwachen. Nach Abklingen der Symptome Wiederaufnahme mit: **halbierter Infusionsrate, Diphenhydramin 20-25mg i.v., Dexamethason 10mg i.v.**
mäßige Überempfindlichkeitsreaktion (mäßiger Hitzegefühl, leichte Atemnot, Brustkorbbeschwerden, ...)	Behandlung abbrechen. **Diphenhydramin 20-25mg i.v., Dexamethason 10mg i.v.** KEINE Wiederaufnahme. bei nächster Gabe: gleiche Dosis und Infusionsrate, aber mit Prämedikation.
schwere/ lebensbedrohliche Überempfindlichkeitsreaktion (eine den Einsatz von Vasopressoren erfordernde Hypotonie, Angioödem, bronchodilatationtherapie erfordernde Atemnot, generalisierte Urtikaria)	Behandlung dauerhaft abbrechen. KEINE Wiederaufnahme. **Diphenhydramin 20-25mg i.v., Dexamethason 10mg i.v., ggf. Adrenalin oder Bronchodilatatoren,** Pat. bis zum Abklingen der Symptome überwachen

MRD-Diagnostik im Investigational-Arm:

Induktion 1	KM-Aspirat zwischen d21 und d35
Induktion 2	KM-Aspirat zwischen d21 und d35
Konsolidierung	nach jedem Konsolidierungszyklus KM-Aspirat zwischen d29 und d43

Obligate Prä- und Begleitmedikation (Zyklus 1)

Tag	zeitl. Ablauf	Substanz	Basisdosierung	Trägerlösung (ml)	Appl.	Infusionsdauer	Bemerkungen
-2-7	1-0-0-0	Allopurinol	300 mg		p.o.		Allopurinol nach klinischer Entscheidung weiterführen
1, 3, 5	-30min	NaCl 0,9%	2 000 ml		i.v.	24h	
1, 3, 5	-30min	Granisetron	3 mg		i.v.	15min	
1-28	0-1-0-0	Cotrimoxazol	960 mg		p.o.		Mo, Mi, Fr bis Neutrophile $\geq$0,5x10^9/l
1-28	1-0-0-0	Aciclovir	400 mg		p.o.		Mo, Mi, Fr bis Neutrophile $\geq$0,5x10^9/l
1-28	1-0-0-0	Posaconazol Tabletten	300 mg		p.o.		

Hauptmedikation (Zyklus 2)

Tag	zeitl. Ablauf	Substanz	Basisdosierung	Trägerlösung (ml)	Appl.	Infusionsdauer	Bemerkungen
1, 3	0	CPX-351 (Vyxeos liposomal®) (Studienmedikation)	44 mg/m²	500 ml NaCl 0,9 %	i.v.	1h30min	Kombi-Präparat (Basisdosierung setzt sich zusammen aus 44mg/m² Daunorubicin und 100mg/m² Cytarabin → gemäß Studie Dosis auf Daunorubicin bezogen). Bei zweitem Induktionszyklus nur d1+3. Infusionsbeutel unmittelbar verwenden (max. 4h im Kühlschrank haltbar). Bitte darauf achten, dass Intrafix-System 15µm Filter enthält. cave Paravasat-Risiko: über ZVK oder PICC verabreichen.

Zyklusdiagramm

CPX-351 (Vyxeos liposomal®) (Studienmedikation)	Tag 1	2	3	4	5	6	7	8	9	10	11	12	13	14	15	16	17	18	19	20	21	22	23	24	25	26	27

Wiederholungsinfo: Ansprechen inkl. KM-Zytologie zwischen d21 und 35. Bei CR oder CRi Start Konsolidierung frühstmöglich 29-43 Tage nach letztem Induktionszyklus. Bei PR → Studienabbruch

CPX-351 (Vyxeos®) -Dosis für Induktion 2 gemäß Ansprechen und Blutwerte an d42:

Ansprechen	Blutwerte (x10^9)	CPX-351 (Vyxeos®)-Dosis	Tage
CR	$\geq$100 Thrombozyten und $\geq$1,0 Neutrophile	falls CR bereits früher erreicht → Start Induktion 2 so früh wie möglich: 44mg/m² Daunorubicin / 100mg/m² Cytarabin	1, 3
CRi	<100 Thrombozyten und <1,0 Neutrophile	Dosislevel -1: 35mg/m² Daunorubicin / 80mg/m² Cytarabin	1, 3
<CR/CRi/PR	N/A	Dosisintensivierung erwägen: 44mg/m² Daunorubicin / 100mg/m² Cytarabin	1, 3, 5

Obligate Prä- und Begleitmedikation (Zyklus 2)

Tag	zeitl. Ablauf	Substanz	Basisdosierung	Trägerlösung (ml)	Appl.	Infusionsdauer	Bemerkungen
-2-7	1-0-0-0	Allopurinol	300 mg		p.o.		Allopurinol nach klinischer Entscheidung weiterführen
1, 3	-30min	NaCl 0,9%	2 000 ml		i.v.	24h	
1, 3	-30min	Granisetron	3 mg		i.v.	15min	
1-28	0-1-0-0	Cotrimoxazol	960 mg		p.o.		Mo, Mi, Fr bis Neutrophile $\geq$0,5x10^9/l
1-28	1-0-0-0	Aciclovir	400 mg		p.o.		Mo, Mi, Fr bis Neutrophile $\geq$0,5x10^9/l
1-28	1-0-0-0	Posaconazol Tabletten	300 mg		p.o.		

Bedarfsmedikation	Antidiarrhoika (frühzeitig bei ersten Anzeichen), Erythrozyten- und Thrombozytentransfusionen, G-CSF falls erforderlich, Analgetika,
FN-Risiko	>20% → kein G-CSF in der Induktion
Kontrollen	**EKG:** vor jedem Induktions- und Konsolidierungszyklus. **Hämatologie** (Hb, RBC, Thrombozyten, Diff.-WBC), **Serum-Chemie** (Kreatinin, Albumin, BUN, ALP, AST/SGOT, ALT/SGPT, Serum-Harnsäure, Gesamtbilirubin, Na$^+$, K$^+$, Ca^{2+}, LDH), **Gerinnung** (PT, aPTT, Fibrinogen): an d1 jedes Zyklus, alle 2-3 Tage während des Zyklus und am Ende jedes Zyklus. **BNP oder NT-proBNP:** zu Beginn von Zyklus 1, am Ende jedes Zyklus
Cave	ASS/ Heparin nur nach patientenindividueller Nutzen-Risiko-Abwägung.
Therapievoraussetzung	GFR (Cockroft-Gault) > 40ml/min
Nebenwirkungen	**Blutungen aufgrund Thrombozytopenie,** Infektionen, Kardiotoxizität, Hyperurikämie, Gewebsnekrose durch Paravasat, Anwendung von Vyxeos bei Patienten, die zuvor Doxorubicin erhalten haben, erhöht das Risiko einer Kardiotoxizität.
Kontraindikation	KI bei eingeschränkter Herzfunktion. **cave bei kupferbedingten Erkrankungen** (M. Wilson,…): Vyxeos enthält 14mg elementares Kupfer.
Bemerkungen	Vyxeos liposomal darf nicht gegen andere Daunorubicin- und/oder Cytarabin-haltige Produkte augetauscht werden, da andere Dosierung und Pharmakokinetik. Keine Lebendimpfstoffe.
Erfolgsbeurteilung	Ansprechen mittels KM-Aspirat d21-35 nach jedem Zyklus.
Therapiedauer	zweiter Induktionszyklus falls nach MRD-Assessment erforderlich. Allo-SZT prinzipiell zu jedem Zeitpunkt möglich (nach mind. 1 Induktionszyklus)
Ausschlusskriterien	*BCR-ABL1* positiv
Wiederholung	**Zyklus 1-1:** Ansprechen inkl. KM-Zytologie zwischen d21 und 35. Start zweiter Induktionszyklus (Zyklus 2) so früh wie möglich, spätestens an d42 (ALLE Patienten im Investigational Arm erhalten 2 Induktionszyklen). **Zyklus 2-2:** Ansprechen inkl. KM-Zytologie zwischen d21 und 35. Bei CR oder CRi Start Konsolidierung frühstmöglich 29-43 Tage nach letztem Induktionszyklus. Bei PR → Studienabbruch
Literatur	Studienprotokoll ALLSG-30-18-Sudie. Fachinformation Vyxeos®.

Diese Krebstherapie birgt letale Risiken und ist Bestandteil der Studie **AMLSG-30-18-Studie (www.cto-im3.de/amlsg). Ein Studieneinschluss durch die mit der Studie betrauten Kollegen/Zentren sollte unbedingt angestrebt werden.** Die Anwendung darf nur durch erfahrene Onkologen und entsprechend ausgebildetes Pflegepersonal erfolgen. Das Protokoll muss im Einzelfall überprüft und der klinischen Situation angepasst werden.

060102_1069_3   AMLSG 30-18-Studie_Investigational Arm: Konsolidierung   Indikation: t-AML, AML-MRC   ICD-10: C92

Protokoll-Hinweis: Start Konsolidierung 29-43 Tage nach letztem Induktionszyklus.

Therapie-Hinweis: Voraussetzung: Thrombozyten >50x10^9/l, Neutrophile >1,0x10^9/l

Hauptmedikation (Zyklus 1-3)

Tag	zeitl. Ablauf	Substanz	Basisdosierung	Trägerlösung (ml)	Appl.	Infusions-dauer	Bemerkungen
1,3	0	CPX-351 (Vyxeos liposomal®) (Studienmedikation)	29 mg/m²	500 ml NaCl 0,9 %	i.v.	1h30min	Kombi-Präparat (Basisdosierung setzt sich zusammen aus 29mg/m² Daunorubicin und 65mg/m² Cytarabin → gemäß Studie Dosis auf Danorubicin bezogen). Infusionsbeutel unmittelbar verwenden (max. 4h im Kühlschrank haltbar). Bitte darauf achten, dass Intrafix-System 15µm Filter enthält. cave Paravasat-Risiko: über ZVK oder PICC verabreichen.

Zyklusdiagramm

CPX-351 (Vyxeos liposomal®) (Studienmedikation)

Tag 1 2 3 4 5 6 7 8 9 10 11 12 13 14 15 16 17 18 19 20 21 22 23 24 25 26 27

Wiederholungsinfo: insg. 3 Zyklen (Pat. >60 J. ggf. weniger als 3 Zyklen). Ansprechen inkl. KM-Zytologie und Beginn nächster Zyklus zwischen d29 und 43.

Studienablauf AMLSG 30-18 Investigational Arm:

Induktion	**erste Induktion**	Daunorubicin/Cytarabin 44mg/m² / 100mg/m² **Tag 1, 3 und 5**
→ alle Patienten im Investigational Arm erhalten 2 Zyklen Induktion: ein Zyklus mit 3 Dosen (d1, 3, 5), der zweite Zyklus mit 2 Dosen (d1+3).	**zweite Induktion**	Daunorubicin/Cytarabin 44mg/m² / 100mg/m² **Tag 1 und 3**
→ Start der zweiten Induktion so früh wie möglich, spätestens an d42. → wenn CR oder CRi nach zweiter Induktion: Konsolidierung		
Konsolidierung		Daunorubicin/Cytarabin 29mg/m² / 65mg/m² **Tag 1 und 3**
→ d29-43 nach der letzten Induktion → Voraussetzung: CR/CRi nach der zweiten Induktion, Thrombozyten >50x10^9/l und Neutrophile >1,0x10^9/l → folgende Konsolidierungszyklen zw. d29 und d43 nach dem letzten Konsolidierungszyklus und wenn Blutwerte erholt → insg. 3 Konsolidierungszyklen (für Pat. >60J. ggf. weniger)		

Vyxeos®: Dosisanpassung bei Überempfindlichkeitsreaktion:

Symptome:	Maßnahmen:
leichte Überempfindlichkeitsreaktion (leichtes Hitzegefühl, Hautausschlag, Juckreiz, ...)	Behandlung abbrechen, Patient überwachen. Nach Abklingen der Symptome Wiederaufnahme mit: **halbierter Infusionsrate, Diphenhydramin 20-25mg i.v., Dexamethason 10mg i.v.**
mäßige Überempfindlichkeitsreaktion (mäßiger Hautausschlag, Hitzegefühl, leichte Atemnot, Brustkorbbeschwerden, ...)	Behandlung abbrechen. **Diphenhydramin 20-25mg i.v., Dexamethason 10mg i.v.** KEINE Wiederaufnahme. bei nächster Gabe: gleiche Dosis und Infusionsrate, aber mit Prämedikation.
schwere/ lebensbedrohliche Überempfindlichkeitsreaktion (eine den Einsatz von Vasopressoren erfordernde Hypotonie, Angioödem, bronchodilatationtherapie erfordernde Atemnot, generalisierte Urtikaria)	Behandlung dauerhaft abbrechen. KEINE Wiederaufnahme. **Diphenhydramin 20-25mg i.v., Dexamethason 10mg i.v., ggf. Adrenalin oder Bronchodilatatoren,** Pat. bis zum Abklingen der Symptome überwachen

Vor Behandlungsbeginn **Beurteilung der Herzfunktion** (EKG, ECHO, MUGA). Während Therapie Herzfunktion engmaschig überwachen.

cave: **erhöhtes Blutungsrisiko** durch Therapie mit Vyxeos.
→ gleichzeitige Gabe von ASS, Heparin, etc. nur nach patientenindividueller Nutzen-Risiko-Abwägung

MRD-Diagnostik im Investigational-Arm:

Induktion 1	KM-Aspirat zwischen d21 und d35
Induktion 2	KM-Aspirat zwischen d21 und d35
Konsolidierung	nach jedem Konsolidierungszyklus KM-Aspirat zwischen d29 und d43

Obligate Prä- und Begleitmedikation (Zyklus -3)

Tag	zeitl. Ablauf	Substanz	Basisdosierung	Trägerlösung (ml)	Appl.	Infusions-dauer	Bemerkungen
-2-7	1-0-0-0	Allopurinol	300 mg		p.o.		Allopurinol nach klinischer Entscheidung weiterführen
1, 3	-30min	NaCl 0,9%	2 000 ml		i.v.	24h	
1, 3	-30min	Granisetron	3 mg		i.v.	15min	
1-28	0-1-0-0	Cotrimoxazol	960 mg		p.o.		Mo, Mi, Fr bis Neutrophile $\geq$0,5x10^9/l
1-28	1-0-0-0	Aciclovir	400 mg		p.o.		Mo, Mi, Fr bis Neutrophile $\geq$0,5x10^9/l
1-28	1-0-0-0	Posaconazol Tabletten	300 mg		p.o.		

Bedarfsmedikation

FN-Risiko	>20% → kein G-CSF in der Induktion
Kontrollen	**EKG:** vor jedem Induktions- und Konsolidierungszyklus. **Hämatologie** (Hb, RBC, Thrombozyten, Diff.-WBC), **Serum-Chemie** (Kreatinin, Albumin, BUN, ALP, AST/SGOT, ALT/SGPT, Serum-Harnsäure, Gesamtbilirubin, Na$^+$, K$^+$, Ca^{2+}, LDH), **Gerinnung** (PT, aPTT, Fibrinogen): an d1 jedes Zyklus, alle 2-3 Tage während des Zyklus und am Ende jedes Zyklus. **BNP oder NT-proBNP**: zu Beginn von Zyklus 1, am Ende jedes Zyklus

Cave	ASS/Heparin nur nach patientenindividueller Nutzen-Risiko-Abwägung.
Therapievoraussetzung	GFR (Cockroft-Gault) > 40ml/min
Therapieaufschub	versäumte Dosis so schnell wie möglich nachholen und Dosierungsplan unter Beibehaltung des Behandlungsintervalls entsprechend anpassen.
Nebenwirkungen	**Blutungen aufg. und Thrombozytopenie**, Infektionen, Kardiotoxizität, Hyperurikämie, Gewebsnekrose durch Paravasat, Anwendung von Vyxeos bei Patienten, die zuvor Doxorubicin erhalten haben, erhöht das Risiko einer Kardiotoxizität.

Kontraindikation	KI bei eingeschränkter Herzfunktion. **cave bei kupferbedingten Erkrankungen** (M. Wilson,...): Vyxeos enthält 14mg elementares Kupfer.
Bemerkungen	Vyxeos liposomal darf nicht gegen andere Daunorubicin- und/oder Cytarabin-haltige Produkte augetauscht werden, da andere Dosierung und Pharmakokinetik. Keine Lebendimpfstoffe.
Therapiedauer	max. 2 Induktionszyklen und max. 2 Konsolidierungszyklen
Ausschlusskriterien	*BCR-ABL1* positiv
Wiederholung	insg. 3 Zyklen (Fst. >60 J. ggf. weniger als 3 Zyklen). Ansprechen inkl. KM-Zytologie und Beginn nächster Zyklus zwischen d29 und 43.
Literatur	Studienprotokoll AMLSG-30-18-Sudie. Fachinformation Vyxeos®; Lancet et al. J Clin Oncol. 2018 Sep 10;36(26):2684-2692

Diese Krebstherapie birgt letale Risiken. Die Anwendung darf nur durch erfahrene Onkologen und entsprechend ausgebildetes Pflegepersonal erfolgen. Das Protokoll muss im Einzelfall überprüft und der klinischen Situation angepasst werden.

060102_30   **Cytarabin/Daunorubicin 7+3 Induktion**   **Indikation: AML**   **ICD-10: C92.0**

Hauptmedikation

Tag	zeitl. Ablauf	Substanz	Basisdosierung	Trägerlösung (ml)	Appl.	Infusions-dauer	Bemerkungen
1-3	0	Daunorubicin	60 mg/m²	100 ml NaCl 0,9 %	i.v.	30min	Freilaufende Infusion. Gabe parallel zu Cytarabin möglich über 2 Schenkel, Cytarabin-Dauerinfusion NICHT unterbrechen.
1-3	kontinuierlich	Cytarabin	200 mg/m²	250 ml NaCl 0,9 %	i.v.	24h	Cytarabin läuft als Dauerinfusion über insg. 7 Tage, alle 24h Beutelwechsel
4-7	kontinuierlich	Cytarabin	200 mg/m²	250 ml NaCl 0,9 %	i.v.	24h	Cytarabin läuft als Dauerinfusion über insg. 7 Tage, alle 24h Beutelwechsel

Zyklusdiagramm

	Tag 1	2	3	4	5	6	7
Daunorubicin	☐	☐	☐	■	■	■	■
Cytarabin	☐	☐	■	■	■	■	■

Prophylaktische Antikoagulation bei GFR >30ml/min	
Thrombozytenzahl	**Prophylaxe**
>50.000/µl	Enoxaparin 40mg s.c.
20.000/µl - 50.000/µl	Enoxaparin 20mg s.c.
<20.000/µl	Keine prophylaktische Antikoagulation

Wiederholungsinfo: zweiter Induktionszyklus nur, falls keine CR nach erstem Zyklus.

Obligate Prä- und Begleitmedikation

Tag	zeitl. Ablauf	Substanz	Basisdosierung	Trägerlösung (ml)	Appl.	Infusions-dauer	Bemerkungen
1-3	-30min	Granisetron	3 mg		i.v.	15min	
1-7	Gabe	Enoxaparin	* - befundabhängig -		s.c.		* Dosierung siehe Memobox "prophylaktische Antikoagulation"
1-7	-30min	NaCl 0,9 %	2 000 ml		i.v.	24h	
1-28	0-1-0-0	Cotrimoxazol	960 mg		p.o.		Mo,Mi,Fr
4-7	-30min	Granisetron	1 mg		i.v.	15min	

Bedarfsmedikation	Tumorlyseprophylaxe, Hydratation, Urikostatika, Rasburicase, Hydroxyurea oder Leukapherese zur Zytoreduktion bei Hyperleukozytose (Leukozyten ≥30.000/mm³), Erythrozyten- und Thrombozytentransfusion, Antibiotika, Antimykotika (Prophylaxe + Therapie), Antidiarrhoika, Laxantien, Magnesium, Sucralfat, Diuretika, zusätzliche Antiemese.
FN-Risiko	>20% → G-CSF nach RS Oberarzt
Kontrollen	Vitalzeichen, Herzfunktion (EKG, vor 1. Therapie: Echokardiographie), Differentialblutbild, Interaktionen, Kreatinin-Clearance, Elektrolyte, Retentionswerte, Flüssigkeitsbilanz, Neurotoxizität, Leberwerte, Darmtoxizität, ZNS und Lungenfunktion.
Summendosis	Daunorubicin: Gefahr der Kardiotoxizität, maximale Summendosis 550mg/m²
Wechselwirkungen	Cytarabin: **Vorsicht bei gleichzeitiger Digoxin-Gabe** → engmaschige Überwachung der Digoxin-Spiegel
Erfolgsbeurteilung	nach Regeneration erste KMP
Therapiedauer	bei CR nach erstem Zyklus kein zweiter Induktionszyklus erforderlich.
Wiederholung	zweiter Induktionszyklus nur, falls keine CR nach erstem Zyklus.
Literatur	Yates JW, Holland JF, Cancer Chemother Rep 1973;57(4):485-8; Lübbert et al., EHA 2022 (Abs. S125)

Diese Krebstherapie birgt letale Risiken. Die Anwendung darf nur durch erfahrene Onkologen und entsprechend ausgebildetes Pflegepersonal erfolgen. Das Protokoll muss im Einzelfall überprüft und der klinischen Situation angepasst werden.

060102_26_a   Gemtuzumab / Cytaza / Dauno (7+3) Induktion   ICD-10: C92.0

Protokoll-Hinweis: Daunorubicin/Cytarabin/Gemtuzumab Ozogamicin   **Indikation: de novo CD33-positive AML**

Hauptmedikation (Zyklus 1)

Tag	zeitl. Ablauf	Substanz	Basisdosierung	Trägerlösung (ml)	Appl.	Infusions-dauer	Bemerkungen
1	0	Daunorubicin	60 mg/m²	100 ml NaCl 0,9 %	i.v.	30min	Freilaufende Infusion
1	+30min	Gemtuzumab-Ozogamicin	3 mg/m²	50 ml NaCl 0,9 %	i.v.	2h	Max 5mg absolut. Vor Infusionsbeginn bis 4h nach Infusionsende Vitalfunktion monitorisieren; über in-line Filter, Lichtschutz.
1	+2h 30min	Cytarabin	200 mg/m²	250 ml NaCl 0,9 %	i.v.	24h	Cytarabin läuft als Dauerinfusion über insg. 7 Tage, alle 24h Beutelwechsel
2-3	0	Daunorubicin	60 mg/m²	100 ml NaCl 0,9 %	i.v.	30min	Freilaufende Infusion. Gabe parallel zu Cytarabin möglich über 2 Schenkel, Cytarabin-Dauerinfusion NICHT unterbrechen.
2-3	kontinuierlich	Cytarabin	200 mg/m²	250 ml NaCl 0,9 %	i.v.	24h	Cytarabin läuft als Dauerinfusion über insg. 7 Tage, alle 24h Beutelwechsel
4, 7	0	Gemtuzumab-Ozogamicin	3 mg/m²	50 ml NaCl 0,9 %	i.v.	2h	Max 5mg absolut. Gabe parallel zu Cytarabin möglich über 2 Schenkel, Cytarabin-Dauerinfusion NICHT unterbrechen. Vor Infusionsbeginn bis 4h nach Infusionsende Vitalfunktion monitorisieren; über in-line Filter, Lichtschutz.
4, 7	kontinuierlich	Cytarabin	200 mg/m²	250 ml NaCl 0,9 %	i.v.	24h	Cytarabin läuft als Dauerinfusion über insg. 7 Tage, alle 24h Beutelwechsel
5-6	kontinuierlich	Cytarabin	200 mg/m²	250 ml NaCl 0,9 %	i.v.	24h	Cytarabin läuft als Dauerinfusion über insg. 7 Tage, alle 24h Beutelwechsel

Achtung: folgende Kombinationen sind **nicht** γ-site-kompatibel:
- Dexamethason ⇔ Daunorubicin
- Dexamethason ⇔ Gemtuzumab Ozogamicin
- Granisetron ⇔ Gemtuzumab Ozogamicin

Zyklusdiagramm

	Tag 1	2	3	4	5	6	7	8	9
Daunorubicin									
Gemtuzumab-Ozogamicin									
Cytarabin									

Bei Patienten mit Hyperleukozytose (Leukozyten ≥ 30.000/mm³) wird eine Zytoreduktion 48h vor der Gabe von Gemtuzumab Ozogamicin mittels Leukapherese, oralem Hydroxycarbamid oder AraC mit oder ohne Hydroxycarbamid empfohlen.
→ unter verwendung von AraC wird das Behandlungsschema entsprechend angepasst d.h. Daunorubicingabe erfolgt an d3-5 und Gemtuzumab an d3, 6 und 9.

Wiederholungsinfo: Durchführung eines 2. Induktionszyklus-es an Tag 29, in Abh. v. Ansprechen

Anpassung des Behandlungsschemas zur Behandlung von Hyperleukozytose mit Cytarabin im ersten Induktionstherapiezyklus

Gemtuzumab Ozogamicin	Daunorubicin	Cytarabin	Hydroxycarbamid
3 mg/m²/Dosis (bis zu einem Maximum von einer 5-mg-Durchstechflasche) an den Tagen 3, 6 und 9	60 mg/m²/Tag vom Tag 3 bis Tag 5	200 mg/m²/Tag vom Tag 1 bis Tag 7	Tag 1 (nach dem gängigen medizinischen Standard)

Prophylaktische Antikoagulation bei GFR >30ml/min

Thrombozytenzahl	Prophylaxe
>50.000/μl	Enoxaparin 40mg s.c.
20.000/μl - 50.000/μl	Enoxaparin 20mg s.c.
<20.000/μl	Keine prophylaktische Antikoagulation

Cave: Gemtuzumab:
Myelosuppression, Tumor-Lyse-Syndrom, Hepatotoxizität (einschliesslich Venoocclusive Disease), Dyspnoe, Anaphylaxie, Hypotonie, Lungenödem, Acutes respiratorisches Distress-Syndrom (ARD)
→ **Infusion monitorisieren (inkl. Puls, Blutdruck und Körpertemperatur), Notfallausrüstung bereithalten.**

Obligate Prä- und Begleitmedikation (Zyklus 1)

Tag	zeitl. Ablauf	Substanz	Basisdosierung	Trägerlösung (ml)	Appl.	Infusions-dauer	Bemerkungen
-1-2	1-0-0-0	Allopurinol	300 mg		p.o.		ggf. weiter entsprechend Harnsäurespiegel
1	-30min	Paracetamol	1 000 mg		p.o.		bei Bedarf nach 4h wiederholen
1	-30min	Clemastin	1 mg		p.o.		
1	-1h	Famotidin	20 mg		p.o.		
1	-30min	Granisetron	1 mg		i.v.	15min	
1-7	Gabe	Enoxaparin	* - befundabhängig -		s.c.		* Dosierung siehe Memobox "prophylaktische Antikoagulation"
1-7	-30min	NaCl 0,9 %	2 000 ml		i.v.	24h	
1, 4, 7	-30min	Dexamethason	8 mg		i.v.	15min	
1-28	0-1-0-0	Cotrimoxazol	960 mg		p.o.		Mo, Mi, Fr
2-3	-30min	Granisetron	3 mg		i.v.	15min	
4-7	-30min	Granisetron	1 mg		i.v.	15min	30min vor Anhängen des neuen Cytarabin-Beutels
4, 7	-1h	Paracetamol	1 000 mg		p.o.		bei Bedarf nach 4h wiederholen
4, 7	-1h	Clemastin	1 mg		p.o.		
4, 7	-1h 30min	Famotidin	20 mg		p.o.		

Hauptmedikation (Zyklus 2)

Tag	zeitl. Ablauf	Substanz	Basisdosierung	Trägerlösung (ml)	Appl.	Infusions-dauer	Bemerkungen
1-2	0	Daunorubicin	35 mg/m²	100 ml NaCl 0,9 %	i.v.	30min	Freilaufende Infusion
1-2	+30min	Cytarabin	1 000 mg/m²	250 ml NaCl 0,9 %	i.v.	3h	im Abstand von 12h
1-2	+12h 30min	Cytarabin	1 000 mg/m²	250 ml NaCl 0,9 %	i.v.	3h	
3	0	Cytarabin	1 000 mg/m²	250 ml NaCl 0,9 %	i.v.	3h	
3	+12h	Cytarabin	1 000 mg/m²	250 ml NaCl 0,9 %	i.v.	3h	im Abstand von 12h

Zyklusdiagramm

	Tag 1	2	3	4	5
Daunorubicin	□	■			
Cytarabin	□	■	■		

Obligate Prä- und Begleitmedikation (Zyklus 2)

Tag	zeitl. Ablauf	Substanz	Basisdosierung	Trägerlösung (ml)	Appl.	Infusions-dauer	Bemerkungen
1-2	+12h	Dexamethason	8 mg		i.v.	15 min	
1-2	-30min	Granisetron	1 mg		i.v.	15min	
1-2	+12h	Granisetron	1 mg		i.v.	15min	
1-3	Gabe	Enoxaparin	* - befundabhängig -		s.c.		* Dosierung siehe Memobox "prophylaktische Antikoagulation"
1-3	-30min	NaCl 0,9 %	1 000 ml		i.v.	24h	
1-3	-30min	Dexamethason	8 mg		i.v.	15 min	
1-4	1-1-1-1	Dexa-Sine SE® Augentropfen	1 Tropfen		i.o.		alle 6 Stunden bis 24h nach Ende AraC-Therapie
1-28	0-1-0-0	Cotrimoxazol	960 mg		p.o.		Mo, Mi, Fr
3	+11h 30min	Dexamethason	8 mg		i.v.	15 min	
3	-30min	Granisetron	1 mg		i.v.	15min	
3	+11h 30min	Granisetron	1 mg		i.v.	15min	
5-9	1-1-1-1	Corneregel® Augentropfen	1 Tropfen		i.o.		alle 6 Stunden

Bedarfsmedikation	Tumorlyseprophylaxe, Hydratation, Urikostatika, Rasburicase, Hydroxyurea oder Leukapherese zur Zytoreduktion bei Hyperleukozytose (Leukozyten $\geq$30.000/mm^3), Erythrozyten- und Thrombozyten-transfusion, Antibiotika, Antimykotika (Prophylaxe + Therapie), Antidiarrhoika, Laxantien, Magnesium, Sucralfat, Diuretika, zusätzliche Antiemese.
FN-Risiko	>20% → G-CSF nach Rücksprache Oberarzt
Kontrollen	Vitalzeichen, Herzfunktion (EKG, vor 1. Therapie: Echokardiographie), Differentialblutbild, Interaktionen, Kreatinin-Clearance, Elektrolyte, Retentionswerte, Flüssigkeitsbilanz, Neurotoxizität, Leberwerte, Darmtoxizität, ZNS und Lungenfunktion. **Gemtuzumab Ozogamicin:** Infusionsbedingte Reaktionen (Überwachung inkl. Puls, Blutdruck,Körpertemperatur), Leberwerte (Bilirubin, ALT, AST, ALP) vor jeder Gemtuzumab-Gabe; Hepatomegalie, rasche Gewichtszunahme und Ascites als weitere Anzeichen für VOD/SOS; Anzeichen von TLS: Kalium, Harnsäure, Phosphat, Calcium. Blutzucker, Gerinnungsstatus (PT, aPTT, Fibrinogen), Infektions- und Blutungszeichen.
Dosisreduktion	siehe Dosismodifikationstabelle; **Gemtuzumab Ozogamicin:** Behandlung beenden bei **VOD/SOS; Infusionsbedingte Reaktionen** → Infusion unterbrechen und eine geeignete medizinische Behandlung basierend auf der Schwere der Symptome einleiten. Patienten überwachen bis Symptome vollständig abgeklungen sind und die Infusion fortgesetzt werden kann. Bei schwerwiegenden oder lebensbedrohlichen Infusionsreaktionen ist eine dauerhafte Beendigung der Therapie zu erwägen. Die Behandlung von Patienten mit schweren Infektionen, Blutungen/ Hämorrhagien oder anderen Folgen einer Myelosuppression, einschließlich schwerer Neutropenie oder persistierender Thrombozytopenie, erfordert möglicherweise eine Verschiebung der Applikation oder die dauerhafte Beendigung der Therapie. **Andere schwere oder lebensbedrohliche nicht-hämatologische Toxizitäten** → Therapie solange unterbrechen bis eine Erholung auf einen milden Toxizitätsschweregrad erfolgt ist. Bei sequentiellen Applikationen von Gemtuzumab Ozogamicin sollte das Auslassen einer Dosis bei einer Verzögerung von mehr als 2 Tagen erwogen werden.
Cave	**Infusionsbedingte Reaktionen mit Gemtuzumab Ozogamicin möglich**
Summendosis	Daunorubicin: 550 mg/m^2 Gefahr der Kardiotoxizität (bzw. 400mg/m^2 bei vorangegangener oder gleichzeitiger Bestrahlung des Mediastinums sowie Verabreichung von anderen potentiell kardiotoxischen Substanzen).
Therapievoraussetzung	Ein zweiter Induktionszyklus wird durchgeführt bei schlechterem Ansprechen als CR. **Voraussetzung für anschließende Konsolidierungstherapie:** CR nach Induktion d.h. <5% Blasten in normozellulärem Knochenmark bei ANC > 1,0 x 10^9/l und Thrombozyten $\geq$ 100 X 10^9/l im peripheren Blut ohne Transfusion.
Wechselwirkungen	**Cytarabin: Vorsicht bei gleichzeitiger Digoxin-Gabe** → engmaschige Überwachung der Digoxin-Spiegel bzw. Umstellung auf Digitoxin erwägen.
Bemerkungen	Behandlung mit Gemtuzumab Ozogamicin erst nach Vorliegen entsprechender zytogenetischer Befunde (für Patienten mit Hochrisiko-Zytogenetik Wiksamkeit nicht belegt).
Erfolgsbeurteilung	Nach Regeneration KMP1, hiernach Entscheidung ob Ind. 2 oder Kons 1, dann KMP nach Regeneration nach jedem folgenden Zyklus.
Wiederholung	**Zyklus 1-1:** Durchführung eines 2. Induktionszykluses an Tag 29, in Abh. v. Ansprechen **Zyklus 2-2:**
Literatur	Lambert J et al. Haematologica 2019;104(1):113-19; Hills RK et al. Lancet Oncol. 2014; 15(9):986-96; Fachinformation Mylotarg®

Diese Krebstherapie birgt letale Risiken. Die Anwendung darf nur durch erfahrene Onkologen und entsprechend ausgebildetes Pflegepersonal erfolgen. Das Protokoll muss im Einzelfall überprüft und der klinischen Situation angepasst werden.

060102_24_1	Midostaurin/Cytarabin/Daunorubicin Induktion (analog AMLSG 16-10)	Indikation: AML mit FLT3-ITD	ICD-10: C92.0

Hauptmedikation (Zyklus 1-n)

Tag	zeitl. Ablauf	Substanz	Basisdosierung	Trägerlösung (ml)	Appl.	Infusionsdauer	Bemerkungen
1-3	0	Daunorubicin	60 mg/m²	100 ml NaCl 0,9 %	i.v.	1h	Gabe parallel zu Cytarabin möglich über 2 Schenkel, Cytarabin-Dauerinfusion NICHT unterbrechen.
1-3	+1h	Cytarabin	200 mg/m²	250 ml NaCl 0,9 %	i.v.	24h	
4-7	0	Cytarabin	200 mg/m²	250 ml NaCl 0,9 %	i.v.	24h	
8-21	1-0-1-0	Midostaurin	50 mg abs.		p.o.		ab Tag 8 bis Tag 21: 50 mg abs. 2x tägl. (Tagesgesamtdosis = 100 mg), Einnahme zu den Mahlzeiten

Zyklusdiagramm

	Tag 1	2	3	4	5	6	7	8	9	10	11	12	13	14	15	16	17	18	19	20	21	22	23	24	25	26	27	28	29
Daunorubicin	■	■	■																										
Cytarabin	■	■	■	■	■	■	■																						
Midostaurin								□	□	□	□	□	□	□	□	□	□	□	□	□	□								

Wiederholungsinfo: d29 = Beginn Konsolidierung (bei CR, CRi) bzw. bei PR weiterer Induktionszyklus möglich.

Achtung:
mögliche QT-Zeit-Verlängerung mit Midostaurin:
Überwachung von K⁺ und Mg²⁺
gleichzeitig Gabe von Medikamenten, die eine QT-Zeit-Verlängerung induzieren, vermeiden

ab Tag 8 bis Tag 21:
Midostaurin 100mg abs./d p.o. (50mg morgens und abends)
cave: bei geplanter SCT 48h vor Beginn der Konditionierung Midostaurin absetzen (wg. CYP3A4-Interaktionen).

Achtung:
Midostaurin ist ein CYP3A4-Substrat Wechselwirkung mit potenten CYP3A4-Inhibitoren beachten, besonders Azol-Antimykotika (pulmonale Toxizität)

Obligate Prä- und Begleitmedikation (Zyklus 1-n)

Tag	zeitl. Ablauf	Substanz	Basisdosierung	Trägerlösung (ml)	Appl.	Infusionsdauer	Bemerkungen
1-3	-30min	Granisetron	3 mg		i.v.	15min	
1-7	-30min	NaCl 0,9 %	2 000 ml		i.v.	24h	
1-28	0-1-0-0	Cotrimoxazol	960 mg		p.o.		Mo, Mi, Fr
4-7	-30min	Granisetron	1 mg		i.v.	15min	

Bedarfsmedikation	Antidiarrhoika, Analgetika, Antibiotika, Antimykotika (Prophylaxe + Therapie), Erythrozyten- und Thrombozytentransfusion, Magnesium, Metoclopramid, Sucralfat, Allopurinol, Diuretika
FN-Risiko	> 20%
Kontrollen	**wöchentlich:** Vitalzeichen, ECG, Blutbild (BUN, Kreatinin, AST, ALT, Gesamtbilirubin, ALP, LDH, Kalium, Natrium, Harnsäure); **alle 2-3 Tage und am Zyklusende:** Hämoglobin, RBC, PLT, WBC; Gerinnungsstatus (PT, aPTT, Fibrinogen), Nebenwirkungen, Begleitmedikation; **Tag 15 in jedem Zyklus:** Lipase-Wert; Plasmaprobe an **Tag 15 und Zyklusende;** Urinanalyse, **Zyklusende:** ECG, extramedulläre Erkrankung, Differentialblutbild
Dosisreduktion	**Midostaurin:** bei wiederholtem Auftreten von Neutropenie/Thrombozytopenie nach d35: 50mg/1x täglich und < 500ms und < 500ms: bei QT-Zeit < 470ms und < 500ms: 50mg/1x täglich bis QT-Zeit <470ms (dann Fortsetzen der Therapie mit bisheriger Dosis); **Daunorubicin:** Gesamtbilirubin Grad > 2 und < 3: 25% Dosisreduktion, Gesamtbilirubin > 3: 50% Dosisreduktion
Cave	**Keine Paracetamol-Einnahme während Therapie mit Midostaurin.** Durch Hemmung der UDP-Glucuronosyltransferase- Aktivität Potenzierung der Paracetamol induzierten Lebertoxizität möglich. Erhebliche Lebertoxizität beschrieben. Lit. Ratain M.J. BJCP 2011 71; 6: 917-20.
Summendosis	Daunorubicin: 550mg/m² Gefahr der Kardiotoxizität
Therapievoraussetzung	Voraussetzung für Konsolidierungstherapie: hämatologische Regeneration: Thrombozyten > 100 X 10⁹/l, Neutrophile > 1,0 x 10⁹/l
Therapieunterbrechung	**Midostaurin:** Neutropenie, Thrombozytopenie nach d35 Induktion > Grad 4 bis Rückgang auf Grad < 3, Lungeninfiltrat Grad > 3 bis Grad < 1, QT-Zeit(Berechnung nach Bazett-Formel) > 500ms, nicht-hämatologische Toxizitäten Grad 3/4 bis Grad < 1
Therapieabbruch	QT-Zeit > 500ms und keine Korrektur auf < 470ms innerhalb von 3 Wochen möglich, Reexposition möglich wenn QT-Zeit < 470ms, bei Therapieunterbrechung Midostaurin > 28Tage
Wechselwirkungen	**Cytarabin: Vorsicht bei gleichzeitiger Digoxin-Gabe** → engmaschige Überwachung der Digoxin-Spiegel
Erfolgsbeurteilung	d21-28: Knochenmarksaspirat, Blut- und Plasmaprobe
Wiederholung	d29 = Beginn Konsolidierung (bei CR, CRi) bzw. bei PR weiterer Induktionszyklus möglich.
Literatur	Stone et al. N Engl J Med 2017;377:454-64; Fachinformation Midostaurin

Diese Krebstherapie birgt letale Risiken. Die Anwendung darf nur durch erfahrene Onkologen und entsprechend ausgebildetes Pflegepersonal erfolgen. Das Protokoll muss im Einzelfall überprüft und der klinischen Situation angepasst werden.

| 060102_27_a | *Vyxeos liposomal® Cytarabin/Daunorubicin) Induktion* | *Indikation: t-AML, AML-MRC* | *ICD-10: C92* |

Protokoll-Hinweis: Start Konsolidierung 5-8 Wochen nach letztem Induktionszyklus.

Hauptmedikation

Tag	zeitl. Ablauf	Substanz	Basisdosierung	Trägerlösung (ml)	Appl.	Infusions-dauer	Bemerkungen
1, 3, 5	0	Daunorubicin/Cytarabin (Vyxeos liposomal®) 44mg/100mg	144 mg/m²	500 ml NaCl 0,9 %	i.v.	1h30min	(Basisdosierung setzt sich zusammen aus 44mg/m² Daunorubicin und 100mg/m² Cytarabin). Bei zweitem Induktionszyklus nur d1+3. Infusionsbeutel unmittelbar verwenden (max. 4h im Kühlschrank haltbar). Bitte darauf achten, dass Intrafix-System 15µm Filter enthält. cave Paravasat-Risiko: über ZVK oder PICC verabreichen.

Zyklusdiagramm

| Daunorubicin/Cytarabin (Vyxeos liposomal®) 44mg/100mg | Tag 1 | 2 | 3 | 4 | 5 | 6 | 7 | 8 | 9 | 10 | 11 | 12 | 13 | 14 | 15 | 16 | 17 | 18 | 19 | 20 | 21 | 22 | 23 | 24 | 25 | 26 | 27 | 28 | 29 |

Wiederholungsinfo: zwischen d22 und 29 ggf. Start des zweiten Induktionszyklus (insg. maximal 2 Induktionszyklen) | Aplasiekontrolle mit BB, Diff.-BB und KM-Zytologie.

Dosierungsschema:

Induktion	**erste Induktion**	Daunorubicin 44mg/m² + Cytarabin 100mg/m² **Tag 1, 3 und 5**
→ wenn keine CR nach erster Induktion, ca. 3-4 Wochen später zweite Induktion möglich (vorausgesetzt kein Progress und keine inakzeptable Tox.) → maximal 2 Induktionszyklen	falls erforderlich: **zweite Induktion**	Daunorubicin 44mg/m² + Cytarabin 100mg/m² **Tag 1 und 3**
Konsolidierung	**Konsolidierung**	Daunorubicin 29mg/m² + Cytarabin 65mg/m² **Tag 1 und 3**
→ 5-8 Wochen nach Beginn der letzten Induktion → für Pat. mit Remission und ANC > 500/µl und Thrombozyten > 50.000/µl → zweiter Konsolidierungszyklus 5-8 Wochen nach Beginn der ersten Konsolidierung und nur wenn kein Progress und keine inakzeptable Tox.) → maximal 2 Konsolidierungszyklen		

Vor Behandlungsbeginn **Beurteilung der Herzfunktion** (EKG, ECHO, MUGA). Während Therapie Herzfunktion engmaschig überwachen.

cave: **erhöhtes Blutungsrisiko** durch Therapie mit Vyxeos.
→ gleichzeitige Gabe von ASS, Heparin, etc. nur nach patientenindividueller Nutzen-Risiko-Abwägung

Vyxeos®: Dosisanpassung bei Überempfindlichkeitsreaktion:

Symptome:	**Maßnahmen:**
leichte Überempfindlichkeitsreaktion (*leichtes Hitzegefühl, Hautausschlag, Juckreiz, ...*)	Behandlung abbrechen, Patient überwachen. Nach Abklingen der Symptome Wiederaufnahme mit: **halbierter Infusionsrate, Diphenhydramin 20-25mg i.v., Dexamethason 10mg i.v.**
mäßige Überempfindlichkeitsreaktion (*mäßiger Hitzegefühl, Hautausschlag, leichte Atemnot, Brustkorbbeschwerden, ...*)	Behandlung abbrechen. **Diphenhydramin 20-25mg i.v., Dexamethason 10mg i.v.** KEINE Wiederaufnahme. bei nächster Gabe: gleiche Dosis und Infusionsrate, aber mit Prämedikation.
schwere/ lebensbedrohliche Überempfindlichkeitsreaktion (*eine den Einsatz von Vasopressoren erfordernde Hypotonie, Angioödem, bronchodilatationtherapie erfordernde Atemnot, generalisierte Urtikaria*)	Behandlung dauerhaft abbrechen. KEINE Wiederaufnahme. **Diphenhydramin 20-25mg i.v., Dexamethason 10mg i.v., ggf. Adrenalin oder Bronchodilatatoren**, Pat. bis zum Abklingen der Symptome überwachen

Obligate Prä- und Begleitmedikation

Tag	zeitl. Ablauf	Substanz	Basisdosierung	Trägerlösung (ml)	Appl.	Infusions-dauer	Bemerkungen
-2-7	1-0-0-0	Allopurinol	300 mg		p.o.		Allopurinol nach klinischer Entscheidung weiterführen
1, 3, 5	-30min	NaCl 0,9%	2 000 ml		i.v.	24h	
1, 3, 5	-30min	Granisetron	3 mg		i.v.	15min	
1-28	0-1-0-0	Cotrimoxazol	960 mg		p.o.		Mo, Mi, Fr
1-28	1-0-0-0	Aciclovir	400 mg		p.o.		Mo, Mi, Fr
1-28	1-0-0-0	Posaconazol Tabletten	300 mg		p.o.		

FN-Risiko	>20% → kein G-CSF in der Induktion
Kontrollen	vor Behandlungsbeginn Beurteilung der Herzfunktion (EKG, ECHO, MUGA). Während Therapie Herzfunktion engmaschig überwachen.
Cave	ASS/ Heparin nur nach patientenindividueller Nutzen-Risiko-Abwägung.
Therapieaufschub	versäumte Dosen so schnell wie möglich nachholen und Dosierungsplan unter Beibehaltung des Behandlungsintervalls entsprechend anpassen.

Nebenwirkungen	**Blutungen aufgrund Thrombozytopenie**, Infektionen, Kardiotoxizität, Hyperurikämie, Gewebsnekrose durch Paravasat, Anwendung von Vyxeos bei Patienten, die zuvor Doxorubicin erhalten haben, erhöht das Risiko einer Kardiotoxizität.
Kontraindikation	KI bei eingeschränkter Herzfunktion. **cave bei kupferbedingten Erkrankungen** (M. Wilson,...): Vyxeos enthält 14mg elementares Kupfer.
Bemerkungen	Vyxeos liposomal darf nicht gegen andere Daunorubicin- und/oder Cytarabin-haltige Produkte augetauscht werden, da andere Dosierung und Pharmakokinetik. Keine Lebendimpfstoffe.
Therapiedauer	max. 2 Induktionszyklen und max. 2 Konsolidierungszyklen
Wiederholung	zwischen d22 und 29 ggf. Start des zweiten Induktionszyklus (insg. maximal 2 Induktionszyklen) | Aplasiekontrolle mit BB, Diff.-BB und KM-Zytologie.
Literatur	Fachinformation Vyxeos®; Lancet et al. J Clin Oncol. 2018 Sep 10;36(26):2684-2692

> Diese Krebstherapie birgt letale Risiken. Die Anwendung darf nur durch erfahrene Onkologen und entsprechend ausgebildetes Pflegepersonal erfolgen. Das Protokoll muss im Einzelfall überprüft und der klinischen Situation angepasst werden.

060102_13	Decitabin intensiviert (10 Tage)	Indikation: AML (Erstdiagnose bei älteren Patienten/Rezidiv/refraktäre AML)	ICD-10: C 92.0

Hauptmedikation (Zyklus 1-n)

Tag	zeitl. Ablauf	Substanz	Basisdosierung	Trägerlösung (ml)	Appl.	Infusions-dauer	Bemerkungen
1-10	0	Decitabin	20 mg/m²	100 ml NaCl 0,9 %	i.v.	1h	Lösung ist 24h haltbar; Kühlkette einhalten; max. 1h vor der Applikation bei Raumtemp.; für ambulante Patienten Therapie über 2x5 Tage mit Unterbrechung an einem Wochenende möglich (Therapiestart am Montag)

Zyklusdiagramm

Decitabin stationär

	Tag 1	2	3	4	5	6	7	8	9	10	11	12	[...]	Wdh: 29
Decitabin ambulant (Therapiepause an einem W≡ mögl.)	☐	☐	■	■	☐	☐	☐		☐	☐	■	■		

Wiederholungsinfo: bis Progression (außer bei ANC < 200/μl)

Obligate Prä- und Begleitmedikation (Zyklus 1-n)

Tag	zeitl. Ablauf	Substanz	Basisdosierung	Trägerlösung (ml)	Appl.	Infusions-dauer	Bemerkungen
1-10	-30min	NaCl 0,9 %	500 ml		i.v.	1h30min	
1-28	0-1-0-0	Cotrimoxazol	960 mg		p.o.		Mo, Mi, Fr

Bedarfsmedikation	Hydroxyurea vor Therapiestart und während Zyklus 1 bei Leukozytose (WBC < 40 000/μl), Antiinfektiva, Transfusionen, Wachstumsfaktoren
Kontrollen	Differentialblutbild, Thrombozyten, Gesamtbilirubin, Kreatinin, ALT/AST
Dosisreduktion	ab Zyklus 2 **Verkürzung der Therapietage** in Abhängigkeit von **Toxizität und Ansprechen** möglich: bei Blasten < 5%: Therapieverkürzung auf 5 Tage; nach Therpieverkürzung auf 5 Tage Auftreten von Neutropenie Grad 4 (< 500/μl) über mindestens 14 Tage: weitere Therapieverkürzung auf 4 Tage; wiederholtes Auftreten von Neutropenie nach Verkürzung auf 4 Therapietage: weitere Therapieverkürzung auf 3 Tage; keine Therapieverkürzung unter 5 Tage bei Patienten mit Nachweis einer minimalen Resterkrankung (minimal residual disease)
Therapievoraussetzung	stabiler WBC (WBC < 40 000/μl für eine Woche), Gesamtbilirubin ≤ 1,5mg/dl, Kreatinin ≤ 2mg/dl, ALT/AST ≤ 2x des oberen Normwerts, WHO-Performance-Status ≤ 2
Therapieaufschub	bei durch Myelosuppression auftretende Komplikationen: Febrile Neutropenie, bakterielle Infektionen oder Pilzinfektionen, Blutungen
Wiederholung	Tag 29. bis Progression (außer bei ANC < 200/μl)
Literatur	Blum W. et al. Proc Natl Acad Sci U S A. 2010;107(16): 7473-8; Ritchie EK et al. Leuk Lymphoma. 2013 Sep;54(9): 2003-7; Fachinformation Decitabin

060102_03   Ida/Ara ID 3-4 Konsolidierung   **Indikation: AML**   **ICD-10: 92.0**

Protokoll-Hinweis: (Induktion bei Pat. > 65J.)

Hauptmedikation (Zyklus 1-n)

Tag	zeitl. Ablauf	Substanz	Basisdosierung	Trägerlösung (ml)	Appl.	Infusionsdauer	Bemerkungen
1	0	Cytarabin	1 000 mg/m²	250 ml NaCl 0,9 %	i.v.	3h	alle 12 Stunden
1	+12h	Cytarabin	1 000 mg/m²	250 ml NaCl 0,9 %	i.v.	3h	alle 12 Stunden
2-4	0	Idarubicin	12 mg/m²	100 ml NaCl 0,9 %	i.v.	B15min	
2-4	+15min	Cytarabin	1 000 mg/m²	250 ml NaCl 0,9 %	i.v.	3h	alle 12 Stunden
2-4	+12h 15min	Cytarabin	1 000 mg/m²	250 ml NaCl 0,9 %	i.v.	3h	alle 12 Stunden

Zyklusdiagramm

	Tag 1	2	3	4	[...]	Wdh: 22
Cytarabin						
Idarubicin						

Prophylaktische Antikoagulation bei GFR >30ml/min	
Thrombozytenzahl	**Prophylaxe**
>50.000/µl	Enoxaparin 40mg s.c.
20.000/µl - 50.000/µl	Enoxaparin 20mg s.c.
<20.000/µl	Keine prophylaktische Antikoagulation

Wiederholungsinfo: nach 3-4 Wochen (nach hämatopoetis-cher Regeneration Knochenmarkpunktion und Blutbild); bei Induktion: Aplasiekontrolle 1 Woche nach Ende

Obligate Prä- und Begleitmedikation (Zyklus 1-n)

Tag	zeitl. Ablauf	Substanz	Basisdosierung	Trägerlösung (ml)	Appl.	Infusionsdauer	Bemerkungen
1	+11h 45min	Dexamethason	8 mg		i.v.	B	
1	+11h 45min	Granisetron	1 mg		i.v.	B	
1-4	-15min	Dexamethason	8 mg		i.v.	B	
1-4	-15min	Granisetron	1 mg		i.v.	B	
1-5	1-1-1	Dexa-Sine SE® Augentropfen	2 Trpf.		i.o.		alle 6 Stunden
1-5	-15min	NaCl 0,9 %	1000 ml		i.v.	24h	kontinuierlich
1-5	Gabe	Enoxaparin	*		s.c.		* Dosierung siehe Memobox "prophylaktische Antikoagulation"
1-30	0-1-0-0	Cotrimoxazol	960 mg		p.o.		Mo, Mi, Fr; Infektionsprophylaxe
2-4	+12h	Granisetron	1 mg		i.v.	B	
2-4	+12h	Dexamethason	8 mg		i.v.	B	
6-10	1-1-1-1	Corneregel® Augentropfen	1 Trpf.		i.o.		alle 6 Stunden

Bedarfsmedikation	Metoclopramid p.o. oder i.v., Natriumbicarbonat 4x2g täglich p.o. oder NaHCO₃ i.v.
FN-Risiko	>20% → G-CSF Prophylaxe nach Rücksprache Oberarzt
Kontrollen	Blutbild, Elektrolyte, Leberwerte, Diurese, Blutgase, Herzfunktion (Echokardiographie vor 1. Therapie), Neurotoxizität und Kleinhirn-Zeichen
Dosisreduktion	Anthracycline bei Leberfunktionsstörung, cave: kardiale Vorschädigung, bei cerebellären Symptomen, Exanthem, Bilirubin > 3,0mg/dl, GOT, AP-Anstieg: Cytarabin stoppen; bei Zytopenie Therapiepausen (keine Dosisreduktion); siehe Dosismodifikationstabelle
Summendosis	Idarubicin >120mg/m² i.v.: Gefahr der Kardiotoxizität
Wechselwirkungen	**Cytarabin: Vorsicht bei gleichzeitiger Digoxin-Gabe** → engmaschige Überwachung der Digoxin-Spiegel
Erfolgsbeurteilung	nach jedem Zyklus
Wiederholung	Tag 22. nach 3-4 Wochen (nach hämatopoetischer Regeneration Knochenmarkpunktion und Blutbild); bei Induktion: Aplasiekontrolle 1 Woche nach Ende
Literatur	Baer M et al., Semin Oncol, 1993;20(6):Suppl8

Diese Krebstherapie birgt letale Risiken. Die Anwendung darf nur durch erfahrene Onkologen und entsprechend ausgebildetes Pflegepersonal erfolgen. Das Protokoll muss im Einzelfall überprüft und der klinischen Situation angepasst werden.

060102_26_b **Gemtuzumab / Cytara / Dauno Konsolidierung** **ICD-10: C92.0**

Indikation: de novo CD33-positive AML

Protokoll-Hinweis: Daunorubicin/Cytarabin/Gemtuzumab Ozogamicin

Hauptmedikation (Zyklus 1)

Tag	zeitl. Ablauf	Substanz	Basisdosierung	Trägerlösung (ml)	Appl.	Infusionsdauer	Bemerkungen
1	0	Daunorubicin	60 mg/m²	100 ml NaCl 0,9 %	i.v.	30min	Freilaufende Infusion
1	+30min	Gemtuzumab-Ozogamicin	3 mg/m²	50 ml NaCl 0,9 %	i.v.	2h	Max 5mg absolut. Vor Infusionsbeginn bis 4h nach Infusionsende Vitalfunktion monitorisieren; über in-line Filter, Lichtschutz.
1	+2h 30min	Cytarabin	1 000 mg/m²	250 ml NaCl 0,9 %	i.v.	3h	
1	+14h 30min	Cytarabin	1 000 mg/m²	250 ml NaCl 0,9 %	i.v.	3h	im Abstand von 12h
2-4	0	Cytarabin	1 000 mg/m²	250 ml NaCl 0,9 %	i.v.	3h	
2-4	+12h	Cytarabin	1 000 mg/m²	250 ml NaCl 0,9 %	i.v.	3h	im Abstand von 12h

Zyklusdiagramm

	Tag 1	2	3	4	5	6
Daunorubicin	☐					
Gemtuzumab-Ozogamicin	■					
Cytarabin	☐	☐	☐	☐		

Wiederholungsinfo: Start Zyklus 2 an d29.

Achtung: folgende Kombinationen sind **nicht** y-site-kompatibel:
- Dexamethason ⇔ Daunorubicin
- Dexamethason ⇔ Gemtuzumab Ozogamicin
- Granisetron ⇔ Gemtuzumab Ozogamicin

Cave: Gemtuzumab:
Myelosuppression, Tumor-Lyse-Syndrom, Hepatotoxizität (einschliesslich Veno-occlusive Disease),
Dyspnoe, Anaphylaxie, Hypotonie, Lungenödem, Acutes respiratorisches Distress-Syndrom (ARD)
→ **Infusion monitorisieren (inkl. Puls, Blutdruck und Körpertemperatur),**
Notfallausrüstung bereithalten.

Prophylaktische Antikoagulation bei GFR >30ml/min

Thrombozytenzahl	Prophylaxe
>50.000/μl	Enoxaparin 40mg s.c.
20.000/μl - 50.000/μl	Enoxaparin 20mg s.c.
<20.000/μl	Keine prophylaktische Antikoagulation

Obligate Prä- und Begleitmedikation (Zyklus 1)

Tag	zeitl. Ablauf	Substanz	Basisdosierung	Trägerlösung (ml)	Appl.	Infusionsdauer	Bemerkungen
1	-30min	Paracetamol	1 000 mg		p.o.		bei Bedarf nach 4h wiederholen
1	-30min	Clemastin	1 mg		p.o.		
1	-1h	Famotidin	20 mg		p.o.		
1	-30min	Granisetron	1 mg		i.v.	15min	
1	+14h	Dexamethason	8 mg		i.v.	15min	
1	+14h	Granisetron	1 mg		i.v.	15min	
1-4	Gabe	Enoxaparin	* - befundabhängig -		s.c.		* Dosierung siehe Memobox "prophylaktische Antikoagulation"
1-4	-30min	NaCl 0,9 %	2 000 ml		i.v.	24h	
1-4	-30min	Dexamethason	8 mg		i.v.	15min	
1-5	1-1-1	Dexa-Sine SE® Augentropfen	1 Tropfen		i.o.		alle 6 Stunden bis 24h nach Ende AraC-Therapie
1-28	0-1-0-0	Cotrimoxazol	960 mg		p.o.		Mo, Mi, Fr
2-4	-30min	Granisetron	1 mg		i.v.	15min	
2-4	+11h 30min	Granisetron	1 mg		i.v.	15min	
2-4	+11h 30min	Dexamethason	8 mg		i.v.	15min	
6-10	1-1-1-1	Corneregel® Augentropfen	1 Tropfen		i.o.		alle 6 Stunden

Hauptmedikation (Zyklus 2)

Tag	zeitl. Ablauf	Substanz	Basisdosierung	Trägerlösung (ml)	Appl.	Infusions-dauer	Bemerkungen
1	+30min	Gemtuzumab-Ozogamicin	3 mg/m²	50 ml NaCl 0,9 %	i.v.	2h	Max 5mg absolut. Vor Infusionsbeginn bis 4h nach Infusionsende Vitalfunktion monitorisieren; über in-line Filter, Lichtschutz.
1	+2h 30min	Cytarabin	1 000 mg/m²	250 ml NaCl 0,9 %	i.v.	3h	
1	+14h 30min	Cytarabin	1 000 mg/m²	250 ml NaCl 0,9 %	i.v.	3h	im Abstand von 12h
1-2	0	Daunorubicin	60 mg/m²	100 ml NaCl 0,9 %	i.v.	30min	Freilaufende Infusion
2	+30min	Cytarabin	1 000 mg/m²	250 ml NaCl 0,9 %	i.v.	3h	
2	+12h 30min	Cytarabin	1 000 mg/m²	250 ml NaCl 0,9 %	i.v.	3h	im Abstand von 12h
3-4	0	Cytarabin	1 000 mg/m²	250 ml NaCl 0,9 %	i.v.	3h	
3-4	+12h	Cytarabin	1 000 mg/m²	250 ml NaCl 0,9 %	i.v.	3h	im Abstand von 12h

Zyklusdiagramm

	Tag 1	2	3	4	5	6
Daunorubicin						
Gemtuzumab-Ozogamicin	■					
Cytarabin						

Cave: Gemtuzumab:
Myelosuppression, Tumor-Lyse-Syndrom, Hepatotoxizität (einschliesslich Venoocclusive Disease),
Dyspnoe, Anaphylaxie, Hypotonie, Lungenödem, Acutes respiratorisches Distress-Syndrom (ARD)
→ **Infusion monitorisieren (inkl. Puls, Blutdruck und Körpertemperatur), Notfallausrüstung bereithalten.**

Obligate Prä- und Begleitmedikation (Zyklus 2)

Tag	zeitl. Ablauf	Substanz	Basisdosierung	Trägerlösung (ml)	Appl.	Infusions-dauer	Bemerkungen
1	-30min	Paracetamol	1 000 mg		p.o.		bei Bedarf nach 4h wiederholen
1	-1h	Famotidin	20 mg		p.o.		
1	-30min	Clemastin	1 mg		p.o.		
1	+14h	Dexamethason	8 mg		i.v.	15 min	
1	+14h	Granisetron	1 mg		i.v.	15min	
1-2	-30min	Granisetron	1 mg		i.v.	15min	
1-4	Gabe	Enoxaparin	* - befundabhängig -		s.c.		* Dosierung siehe Memobox "prophylaktische Antikoagulation"
1-4	-30min	NaCl 0,9 %	2000 ml		i.v.	24h	
1-4	-30min	Dexamethason	8 mg		i.v.	15 min	
1-5	1-1-1-1	Dexa-Sine SE® Augentropfen	1 Tropfen		i.o.		alle 6 Stunden bis 24h nach Ende AraC-Therapie
1-28	0-1-0-0	Cotrimoxazol	960 mg		p.o.		Mo, Mi, Fr
2	+12h	Dexamethason	8 mg		i.v.	15 min	
2	+12h	Granisetron	1 mg		i.v.	15min	
3-4	+11h 30min	Dexamethason	8 mg		i.v.	15 min	
3-4	-30min	Granisetron	1 mg		i.v.	15min	
3-4	+11h 30min	Granisetron	1 mg		i.v.	15min	
6-10	1-1-1-1	Corneregel® Augentropfen	1 Tropfen		i.o.		alle 6 Stunden

Bedarfsmedikation	Erythrozyten- und Thrombozytententransfusion, Antibiotika, Antimykotika (Prophylaxe + Therapie), Antidiarrhoika, Laxantien, Magnesium, Sucralfat, Diuretika, zusätzliche Antiemese.
FN-Risiko	>20% → G-CSF nach Rücksprache Oberarzt
Kontrollen	Vitalzeichen, Herzfunktion (EKG, vor 1. Therapie: Echokardiographie), Differentialblutbild, Interaktionen, Kreatinin-Clearance, Elektrolyte, Retentionswerte, Flüssigkeitsbilanz, Neurotoxizität, Leberwerte, Darmtoxizität, ZNS und Lungenfunktion. **Gemtuzumab Ozogamicin:** Infusionsbedingte Reaktionen (Überwachung inkl. Puls, Blutdruck,Körpertemperatur), Leberwerte (Bilirubin, ALT, AST, ALP) vor jeder Gemtuzumab-Gabe; Hepatomegalie, rasche Gewichtszunahme und Ascites als weitere Anzeichen für VOD/SOS; Anzeichen von TLS: Kalium, Harnsäure, Phosphat, Calcium. Blutzucker, Gerinnungsstatus (PT, aPTT, Fibrinogen), Infektions- und Blutungszeichen.

Dosisreduktion	siehe Dosismodifikationstabelle; **Gemtuzumab Ozogamicin:** Behandlung beenden bei **VOD/SOS; Infusionsbedingte Reaktionen** → Infusion unterbrechen und eine geeignete medizinische Behandlung basierend auf der Schwere der Symptome einleiten. Patienten überwachen bis Symptome vollständig abgeklungen sind und die Infusion fortgesetzt werden kann. Bei schwerwiegenden oder lebensbedrohlichen Infusionsreaktionen ist eine dauerhafte Beendigung der Therapie zu erwägen. Die Behandlung von Patienten mit schweren Infektionen, Blutungen/ Hämorrhagien oder anderen Folgen einer Myelosuppression, einschließlich schwerer Neutropenie oder persistierender Thrombozytopenie, erfordert möglicherweise eine Verschiebung der Applikation oder die dauerhafte Beendigung der Therapie. **Andere schwere oder lebensbedrohliche nicht-hämatologische Toxizitäten** → Therapie solange unterbrechen bis eine Erholung auf einen milden Toxizitätsschweregrad erfolgt ist. Bei sequentiellen Applikationen von Gemtuzumab Ozogamicin sollte das Auslassen einer Dosis bei einer Verzögerung von mehr als 2 Tagen erwogen werden.
Cave	**Infusionsbedinge Reaktionen mit Gemtuzumab Ozogamicin möglich**
Summendosis	Daunorubicin: 550 mg/m² Gefahr der Kardiotoxizität (bzw. 400mg/m² bei vorangegangener oder gleichzeitiger Bestrahlung des Mediastinums sowie Verabreichung von anderen potentiell kardiotoxischen Substanzen).
Therapievoraussetzung	CR nach Induktion d.h. <5% Blasten in normozellulärem Knochenmark bei ANC > 1,0 x 10^9/l und Thrombozyten ≥ 100 X 10^9/l im peripheren Blut ohne Transfusion.
Wechselwirkungen	**Cytarabin: Vorsicht bei gleichzeitiger Digoxin-Gabe** → engmaschige Überwachung der Digoxin-Spiegel bzw. Umstellung auf Digitoxin erwägen.
Bemerkungen	Behandlung mit Gemtuzumab Ozogamicin erst nach Vorliegen entsprechender zytogenetischer Befunde (für Patienten mit Hochrisiko-Zytogenetik Wiksamkeit nicht belegt).
Erfolgsbeurteilung	KMP nach Regeneration
Wiederholung	**Zyklus 1-1:** Star Zyklus 2 an d29. **Zyklus 2-2:**
Literatur	Lambert J et al. Haematologica 2019;104(1):113-19; Hills RK et al. Lancet Oncol. 2014; 15(9):986-96; Fachinformation Mylotarg®

Diese Krebstherapie birgt letale Risiken. Die Anwendung darf nur durch erfahrene Onkologen und entsprechend ausgebildetes Pflegepersonal erfolgen. Das Protokoll muss im Einzelfall überprüft und der klinischen Situation angepasst werden.

060102_24_2   Midostaurin/Cytarabin Konsolidierung 18-65Jahre (analog AMLSG 16-10)   Indikation: AML mit FLT3ITD

ICD-10: ICD-10: C92.0

Protokoll-Hinweis: Cytarabin/Midostaurin

Hauptmedikation (Zyklus 1-n)

Tag	zeitl. Ablauf	Substanz	Basisdosierung	Trägerlösung (ml)	Appl.	Infusions-dauer	Bemerkungen
1, 3, 5	0	Cytarabin	3 000 mg/m²	250 ml NaCl 0,9 %	i.v.	3h	im Abstand von 12h, Gesamtdosis: 18g/m²; Patienten > 65 Jahre: 1g/m² alle 12h, Gesamtdosis: 6g/m²
1, 3, 5	+12h	Cytarabin	3 000 mg/m²	250 ml NaCl 0,9 %	i.v.	3h	im Abstand von 12h, Gesamtdosis: 18g/m²; Patienten > 65 Jahre: 1g/m² alle 12h, Gesamtdosis: 6g/m²
8-21	1-0-1-0	Midostaurin	50 mg abs.		p.o.		ab Tag 8 bis Tag 21. Bei geplanter SZT max. bis 48h vor Beginn Konditionierung. 50 mg tägl. 2x tägl. (Tagesgesamtdosis = 100 mg), Einnahme zu den Mahlzeiten

Zyklusdiagramm

	Tag 1	2	3	4	5	6	7	8	9	10	11	12	13	14	15	16	17	18	19	20	21	[…]	Wdh: 29
Cytarabin	□		□		□																		
Midostaurin								■	■	■	■	■	■	■	■	■	■	■	■	■	■		

Wiederholungsinfo: bei ungenügendem Ansprechen: Wdh. d29 für 3 weitere Zyklen möglich. bei genügendem Ansprechen: Konditionierung → SCT

Achtung:
Midostaurin ist ein CYP3A4-Substrat. Wechselwirkung mit potenten CYP3A4-Inhibitoren beachten, besonders Azol-Antimykotika (pulmonale Toxizität)

ab Tag 8 bis Tag 21:
Midostaurin 100mg abs./d p.o. (50mg morgens und abends)
cave: bei geplanter SCT 48h vor Beginn der Konditionierung Midostaurin absetzen (wg. CYP3A4-Interaktionen).

Cave: keine Paracetamol-Einnahme während Therapie mit Midostaurin. Durch Hemmung der UDP-Glucuronosyltransferase-Aktivität Potenzierung der Paracetamol induzierten Lebertoxizität möglich. Erhebliche Lebertoxizität beschrieben. Lit. Ratain M.J. BJCP 2011 71; 6: 917-20.

Prophylaktische Antikoagulation bei GFR >30ml/min

Thrombozytenzahl	Prophylaxe
>50.000/µl	Enoxaparin 40mg s.c.
20.000/µl - 50.000/µl	Enoxaparin 20mg s.c.
<20.000/µl	Keine prophylaktische Antikoagulation

Achtung:
mögliche QT-Zeit-Verlängerung mit Midostaurin.
Überwachung von K⁺ und Mg²⁺ gleichzeitig Gabe von Medikamenten, die eine QT-Zeit-Verlängerung induzieren, vermeiden

Obligate Prä- und Begleitmedikation (Zyklus 1-n)

Tag	zeitl. Ablauf	Substanz	Basisdosierung	Trägerlösung (ml)	Appl.	Infusions-dauer	Bemerkungen
1, 3, 5	Gabe	Enoxaparin	*		s.c.		* Dosierung siehe Memobox "prophylaktische Antikoagulation"
1, 3, 5	-30min	NaCl 0,9 %	2 000 ml		i.v.	24h	
1, 3, 5	-30min	Dexamethason	8 mg		i.v.	B	
1, 3, 5	-30min	Granisetron	1 mg	100 ml NaCl 0,9 %	i.v.	15min	
1, 3, 5	+11h 30min	Dexamethason	8 mg		i.v.	B	
1, 3, 5	+11h 30min	Granisetron	1 mg	100 ml NaCl 0,9 %	i.v.	15min	
1-6	1-1-1-1	Dexa-Sine SE® Augentropfen	2 Trpf.		i.o.		beidseitig alle 6h; bis 24h nach letzter Cytarabin-Gabe
1-28	0-1-0-0	Cotrimoxazol	960 mg		p.o.		Montag, Mittwoch, Freitag
7-11	1-1-1-1	Corneregel® Augentropfen	1 Trpf.		i.o.		

Bedarfsmedikation	Antidiarrhoika, Analgetika, Antibiotika, Antimykotika (Prophylaxe + Therapie), Erythrozyten- und Thrombozytentransfusion, Allopurinol zur Tumorlyse-Prophylaxe
FN-Risiko	>20% → G-CSF Gabe nach Rücksprache Oberarzt
Kontrollen	**wöchentlich:** Vitalzeichen, EKG, Blutbild (BUN, Kreatinin, AST, ALT, Gesamtbilirubin, ALP, LDH, Kalium, Natrium, Harnsäure); **alle 2-3 Tage und am Zyklusende:** Hämoglobin, RBC, PLT, WBC; Gerinnungsstatus (PT, aPTT, Fibrinogen), Nebenwirkungen, Begleitmedikation; **Tag 15 in jedem Zyklus:** Lipase-Wert; Plasmaprobe an **Tag 15 und Zyklusende;** Urinanalyse, Ende Konsolidierungszyklus; ECG, extramedulläre Erkrankung, Differentialblutbild
Dosisreduktion	**Midostaurin:** bei wiederholtem Auftreten von Neutropenie/Thrombozytopenie nach d35: 50mg/1x täglich, bei QT-Zeit > 470ms und < 500ms: 50mg/1x täglich bis QT-Zeit < 470ms (dann Fortsetzen der Therapie mit bisheriger Dosis), nach Therapieunterbrechung bei Cytarabin-bedingter Neurotoxizität Cytarabin 2g/m² (18-65 Jahre)

Cave	Cave- keine Paracetamol-Einnahme während Therapie mit Midostaurin. Durch Hemmung der UDP-Glucuronosyltransferase- Aktivität Potenzierung der Paracetamol induzierten Lebertoxizität möglich. Erhebliche Lebertoxizität beschrieben. Lit. Ratain M.J. BJCP 2011 71; 6: 917-20.
Therapievoraussetzung	hämatologische Regeneration: Thrombozyten > 100 x 10^9/l, Neutrophile > 1,0 x 10^9/l
Therapieunterbrechung	Midostaurin: Neutropenie, Thrombozytopenie nach d35 Induktion Grad >4 bis Rückgang auf Grad <3, Lungeninfiltrat Grad >3 bis Grad <1, QT-Zeit(Berechnung nach Bazett-Formel)>500ms, nicht-hämatologische Toxizitäten Grad 3/4 bis Grad <1, Cytarabin-bedingte Neurotoxizität Grad >2 Therapieunterbrechung für den aktuellen Zyklus ->wenn Rückgang auf Grad <1: Fortführung mit reduzierter Dosis
Therapieabbruch	QT-Zeit >500ms und keine Korrektur auf <470ms innerhalb von 3 Wochen möglich, Reexposition möglich wenn QT-Zeit <470ms, bei Therapieunterbrechung Midostaurin >28Tage, bei wiederholtem Auftreten von Cytarabin-bedingter Neurotoxizität auch nach Dosisreduktion Grad >2
Wechselwirkungen	**Cytarabin: Vorsicht bei gleichzeitiger Digoxin-Gabe** → engmaschige Überwachung der Digoxin-Spiegel
Erfolgsbeurteilung	d35-42: Knochenmarksaspirat, Blut- und Plasmaprobe
Wiederholung	Tag 29. bei ungenügendem Ansprechen: Wdh. d29 für 3 weitere Zyklen möglich. bei genügendem Ansprechen: Konditionierung → SCT
Literatur	Stone et al. N Eng J Med 2017;377:454-64; Fachinformation Midostaurin; Fachinformation Cytarabin

Diese Krebstherapie birgt letale Risiken. Die Anwendung darf nur durch erfahrene Onkologen und entsprechend ausgebildetes Pflegepersonal erfolgen. Das Protokoll muss im Einzelfall überprüft und der klinischen Situation angepasst werden.

| 060102_24_3 | Midostaurin/Cytarabin Konsolidierung >65Jahre (analog AMLSG 16-10) | Indikation: AML mit FLT3ITD | ICD-10: ICD-10: C92.0 |

Protokoll-Hinweis: Cytarabin/Midostaurin

Hauptmedikation (Zyklus 1-n)

Tag	zeitl. Ablauf	Substanz	Basisdosierung	Trägerlösung (ml)	Appl.	Infusions-dauer	Bemerkungen
1, 3, 5	0	Cytarabin	1 000 mg/m²	250 ml NaCl 0,9 %	i.v.	3h	im Abstand von 12h; Gesamtdosis: 6000mg/m² (>65Jahre)
1, 3, 5	+12h	Cytarabin	1 000 mg/m²	250 ml NaCl 0,9 %	i.v.	3h	im Abstand von 12h; Gesamtdosis: 6000mg/m² (>65Jahre)
8-21	1-0-1-0	Midostaurin	50 mg abs.		p.o.		ab Tag 8 bis Tag 21. Bei geplanter SZT max. bis 48h vor Beginn Konditionierung. 50 mg abs. 2x tägl. (Tagesgesamtdosis = 100 mg). Einnahme zu den Mahlzeiten

Zyklusdiagramm | Tag 1 2 3 4 5 6 7 | 8 9 10 11 12 13 14 | 15 16 17 18 19 20 21 [...] Wdh: 29

Cytarabin
Midostaurin

Wiederholungsinfo: bei ungenügendem Ansprechen: Wdh. d29 für 3 weitere Zyklen möglich. bei genügendem Ansprechen: Konditionierung → SCT

Achtung:
Midostaurin ist ein CYP3A4-Substrat Wechselwirkung mit potenten CYP3A4-Inhibitoren beachten, besonders Azol-Antimykotika (pulmonale Toxizität)

ab Tag 8 bis Tag 21:
Midostaurin 100mg abs./d p.o. (50mg morgens und abends)
cave: bei geplanter SCT 48h vor Beginn der Konditionierung Midostaurin absetzen (wg. CYP3A4-Interaktionen).

Cave- **keine Paracetamol-Einnahme während Therapie mit Midostaurin.** Durch Hemmung der UDP-Glucuronosyltransferase- Potenzierung der Paracetamol induzierten Lebertoxizität möglich. Erhebliche Lebertoxizität beschrieben. Lit. Ratain M.J. BJCP 2011 71; 6: 917-20.

Prophylaktische Antikoagulation bei GFR >30ml/min	
Thrombozytenzahl	Prophylaxe
>50.000/µl	Enoxaparin 40mg s.c.
20.000/µl - 50.000/µl	Enoxaparin 20mg s.c.
<20.000/µl	Keine prophylaktische Antikoagulation

Achtung:
mögliche QT-Zeit-Verlängerung mit Midostaurin: **Überwachung von K^+ und Mg^{2+}** gleichzeitig Gabe von Medikamenten, die eine QT-Zeit-Verlängerung induzieren, vermeiden

Obligate Prä- und Begleitmedikation (Zyklus 1-n)

Tag	zeitl. Ablauf	Substanz	Basisdosierung	Trägerlösung (ml)	Appl.	Infusions-dauer	Bemerkungen
1, 3, 5	Gabe	Enoxaparin	*		s.c.		* Dosierung siehe Memobox "prophylaktische Antikoagulation"
1, 3, 5	-30min	NaCl 0,9 %	2 000 ml		i.v.	24h	
1, 3, 5	-30min	Dexamethason	8 mg		i.v.	B	
1, 3, 5	-30min	Granisetron	1 mg	100 ml NaCl 0,9 %	i.v.	15min	
1, 3, 5	+11h 30min	Dexamethason	8 mg		i.v.		
1, 3, 5	+11h 30min	Granisetron	1 mg	100 ml NaCl 0,9 %	i.v.	15min	
1-6	1-1-1-1	Dexa-Sine SE® Augentropfen	2 Trpf.		i.o.		beidseitig alle 6h; bis 24h nach letzter Cytarabin-Gabe
1-28	0-1-0-0	Cotrimoxazol	960 mg		p.o.		Montag, Mittwoch, Freitag
7-11	1-1-1-1	Corneregel® Augentropfen	1 Trpf.		i.o.		

Bedarfsmedikation	Antidiarrhoika, Analgetika, Antibiotika, Antimykotika (Prophylaxe + Therapie), Erythrozyten- u. Thrombozytentransfusion, Allopurinol zur Tumorlyse-Prophylaxe
FN-Risiko	> 20 % → G-CSF Gabe nach Rücksprache Oberarzt
Kontrollen	wöchentlich: Vitalzeichen, ECG, Blutbild (BUN, Kreatinin, AST, ALT, Gesamtbilirubin, ALP, LDH, Kalium, Natrium, Harnsäure); alle 2-3 Tage und am Zyklusende: Hämoglobin, RBC, PLT, WBC; Gerinnungsstatus (PT, aPTT, Fibrinogen), Nebenwirkungen; Begleitmedikation; **Tag 15 in jedem Zyklus:** Lipase-Wert; Plasmaprobe an Tag 15 und Zyklusende; Urinanalyse, Ende Konsolidierungszyklus: ECG, extramedulläre Erkrankung, Differenzialblutbild
Dosisreduktion	Midostaurin: bei wiederholtem Auftreten von Neutropenie/Thrombozytopenie nach d35: 50mg/1xtäglich, bei QT-Zeit >470ms und <500ms: 50mg/1xtäglich bis QT-Zeit <470ms (dann Fortsetzen der Therapie mit bisheriger Dosis), nach Therapieunterbrechung bei Cytarabin-bedingter Neurotoxizität Cytarabin 0,5g/m² (>65Jahre)
Cave	Cave- keine Paracetamol-Einnahme während Therapie mit Midostaurin. Durch Hemmung der UDP-Glucuronosyltransferase- Aktivität Potenzierung der Paracetamol induzierten Lebertoxizität möglich. Erhebliche Lebertoxizität beschrieben. Lit. Ratain M.J. BJCP 2011 71; 6: 917-20.
Therapievoraussetzung	hämatologische Regeneration: Thrombozyten >100 x 10⁹/l, Neutrophile >1,0 x 10⁹/l

Therapieunterbrechung	Midostaurin: Neutropenie, Thrombozytopenie nach d35 Induktion Grad >4 bis Rückgang auf Grad <3, Lungeninfiltrat Grad >3 bis Grad <1, QT-Zeit (Berechnung nach Bazett-Formel)>500ms, nicht-hämatologische Toxizitäten Grad 3/4 bis Grad <1, Cytarabin-bedingte Neurotoxizität Grad >2 Therapieunterbrechung für den aktuellen Zyklus ->wenn Rückgang auf Grad <1: Fortführung mit reduzierter Dosis
Therapieabbruch	QT-Zeit>500ms und keine Korrektur auf <470ms innerhalb von 3 Wochen möglich, Reexposition möglich wenn QT-Zeit<470ms, bei Therapieunterbrechung Midostaurin >28Tage, bei wiederholtem Auftreten von Cytarabin-bedingter Neurotoxizität auch nach Dosisreduktion Grad>2
Wechselwirkungen	**Cytarabin: Vorsicht bei gleichzeitiger Digoxin-Gabe** → engmaschige Überwachung der Digoxin-Spiegel
Erfolgsbeurteilung	d35-42: Knochenmarksaspirat, Blut- und Plasmaprobe
Wiederholung	Tag 29. bei ungenügendem Ansprechen: Wdh. d29 für 3 weitere Zyklen möglich. bei genügendem Ansprechen: Konditionierung → SCT
Literatur	Stone et al. N Eng J Med 2017;377;454-64; Fachinformation Midostaurin; Fachinformation Cytarabin

Diese Krebstherapie birgt letale Risiken. Die Anwendung darf nur durch erfahrene Onkologen und entsprechend ausgebildetes Pflegepersonal erfolgen. Das Protokoll muss im Einzelfall überprüft und der klinischen Situation angepasst werden.

| 060102_27_b | Vyxeos liposomal® (Daunorubicin/Cytarabin) Konsolidierung | Indikation: t-AML, AML-MRC | ICD-10: C92 |

Therapie-Hinweis: Start Konsolidierung 5-8 Wochen nach letztem Induktionszyklus.

Hauptmedikation

Tag	zeitl. Ablauf	Substanz	Basisdosierung	Trägerlösung (ml)	Appl.	Infusions-dauer	Bemerkungen
1, 3	0	Daunorubicin/Cytarabin (Vyxeos liposomal®) 44mg/100mg	94 mg/m²	500 ml NaCl 0,9 %	i.v.	1h30min	(Basisdosierung setzt sich zusammen aus 29mg/m² Daunorubicin und 65mg/m² Cytarabin). Infusionsbeutel unmittelbar verwenden (max. 4h im Kühlschrank haltbar). Bitte darauf achten, dass Intrafix-System 15μm Filter enthält. cave Paravasat-Risiko: über ZVK oder PICC verabreichen.

Zyklusdiagramm

Daunorubicin/Cytarabin (Vyxeos liposomal®) 44mg/100mg   Tag 1 2 3 4 5 6 7

Wiederholungsinfo: Start Konsolidierung 5-8 Wochen nach letztem Induktionszyklus. Insg. maximal 2 Konsolidierungszyklen.

Vyxeos®: Dosisanpassung bei Überempfindlichkeitsreaktion:

Symptome:	Maßnahmen:
leichte Überempfindlichkeitsreaktion (leichtes Hitzegefühl, Hautausschlag, Juckreiz, ...)	Behandlung abbrechen, Patient überwachen. Nach Abklingen der Symptome Wiederaufnahme mit: **halbierter Infusionsrate, Diphenhydramin 20-25mg i.v., Dexamethason 10mg i.v.**
mäßige Überempfindlichkeitsreaktion (mäßiger Hautausschlag, Hitzegefühl, leichte Atemnot, Brustkorbbeschwerden, ...)	Behandlung abbrechen. **Diphenhydramin 20-25mg i.v., Dexamethason 10mg i.v.** KEINE Wiederaufnahme. bei nächster Gabe: gleiche Dosis und Infusionsrate, aber mit Prämedikation.
schwere/ lebensbedrohliche Überempfindlichkeitsreaktion (eine den Einsatz von Vasopressoren erfordernde Hypotonie, Angioödem, bronchodilatationtherapie erfordernde Atemnot, generalisierte Urtikaria)	Behandlung dauerhaft abbrechen. KEINE Wiederaufnahme. **Diphenhydramin 20-25mg i.v., Dexamethason 10mg i.v., ggf. Adrenalin oder Bronchodilatatoren,** Pat. bis zum Abklingen der Symptome überwachen.

Dosierungsschema:

Induktion
→ wenn keine CR nach erster Induktion, ca. 3-4 Wochen später zweite Induktion möglich (vorausgesetzt kein Progress und keine inakzeptable Tox.)
→ maximal 2 Induktionszyklen

Konsolidierung
→ 5-8 Wochen nach Beginn der letzten Induktion
→ für Pat. mit Remission und ANC > 500/μl und Thrombozyten > 50.000/μl
→ zweiter Konsolidierungszyklus 5-8 Wochen nach Beginn der ersten Konsolidierung und nur wenn kein Progress und keine inakzeptable Tox.)
→ maximal 2 Konsolidierungszyklen

erste Induktion	Daunorubicin 44mg/m² + Cytarabin 100mg/m² **Tag 1, 3 und 5**
falls erforderlich: zweite Induktion	Daunorubicin 44mg/m² + Cytarabin 100mg/m² **Tag 1 und 3**
Konsolidierung	Daunorubicin 29mg/m² + Cytarabin 65mg/m² **Tag 1 und 3**

cave: **erhöhtes Blutungsrisiko** durch Therapie mit Vyxeos.
→ gleichzeitige Gabe von ASS, Heparin, etc. nur nach patientenindividueller Nutzen-Risiko-Abwägung

Obligate Prä- und Begleitmedikation

Tag	zeitl. Ablauf	Substanz	Basisdosierung	Trägerlösung (ml)	Appl.	Infusions-dauer	Bemerkungen
1, 3	-30min	NaCl 0,9%	2 000 ml		i.v.	24h	
1, 3	-30min	Granisetron	3 mg		i.v.	15min	
1-28	0-1-0-0	Cotrimoxazol	960 mg		p.o.		Mo, Mi, Fr
1-28	1-0-0-0	Aciclovir	400 mg		p.o.		Mo, Mi, Fr
1-28	1-0-0-0	Posaconazol Tabletten	300 mg		p.o.		

Bedarfsmedikation	Posaconazol nach individueller klinischer Entscheidung
FN-Risiko	>20% → G-CSF nach Rücksprache Oberarzt
Kontrollen	vor Behandlungsbeginn Beurteilung der Herzfunktion (EKG, ECHO, MUGA). Während Therapie Herzfunktion engmaschig überwachen.
Cave	ASS/ Heparin nur nach patientenindividueller Nutzen-Risiko-Abwägung.
Therapieaufschub	versäumte Dosis so schnell wie möglich nachholen und Dosierungsplan unter Beibehaltung des Behandlungsintervalls entsprechend anpassen.
Nebenwirkungen	**Blutungen aufgrund Thrombozytopenie**, Infektionen, Kardiotoxizität, Hyperurikämie, Gewebsnekrose durch Paravasat, Anwendung von Vyxeos bei Patienten, die zuvor Doxorubicin erhalten haben, erhöht das Risiko einer Kardiotoxizität.
Kontraindikation	KI bei eingeschränkter Herzfunktion. **cave bei kupferbedingten Erkrankungen** (M. Wilson,...): Vyxeos enthält 14mg elementares Kupfer.
Bemerkungen	Vyxeos liposomal darf nicht gegen andere Daunorubicin- und/oder Cytarabin-haltige Produkte augetauscht werden, da andere Dosierung und Pharmakokinetik. Keine Lebendimpfstoffe.
Therapiedauer	max. 2 Induktionszyklen und max. 2 Konsolidierungszyklen
Wiederholung	Start Konsolidierung 5-8 Wochen nach letztem Induktionszyklus. Insg. maximal 2 Konsolidierungszyklen.
Literatur	Fachinformation Vyxeos®; Lancet et al. J Clin Oncol. 2018 Sep 10;36(26):2684-2692

Diese Krebstherapie birgt letale Risiken. Die Anwendung darf nur durch erfahrene Onkologen und entsprechend ausgebildetes Pflegepersonal erfolgen. Das Protokoll muss im Einzelfall überprüft und der klinischen Situation angepasst werden.

| 060200_01 | *Azacitidin subcutan (7x75mg/m²)* | *Indikation: Myelodysplastisches Syndrom, AML* | *ICD-10: C92.0, D46.9* |

Hauptmedikation (Zyklus 1-n)

Tag	zeitl. Ablauf	Substanz	Basisdosierung	Trägerlösung (ml)	Appl.	Infusions-dauer	Bemerkungen
1-7	0	Azacitidin	75 mg/m²	Unverdünnt	s.c.		Auf lückenlose Kühlkette achten.Max. 30min bei Raumtemp. lagern.bei Dosen > 100mg Aufteilung auf 2 Spritzen

Zyklusdiagramm	Tag 1	2	3	4	5	6	7	[...]	Wdh: 29
Azacitidin	☐	☐	☐	☐	☐	☐	☐		

Wiederholungsinfo: Therapiefortführung solange der Patient profitiert.

Obligate Prä- und Begleitmedikation (Zyklus 1-n)

Tag	zeitl. Ablauf	Substanz	Basisdosierung	Trägerlösung (ml)	Appl.	Infusions-dauer	Bemerkungen
1-7	-1h	Granisetron	2 mg		p.o.		

Bedarfsmedikation	Metoclopramid 50mg p.o. oder i.v., Movicol ®
FN-Risiko	< 10%
Kontrollen	Blutbild, Elektrolyte, Retentionswerte, Leberwerte
Dosisreduktion	bei Kreatinin- oder Harnstoffanstieg > 2-facher Ausgangswert oder Serumbicarbonat < 20mmol/l: Therapiepause bis Wert vor Therapiebeginn erreicht, danach Dosisreduktion um 50%. DR von Azacitidin bei hämatologischer Toxizität (ANC < 1 000/µl und/oder Thrombozyten < 20 000/µl) zum Zeitpunkt der geplanten Therapiefortführung
Antibiotikaprophylaxe	Bei WBC < 2 000/µl oder ANC < 500/µl:Cotrimoxazol 960mg p.o. 1/2 - 0 - 0/d, Ciprofloxacin oder Norfloxacin
Erfolgsbeurteilung	Erhöhung der Dosis auf 100mg/m² wenn nach 6 Zyklen kein Erfolg nachweisbar und nur Nausea und Erbrechen als Nebenwirkungen aufgetreten sind.
Wiederholung	Tag 29. Therapiefortführung solange der Patient profitiert.
Literatur	Silverman LR et al. J Clin Oncol. 2002 May 15;20(10):2429-40; Fenaux P et al. Lancet Oncol. 2009; 10(3):223-32; Dombret H et al. Blood. 2015; 126(3):291-9

Diese Krebstherapie birgt letale Risiken. Die Anwendung darf nur durch erfahrene Onkologen und entsprechend ausgebildetes Pflegepersonal erfolgen. Das Protokoll muss im Einzelfall überprüft und der klinischen Situation angepasst werden.

060200_01a   Azacitidin intravenös (7x75mg/m²)   **Indikation: Myelodysplastisches Syndrom, AML**   *ICD-10: C92.0, D46.9*

Protokoll-Hinweis: Zulassungsstatus beachten: =DA s.c. oder i.v. (10-40min); Cave: wegen kurzer Haltbarkeit ist nach Möglichkeit die s.c. Applikation zu bevorzugen

Hauptmedikation (Zyklus 1-n)

Tag	zeitl. Ablauf	Substanz	Basisdosierung	Trägerlösung (ml)	Appl.	Infusions-dauer	Bemerkungen
1-7	0	Azacitidin	75 mg/m²	NaCl 0,9 % *(konzentra-tionsabhängig)*	i.v.	30min	Auf lückenlose Kühlkette achten. Die Gabe muss innerhalb von 2h nach Herstellung der Infusionslösung abgeschlossen sein.

Zyklusdiagramm | Tag 1 | 2 | 3 | 4 | 5 | 6 | 7 | [...] | Wdh: 29

Azacitidin ☐ ☐ ☐ ☐ ☐ ☐ ☐ ☐

Wiederholungsinfo: Therapiefortführung solange der Patient profitiert.

Obligate Prä- und Begleitmedikation (Zyklus 1-n)

Tag	zeitl. Ablauf	Substanz	Basisdosierung	Trägerlösung (ml)	Appl.	Infusions-dauer	Bemerkungen
1-7	-30min	NaCl 0,9 %	250 ml		i.v.	1h	
1-7	-30min	Granisetron	1 mg		i.v.	B	

Bedarfsmedikation	Metoclopramid 50mg p.o. oder i.v., Movicol ®
FN-Risiko	< 10%
Kontrollen	Blutbild, Elektrolyte, Retentionswerte, Leberwerte
Dosisreduktion	bei Kreatinin- oder Harnstoffanstieg > 2-facher Ausgangswert oder Serumbicarbonat < 20mmol/l: Therapiepause bis Wert vor Therapiebeginn erreicht, danach Dosisreduktion um 50%. DR von Azacitidin bei hämatologischer Toxizität (ANC < 1 000/µl und/oder Thrombozyten < 20 000/µl) zum Zeitpunkt der geplanten Therapiefortführung
Antibiotikaprophylaxe	Bei WBC < 2 000/µl oder ANC < 500/µl:Cotrimoxazol 960mg p.o. 1/2 - 0 - 0/d, Ciprofloxacin oder Norfloxacin
Erfolgsbeurteilung	Erhöhung der Dosis auf 100mg/m² wenn nach 6 Zyklen kein Erfolg nachweisbar und nur Nausea und Erbrechen als Nebenwirkungen aufgetreten sind.
Wiederholung	Tag 29. Therapiefortführung solange der Patient profitiert.
Literatur	Silverman LR et. J Clin Oncol. 2002 May 15;20(10):2429-40; Fenaux P et al. Lancet Oncol. 2009; 10(3):223-32; Dombret H et al. Blood. 2015; 126(3):291-9; FDA prescribing information

Diese Krebstherapie birgt letale Risiken. Die Anwendung darf nur durch durch erfahrene Onkologen und entsprechend ausgebildetes Pflegepersonal erfolgen. Das Protokoll muss im Einzelfall überprüft und der klinischen Situation angepasst werden.

060102_14 · **Decitabin Standard-Dosis (5 Tage)**   **Indikation: AML**   **ICD-10: C 92.0**

Hauptmedikation (Zyklus 1-n)

Tag	zeitl. Ablauf	Substanz	Basisdosierung	Trägerlösung (ml)	Appl.	Infusions-dauer	Bemerkungen
1-5	0	Decitabin	20 mg/m²	100 ml NaCl 0,9 %	i.v.	1h	Lösung ist 24h haltbar; Kühlkette einhalten, max. 1h vor der Applikation bei Raumtemp. Gesamtdosis pro Behandlungszyklus: max. 100mg/m2

Zyklusdiagramm Tag 1 | 2 | 3 | 4 | 5 | [...] | Wdh: 29
Decitabin

Wiederholungsinfo: bis Progression oder inakzeptable Toxizität.

Obligate Prä- und Begleitmedikation (Zyklus 1-n)

Tag	zeitl. Ablauf	Substanz	Basisdosierung	Trägerlösung (ml)	Appl.	Infusions-dauer	Bemerkungen
1-5	-30min	NaCl 0,9 %	500 ml		i.v.	1h30min	
1-28	0-1-0-0	Cotrimoxazol	960 mg		p.o.		ab Tag 1: Mo, Mi, Fr; Infektionsprophylaxe

Bedarfsmedikation	Antiemetika, Antiinfektiva, Hydroxyurea bei Leukozytose, Antibiotika und/oder Wachstumsfaktoren bei Neutropenie, Transfusionen bei Anämie oder Thrombozytopenie
Kontrollen	Differentialblutbild einschliesslich Thrombozytenzahl, Serumchemie
Dosisreduktion	ggf. Dosisverzögerung: siehe auch Therapieaufschub
Therapieaufschub	bei durch Myelosuppression auftretende Komplikationen: Febrile Neutropenie, aktive virale, bakterielle oder Pilzinfektionen, Blutungen (gastrointestinal, urogenital, pulmonal mit Thrombozytenzahlen < 25 000/µl oder Blutungen des ZNS)
Erfolgsbeurteilung	Knochenmarkpunktion in größeren Abständen
Wiederholung	Tag 29. bis Progression oder inakzeptable Toxizität
Literatur	Kantarjian H.M. et al. J Clin Oncol. 2012;30(21):2670-7; Cashen et al. J Clin Oncol. 2010;28(4):556-61; Fachinformation Decitabine

Diese Krebstherapie birgt letale Risiken. Die Anwendung darf nur durch erfahrene Onkologen und entsprechend ausgebildetes Pflegepersonal erfolgen. Das Protokoll muss im Einzelfall überprüft und der klinischen Situation angepasst werden.

060102_21   **Decitabin 3 Tage**   **Indikation: AML**   *ICD-10: C 92.0*

Hauptmedikation (Zyklus 1-n)

Tag	zeitl. Ablauf	Substanz	Basisdosierung	Trägerlösung (ml)	Appl.	Infusions-dauer	Bemerkungen
1-3	0	Decitabin	20 mg/m²	100 ml NaCl 0,9 %	i.v.	1h	Lösung ist 24h haltbar; Kühlkette einhalten, max. 1h vor der Applikation bei Raumtemp.

Zyklusdiagramm | Tag 1 | 2 | 3 | [...] | Wdh: 29

Decitabin | ■ | □ | ■ | □ |

Wiederholungsinfo: Tag 29-42

Obligate Prä- und Begleitmedikation (Zyklus 1-n)

Tag	zeitl. Ablauf	Substanz	Basisdosierung	Trägerlösung (ml)	Appl.	Infusions-dauer	Bemerkungen
1-3	-30min	NaCl 0,9 %	500 ml		i.v.	1h30min	
1-28	0-1-0-0	Cotrimoxazol	960 mg		p.o.		ab Tag 1: Mo, Mi, Fr; Infektionsprophylaxe

Bedarfsmedikation	Antiemetika, Antiinfektiva, Hydroxyurea bei Leukozytose, Antibiotika und/oder Wachstumsfaktoren bei Neutropenie, Transfusionen bei Anämie oder Thrombozytopenie
Kontrollen	Differentialblutbild einschliesslich Thrombozytenzahl, Serumchemie
Dosisreduktion	ggf. Dosisverzögerung: siehe auch Therapieaufschub
Therapieaufschub	bei durch Myelosuppression auftretende Komplikationen: Febrile Neutropenie, aktive virale, bakterielle oder Pilzinfektionen, Blutungen (gastrointestinal, urogenital, pulmonal mit Thrombozytenzahlen < 25 0000/μl oder Blutungen des ZNS)
Erfolgsbeurteilung	Knochenmarkpunktion in größeren Abständen
Therapiedauer	bis Progression oder inakzeptable Toxizität
Wiederholung	Tag 29, Tag 29-42
Literatur	Lübbert M et al. – aematol 2012; 97(3):393-401; Fachinformation Decitabin

Diese Krebstherapie birgt letale Risiken. Die Anwendung darf nur durch erfahrene Onkologen und entsprechend ausgebildetes Pflegepersonal erfolgen. Das Protokoll muss im Einzelfall überprüft und der klinischen Situation angepasst werden.

060102_28	Azacitidin / Venetoclax MIT ramp-up	Indikation: AML	ICD-10: 92.0

Hauptmedikation (Zyklus 1)

Tag	zeitl. Ablauf	Substanz	Basisdosierung	Trägerlösung (ml)	Appl.	Infusions-dauer	Bemerkungen
1	1-0-0-0	Venetoclax	100 mg		p.o.		Tablette(n) zu einer Mahlzeit mit Wasser im Ganzen einzunehmen
1-7	0	Azacitidin	75 mg/m²	Unverdünnt	s.c.		Auf lückenlose Kühlkette achten. Maximal 30min bei Raumtemp. lagern. Bei Dosen > 100mg Aufteilung auf 2 Spritzen.
2	1-0-0-0	Venetoclax	200 mg		p.o.		Tablette(n) zu einer Mahlzeit mit Wasser im Ganzen einzunehmen
3-28	1-0-0-0	Venetoclax	400 mg		p.o.		Tablette(n) zu einer Mahlzeit mit Wasser im Ganzen einzunehmen

Zyklusdiagramm Tag 1 2 3 4 5 6 7 8 9 10 11 12 13 14 15 16 17 18 19 20 21 22 23 24 25 26 27 28

Venetoclax
Azacitidin

Wiederholungsinfo: d29: Start Zyklus 2

Antifungale Prophylaxe empfohlen:
Wahl der antifungale Prophylaxe i.R. mit OA
CAVE: Interaktion Venetoclax ⇔ Azol-Antimykotika
→ Venetoclax Dosisanpassung erforderlich (s. Fachinfo)

Management von Interaktionen zwischen Venetoclax und CYP3A und P-gp Inhibitoren bei der AML-Therapie
(→Erhöhte Venetoclax Konzentration einhergehend mit erhöhtem Toxizitäts und TLS-Risiko)

Gleichzeitig verabreichte Substanz	ramp-up Venetoclax	Erhaltungsdosis (nach ramp-up) Venetoclax
Posaconazol	d1 : 10mg d2 : 20mg d3 : 50mg d4 : 100mg	100mg
Andere starke CYP3A Inhibitoren	d1 : 10mg d2 : 20mg d3 : 50mg d4 : 100mg	(ggf. weitere Dosisanpassung bei Neutropenie)
Moderate CYP3A Inhibitoren und P-gp Inhibitoren	Dosisreduktion Venetoclax um mindestens 50%	100mg

Die Venetoclax Therapie kann 2-3 Tage nach Ende der gleichzeitigen CYP3A- oder P-gp - Inhibitor- Gabe wieder mit der ursprünglichen Dosis (vor CYP3A- oder P-gp - Inhibitor- Gabe) fortgesetzt werden.
Verzehr von Grapefruitprodukten, Bitterorangen und Sternfrüchten vermeiden (enthalten CYP3A-Inhibitoren)
Die gleichzeitige Anwendung von starken und moderaten CYP3A Induktoren kann zu verminderter Venetoclax-Effizienz führen und sollte vermieden werden
Literatur: Jonas et al. How we use venetoclax with hypomethylating agents for the treatment of newly diagnosed patients with acute myeloid leukemia, Leukemia 2019; Agarwal et al. Management of Venetoclax-Posaconazole Interaction in Acute Myeloid Leukemia Patients: Evaluation of Dose Adjustments, Clinical Therapeutics 2017

Wichtig vor Venetoclax Erstgabe zur Reduktion des TLS-Risikos:
- **Leukozyten <25x10⁹** ggf. Zytoreduktion vor Therapiestart
- **Allopurinol** 300mg 1-0-0: **Start 3 Tage vor Erstgabe Venetoclax**
- **Orale / intravenöse Hydrierung 1,5-2 Liter** + Weiterführung täglich während Venetoclax Aufdosierung
- **Monitoring Serumchemie** (vor Erstgabe, sowie 6-8h nach Dosisanstieg und 24h nach Erreichen der fortzuführenden Dosis) **+ ggf. Korrektur Serumchemie im Vorfeld**

Bei Patienten mit Risikofaktoren für TLS (zirkulierende Blasten, hohe Tumorlast und Knochenmarkbefall, erhöhte LDH-Spiegel oder reduzierte Nierenfunktion vor Therapiebeginn) **Zusatzmaßnahmen wie engere Therapieüberwachung und reduzierte Venetoclax-Startdosis erwägen.**

Obligate Prä- und Begleitmedikation (Zyklus 1)

Tag	zeitl. Ablauf	Substanz	Basisdosierung	Trägerlösung (ml)	Appl.	Infusions-dauer	Bemerkungen
-2-28	1-0-0-0	Allopurinol	300 mg		p.o.		Start 3 Tage vor erster Venetoclax-Gabe. Therapiedauer in Abhängigkeit vom Harnsäurespiegel
1-7	-30min	NaCl 0,9 %	2 000 ml		i.v.	6h	
1-7	-30min	Granisetron	1 mg		i.v.	B	
1-28	0-1-0-0	Cotrimoxazol	960 mg		p.o.		Mo, Mi, Fr, Infektionsprophylaxe
1-28	1-1-1-0	Aciclovir	200 mg		p.o.		
2-7	-30min	NaCl 0,9 %	1 000 ml		i.v.	3h	

Hauptmedikation (Zyklus 2-n)

Tag	zeitl. Ablauf	Substanz	Basisdosierung	Trägerlösung (ml)	Appl.	Infusions-dauer	Bemerkungen
1-7	0	Azacitidin	75 mg/m²	Unverdünnt	s.c.		Auf lückenlose Kühlkette achten. Maximal 30min bei Raumtemp. lagern. Bei Dosen > 100mg Aufteilung auf 2 Spritzen.
1-28	1-0-0-0	Venetoclax	400 mg		p.o.		Tablette(n) zu einer Mahlzeit mit Wasser im Ganzen einzunehmen

Zyklusdiagramm

	Tag 1	2	3	4	5	6	7	8	9	10	11	12	13	14	15	16	17	18	19	20	21	22	23	24	25	26	27	28	Wdh: 29
Venetoclax	□	□	□	□	□	□	□	□	□	□	□	□	□	□	□	□	□	□	□	□	□	□	□	□	□	□	□	□	
Azacitidin	■	■	■	■	■	■	■																						

Antifungale Prophylaxe empfohlen:
Wahl der antifungale Prophylaxe i.R. mit OA
CAVE: Interaktion Venetoclax ⇔ Azol-Antimykotika
→ Venetoclax Dosisanpassung erforderlich (s. Fachinfo)

Management von Interaktionen zwischen Venetoclax und CYP3A und P-gp Inhibitoren bei der AML-Therapie
(→Erhöhte Venetoclax Konzentration einhergehend mit erhöhtem Toxizitäts und TLS-Risiko)

Gleichzeitig verabreichte Substanz	ramp-up Venetoclax	Erhaltungsdosis Venetoclax (nach ramp-up)
Posaconazol	d1: 10mg d2: 20mg d3: 50mg d4: 100mg	100mg (ggf. weitere Dosisanpassung bei Neutropenie)
Andere starke CYP3A In-hibitoren	d1: 10mg d2: 20mg d3: 50mg d4: 100mg	100mg
Moderate CYP3A Inhibitoren und P-gp Inhibitoren		Dosisreduktion Venetoclax um mindestens 50%

Die Venetoclax Therapie kann 2-3 Tage nach Ende der gleichzeitigen CYP3A- oder P-gp - Inhibitor- Gabe wieder mit der ursprünglichen Dosis (vor CYP3A- oder P-gp - Inhibitor- Gabe) fortgesetzt werden.

Verzehr von Grapefruitprodukten, Bitterorangen und Sternfrüchten vermeiden (enthalten CYP3A-Inhibitoren)

Die gleichzeitige Anwendung von starken und moderaten CYP3A Induktoren kann zu verminderter Venetoclax-Effizienz führen und sollte vermieden werden

Literatur: Jonas et al. How we use venetoclax with hypomethylating agents for the treatment of newly diagnosed patients with acute myeloid leukemia, Leukemia 2019; Agarwal et al. Management of Venetoclax-Posaconazole Interaction in Acute Myeloid Leukemia Patients: Evaluation of Dose Adjustments, Clinical Therapeutics 2017

Obligate Prä- und Begleitmedikation (Zyklus 2-n)

Tag	zeitl. Ablauf	Substanz	Basisdosierung	Trägerlösung (ml)	Appl.	Infusions-dauer	Bemerkungen
1-7	-1h	Granisetron	2 mg		p.o.		
1-28	0-1-0-0	Cotrimoxazol	960 mg		p.o.		Mo, Mi, Fr, Infektionsprophylaxe
1-28	1-1-1-0	Aciclovir	200 mg		p.o.		

Bedarfsmedikation	Antiemese, Rasburicase bei hohem TLS-Risiko, Hydroxyurea bei Leukozytose, Antiinfektiva, Pantoprazol, Loperamid, Transfusionen mit Blutprodukten, G-CSF (nach Remission).
FN-Risiko	>20% s. NW-Management
Kontrollen	TLS-Monitoring: K^+-, Harnsäure-, Phosphat-, Ca^{2+}- und Kreatinin-Spiegel vor Therapiebeginn mit Venetoclax und 6-8h nach jeder Steigerungsdosis, sowie 24h nach Erreichen der fortzuführenden Dosis. Serumchemie und Elektrolyte, Flüssigkeitsbilanz, Differentialblutbild einschliesslich Thrombozytenzahl, Leberfunktion.
Therapievoraussetzung	(Venetoclax-Therapie): Leukozytenzahl $<25 \times 10^9$/L; ggf. Zytoreduktion vor Therapiebeginn. Achtung: proBNP + Echo vor Therapiestart mit Venetoclax in Kombination mit HMA zur AML-Therapie (erhöhtes Risiko für kardiale Ereignisse)
Nebenwirkungen	**Empfehlungen bezüglich des Auftretens einer febrilen oder nicht febrilen Neutropenie Grad 4 oder Thrombozytopenie Grad 4 bei AML:** **Auftreten vor Remission:** Transfusion von Blutprodukten, Prophylaxe und Behandlung mit Antiinfektiva nach klinischer Indikation. Die Venetoclax / Azacitidin Therapie sollte auf Grund von Zytopenien vor einer Remission in der Regel nicht unterbrochen werden. **Erstes Auftreten nach Remission und Mindestdauer 7 Tage:** Therapieaufschub nachfolgender Zyklus + Monitoring Blutbild. G-CSF-Gabe für Neutropenie bei klinischer Indikation. Bei Rückläufigkeit der Tox. auf Grad 1 oder 2 Therapiewiederaufnahme mit der ursprünglichen Dosis. **Wiederholtes Auftreten nach Remission, Mindestdauer $\geq$7 Tage:** Therapieaufschub nachfolgender Zyklus + Monitoring Blutbild. G-CSF-Gabe für Neutropenie bei klinischer Indikation. Bei Rückläufigkeit der Tox. auf Grad 1 oder 2 Therapiewiederaufnahme mit der ursprünglichen Venetoclax-Dosis mit 7 Tagen Therapiepause Venetoclax für die folgenden Zyklen (Venetoclax d1-21)
Erfolgsbeurteilung	nach jedem Zyklus
Therapiedauer	bis Progression oder inakzeptable Toxizität
Wiederholung	**Zyklus 1-1:** d29: Start Zyklus 2 **Zyklus 2-n:** Tag 29.
Literatur	DiNardo et al. NEJM 2020; 383: 617-29. Fachinformation Venetoclax & FDA prescribing information.

Diese Krebstherapie birgt letale Risiken. Die Anwendung darf nur durch erfahrene Onkologen und entsprechend ausgebildetes Pflegepersonal erfolgen. Das Protokoll muss im Einzelfall überprüft und der klinischen Situation angepasst werden.

060102_22	Decitabin / Venetoclax MIT ramp-up	Indikation: AML	ICD-10: 92.0

Hauptmedikation (Zyklus 1)

Tag	zeitl. Ablauf	Substanz	Basisdosierung	Trägerlösung (ml)	Appl.	Infusions-dauer	Bemerkungen
1	1-0-0-0	Venetoclax	100 mg		p.o.		Kapsel(n) zu einer Mahlzeit mit Wasser im Ganzen einzunehmen
1-5	0	Decitabin	20 mg/m²	100 ml NaCl 0,9 %	i.v.	1h	Lösung ist 24h haltbar; Kühlkette einhalten, max. 1h vor der Applikation bei Raumtemp.
2	1-0-0-0	Venetoclax	200 mg		p.o.		Kapsel(n) zu einer Mahlzeit mit Wasser im Ganzen einzunehmen
3-28	1-0-0-0	Venetoclax	400 mg		p.o.		Kapsel(n) zu einer Mahlzeit mit Wasser im Ganzen einzunehmen

Zyklusdiagramm

	Tag 1	2	3	4	5	6	7	8	9	10	11	12	13	14	15	16	17	18	19	20	21	22	23	24	25	26	27	28	Wdh: 29
Venetoclax	□	□	□	□																									
Decitabin	■	■	■	■	■																								

Antifungale Prophylaxe empfohlen:
Wahl der antifungale Prophylaxe i.R. mit OA
CAVE: Interaktion Venetoclax ⇔ Azol-Antimykotika
→ Venetoclax Dosisanpassung erforderlich (s. Fachinfo)

Management von Interaktionen zwischen Venetoclax und CYP3A und P-gp Inhibitoren bei der AML-Therapie
(→Erhöhte Venetoclax Konzentration einhergehend mit erhöhtem Toxizitäts und TLS-Risiko)

Gleichzeitig verabreichte Substanz	ramp-up Venetoclax	Erhaltungsdosis (nach ramp-up) Venetoclax	
Posaconazol	d1: 10mg d2: 20mg d3: 50mg d4: 100mg	100mg	(ggf. weitere Dosisanpassung bei Neutropenie)
Andere starke CYP3A Inhibitoren	d1: 10mg d2: 20mg d3: 50mg d4: 100mg	100mg	
Moderate CYP3A Inhibitoren und P-gp Inhibitoren	Dosisreduktion Venetoclax um mindestens 50%		

Die Venetoclax Therapie kann 2-3 Tage nach Ende der gleichzeitigen CYP3A- oder P-gp - Inhibitor- Gabe wieder mit der ursprünglichen Dosis (vor CYP3A- oder P-gp - Inhibitor- Gabe) fortgesetzt werden.
Verzehr von Grapefruitprodukten, Bitterorangen und Sternfrüchten vermeiden (enthalten CYP3A-Inhibitoren)
Die gleichzeitige Anwendung von starken und moderaten CYP3A Induktoren kann zu verminderter Venetoclax-Effizienz führen und sollte vermieden werden

Literatur: Jonas et al. How we use venetoclax with hypomethylating agents for the treatment of newly diagnosed patients with acute myeloid leukemia, Leukemia 2019; Agarwal et al. Management of Venetoclax-Posaconazole Interaction in Acute Myeloid Leukemia Patients: Evaluation of Dose Adjustments, Clinical Therapeutics 2017

Wichtig vor Venetoclax Erstgabe zur Reduktion des TLS-Risikos:
- **Leukozyten <25x10⁹** ggf. Zytoreduktion vor Therapiestart
- **Allopurinol 300mg 1-0-0: Start 3 Tage vor Erstgabe Venetoclax**
- **Orale / intravenöse Hydrierung 1,5-2 Liter** + Weiterführung täglich während Venetoclax Aufdosierung
- **Monitoring Serumchemie** (vor Erstgabe, sowie 6-8h nach Dosisanstieg und 24h nach Erreichen der fortzuführenden Dosis) + ggf. Korrektur Serumchemie im Vorfeld
Bei Patienten mit Risikofaktoren für TLS (zirkulierende Blasten, hohe Tumorlast und Knochenmarkbefall, erhöhte LDH-Spiegel oder reduzierte Nierenfunktion vor Therapiebeginn) **Zusatzmaßnahmen wie engere Therapieüberwachung und reduzierte Venetoclax-Startdosis erwägen.**

Obligate Prä- und Begleitmedikation (Zyklus 1)

Tag	zeitl. Ablauf	Substanz	Basisdosierung	Trägerlösung (ml)	Appl.	Infusions-dauer	Bemerkungen
-2-28	1-0-0-0	Allopurinol	300 mg		p.o.		Start: 3 Tage vor erster Venetoclax-Gabe. Therapiedauer in Abhängigkeit vom Harnsäurespiegel
1	-30min	NaCl 0,9 %	2 000 ml		i.v.	6h	
1-5	-30min	Granisetron	1 mg		i.v.	B	
1-28	0-1-0-0	Cotrimoxazol	960 mg		p.o.		Mo, Mi, Fr, Infektionsprophylaxe
1-28	1-1-1-0	Aciclovir	200 mg		p.o.		
2-5	-30min	NaCl 0,9 %	1 000 ml		i.v.	3h	

Hauptmedikation (Zyklus 2-n)

Tag	zeitl. Ablauf	Substanz	Basisdosierung	Trägerlösung (ml)	Appl.	Infusions-dauer	Bemerkungen
1-5	0	Decitabin	20 mg/m^2	100 ml NaCl 0,9 %	i.v.	1h	Lösung ist 24h haltbar; Kühlkette einhalten, max. 1h vor der Applikation bei Raumtemp.
1-28	1-0-0-0	Venetoclax	400 mg		p.o.		Kapsel(n) zu einer Mahlzeit mit Wasser im Ganzen einzunehmen

Zyklusdiagramm

Tag	1	2	3	4	5	6	7	8	9	10	11	12	13	14	15	16	17	18	19	20	21	22	23	24	25	26	27	28	Wdh: 29
Venetoclax	□	□	□	□	□	□	□	□	□	□	□	□	□	□	□	□	□	□	□	□	□	□	□	□	□	□	□	□	
Decitabin	■	■	■	■	■																								

Antifungale Prophylaxe empfohlen:

Wahl der antifungale Prophylaxe i.R. mit OA

CAVE: Interaktion Venetoclax ⇔ Azol-Antimykotika

→ Venetoclax Dosisanpassung erforderlich (s. Fachinfo)

Management von Interaktionen zwischen Venetoclax und CYP3A und P-gp Inhibitoren bei der AML-Therapie

(→Erhöhte Venetoclax Konzentration einhergehend mit erhöhtem Toxizitäts und TLS-Risiko)

Gleichzeitig verabreichte Substanz	Sub-ramp-up Venetoclax	Erhaltungsdosis (nach ramp-up) Venetoclax
Posaconazol	d1: 10mg d2: 20mg d3: 50mg d4: 100mg	100mg
Andere starke CYP3A In-hibitoren	d1: 10mg d2: 20mg d3: 50mg d4: 100mg	(ggf. weitere Dosisanpassung bei Neutropenie) 100mg
Moderate CYP3A Inhibitoren und P-gp Inhibitoren		Dosisreduktion Venetoclax um mindestens 50%

Die Venetoclax Therapie kann 2-3 Tage nach Ende der gleichzeitigen CYP3A- oder P-gp - Inhibitor- Gabe wieder mit der ursprünglichen Dosis (vor CYP3A- oder P-gp - Inhibitor- Gabe) fortgesetzt werden.

Verzehr von Grapefruitprodukten, Bitterorangen und Sternfrüchten vermeiden (enthalten CYP3A-Inhibitoren)

Die gleichzeitige Anwendung von starken und moderaten CYP3A Induktoren kann zu verminderter Venetoclax-Effizienz führen und sollte vermieden werden

Literatur: Jonas et al. How we use venetoclax with hypomethylating agents for the treatment of newly diagnosed patients with acute myeloid leukemia, Leukemia 2019; Agarwal et al. Management of Venetoclax-Posaconazole Interaction in Acute Myeloid Leukemia Patients: Evaluation of Dose Adjustments, Clinical Therapeutics 2017

Obligate Prä- und Begleitmedikation (Zyklus 2-n)

Tag	zeitl. Ablauf	Substanz	Basisdosierung	Trägerlösung (ml)	Appl.	Infusions-dauer	Bemerkungen
1-5	-30min	NaCl 0,9 %	500 ml		i.v.	1h30min	
1-5	-30min	Granisetron	1 mg		i.v.	B	
1-28	0-1-0-0	Cotrimoxazol	960 mg		p.o.		Mo, Mi, Fr, Infektionsprophylaxe
1-28	1-1-1-0	Aciclovir	200 mg		p.o.		

Bedarfsmedikation	Antiemese, Rasburicase bei hohem TLS-Risiko, Hydroxyurea bei Leukozytose, Antiinfektiva, Pantoprazol, Transfusionen mit Blutprodukten, G-CSF (nach Remission).
FN-Risiko	>20% s. NW-Management
Kontrollen	TLS-Monitoring: K$^+$-, Harnsäure-, Phosphat-, Ca^{2+}- und Kreatinin-Spiegel vor Therapiebeginn mit Venetoclax und 6-8h nach jeder Steigerungsdosis, sowie 24h nach Erreichen der fortzuführenden Dosis. Serumchemie, Flüssigkeitsbilanz, Differentialblutbild einschliesslich Thrombozytenzahl.
Therapievoraussetzung	(Venetoclax-Therapie): Leukozytenzahl <25x10^9/L; ggf. Zytoreduktion vor Therapiebeginn. Achtung: proBNP + Echo vor Therapiestart mit Venetoclax in Kombination mit HMA zur AML-Therapie (erhöhtes Risiko für kardiale Ereignisse)

Nebenwirkungen	**Empfehlungen bezüglich des Auftretens einer febrilen oder nicht febrilen Neutropenie Grad 4 oder Thrombozytopenie Grad 4 bei AML:** **Auftreten vor Remission:** Transfusion von Blutprodukten, Prophylaxe und Behandlung mit Antiinfektiva nach klinischer Indikation. Die Venetoclax / Decitabine Therapie sollte auf Grund von Zytopenien vor einer Remission in der Regel nicht unterbrochen werden. **Erstes Auftreten nach Remission und Mindestdauer 7 Tage:** Therapieaufschub nachfolgender Zyklus + Monitoring Blutbild. G-CSF-Gabe für Neutropenie bei klinischer Indikation. Bei Rückläufigkeit der Tox. auf Grad 1 oder 2 Therapiewiederaufnahme mit der ursprünglichen Dosis. **Wiederholtes Auftreten nach Remission, Mindestdauer ≥7 Tage:** Therapieaufschub nachfolgender Zyklus + Monitoring Blutbild. G-CSF-Gabe für Neutropenie bei klinischer Indikation. Bei Rückläufigkeit der Tox. auf Grad 1 oder 2 Therapiewiederaufnahme mit der ursprünglichen Venetoclax-Dosis mit 7 Tagen Therapiepause Venetoclax für die folgenden Zyklen (Venetoclax d1-21)
Erfolgsbeurteilung	nach jedem Zyklus
Therapiedauer	bis Progression oder inakzeptable Toxizität
Wiederholung	**Zyklus 1-1:** Tag 29. **Zyklus 2-n:** Tag 29.
Literatur	DiNardo et al. Blood 2019; 133(1): 7-17; Venetoclax, FDA Prescribing Information

Diese Krebstherapie birgt letale Risiken. Die Anwendung darf nur durch erfahrene Onkologen und entsprechend ausgebildetes Pflegepersonal erfolgen. Das Protokoll muss im Einzelfall überprüft und der klinischen Situation angepasst werden.

060102_33   LDAC / Venetoclax MIT ramp-up   Indikation: AML   ICD-10: 92.0

Therapie-Hinweis: Zulassungsstatus beachten

Hauptmedikation (Zyklus 1)

Tag	zeitl. Ablauf	Substanz	Basisdosierung	Trägerlösung (ml)	Appl.	Infusionsdauer	Bemerkungen
1	1-0-0-0	Venetoclax	100 mg		p.o.		Tablette(n) zu einer Mahlzeit mit Wasser im Ganzen einzunehmen
1-10	0	Cytarabin s.c.	20 mg/m²	Unverdünnt	s.c.		
2	1-0-0-0	Venetoclax	200 mg		p.o.		Tablette(n) zu einer Mahlzeit mit Wasser im Ganzen einzunehmen
3	1-0-0-0	Venetoclax	400 mg		p.o.		Tablette(n) zu einer Mahlzeit mit Wasser im Ganzen einzunehmen
4-28	1-0-0-0	Venetoclax	600 mg		p.o.		Tablette(n) zu einer Mahlzeit mit Wasser im Ganzen einzunehmen

Zyklusdiagramm Tag 1 2 3 4 5 6 7 8 9 10 11 12 13 14 15 16 17 18 19 20 21 22 23 24 25 26 27 28

Venetoclax / Cytarabin s.c.

Wiederholungsinfo: Tag 29 = Start Zyklus 2

Antifungale Prophylaxe empfohlen:
Wahl der antifungale Prophylaxe i.R. mit OA
CAVE: Interaktion Venetoclax ⇔ Azol-Antimykotika → Venetoclax Dosisanpassung erforderlich (s. Fachinfo)

Wichtig vor Venetoclax Erstgabe zur Reduktion des TLS-Risikos:
- Leukozyten <25x10⁹ ggf. Zytoreduktion vor Therapiestart
- **Allopurinol** 300mg 1-0-0: **Start 3 Tage vor Erstgabe Venetoclax**
- **Orale / intravenöse Hydrierung 1,5-2 Liter** + Weiterführung täglich während Venetoclax Aufdosierung
- **Monitoring Serumchemie** (vor Erstgabe, sowie 6-8h nach Dosisanstieg und 24h nach Erreichen der fortzuführenden Dosis) + **ggf. Korrektur Serumchemie im Vorfeld**
Bei Patienten mit Risikofaktoren für TLS (zirkulierende Blasten, hohe Tumorlast und Knochenmarkbefall, erhöhte LDH-Spiegel oder reduzierte Nierenfunktion vor Therapiebeginn) **Zusatzmaßnahmen wie engere Therapieüberwachung und reduzierte Venetoclax-Startdosis erwägen.**

Management von Interaktionen zwischen Venetoclax und CYP3A und P-gp Inhibitoren bei der AML-Therapie
(→Erhöhte Venetoclax Konzentration einhergehend mit erhöhtem Toxizitäts und TLS-Risiko)

Gleichzeitig verabreichte Substanz	Erhaltungsdosis (nach ramp-up)	Venetoclax
Posaconazol	d1: 10mg, d2: 20mg, d3: 50mg, d4: 100mg	100mg (ggf. weitere Dosisanpassung bei Neutropenie)
Andere starke CYP3A Inhibitoren	d1: 10mg, d2: 20mg, d3: 50mg, d4: 100mg	100mg
Moderate CYP3A Inhibitoren und P-gp Inhibitoren	Dosisreduktion Venetoclax um mindestens 50%	

Die Venetoclax Therapie kann 2-3 Tage nach Ende der gleichzeitigen CYP3A- oder P-gp-Inhibitor- Gabe wieder mit der ursprünglichen Dosis (vor CYP3A- oder P-gp - Inhibitor- Gabe) fortgesetzt werden.
Verzehr von Grapefruitprodukten, Bitterorangen und Sternfrüchten vermeiden (enthalten CYP3A-Inhibitoren)
Die gleichzeitige Anwendung von starken und moderaten CYP3A Induktoren kann zu verminderter Venetoclax-Effizienz führen und sollte vermieden werden
Literatur: Jonas et al. How we use venetoclax with hypomethylating agents for the treatment of newly diagnosed patients with acute myeloid leukemia, Leukemia 2019; Agarwal et al. Management of Venetoclax-Posaconazole Interaction in Acute Myeloid Leukemia Patients: Evaluation of Dose Adjustments, Clinical Therapeutics 2017

Obligate Prä- und Begleitmedikation (Zyklus 1)

Tag	zeitl. Ablauf	Substanz	Basisdosierung	Trägerlösung (ml)	Appl.	Infusionsdauer	Bemerkungen
-2-28	1-0-0-0	Allopurinol	300 mg		p.o.		Start: 3 Tage vor erster Venetoclax-Gabe. Therapiedauer in Abhängigkeit vom Harnsäurespiegel
1	-30min	NaCl 0,9 %	2 000 ml		i.v.	6h	
1-10	-30min	Granisetron	1 mg		i.v.	B	
1-28	0-1-0-0	Cotrimoxazol	960 mg		p.o.		Mo, Mi, Fr, Infektionsprophylaxe
1-28	1-1-1-0	Aciclovir	200 mg		p.o.		
2-10	-30min	NaCl 0,9 %	1 000 ml		i.v.	3h	

Hauptmedikation (Zyklus 2-n)

Tag	zeitl. Ablauf	Substanz	Basisdosierung	Trägerlösung (ml)	Appl.	Infusions-dauer	Bemerkungen
1-10	0	Cytarabin s.c.	20 mg/m²	Unverdünnt	s.c.		
1-28	1-0-0-0	Venetoclax	600 mg		p.o.		Tablette(n) zu einer Mahlzeit mit Wasser im Ganzen einzunehmen

Zyklusdiagramm

	Tag 1	2	3	4	5	6	7	8	9	10	11	12	13	14	15	16	17	18	19	20	21	22	23	24	25	26	27	28	Wdh: 29
Venetoclax																													
Cytarabin s.c.	■	■	■	■	■	■	■	■	■	■																			

Wiederholungsinfo: Tag 29 = Start Zyklus 2

Achtung: Dieses Zyklusdiagramm entspricht dem Standard-Protokoll. Eventuelle Änderungen in dieser Therapie werden *nicht* widergespiegelt.

Antifungale Prophylaxe empfohlen:
Wahl der antifungale Prophylaxe i.R. mit OA
CAVE: Interaktion Venetoclax ⇔ Azol-Antimykotika
→ Venetoclax Dosisanpassung erforderlich (s. Fachinfo).

Management von Interaktionen zwischen Venetoclax und CYP3A und P-gp Inhibitoren bei der AML-Therapie
(→Erhöhte Venetoclax Konzentration einhergehend mit erhöhtem Toxizitäts und TLS-Risiko)

Gleichzeitig verabreichte Substanz	ramp-up Venetoclax	Erhaltungsdosis Venetoclax (nach ramp-up)
Posaconazol	d1: 10mg, d2: 20mg, d3: 50mg, d4: 100mg	100mg (ggf. weitere Dosisanpassung bei Neutropenie)
Andere starke CYP3A Inhibitoren	d1: 10mg, d2: 20mg, d3: 50mg, d4: 100mg	100mg
Moderate CYP3A Inhibitoren und P-gp Inhibitoren	Dosisreduktion Venetoclax um mindestens 50%	

Die Venetoclax Therapie kann 2-3 Tage nach Ende der gleichzeitigen CYP3A- oder P-gp-Inhibitor-Gabe wieder mit der ursprünglichen Dosis (vor CYP3A- oder P-gp-Inhibitor-Gabe) fortgesetzt werden.

Verzehr von Grapefruitprodukten, Bitterorangen und Sternfrüchten vermeiden (enthalten CYP3A-Inhibitoren)
Die gleichzeitige Anwendung von starken und moderaten CYP3A Induktoren kann zu verminderter Venetoclax-Effizienz führen und sollte vermieden werden

Literatur: Jonas et al. How we use venetoclax with hypomethylating agents for the treatment of newly diagnosed patients with acute myeloid leukemia, Leukemia 2019; Agarwal et al. Management of Venetoclax-Posaconazole Interaction in Acute Myeloid Leukemia Patients: Evaluation of Dose Adjustments, Clinical Therapeutics 2017

Obligate Prä- und Begleitmedikation (Zyklus 2-n)

Tag	zeitl. Ablauf	Substanz	Basisdosierung	Trägerlösung (ml)	Appl.	Infusions-dauer	Bemerkungen
1-10	-30min	Granisetron	1 mg		i.v.	B	
1-28	0-1-0-0	Cotrimoxazol	960 mg		p.o.		Mo, Mi, Fr, Infektionsprophylaxe
1-28	1-1-1-0	Aciclovir	200 mg		p.o.		

Bedarfsmedikation	Antiemese, Rasburicase bei hohem TLS-Risiko, Hydroxyurea bei Leukozytose, Antiinfektiva, Pantoprazol, Transfusionen mit Blutprodukten, G-CSF (nach Remission).
FN-Risiko	>20% s. NW-Management
Kontrollen	proBNP + Echo vor Therapiestart, TLS-Monitoring: K^+-, Harnsäure-, Phosphat-, Ca^{2+}- und Kreatinin-Spiegel vor Therapiebeginn mit Venetoclax und 6-8h nach jeder Steigerungsdosis, sowie 24h nach Erreichen der fortzuführenden Dosis. Serumchemie und Elektrolyte, Flüssigkeitsbilanz, Differentialblutbild einschliesslich Thrombozytenzahl, Leberfunktion, Neurotoxizität.
Therapievoraussetzung	(Venetoclax-Therapie): Leukozytenzahl $<25\times10^9$/L; ggf. Zytoreduktion vor Therapiebeginn

Nebenwirkungen	**Neutropenie Grad 4** (ANC< 500/µl) mit oder ohne Fieber oder Infektion; **oder Thrombozytopenie Grad 4** (Thrombozytenzahl < 25 × 103/µl) bei AML:
	Auftreten vor Remission
	Die Venetoclax / LD-AraC Therapie sollte auf Grund von Zytopenien vor einer Remission in der Regel nicht unterbrochen werden.
	Erstes Auftreten nach Remission und Mindestdauer 7 Tage
	Therapieaufschub nachfolgender Zyklus + Monitoring Blutbild. Bei Rückläufigkeit der Tox. auf Grad 1 oder 2 Therapiewiederaufnahme mit der ursprünglichen Dosis.
	Wiederholtes Auftreten nach Remission, Mindestdauer ≥7 Tage
	Therapieaufschub nachfolgender Zyklus + Monitoring Blutbild.
	Bei Rückläufigkeit der Tox. auf Grad 1 oder 2 Therapiewiederaufnahme mit der ursprünglichen Venetoclax-Dosis mit 7 Tagen Therapiepause Venetoclax für die folgenden Zyklen (Venetoclax d1-21).
	Nicht hämatologische Toxizitäten vom Grad 3 oder 4
	Unterbrechung der Behandlung mit Venetoclax, wenn die Toxizitäten nicht durch unterstützende Maßnahmen abklingen. Nach Abklingen auf Grad 1 oder den Basiswert Wiederaufnahme der Behandlung mit Venetoclax in derselben Dosis.
Erfolgsbeurteilung	nach jedem Zyklus
Therapiedauer	bis Progression oder inakzeptable Toxizität
Wiederholung	**Zyklus 1-1:** Tag 29 = Start Zyklus 2
	Zyklus 2-n: Tag 29. Tag 29 = Start Zyklus 2
Literatur	Wei et al. Blood 2020; 135(24): 2137-2145. FDA Prescribing Information

Diese Krebstherapie birgt letale Risiken. Die Anwendung darf nur durch erfahrene Onkologen und entsprechend ausgebildetes Pflegepersonal erfolgen. Das Protokoll muss im Einzelfall überprüft und der klinischen Situation angepasst werden.

| 060102_25 | Decitabin / ATRA (analog DECIDER Studie) | Indikation: AML | ICD-10: C 92.0 |

Hauptmedikation (Zyklus 1-n)

Tag	zeitl. Ablauf	Substanz	Basisdosierung	Trägerlösung (ml)	Appl.	Infusions-dauer	Bemerkungen
1-5	0	Decitabin	20 mg/m²		i.v.	1h	Lösung ist 24h haltbar; Kühlkette einhalten, max. 1h vor der Applikation bei Raumtemp. bei Erhaltungstherapie (d.h. nach Zyklus 6) auch d1-3 mögl. in Abh.v. hämatologischen Parametern
6-28	1-0-0-0	All-Trans-Retinsäure (ATRA)	22,5 mg/m²		p.o.		45mg/m2/d verteilt auf 2 Einzeldosen, jeweils zu oder kurz nach den Mahlzeiten
6-28	0-0-1-0	All-Trans-Retinsäure (ATRA)	22,5 mg/m²		p.o.		45mg/m2/d verteilt auf 2 Einzeldosen, jeweils zu oder kurz nach den Mahlzeiten

Absetzen von ATRA und Gabe von hochdosiertem Dexamethason (10mg/12h i.v.) bei Leukozytenanstieg 10 000/µl vor oder während ATRA-Gabe oder Anzeichen von ATRA-Syndrom (pulmonale Verschlechterung, Gewichtszunahme, Fieber, Ergüsse, unklares Nierenversagen).

Zyklusdiagramm | Tag 1 2 3 4 5 6 7 8 9 10 11 12 13 14 15 16 17 18 19 20 21 22 23 24 25 26 27 28 | Wdh: 29

Decitabin
ATRA

Wiederholungsinfo: für 6 Zyklen dann ggf Erhaltungstherapie in Abhängigkeit vom Ansprechen bis Rückfall oder PD

Obligate Prä- und Begleitmedikation (Zyklus 1-n)

Tag	zeitl. Ablauf	Substanz	Basisdosierung	Trägerlösung (ml)	Appl.	Infusions-dauer	Bemerkungen
1-5	-30min	NaCl 0,9 %		500 ml	i.v.	1h30min	

Bedarfsmedikation	Antibiose (keine Tetracycline), Hydroxyurea bei Leukozytose; Als Notfallmedikation: G-CSF bei lebensbedrohlicher Infektion und dokumentierter Knochenmarkshypoplasie, Dexamethason bei (Verdacht auf) ATRA-Syndrom, Granulozytentransfusionen bei lebensbedrohlichen Infektionen, Erythrozytentransfusionen und/oder Erythropoese-stimulierende Substanzen bei starker/lebensbedrohlicher Anämie
Kontrollen	PS, Körpergewicht, Vitalfunktion, körperliche Untersuchung, BB, WBC diff., Gerinnung, Kreatinin, Harnsäure, Na⁺, Ca²⁺, K⁺, Glucose, Gesamtbilirubin, ALP,ALT, AST, LDH, γ-GT, Gesamtprotein, Albumin, Triglyceride,Knochenmarksaspirat, Translationale Forschung, Knochenmarksbiopsie, Ausstrich (peripheres Blut und Knochenmark),zentrale Zytogenetik Knochenmark, zentrale molekulare Diagnostik Knochenmark,EORTC QLQ-C30, ADL, Resilienzskala.
Dosisreduktion	**Decitabin nur bei Erhaltungstherapie:** bei ANC <1000/µl und ≥200/µl und Thrombozyten <50000/µl und ≥20000/µl: Decitabin nur Tag 1-3; bei ANC <200/µl oder Thrombozyten <20000/µl: Decitabin-Gabe verzögern bis ANC ≥200/µl und Thrombozyten ≥20000/µl. **ATRA:** bei allergischer Reaktion ≥Grad 2 → keine weitere ATRA-Gabe bis nach Abklingen. Anschließende Therapiewiederaufnahme möglich mit 15mg/m² für 2 Wochen, dann Steigerung auf 45mg/m².
Therapieabbruch	Bei Grad 4 nicht-hämatologischer Toxizität und Tox. die mit Medikation zusammenhängt; Signifikante Zustandsverschlechterung bedingt durch Therapie oder Krankheit (PS>3); Starke Neutropenie oder Thrombozytopenie für länger als 10 Wochen nach der ersten DAC-Gabe; in diesem Fall sollte eine Knochenmarksaspiration/-biopsie durchgeführt werden, um zwischen anhaltender Myelotoxizität und zugrundeliegender hämatologischer Erkrankung zu unterscheiden; Starke Anaphylaxie.
Erfolgsbeurteilung	Knochenmarksaspirat nach Zyklus 2, 4 und 6 (bei CR, PR, ALE oder SD Therapieweiterführung bis Rezidiv oder PD).
Wiederholung	Tag 29. für 6 Zyklen dann ggf. Erhaltungstherapie in Abhängigkeit vom Ansprechen bis Rückfall oder PD
Literatur	Lübbert et al. JCO 2020;38(3):257-70; Lübbert et al. Haematologica 2012;97(3):393-401

Diese Krebstherapie birgt letale Risiken. Die Anwendung darf nur durch erfahrene Onkologen und entsprechend ausgebildetes Pflegepersonal erfolgen. Das Protokoll muss im Einzelfall überprüft und der klinischen Situation angepasst werden.

060102_10   ***Low Dose-AraC (LDAC) 10 Tage***   ***Indikation: AML (nicht-intensive Therapie)***   **ICD-10: C92.0, D46.0**

Hauptmedikation (Zyklus 1-n)

Tag	zeitl. Ablauf	Substanz	Basisdosierung	Trägerlösung (ml)	Appl.	Infusions-dauer	Bemerkungen
1-10	0	Cytarabin s.c.	20 mg abs.	Unverdünnt	s.c.		
1-10	+12h	Cytarabin s.c.	20 mg abs.	Unverdünnt	s.c.		

Obligate Prä- und Begleitmedikation (Zyklus 1-n)

Tag	zeitl. Ablauf	Substanz	Basisdosierung	Trägerlösung (ml)	Appl.	Infusions-dauer	Bemerkungen
1-30	0-1-0-0	Cotrimoxazol	960 mg abs.		p.o.		Mo, Mi, Fr; ab Tag 1; Infektionsprophylaxe

Bedarfsmedikation	Metoclopramid p.o. oder i.v., Natriumbicarbonat 4x2g täglich p.o. oder NaHCO$_3$ 200 ml i.v.
FN-Risiko	10-20% → je nach Risikoabwägung als Primärprophylaxe, bei FN im 1. Zyklus als Sekundärprophylaxe Leitlinien G-CSF, siehe Kurzfassung Leitlinien G-CSF. **G-CSF-Gabe nur nach Rücksprache Oberarzt.**
Kontrollen	Blutbild, Elektrolyte, Leberwerte, Retentionswerte, Diurese, Herzfunktion (Echokardiographie vor 1. Therapie), Neurotoxizität
Dosisreduktion	bei zerebralen Symptomen, Exanthem, Bilirubin > 3,0 mg/dl, GOT-, AP-Anstieg: Cytarabin stoppen
Wiederholung	nach 4-6 Wochen; insgesamt 4 Zyklen
Literatur	Burnett et al.: Cancer 2007; 109(6):114-24.

Diese Krebstherapie birgt letale Risiken. Die Anwendung darf nur durch erfahrene Onkologen und entsprechend ausgebildetes Pflegepersonal erfolgen. Das Protokoll muss im Einzelfall überprüft und der klinischen Situation angepasst werden.

| 060102_16 | Cladribin / Cytarabin / Mitoxantron (CLAM) | Indikation: AML-Rezidiv | ICD-10: C92.0 |

Protokoll-Hinweis: Cladribin, Cytarabin, Mitoxantron

Hauptmedikation (Zyklus 1-n)

Tag	zeitl. Ablauf	Substanz	Basisdosierung	Trägerlösung (ml)	Appl.	Infusions-dauer	Bemerkungen
1-3	0	Mitoxantron	10 mg/m²	250 ml NaCl 0,9 %	i.v.	30min	
1-3	+30min	Cladribin i.v.	5 mg/m²	500 ml NaCl 0,9 %	i.v.	2h	
1-5	+2h 30min	Cytarabin	2 000 mg/m²	250 ml NaCl 0,9 %	i.v.	4h	
4-5	0	Cladribin i.v.	5 mg/m²	500 ml NaCl 0,9 %	i.v.	2h	

Zyklusdiagramm | Tag | 1 | 2 | 3 | 4 | 5 | 6 | 7 | 8 | 9 | 10 | 11 | 12 | 13 | 14 | 15 | 16 | 17 | 18 | 19 | 20 | 21 | 22 | 23 | 24 | 25 | 26 | 27 | 28

Mitoxantron
Cytarabin
Cladribin

Wiederholungsinfo: bei PR zweiter Zyklus empfohlen, ggf. Wdh. d29

Achtung: nach Tag 5 Prophylaxe verzögerte Emesis erwägen

CAVE: erhöhtes Risiko einer **progressiven multifokalen Leukenzephalopathie (PML)** unter Cladribin-Therapie. Bei Verdacht auf eine PML Cladribin absetzen.

Prophylaktische Antikoagulation bei GFR >30ml/min

Thrombozytenzahl	Prophylaxe
>50.000/μl	Enoxaparin 40mg s.c.
20.000/μl - 50.000/μl	Enoxaparin 20mg s.c.
<20.000/μl	Keine prophylaktische Antikoagulation

Obligate Prä- und Begleitmedikation (Zyklus 1-n)

Tag	zeitl. Ablauf	Substanz	Basisdosierung	Trägerlösung (ml)	Appl.	Infusions-dauer	Bemerkungen
1-3	-30min	Granisetron	1 mg		i.v.	15min	
1-3	-30min	Dexamethason	4 mg		i.v.	15min	
1-5	kontinuierlich	NaCl 0,9%	2 000 ml		i.v.	24h	
1-5	Gabe	Enoxaparin	* - befundabhängig -		s.c.		* Dosierung siehe Memobox "prophylaktische Antikoagulation"
1-6	1-1-1-1	Dexa-Sine SE® Augentropfen	2 Tropfen		i.o.		alle 6 Stunden, bis 24h nach Ende Cytarabin
1-28	0-1-0-0	Cotrimoxazol	960 mg		p.o.		Mo, Mi, Fr; Infektionsprophylaxe
4-5	+2h	Granisetron	1 mg		i.v.	15min	
4-5	+2h	Dexamethason	4 mg		i.v.	15min	
7-9	1-1-1-1	Corneregel® Augentropfen	1 Tropfen		i.o.		alle 6 Stunden

Bedarfsmedikation	bei hoher Tumormast: Allopurinol, Hydratation, antimykotische Prophylaxe: Fluconazol
Kontrollen	Blutbild und Differentialblutbild, Nieren- und Leberfunktion, Harnstoff, Harnsäure, Kreatinin, Vitalfunktionen, Knochenmarkpunktion, Symptome/Zeichen: Neurotoxizität
Cave	Engmaschige Überwachung bei Risiko-Patienten (mit schweren Herzerkrankungen in Anamnese, mit Anthrazyklinen-Vorbehandlung) und bei Kombination von Mitoxantron mit kardiotoxischen Zytostatika bzw. anderen kardiotoxischen Medikamenten
Summendosis	**Mitoxantron:** Gefahr der Kardiotoxizität, maximale Summendosis 160mg/m²
Therapieaufschub	**Cladribin:** schwere Neurotoxizität (einschließlich irreversible Paraparese und Tetraparese) -> bei Auftreten Therapieaufschub bzw. -abbruch
Wechselwirkungen	**Cytarabin: Vorsicht bei gleichzeitiger Digoxin-Gabe** → engmaschige Überwachung der Digoxin-Spiegel
Therapiedauer	1-2 Zyklen, danach Konsolidierung
Wiederholung	bei PR zweiter Zyklus empfohlen, ggf. Wdh. d29
Literatur	Wierzbowska et al. EJH 2007; 80:115-126; Wierzbowska et al., unpublished; Fachinformation: Mitoxantron, Cladribin, Cytarabin

Diese Krebstherapie birgt letale Risiken. Die Anwendung darf nur durch erfahrene Onkologen und entsprechend ausgebildetes Pflegepersonal erfolgen. Das Protokoll muss im Einzelfall überprüft und der klinischen Situation angepasst werden.

ICD-10: C92.0

060102_01   sequentiell HD-AraC/Mitoxantron (S-HAM)   Indikation: AML-Rezidiv

Hauptmedikation (Zyklus 1-n)

Tag	zeitl. Ablauf	Substanz	Basisdosierung	Trägerlösung (ml)	Appl.	Infusions-dauer	Bemerkungen
1-2, 8-9	0	Cytarabin	1 000 mg/m²	250 ml NaCl 0,9 %	i.v.	3h	
1-2, 8-9	+12h	Cytarabin	1 000 mg/m²	250 ml NaCl 0,9 %	i.v.	3h	im Abstand von 12h
3-4, 10-11	0	Mitoxantron	10 mg/m²	250 ml NaCl 0,9 %	i.v.	30min	

Zyklusdiagramm

	Tag 1	2	3	4	5	6	7	8	9	10	11
Cytarabin											
Mitoxantron											

Obligate Prä- und Begleitmedikation (Zyklus 1-n)

Tag	zeitl. Ablauf	Substanz	Basisdosierung	Trägerlösung (ml)	Appl.	Infusions-dauer	Bemerkungen
1-2, 8-9	-15min	Dexamethason	8 mg		i.v.	15min	
1-2, 8-9	+11h 45min	Dexamethason	8 mg		i.v.	15min	
1-2, 8-9	+11h 45min	Granisetron	1 mg		i.v.	15min	
1-3, 8-10	1-1-1-1	Dexa-Sine SE® Augentropfen	1 Trpf.		i.o.		beidseitig alle 6h bis 24h nach letzter Cytarabin-Gabe, ab d4 bzw. ab d11 durch Corneregel® Augentropfen ersetzen
1-4, 8-11	kontinuierlich	NaCl 0,9 %	2 000 ml		i.v.	24h	
1-4, 8-11	-15min	Granisetron	1 mg		i.v.	15min	
1-30	0-1-0-0	Cotrimoxazol	960 mg		p.o.		Mo, Mi, Fr; Infektionsprophylaxe
4, 11	1-1-1-1	Vidisept® Augentropfen	2 Trpf.		i.o.		
4-8, 11-15	1-1-1-1	Corneregel® Augentropfen	1 Trpf.		i.o.		
18-30	1-0-0-0	Filgrastim (Neupogen®)	5 µg/kg		s.c.		ab Tag 18 nach Rücksprache Oberarzt und Aplasie-Kontrolle erwägen , bei Leukos <1000/µl bis >1000/µl

Bedarfsmedikation	Metoclopramid p.o. oder i.v., Natriumbicarbonat 4x2g tägl. p.o. oder NaHCO$_3$ 200 mval i.v.
FN-Risiko	>20% → G-CSF erwägen nach Aplasiekontrolle nach Rücksprache Oberarzt.
Kontrollen	Blutbild, Elektrolyte, Leberwerte, Retentionswerte, Diurese, Herzfunktion (Echokardiographie vor 1. Therapie), Neurotoxizität
Dosisreduktion	bei cerebralen Symptomen, Exanthem, Bilirubin >3,0 mg/dl, GOT-, AP-Anstieg: Cytarabin stoppen
Summendosis	**Mitoxantron:** Gefahr der Kardiotoxizität, maximale Summendosis 160mg/m2
Wechselwirkungen	**Cytarabin: Vorsicht bei gleichzeitiger Digoxin-Gabe** → engmaschige Überwachung der Digoxin-Spiegel
Literatur	Kern W et al. Cancer. 1997; 79:59-68; Kern W et al. Ann Hematol. 1998; 77:115-122

Diese Krebstherapie birgt letale Risiken. Die Anwendung darf nur durch erfahrene Onkologen und entsprechend ausgebildetes Pflegepersonal erfolgen. Das Protokoll muss im Einzelfall überprüft und der klinischen Situation angepasst werden.

| **060102_12** | **Azacitidin + DLI Stardard-dose 5x100mg/m²** | **Indikation: Blasten im peripheren Blut: Rezidiv AML/MDS/MPN nach allogener Tx** | **ICD-10: C92.0-94.2, D46.9** |

Hauptmedikation (Zyklus 1-n)

Tag	zeitl. Ablauf	Substanz	Basisdosierung	Trägerlösung (ml)	Appl.	Infusions-dauer	Bemerkungen
1-5	0	Azacitidin	100 mg/m²	Unverdünnt	s.c.		Auf lückenlose Kühlkette achten. Maximal 30min bei Raumtemp. lagern Max. 4ml pro Injektionsort; bei Dosen > 100mg Aufteilung auf 2 Spritzen

Zyklusdiagramm

	Tag 1 2 3 4 5 6 7 8 9 10 11 12 [...] Wdh: 29
Azacitidin	
Donor-Lymphozyten-Infusion (DLI)	■ Tag 12: Donor-Lymphozyten-Infusion (DLI)

Wiederholungsinfo: bei Response nach Zyklus 4 Fortführung

DLI-Gabe	1. Dosis	2. Dosis	3. Dosis	4. Dosis
sibling donor	1x10⁶ CD3/kg	2x10⁶ CD3/kg	2x10⁶ CD3/kg	5x10⁶ CD3/kg
unrelated donor	0,5x10⁶ CD3/kg	1x10⁶ CD3/kg	2x10⁶ CD3/kg	5x10⁶ CD3/kg

Obligate Prä- und Begleitmedikation (Zyklus 1-n)

Tag	zeitl. Ablauf	Substanz	Basisdosierung	Trägerlösung (ml)	Appl.	Infusions-dauer	Bemerkungen
1-5	-1h	Granisetron	2 mg		p.o.		
1-28	0-1-0-0	Cotrimoxazol	960 mg		p.o.		Mo, Mi, Fr

Bedarfsmedikation	Metoclopramid p.o. oder i.v., Movicol ®
FN-Risiko	< 10%
Kontrollen	Blutbild, Elektrolyte, Retentionswerte, Leberwerte
Dosisreduktion	bei Kreatinin- oder Harnstoffanstieg > 2-facher Ausgangswert oder Serumbicarbonat < 20mmol/l: Therapiepause bis Wert vor Therapiebeginn erreicht, danach Dosisreduktion um 50%. **DR von Azacitidin** bei hämatologischer Toxizität (ANC < 1 000/µl und/oder Thrombozyten < 20 000/µl) zum Zeitpunkt der geplanten Therapiefortführung: Therapieaufschub maximal 4 Wochen. Bei fehlender Erholung innerhalb von 4 Wochen auf low-dose Schema reduzieren (100mg Azacitidin absolut Tag 1-3 + DLI, Protokoll Nr. 060102_12a)
Bemerkungen	Bei vorangegangener Therapie mit 2 Zyklen low-dose Azacitidin + DLI (Protokoll-Nummer 060102_12a) wird die Zykluszählung bei Zyklus 3 fortgesetzt
Erfolgsbeurteilung	KMP nach 2 und 4 Zyklen und bei Verdacht auf Progress
Wiederholung	Tag 29. bei Response nach Zyklus 4 Fortführung
Literatur	adaptiert nach Lübbert M et al. Bone Marrow Transplant. (2010) 45, 627-632; Czibere A et al. Bone Marrow Transplant. (2010) 45, 872-876; Schroeder T et al. Blood (ASH Annual Meeting Abstracts) 2011; 118: Abstract 653

Diese Krebstherapie birgt letale Risiken. Die Anwendung darf nur durch erfahrene Onkologen und entsprechend ausgebildetes Pflegepersonal erfolgen. Das Protokoll muss im Einzelfall überprüft und der klinischen Situation angepasst werden.

060102_12a — **Azacitidin + DLI Low-dose 3x100mg abs.**

Indikation: keine Blasten im peripheren Blut: Rezidiv AML/MDS/MPN nach allogener Tx   ICD-10: C92.0-94.2, D46.9

Hauptmedikation (Zyklus 1-n)

Tag	zeitl. Ablauf	Substanz	Basisdosierung	Trägerlösung (ml)	Appl.	Infusions-dauer	Bemerkungen
1-3	0	Azacitidin	100 mg abs.	Unverdünnt	s.c.		Auf lückenlose Kühlkette achten.Maximal 30min bei Raumtemp. lagern Max. 4ml pro Injektionsort.

Zyklusdiagramm

Azacitidin / Donor-Lymphozyten-Infusion (DLI) — Tag 1 2 3 4 5 6 7 8 9 10 [...] Wdh: 22

Tag 10: Donor-Lymphozyten-Infusion (DLI)

Wiederholungsinfo: . Ab Zyklus 3 bei guter Verträglichkeit Wechsel auf Azacitidin Standard-dose (5x100mg/m2)+ DLI (Protokoll Nr. 060102_12)

DLI-Gabe	1. Dosis	2. Dosis	3. Dosis	4. Dosis
sibling donor	1x10⁶ CD3/kg	2x10⁶ CD3/kg	2x10⁶ CD3/kg	5x10⁶ CD3/kg
unrelated donor	0,5x10⁶ CD3/kg	1x10⁶ CD3/kg	2x10⁶ CD3/kg	5x10⁶ CD3/kg

Obligate Prä- und Begleitmedikation (Zyklus 1-n)

Tag	zeitl. Ablauf	Substanz	Basisdosierung	Trägerlösung (ml)	Appl.	Infusions-dauer	Bemerkungen
1-3	-1h	Granisetron	2 mg		p.o.		
1-28	0-1-0-0	Cotrimoxazol	960 mg		p.o.		Mo, Mi, Fr

Bedarfsmedikation: Metoclopramid p.o. oder i.v., Movicol ®

FN-Risiko: < 10%

Kontrollen: Blutbild, Elektrolyte, Retentionswerte, Leberwerte

Dosisreduktion: bei Kreatinin- oder Harnstoffanstieg > 2-facher Ausgangswert oder Serumbicarbonat < 20mmol/l: Therapiepause bis Wert vor Therapiebeginn erreicht, danach Dosisreduktion um 50%. Bei hämatologischer Toxizität (ANC < 1 000/µl und/oder Thrombozyten < 20 000/µl) zum Zeitpunkt der geplanten Therapiefortführung: keine Dosisreduktion, Therapieaufschub maximal 4 Wochen, falls keine Erholung innerhalb von 4 Wochen keine weitere Gabe von Azacitidin.

Dosissteigerung: **Zyklus 3-4: Bei guter Verträglichkeit Dosissteigerung auf Azacitidin Standard-dose (100mg/m² Tag 1-5, siehe Protokoll-Nummer 060102_12)**

Erfolgsbeurteilung: Knochenmarkpunktion nach 2 und 4 Zyklen und bei Verdacht auf Progress

Wiederholung: Tag 22. . Ab Zyklus 3 bei guter Verträglichkeit Wechsel auf Azacitidin Standard-dose (5x100mg/m2)+ DLI (Protokoll Nr. 060102_12)

Literatur: adaptiert nach Lübbert M et al. Bone Marrow Transplantation (2010) 45, 627-632; Czibere A et al. Bone Marrow Transplantation (2010) 45, 872-876 Schroeder T et al. Blood (ASH Annual Meeting Abstracts) 2011; 118: Abstract 656

Diese Krebstherapie birgt letale Risiken. Die Anwendung darf nur durch erfahrene Onkologen und entsprechend ausgebildetes Pflegepersonal erfolgen. Das Protokoll muss im Einzelfall überprüft und der klinischen Situation angepasst werden.

060102_29 · **Decitabin + DLI Standard-dose 5x20mg/m2** · **Indikation: Rezidiv AML/MDS nach allogener Tx** · **ICD-10: C92.0, D46.9**

Hauptmedikation (Zyklus 1-n)

Tag	zeitl. Ablauf	Substanz	Basisdosierung	Trägerlösung (ml)	Appl.	Infusions-dauer	Bemerkungen
1-5	0	Decitabin	20 mg/m²	100 ml NaCl 0,9 %	i.v.	1h	Lösung ist 24h haltbar; Kühlkette einhalten, max. 1h vor der Applikation bei Raumtemp. Gesamtdosis pro Behandlungszyklus: max. 100mg/m2

Zyklusdiagramm — Tag 1 2 3 4 5 6 7 8 9 10 11 12 [...] Wdh: 29

Decitabin

Donor-Lymphozyten-Infusion (DLI)

Tag 12: Donor-Lymphozyten-Infusion (DLI)

Wiederholungsinfo: bei Response nach Zyklus 4 Fortführung

DLI-Gabe	1. Dosis	2. Dosis	3. Dosis	4. Dosis
sibling donor	$1x10^6$ CD3/kg	$2x10^6$ CD3/kg	$2x10^6$ CD3/kg	$5x10^6$ CD3/kg
unrelated donor	$0,5x10^6$ CD3/kg	$1x10^6$ CD3/kg	$2x10^6$ CD3/kg	$5x10^6$ CD3/kg

Obligate Prä- und Begleitmedikation (Zyklus 1-n)

Tag	zeitl. Ablauf	Substanz	Basisdosierung	Trägerlösung (ml)	Appl.	Infusions-dauer	Bemerkungen
1-5	-30min	NaCl 0,9 %	500 ml		i.v.	1h30min	
1-28	0-1-0-0	Cotrimoxazol	960 mg		p.o.		ab Tag 1: Mo, Mi, Fr; Infektionsprophylaxe

Bedarfsmedikation	Antiemetika, Antiinfektiva, Hydroxyurea bei Leukozytose, Antibiotika und/oder Wachstumsfaktoren bei Neutropenie, Transfusionen bei Anämie oder Thrombozytopenie
FN-Risiko	< 10%
Kontrollen	Differentialblutbild einschliesslich Thrombozytenzahl, Serumchemie
Dosisreduktion	ggf. Dosisverzögerung: siehe auch Therapieaufschub
Therapieaufschub	bei durch Myelosuppression auftretende Komplikationen: Febrile Neutropenie, aktive virale, bakterielle oder Pilzinfektionen, Blutungen (gastrointestinal, urogenital, pulmonal mit Thrombozytenzahlen < 25 0000/µl oder Blutungen des ZNS)
Erfolgsbeurteilung	KMP nach 2 und 4 Zyklen und bei Verdacht auf Progress
Wiederholung	Tag 29. bei Response nach Zyklus 4 Fortführung
Literatur	Sommer S. et al. Leukemia Research 2018; 72: 20-26; Schroeder T et al. Annals of Hematology 2018; 97: 335-342; Fachinformation Decitabin

Diese Krebstherapie birgt letale Risiken. Die Anwendung darf nur durch erfahrene Onkologen und entsprechend ausgebildetes Pflegepersonal erfolgen. Das Protokoll muss im Einzelfall überprüft und der klinischen Situation angepasst werden.

060102_31	Decitabin + DLI 10 Tage 10x20mg/m2	Indikation: Rezidiv AML/MDS nach allogener Tx	ICD-10: C92.0, D46.9

Hauptmedikation (Zyklus 1-n)

Tag	zeitl. Ablauf	Substanz	Basisdosierung	Trägerlösung (ml)	Appl.	Infusions-dauer	Bemerkungen
1-10	0	Decitabin	20 mg/m²	100 ml NaCl 0,9 %	i.v.	1h	Lösung ist 24h haltbar; Kühlkette einhalten, max. 1h vor der Applikation bei Raumtemp.

Zyklusdiagramm

	Tag 1	2	3	4	5	6	7	8	9	10	11	12	13	14	15	16	17	18	19	[...]	Wdh: 29
Decitabin STATIONÄR	□	□	□	□	□	□	□	□	□	□											
Donor-Lymphozyten-Infusion (DLI) bei Deci stationär																	■				
Decitabin AMBULANT (Therapiepause am WE mögl.)	□	□	□	□	□			□	□	□	□	□							■		
DLI bei ambulanter Decitabingabe																					

Wiederholungsinfo: bei Response nach Zyklus 4 Fortführung

DLI-Gabe	1. Dosis	2. Dosis	3. Dosis	4. Dosis
sibling donor	1x10⁶ CD3/kg	2x10⁶ CD3/kg	2x10⁶ CD3/kg	5x10⁶ CD3/kg
unrelated donor	0,5x10⁶ CD3/kg	1x10⁶ CD3/kg	2x10⁶ CD3/kg	5x10⁶ CD3/kg

Obligate Prä- und Begleitmedikation (Zyklus 1-n)

Tag	zeitl. Ablauf	Substanz	Basisdosierung	Trägerlösung (ml)	Appl.	Infusions-dauer	Bemerkungen
1-10	-30min	NaCl 0,9 %	500 ml		i.v.	1h30min	
1-28	0-1-0-0	Cotrimoxazol	960 mg		p.o.		ab Tag 1: Mo, Mi, Fr; Infektionsprophylaxe

Bedarfsmedikation	Antiemetika, Antiinfektiva, Hydroxyurea bei Leukozytose, Antibiotika und/oder Wachstumsfaktoren bei Neutropenie, Transfusionen bei Anämie oder Thrombozytopenie
FN-Risiko	< 10%
Kontrollen	Differentialblutbild einschliesslich Thrombozytenzahl, Serumchemie
Dosisreduktion	ggf. Dosisverzögerung: siehe auch Therapieaufschub
Therapieaufschub	bei durch Myelosuppression auftretende Komplikationen: Febrile Neutropenie, aktive virale, bakterielle oder Pilzinfektionen, Blutungen (gastrointestinal, urogenital, pulmonal mit Thrombozytenzahlen < 25 000/μl oder Blutungen des ZNS)
Erfolgsbeurteilung	KMP nach 2 und 4 Zyklen und bei Verdacht auf Progress
Wiederholung	Tag 29. bei Response nach Zyklus 4 Fortführung
Literatur	Sommer S. et al. Leukemia Research 2018; 72: 20-26; Schroeder T et al. Annals of Hematology 2018; 97: 335-342; Fachinformation Decitabin

Diese Krebstherapie birgt letale Risiken. Die Anwendung darf nur durch erfahrene Onkologen und entsprechend ausgebildetes Pflegepersonal erfolgen. Das Protokoll muss im Einzelfall überprüft und der klinischen Situation angepasst werden.

060102_23   **Low dose Melphalan oral**   *ICD-10: C92.0, D46.9*

Indikation: AML (sekundär), high risk MDS (ältere Patienten)

Hauptmedikation (Zyklus 1-n)

Tag	zeitl. Ablauf	Substanz	Basisdosierung	Trägerlösung (ml)	Appl.	Infusions-dauer	Bemerkungen
1-28	1-0-0-0	Melphalan p.o.	2 mg abs.		p.o.		Einnahme auf leeren Magen (mind. 0,5h vor einer Mahlzeit)

Zyklusdiagramm Tag 1 2 3 4 5 6 7 8 9 10 11 12 13 14 15 16 17 18 19 20 21 22 23 24 25 26 27 28 | Wdh: 29

Melphalan p.o. ☐☐☐☐☐☐☐☐☐☐☐☐☐☐☐☐☐☐☐☐☐☐☐☐☐☐☐☐

Bedarfsmedikation	Antiemetika
Kontrollen	Blutbild mit Differential, Serumelektrolyte, Nieren- und Leberfunktion, Blutharnstoffspiegel; Anzeichen auf Hypersensitivitästsreaktion und pulmonale oder gastrointestinale Toxizität
Wechselwirkungen	durch Cimetidin kann die Bioverfügbarkeit und die Plasmahalbwertszeit von Melphalan p.o. verringert werden
Erfolgsbeurteilung	BB alle 4 Wochen, KMP nach 3 und 6 Monaten Therapie
Wiederholung	Tag 29.
Literatur	Denzlinger C et al. Br J Haematol. 2000 Jan;108(1):93-5

Diese Krebstherapie birgt letale Risiken. Die Anwendung darf nur durch erfahrene Onkologen und entsprechend ausgebildetes Pflegepersonal erfolgen. Das Protokoll muss im Einzelfall überprüft und der klinischen Situation angepasst werden.

ICD-10: 92.0

060102_32   **Azacitidin Oral Erhaltungstherapie**   **Indikation: AML**

Hauptmedikation (Zyklus 1-n)

Tag	zeitl. Ablauf	Substanz	Basisdosierung	Trägerlösung (ml)	Appl.	Infusions-dauer	Bemerkungen
1-14	1-0-0-0	Azacitidin / Onureg® (oral / Tabletten)	300 mg		p.o.		Tablette im Ganzen mit einem Glas Wasser täglich, ungefähr zur selben Tageszeit, einzunehmen.

Zyklusdiagramm

Azacitidin / Onureg® (oral / Tabletten) — Tag 1 2 3 4 5 6 7 8 9 10 11 12 13 14 [...] Wdh: 29

Obligate Prä- und Begleitmedikation (Zyklus 1-n)

Tag	zeitl. Ablauf	Substanz	Basisdosierung	Trägerlösung (ml)	Appl.	Infusions-dauer	Bemerkungen
1-14	1-0-0-0	Granisetron	2 mg		p.o.		30min vor Azacitidin. Kann, bei ausbleibender Übelkeit / Erbrechen, nach 2 Zyklen entfallen.

Bedarfsmedikation: Antibiose (bei Patienten mit hohem Risiko ggf. auch als Prophylaxe), Antipyretika, Antiemese: Dexamethason; Diarrhoe: Flüssigkeits- und Elektrolyt-Substitution, Loperamid.

FN-Risiko: 10-20%. **G-CSF-Gabe nur nach Rücksprache Oberarzt.**

Kontrollen: großes Blutbild: vor Therapieeinleitung, alle 2 Wochen in den ersten 2 Zyklen sowie in den nächsten 2 Zyklen nach einer Dosisanpassung, anschließend monatlich, jew. vor Beginn der nachfolgenden Behandlungszyklen.

Dosisreduktion: **Neutropenie Grad 4 oder Neutropenie Grad 3 mit Fieber:** *Erstmaliges Auftreten:* Behandlung unterbrechen, bei Erholung auf ≤Grad 2 Behandlungszyklus mit gleicher Dosis fortsetzen. Ggf. unterstützende Therapie wie G-CSF nach klin. Indikation (G-CSF nur nach Rü. OA).
Auftreten in 2 aufeinanderfolgenden Zyklen → Einnahme unterbrechen, bei Erholung auf ≤Grad 2 Behandlungszyklus mit reduzierter Dosis von 200mg fortsetzen. Bei nach DR weiterhin bestehender Toxizität, Behandlungsdauer um 7 Tage verkürzen. Wenn Tox. danach weiterbesteht oder erneut auftritt → Therapie absetzen.
Thrombozytopenie Grad 4 oder Thrombozytopenie Grad 3 mit Blutungen: *Erstmaliges Auftreten* → Einnahme unterbrechen, bei Erholung auf ≤Grad 2 Behandlungszyklus mit gleicher Dosis fortsetzen.
Auftreten in 2 aufeinanderfolgenden Zyklen → Einnahme unterbrechen, bei Erholung auf ≤Grad 2 Behandlungszyklus mit reduzierter Dosis von 200mg fortsetzen. Bei nach DR weiterhin bestehender Toxizität, Behandlungsdauer um 7 Tage verkürzen. Wenn Tox. danach weiterbesteht oder erneut auftritt → Therapie absetzen.
Übelkeit, Erbrechen oder Diarrhoe ≥Grad 3: → Einnahme unterbrechen, bei Erholung auf ≤Grad 1 Behandlungszyklus mit gleicher Dosis fortsetzen. Unterstützende Therapie z.B. Antiemetika und Behandlung der Diarrhoe beim Einsetzen von Symptomen.
Bei Wiederauftreten: Einnahme unterbrechen, bis Erholung auf ≤Grad 1, dann Dosisreduktion auf 200mg. Bei weiterbestehender Tox. nach DR, Behandlungsdauer um 7 Tage verkürzen. Wenn Tox. danach weiterbesteht oder erneut auftritt → Therapie absetzen.
Andere nicht-hämatologische Ereignisse ≥Grad 3: → Einnahme unterbrechen und medizinische Unterstützung gemäß lokalen Empfehlungen leisten. Bei Erholung auf ≤Grad 1 Behandlungszyklus mit gleicher Dosis fortsetzen.
Bei Wiederauftreten: Einnahme unterbrechen, bis Erholung auf ≤Grad 1, dann Dosisreduktion auf 200mg. Bei weiterbestehender Tox. nach DR, Behandlungsdauer um 7 Tage verkürzen. Wenn Tox. danach weiterbesteht oder erneut auftritt → Therapie absetzen.

Cave: **Austausch mit injizierbarem Azacitidin ist nicht erlaubt** (Unterschiede bez. Exposition, Dosis und Einnahmeplan).

Dosissteigerung: bei Rezidiv mit 5%-15% Blasten im peripheren Blut oder Knochenmark, nach klinischer Beurteilung, Verlängerung der Einnahmedauer von 14 auf 21 Tage in 28d Wiederholungszyklen erwägen. Einnahme max. 21d innerhalb eines 28d Zeitraumes.

Therapieabbruch: >15% Blasten im peripheren Blut oder Knochenmark

Bemerkungen: ausgelassene Dosen sind bald möglichst am selben Tag nachzuholen, danach nächste planmäßige Dosis zur üblichen Zeit am Folgetag. An einem Tag sollten nicht zwei Dosen eingenommen werden. Falls eine Dosis erbrochen wird, darf am selben Tag keine weitere Dosis eingenommen werden. Die Patienten sollten angewiesen werden Fieberepisoden sofort zu melden. Patienten mit niedrigen Thrombozytenzahlen sollten angewiesen werden erste Anzeichen von Blutungen zu melden. Unter Anwendung von oralem Azacitidin wurde über Ermüdung berichtet, betroffene Patienten sollten beim Führen eines Fahrzeugs und beim Bedienen von Maschinen Vorsicht walten lassen.

Erfolgsbeurteilung: Knochenmarkpunktion in größeren Abständen

Therapiedauer: bis >15% Blasten im peripheren Blut oder Knochenmark, oder bis zum Auftreten inakzeptabler Toxizität.

Wiederholung: Tag 29.

Literatur: Wei AH et al. NEJM 2020; 383:2526-37. Fachinformation Onureg®

> Diese Krebstherapie birgt letale Risiken. Die Anwendung darf nur durch erfahrene Onkologen und entsprechend ausgebildetes Pflegepersonal erfolgen. Das Protokoll muss im Einzelfall überprüft und der klinischen Situation angepasst werden.

060102_15_1   **ATO/ATRA for low and intermediate risk Induktion analog APL0406-Studie**   **Indikation: AML M3**   **ICD-10: C92.0**

Hauptmedikation

Tag	zeitl. Ablauf	Substanz	Basisdosierung	Trägerlösung (ml)	Appl.	Infusions- dauer	Bemerkungen
1-60	1-0-0-0	All-Trans-Retinsäure (ATRA)	22,5 mg/m²		p.o.		45mg/m²/d verteilt auf zwei Einzeldosen, kontinuierlich
1-60	0-0-1-0	All-Trans-Retinsäure (ATRA)	22,5 mg/m²		p.o.		45mg/m²/d verteilt auf zwei Einzeldosen, kontinuierlich
1-60	0	Arsentrioxid	0,15 mg/kg/d	250 ml NaCl 0,9 %	i.v.	2h	Gabe bis CR max. 60d

Zyklusdiagramm

Tag 1 2 3 4 5 6 7 8 9 10 11 12 13 14 15 16 17 18 19 20 21 22 23 24 25 26 27 28 29 30 31 32 33 34 35

Tretinoin (ATRA) bis CR oder max. 60d
Arsentrioxid (ATO) bis CR oder max. 60d

Zyklusdiagramm

Tag 36 37 38 39 40 41 42 43 44 45 46 47 48 49 50 51 52 53 54 55 56 57 58 59 60 61 62 63

Tretinoin (ATRA) bis CR oder max. 60d
Arsentrioxid (ATO) bis CR oder max. 60d

CAVE: - APL- Differenzierungssyndrom bei ATRA- und ATO- Therapie möglich: bei ersten Anzeichen (z.B. unerklärbarem Fieber, Dyspnoe, Gewichtszunahme, unklare abnormale Thoraxauskultation/ radiologische Veränderungen): Dexamethason 10mg/d p.o. oder i.v., mindestens für 3d
- Arsentrioxid verlängert die QT- Zeit; Gefahr für torsades de pointes Tachykardie, AV- Block u.a.: keine Kombination mit Medikamenten, die auch die QT- Zeit verlängern (best. Antidepressiva, Makrolide, Antihistaminika, Chinolone etc.), Vorsicht bei Medikamenten, die zu Hypokal./Magn.-Ämie führen

Obligate Prä- und Begleitmedikation

Tag	zeitl. Ablauf	Substanz	Basisdosierung	Trägerlösung (ml)	Appl.	Infusions- dauer	Bemerkungen
1-60	-15min	NaCl 0,9 %	500 ml		i.v.	4h	
1-60		KCl 7,45% (1mmol K⁺/ml)	ml - befundabhängig -		i.v.		nach Kalium-Wert (Ref. bereich: 3,5-5,1mmol/L), in NaCl 0,9%
1-60		Magnesium 10% Inresa® (4,05mmol Magnesium/10ml)	ml - befundabhängig -		i.v.		nach Magnesium-Wert (Ref. bereich: 0,66 - 0,99mmol/L), in NaCl 0,9%
1-60	-15min	Granisetron	1 mg		i.v.	B	
1-60	1-0-0-0	Prednison/Decortin®	0,5 mg/kg		p.o.		bis Ende Induktion (bis max. Tag 60)

Bedarfsmedikation: Dexamethason 8mg, Metoclopramid Tropfen

Dosisreduktion: ATRA: bei WBC > 10 000/µl oder Anzeichen für ATRA-Syndrom (Dyspnoe, Lungeninfiltrat, Pleuraerguss, unerklärbares Nierenversagen: 10 mg/12h Dexamethason i.v. für mindestens 3 Tage, Stopp von ATRA bis zur klinischen Kontrolle (wenn schon 15d erhalten, muß ATRA nicht fortgesetzt werden), keine ATRA-Gabe bei: Triglyceriden + Transaminasen > 10fache des vortherapeutischen Wertes

Therapieabbruch: Arsentrioxid: Stopp bei QTc > 500ms, Synkope oder neu aufgetretenen Arrhythmien unter Therapie; Stopp bei jeglicher CTC-Toxikation durch Arsentrioxid ≥ 3; Nach Rückgang der Symptome: Wiederbeginn mit DR 50%, nach 3d Verträglichkeit Steigerung auf 100%

Erfolgsbeurteilung: Knochenmarksdiagnostik vor Therapiebeginn (bei ED), ggf. d30,45,60 (alle 15d) bis zur CR; vor und nach Therapie: KM-molekulare Diagnostik + Zytogenetik

Literatur: Lo-Coco F et al. N Engl J M 2013;369:111-21

> Diese Krebstherapie birgt letale Risiken. Die Anwendung darf nur durch erfahrene Onkologen und entsprechend ausgebildetes Pflegepersonal erfolgen. Das Protokoll muss im Einzelfall überprüft und der klinischen Situation angepasst werden.

060102_15_2   **ATO/ATRA for low and intermediate risk Konsolidierung analog APL0406-Studie**   **Indikation: AML M3**   **ICD-10: C92.0**

Protokoll-Hinweis: zur besseren Übersichtlichkeit Unterteilung des Protokolls in 4 Zyklen. Achtung: ausnahmsweise sind die Tage zur besseren Verständlichkeit über die Zyklen hinweg durchgehend nummeriert. Der angegebene Tag bezieht sich jeweils auf die gesamte Konsolidierung.

Hauptmedikation (Zyklus 1)

Tag	zeitl. Ablauf	Substanz	Basisdosierung	Trägerlösung (ml)	Appl.	Infusions-dauer	Bemerkungen
1-5, 8-12, 15-19, 22-26	0	Arsentrioxid	0,15 mg/kg/d	250 ml NaCl 0,9 %	i.v.	2h	jeweils an 5 Tagen pro Woche
1-14, 29-42	1-0-0-0	All-Trans-Retinsäure (ATRA)	22,5 mg/m²		p.o.		45mg/m²/d verteilt auf zwei Einzeldosen
1-14, 29-42	0-0-1-0	All-Trans-Retinsäure (ATRA)	22,5 mg/m²		p.o.		45mg/m²/d verteilt auf zwei Einzeldosen

Zyklusdiagramm

Tag 1 2 3 4 5 6 7 8 9 10 11 12 13 14 | 15 16 17 18 19 20 21 22 23 24 25 26 27 28 29 30 31 32 33 34 35
- All-Trans-Retinsäure (ATRA)
- Arsentrioxid

Tag 36 37 38 39 40 41 42
- All-Trans-Retinsäure (ATRA)
- Arsentrioxid

Wiederholungsinfo: Zyklus 1=Woche 1-6. ATRA maximal 7 Zyklen, ATO maximal 4 Zyklen

CAVE: - APL- Differenzierungssyndrom bei ATRA- und ATO- Therapie möglich; bei ersten Anzeichen (z.B. unerklärbarem Fieber, Dyspnoe, Gewichtszunahme, unklare abnormale Thoraxauskultation/ radiologische Veränderungen): Dexamethason 10mg/d p.o. oder i.v., mindestens für 3d
- Arsentrioxid verlängert die QT- Zeit; Gefahr für torsades de pointes Tachykardie, AV- Block u.a.; keine Kombination mit Medikamenten, die auch die QT- Zeit verlängern (best. Antidepressiva, Makrolide, Antihistaminika, Chinolone etc.), Vorsicht bei Medikamenten, die zu Hypokal./Magn.-Ämie führen

> Am Ende der Konsolidierung KMP mit Beurteilung der molekularen Remission.
> **Achtung:** Infektionsprophylaxe ab **Tag 1** Cotrimoxazol 960mg p.o. Mo, Mi, Fr 1-0-0

> **cave:** innerhalb der **gesamten Konsolidierung** darf die **ATO-Gabe maximal 3x ausfallen.** Bei Überschreitung Nachholen der Gaben am Ende der Konsolidierung.

Obligate Prä- und Begleitmedikation (Zyklus 1)

Tag	zeitl. Ablauf	Substanz	Basisdosierung	Trägerlösung (ml)	Appl.	Infusions-dauer	Bemerkungen
1-5, 8-12, 15-19, 22-26	-15min	NaCl 0,9 %	500 ml		i.v.	4h	
1-5, 8-12, 15-19, 22-26		Magnesium 10% Inresa® (4,05mmol Magnesium/10ml)	ml - *befundabhängig* -		i.v.		nach Magnesium-Wert (Ref. bereich: 0,66 - 0,99mmol/L), in NaCl 0,9%
1-5, 8-12, 15-19, 22-26		KCl 7,45% (1mmol K⁺/ml)	ml - *befundabhängig* -		i.v.		nach Kalium-Wert (Ref. bereich: 3,5-5,1mmol/L), in NaCl 0,9%
1-5, 8-12, 15-19, 22-26	-15min	Granisetron	1 mg		i.v.	B	

Hauptmedikation (Zyklus 2)

Tag	zeitl. Ablauf	Substanz	Basisdosierung	Trägerlösung (ml)	Appl.	Infusions-dauer	Bemerkungen
57-61, 64-68, 71-75, 78-82	0	Arsentrioxid	0,15 mg/kg/d	250 ml NaCl 0,9 %	i.v.	2h	jeweils an 5 Tagen pro Woche
57-70, 85-98	1-0-0-0	All-Trans-Retinsäure (ATRA)	22,5 mg/m²		p.o.		45mg/m²/d verteilt auf zwei Einzeldosen
57-70, 85-98	0-0-1-0	All-Trans-Retinsäure (ATRA)	22,5 mg/m²		p.o.		45mg/m²/d verteilt auf zwei Einzeldosen

Zyklusdiagramm

Tag 57 58 59 60 61 62 63 64 65 66 67 68 69 70 | 71 72 73 74 75 76 77 78 79 80 81 82 83 84 85 86 87 88 89 90 91
- All-Trans-Retinsäure (ATRA)
- Arsentrioxid

Tag 92 93 94 95 96 97 98
- All-Trans-Retinsäure (ATRA)
- Arsentrioxid

Wiederholungsinfo: Zyklus 2=Woche 9-14. ATRA maximal 7 Zyklen, ATO maximal 4 Zyklen

CAVE: - APL- Differenzierungssyndrom bei ATRA- und ATO- Therapie möglich; bei ersten Anzeichen (z.B. unerklärbarem Fieber, Dyspnoe, Gewichtszunahme, unklare abnormale Thoraxauskultation/ radiologische Veränderungen): Dexamethason 10mg/d p.o. oder i.v., mindestens für 3d
- Arsentrioxid verlängert die QT- Zeit: Gefahr für torsades de pointes Tachykardie, AV- Block u.a.; keine Kombination mit Medikamenten, die auch die QT- Zeit verlängern (best. Antidepressiva, Makrolide, Antihistaminika, Chinolone etc.), Vorsicht bei Medikamenten, die zu Hypokal./Magn.-Ämie führen

> Am Ende der Konsolidierung KMP mit Beurteilung der molekularen Remission.
> **Achtung:** Infektionsprophylaxe ab **Tag 1** Cotrimoxazol 960mg p.o. Mo, Mi, Fr 1-0-0

Obligate Prä- und Begleitmedikation (Zyklus 2)

Tag	zeitl. Ablauf	Substanz	Basisdosierung	Trägerlösung (ml)	Appl.	Infusions-dauer	Bemerkungen
57-61, 64-68, 71-75, 78-82	-15min	NaCl 0,9 %	500 ml		i.v.	4h	
57-61, 64-68, 71-75, 78-82		Magnesium 10% Inresa® (4,05mmol Magnesium/10ml)	ml - *befundabhängig* -		i.v.		nach Magnesium-Wert (Ref. bereich: 0,66 - 0,99mmol/L), in NaCl 0,9%
57-61, 64-68, 71-75, 78-82		KCl 7,45% (1mmol K^+/ml)	ml - *befundabhängig* -		i.v.		nach Kalium-Wert (Ref. bereich: 3,5-5,1mmol/L), in NaCl 0,9%
57-61, 64-68, 71-75, 78-82	-15min	Granisetron	1 mg		i.v.	B	

Hauptmedikation (Zyklus 3)

Tag	zeitl. Ablauf	Substanz	Basisdosierung	Trägerlösung (ml)	Appl.	Infusions-dauer	Bemerkungen
113-117, 120-124, 127-131, 134-138	0	Arsentrioxid	0,15 mg/kg/d	250 ml NaCl 0,9 %	i.v.	2h	jeweils an 5 Tagen pro Woche
113-126, 141-154	1-0-0-0	All-Trans-Retinsäure (ATRA)	22,5 mg/m²		p.o.		45mg/m²/d verteilt auf zwei Einzeldosen
113-126, 141-154	0-0-1-0	All-Trans-Retinsäure (ATRA)	22,5 mg/m²		p.o.		45mg/m²/d verteilt auf zwei Einzeldosen

Zyklusdiagramm

Tag 113 114 115 116 117 118 119 120 121 122 123 124 125 126 127 128 129 130 131 132 133 134 135 136 137 138 139 140 141 142 143 144 145 146 147

All-Trans-Retinsäure (ATRA)
Arsentrioxid

Zyklusdiagramm

Tag 148 149 150 151 152 153 154

All-Trans-Retinsäure (ATRA)
Arsentrioxid

Wiederholungsinfo: Zyklus 3=Woche 17-22. ATRA maximal 7 Zyklen, ATO maximal 4 Zyklen

> **CAVE:** - **APL- Differenzierungssyndrom** bei ATRA- und ATO- Therapie möglich; bei ersten Anzeichen (z.B. unerklärbarem Fieber, Dyspnoe, Gewichtszunahme, unklare abnormale Thoraxauskultation/ radiologische Veränderungen): Dexamethason 10mg/d p.o. oder i.v., mindestens für 3d
> - **Arsentrioxid verlängert die QT- Zeit;** Gefahr für torsades de pointes Tachykardie, AV- Block u.a.: keine Kombination mit Medikamenten, die auch die QT- Zeit verlängern (best. Antidepressiva, Makrolide, Antihistaminika, Chinolone etc.), Vorsicht bei Medikamenten, die zu Hypokal-/Magn.-Ämie führen

> Am Ende der Konsolidierung KMP mit Beurteilung der molekularen Remission.
> **Achtung:** Infektionsprophylaxe ab **Tag 1** Cotrimoxazol 960mg p.o. Mo, Mi, Fr 0-1-0-0

Obligate Prä- und Begleitmedikation (Zyklus 3)

Tag	zeitl. Ablauf	Substanz	Basisdosierung	Trägerlösung (ml)	Appl.	Infusions-dauer	Bemerkungen
113-117, 120-124, 127-131, 134-138	-15min	NaCl 0,9 %	500 ml		i.v.	4h	
113-117, 120-124, 127-131, 134-138		Magnesium 10% Inresa® (4,05mmol Magnesium/10ml)	ml - *befundabhängig* -		i.v.		nach Magnesium-Wert (Ref. bereich: 0,66 - 0,99mmol/L), in NaCl 0,9%
113-117, 120-124, 127-131, 134-138		KCl 7,45% (1mmol K^+/ml)	ml - *befundabhängig* -		i.v.		nach Kalium-Wert (Ref. bereich: 3,5-5,1mmol/L), in NaCl 0,9%
113-117, 120-124, 127-131, 134-138	-15min	Granisetron	1 mg		i.v.	B	

Hauptmedikation (Zyklus 4)

Tag	zeitl. Ablauf	Substanz	Basisdosierung	Trägerlösung (ml)	Appl.	Infusions-dauer	Bemerkungen
169-182	1-0-0-0	All-Trans-Retinsäure (ATRA)	22,5 mg/m²		p.o.		45mg/m²/d verteilt auf zwei Einzeldosen
169-182	0-0-1-0	All-Trans-Retinsäure (ATRA)	22,5 mg/m²		p.o.		45mg/m²/d verteilt auf zwei Einzeldosen
169-173, 176-180, 183-187, 190-194	0	Arsentrioxid	0,15 mg/kg/d	250 ml NaCl 0,9 %	i.v.	2h	jeweils an 5 Tagen pro Woche

Zyklusdiagramm

	Tag 169	170	171	172	173	174	175	176	177	178	179	180	181	182	183	184	185	186	187	188	189	190	191	192	193	194
All-Trans-Retinsäure (ATRA)	□	□	□	□	■	□	□	□	□	□	□	□	□	□												
Arsentrioxid	■	■	■	■	■		■	■	■	■	■	■			■	■	■	■	■	■	■	■	■	■	■	■

Wiederholungsinfo: Zyklus 4=Woche 25-28. ATRA maximal 7 Zyklen, ATO maximal 4 Zyklen

CAVE: - **APL- Differenzierungssyndrom** bei ATRA- und ATO- Therapie möglich; bei ersten Anzeichen (z.B. unerklärbarem Fieber, Dyspnoe, Gewichtszunahme, unklare abnormale Thoraxauskultation/radiologische Veränderungen): Dexamethason 10mg/d p.o. oder i.v., mindestens für 3d - **Arsentrioxid verlängert die QT- Zeit;** Gefahr für torsades de pointes Tachykardie, AV- Block u.a.: keine Kombination mit Medikamenten, die auch die QT- Zeit verlängern (best. Antidepressiva, Makrolide, Antihistaminika, Chinolone etc.), Vorsicht bei Medikamenten, die zu Hypokal./Magn.-Ämie führen

Achtung: Infektionsprophylaxe ab **Tag 1** Cotrimoxazol 960mg p.o. Mo, Mi, Fr 0-1-0-0

Am Ende der Konsolidierung KMP mit Beurteilung der molekularen Remission.

Obligate Prä- und Begleitmedikation (Zyklus 4)

Tag	zeitl. Ablauf	Substanz	Basisdosierung	Trägerlösung (ml)	Appl.	Infusionsdauer	Bemerkungen
169-173, 176-180, 183-187, 190-194	-15min	NaCl 0,9 %	500 ml		i.v.	4h	
169-173, 176-180, 183-187, 190-194		Magnesium 10% Inresa® (4,05mmol Magnesium/10ml)		ml - *befundabhängig* -	i.v.		nach Magnesium-Wert (Ref. bereich: 0,66 - 0,99mmol/L), in NaCl 0,9%
169-173, 176-180, 183-187, 190-194		KCl 7,45% (1mmol K⁺/ml)		ml - *befundabhängig* -	i.v.		nach Kalium-Wert (Ref. bereich: 3,5-5,1mmol/L), in NaCl 0,9%
169-173, 176-180, 183-187, 190-194	-15min	Granisetron	1 mg		i.v.	B	

Bedarfsmedikation   Dexamethason 8mg, Metoclopramid Tropfen

Dosisreduktion   **ATRA:** bei WBC > 10 000/μl oder Anzeichen für ATRA-Syndrom (Dyspnoe, Lungenfiltrate, Pleuraerguss, unerklärliches Nierenversagen): 10 mg/12h Dexamethason i.v. für mindestens 3 Tage, Stopp von ATRA bis zur klinischen Kontrolle (wenn schon 15d erhalten, muß ATRA nicht fortgesetzt werden), keine ATRA-Gabe bei: Triglyceriden + Transaminasen > 10fache des vortherapeutischen Wertes

Therapieabbruch   **Arsentrioxid:** Stopp bei QTc> 500ms, Synkope oder neu aufgetretenen Arrhythmien unter Therapie; Stopp bei jeglichen CTC- Toxizitäten durch Arsentrioxid ≥3; Nach Rückgang der Symptome: Wiederbeginn mit DR 50%, nach 3d Verträglichkeit Steigerung auf 100%

Erfolgsbeurteilung   Knochenmarksdiagnostik vor Therapiebeginn (bei ED), ggf. d30,45,60 (alle 15d) bis zur CR; vor und nach Therapie: KM-molekulare Diagnostik + Zytogenetik

Wiederholung   **Zyklus 1-1:** Zyklus 1=Woche 1-6.
ATRA maximal 7 Zyklen, ATO maximal 4 Zyklen
Zyklus 2-2: Zyklus 2=Woche 9-14.
ATRA maximal 7 Zyklen, ATO maximal 4 Zyklen
Zyklus 3-3: Zyklus 3=Woche 17-22.
ATRA maximal 7 Zyklen, ATO maximal 4 Zyklen
Zyklus 4-4: Zyklus 4=Woche 25-28.
ATRA maximal 7 Zyklen, ATO maximal 4 Zyklen

Literatur   Lo-Coco F et al. N Engl J M 2013;369:111-21

Kapitel 3   Myelodysplastisches Syndrom (MDS)

lower risk

Lenalidomid – 132
ATG + CSA – 133

higher risk

Azacitidin subkutan (7x75mg/m^2) – 104
Azacitidin intravenös (7x75mg/m²) – 105
Low dose Melphalan oral – 125

Rezidivtherapie

Azacitidin + DLI Standard-dose 5x100mg/m² – 121
Azacitidin + DLI Low-dose 3x100mg abs. – 122
Decitabin + DLI Standard-dose 5x20mg/m² – 123
Decitabin + DLI 10 Tage 10x20mg/m² – 124

Elektronisches Zusatzmaterial Die elektronische Version des Werkes enthält Zusatzmaterial, auf das über folgenden Link zugegriffen werden kann: https://doi.org/10.1007/978-3-662-67749-0_1.

© Der/die Autor(en) 2023
M. Engelhardt et al. (Hrsg.), *Das Blaue Buch*,

Diese Krebstherapie birgt letale Risiken. Die Anwendung darf nur durch erfahrene Onkologen und entsprechend ausgebildetes Pflegepersonal erfolgen. Das Protokoll muss im Einzelfall überprüft und der klinischen Situation angepasst werden.	
060200_03 *Lenalidomid (MDS)*	*ICD-10: C90*

Indikation: transfusionsabhängige Anämie infolge MDS

Therapie-Hinweis: für transfusionsabhängige Anämie infolge MDS mit Niedrig- oder Intermediär-1-Risiko und einer isolierten Deletion 5q

Hauptmedikation (Zyklus 1-n)

Tag	zeitl. Ablauf	Substanz	Basisdosierung	Trägerlösung (ml)	Appl.	Infusions-dauer	Bemerkungen
1-21	0-0-0-1	Lenalidomid	10 mg abs.		p.o.		

Zyklusdiagramm | Tag 1 | 2 | 3 | 4 | 5 | 6 | 7 | 8 | 9 | 10 | 11 | 12 | 13 | 14 | 15 | 16 | 17 | 18 | 19 | 20 | 21 | [...] | Wdh: 29

Lenalidomid ☐

bei Lenalidomid-induzierten Durchfällen → Gabe von Cholestagel® (bis zu 6 Tbl. täglich, 3x 2Tbl. oder 1x 6Tbl. mit einer Mahlzeit). Cave: 4 Std. Abstand zu Lenalidomid, sowie Arzneimitteln, die Wechselwirkungen mit Colesevelam verursachen können: Levothyroxin, Verapamil, Olmesartan, Phenytoin, orale Kontrazeptiva, Metformin, Glimepirid, Glipizid, Glibenclamid, Ursodesoxycholsäure; bei Ciclosporin und Warfarin zusätzlich Spiegel bzw. Wirkung überwachen

Lenalidomid (LL) Wechselwirkungen:
* Plasmaverfügbarkeit von Digoxin erhöht →Überwachung der Digoxinkonzentration während LL-Therapie.
* Statine: bei gleichzeitiger Anwendung mit LL, erhöhtes Rhabdomyolyserisiko → verstärkte Überwachung** insbesondere in den ersten Wochen.
* **PGB-Inhibitoren** (z.B. Ciclosporin, Clarithromycin, ketoconazol, Verapamil etc.) **können zum Ansteigen der LL Plasmaspiegel u. damit Zunahme der LL Tox. führen** (LL ist PGP-Substrat) → engmaschige Überwachung auf NW

Hepatitis-B-Virus-(HBV) Screening vor Beginn der Behandlung mit Lenalidomid:
→ positive Hepatitis-B-Serologie: vor Behandlungsbeginn Hepatologen konsultieren
→ zuvor infizierte Patienten müssen während der gesamten Behandlung engmaschig auf Zeichen und Symptome einer Virus-Reaktivierung überwacht werden

Thromboseprophylaxe bei Lenalidomid-, Thalidomid- oder Pomalidomid-Therapie

Ein oder mehrere der folgenden Risikofaktoren
-vorherige Thrombose [1]
-zentralenöser Katheter [1]
-Hochrisiko operativer Eingriff [1]
-konstitutionelle Thrombophilie [1]
-lange Immobilität
-rekombinantes EPO
→ **LMWH Prophylaxe** (Enoxaparin 20mg/d; bzw bei [1] nach klinischer Situation ggf. höhere Dosis)

Keine Risikofaktoren & Kombinationstherapie mit Dexamethason und /oder Anthracycline → **Aspirin** 100mg/d

Keine Risikofaktoren & Monotherapie → **keine Prophylaxe**

Obligate Prä- und Begleitmedikation (Zyklus 1-n)

Tag	zeitl. Ablauf	Substanz	Basisdosierung	Trägerlösung (ml)	Appl.	Infusions-dauer	Bemerkungen
1-28	0-1-0-0	Cotrimoxazol	960 mg		p.o.		Mo, Mi, Fr
1-28	1-0-0-0	Aciclovir	400 mg		p.o.		
1-28	1-0-0-0	Acetylsalicylsäure	100 mg		p.o.		kontinuierlich

Bedarfsmedikation	Metoclopramid p.o., Pantoprazol p.o., Obstipationsprophylaxe
FN-Risiko	<10% → Risikoprofil siehe Kurzfassung Leitilinien zur G-CSF-Behandlung
Kontrollen	Anzeichen/Symptome von Neutropenie und Thrombozytopenie, venösen und arteriellen thromboembolischen Ereignissen, Myokardinfarkt, hämorrhagischen Erkrankungen, allergischen Reaktionen, Hautreaktionen, Lebererkrankungen, Rhabdomyolyse, Schilddrüsenstörungen, Virusreaktivierungen, Erkrankungen des Gastrointestinaltraktes
Wiederholung	Tag 29.
Literatur	Fenaux P et al. Blood. 2011 Oct 6;118(14):3765-76

Diese Krebstherapie birgt letale Risiken. Die Anwendung darf nur durch erfahrene Onkologen und entsprechend ausgebildetes Pflegepersonal erfolgen. Das Protokoll muss im Einzelfall überprüft und der klinischen Situation angepasst werden.

| 060200_02 | ATG + CSA | Indikation: Myelodysplastisches Syndrom | ICD-10: D46.9 |

Hauptmedikation (Zyklus 1-n)

Tag	zeitl. Ablauf	Substanz	Basisdosierung	Trägerlösung (ml)	Appl.	Infusions-dauer	Bemerkungen
1-5	1-0-0-0	Ciclosporin A (Sandimmun® Optoral)	2,5 mg/kg		p.o.		Gabe: 8 Uhr morgens und 20 Uhr abends; Dosisanpassung nach Spiegel, Weitergabe bis Tag 180
1-5	-30min	Prednisolon/Solu-DecortinH®	100 mg abs.		i.v.		30min vor ATG
1-5	0	ATG-rabbit (Thymoglobuline®)	3,75 mg/kg	500 ml NaCl 0,9 %	i.v.	12h	
1-5	0-0-0-1	Ciclosporin A (Sandimmun® Optoral)	2,5 mg/kg		p.o.		Gabe: 8 Uhr morgens und 20 Uhr abends; Dosisanpassung nach Spiegel, Weitergabe bis Tag 180
6-20	1-0-0-0	Prednison/Decortin®	1 mg/kg/d		p.o.		
21-25	1-0-0-0	Prednison/Decortin®	0,5 mg/kg/d		p.o.		

Zielspiegel Ciclosporin A:
200-400ng/ml (polyclonal assay); 150-250ng/ml (monoclonal assay)
Ausschleichen ab Tag 180:
Reduktion um 50mg alle 4 Wochen (ausser: bei weiterem Anstieg der PB-Werte Ciclosporin A-Therapiefortführung möglich)

Obligate Prä- und Begleitmedikation (Zyklus 1-n)

Tag	zeitl. Ablauf	Substanz	Basisdosierung	Trägerlösung (ml)	Appl.	Infusions-dauer	Bemerkungen
1-5	0-1-0-0	Cotrimoxazol	960 mg		p.o.		Mo,Mi,Fr; d01-180
1-5	1-0-1-0	Aciclovir	400 mg		p.o.		d01-180
1-5	1-0-0-0	Fluconazol	400 mg		p.o.		1x/Woche d01-180
1-5	-30min	NaCl 0,9 %	1 000 ml		i.v.	24h	
1-5	-30min	Clemastin	2 mg		i.v.	B	

Bedarfsmedikation	Paracetamol 1 000mg p.o., Prednison 100 mg i.v., Clemastin i.v., Ranitidin i.v., Lynestrenol
FN-Risiko	<10%
Kontrollen	täglich Differentialblutbild, d1-5 unter ATG, Elektrolyte insbesondere Mg^{2+}, Leberwerte, Gerinnung, Retentionswerte; LDH, CSA Spiegel initial wöchentlich, Klinik und Knochenmark nach Zeitplan siehe Studienprotokoll
Dosisreduktion	schwere anaphylaktische Reaktion: Stopp ATG und weitere Therapie nur CSA, sonst Administration von Steroiden, Flüssigkeit, Antihistaminika. Bei jeglicher Toxizität WHO Grad $\geq$ 2: Reduktion CSA um 25-50%
Erfolgsbeurteilung	3. und 6. Monat KMP vor Randomisation, 6., 12. Monat, danach jährlich bis Monat 60. Responsekriterien siehe Studienprotokoll
Ausschlusskriterien	MDS typ CMML und RAEBt, hämatologische/onkologische Vorerkrankungen außer nicht melanotischer Hautkrebs/Ca in situ Cervix, Z.n. Radio-/Chemotherapie, Serum-Kreatinin/Bilirubin >2,5x obere Norm, Herzinsuffizienz u.a. (siehe Protokoll)
Literatur	Stadler et al. Leukemia. 2004; 18:460; Passweg et al. J Clin Oncol. 2011; 29(3):303-9

Kapitel 4 Myeloproliferative Neoplasien (MPN)

Elektronisches Zusatzmaterial Die elektronische Version des Werkes enthält Zusatzmaterial, auf das über folgenden Link zugegriffen werden kann: https://doi.org/10.1007/978-3-662-67749-0_1.

© Der/die Autor(en) 2023
M. Engelhardt et al. (Hrsg.), *Das Blaue Buch*.

Kapitel 4   Myeloproliferative Neoplasien (MPN)

Diese Krebstherapie birgt letale Risiken. Die Anwendung darf nur durch erfahrene Onkologen und entsprechend ausgebildetes Pflegepersonal erfolgen. Das Protokoll muss im Einzelfall überprüft und der klinischen Situation angepasst werden.

| 060510_02 | | **Imatinib** | | **Indikation: CML, GIST** | | | *ICD-10: C26.9, C92.10* |

Hauptmedikation (Zyklus 1-n)

Tag	zeitl. Ablauf	Substanz	Basisdosierung	Trägerlösung (ml)	Appl.	Infusions-dauer	Bemerkungen
1-28	1-0-0-0	Imatinib	400 mg abs.		p.o.		kontinuierlich, morgens nach dem Frühstück mit Wasser. Bei Unverträglichkeit auch Gabe abends (0-0-0-1) oder 200mg 2xtäglich (1-0-1-0) möglich

Hepatitis-B-Virus-(HBV) Screening vor TKI-Behandlungsbeginn:
→ *positive Hepatitis-B-Serologie:* vor Behandlungsbeginn Hepatologen konsultieren
→ *bei HBV-Trägern, die eine Behandlung mit TKIs benötigen:* engmaschige Überwachung auf Anzeichen und Symptome einer aktiven HBV-Infektion während der Behandlung und für einige Monate nach dem Absetzen des TKI.

CAVE: Metabolismus über CYP3A4
Wirkungsverstärkung / erhöhtes Risiko für Nebenwirkungen durch CYP3A4-Inhibitoren:
z.B. Azol-Antimykotika, Cimetidin, Amiodaron, Erythromycin, Clarithromycin, Ciprofloxacin, Ritonavir, Sternfrucht, **Grapefruit (-saft)**
Verminderte Wirkung durch CYP3A4-Induktoren:
z.B. Glucocorticoide, Phenytoin, Carbamazepin, Rifampicin, **Johanniskraut**
Plasmakonzentrationserhöhung von z.B.:
HMG-CoA-Reduktase-Inhibitoren, Ciclosporin, Triazol-Benzodiazepine, Calcium-Antagonisten vom Dihydropyrimidintyp

Bedarfsmedikation	Diuretika, G-CSF Magnesium, Metoclopramid, Allopurinol
FN-Risiko	< 10% → je nach Risikoabwägung, siehe Kurzfassung Leitlinien G-CSF
Kontrollen	Blutbild inklusiv Differentialblutbild, Nierenwerte, Transaminasen, Bilirubin gesamt, AP; regelmäßig Gewichtskontrolle
Dosisreduktion	siehe Fachinformation und nach Rücksprache mit Hämatologen
Cave	kardiale Funktionsstörungen, Leber- und Niereninsuffizienz; Flüssigkeitseinlagerungen. **Keine Paracetamol-Einnahme während Therapie mit Imatinib.** Durch Hemmung der UDP-Glucuronosyltransferase- Aktivität Potenzierung der Paracetamol induzierten Lebertoxizität möglich. Erhebliche Lebertoxizität beschrieben. Lit. Ratain M.J. BJCP 2011 71; 6: 917-20.
Dosissteigerung	siehe Fachinformation und nach Rücksprache mit Hämatologen
Wechselwirkungen	siehe Merkkasten und Fachinformation. Beeinflussung der Plasmakonzentration von: Warfarin, Paracetamol, Metoprolol, Levothyroxin
Erfolgsbeurteilung	monatliche Kontrollen Differentialblutbild; KMP (Zytologie, Zytogenetik, Molekulargenetik) und/oder RQ-PCR (peripheres Blut); alle 3 Monate im 1. Jahr entsprechend ELN-Guidelines (Baccarani et al. Blood. 2013;12(3):872-84)
Wiederholung	kontinuierlich bis PD
Literatur	Druker BJ et al. NEJM 2006: 2408-17, Hochhaus A et al. Blood 2008 : 452

Diese Krebstherapie birgt letale Risiken. Die Anwendung darf nur durch erfahrene Onkologen und entsprechend ausgebildetes Pflegepersonal erfolgen. Das Protokoll muss im Einzelfall überprüft und der klinischen Situation angepasst werden.

060510_04	Nilotinib	Indikation: CML	ICD-10: C92.10

Hauptmedikation (Zyklus 1-n)

Tag	zeitl. Ablauf	Substanz	Basisdosierung	Trägerlösung (ml)	Appl.	Infusions-dauer	Bemerkungen
1-28	1-0-1-0	Nilotinib	300 mg abs.		p.o.		300mg morgens und abends (jeweils 2 Kapseln à 150 mg) im Abstand von ca. 12h. Einnahme nüchtern, mindestens 1h vor oder 2h nach einer Mahlzeit. Kapseln unzerkaut mit Wasser einnehmen

Hepatitis-B-Virus-(HBV) Screening vor TKI-Behandlungsbeginn:
→ *positive Hepatitis-B-Serologie:* vor Behandlungsbeginn Hepatologen konsultieren
→ *bei HBV-Trägern, die eine Behandlung mit TKIs benötigen:* engmaschige Überwachung auf Anzeichen und Symptome einer aktiven HBV-Infektion während der Behandlung und für einige Monate nach dem Absetzen des TKI.

Achtung: mögliche   QT-Zeit-Verlängerung
Überwachung von K^+ und Mg^{2+}
Vermeidung von / besondere Vorsicht bei Medikamenten,
die eine QT-Zeit-Verlängerung induzieren
(z.B. Amiodaron, Chinidin, Sotalol, Clarithromycin, Haloperidol)

Achtung: Nilotinib wird über CYP3A4 abgebaut.
Starke CYP3A4 Inhibitoren vermeiden (z.B. Clarithromycin, Voriconazol, Erythromycin, Sternfrucht, Grapefruit).
Falls die Verwendung eines starken CYP3A4 Inhibitors notwendig ist, muss die Nilotinib-Therapie für diesem Zeitraum unterbrochen werden. Patienten sollten Grapefruit(saft), Sternfrucht(saft), Granatapfel(saft) und Bitterorangen(saft) meiden.
Starke CYP3A4 Induktoren vermeiden (z.B. Dexamethason, Phenytoin, Rifampicin, Carbamazepin, Johanniskraut).
Wenn möglich durch andere Wirkstoffe mit geringerem Potential zur CYP3A4-Induktion ersetzen. Ist die Therapie mit einem starken CYP3A4 Induktor unumgänglich kann Nilotinib unverändert fortgeführt werden.
Nilotinib hemmt CYP3A4, CYP2C8, CYP2C9, CYP2D6 und UGT1A1. Bei Koadministration von Substraten dieser Isoenzyme (z.B. Benzodiazepine, Calcium-Antagonisten, manche Statine, Warfarin) Überwachung für mögliche Toxizität.

Bedarfsmedikation	Antidiarrhoika, Antiemese, Diurese bei Ödem, Blut- und Thrombozytentransfusionen, Allopurinol
Kontrollen	BB (in den ersten zwei Monaten alle zwei Wochen, dann monatlich), Bilirubin, Lebertransaminasen, Serumlipase (monatlich bzw. wie klinisch angezeigt), EKG, Elektrolyte, Harnsäure
Dosisreduktion	Erhöhte Serumlipase (Grad 3-4) oder Erhöhung von Bilirubin und Lebertransaminasen (Grad 3-4): Dosisreduktion auf 1x400 mg/Tag oder Therapieunterbrechung
Cave	**Nilotinib wurde mit vasospastischen und gefäßokklusiven Nebenwirkungen, wie koronare Herzerkrankung, zerebrovaskuläre Erkrankungen und arterielle Verschlusskrankheit assoziert und sollte bei solchen Begleiterkrankungen nur mit Vorsicht und nach signifikanter Reduktion der Risikofaktoren (Rauchen, Hyperlipidämie, arterielle Hypertonie, Diabetes mellitus) eingesetzt werden.**
Therapieunterbrechung	Bei ANC <1000/µl und/oder Thrombozytenzahl < 50.000/µl: Therapieunterbrechung. Bei Anstieg über diese Werte innerhalb von 2 Wochen: Fortsetzung der Therapie mit der vorherigen Dosierung. Bei anhaltend niedrigen Werten evtl. Dosisreduktion auf 1x400mg/d. Bei mittelschweren und schweren nicht-hämatologischen Toxizitäten: Einnahme unterbrechen. Nach Abklingen Fortführung mit 1xtägl. 400 mg, ggf. Dosissteigerung auf 2x300 mg im Verlauf.
Nebenwirkungen	Thrombozytopenie, Neutropenie, Anämie, QT-Verlängerung, Kopfschmerzen, Übelkeit, Obstipation, Diarrhö, Exanthem, Pruritus, Alopezie, Myalgie, Müdigkeit, peripheres Ödem
Bemerkungen	Patienten, die keine Hartkapseln schlucken können: Inhalt mit einem TL Apfelmus / püriertem Apfel vermischen
Wiederholung	Tag 29, kontinuierlich. Fortsetzung so lange, wie der Patient daraus therapeutischen Nutzen zieht.
Literatur	Saglio G et al., N Engl J Med. 2010 Jun 17;362(24):2251-9. Branford S et al., J Clin Oncol. 2012 Dec 10;30(35):4323-9. Fachinformation Tasigna® (Stand 01/13)

Diese Krebstherapie birgt letale Risiken. Die Anwendung darf nur durch erfahrene Onkologen und entsprechend ausgebildetes Pflegepersonal erfolgen. Das Protokoll muss im Einzelfall überprüft und der klinischen Situation angepasst werden.

| 060510_05 | **Dasatinib** | | *Indikation: CML* | | | | ICD-10: C92.10 |

Hauptmedikation (Zyklus 1-n)

Tag	zeitl. Ablauf	Substanz	Basisdosierung	Trägerlösung (ml)	Appl.	Infusions-dauer	Bemerkungen
1-28	1-0-0-0	Dasatinib	100 mg abs.		p.o.		Einnahme unabhängig von den Mahlzeiten, entweder morgens oder abends

Hepatitis-B-Virus-(HBV) Screening vor TKI-Behandlungsbeginn:
→ *positive Hepatitis-B-Serologie:* vor Behandlungsbeginn Hepatologen konsultieren
→ *bei HBV-Trägern, die eine Behandlung mit TKIs benötigen:* engmaschige Überwachung auf Anzeichen und Symptome einer aktiven HBV-Infektion während der Behandlung und für einige Monate nach dem Absetzen des TKI.

CAVE: Metabolismus über CYP3A4
Wirkungsverstärkung / erhöhtes Risiko für Nebenwirkungen durch CYP3A4-Inhibitoren:
z.B. Azol-Antimykotika, Cimetidin, Amiodaron, Erythromycin, Clarithromycin, Ciprofloxacin, Ritonavir, Sternfrucht, **Grapefruit (-saft)**
Verminderte Wirkung durch CYP3A4-Induktoren:
z.B. Glucocorticoide, Phenytoin, Carbamazepin, Rifampicin, **Johanniskraut**
Plasmakonzentrationserhöhung von z.B:
HMG-CoA-Reduktase-Inhibitoren, Ciclosporin, Triazol-Benzodiazepine, Calcium-Antagonisten vom Dihydropyrimidintyp

---

Bedarfsmedikation	Thrombozyten-, Erythrozytentransfusionen, Kortikoide und/oder Diuretika bei Pleuraerguss
Kontrollen	Blutbild; Thorax-Röntgenkontrolle bei Symptomen, die auf Pleuraerguss hinweisen; zu Therapiebeginn: Symptome einer kardiopulmonalen Erkrankung, ggf. EKG; Elektrolyte (bes. Kalium, Magnesium); Symptome einer kardialen Dysfunktion; Flüssigkeitsretention und Dyspnoe (bes. bei Patienten > 65 Jahren)
Dosisreduktion	**Chronische Phase der CML (Initialdosis 100mg):** Reduktion auf 80mg einmal täglich, falls erforderlich weitere Reduktion auf 50mg einmal täglich **Akzelerierte Phase oder Blastenkrise der CML und Ph+ ALL (Initialdosis 140mg):** Reduktion auf 100mg einmal täglich, falls erforderlich weitere Reduktion auf 50mg einmal täglich
Cave	Blutungsereignisse, Flüssigkeitsretention, pulmonale arterielle Hypertonie, QT-Verlängerung, kardiale Nebenwirkungen
Dosissteigerung	Für Patienten, die auf empfohlene Initialdosis weder hämatologisch noch zytogenetisch ansprechen: **Chronische Phase der CML:** 140mg einmal täglich, **fortgeschrittene Stadien der CML oder bei Ph+ ALL:** 180mg einmal täglich; Therapiewechsel erwägen
Therapieunterbrechung	**Myelosuppression:** siehe Fachinformation; **nicht-hämatologische Nebenwirkungen Grad 2:** Unterbrechung bis Rückgang, bei erstmaligem Auftreten ursprüngliche Dosis beibehalten, bei wiederholtem Auftreten Dosisreduktion; **nicht-hämatologische Nebenwirkungen Grad 3-4:** Unterbrechung bis Rückgang, danach ggf. Therapiefortsetzung mit Dosisreduktion; **Pleuraerguss:** Unterbrechung bis Besserung, bei erstmaligem Auftreten ursprüngliche Dosis beibehalten, bei wiederholtem Auftreten oder bei Grad 3/4 Dosisreduktion
Wechselwirkungen	**keine gleichzeitige Anwendung von:** CYP3A4-Induktoren und -Inhibitoren bzw. von CYP3A4-Substraten, H₂-Antagonisten, Protonenpumpeninhibitoren; Einnahme von Aluminiumhydroxid/Magnesiumhydroxid-Präparaten mit 2 Stunden Abstand zur Einnahme von Dasatinib. **Vorsicht bei gleichzeitiger Einnahme von:** thrombozytenfunktionshemmenden oder gerinnungshemmenden Arzneimitteln (Blutungsrisiko), Antiarrhythmika oder Arzneimittel, die das QT-Intervall verlängern, Therapie mit Anthrazyklinen
Kontraindikation	Für Patienten mit einem Risiko, Pleuraergüsse zu entwickeln (Herzinsuffizienz, Lungenerkrankungen, nicht eingestellte arterielle Hypertonie) sollte der Einsatz von Dasatinib vermieden werden. Die pulmonal-arterielle Hypertonie (PAH) ist eine seltene Komplikation von Dasatinib, deshalb sollten Patienten mit vorbestehender PAH alternative TKI erhalten.
Wiederholung	kontinuierlich bis Progression oder Auftreten von Unverträglichkeiten
Literatur	Kantarjian et al. NEJM. 2010; 362(24):2260-70: Fachinformation Dasatinib

Diese Krebstherapie birgt letale Risiken. Die Anwendung darf nur durch erfahrene Onkologen und entsprechend ausgebildetes Pflegepersonal erfolgen. Das Protokoll muss im Einzelfall überprüft und der klinischen Situation angepasst werden.

060510_06	**Bosutinib**						**Indikation: CML**		ICD-10: C92.10

Hauptmedikation (Zyklus 1-n)

Tag	zeitl. Ablauf	Substanz	Basisdosierung	Trägerlösung (ml)	Appl.	Infusions-dauer	Bemerkungen
1-28	1-0-0-0	Bosutinib	500 mg abs.		p.o.		einmal täglich zu einer Mahlzeit

Hepatitis-B-Virus-(HBV) Screening vor TKI-Behandlungsbeginn:
→ *positive Hepatitis-B-Serologie*: vor Behandlungsbeginn Hepatologen konsultieren
→ *bei HBV-Trägern, die eine Behandlung mit TKIs benötigen*: engmaschige Überwachung auf Anzeichen und Symptome einer aktiven HBV-Infektion während der Behandlung und für einige Monate nach dem Absetzen des TKI.

CAVE: Metabolismus über CYP3A4
Wirkungsverstärkung / erhöhtes Risiko für Nebenwirkungen durch CYP3A4-Inhibitoren:
z.B. Azol-Antimykotika, Cimetidin, Amiodaron, Erythromycin, Clarithromycin, Ciprofloxacin, Ritonavir, Sternfrucht, **Grapefruit (-saft)**,
Verminderte Wirkung durch CYP3A4-Induktoren:
z.B. Glucocorticoide, Phenytoin, Carbamazepin, Rifampicin, **Johanniskraut**
Plasmakonzentrationserhöhung von z.B.:
HMG-CoA-Reduktase-Inhibitoren, Ciclosporin, Triazol-Benzodiazepine, Calcium-Antagonisten vom Dihydropyrimidintyp

Bedarfsmedikation	Antiemetika, Antidiarrhoika
Kontrollen	Leberfunktion (Transaminasen), Blutbild (im 1. Behandlungszyklus wöchentlich, danach monatlich), Symptome einer Flüssigkeitsretention, Elektrolyte (bes. Kalium, Magnesium), EKG
Dosisreduktion	Reduktion um jeweils 100mg bis 300mg abs.
Cave	Leberfunktionsstörungen, Diarrhoe und Erbrechen, Flüssigkeitsretention (einschliesslich Perikarderguss, Pleuraerguss, Lungenödem), Erhöhung der Serumlipase, Erhöhung der Infektanfälligkeit, Proarrhythmisches Potential
Dosissteigerung	kein komplettes hämatologisches Ansprechen nach 8 Wochen oder kein komplettes zytogenetisches Ansprechen nach 12 Wochen: Dosissteigerung auf **600mg einmal täglich**
Therapieunterbrechung	**nicht-hämatologische Nebenwirkunen:** nach Abklingen Wiederaufnahme der Therapie mit 400mg einmal täglich, Erhöhung auf 500mg einmal täglich möglich nach klinischem Ermessen, Erhöhung der Lebertransaminasen um > 5 x ULN (upper limit of normal) Unterbrechung bis ≤ 2,5 x ULN, dann Therapiefortsetzung mit 400mg einmal täglich (wenn kein Rückgang innerhalb von 4 Wochen: Therapieabbruch), Diarrhoe Grad 3-4 Unterbrechung bis Rückgang auf ≤ Grad 1, dann Therapiefortsetzung mit 400mg einmal täglich; Diarrhoe und Erbrechen: vorübergehende Unterbrechung, ggf mit nachfolgender Dosisreduktion, Erhöhung der Serumlipase: **Neutropenie und Thrombozytopenie:** Unterbrechung bis ANZ > 1,0 x 10⁹/l und Thrombozyten > 50 x 10⁹/l, bei Besserung innerhalb einer Woche Therapiefortsetzung in ursprünglicher Dosis, wenn keine Besserung innerhalb von 2 Wochen Therapiefortsetzung mit um 100 mg reduzierter Dosis, wiederholte Zytopenie: Dosisreduktion um 100mg nach Erholung
Therapieabbruch	gleichzeitige Erhöhung der Transaminasen auf ≥ 3x ULN und Bilirubin auf > 2x ULN sowie alkalische Phosphatase um < 2x ULN
Wechselwirkungen	**keine gleichzeitige Anwendung von:** Domperidon (QT-Zeit-Verlängerung, Torsade-de-pointes-Arrhythmien), CYP3A4-Inhibitoren und -Induktoren, keine Einnahme von Grapefruit-Produkten, möglichst keine gleichzeitige Anwendung von Protonenpumpenhemmern, Einnahme von Antacida mit zeitlichem Abstand von 2h, **Vorsicht bei gleichzeitiger Einnahme von:** Antiarrhythmika, Arzneimitteln, die das QT-Intervall verlängern und p-Glykoprotein-Substraten
Kontraindikation	Leberinsuffizienz
Wiederholung	kontinuierlich bis Progression oder Auftreten inakzeptabler Toxizitäten
Literatur	Cortes J.E. et al. J Clin Oncol. 2012; 30:3486-3492; Fachinformation Bosutinib

Diese Krebstherapie birgt letale Risiken. Die Anwendung darf nur durch erfahrene Onkologen und entsprechend ausgebildetes Pflegepersonal erfolgen. Das Protokoll muss im Einzelfall überprüft und der klinischen Situation angepasst werden.

| 060510_08 | *Ponatinib* | | *Indikation: CML* | | | | *ICD-10: C92.10* |

Hauptmedikation (Zyklus 1-n)

Tag	zeitl. Ablauf	Substanz	Basisdosierung	Trägerlösung (ml)	Appl.	Infusions-dauer	Bemerkungen
1-28	1-0-0-0	Ponatinib	45 mg abs.		p.o.		Tabletten als Ganzes unabhängig von den Mahlzeiten ein-nehmen

Zyklusdiagramm | Tag 1 | 2 | 3 | 4 | 5 | 6 | 7 | 8 | 9 | 10 | 11 | 12 | 13 | 14 | 15 | 16 | 17 | 18 | 19 | 20 | 21 | 22 | 23 | 24 | 25 | 26 | 27 | 28 | Wdh: 29

Ponatinib ☐

Wiederholungsinfo: kontinuierlich bis Progression oder inakzeptable Toxizität

Hepatitis-B-Virus-(HBV) Screening vor TKI-Behandlungsbeginn:
→ *positive Hepatitis-B-Serologie:* vor Behandlungsbeginn Hepatologen konsultieren
→ *bei HBV-Trägern, die eine Behandlung mit TKIs benötigen:* engmaschige Überwachung auf Anzeichen und Symptome einer aktiven HBV-Infektion während der Behandlung und für einige Monate nach dem Absetzen des TKI.

Bedarfsmedikation	Thrombozytentransfusion, hämatologische Wachstumsfaktoren
FN-Risiko	< 10% → je nach Risikoabwägung, siehe Kurzfassung Leitlinien G-CSF
Kontrollen	Erhebung des kardiovaskulären Risikoprofils (Anamnese, RR, EKG) vor Therapiestart, regelmäßige Reevaluation des kardiovaskulären Status unter Therapie und konsequente Behandlung der bestehenden oder auftretenden kardiovaskulären Beschwerden. · Labor: Serumlipase (alle 2 Wochen in den ersten 2 Monaten, dann mind. 1x pro Monat), Blutbild, Elektrolyte, Kreatinin, Harnstoff, Harnsäure, AP, GOT, GPT, Bilirubin, Amylase.
Dosisreduktion	Reduktion von Ponatinib nach individueller Nutzen-Risiko-Bewertung in Anbetracht des kardiovaskulären Risikos, der Nebenwirkungen, der Zeit bis zum zytogenetischen Ansprechen und BCR-ABL-Quantifizierung bei vermuteter Dosisabhängigkeit des Risikos für das Auftreten von Gefäßverschlüssen; wenn sich die gleichzeitige Anwendung von starken CYP3A4-Inhibitoren (Clarithromycin, Azol-Antimykotika, Grapefruit(-saft)) nicht vermeiden lässt: Reduktion auf 30mg täglich
Cave	**Ponatinib sollte nicht bei Patienten mit Z.n. Myokardinfarkt, zerebralem Insult oder durchgeführter Revaskularisation eingesetzt, es sei denn, der mögliche Nutzen einer Behandlung überwiegt das potenzielle Risiko. Unter der Therapie muss das kardiovaskuläre Risiko überwacht und möglichst optimiert werden.**
Therapieunterbrechung	Bei ANC <1000/µl oder Thrombozyten <50.000/µl: Ponatinib pausieren; nach Erholung der ANC >1500/µl und Thrombozyten >75.000/µl bei erstmaligem Auftreten Fortführen mit 45mg, bei zweitem Auftreten mit 30mg und bei drittem Auftreten mit 15mg. Bei asymptomatischer Erhöhung von Lipase oder Amylase über das Zweifache des oberen Normwertes: Ponatinib pausieren; bei Auftreten unter 45mg nach Abfallen von Amylse/Lipase auf das 1,5-fache des oberen Normwertes Fortführen mit 30mg, bei Auftreten unter 30mg Reduktion auf 15mg Ponatinib. Bei erneutem Auftreten unter 15mg sollte das Absetzen erwogen werden. Bei klinisch symptomatischer Pankreatitis Grad 3 (starke Bauchschmerzen, Erbrechen, Notwendigkeit medizinischer Unterstützung): Ponatinib pausieren; bei Auftreten unter 45mg nach Erholung auf < Grad 2 Fortführen mit 30mg, bei Auftreten unter 30mg Reduktion auf 15mg Ponatinib. Bei erneutem Auftreten unter 15mg sollte das Absetzen erwogen werden. Absetzen von Ponatinib bei Auftreten einer Pankreatitis Grad 4 (lebensbedrohlicher Verlauf). Abwägung einer Therapieunterbrechung bei unkontrollierbarer arterieller Hypertonie.
Therapieabbruch	Der Therapieabbruch sollte erwogen werden, wenn nach 90 Tagen kein komplettes hämatologisches Ansprechen eingetreten sein sollte
Wechselwirkungen	Vorsicht und ggf. Dosisreduktion auf 30mg täglich bei gleichzeitiger Anwendung von starken CYP3A4-Inhibitoren (z.B. Clarithromycin, Azol-Antimykotika, Grapefruitsaft), keine gleichzeitige Anwendung von starken CYP3A4-Induktoren (z.B. Carbamazepin, Phenytoin, Johanniskraut); Ponatinib kann zu Erhöhung der Plasmakonzentrationen von Medikamenten führen, welche Substrate von P-gp (z.B. Digoxin, Dabigatran, Colchicin, Pravastatin) oder BCRP (z.B. Methotrexat, Rosuvastatin, Sulfasalazin) sind -> engmaschige Kontrollen; Vorsicht bei gleichzeitiger Anwendung von Gerinnungshemmern bei Patienten, die ein Risiko für Blutungsereignisse aufweisen
Kontraindikation	Relative Kontraindikation bei stattgehabten Myokardinfarkt, zerebralem Insult oder nach Gefäß-Revaskularisierung, vorsichtige Anwendung bei Patienten mit Kreatinin-Clearance < 50ml/min oder terminalem Nierenversagen
Wiederholung	Tag 29, kontinuierlich bis Progression oder inakzeptable Toxizität
Literatur	Cortes JE et al., N Engl J Med. 2012 367(22):2075-88; Cortes JE et al., N Engl J Med. 2013 369(19):1783-96; Fachinformation Ponatinib

Diese Krebstherapie birgt letale Risiken. Die Anwendung darf nur durch erfahrene Onkologen und entsprechend ausgebildetes Pflegepersonal erfolgen. Das Protokoll muss im Einzelfall überprüft und der klinischen Situation angepasst werden.

060510_13   Peginterferon alfa-2a (Pegasys®)   *ICD-10: D45, D47.3*

Indikation: Polycythemia vera (PV), Essenzielle Thrombozythämie (ET)

Hauptmedikation (Zyklus 1-n)

Tag	zeitl. Ablauf	Substanz	Basisdosierung	Trägerlösung (ml)	Appl.	Infusions-dauer	Bemerkungen
1	1-0-0-0	Peginterferon alfa-2a (Pegasys®)	45 μg		s.c.		Startdosis: 45 μg abs/Woche; bei guter Verträglichkeit und fehlender CHR: Dosiserhöhung möglich siehe Memokasten

Zyklusdiagramm Tag 1 [...] Wdh: 8

Peginterferon alfa-2a ☐

Achtung:
Peginterferon alfa-2a ist nicht zugelassen für Polycythemia vera oder Essentielle Thrombozythämie.
Vor Therapiestart muss ggf. eine Anfrage zur Kostenübernahme an die Krankenversicherung gerichtet werden.

Definition für komplette hämatologische Remission (CHR) unter Peginterferon alfa-2a:

ET-CHR	Thrombozyten ≤ 400x10⁹/l, keine Thromboembolien, keine Splenomegalie
PV-CHR	Hämatokrit < 45% (Männer) oder < 42% (Frauen) (ohne Aderlass), Thrombozyten ≤ 400x10⁹/l, Leukozyten ≤ 10x10⁹/l, keine Thromboembolien, keine Splenomegalie

Dosisanpassung Peginterferon alfa-2a: (erhältlich in 90,135,180 μg-Fertigspritzen)**

Startdosis	**45 μg abs./Woche**
bei guter Verträglichkeit und fehlender CHR nach 1 Monat	Dosiserhöhung auf **90 μg abs./Woche** möglich
bei guter Verträglichkeit und fehlender CHR nach mind. 2 Monaten unter 90 μg abs./Woche	Dosiserhöhung auf **135 μg abs./Woche** möglich
bei guter Verträglichkeit und fehlender CHR nach mind. 2 Monaten unter 135 μg abs./Woche	Dosiserhöhung auf **180 μg abs./Woche** möglich

Obligate Prä- und Begleitmedikation (Zyklus 1-n)

Tag	zeitl. Ablauf	Substanz	Basisdosierung	Trägerlösung (ml)	Appl.	Infusions-dauer	Bemerkungen
1-28	1-0-0-0	Acetylsalicylsäure	100 mg		p.o.		kontinuierlich

Kontrollen	initial alle 1-2 Wochen, dann alle 3 Monate: Anamnese, körperliche Untersuchung (inkl. Milzgröße), Blutbild, Differentialblutbild, Elektrolyte, Kreatinin, Harnstoff, Harnsäure, Bilirubin, AP, GOT, GPT, LDH, TSH, ggf. β-HCG. Bei Patienten mit JAK2 oder CALR Mutation und CHR: Mutations-Allellast mind. einmal nach Erreichen der CHR bestimmen; Knochenmarkpunktion (inkl. Zyto- und Molekulargenetik) bei Progression.
Dosisreduktion	Bei Grad 1 oder 2 Nebenwirkungen:Dosis unverändert beibehalten. Bei persistierenden, signifikanten Grad 2 oder bei Grad 3 oder 4 Nebenwirkungen: Therapieunterbrechung bis Rückgang auf Grad 0 oder 1, Therapiewiederaufnahme mit nächst niedriger Dosis; in Ausnahmen: Gabe alle 2 Wochen statt 1x/Woche
Kontraindikation	(geplante) Schwangerschaft, Stillen
Wiederholung	Tag 8.
Literatur	Kiladjian et al. Blood 2008, 112:3065-3072; Quintas-Cardama et al. J Clin Oncol 2009, 27:5418-5424; Ianotto JC et al. Br J Haematol. 2013 Sep;162(6):783-91; Fachinformation Peginterferon alfa-2a

Diese Krebstherapie birgt letale Risiken. Die Anwendung darf nur durch erfahrene Onkologen und entsprechend ausgebildetes Pflegepersonal erfolgen. Das Protokoll muss im Einzelfall überprüft und der klinischen Situation angepasst werden.

| 060510_14 | **Ropeginterferon alfa-2b (Besremi®)** | | ICD-10: D45 |

Indikation: *Polycythemia vera (PV) ohne symptomatische Splenomegalie*

Hauptmedikation (Zyklus 1-n)

Tag	zeitl. Ablauf	Substanz	Basisdosierung	Trägerlösung (ml)	Appl.	Infusions-dauer	Bemerkungen
1	0	Ropeginterferon alfa-2b (Besremi®)	100 µg		s.c.		Startdosis: 100 µg abs., dann Dosiserhöhung gemäß Memokasten. Falls Patienten unter anderer zytoreduktiver Therapie: 50 µg Startdosis

Zyklusdiagramm

Ropeginterferon alfa-2b (Besremi®) | Tag 1 | [...] | Wdh: 15 |

Fertigpen im **Kühlschrank** (2-8°C) und unter **Lichtschutz** (Aufbewahrung im Umkarton) **bis zu 30 Tage haltbar.**

Darf innerhalb dieser 30 Tage **höchstens 2x** verwendet werden.

Fertigpen vor Anwendung über max. 15min auf Raumtemperatur (15-25°C) bringen.

Patienten sollen 2x tägl. Zähne putzen und regelmäßig **zahnärztliche Kontrollen** wahrnehmen.
zudem **Augenuntersuchungen** vor und während der Therapie, insbesondere bei Pat. mit Diabetes Mellitus oder Hypertonie.

Stabilisierung der hämatologischen Parameter, wenn:
Hämatokrit < 45%
Thrombozyten < 400 x 10⁹/l
Leukozyten < 10 x 10⁹/l

Titrationsphase:

| empfohlene Startdosis | **100 µg** (bzw. 50 µg bei Patienten, die sich unter einer anderen zytoreduktiven Therapie befinden) |
| dann alle 2 Wochen | **schrittweise Erhöhung** der Dosis **um 50 µg**, bis Stabilisierung der hämatologischen Parameter. → **max. Einzeldosis 500 µg** (parallel, wenn möglich, schrittweise Reduktion der anderen zytoreduktiven Therapie) |

Erhaltungsphase:

| für mind. 1,5 Jahre | die Dosis, mit der eine Stabilisierung der hämatologischen Parameter erreicht wurde, q2w |
| danach | Dosisanpassung oder Intervallverlängerung auf 4 Wochen möglich |

Kontrollen	regelmäßige Laborkontrolle, einschließlich Hämatokrit, Leukozyten, Thrombozyten. Regelmäßig Leber-, Nieren-, und Schilddrüsenwerte überprüfen. Überwachung auf kardiovaskuläre und thromboembolische Ereignisse. Ophthalmologische Untersuchungen. Überwachung auf respiratorische Symptome und Hauterkrankungen.
Cave	bei Diabetes mellitus, vorbestehender Schilddrüsenerkrankung, kardiovaskulären Erkrankungen
Wechselwirkungen	Ropeginterferon alfa-2b hemmt CYP1A2 und CYP2D6, d.h. Vorsicht bei Substraten dieser Enzyme → erhöhte Plasmaspiegel von **Theophyllin, Methadon, Vortioxetin, Risperidon, etc.**
Kontraindikation	Autoimmunerkrankung, immunsupprimierte Transplantatempfänger, Kombination mit Telbivudin, dekompensierte Leberzirrhose (Child-Pugh B oder C), terminale NI (GFR<15ml/min), unkontrollierte Schilddrüsenerkrankung, schwere psychiatrische Störungen aktuell oder in der Vergangenheit (inkl. Depression, Suizidgedanken), schwere kardiovaskuläre Erkrankungen (z.B. unkontrollierte Hypertonie, Herzrhythmusstörung, kürzlich erlittener Schlaganfall oder Myokardinfarkt), unkontrollierter Diabetes Mellitus
Wiederholung	Tag 15.
Literatur	Fachinformation Besremi (Ropeginterferon alfa-2b); PROUD-PV-Studie: Verger et al.Blood Cancer J. 2018 Oct 4;8(10):94.

Diese Krebstherapie birgt letale Risiken. Die Anwendung darf nur durch erfahrene Onkologen und entsprechend ausgebildetes Pflegepersonal erfolgen. Das Protokoll muss im Einzelfall überprüft und der klinischen Situation angepasst werden.

| 060510_12 | **Ruxolitinib (PV)** | ***Indikation: Polycythemia vera (PV) bei Resistenz oder Intoleranz gegenüber HU*** | | | | *ICD-10: D45* |

Hauptmedikation (Zyklus 1-n)

Tag	zeitl. Ablauf	Substanz	Basisdosierung	Trägerlösung (ml)	Appl.	Infusions-dauer	Bemerkungen
1-28	1-0-1-0	Ruxolitinib	10 mg		p.o.		
1-28	1-0-1-0	Ruxolitinib	5 mg		p.o.		bei Thrombozytenzahl 50.000-100.000/μl bei Therapiebeginn und bei schweren Nierenfunktionsstörung (Kreatinin-Clearace <30ml/min)

Bei Komedikaiton mit **starken CYP3A4 Inhibitoren** (z.B. Clarithromycin, Itraconazol, Posaconazol, Voriconazol) oder **dualen Inhibitoren von CYP3A4 und CYP2C9** (z.B. Fluconazol) sollte die Dosis von Ruxolitinib **um 50% reduziert** werden (Gabe in zwei Einzeldosen).
Bei gleichzeitiger Anwendung wird eine häufigere **Überwachung der hämatologischen Parameter** (z.B. zweimal wöchentlich) empfohlen.

Kontrollen	großes BB/Diff BB vor Therapiebeginn, anschl. alle 2-4 Wochen bis zur Beendigung der Dosiseinstellung bzw. wenn klin. erforderlich. Milzgröße, Leber- und Nierenfunktion
Dosisreduktion	Bei Thrombozyten 50.000-100.000/μl im Therapieverlauf oder Hb <12g/dl: ggf. Dosisreduktion. Bei Hb <10g/dl: Dosisreduktion. Bei Leberfunktionsstörung oder schweren Nierenfunktionsstörung (Kreatinin-Clearace <30ml/min): DR um 50% (in zwei Einzeldosen)
Dosissteigerung	Bei unzureichender Wirksamkeit und ausreichenden Thrombozyten- und Neutrophilenzahlen Steigerung um max. 5 mg zweimal täglich möglich, frühestens 4 Wochen nach Therapiebeginn. Maximale Dosis: 25 mg Ruxolitinib zweimal täglich.
Therapieunterbrechung	bei Thrombozyten <50.000/μl, ANC <500/μl oder Anämie < 8g/dl Therapieunterbrechung. Bei Anstieg der Blutzellzahlen über diese Werte kann die Dosierung mit 5 mg 2x täglich, schrittweise Erhöhung der Dosis in ≥ 2-wöchigen Intervallen.
Wechselwirkungen	Siehe Hinweiskasten zu Interaktionen mit starken CYP3A4 und dualen CYP3A4/CYP2C9 Inhibitoren. Keine Daten zur gleichzeitigen Anwendung von zytoreduktiven Therapien oder hämatopoetischen Wachstumsfaktoren.
Wiederholung	Tag 29. kontinuierlich. Beendigung der Therapie bei PD (25%ige Zunahme des Milzvolumens) oder nach 6 Monaten bei Nichtansprechen.
Literatur	Vannucchi AM et al., N Engl J Med. 2015; 372:426-435; Fachinformation Ruxolitinib

Diese Krebstherapie birgt letale Risiken. Die Anwendung darf nur durch erfahrene Onkologen und entsprechend ausgebildetes Pflegepersonal erfolgen. Das Protokoll muss im Einzelfall überprüft und der klinischen Situation angepasst werden.

| 060510_11 | *Anagrelid* | *Indikation: Essenzielle Thrombozythämie* | *ICD-10: D47.3* |

Hauptmedikation (Zyklus 1-n)

Tag	zeitl. Ablauf	Substanz	Basisdosierung	Trägerlösung (ml)	Appl.	Infusions-dauer	Bemerkungen
1-28	1-0-1-0	Anagrelid	0,5 mg		p.o.		Anfangsdosis: 1 mg/Tag verteilt auf 2 Einzelgaben; Dosisanpassung in Abhängigkeit der Ziel-Thrombozytenzahl siehe Memokasten

Dosisanpassung Anagrelid in Abhängigkeit der Ziel-Thrombozytenzahl:
Anfangsdosis: 0,5mg zweimal täglich, nach mind. einer Woche Dosisanpassung möglich
Dosiserhöhung: max. 0,5mg/Tag innerhalb einer Woche
Maximaldosen: 2,5mg/Einzelgabe und 10mg/Tag
Für die meisten Patienten werden mit 1-3mg/Tag die Ziel-thrombozytenzahl erreicht

Anagrelid:
Anagrelid ist zugelassen zur Verringerung erhöhter Thrombozytenzahlen bei Risikopatienten in der Zweitlinientherapie.
Risikopatienten: > 60Jahre oder Thrombozytenzahl > 1 000 000/µl oder thrombotische/hämorrhagische Ereignisse in der Anamnese

Achtung:
keine Einnahme von Anagrelid bei mittelgradiger oder schwerer Leber- oder Nierenschädigung (Kreatinin-Clearance
Vorsicht bei Patienten mit bekannter/vermuteter Herzerkrankung oder mit Risikofaktoren für eine QT-Verlängerung,
z.B. angeborenes Long-QT-Syndrom, QT verlängernde Medikamente, Hypokaliämie, Hypomagnesiämie.
Alle Patienten sollten vor Therapiebeginn und unter Therapie regelmäßig kardiovaskulär untersucht werden (inkl. EKG und TTE).
Kalium und Magnesium sollten regelmäßig kontrolliert und ggf. korrigiert werden.

Kontrollen	initial alle 1-2 Wochen, in der stabilen Phase alle 4-12 Wochen: Anamnese, körperliche Untersuchung, EKG, Blutbild, Elektrolyte, Kreatinin, Harnstoff, Harnsäure, Bilirubin, AP, GOT, GPT, LDH, ggf. β-HCG; TTE in regelmäßigen Abständen
Dosisreduktion	Dosisreduktion bzw. Therapieabbruch bei nicht akzeptablen Nebenwirkungen oder Therapieabbruch bei unzureichender Reduktion der Thrombozytenzahlen (Thrombozyten steigen innerhalb von 4 Tagen nach Absetzen an und erreichen innerhalb von 10-14 Tagen Ausgangswerte)
Wechselwirkungen	keine gleichzeitige Anwendung mit anderen PDE III-Hemmern (z.B. Milrinon, Amrinon, Enoximon, Olprinon, Cilostazol) gleichzeitige Anwendung von Anagrelid und Acetylsalicylsäure wurde mit schwerwiegenden Blutungen in Verbindung gebracht -> Risikoabschätzung einer gleichzeitigen Anwendung insbesondere bei Patienten mit hohem Blutungsrisiko vor Therapiebeginn
Wiederholung	kontinuierlich
Literatur	Harrison et al. NEJM 2005, 353:33-45; Gisslinger et al. Blood 2013, 121:1720-1728; Fachinformation Anagrelid

Diese Krebstherapie birgt letale Risiken. Die Anwendung darf nur durch erfahrene Onkologen und entsprechend ausgebildetes Pflegepersonal erfolgen. Das Protokoll muss im Einzelfall überprüft und der klinischen Situation angepasst werden.

| 060510_03 | **Ruxolitinib (MF)** | **Indikation: Primäre Myelofibrose (PMF)** | **ICD-10: D47.1** |

Hauptmedikation (Zyklus 1-n)

Tag	zeitl. Ablauf	Substanz	Basisdosierung	Trägerlösung (ml)	Appl.	Infusions-dauer	Bemerkungen
1-28	1-0-1-0	Ruxolitinib	20 mg		p.o.		Bei Ausgangs-Thrombozytenzahl >200.000/µl: Dosis 40 mg/Tag in zwei Einzeldosen im Abstand von ca. 12h
1-28	1-0-1-0	Ruxolitinib	15 mg		p.o.		Bei Ausgangs-Thrombozytenzahl 100.000-200.000/µl: Dosis 30 mg/Tag in zwei Einzeldosen im Abstand von ca. 12h

Bei Komedikation mit **starken CYP3A4 Inhibitoren** (z.B. Clarithromycin, Itraconazol, Posaconazol, Voriconazol) oder **dualen Inhibitoren von CYP3A4 und CYP2C9** (z.B. Fluconazol) sollte die Dosis von Ruxolitinib **um 50% reduziert** werden (Gabe in zwei Einzeldosen).
Bei gleichzeitiger Anwendung wird eine häufigere **Überwachung der hämatologischen Parameter** (z.B. zweimal wöchentlich) empfohlen.

Kontrollen	großes BB/Diff BB vor Therapiebeginn, anschl. alle 2-4 Wochen bis zur Beendigung der Dosiseinstellung bzw. wenn klin. erforderlich. Milzgröße, Leber- und Nierenfunktion
Dosisreduktion	Thrombozyten 50 000-100 000/µl bei Therapiebeginn: Start mit 5 mg Ruxolitinib zweimal tägl. Bei Thrombozyten 50 000-100 000/µl im Therapieverlauf: ggf. Dosisreduktion. Bei Leberfunktionsstörungen oder schweren Nierenfunktionsstörungen (Kreatinin-Clearance <30 ml/min): DR um 50% (Gabe in zwei Einzeldosen); bei zunehmender Anämie ggf. DR auf 2x15 mg bis 2x10 mg
Dosissteigerung	Bei unzureichender Wirksamkeit und ausreichenden Thrombozyten- und Neutrophilenzahlen Steigerung um max. 5 mg zweimal täglich möglich, frühestens 4 Wochen nach Therapiebeginn. Maximale Dosis: 25 mg Ruxolitinib zweimal täglich.
Therapieunterbrechung	bei Thrombozyten < 50 000/µl oder ANC < 500/µl Therapieunterbrechung. Bei Anstieg über diese Werte Fortsetzung der Therapie mit 5 mg Ruxolitinib 2xtäglich, schrittweise Erhöhung der Dosis in ≥ 2-wöchigen Intervallen
Wechselwirkungen	Siehe Hinweiskasten zu Interaktionen mit starken CYP3A4 und dualen CYP3A4/CYP2C9 Inhibitoren. Keine Daten zur gleichzeitigen Anwendung von zytoreduktiven Therapien oder hämatopoetischen Wachstumsfaktoren.
Nebenwirkungen	Thrombozytopenie, Anämie, Neutropenie, Blutergüsse, Blutungen, Schwindel, Kopfschmerzen, Erhöhte Transaminasenwerte (ALT, AST), Hypercholesterinämie, Gewichtszunahme, Harnwegsinfektionen, Herpes zoster
Wiederholung	Tag 29, kontinuierlich. Beendigung der Therapie bei PD (25%ige Zunahme des Milzvolumens) oder nach 6 Monaten bei Nichtansprechen.
Literatur	Verstovsek S et al., N Engl J Med. 2012 Mar 1;366(9):799-807. Harrison C et al., N Engl J Med. 2012 Mar 1;366(9):787-98. Fachinformation Jakavi (Stand 08/12)

Diese Krebstherapie birgt letale Risiken. Die Anwendung darf nur durch erfahrene Onkologen und entsprechend ausgebildetes Pflegepersonal erfolgen. Das Protokoll muss im Einzelfall überprüft und der klinischen Situation angepasst werden.

060510_15   *Fedratinib*   *Indikation: PMF, post-PV-MF, post-ET-MF*   *ICD-10: D47.4*

Hauptmedikation (Zyklus 1-n)

Tag	zeitl. Ablauf	Substanz	Basisdosierung	Trägerlösung (ml)	Appl.	Infusions-dauer	Bemerkungen
1-28	1-0-0-0	Fedratinib	400 mg		p.o.		Einnahme unabhängig vom Essen möglich, jedoch kann eine gleichzeitige fettreiche Mahlzeit Übelkeit/Erbrechen verringern.

Zyklusdiagramm | Tag 1 | 2 | 3 | 4 | 5 | 6 | 7 | 8 | 9 | 10 | 11 | 12 | 13 | 14 | 15 | 16 | 17 | 18 | 19 | 20 | 21 | 22 | 23 | 24 | 25 | 26 | 27 | 28 | Wdh: 29

Fedratinib | □ | □ | □ | □ | □ | □ | □ | □ | □ | □ | □ | □ | □ | □ | □ | □ | □ | □ | □ | □ | □ | □ | □ | □ | □ | □ | □ | □ |

Wiederholungsinfo: solange Patient profitiert

Obligate Prä- und Begleitmedikation (Zyklus 1-n)

Tag	zeitl. Ablauf	Substanz	Basisdosierung	Trägerlösung (ml)	Appl.	Infusions-dauer	Bemerkungen
1-28	-1h	Granisetron	2 mg		p.o.		Einnahme 1h vor Fedratinib. Prophylaktische Antiemese während der ersten 8 Behandlungswochen empfohlen, danach weiter nach Bedarf.

Bedarfsmedikation	Antiemetische Prophylaxe, Antidiarrhoika sofort beim ersten Auftreten von Durchfällen, Thiamin, G-CSF (cave: gleichzeitige Anwendung nicht untersucht)
Kontrollen	vor Therapiebeginn, während der ersten 3 Monate mindestens monatlich, danach z.B. 3-monatlich: **Thiamin, großes Blutbild,** Leberpanel, Amylase/Lipase, Harnstoff, Kreatinin
Dosisreduktion	- in 100mg-Stufen. Falls eine Dosis von 200mg täglich nicht vertragen wird, Fedratinib absetzen.
	- **wenn gleichzeitige Anwendung starker CYP3A4-Inhibitoren nicht vermeidbar: DR von Fedratinib auf 200mg.**
	- Details zur Dosisreduktion bei hämatologischen und nicht-hämatologischen Toxizitäten siehe Fachinfo.
Cave	mögliche NW: (Wernicke-)Enzephalopathie → **Thiamin-Spiegel überwachen!**
Therapievoraussetzung	Thiaminspiegel im Normbereich. Thrombozyten > 50 Tsd/µl, ANC > 1,0 x10^9/l
Therapieabbruch	bei Verdacht auf Enzephalopathie (in diesem Fall zusätzlich parenterale Thiamin-Behandlung einleiten)
Wechselwirkungen	**Fedratinib wird hauptsächlich durch CYP3A4 metabolisiert: wenn möglich starke CYP3A4-Inhibitoren (z.B. Ritonavir, Ketoconazol) vermeiden (→ führen zu erhöhter Fedratinib-Exposition).** Cave bei gleichzeitiger Gabe von CYP2C19-Inhibitoren (z.B. Fluconazol, Fluvoxamin), starken/moderaten CYP3A4-Induktoren (z.B. Phenytoin, Rifampicin), CYP3A4-Substraten (z.B. Midazolam, Simvastatin), CYP2C19-Substraten (z.B. Omeprazol), CYP2D6-Inhibitoren (z.B. Metoprolol, Dextromethorphan), Metformin → ggf. Dosisanpassung erforderlich, Patient engmaschig überwachen, Details siehe Fachinfo.
Nebenwirkungen	Anämie, Thrombozytopenie, Neutropenie, Übelkeit, Erbrechen, **Diarrhoe, Enzephalopathie**
Wiederholung	Tag 29, solange Patient profitiert
Literatur	Fachinformation Fedratinib; Pardanani et al. JAMA Oncol. 2015;1(5):643-651

Kapitel 5   Systemische Mastozytose (SM)

Elektronisches Zusatzmaterial Die elektronische Version des Werkes enthält Zusatzmaterial, auf das über folgenden Link zugegriffen werden kann: https://doi.org/10.1007/978-3-662-67749-0_1.

© Der/die Autor(en) 2023
M. Engelhardt et al. (Hrsg.), *Das Blaue Buch*,

Diese Krebstherapie birgt letale Risiken. Die Anwendung darf nur durch erfahrene Onkologen und entsprechend ausgebildetes Pflegepersonal erfolgen. Das Protokoll muss im Einzelfall überprüft und der klinischen Situation angepasst werden.

| 060510_09_1 | Cladribin i.v. (Systemische Mastozytose) | Indikation: Systemische Mastozytose | ICD-10: D47.0 |

Hauptmedikation (Zyklus 1-n)

Tag	zeitl. Ablauf	Substanz	Basisdosierung	Trägerlösung (ml)	Appl.	Infusions-dauer	Bemerkungen
1-5	0	Cladribin i.v.	0,13 mg/kg	500 ml NaCl 0,9 %	i.v.	2h	

Zyklusdiagramm | Tag 1 | 2 | 3 | 4 | 5 | 6 | 7 | 8 | 9 | 10 | 11 | 12 | 13 | 14 | 15 | 16 | 17 | 18 | 19 | 20 | 21 | 22 | 23 | 24 | 25 | 26 | 27 | 28
Cladribin

Wiederholungsinfo: nach 4-8 Wochen für 3-4 Zyklen (je nach Ansprechen)

CAVE:
erhöhtes Risiko einer **progressiven multifokalen Leukenzephalopathie (PML)** unter *Cladribin*-Therapie. Bei Verdacht auf eine PML *Cladribin* absetzen.

Obligate Prä- und Begleitmedikation (Zyklus 1-n)

Tag	zeitl. Ablauf	Substanz	Basisdosierung	Trägerlösung (ml)	Appl.	Infusions-dauer	Bemerkungen
1-21	0-1-0-0	Cotrimoxazol	960 mg		p.o.		Montags, Mittwochs, Freitags
1-21	1-1-1-1	Aciclovir	200 mg		p.o.		kontinuierlich

Bedarfsmedikation	Metoclopramid p.o. od. i.v.; Allopurinol p.o.
Kontrollen	Blutbild v.a. regelmäßig während der ersten 4-8 Wochen nach Therapiebeginn, Entzündungsparameter, Neurotoxizität, Retentionsparameter, Leberwerte
Dosisreduktion	Kontraindikation von Cladribin bei Patienten mit Kreatininclearance ≤50ml/min und/oder mit mäßiger bis schwerer Leberinsuffizienz
Wiederholung	nach 4-8 Wochen für 3-4 Zyklen (je nach Ansprechen)
Literatur	Pardanani A. et al. Am J Hematol. 2012 Apr;87(4):401-11; Fachinformation Cladribin

Diese Krebstherapie birgt letale Risiken. Die Anwendung darf nur durch erfahrene Onkologen und entsprechend ausgebildetes Pflegepersonal erfolgen. Das Protokoll muss im Einzelfall überprüft und der klinischen Situation angepasst werden.

060510_09_2	**Cladribin s.c. (Systemische Mastozytose)**	**Indikation: Systemische Mastozytose**	**ICD-10: D47.0**

Hauptmedikation (Zyklus 1-n)

Tag	zeitl. Ablauf	Substanz	Basisdosierung	Trägerlösung (ml)	Appl.	Infusions-dauer	Bemerkungen
1-5	0	Cladribin s.c.	0,13 mg/kg	Unverdünnt	s.c.	B	

Zyklusdiagramm Tag 1 2 3 4 5 6 7 8 9 10 11 12 13 14 15 16 17 18 19 20 21 22 23 24 25 26 27 28 29

Cladribin ☐ ☐ ☐ ☐ ☐

Wiederholungsinfo: nach 4-8 Wochen für 3-4 Zyklen (je nach Ansprechen)

CAVE:
erhöhtes Risiko einer **progressiven multifokalen Leukenzephalopathie (PML)** unter *Cladribin*-Therapie.
Bei Verdacht auf eine PML *Cladribin* absetzen.

Obligate Prä- und Begleitmedikation (Zyklus 1-n)

Tag	zeitl. Ablauf	Substanz	Basisdosierung	Trägerlösung (ml)	Appl.	Infusions-dauer	Bemerkungen
1-21	0-1-0-0	Cotrimoxazol	960 mg		p.o.		Montags, Mittwochs, Freitags
1-21	1-1-1-1	Aciclovir	200 mg		p.o.		kontinuierlich

Bedarfsmedikation	Metoclopramid p.o. od. i.v.; Allopurinol p.o.
Kontrollen	Blutbild v.a. regelmäßig während der ersten 4-8 Wochen nach Therapiebeginn, Entzündungsparameter, Neurotoxizität, Retentionsparameter, Leberwerte
Dosisreduktion	Kontraindikatior von Cladribin bei Patienten mit Kreatininclearance $\leq$50ml/min und/oder mit mäßiger bis schwerer Leberinsuffizienz
Wiederholung	nach 4-8 Wochen für 3-4 Zyklen (je nach Ansprechen)
Literatur	Pardanani A. et al. Am J Hematol. 2012 Apr;87(4):401-11; Fachinformation Cladribin

Diese Krebstherapie birgt letale Risiken. Die Anwendung darf nur durch erfahrene Onkologen und entsprechend ausgebildetes Pflegepersonal erfolgen. Das Protokoll muss im Einzelfall überprüft und der klinischen Situation angepasst werden.

060510_10   **Midostaurin**   **Indikation: Systemische Mastozytose**   *ICD-10: D47.0*

Hauptmedikation (Zyklus 1-n)

Tag	zeitl. Ablauf	Substanz	Basisdosierung	Trägerlösung (ml)	Appl.	Infusions-dauer	Bemerkungen
1-28	1-0-1-0	Midostaurin	100 mg		p.o.		kontinuierlich, 4 Kapseln (25 mg) jeweils zu den Mahlzeiten, im Abstand von 12 Stunden

Zyklusdiagramm | Tag 1 | 2 | 3 | 4 | 5 | 6 | 7 | 8 | 9 | 10 | 11 | 12 | 13 | 14 | 15 | 16 | 17 | 18 | 19 | 20 | 21 | 22 | 23 | 24 | 25 | 26 | 27 | 28 | Wdh: 29

Midostaurin ☐

Achtung:
Midostaurin ist ein CYP3A4-Substrat. Wechelwirkung mit potenten CYP3A4-Inhibitoren beachten, besonders Azol-Antimykotika (pulmonale Toxizität)

Achtung: mögliche QT-Zeit-Verlängerung
Überwachung von K^+ und Mg^{2+}. Vermeidung von / besondere Vorsicht bei Medikamenten, die eine QT-Zeit-Verlängerung induzieren (z.B. Amiodaron, Chinidin, Sotalol, Clarithromycin, Haloperidol)

Bedarfsmedikation	Antidiarrhoika, Antiemetika
Kontrollen	Blutbild inklusive Differentialblutbild, Nierenwerte, Transaminasen, Bilirubin (gesamt, direkt und indirekt), LDH, TSH, Elektrolyte, AP, Albumin, Amylase, Lipase, Harnsäure. EKG (QT-Zeit): Vor Beginn Therapie, Woche 1 + 4 dann alle 3 Monate.
Dosisreduktion	keine Dosissteigerung vorgesehen, nicht-hämatologische Nebenwirkungen Grad 3-4: Unterbrechung bis Rückgang, danach ggf. Therapiefortsetzung mit ursprünglicher Dosis oder Dosisreduktion.
Erfolgsbeurteilung	Blutbild, Tryptase, KMP (Zytologie, Zytogenetik, Molekulargenetik)
Therapiedauer	bis zur Progression der Erkrankung oder dem Auftreten von Unverträglichkeiten
Wiederholung	Tag 29.
Literatur	Gotlib J. Curr Hematol Malig Rep 2015;10:351-361; Studienprotokoll: "Compassionate Use Programm für Patienten mit Aggressiver Systemischer Mastozytose (ASM) mit oder ohne assoziierter klonaler hämatologischer nichtmastzellartiger Bluterkrankung (ASM-AHNMD) oder Mastzellleukämie (MCL)"

Diese Krebstherapie birgt letale Risiken. Die Anwendung darf nur durch erfahrene Onkologen und entsprechend ausgebildetes Pflegepersonal erfolgen. Das Protokoll muss im Einzelfall überprüft und der klinischen Situation angepasst werden.

| 060510_16 | *Avapritinib* | | **Indikation: *Fortgeschrittene Systemische Mastozytose*** | | | | **ICD-10: D47.0** |

Hauptmedikation (Zyklus 1-n)

Tag	zeitl. Ablauf	Substanz	Basisdosierung	Trägerlösung (ml)	Appl.	Infusions-dauer	Bemerkungen
1-28	1-0-0-0	Avapritinib	200 mg abs.		p.o.		auf nüchternen Magen, mindestens 1h vor oder mindestens 2h nach einer Mahlzeit als Ganzes mit einem Glas Wasser einzunehmen.

Zyklusdiagramm

Tag	1	2	3	4	5	6	7	8	9	10	11	12	13	14	15	16	17	18	19	20	21	22	23	24	25	26	27	28	Wdh: 29
Avapritinib	□	□	□	□	□	□	□	□	□	□	□	□	□	□	□	□	□	□	□	□	□	□	□	□	□	□	□	□	□

Überwachung der Thrombozytenzahl nach Behandlungsbeginn. (Therapievoraussetzung: Thrombozyten $\geq 50 \times 10^9$/L)

Zeitpunkt	Thrombozytenzahl	Häufigkeit
Woche 1-8	unabhängig vom Ausgangswert	alle 2 Wochen oder häufiger, wenn klinisch angezeigt
nach Woche 8:	$<75 \times 10^9$/L	alle 2 Wochen oder häufiger, wenn klinisch angezeigt
	75-100×10^9/L	alle 4 Wochen oder häufiger, wenn klinisch angezeigt
	$>100 \times 10^9$/L	nach klinischer Erfordernis

Patientenhinweise Avapritinib:

In folgenden Fällen müssen Patienten unverzüglich medizinisches Fachpersonal informieren:

-**Neurologische Symptome:** starke Kopfschmerzen, Sehstörungen, Somnolenz und/oder fokale Schwäche.

-**Kognitive Ereignisse:** neue oder verstärkte Vergesslichkeit, Verwirrtheit und/oder Schwierigkeiten mit der kognitiven Funktionsfähigkeit.

Bei Auftreten von Nebenwirkungen die Konzentrations- und Reaktionsfähigkeit beeinträchtigen → besondere Vorsicht beim Autofahren und bedienen von Maschinen.

Wegen Phototoxizitätsrisiko **Exposition gegenüber direktem Sonnenlicht vermeiden** / minimieren: Schutzkleidung und Sonnenschutz mit hohem LSF verwenden.

Gleichzeitige Anwendung mit Avapritinib und **starken oder moderaten CYP3A-Inhibitoren** (Itraconazol, Clarithromycin, Ritonavir, Grapefruit(saft), etc.) **vermeiden.** (↑ Avapritinib Plasmakonz., ↑ NW-Risiko).

Wenn gleichzeitige Gabe mit **moderatem** CYP3A-Inhibitor nicht vermeidbar → DR Avapritinib-Anfangsdosis auf 50mg/d.

Gleichzeitige Anwendung mit Avapritinib und **starken oder moderaten CYP3A-Induktoren** (Dexamethason, Phenytoin, Rifampicin, Johanniskraut etc.) **vermeiden.** (↓ Avapritinib Plasmakonz., ggf. ↓ Wirksamkeit).

Bedarfsmedikation	Thrombozytentransfusionen; Diuretika; Antiemese; Antidiarrhoika, Antazida.
FN-Risiko	< 10%.
Kontrollen	Nierenfunktion, Elektrolyte, Hydratationszustand, Leberfunktion (Transaminasen, Bilirubin), Überwachung auf hämorrhagische Nebenwirkungen mit körperlicher Untersuchung, BB diff. inkl. Thrombozyten (Häufigkeit s. Membox) und Gerinnungsparameter; Überwachung auf kognitive Ereignisse; Flüssigkeitsretention: Ödeme, Aszites, Gewicht, Atemwegssymptome; QT-Zeit/EKG bei gleichz. Einnahme von QT-verlängernden Arzneimitteln.
Dosisreduktion	1. DR: 100mg/täglich; 2. DR: 50mg/täglich; 3. DR: 25mg/täglich
Cave	**Vor Therapiebeginn sorgfältige Prüfung des Risikos einer intrakraniellen Blutung insbes. bei Pat mit erhöhtem Risiko, Thrombozytopenie, Gefäßaneurysma, intrakranieller Blutung oder zerebrovaskulärem Ereignis in der Vorgeschichte.** Anwendung bei schwerer Nierenfunktionsstörung (GFR<30ml/min) und/oder schwerer Leberfunktionsstörung (Child-Pugh C) nicht untersucht/nicht empfohlen.
Therapievoraussetzung	Thrombozytenzahl $\geq 50 \times 10^9$/L
Therapieunterbrechung	signifikante neurologische Symptome (z.B. starke Kopfschmerzen, Sehstörungen, Somnolenz und / oder fokale Schwäche) → ggf. MRT oder CT → bei intrakranieller Blutung Avapritinib dauerhaft absetzen; Thrombozyten <50x10^9/L → Th Unterbrechen bis $\geq$50x10^9/L dann Therapiefortsetzung in Dosisreduktion. Bei keiner Erholung Thrombozytentransfusionen erwägen. Kognitive Auswirkungen: Grad 1 Dosis beibehalten / reduzieren oder unterbrechen bei Verbesserung auf Baseline oder Ausheilung → Fortsetzen mit gleicher oder reduzierter Dosis; Grad 2 oder 3: Th unterbrechen bis Grad 1 oder Ausheilung→Fortsetzen mit gleicher oder reduzierter Dosis. Weitere Nebenwirkungen Grad 3 oder 4 → Th unterbrechen, bis $\leq$Grad 2, dann Th mit gleicher oder reduzierter Dosis fortsetzen, falls gerechtfertigt.
Therapieabbruch	Intrakranielle Blutung; Kognitive Auswirkungen Grad 4.

Wechselwirkungen	die gleichzeitige Anwendung von starken und moderaten CYP3A-Inhibitoren und Induktoren sollte vermieden werden s. Memobox. Avapritinib ist in vitro ein Ihnibitor und Induktor von CYP3A→Vorsicht bei gleichzeitiger Verabreichung von Avapritinib mit CYP3A-Substraten mit engem therapeutischen Index → veränderte Plasmakonz. möglich. Avapritinib ist in vitro ein Ihnibitor von P-gp, BCRP, MATE1, MATE2-K und BSEP. Daher hat Avapritinib das Potential, die Konzentrationen der gleichzeitig verabreichten Substrate dieser Transporter zu verändern.
Bemerkungen	versäumte Dosen sollten nachgeholt werden, sofern die nächste geplante Dosis nicht innerhalb von 8 Stunden erfolgt.
Erfolgsbeurteilung	Blutbild, Tryptase, KMP (Zytologie, Zytogenetik, Molekulargenetik)
Therapiedauer	bis PD oder inakzeptable Toxizität
Wiederholung	Tag 29.
Literatur	Gotlib J. et al. Nature Medicine 2021;27:2192-99

Kapitel 6   Hodgkin-Lymphom

Elektronisches Zusatzmaterial Die elektronische Version des Werkes enthält Zusatzmaterial, auf das über folgenden Link zugegriffen werden kann: https://doi.org/10.1007/978-3-662-67749-0_1.

© Der/die Autor(en) 2023
M. Engelhardt et al. (Hrsg.), *Das Blaue Buch*,

Diese Krebstherapie birgt letale Risiken. Die Anwendung darf nur durch erfahrene Onkologen und entsprechend ausgebildetes Pflegepersonal erfolgen. Das Protokoll muss im Einzelfall überprüft und der klinischen Situation angepasst werden.

156 Teil I · Hämatologische Neoplasien

| 060400_07 | ABVD | Indikation: Morbus Hodgkin (frühe/intermediäre Stadien und ältere Patienten) | ICD-10: C81 |

Hauptmedikation (Zyklus 1-n)

Tag	zeitl. Ablauf	Substanz	Basisdosierung	Trägerlösung (ml)	Appl.	Infusionsdauer	Bemerkungen
1, 15	0	Doxorubicin	25 mg/m²	Unverdünnt	i.v.	B15min	alternativ Doxorubicingabe als FREILAUFENDE Infusion über gesicherten zentralvenösen Zugang möglich
1, 15	+15min	Bleomycin	10 mg/m²	Unverdünnt	i.v.	B5min	Als FREILAUFENDE Kurzinfusion, wenn möglich über gesicherten zentralvenösen Zugang.
1, 15	+20min	Vinblastin	6 mg/m²	50 ml NaCl 0,9 %	i.v.	5-10min	absoluter Lichtschutz
1, 15	+30min	Dacarbazin	375 mg/m²	500 ml NaCl 0,9 %	i.v.	2h	

Zyklusdiagramm Tag 1 2 3 4 5 6 7 8 9 10 11 12 13 14 15 [...] Wdh: 29

Doxorubicin
Bleomycin
Vinblastin
Dacarbazin

Wiederholungsinfo: Anzahl der Zyklen in Abhängigkeit des Risikoprofils

Therapieablauf nach Risikoeinteilung:

Risikoeinteilung	Therapieablauf
Niedrig-Risiko Patienten	2 Zyklen, dann Bestrahlung mit 20Gy (involved field radiation therapy)
Intermediär-Risiko Patienten	2 Zyklen nach Durchführung von 2 Zyklen BEACOPP eskaliert (bei Patienten < 60 Jahre individuelle Entscheidung)
Intermediär-Risiko Patienten > 60 Jahre	4 Zyklen (individuelle Entscheidung), dann Bestrahlung

Aprepitant / Fosaprepitant (Prodrug) sind Substrate und moderate Inhibitoren von CYP3A4:
Cave bei gleichzeitiger oraler Verabreichung von hauptsächlich via CYP3A4 metabolisierten Wirkstoffen mit geringer therapeutischer Breite wie Ciclosporin, Tacrolimus, Everolimus, Fentanyl. Die gleichzeitige Anwendung von Pimozid ist kontraindiziert. **Interaktion mit CYP3A4 metabolisierten oral verabreichten CTx z.B. Etoposid, Vinorelbin möglich. Besondere Vorsicht bei gleichzeitiger Anwendung von Irinotecan und Ifosfamid erhöhte Toxizität möglich.** Reduktion der üblichen oralen Dexamethason-Dosis um 50%.
Vorübergehende leichte Induktion von CYP2C9 und CYP3A4 nach Beendigung der Aprepitant- / Fosaprepitant-Therapie: Bei Warfarin (CYP2C9-Substrat)-Dauertherapie besonders engmaschige INR-Überwachung innerhalb von 14 Tagen nach jeder Aprepitant 3-Tages-Therapie. Verminderte Wirksamkeit hormonaler Kontrazeptiva bis 2 Monate nach letzter Aprepitant Gabe möglich → alternative unterstützende Maßnahmen zur Empfängnisverhütung vorzunehmen.

Obligate Prä- und Begleitmedikation (Zyklus 1-n)

Tag	zeitl. Ablauf	Substanz	Basisdosierung	Trägerlösung (ml)	Appl.	Infusionsdauer	Bemerkungen
1, 15	-1h	Aprepitant	125 mg		p.o.		
1, 15	-30min	NaCl 0,9 %	1 000 ml		i.v.	3h30min	
1, 15	-30min	Dexamethason	12 mg		i.v.	B	
1, 15	-30min	Granisetron	1 mg		i.v.	B	
1, 15	-30min	Clemastin	2 mg		i.v.	B	
2-3, 16-17	1-0-0-0	Aprepitant	80 mg		p.o.		
2-4, 16-18	1-0-0-0	Dexamethason	8 mg		p.o.		

Bedarfsmedikation Bei spastischer Phlebitis (DTIC) 5 000IE Heparin in NaCl 0,9%, Granisetron i.v.

FN-Risiko 10-20% → je nach Risikoabwägung als Primärprophylaxe, bei FN im 1. Zyklus als Sekundärprophylaxe, siehe Kurzfassung Leitlinien G-CSF

Kontrollen 2x/Woche Blutbild, Kreatinin, Harnsäure, Leber- und Retentionswerte, Elektrolyte, Gerinnung

Dosisreduktion Grenzwerte für planmäßige Therapie: Leukozyten ≥ 2 500/µl oder neutrophile Granulozyten ≥ 1 500/µl und Thrombozyten ≥ 80 000/µl an d15 bzw. d29. Bei niedrigeren Werten Kontrolle nach 3, 7, 10, 14d und Fortführung sobald Werte erreicht sind. Bei unzureichender Blutbilderholung nach Therapieaufschub > 2 Wochen: Doxorubicin, Vinblastin, Dacarbazin DR 25%. Bei schweren nichthämatologischen NW (WHO Grad 3/4) vollständige Erholung abwarten

Cave Anthrazykline: Gefahr der Kardiotoxizität; Herzecho; Bleomycin: Lungenfunktion vor Therapie. u. nach jedem 2. Zyklus sowie Rö-Th oder CT bei jedem Verdacht auf Pneumonitis/Lungenfibrose. Neurotoxizität.

Summendosis **Doxorubicin:** Gefahr der Kardiotoxizität; max. Summendosis: 550mg/m²; **Bleomycin:** Gefahr der Lungenfibrose insbesondere ab Summendosis 400 mg abs.

Erfolgsbeurteilung CT nach Beendigung des zweiten Zyklus ABVD (nach Zyklus 2 Tag 22, optimal Tag 29-35), Restaging nach Strahlentherapie

Wiederholung Tag 29. Anzahl der Zyklen in Abhängigkeit des Risikoprofils

Literatur Engert A et al. N Engl J Med 2010;363:640-52

Diese Krebstherapie birgt letale Risiken. Die Anwendung darf nur durch erfahrene Onkologen und entsprechend ausgebildetes Pflegepersonal erfolgen. Das Protokoll muss im Einzelfall überprüft und der klinischen Situation angepasst werden.

060400_08 **BEACOPP eskaliert.** **Indikation: Morbus Hodgkin** **ICD-10: C81**

Hauptmedikation (Zyklus 1-n)

Tag	zeitl. Ablauf	Substanz	Basisdosierung	Trägerlösung (ml)	Appl.	Infusions-dauer	Bemerkungen
1	0	Cyclophosphamid	1 250 mg/m²	500 ml NaCl 0,9 %	i.v.	1h	bei Dosierung > 2500 mg in 1000 ml NaCl 0,9% alternativ Doxorubicingabe als FREILAUFENDE Infusion über gesicherten zentralvenösen Zugang möglich
1	+1h	Doxorubicin	35 mg/m²	Unverdünnt	i.v.	B15min	bei >400 mg Aufteilung auf 2 Beutel (da max. Konz. 0,4 mg/ml) ggf. Anpassung Beilaufvolumen.
1	+1h 15min	Etoposid (Base)	200 mg/m²	1 000 ml NaCl 0,9 %	i.v.	2h	
1-7	1-0-0-0	Procarbazin	100 mg/m²		p.o.		
1-14	1-0-0-0	Prednison/Decortin®	40 mg/m²		p.o.		
2-3	0	Etoposid (Base)	200 mg/m²	1 000 ml NaCl 0,9 %	i.v.	2h	bei >400 mg Aufteilung auf 2 Beutel (da max. Konz. 0,4 mg/ml) ggf. Anpassung Beilaufvolumen.
8	0	Bleomycin	10 mg/m²	Unverdünnt	i.v.	B10min	max 2mg absolut. Als FREILAUFENDE Kurzinfusion, wenn möglich über gesicherten zentralvenösen Zugang.
8	+10min	Vincristin	1,4 mg/m²	50 ml NaCl 0,9 %	i.v.	5-10min	

Zyklusdiagramm | Tag 1 2 3 4 5 6 7 8 9 10 11 12 13 14 [...] Wdh: 22
Procarbazin, Prednison/Decortin®, Cyclophosphamid, Doxorubicin, Bleomycin, Vincristin, Etoposid

FN-Risiko >20%: entweder **d4 (24h nach CTx)** Primärprophylaxe mit Pegfilgrastim/Neulasta® 6mg s.c. einmalig **oder ab d4 (24h nach CTx)** Filgrastim/Neupogen® 5μg/kg/d s.c. tägl. bis Durchschreiten des Nadir

Bei Stammzellmobilisierung: Filgrastim-Gabe vor geplanter Leukapherese ab d9: 5μg/kgKG/d s.c. morgens (>70kg: 480μg, <70kg: 300μg) bis Ende der Apherese.

Cave: Netupitant ist ein mäßiger CYP3A4-Inhibitor und kann die Exposition gegenüber Chemotherapeutika erhöhen, die CYP3A4-Substrate sind, wie z.B. Docetaxel, Etoposid.
Vorsicht geboten bei gleichzeitiger Anwendung starker CYP3A4-Inhibitoren (z.B.: Ketoconazol).
Gabe mit Rifampicin, Phenytoin, Carbamazepin oder anderen CYP3A4 Induktoren sollte vermieden werden.
Reduktion der üblichen Dosis bei Dexamethason p.o. um 50%.

Pamidronat: 60mg in 500ml NaCl 0,9% über 2-3h i.v. einmalig zu Therapiebeginn, dann alle 3 Monate

Genauer Ablauf siehe auch **Übersichtsschema zur G-CSF-Gabe bei Mobilisierungsprotokollen** im Blauen Buch (→ Teil 2 Standardisierte Vorgehensweisen → Anti-Tumor und Supportiv-Therapie → GCSF/EPO)

Obligate Prä- und Begleitmedikation (Zyklus 1-n)

Tag	zeitl. Ablauf	Substanz	Basisdosierung	Trägerlösung (ml)	Appl.	Infusions-dauer	Bemerkungen
0	1-0-0-0	Flüssigkeit oral	1 000 ml		p.o.		1000-2000ml p.o. oder NaCl 0,9% i.v.
1	-1h	Netupitant/Palonosetron (NEPA) 300/0,5mg	1 Kps.		p.o.		
1	-15min	NaCl 0,9 %	1 000 ml		i.v.	6-12h	
1	-15min	Dexamethason	12 mg		i.v.	B	
1	0	Mesna	250 mg/m²		i.v.	B	oder p.o.: 500mg/m² 2h vor Cyclophosphamid
1	+2h	Mesna	500 mg/m²		p.o.		oder i.v.: 250mg/m² 4h u. 8h nach Cyclophosphamid
1	+6h	Mesna	500 mg/m²		p.o.		oder i.v.: 250mg/m² 4h u. 8h nach Cyclophosphamid
1-15	0-0-1-0	Sucralfat Btl.	1 Btl.		p.o.		
1-15	0-0-1-0	Calciumcarbonat	1 000 mg		p.o.		Brausetablette
1-21	0-1-0-0	Cotrimoxazol	960 mg		p.o.		Mo-Mi-Fr
2-3	-15min	NaCl 0,9 %	250 ml		i.v.	3h	
2-3	-15min	Dexamethason	8 mg		i.v.	B	
6-12	1-0-0-0	Levofloxacin	500 mg		p.o.		
8	-15min	NaCl 0,9 %	500 ml		i.v.	1h	
8	-15min	Clemastin	2 mg		i.v.	B	

Bedarfsmedikation	Metoclopramid p.o. oder i.v., Ranitidin, Allopurinol
FN-Risiko	20% → Primärprophylaxe mit Filgrastim/Neupogen® oder Pegfilgrastim/Neulasta®, siehe Kurzfassung Leitlinien G-CSF (obligat lt. Studienprotokoll)
Kontrollen	siehe Studienprotokoll. 2x/Woche Blutbild, Kreatinin, Harnsäure, Leber- und Retentionswerte, Elektrolyte, Gerinnung
Dosisreduktion	Grenzwerte für planmäßige Therapie: Leukozyten $\geq$ 2 500/μl oder neutrophile Granulozyten $\geq$ 1 500/μl und Thrombozyten $\geq$ 80 000/μl an d15 bzw. d29: Bei niedrigeren Werten Kontrolle nach 3, 7, 10, 14d und Fortführung sobald Werte erreicht sind. Bleomycin und Vincristin an Tag 8 können auch bei bestehender Neutropenie gegeben werden. Dosisreduktion bei unzureichender Blutbilderholung nach Therapieaufschub > 2 Wochen oder anderen toxischen Ereignissen CTC Grad 4 siehe Dosismodifikationstabelle Studienprotokoll HD18
Cave	**Anthrazykline:** Gefahr der Kardiotoxizität, Herzecho; **Bleomycin:** Lungenfunktion vor Therapie u. nach jedem 2. Zyklus sowie Röntgen-Thorax oder CT bei jedem Verdacht auf Pneumonitis/Lungenfibrose. Neurotoxizität.
Summendosis	**Doxorubicin:** Gefahr der Kardiotoxizität; max. Summendosis: 550mg/m^2; **Bleomycin:** Gefahr der Lungenfibrose insbs. ab Summendosis 400mg abs.
Erfolgsbeurteilung	CT ab d14 und PET zwischen d17 und d21 von Zyklus 2; Zwischenstaging (CT und PET) nach Ende der Chemotherapie
Wiederholung	Tag 22.
Literatur	Studienprotokoll (HD18) der Deutschen Hodgkin Studiengruppe; Diehl V et al. N Engl J Med. 2003; 348(24):2386-95

Diese Krebstherapie birgt letale Risiken. Die Anwendung darf nur durch erfahrene Onkologen und entsprechend ausgebildetes Pflegepersonal erfolgen. Das Protokoll muss im Einzelfall überprüft und der klinischen Situation angepasst werden.

060400_09	A + AVD	Indikation: Morbus Hodgkin	ICD-10: C81

Hauptmedikation (Zyklus 1)

Tag	zeitl. Ablauf	Substanz	Basisdosierung	Trägerlösung (ml)	Appl.	Infusions-dauer	Bemerkungen
1	0	Doxorubicin	25 mg/m²	Unverdünnt	i.v.	B15min	alternativ Doxorubicingabe als FREILAUFENDE Infusion über gesicherten zentralvenösen Zugang möglich
1	+20min	Vinblastin	6 mg/m²	50 ml NaCl 0,9 %	i.v.	5-10min	Als FREILAUFENDE Kurzinfusion, wenn möglich über gesicherten zentralvenösen Zugang.
1	+30min	Dacarbazin	375 mg/m²	500 ml NaCl 0,9 %	i.v.	2h	absoluter Lichtschutz
1	+2h 30min	Brentuximab-Vedotin	1,2 mg/kg	250 ml NaCl 0,9 %	i.v.	30min	max. 120mg (bei Basisdos. 1,2mg/kg); max. 90mg (bei Basisdos. 0,9mg/kg)
15	0	Brentuximab-Vedotin	1,2 mg/kg	250 ml NaCl 0,9 %	i.v.	30min	max. 120mg (bei Basisdos. 1,2mg/kg); max. 90mg (bei Basisdos. 0,9mg/kg)
15	+30min	Doxorubicin	25 mg/m²	Unverdünnt	i.v.	B15min	alternativ Doxorubicingabe als FREILAUFENDE Infusion über gesicherten zentralvenösen Zugang möglich
15	+50min	Vinblastin	6 mg/m²	50 ml NaCl 0,9 %	i.v.	5-10min	Als FREILAUFENDE Kurzinfusion, wenn möglich über gesicherten zentralvenösen Zugang.
15	+1h	Dacarbazin	375 mg/m²	500 ml NaCl 0,9 %	i.v.	2h	absoluter Lichtschutz

Wiederholungsinfo: d29: Start Zyklus 2

Zyklusdiagramm Tag 1 | 2 | 3 | 4 | 5 | 6 | 7 | 8 | 9 | 10 | 11 | 12 | 13 | 14 | 15 | 16 | 17 | 18 | 19 | 20 | 21 | 22 | 23 | 24 | 25 | 26 | 27 | 28

Doxorubicin
Vinblastin
Dacarbazin
Brentuximab-Vedotin

Aprepitant / Fosaprepitant (Prodrug) sind Substrate und moderate Inhibitoren von CYP3A4:
Cave bei gleichzeitiger oraler Verabreichung vor hauptsächlich via CYP3A4 metabolisierten Wirkstoffen mit geringer therapeutischer Breite wie Ciclosporin, Tacrolimus, Everolimus, Fentanyl. Die gleichzeitige Anwendung von Pimozid ist kontraindiziert. **Interaktion mit CYP3A4 metabolisierten oral verabreichten CTx z.B. Etoposid, Vinorelbin möglich. Besondere Vorsicht bei gleichzeitiger Anwendung von Irinotecan und Ifosfamid erhöhte Toxizität möglich.** Reduktion der üblichen oralen Dexamethason-Dosis um 50%.
Vorübergehende leichte Induktion von CYP2C9 und CYP3A4 nach Beendigung der Aprepitant- / Fosaprepitant-Therapie: Bei Warfarin (CYP2C9-Substrat)-Dauertherapie besonders engmaschige INR-Überwachung innerhalb von 14 Tagen nach jeder Aprepitant 3-Tages-Therapie. Verminderte Wirksamkeit hormonaler Kontrazeptiva bis 2 Monate nach letzter Aprepitant Gabe möglich → alternative unterstützende Maßnahmen zur Empfängnisverhütung vorzunehmen.

entweder	24h nach CTx	Pegfilgrastim/Neulasta® 6mg s.c.
oder	d6 nach CTx	Filgrastim/Neupogen® 5 μg/kg/d s.c. bis Durchschreiten des Nadir

Überwachung der Brentuximab vedotin Infusion:
RR, HF, Atemfrequenz, Temperatur, NOTFALLWAGEN bereithalten
Bei allergischer/anaphylaktischer Reaktion (Schüttelfrost, Fieber etc.): SOFORTIGER Infusionsstopp, evtl. Glucocorticoide, intensivmedizinische Maßnahmen
Bei Anaphylaxie: endgültiger Therapieabbruch
Bei sonstigen Infusionsreaktionen: Prämedikation mit Paracetamol, Antihistaminikum und/oder Glucocorticoid bei Folgegaben
CAVE Risikopatienten (max. Tumorlast, Herz-Kreislauf-/respirator. Erkrankungen, Antikörper-Unverträglichkeit): Besondere Überwachung und ggf. adäquate supportive Maßnahmen wie z. B. Tumorlyseprophylaxe, Prämedikation um Infusionsreaktionen zu vermeiden

Obligate Prä- und Begleitmedikation (Zyklus 1)

Tag	zeitl. Ablauf	Substanz	Basisdosierung	Trägerlösung (ml)	Appl.	Infusions-dauer	Bemerkungen
1	-1h	Aprepitant	125 mg		p.o.		
1, 15	-30min	NaCl 0,9 %	1 000 ml		i.v.	3h30min	
1, 15	-30min	Dexamethason	12 mg		i.v.	B	
1, 15	-30min	Granisetron	1 mg		i.v.	B	
2-3, 16-17	1-0-0-0	Aprepitant	80 mg		p.o.		
2-4, 16-18	1-0-0-0	Dexamethason	8 mg		p.o.		
15	-30min	Aprepitant	125 mg		p.o.		1h vor Chemo

Hauptmedikation (Zyklus 2-6)

Tag	zeitl. Ablauf	Substanz	Basisdosierung	Trägerlösung (ml)	Appl.	Infusions-dauer	Bemerkungen
1, 15	0	Brentuximab-Vedotin	1,2 mg/kg	250 ml NaCl 0,9 %	i.v.	30min	max. 120mg (bei Basisdos. 1,2mg/kg); max. 90mg (bei Basisdos. 0,9mg/kg)
1, 15	+30min	Doxorubicin	25 mg/m²	Unverdünnt	i.v.	B15min	alternativ Doxorubicingabe als FREILAUFENDE Infusion über gesicherten zentralvenösen Zugang möglich
1, 15	+50min	Vinblastin	6 mg/m²	50 ml NaCl 0,9 %	i.v.	5-10min	Als FREILAUFENDE Kurzinfusion, wenn möglich über gesicherten zentralvenösen Zugang.
1, 15	+1h	Dacarbazin	375 mg/m²	500 ml NaCl 0,9 %	i.v.	2h	absoluter Lichtschutz

Zyklusdiagramm Tag 1 | 2 | 3 | 4 | 5 | 6 | 7 | 8 | 9 | 10 | 11 | 12 | 13 | 14 | 15 | [...] | Wdh: 29

Brentuximab-Vedotin
Doxorubicin
Vinblastin
Dacarbazin

Wiederholungsinfo: bis zu 6 Zyklen

Obligate Prä- und Begleitmedikation (Zyklus 2-6)

Tag	zeitl. Ablauf	Substanz	Basisdosierung	Trägerlösung (ml)	Appl.	Infusions-dauer	Bemerkungen
1, 15	-30min	Aprepitant	125 mg		p.o.		1h vor Chemo
1, 15	-30min	NaCl 0,9 %	1 000 ml		i.v.	3h30min	
1, 15	-30min	Dexamethason	12 mg		i.v.	B	
1, 15	-30min	Granisetron	1 mg		i.v.	B	
2-3, 16-17	1-0-0-0	Aprepitant	80 mg		p.o.		
2-4, 16-18	1-0-0-0	Dexamethason	8 mg		p.o.		

Bedarfsmedikation	Metoclopramid p.o. oder i.v., bei Unverträglichkeit Ersatz durch HT_3-Antagonisten, Sucralfat; bei erhöhtem Risiko für Tumorlysesyndrom (TLS) Allopurinol nach Harnsäure-Wert, adäquate Hydrierung, Urin-Alkalisierung; **bei Infusionsreaktionen Prämedikation mit Paracetamol, Antihistaminikum und Kortikosteroid in Folgezyklen**
FN-Risiko	>20% → Primärprophylaxe mit Filgrastim/Neupogen® oder Pegfilgrastim/Neulasta®, siehe Memobox
Kontrollen	komplettes Blutbild vor jedem Zyklus, Herzfunktion, Elektrolyte (u.a. K^+, Mg^{2+}, Ca^{2+}, PO_4^-), Blutzucker, Leberwerte, Retentionswerte, eGFR, Diurese; auf Symptome und Anzeichen von PML (z.B. kognitive, neurologische oder psychiatrische Veränderungen), Pankreatitis, Infektionen, Neuropathie und dermatologische, gastrointestinale oder pulmonale Toxizität (z.B. Husten, Dyspnoe) achten
Dosisreduktion	Patienten mit leichter Leberfunktionsstörung: Startdosis Brentuximab 0,9 mg/kg
Cave	Risiko eines **Tumorlyse-Syndroms** bei Patienten mit rasch proliferierenden Tumoren und hoher Tumorlast, Risiko von **infusionsbedingten Reaktionen/Anaphylaxie**
Summendosis	**Doxorubicin**: Gefahr der Kardiotoxizität; maximale Summendosis: 550mg/m²
Kontraindikation	Die gleichzeitige Anwendung von Brentuximab und Bleomycin ist wegen pulmonaler Toxizität kontraindiziert.
Erfolgsbeurteilung	CT und PET-Scan nach Zyklus 2 und Ende der Therapie
Wiederholung	**Zyklus 1-1:** d29: Start Zyklus 2 / **Zyklus 2-6:** Tag 29. bis zu 6 Zyklen
Literatur	Connors JM et al. Brentuximab vedotin with chemotherapy for stage III or IV Hodgkin's lymphoma. N Engl J Med 2018;378:331-44.

Diese Krebstherapie birgt letale Risiken. Die Anwendung darf nur durch erfahrene Onkologen und entsprechend ausgebildetes Pflegepersonal erfolgen. Das Protokoll muss im Einzelfall überprüft und der klinischen Situation angepasst werden.

| 060400_06 | **Brentuximab vedotin** | **Indikation: Morbus Hodgkin, Hochmaligne T-Zell NHL** | **ICD-10: C81, C84.5** |

Hauptmedikation (Zyklus 1-n)

Tag	zeitl. Ablauf	Substanz	Basisdosierung	Trägerlösung (ml)	Appl.	Infusions-dauer	Bemerkungen
1	0	Brentuximab-Vedotin	1,8 mg/kg	250 ml NaCl 0,9 %	i.v.	30min	max. 180mg (bei Basisdos. 1,8mg/kg); max. 120mg (bei Basisdos. 1,2mg/kg)

Zyklusdiagramm | Tag 1 | [...] | Wdh: 22
Brentuximab-Vedotin | □

Wiederholungsinfo: Bis max 16 Zyklen, PD oder inakzeptable Toxizität

Überwachung der Brentuximab vedotin Infusion:
RR, HF, Atemfrequenz, Temperatur, NOTFALLWAGEN bereithalten
Bei allergischer/anaphylaktischer Reaktion (Schüttelfrost, Fieber etc.): SOFORTIGER Infusionsstopp, evtl. Glucocorticoide, intensivmedizinische Maßnahmen
Bei Anaphylaxie: endgültiger Therapieabbruch
Bei sonstigen Infusionsreaktionen: Prämedikation mit Paracetamol, Antihistaminikum und/oder Glucocortikoid bei Folgegaben
CAVE Risikopatienten (max. Tumorlast, Herz-Kreislauf-/respirator. Erkrankungen, Antikörper-Unverträglichkeit): Besondere Überwachung und ggf. adäquate supportive Maßnahmen wie z. B. Tumorlyseprophylaxe, Prämedikation um Infusionsreaktionen zu vermeiden

Obligate Prä- und Begleitmedikation (Zyklus 1-n)

Tag	zeitl. Ablauf	Substanz	Basisdosierung	Trägerlösung (ml)	Appl.	Infusions-dauer	Bemerkungen
1	-30min	NaCl 0,9 %	500 ml		i.v.	1h	

Bedarfsmedikation	Prednison 50 mg i.v. vor und während Brentuximab; Bei erhöhtem Risiko für Tumorlysesyndrom (TLS) Allopurinol nach Harnsäure, adäquate Hydrierung, Urin-Alkalisierung, Antiemese; **bei Infusionsreaktionen Prämedikation mit Paracetamol, Antihistaminikum und/oder Glucocortikoid in Folgezyklen**
FN-Risiko	< 10% → je nach Risikoabwägung, siehe Kurzfassung Leitlinien G-CSF
Kontrollen	TLS-Risiko, Harnsäure, Retentionswerte, Elektrolyte (u.a. K^+, Mg^{2+}, Ca^{2+}, PO_4^{3-}), während Infusion: Zeichen der Unverträglichkeit/Anaphylaxie, besonders bei Leukozyten > 50 000/µl, Neuropathie-Zeichen, Blutbild vor jeder Brentuximab-Gabe, Neurologische Funktion, **bei ZNS-Funktionsstörungen auf PML überprüfen.** Nebenwirkungen (vor allem bei der gleichzeitigen Gabe von starken CYP3A4 Inhibitoren), Leberfunktion
Dosisreduktion	**Periphere Neuropathie:** Bei neu aufgetretener oder sich verschlimmernder Gad 2 oder 3 Neuropathie, Therapieaufschub bis Grad 1 oder Ausgangszustand, dann Therapiewiederaufnahme mit reduzierter Brentuximab vedotin Dosis: 1,2mg/kg. Bei einer Grad 4 peripheren Neuropathie → Therapiestopp; **Neutropenie:** Bei Neutropenie Grad 3 oder 4 Therapieaufschub bis Rückgang auf ≤ Grad 2, G-CSF - Gabe bei Folgezyklen erwägen; Bei Wiederholter Grad 4 Neutropenie, trotz Gabe von G-CSF → Therapieabbruch oder Dosisreduktion Brentuximab vedotin auf 1,2mg/kg
Cave	**von JC Virus Infektionen welche zu PML und Tod führten wurde bei mit Brentuximab vedotin behandelten Patienten berichtet**
Kontraindikation	Die gleichzeitige Anwendung von Brentuximab und Bleomycin ist wegen pulmonaler Toxizität kontraindiziert
Erfolgsbeurteilung	Bildgebung nach 4 Zyklen
Wiederholung	Tag 22. Bis max 16 Zyklen, PD oder inakzeptable Toxizität
Literatur	adaptiert nach Fanale MA et al. Clin Cancer Res. 2012; 18:248-255; Chen RW et al. ASCO. 2011; Abstract # 8031; Pro B et al. ASCO. 2011; Abstract # 8032.

Diese Krebstherapie birgt letale Risiken. Die Anwendung darf nur durch erfahrene Onkologen und entsprechend ausgebildetes Pflegepersonal erfolgen. Das Protokoll muss im Einzelfall überprüft und der klinischen Situation angepasst werden.

080202_23

Pembrolizumab 200mg abs.

Indikation: PEC im Kopf-Hals-Bereich, NSCLC, Melanom irresektabel/metastasiert, Kolorektales-Ca (MSI-H/dMMR) irresektabel/metastasiert, Analkarzinom, Magen-Ca (MSI-H/dMMR) irresektabel/metastasiert, biliäres Karzinom (MSI-H/dMMR) irresektabel/metastasiert, PEC Ösophagus irresektabel/metastasiert, AEG (HER2 neg.) irresektabel/metastasiert, Urothelkarzinom, Hodgkin-Lymphom

ICD-10: C00-C14, C15, C16, C18-C20, C21, C30-C32, C34, C43, C67, C81

Protokoll-Hinweis: CAVE: für die Indikationen PEC Ösophagus sowie AEG ist Pembrolizumab nur in Kombination mit 5-FU+Platin zugelassen.
Therapie-Hinweis: PD-L1-Expression erforderlich (Zulassung für jede Entität beachten). CAVE: für die Indikationen PEC Ösophagus sowie AEG ist Pembrolizumab nur bei CPS ≥10 und nur in Kombination mit 5-FU+Platin zugelassen.

Hauptmedikation (Zyklus 1-n)

Tag	zeitl. Ablauf	Substanz	Basisdosierung	Trägerlösung (ml)	Appl.	Infusions-dauer	Bemerkungen
1	0	Pembrolizumab	200 mg abs.	100 ml NaCl 0,9 %	i.v.	30min	Infusionsset mit In-Line-Filter, Porengröße 0,2-1,2 μm

Zyklusdiagramm | Tag 1 | [...] | Wdh: 22 |

	Tag 1		
Pembrolizumab	☐		

Achtung Pembrolizumab:
bei Auftreten von allergischen Reaktionen Gabe von Antihistaminika, Steroid-Gabe nur in Notfallsituation bzw. nach Rücksprache

Obligate Prä- und Begleitmedikation (Zyklus 1-n)

Tag	zeitl. Ablauf	Substanz	Basisdosierung	Trägerlösung (ml)	Appl.	Infusions-dauer	Bemerkungen
1	-30min	NaCl 0,9%	500 ml		i.v.	1h30min	

FN-Risiko	< 10% → G-CSF- Gabe je nach Risikoabwägung, siehe Kurzfassung Leitlinien G-CSF.
Kontrollen	Differentialblutbild, Krea, Harnstoff, Leberfunktion (GPT, GOT, Gamma-GT, Bilirubin), Schilddrüsefunktion, Elektrolyte (Na⁺, K⁺, Ca²⁺, Mg²⁺), Gerinnung, Symptome/Anzeichen von Colitis, Infusionsreaktion, Pneumonitis
Therapievoraussetzung	**Virale Hepatitis Serologie** (HBsAg, HBcAb, HCV-Ab) **vor Behandlungsbeginn** mit Checkpointinhibitoren: bei positiver Hepatitis-Serologie vor Behandlungsbeginn Hepatologen konsultieren. **Überprüfung der Leberwerte** (AST, ALT, Bilirubin) **vor jeder Gabe** eines Checkpointinhibitors. Je nach Risikoabwägung wöchentliche Kontrolle. Die Werte dürfen nicht älter als 6 Tage sein.
Therapieunterbrechung	beachte SOP "Immuncheckpoint-Inhibitoren: Management der Nebenwirkungen"
Bemerkungen	Keine Zulassung in Deutschland für Anal-Ca: KV-Antrag auf Kostenübernahme erforderlich
Wiederholung	Tag 22.
Literatur	NSCLC: Herbst et al. Lancet 2016;387:1540-1550, Reck et al. N Engl J Med 2016;375(19):1823-1833; Kopf-Hals: Cohen EE et al. Annals of Oncology 2017;28(5):v605-v649; Magen und AEG: Fuchs et al. JAMA Oncol. 2018;4(5):e180013; PEC Ösophagus und AEG mit CPS≥10 (in Kombi mit 5-FU+Platin): Sun et al. Lancet 2021;398(10302):759-771; Kolon-Ca: DT Le et al., Science 10.1126/science.aan6733 (2017); Anal-Ca: Ott et al. Annals of Oncology 2017;28:1036-41; MSI-H/dMMR: Marabelle et al. JCO 2019;38(1):1-10; Fachinformation: Pembrolizumab

Diese Krebstherapie birgt letale Risiken. Die Anwendung darf nur durch erfahrene Onkologen und entsprechend ausgebildetes Pflegepersonal erfolgen. Das Protokoll muss im Einzelfall überprüft und der klinischen Situation angepasst werden.

080202_44	Indikation: PEC im Kopf-Hals-Bereich, NSCLC,	ICD-10: C00-C14, C16, C18-C20,
Pembrolizumab 400mg abs. alle 6 Wochen	*Melanom irresektabel/metastasiert, Kolorektales-Ca*	*C30-C32, C34, C43, C67, C81*
	irresektabel/metastasiert, Urothelkarzinom,	
	Hodgkin-Lymphom, Magen u. AEG-Tumore	
	irresektabel/metastasiert	

Therapie-Hinweis: PD-L1-Expression erforderlich (Zulassung für jede Entität beachten)

Hauptmedikation (Zyklus 1-n)

Tag	zeitl. Ablauf	Substanz	Basisdosierung	Trägerlösung (ml)	Appl.	Infusions-dauer	Bemerkungen
1	0	Pembrolizumab	400 mg abs.	100 ml NaCl 0,9 %	i.v.	30min	Infusionsset mit In-Line-Filter, Porengröße 0,2-1,2 μm

Zyklusdiagramm	Tag 1	[...]	Wdh: 43
Pembrolizumab	☐		

Achtung Pembrolizumab:
bei Auftreten von allergischen Reaktionen Gabe von Antihistaminika. Steroid-Gabe nur in Notfallsituation bzw. nach Rücksprache

Obligate Prä- und Begleitmedikation (Zyklus 1-n)

Tag	zeitl. Ablauf	Substanz	Basisdosierung	Trägerlösung (ml)	Appl.	Infusions-dauer	Bemerkungen
1	-30min	NaCl 0,9%	500 ml		i.v.	1h30min	

FN-Risiko: < 10% → G-CSF- Gabe je nach Risikoabwägung, siehe Kurzfassung Leitlinien G-CSF.

Kontrollen: Differentialblutbild, Krea, Harnstoff, Leberfunktion (GPT, GOT, Gamma-GT, Bilirubin), Schilddrüsefunktion, Elektrolyte (Na$^+$, K$^+$, Ca^{2+}, Mg^{2+}), Gerinnung, Symptome/Anzeichen von Colitis, Infusionsreaktion, Pneumonitis

Cave: zu Therapiebeginn ist die 3-wöchentliche Behandlung mit Pembrolizumab 200mg abs. aus Gründen der Patienten Beobachtung vorzuziehen

Therapievoraussetzung: **Virale Hepatitis Serologie** (HBsAg, HBcAb, HCV-Ab) **vor Behandlungsbeginn** mit Checkpointinhibitoren: bei positiver Hepatitis-Serologie vor Behandlungsbeginn Hepatologen konsultieren. **Überprüfung der Leberwerte** (AST, ALT, Bilirubin) **vor jeder Gabe** eines Checkpointinhibitors. Je nach Risikoabwägung wöchentliche Kontrolle. Die Werte dürfen nicht älter als 6 Tage sein.

Therapieunterbrechung: beachte SOP "Immuncheckpoint-Inhibitoren: Management der Nebenwirkungen"

Bemerkungen: Keine Zulassung in Deutschland für Magenkarzinom, Kolonkarzinom: KV Antrag auf Kostenübernahme erforderlich

Wiederholung: Tag 43.

Literatur: adaptiert nach: NSCLC: Herbst et al. Lancet 2016;387:1540-1550, Reck et al. N Engl J Med 2016;375(19):1823-1833; Kopf-Hals: Cohen EE et al. Annals of Oncology 2017;28(5):v605-v649; Magen und AEG: Fuchs et al. JAMA Oncol. 2018;4(5):e180013; Kolon-Ca: DT Le et al., Science 10.1126/science.aan6733 (2017); Fachinformation: Pembrolizumab

Diese Krebstherapie birgt letale Risiken. Die Anwendung darf nur durch erfahrene Onkologen und entsprechend ausgebildetes Pflegepersonal erfolgen. Das Protokoll muss im Einzelfall überprüft und der klinischen Situation angepasst werden.

080800_17   **Nivolumab 240mg abs.**

Indikation: NSCLC, Melanom, Nierenzellkarzinom, PEC des Kopf-Hals-Bereichs bei Progression während oder nach einer platinbasierten Therapie, PEC des Ösophagus adjuvant oder palliativ, Adeno-Ca des Ösophagus adjuvant, AEG-Tumor adjuvant, Magen-Ca, Urothelkarzinom, Hodgkin Lymphom (rezidiviert / refraktär)

ICD-10: C00-C14, C15, C16, C32, C34, C43, C64, C67, C81

Protokoll-Hinweis: CAVE: für die Indikation Magen-Ca ist Nivolumab nur in Kombination mit fluoropyrimidin- und platinbasierter Kombinationschemotherapie zugelassen.
Therapie-Hinweis: CAVE: für die Indikation Magen-Ca ist Nivolumab nur in Kombination mit fluoropyrimidin- und platinbasierter Kombinationschemotherapie zugelassen.

Hauptmedikation (Zyklus 1-n)

Tag	zeitl. Ablauf	Substanz	Basisdosierung	Trägerlösung (ml)	Appl.	Infusionsdauer	Bemerkungen
1	0	Nivolumab	240 mg abs.	100 ml NaCl 0,9 %	i.v.	30min	In-Line-Filter mit Porengröße 0,2-1,2μm verwenden

Zyklusdiagramm | Tag 1 | [...] | Wdh: 15
Nivolumab □

Wiederholungsinfo: bis Tumorprogress/inakzeptable Toxizität

Obligate Prä- und Begleitmedikation (Zyklus 1-n)

Tag	zeitl. Ablauf	Substanz	Basisdosierung	Trägerlösung (ml)	Appl.	Infusionsdauer	Bemerkungen
1	-30min	NaCl 0,9%	500 ml		i.v.	1h30min	

Bedarfsmedikation
Metoclopramid, in Abhängigkeit der Schwere der jeweiligen Nebenwirkung siehe SOP: **Management der Nebenwirkungen der Therapie mit Immuncheckpointinhibitoren (Immune checkpoint blockade ICB):** Loperamid, Flüssigkeits- und Elektrolytersatz, Glucocorticoide top/p.o./i.v., Infliximab, MMF

Kontrollen
Leber- und Nierenfunktion, Schilddrüsenfunktion, immunvermittelte Nebenwirkungen

Cave
immunvermittelte Nebenwirkungen möglich (Pneumonitis, Kolitis, Hepatitis, Nephritis oder Nierenfunktionsstörung, Endokrinopathien/Schilddrüsenfunktionsstörung, Hautausschlag), bei Auftreten immunvermittelter Nebenwirkungen je nach Schweregrad Steroid-Gabe initiieren; Einzelfallberichte zu Agranulozytose.
Bei Patienten mit Hodgkin-Lymphom, die Nivolumab vor oder nach einer allogenen SZT erhalten hatten wurde ein erhöhtes Risiko für GvHD und Mortalität festgestellt → sorgfältige Nutzen-Risikoabwägung erforderlich.

Therapievoraussetzung
Virale Hepatitis Serologie (HBsAg, HBcAb, HCV-Ab) vor Behandlungsbeginn mit Checkpointinhibitoren: bei positiver Hepatitis-Serologie vor Behandlungsbeginn Hepatologen konsultieren.
Überprüfung der Leberwerte (AST, ALT, Bilirubin) **vor jeder Gabe** eines Checkpointinhibitors. Je nach Risikoabwägung wöchentliche Kontrolle. Die Werte dürfen nicht älter als 6 Tage sein.

Therapieaufschub
Bei Überempfindlichkeitsreaktionen Therapieaufschub (ausgelassene Dosen werden nicht nachgeholt) oder Therapieabbruch in Abhängigkeit von klinischer Situation siehe SOP: **Management der Nebenwirkungen der Therapie mit Immuncheckpointinhibitoren (Immune checkpoint blockade ICB)**

Therapieunterbrechung
Kreatinin > 1,5 - 6x ULN oder > 1,5x des Ausgangswerts, AST/ALT > 3-5x ULN oder Gesamtbilirubin > 1,5 - 3x ULN, Pneumonitis Grad 2, Colitis Grad 2/3, andere behandlungsbedingte schwerwiegende Nebenwirkungen/Nebenwirkungen Grad 3; bei Erholung auf Grad 0-1 Therapiefortsetzung möglich

Therapieabbruch
Bei Kreatinin > 6x ULN, AST/ALT > 5x ULN oder Gesamtbilirubin > 3x ULN, Pneumonitis Grad 3/4, Colitis Grad 4, Schilddrüsenfunktionsstörung

Indikation
GIT betreffend:
- als Monotherapie zur adjuvanten Behandlung von Plattenepithel-/Adeno-Ca des Ösophagus und AEG nach neoadjuvanter Radiochemotherapie und mind. ypT1 oder ypN0, oder zur palliativen Behandlung des Plattenepithelkarzinoms des Ösophagus nach vorheriger fluoropyrimidin- und platinbasierter Kombinationstherapie.
- in Kombination mit fluoropyrimidin- und platin-basierter Kombinationschemotherapie für die palliative Erstlinienbehandlung von HER2-neg. Adenokarzinomen des Ösophagus, des Magens und AEG mit CPS≥5 sowie von PEC des Ösophagus mit TPS ≥1%.

Wiederholung
Tag 15. bis Tumorprogress/inakzeptable Toxizität

Literatur
NSCLC: Rizvi NA et al. Lancet Oncol. 2015;16(3):257-265, Paz-Ares L et al. J Clin Oncol 33, 2015 (suppl; abstr 8009), Melanom: Robert C et al. N Engl J Med. 2015;372(4):320-30, Topalian SL et al. J Clin Oncol. 2014;32(10):1020-30, Kopf-/Hals-Tumoren: Ferris RL et al. N Engl J Med. 2016;375:1856-67, Urothel: Sharma et al. Lancet Oncol 2017;18(3):312-322, RCC: Motzer et al. N Engl J Med 2015;373(19):1803-13; GIT: Kato et al. Lancet Oncol 2019;20(11):1506-1517; Janjigian et al. Lancet 2021;398(10294):27-40; Kelly et al. NEJM 2021;384(13):1191-1203; Morbus Hodgkin: adaptiert nach Younes A et al. Lancet Oncol. 2016; 17(9):1283-94. Fachinformation Nivolumab

Kapitel 7 Non-Hodgkin-Lymphome (NHL)

Elektronisches Zusatzmaterial Die elektronische Version des Werkes enthält Zusatzmaterial, auf das über folgenden Link zugegriffen werden kann: https://doi.org/10.1007/978-3-662-67749-0_1.

Kapitel 7   Non-Hodgkin-Lymphome (NHL)

7.1   Indolente NHL

Morbus Waldenström

Erstlinie

BDR – 192
Ibrutinib – 193
Ibrutinib + Rituximab – 194

Rezidiv / Refraktär

BDR – 192
Ibrutinib – 193
Ibrutinib + Rituximab – 194

7.2   Aggressive NHL

B-Zell-Lymphom

Erstlinie

DLBCL younger – 196
DLBCL elderly – 198
DLBCL high risk – 200
R-CHOP-14 – 203
R-CHOP-21 – 175
R-miniCHOP – 204
R-CHOEP-14 – 206
R-CPOP – 208
DHA+Carboplatin – 210
R-DHAOx – 211
R-Bendamustin (NHL) – 174
Pola-R-CHP – 212

Rezidiv / Refraktär

DHA+Carboplatin – 210
R-DHAOx – 211
R-DHA – 215
Polatuzumab/Rituximab/Bendamustin – 216
R-Bendamustin (NHL) – 174
Tafasitamab + Lenalidomid – 219
R+ICE – 222
Pixantron – 224
Brentuximab vedotin – 161
Ibrutinib – 193

T-Zell-Lymphom

Erstlinie

CHOP-14 – 225
CHOP-21 – 226
A + CHP – 227
CHOEP-14 – 229
DHA+Carboplatin – 210
SMILE – 230
AspaMetDex – 234
Alemtuzumab bei T-PLL – 236

Rezidiv / Refraktär

DHA+Carboplatin – 210
Brentuximab vedotin – 161

7.3 Chronische lymphatische Leukämie (CLL)

Erstlinie

Ibrutinib – 193
Acalabrutinib – 237
analog CLL13-Studie: Obinutuzumab/Venetoclax – 238
FCR – 242
R-Bendamustin (CLL) – 244

Rezidiv / Refraktär

Ibrutinib – 193
Acalabrutinib – 237
R-Bendamustin (CLL) – 244
Idelalisib/Rituximab – 181
Rituximab/Venetoclax – 246

7.4   ZNS-NHL

jüngere/ fitte Patienten

ältere/ unfitte Patienten

7.5   Multiples Myelom

Erstlinie

Rezidiv / Refraktär

Erhaltung

7.6 Amyloidose

Diese Krebstherapie birgt letale Risiken. Die Anwendung darf nur durch erfahrene Onkologen und entsprechend ausgebildetes Pflegepersonal erfolgen. Das Protokoll muss im Einzelfall überprüft und der klinischen Situation angepasst werden.

060505_01   **Rituximab**   *Indikation: Indolente Lymphome*   **ICD-10: C82-C88**

Hauptmedikation (Zyklus 1-n)

Tag	zeitl. Ablauf	Substanz	Basisdosierung	Trägerlösung (ml)	Appl.	Infusions-dauer	Bemerkungen
1, 8, 15, 22	0	Rituximab	375 mg/m²	500 ml NaCl 0,9 %	i.v.	initial 50mg/h	siehe Memokasten

Zyklusdiagramm | Tag 1 | 2 | 3 | 4 | 5 | 6 | 7 | 8 | 9 | 10 | 11 | 12 | 13 | 14 | 15 | 16 | 17 | 18 | 19 | 20 | 21 | 22 | 23 | 24 | 25 | 26 | 27 | 28 | 29 |

Rituximab

Wiederholungsinfo: wöchentliche Gabe bzw. nach klinischem Verlauf

> **Rituximab**
> bei initial guter Verträglichkeit:
> verkürzte Infusionszeit möglich
> 20% der Dosis: 30min
> 80% der Dosis: 60min

Infusionsgeschwindigkeit Rituximab:
Erstgabe: beginnen mit **50mg/h** für 1h; danach bei guter Verträglichkeit alle 30min um 50mg/h steigern bis max. 400mg/h.
Folgegaben bei komplikationsfreier Erstgabe und nach Ausschluss Risikopatient: Gesamtdosis innerhalb 90min geben.
Risikopatienten (max.Tumorlast, Herz-Kreislauf/resp. Erkrankungen, AK-Unverträglichkeit): beginnen mit **25mg/h** für 1h danach alle 30min um 25mg/h bis max. 200mg/h steigern.
Überwachung: erste Stunde alle 15min: RR, HF, Atemfrequenz, Temp., danach 1x/h; NOTFALLWAGEN bereithalten.
Bei allergischer/anaphylaktischer Reaktion (Schüttelfrost, Fieber etc.) SOFORTIGER Infusionsstopp, evtl. Glukokortikoide, intensivmed. Maßnahmen. Bei Symptombesserung langsame Wiederaufnahme: halbierte Inf.-geschwindigkeit der Erstgabe.

Obligate Prä- und Begleitmedikation (Zyklus 1-n)

Tag	zeitl. Ablauf	Substanz	Basisdosierung	Trägerlösung (ml)	Appl.	Infusions-dauer	Bemerkungen
1, 8, 15, 22	-1h	Paracetamol	1 000 mg		p.o.		Gabe 1h vor Rituximab
1, 8, 15, 22	-30min	NaCl 0,9 %	500 ml		i.v.	*	*während AK-Gabe
1, 8, 15, 22	-30min	Clemastin	2 mg		i.v.	B	
1, 8, 15, 22	-30min	Dexamethason	8 mg		i.v.	B	vor Rituximab-Erstgabe obligat; bei Folgegaben in Abhängigkeit von Verträglichkeit

Bedarfsmedikation	Prednison 50 mg i.v.
FN-Risiko	<10% → je nach Risikoabwägung, siehe Kurzfassung Leitlinien G-CSF
Kontrollen	Harnsäure, Retentionswerte; während Infusion: Zeichen der Unverträglichkeit/Anaphylaxie, besonders bei Leukozyten > 50 000/µl
Cave	**Hepatitis-B-Virus-(HBV) Screening vor Behandlungsbeginn:** aktive Hepatitis-B- Erkrankung → Kontraindikation Rituximab; positive Hepatitis-B-Serologie (HBsAg oder HBcAb) → vor Behandlungsbeginn Hepatologen konsultieren.
Erfolgsbeurteilung	5 Wochen nach Abschluß des ersten Zyklus (4 Gaben), also in Woche 9
Wiederholung	wöchentliche Gabe bzw. nach klinischem Verlauf
Literatur	Maloney DG et al. Blood. 1994; 84:2457-2466; Maloney DG et al. Blood. 1997; 90:2188-2195; Provencio M et al. Ann Oncol. 2006; 17(6):1027-8.

> Diese Krebstherapie birgt letale Risiken. Die Anwendung darf nur durch erfahrene Onkologen und entsprechend ausgebildetes Pflegepersonal erfolgen. Das Protokoll muss im Einzelfall überprüft und der klinischen Situation angepasst werden.

| 060501_29 | **Rituximab s.c. (Erhaltung)** | **Indikation: NHL** | *ICD-10: C82-C88* |

Hauptmedikation (Zyklus 1)

Tag	zeitl. Ablauf	Substanz	Basisdosierung	Trägerlösung (ml)	Appl.	Infusions-dauer	Bemerkungen
1	0	Rituximab/MabThera®	375 mg/m²	500 ml NaCl 0,9 %	i.v.	initial 50mg/h	siehe Memokasten.

Infusionsgeschwindigkeit Rituximab:
Erstgabe: beginnen mit **50mg/h** für 1h; danach bei guter Verträglichkeit alle 30min um 50mg/h steigern bis max. 400mg/h.
Folgegaben bei komplikationsfreier Erstgabe und nach Ausschluss Risikopatient: Gesamtdosis innerhalb 90min geben.
Risikopatienten (max.Tumorlast, Herz-Kreislauf/resp. Erkrankungen, AK-Unverträglichkeit): beginnen mit **25mg/h** für 1h danach alle 30min um 25mg/h bis max. 200mg/h steigern.
Überwachung: erste Stunde alle 15min: RR, HF, Atemfrequenz, Temp., danach 1x/h; NOTFALLWAGEN bereithalten. Bei allergischer/anaphylaktischer Reaktion (Schüttelfrost, Fieber etc.) SOFORTIGER Infusionsstopp, evtl. Glukokortikoide, intensivmed. Maßnahmen. Bei Symptombesserung langsame Wiederaufnahme: halbierte Inf.-geschwindigkeit der Erstgabe.

Obligate Prä- und Begleitmedikation (Zyklus 1)

Tag	zeitl. Ablauf	Substanz	Basisdosierung	Trägerlösung (ml)	Appl.	Infusions-dauer	Bemerkungen
1	-1h	Paracetamol	1 000 mg		p.o.		
1	-30min	NaCl 0,9%	500 ml		i.v.	*	*während AK-Gabe
1	-30min	Clemastin	2 mg		i.v.	15min	
1	-30min	Dexamethason	8 mg		i.v.	15min	vor Rituximab-Erstgabe obligat; bei Folgegaben in Abhängigkeit von Verträglichkeit

Hauptmedikation (Zyklus 2-n)

Tag	zeitl. Ablauf	Substanz	Basisdosierung	Trägerlösung (ml)	Appl.	Infusions-dauer	Bemerkungen
1	0	Rituximab/MabThera® subkutan	1 400 mg abs.	Unverdünnt	s.c.	5min	nur bei CD20-positivem NHL; subkutan in die Bauchwand zu injizieren. Empfohlene Nachbeobachtungszeit: mindestens 15 Minuten

Obligate Prä- und Begleitmedikation (Zyklus 2-n)

Tag	zeitl. Ablauf	Substanz	Basisdosierung	Trägerlösung (ml)	Appl.	Infusions-dauer	Bemerkungen
1	-1h	Paracetamol	1 000 mg		p.o.		
1	-1h	Clemastin	2 mg		p.o.		
1	-1h	Dexamethason	8 mg		p.o.		

Bedarfsmedikation	Allopurinol
FN-Risiko	< 10% → keine Indikation der G-CSF-Prophylaxe
Kontrollen	Blutbild mit Differentialblutbild, Lungen- und Nierenfunktion, Elektrolyte, Harnsäure, Flüssigkeitshaushalt, neurologische Symptome/Anzeichen einer Leukoenzephalopathie (PML), Symptome/Anzeichen: Zytokin-Freisetzungs-Syndrom, Tumorlysesyndrom, anaphylaktische Reaktionen
Cave	engmaschige Überwachung: bei Patienten mit einer vorbestehenden Lungeninsuffizienz oder mit pulmonaler Tumorinfiltration → Risiko für akutes Atemversagen; bei Patienten mit vorbestehender Herzerkrankung und/oder kardiotoxischer Chemotherapie → Risiko für Angina pectoris, Herzarrhythmien **Hepatitis-B-Virus-(HBV) Screening vor Behandlungsbeginn:** aktive Hepatitis-B- Erkrankung → Kontraindikation Rituximab; positive Hepatitis-B-Serologie (HBsAg oder HBcAb) → vor Behandlungsbeginn Hepatologen konsultieren
Therapieunterbrechung	schweres Zytokin-Freisetzungs-Syndrom
Therapieabbruch	progressive multifokale Leukoenzephalopathie
Kontraindikation	aktive, schwere Infektionen (wie z.B. Tuberkulose, Sepsis oder opportunistische Infektionen)
Bemerkungen	s.c.- Gabe folgt nur nach vorherigem Erhalt einer vollständigen Dosis MabThera® als **intravenöse** Infusion
Wiederholung	**Zyklus 1-1:** vor erster s.c.-Gabe muss eine vollständige Dosis MabThera® als intravenöse Infusion verabreicht werden. **Zyklus 2-n:** alle 2 Monate bei nicht vorbehandeltem follikulärem Lymphom (2 Monate nach letzter Dosis der Induktion); alle 3 Monate bei einem rezidivierenden/refraktären follikulären Lymphom (3 Monate nach der letzter Dosis der Induktion), bis zum Fortschreiten der Krankheit oder über einen maximalen Zeitraum von zwei Jahren
Literatur	Davies et al. Lancet Oncol. 2014;15:343-52; Fachinformation MabThera® SC

Diese Krebstherapie birgt letale Risiken. Die Anwendung darf nur durch erfahrene Onkologen und entsprechend ausgebildetes Pflegepersonal erfolgen. Das Protokoll muss im Einzelfall überprüft und der klinischen Situation angepasst werden.

060501_17   R-Bendamustin NHL   *Indikation: NHL, (Indolente) Lymphome*   **ICD-10: C82-88**

Protokoll-Hinweis: Rituximab / Bendamustin

Hauptmedikation (Zyklus 1-n)

Tag	zeitl. Ablauf	Substanz	Basisdosierung	Trägerlösung (ml)	Appl.	Infusions-dauer	Bemerkungen
0	0	Rituximab	375 mg/m²	500 ml NaCl 0,9 %	i.v.	initial 50mg/h	nur bei CD20-positivem NHL
1-2	0	Bendamustin	90 mg/m²	500 ml NaCl 0,9 %	i.v.	1h	mit anderen Lösungen inkompatibel

Zyklusdiagramm

	Tag 0	1	2	[...]	Wdh: 28
Rituximab	□				
Bendamustin		■	■		

Wiederholungsinfo: R an d28, Benda d29; Anzahl Zyklen: (4) - 6 bevorzugt

Infusionsgeschwindigkeit Rituximab:
Erstgabe: beginnen mit **50mg/h** für 1h; danach bei guter Verträglichkeit alle 30min um 50mg/h steigern bis max. 400mg/h.
Folgegaben bei komplikationsfreier Erstgabe und nach Ausschluss Risikopatient: Gesamtdosis innerhalb 90min geben.
Risikopatienten (max. Tumorlast, Herz-Kreislauf/resp. Erkrankungen, AK-Unverträglichkeit): beginnen mit **25mg/h** für 1h danach alle 30min um 25mg/h bis max. 200mg/h steigern.
Überwachung: erste Stunde alle 15min: RR, HF, Atemfrequenz, Temp., danach 1x/h; NOTFALLWAGEN bereithalten.
Bei allergischer/anaphylaktischer Reaktion (Schüttelfrost, Fieber etc.) SOFORTIGER Infusionsstopp, evtl. Glukokortikoide, intensivmed. Maßnahmen. Bei Symptombesserung langsame Wiederaufnahme: halbierte Inf.-geschwindigkeit der Erstgabe.

CTx mit FN-Risiko von 10-20%: Vorgehen bei der G-CSF-Gabe
- nach CTx: 1x tgl. 5µg/kg Filgrastim s.c. bei Leukozyten < 1 000/µl bis >1 000/µl
- Wenn unter Einbeziehung **individueller Risikofaktoren für den Patienten FN-Risiko ≥ 20% =>G-CSF-Primärprophylaxe** erwägen/durchführen.
- **Nach durchgemachter febriler Neutropenie,** in folgenden Zyklen **=> G-CSF-Sekundärprophylaxe**
G-CSF-Primär- bzw. Sekundärprophylaxe: Entweder 24h nach CTx einmal Pegfilgrastim/Neulasta® 6mg s.c.
- **Oder:** d6 nach CTx Filgrastim/Neupogen® 5µg/kg/d s.c. bis zum Durchschreiten des Nadir.

Rituximab
bei initial guter Verträglichkeit: verkürzte Infusionszeit möglich
20% der Dosis: 30min
80% der Dosis: 60min

Bendamustin-Dosis:
Bei medizinisch weniger komorbiden Patienten +ED aggressives B-NHL sind auch Bendamustin-Dosen von 100-120mg/m² an d1 und d2 möglich

Obligate Prä- und Begleitmedikation (Zyklus 1-n)

Tag	zeitl. Ablauf	Substanz	Basisdosierung	Trägerlösung (ml)	Appl.	Infusions-dauer	Bemerkungen
0	-1h	Paracetamol	1 000 mg		p.o.		
0	-30min	NaCl 0,9 %	500 ml		i.v.	B	während der Rituximabgabe
0	-30min	Clemastin	2 mg		i.v.	B	
0	-30min	Dexamethason	8 mg		i.v.	B	vor Rituximab-Erstgabe obligat; bei Folgegaben in Abhängigkeit von Verträglichkeit
0-28	0-1-0-0	Cotrimoxazol	960 mg		p.o.		Mo, Mi, Fr; bei CD4-Zellzahlen<200/µl PjP-Prophylaxe
1-2	-30min	NaCl 0,9 %	1 000 ml		i.v.	2h	
1-2	-30min	Dexamethason	8 mg		i.v.	B	
1-2	-30min	Granisetron	1 mg		i.v.	B	

Bedarfsmedikation	Metoclopramid p.o. oder i.v., bei Unverträglichkeit HT₃-Antagonisten
FN-Risiko	10-20% → je nach Risikoabwägung als Primärprophylaxe, bei FN im 1. Zyklus als Sekundärprophylaxe,siehe Kurzfassung Leitlinien G-CSF
Kontrollen	Blutbild, Leber- und Nierenfunktion, Serumelektrolyte, Gesamteiweiß, Immunstatus
Dosisreduktion	Bei Auftreten einer hämatologischen Toxizität vom WHO-Grad IV (Granulozyten <0,5/nl über 2d und/oder Thrombozyten <25/nl über 2d): in den folgenden Zyklen die Dosis um 25% reduzieren Tag 1 und 2. Diese Dosisreduktionen gelten nicht bei Zytopenien infolge der Knochenmarkinfiltration.
Cave	**Hepatitis-B-Virus-(HBV) Screening vor Behandlungsbeginn:** aktive Hepatitis-B- Erkrankung → Kontraindikation Rituximab; positive Hepatitis-B-Serologie (HBsAg oder HBcAb) → vor Behandlungsbeginn Hepatologen konsultieren.
Therapievoraussetzung	Granulozyten mindestens 1 500/µl; CD4-Lymphozyten mindestens 100/µl und Thrombozyten mindestens 100 000/µl sowie GFR > 30 ml/min und Ausschluss schwerer Leberparenchymschäden
Erfolgsbeurteilung	nach 2 Zyklen
Wiederholung	Tag 28. R an d28, Benda d29; Anzahl Zyklen: (4) - 6 bevorzugt
Literatur	Horn J et al. Annals of Hematology. 2012; 91:1579-1586; Rummel MJ et al. The Lancet.2013;381(9873):1203-10

Diese Krebstherapie birgt letale Risiken. Die Anwendung darf nur durch erfahrene Onkologen und entsprechend ausgebildetes Pflegepersonal erfolgen. Das Protokoll muss im Einzelfall überprüft und der klinischen Situation angepasst werden.

060501_14	**R-CHOP-21**	**Indikation: hochmalignes NHL, indolentes NHL**	**ICD-10: C82-C88**

Hauptmedikation (Zyklus 1-n)

Tag	zeitl. Ablauf	Substanz	Basisdosierung	Trägerlösung (ml)	Appl.	Infusionsdauer	Bemerkungen
0	0	Rituximab	375 mg/m²	500 ml NaCl 0,9 %	i.v.	initial 50mg/h	24-4h vor CTx; nur bei CD20-positivem NHL
1	0	Cyclophosphamid	750 mg/m²	500 ml NaCl 0,9 %	i.v.	1h	alternativ Doxorubicingabe als FREILAUFENDE Infusion über gesicherten zentralvenösen Zugang möglich
1	+1h	Doxorubicin	50 mg/m²	Unverdünnt	i.v.	B15min	max. 2mg abs. Als FREILAUFENDE Kurzinfusion, wenn möglich über gesicherten zentralvenösen Zugang.
1	+1h 15min	Vincristin	1,4 mg/m²	50 ml NaCl 0,9 %	i.v.	5-10min	
1-5	1-0-0-0	Prednison/Decortin®	100 mg abs.		p.o.		

Zyklusdiagramm

	Tag 0	1	2	3	4	5	[...]	Wdh: 21
Rituximab	☐							
Cyclophosphamid		■						
Doxorubicin		■						
Vincristin		■						
Prednison		☐	☐	☐	☐	☐		

FN-Risiko >20 %: entweder **24h post CTx** Primärprophylaxe mit Pegfilgrastim/Neulasta® 6mg s.c. einmalig oder **ab d4 post CTx** Filgrastim/Neupogen® 5µg/kg/d s.c. tägl. bis Durchschreiten des Nadir

Summendosis Doxorubicin: Gefahr der Kardiotoxizität; max. Summendosis: 550mg/m²

Achtung: bei Pat. 61-80J: Antivirale Prophylaxe (Aciclovir <x200mg p.o.)

Infusionsgeschwindigkeit Rituximab:
Erstgabe: beginnen mit **50mg/h** für 1h; danach bei guter Verträglichkeit alle 30min um 50mg/h steigern bis max. 400mg/h.
Folgegaben bei komplikationsfreier Erstgabe und nach Ausschluss Risikopatient: Gesamtdosis innerhalb 90min geben.
Risikopatienten (max.Tumorlast, Herz-Kreislauf/resp. Erkrankungen, AK-Unverträglichkeit): beginnen mit **25mg/h** für 1h danach alle 30min um 25mg/h bis max. 200mg/h steigern.
Überwachung: erste Stunde alle 15min: RR, HF, Atemfrequenz, Temp., danach 1x/h; NOTFALLWAGEN bereithalten.
Bei allergischer/anaphylaktischer Reaktion (Schüttelfrost, Fieber etc.) SOFORTIGER Infusionsstopp, evtl. Glukokortikoide, intensivmed. Maßnahmen. Bei Symptombesserung langsame Wiederaufnahme; halbierte Inf.-geschwindigkeit der Erstgabe.

Obligate Prä- und Begleitmedikation (Zyklus 1-n)

Tag	zeitl. Ablauf	Substanz	Basisdosierung	Trägerlösung (ml)	Appl.	Infusionsdauer	Bemerkungen
0	1-0-0-0	Pantoprazol	20 mg		p.o.		
0	1-0-0-0	Allopurinol	300 mg		p.o.		
0	-1h	Paracetamol	1 000 mg		p.o.		
0	-30min	NaCl 0,9 %	500 ml		i.v.	15min	während der AK-Gabe
0	-30min	Clemastin	2 mg		i.v.	15min	
0	-30min	Dexamethason	8 mg		i.v.		vor Rituximab-Erstgabe obligat; bei Folgegaben in Abhängigkeit von Verträglichkeit
0-21	0-1-0-0	Cotrimoxazol	960 mg		p.o.		Mo, Mi, Fr; bis Therapieende/o. CD4-Zellzahlen>200/µl
1	-30min	NaCl 0,9 %	1 000 ml		i.v.	2h	bzw. zu Hause p.o.
1	-30min	Dexamethason	8 mg		i.v.	15min	
1	-30min	Granisetron	1 mg		i.v.	15min	
1	0	Mesna	150 mg/m²	100 ml NaCl 0,9 %	i.v.	B	p.o. Gabe: 300mg/m² 2h vor i.v.
1	+2h	Mesna	300 mg/m²		p.o.		i.v. Gabe: 150mg/m² 2h nach p.o.
1	+4h	Dexamethason	8 mg		i.v.	B	bzw. zu Hause p.o.
1	+6h	Mesna	300 mg/m²		p.o.		i.v. Gabe: 150mg/m² 2h nach p.o.

Bedarfsmedikation	Metoclopramid Paspertin® p.o./i.v., bei Unverträglichkeit Ersatz durch HT_3-Antagonisten; Pantoprazol/Pantozol®40mg, Sucralfat/Ulcogant®, Ciprobay® 500mg bei Lc < 1 000/µl
FN-Risiko	>20%-> Primärprophylaxe mit Filgrastim/Neupogen® oder Pegfilgrastim/Neulasta®, siehe Kurzfassung Leitlinien G-CSF
Kontrollen	Herzecho., Blutbild, Elektrolyte, BZ, Leber, Retentionswerte, eGFR, Diurese, Neurotoxizität. Rituximab: Zeichen einer Unverträglichkeit/Anaphylaxie
Dosisreduktion	bei Verzögerung >7 Tage siehe Protokoll
Cave	**Hepatitis-B-Virus-(HBV) Screening vor Behandlungsbeginn:** aktive Hepatitis-B- Erkrankung -> Kontraindikation Rituximab; positive Hepatitis-B-Serologie (HBsAg oder HBcAb)-> vor Behandlungsbeginn Hepatologen konsultieren.
Summendosis	**Doxorubicin:** Gefahr der Kardiotoxizität; maximale Summendosis: 550mg/m²
Erfolgsbeurteilung	Staging nach 4 Zyklen
Wiederholung	Tag 21.
Literatur	Coiffier et al. NEJM. 2002; 346(4):235-42; Provencio M et al. Ann Oncol. 2006; 17(6):1027-8; Pfreundschuh M et al. Blood. 2004; 104:634-41

Diese Krebstherapie birgt letale Risiken. Die Anwendung darf nur durch erfahrene Onkologen und entsprechend ausgebildetes Pflegepersonal erfolgen. Das Protokoll muss im Einzelfall überprüft und der klinischen Situation angepasst werden.

060505_05	Obinutuzumab/Bendamustin	Indikation: Indolente NHL	ICD-10: C82

Hauptmedikation (Zyklus 1)

Tag	zeitl. Ablauf	Substanz	Basisdosierung	Trägerlösung (ml)	Appl.	Infusions-dauer	Bemerkungen
1	0	Obinutuzumab	100 mg	100 ml NaCl 0,9 %	i.v.	25mg/h	Infusionsgeschwindigkeit 25mg/h über 4h, Infusionsgeschwindigkeit nicht erhöhen, bei guter Verträglichkeit kann der zweite Beutel (900mg) noch am selben Tag verabreicht werden
2	0	Obinutuzumab	900 mg	250 ml NaCl 0,9 %	i.v.	initial 50mg/h	Erhöhung der Infusionsgeschwindigkeit möglich siehe Memokasten, bei guter Verträglichkeit auch an Tag 1 möglich
3-4	0	Bendamustin	90 mg/m²	500 ml NaCl 0,9 %	i.v.	1h	mit anderen Lösungen inkompatibel
8, 15	0	Obinutuzumab	1 000 mg	250 ml NaCl 0,9 %	i.v.	initial 100mg/h	Erhöhung der Infusionsgeschwindigkeit möglich siehe Memokasten

Zyklusdiagramm:

	Tag 1	2	3	4	5	6	7	8	9	10	11	12	13	14	15	16	17	18	19	20	21	22	23	24	25	26	27	28
Obinutuzumab																												
Bendamustin																												

Wiederholungsinfo: d29: Start Zyklus 2

CTx mit FN-Risiko von 10-20%: Vorgehen bei der G-CSF-Gabe
- nach CTx: 1x tgl. 5µg/kg Filgrastim s.c. bei Leukozyten < 1 000/µl bis >1 000/µl
- Wenn unter Einbeziehung **individueller Risikofaktoren für den Patienten FN-Risiko ≥ 20%** =>G-CSF-Primärprophylaxe erwägen/durchführen.
- **Nach durchgemachter febriler Neutropenie, in folgenden Zyklen => G-CSF-Sekundärprophylaxe**

G-CSF-Primär- bzw. Sekundärprophylaxe: Entweder 24h nach CTx einmal Pegfilgrastim/Neulasta® 6mg s.c.
- **Oder:** d6 nach CTx Filgrastim/Neupogen® 5µg/kg/d s.c. bis zum Durchschreiten des Nadir.

Obinutuzumab Infusionsgeschwindigkeit:

Tag der Behandlung	Infusionsgeschwindigkeit
Zyklus 1, Tag 1 (100mg)	**25mg/h über 4h** Infusionsgeschwindigkeit **nicht** erhöhen
Zyklus 1, Tag 2 (oder Tag 1 fortgesetzt) (900mg)	Start mit **50mg/h** Erhöhung in Schritten von 50mg/h alle 30min bis **max. 400mg/h** möglich
ab Zyklus 1, Tag 8 (1000mg)	Start mit **100mg/h** Erhöhung in Schritten von 100mg/h alle 30min bis **max. 400mg/h** möglich

Obinutuzumab:
Überwachung: vor der Infusion und in den ersten 90min alle 15min: RR, HF, Atemfrequenz, Temperatur, danach alle 30min bis 1h nach Infusionsende NOTFALLWAGEN bereithalten.
Nachbeobachtungszeit
Obinutuzumab: mind. 2h bei Erstgabe, 1h bei Folgegabe (i.v. Zugang für diese Zeit belassen)
Bei Patienten mit größerem Risiko für Infusionsreaktion: Aufteilung der Obinutuzumab-Gabe auf 2 Tage erlaubt
Achtung: bei Erstgabe Zytokin-Release-Syndrom möglich, tritt nur einmalig auf und ist bei Folgegaben nicht mehr zu erwarten
Bei allergischer/anaphylaktischer Reaktion (Schüttelfrost, Fieber etc.): SOFORTIGER Infusionsstopp, evtl. Glucocorticoide, intensivmedizinische Maßnahmen.
→ Nach Abklingen der Symptome langsame Wiederaufnahme mit **halber Infusionsgeschwindigkeit** der vorherigen Rate.
Bei lebensbedrohlicher Infusionsreaktion (IgE-vermittelte Anaphylaxie): Infusionsstopp, Notfallmaßnahmen.

Obligate Prä- und Begleitmedikation (Zyklus 1)

Tag	zeitl. Ablauf	Substanz	Basisdosierung	Trägerlösung (ml)	Appl.	Infusions-dauer	Bemerkungen
1-2, 8, 15	-1h	Paracetamol	1 000 mg		p.o.		
1-2, 8, 15	-1h	Dexamethason	20 mg	100 ml NaCl 0,9 %	i.v.	15min	
1-2, 8, 15	-30min	NaCl 0,9 %	500 ml		i.v.	während AK-Gabe	
1-2, 8, 15	-30min	Clemastin	2 mg		i.v.	15min	
1-28	0-1-0-0	Cotrimoxazol	960 mg		p.o.		Bei CD4-Zellzahlen < 200/µl PjP-Prophylaxe: Mo,Mi,Fr
1-28	1-1-1-0	Aciclovir	200 mg		p.o.		Mo, Mi, Fr; bei CD4-Zellzahlen<200/µl
3-4	-30min	NaCl 0,9 %	1 000 ml		i.v.	2h	
3-4	-30min	Dexamethason	8 mg	100 ml NaCl 0,9 %	i.v.	15min	
3-4	-30min	Granisetron	1 mg		i.v.	B	

Hauptmedikation (Zyklus 2-6)

Tag	zeitl. Ablauf	Substanz	Basisdosierung	Trägerlösung (ml)	Appl.	Infusions-dauer	Bemerkungen
1	0	Obinutuzumab	1 000 mg	250 ml NaCl 0,9 %	i.v.	initial 100mg/h	Erhöhung der Infusionsgeschwindigkeit möglich siehe Memokasten
2-3	0	Bendamustin	90 mg/m^2	500 ml NaCl 0,9 %	i.v.	1h	mit anderen Lösungen inkompatibel

Zyklusdiagramm

	Tag 1	2	3	[...]	Wdh: 29
Obinutuzumab	☐				
Bendamustin		■	■		

Obligate Prä- und Begleitmedikation (Zyklus 2-6)

Tag	zeitl. Ablauf	Substanz	Basisdosierung	Trägerlösung (ml)	Appl.	Infusions-dauer	Bemerkungen
1	-1h	Paracetamol	1 000 mg		p.o.		
1	-1h	Dexamethason	20 mg	100 ml NaCl 0,9 %	i.v.	15min	bei Patienten mit IRR Grad 3 unter der vorherigen Infusion oder Patienten mit einer Lymphozytenzahl > 25 x 10^9/l vor der nächsten Behandlung, bei guter Verträglichkeit ggf. weglassen
1	-30min	NaCl 0,9 %	500 ml		i.v.	während AK-Gabe	
1	-30min	Clemastin	2 mg		i.v.	15min	
1-28	0-1-0-0	Cotrimoxazol	960 mg		p.o.		Bei CD4-Zellzahlen < 200/µl PjP-Prophylaxe: Mo,Mi,Fr
1-28	1-1-1-0	Aciclovir	200 mg		p.o.		Mo, Mi, Fr; bei CD4-Zellzahlen<200/µl
2-3	-30min	NaCl 0,9 %	1 000 ml		i.v.	2h	
2-3	-30min	Dexamethason	8 mg	100 ml NaCl 0,9 %	i.v.	15min	
2-3	-30min	Granisetron	1 mg		i.v.	B	

Bedarfsmedikation	Metoclopramid p.o. oder i.v. bei Unverträglichkeit HT$_3$-Antagonisten, Prednisolon als Prämedikation bei Infusionsreaktionen, Metoclopramid p.o. oder i.v., TLS-Prophylaxe bei Risikopatienten (Lymphozytenzahl > 25 x 10^9/l): ab 1-2 Tage vor Therapiestart auf ausreichend Bewässerung achten (ca. 3l/d), Allopurinol bei hoher Tumorlast
FN-Risiko	10-20% → je nach Risikoabwägung als Primärprophylaxe, bei FN im 1. Zyklus als Sekundärprophylaxe, siehe Kurzfassung Leitlinien G-CSF
Kontrollen	Blutbild und Differentialblutbild, Leber- und Nierenfunktion, Harnsäure, Serumelektrolyte, Immunstatus, Flüssigkeitsbilanz, Gesamteiweiß, Symptome/Anzeichen: Hepatitis B (während und bis zu 12 Monate nach der Therapie), Tumorlysesyndrom, infusionsbedingte Reaktionen, Infektionen, progressive multifokale Leukoenzephalopathie (neurologische Symptome: Hemiparese, Sichtfeldeinschränkung, kognitive Defizie, Aphasie, Ataxie).
Dosisreduktion	**Bendamustin:** Bei Auftreten einer hämatologischen Toxizität vom WHO-Grad IV (Granulozyten <0,5/nl über 2d und/oder Thrombozyten < 25/nl über 2d): in den folgenden Zyklen die Dosis um 25% reduzieren Tag 2 und 3. Diese Dosisreduktionen gelten nicht bei Zytopenien infolge der Knochenmarkinfiltration.
Cave	Hepatitis-B-Virus-(HBV) Screening vor Behandlungsbeginn: aktive Hepatitis-B- Erkrankung → Kontraindikation; positive Hepatitis-B-Serologie (HBsAg oder HBcAb) → vor Behandlungsbeginn Hepatologen konsultieren
Wechselwirkungen	Keine blutdrucksenkenden Mittel 12h vor und bis 1h nach Antikörper-Gabe
Erfolgsbeurteilung	nach 2 Zyklen
Wiederholung	**Zyklus 1-1:** d≥9: Start Zyklus 2 **Zyklus 2-6:** Tag 29.
Literatur	Sehn LH et al. Lancet Oncol 2016;17:1081-93; Fachinformation: Obinutuzumab, Bendamustin

Diese Krebstherapie birgt letale Risiken. Die Anwendung darf nur durch erfahrene Onkologen und entsprechend ausgebildetes Pflegepersonal erfolgen. Das Protokoll muss im Einzelfall überprüft und der klinischen Situation angepasst werden.

| 060505_06 | Obinutuzumab Erhaltung | Indikation: Indolente NHL | ICD-10: C82 |

Hauptmedikation (Zyklus 1-n)

Tag	zeitl. Ablauf	Substanz	Basisdosierung	Trägerlösung (ml)	Appl.	Infusionsdauer	Bemerkungen
1	0	Obinutuzumab	1 000 mg	250 ml NaCl 0,9 %	i.v.	initial 100mg/h	Erhöhung in Schritten von 100mg/h alle 30min bis max. 400mg/h möglich

CTx mit FN-Risiko von 10-20%: Vorgehen bei der G-CSF-Gabe
- nach CTx: 1x tgl. 5µg/kg Filgrastim s.c. bei Leukozyten <1 000/µl bis >1 000/µl
- Wenn unter Einbeziehung **individueller Risikofaktoren für den Patienten FN-Risiko ≥ 20% =>G-CSF-Primärprophylaxe** erwägen/durchführen.
- **Nach durchgemachter febriler Neutropenie,** in folgenden Zyklen **=> G-CSF-Sekundärprophylaxe**
G-CSF-Primär- bzw. Sekundärprophylaxe: Entweder 24h nach CTx einmal Pegfilgrastim/Neulasta® 6mg s.c.
- **Oder:** d6 nach CTx Filgrastim/Neupogen® 5µg/kg/d s.c. bis zum Durchschreiten des Nadir.

Obinutuzumab:
Überwachung: vor der Infusion und in den ersten 90min alle 15min: RR, HF, Atemfrequenz, Temperatur, danach alle 30min bis 1h nach Infusionsende NOTFALLWAGEN bereithalten.
Nachbeobachtungszeit
Obinutuzumab: mind. 2h bei Erstgabe, 1h bei Folgegabe (i.v. Zugang für diese Zeit belassen)
Bei Patienten mit größerem Risiko für Infusionsreaktion: Aufteilung der Obinutuzumab-Gabe auf 2 Tage erlaubt
Achtung: bei Erstgabe Zytokin-Release-Syndrom möglich, tritt nur einmalig auf und ist bei Folgegaben nicht mehr zu erwarten

Bei allergischer/anaphylaktischer Reaktion (Schüttelfrost, Fieber etc.): SOFORTIGER Infusionsstopp, evtl. Glucocorticoide, intensivmedizinische Maßnahmen.
→ Nach Abklingen der Symptome langsame Wiederaufnahme mit **halber Infusionsgeschwindigkeit** der vorherigen Rate.
Bei lebensbedrohlicher Infusionsreaktion (IgE-vermittelte Anaphylaxie): Infusionsstopp, Notfallmaßnahmen.

Obligate Prä- und Begleitmedikation (Zyklus 1-n)

Tag	zeitl. Ablauf	Substanz	Basisdosierung	Trägerlösung (ml)	Appl.	Infusionsdauer	Bemerkungen
1	-1h	Paracetamol	1 000 mg		p.o.		
1	-1h	Dexamethason	20 mg		i.v.	15min	bei guter Verträglichkeit ggf. weglassen
1	-30min	NaCl 0,9 %	500 ml		i.v.	während Antikörper-Gabe	
1	-30min	Clemastin	2 mg		i.v.	B/2min	
1-60	0-1-0-0	Cotrimoxazol	960 mg		p.o.		Mo, Mi, Fr; bei CD4-Zellzahlen<200/µl PjP-Prophylaxe
1-60	1-1-1-0	Aciclovir	200 mg		p.o.		Mo, Mi, Fr; bei CD4-Zellzahlen<200/µl

Bedarfsmedikation	Metoclopramid p.o. oder i.v., bei Unverträglichkeit HT_3-Antagonisten, Prednisolon als Prämedikation bei Infusionsreaktionen, TLS-Prophylaxe bei Risikopatienten (Lymphozytenzahl > 25 x 10^9/l): ab 1-2 Tage vor Therapiestart auf ausreichend Bewässerung achten (ca. 3l/d), Allopurinol bei hoher Tumorlast
FN-Risiko	10-20% → je nach Risikoabwägung als Primärprophylaxe, bei FN im 1. Zyklus als Sekundärprophylaxe, siehe Kurzfassung Leitlinien G-CSF
Kontrollen	Blutbild und Differentialblutbild, Leber- und Nierenfunktion, Harnsäure, Serumelektrolyte, Immunstatus, Flüssigkeitsbilanz, Gesamteiweiß, Symptome/Anzeichen: Hepatitis B (während und bis zu 12 Monate nach der Therapie), Tumorlysesyndrom, infusionsbedingte Reaktionen, Infektionen, progressive multifokale Leukoenzephalopathie (neurologische Symptome: Hemiparese, Sichtfeldeinschränkung, kognitive Defizite, Aphasie, Ataxie)
Cave	Hepatitis-B-Virus (HBV) Screening vor Behandlungsbeginn: aktive Hepatitis-B- Erkrankung → Kontraindikation; positive Hepatitis-B-Serologie (HBsAg oder HBcAb) → vor Behandlungsbeginn Hepatologen konsultieren
Wechselwirkungen	Keine blutdrucksenkenden Mittel 12h vor und bis 1h nach Antikörper-Gabe
Therapiedauer	bis zu 2 Jahre
Wiederholung	alle 2 Monate
Literatur	Sehn LH et al. Lancet Oncol 2016;17:1081-93; Fachinformation: Obinutuzumab

Diese Krebstherapie birgt letale Risiken. Die Anwendung darf nur durch erfahrene Onkologen und entsprechend ausgebildetes Pflegepersonal erfolgen. Das Protokoll muss im Einzelfall überprüft und der klinischen Situation angepasst werden.

| 060502_01 | *Chlorambucil/Prednison ("Knospe")* | *Indikation: CLL, niedrigmalignes NHL* | *ICD-10: C82-C88, C91.1* |

Hauptmedikation (Zyklus 1-n)

Tag	zeitl. Ablauf	Substanz	Basisdosierung	Trägerlösung (ml)	Appl.	Infusions-dauer	Bemerkungen
1	1-0-0-0	Prednison/Decortin®	75 mg abs.		p.o.		
1	1-0-0-0	Chlorambucil	18 mg/m²		p.o.		
2	1-0-0-0	Prednison/Decortin®	50 mg abs.		p.o.		
3	1-0-0-0	Prednison/Decortin®	25 mg abs.		p.o.		

Zyklusdiagramm

	Tag 1	2	3	[...]	Wdh: 15
Chlorambucil					
Prednison 75mg abs					
Prednison 50mg abs					
Prednison 25mg abs					

Achtung: Chlorambucil: Dosissteigerung um 5mg/m² pro Zyklus je nach Verträglichkeit anstreben.

Obligate Prä- und Begleitmedikation (Zyklus 1-n)

Tag	zeitl. Ablauf	Substanz	Basisdosierung	Trägerlösung (ml)	Appl.	Infusions-dauer	Bemerkungen
1-14	0-1-0-0	Cotrimoxazol	960 mg		p.o.		Mo, Mi, Fr; bei CD4-Zellzahlen<200/µl PjP-Prophylaxe
1-14	1-1-1-0	Aciclovir	200 mg		p.o.		3x/Woche, bei CD4-Zellzahlen<200/µl

Bedarfsmedikation	Metoclopramid p.o. oder i.v., Sucralfat, Ranitidin
FN-Risiko	<10% → je nach Risikoabwägung, siehe Kurzfassung Leitlinien G-CSF
Kontrollen	Blutbild, Elektrolyte, Blutzucker, Retentionswerte, Diurese, Herzfunktion
Erfolgsbeurteilung	nach 2 oder 3 Zyklen (siehe iwCLL-Kriterien)
Wiederholung	Tag 15.
Literatur	Knospe WH et al. Cancer. 1974; 33:555-62.

Diese Krebstherapie birgt letale Risiken. Die Anwendung darf nur durch erfahrene Onkologen und entsprechend ausgebildetes Pflegepersonal erfolgen. Das Protokoll muss im Einzelfall überprüft und der klinischen Situation angepasst werden.

060502_14   **Idelalisib/Rituximab**   *ICD-10: C82-C88, C91.1*

Indikation: CLL, Indolente Lymphome

Hauptmedikation (Zyklus 1)

Tag	zeitl. Ablauf	Substanz	Basisdosierung	Trägerlösung (ml)	Appl.	Infusions-dauer	Bemerkungen
1	0	Rituximab	375 mg/m²	500 ml NaCl 0,9 %	i.v.	initial 50mg/h	*siehe Kasten zur Infusionsgeschwindigkeit; ab Zyklus 2 500mg/m2
1-14	1-0-1-0	Idelalisib	150 mg		p.o.		Tabletten als Ganzes einnehmen, Einnahme unabhägig von den Mahlzeiten

Zyklusdiagramm   Tag 1 2 3 4 5 6 7 8 9 10 11 12 13 14   **Wdh: 15**
Idelalisib
Rituximab 375mg/m2

Wiederholungsinfo: in Zyklus 1-5, d29 in Zyklus 6-8

Infusionsgeschwindigkeit Rituximab:
Erstgabe: beginnen mit **50mg/h** für 1h; danach bei guter Verträglichkeit alle 30min um 50mg/h steigern bis max. 400mg/h.
Folgegaben bei komplikationsfreier Erstgabe und nach Ausschluss Risikopatient: Gesamtdosis innerhalb 90min geben.
Risikopatienten (max.Tumorlast, Herz-Kreislauf/resp. Erkrankungen, AK-Unverträglichkeit): beginnen mit **25mg/h** für 1h danach alle 30min um 25mg/h bis max. 200mg/h steigern.
Überwachung: erste Stunde alle 15min: RR, HF, Atemfrequenz, Temp., danach 1x/h; NOTFALLWAGEN bereithalten. Bei allergischer/anaphylaktischer Reaktion (Schüttelfrost, Fieber etc.) SOFORTIGER Infusionsstopp, evtl. Glukokortikoide, intensivmed. Maßnahmen. Bei Symptombesserung langsame Wiederaufnahme: halbierte Inf.-geschwindigkeit der Erstgabe.

Die PjP-Prophylaxe sollte über einen Zeitraum von 2-6 Monaten nach dem Ende der Behandlung mit Idelalisib weitergeführt werden. Die Gesamtdauer der Prophylaxe richtet sich nach der klinischen Beurteilung unter Berücksichtigung der Risikofaktoren des Patienten wie die gleichzeitige Anwendung von Kortikosteroiden und eine länger andauernde Neutropenie.

Obligate Prä- und Begleitmedikation (Zyklus 1)

Tag	zeitl. Ablauf	Substanz	Basisdosierung	Trägerlösung (ml)	Appl.	Infusions-dauer	Bemerkungen
1	-1h	Paracetamol	1 000 mg		p.o.		
1	-30min	NaCl 0,9 %	500 ml		i.v.	*	*während der Ak-Gabe
1	-30min	Clemastin	2 mg		i.v.	15min	
1	-30min	Dexamethason	8 mg		i.v.	B	vor Rituximab-Erstgabe obligat; bei Folgegaben in Abhängigkeit von Verträglichkeit
1-14	0-1-0-0	Cotrimoxazol	960 mg		p.o.		Mo, Mi, Fr
1-14	1-1-1-0	Aciclovir	200 mg		p.o.		3x/Woche

Hauptmedikation (Zyklus 2-5)

Tag	zeitl. Ablauf	Substanz	Basisdosierung	Trägerlösung (ml)	Appl.	Infusions-dauer	Bemerkungen
1	0	Rituximab	500 mg/m²	500 ml NaCl 0,9 %	i.v.	initial 50mg/h	*siehe Kasten zur Infusionsgeschwindigkeit
1-14	1-0-1-0	Idelalisib	150 mg		p.o.		Tabletten als Ganzes einnehmen, Einnahme unabhägig von den Mahlzeiten

Zyklusdiagramm   Tag 1 2 3 4 5 6 7 8 9 10 11 12 13 14   **Wdh: 15**
Idelalisib
Rituximab 500mg/m2

Wiederholungsinfo: in Zyklus 1-5, d29 in Zyklus 6-8

Obligate Prä- und Begleitmedikation (Zyklus 2-5)

Tag	zeitl. Ablauf	Substanz	Basisdosierung	Trägerlösung (ml)	Appl.	Infusions-dauer	Bemerkungen
1	-1h	Paracetamol	1.000 mg		p.o.		*während der Ak-Gabe
1	-30min	NaCl 0,9 %	500 ml		i.v.	*	
1	-30min	Clemastin	2 mg		i.v.	15min	
1	-30min	Dexamethason	8 mg		i.v.	B	vor Rituximab-Erstgabe obligat; bei Folgegaben in Abhängigkeit von Verträglichkeit
1-28	0-1-0-0	Cotrimoxazol	960 mg		p.o.		Mo, Mi, Fr
1-28	1-1-1-0	Aciclovir	200 mg		p.o.		3x/Woche

Hauptmedikation (Zyklus 6-8)

Tag	zeitl. Ablauf	Substanz	Basisdosierung	Trägerlösung (ml)	Appl.	Infusions-dauer	Bemerkungen
1	0	Rituximab	500 mg/m²	500 ml NaCl 0,9 %	i.v.	initial 50mg/h	*siehe Kasten zur Infusionsgeschwindigkeit
1-28	1-0-1-0	Idelalisib	150 mg		p.o.		Tabletten als Ganzes einnehmen, Einnahme unabhägig von den Mahlzeiten

Zyklusdiagramm Tag 1 2 3 4 5 6 7 8 9 10 11 12 13 14 15 16 17 18 19 20 21 22 23 24 25 26 27 28 Wdh: 29

Idelalisib
Rituximab 500mg/m2

Wiederholungsinfo: in Zyklus 6-8, d15 in Zyklus 1-5

Obligate Prä- und Begleitmedikation (Zyklus 6-8)

Tag	zeitl. Ablauf	Substanz	Basisdosierung	Trägerlösung (ml)	Appl.	Infusions-dauer	Bemerkungen
1	-1h	Paracetamol	1.000 mg		p.o.		*während der Ak-Gabe
1	-30min	NaCl 0,9 %	500 ml		i.v.	*	
1	-30min	Clemastin	2 mg		i.v.	15min	
1	-30min	Dexamethason	8 mg		i.v.	B	vor Rituximab-Erstgabe obligat; bei Folgegaben in Abhängigkeit von Verträglichkeit
1-28	0-1-0-0	Cotrimoxazol	960 mg		p.o.		Mo, Mi, Fr
1-28	1-1-1-0	Aciclovir	200 mg		p.o.		3x/Woche

Bedarfsmedikation	Pantoprazol, Granisetron, Prednson 50mg i.v., Allopurinol bei hoher Tumorlast
FN-Risiko	<10% → je nach Risikoabwägung, siehe Kurzfassung Leitlinien G-CSF.
Kontrollen	Differentialblutbild, Harnsäure, Nierenfunktion, Flüssigkeitshaushalt, Leberfunktion, Vitalzeichen, während Rituximab-Infusion: Zeichen der Unverträglichkeit/Anaphylaxie, Idelalisib: Anzeichen/Symptome Diarrhoe/Kolitis, intestinale Perforation, Pneumonitis, Hauttoxizität, Hypersensitivitätsreaktionen, **CMV-Überwachung**
Dosisreduktion	**Idelalisib:** bei ANC < 500/µl oder Thrombozyten < 25 000/µl, bei Hauttoxizität Grad 3 oder 4, schwerwiegender Diarrhoe, Pneumonitis, andere schwerwiegende Nebenwirkungen: Therapieunterbrechung und bei Erholung Therapiefortsetzung mit 100mg 2x täglich
Cave	**Hepatitis-B-Virus-(HBV) Screening vor Behandlungsbeginn:** aktive Hepatitis-B- Erkrankung → Kontraindikation Rituximab; positive Hepatitis-B-Serologie (HBsAg oder HBcAb) → vor Behandlungsbeginn Hepatologen konsultieren.
Therapieabbruch	**Idelalisib:** bei Auftreten von Anaphylaxie, schwerwiegender Hauttoxizität, schwerwiegender Diarrhoe, Pneumonitis, Colitis, Neutropenie
Erfolgsbeurteilung	nach 2 oder 3 Zyklen (siehe IWG-CLL-Kriterien)
Wiederholung	**Zyklus 1-1:** Tag 15. in Zyklus 1-5, d29 in Zyklus 6-8 **Zyklus 2-5:** Tag 15. in Zyklus 1-5, d29 in Zyklus 6-8 **Zyklus 6-8:** Tag 29. in Zyklus 6-8, d15 in Zyklus 1-5
Literatur	Furman RR et al. N Engl J Med.2014;370(11):997-1007; Fachinformation Rituximab, Fachinformation Idelalisib

Diese Krebstherapie birgt letale Risiken. Die Anwendung darf nur durch erfahrene Onkologen und entsprechend ausgebildetes Pflegepersonal erfolgen. Das Protokoll muss im Einzelfall überprüft und der klinischen Situation angepasst werden.

060505_09	**Rituximab/Lenalidomid (R²)**	**Indikation: Follikuläres Lymphom (vorbehandelt)**	ICD-10: C82

Hauptmedikation (Zyklus 1)

Tag	zeitl. Ablauf	Substanz	Basisdosierung	Trägerlösung (ml)	Appl.	Infusions-dauer	Bemerkungen
1–21	0-0-0-1	Lenalidomid	20 mg abs.		p.o.		siehe Memokasten
1, 8, 15, 22	0	Rituximab	375 mg/m²	500 ml NaCl 0,9 %	i.v.	initial 50mg/h	

Zyklusdiagramm

Tag	1	2	3	4	5	6	7	8	9	10	11	12	13	14	15	16	17	18	19	20	21	22
Rituximab	□							□							□							□
Lenalidomid	□	■	■	■	■	■	■	■	■	■	■	■	■	■	■	■	■	■	■	■	■	□

Wiederholungsinfo: d29 Beginn Zyklus 2

Lenalidomid (LL) Wechselwirkungen:
*: - Plasmaverfügbarke - von Digoxin erhöht → Überwachung der Digoxinkonzentration während LL-Therapie.
- Statine: bei gleichzeitiger Anwendung mit LL, erhöhtes Rhabdomyolyserisiko → verstärkte Überwachung** insbesondere in den ersten Wochen.
- **PGB-Inhibitoren** (z. B. Ciclosporin, Clarithromycin, Ketoconazol, Verapamil etc.) **können zum Ansteigen der LL Plasmaspiegel u. damit Zunahme der LL Tox. führen** (LL is →GP-Substrat) → engmaschige Überwachung auf NW

Rituximab
bei initial guter Verträglichkeit:
verkürzte Infusionszeit möglich
20% der Dosis: 30min
80% der Dosis: 60min

Dosismodifikationsstufen Lenalidomid

Anfangsdosis	20mg 1x tgl. an Tag 1–21 jedes 28-Tage-Zyklus
Dosisstufe -1	15mg 1x tgl. an Tag 1–21 jedes 28-Tage-Zyklus
Dosisstufe -2	10mg 1x tgl. an Tag 1–21 jedes 28-Tage-Zyklus
Dosisstufe -3	5mg 1x tgl. an Tag 1–21 jedes 28-Tage-Zyklus

Infusionsgeschwindigkeit Rituximab:
Erstgabe: beginnen mit **50mg/h** für 1h; danach bei guter Verträglichkeit alle 30min um 50mg/h steigern bis max. 400mg/h.
Folgegaben bei komplikationsfreier Erstgabe und nach Ausschluss Risikopatient: Gesamtdosis innerhalb 90min geben.
Risikopatienten (max.Tumorlast, Herz-Kreislauf/resp. Erkrankungen, AK-Unverträglichkeit): beginnen mit **25mg/h** für 1h danach alle 30min um 25mg/h bis max. 200mg/h steigern.
Überwachung: erste Stunde alle 15min: RR, HF, Atemfrequenz, Temp., danach 1x/h; NOTFALLWAGEN bereithalten. Bei allergischer/anaphylaktischer Reaktion (Schüttelfrost, Fieber etc.) SOFORTIGER Infusionsstopp, evtl. Glukokortikoide, intensivmed. Maßnahmen. Bei Symptombesserung langsame Wiederaufnahme: halbierte Inf.-geschwindigkeit der Erstgabe.

Thromboseprophylaxe bei Lenalidomid-, Thalidomid- oder Pomalidomid-Therapie

Ein oder mehrere der folgenden Risikofaktoren
- vorherige Thrombose [1]
- zentralvenöser Katheter [1]
- Hochrisiko operativer Eingriff [1]
- konstitutionelle Thrombophilie [1]
- lange Immobilität
- rekombinantes EPO
→ **LMWH Prophylaxe** (Enoxaparin 20mg/d; bzw bei [1] nach klinischer Situation ggf. höhere Dosis)

Keine Risikofaktoren & Kombinationstherapie mit Dexamethason und /oder Anthracycline → **Aspirin** 100mg/d

Keine Risikofaktoren & Monotherapie → **keine Prophylaxe**

bei **Lenalidomid-induzierten Durchfällen → Gabe von Cholestagel®** (bis zu 6 Tbl. täglich, 3x 2Tbl. oder 1x 6Tbl. mit einer Mahlzeit), Cave: 4 Std. Abstand zu Lenalidomid, sowie Arzneimitteln, die Wechselwirkungen mit Colesevelam verursachen können: Levothyroxin, Verapamil, Olmesartan, Phenytoin, orale Kontrazeptiva, Metformin, Glimepirid, Glipizid, Glibenclamid, Ursodesoxycholsäure; bei Ciclosporin und Warfarin zusätzlich Spiegel bzw. Wirkung überwachen

CAVE: **Tumorlyse** bei hoher Tumorlast

Obligate Prä- und Begleitmedikation (Zyklus 1)

Tag	zeitl. Ablauf	Substanz	Basisdosierung	Trägerlösung (ml)	Appl.	Infusions-dauer	Bemerkungen
1, 8, 15, 22	-1h	Paracetamol	1 000 mg		p.o.		
1, 8, 15, 22	-30min	NaCl 0,9 %	500 ml		i.v.	*	*während AK-Gabe
1, 8, 15, 22	-30min	Clemastin	2 mg		i.v.	B	
1, 8, 15, 22	-30min	Dexamethason	8 mg		i.v.	B	vor Rituximab-Erstgabe obligat; bei Folgegaben in Abhängigkeit von Verträglichkeit
1–28	1-0-0-0	Acetylsalicylsäure	100 mg		p.o.		
1–28	1-0-0-0	Aciclovir	400 mg		p.o.		
1–28	0-1-0-0	Cotrimoxazol	960 mg		p.o.		Mo, Mi, Fr

Hauptmedikation (Zyklus 2-5)

Tag	zeitl. Ablauf	Substanz	Basisdosierung	Trägerlösung (ml)	Appl.	Infusions-dauer	Bemerkungen
1	0	Rituximab	375 mg/m²	500 ml NaCl 0,9 %	i.v.	initial 50mg/h	siehe Memokasten
1–21	0-0-0-1	Lenalidomid	20 mg abs.		p.o.		

Zyklusdiagramm

	Tag 1	2	3	4	5	6	7	8	9	10	11	12	13	14	15	16	17	18	19	20	21	[...]	Wdh: 29
Rituximab	☐	■						■							■						■		
Lenalidomid		■	■	■	■	■	■	■	■	■	■	■	■	■	■	■	■	■	■	■	■		

Obligate Prä- und Begleitmedikation (Zyklus 2-5)

Tag	zeitl. Ablauf	Substanz	Basisdosierung	Trägerlösung (ml)	Appl.	Infusionsdauer	Bemerkungen
1	-1h	Paracetamol	1 000 mg		p.o.		
1	-30min	NaCl 0,9 %	500 ml		i.v.	*	*während AK-Gabe
1	-30min	Clemastin	2 mg		i.v.	B	
1	-30min	Dexamethason	8 mg		i.v.	B	vor Rituximab-Erstgabe obligat; bei Folgegaben in Abhängigkeit von Verträglichkeit
1-28	1-0-0-0	Acetylsalicylsäure	100 mg		p.o.		
1-28	1-0-0-0	Aciclovir	400 mg		p.o.		
1-28	0-1-0-0	Cotrimoxazol	960 mg		p.o.		Mo, Mi, Fr

Hauptmedikation (Zyklus 6-12)

Zyklusdiagramm

	Tag 1	2	3	4	5	6	7	8	9	10	11	12	13	14	15	16	17	18	19	20	21	[...]	Wdh: 29
Lenalidomid	☐	☐	☐	☐	☐	☐	☐	☐	☐	☐	☐	☐	☐	☐	☐	☐	☐	☐	☐	☐	☐		

Tag	zeitl. Ablauf	Substanz	Basisdosierung	Trägerlösung (ml)	Appl.	Infusionsdauer	Bemerkungen
1-21	0-0-0-1	Lenalidomid	20 mg abs.		p.o.		

Obligate Prä- und Begleitmedikation (Zyklus 6-12)

Tag	zeitl. Ablauf	Substanz	Basisdosierung	Trägerlösung (ml)	Appl.	Infusionsdauer	Bemerkungen
1-28	1-0-0-0	Acetylsalicylsäure	100 mg		p.o.		
1-28	1-0-0-0	Aciclovir	400 mg		p.o.		
1-28	0-1-0-0	Cotrimoxazol	960 mg		p.o.		Mo, Mi, Fr

Bedarfsmedikation	NSAIDs, Pantoprazol, Metoclopramid, Obstipationsprophylaxe
FN-Risiko	<10% → je nach Risikoabwägung, siehe Kurzfassung Leitlinien G-CSF
Kontrollen	Blutbild mit Differential: wöchentlich für die ersten 3 Wochen in Zyklus 1 und alle 2 Wochen in Zyklus 2-4, dann monatlich; Serumkreatinin, Leberfunktion, Schilddrüsenfunktion, EKG, wenn klinisch indiziert
Cave	**Hepatitis-B-Virus-(HBV) Screening vor Behandlungsbeginn mit Rituximab und Lenalidomid:** aktive Hepatitis-B- Erkrankung → Kontraindikation Rituximab; positive Hepatitis-B-Serologie (HBsAg oder HBcAb) → vor Behandlungsbeginn Hepatologen konsultieren.
Therapievoraussetzung	ANC ≥ 1x 10^9/l und Thrombozytenzahl ≥ 50x 10^9/l
Nebenwirkungen	auf Anzeichen/Symptome von allergischer Reaktion während der Infusion, Tumorlysesyndrom, Neutropenie und Thrombozytopenie, venösen und arteriellen thromboembolischen Ereignissen, Myokardinfarkt, hämorrhagischen Erkrankungen, Hautreaktionen, Lebererkrankungen, Rhabdomyolyse, Schilddrüsenstörungen, Virusreaktivierungen, Erkrankungen des Gastrointestinaltraktes achten
Erfolgsbeurteilung	CT/MRT analog 2007 International Working Group criteria
Wiederholung	**Zyklus 1-1:** d29 Beginn Zyklus 2 **Zyklus 2-5:** Tag 29. **Zyklus 6-12:** Tag 29.
Literatur	Leonard JP et al. J Clin Oncol. 2019 May 10;37(14):1188-1199; Fachinfo Lenalidomid

Diese Krebstherapie birgt letale Risiken. Die Anwendung darf nur durch erfahrene Onkologen und entsprechend ausgebildetes Pflegepersonal erfolgen. Die Dosisberechnung und Anforderung obliegt der Verantwortung des bestellenden Arztes und muss in jedem Fall sorgfältig überprüft werden. Die Herausgeber übernehmen keine Verantwortung für die Therapieanforderung.

060505_11   Mosunetuzumab   **ICD-10: C82**

Indikation: follikuläres Lymphom

Therapie-Hinweis: cave: Mosunetuzumab ist kein Lagerartikel → Apotheke benötigt mehrere Tage Vorlauf zum Bestellen

Hauptmedikation (Zyklus 1)

Tag	zeitl. Ablauf	Substanz	Basisdosierung	Trägerlösung (ml)	Appl.	Infusions-dauer	Bemerkungen
1	0	Mosunetuzumab	1 mg	ad 100 ml NaCl 0,9 %	i.v.	4h	
8	0	Mosunetuzumab	2 mg	ad 100 ml NaCl 0,9 %	i.v.	4h	Falls Dosis um >7 Tage verspätet --> vorherige Dosis wiederholen
15	0	Mosunetuzumab	60 mg	ad 100 ml NaCl 0,9 %	i.v.	4h	Falls Dosis um >7 Tage verspätet --> vorherige Dosis wiederholen

Zyklusdiagramm

	Tag 1	2	3	4	5	6	7	8	9	10	11	12	13	14	15	16	17	18	19	20	21
Mosunetuzumab 1 mg	□																				
Mosunetuzumab 2 mg								■													
Mosunetuzumab 60 mg															□						

Wiederholungsinfo: Tag 22 Start Zyklus 2

CRS-Grad	Behandlung
1	- Infusionsstop, Symptome behandeln - nach Abklingen der Symptome Infusion in gleicher Geschwindigkeit wiederaufnehmen - bei erneutem Auftreten → Abbruch Wenn CRS nach symptomatischer Behandlung >48h anhält: Dexamethason und/oder Tocilizumab erwägen
2	- Infusionsstop, Symptome behandeln - nach Abklingen der Symptome Infusion mit halber Laufrate wiederaufnehmen - bei erneutem Auftreten → Abbruch Wenn nach Behandlung keine Besserung: Dexamethason und/oder Tocilizumab erwägen Folgegabe: Symptome müssen min. 72h lang abgeklungen sein; Prämedikation ggf. maximieren, halbe Laufrate erwägen

CRS-Grad	Behandlung
3	- Infusion abbrechen, Symptome behandeln - Dexamethason und Tocilizumab verabreichen, falls refraktär → alternative Immunsuppressiva und Methylprednisolon 1000mg/Tag i.v. Folgegabe: Symptome müssen min. 72h lang abgeklungen sein, stationär, Prämedikation maximieren, halbe Laufrate
4	- Infusion dauerhaft beenden, Symptome behandeln - Dexamethason und Tocilizumab verabreichen, falls refraktär → alternative Immunsuppressiva und Methylprednisolon 1000mg/Tag i.v.

An Tocilizumab-Bestellung gedacht?
3 Dosen müssen am Behandlungstag bereit liegen.
1 Dosis = 8mg/kg i.v. über 1h, max. Einzeldosis 800mg → **insg. max. 2 Dosen pro CRS-Ereignis möglich** (mind. 8h Abstand zwischen den Gaben); innerhalb von 6 Wochen max. 3 Dosen

Tocilizumab-Bestellung:
→ Bestellung in der Apotheke mittels **Sonderrezept** unter Angabe von:
- Patientendaten
- Station
- erforderliche Dosis (3x 8mg/kg KG bei Pat. ab 30kg KG)
- geplantes Behandlungsdatum (Bispez.-AK-Gabe)
- Gewicht des Patienten
- **Zusatz "z.Hd. Apotheker Zyto"**

Zubereitung Tocilizumab Infusion:
0,4 ml/kg aus Durchstechflasche entnehmen → ad 100ml NaCl 0,9%-Infusionsbeutel geben, sodass finales Volumen = 100ml. Zum Mischen Beutel vorsichtig umdrehen, Schaumbildung vermeiden.
- **detaillierte Zubereitungshinweise** siehe Kurzinformation der Apotheke (befindet sich im **Tocilizumab-Kit**)
- nach Verdünnung unmittelbar verwenden
- **Lagerung im Kühlschrank (2-8°C)**, lichtgeschützt

Obligate Prä- und Begleitmedikation (Zyklus 1)

Tag	zeitl. Ablauf	Substanz	Basisdosierung	Trägerlösung (ml)	Appl.	Infusions-dauer	Bemerkungen
1, 8, 15	-1h	NaCl 0,9 %	1 000 ml		i.v.	5h30min	
1, 8, 15	-1h	Dexamethason	20 mg		i.v.		
1, 8, 15	-1h	Paracetamol	1 000 mg		p.o.		
1, 8, 15	-30min	Clemastin	2 mg		i.v.		
1-21	0-1-0-0	Cotrimoxazol	960 mg		p.o.		Mo, Mi, Fr; bei CD4-Zellzahlen<200/µl PjP-Prophylaxe
1-21	1-1-1-0	Aciclovir	200 mg		p.o.		Mo, Mi, Fr; bei CD4-Zellzahlen<200/µl
1-21	1-0-0-0	Allopurinol	300 mg		p.o.		

Hauptmedikation (Zyklus 2)

Tag	zeitl. Ablauf	Substanz	Basisdosierung	Trägerlösung (ml)	Appl.	Infusions-dauer	Bemerkungen
1	0	Mosunetuzumab	60 mg	ad 100 ml NaCl 0,9 %	i.v.	2h	Falls behandlungsfreies Intervall zwischen Z1 und Z2 $\geq$6 Wochen: erneute Aufdosierung (d1 1mg, d8 2mg, d15 60mg)

Zyklusdiagramm

Mosunetuzumab 60 mg

Tag 1 | 2 | 3 | 4 | 5 | 6 | 7 | 8 | 9 | 10 | 11 | 12 | 13 | 14 | 15 | 16 | 17 | 18 | 19 | 20 | 21

Wiederholungsinfo: Tag 22 Start Zyklus 3.

Obligate Prä- und Begleitmedikation (Zyklus 2)

Tag	zeitl. Ablauf	Substanz	Basisdosierung	Trägerlösung (ml)	Appl.	Infusions-dauer	Bemerkungen
1	-1h	NaCl 0,9 %	1 000 ml		i.v.	2h30min	
1	-1h	Dexamethason	20 mg		i.v.		
1	-1h	Paracetamol	1 000 mg		p.o.		
1	-30min	Clemastin	2 mg		i.v.		
1-21	0-1-0-0	Cotrimoxazol	960 mg		p.o.		Mo, Mi, Fr; bei CD4-Zellzahlen<200/μl PjP-Prophylaxe
1-21	1-1-1-0	Aciclovir	200 mg		p.o.		Mo, Mi, Fr; bei CD4-Zellzahlen<200/μl

Hauptmedikation (Zyklus 3-n)

Tag	zeitl. Ablauf	Substanz	Basisdosierung	Trägerlösung (ml)	Appl.	Infusions-dauer	Bemerkungen
1	0	Mosunetuzumab	30 mg	ad 100 ml NaCl 0,9 %	i.v.	2h	Falls behandlungsfreies Intervall zwischen Zyklen $\geq$6 Wochen: erneute Aufdosierung (d1 1mg, d8 2mg, d15 30mg)

Zyklusdiagramm

Mosunetuzumab 30 mg

Tag 1 | [...] | Wdh: 22

Wiederholungsinfo: CR: 8 Zyklen, PR: 17 Zyklen

Obligate Prä- und Begleitmedikation (Zyklus 3-n)

Tag	zeitl. Ablauf	Substanz	Basisdosierung	Trägerlösung (ml)	Appl.	Infusions-dauer	Bemerkungen
1	-1h	NaCl 0,9 %	1 000 ml		i.v.	2h30min	
1-21	0-1-0-0	Cotrimoxazol	960 mg		p.o.		Mo, Mi, Fr; bei CD4-Zellzahlen<200/μl
1-21	1-1-1-0	Aciclovir	200 mg		p.o.		Mo, Mi, Fr; bei CD4-Zellzahlen<200/μl

Bedarfsmedikation	ab Zyklus 3 weiterhin Prämedikation (Dexamethason 20mg, Antihistaminikum, Paracetamol) bei Patienten, bei denen ein CRS jeglichen Grades aufgetreten ist
Cave	Zytokin-Freisetzungs-Syndrom (überwiegend Z1, d1 und 15), Infektionen, Schübe der Tumorerkrankung, TLS
Therapieaufschub	Wenn **Dosis in Z1 >7 Tage verspätet** → vorherige Dosis wiederholen bevor Behandlungsplan wieder aufgenommen wird; falls **zwischen Z1 und Z2 behandlungsfreies Intervall $\geq$6 Wochen** → erneute Aufdosierung: d1 1mg, d8 2mg, d15 Wiederaufnahme der geplanten Z2 Behandlung mit 60mg; **behandlungsfreies Intervall $\geq$6 Wochen zwischen den Zyklen ab Z3** → erneute Aufdosierung: d1 1mg, d8 2mg, d15 30mg, Fortführung mit Folgezyklus an d22
Bemerkungen	**Patientenpass mitgeben**
Wiederholung	**Zyklus 1-1:** Tag 22 Start Zyklus 2 **Zyklus 2-2:** Tag 22 Start Zyklus 3 **Zyklus 3-n:** Tag 22. CR: 8 Zyklen, PR: 17 Zyklen
Literatur	Budde et al. J Clin Oncol 2021;40:481-491; Assouline et al., Blood 2020;136:42-44; Fachinformation Mosunetuzumab

Diese Krebstherapie birgt letale Risiken. Die Anwendung darf nur durch erfahrene Onkologen und entsprechend ausgebildetes Pflegepersonal erfolgen. Das Protokoll muss im Einzelfall überprüft und der klinischen Situation angepasst werden.

060505_10 **Mogamulizumab** **Indikation: Mycosis fungoides, Sézary-Syndrom** **ICD-10: C84.0, C84.1**

Hauptmedikation (Zyklus 1)

Tag	zeitl. Ablauf	Substanz	Basisdosierung	Trägerlösung (ml)	Appl.	Infusions-dauer	Bemerkungen
1, 8, 15, 22	0	Mogamulizumab	1 mg/kg	100 ml NaCl 0,9 %	i.v.	60min	Verabreichung über 0,22 μm Inline-Filter, über mindestens 60min. Nachbeobachtungszeit 60min bei Erstgabe.

Zyklusdiagramm Tag 1 | 2 | 3 | 4 | 5 | 6 | 7 | 8 | 9 | 10 | 11 | 12 | 13 | 14 | 15 | 16 | 17 | 18 | 19 | 20 | 21 | 22 | 23 | 24 | 25 | 26 | 27 | 28
Mogamulizumab

Wiederholungsinfo: d29 Start Zyklus 2

Obligate Prä- und Begleitmedikation (Zyklus 1)

Tag	zeitl. Ablauf	Substanz	Basisdosierung	Trägerlösung (ml)	Appl.	Infusions-dauer	Bemerkungen
1, 8, 15, 22	-1h	Paracetamol	1 g		p.o.		vor Erstgabe obligat, bei Folgegaben in Abhängigkeit von Verträglichkeit.
1, 8, 15, 22	-30min	NaCl 0,9%	500 ml		i.v.	1h30min	
1, 8, 15, 22	-30min	Clemastin	2 mg		i.v.	B	vor Erstgabe obligat, bei Folgegaben in Abhängigkeit von Verträglichkeit.

Vorgehen bei leichten bis schweren Infusionsreaktionen (Grad1-3):
Unterbrechung der Infusion und Behandlung der Symptome;
ggf. Wiederaufnahme der Infusion mit verringerter Infusionsrate **um mindestens 50%** nach Abklingen der Symptome.
Bei wiederholtem Auftreten → ggf. Abbruch der Infusion.
Bei lebensbedrohlichen Infusionsreaktionen Grad 4 → Therapieabbruch

Hauptmedikation (Zyklus 2-n)

Tag	zeitl. Ablauf	Substanz	Basisdosierung	Trägerlösung (ml)	Appl.	Infusions-dauer	Bemerkungen
1, 15	0	Mogamulizumab	1 mg/kg	100 ml NaCl 0,9 %	i.v.	60min	Verabreichung über 0,22 μm Inline-Filter, über mindestens 60min.

Zyklusdiagramm Tag 1 | 2 | 3 | 4 | 5 | 6 | 7 | 8 | 9 | 10 | 11 | 12 | 13 | 14 | 15 | [...] Wdh: 29
Mogamulizumab

Obligate Prä- und Begleitmedikation (Zyklus 2-n)

Tag	zeitl. Ablauf	Substanz	Basisdosierung	Trägerlösung (ml)	Appl.	Infusions-dauer	Bemerkungen
1, 15	-30min	NaCl 0,9%	500 ml		i.v.	1h30min	

Vorgehen bei leichten bis schweren Infusionsreaktionen (Grad1-3):
Unterbrechung der Infusion und Behandlung der Symptome;
ggf. Wiederaufnahme der Infusion mit verringerter Infusionsrate **um mindestens 50%** nach Abklingen der Symptome.
Bei wiederholtem Auftreten → ggf. Abbruch der Infusion.
Bei lebensbedrohlichen Infusionsreaktionen Grad 4 → Therapieabbruch

Bedarfsmedikation	Paracetamol, Clemastin, Famotidin, Kortikosteroide, ggf. TLS-Prophylaxe : Hydrierung, Allopurinol, Rasburicase, Natriumbicarbonat.
FN-Risiko	<10%.
Kontrollen	Überwachung auf Infusionsreaktionen; Engmaschige Überwachung auf dermatologische Reaktionen inkl. Anzeichen für Stevens-Johnson-Syndrom (SJS) und toxische epidermale Nekrolyse (TEN); Leberfunktion; Überwachung auf Infekt-Symptomatik; Überwachung auf TLS: Elektrolyte, Hydration, Nierenfunktion; bei kardialem Risiko - spezielle Überwachung inkl. Vorsichtsmaßnahmen empfohlen.
Dosisreduktion	DR möglich nach individueller ärztlicher Entscheidung, diesbezüglich gibt es keinerlei Daten / Empfehlungen Seitens des Herstellers.
Cave	**Hepatitis-B-Virus-(HBV) Screening vor Behandlungsbeginn:** bei positiven Tests auf aktuelle/frühere Hepatitis-B-Infektion → Konsultation Hepatologe
Therapieunterbrechung	Dermatologische Reaktion (Ausschlag) Grad 2 oder 3 → Therapieunterbrechung bis Verbesserung auf ≤ Grad1
Therapieabbruch	bei Dermatologischer Reaktion (Ausschlag) Grad 4 inkl. bei Symptomen die auf SJS oder TEN hindeuten; Infusionsreaktionen Grad 4.
Therapiedauer	bis zum fortschreiten der Erkrankung oder inakzeptabler Toxizität.
Wiederholung	**Zyklus 1-1:** d29 Start Zyklus 2 **Zyklus 2-n:** Tag 29.
Literatur	Kim YH et al. Lancet Oncol. 2018 Sep;19(9):1192-1204; Fachinformation Mogamulizumab

Diese Krebstherapie birgt letale Risiken. Die Anwendung darf nur durch erfahrene Onkologen und entsprechend ausgebildetes Pflegepersonal erfolgen. Das Protokoll muss im Einzelfall überprüft und der klinischen Situation angepasst werden.

060504_01_2   *Cladribin s.c. (Indolente NHL)*   *Indikation: Indolente NHL*   *ICD-10: C91.1, C91.3, C91.4*

Hauptmedikation (Zyklus 1-n)

Tag	zeitl. Ablauf	Substanz	Basisdosierung	Trägerlösung (ml)	Appl.	Infusions-dauer	Bemerkungen
1-5	0	Cladribin s.c.	0,14 mg/kg	Unverdünnt	s.c.	B	s.c.-Gabe bei Haarzell- Leukämie alternativ zur i.v.-Gabe

Zyklusdiagramm

Cladribin (Zyklus Wdh nicht standardmäßig)

Tag 1 2 3 4 5 6 7 8 9 10 11 12 13 14 15 16 17 18 19 20 21

CAVE: erhöhtes Risiko einer **progressiven multifokalen Leukenzephalopathie (PML)** unter *Cladribin*-Therapie. Bei Verdacht auf eine PML *Cladribin* absetzen.

Wiederholungsinfo: Standard nur 1 Zyklus bei Haarzell- Leukämie; evtl. Wiederholung nach Remissionskontrolle

Obligate Prä- und Begleitmedikation (Zyklus 1-n)

Tag	zeitl. Ablauf	Substanz	Basisdosierung	Trägerlösung (ml)	Appl.	Infusions-dauer	Bemerkungen
1-21	0-1-0-0	Cotrimoxazol	960 mg		p.o.		Montags, Mittwochs, Freitags
1-21	1-1-1-1	Aciclovir	200 mg		p.o.		kontinuierlich

Bedarfsmedikation	Metoclopramid p.o. od. i.v.; Allopurinol p.o.
Kontrollen	Blutbild v.a. regelmäßig während der ersten 4-8 Wochen nach Therapiebeginn, Entzündungsparameter, Neurotoxizität, Retentionsparameter, Leberwerte
Dosisreduktion	Kontraindikation von Cladribin bei Patienten mit Kreatininclearance ≤50ml/min und/oder mit mäßiger bis schwerer Leberinsuffizienz
Wiederholung	Standard nur 1 Zyklus bei Haarzell- Leukämie; evtl. Wiederholung nach Remissionskontrolle
Literatur	von Rohr A et al. Ann Oncol. 2002; 13(10):1641-9; Guchelaar HJ et al. Ann Hematol. 1994; 69(5):223-230; Beutler E et al. Blood Cells. 1993; 19(3):559-568.

Diese Krebstherapie birgt letale Risiken. Die Anwendung darf nur durch erfahrene Onkologen und entsprechend ausgebildetes Pflegepersonal erfolgen. Das Protokoll muss im Einzelfall überprüft und der klinischen Situation angepasst werden.

| 060504_01_1 | Cladribin i.v. (Indolente NHL) | | Indikation: Indolente NHL | | | ICD-10: C91.1, C91.3, C91.4 |

Hauptmedikation (Zyklus 1-n)

Tag	zeitl. Ablauf	Substanz	Basisdosierung	Trägerlösung (ml)	Appl.	Infusions-dauer	Bemerkungen
1-5	0	Cladribin i.v.	0,14 mg/kg	500 ml NaCl 0,9 %	i.v.	2h	

Zyklusdiagramm

Cladribin (Zyklus Wdh nicht standardmäßig)

| Tag 1 | 2 | 3 | 4 | 5 | 6 | 7 | 8 | 9 | 10 | 11 | 12 | 13 | 14 | 15 | 16 | 17 | 18 | 19 | 20 | 21 |

CAVE: erhöhtes Risiko einer **progressiven multifokalen Leukenzephalopathie (PML)** unter *Cladribin*-Therapie. Bei Verdacht auf eine PML *Cladribin* absetzen.

Wiederholungsinfo: Standard nur 1 Zyklus bei Haarzell- Leukämie; evtl. Wiederholung nach Remissionskontrolle

Obligate Prä- und Begleitmedikation (Zyklus 1-n)

Tag	zeitl. Ablauf	Substanz	Basisdosierung	Trägerlösung (ml)	Appl.	Infusions-dauer	Bemerkungen
1-21	0-1-0-0	Cotrimoxazol	960 mg		p.o.		Montags, Mittwochs, Freitags
1-21	1-1-1-1	Aciclovir	200 mg		p.o.		kontinuierlich

Bedarfsmedikation	Metoclopramid p.o. od. i.v.; Allopurinol p.o.
Kontrollen	Blutbild v.a. regelmäßig während der ersten 4-8 Wochen nach Therapiebeginn, Entzündungsparameter, Neurotoxizität, Retentionsparameter, Leberwerte
Dosisreduktion	Kontraindikation von Cladribin bei Patienten mit Kreatininclearance ≤50ml/min und/oder mit mäßiger bis schwerer Leberinsuffizienz
Wiederholung	Standard nur 1 Zyklus bei Haarzell- Leukämie; evtl. Wiederholung nach Remissionskontrolle
Literatur	von Rohr A et a. Ann Oncol. 2002; 13(10):1641-9; Guchelaar HJ et al. Ann Hematol. 1994; 69(5):223-230; Beutler E et al. Blood Cells. 1993; 19(3):559-568.

Diese Krebstherapie birgt letale Risiken und ist Bestandteil der Studie **Rituximab/2- CDA** Die Anwendung darf nur durch erfahrene Onkologen und entsprechend ausgebildetes Pflegepersonal erfolgen. Das Protokoll muss im Einzelfall überprüft und der klinischen Situation angepasst werden.

060504_0473   *Rituximab/2-CDA*   *Indikation: Haarzell- Leukämie, Variante u. Rezidive der Haarzell-leukämie*   **ICD-10: C91.4**

Hauptmedikation (Zyklus 1-n)

Tag	zeitl. Ablauf	Substanz	Basisdosierung	Trägerlösung (ml)	Appl.	Infusions-dauer	Bemerkungen
1, 8, 15, 22	0	Rituximab	375 mg/m²	500 ml NaCl 0,9 %	i.v.	initial 50mg/h	
8	Gabe	Cladribin s.c.	0,14 mg/kg	Unverdünnt	s.c.	B	nach Ende Rituximab
9-12	0	Cladribin s.c.	0,14 mg/kg	Unverdünnt	s.c.	B	

Zyklusdiagramm | Tag 1 | 2 | 3 | 4 | 5 | 6 | 7 | 8 | 9 | 10 | 11 | 12 | 13 | 14 | 15 | 16 | 17 | 18 | 19 | 20 | 21 | 22 | 23 | 24 | 25 | 26 | 27 | 28

Rituximab
Cladribine (2-CDA)

Wiederholungsinfo: nur 1 Zyklus bei kompl. Remission 4 Monate nach Abschluß der Therapie; bei part. Remission zweiter Zyklus in gleicher Dosierung

Rituximab
bei initial guter Verträglichkeit: verkürzte Infusionszeit möglich
20% der Dosis: 30min
80% der Dosis: 60min

Begleitmedikation:
Cotrimoxazol 960mg p.o. Mo,Mi,Fr 0-1-0-0;
Aciclovir 200mg p.o. kontinuierlich 1-1-1-1

CAVE:
erhöhtes Risiko einer **progressiven multifokalen Leukenzephalopathie (PML)** unter *Cladribin*-Therapie. Bei Verdacht auf eine PML *Cladribin* absetzen.

Infusionsgeschwindigkeit Rituximab:
Erstgabe: beginnen mit **50mg/h für 1h**; danach bei guter Verträglichkeit alle 30min um 50mg/h steigern bis max. 400mg/h.
Folgegaben bei komplikationsfreier Erstgabe und nach Ausschluss Risikopatient: Gesamtdosis innerhalb 90min geben.
Risikopatienten (max.Tumorlast, Herz-Kreislauf/resp. Erkrankungen, AK-Unverträglichkeit): beginnen mit **25mg/h** für 1h danach alle 30min um 25mg/h bis max. 200mg/h steigern.
Überwachung: erste Stunde alle 15min: RR, HF, Atemfrequenz, Temp., danach 1x/h; NOTFALLWAGEN bereithalten. Bei allergischer/anaphylaktischer Reaktion (Schüttelfrost, Fieber etc.) SOFORTIGER Infusionsstopp, evtl. Glukokortikoide, intensivmed. Maßnahmen. Bei Symptombesserung langsame Wiederaufnahme: halbierte Inf.-geschwindigkeit der Erstgabe.

Obligate Prä- und Begleitmedikation (Zyklus 1-n)

Tag	zeitl. Ablauf	Substanz	Basisdosierung	Trägerlösung (ml)	Appl.	Infusions-dauer	Bemerkungen
1, 8, 15, 22	1-0-0-0	Paracetamol	1 000 mg abs.		p.o.		Gabe 1h vor Chemo
1, 8-12, 15, 22	-30min	NaCl 0,9 %	500 ml		i.v.	*	*während der Chemogabe
1, 8, 15, 22	-30min	Clemastin	2 mg abs.		i.v.	B/2min	
1, 8, 15, 22	-30min	Dexamethason	8 mg		i.v.	15min	vor Rituximab-Erstgabe obligat; bei Folgegaben in Abhängigkeit von Verträglichkeit
1-28	0-1-0-0	Cotrimoxazol	960 mg		p.o.		Mo,Mi,Fr
1-28	1-1-1-1	Aciclovir	200 mg		p.o.		kontinuierlich

Bedarfsmedikation	Metoclopramid p.o. od. i.v.; Allopurinol p.o. Prednison 50 mg i.v. vor und während Rituximab
Kontrollen	Blutbild v.a. regelmäßig während der ersten 4-8 Wochen nach Therapiebeginn, Entzündungsparameter, Neurotoxizität, Retentionsparameter, Leberwerte Harnsäure;
Dosisreduktion	Kontraindikation von Cladribin bei Patienten mit Kreatininclearance <50ml/min und/oder mit mäßiger bis schwerer Leberinsuffizienz
Cave	**Hepatitis-B-Virus-(HBV) Screening vor Behandlungsbeginn:** aktive Hepatitis-B- Erkrankung → Kontraindikation Rituximab; positive Hepatitis-B-Serologie (HBsAg oder HBcAb) → vor Behandlungsbeginn Hepatologen konsultieren.
Summendosis	keine Angabe
Wiederholung	nur 1 Zyklus bei kompl. Remission 4 Monate nach Abschluß der Therapie; bei part. Remission zweiter Zyklus in gleicher Dosierung
Literatur	Studienprotokoll Studie zur Behandlung der Haarzellen-Leukämie-Variante und von Rezidiven der Harzzellenleukämie mit subkutan appliziertem Cladribin plus Rituximab"; Provencio M et al. Ann Oncol. 2006; 17(6):1027-8.

Diese Krebstherapie birgt letale Risiken. Die Anwendung darf nur durch erfahrene Onkologen und entsprechend ausgebildetes Pflegepersonal erfolgen. Das Protokoll muss im Einzelfall überprüft und der klinischen Situation angepasst werden.

060504_02   *Pentostatin*   *Indikation: Haarzell- Leukämie*   *ICD-10: C91.4*

Therapie-Hinweis: cave: Pentostatin ist kein Lagerartikel → Apotheke benötigt mehrere Tage Vorlauf zum Bestellen

Hauptmedikation (Zyklus 1-n)

Tag	zeitl. Ablauf	Substanz	Basisdosierung	Trägerlösung (ml)	Appl.	Infusions-dauer	Bemerkungen
1	0	Pentostatin	4 mg/m²	50 ml Glucose 5 %	i.v.	30min	

Zyklusdiagramm | Tag 1 | [...] | Wdh: 15 |

| Pentostatin | ☐ | |

Wiederholungsinfo: 3-5 Zyklen

Obligate Prä- und Begleitmedikation (Zyklus 1-n)

Tag	zeitl. Ablauf	Substanz	Basisdosierung	Trägerlösung (ml)	Appl.	Infusions-dauer	Bemerkungen
1	-30min	Glucose 5%	1 500 ml		i.v.	1h30min	
1	-15min	Dexamethason	4 mg		i.v.	B	
1-14	0-1-0-0	Cotrimoxazol	960 mg		p.o.		Montags, Mittwochs, Freitags
1-14	1-1-1-1	Aciclovir	200 mg		p.o.		

Bedarfsmedikation	Paracetamol 500-1000mg p.o., Metoclopramid p.o. oder i.v.
Kontrollen	Blutbild, Serum Kreatinin, Kreatinin- Clearance, Harnstoff, Harnsäure, Leberwerte
Dosisreduktion	Bei Kreatinin- Clearance <60ml/min → Absetzen; bei eingeschränkter Leberfunktion: Bilirubin 1,5-3mg/d oder AST 60-180U/l → DR auf 75%, Bilirubin 3-5mg/dl oder AST >180U/l → DR auf 50%, Bilirubin >5mg/dl → Absetzen; Therapieunterbrechung bei Neutrophilen <200/µl (bei Patienten mit Neutrophilen >500/µl vor Therapie)
Wechselwirkungen	Bei Kombination mit Fludarabin schwere pulmonale Toxizität möglich! Keine Kombination mit Cyclophosphamid
Wiederholung	Tag 15. 3-5 Zyklen
Literatur	Flinn IW et al. Blood. 2000; 96:2981-2986; Maloisel F et al. Leukemia. 2003; 10:258-266; Goodman GR et al. Curr Opin Hematol. 2003; 17:45-51; Else M et al. BJH. 2009; 145:733-40.

Diese Krebstherapie birgt letale Risiken. Die Anwendung darf nur durch erfahrene Onkologen und entsprechend ausgebildetes Pflegepersonal erfolgen. Das Protokoll muss im Einzelfall überprüft und der klinischen Situation angepasst werden.

060505_03 BDR (Bortezomib/Dexamethason/Rituximab) **Indikation: Waldenström Makroglobulinämie** **ICD-10: C88**

Protokoll-Hinweis: Bortezomib/Dexamethason/Rituximab

Hauptmedikation (Zyklus 1-n)

Tag	zeitl. Ablauf	Substanz	Basisdosierung	Trägerlösung (ml)	Appl.	Infusions-dauer	Bemerkungen
1, 8, 15, 22	0	Dexamethason	40 mg		i.v.	15min	
1, 8, 15, 22	+15min	Rituximab	375 mg/m²	500 ml NaCl 0,9 %	i.v.	initial 50mg/h	
1, 8, 15, 22	Gabe	Bortezomib	1,3 mg/m²	Unverdünnt	s.c.	B	

Zyklusdiagramm

Tag 1 2 3 4 5 6 7 8 9 10 11 12 13 14 15 16 17 18 19 20 21 22 [...] Wdh: 36
Dexamethason
Rituximab
Bortezomib

Dosisreduktion Bortezomib

Toxizität	hämatologische (insbesondere Thrombopenie)	Neuropathie
	Grad 1/2: keine Dosisreduktion (DR)	Grad 1: keine DR
		Grad 1+Schmerzen oder Gr 2: DR 1mg/m²
	Grad 3: keine DR, ggf. Transfusion, Behandlungsrisiko abwägen	Grad 2+Schmerzen oder Gr 3: Pause, dann 0,7mg/m² u. 1x wöchentlich
	Grad 4: Pause, Beginn mit 25% DR nach Erholung	Grad 4: Abbruch

Pamidronat 60mg i.v. alle 4 Wochen über 2-3h (Anfang mit Woche 3)

Achtung: mindestens 72 h- Intervall zwischen 2 Bortezomib- Gaben

Obligate Prä- und Begleitmedikation (Zyklus 1-n)

Tag	zeitl. Ablauf	Substanz	Basisdosierung	Trägerlösung (ml)	Appl.	Infusions-dauer	Bemerkungen
1	1-0-0-0	Pantoprazol	20 mg		p.o.		
1	1-0-0-0	Allopurinol	300 mg		p.o.		
1, 8, 15, 22	-1h	Paracetamol	1 000 mg		p.o.		
1, 8, 15, 22	-30min	NaCl 0,9%	500 ml		i.v.		während Chemo- und Antikörper-Gabe
1, 8, 15, 22	-30min	Clemastin	2 mg		i.v.	15min	
1-35	1-0-0-0	Aciclovir	400 mg		p.o.		kontinuierlich
1-35	0-1-0-0	Cotrimoxazol	960 mg abs.		p.o.		Mo,Mi,Fr

Bedarfsmedikation	Loperamid, Granisetron, Sucralfat, Prednison 50mg i.v.
FN-Risiko	< 10% → je nach Risikoabwägung, siehe Kurzfassung Leitlinien G-CSF
Kontrollen	Peripheres Blutbild, Elektrolyte, Retentionswerte, Harnsäure, Leberwerte, Gesamtprotein, Albumin, Paraproteindiagnostik, bei Rituximab-Infusion: Zeichen der Unverträglichkeit/Anaphylaxie
Cave	**Hepatitis-B-Virus-(HBV) Screening vor Behandlungsbeginn:** aktive Hepatitis-B- Erkrankung → Kontraindikation Rituximab; positive Hepatitis-B-Serologie (HBsAg oder HBcAb) → vor Behandlungsbeginn Hepatologen konsultieren
Wiederholung	Tag 36.
Literatur	adaptiert nach Dimopoulos MA et al. Blood.2013;122:3276-3282; Gavriatopoulou M et al. Blood. 2017 Jan 26;129(4):456-459

Diese Krebstherapie birgt letale Risiken. Die Anwendung darf nur durch erfahrene Onkologen und entsprechend ausgebildetes Pflegepersonal erfolgen. Das Protokoll muss im Einzelfall überprüft und der klinischen Situation angepasst werden.

| 060505_04 | Ibrutinib | Indikation: Morbus Waldenström, hochmalignes NHL, CLL | ICD-10: C82-C88; C91 |

Hauptmedikation (Zyklus 1-n)

Tag	zeitl. Ablauf	Substanz	Basisdosierung	Trägerlösung (ml)	Appl.	Infusions-dauer	Bemerkungen
1-28	1-0-0-0	Ibrutinib	420 mg abs.		p.o.		einmal täglich zur gleichen Tageszeit

Hepatitis-B-Virus-(HBV) Screening vor Beginn der Behandlung mit Ibrutinib:
→ positive Hepatitis-B-Serologie: vor Behandlungsbeginn Hepatologen konsultieren
→ Patienten mit einer positiven Hepatitis-B-Serologie sollen während der Behandlung engmaschig überwacht und / oder behandelt werden, um einer Reaktivierung vorzubeugen

Ibrutinib Dosismodifikation nach kardialen Ereignissen
(Therapiewiederaufnahme nach Abklingen auf CTC Grad 1 oder Ausgangswert)

Ereignisse		Dosismodifikation nach Abklingen bei MCL	Dosismodifikation nach Abklingen bei CLL/ MW
Herzinsuffizienz CTC Grad 2	Zum ersten Mal	Wiederaufnahme mit 420mg täglich	Wiederaufnahme mit 280mg täglich
	Zum zweiten Mal	Wiederaufnahme mit 280mg täglich	Wiederaufnahme mit 140mg täglich
	Zum dritten Mal	Ibrutinib absetzen	
Herzinsuffizienz CTC Grad 3 oder 4	Zum ersten Mal	Ibrutinib absetzen	
Herzrhythmusstörungen CTC Grad 3	Zum ersten Mal	Nach Nutzen-Risiko Bewertung: Wiederaufnahme mit 420mg täglich	Nutzen-Risiko Bewertung: Wiederaufnahme mit 280mg täglich
	Zum zweiten Mal	Ibrutinib absetzen	
Herzrhythmusstörungen CTC Grad 4	Zum ersten Mal	Ibrutinib absetzen	

Auftreten der Toxizität (linke Tabelle)

Auftreten der Toxizität	Dosismodifikation nach Abklingen
Zum 1. Mal	Wiederaufnahme mit 420mg täglich
Zum 2. Mal	Wiederaufnahme mit 280mg täglich
Zum 3. Mal	Wiederaufnahme mit 140mg täglich
Zum 4. Mal	Therapieabbruch

Obligate Prä- und Begleitmedikation (Zyklus 1-n)

Tag	zeitl. Ablauf	Substanz	Basisdosierung	Trägerlösung (ml)	Appl.	Infusions-dauer	Bemerkungen
1-28	0-1-0-0	Cotrimoxazol	960 mg		p.o.		Mo, Mi, Fr
1-28	1-0-0-0	Aciclovir	400 mg		p.o.		

Kontrollen	Blutbild, Nieren- und Leberfunktion, Harnsäure, Anzeichen Blutungen, Infektionen progressive multifokale Enzephalopathie, Tumorlysesyndrom, sekundäre Primärmalignome, Anzeichen von Vorhofflimmern, EKG vor Therapiebeginn bei Patienten mit kardialen Risikofaktoren oder Vorhofflimmern in der Anamnese und während der Therapie falls klinisch indiziert, sorgfältige Überwachung der Herzfunktion insbesondere bei kardialer Vorerkrankung / Risikofaktoren, HBV-Screening.
Dosisreduktion	bei leichten Leberfunktionsstörungen (**Child-Pugh Klasse A**): Reduktion auf 280mg täglich, bei mäßigen Leberfunktionsstörungen (**Child-Pugh Klasse B**): Reduktion auf 140mg täglich, bei starken Leberfunktionsstörungen (**Child-Pugh Klasse C**) ist eine Anwendung nicht empfohlen; bei **hämatologischer Toxizität** (≥ Grad 3 Neutropenie mit Fieber/Infektion oder Grad 4): Therapieunterbrechung bis Besserung auf Grad 1 oder Ausgangswert, Therapiewiederaufnahme mit Anfangsdosis, bei Wiederauftreten: Dosisreduktion siehe Tabelle; **nicht-hämatologische Toxizität: > Grad 3** Therapieunterbrechung bis Besserung auf Grad 1 oder Ausgangswert, Therapiewiederaufnahme mit Anfangsdosis, bei Wiederauftreten: Dosisreduktion siehe Tabelle, bei gleichzeitiger Anwendung von **starken/moderaten CYP3A4-Inhibitoren:** Dosisreduktion siehe Wechselwirkungen
Cave	**Bei Patienten mit fortgeschrittenem Alter, ECOG Score ≥2 oder kardialen Begleiterkrankungen ist ein erhöhtes Risiko von kardialen Ereignissen möglich → klinische Anamnese der kardialen Vorerkrankung und Beurteilung der Herzfunktion vor Behandlungsbeginn + Nutzen-Risikoabwägung.** Vor und nach einem chirurgischen Eingriff in Abhängigkeit von Eingriff + Blutungsrisiko: Therapieunterbrechung für mind. 3-7 Tage
Therapieunterbrechung	Neu auftretende oder sich verschlechternde Herzinsuffizienz CTC Grad 2 oder Herzrhythmusstörungen CTC Grad 3. Sobald die Symptome der Tox auf CTC Grad 1 oder Ausgangswert abgeklungen sind kann die Behandlung wieder aufgenommen werden s. Tabelle / Memobox.
Wechselwirkungen	CYP3A4-Substrat →** gleichzeitige Anwendung von CYP3A4-Inhibitoren und -Induktoren möglichst vermeiden! Wenn nicht vermeidbar, Dosisreduk**tion/Therapieunterbrechung beachten (bei starken Inhibitoren bis zu 7d Therapiepause oder Reduktion auf 140mg, bei mäßigen Inhibitoren Reduktion auf 280mg, s. aktuelle Fachinfo) **keine gleichzeitige Einnahme von Grapefruit, Bitterorangen, Johanniskraut, Fischöl, Vitamin-E-Präparaten** Aufgrund des Blutungsrisikos **Kombination mit Vitamin-K-Antagonisten absolut und mit DOAKs relativ kontraindiziert** 6h Abstand zu oralen P-gp- oder BCRP-Substraten mit geringer therapeutischer Breite (Digoxin, MTX)
Bemerkungen	Verfügbar als Hartkapseln: 140mg oder als Filmtabletten: 140mg / 280mg / 420mg
Wiederholung	kontinuierlich oder bis zur Progression der Erkrankung oder dem Auftreten von Unverträglichkeiten
Literatur	Treon S. et al. N Engl J Med 2015; 372:1430-40, Gavriatopoulou M. et al. Oncotarget. 2018; 9:36824-36825, CLL: Barr P. et al. Blood 2016; 128:234; Fachinformation Ibrutinib

Diese Krebstherapie birgt letale Risiken. Die Anwendung darf nur durch erfahrene Onkologen und entsprechend ausgebildetes Pflegepersonal erfolgen. Das Protokoll muss im Einzelfall überprüft und der klinischen Situation angepasst werden.

060505_07 — *Ibrutinib + Rituximab*

Indikation: Morbus Waldenström

ICD-10: C88

Hauptmedikation (Zyklus 1-n)

Tag	zeitl. Ablauf	Substanz	Basisdosierung	Trägerlösung (ml)	Appl.	Infusionsdauer	Bemerkungen
1, 22, 113, 134	0	Rituximab	375 mg/m²	500 ml NaCl 0,9 %	i.v.	initial 50mg/h	siehe Memobox
1-140	1-0-0-0	Ibrutinib	420 mg abs.		p.o.		einmal täglich zur gleichen Tageszeit

Auftreten der Toxizität	Dosismodifikation Abklingen
Zum 1. Mal	Wiederaufnahme mit 420mg täglich
Zum 2. Mal	Wiederaufnahme mit 280mg täglich
Zum 3. Mal	Wiederaufnahme mit 140mg täglich
Zum 4. Mal	Therapieabbruch

Rituximab bei initial guter Verträglichkeit: verkürzte Infusionszeit möglich
20% der Dosis: 30min
80% der Dosis: 60min

Infusionsgeschwindigkeit Rituximab:
Erstgabe: beginnen mit **50mg/h** für 1h; danach bei guter Verträglichkeit alle 30min um 50mg/h steigern bis max. 400mg/h.
Folgegaben bei komplikationsfreier Erstgabe und nach Ausschluss Risikopatient: Gesamtdosis innerhalb 90min geben.
Risikopatienten (max. Tumorlast, Herz-Kreislauf/resp. Erkrankungen, AK-Unverträglichkeit): beginnen mit **25mg/h** für 1h danach alle Stunde alle 15min um 25mg/h bis max. 200mg/h steigern.
Überwachung: erste Stunde alle 15min: RR, HF, Atemfrequenz, Temp., danach 1x/h; NOTFALLWAGEN bereithalten. Bei allergischer/anaphylaktischer Reaktion (Schüttelfrost, Fieber etc.) SOFORTIGER Infusionsstopp, evtl. Glukokortikoide, intensivmed. Maßnahmen. Bei Symptombesserung langsame Wiederaufnahme: halbierte Inf.-geschwindigkeit der Erstgabe.

Ibrutinib Dosismodifikation nach kardialen Ereignissen
(Therapiewiederaufnahme nach Abklingen auf CTC Grad 1 oder Ausgangswert)

Ereignisse	Auftreten der Toxizität	Dosismodifikation Abklingen bei MCL	nach	Dosismodifikation Abklingen bei CLL/ MW	nach
Herzinsuffizienz CTC Grad 2	Zum ersten Mal	Wiederaufnahme mit 420mg täglich		Wiederaufnahme mit 280mg täglich	
	Zum zweiten Mal	Wiederaufnahme mit 280mg täglich		Wiederaufnahme mit 140mg täglich	
	Zum dritten Mal	Ibrutinib absetzen		Ibrutinib absetzen	
Herzinsuffizienz CTC Grad 3 oder 4	Zum ersten Mal	Ibrutinib absetzen		Ibrutinib absetzen	
Herzrhythmusstörungen CTC Grad 3	Zum ersten Mal	Nach Nutzen-Risiko Bewertung: Wiederaufnahme mit 420mg täglich		Nach Nutzen-Risiko Bewertung: Wiederaufnahme mit 280mg täglich	
	Zum zweiten Mal	Ibrutinib absetzen		Ibrutinib absetzen	
Herzrhythmusstörungen CTC Grad 4	Zum ersten Mal	Ibrutinib absetzen		Ibrutinib absetzen	

Hepatitis-B-Virus-(HBV) Screening vor Beginn der Behandlung mit Ibrutinib:
→ positive Hepatitis-B-Serologie: vor Behandlungsbeginn Hepatologen konsultieren
→ Patienten mit einer positiven Hepatitis-B-Serologie sollen während der Behandlung engmaschig überwacht und / oder behandelt werden, um einer Reaktivierung vorzubeugen

Obligate Prä- und Begleitmedikation (Zyklus 1-n)

Tag	zeitl. Ablauf	Substanz	Basisdosierung	Trägerlösung (ml)	Appl.	Infusionsdauer	Bemerkungen
1, 22, 113, 134	-1h	Paracetamol	1 000 mg		p.o.		
1, 22, 113, 134	-30min	NaCl 0,9%	500 ml		i.v.	*	* während AK-Gabe
1, 22, 113, 134	-30min	Clemastin	2 mg		i.v.	B	
1, 22, 113, 134	-30min	Dexamethason	8 mg		i.v.	B	vor Rituximab-Erstgabe obligat; bei Folgegaben in Abhängigkeit von Verträglichkeit
1-140	0-1-0-0	Cotrimoxazol	960 mg		p.o.		Mo, Mi, Fr
1-140	1-0-0-0	Aciclovir	400 mg		p.o.		

Bedarfsmedikation	Prednison 50mg i.v.
FN-Risiko	<10% → je nach Risikoabwägung, siehe Kurzfassung Leitlinien G-CSF
Kontrollen	Blutbild, Nieren- und Leberfunktion, Harnsäure, Retentionswerte, Anzeichen Blutungen, Infektionen, progressive multifokale Enzephalopathie, Tumorlysesyndrom, sekundäre Primärmalignome, Anzeichen von Vorhofflimmern, EKG vor Therapiebeginn bei Patienten mit kardialen Risikofaktoren oder Vorhofflimmern in der Anamnese und während der Therapie falls klinisch indiziert, orgfältige Überwachung der Herzfunktion insbesondere bei kardialer Vorerkrankung / Risikofaktoren, HBV-Screening
Dosisreduktion	bei leichten Leberfunktionsstörungen (**Child-Pugh Klasse A**): Reduktion auf 280mg täglich, bei mäßigen Leberfunktionsstörungen (**Child-Pugh Klasse B**): Reduktion auf 140mg täglich, bei starken Leberfunktionsstörungen (**Child-Pugh Klasse C**) ist eine Anwendung nicht empfohlen; bei **hämatologischer Toxizität** ($\geq$ Grad 3 Neutropenie mit Fieber/Infektion oder Grad 4): Therapieunterbrechung bis Besserung auf Grad 1 oder Ausgangswert, Therapiewiederaufnahme mit Anfangsdosis, bei Wiederauftreten: Dosisreduktion siehe Tabelle; **nicht-hämatologische Toxizität**: > Grad 3 Therapieunterbrechung bis Besserung auf Grad 1 oder Ausgangswert, Therapiewiederaufnahme mit Anfangsdosis, bei Wiederauftreten: Dosisreduktion siehe Tabelle, bei gleichzeitiger Anwendung von **starken/moderaten CYP3A4-Inhibitoren**: Dosisreduktion siehe Wechselwirkungen
Cave	**Vor und nach einem chirurgischen Eingriff in Abhängigkeit von Eingriff + Blutungsrisiko: Therapieunterbrechung für mind. 3-7 Tage. Bei Patienten mit fortgeschrittenem Alter, ECOG Score 2 oder kardiale Begleiterkrankungen ist ein erhöhtes Risiko von kardialen Ereignissen möglich → klinische Anamnese der kardialen Vorerkrankung und Beurteilung der Herzfunktion vor Behandlungsbeginn + Nutzen-Risikoabwägung.** Hepatitis-B-Virus-(HBV) Screening vor Behandlungsbeginn: aktive Hepatitis-B- Erkrankung → Kontraindikation Rituximab; positive Hepatitis-B-Serologie (HBsAg oder HBcAb) → vor Behandlungsbeginn Hepatologen konsultieren.
Therapieunterbrechung	Neu auftretende oder sich verschlechternde Herzinsuffizienz CTC Grad 2 oder Herzrhythmusstörungen CTC Grad 3. Sobald die Symptome der Tox auf CTC Grad 1 oder Ausgangswert abgeklungen sind kann die Behandlung wieder aufgenommen werden s. Tabelle / Memobox.
Wechselwirkungen	CYP3A4-Substrat → **gleichzeitige Anwendung von CYP3A4-Inhibitoren und -Induktoren möglichst vermeiden!** Wenn nicht vermeidbar, Dosisreduktion/Therapieunterbrechung beachten (bei starken Inhibitoren bis zu 7d Therapiepause oder Reduktion auf 140mg, bei mäßigen Inhibitoren Reduktion auf 280mg, s. aktuelle Fachinfo) **keine gleichzeitige Einnahme von Grapefruit, Bitterorangen, Johanniskraut, Fischöl, Vitamin-E-Präparaten** Aufgrund des Blutungsrisikos Kombination mit **Vitamin-K-Antagonisten absolut und mit DOAKs relativ kontraindiziert** 6h Abstand zu oralen P-gp- oder BCRP-Substraten mit geringer therapeutischer Breite (Digoxin, MTX)
Bemerkungen	Ibrutinib: Verfügbar als Hartkapseln: 140mg oder als Filmtabletten: 140mg / 280mg / 420mg
Wiederholung	kontinuierlich bis Progression der Erkrankung oder dem Auftreten von Unverträglichkeiten; Rituximab in Woche 1, 4, 17, 20
Literatur	Dimopoulos et al. "Phase 3 Trial of Ibrutinib plus Rituximab in Waldenström's Macroglobulinemia" N Engl J Med 2018;378:2399-410, Fachinformation Ibrutinib und Rituximab

Diese Krebstherapie birgt letale Risiken. Die Anwendung darf nur durch erfahrene Onkologen und entsprechend ausgebildetes Pflegepersonal erfolgen. Das Protokoll muss im Einzelfall überprüft und der klinischen Situation angepasst werden.

ICD-10: C85.9

060501_21   R, R-MTX; DLBCL younger < 60J, ZNS-risk   Indikation: aggressives B-NHL

Protokoll-Hinweis: Rituximab, Methotrexat

Hauptmedikation

Tag	zeitl. Ablauf	Substanz	Basisdosierung	Trägerlösung (ml)	Appl.	Infusions-dauer	Bemerkungen
0-1, 4, 8, 15, 32, 46, 63, 77	0	Rituximab	375 mg/m²	500 ml NaCl 0,9 %	i.v.	initial 50mg/h	siehe Memokasten
16, 47	0	Methotrexat	3 000 mg/m²	500 ml NaCl 0,9 %	i.v.	4h	siehe Memokasten
22	0	Rituximab	375 mg/m²	500 ml NaCl 0,9 %	i.v.	initial 50mg/h	siehe Memokasten. Beilauf mind. 500ml NaCl.

Tag 2, 19, 33, 50, 64, 78   **CHOP-14** (siehe Protokoll 060501_09)

Zyklusdiagramm (Rituximab / Methotrexat / CHOP-14)

Tag 0 1 2 3 4 5 6 7 8 9 10 11 12 13 14 15 16 17 18 19 20 21 22 23 24 25 26 27 28 29 30 31 32 33 34

Tag 35 36 37 38 39 40 41 42 43 44 45 46 47 48 49 50 51 52 53 54 55 56 57 58 59 60 61 62 63 64 65 66 67 68 69

Tag 70 71 72 73 74 75 76 77 78 79 80 81 82 83 84

Wichtig: Steuerung der Alkalisierung bei HD-MTX-Therapie über Urin-pH und venöse BGAs

Parameter & Zielwert	Dauer und Frequenz	Vorgehen bei Abweichung vom Zielwert
Urin-pH: 7,1-8,0	vor Therapiestart bis Ende Leucovorinrescue pH-Kontrolle bei jeder Miktion obligat (mindestens alle 8h)	bei Urin pH <7,1 → Erhöhung der $NaHCO_3$-Perfusorlaufrate + pH-Kontrollen ## / bei Urin pH >8,0 → Stopp / Reduktion der $NaHCO_3$-Perfusorlaufrate + pH-Kontrollen
venöse BGAs: Serum pH <7,45 HCO_3^- <28mmol/l	ab Beginn der Urinalkalisierung 4-6 stündlich für die ersten 12h und bei starker $NaHCO_3$-Laufratenerhöhung (>20ml/h)	bei Serum pH >7,45 und/oder HCO_3 >28mmol/l: - Bicarbonatgabe unterbrechen - Acetazolamid oral 250mg 1-1-1 (max. 500mg 1-1-1)
Urinausscheidung >100ml/h	vor Therapiestart bis Ende Leucovorinrescue	bei Urinausscheidung <100ml/h: Furosemid / Hydrierung

##Bemerkung: bei problematischer pH-Einstellung kann eine gezielte Urinalkalisierung mittels Uralyt-U anstatt der oralen Bicarbonatgabe erfolgen (bei intakter Nierenfunktion hat Uralyt-U keinen signifikanten Einfluss auf die Blutgase).
Weitere wichtige Kontrollen: Serumkreatinin, Harnstoff, Elektrolyte (Na^+, K^+) 24h und 48h nach Start MTX.

Achtung: Betrifft Leukovorin-Rescue
Leukovorin alle 6h Dosierung nach Schema, erster Tag i.v.; Start 24h nach Beginn MTX-Infusion. Weiterführung des Leukovorin-Rescues **bis 6. Tag nach MTX bzw. bis MTX-Spiegel <0,04µmol/l**
Bei **verzögerter MTX-Ausscheidung** Verlängerung und Erhöhung *des Leukovorin-Rescues gemäß LV Rescue Bogen für ZNS-NHL.
*MTX-Spiegel: +4h (unmittelbar nach MTX-Ende), +24h (vor erster Rescue), dann tgl. morgens und abends

---

Achtung:
bei oraler und venöser **Alkalisierung** Urin-pH- und venöse BGA-Messung empfohlen

Rituximab
bei initial guter Verträglichkeit: verkürzte Infusionszeit möglich
20% der Dosis: 30min
80% der Dosis: 60min

Infusionsgeschwindigkeit Rituximab:
Erstgabe: beginnen mit **50mg/h** für 1h; danach bei guter Verträglichkeit alle 30min um 50mg/h steigern bis max. 400mg/h.
Folgegaben bei komplikationsfreier Erstgabe und nach Ausschluss Risikopatient: Gesamtdosis innerhalb 90min geben.
Risikopatienten (max. Tumorlast, Herz-Kreislauf/resp. Erkrankungen, AK-Unverträglichkeit): beginnen mit **25mg/h** für 1h danach alle 30min um 25mg/h bis max. 200mg/h steigern.
Überwachung: erste Stunde alle 15min: RR, HF, Atemfrequenz, Temp., danach 1x/h; NOTFALLWAGEN bereithalten. Bei allergischer/anaphylaktischer Reaktion (Schüttelfrost, Fieber etc.) SOFORTIGER Infusionsstopp, evtl. Glukokortikoide, intensivmed. Maßnahmen. Bei Symptombesserung langsame Wiederaufnahme: halbierte Inf.-geschwindigkeit der Erstgabe.

Obligate Prä- und Begleitmedikation

Tag	zeitl. Ablauf	Substanz	Basisdosierung	Trägerlösung (ml)	Appl.	Infusions-dauer	Bemerkungen
0-1, 4, 8, 15, 22, 32	1-0-0-0	Allopurinol	300 mg		p.o.		(R-CHOP Zyklus 1-3)
0-1, 4, 8, 22, 32, 63, 77	1-0-0-0	Pantoprazol	20 mg		p.o.		keine Gabe 2 Tage vor- bis 2 Tage nach MTX
0-1, 4, 8, 15, 32, 46, 63, 77	-30min	NaCl 0,9 %	500 ml		i.v.	während Rituximab-Gabe	
0-1, 4, 8, 15, 22, 32, 46, 63, 77	-1h	Paracetamol	1 000 mg		p.o.		
0-1, 4, 8, 15, 22, 32, 46, 63, 77	-30min	Clemastin	2 mg		i.v.	15min	
0-1, 4, 8, 15, 22, 32, 46, 63, 77	-30min	Dexamethason	8 mg		i.v.	15min	vor Rituximab-Erstgabe obligat; bei Folgegaben in Abhängigkeit von Verträglichkeit
0-84	0-1-0-0	Cotrimoxazol	960 mg		p.o.		Mo, Mi, Fr; jeweils Pause vom Tag der MTX-Gabe bis Ende LV-Rescue
15-22, 46-53	Gabe	Natriumbicarbonat 8,4% (1mmol HCO_3^-/ml) in Perfusorspritze	- befundabhängig -		i.v.		Urin-Alkalisierung unter MTX: Beginn Voralkalisierung 4-12h vor MTX. Kontinuierlich fortführen bis Ende i.v.-Leukovorin-Rescue. Start mit 10ml/h dann Anpassung in Abh. v. Urin-pH-Wert. Ziel Urin-pH: 7,1-8,0. Monitoring s. Memobox.
15-22, 46-53	Gabe	NaCl 0,9 %	1 500 ml		i.v.	24h	Bewässerung unter MTX: 1,5l NaCl + 1,5l Glucose im Wechsel/ Tag. Beginn Vorbewässerung 4-12h vor MTX. Kontinuierlich fortführen bis Ende i.v.-Leukovorin-Rescue.
15-22, 46-53	Gabe	Glucose 5%	1 500 ml		i.v.	24h	im Wechsel mit NaCl 0,9%.
		KCl 7,45% (1mmol K^+/ml)	ml - befundabhängig -				KCl: 20 ml pro 1000 ml Bewässerung (NaCl 0,9% bzw. Glucose 5%), Kalium-Ref.-Bereich: 3,5-5,1 mmol/L.
16, 47	-15min	Dexamethason	8 mg		i.v.	15min	
16, 47	-15min	Granisetron	1 mg		i.v.	B	
16, 47	+6h	Furosemid	40 mg		i.v.	B	
16-22, 47-53	1-1-1-1	Natriumbicarbonat	2 g - befundabhängig -		p.o.		4x2g. kontinuierlich fortführen bis Ende i.v.-Leukovorin-Rescue. Wenn orale Einnahme schwierig Alkalisierung rein über Perfusor möglich.

Bedarfsmedikation	Prednison 50 mg i.v. vor u. während Rituximab; Kalium, NaHCO3 50 ml/2h Infusion, Metoclopramid, Ranitidin
FN-Risiko	> 20% für R-MTX-CHOP14 Block -> Primärprophylaxe mit Filgrastim/Neupogen® oder Pegfilgrastim/Neulasta® im CHOP 14-Protokoll, siehe Kurzfassung Leitlinien G-CSF
Kontrollen	Ausschluß 3. Raum, Urin-pH > 7,4; Harnsäure, Retentionswerte, Blutbild, Elektrolyte, Leberwerte, eGFR; während Infusion: Zeichen der Unverträglichkeit/Anaphylaxie, besonders bei Leukozyten > 50 000/µl, Flüssigkeitsbilanz, MTX-Spiegel; Rescuebogen ZNS-NHL
Cave	**Hepatitis-B-Virus-(HBV) Screening vor Behandlungsbeginn:** aktive Hepatitis-B- Erkrankung → Kontraindikation Rituximab; positive Hepatitis-B-Serologie (HBsAg oder HBcAb) → vor Behandlungsbeginn Hepatologen konsultieren.
Wechselwirkungen	Protonenpumpeninhibitoren (PPI) können die MTX-Ausscheidung verzögern und so zu erhöhtem MTX Plasmaspiegel führen, daher wird empfohlen, PPI 2 Tage vor bis 2 Tage nach der MTX-Gabe zu pausieren (ggf. durch H2-Blocker, Tepilta® ersetzen). Ebenfalls Vorsicht ist bei der gleichzeitigen Anwendung von MTX und NSAIDs oder Antibiotika (β-Lactam-Antibiotika, Sulfonamide, Trimetoprim, Tetracycline, Ciprofloxacin) angezeigt. Keine gleichzeitige Anwendung von MTX und Metamizol: Risiko der verstärkten Hämatotoxizität zusätzlich zur verzögerten MTX-Ausscheidung.
Erfolgsbeurteilung	Staging nach 3 Zyklen R-CHOP
Literatur	Illerhaus G et al. Ann Oncol. 2009; 20:319-25.

Diese Krebstherapie birgt letale Risiken. Die Anwendung darf nur durch erfahrene Onkologen und entsprechend ausgebildetes Pflegepersonal erfolgen. Das Protokoll muss im Einzelfall überprüft und der klinischen Situation angepasst werden.

060501_31   R, R-MTX; DLBCL elderly > 60J; ZNS-risk   *Indikation: aggressives B-NHL*   **ICD-10: C85.9**

Protokoll-Hinweis: Rituximab, Methotrexat

Hauptmedikation

Tag	zeitl. Ablauf	Substanz	Basisdosierung	Trägerlösung (ml)	Appl.	Infusions-dauer	Bemerkungen
0-1, 4, 8, 15, 29, 43, 57, 71, 85, 99	0	Rituximab	375 mg/m²	500 ml NaCl 0,9 %	i.v.	initial 50mg/h	siehe Memokasten
16, 44	0	Methotrexat	3 000 mg/m²	500 ml NaCl 0,9 %	i.v.	4h	

Zyklusdiagramm Tag 0 | 1 | 2 | 3 | 4 | 5 | 6 | 7 | 8 | 9 | 10 | 11 | 12 | 13 | 14 | 15 | 16 | 17 | 18 | 19 | 20 | 21 | 22 | 23 | 24 | 25 | 26 | 27 | 28 | 29 | 30 | 31 | 32 | 33 | 34

Rituximab
Methotrexat
CHOP-14

Zyklusdiagramm Tag 35 | 36 | 37 | 38 | 39 | 40 | 41 | 42 | 43 | 44 | 45 | 46 | 47 | 48 | 49 | 50 | 51 | 52 | 53 | 54 | 55 | 56 | 57 | 58 | 59 | 60 | 61 | 62 | 63 | 64 | 65 | 66 | 67 | 68 | 69

Rituximab
Methotrexat
CHOP-14

Zyklusdiagramm Tag 70 | 71 | 72 | 73 | 74 | 75 | 76 | 77 | 78 | 79 | 80 | 81 | 82 | 83 | 84 | 85 | 86 | 87 | 88 | 89 | 90 | 91 | 92 | 93 | 94 | 95 | 96 | 97 | 98 | 99 | 100 | 101 | 102 | 103 | 104 | 105

Rituximab
Methotrexat
CHOP-14

an Tag 2, 30, 58, 72, 86, 100   CHOP-14 060501_09   (siehe Protokoll 060501_09)

Rituximab- Info auf Kurvenblatt beachten

Achtung: bei oraler und venöser **Alkalisierung** Urin-pH- und venöse BGA-Messung empfohlen

Achtung: Betrifft Leukovorin-Rescue
Leukovorin alle 6h Dosierung nach Schema, erster Tag i.v.; Start 24h nach Beginn MTX-Infusion. Weiterführung des Leukovorin-Rescues **bis 6. Tag nach MTX bzw. bis MTX-Spiegel <0,04μmol/l**
Bei **verzögerter MTX-Ausscheidung** Verlängerung und Erhöhung *des Leukovorin-Rescues gemäß LV Rescue Bogen für ZNS-NHL
*MTX-Spiegel: +4h (unmittelbar nach MTX-Ende), +24h (vor erster Rescue), dann tgl. morgens und abends

Obligate Prä- und Begleitmedikation

Tag	zeitl. Ablauf	Substanz	Basisdosierung	Trägerlösung (ml)	Appl.	Infusions-dauer	Bemerkungen
0-1, 4, 8, 15, 29, 43, 57	1-0-0-0	Allopurinol	300 mg		p.o.		(R-CHOP Zyklus 1-3)
0-1, 4, 8, 29, 57, 71, 85	1-0-0-0	Pantoprazol	20 mg		p.o.		keine Gabe 2 Tage vor- bis 2 Tage nach MTX
0-1, 4, 8, 15, 29, 43, 57, 71, 85, 99	-1h	Paracetamol	1 000 mg		p.o.		
0-1, 4, 8, 15, 29, 43, 57, 71, 85, 99	-30min	NaCl 0,9 %	500 ml		i.v.	während Rituximab-Gabe	
0-1, 4, 8, 15, 29, 43, 57, 71, 85, 99	-30min	Clemastin	2 mg		i.v.	15min	
0-1, 4, 8, 15, 29, 43, 57, 71, 85, 99	-30min	Dexamethason	8 mg		i.v.	15min	vor Rituximab-Erstgabe obligat; bei Folgegaben in Abhängigkeit von Verträglichkeit
0-100	1-1-1-1	Aciclovir	200 mg		p.o.		jeweils Pause vom Tag der HD MTX-Gabe bis Ende LV-Rescue
0-105	0-1-0-0	Cotrimoxazol	960 mg		p.o.		Mo, Mi, Fr; jeweils Pause vom Tag der HD MTX-Gabe bis Ende LV-Rescue

Obligate Prä- und Begleitmedikation (Fortsetzung)

Tag	zeitl. Ablauf	Substanz	Basisdosierung	Trägerlösung (ml)	Appl.	Infusions-dauer	Bemerkungen
15-22, 43-50	Gabe	Natriumbicarbonat 8,4% (1mmol HCO_3^-/ml) in Perfusorspritze	- befundabhängig -		i.v.		Urin-Alkalisierung unter MTX: Beginn Voralkalisierung 4-12h vor MTX. Kontinuierlich fortführen bis Ende i.v.-Leukovorin-Rescue. Start mit 10ml/h dann Anpassung in Abh. v. Urin-pH-Wert. Ziel Urin-pH: 7,1-8,0. Monitoring s. Memobox.
15-22, 43-50	Gabe	NaCl 0,9 %	1 500 ml		i.v.	24h	Bewässerung unter MTX: 1,5l NaCl + 1,5l Glucose im Wechsel/ Tag. Beginn Vorbewässerung 4-12h vor MTX. Kontinuierlich fortführen bis Ende i.v.-Leukovorin-Rescue.
15-22, 43-50	Gabe	Glucose 5%	1 500 ml		i.v.	24h	im Wechsel mit NaCl
		KCl 7,45% (1mmol K^+/ml)	ml - befundabhängig -				KCl: 20 ml pro 1000 ml Bewässerung (NaCl 0,9% bzw. Glucose 5%), Kalium-Ref.-Bereich: 3,5-5,1 mmol/L.
16, 44	-15min	Granisetron	1 mg		i.v.	B	
16, 44	-15min	Dexamethason	8 mg		i.v.	15min	
16, 44	+6h	Furosemid	40 mg		i.v.	B	
16-22, 44-50	1-1-1-1	Natriumbicarbonat	2 g - befundabhängig -		p.o.		4x2g. kontinuierlich fortführen bis Ende i.v.-Leukovorin-Rescue. Wenn orale Einnahme schwierig, Alkalisierung rein über Perfusor möglich.

Bedarfsmedikation	Prednison 50 mg i.v. vor u. während Rituximab; Kalium, NaHCO₃ 50 ml/2h Infusion, Metoclopramid, Ranitidin
FN-Risiko	> 20% für R-MTX-CHOP14 Block → Primärprophylaxe mit Filgrastim/Neupogen® oder Pegfilgrastim/Neulasta® im CHOP 14-Protokoll, siehe Kurzfassung Leitlinien G-CSF
Kontrollen	Ausschluß 3. Raum, Urin-pH > 7,4; Harnsäure, Retentionswerte, Blutbild, Elektrolyte, Leberwerte, eGFR; während Infusion: Zeichen der Unverträglichkeit/Anaphylaxie, besonders bei Leukozyten > 50 000/µl, Flüssigkeitsbilanz, MTX-Spiegel; Rescuebogen ZNS-NHL
Cave	**Hepatitis-B-Virus-(HBV) Screening vor Behandlungsbeginn:** aktive Hepatitis-B- Erkrankung → Kontraindikation Rituximab; positive Hepatitis-B-Serologie (HBsAg oder HBcAb) → vor Behandlungsbeginn Hepatologen konsultieren.
Wechselwirkungen	Protonenpumpeninhibitoren (PPI) können die MTX-Ausscheidung verzögern und so zu erhöhtem MTX Plasmaspiegel führen, daher wird empfohlen, PPI 2 Tage vor bis 2 Tage nach der MTX-Gabe zu pausieren (ggf. durch H₂-Blocker, Tepilta® ersetzen). Ebenfalls Vorsicht ist bei der gleichzeitigen Anwendung von MTX und NSAIDs oder Antibiotika (ß-Lactam-Antibiotika, Sulfonamide, Trimetoprim, Tetracycline, Ciprofloxacin) angezeigt. Keine gleichzeitige Anwendung von MTX und Metamizol: Risiko der verstärkten Hämatotoxizität zusätzlich zur verzögerten MTX-Ausscheidung.
Erfolgsbeurteilung	Staging vor d4.

Diese Krebstherapie birgt letale Risiken. Die Anwendung darf nur durch erfahrene Onkologen und entsprechend ausgebildetes Pflegepersonal erfolgen. Das Protokoll muss im Einzelfall überprüft und der klinischen Situation angepasst werden.

060501_32   *R, R-MTX; DLBCL high risk*   **ICD-10: C85.9**

Indikation: aggressives B-NHL

Protokoll-Hinweis: Rituximab, Methotrexat

Hauptmedikation

Tag	zeitl. Ablauf	Substanz	Basisdosierung	Trägerlösung (ml)	Appl.	Infusions-dauer	Bemerkungen
0-1, 4, 8, 15, 32, 46, 70, 91	0	Rituximab	375 mg/m²	500 ml NaCl 0,9 %	i.v.	initial 50mg/h	siehe Memokasten.
16, 47	0	Methotrexat	3 000 mg/m²	500 ml NaCl 0,9 %	i.v.	4h	siehe Memokasten. Bewässerung mind. 500ml NaCl.
22	0	Rituximab	375 mg/m²	500 ml NaCl 0,9 %	i.v.	initial 50mg/h	

Zyklusdiagramm

Tag	0	1	2	3	4	5	6	7	8	9	10	11	12	13	14	15	16	17	18	19	20	21	22	23	24	25	26	27	28	29	30	31	32	33	34
Rituximab																																			
Methotrexat																																			
CHOP-14																																			
VIP-E																																			
BEAM																																			

Zyklusdiagramm

Tag	35	36	37	38	39	40	41	42	43	44	45	46	47	48	49	50	51	52	53	54	55	56	57	58	59	60	61	62	63	64	65	66	67	68	69
Rituximab																																			
Methotrexat																																			
CHOP-14																																			
VIP-E																																			
BEAM																																			

Zyklusdiagramm

Tag	70	71	72	73	74	75	76	77	78	79	80	81	82	83	84	85	86	87	88	89	90	91	92	93	94	95	96	97	98	99	100	101	102	103	104
Rituximab																																			
Methotrexat																																			
CHOP-14																																			
VIP-E																																			
BEAM																																			

Zyklusdiagramm

Tag	105	106	107	108	109	110	111	112	113	114	115	116	117	118	119
Rituximab															
Methotrexat															
CHOP-14															
VIP-E															
BEAM															

Tag 2, 19, 33, 50	CHOP-14 (s. Protokoll 060501_09)
Tag 71, 92	VIP-E (s. Protokoll 980000_03)
Tag 113	BEAM (s. Protokoll 990000_03)

Achtung:
bei oraler und venöser **Alkalisierung**
Urin-pH- und venöse BGA-Messung
empfohlen

Rituximab
bei initial guter Verträglichkeit:
verkürzte Infusionszeit möglich
20% der Dosis: 30min
80% der Dosis: 60min

Achtung: Betrifft Leukovorin-Rescue
Leukovorin alle 6h Dosierung nach Schema, erster Tag i.v.; Start 24h nach Beginn MTX-Infusion. Weiterführung des Leukovorin-Rescues **bis 6. Tag nach MTX bzw. bis MTX-Spiegel <0,04 μmol/l**
Bei **verzögerter MTX-Ausscheidung** Verlängerung und Erhöhung *des Leukovorin-Rescues gemäß LV Rescue Bogen für ZNS-NHL
*MTX-Spiegel: +4h (unmittelbar nach MTX-Ende), +24h (vor erster Rescue), dann tgl. morgens und abends

Infusionsgeschwindigkeit Rituximab:
Erstgabe: beginnen mit **50mg/h** für 1h; danach bei guter Verträglichkeit alle 30min um 50mg/h steigern bis max. 400mg/h.
Folgegaben bei komplikationsfreier Erstgabe und nach Ausschluss Risikopatient: Gesamtdosis innerhalb 90min geben.
Risikopatienten (max.Tumorlast, Herz-Kreislauf/resp. Erkrankungen, AK-Unverträglichkeit): beginnen mit **25mg/h** für 1h danach alle 30min um 25mg/h bis max. 200mg/h steigern.
Überwachung: erste Stunde alle 15min: RR, HF, Atemfrequenz, Temp., danach 1x/h; NOTFALLWAGEN bereithalten. Bei allergischer/anaphylaktischer Reaktion (Schüttelfrost, Fieber etc.) SOFORTIGER Infusionsstopp, evtl. Glukokortikoide, intensivmed. Maßnahmen. Bei Symptombesserung langsame Wiederaufnahme: halbierte Inf.-geschwindigkeit der Erstgabe.

Wichtig: Steuerung der Alkalisierung bei HD-MTX-Therapie über Urin-pH und venöse BGAs

Parameter & Zielwert	Dauer und Frequenz	Vorgehen bei Abweichung vom Zielwert
Urin-pH: 7,1-8,0	vor Therapiestart bis Ende Leucovorinrescue pH-Kontrolle bei jeder Miktion obligat (mindestens alle 8h)	bei Urin pH <7,1 → Erhöhung der NaHCO₃-Perfusorlaufrate + pH-Kontrollen ## / bei Urin pH >8,0 → Stopp / Reduktion der NaHCO₃-Perfusorlaufrate + pH-Kontrollen
venöse BGAs: Serum pH <7,45 HCO₃⁻ <28mmol/l	ab Beginn der Urinalkalisierung 4-6 stündlich für die ersten 12h und bei starker NaHCO₃-Laufratenerhöhung (>20ml/h)	**bei Serum pH >7,45 und/oder HCO₃⁻ >28mmol/l:** - Bicarbonatgabe unterbrechen - Acetazolamid oral 250mg 1-1-1 (max. 500mg 1-1-1)
Urinausscheidung >100ml/h	vor Therapiestart bis Ende Leucovorinrescue	**bei Urinausscheidung <100ml/h:** Furosemid / Hydrierung

##**Bemerkung:** bei problematischer pH-Einstellung kann eine gezielte Urinalkalisierung mittels Uralyt-U anstatt der oralen Bicarbonatgabe erfolgen (bei intakter Nierenfunktion hat Uralyt-U keinen signifikanten Einfluss auf die Blutgase).
Weitere wichtige Kontrollen: Serumkreatinin, Harnstoff, Elektrolyte (Na⁺, K⁺) 24h und 48h nach Start MTX.

Obligate Prä- und Begleitmedikation

Tag	zeitl. Ablauf	Substanz	Basisdosierung	Trägerlösung (ml)	Appl.	Infusionsdauer	Bemerkungen
0-1, 4, 8, 15, 22, 32	1-0-0-0	Allopurinol	300 mg		p.o.		(R-CHOP Zyklus 1-3)
0-1, 4, 8, 22, 32, 70, 91	1-0-0-0	Pantoprazol	20 mg		p.o.		keine Gabe 2 Tage vor- bis 2 Tage nach MTX
0-1, 4, 8, 15, 32, 46, 70, 91	-30min	NaCl 0,9 %	500 ml		i.v.	während Rituximab-Gabe	
0-1, 4, 8, 15, 22, 32, 46, 70, 91	-1h	Paracetamol	1 000 mg		p.o.		
0-1, 4, 8, 15, 22, 32, 46, 70, 91	-30min	Clemastin	2 mg		i.v.	15min	
0-1, 4, 8, 15, 22, 32, 46, 70, 91	-30min	Dexamethason	8 mg		i.v.	15min	vor Rituximab-Erstgabe obligat; bei Folgegaben in Abhängigkeit von Verträglichkeit
0-119	0-1-0-0	Cotrimoxazol	960 mg		p.o.		Mo, Mi, Fr; jeweils Pause vom Tag der MTX-Gabe bis Ende LV-Rescue
15-22, 46-53	Gabe	Natriumbicarbonat 8,4% (1mmol HCO₃⁻/ml) in Perfusorspritze	- befundabhängig -		i.v.		Urin-Alkalisierung unter MTX: Beginn Voralkalisierung 4-12h vor MTX. Kontinuierlich fortführen bis Ende i.v.-Leukovorin-Rescue. Start mit 10ml/h dann Anpassung in Abh. v. Urin-pH-Wert. Ziel Urin-pH: 7,1-8,0. Monitoring s. Memobox.
15-22, 46-53	Gabe	NaCl 0,9 %	1 500 ml		i.v.	24h	Bewässerung unter MTX: 1,5l NaCl + 1,5l Glucose im Wechsel/Tag. Beginn Vorbewässerung 4-12h vor MTX. Kontinuierlich fortführen bis Ende i.v.-Leukovorin-Rescue.
15-22, 46-53	Gabe	Glucose 5%	1 500 ml		i.v.	24h	im Wechsel mit NaCl 0,9%.
15-22, 46-53		KCl 7,45% (1mmol K⁺/ml)	ml - befundabhängig -		i.v.		KCl: 20 ml pro 1000 ml Bewässerung (NaCl 0,9% bzw. Glucose 5%). Kalium-Ref.-Bereich: 3,5-5,1 mmol/L.
16, 47	-15min	Granisetron	1 mg		i.v.	B	
16, 47	-15min	Dexamethason	8 mg		i.v.	15min	
16, 47	+6h	Furosemid	40 mg		i.v.	B	
16-22, 47-53	1-1-1-1	Natriumbicarbonat	2 g - befundabhängig -		p.o.		4x2g, kontinuierlich fortführen bis Ende i.v.-Leukovorin-Rescue. Wenn orale Einnahme schwierig Alkalisierung rein über Perfusor möglich.

Bedarfsmedikation	Prednison 50 mg i.v. vor u. während Rituximab; Kalium, NaHCO$_3$ 50 ml/2h Infusion, Metoclopramid, Ranitidin
FN-Risiko	> 20% für R-MTX-CHOP14 Block -> Primärprophylaxe mit Filgrastim/Neupogen® oder Pegfilgrastim/Neulasta® im CHOP 14-Protokoll, siehe Kurzfassung Leitlinien G-CSF
Kontrollen	Ausschluß 3. Raum, Urin-pH > 7,4; Harnsäure, Retentionswerte, Blutbild, Elektrolyte, Leberwerte, eGFR; während Infusion: Zeichen der Unverträglichkeit/Anaphylaxie, besonders bei Leukozyten > 50 000/µl, Flüssigkeitsbilanz, MTX-Spiegel; Rescuebogen ZNS-NHL
Cave	**Hepatitis-B-Virus-(HBV) Screening vor Behandlungsbeginn:** aktive Hepatitis-B- Erkrankung $\rightarrow$ Kontraindikation Rituximab; positive Hepatitis-B-Serologie (HBsAg oder HBcAb) $\rightarrow$ vor Behandlungsbeginn Hepatologen konsultieren.
Wechselwirkungen	Protonenpumpeninhibitoren (PPI) können die MTX-Ausscheidung verzögern und so zu erhöhtem MTX Plasmaspiegel führen, daher wird empfohlen, PPI 2 Tage vor bis 2 Tage nach der MTX-Gabe zu pausieren (ggf. durch H$_2$-Blocker, Tepilta® ersetzen). Ebenfalls Vorsicht ist bei der gleichzeitigen Anwendung von MTX und NSAIDs oder Antibiotika (β-Lactam-Antibiotika, Sulfonamide, Trimetoprim, Tetracycline, Ciprofloxacin) angezeigt. Keine gleichzeitige Anwendung von MTX und Metamizol: Risiko der verstärkten Hämatotoxizität zusätzlich zur verzögerten MTX-Ausscheidung.
Erfolgsbeurteilung	Staging nach 3 Zyklen R-CHOP

Diese Krebstherapie birgt letale Risiken. Die Anwendung darf nur durch erfahrene Onkologen und entsprechend ausgebildetes Pflegepersonal erfolgen. Das Protokoll muss im Einzelfall überprüft und der klinischen Situation angepasst werden.

060501_05	R-CHOP-14	Indikation: hochmalignes NHL 61-80J	ICD-10: C82-C88

Hauptmedikation (Zyklus 1-n)

Tag	zeitl. Ablauf	Substanz	Basisdosierung	Trägerlösung (ml)	Appl.	Infusionsdauer	Bemerkungen
0	0	Rituximab	375 mg/m²	500 ml NaCl 0,9 %	i.v.	initial 50mg/h	24-4h vor CHOP-14; nur bei CD20-positivem NHL
1	0	Cyclophosphamid	750 mg/m²	500 ml NaCl 0,9 %	i.v.	1h	alternativ Doxorubicingabe als FREILAUFENDE Infusion über gesicherten zentralvenösen Zugang möglich
1	+1h	Doxorubicin	50 mg/m²	Unverdünnt	i.v.	B15min	
1	+1h 15min	Vincristin	1,4 mg/m²	50 ml NaCl 0,9 %	i.v.	5-10min	max. 2mg abs. Als FREILAUFENDE Kurzinfusion, wenn möglich über gesicherten zentralvenösen Zugang.
1-5		Prednison/Decortin®	100 mg abs.		p.o.		

Rituximab-Info auf Kurvenblatt beachten.

Zyklusdiagramm

	Tag 0	1	2	3	4	5	[...]	Wdh: 14
Rituximab	☐							
Doxorubicin		■						
Vincristin		■						
Prednison		■	■	■	■	■		
Cyclophophamid		■						

Achtung: bei Pat. 61-80J: Antivirale Prophylaxe (Aciclovir 4x200mg p.o.)

FN-Risiko >20 %: entweder **24h post CTx** Primärprophylaxe mit Pegfilgrastim/Neulasta® 6mg s.c. einmalig oder **ab d4 post CTx** Filgrastim/Neupogen® 5µg/kg/d s.c. tägl. bis Durchschreiten des Nadir

Obligate Prä- und Begleitmedikation (Zyklus 1-n)

Tag	zeitl. Ablauf	Substanz	Basisdosierung	Trägerlösung (ml)	Appl.	Infusionsdauer	Bemerkungen
0	1-0-0-0	Omeprazol	20 mg abs.		p.o.		
0	1-0-0-0	Allopurinol	300 mg abs.		p.o.		
0	1-0-0-0	Paracetamol	1 000 mg abs.		p.o.		Gabe 1h vor Chemotherapie
0	-30min	NaCl 0,9 %	500 ml		i.v.	*	*während der Chemogabe
0	-30min	Clemastin	2 mg abs.		i.v.	B	
0	-30min	Dexamethason	8 mg		i.v.	15min	vor Rituximab-Erstgabe obligat; bei Folgegaben in Abhängigkeit von Verträglichkeit
1	-30min	NaCl 0,9 %	1 000 ml		i.v.	2h	bzw. zu Hause p.o.
1	-30min	Dexamethason	8 mg abs.		i.v.	15min	
1	-30min	Granisetron	1 mg		i.v.	15min	
1	0	Mesna	150 mg/m²	100 ml NaCl 0,9 %	i.v.	B	p.o. Gabe: 300mg/m² 2h vor i.v.
1	+2h	Mesna	300 mg/m²		p.o.		i.v. Gabe: 150mg/m² 2h nach p.o.
1	+4h	Dexamethason	8 mg abs.		p.o.		
1	+6h	Mesna	300 mg/m²	100 ml NaCl 0,9 %	p.o.		i.v. Gabe: 150mg/m² 2h nach p.o.
1-15	0-1-0-0	Cotrimoxazol	960 mg abs.		p.o.		Mo, Mi, Fr; PjP-Prophylaxe; bis 4 Wochen nach CTx/o. bis CD4-Zellzahl>200/µl
4	1xtägl.	Filgrastim (Neupogen®)	5 µg/kg/d		s.c.		täglich fortführen bis zum Durchschreiten des Nadir

Bedarfsmedikation	Metoclopramid p.o./i.v., bei Unverträglichkeit Ersatz durch HT$_3$-Antagonisten; Pantoprazol 40mg, Sucralfat
FN-Risiko	> 20% → Primärprophylaxe mit Filgrastim/Neupogen® oder Pegfilgrastim/Neulasta®, siehe Kurzfassung Leitlinien G-CSF
Kontrollen	Blutbild, Elektrolyte, Blutzucker, Harnsäure, Retentionswerte, Kreatinin-Clearance, Herzfunktion, Neurotoxizität; während Rituximab: Zeichen einer Unverträglichkeit/Anaphylaxie
Dosisreduktion	bei Verzögerung > 7 Tage siehe Protokoll
Cave	**Hepatitis-B-Virus-(HBV) Screening vor Behandlungsbeginn:** aktive Hepatitis-B- Erkrankung → Kontraindikation Rituximab; positive Hepatitis-B-Serologie (HBsAg oder HBcAb) → vor Behandlungsbeginn Hepatologen konsultieren.
Summendosis	Doxorubicin: Gefahr der Kardiotoxizität, max. Summendosis: 550mg/m²
Erfolgsbeurteilung	Staging nach 4 Zyklen
Wiederholung	Tag 14.
Literatur	Tirelli et al. J Clin Oncol. 1998; 16:27-34; Provencio M et al. Ann Oncol. 2006; 17(6):1027-8; Pfreundschuh M et al. Blood. 2009; 113(17):3896-902; Coiffier et al. NEJM. 2002; 346(4):235-42.

Diese Krebstherapie birgt letale Risiken. Die Anwendung darf nur durch erfahrene Onkologen und entsprechend ausgebildetes Pflegepersonal erfolgen. Das Protokoll muss im Einzelfall überprüft und der klinischen Situation angepasst werden.

060501_28   R-miniCHOP   *ICD-10: C82-C88*

Protokoll-Hinweis: Rituximab/Prednison/Cyclophosphamid/Doxorubicin/Vincristin

Indikation: hochmalignes NHL

Hauptmedikation (Zyklus 1-n)

Tag	zeitl. Ablauf	Substanz	Basisdosierung	Trägerlösung (ml)	Appl.	Infusionsdauer	Bemerkungen
0	0	Rituximab	375 mg/m²	500 ml NaCl 0,9 %	i.v.	initial 50mg/h	24 - 4h vor CTx; nur bei CD20-positivem NHL
1	0	Cyclophosphamid	400 mg/m²	500 ml NaCl 0,9 %	i.v.	1h	alternativ Doxorubicingabe als FREILAUFENDE Infusion über gesicherten zentralvenösen Zugang möglich
1	+1h	Doxorubicin	25 mg/m²	Unverdünnt	i.v.	B 15min	Als FREILAUFENDE Kurzinfusion, wenn möglich über gesicherten zentralvenösen Zugang.
1	+1h 15min	Vincristin	1 mg abs.	50 ml NaCl 0,9 %	i.v.	5-10min	
1-5	1-0-0-0	Prednison/Decortin®	40 mg/m²		p.o.		

Summendosis Doxorubicin: Gefahr der Kardiotoxizität; max. Summendosis: 550mg/m²

Achtung: bei Pat. 61-80J.: Antivirale Prophylaxe (Aciclovir 4x200mg p.o.)

Zyklusdiagramm

	Tag 0	1	2	3	4	5	[...]	Wdh: 22
Rituximab								
Cyclophosphamid								
Doxorubicin								
Vincristin								
Prednison								

CTx mit FN-Risiko von 10-20%: Vorgehen bei der G-CSF-Gabe
- nach CTx: 1x tgl. 5µg/kg Filgrastim s.c. bei Leukozyten < 1 000/µl bis >1 000/µl
- Wenn unter Einbeziehung **individueller Risikofaktoren für den Patienten FN-Risiko ≥ 20%** =>G-CSF-Primärprophylaxe erwägen/durchführen.
- **Nach durchgemachter febriler Neutropenie,** in folgenden Zyklen => G-CSF-**Sekundärprophylaxe**
G-CSF-Primär- bzw. Sekundärprophylaxe: Entweder 24h nach CTx einmal Pegfilgrastim/Neulasta® 6mg s.c.
- **Oder:** d6 nach CTx Filgrastim/Neupogen® 5µg/kg/d s.c. bis zum Durchschreiten des Nadir.

Infusionsgeschwindigkeit Rituximab:
Erstgabe: beginnen mit **50mg/h** für 1h; danach bei guter Verträglichkeit alle 30min um 50mg/h steigern bis max. 400mg/h.
Folgegaben bei komplikationsfreier Erstgabe und nach Ausschluss Risikopatient: Gesamtdosis innerhalb 90min geben.
Risikopatienten (max. Tumorlast, Herz-Kreislauf/resp. Erkrankungen, AK-Unverträglichkeit): beginnen mit **25mg/h** für 1h danach alle 30min um 25mg/h bis max. 200mg/h steigern.
Überwachung: erste Stunde alle 15min: RR, HF, Atemfrequenz, Temp., danach 1x/h; NOTFALLWAGEN bereithalten.
Bei allergischer/anaphylaktischer Reaktion (Schüttelfrost, Fieber etc.) SOFORTIGER Infusionsstopp, evtl. Glukokortikoide, intensivmed. Maßnahmen. Bei Symptombesserung langsame Wiederaufnahme: halbierte Inf.-geschwindigkeit der Erstgabe.

Obligate Prä- und Begleitmedikation (Zyklus 1-n)

Tag	zeitl. Ablauf	Substanz	Basisdosierung	Trägerlösung (ml)	Appl.	Infusionsdauer	Bemerkungen
0	-1h	Paracetamol	1 000 mg		p.o.		während der AK-Gabe
0	-30min	NaCl 0,9%	500 ml		i.v.		
0	-30min	Clemastin	2 mg		i.v.	15min	
0	-30min	Dexamethason	8 mg		i.v.	B	vor Rituximab-Erstgabe obligat; bei Folgegaben in Abhängigkeit von Verträglichkeit
0	1-0-0-0	Pantoprazol	20 mg		p.o.		
0-21	0-1-0-0	Cotrimoxazol	960 mg		p.o.		Mo, Mi, Fr; PjP-Prophylaxe; bis 4 Wochen nach CTx/o. bis CD4-Zellzahl>200/µl
1	-30min	NaCl 0,9%	1 000 ml		i.v.	2h	
1	-30min	Dexamethason	8 mg		i.v.	B	
1	-30min	Granisetron	1 mg		i.v.	15min	
1	0	Mesna	80 mg/m²		i.v.	B	p.o. Gabe 160mg/m² 2h vor i.v.
1	+2h	Mesna	160 mg/m²		p.o.		i.v. Gabe: 80mg/m² 2h nach p.o.
1	+4h	Dexamethason	8 mg		p.o.		
1	+6h	Mesna	160 mg/m²		p.o.		i.v. Gabe: 80mg/m² 2h nach p.o.

Bedarfsmedikation	Metoclopramid **p.**o./i.v., bei Unverträglichkeit Ersatz durch 5-HT$_3$-Antagonisten; Pantoprazol 40mg, Sucralfat, Ciprofloxacin 500mg bei Leukozyten <1 000/µl, Allopurinol
FN-Risiko	10%-20% → je nach Risikoabwägung als Primärprophylaxe, bei FN im 1. Zyklus als Sekundärprophylaxe, siehe Kurzfassung Leitlinien G-CSF
Kontrollen	Herzecho, EKG Blutbild, Elektrolyte, Blutzucker, Leber, Retentionswerte, eGFR, Diurese, Neurotoxizität; während Rituximab: Zeichen einer Unverträglichkeit/Anaphylaxie
Cave	**Hepatitis-B-Virus-(HBV) Screening vor Behandlungsbeginn:** aktive Hepatitis-B- Erkrankung → Kontraindikation Rituximab; positive Hepatitis-B-Serologie (HBsAg oder HBcAb) → vor Behandlungsbeginn Hepatologen konsultieren.
Summendosis	Doxorubicin: Gefahr der Kardiotoxizität; maximale Summendosis: 550mg/m^2
Therapieabbruch	**Vincristin:** Neurotoxizität Grad 2: Neuropathie (sensomotorisch gemischt), Doppelbilder, Optikusatrophie
Bemerkungen	Therapieverzögerung max. 7 Tage
Erfolgsbeurteilung	Staging nach 3 Zyklen
Wiederholung	Tag 22.
Literatur	Peyrade et al. Lancet Oncol. 2011;12:460-68

Diese Krebstherapie birgt letale Risiken. Die Anwendung darf nur durch erfahrene Onkologen und entsprechend ausgebildetes Pflegepersonal erfolgen. Das Protokoll muss im Einzelfall überprüft und der klinischen Situation angepasst werden.

060501_19   R-CHOEP-14   Indikation: hochmalignes NHL   ICD-10: C82-C88

Protokoll-Hinweis: Rituximab, Cyclophosphamid, Doxorubicin, Vincristin, Etoposidphosphat, Prednison

Hauptmedikation (Zyklus 1-n)

Tag	zeitl. Ablauf	Substanz	Basisdosierung	Trägerlösung (ml)	Appl.	Infusionsdauer	Bemerkungen
0	0	Rituximab	375 mg/m²	500 ml NaCl 0,9 %	i.v.	initial 50mg/h	24-4h vor CHOEP-14
1	0	Cyclophosphamid	750 mg/m²	500 ml NaCl 0,9 %	i.v.	1h	
1	+1h	Doxorubicin	50 mg/m²	Unverdünnt	i.v.	B15 min	alternativ Doxorubicingabe als FREILAUFENDE Infusion über gesicherten zentralvenösen Zugang möglich
1	+1h 15min	Vincristin	1,4 mg/m²	50 ml NaCl 0,9 %	i.v.	5-10min	max. 2mg abs. Als FREILAUFENDE Kurzinfusion, wenn möglich über gesicherten zentralvenösen Zugang.
1	+1h 30min	Etoposid (Base)	100 mg/m²	1 000 ml NaCl 0,9 %	i.v.	2h	max. 0,4mg/ml. Auch p.o.-Gabe möglich,Dosierung siehe Zusatzinformation
1-5	1-0-0-0	Prednison/Decortin®	100 mg		p.o.		
2-3	0	Etoposid (Base)	100 mg/m²	1 000 ml NaCl 0,9 %	i.v.	2h	max. 0,4mg/ml

Rituximab-Info auf Kurvenblatt beachten

FN-Risiko >20 %: entweder **24h** post **CTx** Primärprophylaxe mit Pegfilgrastim/Neulasta® 6mg s.c. einmalig oder **ab d4 post CTx** Filgrastim/Neupogen® 5µg/kg/d s.c. tägl. bis Durchschreiten des Nadir

Achtung: bei Pat. 61-80J: Antivirale Prophylaxe (Aciclovir 4x200mg p.o.)

Zyklusdiagramm   Tag 0 1 2 3 4 5 [...] Wdh: 15
- Rituximab
- Cyclophosphamid
- Doxorubicin
- Vincristin
- Etoposid (Base)
- Prednison/Decortin®

Obligate Prä- und Begleitmedikation (Zyklus 1-n)

Tag	zeitl. Ablauf	Substanz	Basisdosierung	Trägerlösung (ml)	Appl.	Infusionsdauer	Bemerkungen
0	-1h	Paracetamol	1 000 mg		p.o.		1h vor AK-Gabe
0	-30min	NaCl 0,9 %	500 ml		i.v.		während AK-Gabe
0	-30min	Clemastin	2 mg		i.v.	15 min	
0	-30min	Dexamethason	8 mg		i.v.	B	vor Rituximab-Erstgabe obligat; bei Folgegaben in Abhängigkeit von Verträglichkeit
0	1-0-0-0	Omeprazol	20 mg		p.o.		
0	1-0-0-0	Allopurinol	300 mg		p.o.		
1	-30min	NaCl 0,9 %	500 ml		i.v.	4h	bzw. zu Hause p.o.
1	-30min	Dexamethason	8 mg		i.v.	15 min	bei Emesis: Dosiserhöhung auf 3mg
1	-30min	Granisetron	1 mg		i.v.	B	p.o: 300mg/m2 2h vor i.v. Gabe
1	0	Mesna	150 mg/m²		i.v.	B	i.v.: 150mg/m2 2h nach p.o. Gabe
1	+2h	Mesna	300 mg/m²		p.o.		
1	+4h	Dexamethason	8 mg		p.o.		i.v.: 150mg/m2 2h nach p.o. Gabe
1	+6h	Mesna	300 mg/m²		p.o.		
1-14	0-1-0-0	Cotrimoxazol	960 mg		p.o.		Mo, Mi, Fr; bis CD4-Zellen >200/µl
2-3	-30min	NaCl 0,9 %	500 ml		i.v.	3h	
2-3	-30min	Dexamethason	8 mg		i.v.	15 min	
4-13	1-0-0-0	Filgrastim (Neupogen®)	5 µg/kg/d		s.c.		bis Durchschreiten des Nadir

Bedarfsmedikation: Metoclopramid p.o./i.v., bei Unverträglichkeit Ersatz durch HT_3-Antagonisten; Pantoprazol 40mg, Sucralfat

FN-Risiko: > 20% → Primärprophylaxe mit Filgrastim/Neupogen®oder Pegfilgrastim/Neulasta®, siehe Kurzfassung Leitlinien G-CSF

Kontrollen: Blutbild, Elektrolyte, Blutzucker, Harnsäure, Retentionswerte, eGFR, Herzfunktion, Neurotoxizität; während Rituximab: Zeichen einer Unverträglichkeit/Anaphylaxie

Dosisreduktion: bei Verzögerung > 7 Tage siehe Protokoll; Etoposid Wechsel zu p.o. möglich (siehe Fachinformation: relative Bioverfügbarkeit Etoposid Kapseln ca. 50 %), p.o. Dosis entspricht 2 x i.v. Dosis (Cave individuelle Schwankungen bei Dosiseinstellung berücksichtigen)

Cave	**Hepatitis-B-Virus-(HBV) Screening vor Behandlungsbeginn:** aktive Hepatitis-B- Erkrankung → Kontraindikation Rituximab; positive Hepatitis-B-Serologie (HBsAg oder HBcAb) → vor Behandlungsbeginn Hepatoogen konsultieren.
Summendosis	**Doxorubicin:** Gefahr der Kardiotoxizität, maximale Summendosis: 550mg/m^2
Erfolgsbeurteilung	Staging nach 4 Zyklen
Wiederholung	Tag 15.
Literatur	Provencio M et al. Ann Oncol. 2006; 17(6):1027-8; Schmitz N et al. Blood. 2010; 116(18):3418-26; Pfreundschuh M et al. Blood. 2004; 104(3):626-633.

Diese Krebstherapie birgt letale Risiken. Die Anwendung darf nur durch erfahrene Onkologen und entsprechend ausgebildetes Pflegepersonal erfolgen. Das Protokoll muss im Einzelfall überprüft und der klinischen Situation angepasst werden.

060501_30 R-CPOP *Indikation: hochmalignes NHL* **ICD-10: C82-C88**

Hauptmedikation (Zyklus 1-n)

Tag	zeitl. Ablauf	Substanz	Basisdosierung	Trägerlösung (ml)	Appl.	Infusionsdauer	Bemerkungen
0	0	Rituximab	375 mg/m²	500 ml NaCl 0,9 %	i.v.	initial 50mg/h	24-4h vor CTx; nur bei CD20-positivem NHL
1	0	Cyclophosphamid	750 mg/m²	500 ml NaCl 0,9 %	i.v.	1h	
1	+1h	Pixantron	88 mg/m²	250 ml NaCl 0,9 %	i.v.	1h	88 mg/m2 Pixantronbase entsprechen 150mg/m2 Pixantrondimaleat; Applikation über In-Line-Filter
1	+2h	Vincristin	1,4 mg/m²	50 ml NaCl 0,9 %	i.v.	5-10min	max. 2mg abs. Als FREILAUFENDE Kurzinfusion, wenn möglich über gesicherten zentralvenösen Zugang.
1-5	1-0-0-0	Prednison/Decortin®	100 mg abs.		p.o.		

Zyklusdiagramm

	Tag 0	1	2	3	4	5	[...]	Wdh: 22
Rituximab	☐							
Cyclophosphamid		■						
Pixantron		☐		■				
Vincristin		☐						
Prednison		☐	☐	☐	☐	☐		

Achtung: bei Pat. 61-80J: Antivirale Prophylaxe (Aciclovir 4x200mg p.o.)

Cave Pixantron: Blaufärbung von Haut und Urin möglich

FN-Risiko >20 %: entweder **24h post CTx** Primärprophylaxe mit Pegfilgrastim/Neulasta® 6mg s.c. einmalig **ab d4 post CTx** oder Filgrastim/Neupogen® 5µg/kg/d s.c. tägl. bis Durchschreiten des Nadir

Infusionsgeschwindigkeit Rituximab:
Erstgabe: beginnen mit **50mg/h** für 1h; danach bei guter Verträglichkeit alle 30min um 50mg/h steigern bis max. 400mg/h.
Folgegaben bei komplikationsfreier Erstgabe und nach Ausschluss Risikopatient: Gesamtdosis innerhalb 90min geben.
Risikopatienten (max.Tumorlast, Herz-Kreislauf/resp. Erkrankungen, AK-Unverträglichkeit): beginnen mit **25mg/h** für 1h danach alle 30min um 25mg/h bis max. 200mg/h steigern.
Überwachung: erste Stunde alle 15min: RR, HF, Atemfrequenz, Temp., danach 1x/h; NOTFALLWAGEN bereithalten. Bei allergischer/anaphylaktischer Reaktion (Schüttelfrost, Fieber etc.) SOFORTIGER Infusionsstopp, evtl. Glukokortikoide, intensivmed. Maßnahmen. Bei Symptombesserung langsame Wiederaufnahme: halbierte Inf.-geschwindigkeit der Erstgabe.

Obligate Prä- und Begleitmedikation (Zyklus 1-n)

Tag	zeitl. Ablauf	Substanz	Basisdosierung	Trägerlösung (ml)	Appl.	Infusionsdauer	Bemerkungen
0	1-0-0-0	Pantoprazol	20 mg		p.o.		
0	1-0-0-0	Allopurinol	300 mg		p.o.		
0	-1h	Paracetamol	1 000 mg		p.o.		während der AK-Gabe
0	-30min	NaCl 0,9 %	500 ml		i.v.		
0	-30min	Clemastin	2 mg		i.v.	15min	
0	-30min	Dexamethason	8 mg		i.v.	15min	vor Rituximab-Erstgabe obligat; bei Folgegaben in Abhängigkeit von Verträglichkeit
1	-30min	NaCl 0,9 %	1 000 ml		i.v.	3h	
1	-30min	Dexamethason	8 mg		i.v.	15min	bzw. zu Hause p.o.
1	-30min	Granisetron	1 mg	100 ml NaCl 0,9 %	i.v.	15min	
1	0	Mesna	150 mg/m²		i.v.	B	p.o. Gabe: 300mg/m² 2h vor i.v.
1	+2h	Mesna	300 mg/m²		p.o.		i.v. Gabe: 150mg/m² 2h nach p.o.
1	+4h	Dexamethason	8 mg		i.v.	B	bzw. zu Hause p.o.
1	+6h	Mesna	300 mg/m²		p.o.		i.v. Gabe: 150mg/m² 2h nach p.o.
1-21	0-1-0-0	Cotrimoxazol	960 mg		p.o.		Mo, Mi, Fr; bis Therapieende/o. CD4-Zellzahlen>200/µl

Bedarfsmedikation	Metoclopramid p.o./i.v., bei Unverträglichkeit Ersatz durch HT_3-Antagonisten; Pantoprazol 40mg, Sucralfat, Ciprofloxacin 500mg bei Lc < 1 000/μl
FN-Risiko	>20% → Primärprophylaxe mit Filgrastim/Neupogen® oder Pegfilgrastim/Neulasta®, siehe Kurzfassung Leitlinien G-CSF
Kontrollen	Herzecho, Blutbild, Elektrolyte, BZ, Leber, Retentionswerte, eGFR, Diurese, Neurotoxizität. Rituximab: Zeichen einer Unverträglichkeit/Anaphylaxie
Cave	**Hepatitis-B-Virus-(HBV) Screening vor Behandlungsbeginn:** aktive Hepatitis-B- Erkrankung → Kontraindikation Rituximab; positive Hepatitis-B-Serologie (HBsAg oder HBcAb) → vor Behandlungsbeginn Hepatologen konsultieren.
Erfolgsbeurteilung	Staging nach 4 Zyklen
Wiederholung	Tag 22.
Literatur	Herbrecht R. et al. Ann Oncol. 2013; 24:2618-2623; Pfreundschuh M et al. Blood. 2004; 104:634-41

Diese Krebstherapie birgt letale Risiken. Die Anwendung darf nur durch erfahrene Onkologen und entsprechend ausgebildetes Pflegepersonal erfolgen. Das Protokoll muss im Einzelfall überprüft und der klinischen Situation angepasst werden.

060501_27   **DHA+Carboplatin**   **Indikation: NHL-Rezidiv**   **ICD-10: C82-C88**

Hauptmedikation (Zyklus 1-n)

Tag	zeitl. Ablauf	Substanz	Basisdosierung	Trägerlösung (ml)	Appl.	Infusionsdauer	Bemerkungen
1	0	Carboplatin	5 AUC	250 ml Glucose 5 %	i.v.	1h	Dosis (mg) = AUC (mg/ml x min) x [GFR (ml/min)+25]
1-4	-30min	Dexamethason	40 mg abs.		i.v.	15min	auch p.o. möglich
2	0	Cytarabin	2 000 mg/m²	250 ml NaCl 0,9 %	i.v.	3h	
2	+12h	Cytarabin	2 000 mg/m²	250 ml NaCl 0,9 %	i.v.	3h	

FN-Risiko >20 %: entweder **24h post CTx** Primärprophylaxe mit Pegfilgrastim/Neulasta® 6mg s.c. einmalig oder **ab d4 post CTx** Filgrastim/Neupogen® 5µg/kg/d s.c. tägl. bis Durchschreiten des Nadir

Bei Stammzellmobilisierung: Filgrastim-Gabe vor geplanter Leukapherese ab d7: 5µg/kgKG/d s.c. morgens (>70kg: 480µg,<70kg: 300µg) bis Ende der Apherese.

Achtung: bei Pat. 61-80J.: Antivirale Prophylaxe (Aciclovir 4x200mg p.o.)

Genauer Ablauf siehe auch **Übersichtsschema zur G-CSF-Gabe bei Mobilisierungsprotokollen** im Blauen Buch (→ Teil 2 Standardisierte Vorgehensweisen → Anti-Tumor und Supportiv-Therapie → GCSF/EPO)

Dosierungsempfehlung für Carboplatin nach AUC:

Klinische Situation	Ziel-AUC (mg/ml x min)
Carboplatin Monotherapie, keine Vorbehandlung	5-7
Carboplatin Monotherapie, myelosuppressive Vorbehandlung	4-6
Kombinationsbehandlung mit Carboplatin in Standarddosierung keine Vorbehandlung	4-6

Maximaldosen für Carboplatin bei Dosierung nach AUC:

AUC	Max. Dosis
1,5	225mg
2	300mg
3	450mg
4	600mg
5	750mg
6	900mg
7	1050mg

Obligate Prä- und Begleitmedikation (Zyklus 1-n)

Tag	zeitl. Ablauf	Substanz	Basisdosierung	Trägerlösung (ml)	Appl.	Infusionsdauer	Bemerkungen
1	-30min	NaCl 0,9%	500 ml		i.v.	2h	
1	-30min	Granisetron	1 mg	100 ml NaCl 0,9 %	i.v.	15min	
1-21	0-1-0-0	Cotrimoxazol	960 mg		p.o.		Mo, Mi, Fr, bis 4 Wochen nach Therapieende oder CD4-Zellzahl >200/µl
2	-30min	NaCl 0,9%	2 000 ml		i.v.	24h	kontinuierlich
2	-30min	Granisetron	1 mg	100 ml NaCl 0,9 %	i.v.	15min	
2	+11h 30min	Granisetron	1 mg		i.v.	15min	
2-3	1-1-1-1	Dexa-Sine SE® Augentropfen	2 Tropfen		i.o.		
4-6	1-1-1-1	Corneregel® Augentropfen	1 Tropfen		i.o.		alle 6 Stunden

Bedarfsmedikation Granisetron i.v., Ranitidin, Sucralfat, Ibuprofen 400mg Tbl., Dimenhydrinat Supp., Macrogol + div. Salze (z.B. Movicol®), Natriumpicosulfat Trpf.

FN-Risiko > 20% → Primärprophylaxe mit Filgrastim/Neupogen® oder Pegfilgrastim/Neulasta®; siehe Kurzfassung Leitlinien G-CSF

Kontrollen Blutbild, Elektrolyte insbesondere Mg^{2+}, Blutzucker, Retentionswerte, Flüssigkeitsbilanz, Kreatinin-Clearance, Oto-/Neurotoxizität, **vor CTx**: Blutbild, Elektrolyte, GOT/GPT, G-GT, Kreatinin, Urin-Stix, **bei kardialer Vorschädigung vor jedem 3. Zyklus: EKG**

Dosisreduktion Siehe auch Fachinformationen und Dosisreduktionstabelle. Carboplatin: bei Nierenfunktionsstörungen

Wechselwirkungen Carboplatin: Vorsicht bei Komedikation mit nephro- oder ototoxischen Substanzen: z.B. Aminoglykoside, Schleifendiuretika; **Cytarabin: Vorsicht bei gleichzeitiger Digoxin-Gabe** → engmaschige Überwachung der Digoxin-Spiegel

Wiederholung Tag 22. oder d29

Literatur Velasquez WS et al. Blood. 1988; 71:117-22; Sandlund JT et al. Cancer 2008; 113(4):782-790; Fachinfo: Carboplatin

Diese Krebstherapie birgt letale Risiken. Die Anwendung darf nur durch erfahrene Onkologen und entsprechend ausgebildetes Pflegepersonal erfolgen. Das Protokoll muss im Einzelfall überprüft und der klinischen Situation angepasst werden.

060501_24   R-DHAOx

ICD-10: C81-88

Indikation: Lymphom (Rezidiv/refraktär)

Protokoll-Hinweis: Rituximab/Dexamethason/Cytarabin/Oxaliplatin

Hauptmedikation (Zyklus 1-n)

Tag	zeitl. Ablauf	Substanz	Basisdosierung	Trägerlösung (ml)	Appl.	Infusions-dauer	Bemerkungen
0	0	Rituximab	375 mg/m²	500 ml NaCl 0,9 %	i.v.	initial 50mg/h	24h-4h vor CTx; nur bei CD20-positivem NHL
1	0	Oxaliplatin	130 mg/m²	250 ml Glucose 5 %	i.v.	4h	inkompatibel mit NaCl
1-4	-30min	Dexamethason	40 mg abs.		i.v.	15min	od. p.o.
2	0	Cytarabin	2000 mg/m²	250 ml NaCl 0,9 %	i.v.	3h	in 12-stündigem Abstand
2	+12h	Cytarabin	2000 mg/m²	250 ml NaCl 0,9 %	i.v.	3h	in 12-stündigem Abstand

Rituximab- Info auf Kurvenblatt beachten

Zyklusdiagramm | Tag 0 | 1 | 2 | 3 | 4 | [...] | Wdh: 22

Rituximab, Dexamethason, Oxaliplatin, Cytarabin

Wiederholungsinfo: (2-6 Zyklen)

bei akuter neurosensorischer Symptomatik: Oxaliplatin-Laufrate reduzieren bzw. Infusion abbrechen/ pausieren. Kälteexposition vermeiden. Ggf. Mg/Ca-Gabe erwägen. → **Folgegaben:** Oxaliplatin-Infusionsdauer auf **6h** erhöhen. Bei **laryngopharyngealen Dysästhesien** Folgegaben mit **6h** Infusionsdauer.

FN-Risiko >20 %: entweder **24h post CTx** Primärprophylaxe mit Pegfilgrastim/Neulasta® 6mg s.c. einmalig oder **ab d4 post CTx** Filgrastim/Neupogen® 5µg/kg/d s.c. tägl. bis Durchschreiten des Nadir.
Bei Stammzellmobilisierung: Filgrastim-Gabe vor geplanter Leukapherese ab d7: 5µg/kgKG/d s.c. morgens (>70kg: 480µg,<70kg: 300µg) bis Ende der Apherese.

Obligate Prä- und Begleitmedikation (Zyklus 1-n)

Tag	zeitl. Ablauf	Substanz	Basisdosierung	Trägerlösung (ml)	Appl.	Infusions-dauer	Bemerkungen
0	1-0-0-0	Pantoprazol	20 mg		p.o.		
0	-1h	Paracetamol	1 000 mg		p.o.		Gabe 1h vor Rituximab
0	-30min	NaCl 0,9 %	500 ml		i.v.		während Rituximab-Gabe
0	-30min	Dexamethason	8 mg		i.v.	B	vor Rituximab-Erstgabe obligat; bei Folgegaben in Abhängigkeit von Verträglichkeit
0	-30min	Clemastin	2 mg	100 ml NaCl 0,9 %	i.v.	15min	vor Rituximab
0-21	1-0-0-0	Allopurinol	300 mg		p.o.		
1	-30min	Glucose 5%	1000 ml		i.v.	5h	
1	-30min	Granisetron	1 mg	100 ml Glucose 5 %	i.v.	15min	Bei Emesis: Dosiserhöhung auf 3mg
2	-30min	NaCl 0,9%	2000 ml		i.v.	24h	
2	-30min	Granisetron	1 mg	100 ml NaCl 0,9 %	i.v.	15min	Bei Emesis: Dosiserhöhung auf 3mg
2	+11h 30min	Granisetron	1 mg	100 ml NaCl 0,9 %	i.v.	15min	Bei Emesis: Dosiserhöhung auf 3mg
2-3	1-1-1-1	Dexa-Sine SE® Augentropfen	2 Trpf.		i.o.		
2-22	0-1-0-0	Cotrimoxazol	960 mg		p.o.		Mo, Mi, Fr PCP-Prophylaxe; bis 4 Wo nach CTx oder bis CD4-Zellzahl>200/µl
4-6	1-1-1-1	Corneregel® Augentropfen	1 Trpf.		i.o.		

Bedarfsmedikation	Granisetron i.v., Ranitidin, Sucralfat, Aciclovir (individuelles Vorgehen: z.B. 3x 200 mg Mo, Mi, Fr)
FN-Risiko	> 20% → Primärprophylaxe mit Filgrastim/Neupogen® oder Pegfilgrastim/Neulasta®
Kontrollen	Nierenfunktion, Neurotoxizität, großes Blutbild mit Differentialblutbild vor jedem Zyklus, Lungenfunktion, Leberfunktion
Cave	**Hepatitis-B-Virus-(HBV) Screening vor Behandlungsbeginn:** aktive Hepatitis-B: Erkrankung → Kontraindikation Rituximab; positive Hepatitis-B-Serologie (HBsAg oder HBcAb) → vor Behandlungsbeginn Hepatologen konsultieren.
Therapieaufschub	hämatologische Toxizität Grad 3: Aufschub bis Werte im Normalbereich
Wechselwirkungen	**Cytarabin: Vorsicht bei gleichzeitiger Digoxin-Gabe** → engmaschige Überwachung der Digoxin-Spiegel
Kontraindikation	Oxaliplatin: Kreatinin-Clearance < 30 ml/min
Wiederholung	Tag 22. (2-6 Zyklen)
Literatur	Rigacci L et al Cancer. 2010 Oct 1;116(19):4573-9

Diese Krebstherapie birgt letale Risiken. Die Anwendung darf nur durch erfahrene Onkologen und entsprechend ausgebildetes Pflegepersonal erfolgen. Das Protokoll muss im Einzelfall überprüft und der klinischen Situation angepasst werden.

060501_42   **Pola-R-CHP**   **Indikation: DLBCL (unbehandelt)**   **ICD-10: C82-C88**

Hauptmedikation (Zyklus 1)

Tag	zeitl. Ablauf	Substanz	Basisdosierung	Trägerlösung (ml)	Appl.	Infusions-dauer	Bemerkungen
1	0	Polatuzumab-Vedotin	1,8 mg/kg	100 ml Glucose 5 %	i.v.	90min	Max. 240mg. Als Tropfinfusion über 0,22µm-In-line-Filter applizieren; Patienten während der Infusion und bis 90min nach Infusionsende engmaschig überwachen
1–3	-1h	Prednison/Decortin®	100 mg abs.		p.o.		Teil des Therapieregimes + gleichzeitig antiallergische/antiemetische Prämedikation
2	0	Rituximab	375 mg/m²	500 ml NaCl 0,9 %	i.v.	initial 50mg/h*	*Erhöhung der Infusionsgeschwindigkeit möglich siehe Memokasten
3	0	Cyclophosphamid	750 mg/m²	500 ml NaCl 0,9 %	i.v.	1h	
3	+1h	Doxorubicin	50 mg/m²	Unverdünnt	i.v.	B15min	alternativ Doxorubicingabe als FREILAUFENDE Infusion über gesicherten zentralvenösen Zugang möglich
4–5	1-0-0-0	Prednison/Decortin®	100 mg abs.		p.o.		

Zyklusdiagramm

	Tag 1	2	3	4	5	6	7	8	9	10	11	12	13	14	15	16	17	18	19	20	21
Prednison/Decortin®	☐	☐	☐	☐	☐																
Polatuzumab-Vedotin	■				☐																
Rituximab		■																			
Cyclophosphamid			■																		
Doxorubicin			☐																		

Wiederholungsinfo: d22 = Beginn Zyklus 2

Dosisanpassung bei Myelosuppression:

Schweregrad der Myelosuppression an Tag 1 eines jeden Zyklus	Dosisanpassung	
Grad 3-4 Neutropenie bzw. Grad 3-4 Thrombozytopenie	jegliche Behandlung unterbrechen bis Wiederanstieg der Neutrophilen auf >1.000/µl bzw. Thrombozyten auf >75.000/µl	
	Neutrophile >1.000/µl oder Thrombozyten >75.000/µl an oder vor Tag 7	Wiederaufnahme der vollständigen Behandlung ohne Dosisreduktionen
	Neutrophile >1.000/µl oder Thrombozyten >75.000/µl nach Tag 7	Dosisreduktion Cyclophosphamid und/oder Doxorubicin um 25-50% erwägen. (wenn bereits eine oder beide Substanzen um 25% reduziert wurden, Reduktion einer oder beider Substanzen um 50% erwägen)

Vorgehen bei infusionsbedingten Reaktionen durch Polatuzumab ab (verzögertes Auftreten bis zu 24h nach Behandlung möglich):

Schweregrad der IRR	Vorgehen
Grad 1-3	**Polatuzumab-Infusion abbrechen**, Symptome behandeln. Nach vollständigem Abklingen der Symptome Fortführung der Infusion mit um 50% reduzierter Infusionsrate, dann alle 30min schrittweise Erhöhung der Laufrate um 50mg/h. Beim nächsten Zyklus: 90min Infusionsdauer, danach wieder 30min Laufzeit möglich. Beim Auftreten von Giemen, Bronchospasmus oder generalisierter Urtikaria von Grad 2 oder 3: Behandlung mit Polatuzumab dauerhaft abbrechen.
Grad 4	**Polatuzumab-Infusion abbrechen**, Symptome behandeln, Behandlung mit Polatuzumab dauerhaft abbrechen.

Auf ausreichende Trinkmenge achten

ACHTUNG: Tumorlyse-Risiko unter Polatuzumab
Patienten engmaschig auf Symptome eines TLS überwachen.
→ Aufrechterhaltung einer entsprechenden Flüssigkeitsversorgung.
→ Engmaschige Überwachung des Kalium- und Harnsäurespiegels.
→ Prophylaxe mit Allopurinol (zumindest in Zyklus 1) erforderlich

Infusionsgeschwindigkeit Rituximab:
Erstgabe: beginnen mit **50mg/h** für 1h; danach bei guter Verträglichkeit alle 30min um 50mg/h steigern bis max. 400mg/h.
Folgegaben bei komplikationsfreier Erstgabe und nach Ausschluss Risikopatient: Gesamtdosis innerhalb 90min geben.
Risikopatienten (max. Tumorlast, Herz-Kreislauf/resp. Erkrankungen, AK-Unverträglichkeit): beginnen mit **25mg/h** für 1h danach alle 30min um 25mg/h bis max. 200mg/h steigern.
Überwachung: erste Stunde alle 15min: RR, HF, Atemfrequenz, Temp., danach 1x/h; NOTFALLWAGEN bereithalten.
Bei allergischer/anaphylaktischer Reaktion (Schüttelfrost, Fieber etc.) SOFORTIGER Infusionsstopp, evtl. Glukokortikoide, intensivmed. Maßnahmen. Bei Symptombesserung langsame Wiederaufnahme: halbierte Inf.-geschwindigkeit der Erstgabe.

Obligate Prä- und Begleitmedikation (Zyklus 1)

Tag	zeitl. Ablauf	Substanz	Basisdosierung	Trägerlösung (ml)	Appl.	Infusionsdauer	Bemerkungen
-2-21	1-0-0-0	Allopurinol	300 mg		p.o.		für Patienten mit hohem Risiko für Tumorlyse-Syndrom
1-2	-1h	Paracetamol	1 000 mg		p.o.		
1-2	-30min	NaCl 0,9%	1 000 ml		i.v.	4h	
1-2	-30min	Clemastin	2 mg		i.v.	15min	
1-21	0-1-0-0	Cotrimoxazol	960 mg		p.o.		Mo, Mi, Fr; bis Therapieende/o. CD4-Zellzahlen>200/µl
1-21	1-1-1-1	Aciclovir	200 mg		p.o.		
3	0	Mesna	150 mg/m²		i.v.	B	p.o. Gabe: 300mg/m² 2h vor i.v.
3	-30min	NaCl 0,9%	1 000 ml		i.v.	2h	
3	-30min	Granisetron	1 mg		i.v.	15min	
3	+2h	Mesna	300 mg/m²		p.o.		i.v. Gabe: 150mg/m² 2h nach p.o.
3	+6h	Mesna	300 mg/m²		p.o.		i.v. Gabe: 150mg/m² 2h nach p.o.
6	morgens	Filgrastim (Neupogen®)	300 µg		s.c.		ab Tag 06 bis stabiles Engraftment

Hauptmedikation (Zyklus 2-6)

Tag	zeitl. Ablauf	Substanz	Basisdosierung	Trägerlösung (ml)	Appl.	Infusionsdauer	Bemerkungen
1	0	Polatuzumab-Vedotin	1,8 mg/kg	100 ml Glucose 5 %	i.v.	30min	Max. 240mg. Als Tropfinfusion über 0,22µm-In-line-Filter applizieren; Laufzeit 30min falls erste Infusion gut vertragen wurde; Patienten während der Infusion und bis 30min nach Infusionsende engmaschig überwachen
1-3	-1h	Prednison/Decortin®	100 mg abs.		p.o.		Teil des Therapieregimes + gleichzeitig antiallergische/antiemetische Prämedikation
2	0	Rituximab	375 mg/m²	500 ml NaCl 0,9 %	i.v.	initial 50mg/h*	*Erhöhung der Infusionsgeschwindigkeit möglich siehe Memokasten
3	0	Cyclophosphamid	750 mg/m²	500 ml NaCl 0,9 %	i.v.	1h	
3	+1h	Doxorubicin	50 mg/m²	Unverdünnt	i.v.	B15min	alternativ Doxorubicingabe als FREILAUFENDE Infusion über gesicherten zentralvenösen Zugang möglich
4-5	1-0-0-0	Prednison/Decortin®	100 mg abs.		p.o.		

Wiederholungsinfo: Zyklus 7+8 = Rituximab mono

Zyklusdiagramm

	Tag 1	2	3	4	5	[...]	Wdh: 22
Prednison/Decortin®							
Polatuzumab-Vedotin	■						
Rituximab		■					
Cyclophosphamid			■				
Doxorubicin							

Obligate Prä- und Begleitmedikation (Zyklus 2-6)

Tag	zeitl. Ablauf	Substanz	Basisdosierung	Trägerlösung (ml)	Appl.	Infusionsdauer	Bemerkungen
1-2	-1h	Paracetamol	1 000 mg		p.o.	2h30min	
1-2	-30min	NaCl 0,9%	1 000 ml		i.v.		
1-2	-30min	Clemastin	2 mg		i.v.	15min	
1-21	0-1-0-0	Cotrimoxazol	960 mg		p.o.		Mo, Mi, Fr; bis Therapieende/o. CD4-Zellzahlen>200/µl
1-21	1-1-1-1	Aciclovir	200 mg		p.o.		
3	0	Mesna	150 mg/m²		i.v.	B	p.o. Gabe: 300mg/m² 2h vor i.v.
3	-30min	NaCl 0,9%	1 000 ml		i.v.	2h	
3	-30min	Granisetron	1 mg		i.v.	15min	
3	+2h	Mesna	300 mg/m²		p.o.		i.v. Gabe: 150mg/m² 2h nach p.o.
3	+6h	Mesna	300 mg/m²		p.o.		i.v. Gabe: 150mg/m² 2h nach p.o.
6	morgens	Filgrastim (Neupogen®)	300 µg		s.c.		ab Tag 06 bis stabiles Engraftment

Hauptmedikation (Zyklus 7-8)

Tag	zeitl. Ablauf	Substanz	Basisdosierung	Trägerlösung (ml)	Appl.	Infusions-dauer	Bemerkungen
1	0	Rituximab	375 mg/m²	500 ml NaCl 0,9 %	i.v.	initial 50mg/h*	*Erhöhung der Infusionsgeschwindigkeit möglich siehe Memokasten

Zyklusdiagramm Tag 1 | [...] | Wdh: 22
Rituximab

Wiederholungsinfo: Zyklus 7+8 = Rituximab mono.

Obligate Prä- und Begleitmedikation (Zyklus 7-8)

Tag	zeitl. Ablauf	Substanz	Basisdosierung	Trägerlösung (ml)	Appl.	Infusions-dauer	Bemerkungen
1	-1h	Paracetamol	1 000 mg		p.o.		
1	-30min	NaCl 0,9%	500 ml		i.v.	*	*während AK-Gabe
1	-30min	Clemastin	2 mg		i.v.	15min	
1	-30min	Dexamethason	8 mg		i.v.	15min	
1-21	0-1-0-0	Cotrimoxazol	960 mg		p.o.		Mo, Mi, Fr; bis Therapieende/o. CD4-Zellzahlen>200/µl
1-21	1-1-1-1	Aciclovir	200 mg		p.o.		

Bedarfsmedikation Rasburicase, Methotrexat i.th. als ZNS-Prophylaxe für Patienten mit hohem Risiko, Antidiarrhoika, Metoclopramid p.o./i.v., bei Unverträglichkeit Ersatz durch HT$_3$-Antagonisten; Sucralfat, Ciprofloxacin 500mg bei Lc < 1000/µl

FN-Risiko >20% → Primärprophylaxe mit Filgrastim/Neupogen® oder Pegfilgrastim/Neulasta®, siehe Kurzfassung Leitlinien G-CSF

Kontrollen Blutbild, Serumchemie, Koagulation, Urinanalyse, virale Serologie, Blutfettwerte, quantitative Immunglobuline (IgA, IgG, IgM), Schwangerschaftstest, Anti-drug-Antikörper

Dosisreduktion Polatuzumab: 1,8mg/kg →1,4mg/kg →1,0mg/kg

Cave auf Anzeichen von **Infusionsreaktionen**, **Zytokinfreisetzungssyndrom**, Makrophagenaktivierungssyndrom, hämophagozytischer Lymphohistiozytose, Lebertoxizität, Neurotoxizität, hämatologischer Toxizität und **Tumorlysesyndrom** achten

Summendosis **Doxorubicin:** Gefahr der Kardiotoxizität; maximale Summendosis: 550mg/m²

Bemerkungen **Hepatitis-B-Virus-(HBV) Screening vor Behandlungsbeginn:** aktive Hepatitis-B- Erkrankung → Kontraindikation Rituximab; positive Hepatitis-B-Serologie (HBsAg oder HBcAb) → vor Behandlungsbeginn Hepatologen konsultieren.

Wiederholung **Zyklus 1-1:** d22 = Beginn Zyklus 2
Zyklus 2-6: Tag 22. Zyklus 7+8 = Rituximab mono
Zyklus 7-8: Tag 22. Zyklus 7+8 = Rituximab mono.

Literatur Tilly et al. N Engl J Med 2022;386:351-63; jeweilige Fachinformationen

Diese Krebstherapie birgt letale Risiken. Die Anwendung darf nur durch erfahrene Onkologen und entsprechend ausgebildetes Pflegepersonal erfolgen. Das Protokoll muss im Einzelfall überprüft und der klinischen Situation angepasst werden.

| 060501_35 | **R-DHA** | | Indikation: Lymphom (rezidiviert/refraktär) | | | | ICD-10: C81-88 |

Protokoll-Hinweis: Rituximab/Dexamethason/_ytarabin

Hauptmedikation (Zyklus 1-n)

Tag	zeitl. Ablauf	Substanz	Basisdosierung	Trägerlösung (ml)	Appl.	Infusions-dauer	Bemerkungen
0	0	Rituximab	375 mg/m²	500 ml NaCl 0,9 %	i.v.	initial 50mg/h	24h-4h vor CTx; nur bei CD20-positivem NHL
1	-30min	Dexamethason	40 mg abs.		i.v.	15min	od. p.o.
1	0	Cytarabin	2 000 mg/m²	250 ml NaCl 0,9 %	i.v.	3h	in 12-stündigem Abstand
1	+12h	Cytarabin	2 000 mg/m²	250 ml NaCl 0,9 %	i.v.	3h	in 12-stündigem Abstand
2-4	0	Dexamethason	40 mg		i.v.	15min	od. p.o.

Rituximab- Info auf Kurvenblatt beachten

Zyklusdiagramm

	Tag 0	1	2	3	4	[...]	Wdh: 22
Rituximab	☐						
Dexamethason		■	■	■	■		
Cytarabin		■	☐				

Wiederholungsinfo: (2-6 Zyklen)

FN-Risiko >20 %: entweder **24h post CTx** Primärprophylaxe mit Pegfilgrastim/Neulasta® 6mg s.c. einmalig oder **ab d4 post CTx** Filgrastim/Neupogen® 5µg/kg/d s.c. tägl. bis Durchschreiten des Nadir

Bei Stammzellmobilisierung: Filgrastim-Gabe vor geplanter Leukapherese ab d7: 5µg/kgKG/d s.c. morgens (>70kg: 480µg,<70kg: 300µg) bis Ende der Apherese.

Obligate Prä- und Begleitmedikation (Zyklus 1-n)

Tag	zeitl. Ablauf	Substanz	Basisdosierung	Trägerlösung (ml)	Appl.	Infusions-dauer	Bemerkungen
0	1-0-0-0	Pantoprazol	20 mg		p.o.		
0	-1h	Paracetamol	1 000 mg		p.o.		Gabe 1h vor Rituximab
0	-30min	NaCl 0,9 %	500 ml		i.v.		während Rituximab-Gabe
0	-30min	Dexamethason	8 mg		i.v.	B	vor Rituximab-Erstgabe obligat; bei Folgegaben in Abhängigkeit von Verträglichkeit
0	-30min	Clemastin	2 mg	100 ml NaCl 0,9 %	i.v.	15min	vor Rituximab
0-21	1-0-0-0	Allopurinol	300 mg		p.o.		
1	-30min	NaCl 0,9%	2 000 ml		i.v.	24h	
1	-30min	Granisetron	1 mg	100 ml NaCl 0,9 %	i.v.	15min	Bei Emesis: Dosiserhöhung auf 3mg
1	+11h 30min	Granisetron	1 mg	100 ml NaCl 0,9 %	i.v.	15min	Bei Emesis: Dosiserhöhung auf 3mg
1-2	1-1-1-1	Dexa-Sine SE® Augentropfen	2 Trpf.		i.o.		
1-21	0-1-0-0	Cotrimoxazol	960 mg		p.o.		Mo, Mi, Fr PCP-Prophylaxe; bis 4 Wo nach CTx oder bis CD4-Zellzahl>200/µl
3-5	1-1-1-1	Corneregel® Augentropfen	1 Trpf.		i.o.		

Bedarfsmedikation	Granisetron i.v., Ranitidin, Sucralfat, Aciclovir (individuelles Vorgehen: z.B. 3x 200 mg Mo, Mi, Fr)
FN-Risiko	> 20% → Primärprophylaxe mit Filgrastim/Neupogen® oder Pegfilgrastim/Neulasta®
Kontrollen	Nierenfunktion, Neurotoxizität, großes Blutbild mit Differentialblutbild vor jedem Zyklus, Lungenfunktion, Leberfunktion
Cave	**Hepatitis-B-Virus-(HBV) Screening vor Behandlungsbeginn:** aktive Hepatitis-B- Erkrankung → Kontraindikation Rituximab; positive Hepatitis-B-Serologie (HBsAg oder HBcAb) → vor Behandlungsbeginn Hepatologen konsultieren.
Therapieaufschub	hämatologisch ≠ Toxizität Grad 3: Aufschub bis Werte im Normalbereich
Wechselwirkungen	**Cytarabin: Vorsicht bei gleichzeitiger Digoxin-Gabe** → engmaschige Überwachung der Digoxin-Spiegel
Wiederholung	Tag 22. (2-6 Zyklen)
Literatur	Rigacci L et al. Cancer. 2010 Oct 1;116(19):4573-9

Diese Krebstherapie birgt letale Risiken. Die Anwendung darf nur durch erfahrene Onkologen und entsprechend ausgebildetes Pflegepersonal erfolgen. Das Protokoll muss im Einzelfall überprüft und der klinischen Situation angepasst werden.

060501_38   *Polatuzumab vedotin/Rituximab/Bendamustin*   **ICD-10: C82-88**

Indikation: rezidiviertes oder refraktäres DLBCL (transplant-ineligible)

Protokoll-Hinweis: für nicht-transplantierbare Patienten

Hauptmedikation (Zyklus 1)

Tag	zeitl. Ablauf	Substanz	Basisdosierung	Trägerlösung (ml)	Appl.	Infusions-dauer	Bemerkungen
1	0	Polatuzumab-Vedotin	1,8 mg/kg	100 ml Glucose 5 %	i.v.	1h30min	Max. 240mg. Als Tropfinfusion über 0,22μm-In-line-Filter applizieren; Patienten während der Infusion und bis 90min nach Infusionsende engmaschig überwachen
2	0	Rituximab	375 mg/m²	500 ml NaCl 0,9 %	i.v.	initial 50mg/h	
2	Gabe	Bendamustin	90 mg/m²	500 ml NaCl 0,9 %	i.v.	1h	1h nach Ende Rituximab; mit anderen Lösungen inkompatibel
3	0	Bendamustin	90 mg/m²	500 ml NaCl 0,9 %	i.v.	1h	mit anderen Lösungen inkompatibel

Zyklusdiagramm	Tag 1	2	3
Polatuzumab-Vedotin	☐		
Rituximab	☐		
Bendamustin	■	☐	

Wiederholungsinfo:
d22 = Beginn Zyklus 2

Dosisanpassung bei Myelosuppression:

Schweregrad der Myelosuppression an Tag 1 eines jeden Zyklus	Dosisanpassung
Grad 3-4 Neutropenie bzw. Grad 3-4 Thrombozytopenie	jegliche Behandlung unterbrechen bis Wiederanstieg der Neutrophilen auf >1.000/μl bzw. Thrombozyten auf >75.000/μl
Neutrophile >1.000/μl oder Thrombozyten >75.000/μl an oder **vor** Tag 7	Wiederaufnahme der vollständigen Behandlung ohne zusätzliche Dosisreduktion
Neutrophile >1.000/μl oder Thrombozyten >75.000/μl **nach** Tag 7	Dosisreduktion Bendamustin von 90mg/m² auf 70mg/m² oder von 70mg/m² auf 50mg/m². (wenn bereits auf 50mg/m² reduziert → Behandlung abbrechen)

ACHTUNG: Tumorlyse-Risiko unter Polatuzumab
Patienten engmaschig auf Symptome eines TLS überwachen.
→ Aufrechterhaltung einer entsprechenden Flüssigkeitsversorgung.
→ Engmaschige Überwachung des Kalium- und Harnsäurespiegels.
→ Prophylaxe mit Allopurinol (zumindest in Zyklus 1) erforderlich

Rituximab
bei initial guter Verträglichkeit: verkürzte Infusionszeit möglich
20% der Dosis: 30min
80% der Dosis: 60min

Infusionsgeschwindigkeit Rituximab:
Erstgabe: beginnen mit **50mg/h** für 1h; danach bei guter Verträglichkeit alle 30min um 50mg/h steigern bis max. 400mg/h.
Folgegaben bei komplikationsfreier Erstgabe und nach Ausschluss Risikopatient: Gesamtdosis innerhalb 90min geben.
Risikopatienten (max. Tumorlast, Herz-Kreislauf/resp. Erkrankungen, AK-Unverträglichkeit): beginnen mit **25mg/h** für 1h danach alle 30min um 25mg/h bis max. 200mg/h steigern.
Überwachung: erste Stunde alle 15min: RR, HF, Atemfrequenz, Temp., danach 1x/h; NOTFALLWAGEN bereithalten.
Bei allergischer/anaphylaktischer Reaktion (Schüttelfrost, Fieber etc.) SOFORTIGER Infusionsstopp, evtl. Glukokortikoide, intensivmed. Maßnahmen. Bei Symptombesserung langsame Wiederaufnahme: halbierte Inf.-geschwindigkeit der Erstgabe.

Vorgehen bei infusionsbedingten Reaktionen durch Polatuzumab ab (verzögertes Auftreten bis zu 24h nach Behandlung möglich):

Schweregrad der IRR	Vorgehen
Grad 1-3	**Polatuzumab-Infusion abbrechen**, Symptome behandeln. Nach vollständigem Abklingen der Symptome Fortführung der Infusion mit um 50% reduzierter Infusionsrate, dann alle 30min schrittweise Erhöhung der Laufrate um 50mg/h. Beim nächsten Zyklus: 90min Infusionsdauer, danach wieder 30min Laufzeit möglich. Beim Auftreten von Giemen, Bronchospasmus oder generalisierter Urtikaria von Grad 2 oder 3: Behandlung mit Polatuzumab dauerhaft abbrechen.
Grad 4	**Polatuzumab-Infusion abbrechen**, Symptome behandeln, Behandlung mit Polatuzumab dauerhaft abbrechen.

entweder	24h nach CTx	Pegfilgrastim/Neulasta® 6mg s.c.
oder	d6 nach CTx	Filgrastim/Neupogen® 5μg/kg/d s.c. bis Durchschreiten des Nadir

Obligate Prä- und Begleitmedikation (Zyklus 1)

Tag	zeitl. Ablauf	Substanz	Basisdosierung	Trägerlösung (ml)	Appl.	Infusionsdauer	Bemerkungen
-2-2	1-0-0-0	Allopurinol	300 mg		p.o.		
1	-30min	NaCl 0,9 %	1 000 ml		i.v.	2h30min	Beilauf mit NaCl ausdrücklich erlaubt, Polatuzumab nur aus Haltbarkeitsgründen in Glucose gelöst.
1-2	-1h	Paracetamol	1 000 mg		p.o.		
1-2	-30min	Clemastin	2 mg		i.v.	B/2min	
1-3	-30min	Dexamethason	8 mg		i.v.	15min	
1-21	1-0-0-0	Aciclovir	400 mg		p.o.		Mo, Mi, Fr
1-21	0-1-0-0	Cotrimoxazol	960 mg		p.o.		Mo, Mi, Fr; bei CD4-Zellzahlen<200/µl PjP-Prophylaxe
2	-30min	NaCl 0,9%	1 000 ml		i.v.		bis Ende Bendamustin
2-3	-30min	Granisetron	1 mg		i.v.	15min	
3	-30min	NaCl 0,9%	1 000 ml		i.v.	2h	
3-21	1-0-0-0	Allopurinol	300 mg		p.o.		Fortführung nach Harnsäurespiegel

Hauptmedikation (Zyklus 2-6)

Tag	zeitl. Ablauf	Substanz	Basisdosierung	Trägerlösung (ml)	Appl.	Infusionsdauer	Bemerkungen
1	0	Polatuzumab-Vedotin	1,8 mg/kg	100 ml Glucose 5 %	i.v.	30min	Max. 240mg. Als Tropfinfusion über 0,22µm-In-line-Filter applizieren; Laufzeit 30min falls erste Infusion gut vertragen wurde; Patienten während der Infusion und bis 30min nach Infusionsende engmaschig überwachen
1	+30min	Bendamustin	90 mg/m²	500 ml NaCl 0,9 %	i.v.	1h	mit anderen Lösungen inkompatibel
2	0	Rituximab	375 mg/m²	500 ml NaCl 0,9 %	i.v.	initial 50mg/h	1h nach Ende Rituximab; mit anderen Lösungen inkompatibel
2	Gabe	Bendamustin	90 mg/m²	500 ml NaCl 0,9 %	i.v.	1h	

Zyklusdiagramm

	Tag 1	2	[...]	Wdh: 2≥
Rituximab	□	■		
Bendamustin	■	□		
Polatuzumab-Vedotin				

Wiederholungsinfo: bis zu 6 Zyklen

Obligate Prä- und Begleitmedikation (Zyklus 2-6)

Tag	zeitl. Ablauf	Substanz	Basisdosierung	Trägerlösung (ml)	Appl.	Infusionsdauer	Bemerkungen
1	-30min	NaCl 0,9 %	1 000 ml		i.v.	2h	Beilauf mit NaCl ausdrücklich erlaubt, Polatuzumab nur aus Haltbarkeitsgründen in Glucose gelöst.
1-2	-1h	Paracetamol	1 000 mg		p.o.		
1-2	-30min	Clemastin	2 mg		i.v.	B/2min	
1-2	-30min	Dexamethason	8 mg		i.v.	15min	
1-2	-30min	Granisetron	1 mg		i.v.	15min	
1-21	0-1-0-0	Cotrimoxazol	960 mg		p.o.		Mo, Mi, Fr; bei CD4-Zellzahlen<200/µl PjP-Prophylaxe
1-21	1-0-0-0	Aciclovir	400 mg		p.o.		Mo, Mi, Fr
2	-30min	NaCl 0,9 %	1 000 ml		i.v.	3h	

Bedarfsmedikation	Metoclopramid p.o. oder i.v., bei Unverträglichkeit HT$_3$-Antagonisten
FN-Risiko	10-20% → Primärprophylaxe mit Neulasta oder Neupogen, siehe Kurzfassung Leitlinien G-CSF
Kontrollen	Blutbild, Leber- und Nierenfunktion, Serumelektrolyte, Kalium- und Harnsäurespiegel, Gesamteiweiß, Immunstatus **Bendamustin: engmaschige Kontrolle des Blutbilds während des therapiefreien Intervalls.**
Dosisreduktion	**bei PNP Grad 2-3 durch Polatuzumab:** Polatuzumab unterbrechen bis ≤Grad 1: Wenn Verbesserung bis Tag 14 eintritt, Behandlung mit **dauerhaft reduzierter Dosis** von 1,4mg/kg fortsetzen. Wenn bereits DR auf 1,4mg/kg erfolgt ist, Behandlung abbrechen. Wenn keine Besserung bis Tag 14 → Behandlung abbrechen. Bei Grad 4 PNP ebenfalls Behandlung mit Polatuzumab abbrechen.
Cave	**Hepatitis-B-Virus-(HBV) Screening vor Behandlungsbeginn:** aktive Hepatitis-B- Erkrankung → Kontraindikation Rituximab; positive Hepatitis-B-Serologie (HBsAg oder HBcAb) → vor Behandlungsbeginn Hepatologen konsultieren.
Therapieabbruch	Brentuximab: keine größeren chirurgischen Eingriffe innerhalb von 30 Tagen vor Behandlungsbeginn Brentuximab: schwere KM-Suppression und starke Blutbildveränderungen (Leukozyten <3.000/µl, Thrombozyten <75.000/µl)
Wechselwirkungen	Polatuzumab vedotin: bei gleichzeitiger Einnahme von CYP3A4-Inhibitoren (Posaconazol, Clarithromycin, Ritonavir, ...) Pat. engmaschiger auf Toxizitätsanzeichen überwachen.
Nebenwirkungen	Polatuzumab vedotin: Anämie, Thrombozytopenie, Neutropenie, Müdigkeit, Diarrhoe, Übelkeit, Fieber, Pneumonie, PNP (ggf. Aufschub, Dosisreduktion oder Therapieabbruch erforderlich), **Reaktivierung latenter Infektionen**
Bemerkungen	Bendamustin: Leukozyten- und Thrombozytennadir nach 14-20 Tagen, Erholung nach 3-5 Wochen (in Kombination mit Rituximab meist schwerer ausgeprägt)
Erfolgsbeurteilung	nach 3 Zyklen
Wiederholung	**Zyklus 1-1:** d22 = Beginn Zyklus 2 **Zyklus 2-6:** Tag 22. bis zu 6 Zyklen
Literatur	Fachinformation Polatuzumab vedotin, Sehn et al. J Clin Oncol. 2020 Jan 10;38(2):155-165

Diese Krebstherapie birgt letale Risiken. Die Anwendung darf nur durch erfahrene Onkologen und entsprechend ausgebildetes Pflegepersonal erfolgen. Das Protokoll muss im Einzelfall überprüft und der klinischen Situation angepasst werden.

060501_41 **Tafasitamab + Lenalidomid**

Indikation: rezidiviertes/refraktäres DLBCL (auto-Tx ausgeschlossen)

ICD-10: C83.3

Hauptmedikation (Zyklus 1)

Tag	zeitl. Ablauf	Substanz	Basisdosierung	Trägerlösung (ml)	Appl.	Infusions-dauer	Bemerkungen
1	0	Tafasitamab	12 mg/kg	ad 250 ml NaCl 0,9 %	i.v.	*	*70ml/h für die ersten 30min, dann Rest innerhalb von 2h verabreichen, sodass Gesamtinfusionsdauer von 2,5h.
1-21	0-0-0-1	Lenalidomid	25 mg abs.		p.o.		
4, 8, 15, 22	0	Tafasitamab	12 mg/kg	ad 250 ml NaCl 0,9 %	i.v.	1,5-2h	

Zyklusdiagramm | Tag 1 2 3 4 5 6 7 8 9 10 11 12 13 14 15 16 17 18 19 20 21 22 23 24 25 26 27 28 29

Lenalidomid
Tafasitamab

Wiederholungsinfo: d29=Beginn Zyklus 2

---

bei Lenalidomid-induzierten Durchfällen → Gabe von Cholestagel® (bis zu 6 Tbl. täglich, 3x 2Tbl. oder 1x 6Tbl., mit einer Mahlzeit), Cave: 4 Std. Abstand zu Lenalidomid, sowie Arzneimittel, die Wechselwirkungen mit Colesevelam verursachen können: Levothyroxin, Verapamil, Olmesartan, Phenytoin, orale Kontrazeptiva, Metformin, Glimepirid, Glipizid, Glibenclamid, Ursodesoxycholsäure; bei Ciclosporin und Warfarin zusätzlich Spiegel bzw. Wirkung überwachen

Thromboseprophylaxe bei Lenalidomid-, Thalidomid- oder Pomalidomid-Therapie

Ein oder mehrere der folgenden Risikofaktoren
-vorherige Thrombose [1]
-zentralvenöser Katheter [1]
-Hochrisiko operativer Eingriff [1]
-konstitutionelle Thrombophilie [1]
-lange Immobilität
-rekombinantes EPO
→ **LMWH Prophylaxe** (Enoxaparin 20mg/d; bzw. [1] nach klinischer Situation ggf. höhere Dosis)

Keine Risikofaktoren & Kombinationstherapie mit Dexamethason und /oder Anthracycline → **Aspirin 100mg/d**

Keine Risikofaktoren & Monotherapie → keine Prophylaxe

Vorgehen bei Myelosuppression:

Thrombozyten <50.000/μl	Tafasitamab und Lenalidomid aussetzen, wöchentlich großes BB überwachen ≤s Thrombozyten >50.000/μl. → dann Tafasitamab in gleicher Dosis wieder aufnehmen, Lenalidomid in reduzierter Dosis.
Neutrophile <1.000/μl für mind. 7 Tage *ODER* Neutrophile <1.000/μl + Körpertemp. ≥38°C *ODER* Neutrophile <500/μl	Tafasitamab und Lenalidomid aussetzen, wöchentlich großes BB überwachen bis Neutrophile ≥1.000/μl. → dann Tafasitamab in gleicher Dosis wieder aufnehmen, Lenalidomid in reduzierter Dosis.

CTx mit FN-Risiko von 10-20%: Vorgehen bei der G-CSF-Gabe
- nach CTx: 1x tgl. 5μg/kg Filgrastim s.c. bei Leukozyten <1 000/μl bis >1 000/μl
- Wenn unter Einbeziehung individueller Risikofaktoren für den Patienten FN-Risiko ≥ 20% =>G-CSF-Primärprophylaxe erwägen/durchführen.
- **Nach durchgemachter febriler Neutropenie**, in folgenden Zyklen => G-CSF-**Sekundärprophylaxe**
G-CSF-Primär- bzw. Sekundärprophylaxe: Entweder 24h nach CTx einmal Pegfilgrastim/Neulasta® 6mg s.c.
- **Oder:** d6 nach CTx Filgrastim/Neupogen® 5μg/kg/d s.c. bis zum Durchschreiten des Nadir.

Lenalidomid (LL) Wechselwirkungen:
*- Plasmaverfügbarkeit von Digoxin erhöht →Überwachung der Digoxinkonzentration während LL-Therapie.
- Statine: bei gleichzeitiger Anwendung mit LL, erhöhtes Rhabdomyolyserisiko → verstärkte Überwachung** insbesondere in den ersten Wochen.
- **PGB-Inhibitoren** (z.B. Ciclosporin, Clarithromycin, Ketoconazol, Verapamil etc.) **können zum Ansteigen der LL Plasmaspiegel u. damit Zunahme der LL Tox. führen** (LL ist PGP-Substrat) → engmaschige Überwachung auf NW

Hepatitis-B-Virus-(HBV) Screening vor Beginn der Behandlung mit Lenalidomid:
→ positive Hepatitis-B-Serologie: vor Behandlungsbeginn Hepatologen konsultieren
→ zuvor infizierte Patienten müssen während der gesamten Behandlung engmaschig auf Zeichen und Symptome einer Virus-Reaktivierung überwacht werden

---

CAVE: Thrombozytopenie häufig unter Tafasitamab (31%).
→ Patienten auf entsprechende Anzeichen (Blutergüsse, Blutungen) überwachen und dahingehend sensibilisieren.
→ **Absetzen von TAHs oder Antikoagulanzien erwägen, jedoch unter Berücksichtigung des erhöhten Thromboserisikos unter Lenalidomid!** (siehe Memobox "Thromboseprophylaxe bei Lenalidomid")

Vorgehen bei Infusionsreaktionen unter Tafasitamab:

Grad 2 (mittelschwer)	Infusion unterbrechen; nach Besserung/ Abklingen der Symptome Wiederaufnahme der Infusion mit **halbierter Laufrate.** Wenn innerhalb 1h keine weitere Reaktion auftritt und Patient stabil, kann Laufrate alle 30min bis zu der Laufrate, bei der die Reaktion auftrat, erhöht werden.
Grad 3 (schwer)	Infusion unterbrechen; nach Besserung/ Abklingen der Symptome Wiederaufnahme der Infusion mit **25% der vorherigen Laufrate.** Wenn innerhalb 1h keine weitere Reaktion auftritt und Patient stabil, kann Laufrate alle 30min bis zu max. 50% der Laufrate, bei der die Reaktion auftrat, erhöht werden.
Grad 4 (lebensbedrohlich)	sofortiger Infusionsstop! Tafasitamab dauerhaft absetzen.

Obligate Prä- und Begleitmedikation (Zyklus 1)

Tag	zeitl. Ablauf	Substanz	Basisdosierung	Trägerlösung (ml)	Appl.	Infusions-dauer	Bemerkungen
-2-2	1-0-0-0	Allopurinol	300 mg		p.o.		
1	-30min	NaCl 0,9%	1 000 ml		i.v.	3h	
1, 4, 8, 15, 22	-1h	Paracetamol	1 000 mg		p.o.		kann bei guter Verträglichkeit ab der 4. Gabe (=d15) weggelassen werden.
1, 4, 8, 15, 22	-30min	Clemastin	2 mg		i.v.	B/2min	kann bei guter Verträglichkeit ab der 4. Gabe (=d15) weggelassen werden.
1, 4, 8, 15, 22	-30min	Dexamethason	8 mg		i.v.	15min	kann bei guter Verträglichkeit ab der 4. Gabe (=d15) weggelassen werden.
1, 4, 8, 15, 22	-1h 30min	Famotidin	20 mg		p.o.		kann bei guter Verträglichkeit ab der 4. Gabe (=d15) weggelassen werden.
1-28	0-1-0-0	Cotrimoxazol	960 mg		p.o.		Mo, Mi, Fr
1-28	1-0-0-0	Aciclovir	400 mg		p.o.		Mo, Mi, Fr
3-28	1-0-0-0	Allopurinol	300 mg		p.o.		Fortführung nach Harnsäurespiegel
4, 8, 15, 22	-30min	NaCl 0,9%	1 000 ml		i.v.	2h30min	

Hauptmedikation (Zyklus 2-3)

Tag	zeitl. Ablauf	Substanz	Basisdosierung	Trägerlösung (ml)	Appl.	Infusions-dauer	Bemerkungen
1-21	0-0-0-1	Lenalidomid	25 mg abs.		p.o.		
1, 8, 15, 22	0	Tafasitamab	12 mg/kg	ad 250 ml NaCl 0,9 %	i.v.	1,5-2h	

Zyklusdiagramm | Tag 1 | 2 | 3 | 4 | 5 | 6 | 7 | 8 | 9 | 10 | 11 | 12 | 13 | 14 | 15 | 16 | 17 | 18 | 19 | 20 | 21 | 22 | [...] | Wdh: 29

Lenalidomid
Tafasitamab

Wiederholungsinfo: ab Zyklus 4 Tafasitamab nur noch d1+15

Obligate Prä- und Begleitmedikation (Zyklus 2-3)

Tag	zeitl. Ablauf	Substanz	Basisdosierung	Trägerlösung (ml)	Appl.	Infusions-dauer	Bemerkungen
1, 8, 15, 22	-30min	NaCl 0,9%	1 000 ml		i.v.	2h30min	
1-28	0-1-0-0	Cotrimoxazol	960 mg		p.o.		Mo, Mi, Fr
1-28	1-0-0-0	Aciclovir	400 mg		p.o.		Mo, Mi, Fr
1-28	1-0-0-0	Allopurinol	300 mg		p.o.		

Hauptmedikation (Zyklus 4-12)

Tag	zeitl. Ablauf	Substanz	Basisdosierung	Trägerlösung (ml)	Appl.	Infusions-dauer	Bemerkungen
1, 15	0	Tafasitamab	12 mg/kg	ad 250 ml NaCl 0,9 %	i.v.	1,5-2h	
1-21	0-0-0-1	Lenalidomid	25 mg abs.		p.o.		

Zyklusdiagramm | Tag 1 | 2 | 3 | 4 | 5 | 6 | 7 | 8 | 9 | 10 | 11 | 12 | 13 | 14 | 15 | 16 | 17 | 18 | 19 | 20 | 21 | [...] | Wdh: 29

Lenalidomid
Tafasitamab

Wiederholungsinfo: max. 12 Zyklen Kombinationstherapie mit Lenalidomid, ab Zyklus 13 Tafasitamab mono

Obligate Prä- und Begleitmedikation (Zyklus 4-12)

Tag	zeitl. Ablauf	Substanz	Basisdosierung	Trägerlösung (ml)	Appl.	Infusions-dauer	Bemerkungen
1, 15	-30min	NaCl 0,9%	500 ml		i.v.	2h30min	
1-28	0-1-0-0	Cotrimoxazol	960 mg		p.o.		Mo, Mi, Fr
1-28	1-0-0-0	Aciclovir	400 mg		p.o.		Mo, Mi, Fr

Hauptmedikation (Zyklus 13-n)

Tag	zeitl. Ablauf	Substanz	Basisdosierung	Trägerlösung (ml)	Appl.	Infusions-dauer	Bemerkungen
1, 15	0	Tafasitamab	12 mg/kg	ad 250 ml NaCl 0,9 %	i.v.	1,5-2h	

Zyklusdiagramm | Tag 1 | 2 | 3 | 4 | 5 | 6 | 7 | 8 | 9 | 10 | 11 | 12 | 13 | 14 | 15 | [...] | Wdh: 29
Tafasitamab [ ] ... [ ]

Wiederholungsinfo: bis Progress oder akzeptable Tox.

Obligate Prä- und Begleitmedikation (Zyklus 13-n)

Tag	zeitl. Ablauf	Substanz	Basisdosierung	Trägerlösung (ml)	Appl.	Infusions-dauer	Bemerkungen
1, 15	-30min	NaCl 0,9%	500 ml		i.v.	2h30min	
1-28	0-1-0-0	Cotrimoxazol	960 mg		p.o.		Mo, Mi, Fr
1-28	1-0-0-0	Aciclovir	400 mg		p.o.		Mo, Mi, Fr

Bedarfsmedikation	Metoclopramid p.o., Pantoprazol p.o., Obstipationsprophylaxe
FN-Risiko	10-20% → je nach Risikoabwägung als Primärprophylaxe, bei FN im 1. Zyklus als Sekundärprophylaxe, siehe Kurzfassung Leitlinien G-CSF
Kontrollen	gr. Blutbild vor jedem Zyklus; Überwachung auf Tumorlysesyndrom, Infektionen (auch opportunistische), infusionsbedingte Reaktionen.
Dosisreduktion	für Tafasitamab nicht vorgesehen. Dosisreduktionsschema Lenalidomid: 25mg → 20mg → 15mg → 10mg → 5mg → 2,5mg
Cave	**Hepatitis-B-Virus-(HBV) Screening vor Behandlungsbeginn:** aktive Hepatitis-B- Erkrankung → Kontraindikation Rituximab; positive Hepatitis-B-Serologie (HBsAg oder HBcAb) → vor Behandlungsbeginn Hepatologen konsultieren.
Nebenwirkungen	**schwere Myelosuppression möglich (Thrombozytopenie, Neutropenie);** kann schwere (auch opportunistische) Infektionen verursachen (v.a. respiratorische Infektionen, Harnwegsinfektionen, Bronchitis, Nasopharyngitis, Pneumonie). Häufigeres Auftreten von Nebenwirkungen bei Pat. >65J.
Erfolgsbeurteilung	nach klinischem Ermessen
Therapiedauer	ab Zyklus 13 Tafasitamab mono bis Progress oder inakzeptable Toxizität.
Wiederholung	**Zyklus 1-1:** d29=Beginn Zyklus 2 **Zyklus 2-3:** Tag 29. ab Zyklus 4 Tafasitamab nur noch d1+15 **Zyklus 4-12:** Tag 29. max. 12 Zyklen Kombinationstherapie mit Lenalidomid, ab Zyklus 13 Tafasitamab mono **Zyklus 13-n:** Tag 29. bis Progress oder inakzeptable Tox.
Literatur	Salles et al. Lancet Oncol 2020 Jul;21(7):978-988; Fachinformation Tafasitamab

Diese Krebstherapie birgt letale Risiken. Die Anwendung darf nur durch erfahrene Onkologen und entsprechend ausgebildetes Pflegepersonal erfolgen. Das Protokoll muss im Einzelfall überprüft und der klinischen Situation angepasst werden.

060501_20   R-ICE   Indikation: **NHL-Rezidiv (CD20+)**   ICD-10: **C82-C88**

Protokoll-Hinweis: Rituximab/Etoposid/ Carboplatin/Ifosfamid

Hauptmedikation (Zyklus 1-n)

Tag	zeitl. Ablauf	Substanz	Basisdosierung	Trägerlösung (ml)	Appl.	Infusions-dauer	Bemerkungen
1	0	Rituximab	375 mg/m²	500 ml NaCl 0,9 %	i.v.	initial 50mg/h	max. 0,4mg/ml
1	+5h 15min	Etoposid (Base)	100 mg/m²	1 000 ml NaCl 0,9 %	i.v.	2h	max 800mg (gemäß Lit.); Dosis (mg) = AUC (mg/ml x min) x [GFR (ml/min)+25]
2	0	Carboplatin (ICE-Protokoll)	5 AUC	250 ml Glucose 5 %	i.v.	1h	max. 0,4mg/ml
2	+1h	Etoposid (Base)	100 mg/m²	1 000 ml NaCl 0,9 %	i.v.	2h	max. 0,4mg/ml
2	+3h 45min	Ifosfamid	5 000 mg/m²	500 ml NaCl 0,9 %	i.v.	24h	
3	0	Etoposid (Base)	100 mg/m²	1 000 ml NaCl 0,9 %	i.v.	2h	kann parallel zu Mesna von Tag 2 laufen. max. 0,4mg/ml

Rituximab-Info auf Kurvenblatt beachten

Zyklusdiagramm

	Tag 1	2	3	[...]	Wdh: 22
Rituximab	☐				
Etoposid (Base)	■		■		
Carboplatin (ICE-Protokoll)		☐			
Ifosfamid		■			

Wiederholungsinfo: bei Neutrophile >1 000/μl und Thrombozyten > 50 000/μl

FN-Risiko >20 %: entweder **24h nach CTx** Primärprophylaxe mit Peg-filgrastim/Neulasta® 6mg s.c. einmalig **oder ab d6** Filgrastim/Neupogen® 5μg/kg/d s.c. tägl. bis Durchschreiten des Nadir

Bei Stammzellmobilisierung: Filgrastim-Gabe vor geplanter Leukapherese ab d8: 5μg/kgKG/d s.c. morgens (>70kg: 480μg,<70kg:300μg) bis Ende der Apherese.

Inkompatibilität:
Carboplatin ↔ Mesna
Carboplatin ↔ NaHCO₃

Genauer Ablauf siehe auch **Übersichtsschema zur G-CSF-Gabe bei Mobilisierungsprotokollen** im Blauen Buch (→ Teil 2 Standardisierte Vorgehensweisen → Anti-Tumor und Supportiv-Therapie → GCSF/EPO)

Prophylaktische Antikoagulation bei GFR >30ml/min

Thrombozytenzahl	Prophylaxe
>50.000/μl	Enoxaparin 40mg s.c.
20.000/μl - 50.000/μl	Enoxaparin 20mg s.c.
<20.000/μl	Keine prophylaktische Antikoagulation

Obligate Prä- und Begleitmedikation (Zyklus 1-n)

Tag	zeitl. Ablauf	Substanz	Basisdosierung	Trägerlösung (ml)	Appl.	Infusions-dauer	Bemerkungen
1	1-0-0-0	Omeprazol	20 mg		p.o.		
1	1-0-0-0	Allopurinol	300 mg		p.o.		
1	-1h	Paracetamol	1 000 mg		p.o.		Gabe 1h vor Chemo
1	-30min	NaCl 0,9 %	1 000 ml		i.v.	12h	Bewässerung nach Chemo fortführen = Vorbewässerung für Tag 2
		Magnesium 10% Inresa® (4,05mmol Magnesium/10ml)	ml - befundabhängig -				Magnesium: vor und zur Chemotherapie; befundabhängig, in Bewässerung
1	-30min	Dexamethason	8 mg	100 ml NaCl 0,9 %	i.v.	15min	vor Rituximab-Erstgabe obligat; bei Folgegaben in Abhängigkeit von Verträglichkeit
1	-30min	Clemastin	2 mg		i.v.	B	
1	+5h	Dexamethason	8 mg	100 ml NaCl 0,9 %	i.v.	15min	
1-3	Gabe	Enoxaparin	*		s.c.		* Dosierung siehe Memobox "prophylaktische Antikoagulation"
1-21	0-1-0-0	Cotrimoxazol	960 mg		p.o.		Montags, Mittwochs, Freitags
2	-15min	Dexamethason	8 mg	100 ml NaCl 0,9 %	i.v.	15min	
2	-15min	Granisetron	1 mg		i.v.	B	
2	+3h 30min	Mesna	1 000 mg/m²		i.v.	15min	
2	+3h 45min	Mesna	5 000 mg/m²		i.v.	24h	
2	+4h	Dexamethason	8 mg	100 ml NaCl 0,9 %	i.v.	15min	
2	+8h	Dexamethason	8 mg	100 ml NaCl 0,9 %	i.v.	15min	
2	+27h 45min	Mesna	2 500 mg/m²		i.v.	6h	6-12h Infusionsdauer (kann parallel zu Etoposid an Tag 3 weiter laufen)

Obligate Prä- und Begleitmedikation (Zyklus 1-n) (Fortsetzung)

Tag	zeitl. Ablauf	Substanz	Basisdosierung	Trägerlösung (ml)	Appl.	Infusions-dauer	Bemerkungen
2-3	kontinuierlich	NaCl 0,9 %	2 000 ml		i.v.	24h	Bewässerung weiterführen
		Magnesium 10% Inresa® (4,05mmol Magnesium/10ml)	ml - *befundabhängig* -				Magnesium: vor und zur Chemotherapie; befundabhängig, in Bewässerung
2-4	+3h 15min	Thiamin	100 mg		p.o.		alle 4h; bis 2 Tage nach der Ifosfamid-Gabe
3	-30min	Dexamethason	8 mg	100 ml NaCl 0,9 %	i.v.	15min	
4	kontinuierlich	NaCl 0,9 %	3 000 ml		i.v.	24h	weiterführen
		Magnesium 10% Inresa® (4,05mmol Magnesium/10ml)	ml - *befundabhängig* -				Magnesium: vor und zur Chemotherapie; befundabhängig, in Bewässerung

Bedarfsmedikation	Metoclopramid, Ranitidin, Sucralfat
FN-Risiko	> 20% → Primärprophylaxe mit Filgrastim/Neupogen® oder Pegfilgrastim/Neulasta®, siehe Kurzfassung Leitlinien G-CSF
Kontrollen	Blutbild vor jedem Zyklus, Tag 7 und 14, Elektrolyte insbesondere Ca^{2+}, Mg^{2+}, Leberwerte, Retentionswerte, Kreatinin-Clearance, Urin-pH-Messung, Flüssigkeitsbilanz, Oto-/Neurotoxizität
Dosisreduktion	siehe Literatur
Cave	**Hepatitis-B-Virus-(HBV) Screening vor Behandlungsbeginn:** aktive Hepatitis-B- Erkrankung → Kontraindikation Rituximab; positive Hepatitis-B-Serologie (HBsAg oder HBcAb) → vor Behandlungsbeginn Hepatologen konsultieren.
Wiederholung	Tag 22. bei Neutrophile >1 000/µl und Thrombozyten > 50 000/µl
Literatur	adaptiert nach Gisselbrecht C et al. J Clin Oncol. 2010; 28(27):4184-90.

Diese Krebstherapie birgt letale Risiken. Die Anwendung darf nur durch erfahrene Onkologen und entsprechend ausgebildetes Pflegepersonal erfolgen. Das Protokoll muss im Einzelfall überprüft und der klinischen Situation angepasst werden.

060501_26	*Pixantron*				ICD-10: C82-88

Indikation: aggressives B-NHL (mehrfach rezidiviert oder therapierefraktär)

Hauptmedikation (Zyklus 1-n)

Tag	zeitl. Ablauf	Substanz	Basisdosierung	Trägerlösung (ml)	Appl.	Infusions-dauer	Bemerkungen
1, 8, 15	0	Pixantron	50 mg/m²	250 ml NaCl 0,9 %	i.v.	1h	50 mg/m² Pixantronbase entsprechen 85mg/m² Pixantrondimaleat; Application über In-Line-Filter

Cave Pixantron: Blaufärbung von Haut und Urin möglich

Zyklusdiagramm | Tag 1 | 2 | 3 | 4 | 5 | 6 | 7 | 8 | 9 | 10 | 11 | 12 | 13 | 14 | 15 | [...] | Wdh: 29
Pixantron

Wiederholungsinfo: für bis zu 6 Zyklen

CTx mit FN-Risiko von 10-20%: Vorgehen bei der G-CSF-Gabe
- nach CTx: 1x tgl. 5µg/kg Filgrastim s.c. bei Leukozyten < 1 000/µl bis >1 000/µl
- Wenn unter Einbeziehung **individueller Risikofaktoren für den Patienten FN-Risiko ≥ 20% =>G-CSF-Primärprophylaxe** erwägen/durchführen.
- **Nach durchgemachter febriler Neutropenie,** in folgenden Zyklen => **G-CSF-Sekundärprophylaxe**
G-CSF-Primär- bzw. Sekundärprophylaxe: Entweder 24h nach CTx einmal Pegfilgrastim/Neulasta® 6mg s.c.
- **Oder:** d6 nach CTx Filgrastim/Neupogen® 5µg/kg/d s.c. bis zum Durchschreiten des Nadir.

Obligate Prä- und Begleitmedikation (Zyklus 1-n)

Tag	zeitl. Ablauf	Substanz	Basisdosierung	Trägerlösung (ml)	Appl.	Infusions-dauer	Bemerkungen
1, 8, 15	-30min	NaCl 0,9%	500 ml		i.v.	1h30min	
1, 8, 15	-30min	Granisetron	1 mg		i.v.	B	

Bedarfsmedikation: rekombinante hämatopoetische Wachstumsfaktoren; bei hohem Risiko für Tumorlyse-Syndrom: Hydrierung, Alkalisierung des Urins, Prophylaxe mit Allopurinol; Prävention von Fotosensibilitätsreaktionen: ausreichend Sonnenschutz (Kleidung, Sonnenschutzmittel mit hoher UVA-Absorption)

FN-Risiko: 10-20%-> je nach Risikoabwägung als Primärprophylaxe, bei FN im 1. Zyklus als Sekundärprophylaxe,siehe Kurzfassung Leitlinien G-CSF

Kontrollen: engmaschige Blutbildkontrolle einschliesslich Leukozyten, Erythrozyten, Thrombozyten und absoluter Neutrophilenzahl (ANZ), Serumspiegel von Gesamtbilirubin und Gesamtkreatinin, linksventrikuläre Auswurffraktion (LVEF) als Parameter der Herzfunktion, bei Patienten mit hohem Risiko für Tumorlyse-Syndrom: Bestimmung von Harnsäure-, Kalium-, Calciumphophat- und Kreatininspiegel nach der Therapie

Dosisreduktion: **an den Tagen 8 und 15 bei hämatologischer Toxizität:** Grad 3 (Thrombozytenzahl < 50-25 x 10^9/l, ANZ < 1,0-0,5 x 10^9/l): Aufschub der Therapie bis Erholung Thrombozyten ≥ 50 x 10^9/l und ANZ ≥ 1,0 x 10^9/l, Grad 4 (Thrombozytenzahl < 25 x 10^9/l, ANZ < 0,5 x 10^9/l): Aufschub der Therapie bis Erholung Thrombozyten ≥ 50 x 10^9/l und ANZ ≥ 1,0 x 10^9/l, Dosisreduktion um 20%; **an den Tagen 8 und 15 bei nicht-hämatologischer Toxizität:** jede arzneimittelbedingte nichtkardiale Toxizität Grad 3 oder 4 außer Übelkeit oder Erbrechen: Aufschub der Therapie bis Erholung auf Grad 1, Dosisreduktion um 20%; jede kardiovaskuläre Toxizität Grad 3 oder 4 nach New York Heart Association (NYHA) oder persistierende LVEF: Aufschub der Therapie und Überwachung bis zur Erholung. Therapieabbruch in Betracht ziehen bei persistierender LVEF-Reduktion um ≥ 15% des Ausgangswerts

Cave: **Blaufärbung von Haut und Urin möglich; Myelosuppression:** Neutropenie (i.d.R. reversibel) mit Nadir zwischen Tag 15 und 22; **Kardiotoxizität:** erhöhtes Risiko bei aktiver oder latenter Herz-Kreislauf-Erkrankung, vorausgegangener Therapie mit Anthrazyklinen oder Anthracendionen, vorausgegangener oder begleitender Strahlentherapie (Mediastinalbereich), gleichzeitiger Anwendung von anderen kardiotoxischen Arzneimitteln; **Tumorlyse-Syndrom; Fotosensibilitätsreaktionen**

Therapievoraussetzung: Thrombozyten > 75 x 10^9/l, ANZ ≥ 1,0 x 10^9/l

Wechselwirkungen: Vorsicht bei gleichzeitiger Anwendung anderer kardiotoxischer Substanzen; gemischte Hemmung von CYP1A2 oder CYP2C8 -> Vorsicht und engmaschige Kontrollen bei gleichzeitiger Anwendung von: Theophyllin, Warfarin, Amitriptylin, Haloperidol, Clozapin, Ondansetron, Propranolol, Rosiglitazon, Paclitaxel, siehe auch Fachinformation; engmaschige Blutbildkontrolle bei gleichzeitiger Anwendung von Hemmstoffen der Membranproteine P-gp/BRCP und OCT1, z.B. Cyclosporin A, Tacrolimus, Ritonavir, Saquinavir, Nelfinavir; Vorsicht bei gleichzeitiger Anwendung von Induktoren von Efflux-Transportern über längeren Zeitraum, z.B. Rifampicin, Carbamezepin, Glukokortikoide

Wiederholung: Tag 29. für bis zu 6 Zyklen

Literatur: Pettengell R et al. Lancet Oncol. 2012; 13:696-706; Faivre S et al. Clin Cancer Res. 2001; 7:43-50, Fachinformation Pixantrondimaleat

Diese Krebstherapie birgt letale Risiken. Die Anwendung darf nur durch erfahrene Onkologen und entsprechend ausgebildetes Pflegepersonal erfolgen. Das Protokoll muss im Einzelfall überprüft und der klinischen Situation angepasst werden.

| 060501_09 | CHOP-14 | Indikation: hochmalignes NHL | ICD-10: C82-C88 |

Hauptmedikation (Zyklus 1-n)

Tag	zeitl. Ablauf	Substanz	Basisdosierung	Trägerlösung (ml)	Appl.	Infusions-dauer	Bemerkungen
1	0	Cyclophosphamid	750 mg/m²	500 ml NaCl 0,9 %	i.v.	1h	
1	+1h	Doxorubicin	50 mg/m²	Unverdünnt	i.v.	B15min	alternativ Doxorubicingabe als FREILAUFENDE Infusion über gesicherten zentralvenösen Zugang möglich
1	+1h 15min	Vincristin	1,4 mg/m²	50 ml NaCl 0,9 %	i.v.	5-10min	max. 2mg absolut. Als FREILAUFENDE Kurzinfusion, wenn möglich über gesicherten zentralvenösen Zugang.
1-5	1-0-0	Prednison/Decortin®	100 mg abs.		p.o.		

Summendosis Doxorubicin: Gefahr der Kardiotoxizität: max. Summendosis: 550mg/m²

Achtung: bei Pat. 61-80J.: Antivirale Prophylaxe (Aciclovir 4x200mg p.o.)

Inkompatibilität: Doxorubicin ↔ Vincristin (y-site kompatibel)

FN-Risiko >20 %: entweder **24h post CTx** Primärprophylaxe mit Pegfilgrastim/Neulasta® 6mg s.c. einmalig oder **ab d4 post CTx** Filgrastim/Neupogen® 5µg/kg/d s.c. tägl. bis Durchschreiten des Nadir

Zyklusdiagramm Tag 1 2 3 4 ≡ [...] Wdh: 15
Cyclophosphamid
Doxorubicin
Vincristin
Prednison

Obligate Prä- und Begleitmedikation (Zyklus 1-n)

Tag	zeitl. Ablauf	Substanz	Basisdosierung	Trägerlösung (ml)	Appl.	Infusions-dauer	Bemerkungen
1	-30min	NaCl 0,9 %	1 000 ml		i.v.	2h	kontinuierlich
1	-30min	Dexamethason	8 mg	100 ml NaCl 0,9 %	i.v.	15min	
1	-30min	Granisetron	1 mg	100 ml NaCl 0,9 %	i.v.	15min	
1	0	Mesna	150 mg/m²		i.v.	B	
1	+2h	Mesna	300 mg/m²		p.o.		i.v. Gabe: 150mg/m² 2h später als p.o.
1	+4h	Dexamethason	8 mg		p.o.		
1	+6h	Mesna	300 mg/m²		p.o.		i.v. Gabe: 150mg/m² 2h später als p.o.
1-15	0-1-0-0	Cotrimoxazol	960 mg		p.o.		Mo, Mi, Fr, PjP-Prophylaxe; bis 4 Wochen nach CTx/o. bis CD4-Zellzahl>200/µl

Bedarfsmedikation	Metoclopramid p.o./i.v.; Pantoprazol 40mg,Sucralfat,Ciprofloxacin 500mg bei Lc<1 000
FN-Risiko	>20% → Primärprophylaxe mit Filgrastim/Neupogen® oder Pegfilgrastim/Neulasta®, siehe Kurzfassung Leitlinien G-CSF
Kontrollen	Cave: Anthrazykline→Gefahr der Kardiotoxizität, Herzecho; Blutbild, Elektrolyte, BZ, Leberwerte, Retentionswerte, Kreatinin-Clearance, Diurese, Neurotoxizität
Dosisreduktion	bei Verzögerung > 7 Tage siehe Protokoll
Summendosis	Doxorubicin → Gefahr der Kardiotoxizität; max. Summendosis: 550mg/m²
Erfolgsbeurteilung	Staging nach 4 Zyklen
Wiederholung	Tag 15.
Literatur	Pfreundschuh M et al. Blood. 2004; 104:634-41; Zwick et al. Annals of Oncol. 2011; 22:1872-1877.

Diese Krebstherapie birgt letale Risiken. Die Anwendung darf nur durch erfahrene Onkologen und entsprechend ausgebildetes Pflegepersonal erfolgen. Das Protokoll muss im Einzelfall überprüft und der klinischen Situation angepasst werden.

060501_02 **CHOP-21** **Indikation: NHL** **ICD-10: C82-C88**

Hauptmedikation (Zyklus 1-n)

Tag	zeitl. Ablauf	Substanz	Basisdosierung	Trägerlösung (ml)	Appl.	Infusionsdauer	Bemerkungen
1	0	Cyclophosphamid	750 mg/m²	500 ml NaCl 0,9 %	i.v.	1h	
1	+1h	Doxorubicin	50 mg/m²	Unverdünnt	i.v.	B15min	alternativ Doxorubicingabe als FREILAUFENDE Infusion über gesicherten zentralvenösen Zugang möglich
1	+1h 15min	Vincristin	1,4 mg/m²	50 ml NaCl 0,9 %	i.v.	5-10min	max. 2mg absolut. Als FREILAUFENDE Kurzinfusion, wenn möglich über gesicherten zentralvenösen Zugang.
1-5	1-0-0-0	Prednison/Decortin®	100 mg abs.		p.o.		

Zyklusdiagramm

	Tag 1	2	3	4	5	[...]	Wdh: 22
Prednison/Decortin®							
Cyclophosphamid							
Doxorubicin							
Vincristin							

Inkompatibilität:
Doxorubicin ↔ Vincristin (y-site kompatibel)

Achtung: bei Pat. 61-80J.: Antivirale Prophylaxe (Aciclovir 4x200mg p.o.)

Genauer Ablauf siehe auch **Übersichtsschema zur G-CSF-Gabe bei Mobilisierungsprotokollen** im Blauen Buch (→ Teil 2 Standardisierte Vorgehensweisen → Anti-Tumor und Supportiv-Therapie → GCSF/EPO)

FN-Risiko >20 %:
entweder **d4 Primärprophylaxe mit Pegfilgrastim/Neulasta® 6mg s.c. einmalig** oder ab **d4 Filgrastim/Neupogen® 5µg/kg/d s.c. tägl. bis Durchschreiten des Nadir**
Bei Stammzellmobilisierung: Filgrastim-Gabe vor geplanter Leukapherese ab d6: 5µg/kgKG/d s.c. morgens (>70kg: 480µg,<70kg:300µg) bis Ende der Apherese.

Obligate Prä- und Begleitmedikation (Zyklus 1-n)

Tag	zeitl. Ablauf	Substanz	Basisdosierung	Trägerlösung (ml)	Appl.	Infusionsdauer	Bemerkungen
1	-30min	NaCl 0,9 %	1 000 ml		i.v.	2h	kontinuierlich
1	-30min	Dexamethason	8 mg		i.v.	15min	
1	-30min	Granisetron	1 mg		i.v.	15min	
1	0	Mesna	150 mg/m²		i.v.	B	
1	+2h	Mesna	300 mg/m²		p.o.		i.v. Gabe 150mg/m²: 2h später als oral
1	+4h	Dexamethason	8 mg		p.o.		i.v. Gabe 150mg/m²: 2h später als oral
1	+6h	Mesna	300 mg/m²		p.o.		
1-21	0-1-0-0	Cotrimoxazol	960 mg		p.o.		Mo, Mi, Fr, bis 4 Wochen nach letztem Zyklus/o. CD4-Zellzahlen>200/µl

Bedarfsmedikation	Metoclopramid p.o. oder i.v., bei Unverträglichkeit Ersatz durch HT_3-Antagonisten; Ranitidin abends, Sucralfat
FN-Risiko	>20% → Primärprophylaxe mit Filgrastim/Neupogen® oder Pegfilgrastim/Neulasta®, siehe Kurzfassung Leitlinien G-CSF
Kontrollen	Herzfunktion, Blutbild, Elektrolyte, Blutzucker, Leberwerte, Retentionswerte, eGFR, Diurese, Neurotoxizität
Dosisreduktion	bei Leukozyten <1 000/µl und/oder Thrombozyten <75 000/µl an 2 Tagen DR des nächsten Zyklus wie folgt: 1.DR Doxorubicin 40mg/m², Cyclophosphamid 600 mg/m². Bei erneutem Unterschreiten der genannten Leukozyten- bzw. Thrombozytenzahlen weitere Dosisreduktion: 2. DR: Doxorubicin 30mg/m² und Cyclophosphamid 450 mg/m²; 3. DR : Doxorubicin 20mg/m², Cyclophosphamid 300 mg/m²
Cave	Anthrazykline-> Gefahr der Kardiotoxizität, Herzecho.
Summendosis	**Doxorubicin:** Gefahr der Kardiotoxizität; maximale Summendosis: 550mg/m²
Erfolgsbeurteilung	nach 2 Zyklen
Wiederholung	Tag 22.
Literatur	McKelvey EM et al. Cancer. 1976; 38:1484-1493; Balducci L et al. Oncology (Hunting). 2000; 14:221-227.

Diese Krebstherapie birgt letale Risiken. Die Anwendung darf nur durch erfahrene Onkologen und entsprechend ausgebildetes Pflegepersonal erfolgen. Die Dosisberechnung und Anforderung obliegt der Verantwortung des bestellenden Arztes und muss in jedem Fall sorgfältig überprüft werden. Die Herausgeber übernehmen keine Verantwortung für die Therapieanforderung.

060501_36 **A + CHP**   **Indikation: T-Zell-Lymphom**   **ICD-10: C82-C88**

Hauptmedikation (Zyklus 1)

Tag	zeitl. Ablauf	Substanz	Basisdosierung	Trägerlösung (ml)	Appl.	Infusions-dauer	Bemerkungen
1	0	Cyclophosphamid	750 mg/m²	500 ml NaCl 0,9 %	i.v.	1h	
1	+1h	Doxorubicin	50 mg/m²	Unverdünnt	i.v.	B15min	
1	+1h 15min	Brentuximab-Vedotin	1,8 mg/kg	250 ml NaCl 0,9 %	i.v.	30 min	max. 180mg (bei Basisdos. 1,8mg/kg); max. 120mg (bei Basisdos. 1,2mg/kg)
1-5	1-0-0-0	Prednison/Decortin®	100 mg abs.		p.o.		

Zyklusdiagramm

	Tag 1	2	3	4	5	6	7	8	9	10	11	12	13	14	15	16	17	18	19	20	21
Prednison/Decortin®	□	□	□	□	□																
Cyclophosphamid	■																				
Doxorubicin	■																				
Brentuximab-Vedotin	■																				

FN-Risiko >20 %:
entweder **d4 Primärprophylaxe mit Pegfilgrastim/Neulasta® 6mg s.c. einmalig** oder **ab d4 Filgrastim/Neupogen® 5 µg/kg/d s.c. tägl. bis Durchschreiten des Nadir**

Bei Stammzellmobilisierung: Filgrastim-Gabe vor geplanter Leukapherese ab d6: 5 µg/kgKG/d s.c. morgens (>70kg: 480µg,<70kg;300µg) bis Ende der Apherese.

Wiederholungsinfo: d22 Beginn Zyklus 2

Überwachung der Brentuximab vedotin Infusion:
RR, HF, Atemfrequenz, Temperatur, NOTFALLWAGEN bereithalten
Bei allergischer/anaphylaktischer Reaktion (Schüttelfrost, Fieber etc.): SOFORTIGER Infusionsstopp, evtl. Glucocorticoide, intensivmedizinische Maßnahmen
Bei Anaphylaxie: endgültiger Therapieabbruch
Bei sonstigen Infusionsreaktionen: Prämedikation mit Paracetamol, Antihistaminikum und/oder Glucocortikoid bei Folgegaben
CAVE Risikopatienten (max. Tumorlast, Herz-/Kreislauf-/respirator. Erkrankungen, Antikörper-Unverträglichkeit):
Besondere Überwachung und ggf. adäquate supportive Maßnahmen wie z. B. Tumorlyseprophylaxe, Prämedikation um Infusionsreaktionen zu vermeiden

Obligate Prä- und Begleitmedikation (Zyklus 1)

Tag	zeitl. Ablauf	Substanz	Basisdosierung	Trägerlösung (ml)	Appl.	Infusions-dauer	Bemerkungen
1	-30min	NaCl 0,9 %	1 000 ml		i.v.	2h30min	
1	-30min	Dexamethason	8 mg		i.v.	15min	
1	-30min	Granisetron	1 mg		i.v.	15min	
1	0	Mesna	150 mg/m²		i.v.	B	
1	+2h	Mesna	300 mg/m²		p.o.		i.v. Gabe 150mg/m²: 2h später als oral
1	+6h	Mesna	300 mg/m²		p.o.		i.v. Gabe 150mg/m²: 2h später als oral
1-21	1-0-0-0	Aciclovir	400 mg		p.o.		kontinuierlich
1-21	0-1-0-0	Cotrimoxazol	960 mg		p.o.		Mo, Mi, Fr, bis 4 Wochen nach letztem Zyklus/o. CD4-Zellzahlen >200/µl

Hauptmedikation (Zyklus 2-n)

Tag	zeitl. Ablauf	Substanz	Basisdosierung	Trägerlösung (ml)	Appl.	Infusions-dauer	Bemerkungen
1	0	Brentuximab-Vedotin	1,8 mg/kg	250 ml NaCl 0,9 %	i.v.	30 min	max. 180mg (bei Basisdos. 1,8mg/kg); max. 120mg (bei Basisdos. 1,2mg/kg)
1	+30min	Cyclophosphamid	750 mg/m²	500 ml NaCl 0,9 %	i.v.	1h	
1	+1h 30min	Doxorubicin	50 mg/m²	Unverdünnt	i.v.	B15min	
1-5	1-0-0-0	Prednison/Decortin®	100 mg abs.		p.o.		

Zyklusdiagramm

	Tag 1	2	3	4	5	[...]	Wdh: 22	**Wiederholungsinfo:** für 6-8 Zyklen
Prednison/Decortin®	☐	☐	☐	☐	☐	☐		
Brentuximab-Vedotin	■					☐		
Cyclophosphamid	☐					☐		
Doxorubicin	■							

Obligate Prä- und Begleitmedikation (Zyklus 2-n)

Tag	zeitl. Ablauf	Substanz	Basisdosierung	Trägerlösung (ml)	Appl.	Infusions-dauer	Bemerkungen
1	-30min	NaCl 0,9 %	1 000 ml		i.v.	2h30min	
1	-30min	Dexamethason	8 mg		i.v.	15min	
1	-30min	Granisetron	1 mg		i.v.	15min	
1	+30min	Mesna	150 mg/m^2		i.v.	B	
1	+2h 30min	Mesna	300 mg/m^2		p.o.		i.v. Gabe 150mg/m^2: 2h später als oral
1	+6h 30min	Mesna	300 mg/m^2		p.o.		i.v. Gabe 150mg/m^2: 2h später als oral
1-21	1-0-0-0	Aciclovir	400 mg		p.o.		kontinuierlich
1-21	0-1-0-0	Cotrimoxazol	960 mg		p.o.		Mo, Mi, Fr, bis 4 Wochen nach letztem Zyklus/o. CD4-Zellzahlen >200/μl

Bedarfsmedikation	Metoclopramid p.o. oder i.v., bei Unverträglichkeit Ersatz durch HT$_3$-Antagonisten, Ranitidin, Sucralfat; bei erhöhtem Risiko für Tumorlysesyndrom (TLS) Allopurinol nach Harnsäure-Wert, adäquate Hydrierung, Urin-Alkalisierung; bei Infusionsreaktionen Prämedikation mit Paracetamol, Antihistaminikum und Kortikosteroid in Folgezyklen
FN-Risiko	>20% → Primärprophylaxe mit Filgrastim/Neupogen® oder Pegfilgrastim/Neulasta®, siehe Memobox
Kontrollen	komplettes Blutbild vor jedem Zyklus, Herzfunktion, Elektrolyte (u.a. K$^+$, Mg^{2+}, Ca^{2+}, PO^{4-}), Blutzucker, Leberwerte, Retentionswerte, eGFR, Diurese; auf Symptome und Anzeichen von PML (z.B. kognitive, neurologische oder psychiatrische Veränderungen), Pankreatitis, Infektionen, Neuropathie und dermatologische, gastrointestinale oder pulmonale Toxizität (z.B. Husten, Dyspnoe) achten
Cave	Risiko eines **Tumorlyse-Syndroms** bei Patienten mit rasch proliferierenden Tumoren und hoher Tumorlast, Risiko von **infusionsbedingten Reaktionen/Anaphylaxie**
Summendosis	**Doxorubicin:** Gefahr der Kardiotoxizität; maximale Summendosis: 550mg/m^2
Erfolgsbeurteilung	Bildgebung nach 3 Zyklen und nach 6 Zyklen
Therapiedauer	6-8 Zyklen
Wiederholung	**Zyklus 1-1:** d22 Beginn Zyklus 2 **Zyklus 2-n:** Tag 22. für 6-8 Zyklen
Literatur	Horwitz S et al. Lancet. 2019 Jan 19;393(10168):229-240

Diese Krebstherapie birgt letale Risiken. Die Anwendung darf nur durch erfahrene Onkologen und entsprechend ausgebildetes Pflegepersonal erfolgen. Das Protokoll muss im Einzelfall überprüft und der klinischen Situation angepasst werden.

06050134	CHOEP-14	Indikation: *hochmalignes NHL (T-NHL; ALK+)*	ICD-10: *C82-C88*

Hauptmedikation (Zyklus 1-n)

Tag	zeitl. Ablauf	Substanz	Basisdosierung	Trägerlösung (ml)	Appl.	Infusionsdauer	Bemerkungen
1	0	Cyclophosphamid	750 mg/m²	500 ml NaCl 0,9 %	i.v.	1h	
1	+1h	Doxorubicin	50 mg/m²	Unverdünnt	i.v.	B15 min	alternativ Doxorubicingabe als FREILAUFENDE Infusion über gesicherten zentralvenösen Zugang möglich
1	+1h 15min	Vincristin	1,4 mg/m²	50 ml NaCl 0,9 %	i.v.	5-10min	max. 2mg abs. Als FREILAUFENDE Kurzinfusion, wenn möglich über gesicherten zentralvenösen Zugang.
1	+1h 30min	Etoposid (Base)	100 mg/m²	1 000 ml NaCl 0,9 %	i.v.	2h	max. 0,4mg/ml; auch p.o.-Gabe möglich Dosierung siehe Zusatzinformation
1-5	1-0-0-0	Prednison/Decortin®	100 mg		p.o.		
2-3	0	Etoposid (Base)	100 mg/m²	1 000 ml NaCl 0,9 %	i.v.	2h	max. 0,4mg/ml

Achtung: bei Pat. 61-80J: Antivirale Prophylaxe (Aciclovir 4x200mg p.o.)

FN-Risiko >20 %: entweder **24h post C-tx** Primärprophylaxe mit Pegfilgrastim/Neulasta® 6mg s.c. einmalig oder **ab d4 post CTx** Filgrastim/Neupogen® 5μg/kg/d s.c. tägl. bis Durchschreiten des Nadir

Obligate Prä- und Begleitmedikation (Zyklus 1-n)

Tag	zeitl. Ablauf	Substanz	Basisdosierung	Trägerlösung (ml)	Appl.	Infusionsdauer	Bemerkungen
1	-30min	NaCl 0,9 %	500 ml		i.v.	4h	
1	-30min	Dexamethason	8 mg		i.v.	15 min	bzw. zu Hause p.o.
1	-30min	Granisetron	1 mg		i.v.	15min	bei Emesis: Dosiserhöhung auf 3mg
1	0	Mesna	150 mg/m²		i.v.	B	p.o: 300mg/m2 2h vor i.v. Gabe
1	+2h	Mesna	300 mg/m²		p.o.		i.v.: 150mg/m2 2h nach p.o. Gabe
1	+4h	Dexamethason	8 mg		p.o.		
1	+6h	Mesna	300 mg/m²		p.o.		i.v.: 150mg/m2 2h nach p.o. Gabe
1-14	0-1-0-0	Cotrimoxazol	960 mg		p.o.		Mo, Mi, Fr; bis CD4-Zellen >200/μl
2-3	-30min	NaCl 0,9 %	500 ml		i.v.	3h	
2-3	-30min	Dexamethason	8 mg	100 ml NaCl 0,9 %	i.v.	15 min	
4-13	1-0-0-0	Filgrastim (Neupogen®)	5 μg/kg/d		s.c.		bis Durchschreiten des Nadir

Bedarfsmedikation	Metoclopramid p.o./i.v., bei Unverträglichkeit Ersatz durch HT$_3$-Antagonisten; Pantoprazol 40mg, Sucralfat
FN-Risiko	>20% → Primärprophylaxe mit Filgrastim/Neupogen®oder Pegfilgrastim/Neulasta®, siehe Kurzfassung Leitlinien G-CSF
Kontrollen	Blutbild, Elektrolyte, Blutzucker, Harnsäure, Retentionswerte, eGFR, Herzfunktion, Neurotoxizität
Dosisreduktion	bei Verzögerung > 7 Tage siehe Protokoll; Etoposid Wechsel zu p.o. möglich (siehe Fachinformation: relative Bioverfügbarkeit Etoposid Kapseln ca. 50 %), p.o. Dosis entspricht 2 x i.v. Dosis (Cave individuelle Schwankungen bei Dosiseinstellung berücksichtigen)
Summendosis	**Doxorubicin** Gefahr der Kardiotoxizität, maximale Summendosis: 550mg/m²
Erfolgsbeurteilung	Staging nach 4 Zyklen
Wiederholung	Tag 15.
Literatur	Schmitz N et al. Blood. 2010; 116(18):3418-26; Pfreundschuh M et al. Blood. 2004; 104(3):626-633.

Diese Krebstherapie birgt letale Risiken. Die Anwendung darf nur durch erfahrene Onkologen und entsprechend ausgebildetes Pflegepersonal erfolgen. Das Protokoll muss im Einzelfall überprüft und der klinischen Situation angepasst werden.

060501_22	SMILE	Indikation: Extranodales NK/T-Zell-Lymphom nasaler Typ	ICD-10: C86

Hauptmedikation (Zyklus 1)

Tag	zeitl. Ablauf	Substanz	Basisdosierung	Trägerlösung (ml)	Appl.	Infusionsdauer	Bemerkungen
1	0	Methotrexat	2000 mg/m²	500 ml NaCl 0,9 %	i.v.	6h	oder oral morgens/bzw 1h vor restlicher CTx
2-4	-15min	Dexamethason	40 mg abs.	500 ml NaCl 0,9 %	i.v.	15min	
2-4	0	Ifosfamid	1500 mg/m²	500 ml NaCl 0,9 %	i.v.	1h	max. 0,4mg/ml
2-4	+1h	Etoposid (Base)	100 mg/m²	1000 ml NaCl 0,9 %	i.v.	2h	
8	0	L-Asparaginase (Escherichia coli)	600 IE/m²	250 ml NaCl 0,9 %	i.v.	15min	Testdosis 10% nur Erstgabe Z1, 1h vor Restdosis
8	+1h 15min	L-Asparaginase (Escherichia coli)	5400 IE/m²	500 ml NaCl 0,9 %	i.v.	2h	Restdosis 90%, 1h nach Ende der Testdosis
10, 12, 14, 16, 18, 20	0	L-Asparaginase (Escherichia coli)	6000 IE/m²	500 ml NaCl 0,9 %	i.v.	2h	

Achtung: bei oraler und venöser **Alkalisierung** Urin-pH- und venöse BGA-Messung empfohlen

ab Tag 6 post CTx: 1x täglich Filgrastim/Neupogen® 5µg/kg/d s.c./i.v.

an Tagen 2,3,4: 24h nach Ende Methotrexat: Calciumfolinat 15mg alle 6h i.v./p.o., erste Dosis i.v.

Achtung:
bei verzögerter MTX-Ausscheidung: Verlängerung und Erhöhung des Leukovorin-Rescues gemäß Leucovorin-Rescue-Bogen Leukovorin-Rescue-Bogen für SMILE HD MTX

Aktivitäts-Bestimmung L-Asparaginase (Escherichia coli): Routinemäßige Probeentnahmen (Talspiegel) nach erster und letzter Asparaginase-Gabe (d.h. an Tag 10 vor 2. Gabe und an Tag 22). Ggf. zusätzliche Messungen bei Verdacht auf allergische Reaktion. Blutserum an Uni Münster zur Aktivitätsmessung einschicken. Zielwert Aktivität: >100 IE.

Zyklusdiagramm

	Tag 1	2	3	4	5	6	7	8	9	10	11	12	13	14	15	16	17	18	19	20
Methotrexat	□																			
Dexamethason			■	□	■															
Ifosfamid			■	□	■															
Etoposid			■	□	■					□		□		□		□		□		□
L-Asparaginase								□												

Wiederholungsinfo: d29: Start Zyklus 2; 2 oder mehr Zyklen

Obligate Prä- und Begleitmedikation (Zyklus 1)

Tag	zeitl. Ablauf	Substanz	Basisdosierung	Trägerlösung (ml)	Appl.	Infusionsdauer	Bemerkungen
0-7	Gabe	Natriumbicarbonat 8,4% (1mmol HCO₃⁻/ml) in Perfusorspritze	- befundabhängig -		i.v.		Urin-Alkalisierung unter MTX: Beginn Voralkalisierung 4-12h vor MTX. Kontinuierlich fortführen bis Ende i.v.-Leukovorin-Rescue. Start mit 10ml/h dann Anpassung in Abh. v. Urin-pH-Wert. Ziel Urin-pH: 7,1-8,0. Monitoring s. Memobox.
0-7	Gabe	NaCl 0,9 %	1500 ml		i.v.	24h	Bewässerung unter MTX: 1,5l NaCl + 1,5l Glucose im Wechsel/ Tag. Beginn Vorbewässerung 4-12h vor MTX. Kontinuierlich fortführen bis Ende i.v.-Leukovorin-Rescue.
0-7	Gabe	Glucose 5%	1500 ml		i.v.	24h	im Wechsel mit NaCl 0,9%
0-7	Gabe	KCl 7,45% (1mmol K⁺/ml)	- befundabhängig -		i.v.		KCl: 20 ml pro 1000 ml Bewässerung (NaCl 0,9% bzw. Glucose 5%), Kalium-Ref.-Bereich: 3,5-5,1 mmol/L.
1	+6h	Furosemid	40 mg		i.v.	B	
1-7	1-1-1-1	Natriumbicarbonat	2 g - befundabhängig -		p.o.		4x2g, kontinuierlich fortführen bis Ende i.v.-Leukovorin-Rescue. Wenn orale Einnahme schwierig Alkalisierung rein über Perfusor möglich.
1-4, 8, 10, 12, 14, 16, 18, 20	-15min	Granisetron	1 mg		i.v.	B	
1, 8, 10, 12, 14, 16, 18, 20	-15min	Dexamethason	8 mg		i.v.	B	
1-28	0-1-0-0	Cotrimoxazol	960 mg		p.o.	B	Montag, Mittwoch, Freitag; jeweils Pause vom Tag der MTX-Gabe bis Ende LV-Rescue
2-4	0	Mesna	300 mg/m²		i.v.	B	
2-4	+4h	Mesna	300 mg/m²		i.v.	B	alle 4h; bis 2 Tage nach der Ifosfamid-Gabe
2-4	+8h	Mesna	300 mg/m²		i.v.	B	
2-6	-30min	Thiamin	100 mg		p.o.	B	
8	-30min	NaCl 0,9 %	1000 ml		i.v.	4h	
10, 12, 14, 16, 18, 20	-30min	NaCl 0,9 %	1000 ml		i.v.	3h	

Hauptmedikation (Zyklus 2-n)

Tag	zeitl. Ablauf	Substanz	Basisdosierung	Trägerlösung (ml)	Appl.	Infusions-dauer	Bemerkungen
1	0	Methotrexat	2 000 mg/m²	500 ml NaCl 0,9 %	i.v.	6h	
2-4	-15min	Dexamethason	40 mg abs.		i.v.	15min	oder oral morgens/bzw 1h vor restlicher CTx
2-4	0	Ifosfamid	1 500 mg/m²	500 ml NaCl 0,9 %	i.v.	1h	
2-4	+1h	Etoposid (Base)	100 mg/m²	1 000 ml NaCl 0,9 %	i.v.	2h	max. 0,4mg/ml
8, 10, 12, 14, 16, 18, 20	0	L-Asparaginase (Escherichia coli)	6 000 IE/m²	500 ml NaCl 0,9 %	i.v.	2h	bei Erstgabe: 10% Testdosis (600 IE/m²) über 15min 1h i.v. Applikation der Restdosis (90%, 5 400 IE/m²)

Zyklusdiagramm

	Tag 1	2	3	4	5	6	7	8	9	10	11	12	13	14	15	16	17	18	19	20	[...]	Wdh: 29
Methotrexat	□																					
Dexamethason		■	■	■																		
Ifosfamid		□	□	□																		
Etoposid		■	■	■																		
L-Asparaginase								□		□		□		□		□		□		□		

Wiederholungsinfo: 2 oder mehr Zyklen

Obligate Prä- und Begleitmedikation (Zyklus 2-n)

Tag	zeitl. Ablauf	Substanz	Basisdosierung	Trägerlösung (ml)	Appl.	Infusions-dauer	Bemerkungen
0-7	Gabe	Natriumbicarbonat 8,4% (1mmol HCO3⁻/ml) in Perfusorspritze	- befundabhängig -		i.v.		Start mit 10ml/h dann Anpassung in Abh. v. Urin-pH-Wert. Ziel Urin-pH: 7,1-8,0. Kontinuierlich fortführen bis Ende i.v.-Leukovorin-Rescue. Monitoring s. Memobox.
0-7	Gabe	NaCl 0,9 %	1 500 ml		i.v.	24h	Bewässerung unter MTX: 1,5l NaCl + 1,5l Glucose im Wechsel/ Tag. Beginn Vorbewässerung 4-12h vor MTX. Kontinuierlich fortführen bis Ende i.v.-Leukovorin-Rescue.
0-7	Gabe	Glucose 5%	1 500 ml		i.v.	24h	im Wechsel mit NaCl 0,9%
0-7		KCl 7,45% (1mmol K⁺/ml)	ml - befundabhängig -				KCl: 20 ml pro 1000 ml Bewässerung (NaCl 0,9% bzw. Glucose 5%), Kalium-Ref.-Bereich: 3,5-5,1 mmol/L.
1	+6h	Furosemid	40 mg		i.v.	B	
1-7	1-1-1-1	Natriumbicarbonat	2 g - befundabhängig -		p.o.		4x2g, kontinuierlich fortführen bis Ende i.v.-Leukovorin-Rescue. Wenn orale Einnahme schwierig Alkalisierung rein über Perfusor möglich.
1-4, 8, 10, 12, 14, 16, 18, 20	-15min	Granisetron	1 mg		i.v.	B	
1, 8, 10, 12, 14, 16, 18, 20	-15min	Dexamethason	8 mg		i.v.	B	
1-28	0-1-0-0	Cotrimoxazol	960 mg		p.o.		Montag, Mittwoch, Freitag; jeweils Pause vom Tag der MTX-Gabe bis Ende LV-Rescue
2-4	0	Mesna	300 mg/m²		i.v.	B	
2-4	+4h	Mesna	300 mg/m²		i.v.	B	
2-4	+8h	Mesna	300 mg/m²		i.v.	B	
2-6	-30min	Thiamin	100 mg		p.o.		
8, 10, 12, 14, 16, 18, 20	-30min	NaCl 0,9 %	1 000 ml		i.v.	3h	alle 4h; bis 2 Tage nach der Ifosfamid-Gabe

Bedarfsmedikation	TLS-Prophylaxe: Allopurinol; Prednison 1mg/kg/d bei Unverträglichkeit Asparaginase, Antiemese, Antibiose, Loperamid, Antihistaminika, Pantoprazol (s. Wechselwirkung), Antimykose, Plasmaersatz
FN-Risiko	> 20%
Kontrollen	Blutbild, Elektrolyte, Leberwerte, Bilirubin, **Gerinnungsparameter** (APTT, TPZ, Antithrombin und D-Dimer), Amylase und Lipase im Blut, Retentionswerte, eGFR, Flüssigkeitsbilanz, **Blutzucker**, Harnzucker, Protein, Ammoniak, Harnsäurewerte, Triglyceride, Cholesterin, Urinstatus und Sediment, neurologische Funktion, Blutdruck, Ausschluss dritter Raum, Urin pH, Neurotoxizität, MTX-Spiegel, Zeichen der Unverträglichkeit
Dosisreduktion	siehe Dosisreduktionstabelle/Fachinformationen; Thrombozytopenie Grad 4 nach Zyklus 1: DR MTX, Ifo, Etoposid auf 2/3; MTX Konz. > 1x10^{-7} mol/L 72h nach Gabe im Zyklus 1 DR Zyklus 2 auf 2/3; **Asparaginase:** bei Allergie/ Hypersensitivität Grad 1/2 DR auf 50% und ggf. Steroid-Begleittherapie, Therapieabbruch bei: Allergie, Hypersensitivität Grad3/4, Pankreatitis, Hypotonie, Grad 4 Thrombozytopenie, nichthämatolog. NW ≥ Grad 3 beim Auftreten von letzeren beiden im Zyklus 1 Therapiewiederaufnahme nach Abklingen der Symptome möglich; **Voraussetzungen für Start von Zyklus 2:** WBC > 2 000/µl, Thrombozyten > 100 000/µl, AST und ALT < 5x oberer Normalwert, totales Bilirubin < 2.0mg/dl, Serumkreatinin < 1,5mg/dL sowie keine weiteren Symptome/Komplikationen, die gegen eine Therapiefortführung sprechen.
Cave	**MTX-Interaktion:** keine nephro- u. hepatotoxischen Medikamente; **Ifosfamid:** wegen möglicher verminderter Wirksamkeit Grapefruit(saft) vermeiden
Wechselwirkungen	**Protonenpumpeninhibitoren (PPI)** können die MTX-Ausscheidung verzögern und so zu erhöhtem MTX Plasmaspiegel führen, daher wird empfohlen, PPI 2 Tage vor bis 2 Tage nach der MTX-Gabe zu pausieren (ggf. durch H2-Blocker, Tepilta® ersetzen). Ebenfalls Vorsicht ist bei der gleichzeitigen Anwendung von MTX und NSAIDs oder Antibiotika (ß-Lactam-Antibiotika, Sulfonamide, Trimetoprim, Tetracycline, Ciprofloxacin) angezeigt. Keine gleichzeitige Anwendung von MTX und Metamizol: Risiko der verstärkten Hämatotoxizität zusätzlich zur verzögerten MTX-Ausscheidung.
Erfolgsbeurteilung	innerhalb Woche 4-6 vom Zyklus 2
Wiederholung	**Zyklus 1-1:** d29: Start Zyklus 2; 2 oder mehr Zyklen **Zyklus 2-n:** Tag 29, 2 oder mehr Zyklen
Literatur	Yamaguchi M. et al., JCO. 2011; 29(33);4410-16

Leukovorin Rescue für SMILE HD MTX

Patientennummer:　　　　Protokoll-Nr:　　　　Station:
Name:　　　　Protokollname:　　　　Behandlungsdatum:
Vorname:　　　　Diagnose:
Geb.Dat.:　　　　Zyklus/Tag: /

Körpergröße (cm):
Körpergewicht (kg):
Körperoberfläche (m²):
Krea.-Cl.:

Signatur Arzt

Leukovorin Applikation

Stunde nach MTX-Beginn	Datum	Uhrzeit	MTX-Spiegel	Applizierte LV-Dosis
Stunde 0 : Start MTX-Infusion				
Stunde 6 : Ende MTX-Infusion				
Stunde 24 : LV-Applikation				
24h				
30h				
36h				
42h				
48h				
54h				
60h				
66h				
72h				
78h				
84h				
90h				
96h				
102h				
108h				
114h				
120h				

Leukovorin-Dosierung nach MTX-Spiegel

Bestimmung MTX-Spiegel				falls	Leukovorin-Dosierung nach MTX-Spiegel		
Stunde nach MTX-Beginn	Datum	Uhrzeit	MTX-Spiegel (µmol/l)	MTX-Spiegel (µmol/l)	LV-Dosis (mg/m²)	LV-Dosis absolut (mg)	Dauer LV-Rescue
6h				-	-	-	Spitzenspiegel
24h				<8,5	15	-	siehe (**)
				8,5 - 12	90		
				12,1 - 18	150		
				>18	300		
42h				<3,0	15		siehe (**)
				3,0 - 11	90		
				11,1 - 21	150		
				>21	300		
48h				<1,8	15		siehe (**)
				1,9 - 2,8	30		
				2,9 - 8,5	90		
				8,6 - 18	150		
				>18	300		
72h				<1,8	15		siehe (**)
				1,9 - 2,8	30		
				2,9 - 9,8	90		
				9,9 - 19	150		
				>19	300		
96h							

Vorgehen wie Std. 72; ggf. weitere MTX-Spiegelbestimmung bei Stunde 120,144,168
(**) bis < 0,04 µmol/l = Ende Rescue →Stopp LV-Gabe und Alkalisierung; Anpassung der Bewässerung.

Bemerkungen

1. **Weiß hinterlegte Felder:** normaler MTX-Spiegelverlauf **Grau hinterlegte Felder:** Cave: Abweichung von normalen MTX - Spiegelverlauf

2. **Zeitangaben beziehen sich auf den Beginn der MTX-Infusion. Start der LV-Rescue ist:** - 24h nach MTX-Beginn bei normalem Spiegelverlauf
- **sofort bei:** klin. Toxizitätszeichen (auch unter regelrechtem MTX-Spiegelverlauf, z. B. bei Infektionen und schweren Entzündungen) od. MTX-Spiegeln > 1000 µmol/l nach Ende d. MTX-Durchlaufes; die LV-Dosis muss dabei auf das **2- (bis 4-)fache** erhöht werden. Auf ausreichende Diurese achten.

3. **Leukovoringabe bei normalem** und erhöhtem MTX-Spiegel während des gesamten Rescues **alle 6h. Bei erhöhtem** MTX-Spiegel **zusätzlich Differenz zwischen** zuvor gegebener LV-Dosis und neu berechneter LV-Dosis sofort einmalig und bei der folg. LV-Gabe erhöhte, berechnete LV-Dosis bis zum nächsten Spiegelmessungsergebnis geben.

4. **Bei stark erhöhten MTX-Spiegeln:** Gabe von Carboxypeptidase G2 als Antidot mögl.; Infos über Apotheke

5. **Bei LV-Dosen >20mg/kg KG:** Gabe in 250ml NaCl 0,9% über 1h

6. **Strikte Urin-Alkalisierung:** Urin- pH 7,1-8,0; Kontrolle bei jeder Miktion

Seite 1/1

Patient:

Diese Krebstherapie birgt letale Risiken. Die Anwendung darf nur durch erfahrene Onkologen und entsprechend ausgebildetes Pflegepersonal erfolgen. Das Protokoll muss im Einzelfall überprüft und der klinischen Situation angepasst werden.

| 060501_23 | AspaMetDex | Indikation: Extranodales NK/T-Zell-Lymphom nasaler Typ | ICD-10: C86 |

Hauptmedikation (Zyklus 1)

Tag	zeitl. Ablauf	Substanz	Basisdosierung	Trägerlösung (ml)	Appl.	Infusions-dauer	Bemerkungen
1	0	Methotrexat	3 000 mg/m²	500 ml NaCl 0,9 %	i.v.	6h	2g/m² für Patienten > 70 Jahre; morgens bzw 1h vor restlicher CTx; 20mg/d für Patienten > 70 Jahre
1-4	1-0-0-0	Dexamethason	40 mg abs.		p.o.		
2	0	L-Asparaginase (Escherichia coli)	600 IE/m²	100 ml NaCl 0,9 %	i.v.	15min	Testdosis 10% nur Erstgabe Z1, 1h vor Restdosis
2	+1h 15min	L-Asparaginase (Escherichia coli)	5 400 IE/m²	500 ml NaCl 0,9 %	i.v.	2h	Restdosis 90%, 1h nach Ende der Testdosis; bei Unverträglichkeit Umstellung auf Erwinase möglich
4, 6, 8	0	L-Asparaginase (Escherichia coli)	6 000 IE/m²	500 ml NaCl 0,9 %	i.v.	2h	bei Unverträglichkeit Umstellung auf Erwinase möglich. Beilauf mind. 1l NaCl.

an Tagen 2,3,4: 24h nach Ende Methotrexat: Calciumfolinat 15mg alle 6h i.v./p.o., erste Dosis i.v.

Zyklusdiagramm

	Tag 1	2	3	4	5	6	7	8	[...]	Wdh: 22
Dexamethason	☐									
Methotrexat	■									
L-Asparaginase		☐		☐		☐		☐		

Wiederholungsinfo: für 3-6 Zyklen

Achtung: Betrifft Leukovorin-Rescue
Leukovorin alle 6h Dosierung nach Schema, erster Tag i.v.;Start 24h nach Beginn MTX-Infusion.
Weiterführung des Leukovorin-Rescues bis 6. Tag nach MTX bzw. bis MTX-Spiegel <0,04µmol/l.
Bei verzögerter MTX-Ausscheidung **Verlängerung und Erhöhung *des Leukovorin-Rescues gemäß LV Rescue Bogen für SMILE HD MTX
MTX-Spiegel: +6h (unmittelbar nach MTX-Ende), +24h (vor erster Rescue), dann tgl. morgens und abends

Achtung: bei oraler und venöser Alkalisierung Urin-pH- und venöse BGA-Messung empfohlen

Tag 6: Pegfilgrastim/Neulasta® 6mg s.c.

Obligate Prä- und Begleitmedikation (Zyklus 1)

Tag	zeitl. Ablauf	Substanz	Basisdosierung	Trägerlösung (ml)	Appl.	Infusions-dauer	Bemerkungen
0-7	Gabe	Natriumbicarbonat 8,4% (1mmol HCO₃⁻/ml) in Perfusorspritze	- befundabhängig -		i.v.		Urin-Alkalisierung unter MTX: Beginn Voralkalisierung 4-12h vor MTX. Kontinuierlich fortführen bis Ende i.v.-Leukovorin-Rescue. Start mit 10ml/h dann Anpassung in Abh. v. Urin-pH-Wert. Ziel Urin-pH: 7,1-8,0. Monitoring s. Memobox.
0-7	Gabe	NaCl 0,9 %	1 500 ml		i.v.	24h	Bewässerung unter MTX: 1,5l NaCl + 1,5l Glucose im Wechsel/ Tag. Beginn Vorbewässerung 4-12h vor MTX. Kontinuierlich fortführen bis Ende i.v.-Leukovorin-Rescue.
0-7	Gabe	Glucose 5%	1 500 ml		i.v.	24h	im Wechsel mit NaCl 0,9%
		KCl 7,45% (1mmol K⁺/ml)	ml - befundabhängig -				KCl: 20 ml pro 1000 ml Bewässerung (NaCl 0,9% bzw. Glucose 5%), Kalium-Ref.-Bereich: 3,5-5,1 mmol/L.
1	+6h	Furosemid	40 mg		i.v.	B	
1-7	1-1-1-1	Natriumbicarbonat	2 g - befundabhängig -		p.o.	B	4x2g, kontinuierlich fortführen bis Ende i.v.-Leukovorin-Rescue. Wenn orale Einnahme schwierig Alkalisierung rein über Perfusor möglich.
1-2, 4, 6, 8	-15min	Granisetron	1 mg		i.v.	B	
1-28	0-1-0-0	Cotrimoxazol	960 mg		p.o.	B	Montag, Mittwoch, Freitag; jeweils Pause vom Tag der MTX-Gabe bis Ende LV-Rescue
1-28	1-0-0-0	Aciclovir	400 mg		p.o.		Pause vom Tag der MTX-Gabe bis Ende LV-Rescue
6, 8	-15min	Dexamethason	8 mg		i.v.	B	
8	-30min	NaCl 0,9 %	1 000 ml		i.v.	3h	

Hauptmedikation (Zyklus 2-n)

Tag	zeitl. Ablauf	Substanz	Basisdosierung	Trägerlösung (ml)	Appl.	Infusionsdauer	Bemerkungen
1	0	Methotrexat	3 000 mg/m²	500 ml NaCl 0,9 %	i.v.	6h	2g/m² für Patienten > 70 Jahre
1-4	1-0-0-0	Dexamethason	40 mg abs.		p.o.		morgens bzw 1h vor restlicher CTx; 20mg/d für Patienten > 70 Jahre
2, 4, 6, 8	0	L-Asparaginase (Escherichia coli)	6 000 IE/m²	500 ml NaCl 0,9 %	i.v.	2h	bei Erstgabe: 10% Testdosis (600 IE/m²) über 15min 1h v. Appl. der Restdosis (90%, 5 400 IE/m²); bei Unverträglichkeit Umstellung auf Erwinase möglich. Beilauf mind. 1l NaCl.

Zyklusdiagramm

Wiederholungsinfo: für 3-6 Zyklen

	Tag 1	2	3	4	5	6	7	8	[...]	Wdh: 22
Dexamethason										
Methotrexat										
L-Asparaginase										

Obligate Prä- und Begleitmedikation (Zyklus 2-n)

Tag	zeitl. Ablauf	Substanz	Basisdosierung	Trägerlösung (ml)	Appl.	Infusionsdauer	Bemerkungen
0-7	Gabe	Natriumbicarbonat 8,4% (1mmol HCO$_3$$^-$/ml) in Perfusorspritze	- befundabhängig -		i.v.		Urin-Alkalisierung unter MTX: Beginn Voralkalisierung 4-12h vor MTX. Kontinuierlich fortführen bis Ende i.v.-Leukovorin-Rescue. Start mit 10ml/h dann Anpassung in Abh. v. Urin-pH-Wert. Ziel Urin-pH: 7,1-8,0. Monitoring s. Memobox.
0-7	Gabe	NaCl 0,9 %	1 500 ml		i.v.	24h	Bewässerung unter MTX: 1,5l NaCl + 1,5l Glucose im Wechsel/ Tag. Beginn Vorbewässerung 4-12h vor MTX. Kontinuierlich fortführen bis Ende i.v.-Leukovorin-Rescue.
0-7	Gabe	Glucose 5%	1 500 ml		i.v.	24h	im Wechsel mit NaCl 0,9%
0-7		KCl 7,45% (1mmol K$^+$/ml)	ml - befundabhängig -				KCl: nach Wert (Kalium-Ref.-Bereich: 3,5-5,1 mmol/L), in Bewässerung (NaCl 0,9% bzw. Glucose 5%)
1	+6h	Furosemid	40 mg		i.v.	B	
1-7	1-1-1-1	Natriumbicarbonat	2 g - befundabhängig -		p.o.	B	4x2g. kontinuierlich fortführen bis Ende i.v.-Leukovorin-Rescue. Wenn orale Einnahme schwierig Alkalisierung rein über Perfusor möglich.
1-2, 4, 6, 8	-15min	Granisetron	1 mg		i.v.	B	Pause vom Tag der MTX-Gabe bis Ende LV-Rescue
1-21	1-0-0-0	Aciclovir	400 mg		p.o.	B	Mo, Mi, Fr; jeweils Pause vom Tag der MTX-Gabe bis Ende LV-Rescue
1-28	0-1-0-0	Cotrimoxazol	960 mg		p.o.	B	
6, 8	-15min	Dexamethason	8 mg		i.v.	B	
8	-30min	NaCl 0,9 %	1 000 ml		i.v.	3h	

Bedarfsmedikation	Allopurinol als TLS-Prophylaxe, Antihistaminika und Glucocorticoide bei Asparaginase-Unverträglichkeit, ATIII-Infusion, Fresh frozen plasma (Fibrinogen)
FN-Risiko	> 20% → Primärprophylaxe mit Filgrastim/Neupogen® oder Pegfilgrastim/Neulasta®; siehe Kurzfassung Leitlinien G-CSF
Kontrollen	Elektrolyte, Nierenretentionswerte, Transaminasen, **Blutzucker**, Harnzucker, Protein, Differentialblutbild, **Gerinnungsparameter** (APTT, TPZ, Antithrombin, Fibrinogen, D-Dimer), Amylase und Lipase im Blut, Leberenzyme, Bilirubin, Ammoniak, Harnsäurewerte, Triglyceride, Cholesterin, Urinstatus, Zeichen der Unverträglichkeit, Ausschluss 3. Raum, Urin-ph, Blutdruck, Neurotoxizität, MTX-Spiegel, Flüssigkeitsbilanz, Hepatitis-Serologie, Thorax-Röntgen
Dosisreduktion	Methotrexat: Kreatinin-Clearance = 80ml/min 75% der Standarddosis, Kreatinin-Clearance = 60ml/min 63% der Standarddosis
Cave	Methotrexat: keine nephro- und ototoxischen Substanzen; L-Asparaginase: allergische Reaktionen (Wahrscheinlichkeit steigt mit Anzahl der verabreichten Dosen), Antihistaminika, Glucocorticoide, kreislaufstabilisierende Substanzen bereithalten
Therapievoraussetzung	Voraussetzung für Start neuer Zyklus: Leukozyten 1 000-1 500/µl, Thrombozyten 50 000-100 000/µl
Therapieabbruch	Asparaginase: Pankreatitis, allergische Reaktionen (Umstellung Erwinase möglich); Methotrexat: Kreatinin-Clearance < 60ml/min, ausgeprägte Leberfunktionsstörungen, Stomatitis und Ulcera des Magen-Darm-Trakts
Wechselwirkungen	Vorsicht bei gleichzeitiger Gabe von L-Asparaginase und Antikoagulantien, keine gleichzeitige Gabe von nichtsteroidalen Antiphlogistika, keine gleichzeitige Gabe von MTX und Protonenpumpenhemmern nach 3 Zyklen
Erfolgsbeurteilung	
Wiederholung	**Zyklus 1-1:** Tag 22. für 3-6 Zyklen **Zyklus 2-n:** Tag 22. für 3-6 Zyklen
Literatur	Jaccard A et al. Blood. 2011; 117(6):1834-1839

Diese Krebstherapie birgt letale Risiken. Die Anwendung darf nur durch erfahrene Onkologen und entsprechend ausgebildetes Pflegepersonal erfolgen. Das Protokoll muss im Einzelfall überprüft und der klinischen Situation angepasst werden.

060501_33   *Alemtuzumab bei T-PLL*   *Indikation: T-Prolymphozytenleukämie*   **ICD-10: C91.3**

Therapie-Hinweis: cave: Alemtuzumab ist kein Lagerartikel → Apotheke benötigt mehrere Tage Vorlauf zum Bestellen. In der Woche nach vollendeter Dosissteigerung auf 30mg (3mg → 10mg → 30mg) beginnt die 3mal-wöchentliche Gabe (Mo, Mi, Fr).

Hauptmedikation (Zyklus 1)

Tag	zeitl. Ablauf	Substanz	Basisdosierung	Trägerlösung (ml)	Appl.	Infusionsdauer	Bemerkungen
1	0	Alemtuzumab (Campath®)	3 mg	100 ml NaCl 0,9 %	i.v.	2h	
2	0	Alemtuzumab (Campath®)	10 mg	100 ml NaCl 0,9 %	i.v.	2h	
3	0	Alemtuzumab (Campath®)	30 mg	100 ml NaCl 0,9 %	i.v.	2h	

Zyklusdiagramm   Tag 1 | 2 | 3 | 4 | 5 | 6 | 7   **Wiederholungsinfo:** an d8 Zyklus 2
Alemtuzumab (Campath®)

Obligate Prä- und Begleitmedikation (Zyklus 1)

Tag	zeitl. Ablauf	Substanz	Basisdosierung	Trägerlösung (ml)	Appl.	Infusionsdauer	Bemerkungen
1-3	-1h	Paracetamol	1 000 mg		p.o.		obligat bei Erstgabe, danach je nach Verträglichkeit
1-3	-30min	Clemastin	2 mg		i.v.	B	obligat bei Erstgabe, danach je nach Verträglichkeit
1-3	-30min	Prednisolon/Solu-DecortinH®	100 mg		i.v.	B	obligat bei Erstgabe, danach je nach Verträglichkeit
1-7	1-1-1-0	Aciclovir	200 mg		p.o.		bis mind. 1 Monat nach Behandlungsende
1-7	1-0-1-0	Cotrimoxazol	960 mg		p.o.		bis mind. 1 Monat nach Behandlungsende

Hauptmedikation (Zyklus 2-n)

Tag	zeitl. Ablauf	Substanz	Basisdosierung	Trägerlösung (ml)	Appl.	Infusionsdauer	Bemerkungen
1, 3, 5	0	Alemtuzumab (Campath®)	30 mg	100 ml NaCl 0,9 %	i.v.	2h	3mal wöchentlich (Mo, Mi, Fr)

Zyklusdiagramm   Tag 1 | 2 | 3 | 4 | 5 | [...] | Wdh: 8
Alemtuzumab (Campath®)

Obligate Prä- und Begleitmedikation (Zyklus 2-n)

Tag	zeitl. Ablauf	Substanz	Basisdosierung	Trägerlösung (ml)	Appl.	Infusionsdauer	Bemerkungen
1, 3, 5	-1h	Paracetamol	1 000 mg		p.o.		obligat bei Erstgabe, danach je nach Verträglichkeit
1, 3, 5	-30min	Clemastin	2 mg		i.v.	B	obligat bei Erstgabe, danach je nach Verträglichkeit
1, 3, 5	-30min	Prednisolon/Solu-DecortinH®	100 mg		i.v.	B	obligat bei Erstgabe, danach je nach Verträglichkeit
1-7	1-1-1-0	Aciclovir	200 mg		p.o.		bis mind. 1 Monat nach Behandlungsende
1-7	0-1-0-0	Cotrimoxazol	960 mg		p.o.		bis mind. 1 Monat nach Behandlungsende

Bedarfsmedikation: ggf. Antimykotika (auch als Prophylaxe); Patienten mit Risiko für Infusionsreaktionen und/oder TLS: adäquate Hydrierung (1-4l NaCl 0,9% 12-24h vor Therapiebeginn), Urin Alkalisierung mit i.v. Bicarbonat und Allopurinol (300mg p.o. täglich, Start 48h vor Therapiebeginn) bis zur Eliminierung des Risikos

Kontrollen: vor Behandlungsbeginn, danach monatlich: großes Blutbild mit Differentialblutbild, Kreatinin-Spiegel im Serum, Urinanalyse mit Mikroskopie; vor Behandlungsbeginn, danach 3-monatlich: Schilddrüsenfunktionstest

Cave: ACHTUNG: vor Behandlungsbeginn Hepatitis-B-Virus-(HBV) Screening, Untersuchung auf CMV sowie Tuberkulose

Therapieaufschub: Sollten bei der 3mg-Gabe Nebenwirkungen Grad 3/4 auftreten, wird diese Dosis täglich wiederholt bis sie gut verträglich ist, bevor auf 10mg gesteigert wird. (gleiches Vorgehen bei Dosissteigerung auf 30mg)

Bemerkungen: wegen möglichem Auftreten einer Listerienmeningitis sollten Patienten die Aufnahme von nicht durchgegartem Fleisch, Weichkäse und unpasteurisierten Milchprodukten bis mind. 1 Monat nach Behandlungsende vermeiden

Wiederholung: **Zyklus 1-1:** an d8 Zyklus 2   **Zyklus 2-n:** Tag 8.

Literatur: Dearden CE et al. Blood. 2011 Nov 24;118(22):5799-802; Keating MJ et al. J Clin. Oncol. 2002;20(1):205-13; Dearden CE et al. Blood. 2001 Sep 15;98(6):1721-6; Fachinformation Alemtuzumab

Diese Krebstherapie birgt letale Risiken. Die Anwendung darf nur durch erfahrene Onkologen und entsprechend ausgebildetes Pflegepersonal erfolgen. Das Protokoll muss im Einzelfall überprüft und der klinischen Situation angepasst werden.

060502_18	*Acalabrutinib*	*Indikation: CLL*	ICD-10: C91.1

Hauptmedikation (Zyklus 1-n)

Tag	zeitl. Ablauf	Substanz	Basisdosierung	Trägerlösung (ml)	Appl.	Infusions-dauer	Bemerkungen
1-28	1-0-1-0	Acalabrutinib	100 mg		p.o.		Einnahme kontinuierlich, alle 12h, Tagesgesamtdosis: 200mg. Kapseln im Ganzen mit Wasser täglich zur gleichen Zeit einzunehmen.

Zyklusdiagramm

	Tag 1	2	3	4	5	6	7	8	9	10	11	12	13	14	15	16	17	18	19	20	21	22	23	24	25	26	27	28	Wdh: 29
Acalabrutinib	□	□	□	□	□	□	□	□	□	□	□	□	□	□	□	□	□	□	□	□	□	□	□	□	□	□	□	□	

Cave:
- **Arzneimittel-Wechselwirkungen beachten** (inkl. Magensäure-reduzierende Wirkstoffe, starke + mäßig starke CYP3A-inhibitoren und starke CYP3A-Induktoren)
- **Erhöhtes Risiko für Blutungsereignisse**→ Besondere Vorsicht + zusätzliche Überwachung bei gleichzeitiger Anwendung vor Thrombozytenaggregationshemmern (z.B. ASS, Clopidogrel) und Antikoagulanzien (Marcumar, DOAKs).
- Wegen erhöhtem Hautkrebsrisiko Patienten auf die Notwendigkeit von **Sonnenschutz** hinweisen.

Bedarfsmedikation	Infektprophylaxe, Loperamid, Paracetamol, Antiemese
Kontrollen	**HBV-Status vor Therapiebeginn:** bei positiver Hepatitis B-Serologie Hepatologen konsultieren, großes BB wenn klinisch indiziert, Nierenfunktion, Leberfunktion, Anzeichen einer Infektion, Überwachung auf Hautkrebs, Überwachung auf Symptome von Vorhofflimmern und Vorhofflattern (z.B. Palpitationen, Schwindel, Synkope, Brustschmerz, Dyspnoe), neurologische, kognitive und verhaltensbezogene Auffälligkeiten als mögliche Anzeichen einer PML.
Dosisreduktion	Thrombozytopenie Grad 3 CTCAE mit Blutungen, Thrombozytopenie Grad 4 oder Neutropenie Grad 4 für >7 Tage oder nichthämatologische Toxizitäten ≥Grad 3: **1. oder 2. Auftreten:** Therapieunterbrechung bis Rückgang Toxizitätssymptome auf Grad 1 oder Ausgangswert → Therapiewiederaufnahme ohne Dosisreduktion. **3. Auftreten:** Therapieunterbrechung bis Rückgang Toxizitätssymptome auf Grad 1 oder Ausgangswert → Therapiewiederaufnahme mit Dosisreduktion: 100mg 1x täglich. **4. Auftreten:** absetzen der Therapie
Cave	**Berichte von schweren Blutungsereignissen,** einschließlich intrakranieller und gastrointestinaler Blutungen mit z.T. tödlichem Ausgang → **Besondere Vorsicht + zusätzliche Überwachung bei gleichzeitige Anwendung von Thrombozytenaggregationshemmern (z.B. ASS, Clopidogrel) und Antikoagulanzien (Marcumar, DOAKs).** Nutzen-Risikoabwägung einer Unterbrechung der Acalabrutinib-Behandlung für mindestens 3 Tage vor und nach chirurgischem Eingriff.
Wechselwirkungen	**Starke CYP3A-Inhibitoren und Induktoren: Gleichzeitige Anwendung vermeiden.** Bei kurzzeitiger Anwendung von CYP3A-Inhibitoren (z.B. Antiinfektiva ≤ 7 Tage) sollte die Behandlung unterbrochen werden. Mäßig starke CYP3A-Inhibitoren: keine Dosisanpassung, Therapieüberwachung. **Magensäure-reduzierende Wirkstoffe: Protonenpumpeninhibitoren:** Gleichzeitige Anwendung vermeiden. **H₂-Rezeptor-Antagonisten:** Einnahme von Acalabrutinib 2h vor oder 10h nach der Einnahme vor H₂-Rezeptor-Antagonisten. **Antazida:** Empfohlenes Intervall zwischen Acalabrutinib und Antacida mindestens 2h. Cave bei gleichzeitiger Anwendung von **CYP3A4-Substraten** mit geringer Therapeutischer Breite. Erhöhte Exposition gleichzeitig angewendeter **BCRP-Substrate** (z.B. Methotrexat) möglich → oral verabreichte BCRP-Substrate mit geringer Therapeutischer Breite mindestens 6h vor oder nach Acalabrutinib einnehmen. Erhöhte Exposition gleichzeitig angewendeter **MATE1-Substrate** (z.B. Metformin) möglich → Überwachung auf veränderte Verträglichkeit infolge erhöhter Exposition.
Bemerkungen	Um >3h versäumte Dosen sollten nicht nachgeholt werden.
Erfolgsbeurteilung	**alle 3 Monate:** mittels Blutbild, Immunophänotypisierung, Sonographie; **alle 12 Monate:** mittels MRD-Immunophänotypisierung.
Therapiedauer	bis zur Progression oder inakzeptabler Toxizität.
Wiederholung	Tag 29.
Literatur	Ghia P et al. JCO 2020; 38:2849-2861; Sharman JP et al. Lancet 2020; 395:1278-91

Diese Krebstherapie birgt letale Risiken. Die Anwendung darf nur durch erfahrene Onkologen und entsprechend ausgebildetes Pflegepersonal erfolgen. Das Protokoll muss im Einzelfall überprüft und der klinischen Situation angepasst werden.

060502_17   analog CLL13-Studie: Obinutuzumab/Venetoclax   Indikation: CLL   ICD-10: C91.1

Hauptmedikation (Zyklus 1)

Tag	zeitl. Ablauf	Substanz	Basisdosierung	Trägerlösung (ml)	Appl.	Infusionsdauer	Bemerkungen
1	0	Obinutuzumab	100 mg	100 ml NaCl 0,9 %	i.v.	25mg/h	Infusionsgeschwindigkeit 25mg/h über 4h, Infusionsgeschwindigkeit nicht erhöhen; bei guter Verträglichkeit kann der zweite Beutel (900mg) noch am selben Tag verabreicht werden
2	0	Obinutuzumab	900 mg	250 ml NaCl 0,9 %	i.v.	initial 50mg/h	Erhöhung der Infusionsgeschwindigkeit möglich → siehe Memokasten; bei guter Verträglichkeit Gabe auch am Tag 1 möglich
8, 15	0	Obinutuzumab	1 000 mg	250 ml NaCl 0,9 %	i.v.	initial 100mg/h	Erhöhung der Infusionsgeschwindigkeit möglich → siehe Memokasten
22-28	1-0-0-0	Venetoclax	20 mg		p.o.		Einnahme mit ca. 240ml Wasser innerhalb von 30min nach einem fettarmen Frühstück

Obinutuzumab:
Überwachung: vor der Infusion und in den ersten 90min alle 15min: RR, HF, Atemfrequenz, Temperatur, danach alle 30min bis 1h nach Infusionsende NOTFALLWAGEN bereithalten.
Nachbeobachtungszeit
Obinutuzumab: mind. 2h bei Erstgabe, 1h bei Folgegabe (i.v. Zugang für diese Zeit belassen)
Bei Patienten mit größerem Risiko für Infusionsreaktion: Aufteilung der Obinutuzumab-Gabe auf 2 Tage erlaubt
Achtung: bei Erstgabe Zytokin-Release-Syndrom möglich, tritt nur einmalig auf und ist bei Folgegaben nicht mehr zu erwarten
Bei allergischer/anaphylaktischer Reaktion (Schüttelfrost, Fieber etc.): SOFORTIGER Infusionsstopp, evtl. Glucocorticoide, intensivmedizinische Maßnahmen.
→ Nach Abklingen der Symptome langsame Wiederaufnahme mit **halber Infusionsgeschwindigkeit** der vorherigen Rate.
Bei lebensbedrohlicher Infusionsreaktion (IgE-vermittelte Anaphylaxie): Infusionsstopp, Notfallmaßnahmen.

Ab 2 Tage vor, während gesamter Aufdosierungsphase auf **ausreichende Trinkmenge achten: 1,5-2 L/d.**
Je nach TLS-Risiko bzw. wenn orale Flüssigkeitsaufnahme nicht aufrecht erhalten werden kann ggf. i.v. Hydratisierung.

antivirale Prophylaxe bei Risiko-Patienten:
Aciclovir 400mg (Mo, Mi, Fr)
Keine blutdrucksenkenden Mittel 12h vor und bis 1h nach Antikörper-Gabe

Zyklusdiagramm

	Tag 1	2	3	4	5	6	7	8	9	10	11	12	13	14	15	16	17	18	19	20	21	22	23	24	25	26	27	28
Obinutuzumab	☐	☐						☐							☐													
Venetoclax																						■	■	■	■	■	■	■

Wiederholungsinfo: d29 Beginn Zyklus 2

Therapieablauf

Zyklus	Obinutuzumab (Behandlungstag: Dosierung)	Venetoclax
Zyklus 1	Tag 1: 100mg; Tag 2: 900mg (oder Tag 1 fortgesetzt); Tag 8: 1000mg; Tag 15: 1000mg	Tag 22-28: 20mg
Zyklus 2	Tag 1: 1000mg	Tag 1-7: 50mg; Tag 8-14: 100mg; Tag 15-21: 200mg; Tag 22-28: 400mg
Zyklus 3-6	Tag 1: 1000mg	Tag 1-28: 400mg
Zyklus 7-12		Tag 1-28: 400mg

Wechselwirkungen Venetoclax

gleichzeitige Anwendung starker CYP3A-Inhibitoren: (*Posaconazol, Clarithromycin, Idelalisib, Ritonavir, ...*)	zu Beginn und **während** der **Aufdosierungsphase** aufgrund erhöhtem TLS-Risiko **kontraindiziert.** **Im Anschluss** an die Aufdosierungsphase bzw. bei stabiler Tagesdosis **Dosisreduktion** Venetoclax **um 75%** empfohlen + TLS Monitoring und ggf. weitere Dosisanpassungen.	2-3 Tage nach Absetzen des CYP3A-Inhibitors sollte wieder dieselbe Venetoclax-Dosis wie vor Beginn der Behandlung mit dem CYP3A-Inhibitor verabreicht werden. **Verzehr von Grapefruitprodukten, Bitterorangen und Sternfrüchten vermeiden** (enthalten CYP3A-Inhibitoren).
gleichzeitige Anwendung mittelstarker CYP3A-Inhibitoren: (*Aprepitant, Cimetidin, Ciprofloxacin, Ciclosporin, Fluconazol, Netupitant, Imatinib, Verapamil, ...*)	**sollte** zu Beginn und **während** der **Aufdosierungsphase** aufgrund erhöhtem TLS-Risiko **vermieden werden.** Falls gleichzeitige Therapie dennoch erforderlich → Reduktion der Venetoclax-Titrationsdosen **um mindestens 50%** + engmaschige Überwachung. **Im Anschluss** an die Aufdosierungsphase bzw. bei stabiler Tagesdosis **Dosisreduktion** von Venetoclax **um 50%** empfohlen + engmaschige Überwachung und ggf. weitere Dosisanpassung.	
gleichzeitige Anwendung mit starken oder mittelstarken CYP3A-Induktoren: (*Carbamazepin, Phenytoin, Rifampicin, Phenobarbital, ...*)	**sollte vermieden werden** (da Venetoclax = Substrat für P-gp und BCRP → mangelnde Wirksamkeit von Venetoclax möglich). **Zubereitungen mit Johanniskraut sind kontraindiziert.**	
gleichzeitige Anwendung mit P-gp- und BCRP-Inhibitoren: (*Ciclosporin, Clarithromycin, Verapamil, ...*)	**sollte** bei Therapiebeginn und **während** der **Aufdosierungsphase vermieden werden.** Sollte ein P-gp- und BCRP-Inhibitor angewendet werden müssen, sollten die Patienten engmaschig auf Anzeichen von Toxizitäten überwacht werden.	
gleichzeitige Anwendung mit P-gp- und BCRP- und OATP1B1-Substraten:	Venetoclax ist *in vitro* ein P-gp-, BCRP- und OATP1B1-Inhibitor. Die gleichzeitige Anwendung von P-gp- oder BCRP-Substraten mit geringer therapeutischer Breite (z.B. *Digoxin, Dabigatran, Everolimus, Sirolimus*) mit Venetoclax **sollte vermieden werden.**	

Obinutuzumab Infusionsgeschwindigkeit:	
Tag der Behandlung	**Infusionsgeschwindigkeit**
Zyklus 1, Tag 1 (100mg)	**25mg/h** über 4h. Infusionsgeschwindigkeit **nicht** erhöhen
Zyklus 1, Tag 2 (oder Tag 1 fortgesetzt) (900mg)	Start mit **50mg/h**. Erhöhung in Schritten von 50mg/h alle 30min bis **max. 400mg/h** möglich
ab Zyklus 1, Tag 8 (1000mg)	Start mit **100mg/h**. Erhöhung in Schritten von 100mg/h alle 30min bis **max. 400mg/h** möglich

Obligate Prä- und Begleitmedikation (Zyklus 1)

Tag	zeitl. Ablauf	Substanz	Basisdosierung	Trägerlösung (ml)	Appl.	Infusionsdauer	Bemerkungen
-1-28	1-0-0-0	Allopurinol	300 mg		p.o.		nur bei hohem TLS-Risiko (hohe Tumorlast, zirkulierende Lymphozyten >25x10^9/l, CrCl <70ml/min). Gabe 12-24h vor Therapiestart. Therapiedauer in Abhängigkeit vom Harnsäurespiegel.
1-2, 8, 15	-1h	Paracetamol	1 000 mg		p.o.		
1-2, 8, 15	-1h	Dexamethason	20 mg		i.v.	15min	
1-2, 8, 15	-30min	NaCl 0,9%	500 ml		i.v.	während AK-Gabe	bei Patienten mit hohem TLS-Risiko auf adäquate Hydrierung achten (1,5-2 Liter/Tag)
1-2, 8, 15	-30min	Clemastin	2 mg		i.v.	15min	
1-28	0-1-0-0	Cotrimoxazol	960 mg		p.o.		Mo, Mi, Fr

Hauptmedikation (Zyklus 2)

Tag	zeitl. Ablauf	Substanz	Basisdosierung	Trägerlösung (ml)	Appl.	Infusionsdauer	Bemerkungen
1	0	Obinutuzumab	1 000 mg	250 ml NaCl 0,9 %	i.v.	initial 100mg/h	Erhöhung der Infusionsgeschwindigkeit möglich → siehe Memokasten
1-7	1-0-0-0	Venetoclax	50 mg		p.o.		Einnahme mit ca. 240ml Wasser innerhalb von 30min nach einem fettarmen Frühstück
8-14	1-0-0-0	Venetoclax	100 mg		p.o.		Einnahme mit ca. 240ml Wasser innerhalb von 30min nach einem fettarmen Frühstück
15-21	1-0-0-0	Venetoclax	200 mg		p.o.		Einnahme mit ca. 240ml Wasser innerhalb von 30min nach einem fettarmen Frühstück
22-28	1-0-0-0	Venetoclax	400 mg		p.o.		Einnahme mit ca. 240ml Wasser innerhalb von 30min nach einem fettarmen Frühstück

Zyklusdiagramm | Tag 1 2 3 4 5 6 7 8 9 10 11 12 13 14 15 16 17 18 19 20 21 22 23 24 25 26 27 28
Obinutuzumab
Venetoclax

Wiederholungsinfo: d29 Beginn Zyklus 3

Obligate Prä- und Begleitmedikation (Zyklus 2)

Tag	zeitl. Ablauf	Substanz	Basisdosierung	Trägerlösung (ml)	Appl.	Infusionsdauer	Bemerkungen
1	-1h	Paracetamol	1 000 mg		p.o.		
1	-1h	Dexamethason	20 mg		i.v.	15min	obligat bei Patienten mit IRR Grad 3 unter der vorherigen Infusion oder Patienten mit einer Lymphozytenzahl > 25 x 10^9/l vor der nächsten Behandlung. Kann bei guter Verträglichkeit ggf. weggelassen werden.
1	-30min	NaCl 0,9%	500 ml		i.v.	während AK-Gabe	bei Patienten mit hohem TLS-Risiko auf adäquate Hydrierung achten
1	-30min	Clemastin	2 mg		i.v.	15min	
1-28	0-1-0-0	Cotrimoxazol	960 mg		p.o.		Mo, Mi, Fr
1-28	1-0-0-0	Allopurinol	300 mg		p.o.		nur bei hohem TLS-Risiko (hohe Tumorlast, zirkulierende Lymphozyten >25x10^9/l, CrCl <70ml/min), Therapiedauer in Abhängigkeit vom Harnsäurespiegel.

Hauptmedikation (Zyklus 3-6)

Tag	zeitl. Ablauf	Substanz	Basisdosierung	Trägerlösung (ml)	Appl.	Infusionsdauer	Bemerkungen
1	0	Obinutuzumab	1 000 mg	250 ml NaCl 0,9 %	i.v.	initial 100mg/h	Erhöhung der Infusionsgeschwindigkeit möglich → siehe Memokasten
1-28	1-0-0-0	Venetoclax	400 mg		p.o.		Einnahme mit ca. 240ml Wasser innerhalb von 30min nach einem fettarmen Frühstück

Zyklusdiagramm | Tag 1 2 3 4 5 6 7 8 9 10 11 12 13 14 15 16 17 18 19 20 21 22 23 24 25 26 27 28 | Wdh: 29
Obinutuzumab
Venetoclax

Obligate Prä- und Begleitmedikation (Zyklus 3-6)

Tag	zeitl. Ablauf	Substanz	Basisdosierung	Trägerlösung (ml)	Appl.	Infusions-dauer	Bemerkungen
1	-1h	Paracetamol	1 000 mg		p.o.		obligat bei Patienten mit IRR Grad 3 unter der vorherigen Infusion oder Patienten mit einer Lymphozytenzahl > 25 x 109/l vor der nächsten Behandlung. Kann bei guter Verträglichkeit ggf. weggelassen werden.
1	-1h	Dexamethason	20 mg		i.v.	15min	
1	-30min	NaCl 0,9%	500 ml		i.v.	während AK-Gabe	bei Patienten mit hohem TLS-Risiko auf adäquate Hydrierung achten.
1	-30min	Clemastin	2 mg		i.v.	15min	
1-28	0-1-0-0	Cotrimoxazol	960 mg		p.o.		Mo, Mi, Fr

Hauptmedikation (Zyklus 7-12)

Tag	zeitl. Ablauf	Substanz	Basisdosierung	Trägerlösung (ml)	Appl.	Infusions-dauer	Bemerkungen
1-28	1-0-0-0	Venetoclax	400 mg		p.o.		Einnahme mit ca. 240ml Wasser innerhalb von 30min nach einem fettarmen Frühstück

Zyklusdiagramm

Tag	1	2	3	4	5	6	7	8	9	10	11	12	13	14	15	16	17	18	19	20	21	22	23	24	25	26	27	28	Wdh: 29
Venetoclax	□	□	□	□	□	□	□	□	□	□	□	□	□	□	□	□	□	□	□	□	□	□	□	□	□	□	□	□	

Obligate Prä- und Begleitmedikation (Zyklus 7-12)

Tag	zeitl. Ablauf	Substanz	Basisdosierung	Trägerlösung (ml)	Appl.	Infusions-dauer	Bemerkungen
1-28	0-1-0-0	Cotrimoxazol	960 mg		p.o.		Mo, Mi, Fr

Bedarfsmedikation	**für Patienten mit erhöhtem TLS-Risiko:** zusätzliche i.v.-Hydrierung, Allopurinol (ab 3 Tage vor Therapiestart), Rasburicase, Natriumbicarbonat
FN-Risiko	< 10% → G-CSF-Gabe je nach Risikoabwägung, siehe Kurzfassung Leitlinien G-CSF.
Kontrollen	**Vor Einleitung der Behandlung: patientenbezogene TLS-Risikofaktoren beurteilen inkl. Begleiterkrankungen und insbes. eine eingeschränkte Nierenfunktion, Tumorlast und Splenomegalie. Beurteilung der Tumorlast** inkl. Radiologische Untersuchung. **Laborchemische Blutuntersuchung** (K+-, Harnsäure-, Phosphat-, Ca2+- und Kreatinin-Spiegel) + ggf. Behebung bestehender Auffälligkeiten. Blutbild, Serumchemie, Nierenfunktion, Kalium-, Harnsäurewerte, HIV-, HBV-, HCV-Test, Beta-2-Mikroglobulin, Immunophänotypisierung, FISH-Diagnostik, TP53-Mutationsanalyse, Lymphoidpanel-Sequenzierung (im Rezidiv), Sonographie der Lymphknoten, Leber und Milz, ggf. Knochenmarkbiopsie.
Cave	Achtung: Thrombozytopenie, Infusionsreaktionen, Hypersensitivitätsreaktionen (auch Anaphylaxie), Hepatitis-B-Reaktivierung, Progressive multifokale Leukenzephalopathie und gastrointestinale Perforation sind mögliche Risiken unter Obinutuzumab-Therapie
Wechselwirkungen	keine blutdrucksenkenden Mittel 12h vor und bis 1h nach Obinutuzumab-Gabe
Erfolgsbeurteilung	Z4 d1, Z7 d1, Z9 d1, Z12 d1 (Abschlussstaging): Hämatologischer Status, körperliche Untersuchung inkl. Lymphadenopathie und Splenomegalie, ggf. Sonographie, ggf. MRD-Diagnostik mit Durchflusszytometrie.
Wiederholung	**Zyklus 1-1:** d1 Beginn Zyklus 2 **Zyklus 2-2:** d1 Beginn Zyklus 3 **Zyklus 3-6:** Tag 29. **Zyklus 7-12:** Tag 29.
Literatur	Fischer et al. NEJM 2019;380:2225-36

Diese Krebstherapie birgt letale Risiken. Die Anwendung darf nur durch erfahrene Onkologen und entsprechend ausgebildetes Pflegepersonal erfolgen. Das Protokoll muss im Einzelfall überprüft und der klinischen Situation angepasst werden.

060502_06 **FCR** **Indikation: CLL** **ICD-10: C91.1**

Hauptmedikation (Zyklus 1)

Tag	zeitl. Ablauf	Substanz	Basisdosierung	Trägerlösung (ml)	Appl.	Infusionsdauer	Bemerkungen
0	0	Rituximab	375 mg/m²	500 ml NaCl 0,9 %	i.v.	initial 50mg/h	ab Zyklus 2: 500mg/m²
1-3	0	Fludarabin	25 mg/m²	250 ml NaCl 0,9 %	i.v.	30min	
1-3	+30min	Cyclophosphamid	250 mg/m²	250 ml NaCl 0,9 %	i.v.	1h	

Zyklusdiagramm   Tag 0 1 2 3 [...]   Wdh: 28

Fludarabin
Cyclophosphamid
Rituximab 375mg/m2 (Zyklus 1)
Rituximab 500mg/m2 (ab Zyklus 2)

Wiederholungsinfo: für 6 Zyklen

Infusionsgeschwindigkeit Rituximab:
Erstgabe: beginnen mit **50mg/h** für 1h; danach bei guter Verträglichkeit alle 30min um 50mg/h steigern bis max. 400mg/h.
Folgegaben bei komplikationsfreier Erstgabe und nach Ausschluss Risikopatient: Gesamtdosis innerhalb 90min geben.
Risikopatienten (max.Tumorlast, Herz-Kreislauf/resp. Erkrankungen, AK-Unverträglichkeit): beginnen mit **25mg/h** für 1h danach alle 30min um 25mg/h bis max. 200mg/h steigern.
Überwachung: erste Stunde alle 15min: RR, HF, Atemfrequenz, Temp., danach 1x/h; NOTFALLWAGEN bereithalten.
Bei allergischer/anaphylaktischer Reaktion (Schüttelfrost, Fieber etc.) SOFORTIGER Infusionsstopp, evtl. Glukokortikoide, intensivmed. Maßnahmen. Bei Symptombesserung langsame Wiederaufnahme: halbierte Inf.-geschwindigkeit der Erstgabe.

CTx mit FN-Risiko von 10-20%: Vorgehen bei der G-CSF-Gabe
- nach CTx: 1x tgl. 5µg/kg Filgrastim s.c. bei Leukozyten < 1 000/µl bis >1 000/µl
- Wenn unter Einbeziehung **individueller Risikofaktoren für den Patienten FN-Risiko ≥ 20% =>G-CSF-Primärprophylaxe** erwägen/durchführen.
- **Nach durchgemachter febriler Neutropenie,** in folgenden Zyklen => **G-CSF-Sekundärprophylaxe**
G-CSF-Primär- bzw. Sekundärprophylaxe: Entweder 24h nach CTx einmal Pegfilgrastim/Neulasta® 6mg s.c.
- **Oder:** d6 nach CTx Filgrastim/Neupogen® 5µg/kg/d s.c. bis zum Durchschreiten des Nadir.

Obligate Prä- und Begleitmedikation (Zyklus 1)

Tag	zeitl. Ablauf	Substanz	Basisdosierung	Trägerlösung (ml)	Appl.	Infusionsdauer	Bemerkungen
0	1-0-0-0	Omeprazol	20 mg		p.o.		
0	1-0-0-0	Allopurinol	300 mg		p.o.		
0	-1h	Paracetamol	1 000 mg		p.o.		
0	-30min	NaCl 0,9 %	500 ml		i.v.		während Rituximab
0	-30min	Dexamethason	8 mg		i.v.	B	vor Rituximab-Erstgabe obligat; bei Folgegaben in Abhängigkeit von Verträglichkeit
0	-30min	Clemastin	2 mg		i.v.	15min	
0-28	0-1-0-0	Cotrimoxazol	960 mg		p.o.		Mo, Mi, Fr; bei CD4-Zellzahlen<200/µl PjP-Prophylaxe
0-28	1-1-1-0	Aciclovir	200 mg		p.o.		3x/Woche bei CD4-Zellzahlen<200/µl
1-3	-30min	NaCl 0,9 %	1 500 ml		i.v.	4h	
1-3	-30min	Granisetron	1 mg		i.v.	15min	
1-3	-30min	Dexamethason	8 mg		i.v.	B	

Hauptmedikation (Zyklus 2-n)

Tag	zeitl. Ablauf	Substanz	Basisdosierung	Trägerlösung (ml)	Appl.	Infusionsdauer	Bemerkungen
0	0	Rituximab	500 mg/m²	500 ml NaCl 0,9 %	i.v.	siehe Memokasten	
1-3	0	Fludarabin	25 mg/m²	250 ml NaCl 0,9 %	i.v.	30min	
1-3	+30min	Cyclophosphamid	250 mg/m²	250 ml NaCl 0,9 %	i.v.	1h	

Zyklusdiagramm

	Tag 0	1	2	3	[…]	Wdh: 28
Fludarabin		□	□	□		
Cyclophosphamid		■	■	■		
Rituximab 375mg/m2 (Zyklus 1)	□					
Rituximab 500mg/m2 (ab Zyklus 2)	■					

Wiederholungsinfo: für 6 Zyklen

Obligate Prä- und Begleitmedikation (Zyklus 2-n)

Tag	zeitl. Ablauf	Substanz	Basisdosierung	Trägerlösung (ml)	Appl.	Infusions-dauer	Bemerkungen
0	1-0-0-0	Omeprazol	20 mg		p.o.		
0	1-0-0-0	Allopurinol	300 mg		p.o.		
0	-1h	Paracetamol	1 000 mg		p.o.		
0	-30min	NaCl 0,9 %	500 ml		i.v.	während Rituximab	
0	-30min	Dexamethason	8 mg		i.v.	B	vor Rituximab-Erstgabe obligat; bei Folgegaben in Ab-hängigkeit von Verträglichkeit
0	-30min	Clemastin	2 mg		i.v.	15min	
0-28	0-1-0-0	Cotrimoxazol	960 mg		p.o.		Mo, Mi, Fr; bei CD4-Zellzahlen<200/μl PjP-Prophylaxe
0-28	1-1-1-0	Aciclovir	200 mg		p.o.		3x/Woche bei CD4-Zellzahlen<200/μl
1-3	-30min	NaCl 0,9 %	1 500 ml		i.v.	4h	
1-3	-30min	Granisetron	1 mg		i.v.	15min	
1-3	-30min	Dexamethason	8 mg		i.v.	B	

Bedarfsmedikation	Metoclopramid p.o./i.v., Granisetron 1mg i.v., Mesna bei Zystitis-Risiko (vgl. RB5 Kap. 3.2.), Allopurinol bei hoher Tumorlast.
FN-Risiko	10-20% → je nach Risikoabwägung als Primärprophylaxe, bei FN im 1. Zyklus als Sekundärprophylaxe, siehe Kurzfassung Leitlinien G-CSF
Kontrollen	**Blutbild**, Elektrolyte, Retentionswerte, Leberwerte, Entzündungsparameter
Dosisreduktion	siehe Dosismodifikationstabelle: bei Zystitis Grad 2-4 Cyclophosphamid 200mg/m²
Cave	**Hepatitis-B-Virus-(HBV) Screening vor Behandlungsbeginn:** aktive Hepatitis-B- Erkrankung → Kontraindikation Rituximab; positive Hepatitis-B-Serologie (HBsAg oder HBcAb) → vor Behandlungsbeginn Hepatologen konsultieren.
Therapievoraussetzung	Neutrophile ≥ 1 500/μl und Thrombozyten > 75 000/μl
Erfolgsbeurteilung	nach 2 oder 3 Zyklen (siehe iwCLL-Kriterien)
Wiederholung	**Zyklus 1-1:** Tag 28. für 6 Zyklen **Zyklus 2-n:** Tag 28. für 6 Zyklen
Literatur	Hallek M et al.. Lancet. 2010; 376:1164-74.

Diese Krebstherapie birgt letale Risiken. Die Anwendung darf nur durch erfahrene Onkologen und entsprechend ausgebildetes Pflegepersonal erfolgen. Das Protokoll muss im Einzelfall überprüft und der klinischen Situation angepasst werden.

060502_09	**R-Bendamustin CLL**	*Indikation: CLL*	*ICD-10: C91.1*

Hauptmedikation (Zyklus 1)

Tag	zeitl. Ablauf	Substanz	Basisdosierung	Trägerlösung (ml)	Appl.	Infusions-dauer	Bemerkungen
0	0	Rituximab	375 mg/m²	500 ml NaCl 0,9 %	i.v.	initial 50mg/h	ab Zyklus 2: 500mg/m²
1-2	0	Bendamustin	90 mg/m²	500 ml NaCl 0,9 %	i.v.	1h	mit anderen Lösungen inkompatibel

Zyklusdiagramm Tag 0 1 2 3 4 5 6 7 8 9 10 11 12 13 14 15 16 17 18 19 20 21 22 23 24 25 26 27

Bendamustin

Rituximab 375mg/m2

Wiederholungsinfo: R an d28, Bendamustin d29; Anzahl Zyklen: (4) - 6 bevorzugt

Achtung: Dieses Zyklusdiagramm entspricht dem Standard-Protokoll. Eventuelle Änderungen in dieser Therapie werden *nicht* widergespiegelt.

Bendamustin-Dosis:
Bei medizinisch weniger komorbiden Patienten +ED aggressives B-NHL sind auch Bendamustin-Dosen von 100-120mg/m² an d1 und d2 möglich

Rituximab
bei initial guter Verträglichkeit; verkürzte Infusionszeit möglich 20% der Dosis: 30min 80% der Dosis: 60min

CTx mit FN-Risiko von 10-20%: Vorgehen bei der G-CSF-Gabe
- nach CTx: 1x tgl. 5µg/kg Filgrastim s.c. bei Leukozyten < 1 000/µl bis >1 000/µl
- Wenn unter Einbeziehung **individueller Risikofaktoren für den Patienten FN-Risiko ≥ 20%** =>**G-CSF-Primärprophylaxe** erwägen/durchführen.
- **Nach durchgemachter febriler Neutropenie**, in folgenden Zyklen => G-CSF-**Sekundärprophylaxe**

G-CSF-Primär- bzw. Sekundärprophylaxe: Entweder 24h nach CTx einmal Pegfilgrastim/Neulasta® 6mg s.c.
- **Oder**: d6 nach CTx Filgrastim/Neupogen® 5µg/kg/d s.c. bis zum Durchschreiten des Nadir.

Infusionsgeschwindigkeit Rituximab:
Erstgabe: beginnen mit **50mg/h** für 1h; danach bei guter Verträglichkeit alle 30min um 50mg/h steigern bis max. 400mg/h.
Folgegaben bei komplikationsfreier Erstgabe und nach Ausschluss Risikopatient: Gesamtdosis innerhalb 90min geben.
Risikopatienten (max.Tumorlast, Herz-Kreislauf/resp. Erkrankungen, AK-Unverträglichkeit): beginnen mit **25mg/h** für 1h danach alle 30min um 25mg/h bis max. 200mg/h steigern.
Überwachung: erste Stunde alle 15min: RR, HF, Atemfrequenz, Temp., danach 1x/h; NOTFALLWAGEN bereithalten. Bei allergischer/anaphylaktischer Reaktion (Schüttelfrost, Fieber etc.) SOFORTIGER Infusionsstopp, evtl. Glukokortikoide, intensivmed. Maßnahmen. Bei Symptombesserung langsame Wiederaufnahme: halbierte Inf.-geschwindigkeit der Erstgabe.

Obligate Prä- und Begleitmedikation (Zyklus 1)

Tag	zeitl. Ablauf	Substanz	Basisdosierung	Trägerlösung (ml)	Appl.	Infusions-dauer	Bemerkungen
0	-1h	Paracetamol	1 000 mg		p.o.		
0	-30min	NaCl 0,9 %	500 ml		i.v.		während der Rituximabgabe
0	-30min	Clemastin	2 mg		i.v.	B	
0	-30min	Dexamethason	8 mg		i.v.	B	vor Rituximab-Erstgabe obligat; bei Folgegaben in Abhängigkeit von Verträglichkeit
0-28	0-1-0-0	Cotrimoxazol	960 mg		p.o.		Mo, Mi, Fr; bei CD4-Zellzahlen<200/µl PjP-Prophylaxe
0-28	1-1-1-0	Aciclovir	200 mg		p.o.		3x/Woche, bei CD4-Zellzahlen<200/µl
1-2	-30min	NaCl 0,9 %	1 000 ml		i.v.	2h	
1-2	-30min	Dexamethason	8 mg		i.v.	B	
1-2	-30min	Granisetron	1 mg		i.v.	B	

Hauptmedikation (Zyklus 2-n)

Tag	zeitl. Ablauf	Substanz	Basisdosierung	Trägerlösung (ml)	Appl.	Infusions-dauer	Bemerkungen
0	0	Rituximab	500 mg/m²	500 ml NaCl 0,9 %	i.v.	initial 50mg/h	
1-2	0	Bendamustin	90 mg/m²	500 ml NaCl 0,9 %	i.v.	1h	mit anderen Lösungen inkompatibel

Zyklusdiagramm

Tag	0	1	2	3	4	5	6	7	8	9	10	11	12	13	14	15	16	17	18	19	20	21	22	23	24	25	26	27
Bendamustin	■	□																										
Rituximab 500mg/m2	■	□						▬														▮	▬					

Wiederholungsinfo: R an d28, Bendamustin d29; Anzahl Zyklen: (4) - 6 bevorzugt

Obligate Prä- und Begleitmedikation "Zyklus 2-n)

Tag	zeitl. Ablauf	Substanz	Basisdosierung	Trägerlösung (ml)	Appl.	Infusions-dauer	Bemerkungen
0	-1h	Paracetamol	1 000 mg		p.o.		
0	-30min	NaCl 0,9 %	500 ml		i.v.		während der Rituximabgabe
0	-30min	Clemastin	2 mg		i.v.	B	
0	-30min	Dexamethason	8 mg		i.v.	B	vor Rituximab-Erstgabe obligat; bei Folgegaben in Abhängigkeit von Verträglichkeit
0-28	0-1-0-0	Cotrimoxazol	960 mg		p.o.		Mo, Mi, Fr; bei CD4-Zellzahlen<200/μl PjP-Prophylaxe
0-28	1-1-1-0	Aciclovir	200 mg		p.o.		3x/Woche bei CD4-Zellzahlen<200/μl
1-2	-30min	NaCl 0,9 %	1 000 ml		i.v.	2h	
1-2	-30min	Dexamethason	8 mg		i.v.	B	
1-2	-30min	Granisetron	1 mg		i.v.	B	

Bedarfsmedikation	Metoclopramid p.o. oder i.v., bei Unverträglichkeit HT$_3$-Antagonisten, Allopurinol bei hoher Tumorlast
FN-Risiko	10–20% — je nach Risikoabwägung als Primärprophylaxe, bei FN im 1. Zyklus als Sekundärprophylaxe,siehe Kurzfassung Leitlinien G-CSF
Kontrollen	Blutbild, Leber- und Nierenfunktion, Serumelektrolyte, Gesamteiweiß, Immunstatus
Dosisreduktion	Bei Auftreten einer hämatologischen Toxizität vom WHO-Grad IV (Granulozyten <0,5/nl über 2d und/oder Thrombozyten < 25/nl über 2d): in den folgenden Zyklen die Dosis um 25% reduzieren Tag 1 und 2. Diese Dosisreduktionen gelten nicht bei Zytopenien infolge der Knochenmarkinfiltration.
Cave	**Hepatitis-B-Virus-(HBV) Screening vor Behandlungsbeginn:** aktive Hepatitis-B- Erkrankung → Kontraindikation Rituximab; positive Hepatitis-B-Serologie (HBsAg oder HBcAb) → vor Behandlungsbeginn Hepatologen konsultieren.
Therapievoraussetzung	Neutrophile > 1 500/μl und Thrombozyten > 75 000/μl; GFR > 30 ml/min und Ausschluss schwerer Leberparenchymschäden
Erfolgsbeurteilung	nach 2 oder 3 Zyklen (siehe IwCLL-Kriterien)
Wiederholung	**Zyklus 1-1:** R an d28, Bendamustin d29; Anzahl Zyklen: (4) - 6 bevorzugt **Zyklus 2-n:** R an d28, Bendamustin d29; Anzahl Zyklen: (4) - 6 bevorzugt
Literatur	Eichhorst B et al. Blood. 2013;122(21), Fischer K et al. J Clin Oncol 30:3209-3216, Horn J et al. Annals of Hematology. 2012; 91:1579-1586; Rummel MJ et al. The Lancet.2013;381(9873):1203-10

Diese Krebstherapie birgt letale Risiken. Die Anwendung darf nur durch erfahrene Onkologen und entsprechend ausgebildetes Pflegepersonal erfolgen. Das Protokoll muss im Einzelfall überprüft und der klinischen Situation angepasst werden.

060502_16   *Rituximab/Venetoclax*   **ICD-10: C91.1**

Indikation: rezidiv/refraktär CLL

Hauptmedikation (Zyklus 1)

Tag	zeitl. Ablauf	Substanz	Basisdosierung	Trägerlösung (ml)	Appl.	Infusions-dauer	Bemerkungen
1-7	1-0-0-0	Venetoclax	20 mg		p.o.		Venetoclax zu einer Mahlzeit mit Wasser im Ganzen einzunehmen.
8-14	1-0-0-0	Venetoclax	50 mg		p.o.		Venetoclax zu einer Mahlzeit mit Wasser im Ganzen einzunehmen.
15-21	1-0-0-0	Venetoclax	100 mg		p.o.		Venetoclax zu einer Mahlzeit mit Wasser im Ganzen einzunehmen.
22-28	1-0-0-0	Venetoclax	200 mg		p.o.		Venetoclax zu einer Mahlzeit mit Wasser im Ganzen einzunehmen.
29-35	1-0-0-0	Venetoclax	400 mg		p.o.		Venetoclax zu einer Mahlzeit mit Wasser im Ganzen einzunehmen.

Zyklusdiagramm

	Tag 1	2	3	4	5	6	7	8	9	10	11	12	13	14	15	16	17	18	19	20	21	22	23	24	25	26	27	28	29	30	31	32	33	34	35
Venetoclax 20mg	□	□	□	□	□	□	□																												
Venetoclax 50mg								■	■	■	■	■	■	■																					
Venetoclax 100mg															□	□	□	□	□	□	□														
Venetoclax 200mg																						■	■	■	■	■	■	■							
Venetoclax 400mg																													□	□	□	□	□	□	□

Wiederholungsinfo: Z1= Aufdosierungsphase Venetoclax; d36 Beginn Zyklus 2

Empfohlene TLS Prophylaxe / Vorgehen

Tumorlast	Prophylaxe		Laborchemische Blutunter-suchung
	Hydrierung	Urikostatika	Therapiedurchführung/Häufigkeit der Untersuchungen
Gering	Alle Lymphknoten <5cm **und** Gesamt-Lymphozyten <25x10⁹/L Oral (1,5-2L/d)	Allopurinol	Ambulante Therapiedurchführung, klinische Chemie: - bei erster 20mg und 50mg Gabe: Vorwert, nach 6-8, 24h - vor darauf folgenden Dosissteigerungen: Vorwert
Mittel	Lymphknoten 5 bis max <10cm **oder** Gesamt-Lymphozyten ≥25x10⁹/L Oral (1,5-2L/d) ggf. zusätzliche i.v. Hydrierung erwägen	Allopurinol	Ambulante Therapiedurchführung, klinische Chemie: - bei erster 20mg und 50mg Gabe: Vorwert, nach 6-8, 24h - vor darauf folgenden Dosissteigerungen: Vorwert - bei Kreatininclearance <80ml/min: stationäre Aufnahme für erste 20mg und 50mg Gabe erwägen (stationäres Monitoring s.u.)
Hoch	Lymphknoten ≥10cm **oder** Gesamt-Lymphozyten ≥25x10⁹/L **und** Lymphknoten ≥5cm Oral (1,5-2L/d) und zusätzlich i.v. Hydrierung (150-200 ml/h, verträglichkeitsabhängig)	Allopurinol; bei erhöhtem Ausgangs-Harnsäurespiegel zusätzlich Rasburicase erwägen	Stationäre Therapiedurchführung, klinische Chemie: - bei erster 20mg und 50mg Gabe: Vorwert, nach 4, 8,12 und 24h. - darauf folgende Dosissteigerungen ambulant: Vorwert, nach 6-8 und 24h.

Wechselwirkungen Venetoclax

gleichzeitige Anwendung starker CYP3A-Inhibitoren: (*Posaconazol, Clarithromycin, Idelalisib, Ritonavir, ...*)	zu Beginn und **während** der **Aufdosierungsphase** aufgrund erhöhtem TLS-Risiko **kontraindiziert**	2-3 Tage nach Absetzen des CYP3A-Inhibitors sollte wieder dieselbe Venetoclax-Dosis wie vor Beginn der Behandlung mit dem CYP3A-Inhibitor verabreicht werden.
		Im Anschluss an die Aufdosierungsphase bzw. bei stabiler Tagesdosis **Dosisreduktion** Venetoclax **um 75%** empfohlen + TLS Monitoring und ggf. weitere Dosisanpassungen.
		Verzehr von Grapefruitprodukten, Bitterorangen und Sternfrüchten vermieden (enthalten CYP3A-Inhibitoren).
gleichzeitige Anwendung mittelstarker CYP3A-Inhibitoren: (*Aprepitant, Cimetidin, Ciprofloxacin, Ciclosporin, Fluconazol, Netupitant, Imatinib, Verapamil, ...*)	**sollte** zu Beginn und **während** der **Aufdosierungsphase** aufgrund erhöhtem TLS-Risiko **vermieden werden.** Falls gleichzeitige Therapie dennoch erforderlich → Reduktion der Venetoclax-Titrationsdosen **um mindestens 50%** + engmaschige Überwachung.	
	Im Anschluss an die Aufdosierungsphase bzw. bei stabiler Tagesdosis **Dosisreduktion** von Venetoclax **um 50%** empfohlen + engmaschige Überwachung und ggf. weitere Dosisanpassung.	
gleichzeitige Anwendung mit starken oder mittelstarken CYP3A-Induktoren: (*Carbamazepin, Phenytoin, Rifampicin, Phenobarbital, ...*)	**sollte vermieden werden** (da Venetoclax = Substrat für P-gp und BCRP → mangelnde Wirksamkeit von Venetoclax möglich).	**Zubereitungen mit Johanniskraut sind kontraindiziert.**
gleichzeitige Anwendung mit P-gp- und BCRP-Inhibitoren: (*Ciclosporin, Clarithromycin, Verapamil,...*)	**sollte** bei Therapiebeginn und **während** der **Aufdosierungsphase vermieden werden.** Sollte ein P-gp- und BCRP-Inhibitor angewendet werden müssen, sollten die Patienten engmaschig auf Anzeichen von Toxizitäten überwacht werden.	
gleichzeitige Anwendung mit P-gp- und BCRP- und OATP1B1-Substraten:	Venetoclax ist *in vitro* ein P-gp-, BCRP- und OATP1B1-Inhibitor. Die gleichzeitige Anwendung von P-gp- oder BCRP-Substraten mit geringer therapeutischer Breite (z.B. *Digoxin, Dabigatran, Everolimus, Sirolimus*) mit Venetoclax **sollte vermieden werden.**	

Antivirale Prophylaxe bei Risikopatienten: Aciclovir 200mg p.o. 1-1-1-0, 3x/Woche, für 9 Monate. Danach nach CD4 Zellzahl (bei <200/μl).

Ab 2 Tage vor, während gesamter Aufdosierungsphase auf **ausreichende Trinkmenge achten: 1,5-2 L/d.** Je nach TLS-Risiko bzw. wenn orale Flüssigkeitsaufnahme nicht aufrecht erhalten werden kann ggf. i.v. Hydratisierung.

Dosisanpassung Venetoclax aufgrund von TLS und anderen Toxizitäten

Dosis bei Behandlungsunterbrechung (mg)	Dosis bei Behandlungswiederaufnahme (mg)++
400	300
300	200
200	100
100	50
50	20
20	10

++Die angepasste Dosis sollte 1 Woche beibehalten werden, bevor sie erhöht wird.

Obligate Prä- und Begleitmedikation (Zyklus 1)

Tag	zeitl. Ablauf	Substanz	Basisdosierung	Trägerlösung (ml)	Appl.	Infusionsdauer	Bemerkungen
-2-35	1-0-0-0	Allopurinol	300 mg		p.o.		Start: 3 Tage vor Venetoclax; Therapiedauer in Abhängigkeit vom Harnsäurespiegel.

Hauptmedikation (Zyklus 2)

Tag	zeitl. Ablauf	Substanz	Basisdosierung	Trägerlösung (ml)	Appl.	Infusionsdauer	Bemerkungen
1	0	Rituximab	375 mg/m²	500 ml NaCl 0,9 %	i.v.	initial 50mg/h	bei möglichen infusionsbedingten Reaktionen kann die Initialdosis auf zwei folgende Tage gesplittet werden (Tag 1: 125mg/m², Tag 2: 250mg/m²)
1-28	1-0-0-0	Venetoclax	400 mg		p.o.		Venetoclax mit Wasser zu einer Mahlzeit im Ganzen einnehmen. Mindestens 30min vor AK-Gabe

Zyklusdiagramm

	Tag 1	2	3	4	5	6	7	8	9	10	11	12	13	14	15	16	17	18	19	20	21	22	23	24	25	26	27	28
Rituximab	☐																											
Venetoclax 400mg	■	■	■	■	■	■	■	■	■	■	■	■	■	■	■	■	■	■	■	■	■	■	■	■	■	■	■	■

Wiederholungsinfo: d29 Beginn Zyklus 3

Infusionsgeschwindigkeit Rituximab:
Erstgabe: beginnen mit **50mg/h** für 1h; danach bei guter Verträglichkeit alle 30min um 50mg/h steigern bis max. 400mg/h.
Folgegaben bei komplikationsfreier Erstgabe und nach Ausschluss Risikopatient: Gesamtdosis innerhalb 90min geben.
Risikopatienten (max.Tumorlast, Herz-Kreislauf/resp. Erkrankungen, AK-Unverträglichkeit): beginnen mit **25mg/h** für 1h danach alle 30min um 25mg/h bis max. 200mg/h steigern.
Überwachung: erste Stunde alle 15min: RR, HF, Atemfrequenz, Temp., danach 1x/h; NOTFALLWAGEN bereithalten.
Bei allergischer/anaphylaktischer Reaktion (Schüttelfrost, Fieber etc.) SOFORTIGER Infusionsstopp, evtl. Glukokortikoide, intensivmed. Maßnahmen. Bei Symptombesserung langsame Wiederaufnahme: halbierte Inf.-geschwindigkeit der Erstgabe.

Obligate Prä- und Begleitmedikation (Zyklus 2)

Tag	zeitl. Ablauf	Substanz	Basisdosierung	Trägerlösung (ml)	Appl.	Infusionsdauer	Bemerkungen
1	-1h	Paracetamol	1 000 mg		p.o.		
1	-30min	NaCl 0,9%	500 ml		i.v.		während Rituximab
1	-30min	Dexamethason	8 mg		i.v.	B	vor Rituximab-Erstgabe obligat; bei Folgegaben in Abhängigkeit der Verträglichkeit
1	-30min	Clemastin	2 mg		i.v.	B	
1-7	1-0-0-0	Allopurinol	300 mg		p.o.		Therapiedauer in Abhängigkeit vom Harnsäurespiegel.
1-28	0-1-0-0	Cotrimoxazol	960 mg		p.o.		Mo, Mi, Fr

Hauptmedikation (Zyklus 3-7)

Tag	zeitl. Ablauf	Substanz	Basisdosierung	Trägerlösung (ml)	Appl.	Infusionsdauer	Bemerkungen
1	0	Rituximab	500 mg/m²	500 ml NaCl 0,9 %	i.v.	initial 50mg/h	
1-28	1-0-0-0	Venetoclax	400 mg		p.o.		Venetoclax vor Rituximab; Venetoclax mit Wasser zu einer Mahlzeit im Ganzen einzunehmen.

Zyklusdiagramm

	Tag 1	2	3	4	5	6	7	8	9	10	11	12	13	14	15	16	17	18	19	20	21	22	23	24	25	26	27	28	Wdh: 29
Rituximab	☐																												
Venetoclax	■	■	■	■	■	■	■	■	■	■	■	■	■	■	■	■	■	■	■	■	■	■	■	■	■	■	■	■	

Rituximab
bei initial guter Verträglichkeit:
verkürzte Infusionszeit möglich
20% der Dosis: 30min
80% der Dosis: 60min

Infusionsgeschwindigkeit Rituximab:
Erstgabe: beginnen mit **50mg/h** für 1h; danach bei guter Verträglichkeit alle 30min um 50mg/h steigern bis max. 400mg/h.
Folgegaben bei komplikationsfreier Erstgabe und nach Ausschluss Risikopatient: Gesamtdosis innerhalb 90min geben.
Risikopatienten (max.Tumorlast, Herz-Kreislauf/resp. Erkrankungen, AK-Unverträglichkeit): beginnen mit **25mg/h** für 1h danach alle 30min um 25mg/h bis max. 200mg/h steigern.
Überwachung: erste Stunde alle 15min: RR, HF, Atemfrequenz, Temp., danach 1x/h; NOTFALLWAGEN bereithalten.
Bei allergischer/anaphylaktischer Reaktion (Schüttelfrost, Fieber etc.) SOFORTIGER Infusionsstopp, evtl. Glukokortikoide, intensivmed. Maßnahmen. Bei Symptombesserung langsame Wiederaufnahme: halbierte Inf.-geschwindigkeit der Erstgabe.

Obligate Prä- und Begleitmedikation (Zyklus 3-7)

Tag	zeitl. Ablauf	Substanz	Basisdosierung	Trägerlösung (ml)	Appl.	Infusionsdauer	Bemerkungen
1	-1h	Paracetamol	1 000 mg		p.o.		während Rituximab
1	-30min	NaCl 0,9%	500 ml		i.v.		während Rituximab
1	-30min	Dexamethason	8 mg		i.v.	B	vor Rituximab-Erstgabe obligat; bei Folgegaben in Abhängigkeit der Verträglichkeit
1	-30min	Clemastin	2 mg		i.v.	B	
1-28	0-1-0-C	Cotrimoxazol	960 mg		p.o.		Mo, Mi, Fr

Hauptmedikation (Zyklus 8-25)

Tag	zeitl. Ablauf	Substanz	Basisdosierung	Trägerlösung (ml)	Appl.	Infusionsdauer	Bemerkungen
1-28	1-0-0-0	Venetoclax	400 mg		p.o.		Venetoclax mit Wasser zu einer Mahlzeit im Ganzen einzunehmen.

Zyklusdiagramm | Tag 1 | 2 | 3 | 4 | 5 | 6 | 7 | 8 | 9 | 10 | 11 | 12 | 13 | 14 | 15 | 16 | 17 | 18 | 19 | 20 | 21 | 22 | 23 | 24 | 25 | 26 | 27 | 28 | Wdh: 29

Venetoclax

Bedarfsmedikation	
FN-Risiko	<10% → ja nach Risikoabwägung, siehe Kurzfassung Leitlinien G-CSF
Kontrollen	für Patienten mit erhöhtem TLS-Risiko: zusätzliche i.v.-Hydrierung, Allopurinol (ab 2 Tage vor Venetoclax-Start), Rasburicase/Fasturtec®, Natriumbicanorm/Bicanorm®; G-CSF; Antibiose bei Anzeichen einer Infektion. **Vor Einleitung der Behandlung: patientenbezogene TLS-Risikofaktoren beurteilen inkl. Begleiterkrankungen und insbes. eine eingeschränkte Nierenfunktion, Tumorlast und Splenomegalie. Beurteilung der Tumorlast** inkl. Radiologische Untersuchung. **Laborchemische Blutuntersuchung** (K^+-, Harnsäure-, Phosphat-, Ca^{2+}- und Kreatinin-Spiegel) + ggf Behebung bestehender Auffälligkeiten. Bei eingeschränkter Nierenfunktion (CrCl <80ml/min) ggf. intensivere TLS-Prophylaxe und Überwachung in der Aufdosierungsphase. Bei mittelschwerer Leberfunktionsstörung engmaschige Überwachung in der Aufdosierungsphase, bei schwerer Leberfunktionsstörung engmaschige Überwachung über die gesamte Therapie. Großes Blutbild über gesamten Behandlungszeitraum: Dosisreduktion bzw. Therapieunterbrechung bei schwerer Neutropenie; Monitoring bei TLS-Risiko: K^+-, Harnsäure-, Phosphat-, $Ca2+$- und Kreatinin-Spiegel vor Therapiebeginn mit Venetoclax und 6-8h, sowie 24h nach Erstdosis. Bei auffälligen Elektrolytwerten umgehende Einleitung einer entsprechenden Behandlung. Die nächste Dosis von Venetoclax sollte erst nach Auswertung der 24h Werte der laborchemischen Blutuntersuchungen verabreicht werden. Gleiches Vorgehen bei Dosiserhöhungen. Während Rituximab-Infusion: Zeichen der Unverträglichkeit/Anaphylaxie, besonders bei Leukozyten > 50000/µl.
Dosisreduktion	siehe Dosismodifikationstabelle
Cave	hohes Risiko für **Tumorlysesyndrom**, bes. in Aufdosierungsphase von Venetoclax. Hepatitis-B-/irus-(HBV) Screening vor Behandlungsbeginn: aktive Hepatitis-B- Erkrankung → Kontraindikation Rituximab; positive Hepatitis-B-Serologie (HBsAg oder HBcAb) → vor Behandlungsbeginn Hepatologen konsultieren.
Therapieunterbrechung	Bei Anzeichen TLS, am nächsten Tag keine Venetoclax Gabe. Bei Rückbildung innerhalb von 24-48h nach letzter Dosis → Wiederaufnahme der Venetoclax Behandlung mit derselben Dosierung. Bei längerer Normalisierungsdauer → Wiederaufnahme in reduzierter Dosis unter Befolgung der Anweisungen zur Vorbeugung eines TLS (Risikobeurteilung/Flüssigkeitszufuhr/Harnsäuresenkende Arzneimittel/-aboruntersuchungen). Bei jeglicher nicht hämatologischer Toxizität Grad 3 oder 4, Neutropenie Grad 3 oder 4 mit Ausnahme von Lymphopenie → Absetzen der Behandlung. Sobald die Tox auf Grad 1 oder Normalisierung gesenkt, kann die Venetoclax-Behandlung mit derselben Dosierung wieder aufgenommen werden. In allen nachfolgenden Fällen von Toxizitäten sollte, bei Wiederaufnahme der Venetoclax-Behandlung nach Normalisierung, die Dosis nach den Empfehlungen der Dosisanpassungstabelle reduziert werden. Nach Ermessen des Arztes kann eine stärkere Dosisreduktion erfolgen. Bei Therapieunterbrechung während der ersten 5 Wochen der Aufdosierungsphase von länger als 1 Woche bzw. nach Abschluss der Aufdosierungsphase von länger als 2 Wochen, sollte das TLS-Risiko erneut beurteilt werden um zu bestimmen, ob ein erneuter Behandlungsbeginn mit einer verringerten Dosis notwendig ist.
Therapieabbruch	Bei Patienten bei denen eine Dosissenkung auf <100mg über einen Zeitraum von >2 Wochen erforderlich ist, sollte ein Abbruch der Venetoclax-Behandlung in Betracht gezogen werden.
Bemerkungen	Versäumte Einnahme: sind mehr als 8 Stunden seit dem Zeitpunkt der üblichen Einnahme vergangen, sollte die versäumte Dosis nicht mehr nachgeholt werden. Am Folgetag sollte die Therapie wie gewohnt fortgesetzt werden.
Erfolgsbeurteilung	BB Kontrolle bei Leukozytose; + FACS alle 3 Monate; + Bildgebung CT/Sono bei Lymphknoten alle 6 Monate.
Therapiedauer	Bei guter The-apieverträglichkeit und Therapieansprechen vorausgesetzt ist das Venetoclax ab Tag 1 Zyklus 2 (d.h. dem 1. Tag der Rituximabgabe) über 24 Monate einzunehmen.
Wiederholung	**Zyklus 1-1:** z1= Aufdosierungsphase Venetoclax; d36 Beginn Zyklus 2 **Zyklus 2-2:** c29 Beginn Zyklus 3 **Zyklus 3-7:** Tag 29. **Zyklus 8-25:** Tag 29.
Literatur	Seymour JF, e al. NEJM 378(12):1107-1120, 2018

Diese Krebstherapie birgt letale Risiken. Die Anwendung darf nur durch erfahrene Onkologen und entsprechend ausgebildetes Pflegepersonal erfolgen. Das Protokoll muss im Einzelfall überprüft und der klinischen Situation angepasst werden.

060507_17   R-MTX Vorphase   Indikation: ZNS-NHL   ICD-10: C85.9

Hauptmedikation

Tag	zeitl. Ablauf	Substanz	Basisdosierung	Trägerlösung (ml)	Appl.	Infusions-dauer	Bemerkungen
0	0	Rituximab	375 mg/m²	500 ml NaCl 0,9 %	i.v.	initial 50mg/h	am Tag 0: im Anschluss an Rituximab mit Bewässerung für Tag 1 beginnen s. Protokoll.
1	0	Methotrexat	500 mg/m²	100 ml NaCl 0,9 %	i.v.	15min	*0,5g/m² in 15min., dann 3g/m² in 3h
1	+15min	Methotrexat	3 000 mg/m²	500 ml NaCl 0,9 %	i.v.	3h	**Achtung:** MTX-Gabe: 0,5g/m² in 15min., direkt im Anschluss: 3g/m²/3h

Zyklusdiagramm

Tag 0	1	2	3	4	5	6	7	8	9	10	11	12	13	14
Rituximab □														
Methotrexat	■													

Wiederholungsinfo: Beginn Folgetherapie zwischen d10 und 14

Achtung: Betrifft Leukovorin-Rescue
Leukovorin alle 6h Dosierung nach Schema, erster Tag i.v.; Start 24h nach Beginn MTX-Infusion. Weiterführung des Leukovorin-Rescues bis 6. Tag nach MTX bzw. bis MTX-Spiegel <0,04μmol/l.

Bei verzögerter MTX-Ausscheidung Verlängerung und Erhöhung des Leukovorin-Rescues gemäß LV Rescue Bogen für ZNS-NHL.
MTX-Spiegel: +3h15min (unmittelbar nach MTX-Ende), +24h (vor erster Rescue), dann tgl. morgens und abends.

CAVE MTX-Interaktionen:
keine nephro- u. hepatotoxischen Medikamente
keine gleichzeitige Einnahme von Protonenpumpen-Inhibitoren
CAVE bei gleichzeitiger Einnahme von NSAI und Antibiotika

Infusionsgeschwindigkeit Rituximab:
Erstgabe: beginnen mit **50mg/h** für 1h; danach bei guter Verträglichkeit alle 30min um 50mg/h steigern bis max. 400mg/h.
Folgegaben bei komplikationsfreier Erstgabe und nach Ausschluss Risikopatient: Gesamtdosis innerhalb 90min geben.
Risikopatienten (max.Tumorlast, Herz-Kreislauf/resp. Erkrankungen, AK-Unverträglichkeit): beginnen mit **25mg/h** für 1h danach alle 30min um 25mg/h bis max. 200mg/h steigern.
Überwachung: erste Stunde alle 15min: RR, HF, Atemfrequenz, Temp., danach 1x/h; NOTFALLWAGEN bereithalten.
Bei allergischer/anaphylaktischer Reaktion (Schüttelfrost, Fieber etc.) SOFORTIGER Infusionsstopp, evtl. Glukokortikoide, intensivmed. Maßnahmen. Bei Symptombesserung langsame Wiederaufnahme: halbierte Inf.-geschwindigkeit der Erstgabe.

Obligate Prä- und Begleitmedikation

Tag	zeitl. Ablauf	Substanz	Basisdosierung	Trägerlösung (ml)	Appl.	Infusions-dauer	Bemerkungen
0	-1h	Paracetamol	1 000 mg		p.o.		
0	-30min	NaCl 0,9 %	500 ml		i.v.		während der Rituximab-Gabe
0	-30min	Clemastin	2 mg		i.v.	B	
0	-30min	Dexamethason	8 mg		i.v.	B	vor Rituximab-Erstgabe obligat; bei Folgegaben in Abhängigkeit von Verträglichkeit
0-7	Gabe	Natriumbicarbonat 8,4% (1mmol HCO₃⁻/ml) in Perfusorspritze	- befundabhängig -		i.v.		Urin-Alkalisierung unter MTX: Beginn Voralkalisierung 4-12h vor MTX. Kontinuierlich fortführen bis Ende i.v.-Leukovorin-Rescue. Start mit 10ml/h dann Anpassung in Abh. v. Urin-pH-Wert. Ziel Urin-pH: 7,1-8,0. Monitoring s. Memobox.
0-7	Gabe	NaCl 0,9%	1 500 ml		i.v.	24h	Bewässerung unter MTX: 1,5l NaCl + 1,5l Glucose im Wechsel/ Tag. Beginn Vorbewässerung 4-12h vor MTX. Kontinuierlich fortführen bis Ende i.v.-Leukovorin-Rescue.
0-7	Gabe	KCl 7,45% (1mmol K⁺/ml)	ml - befundabhängig -				KCl: 20 ml pro 1000 ml Bewässerung (NaCl 0,9% bzw. Glucose 5%), Kalium-Ref.-Bereich: 3,5-5,1 mmol/L.
0-7	Gabe	Glucose 5%	1 500 ml		i.v.	24h	im Wechsel mit NaCl 0,9%
0-10	1-0-0-0	Aciclovir	400 mg		p.o.		kontinuierlich; Pausieren ab MTX-Tag bis zum Ende Leukovorin-Rescue.
0-10	0-1-0-0	Cotrimoxazol	960 mg		p.o.		Mo, Mi, Fr; Pausieren ab MTX-Tag bis zum Ende Leukovorin-Rescue.
1	-30min	Granisetron	1 mg		i.v.	B	
1	-30min	Dexamethason	8 mg		i.v.	B	
1	+6h	Furosemid	40 mg		i.v.	B	slow Bolus
1-7	1-1-1-1	Natriumbicarbonat	2 g - befundabhängig -		i.v.		4x2g, kontinuierlich fortführen bis Ende i.v.-Leukovorin-Rescue. Wenn orale Einnahme schwierig Alkalisierung rein über Perfusor möglich.

Wichtig: Steuerung der Alkalisierung bei HD-MTX-Therapie über Urin-pH und venöse BGAs

Parameter & Zielwert	Dauer und Frequenz	Vorgehen bei Abweichung vom Zielwert
Urin-pH: 7,1-8,0	vor Therapiestart bis Ende Leucovorinrescue pH-Kontrolle bei jeder Miktion obligat (mindestens alle 8h)	bei Urin pH <7,1 → Erhöhung der NaHCO₃-Perfusorlaufrate + pH-Kontrollen ## bei Urin pH >8,0 → Stopp / Reduktion der NaHCO₃-Perfusorlaufrate + pH-Kontrollen
venöse BGAs: Serum pH <7,45 HCO₃⁻ <28mmol/l	ab Beginn der Urinalkalisierung 4-6 stündlich für die ersten 12h und bei starker NaHCO₃-Lauratenerhöhung (>20ml/h)	bei Serum pH >7,45 und/oder HCO₃⁻ >28mmol/l: - Bicarbonatgabe unterbrechen - Acetazolamid oral 250mg 1-1-1 (max. 500mg 1-1-1)
Urinausscheidung >100ml/h	vor Therapiestart bis Ende Leucovorinrescue	bei Urinausscheidung <100ml/h: Furosemid / Hydrierung

##Bemerkung: bei problematischer pH-Einstellung kann eine gezielte Urinalkalisierung mittels Uralyt-U anstatt der oralen Bicarbonatgabe erfolgen (bei intakter Nierenfunktion hat Uralyt-U keinen signifikanten Einfluss auf die Blutgase).

Weitere wichtige Kontrollen: Serumkreatinin, Harnstoff, Elektrolyte (Na⁺, K⁺) 24h und 48h nach Start MTX.

Bedarfsmedikation	Transfusionen (RBC, Thrombozyten), Antiemetika, Analgetika, Antibiotika, Antikonvulsiva, Sedativa, antihyperurikämische Wirkstoffe
FN-Risiko	keine Primärprophylaxe in der Vorphase erforderlich.
Kontrollen	jeweils an d0 eines Zyklus: ECOG, Gewicht, Vitalzeichen, körperliche und neurologische Untersuchung, Hämatologie + klin. Chemie, Kreatinin, eGFR (MDRD), Ultraschall Abdomen (**Ausschluss 3.Raum**), Begleitmedikation, Nebenwirkungen
Dosisreduktion	nur in RS CA. **Unabhängig von etwaiger Dosisreduktion: immer MTX-Bolus mit 500mg/m² verabreichen.**
Cave	**Hepatitis-B-Virus-(HBV) Screening vor Behandlungsbeginn:** aktive Hepatitis-B-Erkrankung → Kontraindikation Rituximab; positive Hepatitis-B-Serologie (HBsAg oder HBcAb) → vor Behandlungsbeginn Hepatologen konsultieren.
Wechselwirkungen	MTX: Protonenpumpeninhibitoren (PPI) können die MTX-Ausscheidung verzögern und so zu erhöhtem MTX Plasmaspiegel führen, daher wird empfohlen, PPI 2 Tage vor bis 2 Tage nach der MTX-Gabe zu pausieren (ggf. durch H₂-Blocker, Tepilta® ersetzen). Ebenfalls Vorsicht ist bei der gleichzeitigen Anwendung von MTX mit anderen nephrotoxischen Substanzen wie NSAIDs, Antibiotika (β-Lactam-Antibiotika, Sulfonamide, Trimetoprim, Tetracycline, Ciprofloxacin, Cotrimoxazol), Aciclovir oder Allopurinol und anderen hepatotoxischen Substanzen wie Azathioprin, Retinoiden oder Sulfasalazin geboten. 2 Tage vor und 2 Tage nach MTX-Gabe keine Kontrastmittelgabe. Keine gleichzeitige Anwendung von MTX und Metamizol: Risiko der verstärkten Hämatotoxizität zusätzlich zur verzögerten MTX-Ausscheidung.
Infektionsprophylaxe	**Steroide spätestens mit Therapiebeginn ausschleichen!** Aciclovir: kontinuierlich, 400mg p.o., 1-0-0-1, pausieren ab MTX-Tag bis zum Ende Leukovorin-Rescue. Cotrimoxazol Mo, Mi, Fr, 960mg p.o., 0-1-0, pausieren ab MTX-Tag bis zum Ende Leukovorin-Rescue. Unter R-MTX-Vorphase keine Ciprofloxacin-Prophylaxe notwendig.
Wiederholung	Beginn Folgetherapie zwischen d10 und 14
Literatur	adaptiert nach Illerhaus et al. Lancet Haematol. 2016 Aug;3(8);e388-97

Diese Krebstherapie birgt letale Risiken. Die Anwendung darf nur durch erfahrene Onkologen und entsprechend ausgebildetes Pflegepersonal erfolgen. Das Protokoll muss im Einzelfall überprüft und der klinischen Situation angepasst werden.

060507_04_2   analog MATRix-Studie Induktion   *Indikation: ZNS-NHL*   **ICD-10: C85.9**

Protokoll-Hinweis: Rituximab/MTX/Cytarabin/Thiotepa

Hauptmedikation (Zyklus 1-4)

Tag	zeitl. Ablauf	Substanz	Basisdosierung	Trägerlösung (ml)	Appl.	Infusions-dauer	Bemerkungen
0	0	Rituximab	375 mg/m²	500 ml NaCl 0,9 %	i.v.	initial 50mg/h	
1	0	Methotrexat	500 mg/m²	100 ml NaCl 0,9 %	i.v.	15min	*0,5g/m² in 15min., dann 3g/m² in 3h
1	+15min	Methotrexat	3 000 mg/m²	500 ml NaCl 0,9 %	i.v.	3h	
2-3	0	Cytarabin	2 000 mg/m²	250 ml NaCl 0,9 %	i.v.	1h	im Abstand von 12h
2-3	+12h	Cytarabin	2 000 mg/m²	250 ml NaCl 0,9 %	i.v.	1h	im Abstand von 12h
4	0	Thiotepa	30 mg/m²	Glucose 5 % (konzentrationsabhängig)	i.v.	30min	
5	0	Rituximab	375 mg/m²	500 ml NaCl 0,9 %	i.v.	initial 50mg/h	Beilauf mind. 500ml NaCl.

Memo: Thiotepa wird im Schweiß abgesondert. Zur Vermeidung einer toxisch bedingten Erythrodermie (besonders axillär und inguinal) häufig mit nassem Waschlappen abwaschen (keine Seife bis einschl. am Tag nach der Thiotepa-Gabe).

Stammzellharvest nach 2. Induktions-Zyklus

Stammzellharvest nach 2. Induktions-Zyklus: mind. 3×10^6 CD34$^+$ Zellen/kgKG in mögl. wenigen Leukapherese- Sitzungen an aufeinanderfolgenden Tagen

CAVE MTX-Interaktionen: keine nephro- u. hepatotoxischen Medikamente keine gleichzeitige Einnahme von Protonenpumpen-Inhibitoren CAVE bei gleichzeitiger Einnahme von NSAI und Antibiotika

Achtung: Betrifft Leukovorin-Rescue
Leukovorin alle 6h Dosierung nach Schema, erster Tag i.v.; Start 24h nach Beginn MTX-Infusion. Weiterführung des Leukovorin-Rescues bis 6. Tag nach MTX bzw. bis MTX-Spiegel <0,04µmol/l.
Bei verzögerter MTX-Ausscheidung Verlängerung und Erhöhung des Leukovorin-Rescues gemäß LV Rescue Bogen für ZNS-NHL.
MTX-Spiegel: +3h15min (unmittelbar nach MTX-Ende), +24h (vor erster Rescue), dann tgl. morgens und abends.

Achtung: bei oraler und venöser **Alkalisierung** Urin-pH- und venöse BGA-Messung empfohlen

CAVE: Infektkomplikationen möglich Immunglobulin-Gabe bei Immunglobulin-Spiegeln < 500mg/dl im 1. Zyklus sowie bei Risikokonstellationen: stationäre Neutropenieüberwachung bis Durchschreiten des Nadir

Rituximab- Info auf Kurvenblatt beachten

Zyklusdiagramm

Zyklusdiagramm	Tag 0	1	2	3	4	5	[...]	Wdh: 21
Rituximab	☐					☐		
Methotrexat		■						
Cytarabin			■	☐				
Thiotepa					■			

Wiederholungsinfo: nach 2. Zyklus Stammzellharvest, insgesamt maximal 4 Zyklen

FN-Risiko >20 %:
entweder **24h nach CTx** Primärprophylaxe mit Pegfilgrastim/Neulasta® 6mg s.c. einmalig **(nicht im Zyklus 2, da SZ-Harvest)**
oder **ab d6** Filgrastim/Neupogen® 5µg/kg/d s.c. tägl. bis Durchschreiten des Nadir
Bei Stammzellmobilisierung:
Filgrastim-Gabe vor geplanter Leukapherese ab d9: 5µg/kgKG/d s.c. morgens (>70kg: 480µg,<70kg:300µg) bis Ende der Apherese.

Obligate Prä- und Begleitmedikation (Zyklus 1-4)

Tag	zeitl. Ablauf	Substanz	Basisdosierung	Trägerlösung (ml)	Appl.	Infusions-dauer	Bemerkungen
0	-1h	Paracetamol	1 000 mg		p.o.		
0	-30min	NaCl 0,9 %	500 ml		i.v.		während der Rituximab-Gabe
0	-30min	Clemastin	2 mg		i.v.	B	
0	-30min	Dexamethason	8 mg		i.v.	B	vor Rituximab-Erstgabe obligat; bei Folgegaben in Abhängigkeit von Verträglichkeit
0-7	Gabe	Natriumbicarbonat 8,4% (1 mmol HCO_3^-/ml) in Perfusorspritze	- befundabhängig -		i.v.		Urin-Alkalisierung unter MTX: Beginn Voralkalisierung 4-12h vor MTX. Kontinuierlich fortführen bis Ende i.v.-Leukovorin-Rescue. Start mit 10ml/h dann Anpassung in Abh. v. Urin-pH-Wert. Ziel Urin-pH: 7,1-8,0. Monitoring s. Memobox.

Obligate Prä- und Begleitmedikation (Zyklus 1-4) (Fortsetzung)

Tag	zeitl. Ablauf	Substanz	Trägerlösung (ml)	Basisdosierung	Appl.	Infusionsdauer	Bemerkungen
0-7	Gabe	NaCl 0,9%		1.500 ml	i.v.	24h	Bewässerung unter MTX: 1,5l NaCl + 1,5l Glucose im Wechsel/Tag. Beginn Vorbewässerung 4-12h vor MTX. Kontinuierlich fortführen bis Ende i.v.-Leukovorin-Rescue.
0-7	Gabe	Glucose 5%		1.500 ml	i.v.	24h	Im Wechsel mit NaCl 0,9%.
		KCl 7,45% (1mmol K+/ml)	ml - befundabhängig -				KCl: 20 ml pro 1000 ml Bewässerung (NaCl 0,9% bzw. Glucose 5%), Kalium-Ref.-Bereich: 3,5-5,1 mmol/L.
0-21	1-0-0-0	Aciclovir		400 mg	p.o.		kontinuierlich, Pause d1 bis Ende Leukovorin-Rescue
0-21	0-1-0-0	Cotrimoxazol		960 mg	p.o.		Mo, Mi, Fr; Pause d1 bis Ende Leukovorin-Rescue
1	+6h	Furosemid		40 mg	i.v.	B	slow Bolus
1-3	-30min	Dexamethason		8 mg	i.v.	B	
1-4	-30min	Granisetron		1 mg	i.v.	B	
1-7	1-1-1-1	Natriumbicarbonat		2 g - befundabhängig -	p.o.		4x2g, kontinuierlich fortführen bis Ende i.v.-Leukovorin-Rescue. Wenn orale Einnahme schwierig Alkalisierung rein über Perfusor möglich.
2-3	+11h 30min	Granisetron		1 mg	i.v.	B	
2-3	+11h 30min	Dexamethason		8 mg	i.v.	B	
2-4	1-1-1-1	Dexa-Sine SE® Augentropfen		2 Trpf.	i.o.		alle 6 Stunden
5	-1h	Paracetamol		1.000 mg	p.o.		
5	-30min	Dexamethason		8 mg	i.v.	B	vor Rituximab-Erstgabe obligat; bei Folgegaben in Abhängigkeit von Verträglichkeit
5	-30min	Clemastin		2 mg	i.v.	B	
5-9	1-1-1-1	Corneregel® Augentropfen		1 Trpf.	i.o.		alle 6 Stunden
6-21	1-0-1-0	Ciprofloxacin		500 mg	p.o.		ab d6 bis Durchschreiten des Nadir
9-14	morgens	Filgrastim (Neupogen®)		5 µg/kg	s.c.		ab d9 bis Ende Leukapherese

Bedarfsmedikation: Kalium, NaHCO$_3$, Metoclopramid, Ranitidin, Analgesie, Antibiose, Allopurinol, Antikonvulsiva, Sedativa, Prednison 50mg i.v. vor und während Rituximab

FN-Risiko: > 20% → Primärprophylaxe mit Filgrastim/Neupogen® oder Pegfilgrastim/Neulasta®, siehe Kurzfassung Leitlinien G-CSF

Kontrollen: **Ausschluß 3. Raum**, ECOG, Gewicht, Vitalzeichen, körperliche und neurologische Untersuchung, Blutbild, Serumelektrolyte, eGFR, Ultraschall (Abdomen), MRI (Schädel), CSF Untersuchung, ggf. Augenuntersuchung (Spaltlampenmikroskopie), Begleitmedikation, Nebenwirkungen

Dosisreduktion: **hämatologische Toxizitäten:** bei Nadir Neutrophile < 500/µl → DR Cytarabin in den Folgezyklen um 25% d.h. 4. Dosis (2. Gabe an d3 weglassen), bei Nadir Thrombozyten < 25.000/µl → DR Cytarabin in den Folgezyklen um 25% d.h. 4. Dosis (2. Gabe an d3 weglassen), DR Thiotepa um 25%; **nicht hämatologische Toxizitäten:** Dosisreduktion laut Fachinformation
DR MTX nur in RS OA. **Unabhängig von etwaiger Dosisreduktion: immer MTX-Bolus mit 500mg/m² verabreichen.**

Cave: **Hepatitis-B-Virus-(HBV) Screening vor Behandlungsbeginn:** aktive Hepatitis-B- Erkrankung → Kontraindikation Rituximab; positive Hepatitis-B-Serologie (HBsAg oder HBcAb) → vor Behandlungsbeginn Hepatologen konsultieren.

Therapievoraussetzung: ANC > 1.500/mm³ und Thrombozyten > 90.000/mm³

Therapieaufschub: bei ANC < 1.500/mm³ und Thrombozyten < 90.000/mm³ Verzögerung Start nächster Zyklus

Wechselwirkungen: Thiotepa wird über CYP2B6 und CYP3A4 zum aktiven Metaboliten TEPA metabolisiert. Daher **eingehende klinische Überwachung bei (idealerweise Vermeidung) der gleichzeitigen Gabe von:**
1. CYP2B6-Inhibitoren: u.a. **Clopidogrel**, Ticlopidin
2. CYP3A4-Inhibitoren: u.a. **Azol-Antimykotika, Makrolide,** Proteasehemmer, **Grapefruitsaft**
→ Diese Substanzen können die Plasmaspiegel von Thiotepa erhöhen und die von TEPA erniedrigen.
3. CYP450-Induktoren: u.a. **Rifampicin**, Carbamazepin, Phenobarbital
→ Diese Substanzen können die Plasmaspiegel von TEPA erhöhen.

Keine relevante Interaktion zwischen Thiotepa und Aprepitant gemäß Interaktionscheck IBM Micromedex®.
Protonenpumpeninhibitoren (PPI) können die MTX-Ausscheidung verzögern und so zu erhöhtem MTX Plasmaspiegel führen, daher wird empfohlen, PPI 2 Tage vor bis 2 Tage nach der MTX-Gabe zu pausieren (ggf. durch H$_2$-Blocker, Tepilta® ersetzen). Ebenfalls Vorsicht ist bei der gleichzeitigen Anwendung von MTX und NSAIDs oder Antibiotika (β-Lactam-Antibiotika, Sulfonamide, Trimetoprim, Tetracycline, Ciprofloxacin) angezeigt. 2 Tage vor und 2 Tage nach MTX-Gabe keine Kontrastmittelgabe. Keine gleichzeitige Anwendung von MTX und Metamizol: Risiko der verstärkten Hämatotoxizität zusätzlich zur verzögerten MTX-Ausscheidung

Erfolgsbeurteilung: nach 2 bzw. 4 Zyklen; Bildgebung: MRI (Schädel), bei positiver Diagnose: CSF-Untersuchung, Augenuntersuchung (Spaltlampenmikroskopie), nach Zyklus 4 zusätzlich: MMSE, QOL

Wiederholung: Tag 21. nach 2. Zyklus Stammzellharvest, insgesamt maximal 4 Zyklen

Literatur: Schorb E et al. BMC Cancer. 2016 April;16:282; Ferreri AJ et al. Lancet Haematol. 2016 May;3(5):e217-27

| 060507_14 | analog MATRix-Studie: R-DeVIC | | Indikation: ZNS-NHL | | | ICD-10: C85.9 |

Diese Krebstherapie birgt letale Risiken. Die Anwendung darf nur durch erfahrene Onkologen und entsprechend ausgebildetes Pflegepersonal erfolgen. Das Protokoll muss im Einzelfall überprüft und der klinischen Situation angepasst werden.

Hauptmedikation (Zyklus 1-2)

Tag	zeitl. Ablauf	Substanz	Basisdosierung	Trägerlösung (ml)	Appl.	Infusions-dauer	Bemerkungen
0	0	Rituximab	375 mg/m²	500 ml NaCl 0,9 %	i.v.	initial 50mg/h	
1	+15min	Carboplatin (Dosierung in mg/m²)	300 mg/m²	250 ml Glucose 5 %	i.v.	1h	
1	+1h 15min	Ifosfamid	1 500 mg/m²	500 ml NaCl 0,9 %	i.v.	2h	
1	+3h 15min	Etoposid (Base)	100 mg/m²	1 000 ml NaCl 0,9 %	i.v.	2h	max. 0,4mg/ml
1-3	0	Dexamethason	40 mg		i.v.	15min	oder p.o. morgens bzw. 1h vor folgender CTx
2-3	+15min	Ifosfamid	1 500 mg/m²	500 ml NaCl 0,9 %	i.v.	2h	
2-3	+2h 15min	Etoposid (Base)	100 mg/m²	1 000 ml NaCl 0,9 %	i.v.	2h	max. 0,4mg/ml

Zyklusdiagramm

	Tag 0	1	2	3	[...]	Wdh: 22
Rituximab	☐					
Dexamethason		■	■	■	☐	
Carboplatin (Dosierung in mg/m²)		■	☐	☐	☐	
Ifosfamid		■	■	■	☐	
Etoposid (Base)		■	■	■	☐	

Infusionsgeschwindigkeit Rituximab:
Erstgabe: beginnen mit **50mg/h** für 1h; danach bei guter Verträglichkeit alle 30min um 50mg/h steigern bis max. 400mg/h.
Folgegaben bei komplikationsfreier Erstgabe und nach Ausschluss Risikopatient: Gesamtdosis innerhalb 90min geben.
Risikopatienten (max. Tumorlast, Herz-Kreislauf/resp. Erkrankungen, AK-Unverträglichkeit): beginnen mit **25mg/h** für 1h danach alle 30min um 25mg/h bis max. 200mg/h steigern.
Überwachung: erste Stunde alle 15min: RR, HF, Atemfrequenz, Temp., danach 1x/h; NOTFALLWAGEN bereithalten. Bei allergischer/anaphylaktischer Reaktion (Schüttelfrost, Fieber etc.) SOFORTIGER Infusionsstopp, evtl. Glukokortikoide, intensivmed. Maßnahmen. Bei Symptombesserung langsame Wiederaufnahme: halbierte Inf.-geschwindigkeit der Erstgabe.

CTx mit FN-Risiko von 10-20%: Vorgehen bei der G-CSF-Gabe
- nach CTx: 1x tgl. 5µg/kg Filgrastim s.c. bei Leukozyten < 1 000/µl bis >1 000/µl
- Wenn unter Einbeziehung **individueller Risikofaktoren für den Patienten FN-Risiko ≥ 20% =>G-CSF-Primärprophylaxe** erwägen/durchführen.
- **Nach durchgemachter febriler Neutropenie,** in folgenden Zyklen => **G-CSF-Sekundärprophylaxe**
G-CSF-Primär- bzw. Sekundärprophylaxe: Entweder 24h nach CTx einmal Pegfilgrastim/Neulasta® 6mg s.c.
- **Oder:** d6 nach CTx Filgrastim/Neupogen® 5µg/kg/d s.c. bis zum Durchschreiten des Nadir.

Therapieablauf:
Induktion:
2 Zyklen MATRix-Induktion → Stammzell-Harvest → 2 Zyklen MATRix-Induktion (= 4 Zyklen insgesamt)
Konsolidierung:
entweder: 2 Zyklen R-DeVIC
oder: Hochdosistherapie mit Carmustin/Thiotepa oder Busulfan/Thiotepa + PBSCT

Auf ausreichende Urinausfuhr achten (Prophylaxe hämorrhagische Zystitis).

Rituximab
bei initial guter Verträglichkeit: verkürzte Infusionszeit möglich
20% der Dosis: 30min
80% der Dosis: 60min

Obligate Prä- und Begleitmedikation (Zyklus 1-2)

Tag	zeitl. Ablauf	Substanz	Basisdosierung	Trägerlösung (ml)	Appl.	Infusions-dauer	Bemerkungen
0	-1h	Paracetamol	1 000 mg		p.o.		
0	-30min	NaCl 0,9%	500 ml		i.v.	B	
0	-30min	Clemastin	2 mg		i.v.	B	vor Rituximab-Erstgabe obligat; bei Folgegaben in Abhängigkeit von Verträglichkeit
0	-30min	Dexamethason	8 mg		i.v.	B	kontinuierlich ab Aufnahme
0-21	Gabe	Enoxaparin	40 mg		s.c.		alle 4h; bis 2 Tage nach der Ifosfamid-Gabe
1	+45min	Thiamin	100 mg		p.o.		
1	+1h 15min	Mesna	300 mg/m²		i.v.	B	
1	+5h 15min	Mesna	300 mg/m²		i.v.	B	
1	+9h 15min	Mesna	300 mg/m²		i.v.	B	
1-3	-30min	Granisetron	1 mg		i.v.	15min	Bei Emesis: Dosiserhöhung auf 3mg
1-4	-30min	NaCl 0,9 %	1 000 ml		i.v.	24h	im Wechsel mit Glucose 5%
1-4	-30min	Glucose 5%	500 ml		i.v.	24h	im Wechsel mit NaCl 0,9%
1-21	1-0-0	Aciclovir	400 mg		p.o.		kontinuierlich, bei Auftreten von Mukositis > Grad 2
1-21	0-1-0-0	Cotrimoxazol	960 mg		p.o.		Montag, Mittwoch, Freitag

Obligate Prä- und Begleitmedikation (Zyklus 1-2) (Fortsetzung)

Tag	zeitl. Ablauf	Substanz	Basisdosierung	Trägerlösung (ml)	Appl.	Infusions-dauer	Bemerkungen
2-3	+15min	Mesna	300 mg/m²		i.v.	B	
2-3	+4h 15min	Mesna	300 mg/m²		i.v.	B	
2-3	+8h 15min	Mesna	300 mg/m²		i.v.	B	
2-5	-15min	Thiamin	100 mg		p.o.		alle 4h; bis 2 Tage nach der Ifosfamid-Gabe

Bedarfsmedikation	Metoclopramid, Ranitidin, Sucralfat
FN-Risiko	10-20% — je nach Risikoabwägung als Primärprophylaxe, bei FN im 1. Zyklus als Sekundärprophylaxe, siehe Kurzfassung Leitlinien G-CSF
Kontrollen	ECOG, Gewicht, Vitalzeichen, körperliche und neurologische Untersuchung, Blutbild, Serumelektrolyte, Kreatinin, eGFR, EKG, Begleitmedikation, Nebenwirkungen
Dosisreduktion	**hämatologische Toxizitäten:** schwerwiegende Neutropenie, schwerwiegende Thrombopenie Grad 4: Carboplatin, Ifosfamid und Etoposid Dosisreduktion auf 70%; **nicht hämatologische Toxizitäten:** Dosisreduktion laut Fachinformation
Cave	**Hepatitis-3-Virus-(HBV) Screening vor Behandlungsbeginn:** aktive Hepatitis-B- Erkrankung → Kontraindikation Rituximab; positive Hepatitis-B-Serologie (HBsAg oder HBcAb) → vor Behandlungsbeginn Hepatologen konsultieren.
Therapieabbruch	bei Therapieverzögerung > 4 Wochen Therapieabbruch erwägen
Erfolgsbeurteilung	60 Tage nach Start der Chemotherapie: MRI (Schädel), bei positiver Diagnose: CSF-Untersuchung, Augenuntersuchung (Spaltmikroskopie), MMSE, QOL, kognitive Testbatterie
Wiederholung	Tag 22.
Literatur	Ferreri AJ, et al. Lancet Haematol. 2017 Nov;4(11):e510-e523

Diese Krebstherapie birgt letale Risiken. Die Anwendung darf nur durch erfahrene Onkologen und entsprechend ausgebildetes Pflegepersonal erfolgen. Das Protokoll muss im Einzelfall überprüft und der klinischen Situation angepasst werden.

ICD-10: C85.9

060507_15   *analog MATRix-Studie High Dose Conditioning: HDT-ASCT (HD-BCNU / Thiotepa 20mg/kg)*   **Indikation: ZNS-NHL**

Hauptmedikation

Tag	zeitl. Ablauf	Substanz	Basisdosierung	Trägerlösung (ml)	Appl.	Infusions-dauer	Bemerkungen
-6	0	Carmustin (BCNU)	400 mg/m² (HD*)	500 ml Glucose 5 %	i.v.	1h	unter Lichtschutz
-5-(-4)	0	Thiotepa	5 mg/kg	Glucose 5 % *(konzentrationsabhängig)*	i.v.	2h	2x tägl. 5mg/kg im Abstand von 12h an d-5,-4. Insgesamt 20mg/kg.
-5-(-4)	+12h	Thiotepa	5 mg/kg	Glucose 5 % *(konzentrationsabhängig)*	i.v.	2h	2x tägl. 5mg/kg im Abstand von 12h an d-5,-4. Insgesamt 20mg/kg.

* Hochdosis: Für die Berechnung der Dosis werden idealisierte Patientenwerte (IBW/AIBW) verwendet.

Zyklusdiagramm

Carmustin (BCNU)
Thiotepa (2x tgl. im Abstand von 12h)
autologe SZT

Tag -6 -5 -4 -3 -2 -1 0 1 2 3 4 5 6 7

Dosierung **Carmustin** bei Übergewicht werden auf idealisiertes Körpergewicht (**IBW**) beziehen damit die Körperoberfläche berechnen:
Männer: IBW = 50,0kg + 2,3 x ((Größe in cm : 2,53) - 60)
Frauen: IBW = 45,5kg + 2,3 x ((Größe in cm : 2,53) - 60)
Bei **erheblichem Übergewicht (reales KG >15kg über IBW)**, gilt das angepasste Körpergewicht:
AIBW: berechnetes IBW + 0,4 x (reales KG - berechn. IBW)
Wenn reales Körpergewicht (KG) < IBW gilt das reale Körpergewicht.

Aprepitant / Fosaprepitant (Prodrug) sind Substrate und moderate Inhibitoren von CYP3A4:
Cave bei gleichzeitiger oraler Verabreichung von hauptsächlich via CYP3A4 metabolisierten Wirkstoffen mit geringer therapeutischer Breite wie Ciclosporin, Tacrolimus, Everolimus, Fentanyl. Die gleichzeitige Anwendung von Pimozid ist kontraindiziert. **Interaktion mit CYP3A4 metabolisierten oral verabreichten CTx z.B. Etoposid, Vinorelbin möglich. Besondere Vorsicht bei gleichzeitiger Anwendung von Irinotecan und Ifosfamid erhöhte Toxizität möglich.** Reduktion der üblichen oralen Dexamethason-Dosis um 50%.
Vorübergehende leichte Induktion von CYP2C9 und CYP3A4 nach Beendigung der Aprepitant- / Fosaprepitant-Therapie: Bei Warfarin (CYP2C9-Substrat)-Dauertherapie besonders engmaschige INR-Überwachung innerhalb von 14 Tagen nach jeder Aprepitant 3-Tages-Therapie. Verminderte Wirksamkeit hormonaler Kontrazeptiva bis 2 Monate nach letzter Aprepitant Gabe möglich → alternative unterstützende Maßnahmen zur Empfängnisverhütung vorzunehmen.

Memo: Thiotepa wird im Schweiß abgesondert. Zur Vermeidung einer toxisch bedingten Erythrodermie (besonders axillär und inguinal) häufig mit nassem Waschlappen abwaschen.

Cave: zur **VOD-Prophylaxe** unbedingt prophylaktische Antikoagulation vor und nach Transplantation bis zur Entlassung.

ab Tag +7: morgens Filgrastim (Neupogen®) 5μg/kg s.c., bis stabiles Engraftment

Infektionsprophylaxe
Aciclovir:
(täglich. 400mg p.o. 1-0-0-0)
pausieren: ab stationärer Aufnahme bis einschließlich Tag 0
Wiederbeginn: ab Tag +1
Fortführung: bis CD4 >200/μl und Patient ohne weitere immunsuppressive Behandlung.
Cotrimoxazol:
(Mo, Mi, Fr. 960mg p.o. 0-1-0-0)
pausieren: ab Tag 0
Wiederbeginn: wenn Neutrophile >500/μl
Fortführung: bis CD4 >200/μl und Patient ohne weitere immunsuppressive Behandlung.

Prophylaktische Antikoagulation bei GFR >30ml/min	
Thrombozytenzahl	Prophylaxe
>50.000/μl	Enoxaparin 40mg s.c.
20.000/μl - 50.000/μl	Enoxaparin 20mg s.c.
<20.000/μl	Keine prophylaktische Antikoagulation

Obligate Prä- und Begleitmedikation

Tag	zeitl. Ablauf	Substanz	Basisdosierung	Trägerlösung (ml)	Appl.	Infusions-dauer	Bemerkungen
-6	-1h	Aprepitant	125 mg		p.o.		
-6	-30min	NaCl 0,9 %	1 500 ml		i.v.	24h	im Wechsel mit Glucose
-6	-30min	Glucose 5%	500 ml		i.v.	24h	im Wechsel mit NaCl

Obligate Prä- und Begleitmedikation (Fortsetzung)

Tag	zeitl. Ablauf	Substanz	Basisdosierung	Trägerlösung (ml)	Appl.	Infusions-dauer	Bemerkungen
-6	-30min	Dexamethason	12 mg		i.v.	B	
-6	-30min	Granisetron	1 mg		i.v.	B	
-6-(-2)	0-1-0-0	Cotrimoxazol	960 mg		p.o.		Mo, Mi, Fr. Ab Tag 0 pausieren bis Neutrophile >500/µl, dann Wiederbeginn und Fortführung bis CD4 >200/µl und Pat. ohne weitere immunsuppressive Behandlung.
-6-30	Gabe	Enoxaparin	*		s.c.		* Dosierung siehe Memobox "prophylaktische Antikoagulation"
-5-(-4)	-30min	NaCl 0,9 %	1 500 ml		i.v.	24h	im Wechsel mit Glucose
-5-(-4)	-30min	Glucose 5%	500 ml		i.v.	24h	im Wechsel mit NaCl
-5-(-4)	-30min	Granisetron	1 mg		i.v.	B	
-5-(-4)	+11h 30min	Granisetron	1 mg		i.v.	B	
-5-(-4)	1-0-0-0	Aprepitant	80 mg		p.o.		Fortführung der Antiemese von BCNU
-5-(-3)	1-0-0-0	Dexamethason	8 mg		p.o.		Fortführung der Antiemese von BCNU
1	1-0-0-0	Aciclovir	400 mg		p.o.		ab Tag +1 bis CD4 >200/µl und Pat. ohne weiter immunsuppressive Behandlung.
7	morgens	Filgrastim (Neupogen®)	5 µg/kg		s.c.		morgens ab Tag +7

Bedarfsmedikation	Metoclopramid, Famotidin, Fluconazol bei Soor (cave: Interaktionen beachten) Allopurinol, bei prämenopausalen Frauen GnRH-Agonist, z.B. s.c. Goserelin Implantat (Zoladex® Depot 3,6mg monatlich oder 10,8mg 3-monatlich).
FN-Risiko	> 20% → Primärprophylaxe mit Filgrastim/Neupogen® oder Pegfilgrastim/Neulasta®, siehe Kurzfassung Leitlinien G-CSF
Kontrollen	Blutbild, Ekrolyte, Leberwerte, Retentionsparameter, Lungenfunktion mit CO-Diffusion, Herzecho, tägl. Inspektion der Mundhöhle.
Summendosis	Carmustin: erhöhtes Risiko der Toxizität bei kumulativer Gesamtdosis >1000mg/m²
Wechselwirkungen	Thiotepa wird über CYP2B6 und CYP3A4 zum aktiven Metaboliten TEPA metabolisiert. Daher **eingehende klinische Überwachung bei (idealerweise Vermeidung) der gleichzeitigen Gabe von:** 1. CYP2B6-Inhibitoren: u.a. **Clopidogrel**, Ticlopidin 2. CYP3A4-Inhibitoren: u.a. **Azol-Antimykotika**, **Makrolide**, Proteasehemmer, **Grapefruitsaft** → Diese Substanzen können den Plasmaspiegel von Thiotepa erhöhen und die von TEPA erniedrigen. 3. CYP450-Induktoren: u.a. **Rifampicin**, Carbamazepin, Phenobarbital → Diese Substanzen können den Plasmaspiegel von TEPA erhöhen. **Keine** relevante Interaktion zwischen Thiotepa und Aprepitant gemäß Interaktionscheck IBM Micromedex®.
Erfolgsbeurteilung	Tag 30: MRT Schädel, bei positiver Diagnose: CSF-Untersuchung, Augenuntersuchung (Spaltlampenmikroskopie)
Literatur	Ferreri AJM et al. Lancet Haematol. 2017 Nov;4(11):e510-e523; Illerhaus G et al. Lancet Haematol. 2016 Aug;3(8):e388-97

Diese Krebstherapie birgt letale Risiken. Die Anwendung darf nur durch erfahrene Onkologen und entsprechend ausgebildetes Pflegepersonal erfolgen. Das Protokoll muss im Einzelfall überprüft und der klinischen Situation angepasst werden.

060507_16   analog MATRix-Studie High Dose Conditioning: HDT-ASCT (HD-Busulfan / Thiotepa 20mg/kg)   Indikation: ZNS-NHL   *ICD-10: C85.9*

Hauptmedikation

Tag	zeitl. Ablauf	Substanz	Basisdosierung	Trägerlösung (ml)	Appl.	Infusionsdauer	Bemerkungen
-8	0	Busulfan	3,2 mg/kg (HD*)	NaCl 0,9 % *(konzentrationsabhängig)*	i.v.	3h	Polycarbonatfreies Infusionsbesteck
-7	0	Busulfan	3,2 mg/kg (HD*)	NaCl 0,9 % *(konzentrationsabhängig)*	i.v.	3h	Polycarbonatfreies Infusionsbesteck
-5	0	Thiotepa	5 mg/kg	Glucose 5 % *(konzentrationsabhängig)*	i.v.	2h	12h Abstand zwischen beiden Gaben
-5	+12h	Thiotepa	5 mg/kg	Glucose 5 % *(konzentrationsabhängig)*	i.v.	2h	12h Abstand zwischen beiden Gaben
-4	0	Thiotepa	5 mg/kg	Glucose 5 % *(konzentrationsabhängig)*	i.v.	2h	12h Abstand zwischen beiden Gaben
-4	+12h	Thiotepa	5 mg/kg	Glucose 5 % *(konzentrationsabhängig)*	i.v.	2h	12h Abstand zwischen beiden Gaben

* Hochdosis: Für die Berechnung der Dosis werden idealisierte Patientenwerte (IBW/AIBW) verwendet.

Zyklusdiagramm   Tag -8 -7 -6 -5 -4 -3 -2 -1 0 1 2 3 4 5 6 7

Busulfan
autologe SZT
Thiotepa (2x tgl. im Abstand von 12h)

Dosierung **Busulfan** auf idealisiertes Körpergewicht (**IBW**) beziehen damit die Körperoberfläche berechnen:
Männer: IBW = 50,0kg + 2,3 x ((Größe in cm : 2,53) - 60)
Frauen: IBW = 45,5kg + 2,3 x ((Größe in cm : 2,53) - 60)
Bei **erheblichem Übergewicht (reales KG >15kg über IBW)**, gilt das angepaßte Körpergewicht:
AIBW: berechnetes IBW + 0,25 x (reales KG - berechn. IBW)
Wenn reales Körpergewicht (KG) < IBW gilt das reale Körpergewicht

Therapieablauf:
Induktion:
2 Zyklen MATRix-Induktion → Stammzell-Harvest → 2 Zyklen MATRix-Induktion (= 4 Zyklen insgesamt)
Konsolidierung:
entweder: 2 Zyklen R-DeVIC
oder: Hochdosistherapie mit Carmustin/Thiotepa oder Busulfan/Thiotepa + PBSCT

Enoxaparin/VOD Prophylaxe bis Entlassung nach PBSZT; nicht obligat bis Tag +30 nach PBSZT, bei Leberfunktionsstörung/Leberschaden längere Gabe erwägen

Tag 0 periphere Stammzelltransplantation (≥ 3x10^6 CD34+ Zellen/kgKG)

Infektionsprophylaxe
Aciclovir:
(täglich. 400mg p.o. 1-0-0-0)
pausieren: ab stationärer Aufnahme bis einschließlich Tag 0
Wiederbeginn: ab Tag +1
Fortführung: bis CD4 >200/µl und Patient ohne weitere immunsuppressive Behandlung.

Cotrimoxazol:
(Mo, Mi, Fr. 960mg p.o. 0-1-0-0)
pausieren: ab Tag 0
Wiederbeginn: wenn Neutrophile >500/µl
Fortführung: bis CD4 >200/µl und Patient ohne weitere immunsuppressive Behandlung.

Prophylaktische Antikoagulation bei GFR >30ml/min	
Thrombozytenzahl	**Prophylaxe**
>50.000/µl	Enoxaparin 40mg s.c.
20.000/µl - 50.000/µl	Enoxaparin 20mg s.c.
<20.000/µl	Keine prophylaktische Antikoagulation

Memo: Thiotepa wird im Schweiß abgesondert. Zur Vermeidung einer toxisch bedingten Erythrodermie (besonders axillär und inguinal) häufig mit nassem Waschlappen abwaschen (keine Seife bis einschl. am Tag nach der Thiotepa-Gabe)

Obligate Prä- und Begleitmedikation

Tag	zeitl. Ablauf	Substanz	Basisdosierung	Trägerlösung (ml)	Appl.	Infusions-dauer	Bemerkungen
-9-(-6)	1-0-1-0	Levetiracetam	500 mg		p.o.		
-9-(-5)	0-0-0-1	Bromazepam	3 mg		p.o.		
-9-(-2)	1-0-1-0	Cotrimoxazol	960 mg		p.o.		ab Aufnahme bis d-2; bei stabilem Engraftment Mo, Mi, Fr 0-1-0-0
-9-25	1-0-0-0	Fluconazol	200 mg		p.o.		ab Aufnahme kontinuierlich
-8-(-7)	-30min	NaCl 0,9 %	1 500 ml		i.v.	24h	kontinuierlich. Im Wechsel mit Glucose 5%.
		KCl 7,45% (1mmol K⁺/ml)	ml - befundabhängig - ml (1mmol K⁺/ml)				KCl: bei Bedarf nach Wert, in Bewässerung
-8-(-7)	-30min	Glucose 5%	500 ml		i.v.	24h	kontinuierlich. Im Wechsel mit NaCl 0,9%.
-8-(-7)	-30min	Granisetron	1 mg		i.v.	B	
-8-(-7)	-30min	Dexamethason	8 mg		i.v.	15min	
-8-(-4)	Gabe	Enoxaparin	*		s.c.		* Dosierung siehe Memobox "prophylaktische Antikoagulation"
-5-(-4)	-30min	NaCl 0,9 %	1 500 ml		i.v.	24h	
-5-(-4)	-30min	Glucose 5%	500 ml		i.v.	24h	
-5-(-4)	-30min	Granisetron	1 mg		i.v.	B	
-5-(-4)	+11h 30min	Granisetron	1 mg		i.v.	B	
1-30	1-0-0-0	Aciclovir	400 mg		p.o.		Infektionsprophylaxe; bis Tag 30
7	morgens	Filgrastim (Neupogen®)	5 µg/kg		s.c.		ab d7 bis stabiles Engraftment: Lc 2d >1000/µl

Bedarfsmedikation	Metoclopramid, Famotidin, Fluconazol bei Soor (cave: Interaktionen beachten) Allopurinol, bei prämenopausalen Frauen GnRH-Agonist, z.B. s.c. Goserelin Implantat (Zoladex® Depot 3,6mg monatlich oder 10,8m= 3-monatlich).
FN-Risiko	> 20% → Primärprophylaxe mit Filgrastim/Neupogen® oder Pegfilgrastim/Neulasta®, siehe Kurzfassung Leitlinien G-CSF
Kontrollen	Blutbild, Ekrolyte, Leberwerte, Retentionsparameter, Lungenfunktion mit CO-Diffusion, Herzecho, tägl. Inspektion der Mundhöhle.
Wechselwirkungen	Thiotepa wird über CYP2B6 und CYP3A4 zum aktiven Metaboliten TEPA metabolisiert. Daher **eingehende klinische Überwachung bei (idealerweise Vermeidung) der gleichzeitigen Gabe von:** 1. CYP2B6-Inhibitoren: u.a. **Clopidogrel**, Ticlopidin 2. CYP3A4-Inhibitoren: u.a. **Azol-Antimykotika, Makrolide**, Proteasehemmer, **Grapefruitsaft** → Diese Substanzen können die Plasmaspiegel von Thiotepa erhöhen und die von TEPA erniedrigen. 3. CYP450-Induktoren: u.a. **Rifampicin**, Carbamazepin, Phenobarbital → Diese Substanzen können die Plasmaspiegel von TEPA erhöhen. **Keine relevante** Interaktion zwischen Thiotepa und Aprepitant gemäß Interaktionscheck IBM Micromedex®. Wegen einer möglichen Abnahme der Busulfan-Metabolisierung ist bei Einnahme von Paracetamol vor (weniger als 72h) oder gleichzeitig mit der Anwendung von Busulfan Vorsicht geboten.
Erfolgsbeurteilung	Tag 30: MRT Schädel, bei positiver Diagnose: CSF-Untersuchung, Augenuntersuchung (Spaltlampenmikroskopie)
Literatur	Ferreri AJM et al. Lancet Haematol. 2017 Nov;4(11):e510-e523

Diese Krebstherapie birgt letale Risiken. Die Anwendung darf nur durch erfahrene Onkologen und entsprechend ausgebildetes Pflegepersonal erfolgen. Das Protokoll muss im Einzelfall überprüft und der klinischen Situation angepasst werden.

060507_12   **analog MARTA-Studie: Induktion**   **Indikation: ZNS-NHL**   **ICD-10: C85.9**

Protokoll-Hinweis: Rituximab/Methotrexat/Cytarabin

Hauptmedikation (Zyklus 1-2)

Tag	zeitl. Ablauf	Substanz	Basisdosierung	Trägerlösung (ml)	Appl.	Infusions-dauer	Bemerkungen
0	0	Rituximab	375 mg/m²	500 ml NaCl 0,9 %	i.v.	initial 50mg/h	siehe Memokasten
1	0	Methotrexat	500 mg/m²	100 ml NaCl 0,9 %	i.v.	15min	500mg/m² in 15min, dann 3000mg/m² in 3h
1	+15min	Methotrexat	3000 mg/m²	500 ml NaCl 0,9 %	i.v.	3h	
2-3	0	Cytarabin	2000 mg/m²	250 ml NaCl 0,9 %	i.v.	1h	im Abstand von 12h
2-3	+12h	Cytarabin	2000 mg/m²	250 ml NaCl 0,9 %	i.v.	1h	im Abstand von 12h
4	0	Rituximab	375 mg/m²	500 ml NaCl 0,9 %	i.v.	initial 50mg/h	siehe Memokasten

Zyklusdiagramm

	Tag 0	1	2	3	4	[...]	Wdh: 21
Rituximab	☐				☐		
Methotrexat		■					
Cytarabin			☐	☐			

Wiederholungsinfo: nach 1. Zyklus Stammzellharvest, insgesamt 2 Zyklen

Therapieablauf:
Induktion:
1 Zyklus R-MTX-AraC → Stammzell-Harvest → 1 Zyklus R-MTX-AraC (= 2 Zyklen R-MTX-AraC insgesamt)
gefolgt von:
Konsolidierung:
Hochdosistherapie mit Rituximab/ Busulfan/ Thiotepa + ASCT

FN-Risiko >20 %:
entweder **24h nach CTx** Primärprophylaxe mit Pegfilgrastim/Neulasta® 6mg s.c. einmalig **(nicht in Zyklus 1, da SZ-Harvest)**
oder **ab d6** Filgrastim/Neupogen® 5µg/kg/d s.c. tägl. bis Durchschreiten des Nadir

Bei Stammzellmobilisierung:
Filgrastim-Gabe vor geplanter Leukapherese ab d9: 5µg/kgKG/d s.c. morgens (>70kg: 480µg,<70kg:300µg) bis Ende der Apherese.

Achtung: Betrifft Leukovorin-Rescue
Leukovorin alle 6h Dosierung nach Schema, erster Tag i.v.: Start 24h nach Beginn MTX-Infusion. Weiterführung des Leukovorin-Rescues bis 6. Tag nach MTX bzw. bis MTX-Spiegel <0,04µmol/l.
Bei verzögerter MTX-Ausscheidung Verlängerung und Erhöhung des Leukovorin-Rescues gemäß LV Rescue Bogen für ZNS-NHL.
MTX-Spiegel: +3h15min (unmittelbar nach MTX-Ende), +24h (vor erster Rescue), dann tgl. morgens und abends.

CAVE: Infektkomplikationen möglich
Immunglobulin-Gabe bei Immunglobulin-Spiegeln < 500mg/dl. Stationäre Neutropenieüberwachung bis Durchschreiten des Nadir

CAVE MTX-Interaktionen:
keine nephro- u. hepatotoxischen Medikamente
keine gleichzeitige Einnahme von Protonenpumpen-Inhibitoren
CAVE bei gleichzeitiger Einnahme von NSAI und Antibiotika

Rituximab- Info auf Kurvenblatt beachten

Stammzellharvest
nach 1. Induktions-Zyklus:
mind. 3x10⁶ CD34⁺ Zellen/kgKG in mögl. wenigen Leukapherese- Sitzungen an aufeinanderfolgenden Tagen

Genauer Ablauf siehe auch **Übersichtsschema zur G-CSF-Gabe bei Mobilisierungsprotokollen** im Blauen Buch (→ Teil 2 Standardisierte Vorgehensweisen → Anti-Tumor und Supportiv-Therapie → GCSF/EPO)

Wichtig: Steuerung der Alkalisierung bei HD-MTX-Therapie über Urin-pH und venöse BGAs

Parameter & Zielwert	Dauer und Frequenz	Vorgehen bei Abweichung vom Zielwert
Urin-pH: 7,1-8,0	vor Therapiestart bis Ende Leucovorinrescue pH-Kontrolle bei jeder Miktion obligat (mindestens alle 8h)	bei Urin pH <7,1 → Erhöhung der NaHCO₃-Perfusorlaufrate + pH-Kontrollen ## / bei Urin pH >8,0 → Stopp / Reduktion der NaHCO₃-Perfusorlaufrate + pH-Kontrollen
venöse BGAs: Serum pH <7,45 HCO₃⁻ <28mmol/l	ab Beginn der Urinalkalisierung 4-6 stündlich für die ersten 12h und bei starker NaHCO₃-Laufratenerhöhung (>20ml/h)	bei Serum pH >7,45 und/oder HCO₃ >28mmol/l: - Bicarbonatgabe unterbrechen - Acetazolamid oral 250mg 1-1-1 (max. 500mg 1-1-1)
Urinausscheidung >100ml/h	vor Therapiestart bis Ende Leucovorinrescue	bei Urinausscheidung <100ml/h: Furosemid / Hydrierung

##Bemerkung: bei problematischer pH-Einstellung kann eine gezielte Urinalkalisierung mittels Uralyt-U anstatt der oralen Bicarbonatgabe erfolgen (bei intakter Nierenfunktion hat Uralyt-U keinen signifikanten Einfluss auf die Blutgase).
Weitere wichtige Kontrollen: Serumkreatinin, Harnstoff, Elektrolyte (Na⁺, K⁺) 24h und 48h nach Start MTX.

Obligate Prä- und Begleitmedikation (Zyklus 1-2)

Tag	zeitl. Ablauf	Substanz	Basisdosierung	Trägerlösung (ml)	Appl.	Infusionsdauer	Bemerkungen
0	-30min	NaCl 0,9 %	500 ml		i.v.		*während der Rituximab-Gabe
0, 4	-1h	Paracetamol	1 g abs.		p.o.		
0, 4	-30min	Clemastin	2 mg		i.v.	B	
0, 4	-30min	Dexamethason	8 mg		i.v.	B	vor Rituximab-Erstgabe obligat; bei Folgegaben in Abhängigkeit von Verträglichkeit
0-7	Gabe	Natriumbicarbonat 8,4% (1mmol HCO$_3$-/ml) in Perfusorspritze	- befundabhängig -		i.v.		Urin-Alkalisierung unter MTX: Beginn Voralkalisierung 4-12h vor MTX. Kontinuierlich fortführen bis Ende i.v.-Leukovorin-Rescue. Start mit 10ml/h dann Anpassung in Abh. v. Urin-pH-Wert. Ziel Urin-pH: 7,1-8,0. Monitoring s. Memobox.
0-7	Gabe	NaCl 0,9 %	1 500 ml		i.v.	24h	Bewässerung unter MTX: 1,5l NaCl + 1,5l Glucose im Wechsel/ Tag. Beginn Vorbewässerung 4-12h vor MTX. Kontinuierlich fortführen bis Ende i.v.-Leukovorin-Rescue.
0-7	Gabe	Glucose 5%	1 500 ml		i.v.	24h	Im Wechsel mit NaCl 0,9%
0-7		KCl 7,45% (1mmol K$^+$/ml)	- befundabhängig -				KCl: 20 ml pro 1000 ml Bewässerung (NaCl 0,9% bzw. Glucose 5%), Kalium-Ref.-Bereich: 3,5-5,1 mmol/L.
0-21	0-1-0-0	Cotrimoxazol	960 mg		p.o.		Mo,Mi,Fr; Pause d1 bis Ende Leukovorin-Rescue
0-21	1-0-0-0	Aciclovir	400 mg		p.o.		Pause d1 bis Ende Leukovorin-Rescue
1	+6h	Furosemid	40 mg		i.v.	B	slow Bolus
1-3	-30min	Granisetron	1 mg		i.v.	B	
1-3	-30min	Dexamethason	8 mg		i.v.	B	
1-7	1-1-1-1	Natriumbicarbonat	2 g - befundabhängig -		p.o.		4x2g, kontinuierlich fortführen bis Ende i.v.-Leukovorin-Rescue. Wenn orale Einnahme schwierig Alkalisierung rein über Perfusor möglich.
2-3	+11h 30min	Granisetron	1 mg		i.v.	B	
2-3	+11h 30min	Dexamethason	8 mg		i.v.	B	
2-4	1-1-1-1	Dexa-Sine SE® Augentropfen	2 Trpf.		i.o.		alle 6 Stunden
5-9	1-1-1-1	Corneregel® Augentropfen	1 Trpf.		i.o.		alle 6 Stunden
6-21	1-0-1-0	Ciprofloxacin	500 mg		p.o.		ab d6 bis Durchschreiten des Nadir
9-14	morgens	Filgrastim (Neupogen®)	5 µg/kg		s.c.		ab d9 bis Ende der Leukapherese

Bedarfsmedikation Kalium, NaHCO$_3$ 50 ml/2h Infusion, Metoclopramid, Famotidin, Analgesie, Antibiose, Antiidotidin, Famotidin, Analgesie, Antibiose, Allopurinol, Antikonvulsiva, Sedativa, Solu-Decortin 50mg i.v. vor und während Rituximab.

FN-Risiko FN-Risiko >20% → Primärprophylaxe mit Filgrastim/Neupogen® oder Pegfilgrastim/Neulasta®; siehe Kurzfassung Leitlinien G-CSF

Kontrollen **Ausschluss 3. Raum**, ECOG Performance Status, Gewicht, Vitalzeichen, körperliche und neurologische Untersuchung, Blutbild, klinische Chemie, Kreatinin, eGFR (MDRD-Formel), während Rituximab Infusion: Zeichen der Unverträglichkeit/Anaphylaxie, Ultraschall Abdomen, Nebenwirkungen, Begleitmedikation

Dosisreduktion Hämatologische Toxizität: **Bei Nadir Neutropenie mit Komplikationen oder Grad 4 Thrombozytopenie mit Komplaktionen:** DR Cytarabin im Folgezyklus um 25%, d.h. 4. Dosis (2. Gabe an d3) weglassen
MTX DR nur → RS OA. **Unabhängig von etwaiger Dosisreduktion: immer MTX-Bolus mit 500mg/m² verabreichen.**

Cave **Hepatitis-B-Virus-(HBV) Screening vor Behandlungsbeginn:** aktive Hepatitis-B- Erkrankung → Kontraindikation Rituximab; positive Hepatitis-B-Serologie (HBsAg oder HBcAb) → vor Behandlungsbeginn Hepatologen konsultieren.

Therapievoraussetzung ANC > 1 500/µl, Thrombozyten > 90 000/µl

Wechselwirkungen Protonenpumpeninhibitoren (PPI) können die MTX-Ausscheidung verzögern und so zu erhöhtem MTX Plasmaspiegel führen, daher wird empfohlen, PPI 2 Tage vor bis 2 Tage nach der MTX-Gabe zu pausieren (ggf. durch H2-Blocker, Tepilta® ersetzen). Ebenfalls Vorsicht ist bei der gleichzeitigen Anwendung von MTX und NSAIDs oder Antibiotika (β-Lactam-Antibiotika, Sulfonamide, Trimetoprim, Tetracycline, Ciprofloxacin) angezeigt. Keine gleichzeitige Anwendung von MTX und Metamizol: Risiko der verstärkten Hämatotoxizität zusätzlich zur verzögerten MTX-Ausscheidung.**Cytarabin: Vorsicht bei gleichzeitiger Digoxin-Gabe** → engmaschige Überwachung der Digoxin-Spiegel

Erfolgsbeurteilung nach Zyklus 2: MRI (Schädel), bei positiver Diagnose: CSF-Untersuchung, Augenuntersuchung (Spaltlampenmikroskopie), ADL, MMSE, QOL

Wiederholung Tag 21. nach - Zyklus Stammzellharvest, insgesamt 2 Zyklen

Literatur analog Studie protokoll MARTA-Studie

Diese Krebstherapie birgt letale Risiken. Die Anwendung darf nur durch erfahrene Onkologen und entsprechend ausgebildetes Pflegepersonal erfolgen. Das Protokoll muss im Einzelfall überprüft und der klinischen Situation angepasst werden.

060507_13   *analog MARTA-Studie: Konditionierung (HD-Busulfan / Thiotepa 10mg/kg)*   **ICD-10: C85.9**

Protokoll-Hinweis: Rituximab/Busulfan/Thiotepa   *Indikation: ZNS-NHL*

Hauptmedikation

Tag	zeitl. Ablauf	Substanz	Basisdosierung	Trägerlösung (ml)	Appl.	Infusions-dauer	Bemerkungen
-8	0	Rituximab	375 mg/m²	500 ml NaCl 0,9 %	i.v.	initial 50 mg/h	siehe Memokasten
-7-(-6)	0	Busulfan	3,2 mg/kg (HD*)	NaCl 0,9 % *(konzentrationsabhängig)*	i.v.	3h	Polycarbonatfreies Infusionsbesteck
-5-(-4)	0	Thiotepa	5 mg/kg	Glucose 5 % *(konzentrationsabhängig)*	i.v.	2h	

* Hochdosis: Für die Berechnung der Dosis werden idealisierte Patientenwerte (IBW/AIBW) verwendet.

Zyklusdiagramm

	Tag -8	-7	-6	-5	-4	-3	-2	-1	0	1	2	3	4	5	6	7
Rituximab	☐															
Busulfan		■	■													
Thiotepa				☐	☐											
autologe SZT									■							

Dosierung **Busulfan** auf idealisiertes Körpergewicht (**IBW**) beziehen damit die Körperoberfläche berechnen:
Männer: IBW = 50,0kg + 2,3 x ((Größe in cm : 2,53) - 60)
Frauen: IBW = 45,5kg + 2,3 x ((Größe in cm : 2,53) - 60)
Bei **erheblichem Übergewicht (reales KG >15kg über IBW)**, gilt das angepaßte Körpergewicht:
AIBW: berechnetes IBW + 0,25 x (reales KG - berechn. IBW)
Wenn reales Körpergewicht (KG) < IBW gilt das reale Körpergewicht

---

Infusionsgeschwindigkeit Rituximab:
Erstgabe: beginnen mit **50mg/h** für 1h; danach bei guter Verträglichkeit alle 30min um 50mg/h steigern bis max. 400mg/h.
Folgegaben bei komplikationsfreier Erstgabe und nach Ausschluss Risikopatient: Gesamtdosis innerhalb 90min geben.
Risikopatienten (max.Tumorlast, Herz-Kreislauf/resp. Erkrankungen, AK-Unverträglichkeit): beginnen mit **25mg/h** für 1h danach alle 30min um 25mg/h bis max. 200mg/h steigern.
Überwachung: erste Stunde alle 15min: RR, HF, Atemfrequenz, Temp., danach 1x/h; NOTFALLWAGEN bereithalten.
Bei allergischer/anaphylaktischer Reaktion (Schüttelfrost, Fieber etc.) SOFORTIGER Infusionsstopp, evtl. Glukokortikoide, intensivmed. Maßnahmen. Bei Symptombesserung langsame Wiederaufnahme: halbierte Inf.-geschwindigkeit der Erstgabe.

Therapieablauf:
Induktion:
1 Zyklus R-MTX-AraC → Stammzell-Harvest → 1 Zyklus R-MTX-AraC
(= 2 Zyklen R-MTX-AraC insgesamt)
gefolgt von:
Konsolidierung:
Hochdosistherapie mit Rituximab/ Busulfan/ Thiotepa + ASCT

Memo: Thiotepa wird im Schweiß abgesondert. Zur Vermeidung einer toxisch bedingten Erythrodermie (besonders axillär und inguinal) häufig mit nassem Waschlappen abwaschen (keine Seife bis einschl. am Tag nach der Thiotepa-Gabe).

Tag 0: periphere Stammzelltransplantation

Infektionsprophylaxe
Aciclovir:
(täglich: 400mg p.o. 1-0-0-0)
pausieren: ab stationärer Aufnahme bis einschließlich Tag 0
Wiederbeginn: ab Tag +1
Fortführung: bis CD4 >200/µl und Patient ohne weitere immunsuppressive Behandlung.

Cotrimoxazol:
(Mo, Mi, Fr. 960mg p.o. 0-1-0-0)
pausieren: ab Tag 0
Wiederbeginn: wenn Neutrophile >500/µl
Fortführung: bis CD4 >200/µl und Patient ohne weitere immunsuppressive Behandlung.

Prophylaktische Antikoagulation bei GFR >30ml/min

Thrombozytenzahl	Prophylaxe
>50.000/µl	Enoxaparin 40mg s.c.
20.000/µl - 50.000/µl	Enoxaparin 20mg s.c.
<20.000/µl	Keine prophylaktische Antikoagulation

Rituximab
bei initial guter Verträglichkeit: verkürzte Infusionszeit möglich
20% der Dosis: 30min
80% der Dosis: 60min

Obligate Prä- und Begleitmedikation

Tag	zeitl. Ablauf	Substanz	Basisdosierung	Trägerlösung (ml)	Appl.	Infusions-dauer	Bemerkungen
-8	-1h	Paracetamol	1 000 mg		p.o.		*während der Rituximab-Gabe
-8	-30min	NaCl 0,9 %	500 ml		i.v.		
-8	-30min	Clemastin	2 mg		i.v.	B/2min	
-8	-30min	Dexamethason	8 mg		i.v.	B	vor Rituximab-Erstgabe obligat; bei Folgegaben in Abhängigkeit von Verträglichkeit
-8-(-5)	1-0-1-0	Levetiracetam	500 mg		p.o.		
-8-(-4)	0-0-0-1	Bromazepam	3 mg		p.o.		
-8-(-1)	0-1-0-0	Cotrimoxazol	960 mg		p.o.		Mo, Mi, Fr. Ab Tag 0 pausieren bis Neutrophile >500/μl, dann Wiederbeginn und Fortführung bis CD4 >200/μl und Pat. ohne weitere immunsuppressive Behandlung.
-7-(-6)	-30min	NaCl 0,9 %	1 500 ml		i.v.	24h	kontinuierlich. Im Wechsel mit Glucose 5%.
		KCl 7,45% (1mmol K$^+$/ml)	ml - befundabhängig -				KCl: bei Bedarf, nach Wert, in Bewässerung
-7-(-6)	-30min	Glucose 5%	500 ml		i.v.	24h	kontinuierlich. Im Wechsel mit NaCl 0,9%.
-7-(-6)	-30min	Granisetron	1 mg		i.v.	B	
-7-(-6)	-30min	Dexamethason	8 mg		i.v.	B	
-7-(-4)	Gabe	Enoxaparin	*		s.c.		* Dosierung siehe Memobox "prophylaktische Antikoagulation"
-5-(-4)	-30min	NaCl 0,9%	1 500 ml		i.v.	24h	
-5-(-4)	-30min	Glucose 5%	500 ml		i.v.	24h	
-5-(-4)	-30min	Granisetron	1 mg		i.v.	B	
1	1-0-0-0	Aciclovir	400 mg		p.o.		ab Tag +1 bis CD4 >200/μl und Pat. ohne weitere immunsuppressive Behandlung.
7	morgens	Filgrastim (Neupogen®)	5 μg/kg		s.c.		ab d7 bis stabiles Engraftment

Bedarfsmedikation	Metoclopramid, Famotidin, Fluconazol bei Soor (cave: Interaktionen beachten) Allopurinol, bei prämenopausalen Frauen GnRH-Agonist, z.B. s.c. Goserelin Implantat (Zoladex® Depot 3,6mg monatlich oder 10,8mg 3-monatlich).
FN-Risiko	> 20% → Primärprophylaxe mit Filgrastim/Neupogen® oder Pegfilgrastim/Neulasta®, siehe Kurzfassung Leitlinien G-CSF
Kontrollen	Blutbild, Elektrolyte, Leberwerte, Retentionsparameter, Lungenfunktion mit CO-Diffusion, Herzecho, tägl. Inspektion der Mundhöhle.
Wechselwirkungen	Thiotepa wird über CYP2B6 und CYP3A4 zum aktiven Metaboliten TEPA metabolisiert. Daher **eingehende klinische Überwachung bei (idealerweise Vermeidung) der gleichzeitigen Gabe von:** 1. CYP2B6-Inhibitoren: u.a. **Clopidogrel**, Ticlopidin 2. CYP3A4-Inhibitoren: u.a. **Azol-Antimykotika**, **Makrolide**, Proteasehemmer, **Grapefruitsaft** → Diese Substanzen können die Plasmaspiegel von Thiotepa erhöhen und die von TEPA erniedrigen. 3. CYP450-Induktoren: u.a. **Rifampicin**, Carbamazepin, Phenobarbital → Diese Substanzen können die Plasmaspiegel von TEPA erhöhen. **Keine** relevante Interaktion zwischen Thiotepa und Aprepitant gemäß Interaktionscheck IBM Micromedex®. Wegen einer möglichen Abnahme der Busulfan-Metabolisierung ist bei Einnahme von Paracetamol vor (weniger als 72h) oder gleichzeitig mit der Anwendung von Busulfan Vorsicht geboten.
Erfolgsbeurteilung	Tag 30: MRT Schädel, bei positiver Diagnose: CSF-Untersuchung, Augenuntersuchung (Spaltlampenmikroskopie)
Literatur	analog Studienprotokoll MARTA-Studie

Diese Krebstherapie birgt letale Risiken. Die Anwendung darf nur durch durch erfahrene Onkologen und entsprechend ausgebildetes Pflegepersonal erfolgen. Das Protokoll muss im Einzelfall überprüft und der klinischen Situation angepasst werden.

| 060507_03_1 | R-MP | | Indikation: ZNS-NHL Pat. >65J | | | ICD-10: C85.9 |

Hauptmedikation (Zyklus 1-n)

Tag	zeitl. Ablauf	Substanz	Basisdosierung	Trägerlösung (ml)	Appl.	Infusions-dauer	Bemerkungen
-6	0	Rituximab	375 mg/m²	500 ml NaCl 0,9 %	i.v.	initial 50mg/h	Vorphase nur Zyklus 1
1, 15, 29	0	Rituximab	375 mg/m²	500 ml NaCl 0,9 %	i.v.	initial 50mg/h	
2-11	1-0-0-0	Procarbazin	60 mg/m²		p.o.		Tag 2-11
2, 16, 30	0	Methotrexat	500 mg/m²	100 ml NaCl 0,9 %	i.v.	15min	0,5g/m² in 15min., dann 3g/m² in 3h
2, 16, 30	+15min	Methotrexat	3 000 mg/m²	500 ml NaCl 0,9 %	i.v.	4h	

Zyklusdiagramm

	Tag -6	-5	-4	-3	-2	-1	0	1	2	3	4	5	6	7	8	9	10	11	12	13	14	15	16	17	18	19	20	21	22	23	24	25	26	27	28
Rituximab	■							■														■													
Methotrexat									■														■												
Rituximab Vorphase (nur Z1)	□																																		
Procarbazin									■	■	■	■	■	■	■	■	■	■																	
Calciumfolinat										□	□	□	□	□							□	□	□												

Zyklusdiagramm

	Tag 29	30	31	32	33	34	35	36	37	38	39	40	41	42
Rituximab	□													
Methotrexat		■												
Rituximab Vorphase (nur Z1)														
Procarbazin			□	□	□									
Calciumfolinat				□	□	□								

Wiederholungsinfo: bei Ansprechen (PR, CR) Wdh. d43

Achtung: MTX-Gabe: 0,5g/m² in 15min., direkt im Anschluss: 3g/m²/3h

Achtung:
bei oraler und venöser **Alkalisierung**
Urin-pH- und venöse BGA-Messung
empfohlen

Achtung: Betrifft Leukovorin-Rescue
Leukovorin alle 6h Dosierung nach Schema, erster Tag i.v.; Start 24h nach Beginn MTX-Infusion. Weiterführung des Leukovorin-Rescues **bis 6. Tag nach MTX bzw. bis MTX-Spiegel <0,04μmol/l**
Bei **verzögerter MTX-Ausscheidung** Verlängerung und Erhöhung *des Leukovorin-Rescues gemäß LV Rescue Bogen für ZNS-NHL.
*MTX-Spiegel: +4h (unmittelbar nach MTX-Ende), +24h (vor erster Rescue), dann tgl. morgens und abends

---

Rituximab
bei initial guter Verträglichkeit:
verkürzte Infusionszeit möglich
20% der Dosis: 30min
80% der Dosis: 60min

CTx mit FN-Risiko von 10-20%: Vorgehen bei der G-CSF-Gabe
- nach CTx: 1x tgl. 5μg/kg Filgrastim < 1 000/μl bis >1 000/μl
- Wenn unter Einbeziehung **individueller Risikofaktoren für den Patienten FN-Risiko ≥ 20% =>G-CSF-Primärprophylaxe** erwägen/durchführen.
- **Nach durchgemachter febriler Neutropenie**, in folgenden Zyklen => G-CSF-**Sekundärprophylaxe**
G-CSF-Primär- bzw. Sekundärprophylaxe: Entweder 24h nach CTx einmal Pegfilgrastim/Neulasta® 6mg s.c.
- **Oder**: d6 nach CTx Filgrastim/Neupogen® 5μg/kg/d s.c. bis zum Durchschreiten des Nadir.

Infusionsgeschwindigkeit Rituximab:
Erstgabe: beginnen mit **50mg/h** für 1h; danach bei guter Verträglichkeit alle 30min um 50mg/h steigern bis max. 400mg/h.
Folgegaben bei komplikationsfreier Erstgabe und nach Ausschluss Risikopatient: Gesamtdosis innerhalb 90min geben.
Risikopatienten (max.Tumorlast, Herz-Kreislauf/resp. Erkrankungen, AK-Unverträglichkeit): beginnen mit **25mg/h** für 1h danach alle 30min um 25mg/h bis max. 200mg/h steigern.
Überwachung: erste Stunde alle 15min: RR, HF, Atemfrequenz, Temp., danach 1x/h; NOTFALLWAGEN bereithalten.
Bei allergischer/anaphylaktischer Reaktion (Schüttelfrost, Fieber etc.) SOFORTIGER Infusionsstopp, evtl. Glukokortikoide, intensivmed. Maßnahmen. Bei Symptombesserung langsame Wiederaufnahme: halbierte Inf.-geschwindigkeit der Erstgabe.

Wichtig: Steuerung der Alkalisierung bei HD-MTX-Therapie über Urin-pH und venöse BGAs

Parameter & Zielwert	Dauer und Frequenz	Vorgehen bei Abweichung vom Zielwert
Urin-pH: 7,1-8,0	vor Therapiestart bis Ende Leucovorinrescue Kontrolle bei jeder Miktion obligat (mindestens alle 8h)	bei Urin pH <7,1 → Erhöhung der NaHCO$_3$-Perfusorlaufrate + pH-Kontrollen ## bei Urin pH >8,0 → Stopp / Reduktion der NaHCO$_3$-Perfusorlaufrate + pH-Kontrollen
venöse BGAs: Serum pH <7,45 HCO$_3^-$ <28mmol/l	ab Beginn der Urinalkalisierung 4-6 stündlich für die ersten 12h und bei starker NaHCO$_3$-Laufrateerhöhung (>20ml/h)	bei Serum pH >7,45 und/oder HCO$_3^-$ >28mmol/l: - Bicarbonatgabe unterbrechen - Acetazolamid oral 250mg 1-1-1 (max. 500mg 1-1-1)
Urinausscheidung >100ml/h	vor Therapiestart bis Ende Leucovorinrescue	bei Urinausscheidung <100ml/h: Furosemid / Hydrierung

##Bemerkung: bei problematischer pH-Einstellung kann eine gezielte Urinalkalisierung mittels Uralyt-U anstatt der oralen Bicarbonatgabe erfolgen (bei intakter Nierenfunktion hat Uralyt-U keinen signifikanten Einfluss auf die Blutgase). Weitere wichtige Kontrollen: Serumkreatinin, Harnstoff, Elektrolyte (Na$^+$, K$^+$) 24h und 48h nach Start MTX.

Obligate Prä- und Begleitmedikation (Zyklus 1-n)

Tag	zeitl. Ablauf	Substanz	Basisdosierung	Trägerlösung (ml)	Appl.	Infusions-dauer	Bemerkungen
-6, 1, 15, 29	-1h	Paracetamol	1 000 mg		p.o.		Gabe 1h vor Rituximab
-6, 1, 15, 29	-30min	Clemastin	2 mg		i.v.	B	vor Rituximab-Erstgabe obligat; bei Folgegaben in Abhängigkeit von Verträglichkeit
-6, 1, 15, 29	-30min	Dexamethason	8 mg		i.v.	B	während der Chemogabe
-6, 1, 15, 29	-30min	NaCl 0,9 %	500 ml		i.v.		
-6-42	0-1-0-0	Cotrimoxazol	960 mg		p.o.		Mo,Mi,Fr: jeweils Pause vom Tag der Methotrexat Gabe bis Ende Leukovorin-Rescue
-6-42	1-0-0-0	Aciclovir	400 mg		p.o.		jeweils Pause vom Tag der Methotrexat Gabe bis Ende Leukovorin-Rescue
1, 15, 29	Gabe	NaCl 0,9%	1 000 ml		i.v.	24h	Vorbewässerung für MTX: 1l NaCl + 1l Glucose im Wechsel. Beginn 4 -12h vor MTX.
1, 15, 29	Gabe	Glucose 5%	1 000 ml		i.v.	24h	im Wechsel mit NaCl 0,9%
		KCl 7,45% (1mmol K$^+$/ml)	ml - befundabhängig -				KCl: 20 ml pro 1000 ml Bewässerung (NaCl 0,9% bzw. Glucose 5%), Kalium-Ref.-Bereich: 3,5-5,1 mmol/L.
1-8, 15-22, 29-36	Gabe	Natriumbicarbonat 8,4% (1mmol HCO$_3^-$/ml) in Perfusorspritze	- befundabhängig -		i.v.		Urin-Alkalisierung unter MTX: Beginn Voralkalisierung 4-12h vor MTX. Kontinuierlich fortführen bis Ende i.v.-Leukovorin-Rescue. Start mit 10ml/h dann Anpassung in Abh. v. Urin-pH-Wert. Ziel Urin-pH: 7,1-8,0. Monitoring s. Memobox.
2-11	1-0-0-0	Fexofenadin	120 mg		p.o.		Einnahme nüchtern und 1h vor Procarbazin; zur Prophylaxe verzögerter Hautreaktionen
2, 16, 30	-15min	Granisetron	1 mg		i.v.	B	
2, 16, 30	-15min	Dexamethason	8 mg		i.v.	B	
2, 16, 30	+6h	Furosemid	40 mg		i.v.		
2-8, 16-22, 30-36	1-1-1-1	Natriumbicarbonat	2 g - befundabhängig -		p.o.		4x2g, kontinuierlich fortführen bis Ende i.v.-Leukovorin-Rescue. Wenn orale Einnahme schwierig Alkalisierung rein über Perfusor möglich.

Obligate Prä- und Begleitmedikation (Zyklus 1-n) (Fortsetzung)

Tag	zeitl. Ablauf	Substanz	Basisdosierung	Trägerlösung (ml)	Appl.	Infusions-dauer	Bemerkungen
2-8, 16-22, 30-36	Gabe	NaCl 0,9%	1 500 ml		i.v.	24h	Bewässerung unter MTX: 1,5l NaCl + 1,5l Glucose im Wechsel/ Tag. Kontinuierlich fortführen bis Ende i.v.-Leukovorin-Rescue.
2-8, 16-22, 30-36	Gabe	Glucose 5%	1 500 ml		i.v.	24h	im Wechsel mit NaCl 0,9%
		KCl 7,45% (1mmol K$^+$/ml)	ml - *befundabhängig* -				KCl: 20 ml pro 1000 ml Bewässerung (NaCl 0,9% bzw. Glucose 5%), Kalium-Ref.-Bereich: 3,5-5,1 mmol/L.

Bedarfsmedikation	Prednison 50 mg i.v. vor und während Rituximab; Kalium, NaHCO$_3$ 50 mmol/2h Infusion, Metoclopramid, Ranitidin
FN-Risiko	10-20% → je nach Risikoabwägung als Primärprophylaxe, bei FN im 1. Zyklus als Sekundärprophylaxe, siehe Kurzfassung Leitlinien G-CSF
Kontrollen	Ausschluß 3. Raum, Urin-pH > 7,4, Harnsäure, Retentionswerte; Blutbild, Elektrolyte, Leberwerte, Kreatinin-Clearance; während Infusion: Zeichen der Unverträglichkeit/Anaphylaxie, besonders bei Leukozyten > 50 000/µl, Flüssigkeitsbilanz, MTX-Spiegel; Rescuebogen ZNS NHL
Dosisreduktion	nur in RS OA. **Unabhängig von etwaiger Dosisreduktion: immer MTX-Bolus mit 500mg/m² verabreichen.**
Cave	**Hepatitis-B-Virus-(HBV) Screening vor Behandlungsbeginn:** aktive Hepatitis-B- Erkrankung → Kontraindikation Rituximab; positive Hepatitis-B-Serologie (HBsAg oder HBcAb) → vor Behandlungsbeginn Hepatologen konsultieren.
Wechselwirkungen	Protonenpumpeninhibitoren (PPI) können die MTX-Ausscheidung verzögern und so zu erhöhtem MTX Plasmaspiegel führen, daher wird empfohlen, PPI 2 Tage vor bis 2 Tage nach der MTX-Gabe zu pausieren (ggf. durch H$_2$-Blocker, Teplita®ersetzen). Ebenfalls Vorsicht ist bei der gleichzeitigen Anwendung von MTX und NSAIDs oder Antibiotika (ß-Lactam-Antibiotika, Sul-fonamide, Trimetoprim, Tetracycline, Ciprofloxacin) angezeigt. Keine gleichzeitige Anwendung von MTX und Metamizol: Risiko der verstärkten Hämatotoxizität zusätzlich zur verzögerten MTX-Ausscheidung. Fexofenadin: 2h Abstand zwischen Fexofenadin und Aluminium- bzw. Magnesiumhydroxid-haltigen Antacida. **Keine** Wechselwirkung mit Omeprazol.
Infektionsprophylaxe	Unter R-MP keine Ciprofloxacin-Prophylaxe notwendig.
Erfolgsbeurteilung	Zwischenstaging d26, weitere Kontrollen nach jedem Zyklus, ggf. früher nach klinischem Verlauf
Wiederholung	bei Ansprechen (PR, CR) Wdh. d43
Literatur	Illerhaus G et al. Ann Oncol. 2009; 20(2):319-25; Fritsch K et al. Ann Oncol. 2011; 22(9):2080-5; Fritsch K et al. Leukemia. 2017 Apr;31(4):846-852

Diese Krebstherapie birgt letale Risiken. Die Anwendung darf nur durch erfahrene Onkologen und entsprechend ausgebildetes Pflegepersonal erfolgen. Das Protokoll muss im Einzelfall überprüft und der klinischen Situation angepasst werden.

| 060507_03_2 | **R-MP Erhaltung** | **Indikation: ZNS-NHL** | **ICD-10: 85.9** |

Protokoll-Hinweis: Procarbazin

Hauptmedikation (Zyklus 1-n)

Tag	zeitl. Ablauf	Substanz	Basisdosierung	Trägerlösung (ml)	Appl.	Infusions-dauer	Bemerkungen
1-5	1-0-0-0	Procarbazin	100 mg abs.		p.o.		

Zyklusdiagramm

	Tag 1	2	3	4	5	[...]	Wdh: 29
Procarbazin	☐	☐	☐	☐	☐	☐	

Wiederholungsinfo: insgesamt 6 Zyklen

Obligate Prä- und Begleitmedikation (Zyklus 1-n)

Tag	zeitl. Ablauf	Substanz	Basisdosierung	Trägerlösung (ml)	Appl.	Infusions-dauer	Bemerkungen
1-5	1-0-0-0	Fexofenadin	120 mg		p.o.		Einnahme nüchtern und 1h vor Procarbazin; zur Prophylaxe verzögerter Hautreaktionen

Bedarfsmedikation	Metoclopramid, Ranitidin
Kontrollen	Blutbild-Kontrollen wöchentlich
Dosisreduktion	Leukozyten < 2 000/μl Therapieabbruch
Wechselwirkungen	Fexofenadin: 2h Abstand zwischen Fexofenadin und Aluminium- bzw. Magnesiumhydroxid-haltigen Antacida. **Keine** Wechselwirkung mit Omeprazol.
Erfolgsbeurteilung	Staging (MRT) nach 3 Zyklen
Wiederholung	Tag 29, insgesamt 6 Zyklen
Literatur	Illerhaus G et al. Ann Oncol. 2009; 20(2):319-25; Fritsch K et al. Ann Oncol. 2011; 22(9):2080-5; Fritsch K et al. Leukemia. 2017 Apr;31(4):846-852

Diese Krebstherapie birgt letale Risiken. Die Anwendung darf nur durch erfahrene Onkologen und entsprechend ausgebildetes Pflegepersonal erfolgen. Das Protokoll muss im Einzelfall überprüft und der klinischen Situation angepasst werden.

081000_03 **Temozolomid** *ICD-10: C16, C43, C85.9*

Indikation: Malignes Gliom, ZNS-NHL (Salvage Therapie), metastasiertes Melanom (off label)

Hauptmedikation (Zyklus 1-n)

Tag	zeitl. Ablauf	Substanz	Basisdosierung	Trägerlösung (ml)	Appl.	Infusions-dauer	Bemerkungen
1-5	1-0-0-0	Temozolomid	150 mg/m²		p.o.		nüchtern, mit einem Glas Wasser im Ganzen einzunehmen

Zyklusdiagramm | Tag 1 | 2 | 3 | 4 | 5 | [...] | Wdh: 29

Temozolomid: Bei chemotherapeutisch vorbehandelten Patienten Initialdosis: 150 mg/m². Ab Zyklus 2: 200 mg/m² falls Neutrophile >1 500/µl und Thrombozyten >100 000/µl

Bedarfsmedikation	Metoclopramid p.o. oder i.v.
FN-Risiko	<10% → je nach Risikoabwägung, siehe Kurzfassung Leitlinien G-CSF
Kontrollen	Blutbild, Bestimmung der Leberwerte vor Behandlungsbeginn und vor jedem Behandlungszyklus, bei Patienten mit 42-tägigem Behandlungszyklus auch in der Mitte des Behandlungszyklus
Dosisreduktion	Falls Leukozyten <1 000/µl oder Thrombozyten < 50 000/µl um eine Dosisstufe* (* Dosisstufen: 100 mg/m²; 150 mg/m² und 200 mg/m². Niedrigste Dosis: 100 mg/m²)
Cave	Fälle von Leberschaden einschließlich letalem Leberversagen wurden bei Patienten unter Temozolomid-Therapie berichtet; Lebertoxizität kann erst mehrere Wochen oder noch später nach Beginn der Behandlung oder nach Absetzen von Temozolomid auftreten. Bei abnormen Leberwerten sollte der Nutzen gegen das Risiko einer Weiterführung der Behandlung sorgfältig abgewogen werden. Bei CTCAE Grad 3: Dosisreduktion um 1 Dosisstufe. Bei CTCAE Grad 4 oder wenn Dosierung 100 mg/m² noch immer zu inakzeptabler Toxizität führt oder wenn die gleiche Grad 3 Toxizität auch nach Dosisreduktion auftritt: Temozolomid absetzen.
Erfolgsbeurteilung	nach 2 Zyklen
Wiederholung	Tag 29.
Literatur	malignes Gliom: Yung WKA et al. Br J Cancer. 2000; 83:588-93; Fachinformation Temozolomid; Melanom: Devito N et al. Anticancer Res. 2011; 12:4537-43; Middleton MR et al. J Clin Oncol. 2000; 18(1):158-66; ZNS-NHL: Reni M et al.Eur J Cancer. 2004; 40(11):1682-1688

Diese Krebstherapie birgt letale Risiken. Die Anwendung darf nur durch erfahrene Onkologen und entsprechend ausgebildetes Pflegepersonal erfolgen. Das Protokoll muss im Einzelfall überprüft und der klinischen Situation angepasst werden.

060507_08	**Temozolomid + Rituximab**	**Indikation: ZNS-NHL**	**ICD-10: C85.9**

Hauptmedikation (Zyklus 1-n)

Tag	zeitl. Ablauf	Substanz	Basisdosierung	Trägerlösung (ml)	Appl.	Infusions-dauer	Bemerkungen
1	0	Rituximab	375 mg/m²	500 ml NaCl 0,9 %	i.v.	initial 50mg/h	siehe Memokasten
1-5	1-0-0-0	Temozolomid	150 mg/m²		p.o.		nüchtern, mit einem Glas Wasser als Ganzes einzunehmen

Zyklusdiagramm

	Tag 1	2	3	4	5	[...]	Wdh: 29
Rituximab	☐						
Temozolomid	■	■	■	■	■		

Infusionsgeschwindigkeit Rituximab:
Erstgabe: beginnen mit **50mg/h** für 1h; danach bei guter Verträglichkeit alle 30min um 50mg/h steigern bis max. 400mg/h.
Folgegaben bei komplikationsfreier Erstgabe und nach Ausschluss Risikopatient: Gesamtdosis innerhalb 90min geben.
Risikopatienten (max.Tumorlast, Herz-Kreislauf/resp. Erkrankungen, AK-Unverträglichkeit): beginnen mit **25mg/h** für 1h danach alle 30min um 25mg/h bis max. 200mg/h steigern.
Überwachung: erste Stunde alle 15min: RR, HF, Atemfrequenz, Temp., danach 1x/h; NOTFALLWAGEN bereithalten. Bei allergischer/anaphylaktischer Reaktion (Schüttelfrost, Fieber etc.) SOFORTIGER Infusionsstopp, evtl. Glukokortikoide, intensivmed. Maßnahmen. Bei Symptombesserung langsame Wiederaufnahme: halbierte Inf.-geschwindigkeit der Erstgabe.

Rituximab
bei initial guter Verträglichkeit:
verkürzte Infusionszeit möglich
20% der Dosis: 30min
80% der Dosis: 60min

Obligate Prä- und Begleitmedikation (Zyklus 1-n)

Tag	zeitl. Ablauf	Substanz	Basisdosierung	Trägerlösung (ml)	Appl.	Infusions-dauer	Bemerkungen
1	-1h	Paracetamol	1 000 mg		p.o.		Gabe 1h vor Rituximab
1	-30min	NaCl 0,9 %	500 ml		i.v.	*	*während AK-Gabe
1	-30min	Clemastin	2 mg		i.v.	B	
1	-30min	Dexamethason	8 mg		i.v.	B	vor Rituximab-Erstgabe obligat; bei Folgegaben in Abhängigkeit von Verträglichkeit
1-5	1-0-0-0	Granisetron	2 mg		p.o.		vor Temozolomid
1-28	0-1-0-0	Cotrimoxazol	960 mg		p.o.		Mo, Mi, Fr

Bedarfsmedikation	Prednison 50 mg i.v., Metoclopramid p.o./i.v.
FN-Risiko	< 10% → je nach Risikoabwägung, siehe Kurzfassung Leitlinien G-CSF
Kontrollen	Harnsäure, Retentionswerte; während Rituximab-Infusion: Zeichen der Unverträglichkeit/Anaphylaxie, besonders bei Leukozyten > 50 000/μl, Blutbild, Leberfunktion vor Behandlungsbeginn und vor jedem Zyklus
Dosisreduktion	**Temozolomid:** bei Leukozyten < 1 000/μl oder Thrombozyten < 50 000/μl oder nicht-hämatologische Toxizität (außer Alopezie, Übelkeit und Erbrechen) Grad 3: Reduktion um eine Dosisstufe siehe Fachinformation
Cave	**Rituximab: Hepatitis-B-Virus-(HBV) Screening vor Behandlungsbeginn:** aktive Hepatitis-B- Erkrankung → Kontraindikation Rituximab; positive Hepatitis-B-Serologie (HBsAg oder HBcAb) → vor Behandlungsbeginn Hepatologen konsultieren; **Temozolomid:** Fälle von Leberschaden einschliesslich letalem Leberversagen wurden bei Patienten unter Temozolomid-Therapie berichtet; Lebertoxizität kann erst mehrere Wochen oder noch später nach Beginn der Behandlung oder nach Absetzen von Temozolomid auftreten. Bei abnormen Leberwerten sollte der Nutzen gegen das Risiko einer Weiterführung der Behandlung sorgfältig abgewogen werden.
Therapievoraussetzung	**Temozolomid:** ANC ≥ 1 500/μl, Thrombozyten ≥ 100 000/μl
Therapieabbruch	**Temozolomid:** wenn Dosierung 100 mg/m2 noch immer zu inakzeptabler Toxizität führt, wenn die gleiche Grad 3 nicht-hämatologische Toxizität (außer Alopezie, Übelkeit, Erbrechen) auch nach Dosisreduktion auftritt, bei nicht-hämatologische Toxizität Grad 4
Wiederholung	Tag 29.
Literatur	Wong E et al Cancer 2004;101(1):139-45

Leukovorin Rescue für ZNS-NHL

Patientennummer:
Name:
Vorname:
Geb.Dat.:

Körpergröße (cm):
Körpergewicht (kg):
Körperoberfläche (m²):
Krea.-Cl.:

Protokoll-Nr:
Protokollname:
Diagnose:
Zyklus/Tag: /

Station:
Behandlungsdatum:

Signatur Arzt

Leukovorin Applikation

Stunde nach MTX-Beginn	Datum	Uhrzeit	MTX-Spiegel	Applizierte LV-Dosis
Stunde 0 : Start MTX-Infusion				
Stunde 4 : Ende MTX-Infusion				
Stunde 24 : LV-Applikation				
24h				
30h				
36h				
42h				
48h				
54h				
60h				
66h				
72h				
78h				
84h				
90h				
96h				
102h				
108h				
114h				
120h				

Bestimmung MTX-Spiegel / Leukovorin-Dosierung nach MTX-Spiegel

Stunde nach MTX-Beginn	Datum	Uhrzeit	MTX-Spiegel (µmol/l)	falls MTX-Spiegel (µmol/l)	LV-Dosis (mg/m²)	LV-Dosis absolut (mg)	Dauer LV-Rescue
4h				-	-	-	Spitzenspiegel
24h				<8,5	15		siehe (**)
				8,5 - 12	90		
				12,1 - 18	150		
				>18	300		
42h				<3,0	15		siehe (**)
				3,0 - 11	90		
				11,1 - 21	150		
				>21	300		
48h				<1,8	15		siehe (**)
				1,9 - 2,8	30		
				2,9 - 8,5	90		
				8,6 - 18	150		
				>18	300		
72h				<1,8	15		siehe (**)
				1,9 - 2,8	30		
				2,9 - 9,8	90		
				9,9 - 19	150		
				>19	300		
96h							

Vorgehen wie Std. 72; ggf. weitere MTX-Spiegelbestimmung bei Stunde 120, 144, 168
(**) bis < 0,04 µmol/l = Ende Rescue →Stopp LV-Gabe und Alkalisierung; Anpassung der Bewässerung.

Bemerkungen

1. **Weiß hinterlegte Felder:** normaler MTX-Spiegelverlauf **Grau hinterlegte Felder:** Cave: Abweichung von normalem MTX - Spiegelverlauf

2. **Zeitangaben beziehen sich auf den Beginn der MTX-Infusion. Start der LV-Rescue ist:** - 24h nach MTX-Beginn bei normalem Spiegelverlauf
- **sofort bei:** klin. Toxizitätszeichen (auch unter regelrechtem MTX-Spiegelverlauf, z. B. bei Infektionen und schweren Entzündungen) od. MTX-Spiegeln > 1000 µmol/l nach Ende d. MTX-Durchlaufes; die LV-Dosis muss dabei auf das **2- (bis 4-) fache** erhöht werden. Auf ausreichend Diurese achten.

3. **Leukovoringabe bei normalem** und erhöhtem MTX-Spiegel während des gesamten Rescues **alle 6h. Bei erhöhtem** MTX-Spiegel **zusätzlich Differenz zwischen** zuvor gegebener LV-Dosis und neu berechneter LV-Dosis sofort einmalig und bei der folg. LV-Gabe erhöhte, berechnete LV-Dosis bis zum nächsten Spiegelmessungsergebnis geben.

4. **Bei stark erhöhten MTX-Spiegeln:** Gabe von Carboxypeptidase G2 als Antidot mögl.; Infos über Apotheke

5. **Bei LV-Dosen >20mg/kg KG:** Gabe in 250ml NaCl 0,9% über 1h

6. **Strikte Urin-Alkalisierung:** Urin- pH 7,1-8,0; Kontrolle bei jeder Miktion

Seite 1/1

Patient:

Diese Krebstherapie birgt letale Risiken. Die Anwendung darf nur durch erfahrene Onkologen und entsprechend ausgebildetes Pflegepersonal erfolgen. Das Protokoll muss im Einzelfall überprüft und der klinischen Situation angepasst werden.

| 060509_22v | VCD i.v. MM (Bortezomib/Cyclophosphamid i.v./Dexamethason) | Indikation: Induktion Multiples Myelom | ICD-10: C90 |

Protokoll-Hinweis: Bei Diagnose Amyloidose keine volle Dosis Cyclophosphamid → VCD Amyloidose-Protokoll anwählen

Hauptmedikation (Zyklus 1-n)

Tag	zeitl. Ablauf	Substanz	Basisdosierung	Trägerlösung (ml)	Appl.	Infusions-dauer	Bemerkungen
1	+15min	Cyclophosphamid	900 mg/m²	500 ml NaCl 0,9 %	i.v.	1h	
1, 8, 15	0	Bortezomib	1,3 mg/m²	Unverdünnt	s.c.	B	
1, 8, 15	1-0-0-0	Dexamethason	40 mg abs.		p.o.		1h vor CTx; oral oder parenteral

Zyklusdiagramm | Tag 1 | 2 | 3 | 4 | 5 | 6 | 7 | 8 | 9 | 10 | 11 | 12 | 13 | 14 | 15 | [...] | Wdh: 22

Bortezomib
Cyclophosphamid
Dexamethason

Wiederholungsinfo: als Induktionstherapie vor ASZT: 3 Zyklen; als Rezidivprotokoll je nach Ansprechen und Verträglichkeit:(4-) 6 Zyklen

Achtung: mindestens 72 h-Intervall zwischen 2 Bortezomib-Gaben

Auf **ausreichende Diurese** achten: mindestens 3l an Tag 1

Achtung:
Antikonzeption in gebärfähigem Alter Spermienkryokonservierung bei Kinderwunsch

CTx mit FN-Risiko von 10-20%: Vorgehen bei der G-CSF-Gabe
- nach CTx: 1x tgl. 5µg/kg Filgrastim s.c. bei Leukozyten < 1 000/µl bis >1 000/µl
- Wenn unter Einbeziehung **individueller Risikofaktoren für den Patienten FN-Risiko ≥ 20% =>G-CSF-Primärprophylaxe** erwägen/durchführen.
- **Nach durchgemachter febriler Neutropenie,** in folgenden Zyklen => **G-CSF-Sekundärprophylaxe**
G-CSF-Primär- bzw. Sekundärprophylaxe: Entweder 24h nach CTx einmal Pegfilgrastim/Neulasta® 6mg s.c.
- **Oder** d6 nach CTx Filgrastim/Neupogen® 5µg/kg/d s.c. bis zum Durchschreiten des Nadirs.

Bei Therapiedruck = hohe Myelomlast (z.B. Niereninsuffizienz):
Bortezomib-Gabe 2x/Woche an d1,4,8,11 erwägen

Pamidronat 60mg i.v. alle 4 Wochen über 2-3h (Anfang mit Woche 3)

Obligate Prä- und Begleitmedikation (Zyklus 1-n)

Tag	zeitl. Ablauf	Substanz	Basisdosierung	Trägerlösung (ml)	Appl.	Infusions-dauer	Bemerkungen
1	-15min	NaCl 0,9 %	1 000 ml		i.v.	2h	
1	-15min	Granisetron	1 mg		i.v.	B	
1	+15min	Mesna	180 mg/m²		i.v.	B	
1	+2h 15min	Mesna	360 mg/m²		p.o.		
1	+6h 15min	Mesna	360 mg/m²		p.o.		
1-21	0-1-0-0	Cotrimoxazol	960 mg		p.o.		Mo, Mi, Fr
1-21	1-0-0-0	Aciclovir	400 mg		p.o.		Mo, Mi, Fr

Bedarfsmedikation	Loperamid, Granisetron, Sucralfat, Erythropoetin (Epoetin alfa), G-CSF (5µg/kg)
FN-Risiko	10-20% → je nach Risikoabwägung als Primärprophylaxe, bei FN im 1. Zyklus als Sekundärprophylaxe, siehe Kurzfassung Leitlinien G-CSF
Kontrollen	Peripheres Blutbild, Elektrolyte, Retentionswerte, Harnsäure, Leberwerte: GOT,GPT, g-GT,AP, Gesamtprotein, Albumin, Paraproteindiagnostik, siehe Studienprotokoll, TTP-Analyse, Karnofsky, körperliche Untersuchung
Dosisreduktion	siehe Dosismodifikationstabelle Blaues Buch
Wiederholung	Tag 22. als Induktionstherapie vor ASZT: 3 Zyklen; als Rezidivprotokoll je nach Ansprechen und Verträglichkeit: (4-) 6 Zyklen
Literatur	adaptiert nach Palumbo A.,N Engl J Med 2011; 364:1046-1060; Palumbo, A. Mina R. / Blood Reviews 27 (2013) 133-142

Diese Krebstherapie birgt letale Risiken. Die Anwendung darf nur durch erfahrene Onkologen und entsprechend ausgebildetes Pflegepersonal erfolgen. Das Protokoll muss im Einzelfall überprüft und der klinischen Situation angepasst werden.

060509_22   VCD intensiviert (Bortezomib d1,4,8,11 /Cyclophosphamid i.v./Dexamethason)   Indikation: Induktion Multiples Myelom   ICD-10: C90

Protokoll-Hinweis: Bei Diagnose Amyloidose keine volle Dosis Cyclophosphamid → VCD Amyloidose-Protokoll anwählen

Hauptmedikation (Zyklus 1-n)

Tag	zeitl. Ablauf	Substanz	Basisdosierung	Trägerlösung (ml)	Appl.	Infusions-dauer	Bemerkungen
1	+15min	Cyclophosphamid	900 mg/m²	500 ml NaCl 0,9 %	i.v.	1h	
1, 4, 8, 11	0	Bortezomib	1,3 mg/m²	Unverdünnt	s.c.	B	
1-2, 4-5, 8-9, 11-12	1-0-0-0	Dexamethason	20 mg abs.		p.o.		an Tag 1: 1h vor CTx; oral oder parenteral

Achtung: mindestens 72 h-Intervall zwischen 2 Bortezomib-Gaben

Zyklusdiagramm

	Tag 1	2	3	4	5	6	7	8	9	10	11	12	[...]	Wdh: 22
Bortezomib	☐			■				☐			☐			
Cyclophosphamid	☐			☐				☐			☐			
Dexamethason	☐	☐		☐	☐			☐	☐		☐	☐		

Da die Bortezomib-Gabe 1x/Woche zu geringeren PNP-Raten führt und dadurch höhere Therapiegesamtdosen möglich sind, ist die Bortezomib-Gabe an d1, 8 und 15 zu prüfen. (siehe Protokoll 060509_22 vCD i.v.)
Bei hohem Therapiedruck (z.B. Niereninsuffizienz) ist die Bortezomib-Gabe 2x/Woche zu favorisieren.

Auf **ausreichende Diurese** achten: mindestens 3l an Tag 1

Pamidronat 60mg i.v. alle 4 Wochen über 2-3h (Anfang mit Woche 3)

Achtung: Antikonzeption in gebärfähigem Alter Spermienkryokonservierung bei Kinderwunsch

Dosisreduktion Bortezomib	
hämatologische Toxizität (insbesondere Thrombopenie)	**Grad1/2:** keine Dosisreduktion (DR)
Neuropathie	**Grad 1:** keine DR
	Grad 1+Schmerzen oder **Gr 2:** DR 1mg/m²
	Grad 2+Schmerzen oder **Gr 3:** Pause, dann 0,7mg/m² u. 1x wöchentlich
	Grad 4: Abbruch
Grad 3: keine DR, ggf. Transfusion, Behandlungsrisiko abwägen	
Grad 4: Pause, Beginn mit 25% DR nach Erholung	

CTx mit FN-Risiko von 10-20%: Vorgehen bei der G-CSF-Gabe
- nach CTx: 1x tgl. 5µg/kg Filgrastim s.c. bei Leukozyten < 1 000/µl bis >1 000/µl
- Wenn unter Einbeziehung **individueller Risikofaktoren für den Patienten FN-Risiko ≥ 20% =>G-CSF-Primärprophylaxe** erwägen/durchführen.
- **Nach durchgemachter febriler Neutropenie**, in folgenden Zyklen => **G-CSF-Sekundärprophylaxe**
G-CSF-Primär- bzw. Sekundärprophylaxe: Entweder 24h nach CTx einmal Pegfilgrastim/Neulasta® 6mg s.c.
- **Oder:** d6 nach CTx Filgrastim/Neupogen® 5µg/kg/d s.c. bis zum Durchschreiten des Nadir.

Obligate Prä- und Begleitmedikation (Zyklus 1-n)

Tag	zeitl. Ablauf	Substanz	Basisdosierung	Trägerlösung (ml)	Appl.	Infusions-dauer	Bemerkungen
1	-15min	NaCl 0,9 %	1 000 ml		i.v.	2h	
1	-15min	Granisetron	1 mg		i.v.	B	
1	+15min	Mesna	180 mg/m²		i.v.	B	
1	+2h 15min	Mesna	360 mg/m²		p.o.		alternativ Mesna i.v. 180mg/m² 2h später als p.o.
1	+6h 15min	Mesna	360 mg/m²		p.o.		alternativ Mesna i.v. 180mg/m² 2h später als p.o.
1-21	0-1-0-0	Cotrimoxazol	960 mg		p.o.		Mo, Mi, Fr
1-21	1-0-0-0	Aciclovir	400 mg		p.o.		Mo, Mi, Fr

Bedarfsmedikation	Loperamid, Granisetron, Sucralfat, Erythropoetin (Epoetin alfa), G-CSF (5µg/kg)
FN-Risiko	10-20% → je nach Risikoabwägung als Primärprophylaxe, bei FN im 1. Zyklus als Sekundärprophylaxe, siehe Kurzfassung Leitlinien G-CSF
Kontrollen	Peripheres Blutbild, Elektrolyte, Retentionswerte, Harnsäure, Leberwerte: GOT,GPT, g-GT,AP, Gesamtprotein, Albumin, Paraproteindiagnostik, siehe Studienprotokoll, TTP-Analyse, Karnofsky, körperliche Untersuchung
Dosisreduktion	siehe Dosismodifikationstabelle Blaues Buch
Wiederholung	Tag 22.
Literatur	adaptiert nach Palladini G et al. Blood. 2015 Jul 30;126(5):612-5

Diese Krebstherapie birgt letale Risiken. Die Anwendung darf nur durch erfahrene Onkologen und entsprechend ausgebildetes Pflegepersonal erfolgen. Das Protokoll muss im Einzelfall überprüft und der klinischen Situation angepasst werden.

060509_21 **VRD (Bortezomib-/enalidomid/Dexamethason)** *Indikation: Multiples Myelom* *ICD-10: C90.0*

Hauptmedikation (Zyklus 1-8)

Tag	zeitl. Ablauf	Substanz	Basisdosierung	Trägerlösung (ml)	Appl.	Infusions-dauer	Bemerkungen
1-14	0-0-0-1	Lenalidomid	25 mg abs.		p.o.		siehe Dosisreduktion
1, 8, 15	0	Bortezomib	1,3 mg/m²	Unverdünnt	s.c.	B	siehe Dosisreduktion
1, 8, 15	1-0-0-0	Dexamethason	40 mg abs.		p.o.		siehe Dosisreduktion, bei älteren Patienten nur 20mg

Achtung: mindestens 72 h-Intervall zwischen 2 Bortezomib-Gaben

Pamidronat 60mg i.v. alle 4 Wochen über 2-3h (Anfang mit Woche 3)

Zyklusdiagramm Tag 1 2 3 4 5 6 7 8 9 10 11 12 13 14 15 [...] Wdh: 29

Bortezomib
Lenalidomid
Dexamethason

Dosisreduktion Bortezomib

hämatologische Toxizität (insbesondere Thrombopenie)	Neuropathie
Grad 1/2: keine Dosisreduktion (DR)	Grad 1: keine DR
	Grad 1+Schmerzen oder Gr 2: DR 1mg/m²
Grad 3: keine DR, ggf. Transfusion, Behandlungsrisiko abwägen	Grad 2+Schmerzen oder Gr 3: Pause, dann 0,7mg/m² u. 1x wöchentlich
Grad 4: Pause, Beginn mit 25% DR nach Erholung	Grad 4: Abbruch

bei **Lenalidomid-induzierten Durchfällen → Gabe von Cholestagel®** (bis zu 6 Tbl. täglich, 3x 2Tbl. oder 1x 6Tbl., mit einer Mahlzeit), Cave: 4 Std. Abstand zu Lenalidomid, sowie Arzneimitteln, die Wechselwirkungen mit Colesevelam verursachen können: Levothyroxin, Verapamil, Olmesartan, Phenytoin, orale Kontrazeptiva, Metformin, Glimepirid, Glipizid, Glibenclamid, Ursodesoxycholsäure; bei Ciclosporin und Warfarin zusätzlich Spiegel bzw. Wirkung überwachen

Hepatitis-B-Virus-(HBV) Screening vor Beginn der Behandlung mit Lenalidomid:
→ positive Hepatitis-B-Serologie: vor Behandlungsbeginn Hepatologen konsultieren
→ zuvor infizierte Patienten müssen während der gesamten Behandlung engmaschig auf Zeichen und Symptome einer Virus-Reaktivierung überwacht werden

Lenalidomid (LL) Wechselwirkungen:
*: Plasmaverfügbarkeit von Digoxin erhöht →Überwachung der Digoxinkonzentration während LL-Therapie.
- Statine: bei gleichzeitiger Anwendung mit LL, erhöhtes Rhabdomyolyserisiko →verstärkte Überwachung** insbesondere in den ersten Wochen.
- **PGB-Inhibitoren** (z.B. Ciclosporin, Clarithromycin, Ketoconazol, Verapamil etc.) **können zum Ansteigen der LL Plasmaspiegel u. damit Zunahme der LL Tox. führen** (LL ist PGP-Substrat) → engmaschige Überwachung auf NW

Thromboseprophylaxe bei Lenalidomid-, Thalidomid- oder Pomalidomid-Therapie

Ein oder mehrere der folgenden Risikofaktoren
-vorherige Thrombose[1]
-zentralvenöser Katheter[1]
-Hochrisiko operativer Eingriff[1]
-konstitutionelle Thrombophilie[1]
-lange Immobilität
-rekombinantes EPO
→ **LMWH Prophylaxe** (Enoxaparin 20mg/d; bzw bei [1] nach klinischer Situation ggf. höhere Dosis)

Keine Risikofaktoren & Kombinationstherapie mit Dexamethason und /oder Anthracycline → **Aspirin** 100mg/d

Keine Risikofaktoren & Monotherapie → **keine Prophylaxe**

Obligate Prä- und Begleitmedikation (Zyklus 1-8)

Tag	zeitl. Ablauf	Substanz	Basisdosierung	Trägerlösung (ml)	Appl.	Infusions-dauer	Bemerkungen
1-28	1-0-0-0	Acetylsalicylsäure	100 mg		p.o.		kontinuierlich
1-28	1-0-0-0	Aciclovir	400 mg		p.o.		Mo, Mi, Fr kontinuierlich
1-28	0-1-0-0	Cotrimoxazol	960 mg		p.o.		Mo,Mi,Fr kontinuierlich

Hauptmedikation (Zyklus 9-n)

Tag	zeitl. Ablauf	Substanz	Basisdosierung	Trägerlösung (ml)	Appl.	Infusions-dauer	Bemerkungen
1, 15	0	Bortezomib	1,3 mg/m²	Unverdünnt	s.c.	B	siehe Dosisreduktion
1, 15	1-0-0-0	Dexamethason	20 mg abs.		p.o.		
1-21	0-0-0-1	Lenalidomid	10 mg abs.		p.o.		

Wiederholungsinfo: bis PD

Zyklusdiagramm Tag 1 2 3 4 5 6 7 8 9 10 11 12 13 14 15 16 17 18 19 20 21 [...] Wdh: 29

Bortezomib
Lenalidomid
Dexamethason

Obligate Prä- und Begleitmedikation (Zyklus 9-n)

Tag	zeitl. Ablauf	Substanz	Basisdosierung	Trägerlösung (ml)	Appl.	Infusions-dauer	Bemerkungen
1-28	1-0-0-0	Acetylsalicylsäure	100 mg		p.o.		kontinuierlich
1-28	1-0-0-0	Aciclovir	400 mg		p.o.		Mo, Mi, Fr kontinuierlich
1-28	0-1-0-0	Cotrimoxazol	960 mg		p.o.		Mo,Mi,Fr kontinuierlich

Bedarfsmedikation	Loperamid, Granisetron, Sucralfat, Metoclopramid p.o., Obstipationsprophylaxe, ggf. bei Risikoprofil für TBVT prophylakt. Antikoagulation
FN-Risiko	<10% ⟶ je nach Risikoabwägung, siehe Kurzfassung Leitlinien G-CSF
Kontrollen	Peripheres Blutbild, Elektrolyte, Retentionswerte, Harnsäure, Leberwerte, Gesamtprotein, Albumin, Paraproteindiagnostik (Serum, Urin)
Dosisreduktion	RVd lite für ältere Patienten: Lenalidomid (R): 15mg p.o. d1-21; Bortezomib (V): 1,3mg/m² s.c. d1, 8, 15, 22; Dexamethason (d): 20mg p.o. d1-2, 8-9, 15-16, 22-23; Wdh 36 für 9 Zyklen gefolgt von Lenalidomid/Bortezomib-Konsolidierungstherapie
Wiederholung	**Zyklus 1-8:** Tag 29. **Zyklus 9-n:** Tag 29. bis PD
Literatur	adaptiert nach Richardson PG et al. Blood. 2010;116(5):679-86, Richardson PG et al. J Clin Oncol. 2009;27(34);5713-9, Durie BG et al. Lancet. 2017 Feb 4;389(10068);519-527, O'Donnell EK et al. Br J Haematol. 2018 Jul;182(2):222-230 (RVd lite)

Diese Krebstherapie birgt letale Risiken. Die Anwendung darf nur durch erfahrene Onkologen und entsprechend ausgebildetes Pflegepersonal erfolgen. Das Protokoll muss im Einzelfall überprüft und der klinischen Situation angepasst werden.

060509_12b **VD MM (Bortezomib/Dexamethason)** *Indikation: Multiples Myelom* *ICD-10: C90*

Hauptmedikation (Zyklus 1-n)

Tag	zeitl. Ablauf	Substanz	Basisdosierung	Trägerlösung (ml)	Appl.	Infusions-dauer	Bemerkungen
1, 8, 15	0	Bortezomib	1,3 mg/m²	Unverdünnt	s.c.	B	siehe Dosisreduktion
1-2, 8-9, 15-16	1-0-0-0	Dexamethason	20 mg abs.		p.o.		siehe Dosisreduktion

Zyklusdiagramm Tag 1 | 2 | 3 | 4 | 5 | 6 | 7 | 8 | 9 | 10 | 11 | 12 | 13 | 14 | 15 | 16 | [...] | Wdh: 22

Bortezomib
Dexamethason

Wiederholungsinfo: Wdh. d29 bei älteren/komorbiden Patienten

Achtung: mindestens 72 h-Intervall zwischen 2 Bortezomib-Gaben

Pamidronat 60mg i.v. alle 4 Wochen über 2-3h (Anfang mit Woche 3)

Dosisreduktion Bortezomib

hämatologische Toxizität (insbesondere Thrombopenie)	Neuropathie
Grad1/2: keine Dosisreduktion (DR)	**Grad 1:** keine DR
	Grad 1+Schmerzen oder **Gr 2:** DR 1mg/m²
Grad 3: keine DR, ggf. Transfusion, Behandlungsrisiko abwägen	**Grad 2+Schmerzen** oder **Gr 3:** Pause, dann 0,7mg/m² u. 1x wöchentlich
Grad 4: Pause, Beginn mit 25% DR nach Erholung	**Grad 4:** Abbruch

Obligate Prä- und Begleitmedikation (Zyklus 1-n)

Tag	zeitl. Ablauf	Substanz	Basisdosierung	Trägerlösung (ml)	Appl.	Infusions-dauer	Bemerkungen
1-21	0-1-0-0	Cotrimoxazol	960 mg		p.o.		Mo, Mi, Fr
1-21	1-0-0-0	Aciclovir	400 mg		p.o.		Mo, Mi, Fr

Bedarfsmedikation	Loperamid, Granisetron, Sucralfat
FN-Risiko	< 10% → je nach Risikoabwägung, siehe Kurzfassung Leitlinien G-CSF
Kontrollen	Peripheres Blutbild, Elektrolyte, Retentionswerte, Harnsäure, Leberwerte, Gesamtprotein, Albumin, Paraproteindiagnostik
Dosisreduktion	**Bortezomib:** 75-85 Jahre 1x/Woche [Zyklus 1:], > 85 Jahre 2x/Monat, siehe auch Kasten/Fachinfo; **Dexamethason:** > 85 Jahre 10mg abs./d
Wiederholung	Tag 22. Wdh. d29 bei älteren/komorbiden Patienten
Literatur	adaptiert nac⌐ Richardson et al. NEJM 2003; 348:2609-2617, Richardson et al. NEJM 2005; 352:2487-2498

Diese Krebstherapie birgt letale Risiken. Die Anwendung darf nur durch erfahrene Onkologen und entsprechend ausgebildetes Pflegepersonal erfolgen. Das Protokoll muss im Einzelfall überprüft und der klinischen Situation angepasst werden.

| 060509_55 | VD intensiviert (Bortezomib d1,4,8,11 /Dexamethason) | Indikation: Multiples Myelom | ICD-10: C90 |

Hauptmedikation (Zyklus 1-8)

Tag	zeitl. Ablauf	Substanz	Basisdosierung	Trägerlösung (ml)	Appl.	Infusions-dauer	Bemerkungen
1, 4, 8, 11	0	Bortezomib	1,3 mg/m²	Unverdünnt	s.c.	B	siehe Memobox zu Dosisreduktion
1-2, 4-5, 8-9, 11-12	1-0-0-0	Dexamethason	20 mg abs.		p.o.		siehe Dosisreduktion

Zyklusdiagramm

	Tag 1	2	3	4	5	6	7	8	9	10	11	12	[...]	Wdh: 22
Bortezomib	□			■				■			□			
Dexamethason	■			■				■			■			

Dosisreduktion Bortezomib

hämatologische Toxizität (insbesondere Thrombopenie)	Neuropathie
Grad 1/2: keine Dosisreduktion (DR)	**Grad 1:** keine DR
	Grad 1+Schmerzen oder **Gr 2:** DR 1mg/m²
Grad 3: keine DR, ggf. Transfusion, Behandlungsrisiko abwägen	**Grad 2+Schmerzen** oder **Gr 3:** Pause, dann 0,7mg/m² u. 1x wöchentlich
Grad 4: Pause, Beginn mit 25% DR nach Erholung	**Grad 4:** Abbruch

Achtung: mindestens 72 h-Intervall zwischen 2 Bortezomib-Gaben

Pamidronat 60mg i.v. alle 4 Wochen über 2-3h (Anfang mit Woche 3)

Obligate Prä- und Begleitmedikation (Zyklus 1-8)

Tag	zeitl. Ablauf	Substanz	Basisdosierung	Trägerlösung (ml)	Appl.	Infusions-dauer	Bemerkungen
1-21	0-1-0-0	Cotrimoxazol	960 mg		p.o.		Mo, Mi, Fr
1-21	1-0-0-0	Aciclovir	400 mg		p.o.		Mo, Mi, Fr

Bedarfsmedikation	Loperamid, Granisetron, Sucralfat
FN-Risiko	< 10% → je nach Risikoabwägung, siehe Kurzfassung Leitlinien G-CSF
Kontrollen	Peripheres Blutbild, Elektrolyte, Retentionswerte, Harnsäure, Leberwerte, Gesamtprotein, Albumin, Paraproteindiagnostik
Dosisreduktion	**Bortezomib:** 75-85 Jahre 1x/Woche [Zyklus 1:], > 85 Jahre 2x/Monat, siehe auch Kasten/Fachinfo; **Dexamethason:** > 85 Jahre 10mg abs./d
Wiederholung	Tag 22.
Literatur	Richardson et al. NEJM 2003; 348:2609-2617, Richardson et al. NEJM 2005; 352:2487-2498

Diese Krebstherapie birgt letale Risiken. Die Anwendung darf nur durch erfahrene Onkologen und entsprechend ausgebildetes Pflegepersonal erfolgen. Das Protokoll muss im Einzelfall überprüft und der klinischen Situation angepasst werden.

060509_14a **RD (Lenalidomid/Dexamethason)**   **Indikation: Multiples Myelom**   **ICD-10: C90**

Protokoll-Hinweis: Rd (Erstlinientherapie s. Kommentar #)

Hauptmedikation (Zyklus 1-n)

Tag	zeitl. Ablauf	Substanz	Basisdosierung	Trägerlösung (ml)	Appl.	Infusions-dauer	Bemerkungen
1-21	0-0-0-1	Lenalidomid	25 mg abs.		p.o.		DR^
1, 8, 15, 22	1-0-0-0	Dexamethason	40 mg abs.		p.o.		#, DR^^

Zyklusdiagramm

Tag 1 2 3 4 5 6 7 8 9 10 11 12 13 14 15 16 17 18 19 20 21 22 [...] Wdh: 29

Lenalidomid / Dexamethason

Wiederholungsinfo: bis PD

Dosisreduktion Lenalidomid

Nierenfunktion (Kreatinin Clearance)	Dosisanpassung
30 < Krea.-Cl < 50 ml/min	10mg/d,^
Krea.-Cl < 30 ml/min, keine Dialyse erforderlich	15mg jeden 2.d,^^
Krea.-Cl < 30 ml/min, Dialyse erforderlich	5mg/d, an Dialysetagen Gabe nach Dialyse

^ Erhöhung der Dosis nach 2 Zyklen auf 15mg/d bei Nicht-Ansprechen auf Behandlung und guter Verträglichkeit
^^ Erhöhung der Dosis auf 10mg/d bei guter Verträglichkeit

Pamidronat 60mg i.v. alle 4 Wochen über 2-3h (Anfang mit Woche 3)

analog Rajkumar S.V. et al. Lancet Oncol 11: 29-37, 2010: Dexamethason 40mg d1,8,15,22,

d.h. 1/4 der Dexamethasondosis kann bei erstdiagnostizierten MM-Patienten als **Rd-Erstlinientherapie** appliziert werden, da damit ein besseres OS (p=0,0002) und weniger ≥G3 NW (p=0,0001) beobachtet werden.

Bei **Rezidivpatienten** mag aufgrund einer höheren Myelomlast bzw. Myelomresistenz **RD** günstiger sein.

bei **Lenalidomid-induzierten Durchfällen** → **Gabe von Cholestagel®** (bis zu 6 Tbl. täglich, 3x 2Tbl. oder 1x 6Tbl., mit einer Mahlzeit), Cave: 4 Std. Abstand zu Lenalidomid, sowie Arzneimitteln, die Wechselwirkungen mit Colesevelam verursachen können: Levothyroxin, Verapamil, Olmesartan, Phenytoin, orale Kontrazeptiva, Metformin, Glimepirid, Glipizid, Glibenclamid, Ursodesoxycholsäure; bei Ciclosporin und Warfarin zusätzlich Spiegel bzw. Wirkung überwachen

Hepatitis-B-Virus-(HBV) Screening vor Beginn der Behandlung mit Lenalidomid:

→ positive Hepatitis-B-Serologie: vor Behandlungsbeginn Hepatologen konsultieren
→ zuvor infizierte Patienten müssen während der gesamten Behandlung engmaschig auf Zeichen und Symptome einer Virus-Reaktivierung überwacht werden

Thromboseprophylaxe bei Lenalidomid-, Thalidomid- oder Pomalidomid-Therapie

Ein oder mehrere der folgenden Risikofaktoren
- vorherige Thrombose[1]
- zentralvenöser Katheter[1]
- Hochrisiko operativer Eingriff[1]
- konstitutionelle Thrombophilie[1]
- lange Immobilität
- rekombinantes EPO

→ **LMWH Prophylaxe** (Enoxaparin 20mg/d; bzw bei[1] nach klinischer Situation ggf. höhere Dosis)

Keine Risikofaktoren & Kombinationstherapie mit Dexamethason und /oder Anthracycline → **Aspirin** 100mg/d

Keine Risikofaktoren & Monotherapie → **keine Prophylaxe**

Lenalidomid (LL) Wechselwirkungen:

*: Plasmaverfügbarkeit von Digoxin erhöht → Überwachung der Digoxinkonzentration während LL-Therapie.
- Statine: bei gleichzeitiger Anwendung mit LL, erhöhtes Rhabdomyolyserisiko → verstärkte Überwachung** insbesondere in den ersten Wochen.
- **PGB-Inhibitoren** (z.B. Ciclosporin, Clarithromycin, Ketoconazol, Verapamil etc.) können zum Anstieg der LL Plasmaspiegel u. damit Zunahme der LL Tox. führen (LL ist PGP-Substrat) → engmaschige Überwachung auf NW

Obligate Prä- und Begleitmedikation (Zyklus 1-n)

Tag	zeitl. Ablauf	Substanz	Basisdosierung	Trägerlösung (ml)	Appl.	Infusions-dauer	Bemerkungen
1-21	0-1-0-0	Cotrimoxazol	960 mg abs.		p.o.		Mo, Mi, Fr
1-21	1-0-0-0	Acetylsalicylsäure	100 mg abs.		p.o.		kontinuierlich
1-21	1-0-0-0	Aciclovir	400 mg		p.o.		Mo, Mi, Fr

Bedarfsmedikation	Metoclopramid p.o., Pantoprazol p.o., Obstipationsprophylaxe, ggf. bei Risikoprofil für TBVT prophylakt. Antikoagulation
FN-Risiko	< 10% → je nach Risikoabwägung, siehe Kurzfassung Leitlinien G-CSF.
Kontrollen	Zyklus 1+2 wöchentlich: Blutbild, Elektrolyte, Blutzucker, Harnsäure, Kreatinin, Retentionswerte; bei MM: Cave Tumorlysesyndrom, Thromboserisiko
Dosisreduktion	^ bei 75-85 J. 15mg, > 85 J. 10mg; ^^ bei 75-85 J. 20mg abs/d, > 85 J. 10mg abs/d; siehe NW-Profil Lenalinomid Kasten/Fachinfo
Erfolgsbeurteilung	nach 2 Zyklen
Wiederholung	Tag 29. bis PD
Literatur	adaptiert nach Weber DM et al. N Engl J Med 357;2133-42 Nov. 22, 2007; Dimopoulos M et al. N Engl J Med 357;2123-32 Nov. 22, 2007; Rajkumar S.V. et al. Lancet Oncol 11: 29-37, 2010

Diese Krebstherapie birgt letale Risiken. Die Anwendung darf nur durch erfahrene Onkologen und entsprechend ausgebildetes Pflegepersonal erfolgen. Das Protokoll muss im Einzelfall überprüft und der klinischen Situation angepasst werden.

060509_54   Dara-VCD (Daratumumab/Bortezomib/Cyclophosphamid i.v./Dexamethason)   Indikation: Multiples Myelom   ICD-10: C90

Hauptmedikation (Zyklus 1)

Tag	zeitl. Ablauf	Substanz	Basisdosierung	Trägerlösung (ml)	Appl.	Infusionsdauer	Bemerkungen
1	-30min	Dexamethason	40 mg abs.		i.v.	15min	
1	+15min	Cyclophosphamid	900 mg/m²	500 ml NaCl 0,9 %	i.v.	1h	
1, 8, 15	+10min	Bortezomib	1,3 mg/m²	Unverdünnt	s.c.	B	
1, 8, 15, 22	0	Daratumumab subkutan	1 800 mg abs.	Unverdünnt	s.c.	B3-5min	SUBKUTANE APPLIKATION; Infusionsreaktionen möglich: bei Erstgabe Patient 3h nachbeobachten, bei guter Verträglichkeit: ab 2. Gabe 1h, ab 3.Gabe 15min nachbeobachten.
8, 15	-1h	Dexamethason	40 mg abs.		p.o.		
22	-1h	Dexamethason	20 mg abs.		p.o.		

Zyklusdiagramm

Tag 1 2 3 4 5 6 7 8 9 10 11 12 13 14 15 16 17 18 19 20 21 22 23 24 25 26 27 28

Dexamethason
Daratumumab subkutan
Bortezomib
Cyclophosphamid

Wiederholungsinfo: d29 startet Zyklus 2

Auf **ausreichende Diurese** achten: mindestens **3l** an Tag 1

Pamidronat 60mg i.v. alle 4 Wochen über 2-3h (Anfang mit Woche 3)

Bortezomib ist ein **schwacher CYP3A4-Inhibitor:**
Engmaschige Überwachung bei gleichzeitiger Anwendung von CYP3A4-Inhibitoren wie z.B. Ketoconazol, Ritonavir, Ciprofloxacin, Sternfrucht, Grapefruit(-saft)
→ Wirkungsverstärkung/erhöhtes Risiko für Nebenwirkungen möglich
Keine gleichzeitige Anwendung von starken CYP3A4-Induktoren wie z.B. Rifampicin, Carbamazepin, Phenytoin, Johanniskraut empfohlen
→ Wirkungsverminderung

Daratumumab s.c.
Injektionsreaktionen möglich: Notfallmaßnahmen bereit halten (z.B. Adrenalin, inhalative Glucocorticoide, Sauerstoffflaschen, Defibrillator)
Symptomatische Behandlung je nach Bedarf: Paracetamol, Antihistaminika, Corticosteroiden, Sauerstoff, Bronchodilatatoren, Kochsalzlösung, Vasopressoren...

Alle CD38-AK können den Antikörpersuchtest und die serologischen Verträglichkeitsproben, d.h. die Standarddiagnostik vor Bluttransfusionen behindern und verzögern. Daher muss bei der Bestellung von Erythrozytenkonzentraten immer angegeben werden, dass der Patient CD38-AK erhält. Bitte diese Information in den Arztbrief aufnehmen

---

Hinweise   Daratumumab
s.c.-Applikation
1) max. Haltbarkeit vom Vial-Anstich bis zur Applikation: 4h → zeitnahe Applikation nach Lieferung
2) Injektionsstelle: Abdomen (ca. 7,5cm rechts oder links des Bauchnabels)

Obligate Prä- und Begleitmedikation (Zyklus 1)

Tag	zeitl. Ablauf	Substanz	Basisdosierung	Trägerlösung (ml)	Appl.	Infusionsdauer	Bemerkungen
1	-1h	Montelukast	10 mg		p.o.		bei Erstgabe obligat, kann bei Folgegaben bei guter Verträglichkeit entfallen
1	-30min	NaCl 0,9 %	500 ml		i.v.	2h	
1	-30min	Granisetron	1 mg		i.v.	15min	
1	-30min	Clemastin	2 mg		i.v.	B/2min	
1	+15min	Mesna	180 mg/m²		i.v.	B	
1	+2h 15min	Mesna	360 mg/m²		p.o.		
1	+6h 15min	Mesna	360 mg/m²		p.o.		
1, 8, 15, 22	-1h	Paracetamol	1 000 mg		p.o.		
1-28	0-1-0-0	Cotrimoxazol	960 mg		p.o.		Mo, Mi, Fr
1-28	1-0-0-0	Aciclovir	400 mg		p.o.		Mo, Mi, Fr
2-3, 9, 16	1-0-0-0	Dexamethason	4 mg		p.o.		Dexamethason an Folgetagen kann bei guter Verträglichkeit ab der 4. Daratumumab-Gabe weggelassen werden
8, 15, 22	-1h	Clemastin	2 mg		p.o.		

Hauptmedikation (Zyklus 2)

Tag	zeitl. Ablauf	Substanz	Basisdosierung	Trägerlösung (ml)	Appl.	Infusions-dauer	Bemerkungen
1	+15min	Cyclophosphamid	900 mg/m²	500 ml NaCl 0,9 %	i.v.	1h	
1	-30min	Dexamethason	20 mg abs.		i.v.	15min	
1, 8, 15	+10min	Bortezomib	1,3 mg/m²	Unverdünnt	s.c.	B	
1, 8, 15, 22	0	Daratumumab subkutan	1 800 mg abs.	Unverdünnt	s.c.	B3-5min	SUBKUTANE APPLIKATION; Injektionsreaktionen möglich: bei guter Verträglichkeit der vorherigen Gaben Patient 15min nachbeobachten.
8, 15, 22	-1h	Dexamethason	20 mg abs.		p.o.		

Zyklusdiagramm

	Tag 1	2	3	4	5	6	7	8	9	10	11	12	13	14	15	16	17	18	19	20	21	22	23	24	25	26	27	28
Daratumumab subkutan	□							□							□							□						
Bortezomib	■							■							■													
Cyclophosphamid	□							□							□							□						
Dexamethason	■							■							■							■						

Wiederholungsinfo: d29 startet Zyklus 3

Obligate Prä- und Begleitmedikation (Zyklus 2)

Tag	zeitl. Ablauf	Substanz	Basisdosierung	Trägerlösung (ml)	Appl.	Infusions-dauer	Bemerkungen
1	-30min	NaCl 0,9 %	500 ml		i.v.	2h	
1	-30min	Clemastin	2 mg		i.v.	B/2min	
1	-30min	Granisetron	1 mg		i.v.	15min	
1	+15min	Mesna	180 mg/m²		i.v.	B	
1	+2h 15min	Mesna	360 mg/m²		p.o.		
1	+6h 15min	Mesna	360 mg/m²		p.o.		
1, 8, 15, 22	-1h	Paracetamol	1 000 mg		p.o.		
1-28	0-1-0-0	Cotrimoxazol	960 mg		p.o.		Mo, Mi, Fr
1-28	1-0-0-0	Aciclovir	400 mg		p.o.		Mo, Mi, Fr
8, 15, 22	-1h	Clemastin	2 mg		p.o.		

Hauptmedikation (Zyklus 3-6)

Tag	zeitl. Ablauf	Substanz	Basisdosierung	Trägerlösung (ml)	Appl.	Infusions-dauer	Bemerkungen
1	+15min	Cyclophosphamid	900 mg/m²	500 ml NaCl 0,9 %	i.v.	1h	
1	-30min	Dexamethason	20 mg abs.		i.v.	15min	
1, 15	0	Daratumumab subkutan	1 800 mg abs.	Unverdünnt	s.c.	B3-5min	SUBKUTANE APPLIKATION; Injektionsreaktionen möglich: bei guter Verträglichkeit der vorherigen Gaben Patient 15min nachbeobachten.
1, 15	+10min	Bortezomib	1,3 mg/m²	Unverdünnt	s.c.	B	
8	0	Bortezomib	1,3 mg/m²	Unverdünnt	s.c.	B	
8, 22	1-0-0-0	Dexamethason	20 mg abs.		p.o.		
15	-1h	Dexamethason	20 mg abs.		p.o.		

Zyklusdiagramm

	Tag 1	2	3	4	5	6	7	8	9	10	11	12	13	14	15	16	17	18	19	20	21	22	[...]	Wdh: 29
Daratumumab subkutan	□														□									
Bortezomib	■							■							■									
Cyclophosphamid	□														□									
Dexamethason	■							■							■							■		

Obligate Prä- und Begleitmedikation (Zyklus 3-6)

Tag	zeitl. Ablauf	Substanz	Basisdosierung	Trägerlösung (ml)	Appl.	Infusionsdauer	Bemerkungen
1	-30min	NaCl 0,9 %	500 ml		i.v.	2h	
1	-30min	Clemastin	2 mg		i.v.	B/2min	
1	-30min	Granisetron	1 mg		i.v.	15min	
1	+15min	Mesna	180 mg/m²		i.v.	B	
1	+2h 15min	Mesna	360 mg/m²		p.o.		
1	+6h 15min	Mesna	360 mg/m²		p.o.		
1, 15	-1h	Paracetamol	1 000 mg		p.o.		
1-28	0-1-0-0	Cotrimoxazol	960 mg		p.o.		Mo, Mi, Fr
1-28	1-0-0-0	Aciclovir	400 mg		p.o.		Mo, Mi, Fr
15	-1h	Clemastin	2 mg		p.o.		

Hauptmedikation (Zyklus 7-8)

Tag	zeitl. Ablauf	Substanz	Basisdosierung	Trägerlösung (ml)	Appl.	Infusionsdauer	Bemerkungen
1	0	Daratumumab subkutan	1 800 mg abs.	Unverdünnt	s.c.	B3-5min	SUBKUTANE APPLIKATION: Injektionsreaktionen möglich: bei guter Verträglichkeit der vorherigen Gaben Patient 15min nachbeobachten.
1	+10min	Bortezomib	1,3 mg/m²	Unverdünnt	s.c.	B	
1	+15min	Cyclophosphamid	900 mg/m²	500 ml NaCl 0,9 %	i.v.	1h	
1	-30min	Dexamethason	20 mg abs.		i.v.	15min	
8, 15	0	Bortezomib	1,3 mg/m²	Unverdünnt	s.c.		
8, 15, 22	1-0-0-0	Dexamethason	20 mg abs.		p.o.		

Zyklusdiagramm Tag 1 2 3 4 5 6 7 8 9 10 11 12 13 14 15 16 17 18 19 20 21 22 […] Wdh: 29

Daratumumab subkutan
Bortezomib
Cyclophosphamid
Dexamethason

Wiederholungsinfo: bis zur Progression oder inakzeptabler Toxizität

Obligate Prä- und Begleitmedikation (Zyklus 7-8)

Tag	zeitl. Ablauf	Substanz	Basisdosierung	Trägerlösung (ml)	Appl.	Infusionsdauer	Bemerkungen
1	-1h	Paracetamol	1 000 mg		p.o.		
1	-30min	NaCl 0,9 %	500 ml		i.v.	2h	
1	-30min	Clemastin	2 mg		i.v.	B/2min	
1	-30min	Granisetron	1 mg		i.v.	15min	
1	+15min	Mesna	180 mg/m²		i.v.	B	
1	+2h 15min	Mesna	360 mg/m²		p.o.		
1	+6h 15min	Mesna	360 mg/m²		p.o.		
1-28	1-0-0-0	Aciclovir	400 mg		p.o.		Mo, Mi, Fr
1-28	0-1-0-0	Cotrimoxazol	960 mg		p.o.		Mo, Mi, Fr

Hauptmedikation (Zyklus 9-n)

Tag	zeitl. Ablauf	Substanz	Basisdosierung	Trägerlösung (ml)	Appl.	Infusionsdauer	Bemerkungen
1	0	Daratumumab subkutan	1 800 mg abs.	Unverdünnt	s.c.	B3-5min	SUBKUTANE APPLIKATION: Injektionsreaktionen möglich: bei guter Verträglichkeit der vorherigen Gaben Patient 15min nachbeobachten.

Zyklusdiagramm Tag 1 […] Wdh: 29

Daratumumab subkutan

Wiederholungsinfo: bis zur Progression oder inakzeptabler Toxizität

Obligate Prä- und Begleitmedikation (Zyklus 9-n)

Tag	zeitl. Ablauf	Substanz	Basisdosierung	Trägerlösung (ml)	Appl.	Infusions-dauer	Bemerkungen
1	-1h	Paracetamol	1 000 mg		p.o.		
1	-1h	Clemastin	2 mg		p.o.		
1-28	0-1-0-0	Cotrimoxazol	960 mg		p.o.		Mo, Mi, Fr
1-28	1-0-0-0	Aciclovir	400 mg		p.o.		Mo, Mi, Fr

Bedarfsmedikation	Loperamid, Granisetron, Sucralfat, Erythropoetin (Epoetin alfa), G-CSF (5µg/kg); **Daratumumab:** Antihistaminika, $\beta2$-Antagonisten, Bronchdilatatoren, inhalative Glucocorticoide bei Injektionsreaktionen
FN-Risiko	10-20% → je nach Risikoabwägung als Primärprophylaxe, bei FN im 1. Zyklus als Sekundärprophylaxe, siehe Kurzfassung Leitlinien G-CSF
Kontrollen	Blutbild und Differentialblutbild, Elektrolyte (inklusiv Na^+, K^+, Ca^{2+}, Mg^{2+}), Retentionswerte, Harnsäure, Leberwerte: GOT, GPT, gamma-GT, AP, Gesamtprotein, Albumin, Paraproteindiagnostik, Blutzucker, Blutdruck, EKG, TTP-Analyse, Urinsedimentkontrolle, ausreichende Diurese, Anzeichen/Symptome: periphere Neuropathie, Injektionsreaktionen, Neurotoxizität
Dosisreduktion	**Cyclophosphamid:** 1. DR 750mg/m², 2. DR 500mg/m²
Cave	**Daratumumab:** injektionsbedingte Reaktionen möglich **Daratumumab Hepatitis-B-Virus-(HBV) Screening vor Behandlungsbeginn:** positive Hepatitis-B-Serologie → während der Behandlung und bis 6 Monate danach auf Anzeichen einer HBV-Reaktivierung kontrollieren (klinisch+Laborparameter), ggfs. Hepatologen konsultieren. Bei HBV-Reaktivierung unter Daratumumab → unterbrechen und Hepatologen konsultieren. Eine Wiederaufnahme der Behandlung bei Patienten, bei denen die HBV-Reaktivierung angemessen kontrolliert ist, soll mit einem Hepatologen diskutiert werden.
Bemerkungen	bei Dialysepatienten wird Daratumumab an dialysefreien Tagen mit größtmöglichem Abstand zur nächsten Dialyse verabreicht
Wiederholung	**Zyklus 1-1:** ≥29 startet Zyklus 2 **Zyklus 2-2:** ≥29 startet Zyklus 3 **Zyklus 3-6:** Tag 29. **Zyklus 7-8:** Tag 29. bis zur Progression oder inakzeptabler Toxizität **Zyklus 9-n:** Tag 29. bis zur Progression oder inakzeptabler Toxizität
Literatur	adaptiert nach Mateos et al. N Engl J Med 2018;378:518-28, Einsele et al. BJH 2017;179:586-597; Fachinformation: Daratumumab, Bortezomib, Cyclophosphamid.

Diese Krebstherapie birgt letale Risiken. Die Anwendung darf nur durch erfahrene Onkologen und entsprechend ausgebildetes Pflegepersonal erfolgen. Das Protokoll muss im Einzelfall überprüft und der klinischen Situation angepasst werden.

060509_56   **Dara-VMP (Daratumumab/Bortezomib/Melphalan/Prednison)**   **Indikation: Multiples Myelom**   **ICD-10: C90**

Hauptmedikation (Zyklus 1)

Tag	zeitl. Ablauf	Substanz	Basisdosierung	Trägerlösung (ml)	Appl.	Infusionsdauer	Bemerkungen
1-4	1-0-0-0	Melphalan p.o.	9 mg/m²		p.o.		morgens nüchtern, Zyklus 1-9
1, 8, 22, 29	+10min	Bortezomib	1,3 mg/m²	Unverdünnt	s.c.	B	SUBKUTANE APPLIKATION: Infusionsreaktionen möglich: bei Erstgabe Patient 3h nachbeobachten, bei guter Verträglichkeit: ab 2. Gabe 1h, ab 3.Gabe 15min nachbeobachten.
1, 8, 15, 22, 29, 36	0	Daratumumab subkutan	1 800 mg abs.	Unverdünnt	s.c.	B3-5min	
2-4	1-0-0-0	Prednison/Decortin®	60 mg/m²		p.o.		morgens postprandial, Zyklus 1-9
4, 11, 25, 32	0	Bortezomib	1,3 mg/m²	Unverdünnt	s.c.	B	

Zyklusdiagramm

Tag 1 2 3 4 5 6 7 8 9 10 11 12 13 14 15 16 17 18 19 20 21 22 23 24 25 26 27 28 29 30 31 32 33 34 35
Tag 36 37 38 39 40 41 42

- Daratumumab subkutan
- Bortezomib
- Melphalan p.o.
- Prednison/Decortin®

Wiederholungsinfo:
d43: Start Zyklus 2

Hinweise Daratumumab
s.c.-Applikation
1) max. Haltbarkeit vom Vial-Anstich bis zur Applikation: 4h → zeitnahe Applikation nach Lieferung
2) Injektionsstelle: Abdomen (ca. 7,5cm rechts oder links des Bauchnabels)

Bortezomib ist ein **schwacher CYP3A4-Inhibitor:**
Engmaschige Überwachung bei gleichzeitiger Anwendung von CYP3A4-Inhibitoren wie z.B. Ketoconazol, Ritonavir, Ciprofloxacin, Sternfrucht, Grapefruit (-saft)
→ Wirkungsverstärkung/erhöhtes Risiko für Nebenwirkungen möglich
Keine gleichzeitige Anwendung von starken CYP3A4-Induktoren wie z.B. Rifampicin, Carbamazepin, Phenytoin, Johanniskraut empfohlen
→ Wirkungsverminderung

Pamidronat 60mg i.v. alle 4 Wochen über 2-3h (Anfang mit Woche 3)

Alle CD38-AK können den Antikörpersuchtest und die serologischen Verträglichkeitsproben, d.h. die Standarddiagnostik vor Bluttransfusionen behindern und verzögern. Daher muss bei der Bestellung von Erythrozytenkonzentraten immer angegeben werden, dass der Patient CD38-AK erhält. Bitte diese Information im Arztbrief aufnehmen

Daratumumab s.c.
Injektionsreaktionen möglich: Notfallmaßnahmen bereit halten (z.B. Adrenalin, inhalative Glucocorticoide, Sauerstoffflaschen, Defibrillator)
Symptomatische Behandlung je nach Bedarf: Paracetamol, Antihistaminika, Corticosteroiden, Sauerstoff, Bronchodilatatoren, Kochsalzlösung, Vasopressoren...

Obligate Prä- und Begleitmedikation (Zyklus 1)

Tag	zeitl. Ablauf	Substanz	Basisdosierung	Trägerlösung (ml)	Appl.	Infusionsdauer	Bemerkungen
1	-1h	Montelukast	10 mg		p.o.		bei Erstgabe obligat, kann bei guter Verträglichkeit entfallen
1	-1h	Dexamethason	20 mg abs.		p.o.		
1, 8, 15, 22, 29, 36	-1h	Paracetamol	1 000 mg		p.o.		
1, 8, 15, 22, 29, 36	-1h	Clemastin	2 mg		p.o.		
1-42	1-0-0-0	Aciclovir	400 mg		p.o.		Mo, Mi, Fr
1-42	0-1-0-0	Cotrimoxazol	960 mg		p.o.		Mo, Mi, Fr
2-3, 9, 16	1-0-0-0	Dexamethason	4 mg abs.		p.o.		Dexamethason an Folgetagen kann bei guter Verträglichkeit ab der 4. Daratumumab-Gabe weggelassen werden
8	-1h	Dexamethason	12 mg abs.		p.o.		
15	-1h	Dexamethason	8 mg abs.		p.o.		

Hauptmedikation (Zyklus 2-9)

Tag	zeitl. Ablauf	Substanz	Basisdosierung	Trägerlösung (ml)	Appl.	Infusionsdauer	Bemerkungen
1-4	1-0-0-0	Melphalan p.o.	9 mg/m²		p.o.		morgens nüchtern, Zyklus 1-9
1, 22	0	Daratumumab subkutan	1 800 mg abs.	Unverdünnt	s.c.	B3-5min	SUBKUTANE APPLIKATION: Injektionsreaktionen möglich: bei guter Verträglichkeit der vorherigen Gaben Patient 15min nachbeobachten.
1, 22	+10min	Bortezomib	1,3 mg/m²	Unverdünnt	s.c.	B	
2-4	1-0-0-0	Prednison/Decortin®	60 mg/m²		p.o.		morgens postprandial, Zyklus 1-9
8, 29	0	Bortezomib	1,3 mg/m²	Unverdünnt	s.c.	B	

Zyklusdiagramm

	Tag 1	2	3	4	5	6	7	8	9	10	11	12	13	14	15	16	17	18	19	20	21	22	23	24	25	26	27	28	29	[...]	Wdh: 43
Daratumumab subkutan																													■		
Bortezomib								■														□ ■									
Melphalan p.o.	■																														
Prednison/Decortin®	□			□	□ ■																										

Obligate Prä- und Begleitmedikation (Zyklus 2-9)

Tag	zeitl. Ablauf	Substanz	Basisdosierung	Trägerlösung (ml)	Appl.	Infusions-dauer	Bemerkungen
1, 22	-1h	Paracetamol	1 000 mg		p.o.		
1, 22	-1h	Clemastin	2 mg		p.o.		
1-42	1-0-0-0	Aciclovir	400 mg		p.o.		Mo, Mi, Fr
1-42	0-1-0-0	Cotrimoxazol	960 mg		p.o.		Mo, Mi, Fr

Hauptmedikation (Zyklus 10-n)

Tag	zeitl. Ablauf	Substanz	Basisdosierung	Trägerlösung (ml)	Appl.	Infusions-dauer	Bemerkungen
1	0	Daratumumab subkutan	1 800 mg abs.	Unverdünnt	s.c.	B3-5min	SUBKUTANE APPLIKATION; Injektionsreaktionen möglich: bei guter Verträglichkeit der vorherigen Gaben Patient 15min nachbeobachten.

Zyklusdiagramm

	Tag 1	[...]	Wdh: 29
Daratumumab subkutan	□		

Wiederholungsinfo: bis zur Progression oder inakzeptabler Toxizität

Obligate Prä- und Begleitmedikation (Zyklus 10-n)

Tag	zeitl. Ablauf	Substanz	Basisdosierung	Trägerlösung (ml)	Appl.	Infusions-dauer	Bemerkungen
1	-1h	Paracetamol	1 000 mg		p.o.		
1	-1h	Clemastin	2 mg		p.o.		
1-28	1-0-0-0	Aciclovir	400 mg		p.o.		Mo, Mi, Fr
1-28	0-1-0-0	Cotrimoxazol	960 mg		p.o.		Mo, Mi, Fr

Bedarfsmedikation — Loperamid, Pantoprazol, Sucralfat, Metoclopramid, Allopurinol nach Harnsäure bei erhöhtem Risiko für Tumorlysesyndrom; **Daratumumab:** Antihistaminika, β2-Antagonisten, Bronchodilatatoren, inhalative Glucocorticoide bei Injektionsreaktionen

FN-Risiko — < 10 % → je nach Risikoabwägung, siehe Kurzfassung Leitlinien G-CSF

Kontrollen — Blut und Differentialblutbild, peripheres Blutbild vor Bortezomib-Gabe, d1 und d22 jedes Zyklus: Na^+, K^+, Cl^-, Phosphat, Ca^{2+}, Retentionswerte, Glucose, Bilirubin, GOT, GPT, AP, LDH, Albumin. Bei sekretorischem MM (positive Immunofixation bei Screening): quantitative Serum- Immunglobulin-Bestimmung, SPEP (Serum-Elektrophorese), UPEP (24h- Urin), bei negativem M- Protein in SPEP oder UPEP Serum- und Urin- Immunofixation und ggf. KMP zur CR-Bestätigung, Anzeichen/Symptome: Injektionsreaktionen

Dosisreduktion — **Melphalan:** bei 60-75 Jahren: 0,25 mg/kg KG/d, > 75-85 Jahren: 0,18 mg/kg KG/d, > 85 Jahren: 0,13 mg/kg KG/d; **Bortezomib:** über 85 Jahre 2x/Monat; Zyklusverschiebung um 1 (max. 3) Wochen bei: Thrombozyten < 80 000/μl, Hb < 8g/dl, ANC < 1 000/μl, nichthämatologische Toxizitäten > CTC Gr. 2; bei Bortezomib-bedingter Neurotoxizität: nur Verschiebung von Bortezomib; **hämatologische Toxizitäten:** 1.Bortezomib: Gabe auslassen bei Thrombozyten < 30 000/μl, Hb < 8g/dl, ANC < 750/μl; bei ausgelassenen Gaben > 2 (Zyklus 1-4) oder > 1 (Zyklus 5-9) in vorherigen Zyklen: DR auf 1,0mg/m² in folgenden Zyklen; bei erneuter Toxizität: Vorgehen wie oben mit DR auf 0,7mg/m²; 2. Melphalan: DR 25% bei vorheriger Neutropenie/Thrombopenie CTC Gr. 4 (> 5d); bei Wiederholung: DR 50%; **nicht- hämatologische Toxizitäten** CTC Gr. 3/4, bei Wiederholung DR 50% nur bei Cortic. CTC Gr. 3/4, bei Wiederholung DR 50%; bei Serum-Kreatinin > 2mg/dl: DR 25% Melphalan, keine DR Bortezomib/Prednison; Bortezomib bedingte Neurotoxizität:: DR ab CTC Gr. 2 für PNP oder neuropathische Schmerzen

Cave — **Daratumumab:** Injektionsbedingte Reaktionen möglich
Daratumumab: Hepatitis-B-Virus-(HBV) Screening vor Behandlungsbeginn: positive Hepatitis-B-Serologie → während der Behandlung und bis 6 Monate danach auf Anzeichen einer HBV-Reaktivierung kontrollieren (klinisch+Laborparameter), ggfs. Hepatologen konsultieren. Bei HBV-Reaktivierung unter Daratumumab → unterbrechen und Hepatologen konsultieren. Eine Wiederaufnahme der Behandlung bei Patienten, bei denen die HBV-Reaktivierung angemessen kontrolliert ist, soll mit einem Hepatologen diskutiert werden.

Bemerkungen — bei Dialysepatienten wird Daratumumab an dialysefreien Tagen mit größtmöglichem Abstand zur nächsten Dialyse verabreicht

Wiederholung —
Zyklus 1-1: d43: Start Zyklus 2
Zyklus 2-9: Tag 43.
Zyklus 10-n: Tag 29. bis zur Progression oder inakzeptabler Toxizität

Literatur — adaptiert nach: Mateos et al. N Engl J Med 2018;378:518-528, San Miguel et al. N Engl J Med 2008;359(9):906-917; Fachinformation: Daratumumab, Bortezomib, Melphalan, Prednison.

Diese Krebstherapie birgt letale Risiken. Die Anwendung darf nur durch erfahrene Onkologen und entsprechend ausgebildetes Pflegepersonal erfolgen. Das Protokoll muss im Einzelfall überprüft und der klinischen Situation angepasst werden.

| 060509_71 | Dara-VTD (Daratumumab/Bortezomib/Thalidomid/Dexamethason) | Indikation: Multiples Myelom | ICD-10: C90 |

Hauptmedikation (Zyklus 1)

Tag	zeitl. Ablauf	Substanz	Basisdosierung	Trägerlösung (ml)	Appl.	Infusionsdauer	Bemerkungen
1, 8, 15	-1h	Dexamethason	40 mg abs.		p.o.		
1, 8, 15	+10min	Bortezomib	1,3 mg/m²	Unverdünnt	s.c.	B	SUBKUTANE APPLIKATION: Infusionsreaktionen möglich: bei Erstgabe Patient 3h nachbeobachten, bei guter Verträglichkeit: ab 2. Gabe 1h, ab 3.Gabe 15min nachbeobachten.
1, 8, 15, 22	0	Daratumumab subkutan	1 800 mg abs.	Unverdünnt	s.c.	B3-5min	
1-28	0-0-0-1	Thalidomid	100 mg abs.		p.o.		kontinuierliche Gabe, DR beachten, ggf. 50mg bei PNP.

Zyklusdiagramm

Tage: 1 2 3 4 5 6 7 8 9 10 11 12 13 14 15 16 17 18 19 20 21 22 23 24 25 26 27 28 | Wdh: 29

Rows:
- Dexamethason
- Daratumumab subkutan
- Bortezomib
- Thalidomid

Wiederholungsinfo: d29 = Start Zyklus 2

Alle CD38-AK können den Antikörpersuchtest und die serologischen Verträglichkeitsproben, d.h. die Standarddiagnostik vor Bluttransfusionen behindern und verzögern. Daher muss bei der Bestellung von Erythrozytenkonzentraten immer angegeben werden, dass der Patient CD38-AK erhält. Bitte diese Information in den Arztbrief aufnehmen

Daratumumab s.c.
Injektionsreaktionen möglich: Notfallmaßnahmen bereit halten (z.B. Adrenalin, inhalative Glucocorticoide, Sauerstoffflaschen, Defibrillator)
Symptomatische Behandlung je nach Bedarf: Paracetamol, Antihistaminika, Corticosteroiden, Sauerstoff, Bronchodilatatoren, Kochsalzlösung, Vasopressoren...

Thromboseprophylaxe bei Lenalidomid-, Thalidomid- oder Pomalidomid-Therapie

Ein oder mehrere der folgenden Risikofaktoren
-vorherige Thrombose [1]
-zentralvenöser Katheter [1]
-Hochrisiko operativer Eingriff [1]
-konstitutionelle Thrombophilie [1]
-lange Immobilität
-rekombinantes EPO
→ **LMWH Prophylaxe** (Enoxaparin 20mg/d; bzw bei [1] nach klinischer Situation ggf. höhere Dosis)

Keine Risikofaktoren & Kombinationstherapie mit Dexamethason und /oder Anthracycline → **Aspirin** 100mg/d

Keine Risikofaktoren & Monotherapie → **keine Prophylaxe**

Therapieablauf
Induktion vor Transplantation: bis zu 4 Zyklen → Beschränkung auf 3 Zyklen erwägen damit bessere Mobilisierbarkeit.
Konsolidierung nach Transplantation: 2 weitere Zyklen.

Hinweise
s.c.-Applikation — **Daratumumab**
1) max. Haltbarkeit vom Vial-Anstich bis zur Applikation: 4h → zeitnahe Applikation nach Lieferung
2) Injektionsstelle: Abdomen (ca. 7,5cm rechts oder links des Bauchnabels)

Achtung: mindestens 72 h-Intervall zwischen 2 Bortezomib-Gaben
Pamidronat 60mg i.v. alle 4 Wochen über 2-3h (Anfang mit Woche 3)

Dosisreduktion Bortezomib

hämatologische (insbesondere Thrombopenie)	Toxizität Neuropathie	
Grad1/2: keine Dosisreduktion (DR)	Grad 1: keine DR	
	Grad 1+Schmerzen oder Gr 2: DR 1mg/m²	
Grad 3: keine DR, ggf. Transfusion, Behandlungsrisiko abwägen	Grad 2+Schmerzen oder Gr 3: Pause, Beginn mit 25% DR nach Erholung	
Grad 4: Pause, dann 0,7mg/m² u. 1x wöchentlich	Grad 4: Abbruch	

Obligate Prä- und Begleitmedikation (Zyklus 1)

Tag	zeitl. Ablauf	Substanz	Basisdosierung	Trägerlösung (ml)	Appl.	Infusionsdauer	Bemerkungen
1	-1h	Montelukast	10 mg		p.o.		bei Erstgabe obligat, kann bei Folgegaben bei guter Verträglichkeit entfallen
1, 8, 15, 22	-1h	Paracetamol	1 000 mg		p.o.		
1, 8, 15, 22	-1h	Clemastin	2 mg		p.o.		
1-28	1-0-0-0	Acetylsalicylsäure	100 mg		p.o.		kontinuierlich
1-28	1-0-0-0	Aciclovir	400 mg		p.o.		Mo, Mi, Fr
1-28	0-1-0-0	Cotrimoxazol	960 mg		p.o.		Mo, Mi, Fr
2-3, 9, 15	1-0-0-0	Dexamethason	4 mg		p.o.		Dexamethason an Folgetagen kann bei guter Verträglichkeit ab der 4. Daratumumab-Gabe weggelassen werden

Hauptmedikation (Zyklus 2)

Tag	zeitl. Ablauf	Substanz	Basisdosierung	Trägerlösung (ml)	Appl.	Infusionsdauer	Bemerkungen
1, 8, 15	-1h	Dexamethason	20 mg abs.		p.o.		
1, 8, 15	+10min	Bortezomib	1,3 mg/m²	Unverdünnt	s.c.	B	SUBKUTANE APPLIKATION: Injektionsreaktionen möglich: bei guter Verträglichkeit der vorherigen Gaben Patient 15min nachbeobachten.
1, 8, 15, 22	0	Daratumumab subkutan	1 800 mg abs.	Unverdünnt	s.c.	B3-5min	
1-28	0-0-0-1	Thalidomid	100 mg abs.		p.o.		kontinuierliche Gabe, DR beachten, ggf. 50mg bei PNP.

Zyklusdiagramm (Tag 1–28, Wdh: 29): Dexamethason, Daratumumab subkutan, Bortezomib, Thalidomid

Wiederholungsinfo: d29 = Start Zyklus 3

Obligate Prä- und Begleitmedikation (Zyklus 2)

Tag	zeitl. Ablauf	Substanz	Basisdosierung	Trägerlösung (ml)	Appl.	Infusionsdauer	Bemerkungen
1, 8, 15, 22	-1h	Paracetamol	1 000 mg		p.o.		
1, 8, 15, 22	-1h	Clemastin	2 mg		p.o.		
1-28	1-0-0-0	Acetylsalicylsäure	100 mg		p.o.		kontinuierlich
1-28	1-0-0-0	Aciclovir	400 mg		p.o.		Mo, Mi, Fr
1-28	0-1-0-0	Cotrimoxazol	960 mg		p.o.		Mo, Mi, Fr

Hauptmedikation (Zyklus 3-6)

Tag	zeitl. Ablauf	Substanz	Basisdosierung	Trägerlösung (ml)	Appl.	Infusionsdauer	Bemerkungen
1, 15	-1h	Dexamethason	20 mg abs.		p.o.		
1, 15	0	Daratumumab subkutan	1 800 mg abs.	Unverdünnt	s.c.	B3-5min	SUBKUTANE APPLIKATION: Injektionsreaktionen möglich: bei guter Verträglichkeit der vorherigen Gaben Patient 15min nachbeobachten.
1, 15	+10min	Bortezomib	1,3 mg/m²	Unverdünnt	s.c.	B	
1-28	0-0-0-1	Thalidomid	100 mg abs.		p.o.		kontinuierliche Gabe, DR beachten, ggf. 50mg bei PNP.
8	0	Bortezomib	1,3 mg/m²	Unverdünnt	s.c.	B	
8	1-0-0-0	Dexamethason	20 mg abs.		p.o.		

Zyklusdiagramm (Tag 1–28, Wdh: 29): Dexamethason, Daratumumab subkutan, Bortezomib, Thalidomid

Wiederholungsinfo: Transplantation nach Zyklus 3 (oder 4), im Anschluss an die Transplantation 2 Zyklen Konsolidierung.

Thromboseprophylaxe bei Lenalidomid-, Thalidomid- oder Pomalidomid-Therapie

Ein oder mehrere der folgenden Risikofaktoren
- vorherige Thrombose [1]
- zentralvenöser Katheter [1]
- Hochrisiko operativer Eingriff [1]
- konstitutionelle Thrombophilie [1]
- lange Immobilität
- rekombinantes EPO
→ **LMWH Prophylaxe** (Enoxaparin 20mg/d; bzw bei [1] nach klinischer Situation ggf. höhere Dosis)

Keine Risikofaktoren & Kombinationstherapie mit Dexamethason und /oder Anthracycline → **Aspirin** 100mg/d

Keine Risikofaktoren & Monotherapie → **keine Prophylaxe**

Obligate Prä- und Begleitmedikation (Zyklus 3-6)

Tag	zeitl. Ablauf	Substanz	Basisdosierung	Trägerlösung (ml)	Appl.	Infusions-dauer	Bemerkungen
1-28	1-0-0-0	Aciclovir	400 mg		p.o.		Mo, Mi, Fr
1-28	1-0-0-0	Acetylsalicylsäure	100 mg		p.o.		kontinuierlich
1-28	0-1-0-0	Cotrimoxazol	960 mg		p.o.		Mo, Mi, Fr
1, 15	-1h	Paracetamol	1 000 mg		p.o.		
1, 15	-1h	Clemastin	2 mg		p.o.		

Bedarfsmedikation	Antihistaminika, β_2-Antagonisten, Bronchodilatatoren, inhalative Glucocorticoide bei Injektionsreaktionen, Allopurinol, Hydrierung, Diuretika bei Tumorlyse-Syndrom, Antiemese, Pantoprazol, Obstipationsprophylaxe, ggf. bei Risikoprofil für TBVT prophylaktische Antikoagulation mit LMWH.
FN-Risiko	< 10% → je nach Risikoabwägung, siehe Kurzfassung Leitlinien G-CSF
Kontrollen	Peripheres Blutbild, Elektrolyte, Retentionswerte, Harnsäure, Leberwerte, Gesamtprotein, Albumin, Paraproteindiagnostik, Überwachung auf thromboembolische Ereignisse, periphere Neuropathie, schwere Hautreaktionen, Bradycardie, Infektionen, Tumorlysesyndrom bei hoher Tumorlast, Synkope und Somnolenz.
Dosierung	**Thalidomid:** bei PNP ≥ Grad 2 Dosisreduktion auf 50mg oder durch Cyclophosphamid ersetzen.
Cave	**Injektionsbedingte Reaktionen unter Daratumumab:** Thalidomid und Daratumumab: **Hepatitis-B-Virus-(HBV) Screening vor Behandlungsbeginn:** positive Hepatitis-B-Serologie → während der Behandlung und bis 6 Monate danach auf Anzeichen einer HBV-Reaktivierung kontrollieren (klinisch+Laborparameter), ggfs. Hepatologen konsultieren. Bei HBV-Reaktivierung → Therapie unterbrechen und Hepatologen konsultieren. Eine Wiederaufnahme der Behandlung bei Patienten, bei denen die HBV-Reaktivierung angemessen kontrolliert ist, soll mit einem Hepatologen diskutiert werden.
Wechselwirkungen	keine gleichzeitige Anwendung von starken CYP3A4-Induktoren, gleichzeitige Anwendung von starken CYP3A4-Inhibitoren (z.B. Ketoconazol, Ritonavir) vermeiden, falls gleichzeitige Anwendung von starken CYP3A4-Inhibitoren nicht vermeidbar: engmaschige Überwachung und ggf. Dosisreduktion für Bortezomib, gleichzeitige Anwendung von NSAIDs möglichst vermeiden.
Bemerkungen	bei Dialysepatienten wird Daratumumab an dialysefreien Tagen mit größtmöglichem Abstand zur nächsten Dialyse verabreicht; Bortezomib wird an Dialysetagen nach der Dialyse und an dialysefreien Tagen nach internem Standard verabreicht.
Erfolgsbeurteilung	Nach jedem Zyklus: Paraproteinabfall
Wiederholung	**Zyklus 1-1:** Tag 29. d29 = Start Zyklus 2 **Zyklus 2-2:** Tag 29. d29 = Start Zyklus 3 **Zyklus 3-6:** Tag 29. Transplantation nach Zyklus 3 (oder 4), im Anschluss an die Transplantation 2 Zyklen Konsolidierung.
Literatur	adaptiert nach: Moreau P. et al. Lancet. 2019; 394: 29-38

Diese Krebstherapie birgt letale Risiken. Die Anwendung darf nur durch erfahrene Onkologen und entsprechend ausgebildetes Pflegepersonal erfolgen. Das Protokoll muss im Einzelfall überprüft und der klinischen Situation angepasst werden.

060509_48 **Dara-RD (Daratumumab/Lenalidomid/Dexamethason)** **Indikation: Multiples Myelom** **ICD-10: C90**

Hauptmedikation (Zyklus 1)

Tag	zeitl. Ablauf	Substanz	Basisdosierung	Trägerlösung (ml)	Appl.	Infusions-dauer	Bemerkungen
1, 8, 15	-1h	Dexamethason	40 mg		p.o.		
1-21	0-0-0-1	Lenalidomid	25 mg		p.o.		
1, 8, 15, 22	0	Daratumumab subkutan	1 800 mg abs.	Unverdünnt	s.c.	B3-5min	SUBKUTANE APPLIKATION; Infusionsreaktionen möglich: bei Erstgabe Patient 3h nachbeobachten, bei guter Verträglichkeit: ab 2. Gabe 1h, ab 3.Gabe 15min nachbeobachten.
22	-1h	Dexamethason	20 mg		p.o.		

Pamidronat 60mg i.v. alle 4 Wochen über 2-3h (Anfang mit Woche 3)

Zyklusdiagramm

	Tag 1	2	3	4	5	6	7	8	9	10	11	12	13	14	15	16	17	18	19	20	21	22	23	24	25	26	27	28
Dexamethason																												
Daratumumab subkutan																												
Lenalidomid																												

Wiederholungsinfo: d29: Start Zyklus 2

Alle CD38-AK können den Antikörpersuchtest und die serologischen Verträglichkeitsproben, d.h. die Standarddiagnostik vor Bluttransfusionen behindern und verzögern. Daher muss bei die Bestellung von Erythrozytenkonzentraten immer angegeben werden, dass der Patient CD38-AK erhält. Bitte diese Information in den Arztbrief aufnehmen

Thromboseprophylaxe bei Lenalidomid-, Thalidomid- oder Pomalidomid-Therapie

Ein oder mehrere der folgenden Risikofaktoren
-vorherige Thrombose [1]
-zentralvenöser Katheter [1]
-Hochrisiko operativer Eingriff [1]
-konstitutionelle Thrombophilie [1]
-lange Immobilität
-rekombinantes EPO
→ **LMWH Prophylaxe** (Enoxaparin 20mg/d; bzw bei [1] nach klinischer Situation ggf. höhere Dosis)

Keine Risikofaktoren & Kombinationstherapie mit Dexamethason und /oder Anthracycline → **Aspirin** 100mg/d

Keine Risikofaktoren & Monotherapie → **keine Prophylaxe**

Daratumumab s.c.
Injektionsreaktionen möglich: Notfallmaßnahmen bereit halten (z.B. Adrenalin, inhalative Glucocorticoide, Sauerstoffflaschen, Defibrillator)
Symptomatische Behandlung je nach Bedarf: Paracetamol, Antihistaminika, Corticosteroiden, Sauerstoff, Bronchodilatatoren, Kochsalzlösung, Vasopressoren....

Hepatitis-B-Virus-(HBV) Screening vor Beginn der Behandlung mit Lenalidomid:
→ positive Hepatitis-B-Serologie: vor Behandlungsbeginn Hepatologen konsultieren
→ zuvor infizierte Patienten müssen während der gesamten Behandlung engmaschig auf Zeichen und Symptome einer Virus-Reaktivierung überwacht werden

Lenalidomid (LL) Wechselwirkungen:
*- Plasmaverfügbarkeit von Digoxin erhöht →Überwachung der Digoxinkonzentration während LL-Therapie.
- Statine: bei gleichzeitiger Anwendung mit LL, erhöhtes Rhabdomyolyserisiko → verstärkte Überwachung** insbesondere in den ersten Wochen.
- **PGB-Inhibitoren** (z.B. Ciclosporin, Clarithromycin, Ketoconazol, Verapamil etc.) **können zum Ansteigen der LL Plasmaspiegel u. damit Zunahme der LL Tox. führen** (LL ist PGP-Substrat) → engmaschige Überwachung auf NW

Hinweise   Daratumumab
s.c.-Applikation
1) max. Haltbarkeit vom Vial-Anstich bis zur Applikation: 4h → zeitnahe Applikation nach Lieferung
2) Injektionsstelle: Abdomen (ca. 7,5cm rechts oder links des Bauchnabels)

Obligate Prä- und Begleitmedikation (Zyklus 1)

Tag	zeitl. Ablauf	Substanz	Basisdosierung	Trägerlösung (ml)	Appl.	Infusions-dauer	Bemerkungen
1	-1h	Montelukast	10 mg		p.o.		bei Erstgabe obligat, kann bei Folgegaben bei guter Verträglichkeit entfallen
1, 8, 15, 22	-1h	Paracetamol	1 000 mg		p.o.		
1, 8, 15, 22	-1h	Clemastin	2 mg		p.o.		
1-28	1-0-0-0	Aciclovir	400 mg		p.o.		Mo, Mi, Fr
1-28	1-0-0-0	Acetylsalicylsäure	100 mg		p.o.		kontinuierlich
1-28	0-1-0-0	Cotrimoxazol	960 mg		p.o.		Mo, Mi, Fr
2-3, 9, 16	1-0-0-0	Dexamethason	4 mg		p.o.		Dexamethason an Folgetagen kann bei guter Verträglichkeit ab der 4. Daratumumab-Gabe weggelassen werden

Hauptmedikation (Zyklus 2)

Tag	zeitl. Ablauf	Substanz	Basisdosierung	Trägerlösung (ml)	Appl.	Infusions-dauer	Bemerkungen
1-21	0-0-0-1	Lenalidomid	25 mg		p.o.		
1, 8, 15, 22	-1h	Dexamethason	20 mg		p.o.		
1, 8, 15, 22	0	Daratumumab subkutan	1 800 mg abs.		s.c.	B3-5min	SUBKUTANE APPLIKATION; Injektionsreaktionen möglich: bei guter Verträglichkeit der vorherigen Gaben Patient 15min nachbeobachten.

Zyklusdiagramm Tag 1 2 3 4 5 6 7 8 9 10 11 12 13 14 15 16 17 18 19 20 21 22 23 24 25 26 27 28
Dexamethason
Daratumumab subkutan
Lenalidomid

Wiederholungsinfo: d29: Start Zyklus 3

Obligate Prä- und Begleitmedikation (Zyklus 2)

Tag	zeitl. Ablauf	Substanz	Basisdosierung	Trägerlösung (ml)	Appl.	Infusions-dauer	Bemerkungen
1, 8, 15, 22	-1h	Paracetamol	1 000 mg		p.o.		
1, 8, 15, 22	-1h	Clemastin	2 mg		p.o.		
1-28	1-0-0-0	Aciclovir	400 mg		p.o.		Mo, Mi, Fr
1-28	1-0-0-0	Acetylsalicylsäure	100 mg		p.o.		kontinuierlich
1-28	0-1-0-0	Cotrimoxazol	960 mg		p.o.		Mo, Mi, Fr

Hauptmedikation (Zyklus 3-6)

Tag	zeitl. Ablauf	Substanz	Basisdosierung	Trägerlösung (ml)	Appl.	Infusions-dauer	Bemerkungen
1, 15	-1h	Dexamethason	20 mg		p.o.		
1, 15	0	Daratumumab subkutan	1 800 mg abs.		s.c.	B3-5min	SUBKUTANE APPLIKATION; Injektionsreaktionen möglich: bei guter Verträglichkeit der vorherigen Gaben Patient 15min nachbeobachten.
1-21	0-0-0-1	Lenalidomid	25 mg		p.o.		

Zyklusdiagramm Tag 1 2 3 4 5 6 7 8 9 10 11 12 13 14 15 16 17 18 19 20 21 [...] Wdh: 29
Dexamethason
Daratumumab subkutan
Lenalidomid

Pamidronat 60mg i.v. alle 4 Wochen über 2-3h (Anfang mit Woche 3)

Obligate Prä- und Begleitmedikation (Zyklus 3-6)

Tag	zeitl. Ablauf	Substanz	Basisdosierung	Trägerlösung (ml)	Appl.	Infusions-dauer	Bemerkungen
1, 15	-1h	Paracetamol	1 000 mg		p.o.		
1, 15	-1h	Clemastin	2 mg		p.o.		
1-28	1-0-0-0	Aciclovir	400 mg		p.o.		Mo, Mi, Fr
1-28	1-0-0-0	Acetylsalicylsäure	100 mg		p.o.		kontinuierlich
1-28	0-1-0-0	Cotrimoxazol	960 mg		p.o.		Mo, Mi, Fr

Hauptmedikation (Zyklus 7-n)

Tag	zeitl. Ablauf	Substanz	Basisdosierung	Trägerlösung (ml)	Appl.	Infusions-dauer	Bemerkungen
1	-1h	Dexamethason	20 mg		p.o.		
1	0	Daratumumab subkutan	1 800 mg abs.		s.c.	B3-5min	SUBKUTANE APPLIKATION; Injektionsreaktionen möglich: bei guter Verträglichkeit der vorherigen Gaben Patient 15min nachbeobachten.
1-21	0-0-0-1	Lenalidomid	25 mg		p.o.		

Zyklusdiagramm

	Tag 1	2	3	4	5	6	7	8	9	10	11	12	13	14	15	16	17	18	19	20	21	[...]	Wdh: 29
Dexamethason	□																						
Daratumumab subkutan	■																						
Lenalidomid	□	□	□	□	□	□	□	□	□	□	□	□	□	□	□	□	□	□	□	□	□		

Wiederholungsinfo: bis Progression oder inakzeptable Toxizität

Obligate Prä- und Begleitmedikation (Zyklus 7-n)

Tag	zeitl. Ablauf	Substanz	Basisdosierung	Trägerlösung (ml)	Appl.	Infusions-dauer	Bemerkungen
1	-1h	Paracetamol	1 000 mg		p.o.		
1	-1h	Clemastin	2 mg		p.o.		
1-28	1-0-0-0	Aciclovir	400 mg		p.o.		Mo, Mi, Fr
1-28	1-0-0-0	Acetylsalicylsäure	100 mg		p.o.		kontinuierlich
1-28	0-1-0-0	Cotrimoxazol	960 mg		p.o.		Mo, Mi, Fr

Bedarfsmedikation	Antihistaminika, β2-Antagonisten, Bronochdilatatoren, inhalative Glucocorticoide bei Injektionsreaktionen, Pantoprazol p.o.
FN-Risiko	< 10% → je nach Risikoabwägung, siehe Kurzfassung Leitlinien G-CSF
Kontrollen	Blutbild mit Differential; Kreatinin, Leberfunktion, Schilddrüsenfunktion; Anzeichen/Symptome: Injektionsreaktionen, Infektionen, Thromboembolie und Tumorlysesyndrom
Cave	**Daratumumab: Injektionsbedingte Reaktionen möglich**
	Daratumumab: **Hepatitis-B-Virus-(HBV) Screening vor Behandlungsbeginn:** positive Hepatitis-B-Serologie → während der Behandlung und bis 6 Monate danach auf Anzeichen einer HBV-Reaktivierung kontrollieren (klinisch+Laborparameter), ggfs. Hepatologen konsultieren. Bei HBV-Reaktivierung unter Daratumumab → unterbrechen und Hepatologen konsultieren. Eine Wiederaufnahme der Behandlung bei Patienten, bei denen die HBV-Reaktivierung angemessen kontrolliert ist, soll mit einem Hepatologen diskutiert werden.
Bemerkungen	bei Dialysepatienten wird Daratumumab an dialysefreien Tagen mit größtmöglichem Abstand zur nächsten Dialyse verabreicht; Lenalidomid bei Dialysepatienten: siehe Fachinformation
Wiederholung	**Zyklus 1-1:** d29: Start Zyklus 2
	Zyklus 2-2: d29: Start Zyklus 3
	Zyklus 3-6: Tag 29.
	Zyklus 7-n: Tag 29. bis Progression oder inakzeptable Toxizität
Literatur	adaptiert nach "Dimopoulos MA et al. N Engl J Med 2016; 375;14 1319-31"; Fachinformation: Daratumumab

Diese Krebstherapie birgt letale Risiken. Die Anwendung darf nur durch erfahrene Onkologen und entsprechend ausgebildetes Pflegepersonal erfolgen. Das Protokoll muss im Einzelfall überprüft und der klinischen Situation angepasst werden.

ICD-10: C90

060509_16a   VMP "adaptiert" (Bortezomib/Melphalan/Prednison)   Indikation: Multiples Myelom

Protokoll-Hinweis: Melphalan/Prednison/Bortezomib

Hauptmedikation (Zyklus 1-n)

Tag	zeitl. Ablauf	Substanz	Basisdosierung	Trägerlösung (ml)	Appl.	Infusions-dauer	Bemerkungen
1-4	1-0-0-0	Melphalan p.o.	$9\ mg/m^2$		p.o.		morgens nüchtern, Zyklus 1-9
1-4	1-0-0-0	Prednison/Decortin®	$60\ mg/m^2$		p.o.		morgens postprandial, Zyklus 1-9
1, 8, 22, 29	0	Bortezomib	$1{,}3\ mg/m^2$	Unverdünnt	s.c.	B	Zyklus 1-9: Tag 1,8,22,29

Zyklusdiagramm | Tag 1 2 3 4 5 6 7 8 9 10 11 12 13 14 15 16 17 18 19 20 21 22 23 24 25 26 27 28 29 [...] Wdh: 43

Melphalan p.o.
Bortezomib
Prednison

Wiederholungsinfo:
(Woche 7); maximal 9 Zyklen

Achtung: mindestens 72 h-Intervall zwischen 2 Bortezomib-Gaben

Pamidronat 60mg i.v. alle 4 Wochen über 2-3h (Anfang mit Woche 3)

Obligate Prä- und Begleitmedikation (Zyklus 1-n)

Tag	zeitl. Ablauf	Substanz	Basisdosierung	Trägerlösung (ml)	Appl.	Infusions-dauer	Bemerkungen
1-42	1-0-0-0	Aciclovir	400 mg		p.o.		Zyklus 1-9, Mo, Mi, Fr

Bedarfsmedikation Loperamid, Pantoprazol, Sucralfat, Metoclopramid, Allopurinol nach Harnsäure bei erhöhtem Risiko für Tumorlysesyndrom

FN-Risiko < 10 % → je nach Risikoabwägung, siehe Kurzfassung Leitlinien G-CSF

Kontrollen Peripheres Blutbild vor Bortezomib-Gabe, **d1 und 22 jedes Zyklus:** Na^+, K^+, Cl^-; Phosphat, Ca^{2+}; Retentionswerte, Glucose, Bilirubin, GOT, GPT, AP, LDH, Albumin. Bei sekretorischem MM (positive Immunofixation bei Screening): quantitative Serum- Immunglobulin-Bestimmung, SPEP(Serum-Elektrophorese), UPEP (24h- Urin), bei negativem M- Protein in SPEP oder UPEP Serum- und Urin-Immunofixation und ggf. KMP zur CR-Bestätigung

Dosisreduktion **Melphalan:** bei 60-75 Jahren: 0,25 mg/kg KGd, > 75-85 Jahren: 0,18 mg/kg KG/d, > 85 Jahren: 0,13 mg/kg KG/d; **Bortezomib:** über 85 Jahre 2x/Monat; Zyklusverschiebung um 1 (max. 3) Wochen bei: Thrombozyten < 80 000/μl, Hb < 8g/dl, ANC < 1 000/μl, nichthämatologische Toxizitäten > CTC Gr. 2; bei Bortezomib-bedingter Neurotoxizität: nur Verschiebung von Bortezomib; **hämatologische Toxizitäten:** 1. Bortezomib: Gabe auslassen bei Thrombozyten < 30 000/μl, Hb < 8g/dl, ANC < 750/μl; bei ausgelassenen Gaben > 2 (Zyklus 1-4) oder > 1 (Zyklus 5-9) in vorherigen Zyklen: DR auf 1,0mg/m² in folgenden Zyklen; bei erneuter Toxizität: Vorgehen wie oben mit DR auf 0,7mg/m². 2. Melphalan: DR 25% bei vorheriger Neutropenie/Thrombopenie CTC Gr. 4(> 5d); bei Wiederholung: DR 50%; **nicht- hämatologische Toxizitäten** CTC Gr. > 3/4 in vorherigen Zyklen: DR Bortezomib auf 1,0mg/m², bei Wiederholung auf 0,7mg/m²; Melphalan DR 25%; bei Wiederholung DR 50%; Prednison: DR 25% nur bei Cortic. CTC Gr. 3/4, bei Wiederholung DR 50%; bei Serum-Kreatinin > 2mg/dl: DR 25% Melphalan, keine DR Bortezomib/Prednison; Bortezomib bedingte Neurotoxizität.: DR ab CTC Gr. 2 für PNP oder neuropathische Schmerzen

Wiederholung Tag 43. (Woche 7); maximal 9 Zyklen

Literatur Mateos MV et al. Blood, 2006, 108: 2165-2172; Palumbo A et al. Blood 112 (11):652, 2008, Mateos MV et al. Blood 112 (11): 651, 2008

Diese Krebstherapie birgt letale Risiken. Die Anwendung darf nur durch erfahrene Onkologen und entsprechend ausgebildetes Pflegepersonal erfolgen. Das Protokoll muss im Einzelfall überprüft und der klinischen Situation angepasst werden.

| 060509_27 | Bendamustin/Bortezomib/Prednisolon (±Thalidomid) | Indikation: Multiples Myelom | ICD-10: C90 |

Hauptmedikation (Zyklus 1-n)

Tag	zeitl. Ablauf	Substanz	Basisdosierung	Trägerlösung (ml)	Appl.	Infusions-dauer	Bemerkungen
1	+15min	Bendamustin	60 mg/m²	500 ml NaCl 0,9 %	i.v.	1h	
1, 8, 15, 22	0	Bortezomib	1,3 mg/m²	Unverdünnt	s.c.	B	
1, 8, 15, 22	1-0-0-0	Prednisolon/Decortin®H	100 mg abs.		p.o.		
2	0	Bendamustin	60 mg/m²	500 ml NaCl 0,9 %	i.v.	1h	alternativ an d1 und d8 (oder d1, d8, d15)

Zyklusdiagramm

Substanz	Tag 1	2	3	4	5	6	7	8	9	10	11	12	13	14	15	16	17	18	19	20	21	22	23	24	25	26	27	28	29	30	31	32	33	34	35	Wdh: 36
Bortezomib	□							□							□							□														
Bendamustin	■	■																																		
Prednisolon	□							□							□							□														

optional: 4-er Kombination mit Thalidomid

Wiederholungsinfo: Zyklenzahl: 6-8 (oder bis Maximal-Response + 2 Zyklen, DLT oder PD)

Optional: 4-er Kombination mit zusätzlicher Gabe von Thalidomid 50mg p.o. 0-0-0-1 (d1-35) möglich

Pamidronat 60mg i.v. alle 4 Wochen über 2-3h (Anfang mit Woche 3)

CTx mit FN-Risiko von 10-20%: Vorgehen bei der G-CSF-Gabe
- nach CTx: 1x tgl. 5µg/kg Filgrastim s.c. bei Leukozyten < 1 000/µl bis >1 000/µl
- Wenn unter Einbeziehung **individueller Risikofaktoren für den Patienten FN-Risiko ≥ 20% =>G-CSF-Primärprophylaxe** erwägen/durchführen.
- **Nach durchgemachter febriler Neutropenie**, in folgenden Zyklen => G-CSF-**Sekundärprophylaxe**
G-CSF-Primär- bzw. Sekundärprophylaxe: Entweder 24h nach CTx einmal Pegfilgrastim/Neulasta® 6mg s.c.
-Oder: d6 nach CTx Filgrastim/Neupogen® 5µg/kg/d s.c. bis zum Durchschreiten des Nadir.

Achtung: mindestens 72 h-Intervall zwischen 2 Bortezomib-Gaben

Dosisreduktion Bortezomib

hämatologische Toxizität (insbesondere Thrombopenie)	Neuropathie
Grad1/2: keine Dosisreduktion (DR)	Grad 1: keine DR
	Grad 1+Schmerzen oder Gr 2: DR 1mg/m²
Grad 3: keine DR, ggf. Transfusion, Behandlungsrisiko abwägen	Grad 2+Schmerzen oder Gr 3: Pause, dann 0,7mg/m² u. 1x wöchentlich
	Grad 4: Abbruch

Thromboseprophylaxe bei Lenalidomid-, Thalidomid- oder Pomalidomid-Therapie

Ein oder mehrere der folgenden Risikofaktoren
-vorherige Thrombose [1]
-zentralvenöser Katheter [1]
-Hochrisiko operativer Eingriff [1]
-konstitutionelle Thrombophilie [1]
-lange Immobilität
-rekombinantes EPO
→ **LMWH Prophylaxe** (Enoxaparin 20mg/d; bzw bei [1] nach klinischer Situation ggf. höhere Dosis)

Keine Risikofaktoren & Kombinationstherapie mit Dexamethason und /oder Anthracycline → **Aspirin** 100mg/d

Keine Risikofaktoren & Monotherapie → **keine Prophylaxe**

Obligate Prä- und Begleitmedikation (Zyklus 1-n)

Tag	zeitl. Ablauf	Substanz	Basisdosierung	Trägerlösung (ml)	Appl.	Infusions-dauer	Bemerkungen
1-2	-30min	NaCl 0,9 %	1 000 ml		i.v.	2h	
1-2	-30min	Granisetron	1 mg		i.v.	B	
1-35	0-1-0-0	Cotrimoxazol	960 mg		p.o.		Mo, Mi, Fr
1-35	1-0-0-0	Aciclovir	400 mg		p.o.		Mo, Mi, Fr

Bedarfsmedikation Metoclopramid p.o., Pantoprazol p.o., Loperamid; ggf. Pilzprophylaxe

FN-Risiko 10-20% → je nach Risikoabwägung als Primärprophylaxe, bei FN im 1. Zyklus als Sekundärprophylaxe, siehe Kurzfassung Leitlinien G-CSF

Kontrollen Blutbild, Elektrolyte, Blutzucker, Harnsäure, Kreatinin, Retentionswerte, eGFR, Leberfunktion, Albumin, Gesamteiweiß, Immunstatus, Flüssigkeitsbilanz, Periphere Neuropathie, Hautreaktionen, Paraproteindiagnostik (Serum und Urin), Blutdruck, Neurotoxizität

Dosisreduktion Bei Patienten mit 30-70% Myelombefall der Leber und moderat verminderter Funktion der Leber (Serum Bilirubin 1,2-3,0mg/dl)Dosisreduktion Bendamustin auf 50%; Bei Leukozyten und/oder Thrombozyten von ≤ 3000/µl bzw. ≤ 75 000/µl Therapieunterbruch bzw. kein Therapiebeginn. Voraussetzung für Therapiefortsetzung Bendamustin: Leukozyten ≥ 4 000/µl und Thrombozyten ≥ 100 000/µl siehe auch jeweilige Fachinformationen

Erfolgsbeurteilung nach Zyklus 2, dann nach jedem Zyklus durch Immunfixation Myelomprotein in Serum und Urin, Grad der Infiltration des Knochenmarks mit Plasmazellen

Wiederholung Tag 36. Zyklenzahl: 6-8 (oder bis Maximal-Response + 2 Zyklen, DLT oder PD)

Literatur adaptiert nach Fenk R. et al., Leuk Lymphoma 2007; 48(12):2345-51

Diese Krebstherapie birgt letale Risiken. Die Anwendung darf nur durch erfahrene Onkologen und entsprechend ausgebildetes Pflegepersonal erfolgen. Das Protokoll muss im Einzelfall überprüft und der klinischen Situation angepasst werden.

060509_02	**HD-Dexamethason**

Indikation: Multiples Myelom

ICD-10: C90

Hauptmedikation (Zyklus 1-n)

Tag	zeitl. Ablauf	Substanz	Basisdosierung	Trägerlösung (ml)	Appl.	Infusions-dauer	Bemerkungen
1-4, 9-12, 17-20	1-0-0-0	Dexamethason	20 mg/m²		p.o.		DR siehe unter Zusatzinformationen

Besonders bei Hyperkalzämie oder Panzytopenie sowie bei gleichzeitiger Radiatio:
Optionen zur Hochdosistherapie abklären

Pamidronat 60mg i.v. alle 4 Wochen über 2-3h (Anfang mit Woche 3)

Obligate Prä- und Begleitmedikation (Zyklus 1-n)

Tag	zeitl. Ablauf	Substanz	Basisdosierung	Trägerlösung (ml)	Appl.	Infusions-dauer	Bemerkungen
1	1-0-0-0	Pamidronat	60 mg	500 ml NaCl 0,9 %	i.v.	2-3h	alle 4 Wochen, Anfang mit Woche 3
1-7	0-0-1-0	Allopurinol	100 mg		p.o.		nach dem Essen
1-35	0-1-0-0	Cotrimoxazol	960 mg		p.o.		Mo,Mi,Fr bis Therapieende
1-35	1-1-1-1	Amphotericin B-Susp.	100 mg		p.o.		1Pipette à 1ml = 100mg; kontinuierlich

Bedarfsmedikation	Ranitidin
Kontrollen	Blutbild, Elektrolyte, Blutzucker, Blutdruck, Diurese, psychischer Status
Dosisreduktion	maximal 40mg abs/d bei 60-75 Jahren, 20mg abs/d > 75-85 Jahren, 10mg abs/d > 85 Jahren Dosisanpassung bei Nebenwirkungen: Diabetes, Hypertonie, psychische Veränderungen, ggf. Intervall verlängern
Erfolgsbeurteilung	nach 6 Wochen
Wiederholung	Tag 35. (d.h. nach 14 Tagen Pause), dann Dosis entsprechend Nebenwirkungen gegebenenfalls um 20-40% reduzieren.
Literatur	Alexanian R et al., Blood, 1992;80:887-890

Diese Krebstherapie birgt letale Risiken. Die Anwendung darf nur durch erfahrene Onkologen und entsprechend ausgebildetes Pflegepersonal erfolgen. Das Protokoll muss im Einzelfall überprüft und der klinischen Situation angepasst werden.

060509_47	**Daratumumab**	**Indikation: Multiples Myelom**	**ICD-10: C90**

Hauptmedikation (Zyklus 1)

Tag	zeitl. Ablauf	Substanz	Basisdosierung	Trägerlösung (ml)	Appl.	Infusions-dauer	Bemerkungen
1, 8, 15, 22	0	Daratumumab subkutan	1 800 mg abs.	Unverdünnt	s.c.	B3-5min	SUBKUTANE APPLIKATION; Infusionsreaktionen möglich: bei Erstgabe Patient 3h nachbeobachten, bei guter Verträglichkeit: ab 2. Gabe 1h, ab 3.Gabe 15min nachbeobachten

Zyklusdiagramm

Tag	1	2	3	4	5	6	7	8	9	10	11	12	13	14	15	16	17	18	19	20	21	22	23	24	25	26	27	28
Daratumumab subkutan	☐							☐							☐							☐						

Wiederholungsinfo: d29: Start Zyklus 2

Daratumumab weekly - Therapieablauf	
Woche 1-8 (entspricht Zyklus 1-2)	1x/Woche
Woche 9-24 (entspricht Zyklus 3-6)	alle 14 Tage
ab Woche 25 (entspricht ab Zyklus 7)	1x/Monat

Prophylaxe verzögerter IRRs / Steroid Tapering:
4 mg Dexamethason p.o. (1-0-0-0) an Tagen nach Daratumumab-Injektion: 2+3; 9; 16
Bei guter Verträglichkeit kann die Steroidgabe (Dexamethason Prä- & Post-Medikation) ab der 4. Daratumumab-Gabe entfallen.

Hinweise s.c.-Applikation:
1) max. Haltbarkeit vom Vial-Anstich bis zur Applikation: 4h → zeitnahe Applikation nach Lieferung
2) Injektionsstelle: Abdomen (ca. 7,5cm rechts oder links des Bauchnabels)

Daratumumab / Alle CD38-AK können den Antikörpersuchtest und die serologischen Verträglichkeitsproben, d.h. die Standarddiagnostik vor Bluttransfusionen behindern und verzögern. Daher muss bei der Bestellung von Erythrozytenkonzentraten immer angegeben werden, dass der Patient CD38-AK erhält. Bitte diese Information in den Arztbrief aufnehmen

Daratumumab s.c.
Injektionsreaktionen möglich: Notfallmaßnahmen bereit halten (z.B. Adrenalin, inhalative Glucocorticoide, Sauerstoffflaschen, Defibrillator)
Symptomatische Behandlung je nach Bedarf: Paracetamol, Antihistaminika, Corticosteroiden, Sauerstoff, Bronchodilatatoren, Kochsalzlösung, Vasopressoren...

Pamidronat 60mg i.v. alle 4 Wochen über 2-3h (Anfang mit Woche 3)

Obligate Prä- und Begleitmedikation (Zyklus 1)

Tag	zeitl. Ablauf	Substanz	Basisdosierung	Trägerlösung (ml)	Appl.	Infusions-dauer	Bemerkungen
1	-1h	Montelukast	10 mg		p.o.		bei Erstgabe obligat, kann bei Folgegaben bei guter Verträglichkeit entfallen
1	-1h	Dexamethason	20 mg		p.o.		
1, 8, 15, 22	-1h	Paracetamol	1 000 mg		p.o.		
1, 8, 15, 22	-1h	Clemastin	2 mg		p.o.		
1-28	0-1-0-0	Cotrimoxazol	960 mg		p.o.		Mo, Mi, Fr
1-28	1-0-0-0	Aciclovir	400 mg		p.o.		Mo, Mi, Fr
2-3, 9, 16	1-0-0-0	Dexamethason	4 mg		p.o.		Dexamethason an Folgetagen kann bei guter Verträglichkeit ab der 4. Daratumumab-Gabe weggelassen werden
8	-1h	Dexamethason	12 mg		p.o.		
15	-1h	Dexamethason	8 mg		p.o.		

Hauptmedikation (Zyklus 2)

Tag	zeitl. Ablauf	Substanz	Basisdosierung	Trägerlösung (ml)	Appl.	Infusions-dauer	Bemerkungen
1, 8, 15, 22	0	Daratumumab subkutan	1 800 mg abs.	Unverdünnt	s.c.	B3-5min	SUBKUTANE APPLIKATION; Injektionsreaktionen möglich: bei guter Verträglichkeit der vorherigen Gaben Patient 15min nachbeobachten

Zyklusdiagramm Daratumumab subkutan Tag 1 2 3 4 5 6 7 8 9 10 11 12 13 14 15 16 17 18 19 20 21 22 23 24 25 26 27 28

Wiederholungsinfo: d29: Start Zyklus 3

Obligate Prä- und Begleitmedikation (Zyklus 2)

Tag	zeitl. Ablauf	Substanz	Basisdosierung	Trägerlösung (ml)	Appl.	Infusions-dauer	Bemerkungen
1, 8, 15, 22	-1h	Paracetamol	1 000 mg		p.o.		
1, 8, 15, 22	-1h	Clemastin	2 mg		p.o.		
1-28	0-1-0-0	Cotrimoxazol	960 mg		p.o.		Mo, Mi, Fr
1-28	1-0-0-0	Aciclovir	400 mg		p.o.		Mo, Mi, Fr

Hauptmedikation (Zyklus 3-6)

Tag	zeitl. Ablauf	Substanz	Basisdosierung	Trägerlösung (ml)	Appl.	Infusions-dauer	Bemerkungen
1, 15	0	Daratumumab subkutan	1 800 mg abs.	Unverdünnt	s.c.	B3-5min	SUBKUTANE APPLIKATION; Injektionsreaktionen möglich: bei guter Verträglichkeit der vorherigen Gaben Patient 15min nachbeobachten

Zyklusdiagramm Daratumumab subkutan Tag 1 2 3 4 5 6 7 8 9 10 11 12 13 14 15 [...] Wdh: 29

Obligate Prä- und Begleitmedikation (Zyklus 3-6)

Tag	zeitl. Ablauf	Substanz	Basisdosierung	Trägerlösung (ml)	Appl.	Infusions-dauer	Bemerkungen
1, 15	-1h	Paracetamol	1 000 mg		p.o.		
1, 15	-1h	Clemastin	2 mg		p.o.		
1-28	0-1-0-0	Cotrimoxazol	960 mg		p.o.		Mo, Mi, Fr
1-28	1-0-0-0	Aciclovir	400 mg		p.o.		Mo, Mi, Fr

Hauptmedikation (Zyklus 7-n)

Tag	zeitl. Ablauf	Substanz	Basisdosierung	Trägerlösung (ml)	Appl.	Infusions-dauer	Bemerkungen
1	0	Daratumumab subkutan	1 800 mg abs.	Unverdünnt	s.c.	B3-5min	SUBKUTANE APPLIKATION; Injektionsreaktionen möglich: bei guter Verträglichkeit der vorherigen Gaben Patient 15min nachbeobachten

Zyklusdiagramm Daratumumab subkutan Tag 1 [...] Wdh: 29

Wiederholungsinfo: bis Progression oder inakzeptable Toxizität

Obligate Prä- und Begleitmedikation (Zyklus 7-n)

Tag	zeitl. Ablauf	Substanz	Basisdosierung	Trägerlösung (ml)	Appl.	Infusions-dauer	Bemerkungen
1	-1h	Paracetamol	1 000 mg		p.o.		
1	-1h	Clemastin	2 mg		p.o.		
1-28	0-1-0-0	Cotrimoxazol	960 mg		p.o.		Mo, Mi, Fr
1-28	1-0-0-0	Aciclovir	400 mg		p.o.		Mo, Mi, Fr

Bedarfsmedikation	Antihistaminika, β2-Antagonisten, Bronchdilatatoren, inhalative Glucocorticoide bei Injektionsreaktionen
FN-Risiko	< 10% → je nach Risikoabwägung, siehe Kurzfassung Leitlinien G-CSF
Kontrollen	Blut und Differentialblutbild, Anzeichen/Symptome: Injektionsreaktionen
Cave	**Daratumumab:** Injektionsbedingte Reaktionen möglich **Daratumumab: Hepatitis-B-Virus-(HBV) Screening vor Behandlungsbeginn:** positive Hepatitis-B-Serologie → während der Behandlung und bis 6 Monate danach auf Anzeichen einer HBV-Reaktivierung kontrollieren (klinisch+Laborparameter), ggfs. Hepatologen konsultieren. Bei HBV-Reaktivierung unter Daratumumab → unterbrechen und Hepatologen konsultieren. Eine Wiederaufnahme der Behandlung bei Patienten, bei denen die HBV-Reaktivierung angemessen kontrolliert ist, soll mit einem Hepatologen diskutiert werden.
Bemerkungen	bei Dialysepatienten wird Daratumumab an dialysefreien Tagen mit größtmöglichem Abstand zur nächsten Dialyse verabreicht
Wiederholung	**Zyklus 1-1:** d23: Start Zyklus 2 **Zyklus 2-2:** d23: Start Zyklus 3 **Zyklus 3-6:** Tag 29. **Zyklus 7-n:** Tag 29. bis Progression oder inakzeptable Toxizität
Literatur	Lokhorst et al. N Engl J Med 2015;373:1207-1219; Fachinformation: Daratumumab

Diese Krebstherapie birgt letale Risiken. Die Anwendung darf nur durch erfahrene Onkologen und entsprechend ausgebildetes Pflegepersonal erfolgen. Das Protokoll muss im Einzelfall überprüft und der klinischen Situation angepasst werden.

060509_38   *Dara-VD (Daratumumab/Bortezomib/Dexamethason)*   *Indikation: Multiples Myelom*   **ICD-10: C90**

Hauptmedikation (Zyklus 1)

Tag	zeitl. Ablauf	Substanz	Basisdosierung	Trägerlösung (ml)	Appl.	Infusionsdauer	Bemerkungen
1, 8, 15	-1h	Dexamethason	40 mg abs.		p.o.		
1, 8, 15	0	Daratumumab subkutan	1 800 mg abs.	Unverdünnt	s.c.	B3-5min	SUBKUTANE APPLIKATION: Infusionsreaktionen möglich: bei Erstgabe Patient 3h nachbeobachten, bei guter Verträglichkeit: ab 2. Gabe 1h, ab 3.Gabe 15min nachbeobachten.
1, 8, 15	+10min	Bortezomib	1,3 mg/m²	Unverdünnt	s.c.	B	

Achtung: mindestens 72 h-Intervall zwischen 2 Bortezomib-Gaben

Pamidronat 60mg i.v. alle 4 Wochen über 2-3h (Anfang mit Woche 3)

Dosierungsschema für **Daratumumab** in Kombination mit **Bortezomib**

Wochen (Zyklen)	Schema
Wochen 1 bis 9 (**Zyklus 1-3**)	wöchentlich (insgesamt 9 Dosen)
Wochen 10 bis 24 (**Zyklus 4-8**)	alle drei Wochen (insgesamt 5 Dosen)
Ab Woche 25 bis zur Krankheitsprogression (**ab Zyklus 9**)	alle vier Wochen

Zyklusdiagramm

Tag 1 2 3 4 5 6 7 8 9 10 11 12 13 14 15 [...] Wdh: 22

Dexamethason
Daratumumab subkutan
Bortezomib

Wiederholungsinfo: d22 = Start Zyklus 2

Dosisreduktion Bortezomib

hämatologische Toxizität (insbesondere Thrombopenie)	Neuropathie
Grad1/2: keine Dosisreduktion (DR)	**Grad 1:** keine DR
	Grad 1+Schmerzen oder **Gr 2:** DR 1mg/m²
Grad 3: keine DR, ggf. Transfusion, Behandlungsrisiko abwägen	**Grad 2+Schmerzen** oder **Gr 3:** Pause, dann 0,7mg/m² u. 1x wöchentlich
Grad 4: Pause, Beginn mit 25% DR nach Erholung	**Grad 4:** Abbruch

Alle **CD38-AK können den Antikörpersuchtest und die serologischen Verträglichkeitsproben, d.h. die Standarddiagnostik vor Bluttransfusionen behindern und verzögern. Daher muss bei der Bestellung von Erythrozytenkonzentraten immer angegeben werden, dass der Patient CD38-AK erhält. Bitte diese Information in den Arztbrief aufnehmen**

Daratumumab s.c.
Injektionsreaktionen möglich: Notfallmaßnahmen bereit halten (z.B. Adrenalin, inhalative Glucocorticoide, Sauerstoffflaschen, Defibrillator)
Symptomatische Behandlung je nach Bedarf: Paracetamol, Antihistaminika, Corticosteroiden, Sauerstoff, Bronchodilatatoren, Kochsalzlösung, Vasopressoren....

Hinweise   Daratumumab s.c.-Applikation
1) max. Haltbarkeit vom Vial-Anstich bis zur Applikation: 4h → zeitnahe Applikation nach Lieferung
2) Injektionsstelle: Abdomen (ca. 7,5cm rechts oder links des Bauchnabels)

Obligate Prä- und Begleitmedikation (Zyklus 1)

Tag	zeitl. Ablauf	Substanz	Basisdosierung	Trägerlösung (ml)	Appl.	Infusionsdauer	Bemerkungen
1	-1h	Montelukast	10 mg		p.o.		bei Erstgabe obligat, kann bei Folgegaben bei guter Verträglichkeit entfallen
1, 8, 15	-1h	Paracetamol	1 000 mg		p.o.		
1, 8, 15	-1h	Clemastin	2 mg		p.o.		
1-21	0-1-0-0	Cotrimoxazol	960 mg		p.o.		Mo, Mi, Fr
1-21	1-0-0-0	Aciclovir	400 mg		p.o.		Mo, Mi, Fr
2-3, 9, 16	1-0-0-0	Dexamethason	4 mg		p.o.		Dexamethason an Folgetagen kann bei guter Verträglichkeit ab der 4. Daratumumab-Gabe weggelassen werden

Hauptmedikation (Zyklus 2-3)

Tag	zeitl. Ablauf	Substanz	Basisdosierung	Trägerlösung (ml)	Appl.	Infusionsdauer	Bemerkungen
1, 8, 15	-1h	Dexamethason	20 mg abs.		p.o.		
1, 8, 15	0	Daratumumab subkutan	1 800 mg abs.	Unverdünnt	s.c.	B3-5min	SUBKUTANE APPLIKATION: Injektionsreaktionen möglich: bei guter Verträglichkeit der vorherigen Gaben Patient 15min nachbeobachten.
1, 8, 15	+10min	Bortezomib	1,3 mg/m²	Unverdünnt	s.c.	B	

Zyklusdiagramm

	Tag 1	2	3	4	5	6	7	8	9	10	11	12	13	14	15	[...]	Wdh: 22
Dexamethason	□							□							□		
Daratumumab subkutan	■							■							■		
Bortezomib	□							□							□		

Obligate Prä- und Begleitmedikation (Zyklus 2-3)

Tag	zeitl. Ablauf	Substanz	Basisdosierung	Trägerlösung (ml)	Appl.	Infusionsdauer	Bemerkungen
1, 8, 15	-1h	Paracetamol	1 000 mg		p.o.		
1, 8, 15	-1h	Clemastin	2 mg		p.o.		
1-21	1-0-0-0	Aciclovir	400 mg		p.o.		Mo, Mi; Fr
1-21	0-1-0-0	Cotrimoxazol	960 mg		p.o.		Mo, Mi; Fr

Hauptmedikation (Zyklus 4-8)

Tag	zeitl. Ablauf	Substanz	Basisdosierung	Trägerlösung (ml)	Appl.	Infusionsdauer	Bemerkungen
1	-1h	Dexamethason	20 mg abs.		p.o.		
1	0	Daratumumab subkutan	1 800 mg abs.	Unverdünnt	s.c.	B3-5min	SUBKUTANE APPLIKATION: Injektionsreaktionen möglich: bei guter Verträglichkeit der vorherigen Gaben Patient 15min nachbeobachten.
1	+10min	Bortezomib	1,3 mg/m²	Unverdünnt	s.c.	B	
8, 15	0	Bortezomib	1,3 mg/m²	Unverdünnt	s.c.	B	
8, 15	1-0-0-0	Dexamethason	20 mg abs.		p.o.		

Zyklusdiagramm

	Tag 1	2	3	4	5	6	7	8	9	10	11	12	13	14	15	[...]	Wdh: 22
Dexamethason	□																
Daratumumab subkutan	■																
Bortezomib								□							□		

Obligate Prä- und Begleitmedikation (Zyklus 4-8)

Tag	zeitl. Ablauf	Substanz	Basisdosierung	Trägerlösung (ml)	Appl.	Infusionsdauer	Bemerkungen
1	-1h	Paracetamol	1 000 mg		p.o.		
1	-1h	Clemastin	2 mg		p.o.		
1-21	1-0-0-0	Aciclovir	400 mg		p.o.		Mo, Mi; Fr
1-21	0-1-0-0	Cotrimoxazol	960 mg		p.o.		Mo, Mi; Fr

Hauptmedikation (Zyklus 9-n)

Tag	zeitl. Ablauf	Substanz	Basisdosierung	Trägerlösung (ml)	Appl.	Infusions-dauer	Bemerkungen
1	0	Daratumumab subkutan	1 800 mg abs.	Unverdünnt	s.c.	B3-5min	SUBKUTANE APPLIKATION; Injektionsreaktionen möglich: bei guter Verträglichkeit der vorherigen Gaben Patient 15min nachbeobachten.

Zyklusdiagramm

	Tag 1	[...]	Wdh: 29
Daratumumab subkutan	☐		

Wiederholungsinfo: bis zur Progression oder inakzeptabler Toxizität

Obligate Prä- und Begleitmedikation (Zyklus 9-n)

Tag	zeitl. Ablauf	Substanz	Basisdosierung	Trägerlösung (ml)	Appl.	Infusions-dauer	Bemerkungen
1	-1h	Paracetamol	1 000 mg	–	p.o.		
1	-1h	Clemastin	2 mg		p.o.		
1-28	0-1-0-0	Cotrimoxazol	960 mg		p.o.		Mo, Mi, Fr
1-28	1-0-0-0	Aciclovir	400 mg		p.o.		Mo, Mi, Fr

Bedarfsmedikation	Antihistaminika, β₂-Antagonisten, Bronochdilatatoren, inhalative Glucocorticoide bei Injektionsreaktionen, Allopurinol, Hydrierung, Diuretika bei Tumorlyse-Syndrom.
FN-Risiko	< 10% → je nach Risikoabwägung, siehe Kurzfassung Leitlinien G-CSF
Kontrollen	Peripheres Blutbild, Elektrolyte, Retentionswerte, Harnsäure, Leberwerte, Gesamtprotein, Albumin, Paraproteindiagnostik
Cave	**Injektionsbedingte Reaktionen unter Daratumumab möglich.** Daratumumab: **Hepatitis-B-Virus-(HBV) Screening vor Behandlungsbeginn:** positive Hepatitis-B-Serologie → während der Behandlung und bis 6 Monate danach auf Anzeichen einer HBV-Reaktivierung kontrollieren (klinisch→Laborparameter), ggfs. Hepatologen konsultieren. Bei HBV-Reaktivierung unter Daratumumab → unterbrechen und Hepatologen konsultieren. Eine Wiederaufnahme der Behandlung bei Patienten, bei denen die HBV-Reaktivierung angemessen kontrolliert ist, soll mit einem Hepatologen diskutiert werden.
Wechselwirkungen	keine gleichzeitige Anwendung von starken CYP3A4-Induktoren, gleichzeitige Anwendung von starken CYP3A4-Inhibitoren (z.B. Ketoconazol, Ritonavir) vermeiden, falls gleichzeitige Anwendung von starken CYP3A4-Inhibitoren nicht vermeidbar: engmaschige Überwachung und ggf. Dosisreduktion für Bortezomib, gleichzeitige Anwendung von NSAIDs möglichst vermeiden
Bemerkungen	bei Dialysepatienten wird Daratumumab an dialysefreien Tagen mit größtmöglichem Abstand zur nächsten Dialyse verabreicht; Bortezomib wird an Dialysetagen nach der Dialyse und an dialysefreien Tagen nach internem Standard verabreicht
Wiederholung	**Zyklus 1-1:** Tag 22, d22 = Start Zyklus 2 **Zyklus 2-3:** Tag 22. **Zyklus 4-8:** Tag 22. **Zyklus 9-n:** Tag 29, bis zur Progression oder inakzeptabler Toxizität
Literatur	adaptiert nach: Palumbo A. et al. N Engl J Med. 2016; 375:754-766

Diese Krebstherapie birgt letale Risiken. Die Anwendung darf nur durch durch erfahrene Onkologen und entsprechend ausgebildetes Pflegepersonal erfolgen. Das Protokoll muss im Einzelfall überprüft und der klinischen Situation angepasst werden.

060509_57   **Daratumumab/Pomalidomid/Dexamethason**   **ICD-10: C90**

Indikation: Multiples Myelom (rezidiviert und/oder refraktär)

Hauptmedikation (Zyklus 1)

Tag	zeitl. Ablauf	Substanz	Basisdosierung	Trägerlösung (ml)	Appl.	Infusions-dauer	Bemerkungen
1, 8, 15	-1h	Dexamethason	40 mg		p.o.		
1-21	0-0-0-1	Pomalidomid	4 mg		p.o.		
1, 8, 15, 22	0	Daratumumab subkutan	1 800 mg abs.	Unverdünnt	s.c.	B3-5min	SUBKUTANE APPLIKATION: Infusionsreaktionen möglich: bei Erstgabe Patient 3h nachbeobachten, bei guter Verträglichkeit: ab 2. Gabe 1h, ab 3.Gabe 15min nachbeobachten.
22	-1h	Dexamethason	20 mg		p.o.		

Zyklusdiagramm — Tag 1 bis 28
- Dexamethason: Tag 1, 8, 15, 22
- Daratumumab subkutan: Tag 1, 8, 15, 22
- Pomalidomid: Tag 1–21

Wiederholungsinfo: d29: Start Zyklus 2

Alle CD38-AK können den Antikörpersuchtest und die serologischen Verträglichkeitsproben, d.h. die Standarddiagnostik vor Bluttransfusionen behindern und verzögern. Daher muss bei der Bestellung von Erythrozytenkonzentraten immer angegeben werden, dass der Patient CD38-AK erhält. Bitte diese Information in den Arztbrief aufnehmen

Daratumumab s.c.
Injektionsreaktionen möglich: Notfallmaßnahmen bereit halten (z.B. Adrenalin, inhalative Glucocorticoide, Sauerstoffflaschen, Defibrillator)
Symptomatische Behandlung je nach Bedarf: Paracetamol, Antihistaminika, Corticosteroiden, Sauerstoff, Bronchodilatatoren, Kochsalzlösung, Vasopressoren....

Thromboseprophylaxe bei Lenalidomid-, Thalidomid- oder Pomalidomid-Therapie

Ein oder mehrere der folgenden Risikofaktoren
- vorherige Thrombose [1]
- zentralvenöser Katheter [1]
- Hochrisiko operativer Eingriff [1]
- konstitutionelle Thrombophilie [1]
- lange Immobilität
- rekombinantes EPO
→ **LMWH Prophylaxe** (Enoxaparin 20mg/d; bzw bei [1] nach klinischer Situation ggf. höhere Dosis)

Keine Risikofaktoren & Kombinationstherapie mit Dexamethason und /oder Anthracycline → **Aspirin 100mg/d**

Keine Risikofaktoren & Monotherapie → **keine Prophylaxe**

Hepatitis-B-Virus-(HBV) Screening vor Beginn der Behandlung mit Pomalidomid:
-> *positive Hepatitis-B-Serologie:* vor Behandlungsbeginn Hepatologen konsultieren
-> *bei Träger von HBV (einschließlich Patienten, die Anti-HBc-positiv, jedoch HBsAg-negativ sind), die eine Behandlung mit Pomalidomid in der Kombination mit Dexamethason benötigen:*
engmaschige Überwachung auf Zeichen und Symptome einer aktiven HBV-Infektion während der gesamten Behandlung

Hinweise s.c.-Applikation	Daratumumab
1) max. Haltbarkeit vom Vial-Anstich bis zur Applikation: 4h → zeitnahe Applikation nach Lieferung	
2) Injektionsstelle: Abdomen (ca. 7.5cm rechts oder links des Bauchnabels)	

Pamidronat 60mg i.v. alle 4 Wochen über 2-3h (Anfang mit Woche 3)

Obligate Prä- und Begleitmedikation (Zyklus 1)

Tag	zeitl. Ablauf	Substanz	Basisdosierung	Trägerlösung (ml)	Appl.	Infusions-dauer	Bemerkungen
1	-1h	Montelukast	10 mg		p.o.		bei Erstgabe obligat, kann bei Folgegaben bei guter Verträglichkeit entfallen
1, 8, 15, 22	-1h	Paracetamol	1 000 mg		p.o.		
1, 8, 15, 22	-1h	Clemastin	2 mg		p.o.		
1-28	1-0-0-0	Aciclovir	400 mg		p.o.		Mo, Mi, Fr
1-28	1-0-0-0	Acetylsalicylsäure	100 mg		p.o.		kontinuierlich
1-28	0-1-0-0	Cotrimoxazol	960 mg		p.o.		Mo, Mi, Fr
2-3, 9, 16	1-0-0-0	Dexamethason	4 mg		p.o.		Dexamethason an Folgetagen kann bei guter Verträglichkeit ab der 4. Daratumumab-Gabe weggelassen werden

Hauptmedikation (Zyklus 2)

Tag	zeitl. Ablauf	Substanz	Basisdosierung	Trägerlösung (ml)	Appl.	Infusions-dauer	Bemerkungen
1-21	0-0-0-1	Pomalidomid	4 mg		p.o.		
1, 8, 15, 22	-1h	Dexamethason	20 mg		p.o.		
1, 8, 15, 22	0	Daratumumab subkutan	1 800 mg abs.	Unverdünnt	s.c.	B3-5min	SUBKUTANE APPLIKATION: Injektionsreaktionen möglich: bei guter Verträglichkeit der vorherigen Gaben Patient 15min nachbeobachten.

Zyklusdiagramm Tag 1–28

Dexamethason
Daratumumab subkutan
Pomalidomid

Wiederholungsinfo: d29: Start Zyklus 3

Obligate Prä- und Begleitmedikation (Zyklus 2)

Tag	zeitl. Ablauf	Substanz	Basisdosierung	Trägerlösung (ml)	Appl.	Infusions-dauer	Bemerkungen
1, 8, 15, 22	-1h	Paracetamol	1 000 mg		p.o.		
1, 8, 15, 22	-1h	Clemastin	2 mg		p.o.		
1-28	1-0-0-0	Aciclovir	400 mg		p.o.		Mo, Mi, Fr
1-28	1-0-0-0	Acetylsalicylsäure	100 mg		p.o.		kontinuierlich
1-28	0-1-0-0	Cotrimoxazol	960 mg		p.o.		Mo, Mi, Fr

Hauptmedikation (Zyklus 3-6)

Tag	zeitl. Ablauf	Substanz	Basisdosierung	Trägerlösung (ml)	Appl.	Infusions-dauer	Bemerkungen
1, 15	-1h	Dexamethason	20 mg		p.o.		
1, 15	0	Daratumumab subkutan	1 800 mg abs.	Unverdünnt	s.c.	B3-5min	SUBKUTANE APPLIKATION: Injektionsreaktionen möglich: bei guter Verträglichkeit der vorherigen Gaben Patient 15min nachbeobachten.
1-21	0-0-0-1	Pomalidomid	4 mg		p.o.		

Zyklusdiagramm Tag 1–21 [...] Wdh: 29

Dexamethason
Daratumumab subkutan
Pomalidomid

Obligate Prä- und Begleitmedikation (Zyklus 3-6)

Tag	zeitl. Ablauf	Substanz	Basisdosierung	Trägerlösung (ml)	Appl.	Infusions-dauer	Bemerkungen
1, 15	-1h	Paracetamol	1 000 mg		p.o.		
1, 15	-1h	Clemastin	2 mg		p.o.		
1-28	1-0-0-0	Aciclovir	400 mg		p.o.		Mo, Mi, Fr
1-28	1-0-0-0	Acetylsalicylsäure	100 mg		p.o.		kontinuierlich
1-28	0-1-0-0	Cotrimoxazol	960 mg		p.o.		Mo, Mi, Fr

Hauptmedikation (Zyklus 7-n)

Tag	zeitl. Ablauf	Substanz	Basisdosierung	Trägerlösung (ml)	Appl.	Infusions-dauer	Bemerkungen
1	-1h	Dexamethason	20 mg		p.o.		
1	0	Daratumumab subkutan	1 800 mg abs.	Unverdünnt	s.c.	B3-5min	SUBKUTANE APPLIKATION: Injektionsreaktionen möglich: bei guter Verträglichkeit der vorherigen Gaben Patient 15min nachbeobachten.
1-21	0-0-0-1	Pomalidomid	4 mg		p.o.		

Zyklusdiagramm Tag 1 2 3 4 5 6 7 8 9 10 11 12 13 14 15 16 17 18 19 20 21 [...] Wdh: 29

Dexamethason
Daratumumab subkutan
Pomalidomid

Wiederholungsinfo: bis Progression oder inakzeptable Toxizität

Obligate Prä- und Begleitmedikation (Zyklus 7-n)

Tag	zeitl. Ablauf	Substanz	Basisdosierung	Trägerlösung (ml)	Appl.	Infusions-dauer	Bemerkungen
1	-1h	Paracetamol	1 000 mg		p.o.		
1	-1h	Clemastin	2 mg		p.o.		
1-28	1-0-0-0	Aciclovir	400 mg		p.o.		Mo, Mi, Fr
1-28	1-0-0-0	Acetylsalicylsäure	100 mg		p.o.		kontinuierlich
1-28	0-1-0-0	Cotrimoxazol	960 mg		p.o.		Mo, Mi, Fr

Bedarfsmedikation	Antihistaminika, β_2-Antagonisten, Bronchodilatatoren, inhalative Glucocorticoide bei Injektionsreaktionen, Pantoprazol p.o.
FN-Risiko	<10% → je nach Risikoabwägung, siehe Kurzfassung Leitlinien G-CSF
Kontrollen	Blutbild mit Differential; Kreatinin, Leberfunktion, Schilddrüsenfunktion; Anzeichen/Symptome: Injektionsreaktionen, Infektionen, Thromboembolie und Tumorlysesyndrom
Cave	**Daratumumab: Injektionsbedingte Reaktionen möglich** **Daratumumab: Hepatitis-B-Virus-(HBV) Screening vor Behandlungsbeginn:** positive Hepatitis-B-Serologie → während der Behandlung und bis 6 Monate danach auf Anzeichen einer HBV-Reaktivierung kontrollieren (klinisch+Laborparameter), ggfs. Hepatologen konsultieren. Bei HBV-Reaktivierung unter Daratumumab → unterbrechen und Hepatologen konsultieren. Eine Wiederaufnahme der Behandlung bei Patienten, bei denen die HBV-Reaktivierung angemessen kontrolliert ist, soll mit einem Hepatologen diskutiert werden.
Bemerkungen	bei Dialysepatienten wird Daratumumab an dialysefreien Tagen mit größtmöglichem Abstand zur nächsten Dialyse verabreicht; Pomalidomid sollte an Hämodialysetagen erst nach der Dialyse eingenommen werden
Wiederholung	**Zyklus 1-1:** c29: Start Zyklus 2 **Zyklus 2-2:** c29: Start Zyklus 3 **Zyklus 3-6:** ag 29. **Zyklus 7-n:** Tag 29. bis Progression oder inakzeptable Toxizität
Literatur	adaptiert nach Lonial et al. Blood. 2017 Aug 24;130(8):974-981 "Daratumumab plus pomalidomide and dexamethasone in relapsed and/or refractory multiple myeloma"; Fachinformation: Daratumumab, Pomalidomid

Diese Krebstherapie birgt letale Risiken. Die Anwendung darf nur durch erfahrene Onkologen und entsprechend ausgebildetes Pflegepersonal erfolgen. Das Protokoll muss im Einzelfall überprüft und der klinischen Situation angepasst werden.

060509_42   **Elotuzumab/Lenalidomid/Dexamethason**   **Indikation: Multiples Myelom**   **ICD-10: C90**

Hauptmedikation (Zyklus 1-2)

Tag	zeitl. Ablauf	Substanz	Basisdosierung	Trägerlösung (ml)	Appl.	Infusions-dauer	Bemerkungen
1-21	0-0-0-1	Lenalidomid	25 mg abs.		p.o.		
1, 8, 15, 22	1-0-0-0	Dexamethason	40 mg		p.o.		
1, 8, 15, 22	0	Elotuzumab	10 mg/kg	250 ml NaCl 0,9 %	i.v.	*	*Steigerung der Infusionsgeschwindigkeit siehe Memokasten; Infusionsset mit In-Line-Filter, Porengröße 0,2-1,2 µm

Zyklusdiagramm

	Tag 1	2	3	4	5	6	7	8	9	10	11	12	13	14	15	16	17	18	19	20	21	22	[...]	Wdh: 29
Lenalidomid																								
Dexamethason																								
Elotuzumab																								

Wiederholungsinfo: bis PD

Pamidronat 60mg i.v. alle 4 Wochen über 2-3h (Anfang mit Woche 3)

Hepatitis-B-Virus-(HBV) Screening vor Beginn der Behandlung mit Lenalidomid:
→ positive Hepatitis-B-Serologie: vor Behandlungsbeginn Hepatologen konsultieren
→ zuvor infizierte Patienten müssen während der gesamten Behandlung engmaschig auf Zeichen und Symptome einer Virus-Reaktivierung überwacht werden

Lenalidomid (LL) Wechselwirkungen:
*: Plasmaverfügbarkeit von Digoxin erhöht →Überwachung der Digoxinkonzentration während LL-Therapie.
- Statine: bei gleichzeitiger Anwendung mit LL, erhöhtes Rhabdomyolyserisiko → verstärkte Überwachung** insbesondere in den ersten Wochen.
- **PGB-Inhibitoren** (z.B. Ciclosporin, Clarithromycin, Ketoconazol, Verapamil etc.) **können zum Ansteigen der LL Plasmaspiegel u. damit Zunahme der LL Tox. führen** (LL ist PGP-Substrat) → engmaschige Überwachung auf NW

bei Lenalidomid-induzierten Durchfällen → Gabe von Cholestagel® (bis zu 6 Tbl. täglich, 3x 2Tbl. oder 1x 6Tbl., mit einer Mahlzeit), Cave: 4 Std. Abstand zu Lenalidomid, sowie Arzneimitteln, die Wechselwirkungen mit Colesevelam verursachen können: Levothyroxin, Verapamil, Olmesartan, Phenytoin, orale Kontrazeptiva, Metformin, Glimepirid, Glipizid, Glibenclamid, Ursodesoxycholsäure; bei Ciclosporin und Warfarin zusätzlich Spiegel bzw. Wirkung überwachen

Dosisreduktion Lenalidomid

Nierenfunktion (Kreatinin Clearance)	Dosisanpassung
30 < Krea.-Cl < 50 ml/min	10mg/d.{}
Krea.-Cl < 30 ml/min, keine Dialyse erforderlich	15mg/d jeden 2.d, {}{}
Krea.-Cl < 30 ml/min, Dialyse erforderlich	5mg/d, an Dialysetagen Gabe nach Dialyse

{} Erhöhung der Dosis nach 2 Zyklen auf 15mg/d bei Nicht-Ansprechen auf Behandlung und guter Verträglichkeit
{}{} Erhöhung der Dosis auf 10mg/d bei guter Verträglichkeit

Infusionsgeschwindigkeit für Elotuzumab 10mg/kg:

1. Gabe (Zyklus 1, Tag 1)
Initial 30ml/h für 30min → bei guter Verträglichkeit Steigerung auf 60ml/h für weitere 30min → bei guter Verträglichkeit Steigerung auf 120ml/h bis Infusionsende; Max. Infusionsgeschwindigkeit 120ml/h

2. Gabe (Zyklus 1, Tag 8)
Initial 180ml/h für 30min → bei guter Verträglichkeit Steigerung auf 240ml/h bis Infusionsende; Max. Infusionsgeschwindigkeit 240ml/h

3. Gabe (ab Zyklus 1, Tag 15)
initial 300ml/h bis Infusionssende

CAVE: Bei Auftreten von Infusionsreaktionen ≥ Grad 2: Infusionsstop, symptomatische Behandlung bis Besserung auf ≤ Grad 1, danach Wiederaufnahme mit 30ml/h, stufenweise Erhöhung um 30ml/h alle 30min, außerdem Überwachung der Vitalzeichen alle 30min während der Infusion bis 2h nach Infusionsende

Obligate Prä- und Begleitmedikation (Zyklus 1-2)

Tag	zeitl. Ablauf	Substanz	Basisdosierung	Trägerlösung (ml)	Appl.	Infusions-dauer	Bemerkungen
1, 8, 15, 22	-1h 30min	Famotidin	20 mg		p.o.		bereits zu Hause eingenommen? (falls vom Arzt rezeptiert)
1, 8, 15, 22	-1h	Paracetamol	1 000 mg		p.o.		
1, 8, 15, 22	-30min	NaCl 0,9%	500 ml		i.v.	während Elotuzumab-Gabe	
1, 8, 15, 22	-30min	Clemastin	2 mg		i.v.	15min	
1-28	1-0-0-0	Aciclovir	400 mg		p.o.		Mo, Mi, Fr
1-28	0-1-0-0	Cotrimoxazol	960 mg abs.		p.o.		Mo,Mi,Fr
1-28	Gabe	Enoxaparin	40 mg		s.c.		kontinuierlich

Hauptmedikation (Zyklus 3-n)

Tag	zeitl. Ablauf	Substanz	Basisdosierung	Trägerlösung (ml)	Appl.	Infusions-dauer	Bemerkungen
1, 15	0	Elotuzumab	10 mg/kg	250 ml NaCl 0,9 %	i.v.	*	*Steigerung der Infusionsgeschwindigkeit siehe Memokasten; Infusionsset mit In-Line-Filter, Porengröße 0,2-1,2 μm
1-21	0-0-0-1	Lenalidomid	25 mg abs.		p.o.		
1, 8, 15, 22	1-0-0-0	Dexamethason	40 mg abs.		p.o.		

Zyklusdiagramm | Tag 1 2 3 4 5 6 7 8 9 10 11 12 13 14 15 16 17 18 19 20 21 22 [...] Wdh: 29
Lenalidomid
Dexamethason
Elotuzumab

Wiederholungsinfo: bis PD

Obligate Prä- und Begleitmedikation (Zyklus 3-n)

Tag	zeitl. Ablauf	Substanz	Basisdosierung	Trägerlösung (ml)	Appl.	Infusions-dauer	Bemerkungen
1, 15	-1h 30min	Famotidin	20 mg		p.o.		bereits zu Hause eingenommen? (falls vom Arzt rezeptiert)
1, 15	-1h	Paracetamol	1 000 mg		p.o.		
1, 15	-30min	NaCl 0,9%	500 ml		i.v.	während Elotuzumab-Gabe	
1, 15	-30min	Clemastin	2 mg		i.v.	15min	
1-28	1-0-0-0	Aciclovir	400 mg		p.o.		Mo,Mi,Fr
1-28	0-1-0-0	Cotrimoxazol	960 mg abs.		p.o.		Mo,Mi,Fr
1-28	Gabe	Enoxaparin	40 mg		s.c.		kontinuierlich

Bedarfsmedikation	Metoclopramid p.o., Pantoprazol p.o., Obstipationsprophylaxe, ggf. bei Risikoprofil für TBVT prophylaktische Antikoagulation
FN-Risiko	< 10% → je nach Risikoabwägung, siehe Kurzfassung Leitlinien G-CSF.
Kontrollen	Blutbild, Elektrolyte, Blutzucker, Harnsäure, Kreatinin, Retentionswerte, Anzeichen Infusionsreaktion, Infektionen und sekundäre Primärmalignome; Cave Tumorlysesyndrom, Thromboserisiko
Erfolgsbeurteilung	nach 2 Zyklen
Wiederholung	**Zyklus 1-2:** Tag 29. bis PD / **Zyklus 3-n:** Tag 29. bis PD
Literatur	Lonial S. et al. N Engl J Med 2015; 373:621-31, Fachinformation Elotuzumab, Lenalidomid, Dexamethason

> Diese Krebstherapie birgt letale Risiken. Die Anwendung darf nur durch erfahrene Onkologen und entsprechend ausgebildetes Pflegepersonal erfolgen. Das Protokoll muss im Einzelfall überprüft und der klinischen Situation angepasst werden.

060509_58	Elotuzumab/Pomalidomid/Dexamethason	Indikation: Multiples Myelom	ICD-10: C90

Hauptmedikation (Zyklus 1-2)

Tag	zeitl. Ablauf	Substanz	Basisdosierung	Trägerlösung (ml)	Appl.	Infusions-dauer	Bemerkungen
1-21	0-0-0-1	Pomalidomid	4 mg abs.		p.o.		
1, 8, 15, 22	1-0-0-0	Dexamethason	28 mg		p.o.		Patienten >75 Jahre erhalten 8mg Dexamethason
1, 8, 15, 22	0	Elotuzumab	10 mg/kg	250 ml NaCl 0,9 %	i.v.	initial 30ml/h	Steigerung der Infusionsgeschwindigkeit siehe Memokasten; Infusionsset mit In-Line-Filter, Porengröße 0,2-1,2 μm

Zyklusdiagramm

	Tag 1	2	3	4	5	6	7	8	9	10	11	12	13	14	15	16	17	18	19	20	21	22	[...]	Wdh: 29
Dexamethason	□							□							□							□		
Elotuzumab	■							■							■							■		
Pomalidomid	□	□	□	□	□	□	□	□	□	□	□	□	□	□	□	□	□	□	□	□	□	□		

Wiederholungsinfo: Zyklus 2 d29 Beginn Zyklus 3

Hepatitis-B-Virus-(HBV) Screening vor Beginn der Behandlung mit Pomalidomid:
-> *positive Hepatitis-B-Serologie: vor Behandlungsbeginn Hepatologen konsultieren*
-> *bei Träger von HBV (einschließlich Patienten, die Anti-HBc-positiv, jedoch HBsAg-negativ sind), die eine Behandlung mit Pomalidomid in der Kombination mit Dexamethason benötigen:*
engmaschige Überwachung auf Zeichen und Symptome einer aktiven HBV-Infektion während der gesamten Behandlung

Pamidronat 60mg i.v. alle 4 Wochen über 2-3h (Anfang mit Woche 3)

Infusionsgeschwindigkeit für Elotuzumab 10mg/kg:

1. Gabe (Zyklus 1, Tag 1)
Initial 30ml/h für 30min
→ bei guter Verträglichkeit Steigerung auf 60ml/h für weitere 30min
→ bei guter Verträglichkeit Steigerung auf 120ml/h bis Infusionsende;
Max. Infusionsgeschwindigkeit 120ml/h

2. Gabe (Zyklus 1, Tag 8)
Initial 180ml/h für 30min
→ bei guter Verträglichkeit Steigerung auf 240ml/h bis Infusionsende;
Max. Infusionsgeschwindigkeit 240ml/h

3. Gabe (ab Zyklus 1, Tag 15)
initial 300ml/h bis Infusionsende
CAVE: Bei Auftreten von Infusionsreaktionen ≥ Grad 2: Infusionsstopp, symptomatische Behandlung bis Besserung auf ≤ Grad 1, danach Wiederaufnahme mit 30ml/h, stufenweise Erhöhung um 30ml/h alle 30min, außerdem Überwachung der Vitalzeichen alle 30min während der Infusion bis 2h nach Infusionsende

Obligate Prä- und Begleitmedikation (Zyklus 1-2)

Tag	zeitl. Ablauf	Substanz	Basisdosierung	Trägerlösung (ml)	Appl.	Infusions-dauer	Bemerkungen
1, 8, 15, 22	-1h 30min	Famotidin	20 mg		p.o.		bereits zu Hause eingenommen? (falls vom Arzt rezeptiert)
1, 8, 15, 22	-1h	Paracetamol	1 000 mg		p.o.		
1, 8, 15, 22	-30min	NaCl 0,9%	500 ml		i.v.	während Elotuzumab-Gabe	
1, 8, 15, 22	-30min	Dexamethason	8 mg		i.v.		
1, 8, 15, 22	-30min	Clemastin	2 mg		i.v.	15min	
1-28	1-0-0-0	Aciclovir	400 mg		p.o.		Mo, Mi, Fr
1-28	0-1-0-0	Cotrimoxazol	960 mg abs.		p.o.		Mo,Mi,Fr
1-28	Gabe	Enoxaparin	40 mg		s.c.		

Hauptmedikation (Zyklus 3-n)

Tag	zeitl. Ablauf	Substanz	Basisdosierung	Trägerlösung (ml)	Appl.	Infusions-dauer	Bemerkungen
1	1-0-0-0	Dexamethason	28 mg		p.o.		Patienten >75 Jahre erhalten 8mg Dexamethason
1	0	Elotuzumab	20 mg/kg	250 ml NaCl 0,9 %	i.v.	initial 180ml/h	*Steigerung der Infusionsgeschwindigkeit siehe Memokasten; Infusionsset mit In-Line-Filter, Porengröße 0,2-1,2 μm
1-21	0-0-1-0	Pomalidomid	4 mg abs.		p.o.		
8, 15, 22	1-0-0-0	Dexamethason	40 mg		p.o.		Patienten >75 Jahre erhalten 20mg Dexamethason

Zyklusdiagramm

	Tag 1	2	3	4	5	6	7	8	9	10	11	12	13	14	15	16	17	18	19	20	21	22	[...]	Wdh: 29
Dexamethason	☐							☐							☐							☐		
Elotuzumab	■							■																
Pomalidomid	☐	☐	☐	☐	☐	☐	☐	☐	☐	☐	☐	☐	☐	☐	☐	☐	☐	☐	☐	☐	☐	☐		

Wiederholungsinfo: bis PD oder inakzeptable Toxizität

Infusionsgeschwindigkeit für Elotuzumab 20mg/kg:

1. Gabe mit Dosierung 20mg/kg (Zyklus 3, Tag 1)	Initial 180ml/h für 30min → bei guter Verträglichkeit Steigerung auf 240ml/h bis Infusionsende; Max. Infusionsgeschwindigkeit 240ml/h	
ab 2. Gabe mit Dosierung 20mg/kg (ab Zyklus 4, Tag 1)	initial 300ml/h bis Infusionsende	

CAVE: Bei Auftreten von Infusionsreaktionen ≥ Grad 2: Infusionsstop, symptomatische Behandlung bis Besserung auf ≤ Grad 1, danach Wiederaufnahme mit 30ml/h, stufenweise Erhöhung um 30ml/h alle 30min, außerdem Überwachung der Vitalzeichen alle 30min während der Infusion bis 2h nach Infusionsende

Obligate Prä- und Begleitmedikation (Zyklus 3-n)

Tag	zeitl. Ablauf	Substanz	Basisdosierung	Trägerlösung (ml)	Appl.	Infusionsdauer	Bemerkungen
1	-1h 30min	Famotidin	20 mg		p.o.		bereits zu Hause eingenommen? (falls vom Arzt rezeptiert)
1	-1h	Paracetamol	1 000 mg		p.o.		
1	-30min	NaCl 0,9%		500 ml	i.v.	während Elotuzumab-Gabe	
1	-30min	Dexamethason	8 mg		i.v.		
1	-30min	Clemastin	2 mg		i.v.	15min	
1-28	1-0-0-0	Aciclovir	400 mg		p.o.		Mo,Mi,Fr
1-28	0-1-0-0	Cotrimoxazol	960 mg abs.		p.o.		Mo,Mi,Fr
1-28	Gabe	Enoxaparin	40 mg		s.c.		

Bedarfsmedikation	Metoclopramid p.o., Pantoprazol p.o., Obstipationsprophylaxe
FN-Risiko	< 10% → je nach Risikoabwägung, siehe Kurzfassung Leitlinien G-CSF.
Kontrollen	Blutbild, Elektrolyte, Blutzucker, Harnsäure, Kreatinin, Retentionswerte, Anzeichen Infusionsreaktion, Infektionen und sekundäre Primärmalignome, Thromboserisiko
Erfolgsbeurteilung	nach 2 Zyklen
Wiederholung	**Zyklus 1-2:** Tag 29, Zyklus 2 d29 Beginn Zyklus 3 **Zyklus 3-n:** Tag 29, bis PD oder inakzeptable Toxizität
Literatur	Dimopoulos MA et al. N Engl J Med. 2018 Nov 8;379(19):1811-1822, Fachinformation Elotuzumab, Pomalidomid, Dexamethason

Diese Krebstherapie birgt letale Risiken. Die Anwendung darf nur durch erfahrene Onkologen und entsprechend ausgebildetes Pflegepersonal erfolgen. Die Dosisberechnung und Anforderung obliegt der Verantwortung des bestellenden Arztes und muss in jedem Fall sorgfältig überprüft werden. Die Herausgeber übernehmen keine Verantwortung für die Therapieanforderung.

060509_73   **Isatuximab/Carfilzomib/Dexamethason**   *Indikation: Multiples Myelom*   **ICD-10: C90**

Hauptmedikation (Zyklus 1)

Tag	zeitl. Ablauf	Substanz	Basisdosierung	Trägerlösung (ml)	Appl.	Infusions-dauer	Bemerkungen
1	0	Isatuximab	10 mg/kg	ad 250 ml NaCl 0,9 %	i.v.	initial 25ml/h	Infusionsrate siehe Memobox
1, 8, 15	Gabe	Carfilzomib	20 mg/m²	100 ml Glucose 5 %	i.v.	30min	nach Ende Isatuximab
1-2, 8-9, 15-16, 22	-30min	Dexamethason	20 mg	100 ml Glucose 5 %	i.v.	15min	
2, 9, 16	0	Carfilzomib	20 mg/m²	100 ml Glucose 5 %	i.v.	30min	
8	0	Isatuximab	10 mg/kg	ad 250 ml NaCl 0,9 %	i.v.	initial 50ml/h	Infusionsrate siehe Memobox
15, 22	0	Isatuximab	10 mg/kg	ad 250 ml NaCl 0,9 %	i.v.	200ml/h	Infusionsrate siehe Memobox
23	1-0-0-0	Dexamethason	20 mg		p.o.		

Infusionsrate Isatuximab

1. Infusion	initial **25ml/h** für 1h, dann alle 30min um 25ml/h erhöhen, bis **maximal 150ml/h**.
2. Infusion	initial **50ml/h** für 30min, dann alle 30min um 100ml/h erhöhen, bis **maximal 200ml/h**
nachfolgende Infusionen	200ml/h
Vorgehen bei Infusionsreaktionen	(treten quasi nur bei der Erstgabe auf, innerhalb von 24h nach Infusion) IRR Grad 2: Infusion unterbrechen, ggf. medikamentöse Maßnahmen, nach Symptombesserung mit halber Infusionsrate und unter engmaschiger Überwachung wiederaufnehmen. Wenn nach 30min keine erneuten Symptome → Laufrate wieder auf anfänglich Rate erhöhen und nach Schema (siehe oben) weiter steigern. Wenn keine Symptomverbesserung nach Infusionsunterbrechung → Isatuximab absetzen.

Alle CD38-AK können den Antikörpersuchtest und die serologischen Verträglichkeitsproben, d.h. die Standarddiagnostik vor Bluttransfusionen behindern und verzögern. Daher muss bei der Bestellung von Erythrozytenkonzentraten immer angegeben werden, dass der Patient CD38-AK erhält. Bitte diese Information in den Arztbrief aufnehmen

Zyklusdiagramm

	Tag 1	2	3	4	5	6	7	8	9	10	11	12	13	14	15	16	17	18	19	20	21	22	23
Dexamethason	☐	☐						☐	☐						☐	☐						☐	☐
Isatuximab	■							■							■								
Carfilzomib 20mg/m²	☐	☐						☐	☐						☐	☐						☐	

Wiederholungsinfo: d29 Start Z2

Untersuchungen zur Kardioprotektion vor Therapiebeginn:
- **Krankengeschichte** um vergangene kardiovaskuläre Ereignisse bzw. bestehende Risikofaktoren (Bluthochdruck, Diabetes, Dyslipidämie, Übergewicht, Rauchen etc.) und vorherige kardiotoxische Krebstherapien zu erfassen
- **körperliche Untersuchungen:** Blutdruck, Herzgeräusche und Zeichen von Herzinsuffizienz (erhöhter venöser Blutdruck, Lungengeräusche oder Beinödeme)
- **EKG** um Herzfehler, Arrhythmien und vorherige Infarkte zu erfassen
- **LVEF-Messung** (Echokardiographie, MRS oder MUGA)
- **ambulante oder Heim-Blutdruckmessungen** (Blutdruck >135/85mmHg sollte behandelt werden)

Tägliche Gewichtskontrolle unter Carfilzomibtherapie → bei Zunahme >1,5kg sollte der behandelnde Arzt kontaktiert werden

Pamidronat 60mg i.v. alle 4 Wochen über 2-3h (Anfang mit Woche 3)

Carfilzomib:
Begrenzung der Körperoberfläche zur Dosisberechnung auf 2,2m²; die Kappung wird automatisch durch ChemoCompile durchgeführt; keine Dosisanpassung bei Gewichtsänderungen ≤ 20% notwendig.
(Quelle: FI Carfilzomib)

Obligate Prä- und Begleitmedikation (Zyklus 1)

Tag	zeitl. Ablauf	Substanz	Basisdosierung	Trägerlösung (ml)	Appl.	Infusions-dauer	Bemerkungen
1, 8, 15	Gabe	Glucose 5%	250 ml		i.v.	1h	Vor- und Nachhydrierung Carfilzomib, obligat in Zyklus 1, ab Zyklus 2 nach individuellem Bedarf anpassen
1, 8, 15, 22	-1h 30min	Famotidin	20 mg		p.o.		
1, 8, 15, 22	-1h	Paracetamol	1 000 mg		p.o.		
1, 8, 15, 22	-30min	NaCl 0,9%	250 ml		i.v.	bis Ende Isatuximab	
1, 8, 15, 22	-30min	Clemastin	2 mg		i.v.	B	
1-28	0-1-0-0	Cotrimoxazol	960 mg		p.o.		Mo, Mi, Fr
1-28	1-0-0-0	Aciclovir	400 mg		p.o.		Mo,Mi,Fr
1-28	1-0-1-0	Ciprofloxacin	250 mg		p.o.		kontinuierlich in Zyklus 1-2, danach nach individueller Entscheidung
1-28	Gabe	Enoxaparin	40 mg		s.c.		kontinuierlich
2, 9, 16	-30min	Glucose 5%	250 ml		i.v.	1h	Vor- und Nachhydrierung Carfilzomib, obligat in Zyklus 1, ab Zyklus 2 nach individuellem Bedarf anpassen

Hauptmedikation (Zyklus 2-n)

Tag	zeitl. Ablauf	Substanz	Basisdosierung	Trägerlösung (ml)	Appl.	Infusionsdauer	Bemerkungen
1, 15	0	Isatuximab	10 mg/kg	ad 250 ml NaCl 0,9 %	i.v.	200ml/h	Infusionsrate siehe Memobox
1, 15	Gabe	Carfilzomib	27 mg/m²	100 ml Glucose 5 %	i.v.	30min	nach Ende Isatuximab, in Literatur Steigerung auf 56mg/m² erwogen (kann je nach Therapiedruck und Verträglichkeit erwogen werden)
1-2, 8-9, 15-16	-30min	Dexamethason	20 mg		i.v.	15min	
2, 8-9, 16	0	Carfilzomib	27 mg/m²	100 ml Glucose 5 %	i.v.	30min	in Literatur Steigerung auf 56mg/m² (kann je nach Therapiedruck und Verträglichkeit erwogen werden)
22-23	1-0-0-0	Dexamethason	20 mg		p.o.		

Zyklusdiagramm

	Tag 1	2	3	4	5	6	7	8	9	10	11	12	13	14	15	16	17	18	19	20	21	22	23	[...]	Wdh: 29
Dexamethason																									
Isatuximab																									
Carfilzomib 27mg/m²																									

Wiederholungsinfo: bis Progress/inakzeptable Toxizität

Obligate Prä- und Begleitmedikation (Zyklus ≥ 2-n)

Tag	zeitl. Ablauf	Substanz	Basisdosierung	Trägerlösung (ml)	Appl.	Infusionsdauer	Bemerkungen
1, 15	-30min	NaCl 0,9%	250 ml		i.v.	bis Ende Isatuximab	
1, 15	Gabe	Glucose 5%	250 ml		i.v.	1h	Vor- und Nachhydrierung Carfilzomib, obligat in Zyklus 1, ab Zyklus 2 nach individuellem Bedarf anpassen
1-28	0-1-0-0	Cotrimoxazol	960 mg		p.o.		Mo, Mi, Fr
1-28	1-0-0-0	Aciclovir	400 mg		p.o.		Mo,Mi,Fr
1-28	1-0-1-0	Ciprofloxacin	250 mg		p.o.		kontinuierlich in Zyklus 1-2, danach nach individueller Entscheidung
1-28	Gabe	Enoxaparin	40 mg		s.c.		kontinuierlich
2, 8-9, 16	-30min	Glucose 5%	250 ml		i.v.	1h	Vor- und Nachhydrierung Carfilzomib, obligat in Zyklus 1, ab Zyklus 2 nach individuellem Bedarf anpassen

Bedarfsmedikation	Wachstumsfaktoren, Blutprodukte, H_2-Antagonisten bei dyspeptischen Beschwerden
FN-Risiko	< 10% → je nach Risikoabwägung, siehe Kurzfassung Leitlinien G-CSF
Kontrollen	Blutbild alle 1-2 Wochen für die ersten 8 Wochen, danach 1x/Monat, Leber- und Nierenfunktion, Schwangerschaftstest bei Frauen im gebärfähigen Alter, Flüssigkeitsbilanz (adäquate Hydrierung, besonders bei hoher Tumorlast, CAVE: Flüssigkeitseinlagerung), Nierenfunktion, Lungenfunktion, Leberfunktion, Serumkreatinin, Herzfunktion, Anzeichen/Symptome von Injektionsreaktionen, Herzinsuffizienz, Tumorlyse-Syndrom, periphere Neuropathie
Dosisreduktion	Isatuximab: keine Dosisreduktion vorgesehen
Cave	Isatuximab: Infusionsbedingte Reaktionen möglich (treten v.a. bei der ersten Infusion, selten auch noch bei der zweiten Gabe auf) Carfilzomib: Hepatitis-B-Virus-(HBV) Screening vor Behandlungsbeginn: positive Hepatitis-B-Serologie → während der Behandlung und bis 6 Monate danach auf Anzeichen einer HBV-Reaktivierung kontrollieren (klinisch+Laborparameter), ggfs. Hepatologen konsultieren. Bei HBV-Reaktivierung unter Carfilzomib → unterbrechen und Hepatologen konsultieren. Eine Wiederaufnahme der Behandlung bei Patienten bei denen die HBV-Reaktivierung angemessen kontrolliert ist, soll mit einem Hepatologen diskutiert werden.
Dosissteigerung	in Literatur Carfilzomib-Steigerung auf 57mg/m² ab Z1d8 (kann je nach Verträglichkeit und Therapiedruck erwogen werden)
Therapieunterbrechung	verpasste Dosen so schnell wie möglich nachholen und Therapieplan unter Einhaltung des vorgesehenen Intervalls entsprechend anpassen.
Erfolgsbeurteilung	nach mind. 2-3 Zyklen
Wiederholung	Zyklus 1-1: ≥29 Start Z2 Zyklus 2-n: Tag 29. bis Progress/inakzeptable Toxizität
Literatur	adaptiert nach Moreau et al. Lancet 2021;397: 2361-71; SmPC Isatuximab (EMA); Fachinfo Isatuximab

Diese Krebstherapie birgt letale Risiken. Die Anwendung darf nur durch erfahrene Onkologen und entsprechend ausgebildetes Pflegepersonal erfolgen. Das Protokoll muss im Einzelfall überprüft und der klinischen Situation angepasst werden.

060509_63	Isatuximab/Pomalidomid/Dexamethason	Indikation: refraktäres und/oder rezidiviertes Multiples Myelom	ICD-10: C90

Hauptmedikation (Zyklus 1)

Tag	zeitl. Ablauf	Substanz	Basisdosierung	Trägerlösung (ml)	Appl.	Infusionsdauer	Bemerkungen
1	0	Isatuximab	10 mg/kg	ad 250 ml NaCl 0,9 %	i.v.	initial 25ml/h	Infusionsrate siehe Memobox
1-21	0-0-0-1	Pomalidomid	4 mg		p.o.		20 mg für Patienten ≥75 Jahre. Auch p.o. möglich (dann 1h vor Isatuximab)
1, 8, 15, 22	-30min	Dexamethason	40 mg		i.v.	15min	
8	0	Isatuximab	10 mg/kg	ad 250 ml NaCl 0,9 %	i.v.	initial 50ml/h	Infusionsrate siehe Memobox
15, 22	0	Isatuximab	10 mg/kg	ad 250 ml NaCl 0,9 %	i.v.	200ml/h	Infusionsrate siehe Memobox

Zyklusdiagramm

	Tag 1	2	3	4	5	6	7	8	9	10	11	12	13	14	15	16	17	18	19	20	21	22	[...]	Wdh: 29
Pomalidomid																								
Dexamethason																								
Isatuximab																								

Infusionsrate Isatuximab

1. Infusion	initial 25ml/h für 1h, dann alle 30min um 25ml/h erhöhen, bis maximal 150ml/h.
2. Infusion	initial 50ml/h für 30min, dann alle 30min um 100ml/h erhöhen, bis maximal 200ml/h
nachfolgende Infusionen	200ml/h

Vorgehen bei Infusionsreaktionen (treten quasi nur bei der Erstgabe auf, innerhalb von 24h nach Infusion):
IRR Grad 2: Infusion unterbrechen, ggf. medikamentöse Maßnahmen, nach Symptombesserung mit halber Infusionsrate und unter engmaschiger Überwachung wiederaufnehmen. Wenn nach 30min keine erneuten Symptome → Laufrate wieder auf anfänglich Rate erhöhen und nach Schema (siehe oben) weiter steigern.
Wenn keine Symptomverbesserung nach Infusionsunterbrechung → Isatuximab absetzen.

Hepatitis-B-Virus-(HBV) Screening vor Beginn der Behandlung mit Pomalidomid:
-> positive Hepatitis-B-Serologie: vor Behandlungsbeginn Hepatologen konsultieren
-> bei Träger von HBV (einschließlich Patienten, die Anti-HBc-positiv, jedoch HBsAg-negativ sind), die eine Behandlung mit Pomalidomid in der Kombination mit Dexamethason benötigen:
engmaschige Überwachung auf Zeichen und Symptome einer aktiven HBV-Infektion während der gesamten Behandlung

Alle CD38-AK können den Antikörpersuchtest und die serologischen Verträglichkeitsproben, d.h. die Standarddiagnostik vor Bluttransfusionen behindern und verzögern. Daher muss bei der Bestellung von Erythrozytenkonzentraten immer angegeben werden, dass der Patient CD38-AK erhält. Bitte diese Information in den Arztbrief aufnehmen

Thromboseprophylaxe bei Lenalidomid-, Thalidomid- oder Pomalidomid-Therapie

Ein oder mehrere der folgenden Risikofaktoren
-vorherige Thrombose [1]
-zentralvenöser Katheter [1]
-Hochrisiko operativer Eingriff [1]
-konstitutionelle Thrombophilie [1]
-lange Immobilität
-rekombinantes EPO
→ **LMWH Prophylaxe** (Enoxaparin 20mg/d; bzw bei [1] nach klinischer Situation ggf. höhere Dosis)

Keine Risikofaktoren & Kombinationstherapie mit Dexamethason und /oder Anthracycline → **Aspirin** 100mg/d

Keine Risikofaktoren & Monotherapie → **keine Prophylaxe**

G-CSF-Gabe wenn Neutrophile <1 000/µl	**Pamidronat** 60mg i.v. alle 4 Wochen über 2-3h (Anfang mit Woche 3)

Obligate Prä- und Begleitmedikation (Zyklus 1)

Tag	zeitl. Ablauf	Substanz	Basisdosierung	Trägerlösung (ml)	Appl.	Infusionsdauer	Bemerkungen
1, 8, 15, 22	-1h 30min	Famotidin	20 mg		p.o.		
1, 8, 15, 22	-1h	Paracetamol	1 000 mg		p.o.		
1, 8, 15, 22	-30min	NaCl 0,9%	500 ml		i.v.	bis Ende AK	
1, 8, 15, 22	-30min	Clemastin	2 mg		i.v.	B	
1-28	1-0-0-0	Acetylsalicylsäure	100 mg		p.o.		kontinuierlich; bei VTE-high-risk Patienten: LMWH für mind. 4 Monate, danach ggf. Umstellung auf ASS je nach Risikofaktoren
1-28	0-1-0-0	Cotrimoxazol	960 mg		p.o.		Mo, Mi, Fr
1-28	1-0-0-0	Aciclovir	400 mg		p.o.		Mo,Mi,Fr

Hauptmedikation (Zyklus 2-n)

Tag	zeitl. Ablauf	Substanz	Basisdosierung	Trägerlösung (ml)	Appl.	Infusionsdauer	Bemerkungen
1, 15	-30min	Dexamethason	40 mg		i.v.	15min	20 mg für Patienten ≥75 Jahre. Auch p.o. möglich (dann 1h vor Isatuximab)
1, 15	0	Isatuximab	10 mg/kg	ad 250 ml NaCl 0,9 %	i.v.	200ml/h	Infusionsrate siehe Memobox
1-21	0-0-0-1	Pomalidomid	4 mg		p.o.		
8, 22	1-0-0-0	Dexamethason	40 mg		p.o.		20 mg für Patienten ≥75 Jahre

Zyklusdiagramm

	Tag 1	2	3	4	5	6	7	8	9	10	11	12	13	14	15	16	17	18	19	20	21	22	[...]	Wdh: 29
Pomalidomid																								
Dexamethason																								
Isatuximab																								

Wiederholungsinfo: bis Progress oder inakzeptable Toxizität

Obligate Prä- und Begleitmedikation (Zyklus 2-n)

Tag	zeitl. Ablauf	Substanz	Basisdosierung	Trägerlösung (ml)	Appl.	Infusionsdauer	Bemerkungen
1, 15	-30min	NaCl 0,9%	500 ml		i.v.	bis Ende AK	
1-28	1-0-0-0	Acetylsalicylsäure	100 mg		p.o.		kontinuierlich; bei VTE-high-risk Patienten: LMWH für mind. 4 Monate, danach ggf. Umstellung auf ASS je nach Risikofaktoren
1-28	0-1-0-0	Cotrimoxazol	960 mg		p.o.		Mo, Mi, Fr
1-28	1-0-0-0	Aciclovir	400 mg		p.o.		Mo,Mi,Fr

Bedarfsmedikation: Wachstumsfaktoren, Blutprodukte, H$_2$-Antagonisten bei dyspeptischen Beschwerden

FN-Risiko: < 10% → je nach Risikoabwägung, siehe Kurzfassung Leitlinien G-CSF

Kontrollen: Blutbild alle 1-2 Wochen für die ersten 8 Wochen, danach 1x/Monat, Leber- und Nierenfunktion, Schwangerschaftstest bei Frauen im gebärfähigen Alter, periphere Neuropathien, Herzfunktion, Lungenfunktion (Anzeichen Interstitielle Lungenerkrankung), Tumorlyse-Syndrom, Nebenwirkungen bei gleichzeitiger Einnahme von starken CYP1A2-Inhibitoren, Elektrolyte, Harnsäure, Gesamtprotein, Albumin, Paraproteindiagnostik (Serum, Urin), Blutzucker, Schilddrüsenfunktion, Thromboserisiko, Infektanzeichen und Infusionsreaktionen

Dosisreduktion: **Pomalidomid:** Grad 3/4 Nebenwirkungen: Therapieunterbrechung bis Besserung auf Grad ≤ 2, danach Therapiefortsetzung mit um 1mg niedrigeren Dosis als zuvor; Neutropenie + Thrombozytopenie: ANC < 0,5 x 10^9/l oder febriler Neutropenie bzw. Thrombozytenzahl < 25 x 10^9/l: Therapieunterbrechung + wöchentliche Blutbildkontrolle bis ANC > 1 x 10^9/l bzw. Thrombozyten ≥ 50 x 10^9/l, dann Therapiewiederaufnahme mit 3mg/d; bei danach auftretenden ANC < 0,5 x 10^9/l bzw. Thrombozyten < 25 x 10^9/l: Therapieunterbrechung bis ANC > 1,0 x 10^9/l bzw. Thrombozyten ≥ 50 x 10^9/l und Therapiewiederaufnahme mit einer um 1mg niedrigeren Dosis als zuvor, siehe auch Fachinformation; **Dexamethason:** DR-Stufen ≤ 75 Jahre: Dosisstufe -1: 20mg, Dosisstufe -2: 10mg; DR-Stufen > 75 Jahre: Dosisstufe -1: 12mg, Dosisstufe -2: 8mg; DR um eine Dosisstufe bei: Dyspepsie ≥ Grad 3, Ödeme ≥ Grad 3, Verwirrtheit/Veränderung der Stimmungslage ≥ Grad 2, Muskelschwäche ≥ Grad 2, Hyperglykämie ≥ Grad 3, andere Nebenwirkungen ≥ Grad 3 siehe auch Fachinformation, akute Pankreatitis: Absetzen; bei Langzeittherapie: ggf. Dosisreduktion Dexamethason um Therapietoleranz zu erhöhen
Isatuximab: keine Dosisreduktion vorgesehen

Cave: **Pomalidomid:** Risiko für Hepatotoxizität (akute Hepatitis), Interstitielle Lungenerkrankung (ILD), Herzinsuffizienz unter Pomalidomid-Therapie, besonders während der ersten 6 Monate → engmaschige Kontrollen und ggf. Dosisreduktion oder Therapieabbruch
Isatuximab: Infusionsbedingte Reaktionen möglich (treten v.a. bei der ersten Infusion, selten auch noch bei der zweiten Gabe auf)

Therapievoraussetzung: Neutrophilenzahl > 1 x 10^9/l, Thrombozytenzahl ≥ 50 x 10^9/l bzw. siehe Dosisreduktion

Therapieunterbrechung: verpasste Dosen so schnell wie möglich nachholen und Therapieplan unter Einhaltung des vorgesehenen Intervalls entsprechend anpassen.

Wechselwirkungen: Substanzen, die die QT-Zeit verlängern möglichst vermeiden; keine gleichzeitige Anwendung von starken CYP1A2-Inhibitoren (z.B. Ciprofloxacin, Enoxacin) → Erhöhung der Pomalidomid-Spiegel und des Risikos für Nebenwirkungen

Erfolgsbeurteilung: nach mind. 2-3 Zyklen

Wiederholung: **Zyklus 1-1:** Tag 29. **Zyklus 2-n:** Tag 29. bis Progress oder inakzeptable Toxizität

Literatur: Attal et al. Lancet 2019;394(10214): 2096-2107; SmPC Isatuximab (EMA); FDA Label Isatuximab

Diese Krebstherapie birgt letale Risiken. Die Anwendung darf nur durch erfahrene Onkologen und entsprechend ausgebildetes Pflegepersonal erfolgen. Das Protokoll muss im Einzelfall überprüft und der klinischen Situation angepasst werden.

060509_36   **Carfilzomib/Lenalidomid/Dexamethason**   **Indikation: Multiples Myelom**   **ICD-10: C90.0**

Hauptmedikation (Zyklus 1)

Tag	zeitl. Ablauf	Substanz	Basisdosierung	Trägerlösung (ml)	Appl.	Infusionsdauer	Bemerkungen
1-2	0	Carfilzomib	20 mg/m²	100 ml Glucose 5 %	i.v.	30min	nur in Zyklus 1, bei guter Verträglichkeit ab Tag 8 Dosiserhöhung auf 27mg/m² möglich
1-21	0-0-0-1	Lenalidomid	25 mg abs.		p.o.		
1, 8, 15, 22	1-0-0-0	Dexamethason	40 mg abs.		p.o.		
8-9, 15-16	0	Carfilzomib	27 mg/m²	100 ml Glucose 5 %	i.v.	30min	4h-30min vor Carfilzomib

Zyklusdiagramm   Tag 1 2 3 4 5 6 7 8 9 10 11 12 13 14 15 16 17 18 19 20 21 22 [...] Wdh: 29

- Dexamethason
- Lenalidomid
- Carfilzomib 20mg/m2
- Carfilzomib 27mg/m2

Carfilzomib:
Begrenzung der Körperoberfläche zur Dosisberechnung auf 2,2m²; die Kappung wird automatisch durch ChemoCompile durchgeführt; keine Dosisanpassung bei Gewichtsänderungen ≤ 20% notwendig. (Quelle: FI Carfilzomib)

Untersuchungen zur Kardioprotektion vor Therapiebeginn:
- **Krankengeschichte** um vergangene kardiovaskuläre Ereignisse bzw. bestehende Risikofaktoren (Bluthochdruck, Diabetes, Dyslipidämie, Übergewicht, Rauchen etc.) und vorherige kardiotoxische Krebstherapien zu erfassen
- **körperliche Untersuchungen:** Blutdruck, Herzgeräusche und Zeichen von Herzinsuffizienz (erhöhter venöser Blutdruck, Lungengeräusche oder Beinödeme)
- **EKG** um Herzfehler, Arrhythmien und vorherige Infarkte zu erfassen
- **LVEF-Messung** (Echokardiographie, MRS oder MUGA)
- **ambulante oder Heim-Blutdruckmessungen** (Blutdruck >135/85mmHg sollte behandelt werden)

Hepatitis-B-Virus-(HBV) Screening vor Beginn der Behandlung mit Lenalidomid:
→ positive Hepatitis-B-Serologie: vor Behandlungsbeginn Hepatologen konsultieren
→ zuvor infizierte Patienten müssen während der gesamten Behandlung engmaschig auf Zeichen und Symptome einer Virus-Reaktivierung überwacht werden

Tägliche Gewichtskontrolle unter Carfilzomibtherapie → bei Zunahme >1,5kg sollte der behandelnde Arzt kontaktiert werden

Pamidronat 60mg i.v. alle 4 Wochen über 2-3h (Anfang mit Woche 3)

Lenalidomid (LL) Wechselwirkungen:
*: Plasmaverfügbarkeit von Digoxin erhöht →Überwachung der Digoxinkonzentration während LL-Therapie.
- Statine: bei gleichzeitiger Anwendung mit LL, erhöhtes Rhabdomyolyserisiko → verstärkte Überwachung** insbesondere in den ersten Wochen.
- **PGB-Inhibitoren** (z.B. Ciclosporin, Clarithromycin, Ketoconazol, Verapamil etc.) **können zum Ansteigen der LL Plasmaspiegel u. damit Zunahme der LL Tox. führen** (LL ist PGP-Substrat) → engmaschige Überwachung auf NW

bei Lenalidomid-induzierten Durchfällen → Gabe von Cholestagel® (bis zu 6 Tbl. täglich, 3x 2Tbl. oder 1x 6Tbl., mit einer Mahlzeit), Cave: 4 Std. Abstand zu Lenalidomid, sowie Arzneimitteln, die Wechselwirkungen mit Colesevelam verursachen können: Levothyroxin, Verapamil, Olmesartan, Phenytoin, orale Kontrazeptiva, Metformin, Glimepirid, Glipizid, Glibenclamid, Ursodesoxycholsäure; bei Ciclosporin und Warfarin zusätzlich Spiegel bzw. Wirkung überwachen

Obligate Prä- und Begleitmedikation (Zyklus 1)

Tag	zeitl. Ablauf	Substanz	Basisdosierung	Trägerlösung (ml)	Appl.	Infusionsdauer	Bemerkungen
1-2, 8-9, 15-16	-30min	Glucose 5%	250 ml		i.v.	1h30min	Vor- und Nachhydrierung, obligat in Zyklus 1, ab Zyklus 2 nach individuellem Bedarf anpassen
1-28	1-0-0-0	Aciclovir	400 mg		p.o.		Mo, Mi, Fr
1-28	0-1-0-0	Cotrimoxazol	960 mg		p.o.		Mo, Mi, Fr kontinuierlich
1-28	1-0-1-0	Ciprofloxacin	250 mg		p.o.		kontinuierlich in Zyklus 1-2, danach nach individueller Entscheidung
1-28	Gabe	Enoxaparin	40 mg		s.c.		kontinuierlich
2, 9, 16	-30min	Dexamethason	8 mg		i.v.	15min	

Hauptmedikation (Zyklus 2-12)

Tag	zeitl. Ablauf	Substanz	Basisdosierung	Trägerlösung (ml)	Appl.	Infusionsdauer	Bemerkungen
1-2, 8-9, 15-16	0	Carfilzomib	27 mg/m²	100 ml Glucose 5 %	i.v.	30min	
1-21	0-0-0-1	Lenalidomid	25 mg abs.		p.o.		
1, 8, 15, 22	1-0-0-0	Dexamethason	40 mg abs.		p.o.		4h-30min vor Carfilzomib

Zyklusdiagramm

	Tag 1	2	3	4	5	6	7	8	9	10	11	12	13	14	15	16	17	18	19	20	21	22	[...]	Wdh: 29
Carfilzomib	☐							☐	☐						☐	☐						☐		
Dexamethason		■							■							■						■		
Lenalidomid	☐	☐		☐	☐		☐	☐	☐	☐	☐	☐	☐	☐	☐	☐	☐	☐	☐	☐	☐			

Obligate Prä- und Begleitmedikation (Zyklus 2-12)

Tag	zeitl. Ablauf	Substanz	Basisdosierung	Trägerlösung (ml)	Appl.	Infusions-dauer	Bemerkungen
1-2, 8-9, 15-16	-30min	Glucose 5%	250 ml		i.v.	1h30min	Vor- und Nachhydrierung, obligat in Zyklus 1, ab Zyklus 2 nach individuellem Bedarf anpassen
1-28	1-0-0-0	Aciclovir	400 mg		p.o.		Mo, Mi, Fr
1-28	0-1-0-0	Cotrimoxazol	960 mg		p.o.		Mo, Mi, Fr kontinuierlich
1-28	1-0-1-0	Ciprofloxacin	250 mg		p.o.		kontinuierlich in Zyklus 1-2, danach nach individueller Entscheidung
1-28	Gabe	Enoxaparin	40 mg		s.c.		kontinuierlich
2, 9, 16	-30min	Dexamethason	8 mg		i.v.	15min	

Hauptmedikation (Zyklus 13-n)

Tag	zeitl. Ablauf	Substanz	Basisdosierung	Trägerlösung (ml)	Appl.	Infusions-dauer	Bemerkungen
1-2, 15-16	0	Carfilzomib	27 mg/m²	100 ml Glucose 5 %	i.v.	30min	
1-21	0-0-0-1	Lenalidomid	25 mg abs.		p.o.		
1, 8, 15, 22	1-0-0-0	Dexamethason	40 mg abs.		p.o.		4h-30min vor Carfilzomib

Zyklusdiagramm

	Tag 1	2	3	4	5	6	7	8	9	10	11	12	13	14	15	16	17	18	19	20	21	22	[...]	Wdh: 29
Carfilzomib	☐							☐	■						☐	☐						☐		
Dexamethason		■														■						■		
Lenalidomid	☐	☐		☐	☐		☐	☐	☐	☐	☐	☐	☐	☐	☐	☐	☐	☐	☐	☐	☐			

Obligate Prä- und Begleitmedikation (Zyklus 13-n)

Tag	zeitl. Ablauf	Substanz	Basisdosierung	Trägerlösung (ml)	Appl.	Infusions-dauer	Bemerkungen
1-2, 15-16	-30min	Glucose 5%	250 ml		i.v.	1h30min	Vor- und Nachhydrierung, obligat in Zyklus 1, ab Zyklus 2 nach individuellem Bedarf anpassen
1-28	1-0-0-0	Aciclovir	400 mg		p.o.		Mo, Mi, Fr
1-28	0-1-0-0	Cotrimoxazol	960 mg		p.o.		Mo, Mi, Fr kontinuierlich
1-28	1-0-1-0	Ciprofloxacin	250 mg		p.o.		kontinuierlich in Zyklus 1-2, danach nach individueller Entscheidung
1-28	Gabe	Enoxaparin	40 mg		s.c.		kontinuierlich
2, 16	-30min	Dexamethason	8 mg		i.v.	15min	

Bedarfsmedikation	Loperamid, Granisetron, Sucralfat, Metoclopramid, Obstipationsprophylaxe, ggf. bei Risikoprofil für TBVT prophylaktische Antikoagulation
FN-Risiko	< 10% → je nach Risikoabwägung, siehe Kurzfassung Leitlinien G-CSF
Kontrollen	Peripheres Blutbild, Elektrolyte, Retentionswerte, Harnsäure, Leberwerte, Gesamtprotein, Albumin, Paraproteindiagnostik (Serum, Urin)
Dosisreduktion	**Dexamethason:** 20mg abs/d bei >75-85 Jahre, 10mg abs/d > 85 Jahre; **Lenalidomid** über 85 Jahre: siehe Kasten/Fachinformation nach Nebenwirkungsprofil Lenalidomid
Cave	Carfilzomib: **Hepatitis-B-Virus-(HBV) Screening vor Behandlungsbeginn:** positive Hepatitis-B-Serologie → während der Behandlung und bis 6 Monate danach auf Anzeichen einer HBV-Reaktivierung kontrollieren (klinisch+Laborparameter), ggfs. Hepatologen konsultieren. Bei HBV-Reaktivierung unter Carfilzomib → unterbrechen und Hepatologen konsultieren. Eine Wiederaufnahme der Behandlung bei Patienten, bei denen die HBV-Reaktivierung angemessen kontrolliert ist, soll mit einem Hepatologen diskutiert werden.
Wiederholung	**Zyklus 1-1:** Tag 29. **Zyklus 2-12:** Tag 29. **Zyklus 13-n:** Tag 29.
Literatur	Stewart A. et al. N Engl J Med 2015; 372_142-52

Diese Krebstherapie birgt letale Risiken. Die Anwendung darf nur durch erfahrene Onkologen und entsprechend ausgebildetes Pflegepersonal erfolgen. Das Protokoll muss im Einzelfall überprüft und der klinischen Situation angepasst werden.

060509_45   *Carfilzomib/Cyclophosphamid i.v./Dexamethason*   **ICD-10: C90**

Indikation: Multiples Myelom (mit rezidivierender oder fortschreitender Erkrankung / Lenalidomid-/Bortezomib-refraktär)

Hauptmedikation (Zyklus 1)

Tag	zeitl. Ablauf	Substanz	Basisdosierung	Trägerlösung (ml)	Appl.	Infusionsdauer	Bemerkungen
1, 8, 15	+1h	Cyclophosphamid	300 mg/m²	500 ml NaCl 0,9 %	i.v.	1h	
1-2, 8-9, 15-16	0	Carfilzomib	20 mg/m²	100 ml Glucose 5 %	i.v.	30min	in Zyklus 1: 20mg/m², ab Zyklus 2: 27mg/m²
1, 8, 15, 22	1-0-0-0	Dexamethason	40 mg		p.o.		Einnahme vor Carfilzomib-Gabe

Zyklusdiagramm | Tag 1 2 3 4 5 6 7 8 9 10 11 12 13 14 15 16 17 18 19 20 21 22 [...] Wdh: 29
Dexamethason
Carfilzomib
Cyclophosphamid

Carfilzomib:
Begrenzung der Körperoberfläche zur Dosisberechnung auf 2,2m²; die Kappung wird automatisch durch ChemoCompile durchgeführt; keine Dosisanpassung bei Gewichtsänderungen ≤ 20% notwendig. (Quelle: Fl Carfilzomib)

Wiederholungsinfo: bis Progression/inakzeptable Toxizität

Untersuchungen zur Kardioprotektion vor Therapiebeginn:
- **Krankengeschichte** um vergangene kardiovaskuläre Ereignisse bzw. bestehende Risikofaktoren (Bluthochdruck, Diabetes, Dyslipidämie, Übergewicht, Rauchen etc.) und vorherige kardiotoxische Krebstherapien zu erfassen
- **körperliche Untersuchungen:** Blutdruck, Herzgeräusche und Zeichen von Herzinsuffizienz (erhöhter venöser Blutdruck, Lungengeräusche oder Beinödeme)
- **EKG** um Herzfehler, Arrhythmien und vorherige Infarkte zu erfassen
- **LVEF-Messung** (Echokardiographie, MRS oder MUGA)
- **ambulante oder Heim-Blutdruckmessungen** (Blutdruck >135/85mmHg sollte behandelt werden)

Tägliche Gewichtskontrolle unter Carfilzomibtherapie → bei Zunahme >1,5kg sollte der behandelnde Arzt kontaktiert werden

Pamidronat 60mg i.v. alle 4 Wochen über 2-3h (Anfang mit Woche 3)

CTx mit FN-Risiko von 10-20%: Vorgehen bei der G-CSF-Gabe
- nach CTx: 1x tgl. 5µg/kg Filgrastim s.c. bei Leukozyten < 1 000/µl bis >1 000/µl
- Wenn unter Einbeziehung **individueller Risikofaktoren für den Patienten FN-Risiko ≥ 20% =>G-CSF-Primärprophylaxe** erwägen/durchführen.
- **Nach durchgemachter febriler Neutropenie,** in folgenden Zyklen => G-CSF-**Sekundärprophylaxe**
G-CSF-Primär- bzw. Sekundärprophylaxe: Entweder 24h nach CTx einmal Pegfilgrastim/Neulasta® 6mg s.c.
- **Oder:** d6 nach CTx Filgrastim/Neupogen® 5µg/kg/d s.c. bis zum Durchschreiten des Nadir.

Obligate Prä- und Begleitmedikation (Zyklus 1)

Tag	zeitl. Ablauf	Substanz	Basisdosierung	Trägerlösung (ml)	Appl.	Infusionsdauer	Bemerkungen
1, 8, 15	+30min	NaCl 0,9%	500 ml		i.v.	2h	
1, 8, 15	+30min	Granisetron	1 mg		i.v.	B	
1, 8, 15	+1h	Mesna	60 mg/m²		i.v.	B	
1, 8, 15	+3h	Mesna	120 mg/m²		p.o.		i.v. Gabe 60mg/m² 2h später als p.o.
1, 8, 15	+7h	Mesna	120 mg/m²		p.o.		i.v. Gabe 60mg/m² 2h später als p.o.
1-2, 8-9, 15-16	-30min	Glucose 5%	500 ml		i.v.	1h	Vor- und Nachhydrierung, obligat in Zyklus 1, ab Zyklus 2 nach individuellem Bedarf anpassen
1-28	1-0-0-0	Aciclovir	400 mg		p.o.		Mo, Mi, Fr
1-28	0-1-0-0	Cotrimoxazol	960 mg		p.o.		Mo, Mi, Fr;
1-28	1-0-1-0	Ciprofloxacin	250 mg		p.o.		kontinuierlich in Zyklus 1-2, danach nach individueller Entscheidung
1-28	Gabe	Enoxaparin	40 mg		s.c.		kontinuierlich
2, 9, 16	-30min	Dexamethason	8 mg		i.v.	15min	

Hauptmedikation (Zyklus 2-9)

Tag	zeitl. Ablauf	Substanz	Basisdosierung	Trägerlösung (ml)	Appl.	Infusionsdauer	Bemerkungen
1, 8, 15	+1h	Cyclophosphamid	300 mg/m²	500 ml NaCl 0,9 %	i.v.	1h	
1-2, 8-9, 15-16	0	Carfilzomib	27 mg/m²	100 ml Glucose 5 %	i.v.	30min	in Zyklus 1: 20mg/m², ab Zyklus 2: 27mg/m²
1, 8, 15, 22	1-0-0-0	Dexamethason	40 mg		p.o.		Einnahme vor Carfilzomib-Gabe

Zyklusdiagramm

	Tag 1	2	3	4	5	6	7	8	9	10	11	12	13	14	15	16	17	18	19	20	21	22	[...]	Wdh: 29
Dexamethason	□							□							□							□		
Carfilzomib	■	■						■	■						■	■								
Cyclophosphamid	□							□							□									

Wiederholungsinfo: bis Progression/inakzeptable Toxizität

Obligate Prä- und Begleitmedikation (Zyklus 2-9)

Tag	zeitl. Ablauf	Substanz	Basisdosierung	Trägerlösung (ml)	Appl.	Infusions-dauer	Bemerkungen
1, 8, 15	+30min	NaCl 0,9%		500 ml	i.v.	1h30min	
1, 8, 15	+30min	Granisetron	1 mg		i.v.	B	
1, 8, 15	+1h	Mesna	60 mg/m²		i.v.	B	
1, 8, 15	+3h	Mesna	120 mg/m²		p.o.		i.v. Gabe 60mg/m² 2h später als p.o.
1, 8, 15	+7h	Mesna	120 mg/m²		p.o.		i.v. Gabe 60mg/m² 2h später als p.o.
1-2, 8-9, 15-16	-30min	Glucose 5%		500 ml	i.v.	1h	Vor- und Nachhydrierung, obligat in Zyklus 1, ab Zyklus 2 nach individuellem Bedarf anpassen
1-28	1-0-0-0	Aciclovir	400 mg		p.o.		Mo, Mi, Fr
1-28	0-1-0-0	Cotrimoxazol	960 mg		p.o.		Mo, Mi, Fr;
1-28	1-0-1-0	Ciprofloxacin	250 mg		p.o.		kontinuierlich in Zyklus 1-2, danach nach individueller Entscheidung
1-28	Gabe	Enoxaparin	40 mg		s.c.		kontinuierlich
2, 9, 16	-30min	Dexamethason	8 mg		i.v.	15min	

Bedarfsmedikation	Allopurinol zu Tumorlyse-Syndrom-Prophylaxe bei Patienten mit hoher Tumorlast, Antimykotika, H2-Blocker, Sucralfat, Ulkustherapeutika, Diuretika, Antiemetika, Antidiarrhoika
FN-Risiko	10-20% → je nach Risikoabwägung als Primärprophylaxe, bei FN im 1. Zyklus als Sekundärprophylaxe, siehe Kurzfassung Leitlinien G-CSF
Kontrollen	Differentialblutbild mit Thrombozyten (Nadir an Tag 8, ggf. Dosisreduktion), Flüssigkeitsbilanz (adäquate Hydrierung, besonders bei hoher Tumorlast, CAVE: Flüssigkeitseinlagerung), Nierenfunktion, Lungenfunktion, Leberfunktion, Serumkreatinin, Herzfunktion, Anzeichen/Symptome von Infusionsreaktionen (bis zu 24h nach Carfilzomib-Gabe), Herzinsuffizienz, Tumorlyse-Syndrom, periphere Neuropathie
Dosisreduktion	**Carfilzomib:** Dosisreduktion auf 20mg/m² bzw. 15mg/m² bei: Neutropenie Grad 3/4 und Erholung auf mind. Grad 2, nach Therapieunterbrechung und Erholung bei nicht-hämatologischer Nebenwirkungen Grad 3/4: kardiale Nebenwirkungen, Anstieg der Leberwerte, periphere Neuropathie, pulmonale Nebenwirkungen, Serumkreatinin > 2x des Ausgangswerts, andere nicht-hämatologische Nebenwirkungen; Dosisreeskalation möglich; Cyclophosphamid: bei wiederholter Toxizität, GFR < 10ml/min auf 50% reduzieren; DR um 25% bei Serumbilirubinwerten zwischen 3.1 und 5mg/100ml; Dexamethason: siehe Fachinformation
Cave	**Carfilzomib: Hepatitis-B-Virus-(HBV) Screening vor Behandlungsbeginn:** positive Hepatitis-B-Serologie → während der Behandlung und bis 6 Monate danach auf Anzeichen einer HBV-Reaktivierung kontrollieren (klinisch+Laborparameter), ggfs. Hepatologen konsultieren. Bei HBV-Reaktivierung unter Carfilzomib → unterbrechen und Hepatologen konsultieren. Eine Wiederaufnahme der Behandlung bei Patienten bei denen die HBV-Reaktivierung angemessen kontrolliert ist, soll mit einem Hepatologen diskutiert werden.
Dosissteigerung	**Carfilzomib:** bei guter Verträglichkeit ab Zyklus 2 27mg/m², danach ggf. Eskalation auf 36mg/m² möglich
Therapieunterbrechung	Neutropenie Grad 3/4 bis Erholung auf Grad 2, Thrombozytopenie Grad 3/4 bis Erholung auf Grad 3, nicht-hämatologische Nebenwirkugen (kardial, hepatisch, periphere Neuropathie, pulmonal, Tumorlyse-Syndrom, Serumkreatinin > 2x des Ausgangswerts und andere) bis Erholung, danach ggf. Therapiewiederaufnahme mit Dosisreduktion
Wiederholung	**Zyklus 1-1:** Tag 29. bis Progression/inakzeptable Toxizität **Zyklus 2-9:** Tag 29. bis Progression/inakzeptable Toxizität
Literatur	adaptiert Bringhen et al. Blood.2014; 124:63-69

Diese Krebstherapie birgt letale Risiken. Die Anwendung darf nur durch erfahrene Onkologen und entsprechend ausgebildetes Pflegepersonal erfolgen. Das Protokoll muss im Einzelfall überprüft und der klinischen Situation angepasst werden.

| 060509_51 | Carfilzomib/Bendamustin/Dexamethason | Indikation: Multiples Myelom (rezidiv/refraktär) | ICD-10: C90 |

Protokoll-Hinweis: analog EMN09

Hauptmedikation (Zyklus 1)

Tag	zeitl. Ablauf	Substanz	Basisdosierung	Trägerlösung (ml)	Appl.	Infusionsdauer	Bemerkungen
1-2	0	Carfilzomib	20 mg/m²	100 ml Glucose 5 %	i.v.	30min	auf adäquate Hydrierung achten - siehe Memokasten
1, 8	+1h	Bendamustin	70 mg/m²	500 ml NaCl 0,9 %	i.v.	1h	
1-2, 8-9, 15-16, 22-23	1-0-0-0	Dexamethason	20 mg		p.o.		
8-9, 15-16	0	Carfilzomib	27 mg/m²	100 ml Glucose 5 %	i.v.	30min	auf adäquate Hydrierung achten - siehe Memokasten

Zyklusdiagramm | Tag 1 2 3 4 5 6 7 8 9 10 11 12 13 14 15 16 17 18 19 20 21 22 23 [...] Wdh: 29

- Dexamethason
- Carfilzomib
- Bendamustin

Carfilzomib:
Begrenzung der Körperoberfläche zur Dosisberechnung auf 2,2m²; die Kappung wird automatisch durch ChemoCompile durchgeführt; keine Dosisanpassung bei Gewichtsänderungen ≤ 20% notwendig. (Quelle: FI Carfilzomib)

Achtung: bei Tumorlysesyndrom-Risiko auf ausreichende Hydrierung achten (min. 1,5-2l/d), Beginn 48h vor 1.Gabe Carfilzomib 250-500ml Glucose 5% i.v. vor und nach jeder Carfilzomib Gabe im Zyklus 1 bei erhöhten **Harnsäurewerten** an Tag1 in Zyklus 2: empfohlene Hydrierung soll wiederholt werden Bei Risiko-Patienten: Allopurinol 300mg p.o. 2x/Tag Zyklus 1, d-2,-1 und d2,3, danach 300mg p.o. 1x/Tag d4-17

TTE vor Therapiebeginn und bei Beschwerden

Tägliche Gewichtskontrolle unter Carfilzomibtherapie → bei Zunahme >1,5kg sollte der behandelnde Arzt kontaktiert werden

Pamidronat 60mg i.v. alle 4 Wochen über 2-3h (Anfang mit Woche 3)

Untersuchungen zur Kardioprotektion vor Therapiebeginn:
- **Krankengeschichte** um vergangene kardiovaskuläre Ereignisse bzw. bestehende Risikofaktoren (Bluthochdruck, Diabetes, Dyslipidämie, Übergewicht, Rauchen etc.) und vorherige kardiotoxische Krebstherapien zu erfassen
- **körperliche Untersuchungen:** Blutdruck, Herzgeräusche und Zeichen von Herzinsuffizienz (erhöhter venöser Blutdruck, Lungengeräusche oder Beinödeme)
- **EKG** um Herzfehler, Arrhythmien und vorherige Infarkte zu erfassen
- **LVEF-Messung** (Echokardiographie, MRS oder MUGA)
- **ambulante oder Heim-Blutdruckmessungen** (Blutdruck >135/85mmHg sollte behandelt werden)

Obligate Prä- und Begleitmedikation (Zyklus 1)

Tag	zeitl. Ablauf	Substanz	Basisdosierung	Trägerlösung (ml)	Appl.	Infusionsdauer	Bemerkungen
1, 8	-30min	Granisetron	1 mg		i.v.	B	
1, 8	+30min	NaCl 0,9%	250 ml		i.v.	1h30min	
1-2, 8-9, 15-16	-1h	Glucose 5%	250 ml		i.v.	1h30min	
1-2, 8-9, 15-16	-30min	Dexamethason	4 mg		i.v.	15min	
1-28	0-1-0-0	Cotrimoxazol	960 mg		p.o.		kontinuierlich; Mo, Mi, Fr
1-28	1-0-1-0	Ciprofloxacin	250 mg		p.o.		kontinuierlich in Zyklus 1-2, danach nach individueller Entscheidung
1-28	1-0-0-0	Aciclovir	400 mg		p.o.		Mo, Mi, Fr
1-28	Gabe	Enoxaparin	40 mg		s.c.		kontinuierlich

Hauptmedikation (Zyklus 2-8)

Tag	zeitl. Ablauf	Substanz	Basisdosierung	Trägerlösung (ml)	Appl.	Infusionsdauer	Bemerkungen
1, 8	+1h	Bendamustin	70 mg/m²	500 ml NaCl 0,9 %	i.v.	1h	auf adäquate Hydrierung achten - siehe Memokasten
1-2, 8-9, 15-16	0	Carfilzomib	27 mg/m²	100 ml Glucose 5 %	i.v.	30min	
1-2, 8-9, 15-16, 22-23	1-0-0-0	Dexamethason	20 mg		p.o.		

Zyklusdiagramm | Tag 1 2 3 4 5 6 7 8 9 10 11 12 13 14 15 16 17 18 19 20 21 22 23 [...] Wdh: 29

- Dexamethason
- Carfilzomib
- Bendamustin

Obligate Prä- und Begleitmedikation (Zyklus 2-8)

Tag	zeitl. Ablauf	Substanz	Basisdosierung	Trägerlösung (ml)	Appl.	Infusions-dauer	Bemerkungen
1, 8	-30min	Granisetron	1 mg		i.v.	B	
1, 8	+30min	NaCl 0,9%	250 ml		i.v.	1h30min	
1-2, 8-9, 15-16	-1h	Glucose 5%	250 ml		i.v.	1h30min	
1-28	0-1-0-0	Cotrimoxazol	960 mg		p.o.		kontinuierlich; Mo, Mi, Fr
1-28	1-0-1-0	Ciprofloxacin	250 mg		p.o.		kontinuierlich in Zyklus 1-2, danach nach individueller Entscheidung
1-28	1-0-0-0	Aciclovir	400 mg		p.o.		Mo, Mi, Fr
1-28	Gabe	Enoxaparin	40 mg		s.c.		kontinuierlich

Hauptmedikation (Zyklus 9-n)

Tag	zeitl. Ablauf	Substanz	Basisdosierung	Trägerlösung (ml)	Appl.	Infusions-dauer	Bemerkungen
1-2, 15-16	1-0-0-0	Dexamethason	20 mg		p.o.		auf adäquate Hydrierung achten - siehe Memokasten
1-2, 15-16	0	Carfilzomib	27 mg/m²	100 ml Glucose 5 %	i.v.	30min	

Zyklusdiagramm | Tag 1 | 2 | 3 | 4 | 5 | 6 | 7 | 8 | 9 | 10 | 11 | 12 | 13 | 14 | 15 | 16 | [...] | Wdh: 29

Dexamethason
Carfilzomib

Obligate Prä- und Begleitmedikation (Zyklus 9-n)

Tag	zeitl. Ablauf	Substanz	Basisdosierung	Trägerlösung (ml)	Appl.	Infusions-dauer	Bemerkungen
1-2, 15-16	-1h	Glucose 5%	250 ml		i.v.	1h30min	
1-28	0-1-0-0	Cotrimoxazol	960 mg		p.o.		kontinuierlich; Mo, Mi, Fr
1-28	1-0-1-0	Ciprofloxacin	250 mg		p.o.		kontinuierlich in Zyklus 1-2, danach nach individueller Entscheidung
1-28	1-0-0-0	Aciclovir	400 mg		p.o.		Mo, Mi, Fr
1-28	Gabe	Enoxaparin	40 mg		s.c.		kontinuierlich

Bedarfsmedikation

Allopurinol zur Tumorlysesyndrom-Prophylaxe bei Patienten mit hoher Tumorlast, Antimykotika, H$_2$-Blocker, Sucralfat, Ulkustherapeutika, Diuretika, Antiemetika, Antidiarrhoika, Elektrolytersatz, Flüssigkeitsersatz, G-CSF Gabe (bei febriler Neutropenie, nicht als Prophylaxe)

Kontrollen

Differentialblutbild mit Thrombozyten (Nadir an Tag 8, ggf. Dosisreduktion), Flüssigkeitsbilanz (adäquate Hydrierung, besonders bei hoher Tumorlast, CAVE: Flüssigkeitseinlagerung), Serumelektrolyte, Gesamteiweiß, Nierenfunktion, Lungenfunktion, Serumkreatinin, Herzfunktion, Immunstatus, Anzeichen/Symptome von Infusionsreaktionen (bis zu 24h nach Carfilzomib-Gabe), Herzinsuffizienz, Tumorlyse-Syndrom, periphere Neuropathie

Dosisreduktion

Carfilzomib: Dosisreduktion auf 20mg/m² bzw. 15mg/m² bei: Neutropenie Grad 3/4 und Erholung auf mind. Grad 2, Thrombozytopenie Grad 4 und Erholung auf mind. Grad 3, nach Therapieunterbrechung und Erholung bei nicht-hämatologischer Nebenwirkungen Grad 3/4: kardiale Nebenwirkungen, Anstieg der Leberwerte, periphere Neuropathie, pulmonale Nebenwirkungen, Serumkreatinin > 2x des Ausgangswerts, andere nicht-hämatologische Nebenwirkungen; Dosiseskalation möglich.
Dosisanpassung bei Komorbidität / Frailty: Carfilzomib 60mg abs. an einem Tag; Bendamustin 70mg abs.

Cave

Carfilzomib: **Hepatitis-B-Virus-(HBV) Screening vor Behandlungsbeginn**: positive Hepatitis-B-Serologie → während der Behandlung und bis 6 Monate danach auf Anzeichen einer HBV-Reaktivierung kontrollieren (klinisch+Laborparameter), ggfs. Hepatologen konsultieren. Bei HBV-Reaktivierung unter Carfilzomib → unterbrechen und Hepatologen konsultieren. Eine Wiederaufnahme der Behandlung bei Patienten, bei denen die HBV-Reaktivierung angemessen kontrolliert ist, soll mit einem Hepatologen diskutiert werden.

Therapievoraussetzung

Thrombozyten ≥ 50 000/µl; Neutrophile ≥1 000/µl

Wiederholung

Zyklus 1-1: Tag 29.
Zyklus 2-8: Tag 29.
Zyklus 9-n: Tag 29.

Literatur

adaptiert nach EMN09-Studienprotokoll: "Carfilzomib in combination with bendamustine and dexamethasone in refractory or relapsed multiple myeloma", Gay F. et al. EHA Learning Center. Jun 15, 2018; 215010

Diese Krebstherapie birgt letale Risiken. Die Anwendung darf nur durch erfahrene Onkologen und entsprechend ausgebildetes Pflegepersonal erfolgen. Das Protokoll muss im Einzelfall überprüft und der klinischen Situation angepasst werden.

| 060509_33 | Carfilzomib/Dexamethason | ICD-10: C90 |

Indikation: Multiples Myelom (mit rezidivierender oder fortschreitender Erkrankung / Lenalidomid-/Bortezomib-refraktär)

Hauptmedikation (Zyklus 1)

Tag	zeitl. Ablauf	Substanz	Basisdosierung	Trägerlösung (ml)	Appl.	Infusions-dauer	Bemerkungen
1-2, 8-9, 15-16	1-0-0-0	Dexamethason	20 mg		p.o.		Einnahme vor Carfilzomib-Gabe
1-2, 8-9, -5-16	0	Carfilzomib	20 mg/m²	100 ml Glucose 5 %	i.v.	30min	Zyklus 1: 20mg/m², Zyklus 2: 27mg/m², Zyklus 3: 36mg/m², Zyklus 4-n: 56mg/m²

Zyklusdiagramm | Tag 1 | 2 | 3 | 4 | 5 | 6 | 7 | 8 | 9 | 10 | 11 | 12 | 13 | 14 | 15 | 16 | [...] | Wdh: 29
Dexamethason
Carfilzomib

Wiederholungsinfo: bis Progression/inakzeptable Toxizität

Untersuchungen zur Kardioprotektion vor Therapiebeginn:
- **Krankengeschichte** um vergangene kardiovaskuläre Ereignisse bzw. bestehende Risikofaktoren (Bluthochdruck, Diabetes, Dyslipidämie, Übergewicht, Rauchen etc.) und vorherige kardiotoxische Krebstherapien zu erfassen
- **körperliche Untersuchungen:** Blutdruck, Herzgeräusche und Zeichen von Herzinsuffizienz (erhöhter venöser Blutdruck, Lungengeräusche oder Beinödeme)
- **EKG** um Herzfehler, Arrhythmien und vorherige Infarkte zu erfassen
- **LVEF-Messung** (Echokardiographie, MRS oder MUGA)
- **ambulante oder Heim-Blutdruckmessungen** (Blutdruck >135/85mmHg sollte behandelt werden)

Carfilzomib:
Begrenzung der Körperoberfläche zur Dosisberechnung auf 2,2m²; die Kappung wird automatisch durch ChemoCompile durchgeführt; keine Dosisanpassung bei Gewichtsänderungen ≤ 20% notwendig. (Quelle: FI Carfilzomib)

Tägliche Gewichtskontrolle unter Carfilzomibtherapie → bei Zunahme >1,5kg sollte der behandelnde Arzt kontaktiert werden

Pamidronat 60mg i.v. alle 4 Wochen über 2-3h (Anfang mit Woche 3)

Obligate Prä- und Begleitmedikation (Zyklus 1)

Tag	zeitl. Ablauf	Substanz	Basisdosierung	Trägerlösung (ml)	Appl.	Infusions-dauer	Bemerkungen
1-2, 8-9, 15-16	-30min	Glucose 5%	500 ml		i.v.	1h	Vor- und Nachhydrierung, obligat in Zyklus 1, ab Zyklus 2 nach individuellem Bedarf anpassen
1-28	1-0-0-0	Aciclovir	400 mg		p.o.		Mo, Mi, Fr
1-28	0-1-0-0	Cotrimoxazol	960 mg		p.o.		Mo, Mi, Fr
1-28	1-0-1-0	Ciprofloxacin	250 mg		p.o.		kontinuierlich in Zyklus 1-2, danach nach individueller Entscheidung
1-28	Gabe	Enoxaparin	40 mg		s.c.		kontinuierlich

Hauptmedikation (Zyklus 2)

Tag	zeitl. Ablauf	Substanz	Basisdosierung	Trägerlösung (ml)	Appl.	Infusions-dauer	Bemerkungen
1-2, 8-9, 15-16	1-0-0-0	Dexamethason	20 mg		p.o.		Einnahme vor Carfilzomib-Gabe
1-2, 8-9, 15-16	0	Carfilzomib	27 mg/m²	100 ml Glucose 5 %	i.v.	30min	Zyklus 1: 20mg/m², Zyklus 2: 27mg/m², Zyklus 3: 36mg/m², Zyklus 4-n: 56mg/m²

Zyklusdiagramm | Tag 1 | 2 | 3 | 4 | 5 | 6 | 7 | 8 | 9 | 10 | 11 | 12 | 13 | 14 | 15 | 16 | [...] | Wdh: 29
Dexamethason
Carfilzomib

Wiederholungsinfo: bis Progression/inakzeptable Toxizität

Obligate Prä- und Begleitmedikation (Zyklus 2)

Tag	zeitl. Ablauf	Substanz	Basisdosierung	Trägerlösung (ml)	Appl.	Infusions-dauer	Bemerkungen
1-2, 8-9, 15-16	-30min	Glucose 5%	500 ml		i.v.	1h	Vor- und Nachhydrierung, obligat in Zyklus 1, ab Zyklus 2 nach individuellem Bedarf anpassen
1-28	1-0-0-0	Aciclovir	400 mg		p.o.		Mo, Mi, Fr
1-28	0-1-0-0	Cotrimoxazol	960 mg		p.o.		Mo, Mi, Fr
1-28	1-0-1-0	Ciprofloxacin	250 mg		p.o.		kontinuierlich in Zyklus 1-2, danach nach individueller Entscheidung
1-28	Gabe	Enoxaparin	40 mg		s.c.		kontinuierlich

Hauptmedikation (Zyklus 3)

Tag	zeitl. Ablauf	Substanz	Basisdosierung	Trägerlösung (ml)	Appl.	Infusions-dauer	Bemerkungen
1-2, 8-9, 15-16	1-0-0-0	Dexamethason	20 mg		p.o.		Einnahme vor Carfilzomib-Gabe
1-2, 8-9, 15-16	0	Carfilzomib	36 mg/m²	100 ml Glucose 5 %	i.v.	30min	Zyklus 1: 20mg/m², Zyklus 2: 27mg/m², Zyklus 3: 36mg/m², Zyklus 4-n: 56mg/m²

Wiederholungsinfo: bis Progression/inakzeptable Toxizität

Zyklusdiagramm | Tag 1 | 2 | 3 | 4 | 5 | 6 | 7 | 8 | 9 | 10 | 11 | 12 | 13 | 14 | 15 | 16 | [...] | Wdh: 29
Dexamethason
Carfilzomib

Obligate Prä- und Begleitmedikation (Zyklus 3)

Tag	zeitl. Ablauf	Substanz	Basisdosierung	Trägerlösung (ml)	Appl.	Infusions-dauer	Bemerkungen
1-2, 8-9, 15-16	-30min	Glucose 5%	500 ml		i.v.	1h	Vor- und Nachhydrierung, obligat in Zyklus 1, ab Zyklus 2 nach individuellem Bedarf anpassen
1-28	1-0-0-0	Aciclovir	400 mg		p.o.		Mo, Mi, Fr
1-28	0-1-0-0	Cotrimoxazol	960 mg		p.o.		Mo, Mi, Fr
1-28	1-0-1-0	Ciprofloxacin	250 mg		p.o.		kontinuierlich in Zyklus 1-2, danach nach individueller Entscheidung
1-28	Gabe	Enoxaparin	40 mg		s.c.		kontinuierlich

Hauptmedikation (Zyklus 4-n)

Tag	zeitl. Ablauf	Substanz	Basisdosierung	Trägerlösung (ml)	Appl.	Infusions-dauer	Bemerkungen
1-2, 8-9, 15-16	1-0-0-0	Dexamethason	20 mg		p.o.		Einnahme vor Carfilzomib-Gabe
1-2, 8-9, 15-16	0	Carfilzomib	56 mg/m²	100 ml Glucose 5 %	i.v.	30min	Zyklus 1: 20mg/m², Zyklus 2: 27mg/m², Zyklus 3: 36mg/m², Zyklus 4-n: 56mg/m²

Wiederholungsinfo: bis Progression/inakzeptable Toxizität

Zyklusdiagramm | Tag 1 | 2 | 3 | 4 | 5 | 6 | 7 | 8 | 9 | 10 | 11 | 12 | 13 | 14 | 15 | 16 | [...] | Wdh: 29
Dexamethason
Carfilzomib

Obligate Prä- und Begleitmedikation (Zyklus 4-n)

Tag	zeitl. Ablauf	Substanz	Basisdosierung	Trägerlösung (ml)	Appl.	Infusions-dauer	Bemerkungen
1-2, 8-9, 15-16	-30min	Glucose 5%	500 ml		i.v.	1h	Vor- und Nachhydrierung, obligat in Zyklus 1, ab Zyklus 2 nach individuellem Bedarf anpassen
1-28	1-0-0-0	Aciclovir	400 mg		p.o.		Mo, Mi, Fr
1-28	0-1-0-0	Cotrimoxazol	960 mg		p.o.		Mo, Mi, Fr
1-28	1-0-1-0	Ciprofloxacin	250 mg		p.o.		kontinuierlich in Zyklus 1-2, danach nach individueller Entscheidung
1-28	Gabe	Enoxaparin	40 mg		s.c.		kontinuierlich

Bedarfsmedikation	Allopurinol zur Tumorlyse-Syndrom-Prophylaxe bei Patienten mit hoher Tumorlast, Antimykotika, H$_2$-Blocker, Sucralfat, Ulkustherapeutika, Diuretika, Antiemetika, Antidiarrhoika
Kontrollen	Differentialblutbild mit Thrombozyten (Nadir an Tag 8, ggf. Dosisreduktion), Flüssigkeitsbilanz (adäquate Hydrierung, besonders bei hoher Tumorlast, CAVE: Flüssigkeitseinlagerung), Nierenfunktion, Lungenfunktion, Leberfunktion, Serumkreatinin, Herzfunktion, Anzeichen/Symptome von Infusionsreaktionen (bis zu 24h nach Carfilzomib-Gabe), Herzinsuffizienz, Tumorlyse-Syndrom, periphere Neuropathie
Dosisreduktion	**CFZ Dosisreduktionsstufen:** 56mg/m², 45mg/m², 36mg/m², 27mg/m²; **Hämatologische Toxizität:** Absolute Neutrophilenzahl <0,5x10⁹/l → Dosis stoppen. Bei Erholung auf ≥0,5x10⁹/l mit gleicher Dosisstufe fortfahren. Bei wiederholtem Vorkommen analoges Vorgehen + DR um 1 Stufe erwägen. FN, ANC <0,5x10⁹/l und oral gemessene Temp > 38,5°C (2 Messungen mit >38°C über 2h) → Dosis stoppen. Bei Erholung der ANC auf den Wert zu Therapiebeginn und Rückgang des Fiebers mit gleicher Dosisstufe fortfahren. Thrombozytenzahl <10x10⁹/l oder Anzeichen für Blutungen bei Thrombozytopenie → Dosis stoppen. Bei Erholung auf ≥10x10⁹/l und /oder wenn Blutungen unter Kontrolle, mit der gleichen Dosisstufe fortfahren. Bei wiederholtem Vorkommen analoges Vorgehen + DR um 1 Stufe erwägen. **Nicht-hämatologische Toxizität:** Renal: Serum-Kreatinin ≥2x Wert zu Therapiebeginn; oder Kreatinin-Clearance < 15ml/min (oder Krea-Cl sinkt auf <50% gegenüber Therapiebeginn) oder Notwendigkeit einer Dialyse → Dosis stoppen und weiterhin Nierenfunktion überwachen. Wiederaufnahme der Therapie bei Erholung der Nierenfunktion in einem Bereich um 25% gegenüber dem Ausgangswert + ggf DR um 1 Stufe erwägen. Bei Dialysepflicht Anwendung NACH der Dialyse. Alle anderen nicht-hämatologischen Grad 3-oder 4-Toxizitäten →Dosis bis zur Erholung oder bis zum Rückgang auf den Wert zu Therapiebeginn stoppen. Erwägen, die nächste geplante Behandlung mit einer um 1 Stufe reduzierten Dosis wieder aufzunehmen.
Cave	Carfilzomib: **Hepatitis-B-Virus-(HBV) Screening vor Behandlungsbeginn:** positive Hepatitis-B-Serologie → während der Behandlung und bis 6 Monate danach auf Anzeichen einer HBV-Reaktivierung kontrollieren (klinisch+Laborparameter), ggfs. Hepatologen konsultieren. Bei HBV-Reaktivierung unter Carfilzomib → unterbrechen und Hepatologen konsultieren. Eine Wiederaufnahme der Behandlung bei Patienten, bei denen die HBV-Reaktivierung angemessen kontrolliert ist, soll mit einem Hepatologen diskutiert werden.
Wiederholung	**Zyklus 1-1:** Tag 29. bis Progression/inakzeptable Toxizität **Zyklus 2-2:** Tag 29. bis Progression/inakzeptable Toxizität **Zyklus 3-3:** Tag 29. bis Progression/inakzeptable Toxizität **Zyklus 4-n:** Tag 29. bis Progression/inakzeptable Toxizität
Literatur	analog Lendvai et al. Blood. 2014 Jun 24

Diese Krebstherapie birgt letale Risiken. Die Anwendung darf nur durch erfahrene Onkologen und entsprechend ausgebildetes Pflegepersonal erfolgen. Das Protokoll muss im Einzelfall überprüft und der klinischen Situation angepasst werden.

060509_60   **Carfilzomib/Pomalidomid/Dexamethason**   **Indikation: Multiples Myelom**   **ICD-10: C90.0**

Hauptmedikation (Zyklus 1)

Tag	zeitl. Ablauf	Substanz	Basisdosierung	Trägerlösung (ml)	Appl.	Infusionsdauer	Bemerkungen
1-2	0	Carfilzomib	20 mg/m²	100 ml Glucose 5 %	i.v.	30min	nur in Zyklus 1, bei guter Verträglichkeit ab Tag 8 Dosiserhöhung auf 27mg/m² möglich
1-21	0-0-0-1	Pomalidomid	4 mg abs.		p.o.		
1, 8, 15, 22	1-0-0-0	Dexamethason	40 mg abs.		p.o.		
8-9, 15-16	0	Carfilzomib	27 mg/m²	100 ml Glucose 5 %	i.v.	30min	4h-30min vor Carfilzomib

Zyklusdiagramm | Tag 1 2 3 4 5 ... 7 8 9 10 11 12 13 14 15 16 17 18 19 20 21 22 [...] Wdh: 29

- Dexamethason
- Pomalidomid
- Carfilzomib 20mg/m2
- Carfilzomib 27mg/m2

Carfilzomib:
Begrenzung der Körperoberfläche zur Dosisberechnung auf 2,2m²; die Kappung wird automatisch durch ChemoCompile durchgeführt; keine Dosisanpassung bei Gewichtsänderungen ≤ 20% notwendig.
(Quelle: FI Carfilzomib)

Untersuchungen zur Kardioprotektion vor Therapiebeginn:
- **Krankengeschichte** um vergangene kardiovaskuläre Ereignisse bzw. bestehende Risikofaktoren (Bluthochdruck, Diabetes, Dyslipidämie, Übergewicht, Rauchen etc.) und vorherige kardiotoxische Krebstherapien zu erfassen
- **körperliche Untersuchungen:** Blutdruck, Herzgeräusche und Zeichen von Herzinsuffizienz (erhöhter venöser Blutdruck, Lungengeräusche oder Beinödeme)
- **EKG** um Herzfehler, Arrhythmien und vorherige Infarkte zu erfassen
- **LVEF-Messung** (Echokardiographie, MRS oder MUGA)
- **ambulante oder Heim-Blutdruckmessungen** (Blutdruck >135/85mmHg sollte behandelt werden)

Tägliche Gewichtskontrolle unter **Carfilzomibtherapie** → bei Zunahme >1,5kg sollte der behandelnde Arzt kontaktiert werden

Pamidronat 60mg i.v. alle 4 Wochen über 2-3h (Anfang mit Woche 3)

Hepatitis-B-Virus-(HBV) Screening vor Beginn der Behandlung mit Pomalidomid:
-> *positive Hepatitis-B-Serologie:* vor Behandlungsbeginn Hepatologen konsultieren
-> *bei Träger von HBV (einschließlich Patienten, die Anti-HBc-positiv, jedoch HBsAg-negativ sind), die eine Behandlung mit Pomalidomid in der Kombination mit Dexamethason benötigen:*
engmaschige Überwachung auf Zeichen und Symptome einer aktiven HBV-Infektion während der gesamten Behandlung

Obligate Prä- und Begleitmedikation (Zyklus 1)

Tag	zeitl. Ablauf	Substanz	Basisdosierung	Trägerlösung (ml)	Appl.	Infusionsdauer	Bemerkungen
1-2, 8-9, 15-16	-30min	Glucose 5%	250 ml		i.v.	1h	Vor- und Nachhydrierung, obligat in Zyklus 1, ab Zyklus 2 nach individuellem Bedarf anpassen
1-28	1-0-0-0	Aciclovir	400 mg		p.o.		Mo, Mi, Fr
1-28	0-1-0-0	Cotrimoxazol	960 mg		p.o.		Mo,Mi,Fr kontinuierlich
1-28	1-0-0-0	Levofloxacin	250 mg		p.o.		kontinuierlich in Zyklus 1-2, danach nach individueller Entscheidung
1-28	Gabe	Enoxaparin	40 mg		s.c.		kontinuierlich
2, 9, 16	-30min	Dexamethason	8 mg		i.v.	15min	

Hauptmedikation (Zyklus 2-4)

Tag	zeitl. Ablauf	Substanz	Basisdosierung	Trägerlösung (ml)	Appl.	Infusionsdauer	Bemerkungen
1-2, 8-9, 15-16	0	Carfilzomib	27 mg/m²	100 ml Glucose 5 %	i.v.	30min	
1-21	0-0-0-1	Pomalidomid	4 mg abs.		p.o.		
1, 8, 15, 22	1-0-0-0	Dexamethason	40 mg abs.		p.o.		4h-30min vor Carfilzomib

Zyklusdiagramm | Tag 1 2 3 4 5 6 7 8 9 10 11 12 13 14 15 16 17 18 19 20 21 22 [...] Wdh: 29

- Carfilzomib
- Dexamethason
- Pomalidomid

Obligate Prä- und Begleitmedikation (Zyklus 2-4)

Tag	zeitl. Ablauf	Substanz	Basisdosierung	Trägerlösung (ml)	Appl.	Infusions-dauer	Bemerkungen
1-2, 8-9, 15-16	-30min	Glucose 5%	250 ml		i.v.	1h	Vor- und Nachhydrierung, obligat in Zyklus 1, ab Zyklus 2 nach individuellem Bedarf anpassen
1-28	1-0-0-0	Aciclovir	400 mg		p.o.		Mo, Mi, Fr
1-28	0-1-0-0	Cotrimoxazol	960 mg		p.o.		Mo,Mi,Fr kontinuierlich
1-28	1-0-0-0	Levofloxacin	250 mg		p.o.		kontinuierlich in Zyklus 1-2, danach nach individueller Entscheidung
1-28	Gabe	Enoxaparin	40 mg		s.c.		kontinuierlich
2, 9, 16	-30min	Dexamethason	8 mg		i.v.	15min	

Hauptmedikation (Zyklus 5-6)

Tag	zeitl. Ablauf	Substanz	Basisdosierung	Trägerlösung (ml)	Appl.	Infusions-dauer	Bemerkungen
1-2, 8-9, 15-16	0	Carfilzomib	27 mg/m^2	100 ml Glucose 5 %	i.v.	30min	4h-30min vor Carfilzomib
1-21	0-0-0-1	Pomalidomid	4 mg abs.		p.o.		
1, 8, 15, 22	1-0-0-0	Dexamethason	20 mg abs.		p.o.		

Zyklusdiagramm — Tag 1 2 3 4 5 6 7 | 8 9 10 11 12 13 14 | 15 16 17 18 19 20 21 | 22 [...] Wdh: 29

- Carfilzomib
- Dexamethason
- Pomalidomid

Obligate Prä- und Begleitmedikation (Zyklus 5-6)

Tag	zeitl. Ablauf	Substanz	Basisdosierung	Trägerlösung (ml)	Appl.	Infusions-dauer	Bemerkungen
1-2, 8-9, 15-16	-30min	Glucose 5%	250 ml		i.v.	1h	Vor- und Nachhydrierung, obligat in Zyklus 1, ab Zyklus 2 nach individuellem Bedarf anpassen
1-28	1-0-0-0	Aciclovir	400 mg		p.o.		Mo, Mi, Fr
1-28	0-1-0-0	Cotrimoxazol	960 mg		p.o.		Mo,Mi,Fr kontinuierlich
1-28	1-0-0-0	Levofloxacin	250 mg		p.o.		kontinuierlich in Zyklus 1-2, danach nach individueller Entscheidung
1-28	Gabe	Enoxaparin	40 mg		s.c.		kontinuierlich
2, 9, 16	-30min	Dexamethason	8 mg		i.v.	15min	

Hauptmedikation (Zyklus 7-n)

Tag	zeitl. Ablauf	Substanz	Basisdosierung	Trägerlösung (ml)	Appl.	Infusions-dauer	Bemerkungen
1-2, 15-16	0	Carfilzomib	27 mg/m^2	100 ml Glucose 5 %	i.v.	30min	4h-30min vor Carfilzomib
1-21	0-0-0-1	Pomalidomid	4 mg abs.		p.o.		
1, 8, 15, 22	1-0-0-0	Dexamethason	20 mg abs.		p.o.		

Zyklusdiagramm — Tag 1 2 3 4 5 6 7 | 8 9 10 11 12 13 14 | 15 16 17 18 19 20 21 | 22 [...] Wdh: 29

- Carfilzomib
- Dexamethason
- Pomalidomid

Obligate Prä- und Begleitmedikation (Zyklus 7-n)

Tag	zeitl. Ablauf	Substanz	Basisdosierung	Trägerlösung (ml)	Appl.	Infusions-dauer	Bemerkungen
1-2, 15-16	-30min	Glucose 5%	250 ml		i.v.	1h	Vor- und Nachhydrierung, obligat in Zyklus 1, ab Zyklus 2 nach individuellem Bedarf anpassen
1-28	1-0-0-0	Aciclovir	400 mg		p.o.		Mo, Mi, Fr
1-28	0-1-0-0	Cotrimoxazol	960 mg		p.o.		Mo,Mi,Fr kontinuierlich
1-28	1-0-0-0	Levofloxacin	250 mg		p.o.		kontinuierlich in Zyklus 1-2, danach nach individueller Entscheidung
1-28	Gabe	Enoxaparin	40 mg		s.c.		kontinuierlich
2, 16	-30min	Dexamethason	8 mg		i.v.	15min	

Bedarfsmedikation	Allopurinol zur Tumorlyse-Syndrom-Prophylaxe bei Patienten mit hoher Tumorlast, Antimykotika, H_2-Blocker, Sucralfat, Ulkustherapeutika, Diuretika, Antiemetika, Antidiarrhoika, Obstipationsprophylaxe
FN-Risiko	< 10% → je nach Risikoabwägung, siehe Kurzfassung Leitlinien G-CSF
Kontrollen	Differentialblutbild mit Thrombozyten (Nadir an Tag 8, ggf. Dosisreduktion), Flüssigkeitsbilanz (adäquate Hydrierung, besonders bei hoher Tumorlast, CAVE: Flüssigkeitseinlagerung), Elektrolyte, Nierenfunktion, Lungenfunktion, Leberfunktion, Serumkreatinin, Herzfunktion, Anzeichen/Symptome von Infusionsreaktionen (bis zu 24h nach Carfilzomib-Gabe), Herzinsuffizienz, Tumorlyse-Syndrom, periphere Neuropathie, Gesamtprotein, Albumin, Paraproteindiagnostik (Serum, Urin)
Dosisreduktion	**Carfilzomib:** Dosisreduktion auf $20mg/m^2$ bzw. $15mg/m^2$ bei: Neutropenie Grad 3/4 und Erholung auf mind. Grad 2, Thrombozytopenie Grad 4 und Erholung auf mind. Grad 3, nach Therapieunterbrechung und Erholung bei nicht-hämatologischer Nebenwirkungen Grad 3/4: kardiale Nebenwirkungen, Anstieg der Leberwerte, periphere Neuropathie, pulmonale Nebenwirkungen, Serumkreatinin > 2x des Ausgangswerts, andere nicht-hämatologische Nebenwirkungen; Dosisreeskalation möglich; **Dexamethason:** 20mg abs/d bei >75-85 Jahre, 10mg abs/d > 85 Jahre; **Pomalidomid:** Grad 3/4 Nebenwirkungen: Therapieunterbrechung bis Besserung auf Grad < 2, danach Therapiefortsetzung mit um 1mg niedrigeren Dosis als zuvor; Neutropenie + Thrombozytopenie: ANC $< 0,5 \times 10^9/l$ oder febriler Neutropenie bzw. Thrombozytenzahl $< 25 \times 10^9/l$: Therapieunterbrechung + wöchentliche Blutbildkontrolle bis ANC $> 1 \times 10^9/l$ bzw. Thrombozyten $> 50 \times 10^9/l$, dann Therapiewiederaufnahme mit 3mg/d, bei danach auftretenden ANC $< 0,5 \times 10^9/l$ bzw. Thrombozyten $< 25 \times 10^9/l$ bzw. Therapieunterbrechung bis ANC $> 1,0 \times 10^9/l$ bzw. Thrombozyten $> 50 \times 10^9/l$ und Therapiewiederaufnahme mit einer um 1mg niedrigeren Dosis als zuvor, siehe auch Fachinformation
Cave	**Pomalidomid:** Risiko für Hepatotoxizität (akute Hepatitis), Interstitielle Lungenerkrankung (ILD), Herzinsuffizienz unter Pomalidomid-Therapie, besonders während der ersten 6 Monate → engmaschige Kontrollen und ggf. Dosisreduktion oder Therapieabbruch. Carfilzomib: **Hepatitis-B-Virus-(HBV) Screening vor Behandlungsbeginn:** positive Hepatitis-B-Serologie → während der Behandlung und bis 6 Monate danach auf Anzeichen einer HBV-Reaktivierung kontrollieren (Klinisch+Laborparameter), ggfs. Hepatologen konsultieren. Bei HBV-Reaktivierung unter Carfilzomib → unterbrechen und Hepatologen konsultieren. Eine Wiederaufnahme der Behandlung bei Patienten, bei denen die HBV-Reaktivierung angemessen kontrolliert ist, soll mit einem Hepatologen diskutiert werden.
Wechselwirkungen	Substanzen, die die QT-Zeit verlängern möglichst vermeiden; keine gleichzeitige Anwendung von starken CYP1A2-Inhibitoren (z.B. Ciprofloxacin, Enoxacin) → Erhöhung der Pomalidomid-Spiegel und des Risikos für Nebenwirkungen
Erfolgsbeurteilung	nach 2 Zyklen
Wiederholung	**Zyklus 1-1:** Tag 29. **Zyklus 2-4:** Tag 29. **Zyklus 5-6:** Tag 29. **Zyklus 7-n:** Tag 29.
Literatur	Shah JJ et al. Blood. 2015 Nov 12;126(20):2284-90

Diese Krebstherapie birgt letale Risiken. Die Anwendung darf nur durch erfahrene Onkologen und entsprechend ausgebildetes Pflegepersonal erfolgen. Das Protokoll muss im Einzelfall überprüft und der klinischen Situation angepasst werden.

| 060509_59 | Carfilzomib/Daratumumab/Dexamethason | Indikation: Multiples Myelom (rezidiviert/refraktär) | ICD-10: C90 |

Hauptmedikation (Zyklus 1)

Tag	zeitl. Ablauf	Substanz	Basisdosierung	Trägerlösung (ml)	Appl.	Infusionsdauer	Bemerkungen
1, 8, 15	-30min	Dexamethason	20 mg abs.		i.v.	15min	SUBKUTANE APPLIKATION: Infusionsreaktionen möglich: bei Erstgabe Patient 3h nachbeobachten, bei guter Verträglichkeit: ab 2. Gabe 1h, ab 3.Gabe 15min nachbeobachten.
1, 8, 15	+30min	Daratumumab subkutan	1 800 mg abs.	Unverdünnt	s.c.	B3-5min	
1-2, 8-9, 15-16	0	Carfilzomib	20 mg/m²	100 ml Glucose 5 %	i.v.	30min	in Zyklus 1: 20mg/m², ab Zyklus 2: 27mg/m²
22	-1h	Dexamethason	20 mg abs.		p.o.		
22	0	Daratumumab subkutan	1 800 mg abs.	Unverdünnt	s.c.	B3-5min	SUBKUTANE APPLIKATION: Injektionsreaktionen möglich: bei guter Verträglichkeit der vorherigen Gaben Patient 15min nachbeobachten.

Zyklusdiagramm

	Tag 1	2	3	4	5	6	7	8	9	10	11	12	13	14	15	16	17	18	19	20	21	22	23	24	25	26	27	28
Dexamethason	□							□							□							□						
Carfilzomib	■	■						■	■						■	■												
Daratumumab subkutan	□							□							□							□						

Wiederholungsinfo: d29 Beginn Zyklus 2

Carfilzomib:
Begrenzung der Körperoberfläche zur Dosisberechnung auf 2,2m²; die Kappung wird automatisch durch ChemoCompile durchgeführt; keine Dosisanpassung bei Gewichtsänderungen ≤ 20% notwendig. (Quelle: FI Carfilzomib)

Tägliche Gewichtskontrolle unter Carfilzomibtherapie → bei Zunahme >1,5kg sollte der behandelnde Arzt kontaktiert werden

Daratumumab s.c.
Injektionsreaktionen möglich: Notfallmaßnahmen bereit halten (z.B. Adrenalin, inhalative Glucocorticoide, Sauerstoffflaschen, Defibrillator)
Symptomatische Behandlung je nach Bedarf: Paracetamol, Antihistaminika, Corticosteroiden, Sauerstoff, Bronchodilatatoren, Kochsalzlösung, Vasopressoren...

Untersuchungen zur Kardioprotektion vor Therapiebeginn:
- **Krankengeschichte** um vergangene kardiovaskuläre Ereignisse bzw. bestehende Risikofaktoren (Bluthochdruck, Diabetes, Dyslipidämie, Übergewicht, Rauchen etc.) und vorherige kardiotoxische Krebstherapien zu erfassen
- **körperliche Untersuchungen:** Blutdruck, Herzgeräusche und Zeichen von Herzinsuffizienz (erhöhter venöser Blutdruck, Lungengeräusche oder Beinödeme)
- **EKG** um Herzfehler, Arrhythmien und vorherige Infarkte zu erfassen
- **LVEF-Messung** (Echokardiographie, MRS oder MUGA)
- **ambulante oder Heim-Blutdruckmessungen** (Blutdruck >135/85mmHg sollte behandelt werden)

Alle CD38-AK können den Antikörpersuchtest und die serologischen Verträglichkeitsproben, d.h. die Standarddiagnostik vor Bluttransfusionen behindern und verzögern. Daher muss bei der Bestellung von Erythrozytenkonzentraten immer angegeben werden, dass der Patient CD38-AK erhält. Bitte diese Information in den Arztbrief aufnehmen

Hinweise Daratumumab s.c.-Applikation
1) max. Haltbarkeit vom Vial-Anstich bis zur Applikation: 4h → zeitnahe Applikation nach Lieferung
2) Injektionsstelle: Abdomen (ca. 7,5cm rechts oder links des Bauchnabels)

Pamidronat 60mg i.v. alle 4 Wochen über 2-3h (Anfang mit Woche 3)

Obligate Prä- und Begleitmedikation (Zyklus 1)

Tag	zeitl. Ablauf	Substanz	Basisdosierung	Trägerlösung (ml)	Appl.	Infusionsdauer	Bemerkungen
1	-30min	Montelukast	10 mg		p.o.		bei Erstgabe obligat, kann bei Folgegaben bei guter Verträglichkeit entfallen
1, 8, 15	-30min	Paracetamol	1 000 mg		p.o.		
1, 8, 15	-30min	Clemastin	2 mg		i.v.	B	
1-2, 8-9, 15-16	-30min	Glucose 5%	500 ml		i.v.	1h	
1-28	1-0-0-0	Aciclovir	400 mg		p.o.		Mo, Mi, Fr
1-28	1-0-1-0	Ciprofloxacin	250 mg		p.o.		kontinuierlich in Zyklus 1-2, danach nach individueller Entscheidung
1-28	0-1-0-0	Cotrimoxazol	960 mg		p.o.		Mo, Mi, Fr
1-28	morgens	Enoxaparin	40 mg		s.c.		kontinuierlich
2-3, 9, 16	1-0-0-0	Dexamethason	4 mg		p.o.		Dexamethason an Folgetagen kann bei guter Verträglichkeit ab der 4. Daratumumab-Gabe weggelassen werden
22	-1h	Paracetamol	1 000 mg		p.o.		
22	-1h	Clemastin	2 mg		p.o.		

Hauptmedikation (Zyklus 2)

Tag	zeitl. Ablauf	Substanz	Basisdosierung	Trägerlösung (ml)	Appl.	Infusions-dauer	Bemerkungen
1, 8, 15	-30min	Dexamethason	20 mg abs.		i.v.		
1, 8, 15	+30min	Daratumumab subkutan	1 800 mg abs.	Unverdünnt	s.c.	B3-5min	SUBKUTANE APPLIKATION: Injektionsreaktionen möglich: bei guter Verträglichkeit der vorherigen Gaben Patient 15min nachbeobachten.
1-2, 8-9, 15-16	0	Carfilzomib	27 mg/m²	100 ml Glucose 5 %	i.v.	30min	in Zyklus 1: 20mg/m², ab Zyklus 2: 27mg/m²
22	-1h	Dexamethason	20 mg abs.		p.o.		
22	0	Daratumumab subkutan	1 800 mg abs.	Unverdünnt	s.c.	B3-5min	SUBKUTANE APPLIKATION: Injektionsreaktionen möglich: bei guter Verträglichkeit der vorherigen Gaben Patient 15min nachbeobachten.

Zyklusdiagramm

	Tag 1	2	3	4	5	6	7	8	9	10	11	12	13	14	15	16	17	18	19	20	21	22	23	24	25	26	27	28
Dexamethason	□							□							□							□						
Carfilzomib	■	■						■	■						■	■												
Daratumumab subkutan	□							□							□							□						

Wiederholungsinfo: d29 Beginn Zyklus 3

Obligate Prä- und Begleitmedikation (Zyklus 2)

Tag	zeitl. Abauf	Substanz	Basisdosierung	Trägerlösung (ml)	Appl.	Infusions-dauer	Bemerkungen
1, 8, 15	-30min	Paracetamol	1 000 mg		p.o.		
1, 8, 15	-30min	Clemastin	2 mg		i.v.	B	
1-2, 8-9, 15-16	-30min	Glucose 5%	500 ml		i.v.	1h	
1-28	1-0-0-0	Aciclovir	400 mg		p.o.		Mo, Mi, Fr
1-28	1-0-1-0	Ciprofloxacin	250 mg		p.o.		kontinuierlich in Zyklus 1-2, danach nach individueller Entscheidung
1-28	0-1-0-0	Cotrimoxazol	960 mg		p.o.		Mo, Mi, Fr
1-28	morgens	Enoxaparin	40 mg		s.c.		kontinuierlich
22	-1h	Paracetamol	1 000 mg		p.o.		
22	-1h	Clemastin	2 mg		p.o.		

Hauptmedikation (Zyklus 3-6)

Tag	zeitl. Ablauf	Substanz	Basisdosierung	Trägerlösung (ml)	Appl.	Infusions-dauer	Bemerkungen
1, 15	-30min	Dexamethason	20 mg abs.		i.v.		
1, 15	+30min	Daratumumab subkutan	1 800 mg abs.	Unverdünnt	s.c.	B3-5min	SUBKUTANE APPLIKATION: Injektionsreaktionen möglich: bei guter Verträglichkeit der vorherigen Gaben Patient 15min nachbeobachten.
1-2, 8-9, 15-16	0	Carfilzomib	27 mg/m²	100 ml Glucose 5 %	i.v.	30min	in Zyklus 1: 20mg/m², ab Zyklus 2: 27mg/m²

Zyklusdiagramm

	Tag 1	2	3	4	5	6	7	8	9	10	11	12	13	14	15	16	[...]	Wdh: 29
Dexamethason	□														□			
Carfilzomib	■	■						■	■						■	■		
Daratumumab subkutan	□														□			

Wiederholungsinfo: Zyklus 6 d29 Beginn Zyklus 7

Obligate Prä- und Begleitmedikation (Zyklus 3-6)

Tag	zeitl. Ablauf	Substanz	Basisdosierung	Trägerlösung (ml)	Appl.	Infusionsdauer	Bemerkungen
1, 15	-30min	Paracetamol	1 000 mg		p.o.		
1, 15	-30min	Clemastin	2 mg		i.v.	B	
1-2, 8-9, 15-16	-30min	Glucose 5%	500 ml		i.v.	1h	
1-28	1-0-0-0	Aciclovir	400 mg		p.o.		Mo, Mi, Fr
1-28	1-0-1-0	Ciprofloxacin	250 mg		p.o.		kontinuierlich in Zyklus 1-2, danach nach individueller Entscheidung
1-28	0-1-0-0	Cotrimoxazol	960 mg		p.o.		Mo, Mi, Fr
1-28	morgens	Enoxaparin	40 mg		s.c.		kontinuierlich

Hauptmedikation (Zyklus 7-n)

Tag	zeitl. Ablauf	Substanz	Basisdosierung	Trägerlösung (ml)	Appl.	Infusionsdauer	Bemerkungen
1	-30min	Dexamethason	20 mg abs.		i.v.		
1	+30min	Daratumumab subkutan	1 800 mg abs.	Unverdünnt	s.c.	B3-5min	SUBKUTANE APPLIKATION; Injektionsreaktionen möglich: bei guter Verträglichkeit der vorherigen Gaben Patient 15min nachbeobachten.
1-2, 8-9, 15-16	0	Carfilzomib	27 mg/m²	100 ml Glucose 5 %	i.v.	30min	in Zyklus 1: 20mg/m², ab Zyklus 2: 27mg/m²

Zyklusdiagramm — Tag 1 2 3 4 5 6 7 8 9 10 11 12 13 14 15 16 [...] Wdh: 29
Dexamethason, Carfilzomib, Daratumumab subkutan

Obligate Prä- und Begleitmedikation (Zyklus 7-n)

Tag	zeitl. Ablauf	Substanz	Basisdosierung	Trägerlösung (ml)	Appl.	Infusionsdauer	Bemerkungen
1	-30min	Paracetamol	1 000 mg		p.o.		
1	-30min	Clemastin	2 mg		i.v.	B	
1-2, 8-9, 15-16	-30min	Glucose 5%	500 ml		i.v.	1h	
1-28	1-0-0-0	Aciclovir	400 mg		p.o.		Mo, Mi, Fr
1-28	1-0-1-0	Ciprofloxacin	250 mg		p.o.		kontinuierlich in Zyklus 1-2, danach nach individueller Entscheidung
1-28	0-1-0-0	Cotrimoxazol	960 mg		p.o.		Mo, Mi, Fr
1-28	morgens	Enoxaparin	40 mg		s.c.		kontinuierlich

Bedarfsmedikation: Allopurinol zur Tumorlyse-Syndrom-Prophylaxe bei Patienten mit hoher Tumorlast, Antihistaminika, β2-Antagonisten, Bronchodilatatoren, inhalative Glucocorticoide bei Injektionsreaktionen, Antimykotika, H2-Blocker, Sucralfat, Ulkustherapeutika, Diuretika, Antiemetika, Antidiarrhoika

FN-Risiko: 10-20% → je nach Risikoabwägung als Primärprophylaxe, bei FN im 1. Zyklus als Sekundärprophylaxe, siehe Kurzfassung Leitlinien G-CSF

Kontrollen: Differentialblutbild mit Thrombozyten (Nadir an Tag 8 oder Tag 15, ggf. Dosisreduktion), Flüssigkeitsbilanz (adäquate Hydrierung, besonders bei hoher Tumorlast, CAVE: Flüssigkeitseinlagerung), Nierenfunktion, Lungenfunktion, Leberfunktion, Serumkreatinin, Herzfunktion, Anzeichen/Symptome von Injektionsreaktionen, Herzinsuffizienz, Tumorlyse-Syndrom, periphere Neuropathie

Dosisreduktion: **Carfilzomib:** Dosisreduktion auf 20mg/m² bzw. 15mg/m² bei: Neutropenie Grad 3/4 und Erholung auf mind. Grad 2, Thrombozytopenie Grad 4 und Erholung auf mind. Grad 3, nach Therapieunterbrechung und Erholung bei nicht-hämatologischer Nebenwirkungen Grad 3/4: kardiale Nebenwirkungen, Anstieg der Leberwerte, periphere Neuropathie, pulmonale Nebenwirkungen, Serumkreatinin > 2x des Ausgangswerts, andere nicht-hämatologische Nebenwirkungen; Dosisreeskalation möglich

Cave: **Infusionsbedingte Reaktionen unter Daratumumab- und Carfilzomibtherapie möglich** Daratumumab, Carfilzomib: **Hepatitis-B-Virus-(HBV) Screening vor Behandlungsbeginn**: positive Hepatitis-B-Serologie → während der Behandlung und bis 6 Monate danach auf Anzeichen einer HBV-Reaktivierung kontrollieren (klinisch+Laborparameter), ggfs. Hepatologen konsultieren. Bei HBV-Reaktivierung unter Daratumumab und/oder Carfilzomib → unterbrechen und Hepatologen konsultieren. Eine Wiederaufnahme der Behandlung bei Patienten, bei denen die HBV-Reaktivierung angemessen kontrolliert ist, soll mit einem Hepatologen diskutiert werden.

Dosissteigerung: **Carfilzomib:** bei guter Verträglichkeit ab Zyklus 2 27mg/m², danach ggf. Eskalation auf 36mg/m² möglich

Bemerkungen: bei Dialysepatienten wird Daratumumab an dialysefreien Tagen mit größtmöglichem Abstand zur nächsten Dialyse verabreicht

Wiederholung:
Zyklus 1-1: d29 Beginn Zyklus 2
Zyklus 2-2: d29 Beginn Zyklus 3
Zyklus 3-6: Tag 29. Zyklus 6 d29 Beginn Zyklus 7
Zyklus 7-n: Tag 29.

Literatur: adaptiert nach Chari A et al. J Clin Oncol 36, no. 15_suppl 8002-8002, Lonial S et al. Blood 2017 130:1869, Studienprotokoll CANDOR-Studie; Moreau P et al. ASH 2020 Abstract 1380; Leleu X et al. ASCO 2020 Abstract 8526

Diese Krebstherapie birgt letale Risiken. Die Anwendung darf nur durch erfahrene Onkologen und entsprechend ausgebildetes Pflegepersonal erfolgen. Das Protokoll muss im Einzelfall überprüft und der klinischen Situation angepasst werden.

| *060509_43* | *Ixazomib/Lenalidomid/Dexamethason* | *Indikation: Multiples Myelom* | *ICD-10: C90* |

Hauptmedikation (Zyklus 1-n)

Tag	zeitl. Ablauf	Substanz	Basisdosierung	Trägerlösung (ml)	Appl.	Infusions-dauer	Bemerkungen
1, 8, 15	1-0-0-0	Ixazomib	4 mg		p.o.		Kapseln als Ganzes auf nüchternen Magen mind. 1h vor oder 2h nach einer Mahlzeit einnehmen
1-21	0-0-0-1	Lenalidomid	25 mg abs.		p.o.		
1, 8, 15, 22	1-0-0-0	Dexamethason	40 mg abs.		p.o.		

Zyklusdiagramm | Tag 1 2 3 4 5 6 7 | 8 9 10 11 12 13 14 | 15 16 17 18 19 20 21 22 [...] Wdh: 29

Ixazomib
Lenalidomid
Dexamethason

Wiederholungsinfo: bis PD

bei Lenalidomid-induzierten Durchfällen → Gabe von **Cholestagel®** (bis zu 6 Tbl. täglich, 3x 2Tbl. oder 1x 6Tbl., mit einer Mahlzeit), **Cave:** 4 Std. Abstand zu Lenalidomid, sowie Arzneimitteln, die Wechselwirkungen mit Colesevelam verursachen können: Levothyroxin, Verapamil, Olmesartan, Phenytoin, orale Kontrazeptiva, Metformin, Glimepirid, Glipizid, Glibenclamid, Ursodesoxycholsäure; bei Ciclosporin und Warfarin zusätzlich Spiegel bzw. Wirkung überwachen

Lenalidomid (LL) Wechselwirkungen:
- "-": Plasmaverfügbarkeit von Digoxin erhöht →Überwachung der Digoxinkonzentration während LL-Therapie.
- Statine: bei gleichzeitiger Anwendung mit „LL, erhöhtes Rhabdomyolyserisiko → verstärkte Überwachung" insbesondere in den ersten Wochen.
- **PGB-Inhibitoren:** z.B. Ciclosporin, Clarithromycin, Ketoconazol, Verapamil etc.) **können zum Ansteigen der LL Plasmaspiegel u. damit Zunahme der LL Tox. führen** (LL ist PGP-Substrat) → engmaschige Überwachung auf NW

CTx mit FN-Risiko von 10-20%: Vorgehen bei der G-CSF-Gabe
- nach CTx: 1x tgl. 5μg/kg Filgrastim s.c. bei Leukozyten < 1 000/μl bis >1 000/μl
- Wenn unter Einbeziehung **individueller Risikofaktoren für den Patienten FN-Risiko ≥ 20% =>G-CSF-Primärprophylaxe** erwägen/durchführen.
- **Nach durchgemachter febriler Neutropenie,** in folgenden Zyklen => **G-CSF-Sekundärprophylaxe**
G-CSF-Primär- bzw. Sekundärprophylaxe: Entweder 24h nach CTx einmal Pegfilgrastim/Neulasta® 6mg s.c.
- **Oder:** d6 nach CTx Filgrastim/Neupogen® 5μg/kg/d s.c. bis zum Durchschreiten des Nadir.

Hepatitis-B-Virus-(HBV) Screening vor Beginn der Behandlung mit Lenalidomid:
→ positive Hepatitis-B-Serologie: vor Behandlungsbeginn Hepatologen konsultieren
→ zuvor infizierte Patienten müssen während der gesamten Behandlung engmaschig auf Zeichen und Symptome einer Virus-Reaktivierung überwacht werden

Pamidronat 60mg i.v. alle 4 Wochen über 2-3h (Anfang mit Woche 3)

Thromboseprophylaxe bei Lenalidomid-, Thalidomid- oder Pomalidomid-Therapie

Ein oder mehrere der folgenden Risikofaktoren
-vorherige Thrombose [1]
-zentralvenöser Katheter [1]
-Hochrisiko operativer Eingriff [1]
-konstitutionelle Thrombophilie [1]
-lange Immobilität
-rekombinantes EPO
→ **LMWH Prophylaxe** (Enoxaparin 20mg/d; bzw bei [1] nach klinischer Situation ggf. höhere Dosis)

Keine Risikofaktoren & Kombinationstherapie mit Dexamethason und /oder Anthracycline → **Aspirin** 100mg/d

Keine Risikofaktoren & Monotherapie → **keine Prophylaxe**

Dosisreduktion Lenalidomid	
Nierenfunktion (Kreatinin Clearance)	Dosisanpassung
30 < Krea.-Cl < 50 ml/min	10mg/d,[^]
Krea.-Cl < 30 ml/min, keine Dialyse erforderlich	15mg jeden 2.d,[^^]
Krea.-Cl < 30 ml/min, Dialyse erforderlich	5mg/d, an Dialysetagen Gabe nach Dialyse

[^] Erhöhung der Dosis nach 2 Zyklen auf 15mg/d bei Nicht-Ansprechen auf Behandlung und guter Verträglichkeit
[^^] Erhöhung der Dosis auf 10mg/d bei guter Verträglichkeit

Obligate Prä- und Begleitmedikation (Zyklus 1-n)

Tag	zeitl. Ablauf	Substanz	Basisdosierung	Trägerlösung (ml)	Appl.	Infusions-dauer	Bemerkungen
1, 8, 15	1-0-0-0	Granisetron	1 mg		p.o.		ca. 30 min vor Ixazomib, ggfs. auf 2mg erhöhen.
1-21	0-1-0-0	Cotrimoxazol	960 mg abs.		p.o.		Mo,Mi,Fr
1-21	1-0-0-0	Acetylsalicylsäure	100 mg abs.		p.o.		kontinuierlich
1-21	1-0-0-0	Aciclovir	400 mg		p.o.		Mo, Mi, Fr

Bedarfsmedikation	Antiemetika, Antidiarrhoika, Wachstumsfaktoren, Erythrozyten- und Thrombozytentransfusionen, Korrektur des Flüssigkeitshaushalts, topische und/oder orale Steroide beim Auftreten von Hautreaktionen, propylaktische Anwendung von Hautpflegecremes, Diuretika, H2-Antagonisten, Sucralfat, Protonenpumpeninhibitoren, Insulin oder orale Hypoglykämika, Obstipationsprophylaxe, ggf. bei Risikoprofil für TBVT prophylaktische Antikoagulation
FN-Risiko	10-20% → je nach Risikoabwägung als Primärprophylaxe, bei FN im 1. Zyklus als Sekundärprophylaxe, siehe Kurzfassung Leitlinien G-CSF
Kontrollen	Differentialblutbild, Elektrolyte, Blutzucker, Harnsäure, Kreatinin, Retentionswerte, Anzeichen für gastrointestinale und dermatologische Toxiziät, Anzeichen für periphere Neuropathie und periphere Ödeme; Cave Tumorlysesyndrom, Thromboserisiko
Dosisreduktion	**Ixazomib:** Reduktion auf 3mg bei: eGFR < 30ml/min, dialysepflichtige Patienten, moderater Leberfunktionsstörung (Gesamtbilirubn > 1,5-3x ULN), schwerer Leberfunktionsstörung (Gesamtbilirubin > 3x ULN), bei: hämatologischer und dermatologischer Toxizität und Auftreten von peripher Neuropathie: siehe Fachinformation; **Lenalidomid:** bei 75-85 Jahre 15mg, > 85 Jahre 10mg, siehe NW-Profil Lenalinomid Kasten/Fachinfo; **Dexamethason:** bei 75-85 Jahre 20mg abs/d, > 85 Jahre 10mg abs/d
Wechselwirkungen	keine gleichzeitige Anwendung von starken CYP1A2-Inhibitoren (z.B. Ciprofloxacin, Enoxacin), keine gleichzeitige Anwendung von starken CYP3A4-Inhibitoren (z.B. Clarithromycin, Voriconazol, Posaconzol), gleichzeitige Anwendung von starken CYP3A4-Induktoren nach Möglichkeit vermeiden (z.B. Rifampin, Carbamazepin, Phenytoin, Phenobarbital), keine gleichzeitige Anwendung von Gingko- und Johanniskraut-Präparaten, vorsichtige Anwendung von NSAIDs bei Patienten mit eingeschränkter Nierenfunktion
Erfolgsbeurteilung	nach 2 Zyklen
Wiederholung	Tag 29. bis PD
Literatur	Moreau P, Masszi T, Grzasko N, et al. Ixazomib, an investigational oral proteasome inhibitor (PI), in combination with lenalidomide and dexamethasone (IRd), significantly extends progression-free survival (PFS) for patients (Pts) with relapsed and/or refractory multiple myeloma (RRMM): the phase 3 Tourmaline-MM1 study (NCT01564537) [abstract]. Presented at: 57th American Society of Hematology Annual Meeting; December 5-8, 2015; Orlando, FL. Abstract 727; Fachinformation Ixazomib, Lenalidomid, Dexamethason

Diese Krebstherapie birgt letale Risiken. Die Anwendung darf nur durch erfahrene Onkologen und entsprechend ausgebildetes Pflegepersonal erfolgen. Das Protokoll muss im Einzelfall überprüft und der klinischen Situation angepasst werden.

060509_31	*Pomalidomid/Dexamethason*	*Indikation: refraktäres und/oder rezidivierendes Multiples Myelom*	*ICD-10: C90*

Hauptmedikation (Zyklus 1-n)

Tag	zeitl. Ablauf	Substanz	Basisdosierung	Trägerlösung (ml)	Appl.	Infusionsdauer	Bemerkungen
1-21	0-0-0-1	Pomalidomid	4 mg		p.o.		
1, 8, 15, 22	1-0-0-0	Dexamethason	40 mg		p.o.		20 mg für Patienten > 75 Jahre

Zyklusdiagramm Tag 1 2 3 4 5 6 7 8 9 10 11 12 13 14 | 15 16 17 18 19 20 21 | 22 [...] | Wdh: 29
Pomalidomid
Dexamethason

Wiederholungsinfo:
bis Progression oder inakzeptable Toxizität

Hepatitis-B-Virus-(HBV) Screening vor Beginn der Behandlung mit Pomalidomid:
-> *positive Hepatitis-B-Serologie:* vor Behandlungsbeginn Hepatologen konsultieren
-> *bei Träger von HBV (einschließlich Patienten, die Anti-HBc-positiv, jedoch HBsAg-negativ sind), die eine Behandlung mit Pomalidomid in der Kombination mit Dexamethason benötigen:*
engmaschige Überwachung auf Zeichen und Symptome einer aktiven HBV-Infektion während der gesamten Behandlung

Thromboseprophylaxe bei Lenalidomid-, Thalidomid- oder Pomalidomid-Therapie

Ein oder mehrere der folgenden Risikofaktoren
- vorherige Thrombose [1]
- zentralvenöser Katheter [1]
- Hochrisiko operativer Eingriff [1]
- konstitutionelle Thrombophilie [1]
- lange Immobilität
- rekombinantes EPO
→ **LMWH Prophylaxe** (Enoxaparin 20mg/d; bzw bei [1] nach klinischer Situation ggf. höhere Dosis)

Keine Risikofaktoren & Kombinationstherapie mit Dexamethason und /oder Anthracycline → **Aspirin** 100mg/d

Keine Risikofaktoren & Monotherapie → **keine Prophylaxe**

G-CSF-Gabe
wenn Neutrophile <1 000/μl

Obligate Prä- und Begleitmedikation (Zyklus 1-n)

Tag	zeitl. Ablauf	Substanz	Basisdosierung	Trägerlösung (ml)	Appl.	Infusionsdauer	Bemerkungen
1-28	1-0-0-0	Acetylsalicylsäure	100 mg		p.o.		kontinuierlich; bei VTE-high-risk Patienten: LMWH für mind. 4 Monate, danach ggf. Umstellung auf ASS je nach Risikofaktoren
1-28	0-1-0-0	Cotrimoxazol	960 mg		p.o.		Mo, Mi, Fr
1-28	1-0-0-0	Aciclovir	400 mg		p.o.		Mo,Mi,Fr

Bedarfsmedikation	Wachstumsfaktoren, prophylaktische G-CSF-Gabe während der ersten Behandlungszyklen, Blutprodukte, H_2-Antagonisten bei dyspeptischen Beschwerden
FN-Risiko	< 10% → je nach Risikoabwägung, siehe Kurzfassung Leitlinien G-CSF
Kontrollen	Blutbild alle 1-2 Wochen für die ersten 8 Wochen, danach 1x/Monat, Leber- und Nierenfunktion, Schwangerschaftstest bei Frauen im gebärfähigen Alter, periphere Neutropathien, Herzfunktion, Lungenfunktion (Anzeichen Interstitielle Lungenerkrankung), Tumorlyse-Syndrom, Nebenwirkungen bei gleichzeitiger Einnahme von starken CYP1A2-Inhibitoren, Elektrolyte, Harnsäure, Gesamtprotein, Albumin, Paraproteindiagnostik (Serum, Urin), Blutzucker, Schilddrüsenfunktion, Thromboserisiko
Dosisreduktion	**Pomalidomid:** Grad 3/4 Nebenwirkungen: Therapieunterbrechung bis Besserung auf Grad ≤ 2, danach Therapiefortsetzung mit um 1mg niedrigeren Dosis als zuvor; Neutropenie + Thrombozytopenie: ANC < 0,5 x 10^9/l oder febriler Neutropenie bzw. Thrombozytenzahl < 25 x 10^9/l: Therapieunterbrechung + wöchentliche Blutbildkontrolle bis ANC > 1 x 10^9/l bzw. Thrombozyten ≥ 50 x 10^9/l, dann Therapiewiederaufnahme mit 3mg/d, bei danach auftretenden ANC < 0,5 x 10^9/l bzw. Thrombozyten < 25 x 10^9/l Therapieunterbrechung bis ANC > 1,0 x 10^9/l bzw. Thrombozyten ≥ 50 x 10^9/l und Therapiewiederaufnahme mit einer um 1mg niedrigeren Dosis als zuvor, siehe auch Fachinformation; **Dexamethason:** DR-Stufen ≤ 75 Jahre: Dosisstufe -1: 20mg, Dosisstufe -2: 10mg; DR-Stufen > 75 Jahre: Dosisstufe -1: 12mg, Dosisstufe -2: 8mg; DR um eine Dosisstufe bei: Dyspepsie ≥ Grad 3, Ödeme ≥ Grad 3, Verwirrtheit/Veränderung der Stimmungslage ≥ Grad 2, Muskelschwäche ≥ Grad 2, Hyperglykämie ≥ Grad 3, andere Nebenwirkungen ≥ Grad 3 siehe auch Fachinformation, akute Pankreatits: Absetzen; bei Langzeittherapie: ggf. Dosisreduktion Dexamethason um Therapietoleranz zu erhöhen
Cave	**Pomalidomid:** Risiko für Hepatotoxizität (akute Hepatitis), Interstitielle Lungenerkrankung (ILD), Herzinsuffizienz unter Pomalidomid-Therapie, besonders während der ersten 6 Monate → engmaschige Kontrollen und ggf. Dosisreduktion oder Therapieabbruch
Therapievoraussetzung	Neutrophilenzahl > 1 x 10^9/l, Thrombozytenzahl ≥ 50 x 10^9/l bzw. siehe Dosisreduktion
Wechselwirkungen	Substanzen, die die QT-Zeit verlängern möglichst vermeiden; keine gleichzeitige Anwendung von starken CYP1A2-Inhibitoren (z.B. Ciprofloxacin, Enoxacin) → Erhöhung der Pomalidomid-Spiegel und des Risikos für Nebenwirkungen
Erfolgsbeurteilung	nach 2 Zyklen
Wiederholung	Tag 29. bis Progression oder inakzeptable Toxizität
Literatur	Dimopoulos, Leleu, Palumbo, Moreau, Delforge, Cavo Ludwig, Morgan, Davies, Sonneveld, Schey, Zweegman, Hansson, Weisel, Mateos, Facon, San Miguel, Expert panel consensus statement on the optimal use of pomalidomide in relapsed and refractory multiple myeloma Leukemia. preview 5 Feb 2014, Leleu X et al. Blood.2013;121(11):1968-75, Richardson PG et al. Blood.2013;121(11):1961-7

Diese Krebstherapie birgt letale Risiken. Die Anwendung darf nur durch erfahrene Onkologen und entsprechend ausgebildetes Pflegepersonal erfolgen. Das Protokoll muss im Einzelfall überprüft und der klinischen Situation angepasst werden.

| 060509_35 | PVD (Pomalidomid/Bortezomib/Dexamethason) | Indikation: Multiples Myelom | | | ICD-10: C90 |

Hauptmedikation (Zyklus 1-n)

Tag	zeitl. Ablauf	Substanz	Basisdosierung	Trägerlösung (ml)	Appl.	Infusions-dauer	Bemerkungen
1, 8, 15	0	Bortezomib	1,3 mg/m²	Unverdünnt	s.c.	B	
1-21	0-0-0-1	Pomalidomid	4 mg		p.o.		
1, 8, 15, 22	1-0-0-0	Dexamethason	40 mg		p.o.		

Achtung: mindestens 72 h- Intervall zwischen 2 Bortezomib- Gaben

Pamidronat 60mg i.v. alle 4 Wochen über 2-3h (Anfang mit Woche 3)

Zyklusdiagramm Tag 1 2 3 4 5 6 7 8 9 10 11 12 13 14 15 16 17 18 19 20 21 22 […] Wdh: 29

Bortezomib
Dexamethason
Pomalidomid

Dosisreduktion Bortezomib

hämatologische Toxizität (insbesondere Thrombopenie)	Neuropathie
Grad1/2: keine Dosisreduktion (DR)	Grad 1: keine DR
	Grad 1+Schmerzen oder Gr 2: DR 1mg/m²
Grad 3: keine DR, ggf. Transfusion, Behandlungsrisiko abwägen	Grad 2+Schmerzen oder Gr 3: Pause, dann 0,7mg/m² u. 1x wöchentlich
Grad 4: Pause, Beginn mit 25% DR nach Erholung	Grad 4: Abbruch

Hepatitis-B-Virus-(HBV) Screening vor Beginn der Behandlung mit Pomalidomid:
-> *positive Hepatitis-B-Serologie:* vor Behandlungsbeginn Hepatologen konsultieren
-> *bei Träger von HBV (einschließlich Patienten, die Anti-HBc-positiv, jedoch HBsAg-negativ sind), die eine Behandlung mit Pomalidomid in der Kombination mit Dexamethason benötigen:*
engmaschige Überwachung auf Zeichen und Symptome einer aktiven HBV-Infektion während der gesamten Behandlung

Thromboseprophylaxe bei Lenalidomid-, Thalidomid- oder Pomalidomid-Therapie

Ein oder mehrere der folgenden Risikofaktoren
-vorherige Thrombose [1]
-zentralvenöser Katheter [1]
-Hochrisiko operativer Eingriff [1]
-konstitutionelle Thrombophilie [1]
-lange Immobilität
-rekombinantes EPO
→ **LMWH Prophylaxe** (Enoxaparin 20mg/d; bzw bei [1] nach klinischer Situation ggf. höhere Dosis)

Keine Risikofaktoren & Kombinationstherapie mit Dexamethason und /oder Anthracycline → **Aspirin** 100mg/d

Keine Risikofaktoren & Monotherapie → **keine Prophylaxe**

Obligate Prä- und Begleitmedikation (Zyklus 1-n)

Tag	zeitl. Ablauf	Substanz	Basisdosierung	Trägerlösung (ml)	Appl.	Infusions-dauer	Bemerkungen
1-28	1-0-0-0	Aciclovir	400 mg		p.o.		Mo,Mi,Fr
1-28	0-1-0-0	Cotrimoxazol	960 mg		p.o.		Mo, Mi, Fr; Infektionsprophylaxe
1-28	1-0-0-0	Acetylsalicylsäure	100 mg		p.o.		

Bedarfsmedikation	Loperamid, Pantoprazol, Sucralfat
FN-Risiko	< 10% → je nach Risikoabwägung, siehe Kurzfassung Leitlinien G-CSF
Kontrollen	Differentialblutbild, Leberfunktion, Nierenfunktion, Lungenfunktion, Schilddrüsenfunktion, Anzeichen/Symptome: periphere Neuropathie, Thromboembolie, Hypertensive Encephalopathie, Progressive multifokale Leukenzephalopathie
Therapievoraussetzung	ANC > 1 000/µl, Thrombozyten > 50 000/µl
Wechselwirkungen	**Pomalidomid:** Risiko der Hepatotoxizität (akute Hepatitis), Interstitielle Lungenerkrankungen (ILD), Herzinsuffizienz besonders während der erste 6 Monate → engmaschige Kontrollen; keine gleichzeitige Anwendung von CYP 1A2-Inhibitoren (z.B.: Ciprofloxacin, Enoxacin, Fluvoxamin)
Therapiedauer	Zyklus 1-8, folgend von Pomalidomid-Erhaltung
Wiederholung	Tag 29.
Literatur	Lacy M. et al. Blood (2014) 124 (21): 304; Fachinfo: Bortezomib, Pomalidomid, Dexamethason

Diese Krebstherapie birgt letale Risiken. Die Anwendung darf nur durch erfahrene Onkologen und entsprechend ausgebildetes Pflegepersonal erfolgen. Das Protokoll muss im Einzelfall überprüft und der klinischen Situation angepasst werden.

060509_62 · **Belantamab-Mafodotin** · *Indikation: Multiples Myelom* · *ICD-10: C90.0*

Hauptmedikation (Zyklus 1-n)

Tag	zeitl. Ablauf	Substanz	Basisdosierung	Trägerlösung (ml)	Appl.	Infusions-dauer	Bemerkungen
1	0	Belantamab-Mafodotin	2,5 mg/kg	250 ml NaCl 0,9 %	i.v.	30min	Infusion über mindestens 30min

Pamidronat 60mg i.v. alle 4 Wochen über 2-3h (Anfang mit Woche 3)

Zyklusdiagramm | Tag 1 | [...] | Wdh: 22
Belantamab-Mafodotin | ☐

Dosisanpassung Belantamab-Mafodotin aufgrund von Nebenwirkungen an der Hornhaut (das am schwersten betroffene Auge zählt; weitere Erläuterungen s. Fachinfo)

Kategorie	**Befunde der augenärztlichen Untersuchung**	Empfohlene Dosisanpassung
Leicht	*Befund(e) der Hornhautuntersuchung:* Leichte oberflächliche Keratopathie. *Änderung des bestkorrigierten Visus:* Abnahme des Visus um eine Zeile gegenüber dem Ausgangswert	Fortführung der Behandlung mit aktueller Dosis
Moderat	*Befund(e) der Hornhautuntersuchung:* Moderate oberflächliche Keratopathie. *Änderung des bestkorrigierten Visus:* Abnahme des Visus um 2 oder 3 Zeilen gegenüber dem Ausgangswert (und Visus nicht schlechter als 0,1)	Unterbrechung der Behandlung, bis der Befund und der bestkorrigierte Visus einen Schweregrad von leicht oder niedriger erreicht haben. Wiederaufnahme der Behandlung mit einer reduzierten Dosis von 1,9 mg/kg KG.
Schwerwiegend	*Befund(e) der Hornhautuntersuchung:* Schwere oberflächliche Keratopathie Epitheldefekt der Hornhaut. *Änderung des bestkorrigierten Visus:* Abnahme des Visus um mehr als drei Zeilen gegenüber dem Ausgangswert	Unterbrechung der Behandlung, bis der Befund und der bestkorrigierte Visus einen Schweregrad von leicht oder niedriger erreicht haben. Bei Verschlechterung der Symptome und fehlendem Ansprechen auf eine angemessene Behandlung sollte ein Abbruch in Erwägung gezogen werden.

Obligate Prä- und Begleitmedikation (Zyklus 1-n)

Tag	zeitl. Ablauf	Substanz	Basisdosierung	Trägerlösung (ml)	Appl.	Infusions-dauer	Bemerkungen
1	-30min	NaCl 0,9%	500 ml		i.v.	1h30min	
1-21	1-1-1-1	Vismed® EDO Augentropfen	1 Tropfen		i.o.		mindestens 4x tägl. in beide Augen, kontinuierlich fortzuführen bis Therapieende. Konservierungsmittelfreies Tränenersatzmittel.

Bedarfsmedikation Thrombozytentransfusionen, Loperamid, Antiemese, Kühlmaske, nach Empfehlung des Augenarztes: ggf. Therapien zur Behandlung trockener Augen und/oder Steroid Augentropfen. Behandlung u. Prophylaxe v. Infusionsreaktionen: Steroide, Clemastin, Famotidin, Paracetamol etc.

Kontrollen Überwachung auf Infusionsreaktionen. Ophthalmologische Untersuchung vor den Zyklen 2, 3 und 4 und falls während der Behandlung klinisch angezeigt: Hornhautuntersuchung und bestkorrigierte Sehschärfe. Großes Blutbild vor Behandlungsbeginn und falls klinisch angezeigt während der Behandlung, häufigere Überwachung bzw. ggf. Dosisreduktion bei Thrombozytopenie und/oder gleichzeitiger Antikoagulationsbehandlung. Nierenfunktion und Leberfunktion.

Dosisreduktion	Dosisanpassung aufgrund von **Nebenwirkungen an der Hornhaut** siehe Memobox; **Thrombozytopenie** Grad 2-3 (Thrombozytenzahl 25.000 bis <75.000/µl): Behandlung unterbrechen und/oder die Dosis von auf 1,9 mg/kg KG senken, Grad 4 (Thrombozytenzahl <25.000/µl). Behandlung unterbrechen, bis sich die Thrombozytenzahl auf Grad 3 oder niedriger verbessert hat. Wiederaufnahme der Therapie mit einer reduzierten Dosis von 1,9 mg/kg KG. **Infusionsbedingte Reaktionen:** Grad 2 (moderat): Infusion unterbrechen und unterstützende Behandlung einleiten. Grad 3 oder 4 (schwerwiegend): Infusion unterbrechen und unterstützende Behandlung einleiten. Sobald die Symptome abklingen, die Infusion mit einer um mindestens 50 % niedrigeren Infusionsrate fortsetzen. **Wenn IRRs Grad 2 oder höher auftreten, sollte bei allen nachfolgenden Infusionen eine Prämedikation verabreicht werden.** Im Falle einer anaphylaktischen oder lebensbedrohlichen Infusionsreaktion, dauerhafte Beendigung der Infusion und Einleitung einer angemessenen Notfallversorgung.
Cave	Veränderungen der Sehschärfe können als mögliche Nebenwirkung von Belantamab mit Schwierigkeiten beim Führen von Fahrzeugen oder beim Bedienen von Maschinen verbunden sein. Die Patienten sollten bis zum Ende der Behandlung das Tragen von Kontaktlinsen vermeiden.
Therapievoraussetzung	**Ophthalmologische Untersuchung inkl. Sehschärfe und Spaltlampenuntersuchung sollte vor Behandlungsbeginn vorliegen.**
Therapieunterbrechung	Bei Hornhautgeschwüren (ulzerative und infektiöse Keratitis) → umgehende augenärztliche Behandlung und Therapieunterbrechung bis abgeheilt.
Therapiedauer	Bis zum Progress oder inakzeptabler Toxizität.
Wiederholung	Tag 22.
Literatur	Lonial S. et al. Lancet Oncol. 2020 Feb;21(2):207-221

Diese Krebstherapie birgt letale Risiken. Die Anwendung darf nur durch erfahrene Onkologen und entsprechend ausgebildetes Pflegepersonal erfolgen. Das Protokoll muss im Einzelfall überprüft und der klinischen Situation angepasst werden.

060509_70 **Selinexor-Dexamethason**

Indikation: Multiples Myelom (mit rezidivierender oder fortschreitender Erkrankung und mindestens 4 vorangegangenen Therapielinien)

ICD-10: C90

Hauptmedikation (Zyklus 1)

Tag	zeitl. Ablauf	Substanz	Basisdosierung	Trägerlösung (ml)	Infusions-dauer	Appl.	Bemerkungen
1, 3	1-0-0-0	Selinexor	20 mg			p.o.	Im Ganzen mit Wasser einzunehmen.
1, 3, 8, 10, 15, 17, 22, 24	1-0-0-0	Dexamethason	20 mg			p.o.	Einnahme vor Selinexor-Gabe
8, 10	1-0-0-0	Selinexor	40 mg			p.o.	Im Ganzen mit Wasser einzunehmen.
15, 17	1-0-0-0	Selinexor	60 mg			p.o.	Im Ganzen mit Wasser einzunehmen.
22, 24	1-0-0-0	Selinexor	80 mg			p.o.	Im Ganzen mit Wasser einzunehmen.

Zyklusdiagramm | Tag 1 2 3 4 5 6 7 8 9 10 11 12 13 14 15 16 17 18 19 20 21 22 23 24 25 26 27 28

Dexamethason

Selinexor

Wiederholungsinfo: Start Z2 an d29

Selinexor: Dosisanpassung bei hämatologischen Nebenwirkungen

Thrombozytopenie:

<75.000 - 25.000/μl	Dosisreduktion (DR) um 1 Stufe
<75.000 - 25.000/μl mit gleichzeitiger Blutung	Therapieunterbrechung → Therapiewiederaufnahme mit DR um 1 Stufe nach Blutungsstopp → Thrombozytentransfusion nach klinischen Leitlinien
<25.000/μl	Therapieunterbrechung → Überwachung bis Thrombozytenzahl ≥ 50.000/μl → Therapiewiederaufnahme mit DR um 1 Stufe

Neutropenie:

ANC 0,5 - 1 x 10⁹/L ohne Fieber	→ DR um 1 Stufe
ANC < 0,5 x 10⁹/L oder febrile Neutropenie	Therapieunterbrechung → Überwachung bis ANC ≥ 1 x 10⁹/L → Therapiewiederaufnahme mit DR um 1 Stufe

Anämie:

Hb < 8g/dL	Dosisreduktion (DR) um 1 Stufe → Bluttransfusion nach klinischen Leitlinien
bei lebensbedrohlichen Folgen	Therapieunterbrechung → Überwachung bis Hb-Spiegel ≥ 8g/dL → Therapiewiederaufnahme mit DR um 1 Stufe → Bluttransfusion nach klinischen Leitlinien

Pamidronat 60mg i.v. alle 4 Wochen über 2-3h (Anfang mit Woche 3)

Obligate Prä- und Begleitmedikation (Zyklus 1)

Tag	zeitl. Ablauf	Substanz	Basisdosierung	Trägerlösung (ml)	Appl.	Infusions-dauer	Bemerkungen
1, 8, 15. 22	1-0-0-0	Aprepitant	125 mg		p.o.		Nach 6-8 Wochen Reduktion der Antiemese bei guter Verträglichkeit.
1-4, 8-11, 15-18, 22-25	1-0-0-0	Granisetron	2 mg		p.o.		Antiemese vor Selinexor und am Folgetag. Nach 6-8 Wochen Reduktion der Antiemese bei guter Verträglichkeit.
1-28	0-1-0-0	Cotrimoxazol	960 mg		p.o.		Mo, Mi, Fr
1-28	0-0-1-0	Olanzapin	2,5 mg		p.o.		Nach 6-8 Wochen Reduktion der Antiemese bei guter Verträglichkeit.
2-5, 9-12, 16-19, 23-26	1-0-0-0	Aprepitant	80 mg		p.o.		Nach 6-8 Wochen Reduktion der Antiemese bei guter Verträglichkeit.

Hauptmedikation (Zyklus 2-n)

Tag	zeitl. Ablauf	Substanz	Basisdosierung	Trägerlösung (ml)	Appl.	Infusions-dauer	Bemerkungen
1, 3, 8, 10, 15, 17, 22, 24	1-0-0-0	Dexamethason	20 mg		p.o.		Einnahme vor Selinexor-Gabe
1, 3, 8, 10, 15, 17, 22, 24	1-0-0-0	Selinexor	80 mg		p.o.		Im Ganzen mit Wasser einzunehmen.

Zyklusdiagramm: Tag 1 2 3 4 5 6 7 8 9 10 11 12 13 14 15 16 17 18 19 20 21 22 23 24 [...] Wdh: 29

Dexamethason
Selinexor

Wiederholungsinfo: bis Progression/inakzeptable Toxizität

Obligate Prä- und Begleitmedikation (Zyklus 2-n)

Tag	zeitl. Ablauf	Substanz	Basisdosierung	Trägerlösung (ml)	Appl.	Infusions-dauer	Bemerkungen
1, 8, 15. 22	1-0-0-0	Aprepitant	125 mg		p.o.		Nach 6-8 Wochen Reduktion der Antiemese bei guter Verträglichkeit.
1-4, 8-11, 15-18, 22-25	1-0-0-0	Granisetron	2 mg		p.o.		Antiemese vor Selinexor und am Folgetag. Nach 6-8 Wochen Reduktion der Antiemese bei guter Verträglichkeit.
1-28	0-1-0-0	Cotrimoxazol	960 mg		p.o.		Mo, Mi, Fr
1-28	0-0-1-0	Olanzapin	2,5 mg		p.o.		Nach 6-8 Wochen Reduktion der Antiemese bei guter Verträglichkeit.
2-5, 9-12, 16-19, 23-26	1-0-0-0	Aprepitant	80 mg		p.o.		Nach 6-8 Wochen Reduktion der Antiemese bei guter Verträglichkeit.

Bedarfsmedikation: Loperamid, Sucralfat, Granisetron, i.v. Flüssigkeitssubstitution, Romiplostim im Intervall bei Thrombopenie erwägen (https://pubmed.ncbi.nlm.nih.gov/32566115/), Thrombozytenkonzentrat.

FN-Risiko: < 10%

Kontrollen: Differentialblutbild mit Thrombozyten (wöchentlich für erste 6-8 Wochen, Nadir an Tag 8, ggf. Dosisreduktion), Elektrolyte (wöchentlich für erste 6-8 Wochen, Hyponatriämie als mögl. NW von Selinexor), Retentionswerte, Serumkreatinin (wöchentlich für erste 6-8 Wochen), Körpergewicht (wöchentlich für erste 6-8 Wochen), Ernährungsstatus, Harnsäure, Blutzucker, Leberwerte, Gesamtprotein, Albumin, Paraproteindiagnostik, Infektzeichen→ggf. rasch behandeln, Anzeichen neurologischer Toxizität (inkl. Verwirrtheit, Vertigo, Bewusstseinsminderung, Syncope als mögl. NW von Selinexor).

Dosierung: Dosisreduktionsstufen Selinexor: 1. DR: 100mg 1x wöchentlich; 2. DR: 80mg 1x wöchentlich; 3. DR: 60mg 1x wöchentlich; 4. DR: endgültiger Therapiestopp.

Dosisreduktion: Dexamethason: > 85 Jahre 10mg abs./d;
Selinexor: Hämatologische Toxizitäten siehe Memokasten. **Nicht hämatologische Toxizitäten: Übelkeit / Erbrechen** ≤Grad 2: zusätzliche Antiemese, ≥Grad 3: Therapieunterbrechung bis ≤Grad 2, zusätzliche Antiemese →Therapiewiederaufnahme mit DR um 1 Stufe. **Diarrhoe** Grad 2: 1. Auftreten →Supportivmaßnahmen, 2. und folgende Auftreten: DR um 1 Stufe + Supportivmaßnahmen; ≥Grad 3: Therapieunterbrechung + Supportivmaßnahmen bis ≤Grad 2 →Therapiewiederaufnahme mit DR um 1 Stufe. **Gewichtsverlust (10-≤20%) und Anorexie mit signifikantem Gewichtsverlust / Unterernährung:** Therapieunterbrechung, Supportivmaßnahmen + Monitoring bis Wiedererreichen von >90% des Ausgangsgewichts →Therapiewiederaufnahme mit DR um 1 Stufe. **Hyponatriämie (≤130mmol/L):** Therapieunterbrechung, klinische Bewertung/Untersuchung, Überwachung bis Natriumspiegel >130mmol/L →Therapiewiederaufnahme mit DR um 1 Stufe. **Fatigue (Grad 2, Dauer >7d oder Grad 3):** Therapieunterbrechung, Überwachung bis Rückgang auf Grad 1 oder Ausgangssituation →Therapiewiederaufnahme mit DR um 1 Stufe. **Okuläre Toxizität** Grad 2 excl. Katarakt: Ophthalmologische Untersuchung, Therapieunterbrechung, Therapiewiederaufnahme und Supportivmaßnahmen, Überwachung bis Symptombesserung auf Grad 1 oder Ausgangssituation →Therapiewiederaufnahme mit DR um 1 Stufe; ≥ Grad 3 excl. Katarakt: Absetzen der Therapie und Ophthalmologische Untersuchung. **Andere nichthämatologische Toxizitäten ≥Grad 3:** Therapieunterbrechung, Überwachung bis Rückgang / Besserung auf ≤ Grad 2 → Therapiewiederaufnahme mit DR um 1 Stufe.

Erfolgsbeurteilung: Nach jedem Zyklus: Paraproteinabfall

Wiederholung:
Zyklus 1-1: Start Z2 an d29
Zyklus 2-n: Tag 29. bis Progression/inakzeptable Toxizität

Literatur: adaptiert nach Chari A NEJM 2019; 381: 727–38; Selinexor Prescribing Information

Diese Krebstherapie birgt letale Risiken. Die Anwendung darf nur durch erfahrene Onkologen und entsprechend ausgebildetes Pflegepersonal erfolgen. Das Protokoll muss im Einzelfall überprüft und der klinischen Situation angepasst werden.

060509_68	**Selinexor-VD**	**Indikation: Multiples Myelom (ab 2. Therapielinie)**	**ICD-10: C90**

Hauptmedikation (Zyklus 1)

Tag	zeitl. Ablauf	Substanz	Basisdosierung	Trägerlösung (ml)	Appl.	Infusions-dauer	Bemerkungen
1	1-0-0-0	Selinexor	40 mg		p.o.		EINMAL WÖCHENTLICH, im Ganzen mit Wasser einzunehmen.
1, 8, 15, 22	0	Bortezomib	1,3 mg/m²		s.c.		
1-2, 8-9, 15-16, 22-23, 29-30	1-0-0-0	Dexamethason	20 mg		p.o.		Einnahme vor Selinexor-Gabe an Selinexor-Tagen
8	1-0-0-0	Selinexor	60 mg		p.o.		EINMAL WÖCHENTLICH, im Ganzen mit Wasser einzunehmen.
15	1-0-0-0	Selinexor	80 mg		p.o.		EINMAL WÖCHENTLICH, im Ganzen mit Wasser einzunehmen.
22, 29	1-0-0-0	Selinexor	100 mg		p.o.		EINMAL WÖCHENTLICH, im Ganzen mit Wasser einzunehmen.

Zyklusdiagramm — Tag 1 2 3 4 5 6 7 8 9 10 11 12 13 14 15 16 17 18 19 20 21 22 23 24 25 26 27 28 29 30

- Dexamethason
- Selinexor
- Bortezomib

Wiederholungsinfo: Start Z2 an d36

Achtung: mindestens 72 h- Intervall zwischen 2 Bortezomib- Gaben

Pamidronat 60mg i.v. alle 4 Wochen über 2-3h (Anfang mit Woche 3)

Dosisreduktion Bortezomib	
hämatologische Toxizität (insbesondere Thrombopenie)	**Neuropathie**
Grad1/2: keine Dosisreduktion (DR)	**Grad 1:** keine DR
	Grad 1+Schmerzen oder Gr 2: DR 1mg/m²
Grad 3: keine DR, ggf. Transfusion, Behandlungsrisiko abwägen	**Grad 2+Schmerzen oder Gr 3:** Pause, dann 0,7mg/m² u. 1x wöchentlich
Grad 4: Pause, Beginn mit 25% DR nach Erholung	**Grad 4:** Abbruch

Selinexor: Dosisanpassung bei hämatologischen Nebenwirkungen

Thrombozytopenie:

<75.000 - 25.000/µl	Dosisreduktion (DR) um 1 Stufe
<75.000 - 25.000/µl mit gleichzeitiger Blutung	Therapieunterbrechung → Therapiewiederaufnahme mit DR um 1 Stufe nach Blutungsstopp → Thrombozytentransfusion nach klinischen Leitlinien
<25.000/µl	Therapieunterbrechung → Überwachung bis Thrombozytenzahl ≥ 50.000/µl → Therapiewiederaufnahme mit DR um 1 Stufe

Neutropenie:

ANC 0,5 - 1 x 10^9/L ohne Fieber	→ DR um 1 Stufe
ANC < 0,5 x 10^9/L oder febrile Neutropenie	Therapieunterbrechung → Überwachung bis ANC ≥ 1 x 10^9/L → Therapiewiederaufnahme mit DR um 1 Stufe

Anämie:

Hb < 8g/dL	Dosisreduktion (DR) um 1 Stufe → Bluttransfusion nach klinischen Leitlinien
bei lebensbedrohlichen Folgen	Therapieunterbrechung → Überwachung bis Hb-Spiegel ≥ 8g / dL → Therapiewiederaufnahme mit DR um 1 Stufe → Bluttransfusion nach klinischen Leitlinien

Obligate Prä- und Begleitmedikation (Zyklus 1)

Tag	zeitl. Ablauf	Substanz	Basisdosierung	Trägerlösung (ml)	Appl.	Infusions-dauer	Bemerkungen
1, 8, 15, 22, 29	1-0-0-0	Aprepitant	125 mg		p.o.		Nach 6-8 Wochen Reduktion der Antiemese bei guter Verträglichkeit.
1-2, 8-9, 15-16, 22-23, 29-30	1-0-0-0	Granisetron	2 mg		p.o.		Antiemese vor Selinexor und am Folgetag. Nach 6-8 Wochen Reduktion der Antiemese bei guter Verträglichkeit.
1-35	1-0-0-0	Aciclovir	400 mg		p.o.		Mo, Mi, Fr
1-35	0-1-0-0	Cotrimoxazol	960 mg		p.o.		Mo, Mi, Fr
1-35	0-0-1-0	Olanzapin	2,5 mg		p.o.		Nach 6-8 Wochen Reduktion der Antiemese bei guter Verträglichkeit.
2-3, 9-10, 16-17, 23-24, 30-31	1-0-0-0	Aprepitant	80 mg		p.o.		Nach 6-8 Wochen Reduktion der Antiemese bei guter Verträglichkeit.

Hauptmedikation (Zyklus 2-n)

Tag	zeitl. Ablauf	Substanz	Basisdosierung	Trägerlösung (ml)	Appl.	Infusions-dauer	Bemerkungen
1, 8, 15, 22	0	Bortezomib	1,3 mg/m²		s.c.		
1, 8, 15, 22, 29	1-0-0-0	Selinexor	100 mg		p.o.		EINMAL WÖCHENTLICH, im Ganzen mit Wasser einzunehmen.
1-2, 8-9, 15-16, 22-23, 29-30	1-0-0-0	Dexamethason	20 mg		p.o.		Einnahme vor Selinexor-Gabe an Selinexor-Tagen

Zyklusdiagramm: Tag 1 2 3 4 5 6 7 8 9 10 11 12 13 14 15 16 17 18 19 20 21 22 23 24 25 26 27 28 29 30 [...] Wdh: 36

Dexamethason / Selinexor / Bortezomib

Wiederholungsinfo: bis Progression/inakzeptable Toxizität

Obligate Prä- und Begleitmedikation (Zyklus 2-n)

Tag	zeitl. Ablauf	Substanz	Basisdosierung	Trägerlösung (ml)	Appl.	Infusions-dauer	Bemerkungen
1, 8, 15, 22, 29	1-0-0-0	Aprepitant	125 mg		p.o.		Nach 6-8 Wochen Reduktion der Antiemese bei guter Verträglichkeit.
1-2, 8-9, 15-16, 22-23, 29-30	1-0-0-0	Granisetron	2 mg		p.o.		Antiemese vor Selinexor und am Folgetag. Nach 6-8 Wochen Reduktion der Antiemese bei guter Verträglichkeit.
1-35	1-0-0-0	Aciclovir	400 mg		p.o.		Mo, Mi, Fr
1-35	0-1-0-0	Cotrimoxazol	960 mg		p.o.		Mo, Mi, Fr
1-35	0-0-1-0	Olanzapin	2,5 mg		p.o.		Nach 6-8 Wochen Reduktion der Antiemese bei guter Verträglichkeit.
2-3, 9-10, 16-17, 23-24, 30-31	1-0-0-0	Aprepitant	80 mg		p.o.		Nach 6-8 Wochen Reduktion der Antiemese bei guter Verträglichkeit.

Bedarfsmedikation	Loperamid, Sucralfat, Granisetron, i.v. Flüssigkeitssubstitution, Romiplostim im Intervall bei Thrombopenie erwägen (https://pubmed.ncbi.nlm.nih.gov/32566115/), Thrombozytenkonzentrat.
FN-Risiko	< 10%
Kontrollen	Differentialblutbild mit Thrombozyten (wöchentlich für erste 6-8 Wochen, Nadir an Tag 8, ggf. Dosisreduktion), Elektrolyte (wöchentlich für erste 6-8 Wochen, Hyponatriämie als mögl. NW von Selinexor), Retentionswerte, Serumkreatinin (wöchentlich für erste 6-8 Wochen), Körpergewicht (wöchentlich für erste 6-8 Wochen), Ernährungsstatus, Harnsäure, Blutzucker, Leberwerte, Gesamtprotein, Albumin, Paraproteindiagnostik, Infektzeichen→ggf. rasch behandeln, Anzeichen neurologischer Toxizität (inkl. Verwirrtheit, Vertigo, Bewusstseinsminderung, Syncope als mögl. NW von Selinexor).
Dosierung	**Dosisreduktionsstufen Selinexor:** 1. DR: 80mg wöchentlich; 2. DR: 60mg wöchentlich; 3. DR: 40mg wöchentlich; 4. DR: endgültiger Therapiestopp.
Dosisreduktion	**Bortezomib:** >85 Jahre 2x/Monat, siehe auch Kasten/Fachinfo; **Dexamethason:** > 85 Jahre 10mg abs./d; **Selinexor: Hämatologische Toxizitäten siehe Memokasten. Nicht hämatologische Toxizitäten: Übelkeit / Erbrechen** ≤Grad 2: zusätzliche Antiemese, ≥Grad 3: Therapieunterbrechung bis ≤Grad 2, zusätzliche Antiemese →Therapiewiederaufnahme mit DR um 1 Stufe. **Diarrhoe** Grad 2: 1. Auftreten →Supportivmaßnahmen, 2. und folgende Auftreten: DR um 1 Stufe + Supportivmaßnahmen; ≥Grad 3: Therapieunterbrechung + Supportivmaßnahmen bis ≤Grad 2 →Therapiewiederaufnahme mit DR um 1 Stufe. **Gewichtsverlust (10-≤20%) und Anorexie mit signifikantem Gewichtsverlust / Unterernährung:** Therapieunterbrechung, Supportivmaßnahmen + Monitoring bis Wiedererreichen von >90% des Ausgangsgewichts → Therapiewiederaufnahme mit DR um 1 Stufe. **Hyponatriämie** (≤130mmol/L): Therapieunterbrechung, klinische Bewertung/Untersuchung, Supportivmaßnahmen, Überwachung bis Natriumspiegel >130mmol/L →Therapiewiederaufnahme mit DR um 1 Stufe. **Fatigue (Grad 2, Dauer >7d oder Grad 3):** Therapieunterbrechung, Überwachung bis Rückgang auf Grad 1 oder Ausgangssituation → Therapiewiederaufnahme mit DR um 1 Stufe. **Okuläre Toxizität** Grad 2 excl. Katarakt: Ophthalmologische Untersuchung, Therapieunterbrechung und Supportivmaßnahmen, Überwachung bis Symptombesserung auf Grad 1 oder Ausgangssituation → Therapiewiederaufnahme mit DR um 1 Stufe; ≥ Grad 3 excl. Katarakt: Absetzen der Therapie und Ophthalmologische Untersuchung. **Andere nichthämatologische Toxizitäten** ≥**Grad 3:** Therapieunterbrechung, Überwachung bis Rückgang / Besserung auf ≤ Grad 2 → Therapiewiederaufnahme mit DR um 1 Stufe.
Erfolgsbeurteilung	Nach jedem Zyklus: Paraproteinabfall
Wiederholung	**Zyklus 1-1:** S art Z2 an d36 **Zyklus 2-n:** Tag 36. bis Progression/inakzeptable Toxizität
Literatur	adaptiert nach Grosicki S et al. Lancet 2020; 396: 1563–73; Nooka AK et al. Clin Lymphoma Myeloma Leuk. 2022 Jul;22(7):e526-e531; Selinexor SPC

Diese Krebstherapie birgt letale Risiken. Die Anwendung darf nur durch erfahrene Onkologen und entsprechend ausgebildetes Pflegepersonal erfolgen. Die Dosisberechnung und Anforderung obliegt der Verantwortung des bestellenden Arztes und muss in jedem Fall sorgfältig überprüft werden. Die Herausgeber übernehmen keine Verantwortung für die Therapieanforderung.

06509_74   Teclistamab comp. use   *Indikation: RRMM*   **ICD-10: C90**

Protokoll-Hinweis: Zulassungsstatus beachten

Hauptmedikation (Zyklus 1)

Tag	zeitl. Ablauf	Substanz	Basisdosierung	Trägerlösung (ml)	Appl.	Infusions-dauer	Bemerkungen
1	0	Teclistamab comp.use	0,06 mg/kg	Unverdünnt	s.c.	B	Step-up Dosis 1; Mind 48h Hospitalisierung. 8-16mm Nadel verwenden
3	0	Teclistamab comp.use	0,3 mg/kg	Unverdünnt	s.c.	B	Step-up Dosis 2 (zwischen 2 und 7 Tagen nach Step-up 1); Mind 48h Hospitalisierung. 8-16mm Nadel verwenden
5	0	Teclistamab comp.use	1,5 mg/kg	Unverdünnt	s.c.	B	1. Erhaltungsdosis zwischen 2 und 7 Tagen nach Step-up 2); Mind 48h Hospitalisierung. 8-16mm Nadel verwenden

Zyklusdiagramm

	Tag 1	2	3	4	5	6	7	8	9	10	11
Teclistamab comp.use	□		□		□						

Pamidronat 60mg i.v. alle 4 Wochen über 2-3h (Anfang mit Woche 3)

Wiederholungsinfo: Start Zyklus 2 = 7 Tage nach 1. Erhaltungsdosis

CRS-Grading	Vorliegende Symptome	Tocilizumab	Kortikosteroide	Implikationen für weiteren Therapieverlauf
Grad 1	Temperatur ≥ 38°C	Kann in Betracht gezogen werden	Nicht zutreffend	- Aussetzen Teclistamab bis Abklingen der Nebenwirkung - Prämedikation vor nächster Teclistamab-Gabe
Grad 2	Temperatur ≥ 38°C mit entweder: - Hypotonie, die auf Flüssigkeitszufuhr anspricht und keine Vasopressoren erfordert, oder - Sauerstoffbedarf über Low-Flow Nasenkanüled oder Blow-by	Anwendung v. **Tocilizumab** 8 mg/kg i.v. über 1h (max. 800 mg). Bei Bedarf Wiederholung alle 8 Stunden, wenn kein Ansprechen auf i.v. Flüssigkeitszufuhr oder Erhöhung der Sauerstoffzufuhr. Max. 3 Dosen in 24 h; Max. 4 Dosen insges.	Wenn keine Besserung innerhalb v. 24h nach Beginn Tocilizumab → s. unten *	- Aussetzen Teclistamab bis Abklingen der Nebenwirkung - Prämedikation vor nächster Teclistamab-Gabe + mind 48h Hospitalisierung
Grad 3	Temperatur ≥ 38°C mit entweder: - Hypotonie, die einen Vasopressor mit oder ohne Vasopressin erfordert, oder - Sauerstoffbedarf über High-Flow Nasenkanüle, eine Sauerstoffmaske, eine Maske ohne Rückatmung oder eine Venturi-Maske		*Wenn keine Besserung: Methylprednisolon1 mg/kg 2x/d i.v. oder Dexamethason 10 mg i.v. alle 6h. Kortikosteroide Fortsetzen bis Abklingen auf ≤Grad 1, anschließend über 3 Tage ausschleichen.	Bei Grad 3 mit Dauer <48h: siehe Maßnahmen Grad 2 Grad 3 Wiederkehrend oder >48h: Dauerhaftes Absetzen Teclistamab
Grad 4	Temperatur ≥ 38°C mit entweder: - Hypotonie, die mehrere Vasopressoren (außer Vasopressin) erfordert, oder - Sauerstoffbedarf bei positivem Druck (z. B. kontinuierlicher positiver Atemwegsdruck [CPAP], bilevel positiver Atemwegsdruck [BiPAP], Intubation und mechanische Beatmung).		Wie oben oder nach ärztlichem Ermessen Anwendung von Methylprednisolon 1000mg/d i.v. für 3 Tage. Bei keiner Besserung oder Verschlechterung: alternative Immunsuppressiva in Betracht ziehen.	Dauerhaftes Absetzen Teclistamab

TOCILIZUMAB-Info

An Tocilizumab-Bestellung gedacht?
4 Dosen müssen am Tag der Bispez-AK-Gabe bereit liegen.
1 Dosis = 8mg/kg i.v. über 1h, max. Einzeldosis 800mg
→ insg. max. 4 Dosen Tocilizumab möglich (mind. 8h Abstand zwischen den Gaben)
→ Bestellung in der Apotheke mittels **Sonderrezept** unter Angabe von:
- Patientendaten
- Station
- erforderliche Dosis (4x 8mg/kg KG bei Pat. ab 30kg KG)
- geplantes Behandlungsdatum (Bispez.-AK-Gabe)
- Gewicht des Patienten
- **Zusatz "z.Hd. B. Lubrich"**
0,4 ml/kg aus Durchstechflasche entnehmen → ad 100ml NaCl 0,9%-Infusionsbeutel geben, sodass finales Volumen = 100ml. Zum Mischen Beutel vorsichtig umdrehen, Schaumbildung vermeiden.
→ **detaillierte Zubereitungshinweise** siehe Kurzinformation der Apotheke (befindet sich **im Tocilizumab-Kit**)
- nach Verdünnung unmittelbar verwenden
- **Lagerung im Kühlschrank (2-8°C)**, lichtgeschützt

Vorgehen bei Therapiewiederaufnahme Teclistamab (Therapieverzögerung)

Letzte angewendete Dosis	Verzögerung seit letzter angewendeter Dosis	Maßnahme
Step-up Dosis 1	Mehr als 7 Tage	Wiederaufnahme mit Step-up Dosis 1 (0,06 mg/kg)**
Step-up Dosis 2	8 Tage bis 28 Tage	Wiederholung von Step-up Dosis 2 (0,3 mg/kg)**
	Mehr als 28 Tage	Wiederaufnahme mit Step-up Dosis 1 (0,06 mg/kg)**
Alle Erhaltungsdosen	8 Tage bis 28 Tage	Fortsetzung mit Erhaltungsdosis (1,5mg/kg)**
	Mehr als 28 Tage	Wiederaufnahme mit Step-up Dosis 1 (0,06 mg/kg)**

**Prämedikation und Überwachung vom Hersteller empfohlen

Überwachung Teclistamab:
Erstgabe: Vitalwerte (RR, HF, Temperatur, SpO_2) 1x vor Gabe, nach 30 Min und nach 1h und nach 3h.
Step-up 2 und 1. Erhaltungsdosis: Vitalwerte (RR, HF, Temperatur, SpO_2) 1x vor Gabe, nach 1h.
Bei V.a. CRS (meist verzögert nach 1-2 Tagen auftretend mit Fieber): Vitalwerte, ggf. Monitorüberwachung

ICANS-Grading

ICANS-Grading	Vorliegende Symptome (schwerwiegendstes Ereignis, nicht auf andere Ursachen zurückführbar)	Gleichzeitiges CRS	Kein gleichzeitiges CRS	Implikationen für weiteren Therapieverlauf
Grad 1	ICE-Score 7-9 oder getrübter Bewusstseinszustand: wacht spontan auf	Behandlung des CRS gemäß entsprechender Memobox/Tabelle Überwachung der neurologischen Symptome und ggf. neurologische Konsultation und Beurteilung nach ärztlichem Ermessen. Nicht sedierende, anfallshemmende Arzneimittel (z. B. Levetiracetam) zur Anfallsprophylaxe in Betracht ziehen.	Überwachung der neurologischen Symptome und ggf. neurologische Konsultation und Beurteilung nach ärztlichem Ermessen.	Teclistamab aussetzen bis Nebenwirkungen abgeklungen
Grad 2	ICE-Score 3-6 oder getrübter Bewusstseinszustand: wacht auf Ansprache auf	Anwendung von Tocilizumab gemäß entsprechender Memobox/Tabelle. Tritt nach Beginn der Behandlung mit Tocilizumab keine Besserung ein, Anwendung von Dexamethason 10 mg alle 6h i.v., sofern nicht bereits andere Kortikosteroide angewendet werden. Dexamethason Anwendung bis abklingen auf ≤Grad 1, dann ausschleichen. Nicht sedierende, anfallshemmende Arzneimittel (z. B. Levetiracetam) zur Anfallsprophylaxe und bei Bedarf Konsultation eines Neurologen und anderer Spezialisten für weitere Beurteilung in Betracht ziehen.	Anwendung von Dexamethason 10 mg alle 6h i.v. → bis abklingen auf ≤Grad 1 fortsetzen, dann Dexamethason ausschleichen.	Teclistamab aussetzen bis Nebenwirkungen abgeklungen. Mind 48h Hospitalisierung bei Folgegabe
Grad 3	ICE-Score 0-2 oder getrübter Bewusstseinszustand: erwacht nur bei taktiler Reizung Krampfanfälle, entweder: - jegl. klin. Krampfanfall, rasch zurückbildend, oder - nicht-konvulsive Anfälle auf EEG, bei Intervention abklingend, oder ↑ Hirndruck: fokale/lokale Ödeme in Neurobildgebung	Anwendung von Tocilizumab gemäß entsprechender Memobox/Tabelle. Zusätzlich mit erster Dosis Tocilizumab Anwendung von Dexamethason 10 mg alle 6h i.v., sofern nicht bereits andere Kortikosteroide angewendet werden. Dexamethason Anwendung bis abklingen auf ≤Grad 1, dann ausschleichen. Nicht sedierende, anfallshemmende Arzneimittel (z. B. Levetiracetam) zur Anfallsprophylaxe und bei Bedarf Konsultation eines Neurologen und anderer Spezialisten für weitere Beurteilung in Betracht ziehen.	Anwendung von Dexamethason 10 mg alle 6h i.v. → bis abklingen auf ≤Grad 1 fortsetzen, dann Dexamethason ausschleichen.	Erstauftreten Grad 3: Vorgehen analog Grad 2 Grad 3 Wiederkehrend: Dauerhaftes Absetzen Teclistamab
Grad 4	ICE-Score 0 o. getrübter Bewusstseinszust., entw.: Pt. nicht aufweckbar o. benötigt starke o. wdh. takt. Reize z. Erwache. / Stupor / Koma / Krampfanfälle entw.: - lebensbedrohl. länger anh. (> 5 Min) o. wdh. klir. o. elektr. Anfälle ohne zwzeitl. Rückkehr zum Ausgangszust. o. motor. Befunde: tiefgr. fok. motor. Schwäche wie Hemiparese o. Paraparese o. ↑Hirndruck/ -ödem, mit Sympt z.B.: diff. Hirnödem / dezerebr. o. dekortik. Körperhaltung / Lähmung VI. Hirnnerv / Papillenödem / Cushing-Triade	Anwendung von Tocilizumab gemäß entsprechender Memobox/Tabelle. Wie oben oder ggf. Anwendung von Methylprednisolon 1000 mg / d i.v. mit erster Dosis Tocilizumab und Fortsetzung der i.v. Anwendung von Methylprednisolon 1000 mg / d für 2 oder mehr Tage. Nicht sedierende, anfallshemmende Arzneimittel (z. B. Levetiracetam) zur Anfallsprophylaxe und bei Bedarf Konsultation eines Neurologen und anderer Spezialisten für weitere Beurteilung in Betracht ziehen.	Wie oben oder ggf. Anwendung von Methylprednisolon 1000 mg täglich intravenös für 3 oder mehr Tage; bei Besserung Behandlung wie oben.	Dauerhaftes Absetzen Teclistamab

ICE-Scoring: Orientierung (Orientierung bez. Jahr, Monat, Stadt, Krankenhaus = 4 Punkte); Benennen (3 Objekte benennen, z. B. auf Uhr, Stift, Knopf zeigen = 3 Punkte); Befolgen von Aufforderungen (z. B. „Zeigen Sie mir 2 Finger" oder „Schließen Sie die Augen und strecken Sie Ihre Zunge heraus" = 1 Punkt); Schreibfähigkeit (Fähigkeit, einen Standardsatz zu schreiben = 1 Punkt); Aufmerksamkeit (von 100 in Zehnerschritten rückwärts zählen = 1 Punkt). Wenn Patient nicht aufweckbar und nicht imstande ICE-Assessment durchzuführen (ICANS Grad 4) = 0 Punkte

Obligate Prä- und Begleitmedikation (Zyklus 1)

Tag	zeitl. Ablauf	Substanz	Basisdosierung	Trägerlösung (ml)	Appl.	Infusions-dauer	Bemerkungen
1, 3, 5	-1h	Dexamethason	16 mg		p.o.		oder i.v.
1, 3, 5	-1h	Clemastin	2 mg		p.o.		oder i.v.
1, 3, 5	-1h	Paracetamol	1 000 mg		p.o.		oder i.v.
1-14	1-0-0-0	Aciclovir	400 mg		p.o.		Mo ,Mi, Fr
1-14	0-1-0-0	Cotrimoxazol	960 mg		p.o.		Mo ,Mi, Fr

Hauptmedikation (Zyklus 2-n)

Tag	zeitl. Ablauf	Substanz	Basisdosierung	Trägerlösung (ml)	Appl.	Infusions-dauer	Bemerkungen
1	0	Teclistamab comp.use	1,5 mg/kg	Unverdünnt	s.c.	B	Mindestabstand zwischen Erhaltungsdosen: 5 Tage. 8-16mm Nadel verwenden

Bei CR nach ≥6 Monaten wöchentlicher Therapie: Umstellung auf 2-wöchentliches Schema möglich: Teclistamab 1,5mg/kg alle 14 Tage (Lit. Uttervall et al. Blood (2022) 140 (Supplement 1): 12605–12606)

Zyklusdiagramm

Teclistamab comp.use	Tag 1	[...]	Wdh: 8
	Tag 1 ☐		

Obligate Prä- und Begleitmedikation (Zyklus 2-n)

Tag	zeitl. Ablauf	Substanz	Basisdosierung	Trägerlösung (ml)	Appl.	Infusions-dauer	Bemerkungen
1-7	1-0-0-0	Aciclovir	400 mg		p.o.		Mo ,Mi, Fr
1-7	0-1-0-0	Cotrimoxazol	960 mg		p.o.		Mo ,Mi, Fr

Bedarfsmedikation CRS: Antipyretika, i.v. Flüssigkeit, Vasopressoren, Sauerstoff, Steroide; Immunglobuline, antibiotische oder antivirale Prophylaxen.

FN-Risiko <10%

Kontrollen Monitoring auf Zytokinfreisetzungssyndrom (CRS): inkl. Fieber, Hyopxie, Schüttelfrost, Hypotonie, Tachycardie, Kopfschmerzen, erhöhte Leberenzyme, pot. lebensbedrohliche Komplikationen des CRS: kardiale Dysfunktion, akutes Atemnotsyndrom, neurologische Tox., Nieren und Leberversagen und disseminierte intravasale Gerinnung. Immuneffektorzell-assoziierten Neurotoxizitätssyndroms (ICANS), Infektionen, Blutbild, Nierenfunktion, Leberfunktion, Herzfunktion, Lungenfunktion, bei Positiver HBV Serologie: Überwachung auf klinische und laborchemische Anzeichen einer HBV-Reaktivierung bis mindestens 6 Monate nach Therapieende; Immunglobulinspiegel. **Bei CMV IgG Positivität muss monatlich, jeweils an d1 eines Zyklus, ein PCR-Test auf CMV DNA erfolgen → Bei CMV-Reaktivierung Präventionsprotokoll mit wöchentlichen PCR-Tests + Rücksprache Oberarzt**

Dosisreduktion nicht empfohlen (außer bei Therapiewiederaufnahme nach Therapieverzögerung s. Tabelle)

Cave **Die Patienten sind anzuweisen, beim Auftreten von Anzeichen oder Symptomen eines CRS sowie bei neurologischen Toxizitäten einen Arzt aufzusuchen.**

Therapievoraussetzung **vor Therapiebeginn: Bestimmung des CMV IgG Serotyps**

Therapieunterbrechung Vorgehen bei **CRS** und **ICANS** s. jew. Tabelle; Teclistamab Step-up muss bei aktiven **Infektionen** bis zum Abklingen unterbrochen werden. Bei Infektionen ≥Grad 3 → Aussetzen von Erhaltungsdosen bis Abklingen auf ≤ Grad 2.
ANC $<0{,}5 \times 10^9$/l → Aussetzen bis ANC $\geq 0{,}5 \times 10^9$/l; **FN** → Aussetzen bis ANC $\geq 1{,}0 \times 10^9$/l und Rückgang Fieber; **Hb** <8 g/dl → Aussetzen bis Hb ≥8 g/dl; **Thrombozyten** <25000/μl oder Thrombozyten 25000/μl - 50000/μl + Blutungen → Aussetzen bis Thrombozytenzahl ≥ 25000/μl und keine Anzeichen von Blutungen.
Sonstige Nebenwirkungen Grad 3+Grad 4 → Aussetzen bis Abklingen auf ≤Grad 2

Wechselwirkungen Die anfängliche Freisetzung von Zytokinen im Zusammenhang mit dem Beginn der Behandlung mit Teclistamab könnte CYP450-Enzyme unterdrücken. Das höchste Risiko für Wechselwirkungen ist zu Beginn des Step-up Dosierungsschemas bis 7 Tage nach der ersten Erhaltungsdosis oder während eines CRS-Ereignisses zu erwarten. Während dieses Zeitraums sollen Patienten, die gleichzeitig CYP450-Substrate mit einem engen therapeutischen Index erhalten, auf Toxizität oder Arzneimittelakkumulation (z. B. Ciclosporin) überwacht werden.

Kontraindikation bei aktiven Infektionen keine Therapieeinleitung

Therapiedauer Bis zum Progress oder inakzeptabler Tox.

Wiederholung **Zyklus 1-1:** Start Zyklus 2 = 7 Tage nach 1. Erhaltungsdosis. **Zyklus 2-n:** Tag 8.

Literatur Usmani SZ et al. Lancet 2021; 398(10301):665-674; Tecvayli EMA Produktinformation

Diese Krebstherapie birgt letale Risiken. Die Anwendung darf nur durch erfahrene Onkologen und entsprechend ausgebildetes Pflegepersonal erfolgen. Die Dosisberechnung und Anforderung obliegt der Verantwortung des bestellenden Arztes und muss in jedem Fall sorgfältig überprüft werden. Die Herausgeber übernehmen keine Verantwortung für die Therapieanforderung.

060509_75 **Talquetamab comp. use 2-wöchentlich** **ICD-10: C90**

Protokoll-Hinweis: Zulassungsstatus beachter

Indikation: Multiples Myelom (rezidiv/refraktär)

Hauptmedikation (Zyklus 1)

Tag	zeitl. Ablauf	Substanz	Basisdosierung	Trägerlösung (ml)	Appl.	Infusions-dauer	Bemerkungen
1	0	Talquetamab comp. use	0,01 mg/kg	Unverdünnt	s.c.	B	1. Step-up. Mind 48h Hospitalisierung. NACHBEOBACHTUNGSZEIT: 3 Stunden, Vitalzeichen 30min, 1, 2 und 3h nach Gabe messen. 25-31G Nadel (8-16mm) verwenden.
4	0	Talquetamab comp. use	0,06 mg/kg	Unverdünnt	s.c.	B	2. Step-up, zwischen d3 und d5. Mind 48h Hospitalisierung. 25-31G Nadel (8-16mm) verwenden.
7	0	Talquetamab comp. use	0,4 mg/kg	Unverdünnt	s.c.	B	3. Step-up, 2-4 Tage nach Step-up 2. Mind 48h Hospitalisierung. 25-31G Nadel (8-16mm) verwenden.
10	0	Talquetamab comp. use	0,8 mg/kg	Unverdünnt	s.c.	B	1. Behandlungsdosis, 2-4 Tage nach Step-up 3. Mind 48h Hospitalisierung. 25-31G Nadel (8-16mm) verwenden. Die

Zyklusdiagramm | Tag 1 | 2 | 3 | 4 | 5 | 6 | 7 | 8 | 9 | 10 | 11 | 12 | 13 | 14 | 15 | 16 | 17 | 18 | 19 | 20 | 21 | 22 | 23 |

Talquetamab comp. use

Wiederholungsinfo: d24: Start Zyklus 2 = Talquetamab 0,8mg/kg d1 + d15

CRS-Grading	Vorliegende Symptome	Tocilizumab	Kortikosteroide	Implikationen für weiteren Therapieverlauf
Grad 1	Temperatur ≥ 38°C	Kann in Betracht gezogen werden	Nicht zutreffend	- Aussetzen Teclistamab / Talquetamab bis Abklingen der Nebenwirkung - Prämedikation vor nächster Teclistamab / Talquetamab-Gabe
Grad 2	Temperatur ≥ 38°C mit entweder: - Hypotonie, die auf Flüssigkeitszufuhr anspricht und keine Vasopressoren erfordert, oder - Sauerstoffbedarf über Low-Flow Nasenkanüled oder Blow-by	Anwendung v. **Tocilizumab** 8 mg/kg i.v. über 1h (max. 800 mg). Bei Bedarf Wiederholung alle 8 Stunden, wenn kein Ansprechen auf i.v. Flüssigkeitszufuhr oder Erhöhung der Sauerstoffzufuhr.	Wenn keine Besserung innerhalb v. 24h nach Beginn Tocilizumab → s. unten.*	- Aussetzen Teclistamab / Talquetamab bis Abklingen der Nebenwirkung - Prämedikation vor nächster Teclistamab / Talquetamab-Gabe + mind 48h Hospitalisierung
Grad 3	Temperatur ≥ 38°C mit entweder: - Hypotonie, die einen Vasopressor mit oder ohne Vasopressin erfordert, oder - Sauerstoffbedarf über High-Flow Nasenkanüle, eine Sauerstoffmaske, eine Maske ohne Rückatmung oder eine Venturi-Maske	Max. 3 Dosen in 24 h; Max. 4 Dosen insges.	*Wenn keine Besserung: Methylprednisolon1 mg/kg 2x/d i.v. oder Dexamethason 10 mg i.v. alle 6h. Kortikosteroide Fortsetzen bis Abklingen auf ≤Grad 1, anschließend über 3 Tage ausschleichen.	Bei Grad 3 mit Dauer <48h: siehe Maßnahmen Grad 2 Grad 3 Wiederkehrend oder >48h: Dauerhaftes Absetzen Teclistamab / Talquetamab
Grad 4	Temperatur ≥ 38°C mit entweder: - Hypotonie, die mehrere Vasopressoren (außer Vasopressin) erfordert, oder - Sauerstoffbedarf bei positivem Druck (z. B. kontinuierlicher positiver Atemwegsdruck [CPAP], bilevel positiver Atemwegsdruck [BiPAP], Intubation und mechanische Beatmung).		Wie oben oder nach ärztlichem Ermessen Anwendung von Methylprednisolon 1000mg/d i.v. für 3 Tage. Bei keiner Besserung oder Verschlechterung: alternative Immunsuppressiva in Betracht ziehen.	Dauerhaftes Absetzen Teclistamab / Talquetamab

TOCILIZUMAB-Info

An Tocilizumab-Bestellung gedacht?

4 Dosen müssen am Tag der Bispez.-AK-Gabe bereit liegen.

1 Dosis = 8mg/kg i.v. über 1h, max. Einzeldosis 800mg

→ insg. max. 4 Dosen Tocilizumab möglich (mind. 8h Abstand zwischen den Gaben)

→ Bestellung in der Apotheke mittels **Sonderrezept** unter Angabe von:
- Patientendaten
- Station
- erforderliche Dosis (4x 8mg/kg KG bei Pat. ab 30kg KG)
- geplantes Behandlungsdatum (Bispez.-AK-Gabe)
- Gewicht des Patienten
- **Zusatz "z.Hd. B. Lubrich"**

0,4 ml/kg aus Durchstechflasche entnehmen ad 100ml NaCl 0,9%-Infusionsbeutel geben, sodass finales Volumen = 100ml.

Zum Mischen Beutel vorsichtig umdrehen, Schaumbildung vermeiden.

→ **detaillierte Zubereitungshinweise** siehe Kurzinformation der Apotheke (befindet sich **im Tocilizumab-Kit**)

- nach Verdünnung unmittelbar verwenden
- **Lagerung im Kühlschrank (2-8°C)**, lichtgeschützt

CAVE: Notfallausrüstung bereit halten (inkl. Adrenalin, Bronchodilatoren, Sauerstoff, Tracheotomieausrüstung, Defibrillator, Tocilizumab s. Meombox) bei hohem CRS- und sARR-Risiko (während der Step-up Dosen und 1.Behandlungsdosis).

Pamidronat 60mg i.v. alle 4 Wochen über 2-3h (Start mindestens 1 Woche vor 1. Step-up-Dose).

Management systemischer Reaktionen bei der Talquetamab Verabreichung (sARR) (z.B. Hypoxie, Flush, Keuchen, Fieber, Schüttelfrost, Rigor, Bronchiospasmus, Kopfschmerzen, Rötung, Pruritus, Arthalgie, Hypo- und Hypertonie) **

→ Talquetamab Gabe sofort unterbrechen**

Grad (NCI-CTCAE)	Symptome	Empfohlene Behandlung / Intervention
Grad 1 oder Grad 2	Milde oder moderate Reaktion; Unterbrechung der Therapie / Gabe erforderlich aber rasches Ansprechen auf syptomatische Behandlung	i.v. Flüssigkeit: Clemastin 2mg i.v. und/oder Paracetamol 1000mg; Kortikosteroide und Bronchodilator erwägen; engmaschige Überwachung bis zur Erholung. Bei Grad 2 Larynxödem oder Bronchiospasmus Hospitalisierung erwägen. Nach Grad 2 sARR: Prämedikation für nachfolgende Talquetamab Gabe: Clemastin 2mg, Paracetamol 1000mg, Dexamethason 20mg
Grad 3	Schwerwiegend, lang anhaltend (kein rasches Ansprechen auf symptomatische Behandlung; Wiederauftreten nach initialer Verbesserung; Hospitalisierung für Folgeerscheinungen erforderlich z.B. Niereninsuffizienz, Lungeninfiltrat)	i.v. NaCl Infusion: Empfohlene Bronchodilatoren (wenn indiziert), Epinephrin 0,2 bis 1mg einer 1:1000 Lösung s.c. oder 0,1-0,25mg einer 1:10000 Lösung langsam i.v. und/oder Clemastin 2mg i.v. mit Methylprednisolon 100mg i.v. (oder Äquivalent) nach Bedarf sowie weitere Medikamente nach Bedarf. Lokalen Leitlinien zur Anaphylaxie-Behandlung folgen. Überwachung bis nach ärztlichem Ermessen klinisch stabil. Nachfolgende Talquetamab Gabe mit Prämedikation: Clemastin 2mg, Paracetamol 1000mg, Dexamethason 20mg, sowie Hospitalisierung für mind. 24h im Anschluss
Grad 4	Lebensbedrohlich, künstliche Beatmung erforderlich	Therapieabbruch

Bei spät auftretenden Hypersensitivitäten (z.B. lokal er oder generalisierter Pruritus innerhalb 1 Woche nach Behandlung) muss eine symptomatische Behandlung erfolgen (z.B. orale Antihistaminika oder Kortikosteroide)

Vorgehen bei Therapiewiederaufnahme Talquetamab Q2W (Therapieverzögerung)

Letzte angewendete Dosis	Verzögerung seit letzter angewendeter Dosis	Maßnahme
Step-up Dosis 1	Mehr als 7 Tage	Wiederaufnahme mit Step-up Dosis 1 (0,01 mg/kg)**
Step-up Dosis 2	8 bis 28 Tage	Wiederholung von Step-up Dosis 2 (0,06 mg/kg)**
	Mehr als 28 Tage	Wiederaufnahme mit Step-up Dosis 1 (0,01 mg/kg)**
Step-up Dosis 3	8 bis 28 Tage	Wiederholung von Step-up Dosis 3 (0,4 mg/kg)**
	29 bis 56 Tage	Wiederaufnahme mit Step-up Dosis 2 (0,06 mg/kg)**
	Mehr als 56 Tage	Wiederaufnahme mit Step-up Dosis 1 (0,01 mg/kg)**
Behandlungsdosis	14 bis 28 Tage	Mit Behandlungsdosis (0,8 mg/kg) fortfahren**
	29 bis 56 Tage	Wiederaufnahme mit Step-up Dosis 3 (0,4 mg/kg)**
	Mehr als 56 Tage	Wiederaufnahme mit Step-up Dosis 1 (0,01 mg/kg)**

**Prämedikation (Dexamethason / Clemastin / Paracetamol) vor allen wiederholten Step-up Dosen sowie vor 1. wiederholter Behandlungsdosis und Hospitalisierung 48h nach Gabe aller wiederholten Step-up Dosen empfohlen.

ICANS-Grading	Vorliegende Symptome (schwerwiegendstes Ereignis, nicht auf andere Ursachen zurückführbar)	Gleichzeitiges CRS	Kein gleichzeitiges CRS	Implikationen für weiteren Therapieverlauf
Grad 1	ICE-Score 7-9 oder getrübter Bewusstseinszustand: wacht spontan auf	Behandlung des CRS gemäß entsprechender Memo-box/Tabelle Überwachung der neurologischen Symptome und ggf. neu-rologische Konsultation und Beurteilung nach ärztlichem Er-messen.	Überwachung der neurologischen Symptome und ggf. neurologische Konsultation und Beurteilung nach ärztlichem Ermessen.	Teclistamab / Talquetamab aussetzen bis Nebenwirkun-gen abgeklungen
		Nicht sedierende, anfallshemmende Arzneimittel (z. B. Levetiracetam) zur Anfallsprophylaxe in Betracht ziehen.		
Grad 2	ICE-Score 3-6 oder getrübter Bewusstseinszustand: wacht auf Ansprache auf	Anwendung von Tocilizumab gemäß entsprechender Memo-box/Tabelle. Tritt nach Beginn der Behandlung mit Tocilizumab keine Besserung ein, Anwendung von Dexamethason 10 mg alle 6h i.v., sofern nicht bereits andere Kortikosteroide angewendet werden. Dexamethason Anwendung bis abklingen auf ≤Grad 1, dann ausschleichen.	Anwendung von Dexametha-son 10 mg alle 6h i.v. → bis abklingen auf ≤Grad 1 fort-setzen, dann Dexamethason ausschleichen.	Teclistamab / Talquetamab aussetzen bis Nebenwirkun-gen abgeklungen. Mind 48h Hospitalisierung bei Folgegabe
		Nicht sedierende, anfallshemmende Arzneimittel (z. B. Levetiracetam) zur Anfallsprophylaxe und bei Bedarf Konsultation eines Neurologen und anderer Spezialisten für weitere Beurteilung in Betracht ziehen.		
Grad 3	ICE-Score 0-2 oder getrübter Bewusstseinszustand: erwacht nur bei taktiler Reizung Krampfanfälle, entweder: - jegl. klin. Krampfanfall, rasch zurückbildent, oder - nicht-konvulsive Anfälle auf EEG., bei Intervention abklingend, oder ↑ Hirndruck: fokale/lokale Ödeme in Neurobildgebung	Anwendung von Tocilizumab gemäß entsprechender Memobox/Tabelle. Zusätzlich mit erster Dosis Tocilizumab Anwendung von Dexamethason 10 mg alle 6h i.v., sofern nicht bereits andere Kortikosteroide angewendet werden. Dexamethason Anwendung bis abklingen auf ≤Grad 1, dann ausschleichen.	Anwendung von Dexametha-son 10 mg alle 6h i.v. → bis abklingen auf ≤Grad 1 fort-setzen, dann Dexamethason ausschleichen.	Erstauftreten Grad 3: Vorgehen analog Grad 2

Grad 3 Wiederkehrend: Dauer-haftes Absetzen Teclistamab / Talquetamab |
		Nicht sedierende, anfallshemmende Arzneimittel (z. B. Levetiracetam) zur Anfallsprophylaxe und bei Bedarf Konsultation eines Neurologen und anderer Spezialisten für weitere Beurteilung in Betracht ziehen.		
Grad 4	ICE-Score 0 o. getrübter Bewusstseinszust., entw.: Pt. nicht au-weckbar o. benötigt starke o. wdh. takt. Reize z. Erwachen / Stupor / Koma / Krampfanfälle entw.: lebensbedrohl. länger anh. (> 5 Min) o. wdh. klir. o. elektr. Anfälle ohne zwzeitl. Rückkehr zum Ausgangszu-t. o. motor. Befunde: tiefgr. fok. motor. Schwäche wie Hemiparese o. Paraparese o. ↑Hırndruck/ -ödem, mit Sympt z.B.: diff. Hirnödem / dezerebr. o. dekortik. Körperhaltung / Lähmung VI. Hirnnerv / Papillenödem / Cushing-Triade	Anwendung von Tocilizumab gemäß entsprechender Memo-box/Tabelle. Wie oben oder ggf. Anwen-dung von Methylprednisolon 1000 mg / d i.v. mit erster Dosis Tocilizumab und Fortsetzung der i.v. Anwendung von Methylprednisolon 1000 mg / d für 2 oder mehr Tage.	Wie oben oder ggf. Anwen-dung von Methylprednisolon 1000 mg täglich intravenös für 3 oder mehr Tage; bei Besserung Be-handlung wie oben.	Dauerhaftes Absetzen Teclis-tamab / Talquetamab
		Nicht sedierende, anfallshemmende Arzneimittel (z. B. Levetiracetam) zur Anfallsprophylaxe und bei Bedarf Konsultation eines Neurologen und anderer Spezialisten für weitere Beurteilung in Betracht ziehen. Bei erhöhtem Hirndruck/Hirnödem gemäß den lokalen institutionellen Behand-lungsleitlinien verfahren.		

ICE-Scoring: Orientierung (Orientierung bez. Jenr, Monat, Stadt, Krankenhaus = 4 Punkte); Benennen (3 Objekte benennen, z. B. auf Uhr, Stift, Knopf zeigen = 3 Punkte); Befolgen von Aufforderungen (z. B. "Zeigen Sie mir 2 Finger" oder "Schließen Sie die Augen und strecken Sie Ihre Zunge heraus" = 1 Punkt); Schreibfähigkeit (Fähigkeit, einen Standardsatz zu schreiben = 1 Punkt); Aufmerksamkeit (von 100 in Zehnerschritten rückwärts zählen = 1 Punkt). Wenn Patient nicht aufweckbar und nicht imstande ICE-Assessment durchzuführen (ICANS Grad 4) = 0 Punkte

Obligate Prä- und Begleitmedikation (Zyklus 1)

Tag	zeitl. Ablauf	Substanz	Basisdosierung	Trägerlösung (ml)	Appl.	Infusions-dauer	Bemerkungen
1, 4, 7, 10	-1h	Dexamethason	20 mg		p.o.		oder i.v.;1-3h vor Talquetamab
1, 4, 7, 10	-1h	Clemastin	2 mg		p.o.		1-3h vor Talquetamab
1, 4, 7, 10	-1h	Paracetamol	1 000 mg		p.o.		1-3h vor Talquetamab
1-23	1-0-0-0	Aciclovir	400 mg		p.o.		Mo, Mi, Fr; bis 3 Monate nach Therapie-Ende
1-23	0-1-0-0	Cotrimoxazol	960 mg		p.o.		Mo, Mi, Fr

Hauptmedikation (Zyklus 2-n)

Tag	zeitl. Ablauf	Substanz	Basisdosierung	Trägerlösung (ml)	Appl.	Infusions-dauer	Bemerkungen
1, 15	0	Talquetamab comp. use	0,8 mg/kg	Unverdünnt	s.c.	B	Behandlungsdosis. 25-31 G Nadel (8-16mm) verwenden. Bei ambulanter Gabe ≥30min Nachbeobachtung in Zyklus 2, bei vorheriger Unverträglichkeit ggf. länger

Zyklusdiagramm Tag 1 2 3 4 5 6 7 8 9 10 11 12 13 14 15 [...] Wdh: 29
Talquetamab comp. use

Wiederholungsinfo: 29

Obligate Prä- und Begleitmedikation (Zyklus 2-n)

Tag	zeitl. Ablauf	Substanz	Basisdosierung	Trägerlösung (ml)	Appl.	Infusions-dauer	Bemerkungen
1-28	1-0-0-0	Aciclovir	400 mg		p.o.		Mo, Mi, Fr; bis 3 Monate nach Therapie-Ende
1-28	0-1-0-0	Cotrimoxazol	960 mg		p.o.		Mo, Mi, Fr

Bedarfsmedikation
Famotidin, Pantoprazol, Antiemese, Antihistamin, Steroide (inkl. topisch + systemisch bei Hautreaktionen) und andere Immunsuppressiva für Immunbedingte Nebenwirkungen, Antibiose, Wachstumsfaktoren (Anwendung vermeiden während CRS und für mind. 7d vor Beginn Talquetamab Step-up), Immunglobuline, Erythropoietin-Stimulierende Wirkstoffe, Transfusionen, Tocilizumab bei Zytokin-Release-Syndrom unter Bispez. AK.

Kontrollen
Monitoring auf Zytokinfreisetzungssyndrom (CRS): inkl. Fieber, Hypoxie, Schüttelfrost, Hypotonie, Tachycardie, Kopfschmerzen, Arthralgie, Tachypnoe, Übelkeit und Erbrechen, Hypotonie, Verwirrtheit, Tremor, Delir, Dyspnoe, Lungenödem, Kapillarleak, erhöhte Leberenzyme, pot. lebensbedrohliche Komplikationen des CRS: kardiale Dysfunktion, akutes Atemnotsyndrom, neurologische Tox., Nieren und Leberversagen und disseminierte intravasale Gerinnung. Immuneffektorzell-assoziierten Neurotoxizitätssyndroms (ICANS): inkl. Sprachstörungen, Krampfanfälle, Bewusstseinsstörungen, Verwirrtheit, Desorientierung, Koordinations- und Gleichgewichtsprobleme, EKG, Blutbild und klin. Chemie, Leberfunktion, HBV und HCV-Status , Gerinnungsstatus, Infektionen, IgG Spiegel, Monitoring auf systemische Infusionsreaktionen und allergische Reaktionen. Reaktionen an der Injektionsstelle, Haut und Nageltoxizität, orale Tox., Dysgeusie, Dayphagie, Mundtrockenheit, Immunbedingte Nebenwirkungen (z.B. Kolitis, Pneumonitis, Hypophysitis und Hypothyreoidismus), Infektionen, TLS, Immunglobulinspiegel, HBV-, HCV-, HIV-Reaktivierung, Bei CMV IgG Positivität muss monatlich, jeweils an d1 eines Zyklus, ein PCR-Test auf CMV DNA erfolgen → Bei CMV-Reaktivierung Präventionsprotokoll mit wöchentlichen PCR-Tests + Rücksprache Oberarzt.

Cave
die Patienten sind anzuweisen, beim Auftreten von Anzeichen oder Symptomen eines CRS sowie bei neurologischen Toxizitäten (inkl. Schwäche, Taubeitsgefühl, neu auftretende Kopfschmerzen, veränderter mentaler Status) einen Arzt aufzusuchen. Bei ersten Anzeichen von CRS und / oder ICANS sofortige Hospitalisierung.

Therapievoraussetzung
vor Therapiebeginn: Bestimmung des CMV IgG Serotyps; Hepatitis-B-Virus-(HBV) Screening vor Behandlungsbeginn; positive Hepatitis-B-Serologie (HBsAg oder HBcAb) → vor Behandlungsbeginn Hepatologen konsultieren.; ANC ≥1,0x10^9/l; Thrombozyten ≥50x10^9/l; Hb≥8g/dl, ALT und AST ≤2,5xULN; Gesamtbilirubin ≤1,5xULN; eGFR≥30ml/min; Korrigiertes Serum Calcium ≤14,0.

Therapieunterbrechung
erste Anzeichen eines CRS und/oder ICANS→Talquetamab pausieren bis vollständig abgeklungen.
Hämatologische Tox Grad 4 (außer Lymphopenie), nicht direkt mit dem Krankheitsprozess verknüpft, ≥Grad 3 Thrombozytopenie, FN, Grad 3 Neutropenie mit Infektion, ≥Grad 3 nicht hämatologische Tox. klin. Signifikanz (ausgenommen krankheitsbedingte Schmerzen) →bis abklingen auf ≤Grad 1 oder Ausgangszustand. Bei Therapiewiederaufnahme dürfen keine Anzeichen schwerwiegender bakterieller-, viraler- oder pilzinfektionen vorliegen.
Bezüglich Empfehlungen zu Dosis / Prämedikation und evtl. Hospitalisierung bei Therapiewiederaufnahme nach Therapiepause/Verzögerung siehe Memobox.

Therapieabbruch
CRS / ICANS / sARR Grad 4:1. Auftreten eines Grad 3 CRS ohne Besserung des Tox Grades oder Abklingen nach ≥48h; 2. Auftreten CRS Grad 3; 2. Auftreten eines ICANS / sARR Grad 3; ≥Grad 3 Reaktion am Injektionsort.

Wechselwirkungen
vorsichtige Anwendung von CYP450 Substraten enger therapeutischer Breite während der ersten 48h nach Step-up Dosen und 1. Behandlungsdosis sowie während eines CRS; vorsichtige Anwendung von Antikoagulantien während Zyklus 1 aufgrund des Risikos für disseminierte intravasale Koagulopathie (DIC) während eines CRS. Patienten sollten wenn möglich auf kurz wirksame, reversible Antikoagulantien umgestellt werden. Engmaschige Überwachung der Gerinnungsparameter während eines CRS bis zum Abklingen.

Kontraindikation
bei aktiven Infektionen keine Therapieeinleitung

Bemerkungen
Step-up Dosen dürfen nicht ausgelassen werden, bei Verzögerung s. Memobox. Bei 2-wöchentlicher Behandlungsdosis maximal erlaubte Abweichung ±3Tage.

Erfolgsbeurteilung
nach jedem Zyklus, z.B. durch Paraproteinparameter-Kontrolle

Therapiedauer
bis PD oder inakzeptable Tox.

Wiederholung
Zyklus 1-1: d24: Start Zyklus 2 = Talquetamab 0,8mg/kg d1 + d15
Zyklus 2-n: Tag 29. 29

Literatur
adaptiert nach Chari A et al. N Engl J Med 2022;387:2232-44; Studienprotokoll 64407564MMY1002 Studie; Pre-Approval Access Named Patient Treatment Guideline (02/23)

Diese Krebstherapie birgt letale Risiken. Die Anwendung darf nur durch erfahrene Onkologen und entsprechend ausgebildetes Pflegepersonal erfolgen. Das Protokoll muss im Einzelfall überprüft und der klinischen Situation angepasst werden.

060509_26	**Bortezomib Erhaltung**	*Indikation: Multiples Myelom*	ICD-10: C90

Hauptmedikation (Zyklus 1-n)

Tag	zeitl. Ablauf	Substanz	Basisdosierung	Trägerlösung (ml)	Appl.	Infusions-dauer	Bemerkungen
1, 15	0	Bortezomib	1,3 mg/m²	Unverdünnt	s.c.	B	

Zyklusdiagramm

	Tag 1	2	3	4	5	6	7	8	9	10	11	12	13	14	15	[...]	Wdh: 29
Bortezomib	☐							■							☐		

Wiederholungsinfo: bis best response bzw. Krankheitskonsolidierung;

ab Zyklus 3 Gabe nur an d1 (1 x pro Monat) möglich

Achtung: mindestens 72 h-Intervall zwischen 2 Bortezomib-Gaben

Pamidronat 60mg i.v. alle 4 Wochen über 2-3? Anfang mit Woche 3)

Dosisreduktion Bortezomib

hämatologische Toxizität (insbesondere Thrombopenie)	Neuropathie
Grad1/2: keine Dosisreduktion (DR)	**Grad 1:** keine DR
	Grad 1+Schmerzen oder **Gr 2:** DR 1mg/m²
Grad 3: keine DR, ggf. Transfusion, Behandlungsrisiko abwägen	**Grad 2+Schmerzen** oder **Gr 3:** Pause, dann 0,7mg/m² u. 1x wöchentlich
Grad 4: Pause, Beginn mit 25% DR nach Erholung	**Grad 4:** Abbruch

Obligate Prä- und Begleitmedikation (Zyklus 1-n)

Tag	zeitl. Ablauf	Substanz	Basisdosierung	Trägerlösung (ml)	Appl.	Infusions-dauer	Bemerkungen
1-28	1-0-0-0	Aciclovir	400 mg		p.o.		Mo, Mi, Fr

Bedarfsmedikation	Loperamid, Ranitidin, Sucralfat
FN-Risiko	< 10% → je nach Risikoabwägung, siehe Kurzfassung Leitlinien G-CSF
Kontrollen	Blutbild, Klinische Chemie, TTP-Analyse, Pariser Schema, Karnofsky Performance Status, Paraproteindiagnostik (Serum und Urin), Neurotoxizität, > Grad 3 Infektion
Dosisreduktion	bei Auftreten hämatologischer und nicht hämatologischer Toxizität sowie peripherer sensorischer Neuropathie und neuropatischen Schmerzen siehe Kasten und Fachinformation Bortezomib
Erfolgsbeurteilung	Verlauf von M-Protein und Immunfixation, KMP bei CR erwägen.
Wiederholung	Tag 29. bis best response bzw. Krankheitskonsolidierung; ab Zyklus 3 Gabe nur an d1 (1 x pro Monat) möglich
Literatur	in Analogie zu:Sonneveld P et al. J Clin Oncol. 2012; 30(24):2946-55, Moreau P et al. Blood. 2012; 120(5):947-59

Diese Krebstherapie birgt letale Risiken. Die Anwendung darf nur durch erfahrene Onkologen und entsprechend ausgebildetes Pflegepersonal erfolgen. Das Protokoll muss im Einzelfall überprüft und der klinischen Situation angepasst werden.

| 060509_23_1 | Lenalidomid Erhaltung | Indikation: Multiples Myelom | ICD-10: C90 |

Protokoll-Hinweis: Lenalidomid

Hauptmedikation (Zyklus 1-n)

Tag	zeitl. Ablauf	Substanz	Basisdosierung	Trägerlösung (ml)	Appl.	Infusions-dauer	Bemerkungen
1-21	0-0-0-1	Lenalidomid	10 mg abs.		p.o.		ggf. nach 3 Zyklen auf 15mg erhöhen

Zyklusdiagramm | Tag 1 | 2 | 3 | 4 | 5 | 6 | 7 | 8 | 9 | 10 | 11 | 12 | 13 | 14 | 15 | 16 | 17 | 18 | 19 | 20 | 21 | [...] | Wdh: 29

Lenalidomid: □

Pamidronat 60mg i.v. alle 4 Wochen über 2-3h (Anfang mit Woche 3)

Wiederholungsinfo: bis PD

bei Lenalidomid-induzierten Durchfällen → Gabe von Cholestagel® (bis zu 6 Tbl. täglich, 3x 2Tbl. oder 1x 6Tbl., mit einer Mahlzeit), Cave: 4 Std. Abstand zu Lenalidomid, sowie Arzneimitteln, die Wechselwirkungen mit Colesevelam verursachen können: Levothyroxin, Verapamil, Olmesartan, Phenytoin, orale Kontrazeptiva, Metformin, Glimepirid, Glipizid, Glibenclamid, Ursodesoxycholsäure; bei Ciclosporin und Warfarin zusätzlich Spiegel bzw. Wirkung überwachen

Hepatitis-B-Virus-(HBV) Screening vor Beginn der Behandlung mit Lenalidomid:
→ positive Hepatitis-B-Serologie: vor Behandlungsbeginn Hepatologen konsultieren
→ zuvor infizierte Patienten müssen während der gesamten Behandlung engmaschig auf Zeichen und Symptome einer Virus-Reaktivierung überwacht werden

Lenalidomid (LL) Wechselwirkungen:
*- Plasmaverfügbarkeit von Digoxin erhöht → Überwachung der Digoxinkonzentration während LL-Therapie.
- Statine: bei gleichzeitiger Anwendung mit LL, erhöhtes Rhabdomyolyserisiko → verstärkte Überwachung** insbesondere in den ersten Wochen.
- **PGB-Inhibitoren** (z.B. Ciclosporin, Clarithromycin, Ketoconazol, Verapamil etc.) **können zum Ansteigen der LL Plasmaspiegel u. damit Zunahme der LL Tox. führen** (LL ist PGP-Substrat) → engmaschige Überwachung auf NW

Thromboseprophylaxe bei Lenalidomid-, Thalidomid- oder Pomalidomid-Therapie

Ein oder mehrere der folgenden Risikofaktoren
-vorherige Thrombose [1]
-zentralvenöser Katheter [1]
-Hochrisiko operativer Eingriff [1]
-konstitutionelle Thrombophilie [1]
-lange Immobilität
-rekombinantes EPO
→ **LMWH Prophylaxe** (Enoxaparin 20mg/d; bzw bei [1] nach klinischer Situation ggf. höhere Dosis)

Keine Risikofaktoren & Kombinationstherapie mit Dexamethason und /oder Anthracycline → **Aspirin** 100mg/d

Keine Risikofaktoren & Monotherapie → **keine Prophylaxe**

Obligate Prä- und Begleitmedikation (Zyklus 1-n)

Tag	zeitl. Ablauf	Substanz	Basisdosierung	Trägerlösung (ml)	Appl.	Infusions-dauer	Bemerkungen
1-28	0-1-0-0	Cotrimoxazol	960 mg		p.o.		Mo, Mi, Fr
1-28	1-0-0-0	Aciclovir	400 mg		p.o.		Mo, Mi, Fr
1-28	1-0-0-0	Acetylsalicylsäure	100 mg		p.o.		kontinuierlich

Bedarfsmedikation	Metoclopramid p.o., Pantoprazol p.o., Obstipationsprophylaxe
FN-Risiko	10-20% → je nach Risikoabwägung als Primärprophylaxe, bei FN im 1. Zyklus als Sekundärprophylaxe, siehe Kurzfassung Leitlinien G-CSF
Dosisreduktion	Siehe Dosismodifikationstabelle
Cave	Lenalidomid kann auch ohne Pause von d1-28 durchgegeben werden und ggf. ab dem 3. Zyklus auf 15mg/Tag erhöht werden (Herstellerempfehlung)
Wiederholung	Tag 29. bis PD
Literatur	McCarthy PL et al. N Engl J Med. 2012 May 10;366(19):1770-81; Attal M et al. N Engl J Med. 2012 May 10;366(19):1782-91

Diese Krebstherapie birgt letale Risiken. Die Anwendung darf nur durch erfahrene Onkologen und entsprechend ausgebildetes Pflegepersonal erfolgen. Das Protokoll muss im Einzelfall überprüft und der klinischen Situation angepasst werden.

060509_69   *Daratumumab-VCD AL-Amyloidose*   *ICD-10: E85*

Indikation: AL-Amyloidose (bei fitten Patienten, ohne schwere kardiale oder generalisierte Amyloidose)

Hauptmedikation (Zyklus 1)

Tag	zeitl. Ablauf	Substanz	Basisdosierung	Trägerlösung (ml)	Appl.	Infusions-dauer	Bemerkungen
1, 8, 15, 22	-1h	Dexamethason	40 mg abs.		p.o.		
1, 8, 15, 22	0	Daratumumab subkutan	1 800 mg abs.	Unverdünnt	s.c.	B3-5min	SUBKUTANE APPLIKATION; Infusionsreaktionen möglich: bei Erstgabe Patient 3h nachbeobachten, bei guter Verträglichkeit: ab 2. Gabe 1h, ab 3.Gabe 15min nachbeobachten.
1, 8, 15, 22	+10min	Bortezomib	1,3 mg/m²	Unverdünnt	s.c.	B	
1, 8, 15, 22	+15min	Cyclophosphamid	300 mg/m²	500 ml NaCl 0,9 %	i.v.	1h	gemäß Lit. max. 500mg absolut. Auch als p.o. Gabe möglich: vor dem Frühstück mit ausreichend Flüssigkeit, auf regelmäßige Blasenentleerung achten.

Zyklusdiagramm

	Tag 1	2	3	4	5	6	7	8	9	10	11	12	13	14	15	16	17	18	19	20	21	22	[...]	Wdh: 29
Dexamethason	□							□							□							□		
Bortezomib	■							■							■							■		
Cyclophosphamid	□							□							□							□		
Daratumumab (Zyklus 1-2)	■							■							■							■		
Daratumumab (Zyklus 3-6)	□														■									
Daratumumab (ab Zyklus 7)	■																					■		

Wiederholungsinfo: d29: Start Zyklus 2

Dosisreduktion Bortezomib	
hämatologische Toxizität (insbesondere Thrombopenie)	Neuropathie
Grad1/2: keine Dosisreduktion (DR)	Grad 1: keine DR
	Grad 1+Schmerzen oder Gr 2: DR 1 mg/m²
Grad 3: keine DR, ggf. Transfusion, Behandlungsrisiko abwägen	Grad 2+Schmerzen oder Gr 3: Pause, dann 0,7mg/m² u. 1x wöchentlich
Grad 4: Pause, Beginn mit 25% DR nach Erholung	Grad 4: Abbruch

Prophylaxe verzögerter IRRs / Steroid Tapering:
4 mg Dexamethason p.o. (1-0-0-0) an Tagen nach Daratumumab-Injektion: 2-3; 9; 16
Bei guter Verträglichkeit kann die Steroidgabe (Dexamethason Prä- & Post-Medikation) ab der 4. Daratumumab-Gabe entfallen.

Flüssigkeitszufuhr 2 Liter/Tag p.o.

Daratumumab

Hinweise
s.c.-Applikation:
1) max. Haltbarkeit vom Vial-Anstich bis zur Applikation: 4h → zeitnahe Applikation nach Lieferung
2) Injektionsstelle: Abdomen (ca. 7,5cm rechts oder links des Bauchnabels)

Alle CD38-AK können den Antikörpersuchtest und die serologischen Verträglichkeitsproben, d.h. die Standarddiagnostik vor Bluttransfusionen behindern und verzögern. Daher muss bei der Bestellung von Erythrozytenkonzentraten immer angegeben werden, dass der Patient CD38-AK erhält. Bitte diese Information in den Arztbrief aufnehmen

Daratumumab s.c.
Injektionsreaktionen möglich: Notfallmaßnahmen bereit halten (z.B. Adrenalin, inhalative Glucocorticoide, Sauerstoffflaschen, Defibrillator)
Symptomatische Behandlung je nach Bedarf: Paracetamol, Antihistaminika, Corticosteroiden, Sauerstoff, Bronchodilatatoren, Kochsalzlösung, Vasopressoren...

Achtung: mindestens 72 h- Intervall zwischen 2 Bortezomib- Gaben

Pamidronat 60mg i.v. alle 4 Wochen über 2-3h (Anfang mit Woche 3)

Obligate Prä- und Begleitmedikation (Zyklus 1)

Tag	zeitl. Ablauf	Substanz	Basisdosierung	Trägerlösung (ml)	Appl.	Infusions-dauer	Bemerkungen
1	-1h	Montelukast	10 mg		p.o.		bei Erstgabe obligat, kann bei Folgegaben bei guter Verträglichkeit entfallen
1, 8, 15, 22	-1h	Paracetamol	1 000 mg		p.o.		
1, 8, 15, 22	-1h	Clemastin	2 mg		p.o.		
1, 8, 15, 22	-15min	NaCl 0,9 %	250 ml		i.v.	2h	
1, 8, 15, 22	-15min	Granisetron	1 mg		i.v.	B	
1-28	1-0-0-0	Aciclovir	400 mg		p.o.		Mo, Mi, Fr
1-28	0-1-0-0	Cotrimoxazol	960 mg		p.o.		Mo, Mi, Fr
2-3, 9, 16	1-0-0-0	Dexamethason	4 mg		p.o.		Dexamethason an Folgetagen kann bei guter Verträglichkeit ab der 4. Daratumumab-Gabe weggelassen werden

Hauptmedikation (Zyklus 2)

Tag	zeitl. Ablauf	Substanz	Basisdosierung	Trägerlösung (ml)	Appl.	Infusions-dauer	Bemerkungen
1, 8, 15, 22	-1h	Dexamethason	40 mg abs.		p.o.		
1, 8, 15, 22	0	Daratumumab subkutan	1 800 mg abs.	Unverdünnt	s.c.	B3-5min	SUBKUTANE APPLIKATION; Injektionsreaktionen möglich: bei guter Verträglichkeit der vorherigen Gaben Patient 15min nachbeobachten.
1, 8, 15, 22	+10min	Bortezomib	1,3 mg/m²	Unverdünnt	s.c.	B	gemäß Lit. max. 500mg absolut. Auch als p.o. Gabe möglich: vor dem Frühstück mit ausreichend Flüssigkeit, auf regelmäßige Blasenentleerung achten.
1, 8, 15, 22	+15min	Cyclophosphamid	300 mg/m²	500 ml NaCl 0,9 %	i.v.	1h	

Zyklusdiagramm

Tag 1 2 3 4 5 6 7 8 9 10 11 12 13 14 15 16 17 18 19 20 21 22 [...] 22 | Wdh: 29

- Dexamethason
- Bortezomib
- Cyclophosphamid
- Daratumumab (Zyklus 2)

Wiederholungsinfo: d29: Start Zyklus 3

Obligate Prä- und Begleitmedikation (Zyklus 2)

Tag	zeitl. Ablauf	Substanz	Basisdosierung	Trägerlösung (ml)	Appl.	Infusions-dauer	Bemerkungen
1, 8, 15, 22	-1h	Paracetamol	1 000 mg		p.o.		
1, 8, 15, 22	-1h	Clemastin	2 mg		p.o.		
1, 8, 15, 22	-15min	NaCl 0,9 %	250 ml		i.v.	2h	
1, 8, 15, 22	-15min	Granisetron	1 mg		i.v.	B	
1-28	1-0-0-0	Aciclovir	400 mg		p.o.		Mo, Mi, Fr
1-28	0-1-0-0	Cotrimoxazol	960 mg		p.o.		Mo, Mi, Fr

Hauptmedikation (Zyklus 3-6)

Tag	zeitl. Ablauf	Substanz	Basisdosierung	Trägerlösung (ml)	Appl.	Infusions-dauer	Bemerkungen
1, 15	0	Daratumumab subkutan	1 800 mg abs.	Unverdünnt	s.c.	B3-5min	SUBKUTANE APPLIKATION; Injektionsreaktionen möglich: bei guter Verträglichkeit der vorherigen Gaben Patient 15min nachbeobachten.
1, 15	+10min	Bortezomib	1,3 mg/m²	Unverdünnt	s.c.	B	gemäß Lit. max. 500mg absolut. Auch als p.o. Gabe möglich: vor dem Frühstück mit ausreichend Flüssigkeit, auf regelmäßige Blasenentleerung achten.
1, 15	+15min	Cyclophosphamid	300 mg/m²	500 ml NaCl 0,9 %	i.v.	1h	
1, 8, 15, 22	-1h	Dexamethason	40 mg abs.		p.o.		
8, 22	0	Bortezomib	1,3 mg/m²	Unverdünnt	s.c.	B	
8, 22	+5min	Cyclophosphamid	300 mg/m²	500 ml NaCl 0,9 %	i.v.	1h	gemäß Lit. max 500mg absolut. Auch als p.o. Gabe möglich: vor dem Frühstück mit ausreichend Flüssigkeit, auf regelmäßige Blasenentleerung achten.

Zyklusdiagramm

	Tag 1	2	3	4	5	6	7	8	9	10	11	12	13	14	15	16	17	18	19	20	21	22	[...]	Wdh: 29
Dexamethason																								
Bortezomib																								
Cyclophosphamid (Zyklus 3-6)																								
Daratumumab (Zyklus 3-6)																								

Obligate Prä- und Begleitmedikation (Zyklus 3-6)

Tag	zeitl. Ablauf	Substanz	Basisdosierung	Trägerlösung (ml)	Appl.	Infusions-dauer	Bemerkungen
1, 15	-1h	Paracetamol	1 000 mg		p.o.		
1, 15	-1h	Clemastin	2 mg		p.o.		
1, 8, 15, 22	-15min	NaCl 0,9 %	250 ml		i.v.	2h	
1, 8, 15, 22	-15min	Granisetron	1 mg		i.v.	B	
1-28	1-0-0-0	Aciclovir	400 mg		p.o.		Mo, Mi, Fr
1-28	0-1-0-0	Cotrimoxazol	960 mg		p.o.		Mo, Mi, Fr

Hauptmedikation (Zyklus 7-n)

Tag	zeitl. Ablauf	Substanz	Basisdosierung	Trägerlösung (ml)	Appl.	Infusions-dauer	Bemerkungen
1	0	Daratumumab subkutan	1 800 mg abs.	Unverdünnt	s.c.	B 3-5min	SUBKUTANE APPLIKATION: Injektionsreaktionen möglich: bei guter Verträglichkeit der vorherigen Gaben Patient 15min nachbeobachten.

Wiederholungsinfo: bis zur Progression oder inakzeptabler Toxizität

Zyklusdiagramm

	Tag 1	[...]	Wdh: 29
Daratumumab (ab Zyklus 7)			

Obligate Prä- und Begleitmedikation (Zyklus 7-n)

Tag	zeitl. Ablauf	Substanz	Basisdosierung	Trägerlösung (ml)	Appl.	Infusions-dauer	Bemerkungen
1	-1h	Paracetamol	1 000 mg		p.o.		
1	-1h	Clemastin	2 mg		p.o.		
1-28	1-0-0-0	Aciclovir	400 mg		p.o.		Mo, Mi, Fr
1-28	0-1-0-0	Cotrimoxazol	960 mg		p.o.		Mo, Mi, Fr

Bedarfsmedikation	Antihistaminil a, β_2-Antagonisten, Bronchodilatatoren, inhalative Glucocorticoide bei Injektionsreaktionen, Allopurinol, Hydrierung, Diuretika bei Tumorlyse-Syndrom; Loperamid, Granisetron, Sucralfat, Pantoprazol, Erythropoetin (Epoetin alfa).
FN-Risiko	10-20% → je nach Risikoabwägung als Primärprophylaxe, bei FN im 1. Zyklus als Sekundärprophylaxe, siehe Kurzfassung Leitlinien G-CSF
Kontrollen	Peripheres Blutbild, Elektrolyte (inklusiv Na^+,K^+,Mg^{2+}), Retentionswerte, Harnsäure, Leberwerte: GOT, GPT, gamma-GT, AP, Gesamtprotein, Albumin, Paraproteindiagnostik, Blutzucker, Blutdruck, Neurotoxizität, TTP-Analyse, Urinsedimentkontrolle, ausreichende Diurese, periphere Neuropathie, EKG.
Dosisreduktion	**Daratumumab:** keine Dosisreduktion erlaubt; **Bortezomib:** s. Memobox; **Dexamethason:** 20 mg/Woche bei Patienten >70 Jahre, BMI <18,5 kg/m², Hypervolämie, unzureichend kontrollierter DM oder Steroidintoleranz. **Cyclophosphamid: DR1:** 300mg abs. d1,8,15,22; **DR2:** 300mg abs. d1,8,15 → bei guter Verträglichkeit der ersten 3 Zyklen Steigerung auf DR1 möglich (bei excellenter Verträglichkeit Hinzunahme von d22 (DR1) auch schon im Zyklus 2 erwägen).
Cave	**Cyclophosphamid:** Grapefruitsaft vermeiden; **Daratumumab:** Injektionsbedingte Reaktionen möglich. **Hepatitis-B-Virus-(HBV) Screening vor Behandlungsbeginn:** positive Hepatitis-B-Serologie → während der Behandlung und bis 6 Monate danach auf Anzeichen einer HBV-Reaktivierung kontrollieren (klinisch-Laborparameter); ggfs. Hepatologen konsultieren. Bei HBV-Reaktivierung unter Daratumumab → unterbrechen und Hepatologen konsultieren. Eine Wiederaufnahme der Behandlung bei Patienten, bei denen die HBV-Reaktivierung angemessen kontrolliert ist, soll mit einem Hepatologen diskutiert werden.
Therapievoraussetzung	NT-proBNP≤6500ng/l und NYHA Stage <IIB
Wechselwirkungen	keine gleichzeitige Anwendung von starken CYP3A4-Induktoren, gleichzeitige Anwendung von starken CYP3A4-Inhibitoren (z.B. Ketoconazol, Ritonavir) vermeiden, falls gleichzeitige Anwendung von starken CYP3A4-Inhibitoren nicht vermeidbar: engmaschige Überwachung und ggf. Dosisreduktion für Bortezomib, gleichzeitige Anwendung von NSAIDs möglichst vermeiden
Bemerkungen	bei Dialysepatienten wird Daratumumab an dialysefreien Tagen mit größtmöglichem Abstand zur nächsten Dialyse verabreicht; Bortezomib wird an Dialysetagen nach der Dialyse und an dialysefreien Tagen nach internem Standard verabreicht
Erfolgsbeurteilung	nach Zyklus 2: dFLC, Immunfixation Serum und Urin + ggf. Organfunktion
Wiederholung	**Zyklus 1-1:** Tag 29. d29: Start Zyklus 2 / **Zyklus 2-2:** Tag 29. d29: Start Zyklus 3 / **Zyklus 3-6:** Tag 29. / **Zyklus 7-n:** Tag 29. bis zur Progression oder inakzeptabler Toxizität
Literatur	Kastritis E. et al. NEJM 2021; 385: 46-58.

Diese Krebstherapie birgt letale Risiken. Die Anwendung darf nur durch erfahrene Onkologen und entsprechend ausgebildetes Pflegepersonal erfolgen. Das Protokoll muss im Einzelfall überprüft und der klinischen Situation angepasst werden.

060509_29   VCD Amyloidose   **ICD-10: E85**

Protokoll-Hinweis: Bortezomib/Cyclophosphamid/Dexamethason   **Indikation: AL Amyloidose**

Hauptmedikation (Zyklus 1-n)

Tag	zeitl. Ablauf	Substanz	Basisdosierung	Trägerlösung (ml)	Appl.	Infusions-dauer	Bemerkungen
1, 8, 15	0	Bortezomib	1,3 mg/m²	Unverdünnt	s.c.	B	vor dem Frühstück mit ausreichend Flüssigkeit, auf regelmäßige Blasenentleerung achten. Auch als p.o. Gabe möglich. Ggf. Dosiserhöhung auf 350mg/m² gemäß "Mayo staging system"-siehe Memobox.
1, 8, 15	+15min	Cyclophosphamid	300 mg/m²	500 ml NaCl 0,9 %	i.v.	1h	
1, 8, 15, 22	1-0-0-0	Dexamethason	20 mg abs.		p.o.		nach dem Frühstück

Zyklusdiagramm

Tag 1 2 3 4 5 6 7 8 9 10 11 12 13 14 15 16 17 18 19 20 21 22 [...] Wdh: 29

Dexamethason
Bortezomib
Cyclophosphamid

Wiederholungsinfo: 6 - 8 Zyklen

Einstufung der Cyclophospsphamiddosis bei Amyloidose nach dem "Mayo staging system":
Folgende Kriterien sollten bei der individuellen Therapieentscheidung berücksichtigt werden:
(jedes Kriterium bedeutet 1 Punkt)
** - TroT ≥ 0,025ng/ml
- NT-Pro-BNP ≥ 1800pg/ml
- dFLC ≥ 18mg/dl** (dFLC = Differenz aus involvierter und nicht-involvierter Leichtkette)

Stufe	Punkte	mediane Überlebenszeit [Monate]	Therapie
1	0	94,1	VCD: mit Cyclophosphamid 350mg/m² i.v. d1,8,15
2	1	40,3	VCD: mit Cyclophosphamid 300mg/m² i.v. d1,8,15
3	2	14	VCD: mit Cyclophosphamid 300mg abs.i.v. d1,8,15
4	3	5,8	VCD: mit Cyclophosphamid 300mg abs. i.v. d1 oder VD (kein Cyclophosphamid)

**außerdem sollte berücksichtigt werden:
- Anzahl der betroffenen Organe ≥ 2 und
- Nierenfunktion (GFR < 60)
→ nur Stufe 4**

Dosisreduktion Bortezomib

hämatologische Toxizität (insbesondere Thrombopenie)	Neuropathie
Grad1/2: keine Dosisreduktion (DR)	Grad 1: keine DR
	Grad 1+Schmerzen oder Gr 2: DR 1mg/m²
Grad 3: keine DR, ggf. Transfusion, Behandlungsrisiko abwägen	Grad 2+Schmerzen oder Gr 3: Pause, dann 0,7mg/m² u. 1x wöchentlich
Grad 4: Pause, Beginn mit 25% DR nach Erholung	Grad 4: Abbruch

Flüssigkeitszufuhr 2 Liter/Tag p.o.

Pamidronat 60mg i.v. alle 4 Wochen über 2-3h (Anfang mit Woche 3)

Achtung:
Antikonzeption in gebärfähigem Alter
Spermienkryokonservierung bei Kinderwunsch

Obligate Prä- und Begleitmedikation (Zyklus 1-n)

Tag	zeitl. Ablauf	Substanz	Basisdosierung	Trägerlösung (ml)	Appl.	Infusions-dauer	Bemerkungen
1, 8, 15	-15min	NaCl 0,9%	250 ml		i.v.	2h	
1, 8, 15	-15min	Granisetron	1 mg		i.v.	B	
1-28	1-0-0-0	Aciclovir	400 mg		p.o.		Mo, Mi, Fr
1-28	0-1-0-0	Cotrimoxazol	960 mg		p.o.		Mo, Mi, Fr

Bedarfsmedikation	Loperamid, Granisetron, Sucralfat, Pantoprazol, Erythropoetin (Epoetin alfa)
FN-Risiko	10-20% → je nach Risikoabwägung als Primärprophylaxe, bei FN im 1. Zyklus als Sekundärprophylaxe, siehe Kurzfassung Leitlinien G-CSF
Kontrollen	Peripheres Blutbild, Elektrolyte (inklusiv Na⁺, K⁺, Ca²⁺, Mg²⁺), Retentionswerte, Harnsäure, Leberwerte: GOT, GPT, gamma-GT, AP, Gesamtprotein, Albumin, Paraproteindiagnostik, Blutzucker, Blutdruck, Neurotoxizität, TTP-Analyse, Urinsedimentkontrolle, ausreichende Diurese, periphere Neuropathie, EKG
Dosisreduktion	siehe auch Dosismodifikationstabelle; **Bortezomib:** siehe Memokasten, 1,0mg/m² bei kardialer Amyloidose, > 85 Jahre 2x/Monat; **Cyclophosphamid:** siehe Memobox, 65-75 Jahre DR auf 300mg/m², > 75 Jahre DR auf 50mg/d d1-21 oder 50mg/d jeden 2.Tag d1-21
Cave	**Grapefruitsaft vermeiden**
Erfolgsbeurteilung	analog Plasmozytom/Amyloidose Verlaufsparametern
Wiederholung	Tag 29. 6 - 8 Zyklen
Literatur	adaptiert nach: G Palladini et al. Blood 126(5):612-615; 2015; A Jaccard et al. Haematologica 99(9):1479-1485;2014; onkopedia; personal consultation with U. Hegenbart, S. Schönland

Diese Krebstherapie birgt letale Risiken. Die Anwendung darf nur durch erfahrene Onkologen und entsprechend ausgebildetes Pflegepersonal erfolgen. Das Protokoll muss im Einzelfall überprüft und der klinischen Situation angepasst werden.

| 060509_52 | *Daratumumab-VD-AL-Amyloidose* | *Indikation: AL-Amyloidose* | *ICD-10: E85* |

Hauptmedikation (Zyklus 1)

Tag	zeitl. Ablauf	Substanz	Basisdosierung	Trägerlösung (ml)	Appl.	Infusions-dauer	Bemerkungen
1	-1h	Dexamethason	20 mg abs.		p.o.		SUBKUTANE APPLIKATION: Infusionsreaktionen möglich: bei Erstgabe Patient 3h nachbeobachten, bei guter Verträglichkeit: ab 2. Gabe 1h, ab 3.Gabe 15min nachbeobachten.
1, 8, 15, 22	0	Daratumumab subkutan	1 800 mg abs.	Unverdünnt	s.c.	B3-5min	
1, 8, 15, 22	+10min	Bortezomib	1,3 mg/m²	Unverdünnt	s.c.	B	
8, 15, 22	-1h	Dexamethason	8 mg abs.		p.o.		bei schlechter Verträglichkeit der vorherigen Gabe Dexamethasondosis erhöhen

Zyklusdiagramm

Bortezomib
Daratumumab+Dexamethason (Zyklus 1-2)
Daratumumab+Dexamethason (Zyklus 3-6)
Daratumumab+Dexamethason (ab Zyklus 7)

Tag 1 2 3 4 5 6 7 | 8 9 10 11 12 13 14 | 15 16 17 18 19 20 21 | 22 [...] Wdh: 29

Wiederholungsinfo: d29: Start Zyklus 2

Achtung: mindestens 72 h- Intervall zwischen 2 Bortezomib- Gaben

Hinweise	**Daratumumab**

s.c.-Applikation
1) max. Haltbarkeit vom Vial-Anstich bis zur Applikation: 4h → zeitnahe Applikation nach Lieferung
2) Injektionsstelle: Abdomen (ca. 7,5cm rechts oder links des Bauchnabels)

Dosisreduktion Bortezomib	
hämatologische Toxizität (insbesondere Thrombopenie)	Neuropathie
Grad1/2: keine Dosisreduktion (DR)	Grad 1: keine DR
	Grad 1+Schmerzen oder Gr 2: DR 1mg/m²
Grad 3 keine DR, ggf. Transfusion, Behandlungsrisiko abwägen	Grad 2+Schmerzen oder Gr 3: Pause, dann 0,7mg/m² u. 1x wöchentlich
Grad 4: Pause, Beginn mit 25% DR nach Erholung	Grad 4: Abbruch

Alle CD38-AK können den Antikörpersuchtest und die serologischen Verträglichkeitsproben, d.h. die Standarddiagnostik vor Bluttransfusionen behindern und verzögern. Daher muss bei der Bestellung von Erythrozytenkonzentraten immer angegeben werden, dass der Patient CD38-AK erhält. Bitte diese Information in den Arztbrief aufnehmen

Daratumumab s.c.
Injektionsreaktionen möglich: Notfallmaßnahmen bereit halten (z.B. Adrenalin, inhalative Glucocorticoide, Sauerstoffflaschen, Defibrillator)
Symptomatische Behandlung je nach Bedarf: Paracetamol, Antihistaminika, Corticosteroiden, Sauerstoff, Bronchodilatatoren, Kochsalzlösung, Vasopressoren...

Prophylaxe verzögerter IRRs / Steroid Tapering:
4 mg Dexamethason p.o. (1-0-0-0) an Tagen nach Daratumumab-Injektion: 2+3; 9; 16
Bei guter Verträglichkeit kann die Steroidgabe (Dexamethason Prä- & Post-Medikation) ab der 4. Daratumumab-Gabe entfallen.
Pamidronat 60mg i.v. alle 4 Wochen über 2-3h (Anfang mit Woche 3)

Obligate Prä- und Begleitmedikation (Zyklus 1)

Tag	zeitl. Ablauf	Substanz	Basisdosierung	Trägerlösung (ml)	Appl.	Infusions-dauer	Bemerkungen
1	-1h	Montelukast	10 mg		p.o.		bei Erstgabe obligat, kann bei Folgegaben bei guter Verträglichkeit entfallen
1, 8, 15, 22	-1h	Paracetamol	1 000 mg		p.o.		
1, 8, 15, 22	-1h	Clemastin	2 mg		p.o.		
1-28	0-1-0-0	Cotrimoxazol	960 mg		p.o.		Mo, Mi, Fr
1-28	1-0-0-0	Aciclovir	400 mg		p.o.		Mo, Mi, Fr
2-3, 9, 16	1-0-0-0	Dexamethason	4 mg		p.o.		Dexamethason an Folgetagen kann bei guter Verträglichkeit ab der 4. Daratumumab-Gabe weggelassen werden

Hauptmedikation (Zyklus 2)

Tag	zeitl. Ablauf	Substanz	Basisdosierung	Trägerlösung (ml)	Appl.	Infusions-dauer	Bemerkungen
1, 8, 15, 22	-1h	Dexamethason	8 mg abs.		p.o.		
1, 8, 15, 22	0	Daratumumab subkutan	1 800 mg abs.	Unverdünnt	p.o.	B3-5min	SUBKUTANE APPLIKATION; Injektionsreaktionen möglich: bei guter Verträglichkeit der vorherigen Gaben Patient 15min nachbeobachten.
1, 8, 15, 22	+10min	Bortezomib	1,3 mg/m²	Unverdünnt	s.c.	B	

Zyklusdiagramm

Bortezomib
Daratumumab+Dexamethason (Zyklus 2)

Tag 1 2 3 4 5 6 7 8 9 10 11 12 13 14 15 16 17 18 19 20 21 22 [...] Wdh: 29

Wiederholungsinfo: d29: Start Zyklus 3

Obligate Prä- und Begleitmedikation (Zyklus 2)

Tag	zeitl. Ablauf	Substanz	Basisdosierung	Trägerlösung (ml)	Appl.	Infusions-dauer	Bemerkungen
1, 8, 15, 22	-1h	Paracetamol	1 000 mg		p.o.		
1, 8, 15, 22	-1h	Clemastin	2 mg		p.o.		
1-28	1-0-0-0	Aciclovir	400 mg		p.o.		Mo, Mi, Fr
1-28	0-1-0-0	Cotrimoxazol	960 mg		p.o.		Mo, Mi, Fr

Hauptmedikation (Zyklus 3-6)

Tag	zeitl. Ablauf	Substanz	Basisdosierung	Trägerlösung (ml)	Appl.	Infusions-dauer	Bemerkungen
1, 15	-1h	Dexamethason	8 mg abs.		p.o.		
1, 15	0	Daratumumab subkutan	1 800 mg abs.	Unverdünnt	s.c.	B3-5min	SUBKUTANE APPLIKATION; Injektionsreaktionen möglich: bei guter Verträglichkeit der vorherigen Gaben Patient 15min nachbeobachten.
1, 15	+10min	Bortezomib	1,3 mg/m²	Unverdünnt	s.c.	B	
8, 22	0	Bortezomib	1,3 mg/m²	Unverdünnt	s.c.	B	

Zyklusdiagramm

Bortezomib
Daratumumab+Dexamethason (Zyklus 3-6)

Tag 1 2 3 4 5 6 7 8 9 10 11 12 13 14 15 16 17 18 19 20 21 22 [...] Wdh: 29

Obligate Prä- und Begleitmedikation (Zyklus 3-6)

Tag	zeitl. Ablauf	Substanz	Basisdosierung	Trägerlösung (ml)	Appl.	Infusions-dauer	Bemerkungen
1, 15	-1h	Paracetamol	1 000 mg		p.o.		
1, 15	-1h	Clemastin	2 mg		p.o.		
1-28	1-0-0-0	Aciclovir	400 mg		p.o.		Mo, Mi, Fr
1-28	0-1-0-0	Cotrimoxazol	960 mg		p.o.		Mo, Mi, Fr

Hauptmedikation (Zyklus 7-n)

Tag	zeitl. Ablauf	Substanz	Basisdosierung	Trägerlösung (ml)	Appl.	Infusions-dauer	Bemerkungen
1	-1h	Dexamethason	8 mg abs.		p.o.		
1	0	Daratumumab subkutan	1 800 mg abs.	Unverdünnt	s.c.	B3-5min	SUBKUTANE APPLIKATION; Injektionsreaktionen möglich: bei guter Verträglichkeit der vorherigen Gaben Patient 15min nachbeobachten.
1	+10min	Bortezomib	1,3 mg/m²	Unverdünnt	s.c.	B	
8, 15, 22	0	Bortezomib	1,3 mg/m²	Unverdünnt	s.c.	B	

Zyklusdiagramm

	Tag 1	2	3	4	5	6	7	8	9	10	11	12	13	14	15	16	17	18	19	20	21	22	[...]	Wdh: 29
Bortezomib																								
Daratumumab+Dexamethason (ab Zyklus 7)																								

Wiederholungsinfo: bis zur Progression oder inakzeptabler Toxizität

Obligate Prä- und Begleitmedikation (Zyklus 7-n)

Tag	zeitl. Ablauf	Substanz	Basisdosierung	Trägerlösung (ml)	Appl.	Infusions-dauer	Bemerkungen
1	-1h	Paracetamol	1 000 mg		p.o.		
1	-1h	Clemastin	2 mg		p.o.		
1-28	0-1-0-0	Cotrimoxazol	960 mg		p.o.		Mo, Mi, Fr
1-28	1-0-0-0	Aciclovir	400 mg		p.o.		Mo, Mi, Fr

Bedarfsmedikation Antihistaminika, β2-Antagonisten, Bronchodilatatoren, inhalative Glucocorticoide bei Injektionsreaktionen, Allopurinol, Hydrierung, Diuretika bei Tumorlyse-Syndrom.

FN-Risiko < 10% → je nach Risikoabwägung, siehe Kurzfassung Leitlinien G-CSF

Kontrollen Peripheres Blutbild, Elektrolyte, Retentionswerte, Harnsäure, Leberwerte, Gesamtprotein, Albumin, Paraproteindiagnostik

Dosisreduktion **Daratumumat:** keine Dosisreduktion erlaubt

Cave **Daratumumat:** Injektionsbedingte Reaktionen möglich
Daratumumab **Hepatitis-B-Virus-(HBV) Screening vor Behandlungsbeginn:** positive Hepatitis-B-Serologie → während der Behandlung und bis 6 Monate danach auf Anzeichen einer HBV-Reaktivierung kontrollieren (klinisch+Laborparameter), ggfs. Hepatologen konsultieren. Bei HBV-Reaktivierung unter Daratumumab → unterbrechen und Hepatologen konsultieren. Eine Wiederaufnahme der Behandlung bei Patienten, bei denen die HBV-Reaktivierung angemessen kontrolliert ist, soll mit einem Hepatologen diskutiert werden.

Wechselwirkungen keine gleichzeitige Anwendung von starken CYP3A4-Induktoren, gleichzeitige Anwendung von starken CYP3A4-Inhibitoren (z.B. Ketoconazol, Ritonavir) vermeiden, falls gleichzeitige Anwendung von starken CYP3A4-Inhibitoren nicht vermeidbar: engmaschige Überwachung und ggf. Dosisreduktion für Bortezomib, gleichzeitige Anwendung von NSAIDs möglichst vermeiden

Bemerkungen bei Dialysepatienten wird Daratumumab an dialysefreien Tagen mit größtmöglichem Abstand zur nächsten Dialyse verabreicht; Bortezomib wird an Dialysetagen nach der Dialyse und an dialysefreien Tagen nach in einem Standard verabreicht

Erfolgsbeurteilung nach Zyklus 2 (FLC, Immunfixation Serum und Urin + ggf. Organfunktion

Wiederholung **Zyklus 1-1:** Tag 29. d29: Start Zyklus 2
Zyklus 2-2: Tag 29. d29: Start Zyklus 3
Zyklus 3-6: Tag 29.
Zyklus 7-n: Tag 29. bis zur Progression oder inakzeptabler Toxizität

Literatur adaptiert nach Kaufman G. P. et al. Blood 2017; 130(7): 900-2; Sher T. et al. Blood 2016; 128: 1987-1989.

Diese Krebstherapie birgt letale Risiken. Die Anwendung darf nur durch erfahrene Onkologen und entsprechend ausgebildetes Pflegepersonal erfolgen. Das Protokoll muss im Einzelfall überprüft und der klinischen Situation angepasst werden.

| 060509_37 | **VD Amyloidose** | *Indikation: AL Amyloidose* | *ICD-10: E85* |

Protokoll-Hinweis: Bortezomib/ Dexamethason

Hauptmedikation (Zyklus 1-n)

Tag	zeitl. Ablauf	Substanz	Trägerlösung (ml)	Basisdosierung	Appl.	Infusions-dauer	Bemerkungen
1-4	1-0-0-0	Dexamethason		8 mg	p.o.		Dexa 4, 8 oder 20mg; (bei kardialem Befall eher 4-8mg)
1, 8, 15, 22	0	Bortezomib	Unverdünnt	1,3 mg/m²	s.c.	B	

Zyklusdiagramm

| Tag 1 | 2 | 3 | 4 | 5 | 6 | 7 | 8 | 9 | 10 | 11 | 12 | 13 | 14 | 15 | 16 | 17 | 18 | 19 | 20 | 21 | 22 | [...] | Wdh: 36 |

Bortezomib
Dexamethascn

Wiederholungsinfo: für max 8 Zyklen bzw. bei klarem klinischem Nutzen auch längere Therapiedauer möglich.

Pamidronat 60mg i.v. alle 4 Wochen über 2-3h (Anfang mit Woche 3)

Dosisreduktion Bortezomib		
hämatologische Toxizität (insbesondere Thrombopenie)	**Neuropathie**	
Grad1/2: keine Dosisreduktion (DR)	**Grad 1:** keine DR	
	Grad 1+Schmerzen oder **Gr 2:** DR 1mg/m²	
Grad 3: keine DR, ggf. Transfusion, Behandlungsrisiko abwägen	**Grad 2+Schmerzen** oder **Gr 3:** Pause, dann 0,7mg/m² u. 1x wöchentlich	
Grad 4: Pause, Beginn mit 25% DR nach Erholung	**Grad 4:** Abbruch	

Obligate Prä- und Begleitmedikation (Zyklus 1-n)

Tag	zeitl. Ablauf	Substanz	Trägerlösung (ml)	Basisdosierung	Appl.	Infusions-dauer	Bemerkungen
1-35	1-0-0-0	Aciclovir		400 mg	p.o.		Mo, Mi, Fr
1-35	0-1-0-0	Cotrimoxazol		960 mg	p.o.		Mo, Mi, Fr

Bedarfsmedikation	Loperamid, Pantoprazol, Sucralfat
FN-Risiko	< 10% → je nach Risikoabwägung, siehe Kurzfassung Leitlinien G-CSF
Kontrollen	Blutbild, Klinische Chemie, TTP-Analyse, Pariser Schema, Karnofsky Performance Status, Paraproteindiagnostik (Serum und Urin), Neurotoxizität, > Grad 3 Infektion
Dosisreduktion	Bortezomib: siehe Memokasten, >85Jahre 2x/Monat
Bemerkungen	Bortezomib s.c.: signifikante Reduktion der PNP "2-4 im Vergleich zur i.v. Gabe; s.c. Injektion an wechselnden Injektionsstellen des Abdomens/der Oberschenkel.
Erfolgsbeurteilung	analog Plasmozytom/Amyloidose Verlaufsparametern
Wiederholung	Tag 36. für max 8 Zyklen bzw. bei klarem klinischem Nutzen auch längere Therapiedauer möglich.
Literatur	adaptiert nach: Kastritis E. et al., JCO 2010; 28:1031-7; Reece D.E. et al., Blood. 2011; 118:865-73.

Kapitel 8   Aplastische Anämie

CyA/horse ALG/Prednisolon – 354

Elektronisches Zusatzmaterial Die elektronische Version des Werkes enthält Zusatzmaterial, auf das über folgenden Link zugegriffen werden kann: https://doi.org/10.1007/978-3-662-67749-0_1.

Diese Krebstherapie birgt letale Risiken. Die Anwendung darf nur durch erfahrene Onkologen und entsprechend ausgebildetes Pflegepersonal erfolgen. Das Protokoll muss im Einzelfall überprüft und der klinischen Situation angepasst werden.

070200_01   CyA/horse-ATG/Prednisolon   **ICD-10: D61.9**

Indikation: Schwere aplastische Anämie

Therapie-Hinweis: CAVE: horse-ATG (ATGAM®) mind. 4 Tage im Voraus ÜBER ARZNEIMITTELAUSGABE bestellen (muss importiert werden).

Hauptmedikation (Zyklus 1-n)

Tag	zeitl. Ablauf	Substanz	Basisdosierung	Trägerlösung (ml)	Appl.	Infusions-dauer	Bemerkungen
1-4	-30min	Methylprednisolon	100 mg abs.		i.v.	30min	30min von ATG
1-4	0	horse-ATG (ATGAM® Pharmacia)	40 mg/kg	NaCl 0,9 % (konzentrationsabhängig)	i.v.	12h	Prick-Test empfohlen vor Erstgabe. CAVE: Maximale Konzentration 4mg/ml. Gabe über Inlinefilter. Aufrunden in 250mg-Schritten.
1-175	8:00	Ciclosporin A (Sandimmun® Optoral)	5 mg/kg		p.o.		Zielspiegel: 200-400ng/ml; Achtung: Ciclosporinspiegel kann durch Noxafil verändert werden; 2x5mg/kg
1-175	20:00	Ciclosporin A (Sandimmun® Optoral)	5 mg/kg		p.o.		Zielspiegel: 200-400ng/ml; Achtung: Ciclosporinspiegel kann durch Noxafil verändert werden; 2x5mg/kg
5-7	1-0-0-0	Methylprednisolon	1 mg/kg		p.o.		Protokolltag 05-14
8-14	1-0-0-0	Methylprednisolon	1 mg/kg		p.o.		Protokolltag 05-14
15, 17-22, 24-28	1-0-0-0	Methylprednisolon	1 mg/kg		p.o.		ausschleichend bis 0 mg/kg

Zyklusdiagramm

Tag	1	2	3	4	5	6	7	8	9	10	11	12	13	14	15	16	17	18	19	20	21	22	23	24	25	26	27	28
	□	□	■	□																								
	□	■	■	□																								
	□	□	■	□	■	■	■	■	■	■	■	■	■	■														
								□	□	□	□	□	□	□	□	□	□	□	□	□	□	□	□	□	□	□	□	□

Ciclosporin A (Sandimmun®Optoral)→fortführen nach Zielspiegel
horse-ATG (ATGAM®Pharmacia) 40mg/kg
Methylprednisolon i.v. 100mg abs.
Methylprednisolon p.o. 1mg/kg
ab d15 Methylprednisolon ausschleichen

cave:
horse-ATG (ATGAM®) mind. 4 Tage im Voraus über **Arzneimittelausgabe** bestellen (muss importiert werden). Bestellung über ChemoCompile reicht nicht aus.

Für Informationen über eventuelle neue Studien bitte an Dr Marks wenden.

horse-ATG (ATGAM®):
Haut-Test zur Evaluation des Anaphylaxie-Risikos vor Therapiebeginn **dringend empfohlen:**
1. Prick-Test **(epikutan)** mit unverdünntem horse-ATG (ATGAM®) → wenn nach 10min keine Quaddel-Bildung, dann 2.
2. 0,02ml einer Verdünnung von 1:1000 (V/V) von horse-ATG (ATGAM®) mit NaCl 0,9% **intradermal**, Vergleichsinjektion mit 0,02ml NaCl 0,9% → Beobachtung nach 10min.

=> wenn Prick-Test positiv bzw. Quaddel im Durchmesser ≥3mm größer als bei der NaCl-Vergleichsinjektion (intradermaler Test), dann erhöhtes Risiko für systemische allerg. Reaktionen bei i.v.-Gabe.

Obligate Prä- und Begleitmedikation (Zyklus 1-n)

Tag	zeitl. Ablauf	Substanz	Basisdosierung	Trägerlösung (ml)	Appl.	Infusions-dauer	Bemerkungen
1-4	-30min	NaCl 0,9 %	1 000 ml		i.v.	24h	
1-4	-15min	Clemastin	2 mg		i.v.	B	
1, 3, 5, 8, 10, 12, 15, 17, 19, 22, 24, 26	1-1-0	Aciclovir	200 mg		p.o.		3x/Woche kontinuierlich
1-28	1-1-1-1	Amphotericin B-Susp.	100 mg		p.o.		kontinuierlich; 1Pipette à 1ml = 100mg
1-28	0-1-0-0	Cotrimoxazol	960 mg		p.o.		Montags, Mittwochs, Freitags; kontinuierlich
1-28	0-1-0-0	Posaconazol Tabletten	300 mg		p.o.		kontinuierlich, (Achtung: Tabletten sind nicht mit der Suspension zum Einnehmen austauschbar)
1-28	1-0-0-0	Levofloxacin	500 mg		p.o.		kontinuierlich

Bedarfsmedikation	Paracetamol 1000mg p.o., Prednison 100 mg i.v., Lynestrenol, G-CSF/Neupogen®
Kontrollen	Blutbild, Elektrolyte insb. Mg^{2+}, Leberwerte, Gerinnung, Retentionswerte; LDH bei CyA-Einstellung und unter ATG täglich, bei stabilen CyA-spiegel 1x/Woche
Cave	Austestung von ATG vor Gabe: Intracutantest: mit 0,02ml einer Verdünnung von 1:1 000 (v/v) von ATG mit NaCl 0,9% intradermal, Vergleichsinjektion mit 0,02ml NaCl 0,9% → Beobachtung nach 10min. (Verdünnung wird von der PTA auf Station hergestellt.)
Wechselwirkungen	**Achtung: Ciclosporinspiegel kann durch Posaconazol verändert werden**
Erfolgsbeurteilung	Knochenmarkpunktion vor Therapiebeginn sowie an Tag 42 und Tag 90
Ausschlusskriterien	Malignome, Lithium, schwere Organstörungen wie Herzinsuffizienz NYHA III-IV
Literatur	Scheinberg P et al. NEJM. 2011; 365(5):430-8.

Kapitel 9   Paroxysmale nächtliche Hämoglobinurie (PNH)

Ravulizumab für Pat. ≥40kg bis <60kg → *Zusatzmaterial*
Ravulizumab für Pat. ≥60kg bis <100kg → *Zusatzmaterial*
Ravulizumab für Pat. ≥100kg → *Zusatzmaterial*
Eculizumab (PNH) → *Zusatzmaterial*

Elektronisches Zusatzmaterial Die elektronische Version des Werkes enthält Zusatzmaterial, auf das über folgenden Link zugegriffen werden kann: https://doi.org/10.1007/978-3-662-67749-0_1.

© Der/die Autor(en) 2023
M. Engelhardt et al. (Hrsg.), *Das Blaue Buch*,

Kapitel 10   Atypisches hämolytisch urämisches Syndrom (aHUS)

Ravulizumab für Pat. ≥40kg bis <60kg → *Zusatzmaterial*
Ravulizumab für Pat. ≥60kg bis <100kg → *Zusatzmaterial*
Ravulizumab für Pat. ≥100kg → *Zusatzmaterial*
Eculizumab (aHUS) → *Zusatzmaterial*

Elektronisches Zusatzmaterial Die elektronische Version des Werkes enthält Zusatzmaterial, auf das über folgenden Link zugegriffen werden kann: https://doi.org/10.1007/978-3-662-67749-0_1.

© Der/die Autor(en) 2023
M. Engelhardt et al. (Hrsg.), *Das Blaue Buch*,

Kapitel 11   Immunthrombozytopenie

Elektronisches Zusatzmaterial Die elektronische Version des Werkes enthält Zusatzmaterial, auf das über folgenden Link zugegriffen werden kann: https://doi.org/10.1007/978-3-662-67749-0_1.

© Der/die Autor(en) 2023

M. Engelhardt et al. (Hrsg.), *Das Blaue Buch*,

Diese Krebstherapie birgt letale Risiken. Die Anwendung darf nur durch erfahrene Onkologen und entsprechend ausgebildetes Pflegepersonal erfolgen. Das Protokoll muss im Einzelfall überprüft und der klinischen Situation angepasst werden.

| 999999_05 | *Romiplostim* | | *Indikation: chronische ITP* | | | *ICD-10: D69.3* |

Hauptmedikation (Zyklus 1-n)

Tag	zeitl. Ablauf	Substanz	Basisdosierung	Trägerlösung (ml)	Appl.	Infusions-dauer	Bemerkungen
1	0	Romiplostim	1 μg/kg	Unverdünnt	s.c.		Dosiserhöhung um 1 μg/kg pro Woche in Abhängigkeit der Thrombozytenzahl; maximale Dosis 10 μg/kg

Zyklusdiagramm | Tag 1 | [...] | Wdh: 8
Romiplostim | ☐

Wiederholungsinfo: wöchentlich bzw. nach klinischem Verlauf

Dosisanpassung für Romiplostim:

Thrombozytenzahl (x 10⁹/l)	Maßnahme
< 50	Erhöhung der wöchentlichen Dosis um 1 μg/kg
> 150 während 2 aufeinander folgenden Wochen	Reduktion der wöchentlichen Dosis um 1 μg/kg
> 250	Therapieunterbrechung, wöchentliche Bestimmung der Thrombozytenzahl Sobald Thrombozytenzahl <150 x 10⁹/l: Therapiefortsetzung mit einer um 1 μg/kg verminderten wöchentlichen Dosis

Bei abruptem Abfall der Thrombozytenzahl < 50 x 10⁹/l nach Absetzen oder Dosisreduktion (interindividuelles Ansprechen) können nach ärztlichem Ermessen höhere Grenzwerte für Dosisreduktion (200 x 10⁹/l) und Therpaieunterbrechung (400 x 10⁹/l) in Betracht gezogen werden.
Maximaldosis: 10 μg/kg

Bedarfsmedikation	Notfall-Therapien zur Steigerung der Thrombozytenzahl: Thrombozytentransfusion, Kortikosteroide, IVIG, Anti-D-Immunglobuline.
Kontrollen	**vor Therapiebeginn:** Knochenmarkpunktion; **während Therapie:** Thrombozytenzahl, Untersuchung auf morphologische Zellabnormalitäten mittels peripheren Blutausstriches und grossen Blutbildes (CBC), Nierenfunktion, Leberfunktion, ggf. Knochenmarkpunktion (insbesondere bei Patienten > 60 Jahre oder abnormen Zeichen, wie erhöhter peripherer Zellzahl/Blasten.
Cave	Romiplostim sollte **nicht** bei Patienten mit **mäßiger bis schwerer Leberfunktionsstörung** (Child-Pugh-Klassifikation ≥7) angewendet werden, es sei denn, der erwartete Nutzen übersteigt das bekannte Risiko einer Pfortaderthrombose. Therapie mit Romiplostim nur nach strenger Nutzen-/Risiko-Bewertung und unter engmaschiger Überwachung der Thrombozytenzahl, um das Risiko thromboembolischer Komplikationen zu minimieren. Siehe auch Fachinformation.
Erfolgsbeurteilung	wöchentlich bis Thrombozytenzahlen stabil für mindestens 4 Wochen ohne Dosisanpassung, dann monatlich
Indikation	**Romiplostim:** Positives Nutzen-Risiko-Verhältnis ist nur für **immun-(idiopatische) thrombozytopenische Purpura (ITP-)assozierte Thrombozytopenie** nachgewiesen; darf nicht bei anderen Erkrankungen, die mit einer Thrombozytopenie einhergehen, angewendet werden. **Diagnose MDS muss ausgeschlossen sein.** Siehe auch Fachinformation.
Wiederholung	Tag 8. wöchentlich bzw. nach klinischem Verlauf
Literatur	Fachinformation Romiplostim/Nplate®

Teil II   Solide Tumoren

Inhaltsverzeichnis

Kapitel 12   Kopf-Hals-Tumoren

Nasopharynxkarzinom

Elektronisches Zusatzmaterial Die elektronische Version des Werkes enthält Zusatzmaterial, auf das über folgenden Link zugegriffen werden kann: https://doi.org/10.1007/978-3-662-67749-0_1.

© Der/die Autor(en) 2023

M. Engelhardt et al. (Hrsg.), *Das Blaue Buch*,

Diese Krebstherapie birgt letale Risiken. Die Anwendung darf nur durch erfahrene Onkologen und entsprechend ausgebildetes Pflegepersonal erfolgen. Das Protokoll muss im Einzelfall überprüft und der klinischen Situation angepasst werden.

080100_29 **Pembrolizumab/Cisplatin/5-FU stationär** **ICD-10: C14, C30- C32**

Indikation: Kopf-Hals-Tumoren (Plattenepithelkarzinom) mit PD-L1-Expression mit CPS≥ 1.

Hauptmedikation (Zyklus 1-n)

Tag	zeitl. Ablauf	Substanz	Basisdosierung	Trägerlösung (ml)	Appl.	Infusionsdauer	Bemerkungen
1	0	Pembrolizumab	200 mg abs.	100 ml NaCl 0,9 %	i.v.	30min	
1	+1h	Cisplatin	100 mg/m²	250 ml NaCl 0,9 %	i.v.	1h	
1	+2h	Fluorouracil (5-FU)	1 000 mg/m²	250 ml NaCl 0,9 %	i.v.	24h	
2-4	0	Fluorouracil (5-FU)	1 000 mg/m²	250 ml NaCl 0,9 %	i.v.	24h	

Zyklusdiagramm

	Tag 1	2	3	4	[...]	Wdh.: 22
Pembrolizumab	□					
Cisplatin	■					
5-FU	□	□	□	□		

Wiederholungsinfo: max. 6 Zyklen

Inkompatibilitäten:
Cisplatin ↔ NaHCO₃
y-site-Kompatibilität bei
Cisplatin ↔ 5-FU

nach vorangegangener Bestrahlung im Kopf-Hals-Bereich → **Dosisreduktion von 5-FU erforderlich** (um wie viel reduziert wird, wird nach individuellem Zustand entschieden)

Aprepitant / Fosaprepitant (Prodrug) sind Substrate und moderate Inhibitoren von CYP3A4:
Cave bei gleichzeitiger oraler Verabreichung von hauptsächlich via CYP3A4 metabolisierten Wirkstoffen mit geringer therapeutischer Breite wie Ciclosporin, Tacrolimus, Everolimus, Fentanyl. Die gleichzeitige Anwendung von Pimozid ist kontraindiziert. **Interaktion mit CYP3A4 metabolisierten oral verabreichten CTx z.B. Etoposid, Vinorelbin möglich. Besondere Vorsicht bei gleichzeitiger Anwendung von Irinotecan und Ifosfamid erhöhte Toxizität möglich.** Reduktion der üblichen oralen Dexamethason-Dosis um 50%.
Vorübergehende leichte Induktion von CYP2C9 und CYP3A4 nach Beendigung der Aprepitant- / Fosaprepitant-Therapie: Bei Warfarin (CYP2C9-Substrat)-Dauertherapie besonders engmaschige INR-Überwachung innerhalb von 14 Tagen nach jeder Aprepitant 3-Tages-Therapie. Verminderte Wirksamkeit hormonaler Kontrazeptiva bis 2 Monate nach letzter Aprepitant Gabe möglich → alternative unterstützende Maßnahmen zur Empfängnisverhütung vorzunehmen.

Achtung Pembrolizumab:
bei Auftreten von allergischen Reaktionen Gabe von Antihistaminika.
Steroid-Gabe nur in Notfallsituation bzw. nach Rücksprache

Schwerwiegende Wechselwirkung:
keine Gabe von Brivudin zusammen mit 5-Fluorouracil inkl. topischer Präparate und Prodrugs (Efudix, Capecitabin, Floxuridin, Tegafur). Durch Hemmung der Dihydropyrimidindehydrogenase, Akkumulation und verstärkte Toxizität von 5-FU, letale Folgen möglich. Mindestens 4 Wochen zeitlicher Abstand.

Achtung:
5-FU-Gabe über **ZVK** empfohlen

CAVE: **vor Therapiebeginn mit 5-FU/ Capecitabin** oder vor erneuter Applikation **nach vorausgegangener erhöhter Toxizität** muss die **DPD-Aktivität** bestimmt werden und der sich aus den DPYD-Genotypen ergebende **DPD-Aktivitäts-Score** ermittelt werden.

DPD-Aktivitäts-Score	Maßnahme	
2 (normal)	Therapie wie geplant möglich [1]	
1.5	**RS mit OA** bezüglich Dosisreduktion erforderlich	DR der Initialdosis um 25-50%, danach toxizitätsadaptierte Dosissteigerung [1]
1		DR der Initialdosis auf 50%, danach toxizitätsadaptierte Dosissteigerung [1]
0.5		DPD Phänotypisierung → bei Bestätigung: Kontraindikation für 5-FU und Capecitabin ODER stark reduzierte Initialdosis mit Drug Monitoring (nur bei 5-FU sinnvoll)
0	**Kontraindikation** für 5-FU und Capecitabin	

[1] ggf. Drug Monitoring (nur bei 5-FU sinnvoll)

Obligate Prä- und Begleitmedikation (Zyklus 1-n)

Tag	zeitl. Ablauf	Substanz	Basisdosierung	Trägerlösung (ml)	Appl.	Infusionsdauer	Bemerkungen
1	-1h	Aprepitant	125 mg		p.o.		
1	-1h	NaCl 0,9%	3 000 ml		i.v.	6-8h	
1	-30min	Dexamethason	12 mg		i.v.	15min	
1	-30min	Granisetron	1 mg		i.v.	15min	
1	+30min	Mannitol-Lsg. 10%	250 ml		i.v.	15min	
1	+2h 30min	Mannitol-Lsg. 10%	250 ml		i.v.		
2-3	-30min	Aprepitant	80 mg		p.o.		oder p.o.
2-4	-30min	Dexamethason	8 mg		i.v.	15min	

FN-Risiko	< 10% → je nach Risikoabwägung, siehe Kurzfassung Leitlinien G-CSF.
Kontrollen	Differentialblutbild, Krea, Harnstoff, Leberfunktion (GPT, GOT, Gamma-GT, Bilirubin), Schilddrüsefunktion, Elektrolyte (Na⁺, K⁺, Ca²⁺, Mg²⁺), Gerinnung, Pneumonitis, Retentionswerte, Eiweiß, Albumin, Oto-/Neurotoxizität, Gewicht, Symptome/Anzeichen von Colitis, Infusionsreaktion
Dosisreduktion	Bei Neutropenie < 1 500/µl und/oder Thrombopenie < 100 000/µl an Tag 21: maximale Zyklusverschiebung um 2 Wochen. Bei Diarrhoe ≥ Grad 3 oder Stomatitis Grad 3: 5-FU-Dosisreduktion um 20%.
Therapievoraussetzung	**Virale Hepatitis Serologie** (HBsAg, HBcAb, HCV-Ab) **vor Behandlungsbeginn** bei Checkpointinhibitoren: bei positiver Hepatitis-Serologie Hepatologen konsultieren. **Überprüfung der Leberwerte** (AST, ALT, Bilirubin) **vor jeder Gabe** eines Checkpointinhibitors. Die Werte dürfen nicht älter als 6 Tage sein.
Therapieunterbrechung	beachte SOP "Immuncheckpoint-Inhibitoren: Management der Nebenwirkungen"
Erfolgsbeurteilung	nach Zyklus 2, 4 und 6 neurologische Untersuchung, radiologische Tumormessung
Wiederholung	Tag 22. max. 6 Zyklen
Literatur	analog Keynote-048-Studie (Abstract LBA8_PR 'First-line pembrolizumab for recurrent/metastatic head and neck squamous cell carcinoma (R/M HNSCC): interim results from the phase 3 KEYNOTE-048 study', Annals of Oncology, Volume 29 Supplement 8 October 2018)

Diese Krebstherapie birgt letale Risiken. Die Anwendung darf nur durch erfahrene Onkologen und entsprechend ausgebildetes Pflegepersonal erfolgen. Das Protokoll muss im Einzelfall überprüft und der klinischen Situation angepasst werden.

080100_31 *Pembrolizumab/Carboplatin/5-FU stationär*

Indication: Kopf-Hals-Tumoren (Plattenepithelkarzinom) mit PD-L1-Expression mit CPS≥1.

ICD-10: C14, C30-C32

Hauptmedikation (Zyklus 1-n)

Tag	zeitl. Ablauf	Substanz	Basisdosierung	Trägerlösung (ml)	Appl.	Infusionsdauer	Bemerkungen
1	0	Pembrolizumab	200 mg abs.	100 ml NaCl 0,9 %	i.v.	30min	
1	+30min	Carboplatin	5 AUC	250 ml Glucose 5 %	i.v.	1h	Dosis (mg) = AUC (mg/ml x min) x [GFR (ml/min)+25]
1	+1h 30min	Fluorouracil (5-FU)	1000 mg/m²	250 ml NaCl 0,9 %	i.v.	24h	
2-4	0	Fluorouracil (5-FU)	1000 mg/m²	250 ml NaCl 0,9 %	i.v.	24h	

CAVE: vor Therapiebeginn mit 5-FU/ Capecitabin oder vor erneuter Applikation **nach vorausgegangener erhöhter Toxizität** muss die **DPD-Aktivität** bestimmt werden und der sich aus den DPYD-Genotypen ergebende **DPD-Aktivitäts-Score** ermittelt werden.

DPD-Aktivitäts-Score	Maßnahme
2 (normal)	Therapie wie geplant möglich [1]
1.5	RS mit OA bezüglich Dosisreduktion erforderlich; DR der Initialdosis um 25-50%, danach toxizitätsadaptierte Dosissteigerung [1]
1	DR der Initialdosis auf 50%, danach toxizitätsadaptierte Dosissteigerung [1]
0.5	DPD Phänotypisierung → bei Bestätigung: Kontraindikation für 5-FU und Capecitabin ODER stark reduzierte Initialdosis mit Drug Monitoring (nur bei 5-FU sinnvoll) [1]
0	Kontraindikation für 5-FU und Capecitabin

[1] ggf. Drug Monitoring (nur bei 5-FU sinnvoll)

Zyklusdiagramm

Zyklusdiagramm	Tag 1	2	3	4	[...]	Wdh: 22
Pembrolizumab	☐					
Carboplatin	■					
5-FU	☐	☐	☐	☐		

nach vorangegangener Bestrahlung im Kopf-Hals-Bereich → Dosisreduktion von 5-FU erforderlich (um wie viel reduziert wird, wird nach individuellem Zustand entschieden)

Achtung Pembrolizumab: bei Auftreten von allergischen Reaktionen Gabe von Antihistaminika, Steroid-Gabe nur in Notfallsituation bzw. nach Rücksprache

Schwerwiegende Wechselwirkung: keine Gabe von Brivudin zusammen mit 5-Fluorouracil inkl. topischer Präparate und Prodrugs (Efudix, Capecitabin, Floxuridin, Tegafur). Durch Hemmung der Dihydropyrimidindehydrogenase, Akkumulation und verstärkte Toxizität von 5-FU, letale Folgen möglich. Mindestens 4 Wochen zeitlicher Abstand.

Inkompatibilitäten:
Fluorouracil ↔ Carboplatin
Fluorouracil ↔ Metoclopramid
y-site kompatibel:
Fluorouracil ↔ Kaliumchlorid

Trinkmenge mindestens 2 Liter/Tag

Achtung: 5-FU-Gabe über ZVK empfohlen

Maximaldosen für Carboplatin bei Dosierung nach AUC:

AUC	Max. Dosis
1,5	225mg
2	300mg
3	450mg
4	600mg
5	750mg
6	900mg
7	1050mg

Obligate Prä- und Begleitmedikation (Zyklus 1-n)

Tag	zeitl. Ablauf	Substanz	Basisdosierung	Trägerlösung (ml)	Appl.	Infusionsdauer	Bemerkungen
1	-30min	NaCl 0,9 %	1000 ml		i.v.	2h	
1	-30min	Dexamethason	8 mg		i.v.	B	
1	-30min	Granisetron	1 mg		i.v.	B	

FN-Risiko	< 10% → G-CSF-Gabe je nach Risikoabwägung, siehe Kurzfassung Leitlinien G-CSF.
Kontrollen	Differentialblutbild, Krea, Harnstoff, Leberfunktion (GPT, GOT, Gamma-GT, Bilirubin), Schilddrüsenfunktion, Elektrolyte (Na⁺, K⁺, Ca²⁺, Mg²⁺), Gerinnung, Pneumonitis, Retentionswerte, Eiweiß, Albumin, Oto-/Neurotoxizität, Gewicht, Symptome/Anzeichen von Colitis, Infusionsreaktion
Dosisreduktion	Bei Diarrhoe ≥ Grad 3 oder Stomatitis Grad 3: 5-FU-Dosisreduktion um 20%
Therapievoraussetzung	**Virale Hepatitis Serologie** (HBsAg, HBcAb, HCV-Ab) **vor Behandlungsbeginn** mit Checkpointinhibitoren: bei positiver Hepatitis-Serologie vor Behandlungsbeginn Hepatologen konsultieren. **Überprüfung der Leberwerte** (AST, ALT, Bilirubin) **vor jeder Gabe** eines Checkpointinhibitors. Je nach Risikoabwägung wöchentliche Kontrolle. Die Werte dürfen nicht älter als 6 Tage sein.
Therapieunterbrechung	beachte SOP "Immuncheckpoint-Inhibitoren: Management der Nebenwirkungen"
Erfolgsbeurteilung	nach 2, 4 oder 6 Zyklen
Wiederholung	Tag 22.
Literatur	analog Keynote-048-Studie (Abstract LBA8_PR "First-line pembrolizumab for recurrent/metastatic head and neck squamous cell carcinoma (R/M HNSCC): interim results from the phase 3 KEYNOTE-048 study". Annals of Oncology, Volume 29 Supplement 8 October 2018)

Diese Krebstherapie birgt letale Risiken. Die Anwendung darf nur durch erfahrene Onkologen und entsprechend ausgebildetes Pflegepersonal erfolgen. Das Protokoll muss im Einzelfall überprüft und der klinischen Situation angepasst werden.

| 080100_08_02 | *Cisplatin/5-FU/Cetuximab stationär* | *Indikation: Kopf-/Hals-Tumoren (Plattenepithel-Ca/ non-nasopharyngeal)* | *ICD-10: C14, C30- C32* |

Hauptmedikation (Zyklus 1)

Tag	zeitl. Ablauf	Substanz	Basisdosierung	Trägerlösung (ml)	Appl.	Infusions-dauer	Bemerkungen
1	0	Cisplatin	100 mg/m²	250 ml NaCl 0,9 %	i.v.	1h	
1	+2h	Cetuximab	400 mg/m²	Unverdünnt	i.v.	s.u.	Erstgabe mit 400 mg/m², danach Erhaltungsdosis mit 250 mg/m²
1	Gabe	Fluorouracil (5-FU)	1 000 mg/m²	250 ml NaCl 0,9 %	i.v.	24h	
2-4	0	Fluorouracil (5-FU)	1 000 mg/m²	250 ml NaCl 0,9 %	i.v.	24h	
8, 15	0	Cetuximab	250 mg/m²	Unverdünnt	i.v.	1h	1h nach Cetuximab-Ende

Zyklusdiagramm | Tag 1 | 2 | 3 | 4 | 5 | 6 | 7 | 8 | 9 | 10 | 11 | 12 | 13 | 14 | 15 | 16 | 17 | 18 | 19 | 20 | 21

Cisplatin
Cetuximab
5-FU

Wiederholungsinfo: d22: Start Zyklus 2

Cetuximab- Info auf Kurvenblatt beachten

Achtung: 5-FU-Gabe über **ZVK** empfohlen

Cave: Die Therapie mit Cetuximab kann zu einem Magnesium-Wasting-Syndrom führen.

Aprepitant / Fosaprepitant (Prodrug) sind Substrate und moderate Inhibitoren von CYP3A4:
Cave bei gleichzeitiger oraler Verabreichung von hauptsächlich via CYP3A4 metabolisierten Wirkstoffen mit geringer therapeutischer Breite wie Ciclosporin, Tacrolimus, Everolimus. Die gleichzeitige Anwendung von Pimozid ist kontraindiziert. **Interaktion mit CYP3A4 metabolisierten oral verabreichten CTx z.B. Etoposid, Vinorelbin möglich. Besondere Vorsicht bei gleichzeitiger Anwendung von Irinotecan und Ifosfamid erhöhte Toxizität möglich.** Reduktion der üblichen oralen Dexamethason-Dosis um 50%.
Vorübergehende leichte Induktion von CYP2C9 und CYP3A4 nach Beendigung der Aprepitant- / Fosaprepitant-Therapie: Bei Warfarin (CYP2C9-Substrat)-Dauertherapie besonders engmaschige INR-Überwachung innerhalb von 14 Tagen nach jeder Aprepitant 3-Tages-Therapie. Verminderte Wirksamkeit hormonaler Kontrazeptiva bis 2 Monate nach letzter Aprepitant Gabe möglich → alternative unterstützende Maßnahmen zur Empfängnisverhütung vorzunehmen.

CAVE: vor Therapiebeginn mit 5-FU/ Capecitabin oder vor erneuter Applikation **nach vorausgegangener erhöhter Toxizität** muss die **DPD-Aktivität** bestimmt werden und der sich aus den DPYD-Genotypen ergebende **DPD-Aktivitäts-Score** ermittelt werden.

DPD-Aktivitäts-Score	Maßnahme	
2 (normal)	Therapie wie geplant möglich [1]	
1.5	**RS mit OA** bezüglich Dosisreduktion erforderlich	DR der Initialdosis um 25-50%, danach toxizitätsadaptierte Dosissteigerung [1]
1		DR der Initialdosis auf 50%, danach toxizitätsadaptierte Dosissteigerung [1]
0.5		DPD Phänotypisierung → bei Bestätigung: Kontraindikation für 5-FU und Capecitabin ODER stark reduzierte Initialdosis mit Drug Monitoring (nur bei 5-FU sinnvoll)
0	**Kontraindikation** für 5-FU und Capecitabin	

[1] *ggf. Drug Monitoring (nur bei 5-FU sinnvoll)*

Schwerwiegende Wechselwirkung:
keine Gabe von Brivudin zusammen mit 5-Fluorouracil inkl. topischer Präparate und Prodrugs (Efudix, Capecitabin, Floxuridin, Tegafur). Durch Hemmung der Dihydropyrimidindehydrogenase, Akkumulation und verstärkte Toxizität von 5-FU, letale Folgen möglich. Mindestens 4 Wochen zeitlicher Abstand.

Inkompatibilitäten:
Cisplatin ↔ NaHCO$_3$
y-site-Kompatibilität bei Cisplatin ↔ 5-FU

nach vorangegangener Bestrahlung im Kopf-Hals-Bereich → Dosisreduktion von 5-FU erforderlich (um wie viel reduziert wird, wird nach individuellem Zustand entschieden)

Obligate Prä- und Begleitmedikation (Zyklus 1)

Tag	zeitl. Ablauf	Substanz	Basisdosierung	Trägerlösung (ml)	Appl.	Infusionsdauer	Bemerkungen
1	-1h	Aprepitant	125 mg		p.o.		
1	-1h	NaCl 0,9%	3 000 ml		i.v.		6-8h
1	-30min	Dexamethason	12 mg		i.v.	15min	
1	-30min	Granisetron	1 mg		i.v.	15min	
1	-30min	Mannitol-Lsg. 10%	250 ml		i.v.	15min	
1	+1h	Paracetamol	1 g		p.o.		nur bei Cetuximab-Erstgabe
1	+1h 30min	Mannitol-Lsg. 10%	250 ml		i.v.	15min	
1	+1h 30min	Dexamethason	8 mg		i.v.	15min	nur bei Cetuximab-Erstgabe
1	+1h 30min	Clemastin	2 mg		i.v.	15min	
2-3	-30min	Aprepitant	80 mg		p.o.		oder p.o.
2-4	-30min	Dexamethason	8 mg		i.v.	15min	
8, 15	-30min	NaCl 0,9 %	500 ml		i.v.	1h30min	
8, 15	-30min	Clemastin	2 mg		i.v.	15min	
8, 15	-30min	Dexamethason	4 mg		i.v.	15min	

Hauptmedikation (Zyklus 2-n)

Tag	zeitl. Ablauf	Substanz	Basisdosierung	Trägerlösung (ml)	Appl.	Infusionsdauer	Bemerkungen
1	+2h	Cisplatin	100 mg/m^2	250 ml NaCl 0,9 %	i.v.	1h	
1	+3h 45min	Fluorouracil (5-FU)	1 000 mg/m^2	250 ml NaCl 0,9 %	i.v.	24h	
1, 8, 15	0	Cetuximab	250 mg/m^2	Unverdünnt	i.v.	1h	Erstgabe: loading dose 400mg/m^2 nach der CTx, ab d8 250mg/m^2; Erhaltungsdosis vor der CTx
2-4	0	Fluorouracil (5-FU)	1 000 mg/m^2	250 ml NaCl 0,9 %	i.v.	24h	

Wiederholungsinfo: max. 6 Zyklen

Cetuximab- Info auf Kurvenblatt beachten

Zyklusdiagramm | Tag 1 2 3 4 5 6 7 8 9 10 11 12 13 14 15 [...] Wdh: 22

Cetuximab / Cisplatin / 5-FU

Obligate Prä- und Begleitmedikation (Zyklus 2-n)

Tag	zeitl. Ablauf	Substanz	Basisdosierung	Trägerlösung (ml)	Appl.	Infusionsdauer	Bemerkungen
1	-1h	Aprepitant	125 mg		p.o.		
1	-1h	NaCl 0,9%	3 000 ml		i.v.		6-8h
1	-30min	Dexamethason	12 mg		i.v.	15min	
1	-30min	Granisetron	1 mg		i.v.	15min	
1	+1h 30min	Mannitol-Lsg. 10%	250 ml		i.v.	15min	
1	+3h 30min	Mannitol-Lsg. 10%	250 ml		i.v.	15min	
1, 8, 15	-30min	Clemastin	2 mg		i.v.	15min	
2-3	-30min	Aprepitant	80 mg		p.o.		
2-4	-30min	Dexamethason	8 mg		i.v.	15min	oder p.o.
8, 15	-30min	NaCl 0,9 %	500 ml		i.v.	1h30min	
8, 15	-30min	Dexamethason	4 mg		i.v.	15min	

Bedarfsmedikation	Cetuximab: Hautpflege: ph-neutrale Bade- und Duschmittel/Shampoo, Sonnenexposition vermeiden, bei Akne: keine Aknetherapeutika, sondern prophylaktische Gabe von oralen Tetrazyklinen (6-8 Wochen) oder topische Anwendung einer feuchtigkeitsspendenden 1% Hydrocortisoncreme und andere Maßnahmen in Rücksprache mit dem Hautarzt
FN-Risiko	< 10% → je nach Risikoabwägung, siehe Kurzfassung Leitlinien G-CSF.
Kontrollen	Blutbild, Elektrolyte insbesondere Ca^{2+}, Retentionswerte, eGFR, Eiweiß, Albumin, Bilirubin, Leberwerte, Oto-/Neurotoxizität, Gewicht
Dosisreduktion	Bei Neutropenie < 1 500/μl und/oder Thrombopenie < 100 000/μl an Tag 21: maximale Zyklusverschiebung um 2 Wochen. Bei Diarrhoe ≥ Grad 3 oder Stomatitis Grad 3: 5-FU-Dosisreduktion um 20%.
Erfolgsbeurteilung	nach Zyklus 2, 4 und 6 neurologische Untersuchung, radiologische Tumormessung
Wiederholung	**Zyklus 1-1:** d22: Start Zyklus 2 **Zyklus 2-n:** Tag 22. max. 6 Zyklen
Literatur	Andreadis C et al. Oral Oncol. 2003; 39(4):380-5; Vermorken JB et al. N Engl J Med. 2008; 359:1116-27; Aprepitant: Fachinformation, Bokemeyer C. Arzneimitteltherapie. 2004; 22:129-35;

Diese Krebstherapie birgt letale Risiken. Die Anwendung darf nur durch erfahrene Onkologen und entsprechend ausgebildetes Pflegepersonal erfolgen. Das Protokoll muss im Einzelfall überprüft und der klinischen Situation angepasst werden.

| 080100_08_01 | Carboplatin/5-FU/Cetuximab stationär | Indikation: Kopf-/Hals-Tumoren (Plattenepithel-Ca/non-nasopharyngeal) | ICD-10: C14, C30- C32 |

Hauptmedikation (Zyklus 1)

Tag	zeitl. Ablauf	Substanz	Basisdosierung	Trägerlösung (ml)	Appl.	Infusionsdauer	Bemerkungen
1	0	Carboplatin	5 AUC	250 ml Glucose 5 %	i.v.	1h	Dosis (mg) = AUC (mg/ ml x min) x [GFR (ml/ min) + 25]
1	+2h	Cetuximab	400 mg/m²	Unverdünnt	i.v.	s.u.	Erstgabe mit 400 mg/m², danach Erhaltungsdosis mit 250 mg/m²
1	Gabe	Fluorouracil (5-FU)	1 000 mg/m²	250 ml NaCl 0,9 %	i.v.	24h	1h nach Cetuximab-Ende
2-4	0	Fluorouracil (5-FU)	1 000 mg/m²	250 ml NaCl 0,9 %	i.v.	24h	
8, 15	0	Cetuximab	250 mg/m²	Unverdünnt	i.v.	1h	

Zyklusdiagramm | Tag 1 2 3 4 5 6 7 8 9 10 11 12 13 14 15 16 17 18 19 20 21
Carboplatin
Cetuximab
5-FU

Wiederholungsinfo: d22 oder d29: Start Zyklus 2

Inkompatibilitäten:
Fluorouracil ↔ Carboplatin
Fluorouracil ↔ Metoclopramid
y-site kompatibel:
Fluorouracil ↔ Kaliumchlorid

Cave: Die Therapie mit Cetuximab kann zu einem Magnesium-Wasting-Syndrom führen.

Cetuximab- Info auf Kurvenblatt beachten

Schwerwiegende Wechselwirkung:
keine Gabe von Brivudin zusammen mit 5-Fluorouracil inkl. topischer Präparate und Prodrugs (Efudix, Capecitabin, Floxuridin, Tegafur). Durch Hemmung der Dihydropyrimidindehydrogenase, Akkumulation und verstärkte Toxizität von 5-FU, letale Folgen möglich. Mindestens 4 Wochen zeitlicher Abstand.

Achtung:
5-FU-Gabe über ZVK empfohlen

nach vorangegangener Bestrahlung im Kopf-Hals-Bereich → Dosisreduktion von 5-FU erforderlich (um wie viel reduziert wird, wird nach individuellem Zustand entschieden)

Kontrollen: eGFR vor Therapie, Gewicht tgl.

Dosierungsempfehlung für Carboplatin nach AUC:

Klinische Situation	Ziel-AUC (mg/ml x min)
Carboplatin Monotherapie, keine Vorbehandlung	5-7
Carboplatin Monotherapie, myelosuppressive Vorbehandlung	4-6
Kombinationsbehandlung mit Carboplatin in Standarddosierung keine Vorbehandlung	4-6

CAVE: vor Therapiebeginn mit 5-FU/ Capecitabin oder vor erneuter Applikation **nach vorausgegangener erhöhter Toxizität** muss die **DPD-Aktivität** bestimmt werden und der sich aus den DPYD-Genotypen ergebende **DPD-Aktivitäts-Score** ermittelt werden.

DPD-Aktivitäts-Score	Maßnahme
2 (normal)	Therapie wie geplant möglich [1]
1.5	RS mit OA bezüglich Dosisreduktion erforderlich
	DR der Initialdosis um 25-50%, danach toxizitätsadaptierte Dosissteigerung [1]
1	DR der Initialdosis auf 50%, danach toxizitätsadaptierte Dosissteigerung [1]
0.5	DPD Phänotypisierung → bei Bestätigung: Kontraindikation für 5-FU und Capecitabin ODER stark reduzierte Initialdosis mit Drug Monitoring (nur bei 5-FU sinnvoll)
0	Kontraindikation für 5-FU und Capecitabin

[1] ggf. Drug Monitoring (nur bei 5-FU sinnvoll)

Obligate Prä- und Begleitmedikation (Zyklus 1)

Tag	zeitl. Ablauf	Substanz	Basisdosierung	Trägerlösung (ml)	Appl.	Infusionsdauer	Bemerkungen
1	-30min	NaCl 0,9 %	2 000 ml		i.v.	7h	
1	-30min	Dexamethason	8 mg		i.v.	15min	
1	-30min	Granisetron	1 mg		i.v.	15min	
1	+1h	Paracetamol	1 g		p.o.		nur bei Cetuximab-Erstgabe
1	+1h 30min	Dexamethason	8 mg		i.v.	15min	nur bei Cetuximab-Erstgabe
1	+1h 30min	Clemastin	2 mg		i.v.	15min	
8, 15	-30min	NaCl 0,9 %	500 ml		i.v.	1h30min	
8, 15	-30min	Clemastin	2 mg		i.v.	15min	
8, 15	-30min	Dexamethason	4 mg		i.v.	15min	

Hauptmedikation (Zyklus 2-n)

Tag	zeitl. Ablauf	Substanz	Basisdosierung	Trägerlösung (ml)	Appl.	Infusions-dauer	Bemerkungen
1	+2h	Carboplatin	5 AUC	250 ml Glucose 5 %	i.v.	1h	Dosis (mg) = AUC (mg/ml x min) x [GFR (ml/min) + 25]
1	+3h	Fluorouracil (5-FU)	1 000 mg/m²	250 ml NaCl 0,9 %	i.v.	24h	
1, 8, 15	0	Cetuximab	250 mg/m²	Unverdünnt	i.v.	1h	Zyklus 1, d 1: Loading: 400mg/m² initial 50mg/h
2-4	0	Fluorouracil (5-FU)	1 000 mg/m²	250 ml NaCl 0,9 %	i.v.	24h	

Zyklusdiagramm | Tag 1 | 2 | 3 | 4 | 5 | 6 | 7 | 8 | 9 | 10 | 11 | 12 | 13 | 14 | 15 | [...] | Wdh: 22

- Cetuximab
- Carboplatin
- 5-FU

Wiederholungsinfo: oder 29, max. 6 Zyklen

Obligate Prä- und Begleitmedikation (Zyklus 2-n)

Tag	zeitl. Ablauf	Substanz	Basisdosierung	Trägerlösung (ml)	Appl.	Infusions-dauer	Bemerkungen
1	-30min	NaCl 0,9 %	1 000 ml		i.v.	3h30min	
1	-30min	Dexamethason	8 mg		i.v.	15min	
1	+1h 30min	Granisetron	1 mg		i.v.	15min	
1, 8, 15	-30min	Clemastin	2 mg		i.v.	15min	
8, 15	-30min	NaCl 0,9 %	500 ml		i.v.	1h30min	
8, 15	-30min	Dexamethason	4 mg		i.v.	15min	

Bedarfsmedikation	Metoclopramid p.o. oder i.v., bei Unverträglichkeit Ersatz durch 5-HT$_3$-Antagonist bzw. an Tagen 2-5 durch Dexamethason 8mg; Cetuximab: Hautpflege: ph-neutrale Bade- und Duschmittel/Shampoo, Sonnenexposition vermeiden, hoher Lichtschutzfaktor verwenden, bei Akne: keine Aknetherapeutika, sondern prophylaktische Gabe von oralen Tetrazyklinen (6-8 Wochen) oder topische Anwendung einer feuchtigkeitsspendenden 1% Hydrocortisoncreme und andere Maßnahmen in Rücksprache mit dem Hautarzt
FN-Risiko	<10% → Risikoprofil siehe Kurzfassung Leitlinien zur G-CSF-Behandlung, je nach Risikoabwägung.
Kontrollen	Blutbild, Elektrolyte insbesondere Mg^{2+}, Leberwerte, Retentionswerte, eGFR, Oto-/Neurotoxizität
Dosisreduktion	5-FU: 50% nach vorangegangener Bestrahlung; bei Bilirubin-Anstieg siehe Dosismodifikationstabelle; Carboplatin 80% bei Thrombozyten <50 000/µl.
Erfolgsbeurteilung	nach 2, 4 und 6 Zyklen; radiologische Tumormessung
Wiederholung	**Zyklus 1-1:** d22 oder d29: Start Zyklus 2 **Zyklus 2-n:** Tag 22. oder d29, max. 6 Zyklen
Literatur	Vermorken JE et al. N Engl J Med. 2008; 359:1116-27; Kaasa S et al. Eur J Cancer. 1991; 27:576-579; Jassem J et al. Cancer Chemother Pharmacol. 1993; 31:489-494.

Diese Krebstherapie birgt letale Risiken. Die Anwendung darf nur durch erfahrene Onkologen und entsprechend ausgebildetes Pflegepersonal erfolgen. Das Protokoll muss im Einzelfall überprüft und der klinischen Situation angepasst werden.

080100_33   **Docetaxel/Cisplatin/Cetuximab (TPEx)**   **Indikation: Kopf-/Hals-Tumoren (Plattenepithel-Ca)**   ***ICD-10: C14, C30- C32***

Hauptmedikation (Zyklus 1)

Tag	zeitl. Ablauf	Substanz	Basisdosierung	Trägerlösung (ml)	Appl.	Infusions-dauer	Bemerkungen
1	0	Docetaxel	75 mg/m²	250 ml NaCl 0,9 %	i.v.	1h	An Dexamethason am Vortag gedacht? wenn Dosis > 200mg: Volumen Trägerlösung erhöhen (max. Konz. 0,74 mg/m
1	+1h 30min	Cisplatin	75 mg/m²	250 ml NaCl 0,9 %	i.v.	1h	
1	+3h 30min	Cetuximab	400 mg/m²	Unverdünnt	i.v.	s.u.	
8, 15	0	Cetuximab	250 mg/m²	Unverdünnt	i.v.	1h	

Zyklusdiagramm | Tag 1 | 2 | 3 | 4 | 5 | 6 | 7 | 8 | 9 | 10 | 11 | 12 | 13 | 14 | 15 | 16 | 17 | 18 | 19 | 20 | 21

Docetaxel
Cisplatin
Cetuximab

Wiederholungsinfo: d22 Start Zyklus 2

Trinkmenge mindestens 2 Liter/Tag

Kontrollen: eGFR vor Therapie, Gewicht tgl.

24h nach CTx — Pegfilgrastim/Neulasta® 6mg s.c.

Infusionsgeschwindigkeit Cetuximab:
mild bis moderate allerg. Reaktion in 12-19% beschrieben, meist (ca. 90%) bei Erstgabe.

Erstgabe (loading Dose: 400mg/m², nach CTx): beginnen mit **50mg/h** für 1 h; danach bei guter Verträglichkeit alle 30min um 50mg/h steigern bis **max. 300mg/h**	Folgegaben bei komplikationsfreier Erstgabe und nach Ausschluss Risikopatient: Gesamtdosis innerhalb 60min bei 250mg/m² bzw. 120min bei 500mg/m² geben. **Maximale Infusionsrate 600mg/h** (Cetuximab Konzentration: 5mg/ml); bei guter Verträglichkeit nach Loading-Dose evtl. Reduktion der Prämed.	**Risikopatienten (max.Tumorlast, Herz-Kreislauf/resp. Erkrankungen, AK-Unverträglichkeit):** beginnen mit **25mg/h** für 1h; danach alle 30 min um 25mg/h steigern bis **max. 200mg/h**.

Überwachung: erste Stunde alle 15min: RR, HF, Atemfrequenz, Temp.; danach 1x/h; NOTFALL-WAGEN bereithalten.

Bei allergischer/anaphylaktischer Reaktion (Schüttelfrost, Fieber etc.): SOFORTIGER Infusionsstop. Gabe von Glukokortikoiden, Flüssigkeit, Tavegil, Ranitidin, intensiv-medizinischer Maßnahmen. Bei SCHWERER Symptomatik: kein Rechallenge. Symptombesserung: langsame Wiederaufnahme mit halbierter Infusionsgeschwindigkeit der Erstgabe

Obligate Prä- und Begleitmedikation (Zyklus 1)

Tag	zeitl. Ablauf	Substanz	Basisdosierung	Trägerlösung (ml)	Appl.	Infusions-dauer	Bemerkungen
0	1-0-1-0	Dexamethason	8 mg		p.o.		Prämedikation Docetaxel
1	-1h	Aprepitant	125 mg		p.o.		
1	-1h	NaCl 0,9 %	3 000 ml		i.v.	8h	
1	-30min	Dexamethason	12 mg		i.v.	15min	
1	-30min	Granisetron	1 mg		i.v.	15min	
1	+1h	Mannitol-Lsg. 10%	250 ml		i.v.	15min	
1	+2h 30min	Paracetamol	1 g		p.o.		
1	+3h	Mannitol-Lsg. 10%	250 ml		i.v.	15min	
1	+3h	Dexamethason	8 mg		i.v.	15min	
1	-30min	Clemastin	2 mg		i.v.	15min	
1	+24h	Pegfilgrastim (Neulasta®)	6 mg		s.c.		24h nach CTx
2	1-0-1-0	Dexamethason	8 mg		p.o.		
2-3	1-0-0-0	Aprepitant	80 mg		p.o.		
3-4	1-0-0-0	Dexamethason	8 mg		p.o.		
8, 15	-30min	NaCl 0,9 %	500 ml		i.v.	1h30min	
8, 15	-30min	Clemastin	2 mg		i.v.	15min	Prämedikation Cetuximab Erstgabe
8, 15	-30min	Dexamethason	4 mg		i.v.	15min	

Hauptmedikation (Zyklus 2-4)

Tag	zeitl. Ablauf	Substanz	Basisdosierung	Trägerlösung (ml)	Appl.	Infusions-dauer	Bemerkungen
1	+2h	Docetaxel	75 mg/m²	250 ml NaCl 0,9 %	i.v.	1h	An Dexamethason am Vortag gedacht? wenn Dosis > 200mg: Volumen Trägerlösung erhöhen (max. Konz. 0,74 mg/m
1	+3h 30min	Cisplatin	75 mg/m²	250 ml NaCl 0,9 %	i.v.	1h	
1, 8, 15	0	Cetuximab	250 mg/m²	Unverdünnt	i.v.	1h	

Zyklusdiagramm | Tag 1 | 2 | 3 | 4 | 5 | 6 | 7 | 8 | 9 | 10 | 11 | 12 | 13 | 14 | 15 | 16 | 17 | 18 | 19 | 20 | 21

Docetaxel
Cisplatin
Cetuximab

Wiederholungsinfo: d22 Start Zyklus 5

Obligate Prä- und Begleitmedikation (Zyklus 2-4)

Tag	zeitl. Ablauf	Substanz	Basisdosierung	Trägerlösung (ml)	Appl.	Infusions-dauer	Bemerkungen
0	1-0-1-0	Dexamethason	8 mg		p.o.		Prämedikation Docetaxel
1	-1h	Aprepitant	125 mg		p.o.		
1	-1h	NaCl 0,9 %	3 000 ml		i.v.	8h	
1	-30min	Dexamethason	12 mg		i.v.		
1	-30min	Granisetron	1 mg		i.v.	15min	
1	+3h	Mannitol-Lsg. 10%	250 ml		i.v.	15min	
1	+5h	Mannitol-Lsg. 10%	250 ml		i.v.	15min	
1	-30min	Clemastin	2 mg		i.v.	15min	
1	+24h	Pegfilgrastim (Neulasta®)	6 mg		s.c.		24h nach CTx
2	1-0-1-0	Dexamethason	8 mg		p.o.		
2-3	1-0-0-0	Aprepitant	80 mg		p.o.		
3-4	1-0-0-0	Dexamethason	8 mg		p.o.		
8, 15	-30min	NaCl 0,9 %	500 ml		i.v.	1h30min	
8, 15	-30min	Clemastin	2 mg		i.v.	15min	
8, 15	-30min	Dexamethason	4 mg		i.v.	15min	

Hauptmedikation (Zyklus 5-n)

Tag	zeitl. Ablauf	Substanz	Basisdosierung	Trägerlösung (ml)	Appl.	Infusions-dauer	Bemerkungen
1	0	Cetuximab	500 mg/m²		i.v.	2 h	

Zyklusdiagramm | Tag 1

Cetuximab

Wiederholungsinfo: 15

Obligate Prä- und Begleitmedikation (Zyklus 5-n)

Tag	zeitl. Ablauf	Substanz	Basisdosierung	Trägerlösung (ml)	Appl.	Infusions-dauer	Bemerkungen
1	-30min	NaCl 0,9 %	500 ml		i.v.	2h30min	
1	-30min	Dexamethason	4 mg		i.v.	B	
1	-30min	Clemastin	2 mg		i.v.	B	

Bedarfsmedikation	Metoclopramid p.o. oder i.v., bei Unverträglichkeit Ersatz durch 5-HT$_3$-Antagonist bzw. an Tagen 2-5 durch Dexamethason 8mg; Cetuximab: Hautpflege: ph-neutrale Bade- und Duschmittel/Shampoo, Sonnenexposition vermeiden, hoher Lichtschutzfaktor verwenden, bei Akne: keine Aknetherapeutika, sondern prophylatktische Gabe von oralen Tetrazyklinen (6-8 Wochen) oder topische Anwendung einer feuchtigkeitsspendenden 1% Hydrocortisoncreme und andere Maßnahmen in Rücksprache mit dem Hautarzt
Kontrollen	Blutbild, Elektrolyte insb. Mg^{2+}, Leberwerte, Nierenwerte, Oto-/Neurotoxizität
Erfolgsbeurteilung	CT/MRT alle 8 Wochen
Wiederholung	**Zyklus 1-1:** d22 Start Zyklus 2 **Zyklus 2-4:** d22 Start Zyklus 5 **Zyklus 5-n:** 15
Literatur	Guigay J et al. Lancet Oncol 2021; 22(4):463-475

> Diese Krebstherapie birgt letale Risiken. Die Anwendung darf nur durch erfahrene Onkologen und entsprechend ausgebildetes Pflegepersonal erfolgen. Das Protokoll muss im Einzelfall überprüft und der klinischen Situation angepasst werden.

080100_13	Cetuximab/Paclitaxel wöchentlich (off-label)	ICD-10: C50
	Indikation: Kopf-/Hals-Tumoren (Plattenepithelkarzinom/non-nasopharyngeal)	

Hauptmedikation (Zyklus 1)

Tag	zeitl. Ablauf	Substanz	Basisdosierung	Trägerlösung (ml)	Appl.	Infusionsdauer	Bemerkungen
1	0	Paclitaxel	80 mg/m²	250 ml NaCl 0,9 %	i.v.	1h	immer über PVC-freies Infusionssystem mit 0,2 μm Inline-filter applizieren
1	+2h	Cetuximab	400 mg/m²	Unverdünnt	i.v.	s.u.	Erstgabe mit 400 mg/m², danach Erhaltungsdosis mit 250 mg/m², Infusionsgeschwindigkeit siehe Memokasten
8, 15, 22, 29, 36	0	Cetuximab	250 mg/m²	Unverdünnt	i.v.	1h	Erstgabe mit 400 mg/m², danach Erhaltungsdosis mit 250 mg/m², Infusionsgeschwindigkeit siehe Memokasten
8, 15, 22, 29, 36	+2h	Paclitaxel	80 mg/m²	250 ml NaCl 0,9 %	i.v.	1h	immer über PVC-freies Infusionssystem mit 0,2 μm Inline-filter applizieren

Zyklusdiagramm | Tag 1 2 3 4 5 6 7 | 9 10 11 12 13 14 | 15 16 17 18 19 | 20 21 | 22 23 24 | 25 | 26 27 28 | 29 30 | 31 32 33 | 34 35

Cetuximab
Paclitaxel

Zyklusdiagramm | Tag 36

Cetuximab
Paclitaxel

Wiederholungsinfo: d43: Start Zyklus 2

CTx mit FN-Risiko von 10-20%: Vorgehen bei der G-CSF-Gabe
- nach CTx: 1× tgl. 5μg/kg Filgrastim s.c. bei Leukozyten < 1 000/μl bis >1 000/μl
- Wenn unter Einbeziehung individueller **Risikofaktoren für den Patienten FN-Risiko ≥ 20%** =>G-CSF-Primärprophylaxe erwägen/durchführen.
- **Nach durchgemachter febriler Neutropenie**, in folgenden Zyklen => G-CSF-Sekundärprophylaxe
G-CSF-Primär- bzw. Sekundärprophylaxe: Entweder 24h nach CTx einmal Pegfilgrastim/Neulasta® 6mg s.c.
- **Oder**: d6 nach CTx Filgrastim/Neupogen® 5μg/kg/d s.c. bis zum Durchschreiten des Nadir.

Obligate Prä- und Begleitmedikation (Zyklus 1)

Tag	zeitl. Ablauf	Substanz	Basisdosierung	Trägerlösung (ml)	Appl.	Infusionsdauer	Bemerkungen
1	-1h 30min	Famotidin	20 mg		p.o.		bereits zu Hause eingenommen? (falls vom Arzt rezeptiert)
1	+1h	Paracetamol	1 000 mg		p.o.		nur bei Cetuximab-Erstgabe
1	+1h 30min	Dexamethason	8 mg		i.v.		nur bei Cetuximab-Erstgabe (ggf. weglassen wenn Dexa 20mg vor Paclitaxel und keine zeitl. Verzögerung).
1, 8, 15, 22, 29, 36	-30min	NaCl 0,9 %	1 000 ml		i.v.	5h	
1, 8, 15, 22, 29, 36	-30min	Dexamethason	8 mg		i.v.	15min	ggf. auf 20 mg erhöhen
1, 8, 15, 22, 29, 36	-30min	Clemastin	2 mg		i.v.	B	
8, 15, 22, 29, 36	+30min	Famotidin	20 mg		p.o.		

Hauptmedikation (Zyklus 2)

Tag	zeitl. Ablauf	Substanz	Basisdosierung	Trägerlösung (ml)	Appl.	Infusionsdauer	Bemerkungen
1, 8, 15, 22, 29, 36	0	Cetuximab	250 mg/m²	Unverdünnt	i.v.	1h	Erstgabe mit 400 mg/m², danach Erhaltungsdosis mit 250 mg/m², Infusionsgeschwindigkeit siehe Memokasten
1, 8, 15, 22, 29, 36	+2h	Paclitaxel	80 mg/m²	250 ml NaCl 0,9 %	i.v.	1h	frühestens 1h nach Ende Cetuximab, immer über PVC-freies Infusionssystem mit 0,2μm Inlinefilter applizieren

Zyklusdiagramm

	Tag 1	2	3	4	5	6	7	8	9	10	11	12	13	14	15	16	17	18	19	20	21	22	23	24	25	26	27	28	29	30	31	32	33	34	35
Cetuximab	□							□							□							□							□						
Paclitaxel	■							■							■							■							■						

Wdh: 43

Zyklusdiagramm

	Tag 36	[...]
Cetuximab	□	
Paclitaxel	■	

Wiederholungsinfo: bei guter Verträglichkeit bis zum Progress

Obligate Prä- und Begleitmedikation (Zyklus 2)

Tag	zeitl. Ablauf	Substanz	Basisdosierung	Trägerlösung (ml)	Appl.	Infusions-dauer	Bemerkungen
1, 8, 15, 22, 29, 36	-30min	NaCl 0,9 %	1 000 ml		i.v.	4h	
1, 8, 15, 22, 29, 36	-30min	Dexamethason	8 mg		i.v.	15min	ggf. auf 20 mg erhöhen
1, 8, 15, 22, 29, 36	-30min	Clemastin	2 mg		i.v.	B	
1, 8, 15, 22, 29, 36	+30min	Famotidin	20 mg		p.o.		

Bedarfsmedikation	Dexamethason i.v. oder Metoclopramid p.o. oder i.v., Elektrolytersatz, Flüssigkeitsersatz, Loperamid, Hautpflege: pH-neutrale Bade- und Duschmittel/Shampoo, Sonnenexposition vermeiden, hoher Lichtschutzfaktor verwenden, bei Akne: keine Aknetherapeutika, sondern prophylaktische Gabe von oralen Tetrazyklinen (6-8 Wochen) oder topische Anwendung einer feuchtigkeitsspendenden 1% Hydrocortisoncreme und andere Maßnahmen in Rücksprache mit dem Hautarzt
FN-Risiko	10-20% → je nach Risikoabwägung als Primärprophylaxe, bei FN im 1. Zyklus als Sekundärprophylaxe, siehe Kurzfassung Leitlinien G-CSF
Kontrollen	Blutbild, Elektrolyte insbesondere Mg^{2+}, Leber- und Nierenfunktion, Lungenfunktion, Herzfunktion, Hautreaktionen, Hypersensitivitätsreaktionen, klinisch: insbesondere Polyneuropathie
Dosisreduktion	**Paclitaxel:** DR um 20% bei schwerer Neutropenie (Neutrophile < 500/μl für $\geq$ 7 Tage) oder schwerer Neuropathie; **Cetuximab:** Auftreten von schwerwiegenden Hautreaktionen > Grad 3 Behandlungsunterbruch bis Rückbildung auf Grad 2, bei wiederholtem Auftreten DR auf 200mg/m2 nach dem 2. Auftreten und auf 150mg/m2 nach dem 3.Auftreten; Bei 4. Auftreten oder zuvor, wenn keine Rückbildung auf Grad 2 erfolgt -> Therapieabbruch.
Therapieaufschub	bei Leukozyten < 1 500/μl oder Thrombozyten < 100 000/μl
Erfolgsbeurteilung	nach jedem Zyklus
Wiederholung	**Zyklus 1-1:** d43: Start Zyklus 2 **Zyklus 2-2:** Tag 43. bei guter Verträglichkeit bis zum Progress
Literatur	Hitt R et al. Ann Oncol. 2012; 23:1016-1022

Diese Krebstherapie birgt letale Risiken. Die Anwendung darf nur durch erfahrene Onkologen und entsprechend ausgebildetes Pflegepersonal erfolgen. Das Protokoll muss im Einzelfall überprüft und der klinischen Situation angepasst werden.

080100_11_1   *Cetuximab Monotherapie*

Indikation: Kopf-/Hals-Tumoren (non-nasopharyngeal), **ICD-10: C00-C14, C30-C32, C44**
Haut-Tumoren (Plattenepithel-Ca)

Hauptmedikation (Zyklus 1)

Tag	zeitl. Ablauf	Substanz	Basisdosierung	Trägerlösung (ml)	Appl.	Infusions-dauer	Bemerkungen
1	0	Cetuximab	400 mg/m²	Unverdünnt	i.v.	s.u.	Erstgabe mit 400 mg/m², danach Erhaltungsdosis mit 250 mg/m²; Infusionsgeschwindigkeit siehe Memokasten

Zyklusdiagramm | Tag 1 | 2 | 3 | 4 | 5 | 6 | 7 |
Cetuximab ☐

Wiederholungsinfo: d8: Start Zyklus 2

Infusionsgeschwindigkeit Cetuximab:
mild bis moderate allerg. Reak-tion in 12-19% beschrieben, meist (ca. 90%) bei Erstgabe.

Erstgabe (loading Dose) 400mg/m², nach CTx):
beginnen mit **50mg/h** für 1 h; danach bei guter Verträglichkeit alle 30min um 50mg/h steigern bis **max. 300mg/h**

Folgegaben (ab d8:Erhaltungsdosis 250mg/m², vor CTx) bei komplikationsfreier Erstgabe und nach Ausschluss Risikopatient:
Gesamtdosis innerhalb 60min geben.
Maximale Infusionsrate 600mg/h (Cetuximab Konzen-tration: 5mg/ml); bei guter Verträglichkeit nach Loading-Dose evtl. Reduktion der Prämed.

Risikopatienten (max.Tumorlast, Herz-Kreislauf/resp. Erkrankungen, AK-Unverträglichkeit):
beginnen mit **25mg/h** für 1h; danach alle 30 min um 25mg/h steigern bis **max. 200mg/h.**

Überwachung: erste Stunde alle 15min: RR, HF, Atemfrequenz, Temp.; danach 1x/h; NOTFALLWAGEN bereithalten.

Bei allergisch-er/anaphylaktischer Reaktion (Schüttelfrost, Fieber etc.):
SOFORTIGER Infusionsstop, Gabe von Glukokortikoiden, Flüssigkeit, Tavegil, Ranitidin, intensiv-medizinischer Maßnahmen. Bei SCHWERER Symptomatik: kein Rechallenge. Symptombesserung: langsame Wiederaufnahme mit halbierter Infusionsgeschwindigkeit der Erstgabe

---

Hinweis zum Einsatz von Cetuximab bei Haut-Tumoren:
Eine randomisierte Phase-III-Studie, die den Einsatz von Cetuximab bei Haut-Tumoren untermauert, steht noch aus.
Da die Indikation nicht zugelassen, sollte vor Therapiebeginn Rückfrage bei Krankenkassen betr. Kostenerstattung erfolgen.

Cave: Die Therapie mit Cetuximab kann zu einem Magnesium-Wasting-Syndrom führen.

Obligate Prä- und Begleitmedikation (Zyklus 1)

Tag	zeitl. Ablauf	Substanz	Basisdosierung	Trägerlösung (ml)	Appl.	Infusions-dauer	Bemerkungen
1	-1h	Paracetamol	1 000 mg		p.o.		nur bei Cetuximab-Erstgabe
1	-30min	NaCl 0.9 %	1 000 ml		i.v.	5h	
1	-30min	Dexamethason	8 mg		i.v.	15min	nur bei Cetuximab-Erstgabe
1	-30min	Clemastin	2 mg		i.v.	B	

Hauptmedikation (Zyklus 2-n)

Tag	zeitl. Ablauf	Substanz	Basisdosierung	Trägerlösung (ml)	Appl.	Infusions-dauer	Bemerkungen
1	0	Cetuximab	250 mg/m²	Unverdünnt	i.v.	1h	Erstgabe: loading dose 400mg/m2, Laufzeit siehe Memo-kasten

Zyklusdiagramm | Tag 1 | [...] | Wdh: 8 |
Cetuximab ☐

Wiederholungsinfo: bis PD, Verschlechterung des klinischen Zustandes oder Toxizität

Obligate Prä- und Begleitmedikation (Zyklus 2-n)

Tag	zeitl. Ablauf	Substanz	Basisdosierung	Trägerlösung (ml)	Appl.	Infusions-dauer	Bemerkungen
1	-30min	NaCl 0.9 %	500 ml		i.v.	1h30min	
1	-30min	Dexamethason	4 mg		i.v.	B	
1	-30min	Clemastin	2 mg		i.v.	B	

Bedarfsmedikation	Elektrolytersatz, Flüssigkeitsersatz, Loperamid, Hautpflege: ph-neutrale Bade- und Duschmittel/Shampoo, Sonnenexposition vermeiden, hoher Lichtschutzfaktor verwenden, bei Akne: keine Aknetherapeutika, sondern prophylaktische Gabe von oralen Tetrazyklinen (6–8 Wochen) oder topische Anwendung einer feuchtigkeitsspendenden 1% Hydrocortisoncreme und andere Maßnahmen in Rücksprache mit dem Hautarzt
FN-Risiko	<10% → Risikoprofil siehe Kurzfassung Leitlinien zur G-CSF-Behandlung
Kontrollen	Blutbild, Elektrolyte insbesondere Mg^{2+}, Leberwerte, Nierenfunktion, Retentionswerte, eGFR, Lungenfunktion, EKG (cave bei begleitender Verabreichung kardiotoxischer Substanzen wie z.B. Fluoropyrimidine)
Dosisreduktion	siehe Fachinformation: Auftreten von schwerwiegenden Hautreaktionen ≥ Grad 3 Behandlungsunterbruch bis Rückbildung auf Grad 2, bei wiederholtem Auftreten von schwerwiegenden Hautreaktionen Dosisreduktion auf 200mg/m² nach dem zweiten Auftreten und auf 150mg/m² nach dem dritten Auftreten; Bei 4. Auftreten oder zuvor, wenn keine Rückbildung auf Grad 2 erfolgt → Therapieabbruch.
Erfolgsbeurteilung	alle 6 Wochen Bildgebung
Wiederholung	**Zyklus 1-1:** d8: Start Zyklus 2 **Zyklus 2-n:** Tag 8. bis PD, Verschlechterung des klinischen Zustandes oder Toxizität
Literatur	Vermorken JB et al. J Clin Oncol. 2007; 25(16);2171-77; Maubec E et al. J Clin Oncol. 2011; 29(25);3419-26; Fachinformation Cetuximab.

Diese Krebstherapie birgt letale Risiken. Die Anwendung darf nur durch erfahrene Onkologen und entsprechend ausgebildetes Pflegepersonal erfolgen. Das Protokoll muss im Einzelfall überprüft und der klinischen Situation angepasst werden.

080100_09   *Docetaxel wöchentlich*   *Indikation: Kopf-/Hals-Tumoren (Plattenepithel- Ca), NSCLC*   *ICD-10: C14, C34*

Hauptmedikation (Zyklus 1-n)

Tag	zeitl. Ablauf	Substanz	Basisdosierung	Trägerlösung (ml)	Appl.	Infusions-dauer	Bemerkungen
1, 8, 15, 22	0	Docetaxel	30 mg/m²	100 ml NaCl 0,9 %	i.v.	1h	max. Konz. 0,74 mg/ml

Zyklusdiagramm Tag 1 2 3 4 5 6 7 8 9 10 11 12 13 14 15 16 17 18 19 20 21 22 [...] Wdh: 36

Docetaxel ☐   ☐   ☐   ☐

Wiederholungsinfo: maximal 6 Zyklen

Obligate Prä- und Begleitmedikation (Zyklus 1-n)

Tag	zeitl. Ablauf	Substanz	Basisdosierung	Trägerlösung (ml)	Appl.	Infusions-dauer	Bemerkungen
0, 7, 14, 21	0-0-1-0	Dexamethason	8 mg		p.o.		
1, 8, 15, 22	-30min	NaCl 0,9 %	500 ml		i.v.	1h30min	
1, 8, 15, 22	-30min	Dexamethason	8 mg	100 ml NaCl 0,9 %	i.v.	15min	
1, 8, 15, 22	-30min	Clemastin	2 mg		i.v.	B	an 8mg Dexamethason 0-0-1 am Vortag gedacht?
1, 8, 15, 22	abends	Dexamethason	8 mg		p.o.		

Bedarfsmedikation	Metoclopramid p.o. oder i.v. Dexamethason 8mg i.v./p.o.
FN-Risiko	10-20% → je nach Risikoabwägung als Primärprophylaxe, bei FN im 1. Zyklus als Sekundärprophylaxe, siehe Kurzfassung Leitlinien G-CSF
Kontrollen	Blutbild, Klinische Chemie, Elektrolyte, Retentionswerte, Leberwerte
Dosisreduktion	bei Grad IV Neutropenie > 5d, febriler Neutropenie, Thrombozytopenie Grad 4, schweren Hautreaktionen oder Grad III-IV nichthämatologische Toxizität: nach 1. Toxizität 2 Wochen Pause, dann 55 mg/m²; bei persistierender > Grad III Neuropathie, Bilirubinerhöhung, AP > 2,5fach und SGPT (ALT) > 1,5fach über normal oder schon vorheriger Dosisreduktion: Behandlungsabbruch
Nebenwirkungen	Myelotoxizität Neuropathie, Hauttoxizität, Flüssigkeitsretention, allergische Reaktionen, Übelkeit/Erbrechen, cave: Paravasate
Erfolgsbeurteilung	nach jedem Zyklus
Wiederholung	Tag 36, maximal 6 Zyklen
Literatur	Hitt R et al. Cancer. 2006; 106:106-111.

Diese Krebstherapie birgt letale Risiken. Die Anwendung darf nur durch erfahrene Onkologen und entsprechend ausgebildetes Pflegepersonal erfolgen. Das Protokoll muss im Einzelfall überprüft und der klinischen Situation angepasst werden.

080100_03   **Paclitaxel wöchentlich**

Indikation: Kopf-/Hals-Ca, Ovarial-Ca, Mamma-Ca, NSCLC, SCLC, Urothel-Ca, Ösophagus-Ca, Analkarzinom, Angiosarkom

ICD-10: C00-14/C30-C32, C15, C21, C34, C49, C50, C56, C67

Hauptmedikation (Zyklus 1-n)

Tag	zeitl. Ablauf	Substanz	Basisdosierung	Trägerlösung (ml)	Appl.	Infusions-dauer	Bemerkungen
1, 8, 15, 22, 29, 36	0	Paclitaxel	80 mg/m²	250 ml NaCl 0,9 %	i.v.	1h	immer über PVC-freies Infusionssystem mit 0,2µm Inline-filter applizieren

Zyklusdiagramm | Tag 1 | 2 | 3 | 4 | 5 | 6 | 7 | 8 | 9 | 10 | 11 | 12 | 13 | 14 | 15 | 16 | 17 | 18 | 19 | 20 | 21 | 22 | 23 | 24 | 25 | 26 | 27 | 28 | 29 | 30 | 31 | 32 | 33 | 34 | 35
Paclitaxel wöchentlich

Zyklusdiagramm | Tag 36 | [...] | Wdh: 43
Paclitaxel wöchentlich

> **CTx mit FN-Risiko von 10-20%: Vorgehen bei der G-CSF-Gabe**
> - nach CTx: 1x tgl. 5µg/kg Filgrastim s.c. bei Leukozyten < 1 000/µl bis >1 000/µl
> - Wenn unter Einbeziehung **individueller Risikofaktoren für den Patienten FN-Risiko ≥ 20% =>G-CSF-Primärprophylaxe** erwägen/durchführen.
> - **Nach durchgemachter febriler Neutropenie,** in folgenden Zyklen => G-CSF-**Sekundärprophylaxe**
> **G-CSF-Primär- bzw. Sekundärprophylaxe: Entweder** 24h nach CTx einmal Pegfilgrastim/Neulasta® 6mg s.c.
> - **Oder:** d6 nach CTx Filgrastim/Neupogen® 5µg/kg/d s.c. bis zum Durchschreiten des Nadir.

Obligate Prä- und Begleitmedikation (Zyklus 1-n)

Tag	zeitl. Ablauf	Substanz	Basisdosierung	Trägerlösung (ml)	Appl.	Infusions-dauer	Bemerkungen
1, 8, 15, 22, 29, 36	-1h 30min	Famotidin	20 mg		p.o.		bereits zu Hause eingenommen? (falls vom Arzt rezeptiert)
1, 8, 15, 22, 29, 36	-30min	NaCl 0,9 %	500 ml		i.v.	1h30min	
1, 8, 15, 22, 29, 36	-30min	Dexamethason	8 mg	100 ml NaCl 0,9 %	i.v.	15min	ggf. auf 20 mg erhöhen
1, 8, 15, 22, 29, 36	-30min	Clemastin	2 mg		i.v.	B	

Bedarfsmedikation	Dexamethason i.v. oder Metoclopramid p.o. oder i.v.,
FN-Risiko	10-20% → je nach Risikoabwägung als Primärprophylaxe, bei FN im 1. Zyklus als Sekundärprophylaxe, siehe Kurzfassung Leitlinien G-CSF
Kontrollen	Blutbild, Elektrolyte insbesondere Mg²⁺, Retentionswerte, aP, SGOT, SGPT, Klinisch: insbesondere Polyneuropathie
Dosisreduktion	um 25% bei Leukopenie Grad IV (< 1 000/µl) oder febriler Neutropenie, um 25% bei Thrombopenie Grad IV (< 10 000/µl), um 20% bei Polyneuropathie Grad 3-4 (CTCAE)
Therapieaufschub	bei Leukozyten < 1 500/µl oder Thrombozyten < 75 000/µl
Erfolgsbeurteilung	nach jedem Zyklus
Wiederholung	Tag 43.
Literatur	Perez EA et al. J Clin Oncol. 2001; 19:4216-23; Vaughn DJ et al. J Clin Oncol. 2002; 20:937-40; Abbas A et al. Anticancer Res. 2011; 31(12): 4637-40.

Diese Krebstherapie birgt letale Risiken. Die Anwendung darf nur durch erfahrene Onkologen und entsprechend ausgebildetes Pflegepersonal erfolgen. Das Protokoll muss im Einzelfall überprüft und der klinischen Situation angepasst werden.

080100_12 **Methotrexat wöchentlich** **Indikation: Plattenepithel-Ca im Kopf-/Hals-Bereich** **ICD-10: C00-C14, C30-C32**

Protokoll-Hinweis: Methotrexat

Hauptmedikation (Zyklus 1-n)

Tag	zeitl. Ablauf	Substanz	Basisdosierung	Trägerlösung (ml)	Appl.	Infusions-dauer	Bemerkungen
1, 8, 15, 22	0	Methotrexat	40 mg/m²	ad 1 ml NaCl 0,9 %	i.v.	B	

Zyklusdiagramm Tag 1 2 3 4 5 6 7 8 9 10 11 12 13 14 15 16 17 18 19 20 21 22 [...] Wdh: 29

MTX

Obligate Prä- und Begleitmedikation (Zyklus 1-n)

Tag	zeitl. Ablauf	Substanz	Basisdosierung	Trägerlösung (ml)	Appl.	Infusions-dauer	Bemerkungen
1, 8, 15, 22	-15min	NaCl 0,9%	500 ml		i.v.	1h	
1, 8, 15, 22	-15min	Dexamethason	4 mg		i.v.	B	

Achtung: **Folat-Mangelzustände** können die Methotrexat-Toxizität erhöhen → ggf. Folsäuresubstitution empfohlen (außer MTX-Tage)

Bedarfsmedikation	Allopurinol
FN-Risiko	< 10% → keine Indikation der G-CSF-Prophylaxe
Kontrollen	Blutbild mit Differentialblutbild, Thorax-Röntgen, Nieren- und Leberfunktion (Serumkreatinin, ALT, AST), Hepatitis-Serologie, Blutdruck, Elektrolyte, Blutzucker, Ausschluss 3.Raum, Lungenfunktionstest, Harnstoff, Inspektion der Schleimhäute von Mund und Rachen
Dosisreduktion	siehe Dosismodifikationstabelle
Dosissteigerung	auf 60 mg/m² bei guter Verträglichkeit möglich
Therapieabbruch	Pulmonale Komplikationen, Progress der Krankheit
Wechselwirkungen	Protonenpumpeninhibitoren (PPI) können die MTX-Ausscheidung verzögern und so zu erhöhtem MTX Plasmaspiegel führen, daher wird empfohlen, PPI 2 Tage vor bis 2 Tage nach der MTX-Gabe zu pausieren (ggf. durch H2-Blocker, Tepilta® ersetzen). Ebenfalls Vorsicht ist bei der gleichzeitigen Anwendung von MTX und NSAIDs oder Antibiotika (β-Lactam-Antibiotika, Sulfonamide, Trimetoprim, Tetracycline, Ciprofloxacin) angezeigt. Keine nephro- und hepatotoxische Medikamente. Keine gleichzeitige Anwendung von MTX und Metamizol: Risiko der verstärkten Hämatotoxizität zusätzlich zur verzögerten MTX-Ausscheidung.
Erfolgsbeurteilung	Bildgebung nach 8-10 Wochen
Wiederholung	Tag 29.
Literatur	Guardiola et al. Eur J Cancer 2004; 40:2071-76; Forastiere et al. J Clin Oncol. 1992; 10(8):1245-51; Stewart et al. J Clin Oncol. 2009; 27(11):1864-71; Fachinformation Methotrexat

Diese Krebstherapie birgt letale Risiken. Die Anwendung darf nur durch erfahrene Onkologen und entsprechend ausgebildetes Pflegepersonal erfolgen. Das Protokoll muss im Einzelfall überprüft und der klinischen Situation angepasst werden.

080100_07   **Docetaxel/Cisplatin/Fluorouracil (TPF)**   **Indikation: Kopf-/ Hals-Tumoren (Plattenepithel-Ca)**   **ICD-10: C00-14/C30-C32**

Hauptmedikation (Zyklus 1-n)

Tag	zeitl. Ablauf	Substanz	Basisdosierung	Trägerlösung (ml)	Appl.	Infusions-dauer	Bemerkungen
1	0	Docetaxel	75 mg/m²	250 ml NaCl 0,9 %	i.v.	1h	
1	+1h 30min	Cisplatin	75 mg/m²	250 ml NaCl 0,9 %	i.v.	1h	
1	+3h 15min	Fluorouracil (5-FU)	3 750 mg/m²	500 ml NaCl 0,9 %	i.v.	120h	ambulant in 5-Tages-Baxter-Pumpe ad 240ml

24h nach CTx	Pegfilgrastim/Neulasta® 6mg s.c.			

Zyklusdiagramm | Tag 1 | 2 | 3 | 4 | 5 | [...] | Wdh.: 22

Docetaxel
Cisplatin
5-FU

Aprepitant / Fosaprepitant (Prodrug) sind Substrate und moderate Inhibitoren von CYP3A4:
Cave bei gleichzeitiger oraler Verabreichung von hauptsächlich via CYP3A4 metabolisierten Wirkstoffen mit geringer therapeutischer Breite wie Ciclosporin, Tacrolimus, Everolimus, Fentanyl. Die gleichzeitige Anwendung von Pimozid ist kontraindiziert. **Interaktion mit CYP3A4 metabolisierten oral verabreichten CTx z.B. Etoposid, Vinorelbin möglich. Besondere Vorsicht bei gleichzeitiger Anwendung von Irinotecan und Ifosfamid erhöhte Toxizität möglich.** Reduktion der üblichen oralen Dexamethason-Dosis um 50%.
Vorübergehende leichte Induktion von CYP2C9 und CYP3A4 nach Beendigung der Aprepitant- / Fosaprepitant-Therapie: Bei Warfarin (CYP2C9-Substrat)-Dauertherapie besonders engmaschige INR-Überwachung innerhalb von 14 Tagen nach jeder Aprepitant 3-Tages-Therapie. Verminderte Wirksamkeit hormonaler Kontrazeptiva bis 2 Monate nach letzter Aprepitant Gabe möglich → alternative unterstützende Maßnahmen zur Empfängnisverhütung vorzunehmen.

Achtung:
5-FU-Gabe über ZVK empfohlen

Inkompatibilitäten:
Cisplatin ↔ NaHCO₃
y-site-Kompatibilität bei
Cisplatin ↔ 5-FU

nach vorangegangener Bestrahlung im Kopf-Hals-Bereich → Dosisreduktion von 5-FU erforderlich (um wie viel reduziert wird, wird nach individuellem Zustand entschieden)

CAVE: vor Therapiebeginn mit 5-FU/ Capecitabin oder vor erneuter Applikation nach vorausgegangener erhöhter Toxizität muss die DPD-Aktivität bestimmt werden und der sich aus den DPYD-Genotypen ergebende DPD-Aktivitäts-Score ermittelt werden.

DPD-Aktivitäts-Score	Maßnahme	
2 (normal)	Therapie wie geplant möglich¹	
1.5	RS mit OA bezüglich Dosisreduktion erforderlich	DR der Initialdosis um 25-50%, danach toxizitätsadaptierte Dosissteigerung¹
1		DR der Initialdosis auf 50%, danach toxizitätsadaptierte Dosissteigerung¹
0.5		DPD Phänotypisierung → bei Bestätigung: Kontraindikation für 5-FU und Capecitabin ODER stark reduzierte Initialdosis mit Drug Monitoring (nur bei 5-FU sinnvoll)
0		Kontraindikation für 5-FU und Capecitabin

¹ ggf. Drug Monitoring (nur bei 5-FU sinnvoll)

Obligate Prä- und Begleitmedikation (Zyklus 1-n)

Tag	zeitl. Ablauf	Substanz	Basisdosierung	Trägerlösung (ml)	Appl.	Infusions-dauer	Bemerkungen
0	1-0-1-0	Dexamethason	8 mg		p.o.		2 x 8mg Dexamethason p.o.
1	-1h	Aprepitant	125 mg		p.o.		
1	-30min	NaCl 0,9%	3 000 ml		i.v.	6-8h	
1	-30min	Dexamethason	12 mg		i.v.	B	
1	-30min	Granisetron	1 mg		i.v.	B	
1	-15min	Clemastin	2 mg		i.v.	B	
1	+1h	Mannitol-Lsg. 10%	250 ml		i.v.	15min	30min vor Cisplatin-Gabe
1	+3h	Mannitol-Lsg. 10%	250 ml		i.v.	15min	
1	abends	Dexamethason	8 mg		p.o.		
1	+24h	Pegfilgrastim (Neulasta®)	6 mg		s.c.		24h nach CTx
2	1-0-1-0	Dexamethason	8 mg		p.o.		morgens; CAVE: siehe Memo
2-3	1-0-0-0	Aprepitant	80 mg		p.o.		morgens
3-4	1-0-0-0	Dexamethason	8 mg		p.o.		vor+ während d. Zytopenie
5-15	1-0-1-0	Ciprofloxacin	250 mg		p.o.		

Bedarfsmedikation	Granisetron 1mg i.v.; Loperamid
FN-Risiko	> 20% → Primärprophylaxe mit Filgrastim/Neupogen® oder Pegfilgrastim/Neulasta® siehe Kurzfassung
Kontrollen	Blutbild, Elektrolyte insbesondere Ca²⁺, Retentionswerte, eGFR, Eiweiß, Albumin, Bilirubin, Leberwerte, Oto-/Neurotoxizität, Gewicht
Dosisreduktion	Bei Neutropenie < 500/µl über mehr als 7 Tage und/oder bei febriler Neutropenie oder bei Thrombozytopenie < 25 000/µl: Docetaxel-DR um 20%. Bei Neutropenie < 1 500/µl und/oder Thrombozytopenie < 100 000/µl: maximale Zyklusverschiebung um 2 Wochen. Bei Leberwerterhöhung: ggf. Docetaxel-DR um 20%. Bei Diarrhoe oder Stomatitis Grad 3: Docetaxel-DR um 20%. Bei Grad 2 Neuropathie: Cisplatin-DR um 20%.
Erfolgsbeurteilung	nach Zyklus 2, 4 und 6 neurologische Untersuchung, radiologische Tumormessung
Wiederholung	Tag 22.
Literatur	Vermorken JB et al. NEJM. 2007; 357(17):1695-704; Aprepitant: Fachinformation, Bokemeyer C. Arzneimitteltherapie. 2004; 22:129-35;

Diese Krebstherapie birgt letale Risiken. Die Anwendung darf nur durch erfahrene Onkologen und entsprechend ausgebildetes Pflegepersonal erfolgen. Das Protokoll muss im Einzelfall überprüft und der klinischen Situation angepasst werden.

080202_03

Gemcitabin/Cisplatin (NSCLC, Pleuramesotheliom, Urothel-Ca, Nasopharynx-Ca)

Indikation: Nicht-kleinzelliges Bronchialkarzinom (NSCLC), Pleuramesotheliom, Urothelkarzinom, Nasopharynxkarzinom

ICD-10: C11, C34, C45, C67

Hauptmedikation (Zyklus 1-n)

Tag	zeitl. Ablauf	Substanz	Basisdosierung	Trägerlösung (ml)	Appl.	Infusions-dauer	Bemerkungen
1	0	Gemcitabin	1 000 mg/m²	250 ml NaCl 0,9 %	i.v.	30min	
1	+1h	Cisplatin	70 mg/m²	250 ml NaCl 0,9 %	i.v.	1h	
8	0	Gemcitabin	1 000 mg/m²	250 ml NaCl 0,9 %	i.v.	30min	

Zyklusdiagramm | Tag 1 | 2 | 3 | 4 | 5 | 6 | 7 | [...] | Wdh: 22

Gemcitabin □
Cisplatin ■

Aprepitant / Fosaprepitant (Prodrug) sind Substrate und moderate Inhibitoren von CYP3A4:
Cave bei gleichzeitiger oraler Verabreichung von hauptsächlich via CYP3A4 metabolisierten Wirkstoffen mit geringer therapeutischer Breite wie Ciclosporin, Tacrolimus, Everolimus, Fentanyl. Die gleichzeitige Anwendung von Pimozid ist kontraindiziert. **Interaktion mit CYP3A4 metabolisierten oral verabreichten CTx z.B. Etoposid, Vinorelbin möglich. Besondere Vorsicht bei gleichzeitiger Anwendung von Irinotecan und Ifosfamid erhöhte Toxizität möglich.** Reduktion der üblichen oralen Dexamethason-Dosis um 50%.
Vorübergehende leichte Induktion von CYP2C9 und CYP3A4 nach Beendigung der Aprepitant- / Fosaprepitant-Therapie: Bei Warfarin (CYP2C9-Substrat)-Dauertherapie besonders engmaschige INR-Überwachung innerhalb von 14 Tagen nach jeder Aprepitant 3-Tages-Therapie. Verminderte Wirksamkeit hormonaler Kontrazeptiva bis 2 Monate nach letzter Aprepitant Gabe möglich → alternative unterstützende Maßnahmen zur Empfängnisverhütung vorzunehmen.

Obligate Prä- und Begleitmedikation (Zyklus 1-n)

Tag	zeitl. Ablauf	Substanz	Basisdosierung	Trägerlösung (ml)	Appl.	Infusions-dauer	Bemerkungen
1	-1h	Aprepitant	125 mg		p.o.		Gabe 1h vor CTx
1	-1h	NaCl 0,9 %	3 000 ml		i.v.	6-8h	
1	-15min	Granisetron	1 mg		i.v.	B	
1	-15min	Dexamethason	12 mg		i.v.	B	
1	+30min	Mannitol-Lsg. 10%	250 ml		i.v.	15min	
1	+2h 30min	Mannitol-Lsg. 10%	250 ml		i.v.	15min	
2-3	1-0-0-0	Aprepitant	80 mg		p.o.		
2-4	1-0-0-0	Dexamethason	8 mg		p.o.		
8	-15min	NaCl 0,9 %	500 ml		i.v.	1h	
8	-15min	Dexamethason	8 mg		i.v.	B	

Bedarfsmedikation	Granisetron i.v. oder p.o., Dexamethason 8mg
FN-Risiko	<10% → je nach Risikoabwägung, siehe Kurzfassung Leitlinien G-CSF
Kontrollen	Blutbild, Elektrolyte insbesondere Mg²⁺, Retentionswerte, eGFR, Diurese.
Dosisreduktion	s. Dosismodifikationstabelle, Leukozyten <2 000/µl o. Thrombozyten <75 000/µl: Therapiepause. Andere Toxizitäten: WHO 3°(nicht Erbrechen o. Haarausfall): DR um 50% oder Therapiepause.
Erfolgsbeurteilung	nach 2 Zyklen
Wiederholung	Tag 22.
Literatur	Sandler AB et al. J Clin Oncol. 2000; 18:122-30; Schiller JH et al. N Engl J Med. 2002; 346:92-8 (NSCLC); Nowak AK et al. Br J Cancer. 2002; 87:491-6 (Pleuramesotheliom); von der Maase H et al. J Clin Oncol. 2000; 8:3068-77(Urothelkarzinom); adaptiert nach Zhang L et al. Lancet. 2016 Oct 15;388(10054):1883-1892 (Nasopharynx-Ca)

Kapitel 13   Thorakale Tumoren

Elektronisches Zusatzmaterial Die elektronische Version des Werkes enthält Zusatzmaterial, auf das über folgenden Link zugegriffen werden kann: https://doi.org/10.1007/978-3-662-67749-0_1.

© Der/die Autor(en) 2023
M. Engelhardt et al. (Hrsg.), *Das Blaue Buch,*

Kapitel 13   Thorakale Tumoren

13.1   Kleinzelliges Bronchialkarzinom (SCLC)

13.2   Nichtkleinzelliges Bronchialkarzinom (NSCLC)

Tyrosinkinase-Inhibitoren

EGFR

ALK-Translokation

BRAF

Bispezifische Antikörper

Immun-Checkpoint-Inhibitoren mono

Immun-Checkpoint-Inhibitoren plus Chemotherapie

13.3　Pleuramesotheliom

Diese Krebstherapie birgt letale Risiken. Die Anwendung darf nur durch erfahrene Onkologen und entsprechend ausgebildetes Pflegepersonal erfolgen. Das Protokoll muss im Einzelfall überprüft und der klinischen Situation angepasst werden.

080201_02   Cisplatin/Etoposid

Indikation: Kleinzelliges Bronchialkarzinom (SCLC), NET/NEC

ICD-10: C26, C34

Hauptmedikation (Zyklus 1-n)

Tag	zeitl. Ablauf	Substanz	Basisdosierung	Trägerlösung (ml)	Appl.	Infusions-dauer	Bemerkungen
1	0	Cisplatin	75 mg/m²	250 ml NaCl 0,9 %	i.v.	1h	
1	+1h 45min	Etoposid (Base)	100 mg/m²	1 000 ml NaCl 0,9 %	i.v.	2h	max. 0,4mg/ml
2-3	0	Etoposid (Base)	100 mg/m²	1 000 ml NaCl 0,9 %	i.v.	2h	max. 0,4mg/ml

entweder		24h nach CTx		Pegfilgrastim/Neulasta® 6mg s.c.
oder		d6 nach CTx		Filgrastim/Neupogen® 5µg/kg/d s.c. bis Durchschreiten des Nadir

Cave: Netupitant ist ein mäßiger CYP3A4-Inhibitor und kann die Exposition gegenüber Chemotherapeutika erhöhen, die CYP3A4-Substrate sind, wie z.B. Docetaxel, Etoposid.
Vorsicht geboten bei gleichzeitiger Anwendung starker CYP3A4-Inhibitoren (z.B.: Ketoconazol).
Gabe mit Rifampicin, Phenytoin, Carbamazepin oder anderen CYP3A4 Induktoren sollte vermieden werden.
Reduktion der üblichen Dosis bei Dexamethason p.o. um 50%.

Zyklusdiagramm | Tag 1 | 2 | 3 | [...] | Wdh: 22
Cisplatin
Etoposid (Base)

Wiederholungsinfo: 6 Zyklen

Obligate Prä- und Begleitmedikation (Zyklus 1-n)

Tag	zeitl. Ablauf	Substanz	Basisdosierung	Trägerlösung (ml)	Appl.	Infusions-dauer	Bemerkungen
1	-1h	Netupitant/Palonosetron (NEPA) 300/0,5mg	1 Kps.		p.o.		
1	-30min	NaCl 0,9 %	2 000 ml		i.v.	6-8h	
1	-30min	Dexamethason	12 mg		i.v.	B	
1	-30min	Mannitol-Lsg. 10%	250 ml		i.v.	15min	30min vor Cisplatin
1	+1h 30min	Mannitol-Lsg. 10%	250 ml		i.v.	15min	nach Cisplatin
2-3	-30min	NaCl 0,9 %	500 ml		i.v.	3h	
2-3	-30min	Dexamethason	8 mg		i.v.	15min	
4	1-0-0-0	Dexamethason	8 mg		p.o.		

Bedarfsmedikation	Metoclopramid, Dexamethason, Ranitidin
FN-Risiko	>20% → Primärprophylaxe mit Filgrastim/Neupogen® oder Pegfilgrastim/Neulasta®
Kontrollen	Blutbild, Elektrolyte, Retentionswerte, Kreatinin-Clearance, Flüssigkeitsbilanz, Neurotoxizität
Erfolgsbeurteilung	vor Zyklus 3 und 5
Wiederholung	Tag 22. 6 Zyklen
Literatur	Sundstrom S et al. J Clin Oncol. 2002; 20(24):4665-72; Sorbye et al. Ann Oncol. 2013 Jan;24(1):152-60

Diese Krebstherapie birgt letale Risiken. Die Anwendung darf nur durch erfahrene Onkologen und entsprechend ausgebildetes Pflegepersonal erfolgen. Das Protokoll muss im Einzelfall überprüft und der klinischen Situation angepasst werden.

| 080201_03 | Carboplatin/Etoposid (CE) | Indikation: Kleinzelliges Bronchialkarzinom (SCLC), NET/NEC | ICD-10: C26, C34 |

Protokoll-Hinweis: Carboplatin Etoposid

Hauptmedikation (Zyklus 1-n)

Tag	zeitl. Ablauf	Substanz	Basisdosierung	Trägerlösung (ml)	Appl.	Infusions-dauer	Bemerkungen
1	0	Carboplatin	6 AUC	250 ml Glucose 5 %	i.v.	30min	Dosis (mg) = AUC (mg/ml x min) x [GFR (ml/min)+25]
1	+30min	Etoposid (Base)	120 mg/m²	1 000 ml NaCl 0,9 %	i.v.	2h	max. 0,4mg/ml
2-3	0	Etoposid (Base)	120 mg/m²	1 000 ml NaCl 0,9 %	i.v.	2h	max. 0,4mg/ml

Zyklusdiagramm:

	Tag 1	2	3	[...]	Wdh.: 22
Carboplatin	☐	■	■		
Etoposid (Base)	■	■	■		

Maximaldosen für Carboplatin bei Dosierung nach AUC:

AUC	Max. Dosis
1,5	225mg
2	300mg
3	450mg
4	600mg
5	750mg
6	900mg
7	1050mg

Dosierungsempfehlung für Carboplatin nach AUC:

Klinische Situation	Ziel-AUC (mg/ml x min)
Carboplatin Monotherapie, keine Vorbehandlung	5-7
Carboplatin Monotherapie, myelosuppressive Vorbehandlung	4-6
Kombinationsbehandlung mit Carboplatin in Standarddosierung keine Vorbehandlung	4-6

CTx mit FN-Risiko von 10-20%: Vorgehen bei der G-CSF-Gabe
- nach CTx:1x tgl. 5µg/kg Filgrastim s.c. bei Leukozyten < 1 000/µl bis >1 000/µl
- Wenn unter Einbeziehung **individueller Risikofaktoren für den Patienten FN-Risiko ≥ 20%** =>G-CSF-Primärprophylaxe erwägen/durchführen.
- **Nach durchgemachter febriler Neutropenie**, in folgenden Zyklen => G-CSF-Sekundärprophylaxe
G-CSF-Primär- bzw. Sekundärprophylaxe: Entweder 24h nach CTx einmal Pegfilgrastim/Neulasta® 6mg s.c.
- **Oder:** d6 nach CTx Filgrastim/Neupogen® 5µg/kg/d s.c. bis zum Durchschreiten des Nadir.

Obligate Prä- und Begleitmedikation (Zyklus 1-n)

Tag	zeitl. Ablauf	Substanz	Basisdosierung	Trägerlösung (ml)	Appl.	Infusions-dauer	Bemerkungen
1	-15min	Granisetron	1 mg		i.v.	B	
1-3	-15min	NaCl 0,9 %	500 ml		i.v.	3h	
1-3	-15min	Dexamethason	8 mg		i.v.	15min	

Bedarfsmedikation	Metoclopramid p.o. oder i.v., bei Unverträglichkeit evt. Ersatz durch HT_3-Antagonisten
FN-Risiko	10-20% → je nach Risikoabwägung als Primärprophylaxe, bei FN im 1. Zyklus als Sekundärprophylaxe, siehe Kurzfassung Leitlinien G-CSF
Kontrollen	Blutbild, Elektrolyte insbesondere Mg^{2+}, Retentionswerte, vor Therapie Kreatinin-Clearance, Oto-/Neurotoxizität
Dosisreduktion	siehe Dosismodifikationstabelle; Etoposid Wechsel zu p.o. möglich (s. Fachinfo.: relative Bioverfügbarkeit Etoposid Kapseln ca.50%), p.o. Dosis entspricht 2 x i.v. Dosis (Cave individuelle Schwankungen bei Dosiseinstellung berücksichtigen)
Erfolgsbeurteilung	nach 2 Zyklen
Wiederholung	Tag 22.
Literatur	Heckmayr M et al. Pneumologie. 1990; 44(1):256-257; Gatzemeier U et al. Pneumologie. 1990; 44(1):584-585; Goeckenjan G et al. Pneumologie. 2010; 64, Supplement 2:e1-e164; Hermes A et al. J Clin Oncol. 2008; 26(26):4261-7; Skarlos DV et al. Ann Oncol. 1994; 5(7):601-7 Sorbye et al. Ann Oncol. 2013 Jan;24(1):152-60

Diese Krebstherapie birgt letale Risiken. Die Anwendung darf nur durch erfahrene Onkologen und entsprechend ausgebildetes Pflegepersonal erfolgen. Das Protokoll muss im Einzelfall überprüft und der klinischen Situation angepasst werden.

080201_01	Epi-CO	Indikation: SCLC	ICD-10: C34

Hauptmedikation (Zyklus 1-n)

Tag	zeitl. Ablauf	Substanz	Basisdosierung	Trägerlösung (ml)	Appl.	Infusions-dauer	Bemerkungen
1	0	Vincristin	1,4 mg/m²	50 ml NaCl 0,9 %	i.v.	5-10min	max. 2mg abs. Als FREILAUFENDE Kurzinfusion, wenn möglich über gesicherten zentralvenösen Zugang.
1	+15min	Epirubicin	70 mg/m²	Unverdünnt	i.v.	B 15min	
1	+45min	Cyclophosphamid	1 000 mg/m²	500 ml NaCl 0,9 %	i.v.	1h	

Zyklusdiagramm

	Tag 1	[...]	Wdh: 22
Vincristin	☐		
Epirubicin	■		
Cyclophosphamid	☐		

entweder	Pegfilgrastim/Neulasta® 6mg s.c.	24h nach CTx
oder	Filgrastim/Neupogen® 5 µg/kg/d s.c. bis Durchschreiten des Nadir	d6 nach CTx

Obligate Prä- und Begleitmedikation (Zyklus 1-n)

Tag	zeitl. Ablauf	Substanz	Basisdosierung	Trägerlösung (ml)	Appl.	Infusions-dauer	Bemerkungen
1	-15min	NaCl 0,9 %	1 000 ml		i.v.	2h	
1	-15min	Dexamethason	20 mg		i.v.	15min	
1	-15min	Granisetron	1 mg		i.v.	B	
1	+30min	Mesna	200 mg/m²		i.v.	B	p.o. Gabe: 400mg/m² 2h vor i.v.
1	+2h 45min	Mesna	400 mg/m²		p.o.		i.v. Gabe: 200mg/m² 2h nach p.o.
1	+6h 45min	Mesna	400 mg/m²		p.o.		i.v. Gabe: 200mg/m² 2h nach p.o.

Bedarfsmedikation	Metoclopramid p.o. oder i.v., bei Unverträglichkeit Ersatz duch HT_3-Antagonisten
FN-Risiko	>20% → Primärprophylaxe mit Filgrastim/Neupogen®oder Pegfilgrastim/Neulasta®, siehe Kurzfassung Leitilinien G-CSF
Kontrollen	Cave: Anthrazykline → Gefahr der Kardiotoxizität; auf Herzfunktion achten. Blutbild, Elektrolyte, Leberwerte, Diurese, Herzfunktion, Neurotoxizität
Dosisreduktion	siehe Dosismodifikationstabelle
Summendosis	**Epirubicin:** Gefahr der Kardiotoxizität; maximale Summendosis: 1000mg/m²
Erfolgsbeurteilung	nach jedem 2. Zyklus
Wiederholung	Tag 22.
Literatur	Drings P et al. Onkologie. 1986; 9(1):14-20.

Diese Krebstherapie birgt letale Risiken. Die Anwendung darf nur durch erfahrene Onkologen und entsprechend ausgebildetes Pflegepersonal erfolgen. Das Protokoll muss im Einzelfall überprüft und der klinischen Situation angepasst werden.

080201_05	Topotecan (SCLC)	Indikation: SCLC	ICD-10: C34

Hauptmedikation (Zyklus 1-n)

Tag	zeitl. Ablauf	Substanz	Basisdosierung	Trägerlösung (ml)	Appl.	Infusions-dauer	Bemerkungen
1-5	0	Topotecan	1,5 mg/m²	100 ml NaCl 0,9 %	i.v.	30min	siehe Dosissteigerung und Dosisreduktion

Zyklusdiagramm Tag 1 | 2 | 3 | 4 | 5 | [...] | Wdh: 22
Topotecan

entweder	24h nach CTx	Pegfilgrastim/Neulasta® 6mg s.c.
oder	d6 nach CTx	Filgrastim/Neupogen® 5µg/kg/d s.c. bis Durchschreiten des Nadir

Obligate Prä- und Begleitmedikation (Zyklus 1-n)

Tag	zeitl. Ablauf	Substanz	Basisdosierung	Trägerlösung (ml)	Appl.	Infusions-dauer	Bemerkungen
1-5	-15min	NaCl 0,9 %	500 ml		i.v.	1h	
1-5	-15min	Dexamethason	8 mg		i.v.	B	

Bedarfsmedikation	Granisetron, Loperamid
FN-Risiko	>20% → Primärprophylaxe mit Filgrastim/Neupogen®oder Pegfilgrastim/Neulasta®, siehe Kurzfassung Leitlinien G-CSF
Kontrollen	PB (bei Beginn d. Therapie Neutrophile>1 500/µl, Thrombozyten>100 000/µl), Elektrolyte; Kreatinin-Clearance (bei GFR ≤40-20ml/min Topotecan-DR auf 50%, GFR<20ml/min Kontraindikation); Leberwerte (t s Bilirubin 10mg/dl keine Dosisreduktion erforderlich)
Dosierung	Topotecan-Gabe auch oral möglich: d1-d5 jeweils 2,3mg/m²/d (verfügbare Kapselstärken Hycamtin® 0,25mg und 1mg)
Dosisreduktion	bei schwerer Thrombozytopenie, Neutropenie oder Anämie (Grad IV) im nächsten Zyklus Dosis auf 1,25mg/m² pro Tag reduzieren, falls erforderlich, weiter auf 1,0 mg/m² pro Tag Topotecan oral: 1,9mg/m²/d, falls erforderlich, weiter auf 1,5 mg/m²/d hier auch DR bei Diarrhoe ab Grad 2-3
Dosissteigerung	in Abhängigkeit von Wirkung und Nebenwirkung nach 1. Zyklus möglich: 2mg/m² bis maximal 3mg/m²; Bei Topotecan p.o. : 2,7mg/m² bis maximal 3,1mg/m²
Nebenwirkungen	s. Fachinformation und Literatur: Hämatologische NW, Alopezie, Übelkeit, Dyspnoe, Fatigue, Asthenie, Fieber. Bei p.o. Topotecan etwas stärker ausgeprägte GI-NW wie Diarrhoe (Grad 3/4: 8% vs. 3%), Anorexie (5 vs. 3%)
Erfolgsbeurteilung	nach 2 Zyklen
Wiederholung	Tag 22.

Diese Krebstherapie birgt letale Risiken. Die Anwendung darf nur durch erfahrene Onkologen und entsprechend ausgebildetes Pflegepersonal erfolgen. Das Protokoll muss im Einzelfall überprüft und der klinischen Situation angepasst werden.

080402_17   **Topotecan 3-Tage**   **Indikation: Ovarial-Ca, SCLC**   *ICD-10: C34, C56*

Hauptmedikation (Zyklus 1-n)

Tag	zeitl. Ablauf	Substanz	Basisdosierung	Trägerlösung (ml)	Appl.	Infusions-dauer	Bemerkungen
1-3	0	Topotecan	2 mg/m²	100 ml NaCl 0,9 %	i.v.	30min	

Zyklusdiagramm

	Tag 1	2	3	[...]	Wdh: 22
Topotecan	☐	☐	☐		☐

entweder	24h nach CTx	Pegfilgrastim/Neulasta® 6mg s.c.
oder	d6 nach CTx	Filgrastim/Neupogen® 5 μg/kg/d s.c. bis Durchschreiten des Nadir

Obligate Prä- und Begleitmedikation (Zyklus 1-n)

Tag	zeitl. Ablauf	Substanz	Basisdosierung	Trägerlösung (ml)	Appl.	Infusions-dauer	Bemerkungen
1-3	-15min	NaCl 0,9%	500 ml		i.v.	1h	
1-3	-15min	Dexamethason	8 mg		i.v.	B	ggf. bei guter Verträglichkeit in vorherigen Zyklen reduzieren

Bedarfsmedikation	Granisetron, Loperamid, Macrogol +div.Salze (z.B. Movicol®),Natriumpicosulfat
FN-Risiko	> 20% → Primärprophylaxe mit Filgrastim/Neupogen® oder Pegfilgrastim/Neulasta®, siehe Kurzfassung Leitlinien G-CSF
Kontrollen	Blutbild und Differenzialblutbild, Leber- und Nierenfunktion, pulmonale Symptome der interstitielle Lungenerkrankung (z.B. Husten, Fieber, Dyspnoe und/oder Hypoxie), Symptome/Anzeichen: Diarrhoe/Dehydratation
Therapievoraussetzung	Neutrophilen ≥1 500/μl, Thrombozyten ≥100 000/μl und Hämoglobinwert ≥9g/dl
Wiederholung	Tag 22.
Literatur	Brown JV et al. Gynecol Oncol. 2003;88:136-140; Miller DS et al. Cancer 2003;98(8):1664-1669; Herzog TJ et al. Gynecol Oncol. 2006;103:637-641

Diese Krebstherapie birgt letale Risiken. Die Anwendung darf nur durch erfahrene Onkologen und entsprechend ausgebildetes Pflegepersonal erfolgen. Das Protokoll muss im Einzelfall überprüft und der klinischen Situation angepasst werden.

080201_08	**Atezolizumab/Carboplatin/Etoposid**	**Indikation: fortgeschrittenes SCLC**	**ICD-10: C34**

Hauptmedikation (Zyklus 1)

Tag	Substanz	zeitl. Ablauf	Basisdosierung	Trägerlösung (ml)	Appl.	Infusionsdauer	Bemerkungen
1	Atezolizumab	0	1 200 mg abs.	250 ml NaCl 0,9 %	i.v.	1h	Vitalparameter überwachen: 1h vorher, während der Gabe alle 15min und bis 30 min danach; Notfallwagen bereithalten; Bei guter Verträglichkeit Folgegaben über 30min möglich
1	Carboplatin	+1h 30min	5 AUC	250 ml Glucose 5 %	i.v.	30min	Dosis (mg) = AUC (mg/ml + min) x [GFR (ml/min)+ 25];
1	Etoposid (Base)	+2h	100 mg/m²	1 000 ml NaCl 0,9 %	i.v.	2h	max. 0,4mg/ml
2-3	Etoposid (Base)	0	100 mg/m²	1 000 ml NaCl 0,9 %	i.v.	2h	max. 0,4mg/ml

Maximaldosen für Carboplatin bei Dosierung nach AUC:

AUC	Max. Dosis
1,5	225mg
2	300mg
3	450mg
4	600mg
5	750mg
6	900mg
7	1050mg

Achtung:
Überprüfung der Leberwerte vor jeder Gabe eines Checkpointinhibitors. Je nach Risikoabwägung wöchentliche Kontrolle. Die Werte dürfen nicht älter als 6 Tage sein.

Zyklusdiagramm

	Tag 1	2	3	[...]	Wdh: 22
Atezolizumab	☐				☐
Carboplatin	■				☐
Etoposid (Base)	☐	☐	☐		

CTx mit FN-Risiko von 10-20%: Vorgehen bei der G-CSF-Gabe
- nach CTx: 1x tgl. 5µg/kg Filgrastim s.c. bei Leukozyten < 1 000/µl bis >1 000/µl
- Wenn unter Einbeziehung **individueller Risikofaktoren für den Patienten FN-Risiko ≥ 20% =>G-CSF-Primärprophylaxe** erwägen/durchführen.
- **Nach durchgemachter febriler Neutropenie, in folgenden Zyklen => G-CSF-Sekundärprophylaxe**
G-CSF-Primär- bzw. Sekundärprophylaxe: Entweder 24h nach CTx einmal Pegfilgrastim/Neulasta® 6mg s.c.
- **Oder:** d6 nach CTx Filgrastim/Neupogen® 5µg/kg/d s.c. bis zum Durchschreiten des Nadir.

Obligate Prä- und Begleitmedikation (Zyklus 1)

Tag	Substanz	zeitl. Ablauf	Basisdosierung	Trägerlösung (ml)	Appl.	Infusionsdauer	Bemerkungen
1	NaCl 0,9 %	-30min	1 000 ml		i.v.	4h30min	
1	Granisetron	+1h	1 mg		i.v.	15min	
1	Dexamethason	+1h	8 mg		i.v.	15min	
2-3	NaCl 0,9%	-30min	500 ml		i.v.	2h30min	
2-3	Dexamethason	-30min	8 mg		i.v.	15min	

Hauptmedikation (Zyklus 2-4)

Tag	Substanz	zeitl. Ablauf	Basisdosierung	Trägerlösung (ml)	Appl.	Infusionsdauer	Bemerkungen
1	Atezolizumab	0	1 200 mg abs.	250 ml NaCl 0,9 %	i.v.	30min	Vitalparameter überwachen: 1h vorher, während der Gabe alle 15min und bis 30 min danach; Notfallwagen bereithalten.
1	Carboplatin	+1h	5 AUC	250 ml Glucose 5 %	i.v.	30min	Dosis (mg) = AUC (mg/ml + min) x [GFR (ml/min)+ 25];
1	Etoposid (Base)	+1h 30min	100 mg/m²	1 000 ml NaCl 0,9 %	i.v.	2h	max. 0,4mg/ml
2-3	Etoposid (Base)	0	100 mg/m²	1 000 ml NaCl 0,9 %	i.v.	2h	max. 0,4mg/ml

CTx mit FN-Risiko von 10-20%: Vorgehen bei der G-CSF-Gabe
- nach CTx: 1x tgl. 5µg/kg Filgrastim s.c. bei Leukozyten < 1 000/µl bis >1 000/µl
- Wenn unter Einbeziehung **individueller Risikofaktoren für den Patienten FN-Risiko ≥ 20% =>G-CSF-Primärprophylaxe** erwägen/durchführen.
- **Nach durchgemachter febriler Neutropenie, in folgenden Zyklen => G-CSF-Sekundärprophylaxe**
G-CSF-Primär- bzw. Sekundärprophylaxe: Entweder 24h nach CTx einmal Pegfilgrastim/Neulasta® 6mg s.c.
- **Oder:** d6 nach CTx Filgrastim/Neupogen® 5µg/kg/d s.c. bis zum Durchschreiten des Nadir.

Maximaldosen für Carboplatin bei Dosierung nach AUC:

AUC	Max. Dosis
1,5	225mg
2	300mg
3	450mg
4	600mg
5	750mg
6	900mg
7	1050mg

Zyklusdiagramm

	Tag 1	2	3	[...]	Wdh: 22
Atezolizumab	☐				
Carboplatin	■				
Etoposid (Base)	☐	☐	☐		

Wiederholungsinfo: ab Zyklus 5: Atezolizumab mono (nach individueller Abwägung auch 6 Zyklen Induktion möglich)

Obligate Prä- und Begleitmedikation (Zyklus 2-4)

Tag	zeitl. Ablauf	Substanz	Basisdosierung	Trägerlösung (ml)	Appl.	Infusionsdauer	Bemerkungen
1	-30min	NaCl 0,9 %	1 000 ml		i.v.	4h	
1	+30min	Granisetron	1 mg		i.v.	15min	
1	+30min	Dexamethason	8 mg		i.v.	15min	
2-3	-30min	NaCl 0,9%	500 ml		i.v.	2h30min	
2-3	-30min	Dexamethason	8 mg		i.v.	15min	

Hauptmedikation (Zyklus 5-n)

Tag	zeitl. Ablauf	Substanz	Basisdosierung	Trägerlösung (ml)	Appl.	Infusionsdauer	Bemerkungen
1	0	Atezolizumab	1 200 mg abs.	250 ml NaCl 0,9 %	i.v.	30min	Vitalparameter überwachen: 1h vorher, während der Gabe alle 15min und bis 30 min danach; Notfallwagen bereithalten.

Zyklusdiagramm | Tag 1 | [...] | Wdh: 22

Atezolizumab | ☐

Wiederholungsinfo: bis Progress oder inakzeptable Toxizität

Obligate Prä- und Begleitmedikation (Zyklus 5-n)

Tag	zeitl. Ablauf	Substanz	Basisdosierung	Trägerlösung (ml)	Appl.	Infusionsdauer	Bemerkungen
1	-30min	NaCl 0,9 %	500 ml		i.v.	1h30min	

Bedarfsmedikation	Loperamid; Metoclopramid p.o. oder i.v.
FN-Risiko	10-20% → je nach Risikoabwägung als Primärprophylaxe, bei FN im 1. Zyklus als Sekundärprophylaxe, siehe Kurzfassung Leitlinien G-CSF
Kontrollen	Atezolizumab: BB (Leukozytenzahl, Thrombozytenzahl), Leber- , Schilddrüsen- und Bauchspeicheldrüsenfunktion, Blutzucker, Nierenwerte, klinische Untersuchung bezüglich immunvermittelte Nebenwirkungen (Colitis, Diarrhoe, Endokrinopathien, Infektionen, Infusionsreaktion, Meningitis, Enzephalitis, Neuropathie, Hautausschlag, Pneumonitis)
	Carboplatin/Etoposid: Blutbild, Elektrolyte insbesondere Mg^{2+}, Retentionswerte, vor Therapie Kreatinin-Clearance, Oto-/Neurotoxizität
Dosisreduktion	Atezolizumab: keine Dosisreduktion zulässig (Intervallverlängerung auf max. 28d zulässig → sollten mehr als 28d zwischen zwei Dosen liegen/ nötig sein → Kontaktaufnahme mit Studien-Monitor erforderlich);
	Etoposid Wechsel zu p.o. möglich (s. Fachinfo.: relative Bioverfügbarkeit Etoposid Kapseln ca.50%), p.o. Dosis entspricht 2 x i.v. Dosis (Cave individuelle Schwankungen bei Dosiseinstellung berücksichtigen)
Cave	Atezolizumab: **immunvermittelte Nebenwirkungen möglich** (Pneumonitis, Kolitis, Hepatitis, Nephritis oder Nierenfunktionsstörung, Endokrinopathien/Schilddrüsenfunktionsstörung, Hautausschlag), bei Auftreten immunvermittelter Nebenwirkungen je nach Schweregrad (3+4): Atezolizumab-Gabe unterbrechen (außer bei SD-Dysfunktion) und Steroid-Gabe initiieren, nach Besserung auf ≤ Grad 1 sind die Kortikosteroide über einen Zeitraum von ≥ 1 Monat auszuschleichen
Therapievoraussetzung	**Virale Hepatitis Serologie** (HBsAg, HBcAb, HCV-Ab) **vor Behandlungsbeginn** mit Checkpointinhibitoren: bei positiver Hepatitis-Serologie vor Behandlungsbeginn Hepatologen konsultieren. **Überprüfung der Leberwerte** (AST, ALT, Bilirubin) **vor jeder Gabe** eines Checkpointinhibitors. Je nach Risikoabwägung wöchentliche Kontrolle. Die Werte dürfen nicht älter als 6 Tage sein.
Nebenwirkungen	u.a. Nierentox., Hämatolog. Tox., i.v. NW
Wiederholung	**Zyklus 1-1:** Tag 22.
	Zyklus 2-4: Tag 22. ab Zyklus 5: Atezolizumab mono (nach individueller Abwägung auch 6 Zyklen Induktion möglich)
	Zyklus 5-n: Tag 22. bis Progress oder inakzeptable Toxizität
Literatur	Horn et al. NEJM 2018; 379:2220-9; Fachinformation: Atezolizumab

Diese Krebstherapie birgt letale Risiken. Die Anwendung darf nur durch erfahrene Onkologen und entsprechend ausgebildetes Pflegepersonal erfolgen. Die Dosisberechnung und Anforderung obliegt der Verantwortung des bestellenden Arztes und muss in jedem Fall sorgfältig überprüft werden. Die Herausgeber übernehmen keine Verantwortung für die Therapieanforderung.

080201_09   Durvalumab/Carboplatin/Etoposid   **Indikation: fortgeschrittenes SCLC**   **ICD-10: C34**

Hauptmedikation (Zyklus 1-4)

Tag	zeitl. Ablauf	Substanz	Basisdosierung	Trägerlösung (ml)	Appl.	Infusions-dauer	Bemerkungen
1	0	Durvalumab	1 500 mg abs.	250 ml NaCl 0,9 %	i.v.	1h	0,2 oder 0,22 μm-In-Line-Filter verwenden; Patienten auf Anzeichen von Infusionsreaktionen überwachen; wenn Patient <30kg: 20mg/kg Durvalumab
1	+1h 30min	Carboplatin	5 AUC	250 ml Glucose 5 %	i.v.	30min	Dosis (mg) = AUC (mg/ml + min) x [GFR (ml/min)+ 25];
1	+2h	Etoposid (Base)	100 mg/m²	1 000 ml NaCl 0,9 %	i.v.	2h	max. 0,4mg/ml
2-3	0	Etoposid (Base)	100 mg/m²	1 000 ml NaCl 0,9 %	i.v.	2h	max. 0,4mg/ml

Zyklusdiagramm

	Tag 1	2	3	[...]	Wdh: 2≤
Durvalumab	☐				
Carboplatin	■				
Etoposid (Base)	☐	☐	☐		

Maximaldosen für Carboplatin bei Dosierung nach AUC:

AUC	Max. Dosis
1,5	225mg
2	300mg
3	450mg
4	600mg
5	750mg
6	900mg
7	1050mg

Achtung: Überprüfung der Leberwerte vor jeder Gabe eines Checkpointinhibitors. Je nach Risikoabwägung wöchentliche Kontrolle. Die Werte dürfen nicht älter als 6 Tage sein.

CTx mit FN-Risiko von 10-20%: Vorgehen bei der G-CSF-Gabe
- nach CTx: 1x tgl. 5μg/kg Filgrastim s.c. bei Leukozyten < 1 000/μl bis >1 000/μl
- Wenn unter Einbeziehung **individueller Risikofaktoren für den Patienten FN-Risiko ≥ 20% =>G-CSF-Primärprophylaxe** erwägen/durchführen.
- **Nach durchgemachter febriler Neutropenie**, in folgenden Zyklen => **G-CSF-Sekundärprophylaxe**
G-CSF-Primär- bzw. Sekundärprophylaxe: Entweder 24h nach CTx einmal Pegfilgrastim/Neulasta® 6mg s.c.
- **Oder:** d6 nach CTx Filgrastim/Neupogen® 5μg/kg/d s.c. bis zum Durchschreiten des Nadirs.

Obligate Prä- und Begleitmedikation (Zyklus 1-4)

Tag	zeitl. Ablauf	Substanz	Basisdosierung	Trägerlösung (ml)	Appl.	Infusions-dauer	Bemerkungen
1	-30min	NaCl 0,9 %	1 000 ml		i.v.	4h30min	
1	+1h	Granisetron	1 mg		i.v.	15min	
1	+1h	Dexamethason	8 mg		i.v.	15min	
2-3	-30min	NaCl 0,9%	500 ml		i.v.	2h30min	
2-3	-30min	Dexamethason	8 mg		i.v.	15min	

Hauptmedikation (Zyklus 5-n)

Tag	zeitl. Ablauf	Substanz	Basisdosierung	Trägerlösung (ml)	Appl.	Infusions-dauer	Bemerkungen
1	0	Durvalumab	1 500 mg abs.	250 ml NaCl 0,9 %	i.v.	1h	0,2 oder 0,22 μm-In-Line-Filter verwenden; Patienten auf Anzeichen von Infusionsreaktionen überwachen; wenn Patient <30kg: 20mg/kg Durvalumab

Zyklusdiagramm

	Tag 1	[...]	Wdh: 29
Durvalumab	☐		

Wiederholungsinfo: bis Progress oder inakzeptable Toxizität

Obligate Prä- und Begleitmedikation (Zyklus 5-n)

Tag	zeitl. Ablauf	Substanz	Basisdosierung	Trägerlösung (ml)	Appl.	Infusions-dauer	Bemerkungen
1	-30min	NaCl 0,9 %	500 ml		i.v.	1h30min	

Bedarfsmedikation	Metoclopramid, in Abhängigkeit der Schwere der jeweiligen Nebenwirkung siehe SOP: **Management der Nebenwirkungen der Therapie mit Immuncheckpointinhibitoren (Immune checkpoint blockade ICB):** Loperamid, Flüssigkeits- und Elektrolytersatz, Glucocorticoide top/p.o./i.v., MMF
FN-Risiko	10-20% → je nach Risikoabwägung als Primärprophylaxe, bei FN im 1. Zyklus als Sekundärprophylaxe, siehe Kurzfassung Leitlinien G-CSF
Kontrollen	Durvalumab: BB (Leukozytenzahl, Thrombozytenzahl), Leber-, Schilddrüsen- und Nierenfunktion, Blutzucker, klinische Untersuchung bezüglich immunvermittelte Nebenwirkungen (Colitis, Diarrhoe, Endokrinopathien, Infektionen, Infusionsreaktion, Meningitis, Enzephalitis, Neuropathie, Hautausschlag, Pneumonitis) Carboplatin/Etoposid: Blutbild, Elektrolyte insbesondere Mg^{2+}, Leberfunktion, Retentionswerte, vor Therapie Kreatinin-Clearance
Dosisreduktion	Durvalumab: Wenn Patient <30kg → keine Absolutdosis sondern 20mg/kg
Cave	Durvalumab: **immunvermittelte Nebenwirkungen möglich** (Pneumonitis, Kolitis, Hepatitis, Nephritis oder Nierenfunktionsstörung, Endokrinopathien/Schilddrüsenfunktionsstörung, Hautausschlag), bei Auftreten immunvermittelter Nebenwirkungen je nach Schweregrad: Durvalumab-Gabe unterbrechen und ggf. Steroid-Gabe initiieren, nach Besserung auf ≤ Grad 1 Kortikosteroide über einen Zeitraum von ≥ 1 Monat ausschleichen
Therapievoraussetzung	**Virale Hepatitis Serologie** (HBsAg, HBcAb, HCV-Ab) **vor Behandlungsbeginn** mit Checkpointinhibitoren: bei positiver Hepatitis-Serologie vor Behandlungsbeginn Hepatologen konsultieren. **Überprüfung der Leberwerte** (AST, ALT, Bilirubin) **vor jeder Gabe** eines Checkpointinhibitors. Je nach Risikoabwägung wöchentliche Kontrolle. Die Werte dürfen nicht älter als 6 Tage sein.
Nebenwirkungen	bei **Infusionsreaktionen Durvalumab** Grad 1/2: Unterbrechung und Verlangsamung der Infusionsrate, Erwägung einer Prämedikation zur Vorbeugung nachfolgender Infusionen; bei Infusionsreaktionen Grad 3/4: Dauerhaftes Absetzen
Wiederholung	**Zyklus 1-4:** Tag 22. **Zyklus 5-n:** Tag 29. bis Progress oder inakzeptable Toxizität
Literatur	Paz-Ares L et al. Lancet 2019;394:1929-39; Fachinformation Durvalumab

Diese Krebstherapie birgt letale Risiken. Die Anwendung darf nur durch erfahrene Onkologen und entsprechend ausgebildetes Pflegepersonal erfolgen. Das Protokoll muss im Einzelfall überprüft und der klinischen Situation angepasst werden.

| 080202_15 | **Afatinib** | **Indikation: NSCLC (aktivierende EGFR-Mutationen), Plattenepithelkarzinom der Lunge** | **ICD-10: C34** |

Hauptmedikation (Zyklus 1-n)

Tag	zeitl. Ablauf	Substanz	Basisdosierung	Trägerlösung (ml)	Appl.	Infusions-dauer	Bemerkungen
1–28	1-0-0-0	Afatinib	40 mg		p.o.		mind. 1h vor oder 3h nach der Mahlzeit; Dosissteigerung auf max 50mg/d nach 3 Wochen möglich

Zyklusdiagramm Tag 1 2 3 4 5 6 7 8 9 10 11 12 13 14 15 16 17 18 19 20 21 22 23 24 25 26 27 28 | Wdh: 29 **Wiederholungsinfo:** (kontinuierlich) bis Progression

Afatinib ☐

Tabl. 1xtägl. immer zur gleichen Zeit mind. 1h vor oder 3h nach der Mahlzeit einnehmen.
Unzerkaut als Ganzes einnehmen, bei Schluckbeschwerden Auflösen im Wasser möglich (siehe Fachinfo).
Die vergessene Dosis sollte am gleichen Tag eingenommen werden, falls > 8h bis zur nächsten geplanten Dosis.

Patienten sollen intensive UV-Strahlung vermeiden. Sonnenschutz und schützende Kleidung sind ratsam.

Cave: Afatinib ist ein Substrat des P-Glykoproteins:
- **bei gleichzeitiger Anwendung von P-Glykoprotein-Inhibitoren → zeitlich versetzte Einnahme: 6 Std. Abstand zu Pgp-Inhibitoren, die 2mal tgl. eingenommen werden, 12 Std. Abstand bei 1mal tgl. Einnahme** (z.B. Ritonavir, Ciclosporin A, Ketoconazol, Itraconazol, Erythromycin, Verapamil, Chinidin, Tacrolimus, Nelfinavir, Saquinavir, Amiodaron)
- **bei gleichzeitiger Anwendung von starken Pgp-Induktoren kann der Afatinib-Plasmaspiegel verringert werden** (z.B. Rifampicin, Carbamazepin, Phenytoin, Phenobarbital, Johanniskraut)

Bedarfsmedikation	Diarrhoe: Loperamid p.o., Elektrolyt- und Flüssigkeitszufuhr; Hautausschlag/Akne: Hautpflegemittel, Antibiotika; Stomatitis: Mundschleimhautpräparate (Lidocain, topische Antimykotika)
Kontrollen	Nieren- und Leberfunktion, kardiale Überwachung mit Bestimmung der LVEF, Lungenfunktion (ILD), Keratitis, Hautnebenwirkung
Cave	Bestimmung des EGFR-Mutationsstatus vor der Therapie
Therapieunterbrechung	Diarrhoe ab CTC-Grad 2, schwere Hautreaktionen, pulmonale Symptome (Dyspnoe, Husten, Fieber) bis ILD ausgeschlossen werden kann, Anstieg ALT und AST Grad 3, Keratitis, alle NW CTC-Grad 3
Therapieabbruch	ILD-artige Nebenwirkungen von CTC-Grad ≥3, schwere Beeinträchtigung der Leberfunktion
Wechselwirkungen	P-Glykoprotein-Inhibitoren und -Induktoren s.Memokasten
Nebenwirkungen	Diarrhoe, Hautreaktionen (Ausschlag, Akne, Sonnenempfindlichkeit), reduzierte Nieren- und Leberfunktion, Keratitis, ILD
Erfolgsbeurteilung	nach 2 Monaten
Indikation	EGFR-TKI-naive Patienten mit NSCLC Stadium IV mit aktivierenden EGFR-Mutationen und NSCLC mit Plattenepithel-Histologie, das unter oder nach Platin-basierter Chemotherapie fortschreitet
Wiederholung	Tag 29. (kontinuierlich) bis Progression
Literatur	Sequist LV et al. J Clin Oncol 2013;31(27):3327-3334, Fachinfo Afatinib

Diese Krebstherapie birgt letale Risiken. Die Anwendung darf nur durch erfahrene Onkologen und entsprechend ausgebildetes Pflegepersonal erfolgen. Das Protokoll muss im Einzelfall überprüft und der klinischen Situation angepasst werden.

| 080202_14 | *Erlotinib* | *Indikation: nicht-kleinzelliges Bronchialkarzinom (NSCLC) Stadium IV* | *ICD-10: C34* |

Hauptmedikation (Zyklus 1-n)

Tag	zeitl. Ablauf	Substanz	Basisdosierung	Trägerlösung (ml)	Appl.	Infusions-dauer	Bemerkungen
1-28	1-0-0-0	Erlotinib	150 mg		p.o.		mind. 1h vor oder 2h nach einer Mahlzeit

Zyklusdiagramm Tag 1 2 3 4 5 6 7 8 9 10 11 12 13 14 15 16 17 18 19 20 21 22 23 24 25 26 27 28 | Wdh: 29

Erlotinib ☐☐☐☐☐☐☐☐☐☐☐☐☐☐☐☐☐☐☐☐☐☐☐☐☐☐☐☐

Wiederholungsinfo: (kontinuierlich) bis Progression

Erlotinib Indikation:
bei EGFR-Mutation als Erstlinie
bei EGFR-Mutation unbekannt oder Wildtyp als Zweitlinie (nicht Plattenepithelkarzinom)

CAVE: Metabolismus über CYP3A4
Wirkungsverstärkung / erhöhtes Risiko für Nebenwirkungen durch CYP3A4-Inhibitoren:
z.B. Azol-Antimykotika, Cimetidin, Amiodaron, Erythromycin, Clarithromycin, Ciprofloxacin, Ritonavir, Sternfrucht, **Grapefruit (-saft)**
Verminderte Wirkung durch CYP3A4-Induktoren:
z.B. Glucocorticoide, Phenytoin, Carbamazepin, Rifampicin, **Johanniskraut**
Plasmakonzentrationserhöhung von z.B:
HMG-CoA-Reduktase-Inhibitoren, Ciclosporin, Triazol-Benzodiazepine, Calcium-Antagonisten vom Dihydropyrimidintyp

---

Bedarfsmedikation	Diarrhoe: Loperamid p.o., Elektrolyt- und Flüssigkeitsersatz; akneartige Hautausschläge: topische/orale Antibiotika/Glucocorticoide, Sonnenschutz (UV-Strahlung meiden, hoher Lichtschutzfaktor), gute Hautpflege
Kontrollen	Nierenfunktion, Elektrolyte (insbesondere Kalium), Leberfunktion, Augenuntersuchung (Anzeichen/Symptome Keratitis), Prothrombinzeit oder INR bei gleichzeitiger Anwendung von Antikoagulantien auf Cumarinbasis
Dosisreduktion	bei Diarrhoe: schrittweise Reduktion um 50mg, falls klinsch indiziert; bei gleichzeitiger Anwendung von starken CYP1A2-Inhibitoren (z.B. Ciprofloxacin); bei gleichzeitiger Anwendung von starken CYP3A4-Inhibitoren (siehe Memokasten), nach Therapieunterbrechung auf Grund Toxizität Therapiewiederaufnahme mit reduzierter Dosis
Cave	**Rauchen:** erniedrigte Plasmaspiegel von Erlotinib bei Rauchern im Vergleich zu Nichtrauchern, Rauchen sollte eingestellt werden; erhöhtes Risiko für **Magen-Darm-Perforation** (besonders bei gleichzeitiger Anwendung antiangiogenetischer Arzneimittel, Kortikosteroide, nicht-steroidale Antiphlogistika und/oder Taxan-basierter Chemotherapie oder Patienten mit peptischen Ulzerationen oder Divertikulose in der Vorgeschichte); bullöse oder schuppenden **Hauterkrankungen; Augenerkrankungen** (Keratitis);
Dosissteigerung	bei gleichzeitiger Anwendung von CYP3A4-Induktoren: Erhöhung auf 300mg möglich unter engmaschiger Überwachung der Verträglichkeit (einschliesslich Nieren- und Leberfunktion, Serumelektrolyte), bei guter Verträglichkeit über 2 Wochen ggf. weitere Erhöhung auf 450 mg möglich
Therapieunterbrechung	progrediente Lungensymptome (Husten, Dyspnoe)/ interstitielle Lungenerkrankung, schwerwiegende Dehydrierung infolge Diarrhoe/Übelkeit/Appetitverlust/Erbrechen, schwerwiegende Veränderung der Leberfunktion, bullöse oder schuppende Hauterkrankungen, ulzerative Keratitis
Wechselwirkungen	**starke CYP3A4-Inhibitoren und -Induktoren** vermeiden (falls nicht möglich ggf. Dosisanpassung für Erlotinib), **starke CYP1A2-Inhibitoren** vermeiden (ggf. Dosisanpassung), Nikotin (Rauchen vermeiden), **Antikoagulantien auf Cumarinbasis** einschliesslich Warfarin: erhöhtes Blutungsrisiko => Prothrombinzeit und INR überwachen; **Substanzen, die pH-Wert des oberen Gastrointestinaltrakts verändern:** keine gleichzeitige Anwendung von Protonenpumpenhemmern, gleichzeitige Anwendung von H₂-Antagonisten und Antazida vermeiden (falls Einsatz notwendig: Einnahme von Antazida mindestens 4h vor oder 2h nach bzw. Einnahme von H₂-Antagonisten mindestens 2h nach oder 10h vor Erlotinib; **Statine:** erhöhtes Rhabdomyolyse-Risiko möglich; Vorsicht bei gleichzeitiger Anwendung von **p-Glykoprotein-Inhibitoren**
Wiederholung	Tag 29, (kontinuierlich) bis Progression
Literatur	Shepherd FA et al. N Engl J Med 2005;353:123-32; Fachinformation Erlotinib

Diese Krebstherapie birgt letale Risiken. Die Anwendung darf nur durch erfahrene Onkologen und entsprechend ausgebildetes Pflegepersonal erfolgen. Das Protokoll muss im Einzelfall überprüft und der klinischen Situation angepasst werden.

| 080202_31 | Erlotinib/Bevacizumab | Indikation: Adenokarzinom der Lunge (EGFR-mutiert) | ICD-10: C34 |

Hauptmedikation (Zyklus 1)

Tag	zeitl. Ablauf	Substanz	Basisdosierung	Trägerlösung (ml)	Appl.	Infusions-dauer	Bemerkungen
1	0	Bevacizumab	15 mg/kg	100 ml NaCl 0,9 %	i.v.	1h30min	Infusionsdauer bei 1. Gabe 90min, 2. Gabe 60min, ab 3. Gabe 30min in Abhängigkeit von Verträglichkeit
1-21	1-0-0-0	Erlotinib	150 mg		p.o.		nach Bevacizumab, mind. 1h vor oder 2h nach einer Mahlzeit

Wiederholungsinfo: d22 Beginn Zyklus 2

Zyklusdiagramm

	Tag 1	2	3	4	5	6	7	8	9	10	11	12	13	14	15	16	17	18	19	20	21
Bevacizumab	☐																				
Erlotinib	■	■	■	■	■	■	■	■	■	■	■	■	■	■	■	■	■	■	■	■	■

Inkompatibilität:
Bevacizumab ↔ Glucose

CAVE bei Bevacizumab-Gabe:
(GI-) Blutungen, GIT-Perforation, Fistelbildung, Wundheilungsstörungen bis 60 Tage nach Gabe: **Gabe frühestens 28 Tage nach größerer OP bzw. 28 Tage vor geplanter OP absetzen,** thromboembolische Ereignisse, hypertensive Entgleisung, Proteinurie, dekompensierte Herzinsuffizienz/Kardiomyopathie
Infusionsreaktionen: **während und nach der Infusion engmaschige Überwachung,** ggf. nach Behandlungsstandard für Anaphylaxie verfahren

Obligate Prä- und Begleitmedikation (Zyklus 1)

Tag	zeitl. Ablauf	Substanz	Basisdosierung	Trägerlösung (ml)	Appl.	Infusions-dauer	Bemerkungen
1	-30min	NaCl 0,9%	250 ml		i.v.	2h	

Hauptmedikation (Zyklus 2)

Tag	zeitl. Ablauf	Substanz	Basisdosierung	Trägerlösung (ml)	Appl.	Infusions-dauer	Bemerkungen
1	0	Bevacizumab	15 mg/kg	100 ml NaCl 0,9 %	i.v.	1h	Infusionsdauer bei 1. Gabe 90min, 2. Gabe 60min, ab 3. Gabe 30min in Abhängigkeit von Verträglichkeit
1-21	1-0-0-0	Erlotinib	150 mg		p.o.		nach Bevacizumab, mind. 1h vor oder 2h nach einer Mahlzeit

Wiederholungsinfo: d22 Beginn Zyklus 3

Zyklusdiagramm

	Tag 1	2	3	4	5	6	7	8	9	10	11	12	13	14	15	16	17	18	19	20	21
Bevacizumab	☐																				
Erlotinib	■	■	■	■	■	■	■	■	■	■	■	■	■	■	■	■	■	■	■	■	■

Inkompatibilität:
Bevacizumab ↔ Glucose

CAVE bei Bevacizumab-Gabe:
(GI-) Blutungen, GIT-Perforation, Fistelbildung, Wundheilungsstörungen bis 60 Tage nach Gabe: **Gabe frühestens 28 Tage nach größerer OP bzw. 28 Tage vor geplanter OP absetzen,** thromboembolische Ereignisse, hypertensive Entgleisung, Proteinurie, dekompensierte Herzinsuffizienz/Kardiomyopathie
Infusionsreaktionen: **während und nach der Infusion engmaschige Überwachung,** ggf. nach Behandlungsstandard für Anaphylaxie verfahren

Obligate Prä- und Begleitmedikation (Zyklus 2)

Tag	zeitl. Ablauf	Substanz	Basisdosierung	Trägerlösung (ml)	Appl.	Infusions-dauer	Bemerkungen
1	-30min	NaCl 0,9%	250 ml		i.v.	1h30min	

Hauptmedikation (Zyklus 3-n)

Tag	zeitl. Ablauf	Substanz	Basisdosierung	Trägerlösung (ml)	Appl.	Infusions-dauer	Bemerkungen
1	0	Bevacizumab	15 mg/kg	100 ml NaCl 0,9 %	i.v.	30min	Infusionsdauer bei 1. Gabe 90min, 2. Gabe 60min, ab 3. Gabe 30min in Abhängigkeit von Verträglichkeit
1-21	1-0-0-0	Erlotinib	150 mg		p.o.		nach Bevacizumab, mind. 1h vor oder 2h nach einer Mahlzeit

Zyklusdiagramm

	Tag 1	2	3	4	5	6	7	8	9	10	11	12	13	14	15	16	17	18	19	20	21	Wdh: 22
Bevacizumab	☐																					
Erlotinib	■	■	■	■	■	■	■	■	■	■	■	■	■	■	■	■	■	■	■	■	■	

Inkompatibilität:
Bevacizumab → Glucose

CAVE bei Bevacizumab-Gabe:
(GI-) Blutungen, GIT-Perforation, Fistelbildung, Wundheilungsstörungen bis 60 Tage nach Gabe: **Gabe frühestens 28 Tage nach größer OP bzw. 28 Tage vor geplanter OP absetzen,** thromboembolische Ereignisse, hypertensive Entgleisung, Proteinurie, dekompensierte Herzinsuffizienz/Kardiomyopathie Infusionsreaktionen: **während und nach der Infusion engmaschige Überwachung,** ggf. nach Behandlungsstandard für Anaphylaxie verfahren

Obligate Prä- und Begleitmedikation (Zyklus 3-n)

Tag	zeitl. Ablauf	Substanz	Basisdosierung	Trägerlösung (ml)	Appl.	Infusions-dauer	Bemerkungen
1	-30min	NaCl 0,9%	250 ml		i.v.	1h	

Bedarfsmedikation
Diarrhoe: Loperamid p.o., Elektrolyt- und Flüssigkeitsersatz; akneartige Hautausschläge: topische/orale Antibiotika/Glucocorticoide, Sonnenschutz (UV-Strahlung meiden, hoher Lichtschutzfaktor), gute Hautpflege

Kontrollen
Bevacizumab: vor CTx: Blutdruck, Blutbild,U-Stix (Proteinurie), jeden 2. Zyklus: EKG; **Erlotinib:** Nierenfunktion, Elektrolyte (insbesondere Kalium), Leberfunktion, Augenuntersuchung (Anzeichen/Symptome Keratits), Prothrombinzeit und INR bei gleichzeitiger Anwendung von Antikoagulantien auf Cumarinbasis

Dosisreduktion
Erlotinib: schrittweise Reduktion um 50mg, falls klinisch indiziert

Cave
Diarrhoe, Dehydrierung, Elektrolytstörungen und Nierenversagen; erhöhtes Risiko für **Magen-Darm-Perforation** ; bullöse oder schuppenden **Hauterkrankungen; Augenerkrankungen** (Keratits)

Dosissteigerung
bei gleichzeitiger Anwendung von Substanzen, die die Plasmaspiegelkonzentration von Erlotinib vermindern → Erhöhung der Erlotinibdosis auf 300mg bzw. 450mg möglich unter engmaschiger Überwachung der Verträglichkeit

Wechselwirkungen
Erlotinib: Rauchen: erniedrigte Plasmaspiegel, Rauchen sollte eingestellt werden; **starke CYP3A4-Inhibitoren und -Induktoren** vermeiden (falls nicht möglich ggf. Dosisanpassung), **starke CYP1A2-Inhibitoren** vermeiden (ggf. Dosisanpassung), **Antikoagulantien auf Cumarinbasis** einschließlich Warfarin: erhöhtes Blutungsrisiko → Prothrombinzeit und INR überwachen; **Substanzen, die pH-Wert des oberen Gastrointestinaltrakts verändern:** keine gleichzeitige Anwendung von Protonenpumpenhemmern, gleichzeitige Anwendung von H₂-Antagonisten und Antazida vermeiden (falls Einsatz notwendig: Einnahme von Antazida mindestens 4h vor oder 2h nach bzw. Einnahme von H₂-Antagonisten mindestens 2h nach oder 10h vor Erlotinib; **Statine:** erhöhtes Rhabdomyolyse-Risiko möglich; Vorsicht bei gleichzeitiger Anwendung von **p-Glykoprotein-Inhibitoren**

Wiederholung
Zyklus 1-1: d22 Beginn Zyklus 2
Zyklus 2-2: d22 Beginn Zyklus 3
Zyklus 3-n: Tag 22.

Literatur
Erlotinib alone or with bevacizumab as fi rst-line therapy in patients with advanced non-squamous non-small-cell lung cancer harbouring EGFR mutations (JO25567): an open-label, randomised, multicentre, phase 2 study; Fachinformation Erlotinib, Bevacizumab

Diese Krebstherapie birgt letale Risiken. Die Anwendung darf nur durch erfahrene Onkologen und entsprechend ausgebildetes Pflegepersonal erfolgen. Das Protokoll muss im Einzelfall überprüft und der klinischen Situation angepasst werden.

080202_12	**Gefitinib**	**Indikation: NSCLC (aktivierende EGFR-Mutationen)**	*ICD-10: C34*

Hauptmedikation (Zyklus 1-n)

Tag	zeitl. Ablauf	Substanz	Basisdosierung	Trägerlösung (ml)	Appl.	Infusionsdauer	Bemerkungen
1-28	1-0-0-0	Gefitinib	250 mg abs.		p.o.		kontinuierlich, unabhängig von Mahlzeiten

Zyklusdiagramm Tag 1 2 3 4 5 6 7 8 9 10 11 12 13 14 15 16 17 18 19 20 21 22 23 24 25 26 27 28 | Wdh: 29
Gefitinib ☐☐☐☐☐☐☐☐☐☐☐☐☐☐☐☐☐☐☐☐☐☐☐☐☐☐☐☐

Wiederholungsinfo: kontinuierlich

CAVE: Metabolismus über CYP3A4
Wirkungsverstärkung / erhöhtes Risiko für Nebenwirkungen durch CYP3A4-Inhibitoren:
z.B. Azol-Antimykotika, Cimetidin, Amiodaron, Erythromycin, Clarithromycin, Ciprofloxacin, Ritonavir, Sternfrucht, **Grapefruit (-saft)**, Verminderte Wirkung durch CYP3A4-Induktoren:
z.B. Glucocorticoide, Phenytoin, Carbamazepin, Rifampicin, **Johanniskraut**
Plasmakonzentrationserhöhung von z.B.:
HMG-CoA-Reduktase-Inhibitoren, Ciclosporin, Triazol-Benzodiazepine, Calcium-Antagonisten vom Dihydropyrimidintyp

Bedarfsmedikation	Diarrhoe: Loperamid p.o., Elektrolytersatz; Hautreaktionen: topische/orale Antihistaminika und Corticosteroide
Kontrollen	regelmäßige Leberfunktionstests (ALT, AST, Bilirubin)
Therapievoraussetzung	aktivierende Mutationen der EGFR-TK
Therapieunterbrechung	bei starken Nebenwirkungen wie Diarrhö oder Hautreaktionen ggf. Unterbrechung bis zu 14 Tagen
Therapieabbruch	bei interstitieller Lungenerkrankung (ILD) und schwerwiegenden Verschlechterungen der Leberfunktion
Wechselwirkungen	Metabolismus über CYP3A4 --> siehe Hinweiskasten. Erhöhte Blutungsneigung in Kombination mit Warfarin --> engmaschige Kontrolle, Verminderte Wirksamkeit durch Begleitmedikamente, die den pH-Wert im Magen erhöhen (PPI, H2-Antihistaminika, Antazida)
Nebenwirkungen	Interstitielle Lungenerkrankung (ILD) bei 1,3% der Patienten
Wiederholung	Tag 29, kontinuierlich
Literatur	Gridelli C et al., Lung Cancer. 2011;72(1):3-8, Fachinformation Iressa® Stand 04/12

080202_33   **Osimertinib**   *ICD-10: C34*

Indikation: NSCLC (EGFR-Mutation)

Hauptmedikation (Zyklus 1-n)

Tag	zeitl. Ablauf	Substanz	Basisdosierung	Trägerlösung (ml)	Appl.	Infusions-dauer	Bemerkungen
1-28	1-0-0-0	Osimertinib	80 mg		p.o.		unabhängig von den Mahlzeiten

Zyklusdiagramm

Tag	1	2	3	4	5	6	7	8	9	10	11	12	13	14	15	16	17	18	19	20	21	22	23	24	25	26	27	28	Wdh: 29
Osimertinib	□	□	□	□	□	□	□	□	□	□	□	□	□	□	□	□	□	□	□	□	□	□	□	□	□	□	□	□	□

Wiederholungsinfo: bis zur Progression oder inakzeptablen Toxizität

Kontrollen	Blutbild, EKG, Elektrolyte, LVEF (vor und während Therapie bei kardialen Risikopatienten), Symptome/Anzeichen: interstitielle Lungenerkrankung (Pneumonitis), dermatologische und gastrointestinale Toxizität
Dosisreduktion	s. Fachinformation
Wechselwirkungen	starke CYP3A-Induktoren (z. B. Phenytoin, Rifampicin, Carbamazepin) vermeiden
Kontraindikation	Anwendung zusammen mit Johanniskraut ist kontraindiziert
Wiederholung	Tag 29. bis zur Progression oder inakzeptablen Toxizität
Literatur	Mok et al. N Engl J Med 2017;376:629-40; Fachinformation: Osimertinib

Diese Krebstherapie birgt letale Risiken. Die Anwendung darf nur durch erfahrene Onkologen und entsprechend ausgebildetes Pflegepersonal erfolgen. Das Protokoll muss im Einzelfall überprüft und der klinischen Situation angepasst werden.

080202_34 Alectinib **Indikation: NSCLC (ALK-Translokation)** **ICD-10: C34**

Hauptmedikation (Zyklus 1-n)

Tag	zeitl. Ablauf	Substanz	Basisdosierung	Trägerlösung (ml)	Appl.	Infusions-dauer	Bemerkungen
1-28	1-0-1-0	Alectinib	600 mg		p.o.		4 Kapseln x 150mg, Tagesgesamtdosis 1200mg; zusammen mit Nahrungsmitteln

Zyklusdiagramm | Tag 1 | 2 | 3 | 4 | 5 | 6 | 7 | 8 | 9 | 10 | 11 | 12 | 13 | 14 | 15 | 16 | 17 | 18 | 19 | 20 | 21 | 22 | 23 | 24 | 25 | 26 | 27 | 28 | Wdh: 29

Alectinib ☐

Wiederholungsinfo: bis zur Progression oder inakzeptabler Toxizität

Lichtempfindlichkeit unter Alectinib-Therapie:
- während der Anwendung und noch mindestens 7 Tage nach der Beendigung der Behandlung längere Sonnenexposition vermeiden
- eine Sonnencreme mit UVA/UVB-Breitspektrum-Lichtschutzfaktor sowie einen Lippenschutz (Lichtschutzfaktor ≥50) verwenden

CAVE: Alectinib Wechselwirkungen
bei gleichzeitiger Anwendung von **CYP3A-Induktoren** (z.B.: Carbamazepin, Phenytoin, Rifampin, Johanniskraut), **CYP3A-Inhibitoren** (z.B.: Ritonavir, Ketoconazol, Posaconazol, Grapefruit oder Bitterorangen), **P-gp-Substraten** (z.B.: Digoxin, Topotecan, Sirolimus, Everolimus, Nilotinib, Lapatinib) und **BCRP-Substraten** (z.B.: MTX, Mitoxantron) ist eine angemessene Überwachung empfohlen.

Kontrollen	Leberfunktionen (ALT, AST, Gesamtbilirubin), CPK-Spiegel, Myalgien, Herzfrequenz, Blutdruck, Symptome: Pneumonitis
Dosisreduktion	in Abhängigkeit von Verträglichkeit in Schritten von 150mg zweimal täglich (1. DR 2x450mg/d, 2. DR 2x300mg/d)
Therapieabbruch	bei Unverträglichkeit der Dosis von 300mg zweimal täglich
Wiederholung	Tag 29. bis zur Progression oder inakzeptabler Toxizität
Literatur	Peters et al. N Engl J Med 2017; 377:829-38, Fachinformation: Alectinib

Diese Krebstherapie birgt letale Risiken. Die Anwendung darf nur durch erfahrene Onkologen und entsprechend ausgebildetes Pflegepersonal erfolgen. Das Protokoll muss im Einzelfall überprüft und der klinischen Situation angepasst werden.

| 080202_42 | **Brigatinib** | **Indikation: NSCLC (ALK-Translokation)** | **ICD-10: C34** |

Protokoll-Hinweis: für ALK-positive, fortgeschrittene NSCLC, die zuvor mit Crizotinib behandelt wurde

Hauptmedikation (Zyklus 1)

Tag	zeitl. Ablauf	Substanz	Basisdosierung	Trägerlösung (ml)	Appl.	Infusions-dauer	Bemerkungen
1-7	1-0-0-0	Brigatinib	90 mg abs.		p.o.		Einnahme mit oder unabhängig von einer Mahlzeit
8-28	1-0-0-0	Brigatinib	180 mg abs.		p.o.		Einnahme mit oder unabhängig von einer Mahlzeit

Zyklusdiagramm | Tag 1 2 3 4 5 6 7 8 9 10 11 12 13 14 15 16 17 18 19 20 21 22 23 24 25 26 27 28
Brigatinib

Wiederholungsinfo: d29 Beginn Zyklus 2

Hauptmedikation (Zyklus 2-n)

Tag	zeitl. Ablauf	Substanz	Basisdosierung	Trägerlösung (ml)	Appl.	Infusions-dauer	Bemerkungen
1-28	1-0-0-0	Brigatinib	180 mg abs.		p.o.		Einnahme mit oder unabhängig von einer Mahlzeit

Zyklusdiagramm | Tag 1 2 3 4 5 6 7 8 9 10 11 12 13 14 15 16 17 18 19 20 21 22 23 24 25 26 27 28 | Wdh: 29
Brigatinib

Bedarfsmedikation	Granisetron
Kontrollen	Anzeichen/Symptome von Interstitieller Lungenerkrankung/Pneumonitis, Hypertonie, Bradykardie, Erhöhung der CPK-Werte, Erhöhung der Lipase- oder Amylasewerte, Hepatotoxizität, Hyperglykämie oder Sehstörungen → Vorgehen siehe Fachinfo
Dosisreduktion	Dosisreduktionsstufen: 180mg → 120mg → 90mg → 60mg → dauerhaftes Absetzen
Cave	**Grapefruit oder Grapefruitsaft kann die Plasmakonzentration von Brigatinib erhöhen und sollte vermieden werden**
Wechselwirkungen	**starke CYP3A4-Inhibitoren:** wenn auf die gleichzeitige Anwendung nicht verzichtet werden kann → Dosisreduktion um ca. 50%; **starke und moderate CYP3A4-Induktoren:** gleichzeitige Anwendung sollte vermieden werden
Bemerkungen	Patienten die Substrate von CYP3A4, P-gp, BCR, OCT1, MATE1 und MATE2K mit geringer therapeutischer Breite einnehmen, sollten engmaschig überwacht werden
Erfolgsbeurteilung	alle 8 Wochen bis PD
Wiederholung	**Zyklus 1-1:** d29 Beginn Zyklus 2 **Zyklus 2-n:** Tag 29.
Literatur	Camidge DR et al. N Engl J Med. 2018 Nov 22;379(21):2027-2039; Fachinfo Brigatinib

Diese Krebstherapie birgt letale Risiken. Die Anwendung darf nur durch erfahrene Onkologen und entsprechend ausgebildetes Pflegepersonal erfolgen. Das Protokoll muss im Einzelfall überprüft und der klinischen Situation angepasst werden.

080202_24   **Ceritinib**   **Indikation: NSCLC (ALK-/ROS1-Translokation)**   *ICD-10: ICD-10: C34*

Hauptmedikation (Zyklus 1-n)

Tag	zeitl. Ablauf	Substanz	Basisdosierung	Trägerlösung (ml)	Appl.	Infusions-dauer	Bemerkungen
1-28	1-0-0-0	Ceritinib	750 mg		p.o.		mind. 2h vor oder 2h nach einer Mahlzeit auf nüchternen Magen einnehmen

Zyklusdiagramm Tag 1 2 3 4 5 6 7 8 9 10 11 12 13 14 15 16 17 18 19 20 21 22 23 24 25 26 27 28 | Wdh: 29
Ceritinib □

Wiederholungsinfo: kontinuierliche Gabe bis Progression oder inakzeptable Toxizität

Obligate Prä- und Begleitmedikation (Zyklus 1-n)

Tag	zeitl. Ablauf	Substanz	Basisdosierung	Trägerlösung (ml)	Appl.	Infusions-dauer	Bemerkungen
1-28	1-0-0-0	Granisetron	2 mg		p.o.		1h vor Ceritinib-Einnahme

Kontrollen	Blutbild, Nierenfunktion, Leberfunktion, Blutzucker, Herzfunktion (Puls, QT-Intervall), Anzeichen/Symptome von gastrointestinaler und pulmonaler Toxizität
Dosisreduktion	bei Auftreten von Nebenwirkungen Therapieunterbrechung bis Erholung und danach Therapiewiederaufnahme mit einer um 150mg reduzierten Dosis: bei ALT/AST >5 mal ULN mit Gesamtbilirubin ≤2 mal ULN, bei QTc-Intervall >500 msec bei mindestens 2 separaten EKGs, bei starker/intolerabler Übelkeit, Erbrechen, Diarrhoe trotz geeigneter Maßnahmen, bei persistenter Hyperglykämie >250 mg/dL (trotz optimaler antihyperglykämischer Therapie); bei gleichzeitiger Einnahme von CYP3A4-Inhibitoren: Dosisreduktion um ca. ein Drittel
Therapieabbruch	wenn tägliche Dosis von 300mg nicht toleriert werden kann, bei ALT/AST >3 mal ULN mit Gesamtbilirubin >2 mal ULN in der Abwesenheit von Cholestasis/Hämolyse, bei QTc Verlängerung in Kombination mit Torsades de pointes, polymorphischer ventrikulärer Tachykardie oder Anzeichen/Symptome für Arrhythmien, bei persistenter Hyperglykämie, die nicht klinisch kontrolliert werden kann, bei behandlungsbezogener interstitieller Lungenerkrankung/Pneumonitis
Wechselwirkungen	keine gleichzeitige Einnahme von CYP3A4-Inhibitoren (z.B. Simvastatin, Azol-Antimykotika, Cimetidin, Amiodaron, Erythromycin, Clarithromycin, Ciprofloxacin, Grapefruit (-saft)) und -Induktoren (z.B. Carbamazepin, Phenytoin, Johanniskraut) bzw. wenn gleichzeitig Einnahme nicht vermeidbar: Dosisreduktion um ca. ein Drittel, siehe Dosisreduktion
Wiederholung	Tag 29, kontinuierliche Gabe bis Progression oder inakzeptable Toxizität

Diese Krebstherapie birgt letale Risiken. Die Anwendung darf nur durch erfahrene Onkologen und entsprechend ausgebildetes Pflegepersonal erfolgen. Das Protokoll muss im Einzelfall überprüft und der klinischen Situation angepasst werden.

080202_13	**Crizotinib**	**Indikation: NSCLC (ALK-Translokation) fortgeschritten oder metastasiert**	**ICD-10: C34**

Hauptmedikation (Zyklus 1-n)

Tag	zeitl. Ablauf	Substanz	Basisdosierung	Trägerlösung (ml)	Appl.	Infusions-dauer	Bemerkungen
1-28	1-0-1-0	Crizotinib	250 mg		p.o.		Kapseln als Ganzes schlucken

Zyklusdiagramm Tag 1 2 3 4 5 6 7 8 9 10 11 12 13 14 15 16 17 18 19 20 21 22 23 24 25 26 27 28 | Wdh: 29
Crizotinib □

Wiederholungsinfo: kontinuierlich bis Progression oder Auftreten inakzeptabler Toxizitäten

CAVE: Metabolismus über CYP3A4
Wirkungsverstärkung / erhöhtes Risiko für Nebenwirkungen durch CYP3A4-Inhibitoren:
z.B. Azol-Antimykotika, Cimetidin, Amiodaron, Erythromycin, Clarithromycin, Ciprofloxacin, Ritonavir, Sternfrucht, **Grapefruit (-saft)**
Verminderte Wirkung durch CYP3A4-Induktoren:
z.B. Glucocorticoide, Phenytoin, Carbamazepin, Rifampicin, **Johanniskraut**
Plasmakonzentrationserhöhung von z.B:
HMG-CoA-Reduktase-Inhibitoren, Ciclosporin, Triazol-Benzodiazepine, Calcium-Antagonisten vom Dihydropyrimidintyp

Kontrollen	monatlich (bzw. wie klinisch indiziert): Differantialblutbild, Leberfunktionstest (ALT); Pneumonitis-Symptome; bei allen Patienten: Überwachung auf Symptome von Herzinsuffizienz: Dyspnoe, Ödem, rasche Gewichtszunahme durch Flüssigkeitsretention; EKG und Elektrolyte bei Patienten mit Herzinsuffizienz, Bradyarryhthmie, Elektrolytabnormalitäten und Patienten, die QT-Zeit-verlängernde Substanzen einnehmen; ophthalmologische Kontrollen
Dosisreduktion	zunächst Reduktion auf **200mg/2x täglich**, falls weitere Reduktion erforderlich auf **250mg/1x täglich**
Cave	Hepatotoxizität, Sehstörungen (Auftreten innerhalb 2 Wochen nach Therapiebeginn), Pneumonitis (Auftreten innerhalb 2 Monate nach Therapiebeginn), QT-Zeit-Verlängerung; Herzinsuffizienz - ggf. je nach Bedarf Therapieunterbrechung, Dosisreduktion oder Therapieabbruch in Erwägung ziehen.
Therapieunterbrechung	**Hämatologische Toxizitäten:** Grad 3: absetzen bis zur Erholung auf Grad ≤ 2, dann Wiederaufnahme mit gleichem Dosierunsschema; Grad 4: absetzen bis zur Erholung auf Grad ≤ 2, dann Wiederaufnahme mit 2x täglich 200mg; bei Wiederauftreten absetzen bis zur Erholung auf Grad ≤ 2, dann Wiederaufnahme mit 1x täglich 250mg; **Nicht-hämatologische Toxizitäten:** Anstieg von ALT oder AST Grad 3 oder 4 und Gesamtbilirubin ≤ Grad 1: absetzen bis zur Erholung auf Grad ≤1 oder Ausgangswert, dann Wiederaufnahme mit 2x täglich 200mg, bei Wiederauftreten: absetzen bis zur Erholung auf Grad ≤ 1, dann Wiederaufnahme mit 2x täglich 200mg
Therapieabbruch	ALT- oder AST-Anstieg Grad 2,3 oder 4 und gleichzeitiger Gesamtbilirubin-Anstieg Grad 2,3 oder 4 (bei Abwesenheit von Cholestase oder Hämolyse), Pneumonitis jeglichen Grades, QT-Zeit-Verlängerung Grad 4, bei Wiederauftreten von hämatologischen Toxizitäten Grad 4 nach Reduktion auf 1x täglich 250mg
Wechselwirkungen	starke CYP3A4-Inhibitoren und -Induktoren vermeiden, klinische Überwachung bei gleichzeitiger Anwendung mit Arzneimitteln, die P-Glykoprotein-Substrate sind (Digoxin, Colchicin, Pravastatin), da deren therapeutische Wirkung und Nebenwirkungen verstärkt werden, Überwachung bei gleichzeitiger Anwendung von Substanzen, die das QT-Intervall verlängern, Vorsicht bei gleichzeitiger Anwendung von Bradykardie-auslösenden Substanzen
Wiederholung	Tag 29, kontinuierlich bis Progression oder Auftreten inakzeptabler Toxizitäten
Literatur	Shaw AT et al. Lancet Oncol. 2011 Oct;12(11):1004-12, Expert Rev Anticancer Ther. 2012 Feb;12(2):151-62, Fachinformation Crizotinib

Diese Krebstherapie birgt letale Risiken. Die Anwendung darf nur durch erfahrene Onkologen und entsprechend ausgebildetes Pflegepersonal erfolgen. Das Protokoll muss im Einzelfall überprüft und der klinischen Situation angepasst werden.

080202_48   **Lorlatinib**   **ICD-10: C34**

Indikation: ALK-positives, fortgeschrittenes nicht-kleinzelliges Bronchialkarzinom (NSCLC)

Hauptmedikation (Zyklus 1-n)

Tag	zeitl. Ablauf	Substanz	Basisdosierung	Trägerlösung (ml)	Appl.	Infusions-dauer	Bemerkungen
1-28	1-0-0-0	Lorlatinib	100 mg		p.o.		Einnahme unabhängig von Nahrungsaufnahme

Zyklusdiagramm Tag 1 2 3 4 5 6 7 8 9 10 11 12 13 14 15 16 17 18 19 20 21 22 23 24 25 26 27 28 | Wdh: 29

Lorlatinib ☐☐☐☐☐☐☐☐☐☐☐☐☐☐☐☐☐☐☐☐☐☐☐☐☐☐☐☐

Wiederholungsinfo: (kontinuierlich) bis Progress oder inakzeptabler Tox.

Lorlatinib: bei GFR <30ml/min Dosisreduktion empfohlen, z.B. auf 75mg 1x tägl.

Patienten überwachen auf:
- Hypercholesterinämie/Hypertriglyceridämie
- ZNS-Symptomatik (u.a. psychotische Effekte)
- erhöhte Lipase-/Amylasewerte
- ILD/Pneumonitis
- PR-intervallverlängerung/AV-Block
→ Details zur Dosisanpassung siehe Fachinformation.
Dosisstufen: 100mg → 75mg → 50mg → absetzen
gleichzeitige Anwendung **starker CYP3A4-Induktoren** (Rifampicin, Phenytoin, Johanniskraut, Carbamazepin, ...) **kontraindiziert.**

Bedarfsmedikation — Lipidsenker

Kontrollen — **Cholesterinwerte/Triglyceride** (zu Behandlungsbeginn, nach 2,4 und 8 Wochen, danach in regelmäßigen Abständen); **EKG** wg. möglicher PR-Intervallverlängerung/AV-Block (zu Behandlungsbeginn, anschließend monatlich); **Echokardiografie** vor Behandlungsbeginn, dann alle 3 Monate; Lipase/Amylase; auf Anzeichen von ILD/Pneumonitis überwachen

Dosisreduktion — Dosisreduktionsstufen: 75mg → 50mg → absetzen (Details siehe Fachinformation).
Bei GFR <30ml/min DR empfohlen, z.B. auf 75mg 1x tägl.

Therapieunterbrechung — vergessene Dosen sollten nachgeholt werden (Ausnahme: die nächste Dosis ist in weniger als 4h fällig → dann die vergessene Dosis ausfallen lassen).

Wechselwirkungen — **starke CYP3A4-Induktoren** (Rifampicin, Phenytoin, Johanniskraut, Carbamazepin, ...) **sind kontraindiziert;**
starke CYP3A4-Inhibitoren (Posaconazol, Ritonavir, Grapefruitprodukte...) **vermeiden** → falls nicht möglich Dosisreduktion Lorlatinib auf 75mg;
CYP3A4/5-Substrate mit enger therapeutischer Breite (Alfentanil, Ciclosporin, Ergotamin, Fentanyl, hormonelle Kontrazeptiva, Tacrolimus, ...) **vermeiden** → Konzentration dieser Arzneimittel kann durch Lorlatinib reduziert werden;
Antikoagulanzien auf Cumarinbasis → Patienten überwachen;
vorsichtige Anwendung von P-gp-Substraten mit geringer therapeutischer Breite (Digoxin, Dabigatranetexilat) → Lorlatinib reduziert die Plasmakonzentration dieser Substrate.

Nebenwirkungen — **Hypercholesterinämie/Hypertriglyceridämie,** ZNS-Symptomatik (psychotische Effekte, veränderte Wahrnehmung/Sprache,...), **erhöhte Lipase-/Amylasewerte,** **ILD/Pneumonitis,** PR-Intervallverlängerung/**AV-Block** → Details zur Dosisanpassung siehe Fachinformation.

Kontraindikation — gleichzeitige Anwendung starker CYP3A4-Induktoren

Bemerkungen — Einnahme täglich zur gleichen Zeit, unabhängig vom Essen. Tablette im Ganzen einnehmen.

Erfolgsbeurteilung — alle 8 Wochen

Wiederholung — Tag 29. (kontinuierlich) bis Progress oder inakzeptabler Tox.

Literatur — Shaw et al. N Engl J Med 2020; 383:2018-2029; Fachinformation Lorlatinib

Diese Krebstherapie birgt letale Risiken. Die Anwendung darf nur durch erfahrene Onkologen und entsprechend ausgebildetes Pflegepersonal erfolgen. Das Protokoll muss im Einzelfall überprüft und der klinischen Situation angepasst werden.

080202_32   *Trametinib/Dabrafenib*   *Indikation: NSCLC (BRAF V600-Mutation-positiv)*   **ICD-10: C34**

Hauptmedikation (Zyklus 1-n)

Tag	zeitl. Ablauf	Substanz	Basisdosierung	Trägerlösung (ml)	Appl.	Infusions-dauer	Bemerkungen
1-21	1-0-0-0	Trametinib	2 mg		p.o.		mindestens 1h vor oder 2h nach einer Mahlzeiten einnehmen
1-21	1-0-1-0	Dabrafenib	150 mg		p.o.		2x täglich 2 Kapseln à 75 mg im Abstand von 12h (Tagesgesamtdosis: 300mg)

1 Kapsel enthält 75 mg Dabrafenib Dosierung: 2 Kapseln (150mg) 2x täglich morgens und abends (Gesamttagesdosis 300mg)
Kapseln **mindestens 1h vor oder 2h nach einer Mahlzeiten** im Abstand von 12h unzerkaut einnehmen.

Zyklusdiagramm

Tag	1	2	3	4	5	6	7	8	9	10	11	12	13	14	15	16	17	18	19	20	21
Trametinib	□	■	□	□	□	□	□	□	□	□	□	□	□	□	□	□	□	□	□	□	□
Dabrafenib	■	■	■	■	■	■	■	■	■	■	■	■	■	■	■	■	■	■	■	■	■

Wiederholungsinfo: kontinuierlich, bis zur Progression oder inakzeptabler Toxizität

---

CAVE: Metabolismus über CYP3A4
Wirkungsverstärkung / erhöhtes Risiko für Nebenwirkungen durch CYP3A4-Inhibitoren:
z.B. Azol-Antimykotika, Cimetidin, Amiodaron, Erythromycin, Clarithromycin, Ciprofloxacin, Ritonavir, Sternfrucht, **Grapefruit (-saft)**
Verminderte Wirkung durch CYP3A4-Induktoren:
z.B. Glucocorticoide, Phenytoin, Carbamazepin, Rifampicin, **Johanniskraut**
Plasmakonzentrationserhöhung von z.B:
HMG-CoA-Reduktase-Inhibitoren, Ciclosporin, Triazol-Benzodiazepine, Calcium-Antagonisten vom Dihydropyrimidintyp

Dosisstufe	Dabrafenib-Dosis	Trametinib-Dosis
Anfangsdosis	150 mg zweimal täglich	2 mg einmal täglich
-1	100 mg zweimal täglich	1,5 mg einmal täglich
-2	75 mg zweimal täglich	1 mg einmal täglich
-3	50 mg zweimal täglich	1 mg einmal täglich

Bedarfsmedikation	Prämedikation mit Antipyretika nach Auftreten von Fieber (NSAIDs, Paracetamol)
Kontrollen	Blutbild und Differentialblutbild, Serumkreatinin, Blutzuckerwerte, Elektrolyte, ECHO, EKG, Blutdruck, Leberwerte, klinische Untersuchung (inkl. Mundschleimhaut-Begutachtung, dermatologische und ophthalmologische Untersuchungen), Palpation der Lymphknoten, Temperaturmessung
Dosisreduktion	s. Memokasten und Fachinformation
Cave	hepatische Verstoffwechselung von Dabrafenib und seinen Metaboliten -> bei Patienten mit mäßiger bis schwerer Leberfunktionsstörung erhöhte Exposition möglich
Therapievoraussetzung	**nachgewiesene BRAF-V600-Mutation**
Therapieunterbrechung	bei Anstieg der Körpertemperatur auf > 38,5°C Therapieunterbrechung bis Abklingen des Fiebers, danach Therapiefortführung mit Fieberprophylaxe (NSAIDs/Paracetamol) oder wenn Fieber mit Komplikationen (Hypotension, Dehydration, Nierenversagen); Therapiefortführung nach Abklingen in reduzierter Dosis siehe Fachinformation; bei Anstieg des QTc-Werts > 500ms während der Behandlung
Therapieabbruch	s. Fachinformation
Wechselwirkungen	**Dabrafenib:** Vermeidung von gleichzeitiger Einnahme von starken CYP2C8- und CYP3A4-Induktoren -> verringerte Wirksamkeit von Dabrafenib. Vorsicht bei gleichzeitiger Einnahme von CYP2C8- und CYP3A4-Inhibitoren (siehe Memokasten); Vermeidung von Substanzen, die den Magen-pH-Wert erhöhen -> verringerte Bioverfügbarkeit von Dabrafenib; Warfarin und Digoxin: Vorsicht und zusätzliche Kontrolle bei gleichzeitiger Einnahme und bei Absetzen von Dabrafenib
Kontraindikation	**Dabrafenib:** keine Therapieempfehlung für Patienten mit nicht behebbaren Elektrolytstörungen, Long-QT-Syndrom (QTc-Wert > 500ms) und gleichzeitiger Einnahme von Medikamenten, die das QT-Intervall verlängern können
Wiederholung	kontinuierlich, bis zur Progression oder inakzeptabler Toxizität
Literatur	Planchard et al. Lancet Oncol. 2016;17(5):642-650; Planchard et al. Lancet Oncol. 2016;17(7):984-93; Fachinformation Trametinib, Dabrafenib

Diese Krebstherapie birgt letale Risiken. Die Anwendung darf nur durch erfahrene Onkologen und entsprechend ausgebildetes Pflegepersonal erfolgen. Die Dosisberechnung und Anforderung obliegt der Verantwortung des bestellenden Arztes und muss in jedem Fall sorgfältig überprüft werden. Die Herausgeber übernehmen keine Verantwortung für die Therapieanforderung.

080202_49a **Amivantamab <80kg**   **Indikation: NSCLC**   **ICD-10: C34**

Protokoll-Hinweis: EU-Zulassung vorhanden, jedoch in D nicht mehr erhältlich → Import, ca. 4 Wochen Vorlauf nötig. Kassenantrag erforderlich.

Therapie-Hinweis: bei Patienten ≥80kg s. Protokoll 080202_49a. Import-Arzneimittel: ca. 4 Wochen Vorlauf nötig.

Hauptmedikation (Zyklus 1)

Tag	zeitl. Ablauf	Substanz	Basisdosierung	Trägerlösung (ml)	Appl.	Infusions-dauer	Bemerkungen
1	0	Amivantamab	350 mg	ad 250 ml NaCl 0,9 %	i.v.	50ml/h	bei guter Verträglichkeit nach 2h Erhöhung auf 75ml/h möglich; Gabe über peripheren Zugang; In-Line-Filter verwenden; bei Erstgabe min. 2h Nachbeobachtung
2	0	Amivantamab	700 mg	ad 250 ml NaCl 0,9 %	i.v.	50ml/h	bei guter Verträglichkeit nach 2h Erhöhung auf 75ml/h möglich; Gabe über peripheren Zugang; In-Line-Filter verwenden
8, 15, 22	0	Amivantamab	1 050 mg	ad 250 ml NaCl 0,9 %	i.v.	s.u.	bis einschließlich Woche 2 periphere Gabe empfohlen; In-Line-Filter verwenden

Zyklusdiagramm | Tag 1 2 3 4 5 6 7 8 9 10 11 12 13 14 15 16 17 18 19 20 21 22 23 24 25 26 27 28
Amivantamab

Wiederholungsinfo: d29 Start Zyklus 2

Cave: Infusionsreaktion
Bei ersten Anzeichen **sofortiger Infusionsstopp** ggf. Glukokortikoide, Antihistaminika, Antipyretika oder Antiemetika. Nach Abklingen der Symptome → **Wiederaufnahme mit 50% der Infusionsgeschwindigkeit**, bei guter Verträglichkeit nach 30 Min. schrittweise erhöhen.
Bei nächster Gabe: Prämedikation wie bei Erstgabe.
Bei Grad 4 oder wiederholt auftretendem Grad 3 → dauerhafter Therapieabbruch

Amivantamab 1050mg Dosis (<80kg)		Infusionsgeschwindigkeit
Woche 1	Tag 1 (350mg) +2 (700mg)	**50 ml/h**, wenn 2h gute Verträglichkeit → Steigerung auf **75 mg/h** möglich
Woche 2 (1050mg)		**85 ml/h**
Folgewochen (1050mg)		**125 ml/h**

Sonnenschutz und **UV-Schutz** bis 2 Monate nach Ende der Amivantamab-Therapie empfohlen.

Obligate Prä- und Begleitmedikation (Zyklus 1)

Tag	zeitl. Ablauf	Substanz	Basisdosierung	Trägerlösung (ml)	Appl.	Infusions-dauer	Bemerkungen
1-2	-45min	Dexamethason	10 mg		i.v.	15min	
1-2, 8, 15, 22	-1h	Paracetamol	1 000 mg		p.o.		
1-2, 8, 15, 22	-30min	NaCl 0,9 %	500 ml		i.v.	bis Ende Amivantamab	
1-2, 8, 15, 22	-30min	Clemastin	2 mg		i.v.	B	

Hauptmedikation (Zyklus 2-n)

Tag	zeitl. Ablauf	Substanz	Basisdosierung	Trägerlösung (ml)	Appl.	Infusions-dauer	Bemerkungen
1, 15	0	Amivantamab	1 050 mg	ad 250 ml NaCl 0,9 %	i.v.	125ml/min	In-Line-Filter verwenden

Zyklusdiagramm | Tag 1 2 3 4 5 6 7 8 9 10 11 12 13 14 15 [...] Wdh: 29
Amivantamab

Obligate Prä- und Begleitmedikation (Zyklus 2-n)

Tag	zeitl. Ablauf	Substanz	Basisdosierung	Trägerlösung (ml)	Appl.	Infusions-dauer	Bemerkungen
1, 15	-1h	Paracetamol	1 000 mg		p.o.	2h30min	
1, 15	-30min	NaCl 0,9 %	500 ml		i.v.		
1, 15	-30min	Clemastin	2 mg		i.v.	B	

FN-Risiko	<10% → Risikoprofil siehe Kurzfassung Leitlinien zur G-CSF-Behandlung
Kontrollen	Auf Anzeichen von interstitieller Lungenerkrankung, Infusionsreaktionen, Augen- und Hauttoxizität achten
Dosisreduktion	<80kg: 1.DR 700mg → 2.DR 350mg → Therapieabbruch, falls weitere Reduktion erforderlich ≥80kg: 1.DR 1050mg → 2.DR 700mg → Therapieabbruch, falls weitere Reduktion erforderlich
Cave	**Infusionsreaktionen** → sofortiger Infusionsstop, evtl. Glucokortikoide, intensivmed. Maßnahmen; bei Symptombesserung Wiederaufnahme mit halbierter Infusionsgeschwindigkeit, **ILD**, **Hautreaktionen**, **Augenerkrankungen**
Therapievoraussetzung	**Virale Hepatitis Serologie** (HBsAg, HBcAb, HCV-Ab) **vor Behandlungsbeginn**
Erfolgsbeurteilung	alle 2-3 Zyklen
Wiederholung	**Zyklus 1-1:** d29 Start Zyklus 2 **Zyklus 2-n:** Tag 29.
Literatur	Park et al. J Clin Oncol. 2021; 39(30):3391-3402; FDA-Fachinfo Amivantamab

Diese Krebstherapie birgt letale Risiken. Die Anwendung darf nur durch erfahrene Onkologen und entsprechend ausgebildetes Pflegepersonal erfolgen. Die Dosisberechnung und Anforderung obliegt der Verantwortung des bestellenden Arztes und muss in jedem Fall sorgfältig überprüft werden. Die Herausgeber übernehmen keine Verantwortung für die Therapieanforderung.

080202_49b   **Amivantamab ≥8tkg**   *ICD-10: C34*

Protokoll-Hinweis: EU-Zulassung vorhanden, jedoch in D nicht mehr erhältlich → Import, ca. 4 Wochen Vorlauf nötig. Kassenantrag erforderlich.

Indikation: NSCLC

Therapie-Hinweis: bei Patienten <80kg s. Protokoll 080202_49a. Import-Arzneimittel: ca. 4 Wochen Vorlauf nötig.

Hauptmedikation (Zyklus 1)

Tag	zeitl. Ablauf	Substanz	Basisdosierung	Trägerlösung (ml)	Appl.	Infusions-dauer	Bemerkungen
1	0	Amivantamab	350 mg	ad 250 ml NaCl 0,9 %	i.v.	50ml/h	bei guter Verträglichkeit nach 2h Erhöhung auf 75ml/h möglich; Gabe über peripheren Zugang; In-Line-Filter verwenden; bei Erstgabe min. 2h Nachbeobachtung
2	0	Amivantamab	1050 mg	ad 250 ml NaCl 0,9 %	i.v.	35ml/h	bei guter Verträglichkeit nach 2h Erhöhung auf 50ml/h möglich; Gabe über peripheren Zugang; In-Line-Filter verwenden
8, 15, 22	0	Amivantamab	1400 mg	ad 250 ml NaCl 0,9 %	i.v.	s.u.	bis einschließlich Woche 2 periphere Gabe empfohlen; In-Line-Filter verwenden

Zyklusdiagramm | Tag 1 2 3 4 5 6 7 8 9 10 11 12 13 14 15 16 17 18 19 20 21 22 23 24 25 26 27 28
Amivantamab

Wiederholungsinfo: d29 Start Zyklus 2

Cave: Infusionsreaktion
Bei ersten Anzeichen **sofortiger Infusionsstopp.** ggf. Glukokortikoide, Antihistaminika, Antipyretika oder Antiemetika.
Nach Abklingen der Symptome → **Wiederaufnahme mit 50% der Infusionsgeschwindigkeit,** bei guter Verträglichkeit nach 30 Min. schrittweise erhöhen.
Bei nächster Gabe: Prämedikation wie bei Erstgabe.
Bei Grad 4 oder wiederholt auftretendem Grad 3 → dauerhafter Therapieabbruch

Amivantamab 1400mg Dosis (≥80kg)	Infusionsgeschwindigkeit
Woche 1 Tag 1 (350mg)	**50 ml/h,** wenn 2h gute Verträglichkeit → Steigerung auf **75 mg/h** möglich
Woche 1 Tag 2 (1050mg)	**35 ml/h,** wenn 2h gute Verträglichkeit → Steigerung auf **50 mg/h** möglich
Woche 2 (1400mg)	**65 ml/h**
Woche 3 (1400mg)	**85 ml/h**
Folgewochen (1400mg)	**125 ml/h**

Sonnenschutz und **UV-Schutz** bis 2 Monate nach Ende der Amivantamab-Therapie empfohlen.

Obligate Prä- und Begleitmedikation (Zyklus 1)

Tag	zeitl. Ablauf	Substanz	Basisdosierung	Trägerlösung (ml)	Appl.	Infusions-dauer	Bemerkungen
1-2	-45min	Dexamethason	10 mg		i.v.	15min	
1-2, 8, 15, 22	-1h	Paracetamol	1 000 mg		p.o.		
1-2, 8, 15, 22	-30min	NaCl 0,9 %	500 ml		i.v.	bis Ende Amivantamab	
1-2, 8, 15, 22	-30min	Clemastin	2 mg		i.v.	B	

Hauptmedikation (Zyklus 2-n)

Tag	zeitl. Ablauf	Substanz	Basisdosierung	Trägerlösung (ml)	Appl.	Infusions-dauer	Bemerkungen
1, 15	0	Amivantamab	1400 mg	ad 250 ml NaCl 0,9 %	i.v.	125ml/min	In-Line-Filter verwenden

Zyklusdiagramm | Tag 1 2 3 4 5 6 7 8 9 10 11 12 13 14 15 [...] Wdh: 29
Amivantamab

Obligate Prä- und Begleitmedikation (Zyklus 2-n)

Tag	zeitl. Ablauf	Substanz	Basisdosierung	Trägerlösung (ml)	Appl.	Infusions-dauer	Bemerkungen
1, 15	-1h	Paracetamol	1 000 mg		p.o.		
1, 15	-30min	NaCl 0,9 %	500 ml		i.v.	2h30min	
1, 15	-30min	Clemastin	2 mg		i.v.	B	

FN-Risiko	<10% → Risikoprofil siehe Kurzfassung Leitlinien zur G-CSF-Behandlung
Kontrollen	Auf Anzeichen von interstitieller Lungenerkrankung, Infusionsreaktionen, Augen- und Hauttoxizität achten
Dosisreduktion	<80kg: 1.DR 700mg → 2.DR 350mg → Therapieabbruch, falls weitere Reduktion erforderlich ≥80kg: 1.DR 1050mg → 2.DR 700mg → Therapieabbruch, falls weitere Reduktion erforderlich
Cave	**Infusionsreaktionen, ILD, Hautreaktionen, Augenerkrankungen**
Therapievoraussetzung	**Virale Hepatitis Serologie** (HBsAg, HBcAb, HCV-Ab) vor **Behandlungsbeginn**
Erfolgsbeurteilung	alle 2-3 Zyklen
Wiederholung	**Zyklus 1-1:** d29 Start Zyklus 2 **Zyklus 2-n:** Tag 29.
Literatur	Park et al. J Clin Oncol. 2021; 39(30):3391-3402; FDA-Fachinfo Amivantamab

Diese Krebstherapie birgt letale Risiken. Die Anwendung darf nur durch erfahrene Onkologen und entsprechend ausgebildetes Pflegepersonal erfolgen. Das Protokoll muss im Einzelfall überprüft und der klinischen Situation angepasst werden.

080602_06_2 — *Atezolizumab 84Cmg (q2w)*

ICD-10: C34, C67

Indikation: Urothelkarzinom (1. LT bei PD-L1-Expression ≥ 5% oder 2. LT nach vorheriger platinhaltiger CTx), metastasiertes NSCLC nach vorheriger Chemotherapie

Hauptmedikation (Zyklus 1)

Tag	zeitl. Ablauf	Substanz	Basisdosierung	Trägerlösung (ml)	Appl.	Infusions-dauer	Bemerkungen
1	0	Atezolizumab	840 mg	250 ml NaCl 0,9 %	i.v.	1h	bei guter Verträglichkeit Folgegaben über 30min möglich

Zyklusdiagramm | Tag 1 | 2 | 3 | 4 | 5 | 6 | 7 | 8 | 9 | 10 | 11 | 12 | 13 | 14 | 15 |
Atezolizumab ☐

Wiederholungsinfo: d15 = Start Zyklus 2

Obligate Prä- und Begleitmedikation (Zyklus 1)

Tag	zeitl. Ablauf	Substanz	Basisdosierung	Trägerlösung (ml)	Appl.	Infusions-dauer	Bemerkungen
1	-30min	NaCl 0,9 %	500 ml		i.v.	1h30min	

Hauptmedikation (Zyklus 2-n)

Tag	zeitl. Ablauf	Substanz	Basisdosierung	Trägerlösung (ml)	Appl.	Infusions-dauer	Bemerkungen
1	0	Atezolizumab	840 mg	250 ml NaCl 0,9 %	i.v.	30min	

Zyklusdiagramm | Tag 1 | [...] | Wdh: 15 |
Atezolizumab ☐

Wiederholungsinfo: bis Progression oder unakzeptable Toxizität

Obligate Prä- und Begleitmedikation (Zyklus 2-n)

Tag	zeitl. Ablauf	Substanz	Basisdosierung	Trägerlösung (ml)	Appl.	Infusions-dauer	Bemerkungen
1	-30min	NaCl 0,9 %	500 ml		i.v.	1h	

Bedarfsmedikation	Loperamid
Kontrollen	Leber-, Schilddrüsen- und Bauchspeicheldrüsenfunktion, Blutzucker, Nierenwerte, klinische Untersuchung bezüglich immunvermittelte Nebenwirkungen (Colitis, Durchfall, Endokrinopathien, Infektionen, Infusionsreaktion, Meningitis, Enzephalitis, Neuropathie, Hautausschlag, Pneumonitis)
Dosisreduktion	nicht möglich
Cave	**immunvermittelte Nebenwirkungen möglich (Pneumonitis, Kolitis, Hepatitis, Nephritis oder Nierenfunktionsstörung, Endokrinopathien/Schilddrüsenfunktionsstörung, Hautausschlag)**, bei Auftreten immunvermittelter Nebenwirkungen je nach Schweregrad (3+4): Atezolizumab-Gabe unterbrechen und Steroid-Gabe initiieren, nach Besserung auf ≤ Grad 1 sind die Kortikosteroide über einen Zeitraum vor ≥ 1 Monat auszuschleichen
Therapievoraussetzung	Virale **Hepatitis Serologie** (HBsAg, HBcAb, HCV-Ab) **vor Behandlungsbeginn** mit Checkpointinhibitoren: bei positiver Hepatitis-Serologie vor Behandlungsbeginn Hepatologen konsultieren. **Überprüfung der Leberwerte** (AST, ALT, Bilirubin) **vor jeder Gabe** eines Checkpointinhibitors. Je nach Risikoabwägung wöchentliche Kontrolle. Die Werte dürfen nicht älter als 6 Tage sein.
Therapieabbruch	bei Toxizität Grad 4, außer bei Endokrinopathien, die mit Hormonsubstitutionstherapie kontrolliert werden können; bei jeder wiederkehrenden Nebenwirkung ≥ Grad 3; wenn sich eine behandlungsbedingte Toxizität nicht innerhalb von 12 Wochen nach Einsetzen der Nebenwirkung auf Grad 0 oder Grad 1 verbessert; wenn eine Kortikosteroid-Dosis von > 10 mg/Tag Prednison oder eines Äquivalents aufgrund einer behandlungsbedingten Toxizität länger als 12 Wochen nach Einsetzen der Nebenwirkung benötigt wird
Erfolgsbeurteilung	radiologisch alle 9 Wochen
Wiederholung	**Zyklus 1-1:** d15 = Start Zyklus 2 **Zyklus 2-n:** Tag 15. bis Progression oder unakzeptable Toxizität
Literatur	Morrissey et al. Cancer Chemother Pharmacol. 2019 Sep 21; Fachinformation: Atezolizumab

Diese Krebstherapie birgt letale Risiken. Die Anwendung darf nur durch erfahrene Onkologen und entsprechend ausgebildetes Pflegepersonal erfolgen. Das Protokoll muss im Einzelfall überprüft und der klinischen Situation angepasst werden.

080602_06   **Atezolizumab 1200mg (q3w)**   *ICD-10: C34, C67*

Indikation: Urothelkarzinom (1. LT bei PD-L1-Expression ≥ 5% oder 2. LT nach vorheriger platinhaltiger CTx), metastasiertes NSCLC nach vorheriger Chemotherapie

Hauptmedikation (Zyklus 1)

Tag	zeitl. Ablauf	Substanz	Basisdosierung	Trägerlösung (ml)	Appl.	Infusions-dauer	Bemerkungen
1	0	Atezolizumab	1 200 mg	250 ml NaCl 0,9 %	i.v.	1h	bei guter Verträglichkeit Folgegaben über 30min möglich

Zyklusdiagramm | Tag 1 2 3 4 5 6 7 8 9 10 11 12 13 14 15 16 17 18 19 20 21
Atezolizumab | ☐

Wiederholungsinfo: d22: Start Zyklus 2

Obligate Prä- und Begleitmedikation (Zyklus 1)

Tag	zeitl. Ablauf	Substanz	Basisdosierung	Trägerlösung (ml)	Appl.	Infusions-dauer	Bemerkungen
1	-30min	NaCl 0,9 %	500 ml		i.v.	1h30min	

Hauptmedikation (Zyklus 2-n)

Tag	zeitl. Ablauf	Substanz	Basisdosierung	Trägerlösung (ml)	Appl.	Infusions-dauer	Bemerkungen
1	0	Atezolizumab	1 200 mg	250 ml NaCl 0,9 %	i.v.	30min	

Zyklusdiagramm | Tag 1 [...] Wdh: 22
Atezolizumab | ☐

Wiederholungsinfo: bis Progression oder unakzeptable Toxizität

Obligate Prä- und Begleitmedikation (Zyklus 2-n)

Tag	zeitl. Ablauf	Substanz	Basisdosierung	Trägerlösung (ml)	Appl.	Infusions-dauer	Bemerkungen
1	-30min	NaCl 0,9 %	500 ml		i.v.	1h	

Bedarfsmedikation	Loperamid
Kontrollen	Leber-, Schilddrüsen- und Bauchspeicheldrüsenfunktion, Blutzucker, Nierenwerte, klinische Untersuchung bezüglich immunvermittelte Nebenwirkungen (Colitis, Durchfall, Endokrinopathien, Infektionen, Infusionsreaktion, Meningitis, Enzephalitis, Neuropathie, Hautausschlag, Pneumonitis)
Dosisreduktion	nicht möglich
Cave	**immunvermittelte Nebenwirkungen möglich (Pneumonitis, Kolitis, Hepatitis, Nephritis oder Nierenfunktionsstörung, Endokrinopathien/Schilddrüsenfunktionsstörung, Hautausschlag),** bei Auftreten immunvermittelter Nebenwirkungen je nach Schweregrad (3+4): Atezolizumab-Gabe unterbrechen und Steroid-Gabe initiieren, nach Besserung auf ≤ Grad 1 sind die Kortikosteroide über einen Zeitraum von ≥ 1 Monat auszuschleichen
Therapievoraussetzung	**Virale Hepatitis Serologie** (HBsAg, HBcAb, HCV-Ab) **vor Behandlungsbeginn** mit Checkpointinhibitoren: bei positiver Hepatitis-Serologie vor Behandlungsbeginn Hepatologen konsultieren. **Überprüfung der Leberwerte** (AST, ALT, Bilirubin) **vor jeder Gabe** eines Checkpointinhibitors. Je nach Risikoabwägung wöchentliche Kontrolle. Die Werte dürfen nicht älter als 6 Tage sein.
Therapieabbruch	bei Toxizität Grad 4, außer bei Endokrinopathien, die mit Hormonsubstitutionstherapie kontrolliert werden können; bei jeder wiederkehrenden Nebenwirkung ≥ Grad 3; wenn sich eine behandlungsbedingte Toxizität nicht innerhalb von 12 Wochen nach Einsetzen der Nebenwirkung auf Grad 0 oder Grad 1 verbessert; wenn eine Kortikosteroid-Dosis von > 10 mg/Tag Prednison oder eines Äquivalents aufgrund einer behandlungsbedingten Toxizität länger als 12 Wochen nach Einsetzen der Nebenwirkung benötigt wird
Erfolgsbeurteilung	radiologisch alle 9 Wochen
Wiederholung	**Zyklus 1-1:** d22: Start Zyklus 2 **Zyklus 2-n:** Tag 22. bis Progression oder unakzeptable Toxizität
Literatur	Rosenberg J.E. et al. Lancet Oncol 2016;387:1909-1920, Fechrenbacher et al. Lancet 2016;387:1837-46, Rittmeyer et al. Lancet 2017;389:255-65, Fachinformation: Atezolizumab

Diese Krebstherapie birgt letale Risiken. Die Anwendung darf nur durch erfahrene Onkologen und entsprechend ausgebildetes Pflegepersonal erfolgen. Das Protokoll muss im Einzelfall überprüft und der klinischen Situation angepasst werden.

080602_06_1 **Atezolizumab 1680mg (q4w)** **ICD-10: C34, C67**

Indikation: Urothelkarzinom (1. LT bei PD-L1-Expression ≥ 5% oder 2. LT nach vorheriger platinhaltiger CTx), metastasiertes NSCLC nach vorheriger Chemotherapie

Hauptmedikation (Zyklus 1)

Tag	zeitl. Ablauf	Substanz	Basisdosierung	Trägerlösung (ml)	Appl.	Infusions-dauer	Bemerkungen
1	0	Atezolizumab	1 680 mg	250 ml NaCl 0,9 %	i.v.	1h	bei guter Verträglichkeit Folgegaben über 30min möglich

Zyklusdiagramm

Tag	1	2	3	4	5	6	7	8	9	10	11	12	13	14	15	16	17	18	19	20	21	22	23	24	25	26	27	28	29
Atezolizumab																													

Wiederholungsinfo: d29 = Start Zyklus 2

Obligate Prä- und Begleitmedikation (Zyklus 1)

Tag	zeitl. Ablauf	Substanz	Basisdosierung	Trägerlösung (ml)	Appl.	Infusions-dauer	Bemerkungen
1	-30min	NaCl 0,9 %	500 ml		i.v.	1h30min	

Hauptmedikation (Zyklus 2-n)

Tag	zeitl. Ablauf	Substanz	Basisdosierung	Trägerlösung (ml)	Appl.	Infusions-dauer	Bemerkungen
1	0	Atezolizumab	1 680 mg	250 ml NaCl 0,9 %	i.v.	30min	

Zyklusdiagramm

Tag	1	[...]	Wdh: 29
Atezolizumab			

Wiederholungsinfo: bis Progression oder unakzeptable Toxizität

Obligate Prä- und Begleitmedikation (Zyklus 2-n)

Tag	zeitl. Ablauf	Substanz	Basisdosierung	Trägerlösung (ml)	Appl.	Infusions-dauer	Bemerkungen
1	-30min	NaCl 0,9 %	500 ml		i.v.	1h	

Bedarfsmedikation	Loperamid
Kontrollen	Leber-, Schilddrüsen- und Bauchspeicheldrüsenfunktion, Blutzucker, Nierenwerte, klinische Untersuchung bezüglich immunvermittelte Nebenwirkungen (Colitis, Durchfall, Endokrinopathien, Infektionen, Infusionsreaktion, Meningitis, Enzephalitis, Neuropathie, Hautausschlag, Pneumonitis)
Dosisreduktion	nicht möglich
Cave	**immunvermittelte Nebenwirkungen möglich (Pneumonitis, Kolitis, Hepatitis, Nephritis oder Nierenfunktionsstörung, Endokrinopathien/Schilddrüsenfunktionsstörung, Hautausschlag)**, bei Auftreten immunvermittelter Nebenwirkungen je nach Schweregrad (3+4): Atezolizumab-Gabe unterbrechen und Steroid-Gabe initiieren, nach Besserung auf ≤ Grad 1 sind die Kortikosteroide über einen Zeitraum vor ≥ 1 Monat auszuschleichen
Therapievoraussetzung	**Virale Hepatitis Serologie** (HBsAg, HBcAb, HCV-Ab) **vor Behandlungsbeginn** mit Checkpointinhibitoren: bei positiver Hepatitis-Serologie vor Behandlungsbeginn Hepatologen konsultieren. **Überprüfung der Leberwerte** (AST, ALT, Bilirubin) **vor jeder Gabe** eines Checkpointinhibitors. Je nach Risikoabwägung wöchentliche Kontrolle. Die Werte dürfen nicht älter als 6 Tage sein.
Therapieabbruch	bei Toxizität Grad 4, außer bei Endokrinopathien, die mit Hormonsubstitutionstherapie kontrolliert werden können; bei jeder wiederkehrenden Nebenwirkung ≥ Grad 3; wenn sich eine behandlungsbedingte Toxizität nicht innerhalb von 12 Wochen nach Einsetzen der Nebenwirkung auf Grad 0 oder Grad 1 verbessert; wenn eine Kortikosteroid-Dosis von > 10 mg/Tag Prednison oder eines Äquivalents aufgrund einer behandlungsbedingten Toxizität länger als 12 Wochen nach Einsetzen der Nebenwirkung benötigt wird
Erfolgsbeurteilung	radiologisch alle 9 Wochen
Wiederholung	**Zyklus 1-1:** d29 = Start Zyklus 2 **Zyklus 2-n:** Tag 29. bis Progression oder unakzeptable Toxizität
Literatur	Morrissey et al. Cancer Chemother Pharmacol. 2019 Sep 21; Fachinformation: Atezolizumab

Diese Krebstherapie birgt letale Risiken. Die Anwendung darf nur durch erfahrene Onkologen und entsprechend ausgebildetes Pflegepersonal erfolgen. Das Protokoll muss im Einzelfall überprüft und der klinischen Situation angepasst werden.

080802_01   *Cemiplimab*   **ICD-10: C44; C34**

Indikation: kutanes Plattenepithelkarzinom (metastasiert oder lokal fortgeschritten), Basalzellkarzinom (2nd line metastasiert oder lokal fortgeschritten), NSCLC (PD-L1≥50%)

Hauptmedikation (Zyklus 1-n)

Tag	zeitl. Ablauf	Substanz	Basisdosierung	Trägerlösung (ml)	Appl.	Infusions-dauer	Bemerkungen
1	0	Cemiplimab	350 mg abs.	100 ml NaCl 0,9 %	i.v.	30min	In-Line- oder Add-on-Filter mit Porengröße 0,2-5 µm verwenden

Zyklusdiagramm | Tag 1 | [...] | Wdh: 22 |
Cemiplimab | □ |

Wiederholungsinfo: bis Tumorprogress/inakzeptable Toxizität

Obligate Prä- und Begleitmedikation (Zyklus 1-n)

Tag	zeitl. Ablauf	Substanz	Basisdosierung	Trägerlösung (ml)	Appl.	Infusions-dauer	Bemerkungen
1	-30min	NaCl 0,9%	500 ml		i.v.	1h30min	

Bedarfsmedikation	Metoclopramid, in Abhängigkeit der Schwere der jeweiligen Nebenwirkung siehe SOP: **Management der Nebenwirkungen der Therapie mit Immuncheckpointinhibitoren (Immune checkpoint blockade ICB)**: Loperamid, Flüssigkeits- und Elektrolytersatz, Glucocorticoide top/p.o./i.v., Infliximab, MMF
Kontrollen	Leber- und Nierenfunktion, Schilddrüsenfunktion, immunvermittelte Nebenwirkungen
Cave	**immunvermittelte Nebenwirkungen möglich (Pneumonitis, Kolitis, Hepatitis, Nephritis oder Nierenfunktionsstörung, Endokrinopathien/Schilddrüsenfunktionsstörung, Hautausschlag)**, bei Auftreten immunvermitteler Nebenwirkungen je nach Schweregrad Steroid-Gabe initiieren
Therapievoraussetzung	**Virale Hepatitis Serologie** (HBsAg, HBcAb, HCV-Ab) **vor Behandlungsbeginn** mit Checkpointinhibitoren: bei positiver Hepatitis-Serologie vor Behandlungsbeginn Hepatologen konsultieren. **Überprüfung der Leberwerte** (AST, ALT, Bilirubin) **vor jeder Gabe** eines Checkpointinhibitors. Je nach Risikoabwägung wöchentliche Kontrolle. Die Werte dürfen nicht älter als 6 Tage sein.
Therapieaufschub	Bei Überempfindlichkeitsreaktionen Therapieaufschub (ausgelassene Dosen werden nicht nachgeholt) oder Therapieabbruch in Abhängigkeit von klinischer Situation siehe SOP: **Management der Nebenwirkungen der Therapie mit Immuncheckpointinhibitoren (Immune checkpoint blockade ICB)**
Wiederholung	Tag 22. bis Tumorprogress/inakzeptable Toxizität
Literatur	adaptiert nach Migden MR et al. N Engl J Med. 2018 Jul 26;379(4):341-35, NSCLC: Sezer et al. Lancet 2021 Feb 13; 397(10274):592-604; Fachinformation Cemiplimab

Diese Krebstherapie birgt letale Risiken. Die Anwendung darf nur durch erfahrene Onkologen und entsprechend ausgebildetes Pflegepersonal erfolgen. Das Protokoll muss im Einzelfall überprüft und der klinischen Situation angepasst werden.

080202_37	*Durvalumab*	**Indikation: NSCLC Stadium IIIB (PD-L1 ≥1%) nach**	*ICD-10: C34*
		Radiochemotherapie	

Protokoll-Hinweis: nur zugelassen nach vorausgegangener platinbasierter Radiochemotherapie, nach der kein Progress vorliegt (nur Patienten mit SD, PR oder CR)

Hauptmedikation (Zyklus 1-n)

Tag	zeitl. Ablauf	Substanz	Basisdosierung	Trägerlösung (ml)	Appl.	Infusions-dauer	Bemerkungen
1	0	Durvalumab	10 mg/kg	250 ml NaCl 0,9 %	i.v.	1h	In-Line-Filter mit Porengröße 0,2 oder 0,22 μm verwenden; Patienten auf Anzeichen von Infusionsreaktionen überwachen

Zyklusdiagramm | Tag 1 | [...] | Wdh: 15

Durvalumab | □

Wiederholungsinfo: bis Tumorprogress/inakzeptable Toxizität über maximal 12 Monate

Obligate Prä- und Begleitmedikation (Zyklus 1-n)

Tag	zeitl. Ablauf	Substanz	Basisdosierung	Trägerlösung (ml)	Appl.	Infusions-dauer	Bemerkungen
1	-30min	NaCl 0,9%	500 ml		i.v.	2h	

Bedarfsmedikation	Metoclopramid, in Abhängigkeit der Schwere der jeweiligen Nebenwirkung siehe SOP: **Management der Nebenwirkungen der Therapie mit Immuncheckpointinhibitoren (Immune checkpoint blockade ICE)**; Loperamid, Flüssigkeits- und Elektrolytersatz, Glucocorticoide top/p.o./i.v., MMF
Kontrollen	Differentialblutbild, Kreatinin, Leberfunktion (ALT, AST, Gamma-GT, Bilirubin), Schilddrüsenfunktion, Elektrolyte (Na⁺, K⁺, Ca²⁺, Mg²⁺), Gerinnung, Symptome/Anzeichen von immunvermittelten Nebenwirkungen wie Pneumonitis
Cave	**immunvermittelte Nebenwirkungen möglich (Pneumonitis, Kolitis, Hepatitis, Nephritis, Endokrinopathien/Schilddrüsenfunktionsstörung, Hautausschlag)**, bei Auftreten immunvermittelter Nebenwirkungen je nach Schweregrad Steroid-Gabe initiieren
Therapievoraussetzung	**Virale Hepatitis Serologie** (HBsAg, HBcAb, HCV-Ab) **vor Behandlungsbeginn** mit Checkpointinhibitoren: bei positiver Hepatitis-Serologie vor Behandlungsbeginn Hepatologen konsultieren. **Überprüfung der Leberwerte** (AST, ALT, Bilirubin) **vor jeder Gabe** eines Checkpointinhibitors. Je nach Risikoabwägung wöchentliche Kontrolle. Die Werte dürfen nicht älter als 6 Tage sein.
Therapieunterbrechung	Kreatinin > 1,5 - 3x ULN, AST/ALT > 3-5x ULN oder Gesamtbilirubin > 1,5 - 3x ULN, Pneumonitis Grad 2, Colitis Grad 2, Dermatitis Grad 2/3, Myokarditis Grad 2, Myositis/Polymyositis Grad 2/3; oder andere Toxizitäten
Nebenwirkungen	**bei Infusionsreaktionen Grad 1/2:** Unterbrechung und Verlangsamung der Infusionsrate, Erwägung einer Prämedikation zur Vorbeugung nachfolgender Infusionen; **bei Infusionsreaktionen Grad 3/4:** Dauerhaftes Absetzen
Wiederholung	Tag 15. bis Tumorprogress/inakzeptable Toxizität über maximal 12 Monate
Literatur	Antonia SJ et al. N Engl J Med. 2018 Sep 25 "Overall Survival with Durvalumab after Chemoradiotherapy in Stage III NSCLC"; Fachinformation: Durvalumab

Diese Krebstherapie birgt letale Risiken. Die Anwendung darf nur durch erfahrene Onkologen und entsprechend ausgebildetes Pflegepersonal erfolgen. Das Protokoll muss im Einzelfall überprüft und der klinischen Situation angepasst werden.

080202_39	*Atezolizumab/Bevacizumab/Carboplatin/Paclitaxel*	*Indikation: Adeno-Ca der Lunge*	*ICD-10: C34*

Hauptmedikation (Zyklus 1)

Tag	zeitl. Ablauf	Substanz	Basisdosierung	Trägerlösung (ml)	Appl.	Infusions-dauer	Bemerkungen
1	0	Atezolizumab	1 200 mg	250 ml NaCl 0,9 %	i.v.	1h	Cave: Infusionsreaktionen möglich; bei guter Verträglichkeit Folgegaben über 30min möglich
1	+1h	Bevacizumab	15 mg/kg	100 ml NaCl 0,9 %	i.v.	1h30min	1. Gabe 90min, 2. Gabe 60min, ab 3. Gabe 30min bzw. Infusionsdauer nach Verträglichkeit; Inkompatibilität mit Glucose
1	+2h 45min	Paclitaxel	200 mg/m²	500 ml NaCl 0,9 %	i.v.	3h	immer über PVC-freies Infusionssystem mit 0,2µm Inline-filter applizieren
1	+5h 45min	Carboplatin	5 AUC	250 ml Glucose 5 %	i.v.	30min	Dosis (mg) = AUC (mg/ml x min) x [GFR (ml/min)+25]; Maximaldosis beachten siehe Memokasten

Zyklusdiagramm | Tag 1 | 2 | 3 | 4 | 5 | 6 | 7 | 8 | 9 | 10 | 11 | 12 | 13 | 14 | 15 | 16 | 17 | 18 | 19 | 20 | 21 |

Atezolizumab
Bevacizumab
Paclitaxel
Carboplatin

Wiederholungsinfo: d22 Beginn Zyklus 2

CAVE bei Bevacizumab-Gabe:
(GI-) Blutungen, GIT-Perforation, Fistelbildung, Wundheilungsstörungen bis 60 Tage nach Gabe: **Gabe frühestens 28 Tage nach größerer OP bzw. 28 Tage vor geplanter OP absetzen.**
thromboembolische Ereignisse, hypertensive Entgleisung, Proteinurie, dekompensierte Herzinsuffizienz/Kardiomyopathie
Infusionsreaktionen: **während und nach der Infusion engmaschige Überwachung**, ggf. nach Behandlungsstandard für Anaphylaxie verfahren

Aufgrund der Gefahr einer hohen hämatologischen Toxizität kann, nach individueller Bewertung, eine Dosisreduktion von Carboplatin auf AUC4 erfolgen.
Auf ausreichende Trinkmenge achten

Maximaldosen für Carboplatin bei Dosierung nach AUC:

AUC	Max. Dosis
4	600
5	750
6	900

Obligate Prä- und Begleitmedikation (Zyklus 1)

Tag	zeitl. Ablauf	Substanz	Basisdosierung	Trägerlösung (ml)	Appl.	Infusions-dauer	Bemerkungen
1	-30min	NaCl 0,9%	2 000 ml		i.v.	7h	
1	+1h 15min	Famotidin	20 mg		p.o.		
1	+2h 30min	Granisetron	1 mg		i.v.	15min	
1	+2h 30min	Dexamethason	20 mg		i.v.	15min	
1	+2h 30min	Clemastin	2 mg		i.v.	B	

Hauptmedikation (Zyklus 2)

Tag	zeitl. Ablauf	Substanz	Basisdosierung	Trägerlösung (ml)	Appl.	Infusions-dauer	Bemerkungen
1	0	Atezolizumab	1 200 mg	250 ml NaCl 0,9 %	i.v.	30min	Cave: Infusionsreaktionen möglich
1	+30min	Bevacizumab	15 mg/kg	100 ml NaCl 0,9 %	i.v.	1h	1. Gabe 90min, 2. Gabe 60min, ab 3. Gabe 30min bzw. Infusionsdauer nach Verträglichkeit; Inkompatibilität mit Glucose
1	+1h 45min	Paclitaxel	200 mg/m²	500 ml NaCl 0,9 %	i.v.	3h	immer über PVC-freies Infusionssystem mit 0,2µm Inline-filter applizieren
1	+4h 45min	Carboplatin	5 AUC	250 ml Glucose 5 %	i.v.	30min	Dosis (mg) = AUC (mg/ml x min) x [GFR (ml/min)+25]; Maximaldosis beachten siehe Memokasten

Zyklusdiagramm | Tag 1 | 2 | 3 | 4 | 5 | 6 | 7 | 8 | 9 | 10 | 11 | 12 | 13 | 14 | 15 | 16 | 17 | 18 | 19 | 20 | 21 |

Atezolizumab
Bevacizumab
Paclitaxel
Carboplatin

Wiederholungsinfo: d22 Beginn Zyklus 3

Obligate Prä- und Begleitmedikation (Zyklus 1)

Tag	zeitl. Ablauf	Substanz	Basisdosierung	Trägerlösung (ml)	Appl.	Infusions-dauer	Bemerkungen
1	-30min	NaCl 0,9%	2 000 ml		i.v.	6h	
1	+15min	Famotidin	20 mg		p.o.		
1	+1h 30min	Granisetron	1 mg		i.v.	15min	
1	+1h 30min	Dexamethason	20 mg		i.v.	15min	
1	+1h 30min	Clemastin	2 mg		i.v.	B	

Hauptmedikation (Zyklus 3-4)

Tag	zeitl. Ablauf	Substanz	Basisdosierung	Trägerlösung (ml)	Appl.	Infusions-dauer	Bemerkungen
1	0	Atezolizumab	1 200 mg	250 ml NaCl 0,9 %	i.v.	30min	Cave: Infusionsreaktionen möglich
1	+30min	Bevacizumab	15 mg/kg	100 ml NaCl 0,9 %	i.v.	30min	1. Gabe 90min, 2. Gabe 60min, ab 3. Gabe 30min bzw. Infusionsdauer nach Verträglichkeit; Inkompatibilität mit Glucose
1	+1h 15min	Paclitaxel	200 mg/m²	500 ml NaCl 0,9 %	i.v.	3h	immer über PVC-freies Infusionssystem mit 0,2 μm Inlinefilter applizieren
1	+4h 15min	Carboplatin	5 AUC	250 ml Glucose 5 %	i.v.	30min	Dosis (mg) = AUC (mg/ml x min) x [GFR (ml/min)+25], Maximaldosis beachten siehe Memokasten

Zyklusdiagramm | Tag 1 | [...] | Wdh: 22 |

Atezolizumab
Bevacizumab
Paclitaxel
Carboplatin

Wiederholungsinfo: 4-6 Zyklen Induktion, danach Erhaltungstherapie

Obligate Prä- und Begleitmedikation (Zyklus 3-4)

Tag	zeitl. Ablauf	Substanz	Basisdosierung	Trägerlösung (ml)	Appl.	Infusions-dauer	Bemerkungen
1	-30min	NaCl 0,9%	2 000 ml		i.v.	5h30min	
1	-30min	Famotidin	20 mg		p.o.		
1	+1h	Granisetron	1 mg		i.v.	15min	
1	+1h	Dexamethason	20 mg		i.v.	15min	
1	+1h	Clemastin	2 mg		i.v.	B	

Zyklusdiagramm | Tag 1 | [...] | Wdh: 2 |

Hauptmedikation (Zyklus 5-n)

Tag	zeitl. Ablauf	Substanz	Basisdosierung	Trägerlösung (ml)	Appl.	Infusions-dauer	Bemerkungen
1	0	Atezolizumab	1 200 mg	250 ml NaCl 0,9 %	i.v.	30min	Cave: Infusionsreaktionen möglich
1	+30min	Bevacizumab	15 mg/kg	100 ml NaCl 0,9 %	i.v.	30min	1. Gabe 90min, 2. Gabe 60min, ab 3. Gabe 30min bzw. Infusionsdauer nach Verträglichkeit; Inkompatibilität mit Glucose

Zyklusdiagramm | Tag 1 | [...] | Wdh: 2 |

Atezolizumab
Bevacizumab

Obligate Prä- und Begleitmedikation (Zyklus 5-n)

Tag	zeitl. Ablauf	Substanz	Basisdosierung	Trägerlösung (ml)	Appl.	Infusions-dauer	Bemerkungen
1	-30min	NaCl 0,9%	500 ml		i.v.	1h30min	

Bedarfsmedikation	Metoclopramid Tabl., Dimenhydrinat, Macrogol + div. Salze/Movicol®, Analgetika, Natriumpicosulfat Trpf., Loperamid
FN-Risiko	10-20% → G-CSF-Gabe je nach Risikoabwägung als Primärprophylaxe, bei Zustand nach FN in den folgenden Zyklen als Sekundärprophylaxe, siehe Leitlinien zur Behandlung mit G-CSF
Kontrollen	**vor jedem Zyklus:** Hämatologie, Urin-Schwangerschaftstest; **vor jedem Zyklus bis einschließlich Zyklus 7, danach jeden 2. Zyklus:** Serumchemie; **ab Zyklus 3 jeden 2. Zyklus:** Urinprotein; **jeden 4. Zyklus:** Schilddrüsenfunktion
Dosisreduktion	**Carboplatin:** Reduktion um 20-25% möglich für Patienten mit Risikofaktoren wie vorherige myelosuppressive Behandlungen; **Paclitaxel:** Reduktion um 20% bei schwerer Neutropenie (ANC <500/µl für ≥1Woche) oder schwerer peripherer Neuropathie
Cave	**immunvermittelte Nebenwirkungen möglich (Pneumonitis, Kolitis, Hepatitis, Nephritis oder Nierenfunktionsstörung, Endokrinopathien/Schilddrüsenfunktionsstörung, Hautausschlag),** bei Auftreten immunvermittelter Nebenwirkungen je nach Schweregrad (3+4): Atezolizumab-Gabe unterbrechen und Steroid-Gabe initiieren, nach Besserung auf ≤ Grad 1 sind die Kortikosteroide über einen Zeitraum von ≥ 1 Monat auszuschleichen
Therapievoraussetzung	**Virale Hepatitis Serologie** (HBsAg, HBcAb, HCV-Ab) **vor Behandlungsbeginn** mit Checkpointinhibitoren: bei positiver Hepatitis-Serologie vor Behandlungsbeginn Hepatologen konsultieren
Nebenwirkungen	Bevacizumab: Achtung bei Patienten mit eindeutiger Tumorinfiltration in die großen Blutgefäße des Brustkorbs oder eindeutiger Kavitation pulmonaler Läsionen → pulmonale Hämorrhagie
Bemerkungen	**Überprüfung der Leberwerte** (AST, ALT, Bilirubin) **vor jeder Gabe** eines Checkpointinhibitors. Je nach Risikoabwägung wöchentliche Kontrolle. Die Werte dürfen nicht älter als 6 Tage sein
Erfolgsbeurteilung	alle 2 Zyklen
Wiederholung	**Zyklus 1-1:** d22 Beginn Zyklus 2 **Zyklus 2-2:** d22 Beginn Zyklus 3 **Zyklus 3-4:** Tag 22. 4-6 Zyklen Induktion, danach Erhaltungstherapie **Zyklus 5-n:** Tag 22.
Literatur	adaptiert nach Socinski MA et al. N Engl J Med. 2018 Jun 14;378(24):2288-2301; Fachinformation Atezolizumab, Bevacizumab, Paclitaxel, Carboplatin

Diese Krebstherapie birgt letale Risiken. Die Anwendung darf nur durch erfahrene Onkologen und entsprechend ausgebildetes Pflegepersonal erfolgen. Das Protokoll muss im Einzelfall überprüft und der klinischen Situation angepasst werden.

080202_45 **Atezolizumab/Nab-Paclitaxel/Carboplatin**

ICD-10: C34

Indikation: 1.LT metastasiertes, nicht-plattenepitheliales NSCLC

Protokoll-Hinweis: 4 Zyklen Induktionsphase (nach individueller Abwägung auch 6 Zyklen möglich), dann Erhaltung mit Atezolizumab mono

Hauptmedikation (Zyklus 1)

Tag	zeitl. Ablauf	Substanz	Basisdosierung	Trägerlösung (ml)	Appl.	Infusions-dauer	Bemerkungen
1	0	Atezolizumab	1 200 mg abs.	250 ml NaCl 0,9 %	i.v.	1h	Vitalparameter überwachen: 1h vorher, während der Gabe alle 15min und bis 30min danach; Notfallwagen bereithalten.
1	+1h 15min	Nab-Paclitaxel (Albumin-gebunden)	100 mg/m²	Unverdünnt	i.v.	30min	Zugang anschließend mit 0,9% NaCl spülen
1	+1h 45min	Carboplatin	5 AUC	250 ml Glucose 5 %	i.v.	30min	unmittelbar nach Ende Nab-Paclitaxel-Gabe; Dosis (mg) = AUC (mg/ml + min) x [GFR (ml/min)+ 25]
8, 15	0	Nab-Paclitaxel (Albumin-gebunden)	100 mg/m²	Unverdünnt	i.v.	30min	Zugang anschließend mit 0,9% NaCl spülen

Zyklusdiagramm

	Tag 1	2	3	4	5	6	7	8	9	10	11	12	13	14	15	16	17	18	19	20	21
Atezolizumab	☐														■						
Nab-Paclitaxel (Albumin-gebunden)	■							■							■						
Carboplatin	☐																				

Wiederholungsinfo: d22=Start Zyklus 2

Maximaldosen für Carboplatin bei Dosierung nach AUC:

AUC	Max. Dosis
1,5	225mg
2	300mg
3	450mg
4	600mg
5	750mg
6	900mg
7	1050mg

Albumin-gebundenes Paclitaxel wird über **CYP2C8** und **CYP3A4** metabolisiert:
Vorsicht bei gleichzeitiger Anwendung von Arzneimitteln, die **CYP2C8- oder CYP3A4-Inhibitoren** (z.B. Ketoconazol (und andere Imidazol-Antimykotika), Erythromycin, Fluoxetin, Cimetidin, Ritonavir) oder **CYP2C8- oder CYP3A4-Induktoren** (z.B. Rifampicin, Carbamazepin, Phenytoin, Efavirenz, Nevirapin).

Obligate Prä- und Begleitmedikation (Zyklus 1)

Tag	zeitl. Ablauf	Substanz	Basisdosierung	Trägerlösung (ml)	Appl.	Infusions-dauer	Bemerkungen
1	-30min	NaCl 0,9 %	1 000 ml		i.v.	3h	
1	+1h	Dexamethason	8 mg		i.v.	15min	
1	+1h	Granisetron	1 mg		i.v.	15min	
8, 15	-30min	NaCl 0,9 %	500 ml		i.v.	1h	
8, 15	-30min	Granisetron	1 mg		i.v.	15min	

Hauptmedikation (Zyklus 2-4)

Tag	zeitl. Ablauf	Substanz	Basisdosierung	Trägerlösung (ml)	Appl.	Infusions-dauer	Bemerkungen
1	0	Atezolizumab	1 200 mg abs.	250 ml NaCl 0,9 %	i.v.	30min	bei guter Verträglichkeit: ab 2.Gabe 30min Laufzeit möglich.
1	+45min	Nab-Paclitaxel (Albumin-gebunden)	100 mg/m²	Unverdünnt	i.v.	30min	Zugang anschließend mit 0,9% NaCl spülen
1	+1h 15min	Carboplatin	5 AUC	250 ml Glucose 5 %	i.v.	30min	unmittelbar nach Ende Nab-Paclitaxel-Gabe; Dosis (mg) = AUC (mg/ml + min) x [GFR (ml/min)+ 25]
8, 15	0	Nab-Paclitaxel (Albumin-gebunden)	100 mg/m²	Unverdünnt	i.v.	30min	Zugang anschließend mit 0,9% NaCl spülen

Zyklusdiagramm

	Tag 1	2	3	4	5	6	7	8	9	10	11	12	13	14	15	[...]	Wdh: 22
Atezolizumab	☐														■		
Nab-Paclitaxel (Albumin-gebunden)	■							■							■		
Carboplatin	☐																

Wiederholungsinfo: ab Zyklus 5: Atezolizumab mono (nach individueller Abwägung auch 6 Zyklen Induktion möglich)

Maximaldosen für Carboplatin bei Dosierung nach AUC:	
AUC	**Max. Dosis**
1,5	225mg
2	300mg
3	450mg
4	600mg
5	750mg
6	900mg
7	1050mg

Albumin-gebundenes Paclitaxel wird über **CYP2C8 und CYP3A4** metabolisiert:
Vorsicht bei gleichzeitiger Anwendung von Arzneimitteln, die **CYP2C8- oder CYP3A4-Inhibitoren**
(z.B. Ketoconazol und andere Imidazol-Antimykotika), Erythromycin, Fluoxetin, Cimetidin, Ritonavir)
oder **CYP2C8- oder CYP3A4-Induktoren** (z.B. Rifampicin, Carbamazepin, Phenytoin, Efavirenz, Nevirapin).

Obligate Prä- und Begleitmedikation (Zyklus 2-4)

Tag	zeitl. Ablauf	Substanz	Basisdosierung	Trägerlösung (ml)	Appl.	Infusions-dauer	Bemerkungen
1	-30min	NaCl 0,9 %	1 000 ml		i.v.	2h30min	
1	+30min	Dexamethason	8 mg		i.v.	15min	
1	+30min	Granisetron	1 mg		i.v.	15min	
8, 15	-30min	NaCl 0,9 %	500 ml		i.v.	1h	
8, 15	-30min	Granisetron	1 mg		i.v.	15min	

Hauptmedikation (Zyklus 5-n)

Tag	zeitl. Ablauf	Substanz	Basisdosierung	Trägerlösung (ml)	Appl.	Infusions-dauer	Bemerkungen
1	0	Atezolizumab	1 200 mg abs.	250 ml NaCl 0,9 %	i.v.	30min	

Zyklusdiagramm | Tag 1 | [...] | Wdh: 22

Atezolizumab	☐

Obligate Prä- und Begleitmedikation (Zyklus 5-n)

Tag	zeitl. Ablauf	Substanz	Basisdosierung	Trägerlösung (ml)	Appl.	Infusions-dauer	Bemerkungen
1	-30min	NaCl 0,9 %	500 ml		i.v.	1h	

Bedarfsmedikation	Loperamid; bei Nab-Paclitaxel mono (d8+d15) bei Bedarf 8mg Dexa i.v. (30min vor Chemo)
FN-Risiko	<10% → je nach Risikoabwägung, siehe Kurzfassung Leitlinien G-CSF
Kontrollen	BB, Leber- · Schilddrüsen- und Bauchspeicheldrüsenfunktion, Blutzucker, Nierenwerte, klinische Untersuchung bezüglich immunvermittelte Nebenwirkungen (Colitis, Diarrhoe, Endokrinopathien, Infektionen, Infusionsreaktion, Meningitis, Enzephalitis, Neuropathie, Hautausschlag, Pneumonitis)
Dosisreduktion	**Atezolizumab:** keine Dosisreduktion (Intervallverlängerung auf max. 28d zulässig); **Carboplatin/Paclitaxel:** Dosisreduktionsschema siehe Fachinfo bzw. Studienprotokoll IMpower-Studie (Appendix 9)
Cave	**Atezolizumab:** immunvermittelte Nebenwirkungen möglich (Pneumonitis, Kolitis, Hepatitis, Nephritis oder Nierenfunktionsstörung, Endokrinopathien/Schilddrüsenfunktionsstörung, Hautausschlag), bei Auftreten immunvermittelter Nebenwirkungen je nach Schweregrad (3+4): Atezolizumab-Gabe unterbrechen (außer bei SD-Dysfunktion) und Steroid-Gabe initiieren, nach Besserung auf ≤ Grad 1 sind die Kortikosteroide über einen Zeitraum von ≥ 1 Monat auszuschleichen
Therapievoraussetzung	Virale Hepatitis Serologie (HBsAg, HBcAb, HCV-Ab) vor Behandlungsbeginn mit Checkpointinhibitoren; bei positiver Hepatitis-Serologie vor Behandlungsbeginn Hepatologen konsultieren. Überprüfung der Leberwerte (AST, ALT, Bilirubin) vor jeder Gabe eines Checkpointinhibitors. Je nach Risikoabwägung wöchentliche Kontrolle.
Bemerkungen	**Nab-Paclitaxel: Nicht über Inline-Filter (Taxol-Besteck) applizieren** Kein PVC-freies Infusionssystem erforderlich.
Wiederholung	**Zyklus 1-1:** d22=Start Zyklus 2 **Zyklus 2-4:** Tag 22. ab Zyklus 5: Atezolizumab mono (nach individueller Abwägung auch 6 Zyklen Induktion möglich) **Zyklus 5-n:** Tag 22.
Literatur	adaptiert nach West H et al Lancet Oncol. 2019 Jul;20(7):924-937

Diese Krebstherapie birgt letale Risiken. Die Anwendung darf nur durch erfahrene Onkologen und entsprechend ausgebildetes Pflegepersonal erfolgen. Die Dosisberechnung und Anforderung obliegt der Verantwortung des bestellenden Arztes und muss in jedem Fall sorgfältig überprüft werden. Die Herausgeber übernehmen keine Verantwortung für die Therapieanforderung.

080202_52   Cemiplimab + Pemetrexed + Carboplatin   **Indikation: NSCLC**   **ICD-10: C34**

Hauptmedikation (Zyklus 1-4)

Tag	zeitl. Ablauf	Substanz	Basisdosierung	Trägerlösung (ml)	Appl.	Infusions-dauer	Bemerkungen
1	0	Cemiplimab	350 mg abs.	100 ml NaCl 0,9 %	i.v.	30min	Infusionsset mit In-Line-Filter, Porengröße 0,2-1,2 μm
1	+30min	Pemetrexed	500 mg/m²	50 ml NaCl 0,9 %	i.v.	10min	
1	+45min	Carboplatin	5 AUC	250 ml Glucose 5 %	i.v.	30min	Dosis (mg) = AUC (mg/ml x min) x [GFR (ml/min)+25]; nach Pemetrexed-Gabe

Folsäure: 400µg/d kontinuierlich ab Tag -7 (laut Pemetrexed-Fachinfo: 350-1000µg Folsäure/Tag)

Vitamin B12: Eine Woche vor 1. Pemetrexed-Gabe, dann alle 9 Wochen Applikation von 1000µg Vitamin B12 i.m.

Zyklusdiagramm | Tag 1 | [...] | Wdh: 22
Cemiplimab
Pemetrexed
Carboplatin

Maximaldosen für Carboplatin bei Dosierung nach AUC:

AUC	Max. Dosis
1,5	225mg
2	300mg
3	450mg
4	600mg
5	750mg
6	900mg
7	1050mg

Obligate Prä- und Begleitmedikation (Zyklus 1-4)

Tag	zeitl. Ablauf	Substanz	Basisdosierung	Trägerlösung (ml)	Appl.	Infusions-dauer	Bemerkungen
-7	Gabe	Vitamin B12	1000 µg		i.m.		Beginn 1 Woche vor Pemetrexed-Gabe, dann alle 9 Wochen (bis zu 3 Wochen nach letzter Pemetrexed-Gabe)
-7-21	1-0-0-0	Folsäure	400 µg		p.o.		Beginn: 1-2 Wochen vor CTx, kontinuierliche Einnahme (bis zu 3 Wochen nach letzter Pemetrexed Gabe); 350-1000µg Folsäure
0, 2	1-0-1-0	Dexamethason	4 mg		p.o.		alle 12h (24h vor und nach Pemetrexed)
1	-30min	NaCl 0,9 %	1 000 ml		i.v.	2h	
1	+30min	Granisetron	1 mg		i.v.	B	
1	+30min	Dexamethason	4 mg		i.v.	B	
1	abends	Dexamethason	4 mg		p.o.		an Dexamethason 4mg 1-0-1 am Vortag gedacht ?

Hauptmedikation (Zyklus 5-n)

Tag	zeitl. Ablauf	Substanz	Basisdosierung	Trägerlösung (ml)	Appl.	Infusions-dauer	Bemerkungen
1	0	Cemiplimab	350 mg abs.	100 ml NaCl 0,9 %	i.v.	30min	Infusionsset mit In-Line-Filter, Porengröße 0,2-1,2 μm
1	+30min	Pemetrexed	500 mg/m²	50 ml NaCl 0,9 %	i.v.	10min	

Zyklusdiagramm | Tag 1 | [...] | Wdh: 22
Cemiplimab
Pemetrexed

Obligate Prä- und Begleitmedikation (Zyklus 5-n)

Tag	zeitl. Ablauf	Substanz	Basisdosierung	Trägerlösung (ml)	Appl.	Infusions-dauer	Bemerkungen
0-2	1-0-1-0	Dexamethason	4 mg		p.o.		alle 12h (24h vor und nach Pemetrexed)
0-21	1-0-0-0	Folsäure	400 mg		p.o.		Beginn: 1-2 Wochen vor CTx, kontinuierliche Einnahme (bis zu 3 Wochen nach letzter Pemetrexed Gabe); 350-1000µg Folsäure
1	-15min	NaCl 0,9 %	500 ml		i.v.	1h	

Bedarfsmedikation	antiemetische Begleitmedikation möglich (z.B. Granisetron); bei Diarrhoe: Bewässerung, Loperamid; bei Leuko-/Thrombozytopenie Grad 4: Leukovorin
FN-Risiko	< 10% → je nach Risikoabwägung, siehe Kurzfassung Leitlinien G-CSF.
Kontrollen	innerhalb 3d vor Zyklus und an Tag 7 oder 8: Blutbild, Hb, Bilirubin, AP, GOT, GPT; nur innerhalb 3d vor Zyklus: Serum- Kreatinin; kontinuierlich: Symptome/Anzeichen von Infusionsreaktionen, Kolitis und Pneumonitis; Schilddrüsenfunktion, Elektrolyte (Na$^+$, K$^+$, Ca^{2+}, Mg^{2+}), LDH und Gerinnung
Dosisreduktion	Cemiplimab: keine Dosismodifikation vorgesehen; **Pemetrexed/Carboplatn:** Neutrophile müssen ≥ 1,5 x10^9/l und Thrombozyten ≥ 100 x10^9/l bei Therapiebeginn sein; bei hämatologischen Komplikationen: Thrombozytennadir ≥ 50 x10^9/l und Leukozytennadir < 0,5 x10^9/l: DR auf 75%; Thrombozytennadir < 50 x10^9/l: DR auf 50%; Mucositis: DR 50% Pemetrexed bei CTC Grad 3-4; nicht-hämatologische Toxizitäten DR 25% Pemetrexed bei Krankenhaus- pflichtiger Diarrhoe, DR 25% für Pemetrexed und Carboplatin bei sonstigen Toxizitäten CTC Grad 3-4
Cave	**Gabe von NSAR/Salicylaten 2 Tage vor bis 2 Tage nach Pemetrexed-Applikation aussetzen; immunvermittelte Nebenwirkungen möglich (Pneumonitis, Kolitis, Hepatitis, Nephritis oder Nierenfunktionsstörung, Endokrinopathien/Schilddrüsenfunktionsstörung, Hautausschlag),** bei Auftreten immunvermittelter Nebenwirkungen je nach Schweregrad Steroid-Gabe initiieren
Therapievoraussetzung	**Virale Hepatitis Serologie** (HBsAg, HBcAb, HCV-Ab) **vor Behandlungsbeginn** mit Checkpointinhibitoren: bei positiver Hepatitis-Serologie vor Behandlungsbeginn Hepatologen konsultieren. **Überprüfung der Leberwerte** (AST, ALT, Bilirubin) **vor jeder Gabe** eines Checkpointinhibitors. Je nach Risikoabwägung wöchentliche Kontrolle. Die Werte dürfen nicht älter als 6 Tage sein.
Erfolgsbeurteilung	nach jedem 2. Zyklus mit gleicher Methode wie bei Basis-Untersuchung (CT od. MRT)
Wiederholung	**Zyklus 1-4:** Tag 22. **Zyklus 5-n:** Tag 22.
Literatur	Gogishvili et al. Nature Medicine. 2022;28:2374–2380

Diese Krebstherapie birgt letale Risiken. Die Anwendung darf nur durch erfahrene Onkologen und entsprechend ausgebildetes Pflegepersonal erfolgen. Das Protokoll muss im Einzelfall überprüft und der klinischen Situation angepasst werden.

080202_46 *Nivo/Ipi + Pac/Carbo (Plattenepithelkarzinom) analog CM9LA*   *Indikation: NSCLC (Plattenepithelkarzinom)*   **ICD-10: C34**

Hauptmedikation (Zyklus 1)

Tag	zeitl. Ablauf	Substanz	Basisdosierung	Trägerlösung (ml)	Appl.	Infusions-dauer	Bemerkungen
1	0	Nivolumab	360 mg	100 ml NaCl 0,9 %	i.v.	30min	In-Line-Filter mit Porengröße 0,2-1,2μm verwenden; Ggf. bei schlechter Verträglichkeit Infusionszeit auf 60min verlängern.
1	+30min	Ipilimumab	1 mg/kg	ad 100 ml NaCl 0,9 %	i.v.	30min	Cave: alle 6 Wochen -> kein Ipilimumab in Zyklus 2. In-Line-Filter verwenden. Ggf. bei schlechter Verträglichkeit Infusionszeit auf 60min verlängern.
1	+1h	Paclitaxel	200 mg/m²	500 ml NaCl 0,9 %	i.v.	3h	immer über PVC-freies Infusionssystem mit 0,2μm Inline-filter applizieren.
1	+4h	Carboplatin	5 AUC	250 ml Glucose 5 %	i.v.	30min	Dosis(mg) = AUC(mg/ml x min) x [GFR (ml/min) + 25]

Wiederholungsinfo: Tag 22 Start Zyklus 2: ohne Ipilimumab

Zyklusdiagramm: Tag 1 2 3 4 5 6 7 8 9 10 11 12 13 14 15 16 17 18 19 20 21
Nivolumab
Ipilimumab
Paclitaxel
Carboplatin

Therapieablauf:

Vorphase	Erhaltungstherapie
CTx + Immuntherapie: Zyklus 1+2 (Zykluslänge 21d)	Immuntherapie: Zyklus 3-n (Zykluslänge 42d)

Maximaldosen für Carboplatin bei Dosierung nach AUC:

AUC	Max. Dosis
1,5	225mg
2	300mg
3	450mg
4	600mg
5	750mg
6	900mg
7	1050mg

CTx mit FN-Risiko von 10-20%: Vorgehen bei der G-CSF-Gabe
- nach CTx: 1x tgl. 5μg/kg Filgrastim s.c. bei Leukozyten < 1 000/μl bis >1 000/μl
- Wenn unter Einbeziehung **individueller Risikofaktoren für den Patienten FN-Risiko ≥ 20% =>G-CSF-Primärprophylaxe** erwägen/durchführen.
- **Nach durchgemachter febriler Neutropenie**, in folgenden Zyklen => **G-CSF-Sekundärprophylaxe**
G-CSF-Primär- bzw. **Sekundärprophylaxe: Entweder** 24h nach CTx einmal Pegfilgrastim/Neulasta® 6mg s.c.
- **Oder:** d6 nach CTx Filgrastim/Neupogen® 5μg/kg/d s.c. bis zum Durchschreiten des Nadir.

Obligate Prä- und Begleitmedikation (Zyklus 1)

Tag	zeitl. Ablauf	Substanz	Basisdosierung	Trägerlösung (ml)	Appl.	Infusions-dauer	Bemerkungen
1	-30min	NaCl 0,9 %	2 000 ml		i.v.	5h	nur über IVAC
1	-30min	Famotidin	20 mg		p.o.		bereits zu Hause eingenommen? (falls vom Arzt rezeptiert)
1	-30min	Dexamethason	20 mg		i.v.	B	
1	-30min	Clemastin	2 mg		i.v.	B/2min	
1	-30min	Granisetron	1 mg		i.v.	B	bei Emesis: Dosiserhöhung auf 3mg

Hauptmedikation (Zyklus 2)

Tag	zeitl. Ablauf	Substanz	Basisdosierung	Trägerlösung (ml)	Appl.	Infusions-dauer	Bemerkungen
1	0	Nivolumab	360 mg	100 ml NaCl 0,9 %	i.v.	30min	In-Line-Filter mit Porengröße 0,2-1,2μm verwenden; Ggf. bei schlechter Verträglichkeit Infusionszeit auf 60min verlängern.
1	+30min	Paclitaxel	200 mg/m²	500 ml NaCl 0,9 %	i.v.	3h	immer über PVC-freies Infusionssystem mit 0,2μm Inline-filter applizieren.
1	+3h 30min	Carboplatin	5 AUC	250 ml Glucose 5 %	i.v.	30min	Dosis(mg) = AUC(mg/ml x min) x [GFR (ml/min) + 25]

Zyklusdiagramm: Tag 1 2 3 4 5 6 7 8 9 10 11 12 13 14 15 16 17 18 19 20 21
Nivolumab
Paclitaxel
Carboplatin

Wiederholungsinfo: Tag 22 Start Zyklus 3: Nivolumab / Ipilimumab

CTx mit FN-Risiko von 10-20%: Vorgehen bei der G-CSF-Gabe
- nach CTx: 1x tgl. 5μg/kg Filgrastim s.c. bei Leukozyten < 1 000/μl bis >1 000/μl
- Wenn unter Einbeziehung **individueller Risikofaktoren für den Patienten FN-Risiko ≥ 20% =>G-CSF-Primärprophylaxe** erwägen/durchführen.
- **Nach durchgemachter febriler Neutropenie**, in folgenden Zyklen => **G-CSF-Sekundärprophylaxe**
G-CSF-Primär- bzw. **Sekundärprophylaxe: Entweder** 24h nach CTx einmal Pegfilgrastim/Neulasta® 6mg s.c.
- **Oder:** d6 nach CTx Filgrastim/Neupogen® 5μg/kg/d s.c. bis zum Durchschreiten des Nadir.

Obligate Prä- und Begleitmedikation (Zyklus 2)

Tag	zeitl. Ablauf	Substanz	Basisdosierung	Trägerlösung (ml)	Appl.	Infusions-dauer	Bemerkungen
1	-30min	NaCl 0,9 %	2 000 ml		i.v.	5h	nur über IVAC
1	-1h	Famotidin	20 mg		p.o.		bereits zu Hause eingenommen? (falls vom Arzt rezeptiert)
1	-30min	Dexamethason	20 mg		i.v.	B	
1	-30min	Clemastin	2 mg		i.v.	B/2min	
1	-30min	Granisetron	1 mg		i.v.	B	bei Emesis: Dosiserhöhung auf 3mg

Hauptmedikation (Zyklus 3-n)

Tag	zeitl. Ablauf	Substanz	Basisdosierung	Trägerlösung (ml)	Appl.	Infusions-dauer	Bemerkungen
1	+30min	Ipilimumab	1 mg/kg	ad 100 ml NaCl 0,9 %	i.v.	30min	In-Line-Filter verwenden. Ggf. bei schlechter Verträglichkeit Infusionszeit auf 60min verlängern.
1, 22	0	Nivolumab	360 mg	100 ml NaCl 0,9 %	i.v.	30min	In-Line-Filter mit Porengröße 0,2-1,2μm verwenden; Ggf. bei schlechter Verträglichkeit Infusionszeit auf 60min verlängern.

Zyklusdiagramm

	Tag 1	2	3	4	5	6	7	8	9	10	11	12	13	14	15	16	17	18	19	20	21	22	[...]	Wdh: 43
Nivolumab	☐																					☐		
Ipilimumab	■																							

Obligate Prä- und Begleitmedikation (Zyklus 3-n)

Tag	zeitl. Ablauf	Substanz	Basisdosierung	Trägerlösung (ml)	Appl.	Infusions-dauer	Bemerkungen
1	-30min	NaCl 0,9 %	500 ml		i.v.	2h	
22	-30min	NaCl 0,9 %	500 ml		i.v.	1h30min	

Bedarfsmedikation	Metoclopramid p.o. ; In Abhängigkeit der Schwere der jeweiligen Nebenwirkung **siehe SOP: Management der Nebenwirkungen der Therapie mit Immuncheckpointinhibitoren** (Immune checkpoint blockade ICB); Loperamid, Flüssigkeits- und Elektrolytersatz, Glucocorticoide top/p.o./i.v., Infliximab, MMF
FN-Risiko	Zyklen 1+2: 10-20% → je nach Risikoabwägung als Primärprophylaxe, bei FN im 1. Zyklus als Sekundärprophylaxe; ab Zyklus 3: <10%, siehe Kurzfassung Leitlinien G-CSF.
Kontrollen	Blutbild, Serumchemie: Elektrolyte insb. Mg^{2+}, Harnsäure, Retentionswerte (Kreatinin, eGFR), Leberfunktion (AP, ALT, AST, Bilirubin), Hormonwerte (TSH, Cortisolspiegel), Schilddrüsenfunktion (obligat vor Therapiebeginn und vor jeder Ipilimumab-Gabe), klinisch: insbesondere Polyneuropathie, Neurotoxizität, immunvermittelte Nebenwirkungen, insbes. kardiale und pulmonale NW mindestens bis 5 Monate nach Therapieende.
Dosisreduktion	**Taxol:** um 25% bei Leukopenie Grad IV (<1 000/μl) oder febriler Neutropenie, um 25% bei Thrombopenie Grad IV (<10 000/μl), um 20% bei Polyneuropathie Grad 3-4 (CTCAE)
Cave	unter Therapie-Checkpointinhibitoren sind immunvermittelte Nebenwirkungen möglich (Pneumonitis, Kolitis, Hepatitis, Nephritis oder Nierenfunktionsstörung, Endokrinopathien/Schilddrüsenfunktionsstörung, Hautausschlag), bei Auftreten immunvermitteler Nebenwirkungen je nach Schweregrad Steroid-Gabe initiieren.
Therapievoraussetzung	Checkpointinhibitoren: **Virale Hepatitis Serologie** (HBsAg, HBcAb, HCV-Ab) vor Behandlungsbeginn mit Checkpointinhibitoren: bei positiver Hepatitis-Serologie vor Behandlungsbeginn Hepatologen konsultieren. **Überprüfung der Leberwerte** (AST, ALT, Bilirubin) vor jeder Gabe eines Checkpointinhibitors. Je nach Risikoabwägung wöchentliche Kontrolle. Die Werte dürfen nicht älter als 6 Tage sein.
Therapieaufschub	**Taxol:** bei Leukozyten < 1 500/μl oder Thrombozyten < 75 000/μl (Kontrolle 2 mal wöchentlich). Therapie absetzen bei Allergie gegen Polyoxyethylen-3,5-Rizinusöl. Bei Überempfindlichkeitsreaktionen Therapieaufschub (ausgelassene Dosen werden nicht nachgeholt) oder Therapieabbruch in Abhängigkeit von klinischer Situation siehe SOP: **Management der Nebenwirkungen der Therapie mit Immuncheckpointinhibitoren** (Immune checkpoint blockade ICB).
Therapieunterbrechung	Wenn Nivolumab in Kombination mit Ipilimumab angewendet wird, soll bei Aufschiebung des einen Wirkstoffs auch die Gabe des anderen Wirkstoffs aufgeschoben werden. Wenn die Behandlung nach einer Pause wieder aufgenommen wird, sollte aufgrund individueller Beurteilung des Patienten entweder die Kombinationsbehandlung oder Nivolumab-Monotherapie wieder aufgenommen werden.
Therapieabbruch	**Ipilimumab, Nivolumab:** Grad 4 oder wieder auftretende Grad 3 Nebenwirkungen. Grad 2 oder 3 Nebenwirkungen, die trotz Behandlung persistieren.
Erfolgsbeurteilung	alle 6-8 Wochen im ersten Jahr, danach alle 3 Monate.
Therapiedauer	bis zu inakzeptabler Toxizität oder zum Progress oder bis zu 24 Monate bei Patienten ohne Progress.
Wiederholung	**Zyklus 1-1:** Tag 22 Start Zyklus 2: ohne Ipilimumab **Zyklus 2-2:** Tag 22 Start Zyklus 3: Nivolumab / Ipilimumab **Zyklus 3-n:** Tag 43.
Literatur	adaptiert nach Paz-Ares L et al. Lancet Oncology. 2021; 22(2):198-211

Diese Krebstherapie birgt letale Risiken. Die Anwendung darf nur durch erfahrene Onkologen und entsprechend ausgebildetes Pflegepersonal erfolgen. Das Protokoll muss im Einzelfall überprüft und der klinischen Situation angepasst werden.

| 080202_47 | Nivo/Ipi + Pem/Carbo (Adenokarzinom) analog CM9LA | | Indikation: NSCLC (Adenokarzinom) | | | | ICD-10: C34 |

Hauptmedikation (Zyklus 1)

Tag	zeitl. Ablauf	Substanz	Basisdosierung	Trägerlösung (ml)	Appl.	Infusions-dauer	Bemerkungen
1	0	Nivolumab	360 mg	100 ml NaCl 0,9 %	i.v.	30min	In-Line-Filter mit Porengröße 0,2-1,2µm verwenden; Ggf. bei schlechter Verträglichkeit Infusionszeit auf 60min verlängern.
1	+30min	Ipilimumab	1 mg/kg	ad 100 ml NaCl 0,9 %	i.v.	30min	Cave: 6-wöchentlich, Zyklus 2 ohne Ipilimumab. In-Line-Filter verwenden. Ggf. bei schlechter Verträglichkeit Infusionszeit auf 60min verlängern.
1	+1h	Pemetrexed	500 mg/m²	50 ml NaCl 0,9 %	i.v.	10min	
1	+1h 10min	Carboplatin	5 AUC	250 ml Glucose 5 %	i.v.	30min	Dosis(mg) = AUC(mg/ml x min) x [GFR (ml/min) + 25]

Wiederholungsinfo: Tag 22 Start Zyklus 2: ohne Ipilimumab

Zyklusdiagramm

	Tag 1	2	3	4	5	6	7	8	9	10	11	12	13	14	15	16	17	18	19	20	21
Nivolumab																					
Ipilimumab																					
Pemetrexed																					
Carboplatin																					

Therapieablauf:

Vorphase	Erhaltungstherapie
CTx + Immuntherapie: Zyklus 1+2 (Zykluslänge 21d)	Immuntherapie: Zyklus 3-n (Zykluslänge 42z)

Vitamin B12: Eine Woche vor 1. Pemetrexed-Gabe, dann alle 9 Wochen Applikation von 1000µg Vitamin B12 i.m.

Folsäure: 400µg/d kontinuierlich ab Tag -7 (laut Pemetrexed-Fachinfo: 350-1000µg Folsäure/Tag)

Maximaldosen für Carboplatin bei Dosierung nach AUC:

AUC	Max. Dosis
1,5	225mg
2	300mg
3	450mg
4	600mg
5	750mg
6	900mg
7	1050mg

Obligate Prä- und Begleitmedikation (Zyklus 1)

Tag	zeitl. Ablauf	Substanz	Basisdosierung	Trägerlösung (ml)	Appl.	Infusions-dauer	Bemerkungen
-7	Gabe	Vitamin B12	1 000 µg		i.m.		Beginn 1 Woche vor Pemetrexed-Gabe, dann alle 9 Wochen (bis zu 3 Wochen nach letzter Pemetrexed-Gabe)
-7-21	1-0-0-0	Folsäure	400 µg		p.o.		Beginn: 1-2 Wochen vor CTx, kontinuierliche Einnahme (bis zu 3 Wochen nach letzter Pemetrexed Gabe); 350-1000µg Folsäure
0, 2	1-0-1-0	Dexamethason	4 mg		p.o.		alle 12h (24h vor und nach Pemetrexed)
1	-30min	NaCl 0,9 %	1 000 ml		i.v.	2h30min	nur über IVAC
1	-30min	Dexamethason	4 mg		i.v.	B	an Dexamethason 4mg 1-0-1 am Vortag gedacht ?
1	-30min	Granisetron	1 mg		i.v.	B	
1	abends	Dexamethason	4 mg		p.o.		

Hauptmedikation (Zyklus 2)

Tag	zeitl. Ablauf	Substanz	Basisdosierung	Trägerlösung (ml)	Appl.	Infusions-dauer	Bemerkungen
1	0	Nivolumab	360 mg	100 ml NaCl 0,9 %	i.v.	30min	In-Line-Filter mit Porengröße 0,2-1,2µm verwenden; Ggf. bei schlechter Verträglichkeit Infusionszeit auf 60min verlängern.
1	+30min	Pemetrexed	500 mg/m²	50 ml NaCl 0,9 %	i.v.	10min	
1	+40min	Carboplatin	5 AUC	250 ml Glucose 5 %	i.v.	30min	Dosis(mg) = AUC(mg/ml x min) x [GFR (ml/min) + 25]

Zyklusdiagramm | Tag 1 2 3 4 5 6 7 8 9 10 11 12 13 14 15 16 17 18 19 20 21

Nivolumab ☐
Pemetrexed ■
Carboplatin ☐

| **Vitamin B12:** Eine Woche vor 1. Pemetrexed-Gabe, dann alle 9 Wochen Applikation von 1000µg Vitamin B12 i.m. | **Folsäure: 400µg/d kontinuierlich ab Tag -7** (laut Pemetrexed-Fachinfo: 350-1000µg Folsäure/Tag) |

Wiederholungsinfo: Tag 22 Start Zyklus 3: Nivolumab / Ipilimumab

Obligate Prä- und Begleitmedikation (Zyklus 2)

Tag	zeitl. Ablauf	Substanz	Basisdosierung	Trägerlösung (ml)	Appl.	Infusions-dauer	Bemerkungen
0, 2	1-0-1-0	Dexamethason	4 mg		p.o.		alle 12h (24h vor und nach Pemetrexed)
0-21	1-0-0-0	Folsäure	400 µg		p.o.		Beginn: 1-2 Wochen vor CTx, kontinuierliche Einnahme (bis zu 3 Wochen nach letzter Pemetrexed Gabe); 350-1000µg Folsäure
1	-30min	NaCl 0,9 %	1 000 ml		i.v.	2h	nur über IVAC
1	-30min	Dexamethason	4 mg		i.v.	B	an Dexamethason 4mg 1-0-1 am Vortag gedacht ?
1	-30min	Granisetron	1 mg		i.v.	B	
1	abends	Dexamethason	4 mg		p.o.		

Hauptmedikation (Zyklus 3-n)

Tag	zeitl. Ablauf	Substanz	Basisdosierung	Trägerlösung (ml)	Appl.	Infusions-dauer	Bemerkungen
1	+30min	Ipilimumab	1 mg/kg	ad 100 ml NaCl 0,9 %	i.v.	30min	In-Line-Filter verwenden. Ggf. bei schlechter Verträglichkeit Infusionszeit auf 60min verlängern.
1, 22	0	Nivolumab	360 mg	100 ml NaCl 0,9 %	i.v.	30min	In-Line-Filter mit Porengröße 0,2-1,2µm verwenden; Ggf. bei schlechter Verträglichkeit Infusionszeit auf 60min verlängern.

Zyklusdiagramm | Tag 1 2 3 4 5 6 7 8 9 10 11 12 13 14 15 16 17 18 19 20 21 22 [...] Wdh: 43

Nivolumab ☐
Ipilimumab ■

Obligate Prä- und Begleitmedikation (Zyklus 3-n)

Tag	zeitl. Ablauf	Substanz	Basisdosierung	Trägerlösung (ml)	Appl.	Infusions-dauer	Bemerkungen
1	-30min	NaCl 0,9 %	500 ml		i.v.	2h	
22	-30min	NaCl 0,9 %	500 ml		i.v.	1h30min	

Bedarfsmedikation	Antiemese (Granisetron, Metoclopramid), bei Leuko-/Thrombozytopenie Grad 4: Leukovorin ;In Abhängigkeit der Schwere der jeweiligen Nebenwirkung **siehe SOP: Management der Nebenwirkungen der Therapie mit Immuncheckpointinhibitoren** (Immune checkpoint blockade ICB); Loperamid, Flüssigkeits- und Elektrolytersatz, Glucocorticoide top/p.o./i.v., Infliximab, MMF
FN-Risiko	<10% → je nach Risikoabwägung, siehe Kurzfassung Leitlinien G-CSF.
Kontrollen	Blutbild, Serumchemie: Elektrolyte, Harnsäure, Retentionswerte (Kreatinin, eGFR), LDH, Leberfunktion (AP, ALT, AST, Bilirubin), Hormonwerte (TSH, Cortisolspiegel), Schilddrüsenfunktion (obligat vor Therapiebeginn und vor jeder Ipilimumab-Gabe), klinisch: insbesondere Polyneuropathie, Neurotoxizität, immunvermittelte Nebenwirkungen, insbes. kardiale und pulmonale NW mindestens bis 5 Monate nach Therapieende.
Dosisreduktion	**Chemotherapie:** bei hämatologischen Komplikationen: Thrombozytennadir ≥50 x10^9/l und Leukozytennadir < 0,5 x10^9/l: DR auf 75%; Thrombozytennadir < 50 x10^9/l: DR 50%; Mucositis: DR 50% Pemetrexed bei CTC Grad 3-4; nicht-hämatologische Toxizitäten DR 25% Pemetrexed bei Krankenhaus- pflichtiger Diarrhoe, DR 25% für Pemetrexed und Carboplatin bei sonstigen Toxizitäten CTC Grad 3-4.
Cave	unter Therapie-Checkpointinhibitoren sind immunvermittelte Nebenwirkungen möglich (Pneumonitis, Kolitis, Hepatitis, Nephritis oder Nierenfunktionsstörung, Endokrinopathien/Schilddrüsenfunktionsstörung, Hautausschlag), bei Auftreten immunvermittelter Nebenwirkungen je nach Schweregrad Steroid-Gabe initiieren. **Gabe von NSAR/Salicylaten 2 Tage vor bis 2 Tage nach Pemetrexed-Applikation aussetzen.**

Therapievoraussetzung	Checkpointinhibitoren: **Virale Hepatitis Serologie** (HBsAg, HBcAb, HCV-Ab) vor Behandlungsbeginn mit Checkpointinhibitoren: bei positiver Hepatitis-Serologie vor Behandlungsbeginn Hepatologen konsultierer. **Überprüfung der Leberwerte** (AST, ALT, Bilirubin) vor jeder Gabe eines Checkpointinhibitors. Je nach Risikoabwägung wöchentliche Kontrolle. Die Werte dürfen nicht älter als 6 Tage sein. **Chemotherapie:** Neutrophile müssen $\geq$1,5 x10^9/l und Thrombozyten $\geq$100 x10^9/l bei Therapiebeginn sein.
Therapieaufschub	Bei Überempfindlichkeitsreaktionen Therapieaufschub (ausgelassene Dosen werden nicht nachgeholt) oder Therapieabbruch in Abhängigkeit von klinischer Situation siehe SOP: **Management der Nebenwirkungen der Therapie mit Immuncheckpointinhibitoren** (Immune checkpoint blockade ICB).
Therapieunterbrechung	Wenn Nivolumab in Kombination mit Ipilimumab angewendet wird, soll bei Aufschiebung des einen Wirkstoffes auch die Gabe des anderen Wirkstoffs aufgeschoben werden. Wenn die Behandlung nach einer Pause wieder aufgenommen wird, sollte aufgrund individueller Beurteilung des Patienten entweder die Kombinationsbehandlung oder Nivolumab-Monotherapie wieder aufgenommen werden.
Therapieabbruch	**Ipilimumab Nivolumab:** Grad 4 oder wieder auftretende Grad 3 Nebenwirkungen. Grad 2 oder 3 Nebenwirkungen, die trotz Behandlung persistieren. **Pemetrexed:** Kreatinin- Clearance < 45ml/min, Neurotoxizität CTC Grad 3-4; sonstige Toxizitäten CTC Grad 3-4 nach zweimaliger DR (außer Transaminasenerhöhung).
Erfolgsbeurteilung	alle 6-8 Wochen im ersten Jahr, danach alle 3 Monate.
Therapiedauer	bis zu inakzeptabler Toxizität oder zum Progress oder bis zu 24 Monate bei Patienten ohne Progress.
Wiederholung	**Zyklus 1-1:** Tag 22 Start Zyklus 2: ohne Ipilimumab **Zyklus 2-2:** Tag 22 Start Zyklus 3: Nivolumab / Ipilimumab **Zyklus 3-n:** Tag 43.
Literatur	adaptiert nach Paz-Ares L et al. Lancet Oncology. 2021;. 22(2):198-211; https://doi.org/10.1016/S1470-2045(20)30641-0

> Diese Krebstherapie birgt letale Risiken. Die Anwendung darf nur durch erfahrene Onkologen und entsprechend ausgebildetes Pflegepersonal erfolgen. Das Protokoll muss im Einzelfall überprüft und der klinischen Situation angepasst werden.

080202_35	Pembrolizumab + Pemetrexed + Cisplatin	Indikation: metastasiertes Adenokarzinom der Lunge	ICD-10: C34

Hauptmedikation (Zyklus 1-4)

Tag	zeitl. Ablauf	Substanz	Basisdosierung	Trägerlösung (ml)	Appl.	Infusions-dauer	Bemerkungen
1	0	Pembrolizumab	200 mg abs.	100 ml NaCl 0,9 %	i.v.	30min	Infusionsset mit In-Line-Filter, Porengröße 0,2-1,2 μm
1	+30min	Pemetrexed	500 mg/m²	50 ml NaCl 0,9 %	i.v.	10min	
1	+1h 15min	Cisplatin	75 mg/m²	250 ml NaCl 0,9 %	i.v.	1h	

Zyklusdiagramm | Tag 1 | [...] | Wdh: 22

Pembrolizumab
Pemetrexed
Cisplatin

Wiederholungsinfo: Zyklusbeginn nur bei Neutrophilen >1 500/μl und Thrombozyten >100 000/μl

Aprepitant / Fosaprepitant (Prodrug) sind Substrate und moderate Inhibitoren von CYP3A4:
Cave bei gleichzeitiger oraler Verabreichung von hauptsächlich via CYP3A4 metabolisierten Wirkstoffen mit geringer therapeutischer Breite wie Ciclosporin, Tacrolimus, Everolimus, Fentanyl. Die gleichzeitige Anwendung von Pimozid ist kontraindiziert. **Interaktion mit CYP3A4 metabolisierten oral verabreichten CTx z.B. Etoposid, Vinorelbin möglich. Besondere Vorsicht bei gleichzeitiger Anwendung von Irinotecan und Ifosfamid erhöhte Toxizität möglich.** Reduktion der üblichen oralen Dexamethason-Dosis um 50%.
Vorübergehende leichte Induktion von CYP2C9 und CYP3A4 nach Beendigung der Aprepitant- / Fosaprepitant-Therapie: Bei Warfarin (CYP2C9-Substrat)-Dauertherapie besonders engmaschige INR-Überwachung innerhalb von 14 Tagen nach jeder Aprepitant 3-Tages-Therapie. Verminderte Wirksamkeit hormonaler Kontrazeptiva bis 2 Monate nach letzter Aprepitant Gabe möglich → alternative unterstützende Maßnahmen zur Empfängnisverhütung vorzunehmen.

Vitamin B12: Eine Woche vor 1. Pemetrexed-Gabe, dann alle 9 Wochen Applikation von 1000μg Vitamin B12 i.m.

Achtung Pembrolizumab:
bei Auftreten von allergischen Reaktionen Gabe von Antihistaminika, Steroid-Gabe nur in Notfallsituation bzw. nach Rücksprache

Folsäure: 400μg/d kontinuierlich ab Tag-7
(laut Pemetrexed-Fachinfo: 350-1000μg Folsäure/Tag)

Obligate Prä- und Begleitmedikation (Zyklus 1-4)

Tag	zeitl. Ablauf	Substanz	Basisdosierung	Trägerlösung (ml)	Appl.	Infusions-dauer	Bemerkungen
-7	Gabe	Vitamin B12	1 000 μg		i.m.		eine Woche vor 1. Pemetrexed-Gabe, dann alle 9 Wochen bis 3 Wo nachTherapieende
-7-21	1-0-0-0	Folsäure	400 μg		p.o.		kontinuierlich bis 3 Wochen nach Therapieende; Beginn 5-7 Tage vor 1. Pemetrexed-Gabe; 350-1000μg Folsäure
0	1-0-1-0	Dexamethason	4 mg		p.o.		am Vortag
1	-1h	Aprepitant	125 mg		p.o.		
1	-15min	NaCl 0,9 %	3 000 ml		i.v.	8h	
1	-15min	Dexamethason	12 mg		i.v.	B	
1	-15min	Granisetron	1 mg		i.v.	B	
1	+45min	Mannitol-Lsg. 10%	250 ml		i.v.	15min	30min vor Cisplatin
1	+2h 45min	Mannitol-Lsg. 10%	250 ml		i.v.	15min	30min nach Cisplatin
2-3	1-0-0-0	Aprepitant	80 mg		p.o.		morgens
2-4	1-0-1-0	Dexamethason	4 mg		p.o.		

Hauptmedikation (Zyklus 5-n)

Tag	zeitl. Ablauf	Substanz	Basisdosierung	Trägerlösung (ml)	Appl.	Infusions-dauer	Bemerkungen
1	0	Pembrolizumab	200 mg abs.	100 ml NaCl 0,9 %	i.v.	30min	Infusionsset mit In-Line-Filter, Porengröße 0,2-1,2 μm
1	+30min	Pemetrexed	500 mg/m²	50 ml NaCl 0,9 %	i.v.	10min	

Zyklusdiagramm | Tag 1 | [...] | Wdh: 22

Pembrolizumab
Pemetrexed

Wiederholungsinfo: Zyklusbeginn nur bei Neutrophilen >1 500/μl und Thrombozyten >100 000/μl

Obligate Prä- und Begleitmedikation (Zyklus 5-n)

Tag	zeitl. Ablauf	Substanz	Basisdosierung	Trägerlösung (ml)	Appl.	Infusions-dauer	Bemerkungen
0-2	1-0-1-0	Dexamethason	4 mg		p.o.		von Tag 0-2
0-21	1-0-0-0	Folsäure	400 µg		p.o.		kontinuierlich bis 3 Wochen nach Therapieende; Beginn 5-7 Tage vor 1. Pemetrexed-Gabe; 350-1000µg Folsäure
1	-15min	NaCl 0,9 %	500 ml		i.v.	1h	

Bedarfsmedikation	antiemetische Begleitmedikation möglich (z.B. Granisetron); bei Diarrhoe: Bewässerung, Loperamid; bei Leuko-/Thrombozytopenie Grad 4: Leukovorin
FN-Risiko	<10% → je nach Risikoabwägung, siehe Kurzfassung Leitlinien G-CSF
Kontrollen	innerhalb 3d vor Zyklus und an Tag 7 oder 8: Blutbild, Bilirubin, AP, GOT, GPT; nur innerhalb 3d vor Zyklus: Serum- Kreatinin; kontinuierlich: Symptome/Anzeichen von Infusionsreaktionen, Kolitis und Pneumonitis; Schilddrüsenfunktion, Elektrolyte (Na^+, K^+, Ca^{2+}, Mg^{2+}), LDH und Gerinnung
Dosisreduktion	Pembrolizumab: keine Dosismodifikation vorgesehen; **Pemetrexed/Cisplatin**: bei Toxizität vorhergehender Zyklen DR bis Therapieende: Hämatologische: DR 25% bei 1. Neutrophilen-Nadir <1 000/µl mit Fieber ≥38,5°C; 2. Neutrophilen- Nadir < 500/µl + Thrombozyten-Nadir ≥50 000/µl; 3. Thrombozyten- Nadir < 50 000/µl ohne Blutung; DR 50% bei Thrombozyten- Nadir < 50 000/µl mit Blutung; Mucositis: DR 50% Pemetrexed bei CTC Gr. 3-4; Neurotoxizität: DR 50% Cisplatin bei CTC Gr. 2; sonstige nichthämatologische Toxizität: DR 25% Pemetrexed bei Krankenhaus-pflichtiger Diarrhoe (Grad 3), DR 25% beide Substanzen bei sonstigen CTC Gr. 3-4
Cave	**Gabe von NSAR/Salicylaten 2 Tage vor bis 2 Tage nach Pemetrexed-Applikation aussetzen**
Therapievoraussetzung	**Virale Hepatitis Serologie** (HBsAg, HBcAb, HCV-Ab) **vor Behandlungsbeginn** mit Checkpointinhibitoren: bei positiver Hepatitis-Serologie vor Behandlungsbeginn Hepatologen konsultieren. **Überprüfung der Leberwerte** (AST, ALT, Bilirubin) **vor jeder Gabe** eines Checkpointinhibitors. Je nach Risikoabwägung wöchentliche Kontrolle. Die Werte dürfen nicht älter als 6 Tage sein.
Therapieunterbrechung	**Pembrolizumab**: Cave bei AST oder ALT > 3xULN oder Gesamtbilirubin > 1,5xULN
Therapieabbruch	**Pembrolizumab**: siehe SOP "Management der Nebenwirkungen der Therapie mit Immuncheckpointinhibitoren"; **Pemetrexed/Cisplatin**: CCL< 45ml/min, Neurotoxizität CTC Gr. 3-4; sonstige CTC Gr. 3-4 Toxizitäten nach zweimaliger DR (außer Transaminasenerhöhung).
Erfolgsbeurteilung	nach jedem 2. Zyklus mit gleicher Methode wie bei Basis-Untersuchung (CT od. MRT)
Wiederholung	**Zyklus 1-4:** Tag 22. Zyklusbeginn nur bei Neutrophilen >1 500/µl und Thrombozyten >100 000/µl **Zyklus 5-n:** Tag 22. Zyklusbeginn nur bei Neutrophilen >1 500/µl und Thrombozyten >100 000/µl
Literatur	Gandhi L et al. N Engl J Med. 2018 May 31;378(22):2078-2092 "Pembrolizumab plus Chemotherapy in Metastatic Non-Small-Cell Lung Cancer", Fachinformation Pembrolizumab, Pemetrexed, Cisplatin

> Diese Krebstherapie birgt letale Risiken. Die Anwendung darf nur durch erfahrene Onkologen und entsprechend ausgebildetes Pflegepersonal erfolgen. Das Protokoll muss im Einzelfall überprüft und der klinischen Situation angepasst werden.

080202_36	*Pembrolizumab + Pemetrexed + Carboplatin*	ICD-10: C34

Indikation: metastasiertes Adenocarzinom der Lunge
(1. Linie ohne Treibermutation)

Hauptmedikation (Zyklus 1-4)

Tag	zeitl. Ablauf	Substanz	Basisdosierung	Trägerlösung (ml)	Appl.	Infusionsdauer	Bemerkungen
1	0	Pembrolizumab	200 mg abs.	100 ml NaCl 0,9 %	i.v.	30min	Infusionsset mit In-Line-Filter, Porengröße 0,2-1,2 μm
1	+30min	Pemetrexed	500 mg/m²	50 ml NaCl 0,9 %	i.v.	10min	
1	+45min	Carboplatin	5 AUC	250 ml Glucose 5 %	i.v.	30min	Dosis (mg) = AUC (mg/ml x min) x [GFR (ml/min)+25]; nach Pemetrexed-Gabe

Zyklusdiagramm | Tag 1 | [...] | Wdh: 22

Pembrolizumab □
Pemetrexed ■
Carboplatin □

Maximaldosen für Carboplatin bei Dosierung nach AUC:

AUC	Max. Dosis
1,5	225mg
2	300mg
3	450mg
4	600mg
5	750mg
6	900mg
7	1050mg

Achtung Pembrolizumab: bei Auftreten von allergischen Reaktionen nen Gabe von Antihistaminika, Steroid-Gabe nur in Notfallsituation bzw. nach Rücksprache

Folsäure: 400μg/d kontinuierlich ab Tag -7 (laut Pemetrexed-Fachinfo: 350-1000μg Folsäure/Tag)

Vitamin B12: Eine Woche vor 1. Pemetrexed-Gabe, dann alle 9 Wochen Applikation von 1000μg Vitamin B12 i.m.

Wiederholungsinfo: i.d.R. ab Zyklus 5 nur noch Pembrolizum-ab/Pemetrexed

Obligate Prä- und Begleitmedikation (Zyklus 1-4)

Tag	zeitl. Ablauf	Substanz	Basisdosierung	Trägerlösung (ml)	Appl.	Infusionsdauer	Bemerkungen
-7	Gabe	Vitamin B12	1000 μg		i.m.		Beginn 1 Woche vor Pemetrexed-Gabe, dann alle 9 Wochen (bis zu 3 Wochen nach letzter Pemetrexed-Gabe)
-7-21	1-0-0-0	Folsäure	400 μg		p.o.		Beginn: 1-2 Wochen vor CTx, kontinuierliche Einnahme (bis zu 3 Wochen nach letzter Pemetrexed Gabe); 350-1000μg Folsäure
0, 2	1-0-1-0	Dexamethason	4 mg		p.o.		alle 12h (24h vor und nach Pemetrexed)
1	-30min	NaCl 0,9 %	1000 ml		i.v.	2h	
1	-30min	Granisetron	1 mg		i.v.	B	
1	-30min	Dexamethason	4 mg		i.v.	B	an Dexamethason 4mg 1-0-1 am Vortag gedacht ?
1	abends	Dexamethason	4 mg		p.o.		

Hauptmedikation (Zyklus 5-n)

Tag	zeitl. Ablauf	Substanz	Basisdosierung	Trägerlösung (ml)	Appl.	Infusionsdauer	Bemerkungen
1	0	Pembrolizumab	200 mg abs.	100 ml NaCl 0,9 %	i.v.	30min	Infusionsset mit In-Line-Filter, Porengröße 0,2-1,2 μm
1	+30min	Pemetrexed	500 mg/m²	50 ml NaCl 0,9 %	i.v.	10min	

Zyklusdiagramm | Tag 1 | [...] | Wdh: 22

Pembrolizumab □
Pemetrexed ■

Obligate Prä- und Begleitmedikation (Zyklus 5-n)

Tag	zeitl. Ablauf	Substanz	Basisdosierung	Trägerlösung (ml)	Appl.	Infusionsdauer	Bemerkungen
0-2	1-0-1-0	Dexamethason	4 mg		p.o.		alle 12h (24h vor und nach Pemetrexed)
0-21	1-0-0-0	Folsäure	400 μg		p.o.		Beginn: 1-2 Wochen vor CTx, kontinuierliche Einnahme (bis zu 3 Wochen nach letzter Pemetrexed Gabe); 350-1000μg Folsäure
1	-15min	NaCl 0,9 %	500 ml		i.v.	1h	

Bedarfsmedikation	antiemetische Begleitmedikation möglich (z.B. Granisetron); bei Diarrhoe: Bewässerung, Loperamid; bei Leuko-/Thrombozytopenie Grad 4: Leukovorin
FN-Risiko	< 10% → je nach Risikoabwägung, siehe Kurzfassung Leitlinien G-CSF.
Kontrollen	innerhalb 3d vor Zyklus und an Tag 7 oder 8: Blutbild, Hb, Bilirubin, AP, GOT, GPT; nur innerhalb 3d vor Zyklus: Serum- Kreatinin; kontinuierlich: Symptome/Anzeichen von Infusionsreaktionen, Kolitis und Pneumonitis; Schilddrüsenfunktion, Elektrolyte (Na$^+$, K$^+$, Ca^{2+}, Mg^{2+}), LDH und Gerinnung
Dosisreduktion	Pembrolizumab: keine Dosismodifikation vorgesehen; **Pemetrexed/Carboplatin:** Neutrophile müssen $\geq$ 1,5 x10^9/l und Thrombozyten $\geq$ 100 x10^9/l bei Therapiebeginn sein; bei hämatologischen Komplikationen: Thrombozytennadir $\geq$ 50 x10^9/l und Leukozytennadir < 0,5 x10^9/l: DR auf 75%; Thrombozytennadir < 50 x10^9/l: DR auf 50%; Mucositis: DR 50% Pemetrexed bei CTC Grad 3-4; nicht-hämatologische Toxizitäten DR 25% Pemetrexed bei Krankenhaus- pflichtiger Diarrhoe, DR 25% für Pemetrexed und Carboplatin bei sonstigen Toxizitäten CTC Grad 3-4
Cave	**Gabe von NSAR/Salicylaten 2 Tage vor bis 2 Tage nach Pemetrexed-Applikation aussetzen**
Therapievoraussetzung	**Virale Hepatitis Serologie** (HBsAg, HBcAb, HCV-Ab) **vor Behandlungsbeginn** mit Checkpointinhibitoren: bei positiver Hepatitis-Serologie vor Behandlungsbeginn Hepatologen konsultieren. **Überprüfung der Leberwerte** (AST, ALT, Bilirubin) **vor jeder Gabe** eines Checkpointinhibitors. Je nach Risikoabwägung wöchentliche Kontrolle. Die Werte dürfen nicht älter als 6 Tage sein.
Therapieunterbrechung	**Pembrolizumab:** Cave bei AST oder ALT > 3xULN oder Gesamtbilirubin > 1,5xULN
Therapieabbruch	**Pembrolizumab:** siehe SOP "Management der Nebenwirkungen der Therapie mit Immuncheckpointinhibitoren"; **Pemetrexed/Carboplatin:** CCL< 45ml/min, Neurotoxizität CTC Gr. 3-4; sonstige CTC Gr. 3-4 Toxizitäten nach zweimaliger DR (außer Transaminasenerhöhung).
Erfolgsbeurteilung	nach jedem 2. Zyklus mit gleicher Methode wie bei Basis-Untersuchung (CT od. MRT)
Wiederholung	**Zyklus 1-4:** Tag 22. i.d.R. ab Zyklus 5 nur noch Pembrolizumab/Pemetrexed **Zyklus 5-n:** Tag 22.
Literatur	Gandhi L et al. N Engl J Med. 2018 May 31;378(22):2078-2092 "Pembrolizumab plus Chemotherapy in Metastatic Non-Small-Cell Lung Cancer", Fachinformation Pembrolizumab, Pemetrexed, Carboplatin

Diese Krebstherapie birgt letale Risiken. Die Anwendung darf nur durch erfahrene Onkologen und entsprechend ausgebildetes Pflegepersonal erfolgen. Das Protokoll muss im Einzelfall überprüft und der klinischen Situation angepasst werden.

080202_41	**Pembrolizumab/Paclitaxel/Carboplatin**	**Indikation: NSCLC**	ICD-10: C34

Hauptmedikation (Zyklus 1-4)

Tag	zeitl. Ablauf	Substanz	Basisdosierung	Trägerlösung (ml)	Appl.	Infusions-dauer	Bemerkungen
1	0	Pembrolizumab	200 mg abs.	100 ml NaCl 0,9 %	i.v.	30min	immer über PVC-freies Infusionssystem mit 0,2 μm Inline-filter applizieren
1	+30min	Paclitaxel	200 mg/m²	500 ml NaCl 0,9 %	i.v.	3h	
1	+3h 30min	Carboplatin	5 AUC	250 ml Glucose 5 %	i.v.	1h	Dosis(mg) = AUC(mg/ml x min) x [GFR (ml/min) + 25]

Zyklusdiagramm | Tag 1 | [...] | Wdh: 22

	Tag 1
Pembrolizumab	☐
Paclitaxel	■
Carboplatin	☐

Maximaldosen für Carboplatin bei Dosierung nach AUC:

AUC	Max. Dosis
1,5	225mg
2	300mg
3	450mg
4	600mg
5	750mg
6	900mg
7	1050mg

Aufgrund der Gefahr einer hohen hämatologischen Toxizität kann, nach individueller Bewertung, eine Dosisreduktion von Carboplatin auf AUC4 erfolgen.

CTx mit FN-Risiko von 10-20%: Vorgehen bei der G-CSF-Gabe
- nach CTx: 1x tgl. 5µg/kg Filgrastim s.c. bei Leukozyten < 1 000/µl bis >1 000/µl
- Wenn unter Einbeziehung **individueller Risikofaktoren für den Patienten FN-Risiko ≥ 20% =>G-CSF**-Primärprophylaxe erwägen/durchführen.
- **Nach durchgemachter febriler Neutropenie**, in folgenden Zyklen => G-CSF-**Sekundärprophylaxe**
G-CSF-Primär- bzw. Sekundärprophylaxe: Entweder 24h nach CTx einmal Pegfilgrastim/Neulasta® 6mg s.c.
- **Oder:** d6 nach CTx Filgrastim/Neupogen® 5µg/kg/d s.c. bis zum Durchschreiten des Nadir.

Obligate Prä- und Begleitmedikation (Zyklus 1-4)

Tag	zeitl. Ablauf	Substanz	Basisdosierung	Trägerlösung (ml)	Appl.	Infusions-dauer	Bemerkungen
1	-1h 30min	Famotidin	20 mg		p.o.	5h	bereits zu Hause eingenommen? (falls vom Arzt rezeptiert)
1	-30min	NaCl 0,9 %	2 000 ml		i.v.	B	nur über IVAC
1	-30min	Dexamethason	20 mg		i.v.	B	
1	-30min	Clemastin	2 mg		i.v.	B	
1	-30min	Granisetron	1 mg		i.v.	B	bei Emesis: Dosiserhöhung auf 3mg

Hauptmedikation (Zyklus 5-n)

Tag	zeitl. Ablauf	Substanz	Basisdosierung	Trägerlösung (ml)	Appl.	Infusions-dauer	Bemerkungen
1	0	Pembrolizumab	200 mg abs.	100 ml NaCl 0,9 %	i.v.	30min	

Zyklusdiagramm | Tag 1 | [...] | Wdh: 22

	Tag 1
Pembrolizumab	☐

Obligate Prä- und Begleitmedikation (Zyklus 5-n)

Tag	zeitl. Ablauf	Substanz	Basisdosierung	Trägerlösung (ml)	Appl.	Infusions-dauer	Bemerkungen
1	-30min	NaCl 0,9 %	500 ml	100 ml NaCl 0,9 %	i.v.	1h30min	nur über IVAC

Bedarfsmedikation	Metoclopramid p.o. oder i.v., Granisetron i.v.
FN-Risiko	10-20% → je nach Risikoabwägung als Primärprophylaxe, bei FN im 1. Zyklus als Sekundärprophylaxe, siehe Kurzfassung Leitlinien G-CSF
Kontrollen	Differentialblutbild, Krea, Harnstoff, Leberfunktion (GPT, GOT, Gamma-GT, Bilirubin), Schilddrüsefunktion, Elektrolyte (Na⁺, K⁺, Ca²⁺, Mg²⁺), Gerinnung, Symptome/Anzeichen von Colitis, Infusionsreaktion, Pneumonitis, Polyneuropathie, Oto-/Neurotoxizität
Dosisreduktion	Paclitaxel: um 25% bei Leukopenie Grad IV (<1 000/µl) oder febriler Neutropenie, um 25% bei Thrombopenie Grad IV (<10 000/µl), um 20% bei Polyneuropathie Grad 3-4 (CTCAE)
Therapievorraussetzung	**Virale Hepatitis Serologie** (HBsAg, HBcAb, HCV-Ab) **vor Behandlungsbeginn** mit Checkpointinhibitoren: bei positiver Hepatitis-Serologie vor Hepatitis-Serologie vor Behandlungsbeginn Hepatologen konsultieren
Therapieaufschub	Paclitaxel: bei Leukozyten < 1 500/µl oder Thrombozyten < 75 000/µl (Kontrolle 2 mal wöchentlich); Therapie absetzen bei Allergie gegen Polyoxyethylen-3,5-Rizinusöl
Therapieunterbrechung	Cave bei AST oder ALT > 3xULN oder Gesamtbilirubin > 1,5xULN
Bemerkungen	**Überprüfung der Leberwerte** (AST, ALT, Bilirubin) **vor jeder Gabe** eines Checkpointinhibitors. Je nach Risikoabwägung wöchentliche Kontrolle. Die Werte dürfen nicht älter als 6 Tage sein
Erfolgsbeurteilung	alle 6-8 Wochen
Wiederholung	**Zyklus 1-4:** Tag 22. **Zyklus 5-n:** Tag 22.
Literatur	adaptiert nach Paz-Ares L et al. N Engl J Med. 2018 Nov 22;379(21):2040-2051, Fachinformation Pembrolizumab, Paclitaxel, Carboplatin

Diese Krebstherapie birgt letale Risiken. Die Anwendung darf nur durch erfahrene Onkologen und entsprechend ausgebildetes Pflegepersonal erfolgen. Das Protokoll muss im Einzelfall überprüft und der klinischen Situation angepasst werden.

080202_40 **Pembrolizumab/Nab-Paclitaxel/Carboplatin** **Indikation: NSCLC** **ICD-10: C34**

Hauptmedikation (Zyklus 1-4)

Tag	zeitl. Ablauf	Substanz	Basisdosierung	Trägerlösung (ml)	Appl.	Infusions-dauer	Bemerkungen
1	0	Pembrolizumab	200 mg abs.	100 ml NaCl 0,9 %	i.v.	30min	Infusionsset mit In-Line-Filter, Porengröße 0,2-1,2 μm
1	+30min	Nab-Paclitaxel (Albumin-gebunden)	100 mg/m²	Unverdünnt	i.v.	30min	
1	+1h	Carboplatin	4 AUC	250 ml Glucose 5 %	i.v.	30min	Dosis (mg) = AUC (mg/ml x min) x [GFR (ml/min)+25]
8, 15	0	Nab-Paclitaxel (Albumin-gebunden)	100 mg/m²	Unverdünnt	i.v.	30min	

Achtung Pembrolizumab: bei Auftreten von allergischen Reaktionen nen Gabe von Antihistaminika, Steroid-Gabe nur in Notfallsituation bzw. nach Rücksprache

laut Literatur Dosierung Carboplatin AUC 6, aufgrund von Toxizitäten in der Kombinationstherapie standardmäßig Carboplatin AUC 4 in diesem Protokoll → Dosierung ggf. manuell erhöhen

Maximaldosen für Carboplatin bei Dosierung nach AUC:

AUC	Max. Dosis
1,5	225mg
2	300mg
3	450mg
4	600mg
5	750mg
6	900mg
7	1050mg

Zyklusdiagramm — Tag 1 2 3 4 5 6 7 8 9 10 11 12 13 14 15 [...] Wdh: 22
Pembrolizumab
Nab-Paclitaxel (Albumin-gebunden)
Carboplatin

Wiederholungsinfo: ab Zyklus 5: Pembrolizumab mono

Obligate Prä- und Begleitmedikation (Zyklus 1-4)

Tag	zeitl. Ablauf	Substanz	Basisdosierung	Trägerlösung (ml)	Appl.	Infusions-dauer	Bemerkungen
1	-30min	NaCl 0,9%	500 ml		i.v.	2h	
1	-30min	Dexamethason	8 mg		i.v.	15min	
1, 8, 15	-30min	Granisetron	1 mg		i.v.	15min	
8, 15	-30min	NaCl 0,9%	500 ml		i.v.	1h	kann bei guter Verträglichkeit entfallen

Achtung Pembrolizumab: bei Auftreten von allergischen Reaktionen nen Gabe von Antihistaminika, Steroid-Gabe nur in Notfallsituation bzw. nach Rücksprache

Hauptmedikation (Zyklus 5-n)

Tag	zeitl. Ablauf	Substanz	Basisdosierung	Trägerlösung (ml)	Appl.	Infusions-dauer	Bemerkungen
1	0	Pembrolizumab	200 mg abs.	100 ml NaCl 0,9 %	i.v.	30min	Infusionsset mit In-Line-Filter, Porengröße 0,2-1,2 μm

Zyklusdiagramm — Tag 1 [...] Wdh: 22
Pembrolizumab

Obligate Prä- und Begleitmedikation (Zyklus 5-n)

Tag	zeitl. Ablauf	Substanz	Basisdosierung	Trägerlösung (ml)	Appl.	Infusions-dauer	Bemerkungen
1	-30min	NaCl 0,9%	500 ml		i.v.	1h30min	

Bedarfsmedikation: Metoclopramid i.v./p.o., Dimenhydrinat Supp. Ibuprofen 400mg, Macrogol+div. Salze (z.B. Movicol®), Natriumpicosulfat Trpf

Kontrollen: Differentialblutbild, Krea, Harnstoff, Leberfunktion (GPT, GOT, Gamma-GT, Bilirubin), Schilddrüsefunktion, Elektrolyte (Na⁺, K⁺, Ca²⁺, Mg²⁺), Gerinnung; Anzeichen/Symptome von Colitis, Infusionsreaktion, Pneumonitis, Neuropathie und Sepsis

Dosisreduktion: bei hämatologischer und nicht-hämatologischer Toxizität: Dosisanpassung siehe Fachinfo

Cave: nab-Paclitaxel: Überempfindlichkeitsreaktionen (bei leichten oder moderaten Reaktionen Prämedikation in den Folgezyklen erwägen); albumin-gebundene Nanopartikelformulierung, nicht als Ersatz für andere Paclitaxel-Formulierungen verwenden oder durch solche ersetzen

Therapievoraussetzung: Pembrolizumab: Virale Hepatitis Serologie (HBsAg, HBcAb, HCV-Ab) vor Behandlungsbeginn mit Checkpointinhibitoren: bei positiver Hepatitis-Serologie vor Behandlungsbeginn Hepatologen konsultieren

Therapieunterbrechung	Cave bei AST oder ALT > 3xULN oder Gesamtbilirubin > 1,5xULN
Wechselwirkungen	**nab-Paclitaxel:** Metabolismus über CYP2C8 und CYP3A4: Vorsicht bei gleichzeitiger Anwendung von Arzneimitteln, die CYP2C8 oder CYP3A4 hemmen (z.B. Ketoconazol, Erythromycin, Fluoxetin, Cimetidin, Ritonavir) oder induzieren (z.B. Rifampicin, Carbamazepin, Phenytoin), **Grapefruit/-saft vermeiden**
Bemerkungen	**nab-Paclitaxel: Nicht über Inlinefilter (Taxol-Besteck) applizieren,** kein PVC-freies Infusionssystem erforderlich; **Pembrolizumab: Überprüfung der Leberwerte** (AST, ALT, Bilirubin) **vor jeder Gabe** eines Checkpointinhibitors. Je nach Risikoabwägung wöchentliche Kontrolle. Die Werte dürfen nicht älter als 6 Tage sein
Erfolgsbeurteilung	alle 6-8 Wochen
Wiederholung	**Zyklus 1-4:** Tag 22. ab Zyklus 5: Pembrolizumab mono **Zyklus 5-n:** Tag 22.
Literatur	adptiert nach Paz-Ares L et al. N Engl J Med. 2018 Nov 22:379(21):2040-2051., Fachinformation Pembrolizumab, nab-Paclitaxel, Carboplatin

Diese Krebstherapie birgt letale Risiken. Die Anwendung darf nur durch erfahrene Onkologen und entsprechend ausgebildetes Pflegepersonal erfolgen. Das Protokoll muss im Einzelfall überprüft und der klinischen Situation angepasst werden.

080202_17 **Cisplatin/Vinorelbin adjuvant**

Indikation: Nicht-kleinzelliges Bronchialkarzinom (NSCLC): adjuvante Therapie IIA-IIIA

ICD-10: C34

Hauptmedikation (Zyklus 1-n)

Tag	zeitl. Ablauf	Substanz	Basisdosierung	Trägerlösung (ml)	Appl.	Infusions-dauer	Bemerkungen
1, 8	0	Vinorelbin	25 mg/m²	100 ml NaCl 0,9 %	i.v.	10min	
1, 8	+40min	Cisplatin	50 mg/m²	250 ml NaCl 0,9 %	i.v.	1h	

Zyklusdiagramm Tag 1 2 3 4 5 6 7 8 [...] Wdh: 22
Vinorelbin
Cisplatin

Obligate Prä- und Begleitmedikation (Zyklus 1-n)

Tag	zeitl. Ablauf	Substanz	Basisdosierung	Trägerlösung (ml)	Appl.	Infusions-dauer	Bemerkungen
1, 8	-1h	Aprepitant	125 mg		p.o.		Gabe 1h vor CTx
1, 8	-15min	NaCl 0,9 %	3 000 ml		i.v.	6-8h	
1, 8	-15min	Dexamethason	12 mg		i.v.	B	
1, 8	-15min	Granisetron	1 mg		i.v.	B	bei Emesis Dosiserhöhung auf 3mg
1, 8	+10min	Mannitol-Lsg. 10%	250 ml		i.v.	15min	30min vor Cisplatin
1, 8	+2h 10min	Mannitol-Lsg. 10%	250 ml		i.v.	15min	30min nach Cisplatin
2-3, 9-10	1-0-0-0	Aprepitant	80 mg		p.o.		
2-4, 9-11	1-0-0-0	Dexamethason	8 mg		p.o.		

Aprepitant / Fosaprepitant (Prodrug) sind Substrate und moderate Inhibitoren von CYP3A4:
Cave bei gleichzeitiger oraler Verabreichung von hauptsächlich via CYP3A4 metabolisierten Wirkstoffen mit geringer therapeutischer Breite wie Ciclosporin, Tacrolimus, Everolimus, Fentanyl. Die gleichzeitige Anwendung von Pimozid ist kontraindiziert. **Interaktion mit CYP3A4 metabolisierten oral verabreichten CTx z.B. Etoposid, Vinorelbin möglich. Besondere Vorsicht bei gleichzeitiger Anwendung von Irinotecan und Ifosfamid erhöhte Toxizität möglich.** Reduktion der üblichen oralen Dexamethason-Dosis um 50%.
Vorübergehende leichte Induktion von CYP2C9 und CYP3A4 nach Beendigung der Aprepitant- / Fosaprepitant-Therapie: Bei Warfarin (CYP2C9-Substrat)-Dauertherapie besonders engmaschige INR-Überwachung innerhalb von 14 Tagen nach jeder Aprepitant 3-Tages-Therapie. Verminderte Wirksamkeit hormonaler Kontrazeptiva bis 2 Monate nach letzter Aprepitant Gabe möglich → alternative unterstützende Maßnahmen zur Empfängnisverhütung vorzunehmen.

Bedarfsmedikation	Granisetron i.v. oder p.o., Dexamethason 8mg, Metoclopramid p.o. oder i.v.
FN-Risiko	10-20% → je nach Risikoabwägung als Primärprophylaxe, bei FN im 1. Zyklus als Sekundärprophylaxe, siehe Kurzfassung Leitlinien G-CSF
Kontrollen	Blutbild, Elektrolyte insbesondere Mg²⁺, Retentionswerte (insbesondere Kreatinin), Kreatinin-Clearance, Diurese
Dosisreduktion	Cisplatin und Vinorelbin siehe Dosismodifikationstabelle
Erfolgsbeurteilung	alle 2 Zyklen
Wiederholung	Tag 22.
Literatur	adaptiert nach Pisters KM et al. J Clin Oncol. 2007; 25(34):5506-18.

Diese Krebstherapie birgt letale Risiken. Die Anwendung darf nur durch erfahrene Onkologen und entsprechend ausgebildetes Pflegepersonal erfolgen. Das Protokoll muss im Einzelfall überprüft und der klinischen Situation angepasst werden.

| 080202_38 | *Carboplatin/Vinorelbin adjuvant* | *Indikation: Nicht-kleinzelliges Bronchialkarzinom (NSCLC)* | *ICD-10: C34* |

Hauptmedikation (Zyklus 1-n)

Tag	zeitl. Ablauf	Substanz	Basisdosierung	Trägerlösung (ml)	Appl.	Infusions-dauer	Bemerkungen
1	0	Vinorelbin	25 mg/m²	100 ml NaCl 0,9 %	i.v.	10min	
1	+10min	Carboplatin	6 AUC	250 ml Glucose 5 %	i.v.	1h	Dosis (mg) = AUC (mg/ml x min) x [GFR (ml/min)+25]
8	0	Vinorelbin	25 mg/m²	100 ml NaCl 0,9 %	i.v.	10min	

Zyklusdiagramm | Tag 1 | 2 | 3 | 4 | 5 | 6 | 7 | 8 | [...] | Wdh: 22

Vinorelbin
Carboplatin

Achtung: bei Patienten >70 Jahre und KI <70%: Monotherapie, keine Kombinationstherapie

Maximaldosen für Carboplatin bei Dosierung nach AUC:

AUC	Max. Dosis
1,5	225mg
2	300mg
3	450mg
4	600mg
5	750mg
6	900mg
7	1050mg

Dosierungsempfehlung für Carboplatin nach AUC:

Klinische Situation	Ziel-AUC (mg/ml x min)
Carboplatin Monotherapie, keine Vorbehandlung	5-7
Carboplatin Monotherapie, myelosuppressive Vorbehandlung	4-6
Kombinationsbehandlung mit Carboplatin in Standarddosierung keine Vorbehandlung	4-6

Obligate Prä- und Begleitmedikation (Zyklus 1-n)

Tag	zeitl. Ablauf	Substanz	Basisdosierung	Trägerlösung (ml)	Appl.	Infusions-dauer	Bemerkungen
1	-15min	NaCl 0,9 %	1 000 ml		i.v.	2h	
1	-15min	Dexamethason	8 mg abs.		i.v.	B15min	
1	-15min	Granisetron	1 mg abs.		i.v.	B	
2-3	1-0-0-0	Dexamethason	8 mg abs.		p.o.		
8	-30min	Dexamethason	8 mg abs.		i.v.		
8	-30min	NaCl 0,9 %	500 ml		i.v.	1h	

Bedarfsmedikation	Metoclopramid p.o. oder i.v., Laxantien
FN-Risiko	< 10% → je nach Risikoabwägung, siehe Kurzfassung Leitlinien G-CSF
Kontrollen	Blutbild, Elektrolyte insbesondere Mg^{2+}, Retentionswerte, Leberwerte, Kreatinin-Clearance, Oto-/Neurotoxizität, Darmmotilität
Dosisreduktion	Absetzen bei Leukozyten < 1.500/µl; bei Thrombozyten < 50.000/µl nach dem 1. Zyklus: Vinorelbin DR auf 20mg/m²
Erfolgsbeurteilung	nach 2 Zyklen
Wiederholung	Tag 22.
Literatur	in Anlehnung an Cremosi M et al. Oncology. 2003;64:97-101; Tan E.H. et al. Lung Cancer. 2005; 49: 233-40; Strauss et al. ASCO 2006

Diese Krebstherapie birgt letale Risiken. Die Anwendung darf nur durch erfahrene Onkologen und entsprechend ausgebildetes Pflegepersonal erfolgen. Das Protokoll muss im Einzelfall überprüft und der klinischen Situation angepasst werden.

080203_04 · *Pemetrexed/Cisplatin*

Indikation: Pleuramesotheliom, Nicht-kleinzelliges Bronchialkarzinom (NSCLC) außer Plattenepithel-Ca, Peritonealmesotheliom

ICD-10: C34, C45, C45.1

Hauptmedikation (Zyklus 1-n)

Tag	zeitl. Ablauf	Substanz	Basisdosierung	Trägerlösung (ml)	Appl.	Infusions-dauer	Bemerkungen
1	0	Pemetrexed	500 mg/m²	50 ml NaCl 0,9 %	i.v.	10min	
1	+45min	Cisplatin	75 mg/m²	250 ml NaCl 0,9 %	i.v.	1h	

Zyklusdiagramm Tag 1 | [...] | Wdh: 22

Pemetrexed ☐
Cisplatin ■

Folsäure: 400µg/d kontinuierlich ab Tag -7 (laut Pemetrexed-Fachinfo: 350-1000µg Folsäure/Tag)

Vitamin B12: Eine Woche vor 1. Pemetrexed-Gabe, dann alle 9 Wochen Applikation von 1000µg Vitamin B12 i.m.

Wiederholungsinfo: Maximal 6 Zykler; Zyklusbeginn nur bei Neutrophilen >1 500/µl und Thrombozyten en >100 000/µl

Vorsicht bei gleichzeitiger Gabe von **hohen Dosen NSAIDs und Acetylsalicylsäure** und Pemetrexed → verringerter Pemetrexed-Ausscheidung möglich; Cave Nebenwirkungen

Bei leichter bis mittlerer Niereninsuffizienz (Kreatinin-Clearance 45-79ml/min) Gabe von NSAR/Salicylaten **2 Tage vor bis 2 Tage nach Pemetrexed-Applikation aussetzen**

Aprepitant / Fosaprepitant (Prodrug) sind Substrate und moderate Inhibitoren von CYP3A4:
Cave bei gleichzeitiger oraler Verabreichung von hauptsächlich via CYP3A4 metabolisierten Wirkstoffen mit geringer therapeutischer Breite wie Ciclosporin, Tacrolimus, Everolimus, Fentanyl. Die gleichzeitige Anwendung von Pimozid ist kontraindiziert. **Interaktion mit CYP3A4 metabolisierten oral verabreichten CTx z.B. Etoposid, Vinorelbin möglich. Besondere Vorsicht bei gleichzeitiger Anwendung von Irinotecan und Ifosfamid erhöhte Toxizität möglich.** Reduktion der üblichen oralen Dexamethason-Dosis um 50%.
Vorübergehende leichte Induktion von CYP2C9 und CYP3A4 nach Beendigung der Aprepitant- / Fosaprepitant-Therapie: Bei Warfarin (CYP2C9-Substrat)-Dauertherapie besonders engmaschige INR-Überwachung innerhalb von 14 Tagen nach jeder Aprepitant 3-Tages-Therapie. Verminderte Wirksamkeit hormonaler Kontrazeptiva bis 2 Monate nach letzter Aprepitant Gabe möglich → alternative unterstützende Maßnahmen zur Empfängnisverhütung vorzunehmen.

Obligate Prä- und Begleitmedikation (Zyklus 1-n)

Tag	zeitl. Ablauf	Substanz	Basisdosierung	Trägerlösung (ml)	Appl.	Infusions-dauer	Bemerkungen
-7	Gabe	Vitamin B12	1 000 µg		i.m.		eine Woche vor 1. Pemetrexed-Gabe, dann alle 9 Wochen bis 3 Wo nachTherapieende
-7-21	1-0-0-0	Folsäure	400 µg		p.o.		kontinuierlich bis 3 Wochen nach Therapieende; Beginn 5-7 Tage vor 1. Pemetrexed-Gabe; 350-1000µg Folsäure
0	1-0-1-0	Dexamethason	4 mg		p.o.		am Vortag
1	-1h	Aprepitant	125 mg		p.o.		Gabe 1h vor Chemo
1	-15min	NaCl 0,9 %	3 000 ml		i.v.	8h	
1	-15min	Dexamethason	12 mg		i.v.	B	
1	-15min	Granisetron	1 mg		i.v.	B	
1	+15min	Mannitol-Lsg. 10%	250 ml		i.v.	15min	30min vor Cisplatin
1	+2h 15min	Mannitol-Lsg. 10%	250 ml		i.v.	15min	30min nach Cisplatin
2-3	1-0-0-0	Aprepitant	80 mg		p.o.		morgens
2-4	1-0-1-0	Dexamethason	4 mg		p.o.		

Bedarfsmedikation	Granisetron p.o. od. i.v.; Gabe von NSAR/Salicylaten 2 Tage vor bis 2 Tage nach Pemetrexed- Applikation aussetzen; Leukovorin- Rescue (Dosis siehe Protokoll) bei: Leukopenie CTC Grad 4, Thrombozytopenie Grad 4 oder Grad 3 mit Blutungen und bei Mucositis Grad 3/4
FN-Risiko	<10% → je nach Risikoabwägung, siehe Kurzfassung Leitlinien G-CSF
Kontrollen	innerhalb 3d vor Zyklus und an Tag 7 oder 8: Hb, Blutbild, Bilirubin, AP, GOT, GPT, Serum- Kreatinin; Kreatinin- Clearance (CCL) innerhalb 3d vor Zyklus; Radiologie: CT oder MRT nach jedem 2. Zyklus
Dosisreduktion	bei Toxizität vorhergehender Zyklen DR bis Therapieende: Hämatologische: DR 25% bei 1. Neutrophilen-Nadir <1 000/µl mit Fieber ≥38,5°C; 2. Neutrophilen- Nadir < 500/µl + Thrombozyten-Nadir ≥50 000/µl; 3. Thrombozyten- Nadir < 50 000/µl ohne Blutung; DR 50% bei Thrombozyten- Nadir < 50 000/µl mit Blutung; Mucositis: DR 50% Pemetrexed bei CTC Gr. 3-4; Neurotoxizität: DR 50% Cisplatin bei CTC Gr. 2; sonstige nichthämatologische Toxizität: DR 25% Pemetrexed bei Krankenhaus-pflichtiger Diarrhoe (Grad 3), DR 25% beide Substanzen bei sonstigen CTC Gr. 3-4
Therapieabbruch	CCL< 45ml/min, Neurotoxizität CTC Gr. 3-4: sonstige CTC Gr. 3-4 Toxizitäten nach zweimaliger DR (außer Transaminasenerhöhung).
Erfolgsbeurteilung	nach jedem 2. Zyklus mit gleicher Methode wie bei Basis-Untersuchung (CT od. MRT); bei Response muss innerhalb von 4-6 Wochen eine Bestätigungsuntersuchung durchgeführt werden
Wiederholung	Tag 22. Maximal 6 Zyklen; Zyklusbeginn nur bei Neutrophilen >1 500/µl und Thrombozyten >100 000/µl
Literatur	Munoz A et al. NEJM. 2006; 354(3):305-7; Fujimoto E et al. Expert Rev Anticancer Ther. 2017;17(9):865-72

29.11.2021 10:19

Diese Krebstherapie birgt letale Risiken. Die Anwendung darf nur durch erfahrene Onkologen und entsprechend ausgebildetes Pflegepersonal erfolgen. Das Protokoll muss im Einzelfall überprüft und der klinischen Situation angepasst werden.

080202_11   *Pemetrexed/Carboplatin*   ***ICD-10: C34, C45, C45.1***

Indikation: Pleuramesotheliom, Nicht-kleinzelliges Bronchialkarzinom (NSCLC) außer Plattenepithel-Ca, Peritonealmesotheliom

Hauptmedikation (Zyklus 1-n)

Tag	zeitl. Ablauf	Substanz	Basisdosierung	Trägerlösung (ml)	Appl.	Infusions-dauer	Bemerkungen
1	0	Pemetrexed	500 mg/m²	50 ml NaCl 0,9 %	i.v.	10min	
1	+10min	Carboplatin	5 AUC	250 ml Glucose 5 %	i.v.	30min	Dosis (mg) = AUC (mg/ml x min) x [GFR (ml/min)+25]; nach Pemetrexed-Gabe

Vitamin B12: Eine Woche vor 1. Pemetrexed-Gabe, dann alle 9 Wochen Applikation von 1000µg Vitamin B12 i.m.

Folsäure: 400µg/d kontinuierlich ab Tag -7 (laut Pemetrexed-Fachinfo: 350-1000µg Folsäure/Tag)

Vorsicht bei gleichzeitiger Gabe von **hohen Dosen NSAIDs und Acetylsalicylsäure** und Pemetrexed → verringerter Pemetrexed-Ausscheidung möglich; Cave Nebenwirkungen

Bei leichter bis mittlerer Niereninsuffizienz (Kreatinin-Clearance 45-79ml/min) Gabe von NSAR/Salicylaten **2 Tage vor bis 2 Tage nach Pemetrexed-Applikation aussetzen**

Zyklusdiagramm

	Tag 1	[...]	Wdh: 22
Pemetrexed	☐		
Carboplatin	■		

Wiederholungsinfo: max. 6 Zyklen

Dosierungsempfehlung für Carboplatin nach AUC:

Klinische Situation	Ziel-AUC (mg/ml x min)
Carboplatin Monotherapie, keine Vorbehandlung	5-7
Carboplatin Monotherapie, myelosuppressive Vorbehandlung	4-6
Kombinationsbehandlung mit Carboplatin in Standarddosierung keine Vorbehandlung	4-6

Maximaldosen für Carboplatin bei Dosierung nach AUC:

AUC	Max. Dosis
1,5	225mg
2	300mg
3	450mg
4	600mg
5	750mg
6	900mg
7	1050mg

Obligate Prä- und Begleitmedikation (Zyklus 1-n)

Tag	zeitl. Ablauf	Substanz	Basisdosierung	Trägerlösung (ml)	Appl.	Infusions-dauer	Bemerkungen
-7	Gabe	Vitamin B12	1 000 µg		i.m.		Beginn 1 Woche vor Pemetrexed-Gabe, dann alle 9 Wochen (bis zu 3 Wochen nach letzter Pemetrexed-Gabe)
-7-22	1-0-0-0	Folsäure	400 µg		p.o.		Beginn: 1-2 Wochen vor CTx, kontinuierliche Einnahme (bis zu 3 Wochen nach letzter Pemetrexed Gabe); 350-1000µg Folsäure
0, 2	1-0-1-0	Dexamethason	4 mg		p.o.		alle 12h (24h vor und nach Pemetrexed)
1	-30min	NaCl 0,9 %	1 000 ml		i.v.	2h	
1	-30min	Granisetron	1 mg		i.v.	B	
1	-30min	Dexamethason	4 mg		i.v.	B	an Dexamethason 4mg 1-0-1 am Vortag gedacht ?
1	abends	Dexamethason	4 mg		p.o.		

Bedarfsmedikation	antiemetische Begleitmedikation möglich (z.B. Granisetron), Bei Diarrhoe Bewässerung, Loperamid; bei Leuko-/Thrombozytopenie Grad 4: Leukovorin
FN-Risiko	< 10% → je nach Risikoabwägung, siehe Kurzfassung Leitlinien G-CSF.
Kontrollen	Blutbild, Elektrolyte, Leberwerte, Serum-Kreatinin, LDH
Dosisreduktion	Neutrophile müssen ≥ 1,5 x10^9/l und Thrombozyten ≥ 100 x10^9/l bei Therapiebeginn sein; bei hämatologischen Komplikationen: Thrombozytennadir ≥ 50 x10^9/l: DR auf 75%; Thrombozytennadir < 50 x10^9/l: DR auf 50%; Mucositis: DR 50% Pemetrexed bei CTC Grad 3-4; nicht-hämatologische Toxizitäten DR 25% Pemetrexed bei Krankenhaus- pflichtiger Diarrhoe, DR 25% für Pemetrexed und Carboplatin bei sonstigen Toxizitäten CTC Grad 3-4
Cave	**Gabe von NSAR/Salicylaten 2 Tage vor bis 2 Tage nach Pemetrexed-Applikation aussetzen**
Therapieabbruch	Kreatinin-Clearance < 45ml/min, Neurotoxizität CTC Grad 3-4; sonstige Toxizitäten CTC Grad 3-4 nach zweimaliger DR (außer Transaminasenerhöhung)
Erfolgsbeurteilung	alle 6 Wochen
Wiederholung	Tag 22, max. 6 Zyklen
Literatur	Smit EF et al. J Clin Oncol. 2009; 27:2038-2045; Gronberg BH et al. J Clin Oncol. 2009; 27:1-8; Carteni G et al. Lung Cancer 2009; 64:211-18

Diese Krebstherapie birgt letale Risiken. Die Anwendung darf nur durch erfahrene Onkologen und entsprechend ausgebildetes Pflegepersonal erfolgen. Das Protokoll muss im Einzelfall überprüft und der klinischen Situation angepasst werden.

080202_10	Gemcitabin/Carboplatin (NSCLC)	Indikation: NSCLC	ICD-10: C34

Hauptmedikation (Zyklus 1-n)

Tag	zeitl. Ablauf	Substanz	Basisdosierung	Trägerlösung (ml)	Appl.	Infusions-dauer	Bemerkungen
1	0	Gemcitabin	1 000 mg/m²	250 ml NaCl 0,9 %	i.v.	30min	
1	+30min	Carboplatin	5 AUC	250 ml Glucose 5 %	i.v.	30min	Dosis (mg) = AUC (mg/ml x min) x [GFR (ml/min)+25]
8	0	Gemcitabin	1 000 mg/m²	250 ml NaCl 0,9 %	i.v.	30min	

Zyklusdiagramm

	Tag 1	2	3	4	5	6	7	8	[...]	Wdh.: 22
Gemcitabin	☐							☐		
Carboplatin	■									

Maximaldosen für Carboplatin bei Dosierung nach AUC:

AUC	Max. Dosis
1,5	225mg
2	300mg
3	450mg
4	600mg
5	750mg
6	900mg
7	1050mg

Dosierungsempfehlung für Carboplatin nach AUC:

Klinische Situation	Ziel-AUC (mg/ml x min)
Carboplatin Monotherapie, keine Vorbehandlung	5-7
Carboplatin Monotherapie, myelosuppressive Vorbehandlung	4-6
Kombinationsbehandlung mit Carboplatin in Standarddosierung keine Vorbehandlung	4-6

Obligate Prä- und Begleitmedikation (Zyklus 1-n)

Tag	zeitl. Ablauf	Substanz	Basisdosierung	Trägerlösung (ml)	Appl.	Infusions-dauer	Bemerkungen
1	-15min	NaCl 0,9 %	1 000 ml		i.v.	2h	
1	-15min	Granisetron	1 mg		i.v.	B	
1, 8	-15min	Dexamethason	8 mg		i.v.	B	
8	-15min	NaCl 0,9 %	500 ml		i.v.	1h	

Bedarfsmedikation	Metoclopramid p.o. oder i.v., bei Unverträglichkeit Granisetron i.v. oder p.o., Dexamethason 8mg, Paracetamol 500mg, Transfusionen
FN-Risiko	< 10% → je nach Risikoabwägung, siehe Kurzfassung Leitlinien G-CSF
Kontrollen	d1: körperliche Untersuchung, Peripheres Blutbild, Differentialblutbild, Natrium, Kalium, Calcium, Phosphat, Kreatinin, eGFR, GOT, GPT, AP, Bilirubin, Albumin; d8: Peripheres Blutbild, Differentialblutbild; Woche 3, Zyklus 2, 4, 6: CT
Dosisreduktion	siehe Dosismodifikationstabelle
Erfolgsbeurteilung	alle 2 Zykler
Wiederholung	Tag 22.
Literatur	Zatloukal P, Petruzelka L. Lung Cancer. 2002 Nov; 38 Suppl 2:S33-6; Helbekkmo N et al. Br J Cancer. 2007 Aug 6; 97(3):283-9.

Diese Krebstherapie birgt letale Risiken. Die Anwendung darf nur durch erfahrene Onkologen und entsprechend ausgebildetes Pflegepersonal erfolgen. Das Protokoll muss im Einzelfall überprüft und der klinischen Situation angepasst werden.

| 080202_07 | Paclitaxel/Carboplatin NSCLC | Indikation: Nicht-kleinzelliges Bronchialkarzinom (NSCLC) | ICD-10: C34 |

Hauptmedikation (Zyklus 1-n)

Tag	zeitl. Ablauf	Substanz	Basisdosierung	Trägerlösung (ml)	Appl.	Infusions-dauer	Bemerkungen
1	0	Paclitaxel	200 mg/m²	500 ml NaCl 0,9 %	i.v.	3h	immer über PVC-freies Infusionssystem mit 0,2 μm Inline-filter applizieren
1	+3h	Carboplatin	6 AUC	250 ml Glucose 5 %	i.v.	1h	Dosis(mg) = AUC(mg/ml x min) x [GFR (ml/min) + 25]

Zyklusdiagramm	Tag 1	[...]	Wdh: 22
Paclitaxel	☐		
Carboplatin	■		

Dosierungsempfehlung für Carboplatin nach AUC:

Klinische Situation	Ziel-AUC (mg/ml x min)
Carboplatin Monotherapie, keine Vorbehandlung	5-7
Carboplatin Monotherapie, myelosuppressive Vorbehandlung	4-6
Kombinationsbehandlung mit Carboplatin in Standarddosierung keine Vorbehandlung	4-6

CTx mit FN-Risiko von 10-20%: Vorgehen bei der G-CSF-Gabe
- nach CTx: 1x tgl. 5μg/kg Filgrastim s.c. bei Leukozyten <1 000/μl bis >1 000/μl
- Wenn unter Einbeziehung **individueller Risikofaktoren für den Patienten FN-Risiko ≥ 20% =>G-CSF-Primärprophylaxe** erwägen/durchführen.
- **Nach durchgemachter febriler Neutropenie, in folgenden Zyklen => G-CSF-Sekundärprophylaxe**
G-CSF-Primär- bzw. Sekundärprophylaxe: Entweder 24h nach CTx einmal Pegfilgrastim/Neulasta® 6mg s.c.
- **Oder**: d6 nach CTx Filgrastim/Neupogen® 5μg/kg/d s.c. bis zum Durchschreiten des Nadir.

Obligate Prä- und Begleitmedikation (Zyklus 1-n)

Tag	zeitl. Ablauf	Substanz	Basisdosierung	Trägerlösung (ml)	Appl.	Infusions-dauer	Bemerkungen
1	-30min	NaCl 0,9 %	2 000 ml		i.v.	5h	nur über IVAC
1	-30min	Dexamethason	20 mg		i.v.	B	
1	-30min	Clemastin	2 mg		i.v.	B	
1	-1h 30min	Famotidin	20 mg		p.o.		bereits zu Hause eingenommen? (falls vom Arzt rezeptiert)
1	-30min	Granisetron	1 mg		i.v.	B	bei Emesis: Dosiserhöhung auf 3mg

Bedarfsmedikation	Metoclopramid p.o. oder i.v., Granisetron i.v.
FN-Risiko	10-20% → je nach Risikoabwägung als Primärprophylaxe, bei FN im 1. Zyklus als Sekundärprophylaxe, siehe Kurzfassung Leitlinien G-CSF
Kontrollen	Blutbild, Elektrolyte insb. Mg²⁺, Retentionswerte, eGFR, AP, SGOT, SGPT; Klinisch: insbesondere Polyneuropathie, Oto-/Neurotoxizität
Dosisreduktion	Taxol: um 25% bei Leukopenie Grad IV (<1 000/μl) oder febriler Neutropenie, um 25% bei Thrombopenie Grad IV (<10 000/μl), um 20% bei Polyneuropathie Grad 3-4 (CTCAE)
Therapieaufschub	Taxol: bei Leukozyten < 1 500/μl oder Thrombozyten < 75 000/μl (Kontrolle 2 mal wöchentlich). Therapie absetzen bei Allergie gegen Polyoxyethylen-3,5-Rizinusöl
Erfolgsbeurteilung	nach 2 Zyklen
Wiederholung	Tag 22.
Literatur	Greco FA et al. Cancer. 2001; 92(8):2142-7.

Diese Krebstherapie birgt letale Risiken. Die Anwendung darf nur durch erfahrene Onkologen und entsprechend ausgebildetes Pflegepersonal erfolgen. Das Protokoll muss im Einzelfall überprüft und der klinischen Situation angepasst werden.

080202_26 **Paclitaxel/Carboplatin/Bevacizumab (NSCLC)** **ICD-10: C34**

Indikation: Nicht-kleinzelliges Bronchialkarzinom (NSCLC) außer Plattenepithel-Ca

Hauptmedikation (Zyklus 1)

Tag	zeitl. Ablauf	Substanz	Basisdosierung	Trägerlösung (ml)	Appl.	Infusions-dauer	Bemerkungen
1	0	Paclitaxel	200 mg/m²	500 ml NaCl 0,9 %	i.v.	3h	immer über DEHP-freies Infusionssystem mit 0,2 µm Inline-filter applizieren
1	+3h	Carboplatin	6 AUC	250 ml Glucose 5 %	i.v.	1h	Dosis (mg) = AUC (mg/ml x min) x [GFR (ml/min)+25], Maximaldosis beachten siehe Memokasten
1	+4h	Bevacizumab	15 mg/kg	100 ml NaCl 0,9 %	i.v.	1h30min	1. Gabe 90min, 2. Gabe 60min, ab 3. Gabe 30min bzw. Infusionsdauer nach Verträglichkeit

Zyklusdiagramm

	Tag 1	2	3	4	5	6	7	8	9	10	11	12	13	14	15	16	17	18	19	20	21
Paclitaxel																					
Carboplatin																					
Bevacizumab																					

Wiederholungsinfo: d22: Start Zyklus 2

CAVE bei Bevacizumab-Gabe:
(GI-) Blutungen, GIT-Perforation, Fistelbildung, Wundheilungsstörungen bis 60 Tage nach Gabe: **Gabe frühestens 28 Tage nach größerer OP bzw. 28 Tage vor geplanter OP absetzen,** thromboembolische Ereignisse, hypertensive Entgleisung, Proteinurie, dekompensierte Herzinsuffizienz/Kardiomyopathie
Infusionsreaktionen: **während und nach der Infusion engmaschige Überwachung,** ggf. nach Behandlungsstandard zur Anaphylaxie verfahren

Aufgrund der Gefahr einer hohen hämatologischen Toxizität kann, nach individueller Bewertung, eine Dosisreduktion von Carboplatin auf AUC4 erfolgen.

Bevacizumab

Gabe	Infusionsdauer
1	90 min
Bei guter Verträglichkeit der vorangegangenen Gabe	
2	60 min
3	30 min

Inkompatibilität mit Glukose 5%

Maximaldosen für Carboplatin bei Dosierung nach AUC:

AUC	Max. Dosis
1,5	225mg
2	300mg
3	450mg
4	600mg
5	750mg
6	900mg
7	1050mg

Dosierungsempfehlung für Carboplatin nach AUC:

Klinische Situation	Ziel-AUC (mg/ml x min)
Carboplatin Monotherapie, keine Vorbehandlung	5-7
Carboplatin Monotherapie, myelosuppressive Vorbehandlung	4-6
Kombinationsbehandlung mit Carboplatin in Standarddosierung keine Vorbehandlung	4-6

Obligate Prä- und Begleitmedikation (Zyklus 1)

Tag	zeitl. Ablauf	Substanz	Basisdosierung	Trägerlösung (ml)	Appl.	Infusions-dauer	Bemerkungen
1	-1h 30min	Famotidin	20 mg		p.o.		bereits zu Hause eingenommen? (falls vom Arzt rezeptiert)
1	-30min	NaCl 0,9 %	2 000 ml		i.v.	6h	
1	-30min	Dexamethason	20 mg	100 ml NaCl 0,9 %	i.v.	15min	
1	-30min	Granisetron	1 mg		i.v.	15min	
1	-30min	Clemastin	2 mg		i.v.	B	
2-3	1-0-0-0	Dexamethason	8 mg		p.o.		

Hauptmedikation (Zyklus 2)

Tag	zeitl. Ablauf	Substanz	Basisdosierung	Trägerlösung (ml)	Appl.	Infusions-dauer	Bemerkungen
1	0	Bevacizumab	15 mg/kg	100 ml NaCl 0,9 %	i.v.	1h	1. Gabe 90min, 2. Gabe 60min, ab 3. Gabe 30min bzw. Infusionsdauer nach Verträglichkeit
1	+1h	Paclitaxel	200 mg/m²	500 ml NaCl 0,9 %	i.v.	3h	immer über DEHP-freies Infusionssystem mit 0,2 µm Inline-filter applizieren
1	+4h	Carboplatin	6 AUC	250 ml Glucose 5 %	i.v.	1h	Dosis (mg) = AUC (mg/ml x min) x [GFR (ml/min)+25], Maximaldosis beachten siehe Memokasten

Zyklusdiagramm

	Tag 1	2	3	4	5	6	7	8	9	10	11	12	13	14	15	16	17	18	19	20	21
Bevacizumab																					
Paclitaxel																					
Carboplatin																					

Wiederholungsinfo: d22: Start Zyklus 3

Obligate Prä- und Begleitmedikation (Zyklus 2)

Tag	zeitl. Ablauf	Substanz	Basisdosierung	Trägerlösung (ml)	Appl.	Infusions-dauer	Bemerkungen
1	-1h 30min	Famotidin	20 mg		p.o.		bereits zu Hause eingenommen? (falls vom Arzt rezeptiert)
1	-30min	NaCl 0,9 %	2 000 ml		i.v.	5h30min	
1	-30min	Dexamethason	20 mg	100 ml NaCl 0,9 %	i.v.	15min	
1	-30min	Granisetron	1 mg		i.v.	15min	
1	-30min	Clemastin	2 mg		i.v.	B	
2-3	1-0-0-0	Dexamethason	8 mg		p.o.		

Hauptmedikation (Zyklus 3-6)

Tag	zeitl. Ablauf	Substanz	Basisdosierung	Trägerlösung (ml)	Appl.	Infusions-dauer	Bemerkungen
1	0	Bevacizumab	15 mg/kg	100 ml NaCl 0,9 %	i.v.	30min	1. Gabe 90min, 2. Gabe 60min, ab 3. Gabe 30min bzw. Infusionsdauer nach Verträglichkeit
1	+30min	Paclitaxel	200 mg/m²	500 ml NaCl 0,9 %	i.v.	3h	immer über DEHP-freies Infusionssystem mit 0,2 µm Inline-filter applizieren
1	+3h 30min	Carboplatin	6 AUC	250 ml Glucose 5 %	i.v.	1h	Dosis (mg) = AUC (mg/ml x min) x [GFR (ml/min)+25]. Maximaldosis beachten siehe Memokasten

Wiederholungsinfo: insges. 6 Zyklen, danach Bevacizumab-Erhaltung

Zyklusdiagramm | Tag 1 | [...] | Wdh: 22

Bevacizumab
Paclitaxel
Carboplatin

Obligate Prä- und Begleitmedikation (Zyklus 3-6)

Tag	zeitl. Ablauf	Substanz	Basisdosierung	Trägerlösung (ml)	Appl.	Infusions-dauer	Bemerkungen
1	-1h 30min	Famotidin	20 mg		p.o.		bereits zu Hause eingenommen? (falls vom Arzt rezeptiert)
1	-30min	NaCl 0,9 %	2 000 ml		i.v.	5h	
1	-30min	Dexamethason	20 mg	100 ml NaCl 0,9 %	i.v.	15min	
1	-30min	Granisetron	1 mg		i.v.	15min	
1	-30min	Clemastin	2 mg		i.v.	B	
2-3	1-0-0-0	Dexamethason	8 mg		p.o.		

Hauptmedikation (Zyklus 7-n)

Tag	zeitl. Ablauf	Substanz	Basisdosierung	Trägerlösung (ml)	Appl.	Infusions-dauer	Bemerkungen
1	0	Bevacizumab	15 mg/kg	100 ml NaCl 0,9 %	i.v.	30min	Infusionsdauer nach Verträglichkeit

Zyklusdiagramm | Tag 1 | [...] | Wdh: 22

Bevacizumab

Obligate Prä- und Begleitmedikation (Zyklus 7-n)

Tag	zeitl. Ablauf	Substanz	Basisdosierung	Trägerlösung (ml)	Appl.	Infusions-dauer	Bemerkungen
1	-30min	NaCl 0,9 %	250 ml		i.v.	1h	Infusionsdauer (1h, 1h30min, 2h) nach Verträglichkeit*

Bedarfsmedikation	Metoclopramid Tbl., Dimenhydrinat Supp., Ibuprofen 400mg Tbl., Macrogol + div. Salze (z.B. Movicol®), Natriumpicosulfat Trpf.
FN-Risiko	10-20% → G-CSF-Gabe je nach Risikoabwägung als Primärprophylaxe, bei Zustand nach FN in den folgenden Zyklen als Sekundärprophylaxe, siehe Leitlinien zur Behandlung mit G-CSF
Kontrollen	Differentialblutbild, Serumkreatinin, Kreatinin-Clearance, Serumelektrolyte, Blut-Harnstoff-Stickstoff, Leberfunktion, Anzeichen für Hypersensitivitätsreaktionen, Vitalzeichen (regelmäßig während der ersten Stunde der Paclitaxel-Infusion), Herzfunktion, Blutdruck, Urinanalyse, Anzeichen für gastrointestinale Perforation, Fisteln, Abszess, Proteinurie, Thromboembolie, Blutungen
Dosisreduktion	**Paclitaxel:** 20% DR bei schwerer peripherer Neuropathie oder schwerer Neutropenie (Neutrophile < 500/μl für 1 Woche oder länger); **Carboplatin:** 25% DR bei Thrombozyten < 50.000/μl oder ANC < 500/μl
Wechselwirkungen	Carboplatin: Vorsicht bei Komedikation mit nephro- oder ototoxischen Substanzen: z.B. Aminoglykoside, Schleifendiuretika.
Kontraindikation	Plattenepithel-Karzinom, Hämoptyse (Grad > 2), Tumor mit Kontakt zu großen Gefäßen
Erfolgsbeurteilung	Nach 2 Zyklen
Therapiedauer	6 Zyklen Kombinationstherapie, danach Bevacizumab-Erhaltung
Wiederholung	**Zyklus 1-1:** d22: Start Zyklus 2 **Zyklus 2-2:** d22: Start Zyklus 3 **Zyklus 3-6:** Tag 22. insges. 6 Zyklen, danach Bevacizumab-Erhaltung **Zyklus 7-n:** Tag 22.
Literatur	Sandler A et al. J Thorac Oncol. 2010;5: 1416-1423

Diese Krebstherapie birgt letale Risiken. Die Anwendung darf nur durch erfahrene Onkologen und entsprechend ausgebildetes Pflegepersonal erfolgen. Das Protokoll muss im Einzelfall überprüft und der klinischen Situation angepasst werden.

080202_25   *Nab-Paclitaxel/Carboplatin*

Indikation: Nicht-kleinzelliges Bronchialkarzinom (NSCLC)

ICD-10: C34

Hauptmedikation (Zyklus 1-n)

Tag	zeitl. Ablauf	Substanz	Basisdosierung	Trägerlösung (ml)	Appl.	Infusions-dauer	Bemerkungen
1	+30min	Carboplatin	6 AUC	250 ml Glucose 5 %	i.v.	30min	Dosis (mg) = AUC (mg/ml x min) x [GFR (ml/min)+25]
1, 8, 15	0	Nab-Paclitaxel (Albumin-gebunden)	100 mg/m²	Unverdünnt	i.v.	30min	

Zyklusdiagramm

	Tag 1	2	3	4	5	6	7	8	9	10	11	12	13	14	15	[...]	Wdh: 22
Nab-Paclitaxel (Albumin-gebunden)																	
Carboplatin																	

Dosisreduktion bei hämatologischer Toxizität

Hämatologische Toxizität	Auftreten	Nab-Paclitaxel-Dosis (mg/m²)	Carboplatin-Dosis (AUC mg×min/ml)
Nadir der ANC <500/µl + Fieber >38°C oder Verschieben des nächsten Zyklus wegen persistierender Neutropenie (Nadir der ANC < 1 500/µl) oder Nadir der ANC <500/µl über >1 Woche	Erstes	75	4,5
	Zweites	50	3
	Drittes	Absetzen der Behandlung	
Nadir der Thrombozytenzahl < 50.000/µl	Erstes	75	4,5
	Zweites	Absetzen der Behandlung	

Dosisreduktion bei nicht-hämatologischer Toxizität

Nicht-hämatologische Toxizität	Auftreten	Nab-Paclitaxel-Dosis (mg/m²)	Carboplatin-Dosis (AUC mg×min/ml)
Kutane Toxizität Grad 2 oder 3 Diarrhoe Grad 3 Mukositis Grad 3 Periphere Neuropathie ≥ Grad 3	Erstes	75	4,5
	Zweites	50	3
Jede andere nicht-hämatologische Toxizität Grad 3 oder 4	Drittes	Absetzen der Behandlung	
Grad 4: Kutane Toxizität, Diarrhoe, Mukositis	Erstes	Absetzen der Behandlung	

Maximaldosen für Carboplatin bei Dosierung nach AUC:

AUC	Max. Dosis
1,5	225mg
2	300mg
3	450mg
4	600mg
5	750mg
6	900mg
7	1050mg

Dosierungsempfehlung für Carboplatin nach AUC:

Klinische Situation	Ziel-AUC (mg/ml x min)
Carboplatin Monotherapie, keine Vorbehandlung	5-7
Carboplatin Monotherapie, myelosuppressive Vorbehandlung	4-6
Kombinationsbehandlung mit Carboplatin in Standarddosierung keine Vorbehandlung	4-6

Aufgrund der Gefahr einer hohen hämatologischen Toxizität kann, nach individueller Bewertung, eine Dosisreduktion von Carboplatin auf AUC4 erfolgen.

Tag 2 und 3: Dexamethason 8mg p.o. 1-0-0-0

Obligate Prä- und Begleitmedikation (Zyklus 1-n)

Tag	zeitl. Ablauf	Substanz	Basisdosierung	Trägerlösung (ml)	Appl.	Infusions-dauer	Bemerkungen
1	-30min	Dexamethason	8 mg		i.v.	15min	
1, 8, 15	-30min	NaCl 0,9%	500 ml		i.v.	2h	
1, 8, 15	-30min	Granisetron	1 mg		i.v.	15min	
2-3	1-0-0-0	Dexamethason	8 mg		p.o.		kann bei guter Verträglichkeit entfallen

Bedarfsmedikation	Metoclopramid i.v./p.o., Dimenhydrinat Supp, Ibuprofen 400mg, Macrogol+div. Salze (z.B. Movicol®), Natriumpicosulfat Trpf
Kontrollen	Blutbild, Serumelektrolyte, Kreatinin, eGFR, Leberfunktion, Blut-Harnstoff-Stickstoff, Anzeichen/Symptome Neuropathie, Pneumonitis und Sepsis
Dosisreduktion	bei hämatologischer und nicht-hämatologischer Toxizität: siehe Tabelle
Cave	**Nab-Paclitaxel:** Überempfindlichkeitsreaktionen; albumin-gebundene Nanopartikelformulierung, nicht als Ersatz für andere Paclitaxel-Formulierungen verwenden oder durch solche ersetzen
Therapievoraussetzung	ANC >1 500/μl, Thrombozyten >100 000/μl; Gesamtbilirubin < 5x ULN, AST < 10x ULN
Therapieabbruch	Nab-Paclitaxel: AST > 10x ULN oder Bilirubin >5x ULN
Wechselwirkungen	**Nab-Paclitaxel:** Metabolismus über CYP2C8 und CYP3A4: Vorsicht bei gleichzeitiger Anwendung von Arzneimitteln, die CYP2C8 oder CYP3A4 hemmen (z.B. Ketoconazol, Erythromycin, Fluoxetin, Cimetidin, Ritonavir) oder induzieren (z.B. Rifampicin, Carbamazepin, Phenytoin), **Grapefruit/-saft vermeiden**
Bemerkungen	Nab-Paclitaxel: **Nicht über Inlinefilter (Taxol-Besteck) applizieren** Kein PVC-freies Infusionssystem erforderlich.
Wiederholung	Tag 22.
Literatur	Socinski MA et al. J Clin Oncol.2012;30:2055-2062

080202_02 **Paclitaxel wöchentlich/Carboplatin (NSCLC, Kopf-Hals)** **Indikation: NSCLC, Kopf-Hals-Tumore (PEC)** **ICD-10: C34: C00-14/C30-C32**

Hauptmedikation (Zyklus 1-n)

Tag	zeitl. Ablauf	Substanz	Basisdosierung	Trägerlösung (ml)	Appl.	Infusions-dauer	Bemerkungen
1	+1h	Carboplatin	6 AUC	250 ml Glucose 5 %	i.v.	1h	Dosis (mg) = AUC (mg/ml x min) x [GFR (ml/min)+25]
1, 8, 15	0	Paclitaxel	100 mg/m²	250 ml NaCl 0,9 %	i.v.	1h	immer über PVC-freies Infusionssystem mit 0,2 μm Inline-filter applizieren

Dosierungsempfehlung für Carboplatin nach AUC:

Klinische Situation	Ziel-AUC (mg/ml x min)
Carboplatin Monotherapie, keine Vorbehandlung	5-7
Carboplatin Monotherapie, myelosuppressive Vorbehandlung	4-6
Kombinationsbehandlung mit Carboplatin in Standarddosierung keine Vorbehandlung	4-6

Zyklusdiagramm

Tag	1	2	3	4	5	6	7	8	9	10	11	12	13	14	15	[...]	Wdh: 29
Paclitaxel																	
Carboplatin																	

Wiederholungsinfo: alle 4 Wochen

Maximaldosen für Carboplatin bei Dosierung nach AUC:

AUC	Max. Dosis
1,5	225mg
2	300mg
3	450mg
4	600mg
5	750mg
6	900mg
7	1050mg

Obligate Prä- und Begleitmedikation (Zyklus 1-n)

Tag	zeitl. Ablauf	Substanz	Basisdosierung	Trägerlösung (ml)	Appl.	Infusions-dauer	Bemerkungen
1	-30min	NaCl 0,9 %	1 000 ml		i.v.	2h30min	nur über IVAC
1	-30min	Granisetron	1 mg		i.v.	B	
1, 8, 15	-1h 30min	Famotidin	20 mg		p.o.		bereits zu Hause eingenommen? (falls vom Arzt rezeptiert)
1, 8, 15	-30min	Dexamethason	8 mg		i.v.	B	ggf. auf 20 mg erhöhen
1, 8, 15	-30min	Clemastin	2 mg		i.v.	B	
8, 15	-30min	NaCl 0,9 %	500 ml		i.v.	1h30min	nur über IVAC

Bedarfsmedikation	Metoclopramid p.o. oder i.v., Granisetron i.v.
FN-Risiko	> 20% → Primärprophylaxe mit Filgrastim/Neupogen® oder Pegfilgrastim/Neulasta®, siehe Kurzfassung Leitlinien G-CSF
Kontrollen	Blutbild, Elektrolyte insbesondere Mg^{2+}, Retentionswerte, Kreatinin-Clearance, AP, SGOT, SGPT, Klinisch: insbesondere Polyneuropathie, Oto-/Neurotoxizität
Dosisreduktion	Taxol: um 25% bei Leukopenie Grad IV (< 1 000/μl) oder febriler Neutropenie, um 25% bei Thrombopenie Grad IV (< 10 000/μl), um 20% bei Polyneuropathie Grad 3-4 (CTCAE)
Therapieaufschub	Taxol: bei Leukozyten < 1 500/μl oder Thrombozyten < 75 000/μl (Kontrolle 2 mal wöchentlich). Therapie absetzen bei Allergie gegen Polyoxyethylen-3,5-Rizinusöl
Erfolgsbeurteilung	nach 2 Zyklen
Wiederholung	Tag 29. alle 4 Wochen
Literatur	Belani CP et al. J Clin Oncol. 2003; 21(15):2933-9; Schiller JH et al. N Engl J Med. 2002; 346(2):92-98.

Diese Krebstherapie birgt letale Risiken. Die Anwendung darf nur durch erfahrene Onkologen und entsprechend ausgebildetes Pflegepersonal erfolgen. Das Protokoll muss im Einzelfall überprüft und der klinischen Situation angepasst werden.

080202_06 **Docetaxel 3-wöchentlich (NSCLC)** **Indikation: Nicht-kleinzelliges Bronchialkarzinom (NSCLC)** **ICD-10: C34**

Hauptmedikation (Zyklus 1-n)

Tag	zeitl. Ablauf	Substanz	Basisdosierung	Trägerlösung (ml)	Appl.	Infusions-dauer	Bemerkungen
1	0	Docetaxel	75 mg/m²	250 ml NaCl 0,9 %	i.v.	1h	wenn Dosis > 200mg: Volumen Trägerlösung erhöhen (max. Konz. 0,74 mg/ml)

Zyklusdiagramm | Tag 1 | [...] | Wdh: 22

Docetaxel

24h nach CTx   **Pegfilgrastim/Neulasta® 6mg s.c.**

Obligate Prä- und Begleitmedikation (Zyklus 1-n)

Tag	zeitl. Ablauf	Substanz	Basisdosierung	Trägerlösung (ml)	Appl.	Infusions-dauer	Bemerkungen
0, 2	1-0-1-0	Dexamethason	8 mg		p.o.		
1	-30min	NaCl 0,9 %	500 ml		i.v.	1h30min	
1	-30min	Dexamethason	8 mg	100 ml NaCl 0,9 %	i.v.	15min	
1	-30min	Clemastin	2 mg		i.v.	B	
1	0-0-1-0	Dexamethason	8 mg		p.o.		
1	+24h	Pegfilgrastim (Neulasta®)	6 mg		s.c.		24h nach CTx

Bedarfsmedikation	Metoclopramid p.o. oder i.v. Dexamethason 8mg i.v./p.o.
FN-Risiko	10-20% → nach Risikoabwägung als Primärprophylaxe, bei FN im 1. Zyklus als Sekundärprophylaxe, siehe Kurzfassung Leitlinien G-CSF
Kontrollen	Blutbild, Klinische Chemie, Elektrolyte, Retentionswerte, Leberwerte
Dosisreduktion	bei Grad IV Neutropenie >7d, febriler Neutropenie, schweren Hautreaktionen oder Grad III- IV nichthämatologischer Toxizität: nach 1. Auftreten 2 Wochen Pause, dann DR auf 55mg/m²; bei persistierender > Grad III peripherer Neuropathie, Grad IV Hypertonie, Bilirubinerhöhung, AP >2,5fach und SGOT (AST) oder SGPT (ALT) >1,5fach über normal oder schon vorheriger Dosisreduktion: Behandlungsabbruch
Nebenwirkungen	Myelotoxizität, Neuropathie, Hauttoxizität, Flüssigkeitsretention, allergische Reaktionen, Übelkeit/Erbrechen, Cave: Paravasate
Erfolgsbeurteilung	jeder 2.-3. Zyklus
Wiederholung	Tag 22.
Literatur	Fossella FV et al. J Clin Oncol. 2000; 18(12):2354-62; Quoix E et al. Ann Oncol. 2004; 15(1):38-44.

Diese Krebstherapie birgt letale Risiken. Die Anwendung darf nur durch erfahrene Onkologen und entsprechend ausgebildetes Pflegepersonal erfolgen. Das Protokoll muss im Einzelfall überprüft und der klinischen Situation angepasst werden.

080202_16	Docetaxel/Nintedanib	Indikation: Adenokarzinom der Lunge	ICD-10: C34

Hauptmedikation (Zyklus 1-n)

Tag	zeitl. Ablauf	Substanz	Basisdosierung	Trägerlösung (ml)	Appl.	Infusionsdauer	Bemerkungen
1	0	Docetaxel	75 mg/m²	250 ml NaCl 0,9 %	i.v.	1h	wenn Dosis > 200mg: Volumen Trägerlösung erhöhen (max. Konz. 0,74 mg/ml)
2-21	1-0-1-0	Nintedanib	200 mg		p.o.		darf nicht am selben Tag der Chemotherapie mit Docetaxel (Tag 1) eingenommen werden; Einnahmehinweis siehe Memokasten

Zyklusdiagramm

Tag 1 | 2 3 4 5 6 7 8 9 10 11 12 13 14 15 16 17 18 19 20 21 | Wdh: 22
Docetaxel
Nintedanib

24h nach CTx: Pegfilgrastim/Neulasta® 6mg s.c.

Nintedanib:
Kapseln vorzugsweise zu einer Mahlzeit im Ganzen mit Wasser schlucken, Kapseln dürfen nicht zerkaut oder zerkleinert werden;
2x täglich 2 Kapseln à 100mg im Abstand von 12h, max. Tagesdosis: 400mg/Tag
Darf nicht am selben Tag der Chemotherapie mit Docetaxel eingenommen werden
CAVE: erhöhtes Blutungsrisiko, Erhöhung der Leberenzyme/Bilirubin, erhöhtes Risiko für venöse Thromboembolie

Obligate Prä- und Begleitmedikation (Zyklus 1-n)

Tag	zeitl. Ablauf	Substanz	Basisdosierung	Trägerlösung (ml)	Appl.	Infusionsdauer	Bemerkungen
0, 2	1-0-1-0	Dexamethason	8 mg		p.o.		
1	-30min	NaCl 0,9 %	500 ml		i.v.	1h30min	
1	-30min	Dexamethason	8 mg	100 ml NaCl 0,9 %	i.v.	15min	
1	-30min	Clemastin	2 mg		i.v.	B	
1	0-0-1-0	Dexamethason	8 mg		p.o.		
1	+24h	Pegfilgrastim (Neulasta®)	6 mg		s.c.		24h nach CTx

Bedarfsmedikation	Metoclopramid p.o. oder i.v., Dexamethason 8mg i.v./p.o., Antidiarrhoika (Loperamid), Elektrolyte, Flüssigkeitszufuhr, Octreotid, Antibiotika
FN-Risiko	10-20% → je nach Risikoabwägung als Primärprophylaxe, bei FN im 1. Zyklus als Sekundärprophylaxe, siehe Kurzfassung Leitlinien G-CSF
Kontrollen	Blutbild, Klinische Chemie, Elektrolyte, Leberfunktion, Bilirubin, Alkalische Phosphatase, Nierenfunktion, Hypersensitivität, neurosensorische Symptome, gastrointestinale Toxizität und gastrointestinale Perforation, Augenfunktionsstörung, Hautreaktionen, Flüssigkeitsretention, Tränenfluss, kanalikuläre Stenose, Lungenfunktionsstest vor Therapiebeginn, während der ersten 3 Behandlungsmonate 1x/Monat und danach alle 3 Monate (bzw. wie klinisch indiziert), arterielle thromboembolische Ereignisse, Gerinnungsparameter/Blutungsanzeichen
Dosisreduktion	**Docetaxel:** bei Grad 4 Neutropenie >7d, febriler Neutropenie, schweren Hautreaktionen oder Grad 3/4 nichthämatologischer Toxizität: nach 1. Auftreten 2 Wochen Pause, dann DR auf 55mg/m²; bei persistierender > Grad 3 peripherer Neuropathie, Grad 4 Hypertonie, Bilirubinerhöhung, AP >2,5x ULN und AST/ALT >1,5x ULN oder schon vorheriger Dosisreduktion: Behandlungsabbruch; **Nintedanib:** Diarrhoe ≥ Grad 2 an > 7 Tage trotz Behandlung oder Diarrhoe ≥ Grad 3 trotz Behandlung, Erbrechen ≥ Grad 2 und/oder Übelkeit ≥ Grad 3 trotz antiemetischer Behandlung, andere nicht-hämatologische/hämatologische Nebenwirkungen ≥ Grad 3: Therapieunterbrechung und nach Rückgang auf mind. Grad 1: DR auf 150mg 2x täglich, falls weitere DR notwendig: 100mg 2x täglich, Dosisanpassung bei Erhöhung der Leberenzym- und Bilirubinwerte:AST/ALT > 2,5x ULN und Gesambilirubin ≥ 1,5x ULN oder AST/ALT > 5x ULN: Therapieunterbrechung bis AST/ALT < 2,5x ULN und Bilirubin auf Normalwert, danach Therapiefortführung in 1. DR (2x täglich 150mg), falls notwendig 2. DR (2x täglich 100mg)
Therapieunterbrechung	**Nintedanib:** bei AST-/ALT-Erhöhung >2,5× ULN und zusätzlichem Anstieg Gesambilirubins ≥1,5× ULN oder AST/ALT-Erhöhung >5x ULN → nach Therapieunterbrechung und Rückgang der Transaminase-Werte auf ≤2,5× ULN und Bilirubin auf Normalwerte: Dosisreduktion auf 150 mg 2x tgl und ggf. auf 100 mg 2x tgl
Therapieabbruch	**Nintedanib:** bei AST/ALT-Erhöhung >3x ULN und zusätzlichem Anstieg Gesambilirubin ≥2x ULN und AP <2x ULN (Therapieabbruch sofern keine andere Ursache ermittelt wird)
Wiederholung	Tag 22.
Literatur	Reck et al. Lancet Oncol. 2014;15: 143-55; Fachinformationen Nintedanib und Docetaxel

Diese Krebstherapie birgt letale Risiken. Die Anwendung darf nur durch erfahrene Onkologen und entsprechend ausgebildetes Pflegepersonal erfolgen. Die Dosisberechnung und Anforderung obliegt der Verantwortung des bestellenden Arztes und muss in jedem Fall sorgfältig überprüft werden. Die Herausgeber übernehmen keine Verantwortung für die Therapieanforderung.

080202_21   **Docetaxel wöchentlich/Nintedanib**   **ICD-10: C34**   **Indikation: Adenokarzinom der Lunge**

Hauptmedikation (Zyklus 1-n)

Tag	zeitl. Ablauf	Substanz	Basisdosierung	Trägerlösung (ml)	Appl.	Infusionsdauer	Bemerkungen
1, 8, 15, 22	0	Docetaxel	30 mg/m²	100 ml NaCl 0,9 %	i.v.	1h	max. Konz. 0,74 mg/ml
2-7, 9-14, 16-21, 23-35	1-0-1-0	Nintedanib	200 mg		p.o.		darf nicht am selben Tag der Chemotherapie mit Docetaxel eingenommen werden; Einnahmehinweis siehe Memokasten

Zyklusdiagramm | Tag 1 2 3 4 5 6 7 8 9 10 11 12 13 14 15 16 17 18 19 20 21 22 23 24 25 26 27 28 29 30 31 32 33 34 35 | Wdh: 36

Docetaxel
Nintedanib

Nintedanib:
Kapseln vorzugsweise zu einer Mahlzeit im Ganzen mit Wasser schlucken,
Kapseln dürfen nicht zerkaut oder zerkleinert werden;
2x täglich 2 Kapseln à 100mg im Abstand von 12h, max. Tagesdosis: 400mg/Tag
Darf nicht am selben Tag der Chemotherapie mit Docetaxel eingenommen werden
CAVE: erhöhtes Blutungsrisiko, Erhöhung der Leberenzyme/Bilirubin, erhöhtes Risiko für venöse Thromboembolie

Obligate Prä- und Begleitmedikation (Zyklus 1-n)

Tag	zeitl. Ablauf	Substanz	Basisdosierung	Trägerlösung (ml)	Appl.	Infusionsdauer	Bemerkungen
0-1, 7-8, 14-15, 21-22	0-0-1-0	Dexamethason	8 mg		p.o.		an 8mg Dexamethason 0-0-1 am Vortag gedacht?
1, 8, 15, 22	-30min	NaCl 0,9 %	500 ml		i.v.	1h30min	
1, 8, 15, 22	-30min	Dexamethason	8 mg	100 ml NaCl 0,9 %	i.v.	15min	
1, 8, 15, 22	-30min	Clemastin	2 mg		i.v.	B	

Bedarfsmedikation	Metoclopramid p.o. oder i.v., Dexamethason 8mg i.v./p.o., Antidiarrhoika (Loperamid), Elektrolyte, Flüssigkeitszufuhr, Octreotid, Antibiotika
FN-Risiko	10-20% → € nach Risikoabwägung als Primärprophylaxe, bei FN im 1. Zyklus als Sekundärprophylaxe, siehe Kurzfassung Leitlinien G-CSF
Kontrollen	Blutbild, Klinische Chemie, Elektrolyte, Leberfunktion, Bilirubin, Alkalische Phosphatase, Nierenfunktion, Hypersensitivität, neurosensorische Symptome, gastrointestinale Toxizität und gastrointestinale Perforation, Augenfunktionsstörung, Hautreaktionen, Flüssigkeitsretention, Tränenfluss, kanalikuläre Stenose, Lungenfunktionsstest vor Therapiebeginn, während der ersten 3 Behandlungsmonate 1x/Monat und danach alle 3 Monate (bzw. wie klinisch indiziert), arterielle thromboembolische Ereignisse, Gerinnungsparameter/Blutungsanzeichen
Dosisreduktion	**Docetaxel:** bei Grad 4 Neutropenie >7d, febriler Neutropenie, schweren Hautreaktionen oder Grad 3/4 nichthämatologischer Toxizität: nach 1. Auftreten 2 Wochen Pause, dann DR auf 55mg/m²; bei persistierender > Grad 3 peripherer Neuropathie, Grad 4 Hypertonie, Bilirubinerhöhung, AP >2,5x ULN und AST/ALT >1,5x ULN oder schon vorheriger Dosisreduktion: Behandlungsabbruch; **Nintedanib:** Diarrhoe > Grad 2 an > 7 Tage trotz Behandlung oder Diarrhoe > Grad 3 trotz Behandlung, Erbrechen > Grad 2 und/oder Übelkeit > Grad 3 trotz antiemetischer Behandlung, andere nicht-hämatologische/hämatologische Nebenwirkungen > Grad 3: Therapieunterbrechung und nach Rückgang auf mind. Grad 1: DR auf 150mg 2x täglich, falls weitere DR notwendig: 100mg 2x täglich, Dosisanpassung bei Erhöhung der Leberenzym- und Bilirubinwerte:AST/ALT > 2,5x ULN und Gesamtbilirubin > 1,5x ULN oder AST/ALT > 5x ULN: Therapieunterbrechung bis AST/ALT < 2,5x ULN und Bilirubin auf Normalwert, danach Therapiefortführung in 1. DR (2x täglich 150mg), falls notwendig 2. DR (2x täglich 100mg)
Therapieabbruch	**Nintedanib:** Bei AST-/ALT-Erhöhung > 3x ULN in Verbindung mit Gesamtbilirubin > 2x ULN und AP < 2x ULN
Erfolgsbeurteilung	nach jedem 2. Zyklus
Wiederholung	Tag 36.
Literatur	modifiziert nach Reck et al. Lancet Oncol. 2014;15: 143-55; Fachinformationen Nintedanib und Docetaxel

Diese Krebstherapie birgt letale Risiken. Die Anwendung darf nur durch erfahrene Onkologen und entsprechend ausgebildetes Pflegepersonal erfolgen. Das Protokoll muss im Einzelfall überprüft und der klinischen Situation angepasst werden.

080202_27 *Docetaxel/Ramucirumab* **Indikation: Nicht-kleinzelliges Bronchialkarzinom (NSCLC)** **ICD-10: C34**

Hauptmedikation (Zyklus 1-n)

Tag	zeitl. Ablauf	Substanz	Basisdosierung	Trägerlösung (ml)	Appl.	Infusions-dauer	Bemerkungen
0	0	Ramucirumab	10 mg/kg	ad 250 ml NaCl 0,9 %	i.v.	1h	Applikation über 0,22µm Inline-Filter, max. Infusions-geschwindigkeit 25mg/min, verlängerte Infusionszeit in Ab-hängigkeit der Verträglichkeit (siehe Memokasten), inkompatibel mit Glucose
1	0	Docetaxel	75 mg/m²	250 ml NaCl 0,9 %	i.v.	1h	wenn Dosis > 200mg: Volumen Trägerlösung erhöhen (max. Konz. 0,74 mg/ml)

Zyklusdiagramm | Tag 0 | 1 | [...] | Wdh: 22
Ramucirumab □
Docetaxel ■

| | 24h nach CTx | Pegfilgrastim/Neulasta® 6mg s.c. |

Ramucirumab:
CAVE Infusionsreaktionen: **während und nach der Infusion engmaschige Überwachung,**
ggf. nach Behandlungsstandard für Anaphylaxie verfahren
Bei Auftreten einer infusionsbedingten Reaktion Grad 1 oder 2:
- Reduktion der Infusionsrate für die Dauer der Infusion und alle nachfolgenden Gaben um 50%
- Prämedikation mit zusätzlich Dexamethason und Paracetamol bei Folgegaben
Bei Auftreten von infusionsbedingten Reaktionen Grad 3 oder 4: sofort und endgültiger Therapieabbruch
CAVE: Gastrointestinale Perforationen, arterielle Thromboembolie, schwere Blutungen/gastrointestinale Blutungen,
Hypertensive Entgleisung, allerg./anaphylaktische Reaktion, Proteinurie, Fistelbildung, Wundheilungsstörungen:
- Behandlung frühestens 28 Tage nach größerer OP oder nach Ausheilung der Wunde

Obligate Prä- und Begleitmedikation (Zyklus 1-n)

Tag	zeitl. Ablauf	Substanz	Basisdosierung	Trägerlösung (ml)	Appl.	Infusions-dauer	Bemerkungen
0	-30min	NaCl 0,9 %	500 ml		i.v.	1h30min	
0	-30min	Clemastin	2 mg		i.v.	B	
0, 2	1-0-1-0	Dexamethason	8 mg		p.o.		
1	-30min	NaCl 0,9 %	500 ml		i.v.	1h30min	
1	-30min	Dexamethason	8 mg	100 ml NaCl 0,9 %	i.v.	15min	
1	-30min	Clemastin	2 mg		i.v.	B	
1	0-0-1-0	Dexamethason	8 mg		p.o.		
1	+24h	Pegfilgrastim (Neulasta®)	6 mg		s.c.		24h nach CTx

Bedarfsmedikation: Metoclopramid p.o. oder i.v. Dexamethason 8mg i.v./p.o.

FN-Risiko: 10-20% → je nach Risikoabwägung als Primärprophylaxe, bei FN im 1. Zyklus als Sekundärprophylaxe, siehe Kurzfassung Leitlinien G-CSF

Kontrollen: Differentialblutbild, Blutdruck alle 2 Wochen (oder öfter wenn klinisch indiziert), Leber- und Nierenfunktion, Proteinurie, Schilddrüsenfunktion, Anzeichen Hypersensitivitätsreaktion, neurosensorische Symptome, Flüssigkeitsretention, Hautreaktionen, Infusionsreaktionen, arterielle Thromboembolie, gastrointestinale Perforation, Wundheilungsstörungen, posteriores reversibles Enzephalopathiesyndrom

Dosisreduktion: **Docetaxel:** bei febriler Neutropenie, Neutrophile < 500/µl > 1 Woche, schwere/kumulative Hautreaktionen, schwere Docetaxel-bedingte nicht-hämatologische Toxizität > Grad 3: Therapieunterbrechung bis Rückgang, Therapiewiederaufnahme mit DR um 10mg/m², bei wiederholtem/andauerndem Auftreten der Toxizitäten: 2. DR um 15mg/m². **Ramucirumab:** bei Proteinurie > 2g/24h: Therapieunterbrechung und Therapiefortsetzung mit 8mg/kg bei Absinken der Proteinausscheidung < 2g/24h, bei erneutem Wiederanstieg auf > 2g/24h: DR auf 6mg/kg

Erfolgsbeurteilung: jeder 2.-3. Zyklus

Therapiedauer: bis Tumorprogress oder inakzeptable Toxizität

Wiederholung: Tag 22.

Literatur: Garon EB et al. Lancet 2014;384: 665-73, Fachinformation Ramucirumab, Docetaxel

Diese Krebstherapie birgt letale Risiken. Die Anwendung darf nur durch erfahrene Onkologen und entsprechend ausgebildetes Pflegepersonal erfolgen. Das Protokoll muss im Einzelfall überprüft und der klinischen Situation angepasst werden.

080202_09   *Pemetrexed*

Indikation: Adenokarzinom der Lunge, Pleuramesotheliom

ICD-10: C34, C45

Hauptmedikation (Zyklus 1-n)

Tag	zeitl. Ablauf	Substanz	Basisdosierung	Trägerlösung (ml)	Appl.	Infusions-dauer	Bemerkungen
1	0	Pemetrexed	500 mg/m²	50 ml NaCl 0,9 %	i.v.	10min	

Bemerkungen:
Vorsicht bei gleichzeitiger Gabe von hohen Dosen NSAIDs und Acetylsalicylsäure und Pemetrexed → verringerter Pemetrexed-Ausscheidung möglich; Cave Nebenwirkungen

Bei leichter bis mittlerer Niereninsuffizienz (Kreatinin-Clearance 45-79ml/min) Gabe von NSAR/Salicylaten **2 Tage vor bis 2 Tage nach Pemetrexed-Applikation aussetzen**

Zyklusdiagramm | Tag 1 | [...] | Wdh: 22
Pemetrexed

Vitamin B12: Eine Woche vor 1. Pemetrexed-Gabe, dann alle 9 Wochen Applikation von 1000µg Vitamin B12 i.m.

Folsäure: 400µg/d kontinuierlich ab Tag -7 (laut Pemetrexed-Fachinfo: 350-1000µg Folsäure/Tag)

Wiederholungsinfo:
Leukozyten müssen 1,5x10⁹/l, Thrombozyten 100x10⁹/l sein

Obligate Prä- und Begleitmedikation (Zyklus 1-n)

Tag	zeitl. Ablauf	Substanz	Basisdosierung	Trägerlösung (ml)	Appl.	Infusions-dauer	Bemerkungen
-7	Gabe	Vitamin B12	1 000 µg		i.m.		eine Woche vor 1. Pemetrexed-Gabe, dann alle 9 Wochen
-7-21	1-0-0-0	Folsäure	400 µg		p.o.		kontinuierlich; Beginn 5-7 Tage vor 1. Pemetrexed-Gabe; 350-1000µg Folsäure
0-2	1-0-1-0	Dexamethason	4 mg		p.o.		von Tag 0-2
1	-30min	NaCl 0,9 %	500 ml		i.v.	1h	

Bedarfsmedikation	Bei Diarrhoe Bewässerung, Loperamid; bei Leuko-/Thrombozytopenie Grad 4: Leukovorin (Dosis siehe Protokoll)
FN-Risiko	< 10% --> je nach Risikoabwägung, siehe Kurzfassung Leitlinien G-CSF.
Kontrollen	Hämoglobin, Hämatokrit, Leukozyten, Lymphozyten, Thrombozyten, Neutrophile, Natrium, Kalium, gesamt-Bilirubin, AP, GPT, GOT, Serum-Kreatinin, LDH
Dosisreduktion	Thrombozytennadir ≥50x10⁹/l und Leukozytennadir <0,5x10⁹/l: DR auf 75%; Thrombozytennadir <50x10⁹/l: DR auf 50%
Erfolgsbeurteilung	jeden 2.-3. Zyklus
Wiederholung	Tag 22. Leukozyten müssen 1,5x10⁹/l, Thrombozyten 100x10⁹/l sein
Literatur	De Marinis et al. Oncology. 2004; 18(13 Suppl 8):38-42; Ardizzoni et al. J Chemother. 2004; 16(4):104-7.

Diese Krebstherapie birgt letale Risiken. Die Anwendung darf nur durch erfahrene Onkologen und entsprechend ausgebildetes Pflegepersonal erfolgen. Das Protokoll muss im Einzelfall überprüft und der klinischen Situation angepasst werden.

| 080401_08 | *Vinorelbin* | *Indikation: Mamma-Ca, NSCLC, Tumoren von Kopf- und Hals, Mesotheliom* | *ICD-10: C00-14/C30-C32, C34, C50* |

Hauptmedikation (Zyklus 1-n)

Tag	zeitl. Ablauf	Substanz	Basisdosierung	Trägerlösung (ml)	Appl.	Infusions-dauer	Bemerkungen
1, 8, 15, 22, 29, 36	0	Vinorelbin	30 mg/m²	100 ml NaCl 0,9 %	i.v.	10 min	

Zyklusdiagramm Tag 1 2 3 4 5 6 7 8 9 10 11 12 13 14 15 16 17 18 19 20 21 22 23 24 25 26 27 28 29 30 31 32 33 34 35
Vinorelbin

Zyklusdiagramm Tag 36 [...] Wdh: 43
Vinorelbin

Wiederholungsinfo: wöchentlich (bei Granulozyten < 1 500/µl Therapie verschieben)

Obligate Prä- und Begleitmedikation (Zyklus 1-n)

Tag	zeitl. Ablauf	Substanz	Basisdosierung	Trägerlösung (ml)	Appl.	Infusions-dauer	Bemerkungen
1, 8, 15, 22, 29, 36	-15min	NaCl 0,9 %	500 ml	100 ml NaCl 0,9 %	i.v.	1h	
1, 8, 15, 22, 29, 36	-15min	Dexamethason	8 mg		i.v.	15min	

Bedarfsmedikation	Metoclopramid p.o. oder i.v., bei Unverträglichkeit Ersatz durch HT$_3$-Antagonisten
FN-Risiko	< 10% → je nach Risikoabwägung, siehe Kurzfassung Leitlinien G-CSF
Kontrollen	Blutbild, Elektrolyte, Retentionswerte, Leberwerte
Dosisreduktion	Bilirubin 2,5-5mg/dl: 50%; Bilirubin 5-10mg/dl: 25%; Bilirubin > 10mg/dl: kontraindiziert, siehe Dosismodifikationstabelle
Nebenwirkungen	Myelotoxizität, periphere und autonome Neurotoxozität, selten allergische Reaktionen/Übelkeit/Erbrechen, Obstipation, Cave: Paravasate
Bemerkungen	laut Fachinfo: 80 mg/m² p.o. entspricht 30 mg/m² i.v.	60 mg/m² p.o. entspricht 25 mg/m² i.v.
Erfolgsbeurteilung	2 Wochen nach Beendigung eines Zyklus
Therapiedauer	bei Ansprechen des Tumors Therapie weitere 3 Monate fortsetzen
Wiederholung	Tag 43. wöchentlich (bei Granulozyten < 1 500/µl Therapie verschieben)
Literatur	Fumoleau P et al. J Clin Oncol. 1993; 11:1245-52; Rossi A et al. Anticancer Res. 2003; 23:1657-64; Gridelli C et al. Lung Cancer. 2002; 38:37-41.

Diese Krebstherapie birgt letale Risiken. Die Anwendung darf nur durch erfahrene Onkologen und entsprechend ausgebildetes Pflegepersonal erfolgen. Das Protokoll muss im Einzelfall überprüft und der klinischen Situation angepasst werden.

080307_01   *Gemcitabin*   *ICD-10: C11, C22, C25, C34, C67*

Indikation: Nicht-kleinzelliges Bronchialkarzinom (NSCLC), Cholangiozelluläres-Ca irresektabel/metastasiert, Pankreas-Ca, Urothelkarzinom, Kopf-Hals-Tumoren

Hauptmedikation (Zyklus 1-n)

Tag	zeitl. Ablauf	Substanz	Basisdosierung	Trägerlösung (ml)	Appl.	Infusionsdauer	Bemerkungen
1, 8, 15	0	Gemcitabin	1 000 mg/m^2	250 ml NaCl 0,9 %	i.v.	30 min	

Zyklusdiagramm | Tag 1 | 2 | 3 | 4 | 5 | 6 | 7 | 8 | 9 | 10 | 11 | 12 | 13 | 14 | 15 | [...] | Wdh: 29

Gemcitabin

Wiederholungsinfo: (3 Wochen Therapie, 1 Woche Pause); Absetzen bei Tumorprogression

Obligate Prä- und Begleitmedikation (Zyklus 1-n)

Tag	zeitl. Ablauf	Substanz	Basisdosierung	Trägerlösung (ml)	Appl.	Infusionsdauer	Bemerkungen
1, 8, 15	-15min	NaCl 0,9 %	500 ml		i.v.	1h	
1, 8, 15	-15min	Dexamethason	8 mg		i.v.	B	

Bedarfsmedikation	Metoclopramid p.o. oder i.v., Paracetamol p.o.
FN-Risiko	<10% → je nach Risikoabwägung, siehe Kurzfassung Leitlinien G-CSF.
Kontrollen	Blutbild, Leber- und Nierenwerte
Dosisreduktion	Leukozyten 500-1 000/µl oder Thrombozyten 50 000-100 000/µl: 75%; Leukozyten <500/µl oder Thrombozyten < 50 000/µl: Therapieaufschub; Initiale Hyperbilirubinämie >2mg/dl: 80%
Nebenwirkungen	Myelosuppression, reversible Lebertoxizität, selten renale Störungen, Übelkeit/Erbrechen, erkältungsähnliche Symptome, Ödeme
Wiederholung	Tag 29. (3 Wochen Therapie, 1 Woche Pause); Absetzen bei Tumorprogression
Literatur	Carmichael J et al. Brit J Cancer. 1996; 73(1):101-105; Casper ES et al. Invest New Drugs. 1994; 12(1):29-34; Venook AP et al. J Clin Oncol. 2000; 18: 2780-2787; Gillenwater et al. Clin Lung Cancer. 2000; 2(2): 33-8; Louvert et al. J Clin Oncol. 2005; 23:3509-16; Valle J et al. N Engl J Med 2010; 362: 1273-81

Diese Krebstherapie birgt letale Risiken. Die Anwendung darf nur durch erfahrene Onkologen und entsprechend ausgebildetes Pflegepersonal erfolgen. Das Protokoll muss im Einzelfall überprüft und der klinischen Situation angepasst werden.

080203_05	**Nivolumab/Ipilimumab (MPM, PEC Ösophagus)**	*ICD-10: C15, C45*

Indikation: malignes Pleuramesotheliom, PEC Ösophagus

Hauptmedikation (Zyklus 1-n)

Tag	zeitl. Ablauf	Substanz	Basisdosierung	Trägerlösung (ml)	Appl.	Infusions-dauer	Bemerkungen
1	+1h	Ipilimumab	1 mg/kg	ad 100 ml NaCl 0,9 %	i.v.	30min	In-Line-Filter mit Porengröße 0,2-1,2 μm verwenden
1, 22	0	Nivolumab	360 mg abs.	100 ml NaCl 0,9 %	i.v.	30min	In-Line-Filter mit Porengröße 0,2-1,2 μm verwenden.

Wiederholungsinfo: bis zu 2 Jahre

Zyklusdiagramm

	Tag 1	2	3	4	5	6	7	8	9	10	11	12	13	14	15	16	17	18	19	20	21	22	[...]	Wdh: 43
Nivolumab	□																					□		
Ipilimumab	■																							

Ipilimumab:
schwerwiegende immunologische Reaktionen wie z.B. Colitis, Hauttoxizität, Hepatotoxizität, Endokrinopathie möglich → geeignete Maßnahmen einleiten (je nach Schweregrad siehe SOP Management der Nebenwirkungen der Therapie mit Immuncheckpointinhibitoren (Immune checkpoint blockade ICB) sowie engmaschige Überwachung und Patienteninformation.

Achtung:
Überprüfung der Leberwerte vor jeder Gabe eines Checkpointinhibitors. Je nach Risikoabwägung wöchentliche Kontrolle. Die Werte dürfen nicht älter als 6 Tage sein.

Obligate Prä- und Begleitmedikation (Zyklus 1-n)

Tag	zeitl. Ablauf	Substanz	Basisdosierung	Trägerlösung (ml)	Appl.	Infusions-dauer	Bemerkungen
1	-30min	NaCl 0,9 %	500 ml		i.v.	2h	
22	-30min	NaCl 0,9 %	500 ml		i.v.	1h30min	

Bedarfsmedikation	in Abhängigkeit der Schwere der jeweiligen Nebenwirkung siehe SOP: **Management der Nebenwirkungen der Therapie mit Immuncheckpointinhibitoren (Immune checkpoint blockade ICB):** Loperamid, Flüssigkeits- und Elektrolytersatz, Glucocorticoide top./p.o./i.v., Infliximab, MMF
FN-Risiko	<10% → Risikoprofil siehe Kurzfassung Leitlinien zur G-CSF-Behandlung
Kontrollen	Harnsäure, Kreatinin, Leberfunktion (ALT, AST, Bilirubin), Hormonwerte (TSH, Cortisolspiegel), Blutbild, immunvermittelte Nebenwirkungen (anamnestisch, besonders Diarrhö)
Cave	immunvermittelte Nebenwirkungen möglich (Pneumonitis, Kolitis, Hepatitis, Nephritis oder Nierenfunktionsstörung, Endokrinopathien/Schilddrüsenfunktionsstörung, Hautausschlag), bei Auftreten immunvermittelter Nebenwirkungen je nach Schweregrad Steroid-Gabe initiieren
Therapievoraussetzung	**Virale Hepatitis Serologie** (HBsAg, HBcAb, HCV-Ab) **vor Behandlungsbeginn** mit Checkpointinhibitoren: bei positiver Hepatitis-Serologie vor Behandlungsbeginn Hepatologen konsultieren. **Überprüfung der Leberwerte** (AST, ALT, Bilirubin) **vor jeder Gabe** eines Checkpointinhibitors. Je nach Risikoabwägung wöchentliche Kontrolle. Die Werte dürfen nicht älter als 6 Tage sein.
Therapieaufschub	Bei Überempfindlichkeitsreaktionen Therapieaufschub (ausgelassene Dosen werden nicht nachgeholt) oder Therapieabbruch in Abhängigkeit von klinischer Situation siehe SOP: **Management der Nebenwirkungen der Therapie mit Immuncheckpointinhibitoren (Immune checkpoint blockade ICB)**
Erfolgsbeurteilung	alle 6 Wochen für 12 Monate, danach alle 12 Wochen
Wiederholung	Tag 43. bis zu 2 Jahre
Literatur	MPM: Baas P et al. Lancet. 2021;397:375-386; PEC Ösophagus: Doki et al. NEJM 2022;386(5):449-462; Fachinformation: Nivolumab, Ipilimumab

Kapitel 14 Thymuskarzinom

PAC – 458

Elektronisches Zusatzmaterial Die elektronische Version des Werkes enthält Zusatzmaterial, auf das über folgenden Link zugegriffen werden kann: https://doi.org/10.1007/978-3-662-67749-0_1.

© Der/die Autor(en) 2023
M. Engelhardt et al. (Hrsg.), *Das Blaue Buch*,

Diese Krebstherapie birgt letale Risiken. Die Anwendung darf nur durch erfahrene Onkologen und entsprechend ausgebildetes Pflegepersonal erfolgen. Das Protokoll muss im Einzelfall überprüft und der klinischen Situation angepasst werden.

| 080204_01 | PAC | Indikation: Thymus-Ca | ICD-10: C37 |

Hauptmedikation (Zyklus 1-n)

Tag	zeitl. Ablauf	Substanz	Basisdosierung	Trägerlösung (ml)	Appl.	Infusions-dauer	Bemerkungen
1	0	Doxorubicin	50 mg/m²	Unverdünnt	i.v.	B15min	alternativ Doxorubicingabe als FREILAUFENDE Infusion über gesicherten zentralvenösen Zugang möglich
1	+45min	Cisplatin	50 mg/m²	250 ml NaCl 0,9 %	i.v.	1h	
1	+2h 30min	Cyclophosphamid	500 mg/m²	250 ml NaCl 0,9 %	i.v.	1h	

Zyklusdiagramm | Tag 1 | [...] | Wdh: 22

Doxorubicin
Cisplatin
Cyclophosphamid

Inkompatibilitäten:
Cisplatin ↔ Mesna
Cisplatin ↔ NaHCO3
Mg²⁺ ↔ NaHCO3**
*
Auf ausreichende Urinausfuhr achten (Prophylaxe hämorrhagische Zystitis).

entweder — Pegfilgrastim/Neulasta® 6mg s.c. — 24h nach CTx
oder — Filgrastim/Neupogen® 5µg/kg/d s.c. bis Durchschreiten des Nadir — d6 nach CTx

Aprepitant / Fosaprepitant (Prodrug) sind Substrate und moderate Inhibitoren von CYP3A4:
Cave bei gleichzeitiger oraler Verabreichung von hauptsächlich via CYP3A4 metabolisierten Wirkstoffen mit geringer therapeutischer Breite wie Ciclosporin, Tacrolimus, Everolimus, Fentanyl. Die gleichzeitige Anwendung von Pimozid ist kontraindiziert. **Interaktion mit CYP3A4 metabolisierten oral verabreichten CTx z.B. Etoposid, Vinorelbin möglich. Besondere Vorsicht bei gleichzeitiger Anwendung von Irinotecan und Ifosfamid erhöhte Toxizität möglich.** Reduktion der üblichen oralen Dexamethason-Dosis um 50%.
Vorübergehende leichte Induktion von CYP2C9 und CYP3A4 nach Beendigung der Aprepitant- / Fosaprepitant-Therapie: Bei Warfarin (CYP2C9-Substrat)-Dauertherapie besonders engmaschige INR-Überwachung innerhalb von 14 Tagen nach jeder Aprepitant 3-Tages-Therapie. Verminderte Wirksamkeit hormonaler Kontrazeptiva bis 2 Monate nach letzter Aprepitant Gabe möglich → alternative unterstützende Maßnahmen zur Empfängnisverhütung vorzunehmen.

Oligate Prä- und Begleitmedikation (Zyklus 1-n)

Tag	zeitl. Ablauf	Substanz	Basisdosierung	Trägerlösung (ml)	Appl.	Infusions-dauer	Bemerkungen
1	-1h	Aprepitant	125 mg		p.o.		
1	-30min	NaCl 0,9 %	3.000 ml		i.v.	24h	
		Magnesium 10% Inresa® (4,05mmol Magnesium/10ml)	20 ml				Magnesium: Befundabhängig in Bewässerung (Ref. bereich: 0,66 - 0,99mmol/L)
1	-30min	Dexamethason	12 mg	100 ml NaCl 0,9 %	i.v.	15min	
1	-30min	Granisetron	1 mg		i.v.	B	
1	+15min	Mannitol-Lsg. 10%	250 ml		i.v.	15min	
1	+2h 15min	Mannitol-Lsg. 10%	250 ml		i.v.	15min	
1	+2h 30min	Mesna	100 mg/m²		i.v.	B	
1	+4h 30min	Mesna	200 mg/m²		p.o.		i.v. Gabe: 100mg/m² 2h später als p.o.
1	+8h 30min	Mesna	200 mg/m²		p.o.		i.v. Gabe: 100mg/m² 2h später als p.o.
2-3	1-0-0-0	Aprepitant	80 mg		p.o.		
2-4	1-0-1-0	Dexamethason	8 mg		p.o.		

Bedarfsmedikation	Metoclopramid p.o. oder i.v., bei Unverträglichkeit Ersatz durch HT_3-Antagonisten, Flüssigkeitsaufnahme mindestens 2l/Tag
FN-Risiko	>20% → Primärprophylaxe mit Filgrastim/Neupogen® oder Pegfilgrastim/Neulasta®, siehe Kurzfassung Leitlinien G-CSF
Kontrollen	Herzfunktion, Blutbild, Elektrolyte insbesondere Mg^{2+}, Retentionswerte, Leberwerte, Diurese, Urin-pH-Messung.
Dosisreduktion	siehe Dosismodifikationstabelle
Cave	Anthrazykline → Gefahr der Kardiotoxizität, auf Herzfunktion achten (Herzecho)
Summendosis	Doxorubicin: Gefahr der Kardiotoxizität; max. Summendosis: 550mg/m²
Wiederholung	Tag 22.
Literatur	Loehrer PJ Sr. et al. J Clin Oncol. 1997; 15(9):3093-9.

Kapitel 15   Gastrointestinale Tumoren

Elektronisches Zusatzmaterial Die elektronische Version des Werkes enthält Zusatzmaterial, auf das über folgenden Link zugegriffen werden kann: https://doi.org/10.1007/978-3-662-67749-0_1.

© Der/die Autor(en) 2023
M. Engelhardt et al. (Hrsg.), *Das Blaue Buch*,

Kapitel 15   Gastrointestinale Tumoren

15.1   Plattenepithelkarzinom des Ösophagus

adjuvant
Nivolumab 240mg abs. – 164

Erstlinie
5-FU/Cisplatin – 464
5-FU/Carboplatin – 465
mFOLFOX 6 – 466
mFOLFOX 6 + Nivolumab – 467
mFOLFOX 6 + Pembrolizumab* – 466 + 162
Nivolumab/Ipilimumab (MPM, PEC Ösophagus) – 456

Rezidivtherapie
Paclitaxel wöchentlich – 380
Nivolumab 240mg abs. – 164
Irinotecan mono – 469

15.2   AEG und Magenkarzinom

perioperativ
FLOT – 470

adjuvant
Nivolumab 240mg abs. – 164

irresektabel/metastasiert
mFOLFOX 6 – 466
FLO – 471
FLOT – 470
FOLFIRI – 472
mFOLFOX 6 + Nivolumab – 467
mFOLFOX 6 + Pembrolizumab* – 466 + 162
Paclitaxel wöchentlich/Ramucirumab – 474
Ramucirumab mono – 475
Trifluridin/Tipiracil (TAS 102) – 476
Pembrolizumab 200 mg abs. – 162

*Darstellung in einem Protokoll aus technischen Gründen nicht möglich (mFOLFOX 6 = q2w, Pembrolizumab = q3w)

HER2-positiv

15.3   Kolon- und Rektumkarzinom

neoadjuvant

adjuvant

irresektabel/metastasiert

15.4 Analkarzinom

irresektabel/metastasiert

5-FU/Cisplatin – 464
5-FU/Carboplatin – 465
Carboplatin/Paclitaxel wöchentlich – 531
Paclitaxel wöchentlich – 380
Nivolumab 3 mg/kg – 532
Pembrolizumab 200 mg abs. – 162

15.5 Pankreaskarzinom

adjuvant

mFOLFIRINOX – 533
Gemcitabin/Capecitabin (1660mg/m²) – 534
Gemcitabin – 455

irresektabel/metastasiert

FOLFIRINOX – 535
Gemcitabin/Nab-Paclitaxel – 536
Gemcitabin – 455
mFOLFOX 6 – 466
Irinotecan (liposomal)/5-FU – 537
Gemcitabin/Erlotinib → *Zusatzmaterial*
Capecitabin mono – 490

15.6 Cholangiozelluläres Karzinom

adjuvant

ACTICCA-Studie → *Zusatzmaterial*
Capecitabin mono – 490

irresektabel/metastasiert

Durvalumab/Gemcitabin/Cisplatin – 539
Gemcitabin/Cisplatin (Gallengang-Ca) – 541
GemOx3 – 542
Capecitabin mono – 490
Gemcitabin – 455
FOLFIRI – 472
mFOLFOX 6 – 466

15.7 Hepatozelluläres Karzinom (HCC)

Erstlinie
Atezolizumab+Bevacizumab – 543

Zweitlinie
Sorafenib – 545

Drittlinie
Ramucirumab mono – 475

15.8 Gastrointestinale Stromatumoren (GIST)

Imatinib – 137
Sunitinib (Nierenzell-Ca, GIST) – 546

15.9 Neuroendokrine Tumoren des Gastrointestinaltaktes (NET / NEC)

Lanreotid – 547
Octreotid – 548
Capecitabin/Temozolomid – 549
Sunitinib (NET) – 550
Streptozocin/5-FU → *Zusatzmaterial*
Everolimus – 551
Cisplatin/Etoposid – 388
Carboplatin/Etoposid – 389
mFOLFOX 6 – 466
FOLFIRI – 472

Diese Krebstherapie birgt letale Risiken. Die Anwendung darf nur durch erfahrene Onkologen und entsprechend ausgebildetes Pflegepersonal erfolgen. Das Protokoll muss im Einzelfall überprüft und der klinischen Situation angepasst werden.

080100_04	5-FU/Cisplatin stationär	Indikation: Ösophagus-Ca, Analkarzinom	ICD-10: C15, C21

Hauptmedikation (Zyklus 1-n)

Tag	zeitl. Ablauf	Substanz	Basisdosierung	Trägerlösung (ml)	Appl.	Infusions-dauer	Bemerkungen
1	0	Cisplatin	100 mg/m²	250 ml NaCl 0,9 %	i.v.	1h	y-site kompatibel mit 5-FU
1	+1h	Fluorouracil (5-FU)	1 000 mg/m²	250 ml NaCl 0,9 %	i.v.	24h	y-site kompatibel mit Cisplatin
2-5	0	Fluorouracil (5-FU)	1 000 mg/m²	250 ml NaCl 0,9 %	i.v.	24h	y-site kompatibel mit Cisplatin

Zyklusdiagramm

	Tag 1	2	3	4	5	[...]	Wdh: 22
Cisplatin	☐						
5-FU	■	■	■	■	■		

Inkompatibilitäten:
Cisplatin↔ Mesna
Cisplatin↔ NaHCO3

Achtung:
5-FU-Gabe über **ZVK** empfohlen

Schwerwiegende Wechselwirkung:
keine Gabe von Brivudin zusammen mit 5-Fluorouracil inkl. topischer Prä-parate und Prodrugs (Efudix, Capecitabin, Floxuridin, Tegafur). Durch Hemmung der Dihydropyrimidindehydrogenase, Akkumulation und ver-stärkte Toxizität von 5-FU, letale Folgen möglich. Mindestens 4 Wochen zeitlicher Abstand.

nach vorangegangener Bestrahlung im Kopf-Hals-Bereich → Dosisreduktion von 5-FU erforderlich (um wie viel reduziert wird, wird nach individuellem Zustand entschieden)

Aprepitant / Fosaprepitant (Prodrug) sind Substrate und moderate Inhibitoren von CYP3A4:
Cave bei gleichzeitiger oraler Verabreichung von hauptsächlich via CYP3A4 metabolisierten Wirkstoffen mit geringer therapeutischer Breite wie Ciclosporin, Tacrolimus, Everolimus, Fentanyl. Die gleichzeitige Anwendung von Pimozid ist kontraindiziert. **Interaktion mit CYP3A4 metabolisierten oral ve-rabreichten CTx z.B. Etoposid, Vinorelbin möglich. Besondere Vorsicht bei gleichzeitiger Anwendung von Irinotecan und Ifosfamid erhöhte Toxizität möglich.** Reduktion der oralen Dexamethason-Dosis um 50%.
Vorübergehende leichte Induktion von CYP2C9 und CYP3A4 nach Beendigung der Aprepitant- / Fosaprepitant-Therapie: Bei Warfarin (CYP2C9-Substrat)-Dauertherapie besonders engmaschige INR-Überwachung innerhalb von 14 Tagen nach jeder Aprepitant 3-Tages-Therapie. Verminderte Wirksamkeit hormonaler Kontrazeptiva bis 2 Monate nach letzter Aprepitant Gabe möglich → alternative unterstützende Maßnahmen zur Empfängnisverhütung vorzunehmen.

CAVE: vor Therapiebeginn mit 5-FU/Capecitabin oder vor erneuter Applikation **nach vorausgegangener erhöhter Toxizität muss die DPD-Aktivität bestimmt werden** und der sich aus den DPYD-Genotypen ergebende **DPD-Aktivitäts-Score** ermittelt werden.

DPD-Aktivitäts-Score	Maßnahme	
2 (normal)	Therapie wie geplant möglich [1]	
1.5	**RS mit OA** bezüglich Dosisreduktion erforderlich	DR der Initialdosis um 25-50%, danach toxizitätsadaptierte Dosissteigerung [1]
1		DR der Initialdosis auf 50%, danach toxizitätsadaptierte Dosissteigerung [1]
0.5		DPD Phänotypisierung → bei Bestätigung: Kontraindikation für 5-FU und Capecitabin ODER stark reduzierte Initialdosis mit Drug Monitoring (nur bei 5-FU sinnvoll)
0	**Kontraindikation** für 5-FU und Capecitabin	

ggf. Drug Monitoring (nur bei 5-FU sinnvoll)

Obligate Prä- und Begleitmedikation (Zyklus 1-n)

Tag	zeitl. Ablauf	Substanz	Basisdosierung	Trägerlösung (ml)	Appl.	Infusions-dauer	Bemerkungen
1	-3h	NaCl 0,9 %	1 500 ml		i.v.	3h	
1	-1h	Aprepitant	125 mg		p.o.		
1	-30min	Dexamethason	12 mg		i.v.	15min	
1	-30min	Granisetron	1 mg		i.v.	15min	
1	-30min	Mannitol-Lsg. 10%	250 ml		i.v.	15min	
1	0	NaCl 0,9 %	3 000 ml		i.v.	24h	
1	+1h 30min	Mannitol-Lsg. 10%	250 ml		i.v.	15min	
2-3	-1h	Aprepitant	80 mg		p.o.		oder p.o.
2-4	-30min	Dexamethason	8 mg		i.v.	15min	

FN-Risiko	< 10% → Risikoprofil siehe Kurzfassung Leitlinien zur G-CSF-Behandlung: Pegfilgrastim/Neulasta®, Filgrastim/Neupogen® je nach Risikoabwägung
Kontrollen	Blutbild, Elektrolyte insbesondere Ca^{2+}, Retentionswerte, eGFR, Eiweiß, Albumin, Bilirubin, Leberwerte, Oto-/Neurotoxizität, Gewicht
Dosisreduktion	Bei Neutropenie < 1 500/µl und/oder Thrombopenie < 100 000/µl an Tag 21: maximale Zyklusverschiebung um 2 Wochen. Bei Diarrhoe ≥ Grad 3 oder Stomatitis Grad 3: 5-FU-Dosisreduktion um 20%.
Erfolgsbeurteilung	nach Zyklus 2, 4 und 6 neurologische Untersuchung, radiologische Tumormessung
Wiederholung	Tag 22.
Literatur	Andreadis C et al. Oral Oncol. 2003; 39(4):380-5; Faivre C et al. Bull Cancer.1999; 86:861-5; Jaiyesimi IA et al. Am J Clin Onc. 1993; 16: 536-40; Tanum G. Acta Oncol. 1993; 32:33-35; Khater R et al. Cancer Treat Rep. 1986; 70: 1345-46; Ajani JA et al. Am J Med. 1989; 87:221-4; Aprepitant: Fachinformation, Bokemeyer C. Arzneimitteltherapie. 2004; 22:129-35.

Diese Krebstherapie birgt letale Risiken. Die Anwendung darf nur durch erfahrene Onkologen und entsprechend ausgebildetes Pflegepersonal erfolgen. Das Protokoll muss im Einzelfall überprüft und der klinischen Situation angepasst werden.

080100_01 **5-FU/Carboplatin stationär**

Indikation: Ösophaguskarzinom
(Plattenepithelkarzinom), Analkarzinom

ICD-10: C15, C21

Hauptmedikation (Zyklus 1-n)

Tag	zeitl. Ablauf	Substanz	Basisdosierung	Trägerlösung (ml)	Appl.	Infusions-dauer	Bemerkungen
1	0	Carboplatin	6 AUC	250 ml Glucose 5 %	i.v.	1h	Dosis (mg) = AUC (mg/ml x min) x [GFR (ml/min)+25]
1	+1h	Fluorouracil (5-FU)	1 000 mg/m²	250 ml NaCl 0,9 %	i.v.	4h	
2-5	0	Fluorouracil (5-FU)	1 000 mg/m²	250 ml NaCl 0,9 %	i.v.	4h	

Zyklusdiagramm | Tag 1 | 2 | 3 | 4 | 5 | [..] | Wdh.: 22 | **Wiederholungsinfo:** oder 29

Carboplatin
5-FU

CAVE: vor Therapiebeginn mit 5-FU/ Capecitabin oder vor erneuter Applikation nach vorausgegangener erhöhter Toxizität muss die **DPD-Aktivität** bestimmt werden und der sich aus den DPYD-Genotypen ergebende **DPD-Aktivitäts-Score** ermittelt werden.

DPD-Aktivitäts-Score	Maßnahme
2 (normal)	Therapie wie geplant möglich [1]
1.5	RS mit OA bezüglich Dosisreduktion erforderlich	DR der Initialdosis um 25-50%, danach toxizitätsadaptierte Dosissteigerung [1]
1		DR der Initialdosis auf 50%, danach toxizitätsadaptierte Dosissteigerung [1]
0.5		DPD Phänotypisierung → bei Bestätigung: Kontraindikation für 5-FU und Capecitabin ODER stark reduzierte Initialdosis mit Drug Monitoring (nur bei 5-FU sinnvoll)
0		**Kontraindikation** für 5-FU und Capecitabin

[1] *ggf. Drug Monitoring (nur bei 5-FU sinnvoll)*

Maximaldosen für Carboplatin bei Dosierung nach AUC:

AUC	Max. Dosis
1,5	225mg
2	300mg
3	450mg
4	600mg
5	750mg
6	900mg
7	1050mg

Dosierungsempfehlung für Carboplatin nach AUC:

Klinische Situation	Ziel-AUC (mg/ml x min)
Carboplatin Monotherapie, keine Vorbehandlung	5-7
Carboplatin Monotherapie, myelosuppressive Vorbehandlung	4-6
Kombinationsbehandlung mit Carboplatin in Standarddosierung keine Vorbehandlung	4-6

Achtung:
5-FU-Gabe über ZVK empfohlen

nach vorangegangener **Bestrahlung im Kopf-Hals-Bereich → Dosisreduktion von 5-FU erforderlich** (um wie viel reduziert wird, wird nach individuellem Zustand entschieden)

Inkompatibilitäten:
Fluorouracil ↔ Carboplatin
Fluorouracil↔ Metoclopramid
y-site kompatibel:
Fluorouracil↔ Kaliumchlorid

Schwerwiegende Wechselwirkung:
keine Gabe von Brivudin zusammen mit 5-Fluorouracil inkl. topischer Präparate und Prodrugs (Efudix, Capecitabin, Floxuridin, Tegafur). Durch Hemmung der Dihydropyrimidindehydrogenase, Akkumulation und verstärkte Toxizität von 5-FU, letale Folgen möglich. Mindestens 4 Wochen zeitlicher Abstand.

Obligate Prä- und Begleitmedikation (Zyklus 1-n)

Tag	zeitl. Ablauf	Substanz	Basisdosierung	Trägerlösung (ml)	Appl.	Infusions-dauer	Bemerkungen
1	-15min	NaCl 0,9 %	2 000 ml		i.v.	5h30min	
1	-15min	Dexamethason	8 mg	100 ml NaCl 0,9 %	i.v.	15min	
1	-15min	Granisetron	1 mg		i.v.	B	
2-5	0	NaCl 0,9 %	500 ml		i.v.	4h	

Bedarfsmedikation	Metoclopramid p.o. oder i.v., bei Unverträglichkeit Ersatz durch HT₃-Antagonist bzw. an Tagen 2-5 durch Dexamethason 8mg
FN-Risiko	< 10% → G-CSF-Gabe je nach Risikoabwägung, siehe Kurzfassung Leitlinien G-CSF.
Kontrollen	Blutbild, Elektrolyte insbesondere Mg²⁺, Leberwerte, Retentionswerte, eGFR, Oto-/Neurotoxizität
Dosisreduktion	5-FU 50% nach vorangegangener Bestrahlung; bei Bilirubin-Anstieg siehe Dosismodifikationstabelle; Carboplatin 80% bei Thrombozyten < 50 000/µl.
Erfolgsbeurteilung	nach 2, 4 oder 6 Zyklen
Wiederholung	Tag 22. oder 29
Literatur	Kaasa S et al. Eur J Cancer. 1991; 27:576-579; Jassem J et al. Cancer Chemother Pharmacol. 1993; 31:489-494; adaptiert nach: Faivre C et al. Bull Cancer.1999; 86:861-5; Jaiyesimi IA et al. Am J Clin Onc. 1993; 16: 536-40; Tanum G. Acta Oncol. 1993; 32:33-35; Khater R et al. Cancer Treat Rep. 1986; 70: 1345-46; Ajani JA et al. Am J Med. 1989; 87:221-4; https://www.esmo.org/Oncology-News/Inter-AACT-inoperable-locally-recurrent-metastatic-anal-cancer-Rao

Diese Krebstherapie birgt letale Risiken. Die Anwendung darf nur durch erfahrene Onkologen und entsprechend ausgebildetes Pflegepersonal erfolgen. Das Protokoll muss im Einzelfall überprüft und der klinischen Situation angepasst werden.

080304_31   **mFOLFOX 6**   **Indikation: Rektum-Ca neoadjuvant, Kolorektales-Ca adjuvant, Kolorektales-Ca irresektabel/ metastasiert, Magen und AEG-Tumore**   **ICD-10: C15, C16, C18/C19, C22, C25, C26**
irresektabel/ metastasiert, PEC des Ösophagus, Pankreas-Ca irresektabel/metastasiert, Cholangiozelluläres-Ca
irresektabel/metastasiert, NET/NEC

Hauptmedikation (Zyklus 1-n)

Tag	zeitl. Ablauf	Substanz	Basisdosierung	Trägerlösung (ml)	Appl.	Infusionsdauer	Bemerkungen
1	0	Oxaliplatin	85 mg/m²	250 ml Glucose 5 %	i.v.	2h	Inkompatibilität mit NaCl
1	+2h	Calciumfolinat/Leukovorin®	400 mg/m²	100 ml NaCl 0,9 %	i.v.	30min	bei Anwendung von Levoleukovorin: Dosis = 50% der Leukovorindosis
1	+2h 30min	Fluorouracil (5-FU)	400 mg/m²	Unverdünnt	i.v.	B	ambulant in Baxter-Pumpe ad 115ml über 46h. Stationär in 500ml-Beutel.
1	+2h 35min	Fluorouracil (5-FU)	2 400 mg/m²	ad 115 ml NaCl 0,9 %	i.v.	46h	

Zyklusdiagramm	Tag 1	2	[...]	Wdh: 15
Oxaliplatin				
Calciumfolinat				
Fluorouracil (Bolus)				
Fluorouracil (46h)				

CAVE: **vor Therapiebeginn mit 5-FU/ Capecitabin** oder vor erneuter Applikation **nach vorausgegangener erhöhter Toxizität** muss die **DPD-Aktivität** bestimmt werden und der sich aus den DPYD-Genotypen ergebende **DPD-Aktivitäts-Score** ermittelt werden.

DPD-Aktivitäts-Score	Maßnahme
2 (normal)	Therapie wie geplant möglich[1]
1.5	RS mit OA bezüglich Dosisreduktion erforderlich
	DR der Initialdosis um 25-50%, danach toxizitätsadaptierte Dosissteigerung[1]
1	DR der Initialdosis auf 50%, danach toxizitätsadaptierte Dosissteigerung[1]
0.5	DPD Phänotypisierung → bei Bestätigung: Kontraindikation für 5-FU und Capecitabin ODER stark reduzierte Initialdosis mit Drug Monitoring (nur bei 5-FU sinnvoll)
0	**Kontraindikation** für 5-FU und Capecitabin

[1] ggf. Drug Monitoring (nur bei 5-FU sinnvoll)

Achtung:
5-FU-Gabe über ZVK empfohlen

Schwerwiegende Wechselwirkung:
keine Gabe von Brivudin zusammen mit 5-Fluorouracil inkl. topischer Präparate und Prodrugs (Efudix, Capecitabin, Floxuridin, Tegafur). Durch Hemmung der Dihydropyrimidindehydrogenase, Akkumulation und verstärkte Toxizität von 5-FU, letale Folgen möglich. Mindestens 4 Wochen zeitlicher Abstand.

bei akuter neurosensorischer Symptomatik:
Oxaliplatin-Laufrate reduzieren bzw. Infusion abbrechen/ pausieren. Kälteexposition vermeiden. Ggf. Mg/Ca-Gabe erwägen.
→ **Folgegaben:** Oxaliplatin-Infusionsdauer auf **4h** bzw. im nächsten Schritt **6h** erhöhen. Bei **laryngopharyngealen Dysästhesien** Folgegaben mit **6h** Infusionsdauer.

Obligate Prä- und Begleitmedikation (Zyklus 1-n)

Tag	zeitl. Ablauf	Substanz	Basisdosierung	Trägerlösung (ml)	Appl.	Infusionsdauer	Bemerkungen
1	-30min	Glucose 5%	500 ml		i.v.	3h30min	
1	-30min	Dexamethason	8 mg		i.v.	15min	
1	-30min	Granisetron	1 mg		i.v.	15min	

Bedarfsmedikation	Antidiarrhoika, Elektrolyte, Flüssigkeitsersatz bei Auftreten von Diarrhoe
FN-Risiko	< 10% → je nach Risikoabwägung, siehe Kurzfassung Leitlinien G-CSF
Kontrollen	Differentialblutbild, Elektrolyte, Leberwerte, Retentionswerte, Haptoglobin, Blutdruck, U-Stix (Proteinurie), neurologische Funktionen, Blutungsrisiko, Inspekton der Mundhöhle und Pharynx auf Schleimhautveränderungen
Dosisreduktion	Wenn Leukozyten < 3 000/µl, ANC < 1 500/µl oder Thrombozyten < 100 000/µl Therapieaufschub für Oxaliplatin und 5-FU.; bei wiederholtem Auftreten Dosisreduktion um 20% für 5-FU (Infusion) und Dosisreduktion auf 65mg/m2 für Oxaliplatin; Oxaliplatin: neurologische Toxizitäten Grad 3 oder Grad 2 für > 7 Tage Dosisreduktion um 25%, bei persistierender Grad 3 oder Grad 4 Toxizität → Therapieabbruch; 5-FU: Therapieunterbrechung bei Diarrhoe ≥ Grad 2, danach Therapiewiederaufnahme mit Dosisreduktion
Dosissteigerung	individuelle Dosissteigerung des 5-FU bis auf z.B. 3 000 mg/m² möglich (Tournigand et al. 2004).
Therapievoraussetzung	Leukozyten > 3 000/µl, ANC > 1 500/µl, Thrombozyten > 100 000/µl
Erfolgsbeurteilung	nach 12 Zyklen (=6 Monaten)
Wiederholung	Tag 15.
Literatur	Kolon-Ca: Allegra CJ et al. J Clin Oncol. 2009 Jul 10; 27(20):3385-90; Hochster HS et al. J Clin Oncol. 2008; 26:3523-29; Venook AP et al. JAMA. 2017; 317(23): 2392-2401; Bahadoer et al. Lancet Oncol. 2021; 22(1):29-42; Fokas et al. JCO 2019; 37(34):3212-3222; Magen-CA: Keam et al. BMC Cancer. 2008 8:148. https://doi.org/10.1186/1471-2407-8-148; Shah et al. JAMA Oncol. 2017;3(5):620-27; PEC Ösophagus: Mauer et al. Ann Oncol. 2005;16(8):1320-5; Fachinformationen Oxaliplatin, 5-FU. Tournigand C et al. J Clin Oncol. 2004; 22:229-237

Diese Krebstherapie birgt letale Risiken. Die Anwendung darf nur durch erfahrene Onkologen und entsprechend ausgebildetes Pflegepersonal erfolgen. Das Protokoll muss im Einzelfall überprüft und der klinischen Situation angepasst werden.

| 080302_19 | mFOLFOX 6 + Nivolumab | Indikation: fortgeschrittenes/metastasiertes Adeno-Ca des Ösophagus, fortgeschrittener/metastasierter AEG-Tumor, fortgeschrittenes/metastasiertes Magen-Ca, PEC des Ösophagus | ICD-10: C15, C16 |

Hauptmedikation (Zyklus 1)

Tag	zeitl. Ablauf	Substanz	Basisdosierung	Trägerlösung (ml)	Appl.	Infusions-dauer	Bemerkungen
1	0	Oxaliplatin	85 mg/m²	250 ml Glucose 5 %	i.v.	2h	Inkompatibilität mit NaCl
1	+2h	Calciumfolinat/Leukovorin®	400 mg/m²	100 ml NaCl 0,9 %	i.v.	30min	bei Anwendung von Levoleukovorin: Dosis = 50% der Leukovorindosis
1	+2h 30min	Fluorouracil (5-FU)	400 mg/m²	Unverdünnt	i.v.	B	In-Line-Filter mit Porengröße 0,2-1,2μm verwenden
1	+2h 35min	Nivolumab	240 mg	100 ml NaCl 0,9 %	i.v.	30min	
1	+3h 5min	Fluorouracil (5-FU)	2 400 mg/m²	ad 115 ml NaCl 0,9 %	i.v.	46h	ambulant in Baxter-Pumpe ad 115ml über 46h. Stationär in 500ml-Beutel.

Zyklusdiagramm

	Tag 1	2	[...]	Wdh: 15
Oxaliplatin	☐			
Nivolumab	■			
Calciumfolinat	■			
Fluorouracil (Bolus)	■			
Fluorouracil (46h)	☐			

CAVE: vor Therapiebeginn mit 5-FU/ Capecitabin oder vor erneuter Applikation **nach vorausgegangener erhöhter Toxizität** muss die **DPD-Aktivität** bestimmt werden und der sich aus den DPYD-Genotypen ergebende **DPD-Aktivitäts-Score** ermittelt werden.

DPD-Aktivitäts-Score	Maßnahme	
2 (normal)	Therapie wie geplant möglich[1]	
1.5	RS mit OA bezüglich Dosisreduktion erforderlich	DR der Initialdosis um 25-50%, danach toxizitätsadaptierte Dosissteigerung[1]
1		DR der Initialdosis auf 50%, danach toxizitätsadaptierte Dosissteigerung[1]
0.5		DPD Phänotypisierung → bei Bestätigung: Kontraindikation für 5-FU und Capecitabin ODER stark reduzierte Initialdosis mit Drug Monitoring (nur bei 5-FU sinnvoll)
0		Kontraindikation für 5-FU und Capecitabin

[1] *ggf. Drug Monitoring (nur bei 5-FU sinnvoll)*

Schwerwiegende Wechselwirkung:
keine Gabe von Brivudin zusammen mit 5-Fluorouracil inkl. topischer Präparate und Prodrugs (Efudix, Capecitabin, Floxuridin, Tegafur). Durch Hemmung der Dihydropyrimidindehydrogenase, Akkumulation und verstärkte Toxizität von 5-FU, letale Folgen möglich. Mindestens 4 Wochen zeitlicher Abstand.

bei **akuter neurosensorischer Symptomatik:**
Oxaliplatin-Laufrate reduzieren bzw. Infusion abbrechen/ pausieren. Kälteexposition vermeiden. Ggf. Mg/Ca-Gabe erwägen.
→ **Folgegaben:** Oxaliplatin-Infusionsdauer auf **4h** bzw. im nächsten Schritt **6h** erhöhen. Bei **laryngopharyngealen Dysästhesien** Folgegaben mit **6h** Infusionsdauer.

Achtung:
Überprüfung der Leberwerte vor jeder Gabe eines Checkpointinhibitors. Je nach Risikoabwägung wöchentliche Kontrolle. Die Werte dürfen nicht älter als 6 Tage sein.

Achtung:
5-FU-Gabe über **ZVK** empfohlen

Obligate Prä- und Begleitmedikation (Zyklus 1)

Tag	zeitl. Ablauf	Substanz	Basisdosierung	Trägerlösung (ml)	Appl.	Infusions-dauer	Bemerkungen
1	-30min	Glucose 5%	500 ml		i.v.	3h	
1	-30min	Dexamethason	8 mg		i.v.	15min	
1	-30min	Granisetron	1 mg		i.v.	15min	
1	+2h 30min	NaCl 0,9%	500 ml		i.v.	1h	

Hauptmedikation (Zyklus 2-n)

Tag	zeitl. Ablauf	Substanz	Basisdosierung	Trägerlösung (ml)	Appl.	Infusions-dauer	Bemerkungen
1	0	Nivolumab	240 mg	100 ml NaCl 0,9 %	i.v.	30min	In-Line-Filter mit Porengröße 0,2-1,2μm verwenden
1	+1h	Oxaliplatin	85 mg/m²	250 ml Glucose 5 %	i.v.	2h	Inkompatibilität mit NaCl
1	+3h	Calciumfolinat/Leukovorin®	400 mg/m²	100 ml NaCl 0,9 %	i.v.	30min	bei Anwendung von Levoleukovorin: Dosis = 50% der Leukovorindosis
1	+3h 30min	Fluorouracil (5-FU)	400 mg/m²	Unverdünnt	i.v.	B	
1	+3h 35min	Fluorouracil (5-FU)	2 400 mg/m²	ad 115 ml NaCl 0,9 %	i.v.	46h	ambulant in Baxter-Pumpe ad 115ml über 46h. Stationär in 500ml-Beutel.

Zyklusdiagramm	Tag 1	2	[...]	Wdh: 15
Nivolumab	☐			
Oxaliplatin	■			
Calciumfolinat	☐			
Fluorouracil (Bolus)	■			
Fluorouracil (46h)	☐			

Wiederholungsinfo: bis Progress oder inakzeptable Toxizität. Max. 24 Monate.

Achtung:
Überprüfung der Leberwerte vor jeder Gabe eines Checkpointinhibitors. Je nach Risikoabwägung wöchentliche Kontrolle. Die Werte dürfen nicht älter als 6 Tage sein.

Achtung:
5-FU-Gabe über ZVK empfohlen

Schwerwiegende Wechselwirkung:
keine Gabe von Brivudin zusammen mit 5-Fluorouracil inkl. topischer Präparate und Prodrugs (Efudix, Capecitabin, Floxuridin, Tegafur). Durch Hemmung der Dihydropyrimidindehydrogenase, Akkumulation und verstärkte Toxizität von 5-FU, letale Folgen möglich. Mindestens 4 Wochen zeitlicher Abstand.

bei akuter neurosensorischer Symptomatik:
Oxaliplatin-Laufrate reduzieren bzw. Infusion abbrechen/ pausieren. Kälteexposition vermeiden. Ggf. Mg/Ca-Gabe erwägen.
→ **Folgegaben:** Oxaliplatin-Infusionsdauer auf **4h** bzw. im nächsten Schritt **6h** erhöhen. Bei **laryngopharyngealen Dysästhesien** Folgegaben mit **6h** Infusionsdauer.

CAVE: vor Therapiebeginn mit 5-FU/ Capecitabin oder vor erneuter Applikation **nach vorausgegangener erhöhter Toxizität** muss die **DPD-Aktivität** bestimmt werden und der sich aus den DPYD-Genotypen ergebende **DPD-Aktivitäts-Score** ermittelt werden.

DPD-Aktivitäts-Score	Maßnahme
2 (normal)	Therapie wie geplant möglich [1]
1.5	DR der Initialdosis um 25-50%, danach toxizitätsadaptierte Dosissteigerung [1]
	RS mit OA bezüglich Dosisreduktion erforderlich
1	DR der Initialdosis auf 50%, danach toxizitätsadaptierte Dosissteigerung [1]
0.5	DPD Phänotypisierung → bei Bestätigung: Kontraindikation für 5-FU und Capecitabin ODER stark reduzierte Initialdosis mit Drug Monitoring (nur bei 5-FU sinnvoll)
0	**Kontraindikation** für 5-FU und Capecitabin

[1] ggf. Drug Monitoring (nur bei 5-FU sinnvoll)

Obligate Prä- und Begleitmedikation (Zyklus 2-n):

Tag	zeitl. Ablauf	Substanz	Basisdosierung	Trägerlösung (ml)	Appl.	Infusions-dauer	Bemerkungen
1	-30min	NaCl 0,9%		500 ml	i.v.	1h	
1	+30min	Glucose 5%		500 ml	i.v.	4h	
1	+30min	Dexamethason	8 mg		i.v.	15min	
1	+30min	Granisetron	1 mg		i.v.	15min	

Bedarfsmedikation	Metoclopramid, in Abhängigkeit der Schwere der jeweiligen Nebenwirkung siehe SOP: Management der Nebenwirkungen der Therapie mit Immuncheckpointinhibitoren (Immune checkpoint blockade ICB): Loperamid, Flüssigkeits- und Elektrolytersatz, Glucocorticoide top/p.o./i.v., Infliximab, MMF
FN-Risiko	< 10% → je nach Risikoabwägung, siehe Kurzfassung Leitlinien G-CSF
Kontrollen	Differentialblutbild, Elektrolyte, Leberwerte, Retentionswerte, Haptoglobin, Schilddrüsenwerte, Blutdruck, U-Stix (Proteinurie), neurologische Funktionen, Blutungsrisiko, Inspektion der Mundhöhle und Pharynx auf Schleimhautveränderungen, immunvermittelte Nebenwirkungen
Dosisreduktion	Wenn Leukozyten < 3 000/µl, ANC < 1 500/µl oder Thrombozyten < 100 000/µl Therapieaufschub für Oxaliplatin und 5-FU; bei wiederholtem Auftreten Dosisreduktion um 20% für 5-FU (Infusion) und Dosisreduktion auf 65mg/m² für Oxaliplatin; Oxaliplatin: neurologische Toxizitäten Grad 3 oder Grad 2 für > 7 Tage Dosisreduktion um 25%, bei persistierender Grad 3 oder Grad 4 Toxizität → Therapieabbruch; 5-FU: Therapieunterbrechung bei Diarrhoe ≥ Grad 2, danach Therapiewiederaufnahme mit Dosisreduktion
Cave	**immunvermittelte Nebenwirkungen möglich (Pneumonitis, Kolitis, Hepatitis, Nephritis oder Nierenfunktionsstörung, Endokrinopathien/Schilddrüsenfunktionsstörung, Hautausschlag)**, bei Auftreten immunvermittelter Nebenwirkungen je nach Schweregrad Steroid-Gabe initiieren; Einzelfallberichte zu Agranulozytose
Dosissteigerung	individuelle Dosissteigerung des 5-FU bis auf z.B. 3000 mg/m² möglich (Tournigand et al. 2004).
Therapievoraussetzung	Leukozyten > 3 000/µl, ANC > 1 500/µl, Thrombozyten > 100 000/µl. für Nivolumab: **Virale Hepatitis Serologie** (HBsAg, HBcAb, HCV-Ab) **vor Behandlungsbeginn** mit Checkpointinhibitoren: bei positiver Hepatitis-Serologie vor Behandlungsbeginn Hepatologen konsultieren. **Überprüfung der Leberwerte** (AST, ALT, Bilirubin) **vor jeder Gabe** eines Checkpointinhibitors. Je nach Risikoabwägung wöchentliche Kontrolle. Die Werte dürfen nicht älter als 6 Tage sein
Therapieaufschub	Nivolumab: Bei Überempfindlichkeitsreaktionen Therapieaufschub (ausgelassene Dosen werden nicht nachgeholt) oder Therapieabbruch in Abhängigkeit von klinischer Situation siehe SOP: **Management der Nebenwirkungen der Therapie mit Immuncheckpointinhibitoren (Immune checkpoint blockade ICB)** mFOLFOX6: siehe Dosisreduktion
Therapieunterbrechung	Nivolumab: Kreatinin > 1,5 - 6x ULN oder > 1,5x des Ausgangswerts, AST/ALT > 3-5x ULN oder Gesamtbilirubin > 1,5 - 3x ULN, Pneumonitis Grad 2, Colitis Grad 2/3, andere behandlungsbedingte schwerwiegende Nebenwirkungen/Nebenwirkungen Grad 3; bei Erholung auf Grad 0-1 Therapiefortsetzung möglich mFOLFOX6: siehe Dosisreduktion
Therapieabbruch	Nivolumab: Bei Kreatinin > 6x ULN, AST/ALT > 5x ULN oder Gesamtbilirubin > 3x ULN, Pneumonitis Grad 3/4, Colitis Grad 4, Schilddrüsenfunktionsstörung
Erfolgsbeurteilung	alle 4-6 Zyklen (2-3 Monate)
Indikation	palliative Erstlinienbehandlung von HER2-neg. Adenokarzinomen des Ösophagus, des Magens und AEG mit CPS≥5 sowie palliative Erstlinienbehandlung von PEC des Ösophagus mit TPS ≥1%.
Wiederholung	**Zyklus 1-1:** Tag 15. d15=Beginn Zyklus 2 **Zyklus 2-n:** Tag 15. bis Progress oder inakzeptable Toxizität. Max. 24 Monate.
Literatur	Janjigian et al. Lancet 2021;398(10294):27-40; Doki et al. NEJM 2022;386(5):449-462; Fachinformation Nivolumab, Oxaliplatin, 5-FU

Diese Krebstherapie birgt letale Risiken. Die Anwendung darf nur durch erfahrene Onkologen und entsprechend ausgebildetes Pflegepersonal erfolgen. Die Dosisberechnung und Anforderung obliegt der Verantwortung des bestellenden Arztes und muss in jedem Fall sorgfältig überprüft werden. Die Herausgeber übernehmen keine Verantwortung für die Therapieanforderung.

| 080301_03 | *Irinotecan mono* | | | | *Indikation: PEC Ösophagus* | | *ICD-10: C15* |

Hauptmedikation (Zyklus 1-n)

Tag	zeitl. Ablauf	Substanz	Basisdosierung	Trägerlösung (ml)	Appl.	Infusions-dauer	Bemerkungen
1, 8, 15	0	Irinotecan	100 mg/m²	250 ml NaCl 0,9 %	i.v.	1h	individuelle Dosiseskalation um 20mg/m² pro Zyklus bei guter Verträglichkeit, auf max. 140mg/m²

Zyklusdiagramm

Tag	1	2	3	4	5	6	7	8	9	10	11	12	13	14	15	[...]	Wdh: 29
Irinotecan	☐							☐							☐		

Irinotecan/ Irinotecan liposomal
erhöhtes Risiko für schwere Neutropenien und Durchfälle bei Patienten mit **verminderter UGT1A1-Aktivität** (z.B. Gilbert-Meulengracht-Syndrom).

UGT1A1-Genotypisierung vor Erstgabe insbesondere erwägen bei:
- geschwächten Patienten oder
- Irinotecan-Dosis >180mg/m²

UGT1A1 Genotyp	Relevanz hinsichtlich Irinotecan-Toxizität	Maßnahme
*1/*1	durchschnittliche Risiko	Standarddosis
*1/*28, *1/*6	erhöhtes Risiko	Standarddosis
*28/*28, *6/*6, *6/*28	hohes Risiko	DR in Zyklus 1 um 25% (Irinotecan) bzw. auf 50mg/m² (Irinotecan liposomal), in darauffolgenden Zyklen toxizitätsadaptierte Dosissteigerung

Literatur: Karas et al. JCO Oncol Pract. 2021 Dec.:OP2100624; Etienne-Grimaldi et al. Fundam Clin Pharmacol. 2015 Jun;29(3):219-37; Rote-Hand-Brief Arzneimitteltoxizität bei Patienten mit verringerter UGT1A1-Aktivität, 21.12.2021

Obligate Prä- und Begleitmedikation (Zyklus 1-n)

Tag	zeitl. Ablauf	Substanz	Basisdosierung	Trägerlösung (ml)	Appl.	Infusions-dauer	Bemerkungen
1, 8, 15	-30min	NaCl 0,9 %	250 ml		i.v.	1h30min	
1, 8, 15	-30min	Dexamethason	8 mg		i.v.	B	
1, 8, 15	-30min	Granisetron	1 mg		i.v.	B	

Bedarfsmedikation	Loperamid, Metoclopramid, bei frühcholinergem Syndrom: Atropin 1 x 0,25 mg s.c.
FN-Risiko	< 10% → je nach Risikoabwägung, siehe Kurzfassung Leitlinien G-CSF
Kontrollen	Bilirubin, Leberwerte, Nierenfunktion, Differentialblutbild
Dosisreduktion	falls im voran gegangenen Zyklus Neutrophile < 500/µl, Neutrophile < 1 000/µl + Fieber, Thrombozyten <25 x 10⁹ oder Grad 3/4 nicht-hämatolog. Toxizität → dann 20% DR bei nächstem Zyklus; wenn Bilirubin zwischen 1,5-3,0 x ULN → 20% DR (eine Einzeldosis von 80 mg/m² sollte nicht unterschritten werden).
Therapievoraussetzung	Neutrophile ≥1500/µl, Thrombozyten >75Tsd./µl
Wechselwirkungen	Die gleichzeitige Verabreichung von Irinotecan mit einem starken Inhibitor (z. B. Ketoconazol) oder Induktor (z. B. Rifampicin, Carbamazepin, Phenobarbital, Phenytoin, Johanniskraut, Apalutamid) von CYP3A4 kann den Metabolismus von Irinotecan verändern und sollte vermieden werden.
Kontraindikation	Bilirubin >3 x ULN
Erfolgsbeurteilung	alle 6 Wochen
Wiederholung	Tag 29.
Literatur	Burkart et al. Anticancer Res. 2007;27(4C):2845-8

Diese Krebstherapie birgt letale Risiken. Die Anwendung darf nur durch erfahrene Onkologen und entsprechend ausgebildetes Pflegepersonal erfolgen. Das Protokoll muss im Einzelfall überprüft und der klinischen Situation angepasst werden.

080302_07 *FLOT*   **ICD-10: C15/C16**

Indikation: Magen u. AEG-Tumore perioperativ, Magen u. AEG-Tumore palliativ

Hauptmedikation (Zyklus 1-n)

Tag	Substanz	zeitl. Ablauf	Basisdosierung	Trägerlösung (ml)	Appl.	Infusionsdauer	Bemerkungen
1	Docetaxel	0	50 mg/m²	250 ml NaCl 0,9 %	i.v.	1h	wenn Dosis < 80 mg → 100 ml Trägerlösungsvolumen
1	Oxaliplatin	+1h 30min	85 mg/m²	250 ml Glucose 5 %	i.v.	2h	Inkompatibilität mit NaCl
1	Calciumfolinat/Leukovorin®	+3h 30min	200 mg/m²	250 ml NaCl 0,9 %	i.v.	30min	bei Anwendung von Levoleukovorin: Dosis = 50% der Leukovorindosis
1	Fluorouracil (5-FU)	+4h	2 600 mg/m²	ad 240 ml NaCl 0,9 %	i.v.	24h	ambulant in Baxter-Pumpe ad 240ml über 24h. Stationär in 500ml-Beutel.

Zyklusdiagramm | Tag 1 | [...] | Wdh: 15

Docetaxel ☐ ■
Oxaliplatin ☐ ■
Fluorouracil
Calciumfolinat ■

CAVE: vor Therapiebeginn mit 5-FU/ Capecitabin oder vor erneuter Applikation **nach vorausgegangener erhöhter Toxizität** muss die **DPD-Aktivität** bestimmt werden und der sich aus den DPYD-Genotypen ergebende **DPD-Aktivitäts-Score** ermittelt werden.

DPD-Aktivitäts-Score	Maßnahme	
2 (normal)	Therapie wie geplant möglich [1]	
1.5	RS mit OA bezüglich Dosisreduktion erforderlich	DR der Initialdosis um 25-50%, danach toxizitätsadaptierte Dosissteigerung [1]
1		DR der Initialdosis auf 50%, danach toxizitätsadaptierte Dosissteigerung [1]
0.5		DPD Phänotypisierung → bei Bestätigung: Kontraindikation für 5-FU und Capecitabin ODER stark reduzierte Initialdosis mit Drug Monitoring (nur bei 5-FU sinnvoll)
0	Kontraindikation für 5-FU und Capecitabin	

ggf. Drug Monitoring (nur bei 5-FU sinnvoll)

Achtung: 5-FU-Gabe über ZVK empfohlen

Schwerwiegende Wechselwirkung: **keine Gabe von Brivudin zusammen mit 5-Fluorouracil** inkl. topischer Präparate und Prodrugs (Efudix, Capecitabin, Floxuridin, Tegafur). Durch Hemmung der Dihydropyrimidindehydrogenase, Akkumulation und verstärkte Toxizität von 5-FU, letale Folgen möglich. Mindestens 4 Wochen zeitlicher Abstand.

bei **akuter neurosensorischer Symptomatik:** Oxaliplatin-Laufrate reduzieren bzw. Infusion abbrechen/ pausieren. Kälteexposition vermeiden. Ggf. Mg/Ca-Gabe erwägen. → **Folgegaben:** Oxaliplatin-Infusionsdauer auf **4h** bzw. im nächsten Schritt **6h** erhöhen. Bei **laryngopharyngealen Dysästhesien** Folgegaben mit **6h** Infusionsdauer.

Obligate Prä- und Begleitmedikation (Zyklus 1-n)

Tag	Substanz	zeitl. Ablauf	Basisdosierung	Trägerlösung (ml)	Appl.	Infusionsdauer	Bemerkungen
0	Dexamethason	1-0-1-0	8 mg		p.o.		
1	NaCl 0,9 %	-30min	500 ml		i.v.	1h30min	
1	Dexamethason	-30min	8 mg	100 ml NaCl 0,9 %	i.v.	15min	
1	Granisetron	-30min	1 mg		i.v.	15min	
1	Clemastin	-30min	2 mg		i.v.	15min	
1	Glucose 5%	+1h	500 ml		i.v.	3h	
1	Dexamethason	abends	8 mg		p.o.		
2	Dexamethason	1-0-1-0	8 mg		p.o.		
6-10	Filgrastim (Neupogen®)	Gabe	5 µg/kg		s.c.		febrile Neutropenie, bei Leukozyten <1 000/µl bis >1000/µl und je nach Risikoabwägung

FN-Risiko	10-20% -> je nach Risikoabwägung als Primärprophylaxe, bei FN im 1. Zyklus als Sekundärprophylaxe, siehe Kurzfassung Leitlinien G-CSF
Kontrollen	Blutbild, Elektrolyte, Leberwerte, Retentionswerte, Haptoglobin
Dosisreduktion	Dosisreduktion 5-FU um 25% bei Mukositis > Grad 3/Diarrhoe. Dosisreduktion Oxaliplatin bei FN um 25%. Weitere Dosisreduktionen siehe Studienprotokoll
Erfolgsbeurteilung	nach 4 Zyklen
Wiederholung	Tag 15.
Literatur	Al-Batran SE et al. Annals of Oncol. 2008; 19:1882-1887; Al-Batran et al. Lancet. 2019 May 11;393(10184):1948-1957

Diese Krebstherapie birgt letale Risiken. Die Anwendung darf nur durch erfahrene Onkologen und entsprechend ausgebildetes Pflegepersonal erfolgen. Das Protokoll muss im Einzelfall überprüft und der klinischen Situation angepasst werden.

| **080302_14** | **FLO** | **Indikation: Magen und AEG-Tumore palliativ** | **ICD-10: C15/C16** |

Hauptmedikation (Zyklus 1-n)

Tag	zeitl. Ablauf	Substanz	Basisdosierung	Trägerlösung (ml)	Appl.	Infusions-dauer	Bemerkungen
1	0	Oxaliplatin	85 mg/m²	250 ml Glucose 5 %	i.v.	2h	Inkompatibilität mit NaCl
1	+2h	Calciumfolinat/Leukovorin®	200 mg/m²	250 ml NaCl 0,9 %	i.v.	30min	bei Anwendung von Levoleukovorin: Dosis = 50% der Leukovorindosis
1	+2h 30min	Fluorouracil (5-FU)	2 600 mg/m²	ad 240 ml NaCl 0,9 %	i.v.	24h	ambulant in Baxter-Pumpe ad 240ml über 24h. Stationär in 500ml-Beutel.

Zyklusdiagramm | Tag 1 | [...] | Wdh: 15

Oxaliplatin	☐
Calciumfolinat	■
Fluorouracil (24h)	☐

Wiederholungsinfo: insgesamt 12 Zyklen

CAVE: **vor Therapiebeginn mit 5-FU/ Capecitabin** oder vor erneuter Applikation **nach vorausgegangener erhöhter Toxizität** muss die **DPD-Aktivität** bestimmt werden und der sich aus den DPYD-Genotypen ergebende **DPD-Aktivitäts-Score** ermittelt werden.

Achtung:
5-FU-Gabe über **ZVK** empfohlen

DPD-Aktivitäts-Score	Maßnahme	
2 (normal)	Therapie wie geplant möglich [1]	
1.5	**RS mit OA** bezüglich Dosisreduktion erforderlich	DR der Initialdosis um 25-50%, danach toxizitätsadaptierte Dosissteigerung [1]
1		DR der Initialdosis auf 50%, danach toxizitätsadaptierte Dosissteigerung [1]
0.5		DPD Phänotypisierung → bei Bestätigung: Kontraindikation für 5-FU und Capecitabin ODER stark reduzierte Initialdosis mit Drug Monitoring (nur bei 5-FU sinnvoll)
0		**Kontraindikation** für 5-FU und Capecitabin

[1] ggf. Drug Monitoring (nur bei 5-FU sinnvoll)

Schwerwiegende Wechselwirkung:
keine Gabe von Brivudin zusammen mit 5-Fluorouracil inkl. topischer Präparate und Prodrugs (Efudix, Capecitabin, Floxuridin, Tegafur). Durch Hemmung der Dihydropyrimidindehydrogenase, Akkumulation und verstärkte Toxizität von 5-FU, letale Folgen möglich. Mindestens 4 Wochen zeitlicher Abstand.

bei **akuter neurosensorischer Symptomatik**:
Oxaliplatin-Laufrate reduzieren bzw. Infusion abbrechen/ pausieren. Kälteexposition vermeiden. Ggf. Mg/Ca-Gabe erwägen.
→ **Folgegaben:** Oxaliplatin-Infusionsdauer auf **4h** bzw. im nächsten Schritt **6h** erhöhen. Bei **laryngopharyngealen Dysästhesien** Folgegaben mit **6h** Infusionsdauer.

Obligate Prä- und Begleitmedikation (Zyklus 1-n)

Tag	zeitl. Ablauf	Substanz	Basisdosierung	Trägerlösung (ml)	Appl.	Infusions-dauer	Bemerkungen
1	-30min	Glucose 5%	500 ml		i.v.	4h	
1	-30min	Dexamethason	8 mg	100 ml NaCl 0,9 %	i.v.	15min	
1	-30min	Granisetron	1 mg		i.v.	15min	

FN-Risiko	10-20%-> je nach Risikoabwägung als Primärprophylaxe, bei FN im 1. Zyklus als Sekundärprophylaxe, siehe Kurzfassung Leitlinien G-CSF
Kontrollen	Blutbild, Elektrolyte, Leberwerte, Retentionswerte, Haptoglobin
Dosisreduktion	Dosisreduktion 5-FU um 25% bei Mukositis > Grad 3/Diarrhoe. Dosisreduktion Oxaliplatin bei FN um 25%. Weitere Dosisreduktionen siehe Studienprotokoll
Erfolgsbeurteilung	nach 4 Zyken
Wiederholung	Tag 15. insgesamt 12 Zyklen
Literatur	adaptiert nach Al-Batran SE et al. Annals of Oncol. 2008; 19:1882-1887; Fachinformation: Oxaliplatin, 5-FU

Diese Krebstherapie birgt letale Risiken. Die Anwendung darf nur durch erfahrene Onkologen und entsprechend ausgebildetes Pflegepersonal erfolgen. Das Protokoll muss im Einzelfall überprüft und der klinischen Situation angepasst werden.

080304_06   *FOLFIRI*

Indikation: Kolorektales-Ca irresektabel/metastasiert,   ***ICD-10: C16, C18/C19, C22-24, C26***
Magen-Tumore irresektabel/metastasiert,
Cholangiozelluläres-Ca irresektabel / metastasiert,
NET/NEC

Hauptmedikation (Zyklus 1-n)

Tag	zeitl. Ablauf	Substanz	Basisdosierung	Trägerlösung (ml)	Appl.	Infusions-dauer	Bemerkungen
1	0	Irinotecan	180 mg/m²	250 ml NaCl 0,9 %	i.v.	1h30min	
1	+1h 30min	Calciumfolinat/Leukovorin®	400 mg/m²	100 ml NaCl 0,9 %	i.v.	30min	bei Anwendung von Levoleukovorin: Dosis = 50% der Leukovorindosis
1	+2h	Fluorouracil (5-FU)	400 mg/m²	Unverdünnt	i.v.	B	
1	+2h 10min	Fluorouracil (5-FU)	2 400 mg/m²	ad 115 ml NaCl 0,9 %	i.v.	46h	ambulant in Baxter-Pumpe ad 115ml über 46h. Stationär in 500ml-Beutel.

Zyklusdiagramm

	Tag 1	2	[...]	Wdh: 15
Irinotecan	☐	■		
Calciumfolinat	■			
Fluorouracil (Bolus)	☐	■		
Fluorouracil (46h Dauerinfusion)		■		

CAVE: vor Therapiebeginn mit 5-FU/ Capecitabin oder vor erneuter Applikation nach vorausgegangener erhöhter Toxizität muss die **DPD-Aktivität** bestimmt werden und der sich aus den DPYD-Genotypen ergebende **DPD-Aktivitäts-Score** ermittelt werden.

DPD-Aktivitäts-Score	Maßnahme	
2 (normal)	Therapie wie geplant möglich [1]	
1.5	RS mit OA bezüglich Dosisreduktion erforderlich	DR der Initialdosis um 25-50%, danach toxizitätsadaptierte Dosissteigerung [1]
1		DR der Initialdosis auf 50%, danach toxizitätsadaptierte Dosissteigerung [1]
0.5		DPD Phänotypisierung → bei Bestätigung: Kontraindikation für 5-FU und Capecitabin ODER stark reduzierte Initialdosis mit Drug Monitoring (nur bei 5-FU sinnvoll)
0		Kontraindikation für 5-FU und Capecitabin

[1] *ggf. Drug Monitoring (nur bei 5-FU sinnvoll)*

Schwerwiegende Wechselwirkung:
keine Gabe von Brivudin zusammen mit 5-Fluorouracil inkl. topischer Präparate und Prodrugs (Efudix, Capecitabin, Floxuridin, Tegafur). Durch Hemmung der Dihydropyrimidindehydrogenase, Akkumulation und verstärkte Toxizität von 5-FU, letale Folgen möglich. Mindestens 4 Wochen zeitlicher Abstand.

Achtung: Gabe von Filgrastim/Neupogen® 5μg/kg/d s.c.
1. nach CTx: 1x tgl. bei Leukozyten < 1 000/μl bis > 1 000/μl
2. Primärprophylaxe ab d6 post CTx wenn nach Risikoabwägung FN-Risiko > 20%
3. Sekundärprophylaxe: nach durchgemachter Neutropenie in vorangegangenen Zyklen prophylaktische Gabe in den Folgezyklen

Achtung:
5-FU-Gabe über **ZVK** empfohlen

Irinotecan/ Irinotecan liposomal
erhöhtes Risiko für schwere Neutropenien und Durchfälle bei Patienten mit **verminderter UGT1A1-Aktivität** (z.B. Gilbert-Meulengracht-Syndrom).

UGT1A1-Genotypisierung vor Erstgabe insbesondere erwägen bei:
- geschwächten Patienten oder
- Irinotecan-Dosis >180mg/m²

UGT1A1 Genotyp	Relevanz hinsichtlich Irinotecan-Toxizität	Maßnahme
*1/*1	durchschnittliches Risiko	Standarddosis
*1/*28, *1/*6	erhöhtes Risiko	Standarddosis
*28/*28, *6/*6, *6/*28	hohes Risiko	DR in Zyklus 1 um 25% (Irinotecan) bzw. auf 50mg/m² (Irinotecan liposomal), in darauffolgenden Zyklen toxizitätsadaptierte Dosissteigerung

Literatur: Karas et al. JCO Oncol Pract. 2021 Dec 3;OP2100624; Etienne-Grimaldi et al. Fundam Clin Pharmacol. 2015 Jun;29(3):219-37; Rote-Hand-Brief Arzneimitteltoxizität bei Patienten mit verringerter UGT1A1-Aktivität, 21.12.2021

Obligate Prä- und Begleitmedikation (Zyklus 1-n)

Tag	zeitl. Ablauf	Substanz	Basisdosierung	Trägerlösung (ml)	Appl.	Infusionsdauer	Bemerkungen
1	-30min	NaCl 0,9 %	1 000 ml			3h	
1	-30min	Dexamethason	8 mg	100 ml NaCl 0,9 %	i.v.	15min	
1	-30min	Granisetron	1 mg	100 ml NaCl 0,9 %	i.v.	15min	

Bedarfsmedikation	Loperamid dem/der Patient/in mitgeben! Bei frühcholinergem Syndrom Atropin 0,25mg 1x s.c.
FN-Risiko	FN-Risiko 1-20% -> je nach Risikoabwägung G-CSF als Primärprophylaxe, bei FN im 1. Zyklus als Sekundärprophylaxe, siehe Kurzfassung Leitlinien G-CSF
Kontrollen	Bilirubin, Leberwerte, eGFR, Differentialblutbild, Gerinnungsstatus
Dosisreduktion	- falls Therapieaufschub um 2 Wochen oder in 2 Zyklen um 1 Woche notwendig (siehe Therapievoraussetzung): ggf. DR 5-FU und/oder Irinotecan um 20%. - falls im vorausgegangenen Zyklus **Neutropenie <500/μl (individuell <1000/μl), febrile Neutropenie, Thrombozytopenie <50Tsd./μl (individuell <75Tsd./μl): DR 5-FU und Irinotecan um 20-25%.** - falls im vorausgegangenen Zyklus **Nicht-hämatologische Tox.** Grad 3-4 (z.B. Mukositis) oder klinisch signifikant Grad 2-4 (z.B. Diarrhoe, Hand-Fuß-Syndrom): DR 5-FU und/oder Irinotecan um 20% (bei Hand-Fuß-Syndrom primär DR 5-FU). - bei **Leberfunktionsstörung:** minimal: DR Irinotecan um 25%; mild bzw. Bilirubin 1,5-3x ULN: DR Irinotecan um 50%; moderat bzw. Bilirubin >3x ULN: Irinotecan Stop und 5-FU DR um 25-50%; M. Gilbert-Meulengracht: DR Irinotecan um 20% - bei **Nierenfunktionsstörung:** Kreatinin-Clearance 30-50ml/min: ggf DR 5-FU und/oder Irinotecan um 25%; <30ml/min: DR 5-FU und/oder Irinotecan um 50%.
Dosissteigerung	individuelle Dosissteigerung des 5-FU bis auf z.B. 3000 mg/m² möglich (Tournigand et al. 2004).
Therapievoraussetzung	Leukozyten >2000/μl Neutrophile >1500/μl (individuell >1000/μl) Thrombozyten >100Tsd./μl (individuell >75Tsd./μl) auf Grad 0- abgeklungene klinisch signifikante, nicht-hämatologische Tox. (z.B. Mukositis) (individuell auf Grad 0-2 falls Grad 3-4) (Diarrhoe auf Grad 0) → andernfalls um 1-2 Wochen verschieben.
Therapieabbruch	z.B. persistierende oder wiederholte Grad 3-4 Toxizität trotz etwaiger Dosisreduktion (5-FU und Irinotecan), Kardiotox. (5-FU)
Erfolgsbeurteilung	alle 8 Wochen
Wiederholung	Tag 15.
Literatur	Kolon-Ca: Tournigand C et al. J Clin Oncol. 2004; 22:229-237; André T et al. Eur J Cancer. 1999; 35:1343-47; Magen-Ca: Moehler M et al. Br J Cancer. 2005; 92:2122-8; Cholangiozelluläres-Ca: Journal of Experimental & Clinical Cancer Research. 2015; 34:156; Sebbagh S et al. JCO. 2014; 32(3) Suppl.348. Therapievoraussetzung/Dosisreduktion/Therapieabbruch: Fachinfo 5-FU Medac Nov 2021; Fachinfo Irinotecan Onkovis Juli 2021; Tournigand et al. JCO 2004; Colucci et al. JCO 2005; NHS-Protocol FOLFIRI (03/2021); Uptodate FOLFIRI-regimen (abgerufen 02/2022); Studienprotokoll Conko 007; Therapieprotokolle Australien:FOLFIRI (www.eviq.org.au); FDA prescribing information Camptosar® 2020 Freiburg

Diese Krebstherapie birgt letale Risiken. Die Anwendung darf nur durch erfahrene Onkologen und entsprechend ausgebildetes Pflegepersonal erfolgen. Das Protokoll muss im Einzelfall überprüft und der klinischen Situation angepasst werden.

080302_11_2   **Paclitaxel wöchentlich / Ramucirumab**   *ICD-10: C15/C16*

Indikation: fortgeschrittenes Adeno-Ca des Magens oder des ösophagocardialen Übergangs nach vorausgegangener Platin- und 5-FU-haltiger Chemotherapie

Hauptmedikation (Zyklus 1-n)

Tag	zeitl. Ablauf	Substanz	Basisdosierung	Trägerlösung (ml)	Appl.	Infusions-dauer	Bemerkungen
1, 15	0	Ramucirumab	8 mg/kg	ad 250 ml NaCl 0,9 %	i.v.	1h	Applikation über 0,22μm Inline-Filter, max. Infusionsgeschwindigkeit 25mg/min, verlängerte Infusionszeit in Abhängigkeit der Verträglichkeit (siehe Memokasten), inkompatibel mit Glucose
1, 15	+1h	Paclitaxel	80 mg/m²	250 ml NaCl 0,9 %	i.v.	1h	immer über PVC-freies Infusionssystem mit 0,2μm Inline-filter applizieren
8	0	Paclitaxel	80 mg/m²	250 ml NaCl 0,9 %	i.v.	1h	immer über PVC-freies Infusionssystem mit 0,2μm Inline-filter applizieren

Zyklusdiagramm Tag 1 2 3 4 5 6 7 8 9 10 11 12 13 14 15 [...] Wdh: 29
Ramucirumab ☐ ■
Paclitaxe ■ ☐ ■

Wiederholungsinfo: bis Tumorprogress/inakzeptable Toxizität

Ramucirumab:
CAVE Infusionsreaktionen: **während und nach der Infusion engmaschige Überwachung,**
ggf. nach Behandlungsstandard für Anaphylaxie verfahren
Bei Auftreten einer infusionsbedingten Reaktion Grad 1 oder 2:
- Reduktion der Infusionsrate für die Dauer der Infusion und alle nachfolgenden Gaben um 50%
- Prämedikation mit zusätzlich Dexamethason und Paracetamol bei Folgegaben
Bei Auftreten von infusionsbedingten Reaktionen Grad 3 oder 4: sofort und endgültiger Therapieabbruch
CAVE: Gastrointestinale Perforationen, arterielle Thromboembolie, schwere Blutungen/gastrointestinale Blutungen,
Hypertensive Entgleisung, allerg./anaphylaktische Reaktion, Proteinurie, Fistelbildung, Wundheilungsstörungen:
- Behandlung frühestens 28 Tage nach größerer OP oder nach Aushellung der Wunde

CTx mit FN-Risiko von 10-20%: Vorgehen bei der G-CSF-Gabe
- nach CTx: 1x tgl. 5μg/kg Filgrastim s.c. bei Leukozyten < 1 000/μl bis >1 000/μl
- Wenn unter Einbeziehung **individueller Risikofaktoren für den Patienten FN-Risiko ≥ 20% =>G-CSF-Primärprophylaxe** erwägen/durchführen.
- **Nach durchgemachter febriler Neutropenie,** in folgenden Zyklen => **G-CSF-Sekundärprophylaxe**
G-CSF-Primär- bzw. Sekundärprophylaxe: Entweder 24h nach CTx einmal Pegfilgrastim/Neulasta® 6mg s.c.
- **Oder:** d6 nach CTx Filgrastim/Neupogen® 5μg/kg/d s.c. bis zum Durchschreiten des Nadir.

Obligate Prä- und Begleitmedikation (Zyklus 1-n)

Tag	zeitl. Ablauf	Substanz	Basisdosierung	Trägerlösung (ml)	Appl.	Infusions-dauer	Bemerkungen
1, 8, 15	-1h 30min	Famotidin	20 mg		p.o.		bereits zu Hause eingenommen? (falls vom Arzt rezeptiert)
1, 15	-30min	NaCl 0,9 %	500 ml		i.v.	2h30min	
1, 8, 15	-30min	Dexamethason	8 mg	100 ml NaCl 0,9 %	i.v.	15min	ggf. auf 20 mg erhöhen
1, 8, 15	-30min	Clemastin	2 mg		i.v.	B	
8	-30min	NaCl 0,9 %	500 ml		i.v.	1h30min	

Bedarfsmedikation	Dexamethason i.v., Metoclopramid p.o./i.v.
FN-Risiko	10-20% → je nach Risikoabwägung als Primärprophylaxe, bei FN im 1. Zyklus als Sekundärprophylaxe, siehe Kurzfassung Leitlinien G-CSF
Kontrollen	Differentialblutbild, Leberfunktion, Blutdruck vor jeder Ramucirumab-Gabe, Proteinurie, Anzeichen/Symptome für Polyneuropathie, infusionsbedingte Reaktionen, arterielle Thromboembolie, Reversibles Postenzephalopathie-Syndrom, gastrointestinale Perforation, Wundheilungskomplikationen, Gerinnungsparameter (besonders bei gleichzeitiger Anwendung von Antikoagulantien/erhöhter Disposition für Blutungen)
Dosisreduktion	**Paclitaxel:** bei hämatologischer Toxizität Grad 4 oder nicht-hämatologischer Toxizität Grad 3 Reduktion um 10mg/m² für alle nachfolgenden Zyklen, bei andauernder oder wiederholt auftretender Toxizität weitere Reduktion um 10mg/m², um 20% bei Polyneuropathie Grad 3-4 (CTCAE); **Ramucirumab:** 6mg/kg nach Proteinurie (≥2g/24h) und Normalisierung der Werte auf ≤2g/24h, bei wiederholtem Anstieg auf ≥2g/24h Reduktion auf 5mg/kg
Therapievoraussetzung	**Paclitaxel:** Neutrophile Tag 1 ≥ 1,5x10⁹/l, Tag 8+15 ≥ 1,0x10⁹/l, Thrombozyten Tag 1 ≥ 100x10⁹/l, Tag 8+15 ≥ 75x10⁹/l, Bilirubin ≤ 1,5-facher oberer Normwert, ALT/AST ohne Lebermetastasen ≤ 3-facher oberer Normwert, ALT/AST mit Lebermetastasen ≤ 5-facher oberer Normwert
Therapieabbruch	**Ramucirumab:** nephrotisches Syndrom, Proteinurie >3g/24h, schwere arterielle thromboembol.Ereignisse, gastrointestinale Perforationen, Blutungen Grad 3-4, spontane Fistelung, hep. Enzephalopathie, hepatorenales Syndrom, nicht mit Antihypertensiva kontrollierbare arterielle Hypertonie, Infusionsreaktion Grad 3-4 (s. Fachinfo)
Erfolgsbeurteilung	alle 8 Wochen
Wiederholung	Tag 29, bis Tumorprogress/inakzeptable Toxizität
Literatur	Wilke H et al. Lancet Oncol. 2014;15:1224-35, Fachinformation Ramucirumab und Paclitaxel

Diese Krebstherapie birgt letale Risiken. Die Anwendung darf nur durch erfahrene Onkologen und entsprechend ausgebildetes Pflegepersonal erfolgen. Das Protokoll muss im Einzelfall überprüft und der klinischen Situation angepasst werden.

080302_13_1   *Ramucirumab mono*   *ICD-10: C15/C16, C22*

Indikation: fortgeschrittenes Adeno-Ca des Magens oder des ösophagogastralen Übergangs, fortgeschrittenes/inoperables HCC mit AFP ≥400ng/ml

Hauptmedikation (Zyklus 1-n):

Tag	zeitl. Ablauf	Substanz	Basisdosierung	Trägerlösung (ml)	Appl.	Infusions-dauer	Bemerkungen
1	0	Ramucirumab	8 mg/kg	ad 250 ml NaCl 0,9 %	i.v.	1h	Applikation über 0,22μm Inline-Filter, max. Infusionsgeschwindigkeit 25mg/min, verlängerte Infusionszeit in Abhängigkeit der Verträglichkeit (siehe Memokasten), inkompatibel mit Glucose

Zyklusdiagramm | Tag 1 | [...] | Wdh: 15
Ramucirumab

Wiederholungsinfo: bis Tumorprogress/inakzeptable Toxizität

Ramucirumab:
CAVE Infusionsreaktionen: **während und nach der Infusion engmaschige Überwachung,** ggf. nach Behandlungsstandard für Anaphylaxie verfahren
Bei Auftreten einer infusionsbedingten Reaktion Grad 1 oder 2:
- Reduktion der Infusionsrate für die Dauer der Infusion und alle nachfolgenden Gaben um 50%
- Prämedikation mit zusätzlich Dexamethason und Paracetamol bei Folgegaben
Bei Auftreten von infusionsbedingten Reaktionen Grad 3 oder 4: sofort und endgültiger Therapieabbruch
CAVE: Gastrointestinale Perforationen, arterielle Thromboembolie, schwere Blutungen/gastrointestinale Blutungen, Hypertensive Entgleisung, allerg./anaphylaktische Reaktion, Proteinurie, Fistelbildung, Wundheilungsstörungen:
- Behandlung frühestens 28 Tage nach größerer OP oder nach Ausheilung der Wunde

Obligate Prä- und Begleitmedikation (Zyklus 1-n):

Tag	zeitl. Ablauf	Substanz	Basisdosierung	Trägerlösung (ml)	Appl.	Infusions-dauer	Bemerkungen
1	-30min	NaCl 0,9 %	500 ml		i.v.	2h	
1	-30min	Clemastin	2 mg		i.v.	B	

Bedarfsmedikation	Dexamethason i.v., Paracetamol, Metoclopramid p.o./i.v.
FN-Risiko	< 10% → je nach Risikoabwägung, siehe Kurzfassung Leitlinien G-CSF
Kontrollen	Differentialblutbild, Leberfunktion, Blutdruck vor jeder Gabe, Schilddrüsenfunktion, Proteinurie, Anzeichen/Symptome für Polyneuropathie, infusionsbedingte Reaktionen, arterielle Thromboembolie, Reversibles Postenzephalopathie-Syndrom, gastrointestinale Perforation, Wundheilungskomplikationen, Gerinnungsparameter (besonders bei gleichzeitiger Anwendung von Antikoagulantien/erhöhter Disposition für Blutungen)
Dosisreduktion	6mg/kg nach Proteinurie (>2g/24h) und Normalisierung der Werte auf ≤2g/24h, bei wiederholtem Anstieg auf >2g/24h Reduktion auf 5mg/kg
Therapieabbruch	nephrotisches Syndrom, Proteinurie >3g/24h
Erfolgsbeurteilung	alle 8 Wochen
Wiederholung	Tag 15, bis Tumorprogress/inakzeptable Toxizität
Literatur	Fuchs C et al. Lancet 2014;383:31-39; Zhu et al. Lancet Oncol. 2019;20(2):282-296; Fachinformation Ramucirumab

Diese Krebstherapie birgt letale Risiken. Die Anwendung darf nur durch erfahrene Onkologen und entsprechend ausgebildetes Pflegepersonal erfolgen. Das Protokoll muss im Einzelfall überprüft und der klinischen Situation angepasst werden.

| 080304_32 | **Trifluridin/Tipiracil (Lonsurf®)** | *Indikation: Magen u. AEG Tumore irresektabel / metastasiert, metastasierendes Kolorektales-Ca* | *ICD-10: C16, C18/C19* |

Protokoll-Hinweis: Dosierung basiert auf Trifluridinkomponente

Hauptmedikation (Zyklus 1-n)

Tag	zeitl. Ablauf	Substanz	Basisdosierung	Trägerlösung (ml)	Appl.	Infusions-dauer	Bemerkungen
1-5, 8-12	1-0-1-0	Trifluridin/Tipiracil (Lonsurf®)	35 mg/m²		p.o.		70mg/m² pro Tag verteilt auf 2 Dosen, einzunehmen jeweils innerhalb 1h nach dem Essen

Zyklusdiagramm

	Tag 1	2	3	4	5	6	7	8	9	10	11	12	[...]	Wdh: 29
Trifluridin/Tipiracil (Lonsurf®)	☐	☐	☐	☐	☐			☐	☐	☐	☐	☐		

Berechnung der Anfangsdosis (35 mg/m²) nach KOF/ Hinweise zur Verordnung:

Dosierung auf Trifluridin bezogen. Maximale Einzeldosis (für 35mg/m²) = 80mg.
Zwei Tablettenstärken vorhanden: 15mg/ 6,14mg Filmtabletten und 20mg/ 8,19mg Filmtabletten. Packungsgrößen mit je 20 oder 60 Tabletten verfügbar. (Aktueller Stand siehe Fachinformation.)

Anfangsdosis	KOF [m²]	Einzeldosis die angegebene Einzeldosis wird 2x täglich verabreicht, d.h. morgens 35mg/m² und abends 35mg/m² (= 70mg/m² Tagesgesamtdosis)	Tabletten pro Einzeldosis 15mg/ 6,14mg	20mg/ 8,19mg	tägliche Gesamtdosis
	< 1,07	35 mg	1	1	70 mg
	1,07 - 1,22	40 mg	0	2	80 mg
	1,23 - 1,37	45 mg	3	0	90 mg
35 mg/m² (bezogen auf Trifluridin)	1,38 - 1,52	50 mg	2	1	100 mg
	1,53 - 1,68	55 mg	1	2	110 mg
	1,69 - 1,83	60 mg	0	3	120 mg
	1,84 - 1,98	65 mg	3	1	130 mg
	1,99 - 2,14	70 mg	2	2	140 mg
	2,15 - 2,29	75 mg	1	3	150 mg
	≥ 2,30	80 mg	0	4	160 mg

Die Tabletten sollten innerhalb 1 Stunde nach dem Frühstück bzw. Abendessen mit einem Glas Wasser eingenommen werden. **Händewaschen nach jeder Einnahme!**

Sollte eine **Dosis vergessen oder aus einem anderen Grund nicht eingenommen werden, wird die Einnahme nicht nachgeholt!**

3 Dosisreduktionslevel möglich (30mg/m² → 25mg/m² → 20mg/m²) → entsprechende Tabellen siehe Fachinformation. CAVE: Maximale Einzeldosis dann abweichend.

Bedarfsmedikation	**Loperamid**, Granisetron (1mg p.o. 1-0-1-0), Dexamethason (4mg p.o. 1-0-1-0), G-CSF als Primärprophylaxe je nach Risikoabwägung (siehe Kurzfassung Leitlinien G-CSF)
Kontrollen	**Blutbild vor jedem Zyklus, an d15, und öfter**, wenn klinische Notwendigkeit besteht; Anzeichen auf gastrointestinale Toxizitäten
Dosisreduktion	**maximal 3 Dosisreduktionen sind erlaubt (30mg/m², 25mg/m², 20mg/m²)** → keine erneute Dosissteigerung
Therapievoraussetzung	Hämoglobin > 9,0g/dl, ANC > 1,5x10⁹/l und keine febrile Neutropenie, Thrombozyten > 75x10⁹/l; keine nicht-hämatologische Toxizität Grad III/IV
Therapieaufschub	Neutrophile < 0,5x10⁹/l → Wiederaufnahme ggf. mit Dosisreduktion, wenn Neutrophile ≥ 1,5x10⁹/l, Thrombozyten < 50x10⁹/l → Wiederaufnahme mit Dosisreduktion, wenn Thrombozyten ≥ 75x10⁹/l, nicht-hämatologische Toxizität Grad III/IV → Wiederaufnahme ggf. mit Dosisreduktion, wenn Toxizität ≤ Grad I, **Therapieaufschub > 28 Tage → Therapieabbruch**
Wechselwirkungen	mit Substraten der humanen Thymidinkinase, z.B. Stavudin, Zidovudin, Telbivudin
Wiederholung	Tag 29.
Literatur	Magen-CA: Shirata et al. Lancet Oncol. 2018;19(11): 1437-48; Kolon-CA: Mayer et al. N Engl. J Med 2015; 372: 1909-19; uptodate trifluridine and tipiracil

Diese Krebstherapie birgt letale Risiken. Die Anwendung darf nur durch erfahrene Onkologen und entsprechend ausgebildetes Pflegepersonal erfolgen. Das Protokoll muss im Einzelfall überprüft und der klinischen Situation angepasst werden.

080302_12   **FLOT + Trastuzumab**

Indikation: Adeno-Ca des ösophagocardialen Übergangs oder des Magens Her 2+ irresektabel/metastasiert

ICD-10: C15/C16

Hauptmedikation (Zyklus 1)

Tag	zeitl. Ablauf	Substanz	Basisdosierung	Trägerlösung (ml)	Appl.	Infusionsdauer	Bemerkungen
1	0	Docetaxel	50 mg/m²	250 ml NaCl 0,9 %	i.v.	1h	wenn Dosis < 80mg; 100ml Trägervolumen
1	+1h 30min	Oxaliplatin	85 mg/m²	250 ml Glucose 5 %	i.v.	2h	Inkompatibilität mit NaCl
1	+3h 30min	Calciumfolinat/Leukovorin®	200 mg/m²	250 ml NaCl 0,9 %	i.v.	30min	bei Anwendung von Levoleukovorin: Dosis = 50% der Leukovorindosis
1	+4h 10min	Trastuzumab	6 mg/kg	250 ml NaCl 0,9 %	i.v.	1h30min	Initialdosis 6mg/kg zu Therapiebeginn oder nach Intervallverlängerung >1 Woche
1	+5h 40min	Fluorouracil (5-FU)	2 600 mg/m²	ad 240 ml NaCl 0,9 %	i.v.	24h	ambulant in Baxter-Pumpe ad 240ml über 24h. Stationär in 500ml-Beutel.

Achtung: 5-FU-Gabe über **ZVK** empfohlen

CAVE: **vor Therapiebeginn mit 5-FU/ Capecitabin** oder vor erneuter Applikation **nach vorausgegangener erhöhter Toxizität** muss die **DPD-Aktivität** bestimmt werden und der sich aus den DPYD-Genotypen ergebende **DPD-Aktivitäts-Score** ermittelt werden.

DPD-Aktivitäts-Score	Maßnahme
2 (normal)	Therapie wie geplant möglich [1]
1.5	**RS mit OA** bezüglich Dosisreduktion erforderlich DR der Initialdosis um 25-50%, danach toxizitätsadaptierte Dosissteigerung [1]
1	DR der Initialdosis auf 50%, danach toxizitätsadaptierte Dosissteigerung [1]
0.5	DPD Phänotypisierung → bei Bestätigung: Kontraindikation für 5-FU und Capecitabin ODER stark reduzierte Initialdosis mit Drug Monitoring (nur bei 5-FU sinnvoll)
0	**Kontraindikation** für 5-FU und Capecitabin

[1] ggf. Drug Monitoring (nur bei 5-FU sinnvoll)

Zyklusdiagramm

	Tag 1	2	3	4	5	6	7	8	9	10	11	12	13	14
Docetaxel														
Oxaliplatin	■		■		■									
Trastuzumab														
Fluorouracil														
Calciumfolinat														

Wiederholungsinfo: d15: Start Zyklus 2; insgesamt 8 Zyklen (4 Zyklen präoperativ, 4 Zyklen postoperativ)

bei **akuter neurosensorischer Symptomatik:**
Oxaliplatin-Laufrate reduzieren bzw. Infusion abbrechen/ pausieren. Kälteexposition vermeiden. Ggf. Mg/Ca-Gabe erwägen.
→ **Folgegaben:** Oxaliplatin-Infusionsdauer auf 4h bzw. im nächsten Schritt 6h erhöhen. Bei **laryngopharyngealen Dysästhesien** Folgegaben mit 6h Infusionsdauer.

Schwerwiegende Wechselwirkung:
keine Gabe von **Brivudin zusammen mit 5-Fluorouracil** inkl. topischer Präparate und Prodrugs (Efudix, Capecitabin, Floxuridin, Tegafur). Durch Hemmung der Dihydropyrimidindehydrogenase, Akkumulation und verstärkte Toxizität von 5-FU, letale Folgen möglich. Mindestens 4 Wochen zeitlicher Abstand.

Obligate Prä- und Begleitmedikation (Zyklus 1)

Tag	zeitl. Ablauf	Substanz	Basisdosierung	Trägerlösung (ml)	Appl.	Infusionsdauer	Bemerkungen
0	1-0-1-0	Dexamethason	8 mg		p.o.		
1	-30min	NaCl 0,9 %	500 ml		i.v.	1h30min	
1	-30min	Dexamethason	8 mg	100 ml NaCl 0,9 %	i.v.	15min	
1	-30min	Granisetron	1 mg		i.v.	15min	
1	-30min	Clemastin	2 mg		i.v.	15min	
1	+1h	Glucose 5%	500 ml		i.v.	3h	
1	+4h	NaCl 0,9 %	500 ml		i.v.	2h	
1	abends	Dexamethason	8 mg		p.o.		
2	1-0-1-0	Dexamethason	8 mg		p.o.		
5-9	Gabe	Filgrastim (Neupogen®)	5 µg/kg		s.c.		nach CTx 1x/d; febrile Neutropenie, bei Leukozyten <1 000/µl bis >1000/µl und je nach Risikoabwägung

Hauptmedikation (Zyklus 2-n)

Tag	zeitl. Ablauf	Substanz	Basisdosierung	Trägerlösung (ml)	Appl.	Infusions-dauer	Bemerkungen
1	0	Trastuzumab	4 mg/kg	250 ml NaCl 0,9 %	i.v.	30min	Initialdosis 6mg/kg zu Therapiebeginn oder nach Intervallverlängerung >1 Woche
1	+30min	Docetaxel	50 mg/m²	250 ml NaCl 0,9 %	i.v.	1h	wenn Dosis < 80mg; 100ml Trägervolumen
1	+2h	Oxaliplatin	85 mg/m²	250 ml Glucose 5 %	i.v.	2h	Inkompatibilität mit NaCl
1	+4h	Calciumfolinat/Leukovorin®	200 mg/m²	250 ml NaCl 0,9 %	i.v.	30min	bei Anwendung von Levoleukovorin: Dosis = 50% der Leukovorindosis
1	+4h 30min	Fluorouracil (5-FU)	2600 mg/m²	ad 240 ml NaCl 0,9 %	i.v.	24h	ambulant in Baxter-Pumpe ad 240ml über 24h. Stationär in 500ml-Beutel.

Zyklusdiagramm | Tag 1 | [...] | Wdh: 15

Trastuzumab
Docetaxel
Oxaliplatin Fluorouracil
Calciumfolinat

Wiederholungsinfo: insgesamt 8 Zyklen (4 Zyklen präoperativ, 4 Zyklen postoperativ), danach Trastuzumab-Erhaltung

Obligate Prä- und Begleitmedikation (Zyklus 2-n)

Tag	zeitl. Ablauf	Substanz	Basisdosierung	Trägerlösung (ml)	Appl.	Infusions-dauer	Bemerkungen
0	1-0-1-0	Dexamethason	8 mg		p.o.		
1	-30min	NaCl 0,9 %	500 ml		i.v.	2h	
1	-30min	Dexamethason	8 mg	100 ml NaCl 0,9 %	i.v.	15min	
1	-30min	Granisetron	1 mg		i.v.	15min	
1	-30min	Clemastin	2 mg		i.v.	15min	
1	+1h 30min	Glucose 5%	500 ml		i.v.	3h	
1	abends	Dexamethason	8 mg		p.o.		
2	1-0-1-0	Dexamethason	8 mg		p.o.		
5-9	Gabe	Filgrastim (Neupogen®)	5 µg/kg		s.c.		nach CTx 1x/d; febrile Neutropenie, bei Leukozyten <1 000/μl bis >1000/μl und je nach Risikoabwägung

FN-Risiko 10-20% → je nach Risikoabwägung als Primärprophylaxe, bei FN im 1. Zyklus als Sekundärprophylaxe, siehe Kurzfassung Leitlinien G-CSF

Kontrollen **vor Therapiebeginn und alle 3 Monate: Herzecho**; Blutbild, Elektrolyte, Leberwerte, Retentionswerte, Haptoglobin

Dosisreduktion **5-FU, Docetaxel:** DR um 25% bei Diarrhoe Grad 3/4, Mukositis > Grad 2, **Oxaliplatin:** DR um 25% bei Parästhesien/Dysästhesien in Kombination mit Schmerzen/Funktionsbeeinträchtigung, DR bei Diarrhoe Grad 4, Neutropenie Grad 4 (Neutrophilenzahl < 1,0x 10^9/l), Thrombopenie Grad 3/4 (Thrombozytenzahl < 50x 10^9/l), siehe Fachinformationen

Erfolgsbeurteilung nach 4 Zyklen

Wiederholung **Zyklus 1-1:** d15: Start Zyklus 2; insgesamt 8 Zyklen (4 Zyklen präoperativ, 4 Zyklen postoperativ)
Zyklus 2-n: Tag 15: insgesamt 8 Zyklen (4 Zyklen präoperativ, 4 Zyklen postoperativ), danach Trastuzumab-Erhaltung

Literatur Hofheinz R et al. J Clin Oncol, 2014 ASCO Annual Meeting Abstracts. Vol 32, No 15_suppl (May 20 Supplement), 2014: 4073

Diese Krebstherapie birgt letale Risiken. Die Anwendung darf nur durch erfahrene Onkologen und entsprechend ausgebildetes Pflegepersonal erfolgen. Das Protokoll muss im Einzelfall überprüft und der klinischen Situation angepasst werden.

| 080302_16 | mFOLFOX 6 + Trastuzumab | Indikation: Magen-Ca Her2+ irresektabel/metastasiert | ICD-10: C15/C16 |

Hauptmedikation (Zyklus 1)

Tag	zeitl. Ablauf	Substanz	Basisdosierung	Trägerlösung (ml)	Appl.	Infusions-dauer	Bemerkungen
1	0	Oxaliplatin	85 mg/m²	250 ml Glucose 5 %	i.v.	2h	Inkompatibilität mit NaCl
1	+2h	Calciumfolinat/Leukovorin®	400 mg/m²	100 ml NaCl 0,9 %	i.v.	30min	bei Anwendung von Levoleukovorin: Dosis = 50% der Leukovorindosis
1	+2h 30min	Fluorouracil (5-FU)	400 mg/m²	Unverdünnt	i.v.	B	
1	+2h 35min	Trastuzumab	6 mg/kg	250 ml NaCl 0,9 %	i.v.	1h30min	Initialdosis 6mg/kg zu Therapiebeginn oder nach Intervallverlängerung >1 Woche
1	+4h 5min	Fluorouracil (5-FU)	2 400 mg/m²	ad 115 ml NaCl 0,9 %	i.v.	46h	ambulant in Baxter-Pumpe ad 115ml über 46h. Stationär in 500ml-Beutel.

Zyklusdiagramm

	Tag 1	2	3	4	5	6	7	8	9	10	11	12	13	14
Oxaliplatin														
Trastuzumab	■													
Calciumfolinat														
Fluorouracil (Bolus)	■													
Fluorouracil (46h)														

Wiederholungsinfo: d15: Start Zyklus 2

Achtung:
5-FU-Gabe über ZVK empfohlen

bei **akuter neurosensorischer Symptomatik:**
Oxaliplatin-Laufrate reduzieren bzw. Infusion abbrechen/ pausieren. Kälteexposition vermeiden. Ggf. Mg/Ca-Gabe erwägen.
→ **Folgegaben:** Oxaliplatin-Infusionsdauer auf **4h** bzw. im nächsten Schritt **6h** erhöhen. Bei **laryngopharyngealen Dysästhesien** Folgegaben mit **6h** Infusionsdauer.

CAVE: **vor Therapiebeginn mit 5-FU/ Capecitabin** oder vor erneuter Applikation **nach vorausgegangener erhöhter Toxizität** muss die **DPD-Aktivität** bestimmt werden und der sich aus den DPYD-Genotypen ergebende **DPD-Aktivitäts-Score** ermittelt werden.

DPD-Aktivitäts-Score	Maßnahme	
2 (normal)	Therapie wie geplant möglich [1]	
1.5	RS mit OA bezüglich Dosisreduktion erforderlich	DR der Initialdosis um 25-50%, danach toxizitätsadaptierte Dosissteigerung [1]
1		DR der Initialdosis auf 50%, danach toxizitätsadaptierte Dosissteigerung [1]
0.5		DPD Phänotypisierung → bei Bestätigung: Kontraindikation für 5-FU und Capecitabin ODER stark reduzierte Initialdosis mit Drug Monitoring (nur bei 5-FU sinnvoll)
0	Kontraindikation für 5-FU und Capecitabin	

[1] ggf. Drug Monitoring (nur bei 5-FU sinnvoll)

Obligate Prä- und Begleitmedikation (Zyklus 1)

Tag	zeitl. Ablauf	Substanz	Basisdosierung	Trägerlösung (ml)	Appl.	Infusions-dauer	Bemerkungen
1	-30min	Glucose 5%	500 ml		i.v.	3h	
1	-30min	Dexamethason	8 mg		i.v.	15min	
1	-30min	Granisetron	1 mg		i.v.	15min	
1	+2h 30min	NaCl 0,9%	500 ml		i.v.	2h	

Hauptmedikation (Zyklus 2-n)

Tag	zeitl. Ablauf	Substanz	Basisdosierung	Trägerlösung (ml)	Appl.	Infusions-dauer	Bemerkungen
1	0	Trastuzumab	4 mg/kg	250 ml NaCl 0,9 %	i.v.	30min	Initialdosis 6mg/kg zu Therapiebeginn oder nach Intervallverlängerung >1 Woche
1	+1h	Oxaliplatin	85 mg/m^2	250 ml Glucose 5 %	i.v.	2h	Inkompatibilität mit NaCl
1	+3h	Calciumfolinat/Leukovorin®	400 mg/m^2	100 ml NaCl 0,9 %	i.v.	30min	bei Anwendung von Levoleukovorin: Dosis = 50% der Leukovorindosis
1	+3h 30min	Fluorouracil (5-FU)	400 mg/m^2	Unverdünnt	i.v.	B	
1	+3h 40min	Fluorouracil (5-FU)	2400 mg/m^2	ad 115 ml NaCl 0,9 %	i.v.	46h	ambulant in Baxter-Pumpe ad 115ml über 46h. Stationär in 500ml-Beutel.

Zyklusdiagramm

	Tag 1	2	[...]	Wdh: 15
Trastuzumab	□			
Oxaliplatin	■			
Calciumfolinat	□			
Fluorouracil (Bolus)	■			
Fluorouracil (46h)	□			

Obligate Prä- und Begleitmedikation (Zyklus 2-n)

Tag	zeitl. Ablauf	Substanz	Basisdosierung	Trägerlösung (ml)	Appl.	Infusions-dauer	Bemerkungen
1	-30min	NaCl 0,9%	500 ml		i.v.	1h30min	
1	+30min	Glucose 5%	500 ml		i.v.	3h30min	
1	+30min	Dexamethason	8 mg		i.v.	15min	
1	+30min	Granisetron	1 mg		i.v.	15min	

Bedarfsmedikation	Antidiarrhoika, Elektrolyte, Flüssigkeitsersatz bei Auftreten von Diarrhoe
FN-Risiko	< 10% → je nach Risikoabwägung, siehe Kurzfassung Leitlinien G-CSF
Kontrollen	Differentialblutbild, Elektrolyte, Leberwerte, Retentionswerte, Haptoglobin, Blutdruck, U-Stix (Proteinurie), neurologische Funktionen, Blutungsrisiko, Inspektion der Mundhöhle und Pharynx auf Schleimhautveränderungen, Herzfunktion
Dosisreduktion	Wenn Leukozyten < 3 000/µl, ANC < 1 500/µl oder Thrombozyten < 100 000/µl Therapieaufschub für Oxaliplatin und 5-FU.; bei wiederholtem Auftreten Dosisreduktion um 20% für 5-FU (Infusion) und Dosisreduktion auf 65mg/m^2 für Oxaliplatin; Oxaliplatin: neurologische Toxizitäten Grad 3 oder Grad 2 für > 7 Tage Dosisreduktion um 25%, bei persistierender Grad 3 oder Grad 4 Toxizität → Therapieabbruch; 5-FU: Therapieunterbrechung bei Diarrhoe ≥ Grad 2, danach Therapiewiederaufnahme mit Dosisreduktion; **Trastuzumab:** Therapie absetzen, falls linksventrikuläre EF um ≥10 % unter den Ausgangswert UND unter 50% abfällt.
Dosissteigerung	individuelle Dosissteigerung des 5-FU bis auf z.B. 3000 mg/m^2 möglich (Tournigand et al. 2004).
Therapievoraussetzung	Leukozyten > 3 000/µl, ANC > 1 500/µl, Thrombozyten > 100 000/µl
Erfolgsbeurteilung	nach 2-3 Monaten
Wiederholung	**Zyklus 1-1:** d15: Start Zyklus 2 **Zyklus 2-n:** Tag 15.
Literatur	Soularue et al. Bull Cancer. 2015 Apr;102(4);324-31. Tournigand C et al. J Clin Oncol. 2004; 22:229-237

Diese Krebstherapie birgt letale Risiken. Die Anwendung darf nur durch erfahrene Onkologen und entsprechend ausgebildetes Pflegepersonal erfolgen. Die Dosisberechnung und Anforderung obliegt der Verantwortung des bestellenden Arztes und muss in jedem Fall sorgfältig überprüft werden. Die Herausgeber übernehmen keine Verantwortung für die Therapieanforderung.

080302_15	FOLFIRI + Trastuzumab	Indication: Magen-Ca Her2+ irresektabel/metastasiert	ICD-10: C16

Hauptmedikation (Zyklus 1)

Tag	zeitl. Ablauf	Substanz	Basisdosierung	Trägerlösung (ml)	Appl.	Infusionsdauer	Bemerkungen
1	0	Irinotecan	180 mg/m²	250 ml NaCl 0,9 %	i.v.	1h30min	
1	+1h 30min	Calciumfolinat/Leukovorin®	400 mg/m²	100 ml NaCl 0,9 %	i.v.	30min	bei Anwendung von Levoleukovorin: Dosis = 50% der Leukovorindosis
1	+2h	Fluorouracil (5-FU)	400 mg/m²	Unverdünnt	i.v.	B	
1	+2h 10min	Trastuzumab	6 mg/kg	250 ml NaCl 0,9 %	i.v.	1h30min	Initialdosis 6mg/kg zu Therapiebeginn oder nach Interval-lverlängerung >1 Woche
1	+3h 40min	Fluorouracil (5-FU)	2 400 mg/m²	ad 115 ml NaCl 0,9 %	i.v.	46h	ambulant in Baxter-Pumpe ad 115ml über 46h. Stationär in 500ml-Beutel.

Zyklusdiagramm

	Tag 1	2	3	4	5	6	7	8	9	10	11	12	13	14
Irinotecan														
Trastuzumab														
Calciumfolinat														
Fluorouracil (Bolus)														
Fluorouracil (46h)														

Wiederholungsinfo: d15 startet Zyklus 2

Irinotecan/ Irinotecan liposomal
erhöhtes Risiko für schwere Neutropenien und Durchfälle bei Patienten mit **verminderter UGT1A1-Aktivität** (z.B. Gilbert-Meulengracht-Syndrom).

UGT1A1-Genotypisierung vor Erstgabe insbesondere erwägen bei:
- geschwächten Patienten oder
- Irinotecan-Dosis >180mg/m²

UGT1A1 Genotyp	Relevanz hinsichtlich Irinotecan-Toxizität	Maßnahme
*1/*1	durchschnittliches Risiko	Standarddosis
*1/*28, *1/*6	erhöhtes Risiko	Standarddosis
*28/*28, *6/*6, *6/*28	hohes Risiko	DR in Zyklus 1 um 25% (Irinotecan) bzw. auf 50mg/m² (Irinotecan liposomal), in darauffolgenden Zyklen toxizitätsadaptierte Dosissteigerung

Literatur: Karas et al. JCO Oncol Pract. 2021 Dec;17:OP2100624; Etienne-Grimaldi et al. Fundam Clin Pharmacol. 2015 Jun;29(3):219-37; Rote-Hand-Brief Arzneimitteltoxizität bei Patienten mit verringerter UGT1A1-Aktivität, 21.12.2021

CAVE: vor Therapiebeginn mit 5-FU/ Capecitabin oder vor erneuter Applikation **nach vorausgegangener erhöhter Toxizität** muss die **DPD-Aktivität** bestimmt werden und der sich aus den DPYD-Genotypen ergebende **DPD-Aktivitäts-Score** ermittelt werden.

DPD-Aktivitäts-Score	Maßnahme	
2 (normal)	Therapie wie geplant möglich [1]	
1.5	RS mit OA bezüglich Dosisreduktion erforderlich	DR der Initialdosis um 25-50%, danach toxizitätsadaptierte Dosissteigerung [1]
1		DR der Initialdosis auf 50%, danach toxizitätsadaptierte Dosissteigerung [1]
0.5		DPD Phänotypisierung → bei Bestätigung: Kontraindikation für 5-FU und Capecitabin ODER stark reduzierte Initialdosis mit Drug Monitoring (nur bei 5-FU sinnvoll)
0	Kontraindikation für 5-FU und Capecitabin	

[1] *ggf. Drug Monitoring (nur bei 5-FU sinnvoll)*

Schwerwiegende Wechselwirkung:
keine Gabe von Brivudin zusammen mit 5-Fluorouracil inkl. topischer Präparate und Prodrugs (Efudix, Capecitabin, Floxuridin, Tegafur). Durch Hemmung der Dihydropyrimidindehydrogenase, Akkumulation und verstärkte Toxizität von 5-FU, letale Folgen möglich. Mindestens 4 Wochen zeitlicher Abstand.

CAVE Trastuzumab:
Bei der **1. Applikation** muss der Patient wegen der Möglichkeit einer verzögert-ern Infusionsreaktion nach **Therapiebeginn 6h nach beobachtet** werden. **Anaphylaxie-Gefahr**, besonders bei der 1. Applikation: **Notfallwagen/-koffer** muss greifbar sein, ggf. nach Behandlungsstandard für Anaphylaxie verfahren.

Achtung:
5-FU-Gabe über **ZVK** empfohlen

Indikation Trastuzumab: HER2- neu Überexpression nach immunhistochemischem Nachweis durch a) DAKO-Score 3+ oder b) DAKO-Score 2+ und FISH +.
Cave: Kardiotoxizität (insbesondere in Kombination mit Anthrazyklinen), **Anaphylaxie, Polyneuropathie, KM-Toxizität**

Achtung: Gabe von Filgrastim/Neupogen® 5μg/kg/d s.c.
1. nach CTx: 1x tgl. bei Leukozyten < 1 000/μl bis > 1 000/μl
2. Primärprophylaxe ab d6 post CTx wenn nach Risikoabwägung FN-Risiko > 20%
3. Sekundärprophylaxe: nach durchgemachter Neutropenie in vorangegangenen Zyklen prophylaktische Gabe in den Folgezyklen

Obligate Prä- und Begleitmedikation (Zyklus 1)

Tag	zeitl. Ablauf	Substanz	Basisdosierung	Trägerlösung (ml)	Appl.	Infusionsdauer	Bemerkungen
1	-30min	NaCl 0,9 %	1 000 ml		i.v.	4h30min	
1	-30min	Dexamethason	8 mg	100 ml NaCl 0,9 %	i.v.	15min	
1	-30min	Granisetron	1 mg	100 ml NaCl 0,9 %	i.v.	15min	

Hauptmedikation (Zyklus 2-n)

Tag	zeitl. Ablauf	Substanz	Basisdosierung	Trägerlösung (ml)	Appl.	Infusions-dauer	Bemerkungen
1	0	Trastuzumab	4 mg/kg	250 ml NaCl 0,9 %	i.v.	30min	Initialdosis 6mg/kg zu Therapiebeginn oder nach Intervallverlängerung >1 Woche
1	+30min	Irinotecan	180 mg/m²	250 ml NaCl 0,9 %	i.v.	1h30min	
1	+2h	Calciumfolinat/Leukovorin®	400 mg/m²	100 ml NaCl 0,9 %	i.v.	30min	bei Anwendung von Levoleukovorin: Dosis = 50% der Leukovorindosis
1	+2h 30min	Fluorouracil (5-FU)	400 mg/m²	Unverdünnt	i.v.	B	
1	+2h 40min	Fluorouracil (5-FU)	2 400 mg/m²	ad 115 ml NaCl 0,9 %	i.v.	46h	ambulant in Baxter-Pumpe ad 115ml über 46h. Stationär in 500ml-Beutel.

Zyklusdiagramm

	Tag 1	2	[...]	Wdh: 15
Trastuzumab	☐			
Irinotecan	■			
Calciumfolinat	■	☐		
Fluorouracil ´(Bolus)	■			
Fluorouracil (46h)	☐			

Obligate Prä- und Begleitmedikation (Zyklus 2-n)

Tag	zeitl. Ablauf	Substanz	Basisdosierung	Trägerlösung (ml)	Appl.	Infusions-dauer	Bemerkungen
1	-30min	NaCl 0,9 %	1000 ml		i.v.	3h30min	
1	-30min	Dexamethason	8 mg	100 ml NaCl 0,9 %	i.v.	15min	
1	-30min	Granisetron	1 mg	100 ml NaCl 0,9 %	i.v.	15min	

Bedarfsmedikation Dem Patient Loperamid mitgeben! Bei frühcholinergem Syndrom Atropin 0,25mg 1x s.c.

FN-Risiko FN-Risiko 10-20%-> je nach Risikoabwägung G-CSF als Primärprophylaxe, bei FN im 1. Zyklus als Sekundärprophylaxe, siehe Kurzfassung Leitlinien G-CSF

Kontrollen Blutbild und Differentialblutbild, Bilirubin, Leberwerte, eGFR, Gerinnungsstatus, Herzecho, EKG, Schwangerschaftstest bei Frauen im gebärfähigen Alter, Anzeichen/Symptome: Infusionsreaktionen, Kardiotoxizität, pulmonale Toxizität

Dosisreduktion FOLFIRI:
- falls Therapieaufschub um 2 Wochen oder in 2 Zyklen um 1 Woche notwendig (siehe Therapievoraussetzung): ggf. DR 5-FU und/oder Irinotecan um 20%.
- falls im vorausgegangenen Zyklus **Neutropenie <500/μl (individuell <1000/μl), febrile Neutropenie, Thrombozytopenie <50Tsd./μl (individuell <75Tsd./μl): DR 5-FU und Irinotecan um 20-25%.**
- falls im vorausgegangenen Zyklus **Nicht-hämatologische Tox.** Grad 3-4 (z.B. Mukositis) oder klinisch signifikant Grad 2-4 (z.B. Diarrhoe, Hand-Fuß-Syndrom): DR 5-FU und/oder Irinotecan um 20% (bei Hand-Fuß-Syndrom primär DR 5-FU).
- bei **Leberfunktionsstörung:** minimal: DR Irinotecan um 25%; mild bzw. Bilirubin 1,5-3x ULN: DR Irinotecan um 50%; moderat bzw. Bilirubin >3x ULN: Irinotecan Stop und 5-FU DR um 25-50%; M. Gilbert-Meulengracht: DR Irinotecan um 20%
- bei **Nierenfunktionsstörung:** Kreatinin-Clearance 30-50ml/min: ggf DR 5-FU und/oder Irinotecan um 25%; <30ml/min: DR 5-FU und/oder Irinotecan um 50%.

Dosissteigerung individuelle Dosissteigerung des 5-FU bis auf z.B. 3000 mg/m² möglich (Kim et al. Am J Clin Oncol 2010)

Therapievoraussetzung Leukozyten >2000/μl
Neutrophile >1500/μl (individuell >1000/μl)
Thrombozyten >100Tsd./μl (individuell >75Tsd./μl)
auf Grad 0-1 abgeklungene klinisch signifikante, nicht-hämatologische Tox. (z.B. Mukositis) (individuell auf Grad 0-2 falls Grad 3-4) (Diarrhoe auf Grad 0)
→ andernfalls um 1-2 Wochen verschieben.

Therapieabbruch z.B. persistierende oder wiederholte Grad 3-4 Toxizität trotz etwaiger Dosisreduktion (5-FU und Irinotecan), Kardiotox. (5-FU)

Erfolgsbeurteilung alle 8-12 Wochen

Wiederholung **Zyklus 1-1:** d15 startet Zyklus 2
Zyklus 2-n: Tag 15.

Literatur Weissinger et al. Onkologie 2011;34:548-551.; Fachinformation: Trastuzumab, Irinotecan, 5-FU; Kim et al. Am J Clin Oncol 2010 (doi: 10.1097/COC.0b013e3181bead7b). Therapievoraussetzung/Dosisreduktion/Therapieabbruch: Fachinfo 5-FU Medac Nov 2021; Fachinfo Irinotecan Onkovis Juli 2021; Tournigand et al. JCO 2004; Colucci et al. JCO 2005; NHS-Protocol FOLFIRI (03/2021); Uptodate FOLFIRI-regimen (abgerufen 02/2022); Studienprotokoll Conko 007; Therapieprotokolle Australien:FOLFIRI (www.eviq.org.au); FDA prescribing information Camptosar® 2020 Freiburg

Diese Krebstherapie birgt letale Risiken. Die Anwendung darf nur durch erfahrene Onkologen und entsprechend ausgebildetes Pflegepersonal erfolgen. Das Protokoll muss im Einzelfall überprüft und der klinischen Situation angepasst werden.

| 080302_10 | **Cisplatin/5-Fluorouracil/Trastuzumab (stationär)** | **Indikation: Magen-Ca Her2+ irresektabel/metastasiert** | | | | ICD-10: C16 |

Hauptmedikation (Zyklus 1)

Tag	zeitl. Ablauf	Substanz	Basisdosierung	Trägerlösung (ml)	Appl.	Infusions- dauer	Bemerkungen
1	0	Cisplatin	80 mg/m²	250 ml NaCl 0,9 %	i.v.	2h	
1	+3h	Trastuzumab	8 mg/kg	250 ml NaCl 0,9 %	i.v.	1h30min	zu Therapiebeginn oder nach Intervallverlängerung >1 Woche: Initialdosis 8mg/kg.
1	+4h 30min	Fluorouracil (5-FU)	800 mg/m²	250 ml NaCl 0,9 %	i.v.	24h	
2-5	0	Fluorouracil (5-FU)	800 mg/m²	250 ml NaCl 0,9 %	i.v.	24h	

Zyklusdiagramm

	Tag 1	2	3	4	5	6	7	8	9	10	11	12	13	14	15	16	17	18	19	20	21
Cisplatin	□																				
Trastuzumab	■																				
5-Fluorouracil	□	□	□	□	□																

Wiederholungsinfo: d22: Start Zyklus 2.

Achtung: 5-FU-Gabe über ZVK empfohlen

CAVE Trastuzumab :
Bei der 1. **Applikation** muss der Patient wegen der Möglichkeit einer verzögertern Infusionsreaktion **nach Therapiebeginn 6h nachbeobachtet** werden.
Anaphylaxie-Gefahr, besonders bei der 1. Applikation: **Notfallwagen/-koffer** muss greifbar sein, ggf. nach Behandlungsstandard für Anaphylaxie verfahren.

CTx mit FN-Risiko von 10-20%: Vorgehen bei der G-CSF-Gabe
- nach CTx: 1x tgl. 5μg/kg Filgrastim s.c. bei Leukozyten < 1 000/μl bis >1 000/μl
- Wenn unter Einbeziehung **individueller Risikofaktoren für den Patienten FN-Risiko ≥ 20% =>G-CSF-Primärprophylaxe** erwägen/durchführen.
- **Nach durchgemachter febriler Neutropenie,** in folgenden Zyklen => **G-CSF-Sekundärprophylaxe**
G-CSF-Primär- bzw. Sekundärprophylaxe: Entweder 24h nach CTx einmal Pegfilgrastim/Neulasta® 6mg s.c.
- **Oder:** d6 nach CTx Filgrastim/Neupogen® 5μg/kg/d s.c. bis zum Durchschreiten des Nadir.

CAVE: **vor Therapiebeginn mit 5-FU/ Capecitabin** oder vor erneuter Applikation **nach vorausgegangener erhöhter Toxizität** muss die **DPD-Aktivität** bestimmt werden und der sich aus den DPYD-Genotypen ergebende **DPD-Aktivitäts-Score** ermittelt werden.

DPD-Aktivitäts-Score	Maßnahme	
2 (normal)	Therapie wie geplant möglich [1]	
1.5	**RS mit OA** bezüglich Dosisreduktion erforderlich	DR der Initialdosis um 25-50%, danach toxizitätsadaptierte Dosissteigerung [1]
1		DR der Initialdosis auf 50%, danach toxizitätsadaptierte Dosissteigerung [1]
0.5		DPD Phänotypisierung → bei Bestätigung: Kontraindikation für 5-FU und Capecitabin ODER stark reduzierte Initialdosis mit Drug Monitoring (nur bei 5-FU sinnvoll)
0	**Kontraindikation** für 5-FU und Capecitabin	

[1] ggf. Drug Monitoring (nur bei 5-FU sinnvoll)

Obligate Prä- und Begleitmedikation (Zyklus 1)

Tag	zeitl. Ablauf	Substanz	Basisdosierung	Trägerlösung (ml)	Appl.	Infusions- dauer	Bemerkungen
1	-1h	Aprepitant	125 mg		p.o.		
1	-1h	NaCl 0,9 %	3 000 ml		i.v.	8h	
1	-30min	Dexamethason	12 mg		i.v.	15min	
1	-30min	Granisetron	1 mg		i.v.	B	
1	-30min	Mannitol-Lsg. 10%	250 ml		i.v.	15min	
1	+2h 30min	Mannitol-Lsg. 10%	250 ml		i.v.	15min	
2-3	1-0-0-0	Aprepitant	80 mg		p.o.		
2-4	1-0-0-0	Dexamethason	8 mg		p.o.		

Hauptmedikation (Zyklus 2-n)

Tag	zeitl. Ablauf	Substanz	Basisdosierung	Trägerlösung (ml)	Appl.	Infusions-dauer	Bemerkungen
1	0	Trastuzumab	6 mg/kg	250 ml NaCl 0,9 %	i.v.	30min	Erstgabe, bzw. Intervallverlängerung > 1 Woche: 8mg/kg über 1h30min
1	+1h 30min	Cisplatin	80 mg/m²	250 ml NaCl 0,9 %	i.v.	2h	
1	+4h 30min	Fluorouracil (5-FU)	800 mg/m²	250 ml NaCl 0,9 %	i.v.	24h	
2-5	0	Fluorouracil (5-FU)	800 mg/m²	250 ml NaCl 0,9 %	i.v.	24h	

Zyklusdiagramm

	Tag 1	2	3	4	5	[...]	Wdh: 22
Trastuzumab	■						
Cisplatin	□						
5-Fluorouracil	□	□	□	□	□		

Wiederholungsinfo: 6 Zyklen, danach Trastuzumab Erhaltung 3-wöchentlich bis Progress

Obligate Prä- und Begleitmedikation (Zyklus 2-n)

Tag	zeitl. Ablauf	Substanz	Basisdosierung	Trägerlösung (ml)	Appl.	Infusions-dauer	Bemerkungen
1	-30min	Aprepitant	125 mg		p.o.		
1	-30min	NaCl 0,9 %	3 000 ml		i.v.	8h	
1	-30min	Dexamethason	12 mg		i.v.	15min	
1	-30min	Granisetron	1 mg		i.v.	B	
1	+1h	Mannitol-Lsg. 10%	250 ml		i.v.	15min	
1	+4h	Mannitol-Lsg. 10%	250 ml		i.v.	15min	
2-3	1-0-0-0	Aprepitant	80 mg		p.o.		
2-4	1-0-0-0	Dexamethason	8 mg		p.o.		

Bedarfsmedikation	Dexamethason, Granisetron o. Metoclopramid, Loperamid
FN-Risiko	10-20% → G-CSF-Gabe je nach Risikoabwägung als Primärprophylaxe, bei Zustand nach FN in den folgenden Zyklen als Sekundärprophylaxe, s. Leitlinien zur Behandlung mit G-CSF.
Emetogenes Potential	Hochrisiko >90% → Prophylaxe der verzögerten Emesis 3-4 Tage, siehe Kurzfassung der Leitlinien + Protokoll
Kontrollen	**wöchentlich:** Blutbild(BB); **vor Zyklusbeginn:** BB, Bilirubin, GOT, GPT, G-GPT, AP, Kreatinin, Urin-Stix, Na⁺, K⁺, Mg²⁺, Ca²⁺, EKG, Oto-/Neurotoxizität; **vor Therapie und alle 3 Monate:** EKG, Herzecho
Dosisreduktion	Siehe auch Fachinformationen/ Dosisreduktion(DR)stabelle. **Cisplatin:** bei Nierenfunktionsstörungen strenge Nutzen-Risiko-Abwägung. **5-Fluorouracil (5-FU):** nach Therapieunterbrechung wegen hämatologischer Toxizität; Bilirubin >5mg/dl relative KI.
Therapieunterbrechung	**5-FU:** Thrombozytopenie Grad >3, Leukozytopenie Grad >3, Diarrhoe, kardio-, neurotoxische Störungen, Stomatitis, gastrointestinale Blutungen/Ulzerationen.
Therapieabbruch	**Trastuzumab:** bei linksventrikulärer EF um 10 % niedriger als Ausgangswert oder bei linksventrikulärer EF < 50%, s. Fachinformation
Wechselwirkungen	**5-FU: Keine Anwendung zusammen mit Brivudin/Zostex®**(und Analoga). Durch Hemmung der Dihydropyrimidindehydrogenase(DPD) Akkumulation und **verstärkte Toxizität von 5-FU, letale Folgen möglich. Mindestens 4 Wochen zeitlichen Abstand.** ggf. Bestimmung der DPD-Aktivität **[Zyklus 1]. Cisplatin: keine Komedikation** von nephro- oder ototoxischen Substanzen: z.B. Aminglykoside. **Schleifendiuretika.** Kumultative Neuro- und Ototoxität. **Trastuzumab:** keine Kombination mit Anthracyclinen (Kardiotoxizität).
Wiederholung	**Zyklus 1-1:** d22: Start Zyklus 2 **Zyklus 2-n:** Tag 22. 6 Zyklen, danach Trastuzumab Erhaltung 3-wöchentlich bis Progress
Literatur	Bang Y-J et al. Lancet. 2010; 376:687-97.

Diese Krebstherapie birgt letale Risiken. Die Anwendung darf nur durch erfahrene Onkologen und entsprechend ausgebildetes Pflegepersonal erfolgen. Das Protokoll muss im Einzelfall überprüft und der klinischen Situation angepasst werden.

080302_09	Cisplatin/Capecitabin/Trastuzumab	Indikation: Magen-Ca Her2+ irresektabel/metastasiert	ICD-10: C16

Hauptmedikation (Zyklus 1)

Tag	zeitl. Ablauf	Substanz	Basisdosierung	Trägerlösung (ml)	Appl.	Infusions-dauer	Bemerkungen
1	0	Cisplatin	80 mg/m²	250 ml NaCl 0,9 %	i.v.	2h	
1	+3h	Trastuzumab	8 mg/kg	250 ml NaCl 0,9 %	i.v.	1h30min	zu Therapiebeginn oder nach Intervallverlängerung >1 Woche: Initialdosis 8mg/kg.
1-14	0-0-1-0	Capecitabin	1 000 mg/m²		p.o.		innerhalb von 30min nach dem Essen
2-15	1-0-0-0	Capecitabin	1 000 mg/m²		p.o.		innerhalb von 30min nach dem Essen

CAVE: vor Therapiebeginn mit 5-FU/ Capecitabin oder vor erneuter Applikation nach vorausgegangener erhöhter Toxizität muss die **DPD-Aktivität** bestimmt werden und der sich aus den DPYD-Genotypen ergebende **DPD-Aktivitäts-Score** ermittelt werden.

DPD-Aktivitäts-Score	Maßnahme
2 (normal)	Therapie wie geplant möglich [1]
1.5	**RS mit OA** bezüglich Dosisreduktion erforderlich
1	DR der Initialdosis um 25-50%, danach toxizitätsadaptierte Dosissteigerung [1]
0.5	DR der Initialdosis auf 50%, danach toxizitätsadaptierte Dosissteigerung [1]
0	DPD Phänotypisierung → bei Bestätigung: Kontraindikation für 5-FU und Capecitabin ODER stark reduzierte Initialdosis mit Drug Monitoring (nur bei 5-FU sinnvoll) **Kontraindikation** für 5-FU und Capecitabin

[1] ggf. Drug Monitoring (nur bei 5-FU sinnvoll)

Zyklusdiagramm

	Tag 1	2	3	4	5	6	7	8	9	10	11	12	13	14	15	16	17	18	19	20	21
Cisplatin	□																				
Trastuzumab	■																				
Capecitabin	□	□	□	□	□	□	□	□	□	□	□	□	□	□	□						

Wiederholungsinfo: d22: Start Zyklus 2

Capecitabin Einnahmehinweis:
d1: nur abends
d2-14: morgens und abends
d 15: nur morgens

CAVE Trastuzumab :
Bei der **1. Applikation** muss der Patient wegen der Möglichkeit einer verzögerten Infusionsreaktion **nach Therapiebeginn 6h nachbeobachtet** werden. **Anaphylaxie-Gefahr**, besonders bei der 1. Applikation: **Notfallwagen/-koffer** muss greifbar sein, ggf. nach Behandlungsstandard für Anaphylaxie verfahren.

Schwerwiegende Wechselwirkung:
keine Gabe von Brivudin zusammen mit Capecitabin.
Durch Hemmung der Dihydropyrimidin-dehydrogenase Akkumulation und ver-stärkte Toxizität von 5-FU, letale Folgen möglich. Mindestens 4 Wochen zeitlicher Abstand.

Indikation Trastuzumab: HER2- neu Überexpression nach immunhistochemischem Nachweis durch a) DAKO-Score 3+ oder b) DAKO-Score 2+ und FISH +.
Cave: Kardiotoxizität (inbesondere in Kombination mit Anthrazyklinen), **Anaphylaxie, Polyneuropathie, KM-Toxizität**

Obligate Prä- und Begleitmedikation (Zyklus 1)

Tag	zeitl. Ablauf	Substanz	Basisdosierung	Trägerlösung (ml)	Appl.	Infusions-dauer	Bemerkungen
1	-1h	Aprepitant	125 mg		p.o.		
1	-1h	NaCl 0,9 %	3 000 ml		i.v.	8h	
1	-30min	Dexamethason	12 mg		i.v.	15min	
1	-30min	Granisetron	1 mg		i.v.	B	
1	-30min	Mannitol-Lsg. 10%	250 ml		i.v.	15min	
1	+2h 30min	Mannitol-Lsg. 10%	250 ml		i.v.	15min	
2-3	1-0-0-0	Aprepitant	80 mg		p.o.		
2-4	1-0-0-0	Dexamethason	8 mg		p.o.		

Hauptmedikation (Zyklus 2-n)

Tag	zeitl. Ablauf	Substanz	Basisdosierung	Trägerlösung (ml)	Appl.	Infusions-dauer	Bemerkungen
1	0	Trastuzumab	6 mg/kg	250 ml NaCl 0,9 %	i.v.	30min	zu Therapiebeginn oder nach Intervallverlängerung >1 Woche: Initialdosis 8mg/kg über 1h30min
1-14	+1h 30min	Cisplatin	80 mg/m²	250 ml NaCl 0,9 %	i.v.	2h	
	0-0-1-0	Capecitabin	1 000 mg/m²		p.o.		innerhalb von 30min nach dem Essen
2-15	1-0-0-0	Capecitabin	1 000 mg/m²		p.o.		innerhalb von 30min nach dem Essen;

Zyklusdiagramm   Tag 1 | 2 | 3 | 4 | 5 | 6 | 7 | 8 | 9 | 10 | 11 | 12 | 13 | 14 | 15 | [...] | Wdh: 22

- Trastuzumab
- Cisplatin
- Capecitabin

Wiederholungsinfo: 6 Zyklen, danach Trastuzumab Erhaltung 3-wöchentlich bis Progress

Obligate Prä- und Begleitmedikation (Zyklus 2-n)

Tag	zeitl. Ablauf	Substanz	Basisdosierung	Trägerlösung (ml)	Appl.	Infusions-dauer	Bemerkungen
1	-30min	Aprepitant	125 mg		p.o.		
1	-30min	NaCl 0,9 %	3 000 ml		i.v.	8h	
1	-30min	Dexamethason	12 mg		i.v.	15min	
1	-30min	Granisetron	1 mg		i.v.	B	
1	+1h	Mannitol-Lsg. 10%	250 ml		i.v.	15min	
1	+4h	Mannitol-Lsg. 10%	250 ml		i.v.	15min	
2-3	1-0-0-0	Aprepitant	80 mg		p.o.		
2-4	1-0-0-0	Dexamethason	8 mg		p.o.		

Bedarfsmedikation	Dexamethason, Granisetron oder Metoclopramid, Loperamid
FN-Risiko	10-20% → G-CSF-Gabe je nach Risikoabwägung als Primärprophylaxe, bei Zustand nach FN in den folgenden Zyklen als Sekundärprophylaxe, s. Leitlinien zur Behandlung mit G-CSF.
Emetogenes Potential	Hochrisiko >90% → Prophylaxe der verzögerten Emesis 3-4 Tage, siehe Kurzfassung der Leitlinien + Protokoll
Kontrollen	**wöchentlich:** Blutbild(BB); **vor Zyklusbeginn:** BB, Bilirubin, GOT, GPT, G-GPT, AP, Kreatinin, Urin-Stix, Na^+, K^+, Mg^{2+}, Ca^{2+}, EKG, Oto-/Neurotoxizität; **vor Therapie und alle 3 Monate:** EKG, Herzecho
Dosisreduktion	Siehe auch Fachinformationen/ Dosisreduktion(DR)stabelle. **Cisplatin:** bei Nierenfunktionsstörungen strenge Nutzen-Risiko-Abwägung. **Capecitabin:** bei GFR 30-50ml/min DR auf 75%, GFR <30ml/min KI, nach Therapieunterbrechung wegen Hand-Fuß-Syndrom (HFS) oder anderer Toxizitäten.
Therapieunterbrechung	**Capecitabin:**HFS Grad $\geq$2 ; Diarrhoe,Mucositis Grad 2-4; behandlungsbedingt Bilirubin >3fache, ALT/AST >3fache des oberen Normwertes: s. Fachinformation
Therapieabbruch	**Trastuzumab:** bei linksventrikulärer EF um 10 % niedriger als Ausgangswert oder bei linksventrikulärer EF < 50%: Trastuzumab aussetzen; s. Fachinformation
Wechselwirkungen	**Capecitabin (Prodrug von 5-Fluorouracl/5-FU): Keine Anwendung zusammen mit Brivudin/Zostex®(und Analoga).** Durch Hemmung der Dihydropyrimidindehydrogenase(DPD) Akkumulation und **verstärkte Toxizität von 5-FU, letale Folgen möglich. Mindestens 4 Wochen zeitlichen Abstand**, ggf. Bestimmung der DPD-Aktivität. Weitere Interaktionen mit Cumarinderivaten, Phenytoin, Folinsäure , Allopurinol. **Cisplatin: keine Komedikation** von nephro- oder ototoxischen Substanzen: z.B. Aminglykoside, **Schleifendiuretika.** Kumultative Neuro- und Ototoxität. **Trastuzumab:** keine Kombination mit Anthracyclinen (Kardiotoxizität).
Wiederholung	**Zyklus 1-1:** d22: Start Zyklus 2 **Zyklus 2-n:** Tag 22. 6 Zyklen, danach Trastuzumab Erhaltung 3-wöchentlich bis Progress
Literatur	Bang Y-J et al. Lancet. 2010; 376:687-97.

Diese Krebstherapie birgt letale Risiken. Die Anwendung darf nur durch erfahrene Onkologen und entsprechend ausgebildetes Pflegepersonal erfolgen. Das Protokoll muss im Einzelfall überprüft und der klinischen Situation angepasst werden.

080302_20   *Trastuzumab-Deruxtecan (Magen-/GEJ-Tumor)*   *ICD-10: C16*

Indikation: Adeno-Ca des Magens (HER2-positiv), Adeno-Ca des gastroösophagealen Übergangs (HER2-positiv)

Hauptmedikation (Zyklus 1)

Tag	zeitl. Ablauf	Substanz	Basisdosierung	Trägerlösung (ml)	Appl.	Infusions-dauer	Bemerkungen
1	0	Trastuzumab-Deruxtecan	6,4 mg/kg	100 ml Glucose 5 %	i.v.	1h30min	Erstgabe über 1h30min, bei guter Verträglichkeit Folgegaben über 30min möglich; immer mit 0,2μm oder 0,22μm Inlinefilter applizieren; Beutel benötigt Lichtschutz

Zyklusdiagramm   Tag 1 2 3 4 5 6 7 8 9 10 11 12 13 14 15 16 17 18 19 20 21
Trastuzumab-Deruxtecan ☐

Wiederholungsinfo: Tag 22 Beginn Zyklus 2

Dosisanpassungen:
bei interstitieller Lungenerkrankung, Neutropenie, FN, Abnahme der LVEF → s. Fachinfo

Erste Dosisreduktion	5,4 mg/kg
Zweite Dosisreduktion	4,4 mg/kg
Bedarf für eine weitere Dosisreduktion	Behandlungsabbruch

CAVE
- **Inkompatibilität Trastuzumab-Deruxtecan ⇔ NaCl,** nicht zusammen mit andern Medikamenten geben!
- Bei vorbestehendem **Diabetes Mellitus BZ-Messung** nach klin. Bedarf
- **Infusionsreaktion möglich** → Infusionsgeschwindigkeit senken, bei schweren Reaktionen dauerhaft absetzen

Aprepitant / Fosaprepitant (Prodrug) sind Substrate und moderate Inhibitoren von CYP3A4:
Cave bei gleichzeitiger oraler Verabreichung von hauptsächlich via CYP3A4 metabolisierten Wirkstoffen mit geringer therapeutischer Breite wie Ciclosporin, Tacrolimus, Everolimus, Fentanyl. Die gleichzeitige Anwendung von Pimozid ist kontraindiziert. **Interaktion mit CYP3A4 metabolisierten oral verabreichten CTx z.B. Etoposid, Vinorelbin möglich. Besondere Vorsicht bei gleichzeitiger Anwendung von Irinotecan und Ifosfamid erhöhte Toxizität möglich.** Reduktion der üblichen oralen Dexamethason-Dosis um 50%.
Vorübergehende leichte Induktion von CYP2C9 und CYP3A4 nach Beendigung der Aprepitant- / Fosaprepitant-Therapie: Bei Warfarin (CYP2C9-Substrat)-Dauertherapie besonders engmaschige INR-Überwachung innerhalb von 14 Tagen nach jeder Aprepitant 3-Tages-Therapie. Verminderte Wirksamkeit hormonaler Kontrazeptiva bis 2 Monate nach letzter Aprepitant Gabe möglich → alternative unterstützende Maßnahmen zur Empfängnisverhütung vo zunehmen.

Obligate Prä- und Begleitmedikation (Zyklus 1)

Tag	zeitl. Ablauf	Substanz	Basisdosierung	Trägerlösung (ml)	Appl.	Infusions-dauer	Bemerkungen
1	-30min	Glucose 5%	500 ml		i.v.	2h30min	
1	-1h	Aprepitant	125 mg		p.o.		
1	-30min	Dexamethason	12 mg		i.v.	15min	
1	-30min	Granisetron	1 mg		i.v.	15min	
2-3	1-0-0-0	Aprepitant	80 mg		p.o.		
2-4	1-0-0-0	Dexamethason	8 mg		p.o.		optional bei Nausea/Emesis

Hauptmedikation (Zyklus 2-n)

Tag	zeitl. Ablauf	Substanz	Basisdosierung	Trägerlösung (ml)	Appl.	Infusions-dauer	Bemerkungen
1	0	Trastuzumab-Deruxtecan	6,4 mg/kg	100 ml Glucose 5 %	i.v.	30min	Erstgabe über 1h30min, bei guter Verträglichkeit Folgegaben über 30min möglich; immer mit 0,2μm oder 0,22μm Inlinefilter applizieren; Beutel benötigt Lichtschutz

Zyklusdiagramm   Tag 1 [...] Wdh: 22
Trastuzumab-Deruxtecan ☐

Wiederholungsinfo: bis Progress oder Auftreten inakzeptabler Toxizität

Obligate Prä- und Begleitmedikation (Zyklus 2-n)

Tag	zeitl. Ablauf	Substanz	Basisdosierung	Trägerlösung (ml)	Appl.	Infusions-dauer	Bemerkungen
1	-1h	Aprepitant	125 mg		p.o.		
1	-30min	Glucose 5%	500 ml		i.v.	1h30min	
1	-30min	Dexamethason	12 mg		i.v.	15min	
1	-30min	Granisetron	1 mg		i.v.	15min	
2-3	1-0-0-0	Aprepitant	80 mg		p.o.		
2-4	1-0-0-0	Dexamethason	8 mg		p.o.		optional bei Nausea/Emesis

Bedarfsmedikation	MCP, Dimenhydrinat, Loperamid nach ärztlicher Rücksprache
FN-Risiko	< 10% → G-CSF-Gabe je nach Risikoabwägung, siehe Leitlinien zur Behandlung mit G-CSF
Kontrollen	**vor Therapiebeginn:** Echokardiogramm (LVEF), EKG, Labor (s.u.)
	vor jeder Gabe: Blutbild, Diff.-BB, Elektrolyte (K$^+$, Na$^+$, Ca^{2+}), Leberwerte (GPT, GOT, Bilirubin), Kreatinin; EKG; **regelmäßig, z.B. alle 3 Monate:** Echokardiogramm
	Auf Anzeichen von interstitieller Lungenerkrankung (Husten, Dyspnoe, Fieber, Atemwegssymptome) achten
Dosisreduktion	siehe Memobox und Fachinfo
Cave	bei Verdacht auf **interstitielle Lungenerkrankung/Pneumonitis** → Röntgen/CT, Kortikosteroidbehandlung (s. Fachinfo)
Therapieabbruch	bei schweren Infusionsreaktionen, symptomatisch kongestive Herzinsuffizienz, interstitieller Lungenerkrankung/Pneumonitis ab Grad 2
Erfolgsbeurteilung	CT/MRT alle 6-12 Wochen
Wiederholung	**Zyklus 1-1:** Tag 22 Beginn Zyklus 2
	Zyklus 2-n: Tag 22. bis Progress oder Auftreten inakzeptabler Toxizität
Literatur	Shitara et al. N Engl J Med 2020; 382:2419-30, Fachinformation Enhertu

Diese Krebstherapie birgt letale Risiken. Die Anwendung darf nur durch erfahrene Onkologen und entsprechend ausgebildetes Pflegepersonal erfolgen. Das Protokoll muss im Einzelfall überprüft und der klinischen Situation angepasst werden.

080304_14	*CapOx*				**ICD-10: C25**

Indikation: Rektum-Ca neoadjuvant, Kolorektales-Ca adjuvant, Kolorektales-Ca irresektabel/metastasiert

Hauptmedikation (Zyklus 1-n)

Tag	zeitl. Ablauf	Substanz	Trägerlösung (ml)	Basisdosierung	Appl.	Infusions-dauer	Bemerkungen
1	0	Oxaliplatin	250 ml Glucose 5 %	130 mg/m^2	i.v.	4h	Inkompatibilität mit NaCl
1-14	1-0-0-0	Capecitabin		1 000 mg/m^2	p.o.		2000mg/m^2/d aufzuteilen in 2 Einzeldosen / Tag
1-14	0-0-1-0	Capecitabin		1 000 mg/m^2	p.o.		2000mg/m^2/d aufzuteilen in 2 Einzeldosen / Tag

Zyklusdiagramm

	Tag 1	2	3	4	5	6	7	8	9	10	11	12	13	14	[...]	Wdh: 22
Oxaliplatin	☐															
Capecitabin	■	■	■	■	■	■	■	■	■	■	■	■	■	■		

CAVE: vor Therapiebeginn mit 5-FU/ Capecitabin oder vor erneuter Applikation **nach vorausgegangener erhöhter Toxizität** muss die **DPD-Aktivität** bestimmt werden und der sich aus den DPYD-Genotypen ergebende **DPD-Aktivitäts-Score** ermittelt werden.

DPD-Aktivitäts-Score	Maßnahme
2 (normal)	Therapie wie geplant möglich [1]
1.5	**RS mit OA** bezüglich Dosisreduktion erforderlich	DR der Initialdosis um 25-50%, danach toxizitätsadaptierte Dosissteigerung [1]
1		DR der Initialdosis auf 50%, danach toxizitätsadaptierte Dosissteigerung [1]
0.5		DPD Phänotypisierung → bei Bestätigung: Kontraindikation für 5-FU und Capecitabin ODER stark reduzierte Initialdosis mit Drug Monitoring (nur bei 5-FU sinnvoll)
0	**Kontraindikation** für 5-FU und Capecitabin

[1] ggf. Drug Monitoring (nur bei 5-FU sinnvoll)

Schwerwiegende Wechselwirkung: keine Gabe von Brivudin zusammen mit Capecitabin. Durch Hemmung der Dihydropyrimidindehydrogenase Akkumulation und verstärkte Toxizität von 5-FU, letale Folgen möglich. Mindestens 4 Wochen zeitlicher Abstand.

bei **akuter neurosensorischer Symptomatik:** Oxaliplatin-Laufrate reduzieren bzw. Infusion abbrechen/ pausieren. Kälteexposition vermeiden. Ggf. Mg/Ca-Gabe erwägen.
→ **Folgegaben:** Oxaliplatin-Infusionsdauer auf **6h** erhöhen. Bei **laryngopharyngealen Dysästhesien** Folgegaben mit **6h** Infusionsdauer.

Obligate Prä- und Begleitmedikation (Zyklus 1-n)

Tag	zeitl. Ablauf	Substanz	Trägerlösung (ml)	Basisdosierung	Appl.	Infusions-dauer	Bemerkungen
1	-30min	Glucose 5%		1 000 ml	i.v.	5h	
1	-30min	Dexamethason	100 ml Glucose 5 %	8 mg	i.v.	15min	
1	-30min	Granisetron	100 ml Glucose 5 %	1 mg abs.	i.v.	15min	

Bedarfsmedikation	Metoclopramid p.o. oder i.v., Paracetamol p.o.
FN-Risiko	< 10% → je nach Risikoabwägung, siehe Kurzfassung Leitlinien G-CSF.
Kontrollen	vor jedem Zyklus: Blutbild, Differentialblutbild, Bilirubin, Transaminasen, AP, LDH, Eiweiss, Albumin, Kreatinin, Harnstoff, Harnsäure, Elektrolyte
Dosisreduktion	80% der Dosis, wenn Thrombozytennadir im vorhergehenden Zyklus < 50 000/mm^3
Erfolgsbeurteilung	alle 2 Zyklen (jeweils nach 6 Wochen)
Therapiedauer	**Bei adjuvanter Therapie: 3 Monate bei pT1-3 pN1 bzw. 6 Monate bei pT4 oder pN2** (nach IDEA-Studie)
Wiederholung	Tag 22.
Literatur	Cassidy J et al. J Clin Oncol. 2004; 22:2084-91; Scheithauer W et al. J Clin Oncol. 2003; 21:1307-12; Goldberg R et al. J Clin Oncol. 2004; 22:23-30; de Gramont et al. J Clin Oncol. 2000; 18:2938-47; Grothey A et al. N Engl. J Med. 2018;378(13)1177-88; Haller DG et al. JCO. 2011; 29(11):1465-7; Bahadoor et al. Lancet Oncol. 2021; 22(1):29-42; Fokas et al. JCO 2019; 37(34):3212-3222

Diese Krebstherapie birgt letale Risiken. Die Anwendung darf nur durch erfahrene Onkologen und entsprechend ausgebildetes Pflegepersonal erfolgen. Das Protokoll muss im Einzelfall überprüft und der klinischen Situation angepasst werden.

080304_10   *Capecitabin mono*

Indikation: Kolorektales-Ca (irresektabel/metastasiert),   *ICD-10: C18/C19, C22-C24, C25, C50*
Kolorektales-Ca (adjuvant), Mamma-Ca,
Cholangiozelluläres-Ca irresektabel/metastasiert,
Cholangiozelluläres-Ca adjuvant, Pankreas-Ca
irresektabel/metastasiert

Hauptmedikation (Zyklus 1-n)

Tag	zeitl. Ablauf	Substanz	Basisdosierung	Trägerlösung (ml)	Appl.	Infusions-dauer	Bemerkungen
1-14	1-0-0-0	Capecitabin	1 250 mg/m²		p.o.		morgens: Einnahme 30 min nach der Mahlzeit; 150mg und 500 mg Filmtabletten erhältlich
1-14	0-0-1-0	Capecitabin	1 250 mg/m²		p.o.		abends. Einnahme 30 min nach der Mahlzeit; 150mg und 500 mg Filmtabletten erhältlich

CAVE: vor Therapiebeginn mit 5-FU/ Capecitabin oder vor erneuter Applikation **nach vorausgegangener erhöhter Toxizität** muss die **DPD-Aktivität** bestimmt werden und der sich aus den DPYD-Genotypen ergebende **DPD-Aktivitäts-Score** ermittelt werden.

DPD-Aktivitäts-Score	Maßnahme	
2 (normal)	Therapie wie geplant möglich [1]	
1.5	**RS mit OA** bezüglich Dosisreduktion erforderlich	DR der Initialdosis um 25-50%, danach toxizitätsadaptierte Dosissteigerung [1]
1		DR der Initialdosis auf 50%, danach toxizitätsadaptierte Dosissteigerung [1]
0.5		DPD Phänotypisierung → bei Bestätigung: Kontraindikation für 5-FU und Capecitabin ODER stark reduzierte Initialdosis mit Drug Monitoring (nur bei 5-FU sinnvoll)
0	**Kontraindikation** für 5-FU und Capecitabin	

[1] *ggf. Drug Monitoring (nur bei 5-FU sinnvoll)*

Zyklusdiagramm | Tag 1 | 2 | 3 | 4 | 5 | 6 | 7 | 8 | 9 | 10 | 11 | 12 | 13 | 14 | [...] | Wdh: 22

Capecitabin ☐ | ☐ | ☐ | ☐ | ☐ | ☐ | ☐ | ☐ | ☐ | ☐ | ☐ | ☐ | ☐ | ☐ | ☐ |

Dosisberechnung Capecitabin:
Die exakte individuelle Tagesdosis wird auf die nächstgelegene Dosis, die mit einer Kombination von Tabletten zu **500mg** und **150mg** realisierbar ist, abgerundet.
Ist die Tagesdosis nicht gleichmässig auf zwei Einzeldosen verteilbar, sollte die **höhere Dosis abends** verabreicht werden.

Dosismodifikation Capecitabin entsprechen dem Therapieverlauf:

Toxizität nach NCI	während der Therapie	Nächster Zyklus
Grad 1	Dosis beibehalten	Dosis beibehalten
Grad 2	Abbruch bis Rückgang auf Grad 1	erstmalig → 100% 2.Mal → 75% 3.Mal → 50% 4.Mal → Abbruch
Grad 3	Abbruch bis Rückgang auf Grad 1	erstmalig → 75% 2.Mal → 50% 3.Mal → Abbruch
Grad 4	Behandlung abbrechen	erstmalig → 50% 2.Mal → Abbruch

Schwerwiegende Wechselwirkung: keine Gabe von Brivudin zusammen mit Capecitabin.
Durch Hemmung der Dihydropyrimidin-dehydrogenase Akkumulation und verstärkte Toxizität von 5-FU, letale Folgen möglich. Mindestens 4 Wochen zeitlicher Abstand.

Bedarfsmedikation	Metoclopramid p.o. oder i.v., bei Unverträglichkeit Ersatz durch HT₃-Antagonisten; Loperamid nach Rücksprache mit dem behandelnden Arzt
FN-Risiko	<10% → je nach Risikoabwägung, siehe Kurzfassung Leitlinien G-CSF
Kontrollen	BB, Elektrolyte (Calcium), Retentionswerte, Leberwerte, Hand - und Fußinspektion, Neurotoxizität, Herzfunktion
Cave	erhöhte Häufigkeit von NW bei Patienten mit eingeschränkter Nierenfunktion
Therapieaufschub	Hand-Fuß-Syndrom: Therapieunterbrechung, gegebenfalls Dosisreduktion, Diarrhoe Grad 2-4, Bilirubin > 3fach des Normwertes; s. Fachinformation (Infoserver plus)
Wechselwirkungen	Folinsäure: maximale verträgliche Dosis von Capecitabin vermindert; Erhöhung der Phenytoin-Plasmakonzentration
Erfolgsbeurteilung	nach 3 Zyklen
Wiederholung	Tag 22.
Literatur	Kolon-Ca: Van Cutsem E et al. J Clin Oncol. 2001; 19:4097-106; Twelves et al. NEJM 2005; 352(26):2696-704; Mamma-Ca: Fumoleau P et al. Eur J Cancer. 2004; 40:536-542; Cholangiozelluläres-Ca: adaptiert nach Patt YZ et al. Cancer 2004; 101(3):578-86; Pankreas-Ca: Cartwright et al. JCO 2002; 20(1):160-4

Diese Krebstherapie birgt letale Risiken. Die Anwendung darf nur durch erfahrene Onkologen und entsprechend ausgebildetes Pflegepersonal erfolgen. Das Protokoll muss im Einzelfall überprüft und der klinischen Situation angepasst werden.

| 080304_28 | **mFOLFOX 6 + Bevacizumab** | **Indikation: Kolorektales-Ca (palliativ)** | **ICD-10: C18/C19** |

Hauptmedikation (Zyklus 1)

Tag	zeitl. Ablauf	Substanz	Basisdosierung	Trägerlösung (ml)	Appl.	Infusions-dauer	Bemerkungen
1	0	Oxaliplatin	85 mg/m²	250 ml Glucose 5 %	i.v.	2h	Inkompatibilität mit NaCl
1	+2h	Calciumfolinat/Leukovorin®	400 mg/m²	100 ml NaCl 0,9 %	i.v.	30min	bei Anwendung von Levoleukovorin: Dosis = 50% der Leukovorindosis
1	+2h 30min	Fluorouracil (5-FU)	400 mg/m²	Unverdünnt	i.v.	B	1. Gabe 90min, 2. Gabe 60min, 3. Gabe 30min, ab 2. Gabe Applikation vor CTx
1	+2h 35min	Bevacizumab	5 mg/kg	100 ml NaCl 0,9 %	i.v.	1h30min	ambulant in Baxter-Pumpe ad 115ml über 46h. Stationär in 500ml-Beutel.
1	+4h 5min	Fluorouracil (5-FU)	2400 mg/m²	ad 115 ml NaCl 0,9 %	i.v.	46h	

Zyklusdiagramm | Tag 1 2 3 4 5 6 7 8 9 10 11 12 13 14

Oxaliplatin
Bevacizumab
Calciumfolinat
Fluorouracil (Bolus)
Fluorouracil (46h)

Wiederholungsinfo: d15: Start Zyklus 2

Achtung:
5-FU-Gabe über ZVK empfohlen

bei **akuter neurosensorischer Symptomatik**:
Oxaliplatin-Laufrate reduzieren bzw. Infusion abbrechen/ pausieren. Kälteexposition vermeiden. Ggf. Mg/Ca-Gabe erwägen.
→ **Folgegaben:** Oxaliplatin-Infusionsdauer auf **4h** bzw. im nächsten Schritt **6h** erhöhen. Bei **laryngopharyngealen Dysästhesien** Folgegaben mit **6h** Infusionsdauer.

Bevacizumab: (siehe auch Fachinformation)
1. Gabe: Bevacizumab **nach CTx** über 90 min, **2. Gabe vor CTx** über 60 min bei guter Verträglichkeit **ab der 3. Gabe** dann auch in 30 min
Cave: (GI-)Blutungen, Magen-Darm-Perforationen, Thromboembolie, Hypertensive Entgleisung , dekompensierte Herzinsuffizienz/Kardiomyopathie, allerg./anaphylaktische Reaktion, Proteinurie, Wundheilungsstörungen- Behandlung frühestens 28 Tage nach größerer OP, oder nach Ausheilung der Wunde. Infusionsreaktionen: **während und nach der Infusion engmaschige Überwachung**, ggf. nach Behandlungsstandard für Anaphylaxie verfahren.
Gefahr der **nekrotisierenden Fasziitis**, insbesondere bei Patienten mit vorangegangener Magen Darm-Perforation, Fistelbildung, Wundheilungsstörung oder nach Bestrahlung; (Rektum-Ca): Sofortiger Therapieabbruch und Einleitung einer geeigneten Behandlung
KI.: Schwangerschaft/Stillzeit (Kontrazeption), unbehandelte ZNS-Metastasen

CAVE: **vor Therapiebeginn mit 5-FU/ Capecitabin** oder vor erneuter Applikation **nach vorausgegangener erhöhter Toxizität** muss die **DPD-Aktivität** bestimmt werden und der sich aus den DPYD-Genotypen ergebende **DPD-Aktivitäts-Score** ermittelt werden.

DPD-Aktivitäts-Score	Maßnahme	Bemerkungen
2 (normal)	Therapie wie geplant möglich [1]	
1.5	RS mit OA bezüglich Dosisreduktion erforderlich	DR der Initialdosis um 25-50%, danach toxizitätsadaptierte Dosissteigerung [1]
1		DR der Initialdosis auf 50%, danach toxizitätsadaptierte Dosissteigerung [1]
0.5		DPD Phänotypisierung → bei Bestätigung: Kontraindikation für 5-FU und Capecitabin ODER stark reduzierte Initialdosis mit Drug Monitoring (nur bei 5-FU sinnvoll)
0		**Kontraindikation** für 5-FU und Capecitabin

[1] ggf. Drug Monitoring (nur bei 5-FU sinnvoll)

Obligate Prä- und Begleitmedikation (Zyklus 1)

Tag	zeitl. Ablauf	Substanz	Basisdosierung	Trägerlösung (ml)	Appl.	Infusions-dauer	Bemerkungen
1	-30min	Glucose 5%	500 ml		i.v.	3h	
1	-30min	Dexamethason	8 mg		i.v.	15min	
1	-30min	Granisetron	1 mg		i.v.	15min	
1	+2h 30min	NaCl 0,9%	500 ml		i.v.	2h	

Hauptmedikation (Zyklus 2)

Tag	zeitl. Ablauf	Substanz	Basisdosierung	Trägerlösung (ml)	Appl.	Infusions-dauer	Bemerkungen
1	0	Bevacizumab	5 mg/kg	100 ml NaCl 0,9 %	i.v.	1h	1. Gabe 90min, 2. Gabe 60min, 3. Gabe 30min, ab 2. Gabe Applikation vor CTx
1	+1h 30min	Oxaliplatin	85 mg/m²	250 ml Glucose 5 %	i.v.	2h	Inkompatibilität mit NaCl
1	+3h 30min	Calciumfolinat/Leukovorin®	400 mg/m²	100 ml NaCl 0,9 %	i.v.	30min	bei Anwendung von Levoleukovorin: Dosis = 50% der Leukovorindosis
1	+4h	Fluorouracil (5-FU)	400 mg/m²	Unverdünnt	i.v.	B	
1	+4h 10min	Fluorouracil (5-FU)	2400 mg/m²	ad 115 ml NaCl 0,9 %	i.v.	46h	ambulant in Baxter-Pumpe ad 115ml über 46h. Stationär in 500ml-Beutel.

Zyklusdiagramm   Tag 1 | 2 | 3 | 4 | 5 | 6 | 7 | 8 | 9 | 10 | 11 | 12 | 13 | 14

- Bevacizumab
- Oxaliplatin
- Calciumfolinat
- Fluorouracil (Bolus)
- Fluorouracil (46h)

Wiederholungsinfo: d15: Start Zyklus 3

Obligate Prä- und Begleitmedikation (Zyklus 2)

Tag	zeitl. Ablauf	Substanz	Basisdosierung	Trägerlösung (ml)	Appl.	Infusions-dauer	Bemerkungen
1	-30min	NaCl 0,9%	500 ml		i.v.	1h30min	
1	+1h	Glucose 5%	500 ml		i.v.	3h30min	
1	+1h	Dexamethason	8 mg		i.v.	15min	
1	+1h	Granisetron	1 mg		i.v.	15min	

Hauptmedikation (Zyklus 3-n)

Tag	zeitl. Ablauf	Substanz	Basisdosierung	Trägerlösung (ml)	Appl.	Infusions-dauer	Bemerkungen
1	0	Bevacizumab	5 mg/kg	100 ml NaCl 0,9 %	i.v.	30min	1. Gabe 90min, 2. Gabe 60min, 3. Gabe 30min, ab 2. Gabe Applikation vor CTx
1	+1h	Oxaliplatin	85 mg/m²	250 ml Glucose 5 %	i.v.	2h	Inkompatibilität mit NaCl
1	+3h	Calciumfolinat/Leukovorin®	400 mg/m²	100 ml NaCl 0,9 %	i.v.	30min	bei Anwendung von Levoleukovorin: Dosis = 50% der Leukovorindosis
1	+3h 30min	Fluorouracil (5-FU)	400 mg/m²	Unverdünnt	i.v.	B	
1	+3h 40min	Fluorouracil (5-FU)	2400 mg/m²	ad 115 ml NaCl 0,9 %	i.v.	46h	ambulant in Baxter-Pumpe ad 115ml über 46h. Stationär in 500ml-Beutel.

Zyklusdiagramm   Tag 1 | 2 | [...]   Wdh: 15

- Bevacizumab
- Oxaliplatin
- Calciumfolinat
- Fluorouracil (Bolus)
- Fluorouracil (46h)

Obligate Prä- und Begleitmedikation (Zyklus 3-n)

Tag	zeitl. Ablauf	Substanz	Basisdosierung	Trägerlösung (ml)	Appl.	Infusions-dauer	Bemerkungen
1	-30min	NaCl 0,9%	500 ml		i.v.	1h	
1	+30min	Glucose 5%	500 ml		i.v.	3h30min	
1	+30min	Dexamethason	8 mg		i.v.	15min	
1	+30min	Granisetron	1 mg		i.v.	15min	

Bedarfsmedikation	Antidiarrhoika, Elektrolyte, Flüssigkeitsersatz bei Auftreten von Diarrhoe
FN-Risiko	< 10% → je nach Risikoabwägung, siehe Kurzfassung Leitlinien G-CSF
Kontrollen	Differentialblutbild, Elektrolyte, Leberwerte, Retentionswerte, Haptoglobin, Blutdruck, U-Stix (Proteinurie), neurologische Funktionen, Blutungsrisiko, Inspektion der Mundhöhle und Pharynx auf Schleimhautveränderungen
Dosisreduktion	Wenn Leukozyten < 3 000/μl, ANC < 1 500/μl oder Thrombozyten < 100 000/μl Therapieaufschub für Oxaliplatin und 5-FU; bei wiederholtem Auftreten Dosisreduktion um 20% für 5-FU (Infusion) und Dosisreduktion auf 65mg/m2 für Oxaliplatin; Oxaliplatin: neurologische Toxizitäten Grad 3 oder Grad 2 für > 7 Tage Dosisreduktion um 25%, bei persistierender Grad 3 oder Grad 4 Toxizität → Therapieabbruch; 5-FU: Therapieunterbrechung bei Diarrhoe ≥ Grad 2, danach Therapiewiederaufnahme mit Dosisreduktion; Bevacizumab: Therapieabbruch bei Auftreten von Toxizitäten siehe Memokasten und Fachinformation
Dosissteigerung	individuelle Dosissteigerung des 5-FU bis auf z.B. 3000 mg/m^2 möglich (Tournigand et al. 2004).
Therapievoraussetzung	Leukozyten > 3 000/μl, ANC > 1 500/μl, Thrombozyten > 100 000/μl
Erfolgsbeurteilung	nach 4 Zykler (≈2 Monaten)
Wiederholung	**Zyklus 1-1:** d15: Start Zyklus 2 **Zyklus 2-2:** d15: Start Zyklus 3 **Zyklus 3-n:** Tag 15.
Literatur	Allegra CJ et al. J Clin Oncol. 2009 Jul 10;27(20):3385-90; Fachinformationen Oxaliplatin, 5-FU, Bevacizumab. Tournigand C et al. J Clin Oncol. 2004; 22:229-237

Diese Krebstherapie birgt letale Risiken. Die Anwendung darf nur durch erfahrene Onkologen und entsprechend ausgebildetes Pflegepersonal erfolgen. Das Protokoll muss im Einzelfall überprüft und der klinischen Situation angepasst werden.

080304_33 **mFOLFOX 6 + Cetuximab** *Indikation: Kolorektales-Ca irresektabel/metastasiert* **ICD-10: C18/C19**

Hauptmedikation (Zyklus 1)

Tag	zeitl. Ablauf	Substanz	Basisdosierung	Trägerlösung (ml)	Appl.	Infusionsdauer	Bemerkungen
1	0	Oxaliplatin	85 mg/m²	250 ml Glucose 5 %	i.v.	2h	Inkompatibilität mit NaCl
1	+2h	Calciumfolinat/Leukovorin®	400 mg/m²	100 ml NaCl 0,9 %	i.v.	30min	bei Anwendung von Levoleukovorin: Dosis = 50% der Leukovorindosis
1	+2h 30min	Fluorouracil (5-FU)	400 mg/m²	Unverdünnt	i.v.	B	
1	+3h 10min	Cetuximab	400 mg/m²	Unverdünnt	i.v.	s.u.	Erstgabe mit 400 mg/m², danach Erhaltungsdosis mit 250 mg/m²; Infusionsgeschwindigkeit siehe Memokasten
1	Gabe	Fluorouracil (5-FU)	2400 mg/m²	ad 115 ml NaCl 0,9 %	i.v.	46h	1h nach Ende Cetuximab; ambulant in Baxter-Pumpe ad 115ml über 46h. Stationär in 500ml-Beutel.
8	0	Cetuximab	250 mg/m²	Unverdünnt	i.v.	1h	Erstgabe: loading dose 400mg/m², Laufzeit siehe Memokasten

Zyklusdiagramm

	Tag 1	2	3	4	5	6	7	8	9	10	11	12	13	14
Oxaliplatin	■													
Calciumfolinat/Leukovorin®	■													
Cetuximab	■							■						
Fluorouracil (Bolus)	■													
Fluorouracil (46h)	□							□						

Wiederholungsinfo: d15: Start Zyklus 2

Infusionsgeschwindigkeit Cetuximab:
mild bis moderate allerg. Reaktion in 12-19% beschrieben, meist (ca. 90%) bei Erstgabe.
Erstgabe (loading Dose: 400mg/m², nach CTx): beginnen mit **50mg/h** für 1 h; danach bei guter Verträglichkeit alle 30min um 50mg/h steigern bis **max. 300mg/h**
d8:Erhaltungsdosis (ab 250mg/m² vor CTx) bei komplikationsfreier Erstgabe und nach Ausschluss Risikopatient:
Gesamtdosis innerhalb 60min geben.
Maximale Infusionsrate 600mg/h (Cetuximab Konzentration: 5mg/ml); bei guter Verträglichkeit nach Loading-Dose evtl. Reduktion der Prämed.

Risikopatienten (max.Tumorlast, Herz-Kreislauf/resp. Erkrankungen, AK-Unverträglichkeit): beginnen mit **25mg/h** für 1h; danach alle 30 min um 25mg/h steigern bis **max. 200mg/h.**
Überwachung: erste Stunde alle 15min: RR, HF, Atemfrequenz, Temp.; danach 1x/h; NOTFALLWAGEN bereithalten.
Bei allergisch-er/anaphylaktischer Reaktion (Schüttelfrost, Fieber etc.): SOFORTIGER Infusionsstop, Gabe von Glukokortikoiden, Flüssigkeit, Tavegil, Ranitidin, intensiv-medizinischer Maßnahmen. Bei SCHWERER Symptomatik: kein Rechallenge. Symptombesserung: langsame Wiederaufnahme mit halbierter Infusionsgeschwindigkeit der Erstgabe

CAVE:
Kontraindikation für Cetuximab in Kombination mit oxaliplatinhaltiger Chemotherapie mit RAS-mutiertem mCRC oder bei unbekanntem RAS-Status

Mutationstestung der KRAS, NRAS und BRAF Gene vor Therapiebeginn mit Cetuximab obligat.

Achtung:
5-FU-Gabe über ZVK empfohlen

Cave: Die Therapie mit Cetuximab kann zu einem Magnesium-Wasting-Syndrom führen.

CAVE: vor Therapiebeginn mit 5-FU/ Capecitabin oder vor erneuter Applikation **nach vorausgegangener erhöhter Toxizität** muss die **DPD-Aktivität** bestimmt werden und der sich aus den DPYD-Genotypen ergebende **DPD-Aktivitäts-Score** ermittelt werden.

DPD-Aktivitäts-Score	Maßnahme	
2 (normal)	Therapie wie geplant möglich [1]	
1.5	**RS mit OA** bezüglich Dosisreduktion erforderlich	DR der Initialdosis um 25-50%, danach toxizitätsadaptierte Dosissteigerung [1]
1		DR der Initialdosis auf 50%, danach toxizitätsadaptierte Dosissteigerung [1]
0.5		DPD Phänotypisierung → bei Bestätigung: Kontraindikation für 5-FU und Capecitabin ODER stark reduzierte Initialdosis mit Drug Monitoring (nur bei 5-FU sinnvoll)
0	**Kontraindikation** für 5-FU und Capecitabin	

[1] *ggf. Drug Monitoring (nur bei 5-FU sinnvoll)*

bei akuter neurosensorischer Symptomatik:
Oxaliplatin-Laufrate reduzieren bzw. Infusion abbrechen/ pausieren. Kälteexposition vermeiden. Ggf. Mg/Ca-Gabe erwägen.
→ **Folgegaben:** Oxaliplatin-Infusionsdauer auf **4h** bzw. im nächsten Schritt **6h** erhöhen. Bei **laryngopharyngealen Dysästhesien** Folgegaben mit **6h** Infusionsdauer.

Schwerwiegende Wechselwirkung:
keine Gabe von Brivudin zusammen mit 5-Fluorouracil inkl. topischer Präparate und Prodrugs (Efudix, Capecitabin, Floxuridin, Tegafur). Durch Hemmung der Dihydropyrimidindehydrogenase, Akkumulation und verstärkte Toxizität von 5-FU, letale Folgen möglich. Mindestens 4 Wochen zeitlicher Abstand.

Obligate Prä- und Begleitmedikation (Zyklus 1)

Tag	zeitl. Ablauf	Substanz	Basisdosierung	Trägerlösung (ml)	Appl.	Infusionsdauer	Bemerkungen
1	-30min	Glucose 5%	500 ml		i.v.	3h	
1	-30min	Dexamethason	8 mg		i.v.	15min	
1	-30min	Granisetron	1 mg		i.v.	B	
1	+2h 10min	Paracetamol	1 000 mg		p.o.		nur bei Cetuximab Erstgabe
1	+2h 30min	NaCl 0,9 %	1 000 ml		i.v.	B	bis 1h nach Ende Cetuximab
1	+2h 40min	Clemastin	2 mg		i.v.	B	
1	+2h 40min	Dexamethason	8 mg		i.v.	15min	nur bei Cetuximab Erstgabe
8	-30min	NaCl 0,9 %	500 ml		i.v.	1h30min	
8	-30min	Dexamethason	4 mg		i.v.	B	
8	-30min	Clemastin	2 mg		i.v.	B	

Hauptmedikation (Zyklus 2-n)

Tag	zeitl. Ablauf	Substanz	Basisdosierung	Trägerlösung (ml)	Appl.	Infusionsdauer	Bemerkungen
1	+2h	Oxaliplatin	85 mg/m²	250 ml Glucose 5 %	i.v.	2h	Inkompatibilität mit NaCl
1	+4h	Calciumfolinat/Leukovorin®	400 mg/m²	100 ml NaCl 0,9 %	i.v.	30min	bei Anwendung von Levoleukovorin: Dosis = 50% der Leukovorindosis
1	+4h 30min	Fluorouracil (5-FU)	400 mg/m²	Unverdünnt	i.v.	B	
1	+4h 40min	Fluorouracil (5-FU)	2 400 mg/m²	ad 115 ml NaCl 0,9 %	i.v.	46h	ambulant in Baxter-Pumpe ad 115ml über 46h. Stationär in 500ml-Beutel.
1, 8	0	Cetuximab	250 mg/m²	Unverdünnt	i.v.	1h	

Zyklusdiagramm

	Tag 1	2	3	4	5	6	7	8	[...]	Wdh: 15
Cetuximab	☐	■	☐	■	☐			☐		
Oxaliplatin										
Calciumfolinat/Leukovorin®										
Fluorouracil (Bolus)										
Fluorouracil (46h)										

Obligate Prä- und Begleitmedikation (Zyklus 2-n)

Tag	zeitl. Ablauf	Substanz	Basisdosierung	Trägerlösung (ml)	Appl.	Infusionsdauer	Bemerkungen
1	-30min	NaCl 0,9 %	500 ml		i.v.	2h	
1	-30min	Clemastin	2 mg		i.v.	B	
1	-30min	Dexamethason	8 mg		i.v.	15min	
1	+1h 30min	Glucose 5%	500 ml		i.v.	3h30min	
1	+1h 30min	Granisetron	1 mg		i.v.	B	
8	-30min	NaCl 0,9 %	500 ml		i.v.	1h30min	
8	-30min	Dexamethason	4 mg		i.v.	B	
8	-30min	Clemastin	2 mg		i.v.	B	

Bedarfsmedikation prophylaktische Gabe von oralen Tetrazyklinen (Doxocyclin 100mg 2x täglich für die ersten 6 Behandlunswochen) empfohlen, Hautpflege: ph-neutrale Bade- und Duschmittel/Shampoo, Sonnenexposition vermeiden, hohen Lichtschutzfaktor verwenden, (ureahaltige) feuchtigkeitsspendende Cremes/Lotionen, Zinkoxidcremes, Metronidazol-haltige Cremes; Antihistaminika, Magnesium, Loperamid, hämatopoetische Wachstumsfaktoren.

FN-Risiko < 10% → je nach Risikoabwägung, siehe Kurzfassung Leitilinien G-CSF

Kontrollen Blutbild, Differentialblutbild, Elektrolyte insbesondere Mg^{2+}, Leberwerte, Nierenfunktion, Retentionswerte, eGFR, Lungenfunktion, Blutdruck, EKG (cave bei begleitender Verabreichung kardiotoxischer Substanzen wie z.B. Fluoropyrimidine), Haptoglobin, U-Stix (Proteinurie), neurologische Funktionen, Blutungsrisiko, Inspektion der Mundhöhle und Pharynx auf Schleimhautveränderungen.

Dosisreduktion Dosisreduktion 5-FU um 25% bei Mukositis >Grad 2; bei Bilirubin >5mg/dl 5-FU meiden, siehe Dosisreduktionstabelle

Dosissteigerung individuelle Dosissteigerung des 5-FU bis auf z.B. 3000 mg/m² möglich (Tournigand et al. 2004).

Wiederholung **Zyklus 1-1:** d15: Start Zyklus 2
Zyklus 2-n: Tag 15.

Literatur Taieb et al. Lancet 2014;15:862-73; Venook AP et al. JAMA 2017; 317(23): 2392-2401; Fachinformation: Cetuximab, Oxaliplatin, 5-FU, Calciumfolinat. Tournigand C et al. J Clin Oncol. 2004; 22:229-237

Diese Krebstherapie birgt letale Risiken. Die Anwendung darf nur durch erfahrene Onkologen und entsprechend ausgebildetes Pflegepersonal erfolgen. Das Protokoll muss im Einzelfall überprüft und der klinischen Situation angepasst werden.

080304_34   mFOLFOX 6 + Panitumumab   Indikation: Kolorektales-Ca (irresektabel/metastasiert)   *ICD-10: C18/C19*

Hauptmedikation (Zyklus 1)

Tag	zeitl. Ablauf	Substanz	Basisdosierung	Trägerlösung (ml)	Appl.	Infusions-dauer	Bemerkungen
1	0	Oxaliplatin	85 mg/m²	250 ml Glucose 5 %	i.v.	2h	Inkompatibilität mit NaCl
1	+2h	Calciumfolinat/Leukovorin®	400 mg/m²	100 ml NaCl 0,9 %	i.v.	30min	bei Anwendung von Levoleukovorin: Dosis = 50% der Leukovorindosis
1	+2h 30min	Fluorouracil (5-FU)	400 mg/m²	Unverdünnt	i.v.	B	separates Infusionsset mit speziellem In-Line-Filter Porengröße 0,2μm, bei Dosierungen > 1 000mg Infusionsdauer 90min
1	+2h 40min	Panitumumab	6 mg/kg	100 ml NaCl 0,9 %	i.v.	1h	
1	+3h 40min	Fluorouracil (5-FU)	2 400 mg/m²	ad 115 ml NaCl 0,9 %	i.v.	46h	ambulant in Baxter-Pumpe ad 115ml über 46h. Stationär in 500ml-Beutel.

Zyklusdiagramm

	Tag 1	2	3	4	5	6	7	8	9	10	11	12	13	14
Oxaliplatin														
Calciumfolinat/Leukovorin®	■													
Panitumumab														
Fluorouracil (Bolus)	■													
Fluorouracil (46h)														

bei akuter neurosensorischer Symptomatik:
Oxaliplatin-Laufrate reduzieren bzw. Infusion abbrechen/ pausieren. Kälteexposition vermeiden. Ggf. Mg/Ca-Gabe erwägen.
→ **Folgegaben:** Oxaliplatin-Infusionsdauer auf **4h** bzw. im nächsten Schritt **6h** erhöhen. Bei **laryngopharyngealen Dysästhesien** Folgegaben mit **6h** Infusionsdauer.

Schwerwiegende Wechselwirkung:
keine Gabe von Brivudin zusammen mit 5-Fluorouracil inkl. topischer Präparate und Prodrugs (Efudix, Capecitabin, Floxuridin, Tegafur). Durch Hemmung der Dihydropyrimidindehydrogenase, Akkumulation und verstärkte Toxizität von 5-FU, letale Folgen möglich. Mindestens 4 Wochen zeitlicher Abstand.

Wiederholungsinfo: d15: Start Zyklus 2

Management Hautreaktionen unter Panitumumab:

Auftreten von Hautsymptom(en) ≥Grad 3 (= schwer oder lebensbedrohlich)	Maßnahmen/ Dosisanpassung	
erstmalig	1 oder 2 Dosen Panitumumab aussetzen	wenn dann verbessert auf <Grad 3: Fortsetzen der Infusion mit **100% der Anfangsdosis** / wenn nicht verbessert: absetzen
2. Mal	1 oder 2 Dosen Panitumumab aussetzen	wenn dann verbessert auf <Grad 3: Fortsetzen der Infusion mit **80% der Anfangsdosis** / wenn nicht verbessert: absetzen
3. Mal	1 oder 2 Dosen Panitumumab aussetzen	wenn dann verbessert auf <Grad 3: Fortsetzen der Infusion mit **60% der Anfangsdosis** / wenn nicht verbessert: absetzen
4. Mal	Panitumumab absetzen	-

CAVE: vor Therapiebeginn mit 5-FU/ Capecitabin oder vor erneuter Applikation **nach vorausgegangener erhöhter Toxizität** muss die **DPD-Aktivität** bestimmt werden und der sich aus den DPYD-Genotypen ergebende **DPD-Aktivitäts-Score** ermittelt werden.

DPD-Aktivitäts-Score	Maßnahme	
2 (normal)	Therapie wie geplant möglich [1]	
1.5	RS mit OA bezüglich Dosisreduktion erforderlich	DR der Initialdosis um 25-50%, danach toxizitätsadaptierte Dosissteigerung [1]
1		DR der Initialdosis auf 50%, danach toxizitätsadaptierte Dosissteigerung [1]
0.5		DPD Phänotypisierung → bei Bestätigung: Kontraindikation für 5-FU und Capecitabin ODER stark reduzierte Initialdosis mit Drug Monitoring (nur bei 5-FU sinnvoll)
0	Kontraindikation für 5-FU und Capecitabin	

ggf. Drug Monitoring (nur bei 5-FU sinnvoll)

Panitumumab:

Applikationshinweis und Infusionsdauer:
In-Line-Filter 0,2μm verwenden.
Infusionsdauer: 60min (wenn Dosis >1000mg: 90min), bei guter Verträglichkeit Folgegaben über 30-60min möglich. **auch >24h nach Therapiepiende noch möglich** → Notfallwagen bereithalten, Patient über Möglichkeit einer verzögerten Infusionsreaktion aufklären.

Infusionsreaktionen:

Die Therapie mit **Panitumumab** kann zu einem **Magnesium-Wasting-Syndrom** führen. **Keine Gabe von Mg²⁺ und Ca²⁺** bei Hyperkalzämie/Hypermagnesiämie oder Therapie mit Digitalis, Thiaziden.

Achtung:
5-FU-Gabe über **ZVK** empfohlen

Mutationstestung der KRAS, NRAS und BRAF Gene vor Therapiebeginn mit Panitumumab obligat.

Obligate Prä- und Begleitmedikation (Zyklus 1)

Tag	zeitl. Ablauf	Substanz	Basisdosierung	Trägerlösung (ml)	Appl.	Infusions-dauer	Bemerkungen
1	-30min	Glucose 5%	500 ml		i.v.	3h	
1	-30min	Dexamethason	8 mg		i.v.	15min	
1	-30min	Granisetron	1 mg		i.v.	B	
1	+2h 30min	NaCl 0,9%	250 ml		i.v.	1h30min	

Hauptmedikation (Zyklus 2-n)

Tag	zeitl. Ablauf	Substanz	Basisdosierung	Trägerlösung (ml)	Appl.	Infusionsdauer	Bemerkungen
1	0	Panitumumab	6 mg/kg	100 ml NaCl 0,9 %	i.v.	1h	in Zyklus 1 Applikation nach CTx; separates Infusionsset mit speziellem In-Line-Filter Porengröße 0,2μm, bei Dosierungen > 1 000mg Infusionsdauer 90min
1	+1h 30min	Oxaliplatin	85 mg/m²	250 ml Glucose 5 %	i.v.	2h	Inkompatibilität mit NaCl
1	+3h 30min	Calciumfolinat/Leukovorin®	400 mg/m²	100 ml NaCl 0,9 %	i.v.	30min	bei Anwendung von Levoleukovorin: Dosis = 50% der Leukovorindosis
1	+4h	Fluorouracil (5-FU)	400 mg/m²	Unverdünnt	i.v.	B	
1	+4h 10min	Fluorouracil (5-FU)	2 400 mg/m²	ad 115 ml NaCl 0,9 %	i.v.	46h	ambulant in Baxter-Pumpe ad 115ml über 46h. Stationär in 500ml-Beutel.

Zyklusdiagramm   Tag 1   [...]   Wdh: 15

Panitumumab
Oxaliplatin
Calciumfolinat/Leukovorin®
Fluorouracil (Bolus)
Fluorouracil (46h)

Obligate Prä- und Begleitmedikation (Zyklus 2-n)

Tag	zeitl. Ablauf	Substanz	Basisdosierung	Trägerlösung (ml)	Appl.	Infusionsdauer	Bemerkungen
1	-30min	NaCl 0,9%	250 ml		i.v.	1h30min	
1	+1h	Glucose 5%	500 ml		i.v.	3h30min	
1	+1h	Dexamethason	8 mg		i.v.	15min	
1	+1h	Granisetron	1 mg		i.v.	B	

Bedarfsmedikation — Antihistaminika, Magnesium, hämatopoetische Wachstumsfaktoren. **Prävention von Hauttoxizität unter Panitumumab:** Verwendung pH-neutraler, nicht parfümierter Seife bzw. Waschmittel sowie weicher Handtücher; vorsichtiges Rasieren und Kürzen der Finger-/Fußnägel; Vermeiden von heißem Wasser und Heißluftföhnen; Vermeiden übermäßiger Beanspruchung der Haut, z.B. enge Schuhe; Vermeiden von Sonnenlicht und Verwendung von Sonnenschutzmittel (UVA/UVB SPF >15); Feuchtigkeitsspendende Cremes/Lotionen 1-2 x/Tag. Prophylaktische Einnahme oraler Antibiotika (z.B. Doxycyclin 100 mg 1-0-1) ggf. mit topischen Kortikosteroiden (z.B. Hydrocortison 2,5 %) auf Gesicht und Brust empfohlen.

FN-Risiko — < 10% → je nach Risikoabwägung, siehe Kurzfassung Leitlinien G-CSF

Kontrollen — Blutbild, Differentialblutbild, Gerinnungsstatus, Bilirubin, Leberwerte, Kreatinin, eGFR, Elektrolyte, Mg^{2+}, Ca^{2+} (bis 8 Wo nach Therapie), vor Therapiebeginn: Lungenfunktionsprüfung

Dosisreduktion — siehe auch Fachinformationen und Dosisreduktionstabelle:
5-FU: Myelosupression.
Panitumumab:
Infusionsreaktion: CTCAE 1-2: Infusionsrate reduzieren, auch für Folgezyklen; CTCAE3-4: Therapieabbruch.
Hauttoxizität: > 30% KOF betroffen (CTCAE ≥ 3): siehe Memobox

Dosissteigerung — individuelle Dosissteigerung des 5-FU bis auf z.B. 3000 mg/m² möglich (Tournigand et al. 2004).

Erfolgsbeurteilung — alle 8 Wochen

Wiederholung — **Zyklus 1-1:** d15: Start Zyklus 2
Zyklus 2-n: Tag 15.

Literatur — Douillard et al. Annals of Oncology 2014;25:1346-1355; Fachinformation: Panitumumab, Oxaliplatin, 5-FU, Calciumfolinat. Tournigand C et al. J Clin Oncol. 2004; 22:229-237; Management Hauttoxizität Panitumumab: https://www.uptodate.com/contents/acneiform-eruption-secondary-to-epidermal-growth-factor-receptor-egfr-and-mek-inhibitors

Diese Krebstherapie birgt letale Risiken. Die Anwendung darf nur durch erfahrene Onkologen und entsprechend ausgebildetes Pflegepersonal erfolgen. Das Protokoll muss im Einzelfall überprüft und der klinischen Situation angepasst werden.

080304_22   CapIri   *Indikation: Kolorektales-Ca (irresektabel metastasiert)*   ***ICD-10: C18-C20***

Protokoll-Hinweis: Capecitabine/Irinotecan

Hauptmedikation (Zyklus 1-n)

Tag	zeitl. Ablauf	Substanz	Basisdosierung	Trägerlösung (ml)	Appl.	Infusions-dauer	Bemerkungen
1	0	Irinotecan	200 mg/m²	250 ml NaCl 0,9 %	i.v.	1h30min	
1-14	1-0-0-0	Capecitabin	800 mg/m²		p.o.		morgens; Einnahme 30 min nach der Mahlzeit; 150mg und 500 mg Filmtabletten erhältlich
1-14	0-0-1-0	Capecitabin	800 mg/m²		p.o.		abends; Einnahme 30 min nach der Mahlzeit; 150mg und 500 mg Filmtabletten erhältlich

Dosismodifikation Capecitabin entsprechen dem Therapieverlauf:

Toxizität nach NCI	während der Therapie	Nächster Zyklus
Grad 1	Dosis beibehalten	Dosis beibehalten
Grad 2	Abbruch bis Rückgang auf Grad 1	erstmalig → 100% / 2.Mal → 75% / 3.Mal → 50% / 4.Mal → Abbruch
Grad 3	Abbruch bis Rückgang auf Grad 1	erstmalig → 75% / 2.Mal → 50% / 3.Mal → Abbruch
Grad 4	Behandlung abbrechen	erstmalig → 50% / 2.Mal → Abbruch

Irinotecan/ Irinotecan liposomal

erhöhtes Risiko für schwere Neutropenien und Durchfälle bei Patienten mit **verminderter UGT1A1-Aktivität** (z.B. Gilbert-Meulengracht-Syndrom).

UGT1A1-Genotypisierung vor Erstgabe insbesondere erwägen bei:
- geschwächten Patienten oder
- Irinotecan-Dosis >180mg/m²

UGT1A1 Genotyp	Relevanz hinsichtlich Irinotecan-Toxizität	Maßnahme
*1/*1	durchschnittliches Risiko	Standarddosis
*1/*28, *1/*6	erhöhtes Risiko	Standarddosis
*28/*28, *6/*6, *6/*28	hohes Risiko	DR in Zyklus 1 um 25% (Irinotecan) bzw. auf 50mg/m² (Irinotecan liposomal), in darauffolgenden Zyklen toxizitätsadaptierte Dosissteigerung

Literatur: Karas et al. JCO Oncol Pract. 2021 Dec 3:OP2100624; Etienne-Grimaldi et al. Fundam Clin Pharmacol. 2015 Jun;29(3):219-37; Rote-Hand-Brief Arzneimitteltoxizität bei Patienten mit verringerter UGT1A1-Aktivität, 21.12.2021

Zyklusdiagramm | Tag 1 | 2 | 3 | 4 | 5 | 6 | 7 | 8 | 9 | 10 | 11 | 12 | 13 | 14 | [...] | Wdh: 22
Irinotecan
Capecitabine

CAVE: **vor Therapiebeginn mit 5-FU/ Capecitabin** oder vor erneuter Applikation **nach vorausgegangener erhöhter Toxizität** muss die **DPD-Aktivität** bestimmt werden und der sich aus den DPYD-Genotypen ergebende **DPD-Aktivitäts-Score** ermittelt werden.

DPD-Aktivitäts-Score	Maßnahme
2 (normal)	Therapie wie geplant möglich[1]
1.5	DR der Initialdosis um 25-50%, danach toxizitätsadaptierte Dosissteigerung[1]
1	DR der Initialdosis auf 50%, danach toxizitätsadaptierte Dosissteigerung[1]
0.5	DPD Phänotypisierung → bei Bestätigung: Kontraindikation für 5-FU und Capecitabin ODER stark reduzierte Initialdosis mit Drug Monitoring (nur bei 5-FU sinnvoll)
0	**Kontraindikation** für 5-FU und Capecitabin

RS mit OA bezüglich Dosisreduktion erforderlich

Schwerwiegende Wechselwirkung: keine Gabe von Brivudin zusammen mit Capecitabin.
Durch Hemmung der Dihydropyrimidin-dehydrogenase Akkumulation und verstärkte Toxizität von 5-FU, letale Folgen möglich. Mindestens 4 Wochen zeitlicher Abstand.

CTx mit FN-Risiko von 10-20%: Vorgehen bei der G-CSF-Gabe
- nach CTx: 1x tgl. 5µg/kg Filgrastim s.c. bei Leukozyten < 1 000/µl bis >1 000/µl
- Wenn unter Einbeziehung **individueller Risikofaktoren für den Patienten FN-Risiko ≥ 20% =>G-CSF-Primärprophylaxe** erwägen/durchführen.
- **Nach durchgemachter febriler Neutropenie**, in folgenden Zyklen => **G-CSF-Sekundärprophylaxe**

G-CSF-Primär- bzw. Sekundärprophylaxe: Entweder
- 24h nach CTx einmal Pegfilgrastim/Neulasta® 6mg s.c.
- **Oder:** d6 nach CTx Filgrastim/Neupogen® 5µg/kg/d s.c. bis zum Durchschreit-en des Nadir.

[1] ggf. Drug Monitoring (nur bei 5-FU sinnvoll)

Obligate Prä- und Begleitmedikation (Zyklus 1-n)

Tag	zeitl. Ablauf	Substanz	Basisdosierung	Trägerlösung (ml)	Appl.	Infusions-dauer	Bemerkungen
1	-30min	NaCl 0,9 %	1 000 ml		i.v.	2h30min	
1	-30min	Dexamethason	8 mg		i.v.	B	
1	-30min	Granisetron	1 mg		i.v.	B	

Bedarfsmedikation	Loperamid dem/der Patient/in mitgeben; Elektrolytersatz; Bei frühcholinergen Syndrom: Atropin 0,25mg 1x s.c.; Metoclopramid p.o. oder i.v.
FN-Risiko	10-20% → G-CSF je nach Risikoabwägung als Primärprophylaxe, bei FN im 1. Zyklus als Sekundärprophylaxe, siehe Kurzfassung Leitlinien G-CSF
Kontrollen	Peripheres Blutbild, Differentialblutbild, Leberwerte (inkl. Bilirubin, Transaminasen, AP), LDH, Eiweiss, Albumin, Kreatinin, Harnstoff, Harnsäure, Elektrolyte (Calcium), Nierenfunktion, eGFR, Gerinnungsstatus, Hand- und Fußinspektion, Herzfunktion, Neurotoxizität
Dosisreduktion	siehe Fachinformationen und Dosismodifikationstabelle; wenn Neutrophile < 500/µl oder Neutrophile < 1 000/µl + Fieber oder Thrombozyten < 25 000/µl und Leukozyten < 1 000/µl oder nicht hämatologische Nebenwirkungen Grad 3-4 dann Dosisreduktion Irinotecan um 20%. Bei Bilirubin > 3fachem oberen Normalwert (ONW) ist Irinotecan kontraindiziert; **Capecitabine** :Therapieunterbrechung bei Bilirubin >3 fach oder Aminotransferasen >2,5 fach ONW behandlungsbedingt; Bei GFR < 30% -> absetzen; Keine Therapie bei Leukozyten < 1 500/µl und/oder Thrombozyten < 100 000/µl
Erfolgsbeurteilung	alle 2 Zyklen (jeweils nach 6 Wochen)
Wiederholung	Tag 22.
Literatur	adaptiert nach Bajetta E et al. Cancer. 2004; 100(2):279-87; Borner MM et al. Ann Oncol. 2005; 16(2):282-8; Reinacher-Schick AC et al. J Clin Oncol. 2008; 26(155):(May 20 suppl; abstr 4030).

Diese Krebstherapie birgt letale Risiken. Die Anwendung darf nur durch erfahrene Onkologen und entsprechend ausgebildetes Pflegepersonal erfolgen. Die Dosisberechnung und Anforderung obliegt der Verantwortung des bestellenden Arztes und muss in jedem Fall sorgfältig überprüft werden. Die Herausgeber übernehmen keine Verantwortung für die Therapieanforderung.

080304_27   FOLFIRI + Aflibercept   **ICD-10: C18/C19**

Indikation: metastasiertes Kolorektales-Ca

Therapie-Hinweis: cave: Aflibercept ist kein Lagerartikel → Apotheke benötigt mehrere Tage Vorlauf zum Bestellen

Hauptmedikation (Zyklus 1-n)

Tag	zeitl. Ablauf	Substanz	Basisdosierung	Trägerlösung (ml)	Appl.	Infusionsdauer	Bemerkungen
1	0	Aflibercept	4 mg/kg	250 ml NaCl 0,9 %	i.v.	1h	Infusion mit 0,2μm Polyethersulfon-Filter
1	+1h	Irinotecan	180 mg/m²	250 ml NaCl 0,9 %	i.v.	1h30min	
1	+2h 30min	Calciumfolinat/Leukovorin®	400 mg/m²	100 ml NaCl 0,9 %	i.v.	30min	bei Anwendung von Levoleukovorin: Dosis = 50% der Leukovorindosis
1	+3h	Fluorouracil (5-FU)	400 mg/m²	Unverdünnt	i.v.	B	
1	+3h 5min	Fluorouracil (5-FU)	2 400 mg/m²	ad 115 ml NaCl 0,9 %	i.v.	46h	ambulant in Baxter-Pumpe ad 115ml über 46h. Stationär in 500ml-Beutel.

Zyklusdiagramm

	Tag 1	2	[...]	Wdh: 15
Aflibercept	☐			
Irinotecan	■			
Calciumfolinat	☐			
Fluoruracil (Bolus)	■			
Fluoruracil (46h)	☐		☐	

Wiederholungsinfo: bis zur Progression oder bis zum Auftreten einer nicht mehr akzeptablen Toxizität.

Achtung:
5-FU-Gabe über **ZVK** empfohlen

Achtung: Gabe von Filgrastim/Neupogen® 5μg/kg/d s.c.
1. nach CTx: 1x tgl. bei Leukozyten < 1 000/μl bis > 1 000/μl
2. Primärprophylaxe ab d6 post CTx wenn nach Risikoabwägung FN-Risiko > 20%
3. Sekundärprophylaxe: nach durchgemachter Neutropenie in vorangegangenen Zyklen prophylaktische Gabe in den Folgezyklen

---

Irinotecan/ Irinotecan liposomal
erhöhtes Risiko für schwere Neutropenien und Durchfälle bei Patienten mit **verminderter UGT1A1-Aktivität** (z.B. Gilbert-Meulengracht-Syndrom).

UGT1A1-Genotypisierung vor Erstgabe insbesondere erwägen bei:
- geschwächten Patienten oder
- Irinotecan-Dosis >180mg/m²

UGT1A1 Genotyp	Relevanz hinsichtlich Irinotecan-Toxizität	Maßnahme
*1/*1	durchschnittliches Risiko	Standarddosis
*1/*28, *1/*6	erhöhtes Risiko	Standarddosis
*28/*28, *6/*6, *6/*28	hohes Risiko	DR in Zyklus 1 um 25% (Irinotecan) bzw. auf 50mg/m² (Irinotecan liposomal), in darauffolgenden Zyklen toxizitätsadaptierte Dosissteigerung

Literatur: Karas et al. JCO Oncol Pract. 2021 Dec 3:OP2100624; Etienne-Grimaldi et al. Fundam Clin Pharmacol. 2015 Jun;29(3):219-37; Rote-Hand-Brief Arzneimitteltoxizität bei Patienten mit verringerter UGT1A1-Aktivität, 21.12.2021

Schwerwiegende Wechselwirkung:
keine Gabe von Brivudin zusammen mit 5-Fluorouracil inkl. topischer Präparate und Prodrugs (Efudix, Capecitabin, Floxuridin, Tegafur). Durch Hemmung der Dihydropyrimidindehydrogenase, Akkumulation und verstärkte Toxizität von 5-FU, letale Folgen möglich. Mindestens 4 Wochen zeitlicher Abstand.

CAVE: vor Therapiebeginn mit 5-FU/ Capecitabin oder vor erneuter Applikation **nach vorausgegangener erhöhter Toxizität** muss die **DPD-Aktivität** bestimmt werden und der sich aus den DPYD-Genotypen ergebende **DPD-Aktivitäts-Score** ermittelt werden.

DPD-Aktivitäts-Score	Maßnahme	Bemerkungen
2 (normal)	Therapie wie geplant möglich[1]	
1.5	RS mit OA bezüglich Dosisreduktion erforderlich	DR der Initialdosis um 25-50%, danach toxizitätsadaptierte Dosissteigerung[1]
1		DR der Initialdosis auf 50%, danach toxizitätsadaptierte Dosissteigerung[1]
0.5		DPD Phänotypisierung → bei Bestätigung: Kontraindikation für 5-FU und Capecitabin ODER stark reduzierte Initialdosis mit Drug Monitoring (nur bei 5-FU sinnvoll)
0	**Kontraindikation** für 5-FU und Capecitabin	

[1] ggf. Drug Monitoring (nur bei 5-FU sinnvoll)

Obligate Prä- und Begleitmedikation (Zyklus 1-n)

Tag	zeitl. Ablauf	Substanz	Basisdosierung	Trägerlösung (ml)	Appl.	Infusionsdauer	Bemerkungen
1	-30min	NaCl 0,9 %	1 000 ml		i.v.	4h	
1	-30min	Dexamethason	8 mg	100 ml NaCl 0,9 %	i.v.	15min	
1	-30min	Granisetron	1 mg	100 ml NaCl 0,9 %	i.v.	15min	

Bedarfsmedikation	Loperamid dem/der Patient/in mitgeben, bei frühcholinergem Syndrom Atropin 0,25mg 1x s.c., Corticosteroide und Antihistaminika (bei Überempfindlichkeitsreaktion auf Aflibercept ggf. auch als Vorbehandlung in Folgezyklen),Pantoprazol (Magenschutz), Behandlung zur Rehydratation
FN-Risiko	10-20%-> je nach Risikoabwägung G-CSF als Primärprophylaxe, siehe Kurzfassung Leitlinien G-CSF
Kontrollen	Bilirubin, Leberwerte, eGFR, Differentialblutbild (zu Beginn der Therapie und vor jedem Aflibercept-Zyklus & wenn klinisch angemessen), Gerinnungsstatus, Elektrolyte, Urinanalyse, Blutdruck, Blutungszeichen, Anzeichen einer GI-Preforation
Dosisreduktion	Aflibercept: **Bei wiederholtem Auftreten schwerwiegender Hypertonie trotz optimaler Behandlung:** Behandlung aussetzen bis Hypertonie unter Kontrolle und DR Aflibercept auf 2mg/kg in den Folgezyklen. **Bei wiederholtem Auftreten von Proteinurie:** Therapie bis Proteinurie <2g/24h absetzen dann DR Aflibercept auf 2mg/kg. **bei FN oder neutropenischer Sepsis:** bei erneutem Wiederauftreten nach DR Irinotecan und 5-FU sollte eine Aflibercept DR auf 2mg/kg erwogen werden. FOLFIRI: - falls Therapieaufschub um 2 Wochen oder in 2 Zyklen um 1 Woche notwendig (siehe Therapievoraussetzung): ggf. DR 5-FU und/oder Irinotecan um 20%. - falls im vorausgegangenen Zyklus **Neutropenie <500/µl (individuell <1000/µl)**, **febrile Neutropenie, Thrombozytopenie <50Tsd./µl (individuell <75Tsd./µl): DR 5-FU und Irinotecan um 20-25%.** - falls im vorausgegangenen Zyklus **Nicht-hämatologische Tox.** Grad 3-4 (z.B. Diarrhoe, Hand-Fuß-Syndrom): DR 5-FU und/oder Irinotecan um 20% (bei Hand-Fuß-Syndrom primär DR 5-FU). - bei **Leberfunktionsstörung:** minimal: DR Irinotecan um 25%; mild bzw. Bilirubin 1,5-3x ULN: DR Irinotecan um 50%; moderat bzw. Bilirubin >3x ULN: Irinotecan Stop und 5-FU DR um 25-50%; M. Gilbert-Meulengracht: DR Irinotecan um 20% - bei **Nierenfunktionsstörung:** Kreatinin-Clearance 30-50ml/min: ggf DR 5-FU und/oder Irinotecan um 25%; <30ml/min: Dr 5-FU und/oder Irinotecan um 50%.
Cave	Aflibercept kann die Wundheilung beeinträchtigen und sollte daher mindestens 4 Wochen vor einem geplanten operativen Eingriff abgesetzt bzw. für 4 Wochen nach dem Eingriff (bis Wunde vollständig abgeheilt) pausiert werden.
Dosissteigerung	individuelle Dosissteigerung des 5-FU bis auf z.B. 3000 mg/m² möglich (Tournigand et al. 2004).
Therapievoraussetzung	Leukozyten >2000/µl Neutrophile >1500/µl (individuell >1000/µl) Thrombozyten >100Tsd./µl (individuell >75Tsd./µl) auf Grad 0-1 abgeklungene klinisch signifikante, nicht-hämatologische Tox. (z.B. Mukositis) (individuell auf Grad 0-2 falls Grad 3-4) (Diarrhoe auf Grad 0) → andernfalls um 1-2 Wochen verschieben.
Therapieaufschub	Bei leichter und mittelschwerer Überempfindlichkeitsreaktion auf Aflibercept, Infusion vorübergehend aussetzen bis die Reaktion abklingt; Bei Hypertonie Aflibercept vorübergehend aussetzen bis die Hypertonie kontrolliert ist. Bei Proteinurie von ≥ 2g/24h Aflibercept absetzen bis Proteinurie < 2g/24h.
Therapieabbruch	bei starker Blutung, GI- Perforation, Fistelbildung, unkontrollierbare Hypertonie, hypertensive Krise, hypertensive Enzephalopathie, arterielle thromboembolische Ereignisse, lebensbedrohliche venöse thromboembolische Ereignisse (Grad 4) (einschließlich Lungenembolie), nephrotisches Syndrom oder thrombotische Mikroangiopathie, schwere Überempfindlichkeitsreaktionen, gestörte Wundheilung (wenn medizinisches Eingreifen erforderlich), posteriores reversibles Enzephalopathie-Syndrom, Entwicklung einer Herzinsuffizienz mit verminderter Auswurffraktion. FOLFIRI: z.B. persistierende oder wiederholte Grad 3-4 Toxizität trotz etwaiger Dosisreduktion (5-FU und Irinotecan), Kardiotox. (5-FU)
Erfolgsbeurteilung	alle 8 Wochen
Indikation	metastasiertes kolorektales Karzinom, das unter oder nach einem Oxaliplatin-haltigen Regime fortgeschritten ist.
Wiederholung	Tag 15. bis zur Progression oder bis zum Auftreten einer nicht mehr akzeptablen Toxizität.
Literatur	Van Cutsem E et al. J Clin Oncol. 2012; 30(28): 3499-506. Tournigand C et al. J Clin Oncol. 2004; 22:229-237. Therapievoraussetzung/Dosisreduktion/Therapieabbruch: Fachinfo 5-FU Medac Nov 2021; Fachinfo Irinotecan Onkovis Juli 2021; Tournigand et al. JCO 2004; Colucci et al. JCO 2005; NHS-Protocol FOLFIRI (03/2021); Uptodate FOLFIRI-regimen (abgerufen 02/2022); Studienprotokoll Conko 007; Therapieprotokolle Australien:FOLFIRI (www.eviq.org.au); FDA prescribing information Camptosar® 2020

Diese Krebstherapie birgt letale Risiken. Die Anwendung darf nur durch erfahrene Onkologen und entsprechend ausgebildetes Pflegepersonal erfolgen. Das Protokoll muss im Einzelfall überprüft und der klinischen Situation angepasst werden.

080304_13 FOLFIRI + Bevacizumab

Indikation: Kolorektales-Ca (irresektabel/metastasiert)

ICD-10: C18/C19

Hauptmedikation (Zyklus 1)

Tag	zeitl. Ablauf	Substanz	Basisdosierung	Trägerlösung (ml)	Appl.	Infusions-dauer	Bemerkungen
1	0	Irinotecan	180 mg/m²	250 ml NaCl 0,9 %	i.v.	1h30min	
1	+1h 30min	Calciumfolinat/Leukovorin®	400 mg/m²	100 ml NaCl 0,9 %	i.v.	30min	bei Anwendung von Levoleukovorin: Dosis = 50% der Leukovorindosis
1	+2h	Fluorouracil (5-FU)	400 mg/m²	Unverdünnt	i.v.	B	
1	+2h 5min	Bevacizumab	5 mg/kg	100 ml NaCl 0,9 %	i.v.	1h30min	1. Gabe 90min, 2. Gabe 60min., 3. Gabe 30min; ab 2. Gabe Application VOR CTx
1	+3h 35min	Fluorouracil (5-FU)	2400 mg/m²	ad 115 ml NaCl 0,9 %	i.v.	46h	ambulant in Baxter-Pumpe ad 115ml über 46h. Stationär in 500ml-Beutel.

Zyklusdiagramm

	Tag 1	2	3	4	5	6	7	8	9	10	11	12	13	14
Irinotecan														
Bevacizumab														
Calciumfolinat														
Fluorouracil (Bolus)														
Fluorouracil (46h)														

Wiederholungsinfo: d15: Start Zyklus 2

Achtung:
5-FU-Gabe über ZVK empfohlen

Bevacizumab: (siehe auch Fachinformation)
1. Gabe: Bevacizumab **nach CTx** über 90 min., **2. Gabe vor CTx** über 60 min bei guter Verträglichkeit **ab der 3. Gabe** dann auch in 30 min
Cave: (GI-)Blutungen, Magen-Darm-Perforationen, Thrombembolie, Hypertensive Entgleisung , dekompensierte Herzinsuffizienz/Kardiomyopathie, allerg./anaphylaktische Reaktion, Proteinurie, Wundheilungsstörungen - Behandlung frühestens 28 Tage nach größerer OP, oder nach Ausheilung der Wunde. Infusionsreaktionen: **während und nach der Infusion engmaschige Überwachung.** ggf. nach Behandlungsstandard für Anaphylaxie verfahren.
Gefahr der **nekrotisierenden Fasziitis**, insbesondere bei Patienten mit vorangegangener Magen Darm-Perforation, Fistelbildung, Wundheilungsstörung oder nach Bestrahlung; (Rektum-Ca): Sofortiger Therapieabbruch und Einleitung einer geeigneten Behandlung
KI.: Schwangerschaft/Stillzeit (Kontrazeption), unbehandelte ZNS-Metastasen

Schwerwiegende Wechselwirkung:
keine Gabe von Brivudin zusammen mit 5-Fluorouracil inkl. topischer Präparate und Prodrugs (Efludix, Capecitabin, Floxuridin, Tegafur). Durch Hemmung der Dihydropyrimidindehydrogenase, Akkumulation und verstärkte Toxizität von 5-FU, letale Folgen möglich. Mindestens 4 Wochen zeitlicher Abstand.

Irinotecan/ Irinotecan liposomal
erhöhtes Risiko für schwere Neutropenien und Durchfälle bei Patienten mit **verminderter UGT1A1-Aktivität** (z.B. Gilbert-Meulengracht-Syndrom).

UGT1A1-Genotypisierung vor Erstgabe insbesondere erwägen bei:
- geschwächten Patienten oder
- Irinotecan-Dosis >180mg/m²

UGT1A1 Genotyp	Relevanz hinsichtlich Irinotecan-Toxizität	Maßnahme
*1/*1	durchschnittliches Risiko	Standarddosis
*1/*28, *1/*6	erhöhtes Risiko	Standarddosis
*28/*28, *6/*6, *6/*28	hohes Risiko	DR in Zyklus 1 um 25% (Irinotecan) bzw. auf 50mg/m² (Irinotecan liposomal), in darauffolgenden Zyklen toxizitätsadaptierte Dosissteigerung

Literatur: Karas et al. JCO Oncol Pract. 2021 Dec 3;OP2100624; Etienne-Grimaldi et al. Fundam Clin Pharmacol. 2015 Jun;29(3):219-37; Rote-Hand-Brief Arzneimitteltoxizität bei Patienten mit verringerter UGT1A1-Aktivität, 21.12.2021

CAVE: vor Therapiebeginn mit 5-FU/ Capecitabin oder vor erneuter Applikation **nach vorausgegangener erhöhter Toxizität** muss die **DPD-Aktivität** bestimmt werden und der sich aus den DPYD-Genotypen ergebende **DPD-Aktivitäts-Score** ermittelt werden.

DPD-Aktivitäts-Score	Maßnahme	Bemerkungen
2 (normal)	Therapie wie geplant möglich [1]	
1.5	RS mit OA bezüglich Dosisreduktion erforderlich	DR der Initialdosis um 25-50%, danach toxizitätsadaptierte Dosissteigerung [1]
1		DR der Initialdosis auf 50%, danach toxizitätsadaptierte Dosissteigerung [1]
0.5		DPD Phänotypisierung → bei Bestätigung: Kontraindikation für 5-FU und Capecitabin ODER stark reduzierte Initialdosis mit Drug Monitoring (nur bei 5-FU sinnvoll)
0	Kontraindikation für 5-FU und Capecitabin	

[1] ggf. Drug Monitoring (nur bei 5-FU sinnvoll)

Obligate Prä- und Begleitmedikation (Zyklus 1)

Tag	zeitl. Ablauf	Substanz	Basisdosierung	Trägerlösung (ml)	Appl.	Infusions-dauer	Bemerkungen
1	-30min	NaCl 0,9 %	1 000 ml		i.v.	4h30min	
1	-30min	Dexamethason	8 mg		i.v.	15min	
1	-30min	Granisetron	1 mg		i.v.	15min	

Hauptmedikation (Zyklus 2)

Tag	zeitl. Ablauf	Substanz	Basisdosierung	Trägerlösung (ml)	Appl.	Infusionsdauer	Bemerkungen
1	0	Bevacizumab	5 mg/kg	100 ml NaCl 0,9 %	i.v.	60min	1. Gabe 90min, 2. Gabe 60min, 3. Gabe 30min; ab 2. Gabe Applikation VOR CTx
1	+1h 30min	Irinotecan	180 mg/m²	250 ml NaCl 0,9 %	i.v.	1h30min	
1	+3h	Calciumfolinat/Leukovorin®	400 mg/m²	100 ml NaCl 0,9 %	i.v.	30min	bei Anwendung von Levoleukovorin: Dosis = 50% der Leukovorindosis
1	+3h 30min	Fluorouracil (5-FU)	400 mg/m²	Unverdünnt	i.v.	B	
1	+3h 35min	Fluorouracil (5-FU)	2 400 mg/m²	ad 115 ml NaCl 0,9 %	i.v.	46h	ambulant in Baxter-Pumpe ad 115ml über 46h. Stationär in 500ml-Beutel.

Zyklusdiagramm

	Tag 1	2	3	4	5	6	7	8	9	10	11	12	13	14
Bevacizumab														
Irinotecan														
Calciumfolinat														
Fluorouracil (Bolus)														
Fluorouracil (46h)														

Wiederholungsinfo: d15: Start Zyklus 3

Obligate Prä- und Begleitmedikation (Zyklus 2)

Tag	zeitl. Ablauf	Substanz	Basisdosierung	Trägerlösung (ml)	Appl.	Infusionsdauer	Bemerkungen
1	-30min	NaCl 0,9 %	1 000 ml		i.v.	4h	
1	+1h	Dexamethason	8 mg	100 ml NaCl 0,9 %	i.v.	15min	
1	+1h	Granisetron	1 mg	100 ml NaCl 0,9 %	i.v.	15min	

Hauptmedikation (Zyklus 3-n)

Tag	zeitl. Ablauf	Substanz	Basisdosierung	Trägerlösung (ml)	Appl.	Infusionsdauer	Bemerkungen
1	0	Bevacizumab	5 mg/kg	100 ml NaCl 0,9 %	i.v.	30min	1. Gabe 90min, 2. Gabe 60min, 3. Gabe 30min; ab 2. Gabe Applikation VOR CTx
1	+1h	Irinotecan	180 mg/m²	250 ml NaCl 0,9 %	i.v.	1h30min	
1	+2h 30min	Calciumfolinat/Leukovorin®	400 mg/m²	100 ml NaCl 0,9 %	i.v.	30min	bei Anwendung von Levoleukovorin: Dosis = 50% der Leukovorindosis
1	+3h	Fluorouracil (5-FU)	400 mg/m²	Unverdünnt	i.v.	B	
1	+3h 5min	Fluorouracil (5-FU)	2 400 mg/m²	ad 115 ml NaCl 0,9 %	i.v.	46h	ambulant in Baxter-Pumpe ad 115ml über 46h. Stationär in 500ml-Beutel.

Zyklusdiagramm

	Tag 1	2	[...]	Wdh: 15
Bevacizumab				
Irinotecan				
Calciumfolinat				
Fluorouracil (Bolus)				
Fluorouracil (46h)				

Obligate Prä- und Begleitmedikation (Zyklus 3-n)

Tag	zeitl. Ablauf	Substanz	Basisdosierung	Trägerlösung (ml)	Appl.	Infusionsdauer	Bemerkungen
1	-30min	NaCl 0,9 %	1 000 ml		i.v.	4h	
1	+30min	Dexamethason	8 mg	100 ml NaCl 0,9 %	i.v.	15min	
1	+30min	Granisetron	1 mg	100 ml NaCl 0,9 %	i.v.	15min	

Bedarfsmedikation	Loperamid der/dem Patient/in mitgeben! Bei frühcholinergem Syndrom Atropin 0,25 mg 1x s.c.
FN-Risiko	10-20% → je nach Risikoabwägung als Primärprophylaxe, bei FN im 1. Zyklus als Sekundärprophylaxe, siehe Kurzfassung Leitlinien G-CSF
Kontrollen	Blutdruck, Bilirubin, Leberwerte, eGFR, Differentialblutbild, Gerinnungsstatus, Kalium, Phosphor, Blutzucker, Urineiweiß, alkal. Phosphatase
Dosisreduktion	FOLFIRI: - falls Therapieaufschub um 2 Wochen oder in 2 Zyklen um 1 Woche notwendig (siehe Therapievoraussetzung): ggf. DR 5-FU und/oder Irinotecan um 20%. - falls im vorausgegangenen Zyklus **Neutropenie <500/µl (individuell <1000/µl), febrile Neutropenie, Thrombozytopenie <50Tsd/µl (individuell <75Tsd./µl): DR 5-FU und Irinotecan um 20-25%.** - falls im vorausgegangenen Zyklus **Nicht-hämatologische Tox.** Grad 3-4 (z.B. Mukositis) oder klinisch signifikant Grad 2-4 (z.B. Diarrhoe, Hand-Fuß-Syndrom): DR 5-FU und/oder Irinotecan um 20% (bei Hand-Fuß-Syndrom primär DR 5-FU). - bei **Leberfunktionsstörung:** minimal: DR Irinotecan um 25%; mild bzw. Bilirubin 1,5-3x ULN: DR Irinotecan um 50%; moderat bzw. Bilirubin >3x ULN: Irinotecan Stop und 5-FU DR um 25-50%; M. Gilbert-Meulengracht: DR Irinotecan um 20% - bei **Nierenfunktionsstörung:** Kreatinin-Clearance 30-50ml/min: ggf DR 5-FU und/oder Irinotecan um 25%; <30ml/min: DR 5-FU und/oder Irinotecan um 50%.
Dosissteigerung	Bei Auftreten von Nebenwirkungen durch Bevacizumab, Medikament absetzen (siehe auch Fachinfo).
Therapievoraussetzung	individuelle Dossteigerung des 5-FU bis auf z.B. 3000 mg/m² möglich (Tournigand et al. 2004). Leukozyten >2000/µl Neutrophile >1500/µl (individuell >1000/µl) Thrombozyten ≥100Tsd./µl (individuell >75Tsd./µl) auf Grad 0-1 abgeklungene klinisch signifikante, nicht-hämatologische Tox. (z.B. Mukositis) (individuell auf Grad 0-2 falls Grad 3-4) (Diarrhoe auf Grad 0) → andernfalls um 1-2 Wochen verschieben.
Therapieabbruch	z.B. persistierende oder wiederholte Grad 3-4 Toxizität trotz etwaiger Dosisreduktion (5-FU und Irinotecan), Kardiotox. (5-FU)
Erfolgsbeurteilung	alle 8 Wochen
Wiederholung	**Zyklus 1-1:** d15: Start Zyklus 2 **Zyklus 2-2:** d15: Start Zyklus 3 **Zyklus 3-n:** Tag 15.
Literatur	FOLFIRI: Tournigand C et al. J Clin Oncol. 2004; 22: 229-237; FOLFIRI-Bevacizumab: Stintzing et al. Lancet Oncol. 2016;17(10):1426-1434. Therapievoraussetzung/Dosisreduktion/Therapieabbruch: Fachinfo 5-FU Medac Nov 2021; Fachinfo Irinotecan Onkovis Juli 2021; NHS-Protocol FOLFIRI (03/2021); Uptodate FOLFIRI-regimen (abgerufen 02/2022); Studienprotokoll Conko 007; Therapieprotokolle Australien:FOLFIRI (www.eviq.org.au); FDA prescribing information Camptosar® 2020

Diese Krebstherapie birgt letale Risiken. Die Anwendung darf nur durch erfahrene Onkologen und entsprechend ausgebildetes Pflegepersonal erfolgen. Das Protokoll muss im Einzelfall überprüft und der klinischen Situation angepasst werden.

| 080304_19 | FOLFIRI + Cetuximab | | | Indikation: metastasiertes Kolorektales-Ca und Ras Wildtyp | | | ICD-10: C18/C19 |

Hauptmedikation (Zyklus 1)

Tag	zeitl. Ablauf	Substanz	Basisdosierung	Trägerlösung (ml)	Appl.	Infusionsdauer	Bemerkungen
1	0	Irinotecan	180 mg/m²	250 ml NaCl 0,9 %	i.v.	1h30min	
1	+1h 30min	Calciumfolinat/Leukovorin®	400 mg/m²	100 ml NaCl 0,9 %	i.v.	30min	bei Anwendung von Levoleukovorin: Dosis = 50% der Leukovorindosis
1	+2h	Fluorouracil (5-FU)	400 mg/m²	Unverdünnt	i.v.	B	
1	+3h 10min	Cetuximab	400 mg/m²		i.v.	s.u.	Erstgabe mit 400 mg/m², danach Erhaltungsdosis mit 250 mg/m²
1	Gabe	Fluorouracil (5-FU)	2400 mg/m²	ad 115 ml NaCl 0,9 %	i.v.	46h	1h nach Ende Cetuximab; ambulant in Baxter-Pumpe ad 115ml über 46h. Stationär in 500ml-Beutel.
8	0	Cetuximab	250 mg/m²		i.v.	1h*	Erhaltungsdosis ab 2. Gabe

CAVE: **vor Therapiebeginn mit 5-FU/ Capecitabin** oder vor erneuter Applikation **nach vorausgegangener erhöhter Toxizität** muss die **DPD-Aktivität** bestimmt werden und der sich aus den DPYD-Genotypen ergebende **DPD-Aktivitäts-Score** ermittelt werden.

DPD-Aktivitäts-Score	Maßnahme	
2 (normal)	Therapie wie geplant möglich [1]	
1.5	**RS mit OA** bezüglich Dosisreduktion erforderlich	DR der Initialdosis um 25-50%, danach toxizitätsadaptierte Dosissteigerung [1]
1		DR der Initialdosis auf 50%, danach toxizitätsadaptierte Dosissteigerung [1]
0.5		DPD Phänotypisierung → bei Bestätigung: Kontraindikation für 5-FU und Capecitabin ODER stark reduzierte Initialdosis mit Drug Monitoring (nur bei 5-FU sinnvoll) [1]
0	Kontraindikation für 5-FU und Capecitabin	

[1] ggf. Drug Monitoring (nur bei 5-FU sinnvoll)

Achtung:
5-FU-Gabe über **ZVK** empfohlen

Cetuximab- Info auf Kurvenblatt beachten

Bitte dem Patient **Loperamid** mitgeben, Einnahme **nicht** prophylaktisch! Anwendung nur entsprechend dem Informationsblatt
Bei **frühcholinergem Syndrom:** 0,25 mg Atropin 1x s.c.

Schwerwiegende Wechselwirkung:
keine Gabe von Brivudin zusammen mit 5-Fluorouracil parate und Prodrugs (Efudix, Capecitabin, Floxuridin, Tegafur). Durch Hemmung der Dihydropyrimidindehydrogenase, Akkumulation und verstärkte Toxizität von 5-FU, letale Folgen möglich. Mindestens 4 Wochen zeitlicher Abstand.

Cave: Die Therapie mit Cetuximab kann zu einem Magnesium-Wasting-Syndrom führen.

Mutationstestung der KRAS, NRAS und BRAF Gene vor Therapiebeginn mit Cetuximab obligat.

Zyklusdiagramm

	Tag 1	2	3	4	5	6	7	8	9	10	11	12	13	14
Irinotecan														
Cetuximab														
Calciumfolinat														
Fluorouracil (Bolus)														
Fluorouracil (46h Dauerinfusion)														

Wiederholungsinfo: Tag 15: Start Zyklus 2

Obligate Prä- und Begleitmedikation (Zyklus 1)

Tag	zeitl. Ablauf	Substanz	Basisdosierung	Trägerlösung (ml)	Appl.	Infusionsdauer	Bemerkungen
1	-30min	NaCl 0,9 %	1 000 ml		i.v.	7h	
1	-30min	Dexamethason	8 mg		i.v.	15min	
1	-30min	Granisetron	1 mg		i.v.	15min	
1	+2h 10min	Paracetamol	1 g		p.o.		nur bei Cetuximab-Erstgabe
1	+2h 40min	Dexamethason	8 mg		i.v.	15min	nur bei Cetuximab-Erstgabe
1	+2h 40min	Clemastin	2 mg		i.v.	15min	
8	-30min	NaCl 0,9 %	500 ml		i.v.	1h30min	
8	-30min	Clemastin	2 mg		i.v.	15min	
8	-30min	Dexamethason	4 mg		i.v.	15min	

Hauptmedikation (Zyklus 2-n)

Tag	zeitl. Ablauf	Substanz	Basisdosierung	Trägerlösung (ml)	Appl.	Infusionsdauer	Bemerkungen
1	0	Cetuximab	250 mg/m²		i.v.	1h	Erstgabe: loading dose 400mg/m² nach der Ctx, ab d8 250mg/m² Erhaltungsdosis vor der Ctx
1	+2h	Irinotecan	180 mg/m²	250 ml NaCl 0,9 %	i.v.	1h30min	Irinotecan frühestens 1h nach Ende Cetuximab
1	+3h 30min	Calciumfolinat/Leukovorin®	400 mg/m²	100 ml NaCl 0,9 %	i.v.	30min	bei Anwendung von Levoleukovorin: Dosis = 50% der Leukovorindosis
1	+4h	Fluorouracil (5-FU)	400 mg/m²	Unverdünnt	i.v.	B	
1	+4h 5min	Fluorouracil (5-FU)	2 400 mg/m²	ad 115 ml NaCl 0,9 %	i.v.	46h	ambulant in Baxter-Pumpe ad 115ml über 46h. Stationär in 500ml-Beutel.
8	0	Cetuximab	250 mg/m²		i.v.	1h	Erstgabe: loading dose 400mg/m² nach der Ctx, ab d8 250mg/m² Erhaltungsdosis vor der Ctx

Zyklusdiagramm

	Tag 1	2	3	4	5	6	7	8	[...]	Wdh: 15
Cetuximab	□							□		
Irinotecan	■									
Calciumfolinat	□									
Fluorouracil (Bolus)	■									
Fluorouracil (46h Dauerinfusion)	□									

Wiederholungsinfo: bis PD (durch CT/MRT)

Obligate Prä- und Begleitmedikation (Zyklus 2-n)

Tag	zeitl. Ablauf	Substanz	Basisdosierung	Trägerlösung (ml)	Appl.	Infusionsdauer	Bemerkungen
1	-30min	NaCl 0,9 %	1 000 ml		i.v.	5h	
1	-30min	Clemastin	2 mg		i.v.	15min	
1	-30min	Dexamethason	8 mg		i.v.	10min	
1	+1h 30min	Granisetron	1 mg		i.v.	15min	
8	-30min	NaCl 0,9 %	500 ml		i.v.	1h30min	
8	-30min	Clemastin	2 mg		i.v.	15min	
8	-30min	Dexamethason	4 mg		i.v.	10min	

Bedarfsmedikation	Bei Diarrhoebeginn 4mg Immodium p.o., dann 2mg 2-stündlich bis 12h nach Diarrhoe- Ende, wenn keine Besserung nach 48h/Diarrhoe + neutropenisches Fieber/CTC Gr.4 Diarrhoe antibiotische Breitspektrum-Therape (Chinolone); Bei frühcholinergem Syndrom Atropin 0,25 mg 1x s.c; Bei Hand- Fuß- Syndrom (5FU): 100-150 mg Pyridoxin (Vit. B6)tgl. p.o., Cetuximab: Hautpflege: ph-neutrale Bade- und Duschmittel/Shampoo, Sonnenexposition vermeiden, hoher Lichtschutzfaktor verwenden, bei Akne: keine Aknetherapeutika, sondern prophylatktische Gabe von oralen Tetrazyklinen (6-8 Wochen) oder topische Anwendung einer feuchtigkeitsspendenden 1% Hydrocortisoncreme und andere Maßnahmen in Rücksprache mit dem Hautarzt
FN-Risiko	10-20% → je nach Risikoabwägung als Primärprophylaxe, bei FN im 1. Zyklus als Sekundärprophylaxe, siehe Kurzfassung Leitilinien G-CSF
Kontrollen	Differentialblutbild, Nieren- und Leberwerte (Zyklus 1-2: wöchentlich, danach vor Zyklusbeginn innerhalb 2d vor Therapie), alle 8Wochen: 1. CT/MRT, 2. Röntgen-Thorax bei initial negativem CT/MRT-Befund
Dosisreduktion	FOLFIRI: - falls Therapieaufschub um 2 Wochen oder in 2 Zyklen um 1 Woche notwendig (siehe Therapievoraussetzung): ggf. DR 5-FU und/oder Irinotecan um 20%. - falls im vorausgegangenen Zyklus **Neutropenie <500/µl (individuell <1000/µl), febrile Neutropenie, Thrombozytopenie <50Tsd./µl (individuell <75Tsd./µl): DR 5-FU und Irinotecan um 20-25%.** - falls im vorausgegangenen Zyklus **Nicht-hämatologische Tox.** Grad 3-4 (z.B. Diarrhoe, Hand-Fuß-Syndrom): DR 5-FU und/oder Irinotecan um 20% (bei Hand-Fuß-Syndrom primär DR 5-FU). - bei **Leberfunktionsstörung:** minimal: DR Irinotecan um 25%; mild bzw. Bilirubin 1,5-3x ULN: DR Irinotecan um 50%; moderat bzw. Bilirubin >3x ULN: Irinotecan Stop und 5-FU DR um 25-50%; M. Gilbert-Meulengracht: DR Irinotecan um 20% - bei **Nierenfunktionsstörung:** Kreatinin-Clearance 30-50ml/min: ggf DR 5-FU und/oder Irinotecan um 25%; <30ml/min: DR 5-FU und/oder Irinotecan um 50%. Cetuximab: allergische Reaktionen: CTC Gr.1: Infusionsrate dauerhaft auf 50% reduzieren; Infusionsdauer insgesamt nicht > 4h; CTC Gr.2: Infusionsstopp bis Besserung auf mindestens CTC Gr. 1; dann Vorgehen wie dort; CTC Gr. 3/4: Therapie-Abbruch; Hauttoxizität: CTC Gr.3: Therapiepause bis zu 14d, bei Besserung Wiederbeginn mit 250mg/m² nach 1. Auftreten, 200mg/m² nach 2. Auftreten, 150mg/m² nach 3. Auftreten; wenn keine Besserung od. 4. Auftreten von CTC Gr.3: Therapie-Abbruch.
Dosissteigerung	individuelle Dosissteigerung des 5-FU bis auf z.B. 3000 mg/m² möglich (Tournigand et al. 2004).
Therapievoraussetzung	Leukozyten >2000/µl Neutrophile >1500/µl (individuell >1000/µl) Thrombozyten >100Tsd./µl (individuell >75Tsd./µl) auf Grad 0-1 abgeklungene klinisch signifikante, nicht-hämatologische Tox. (z.B. Mukositis) (individuell auf Grad 0-2 falls Grad 3-4) (Diarrhoe auf Grad 0) → andernfalls um 1-2 Wochen verschieben.
Therapieabbruch	z.B. persistierende oder wiederholte Grad 3-4 Toxizität trotz etwaiger Dosisreduktion (5-FU und Irinotecan), Kardiotox. (5-FU)
Erfolgsbeurteilung	alle 8 Wochen (CT/MRT)
Wiederholung	**Zyklus 1-1:** Tag 15: Start Zyklus 2 **Zyklus 2-n:** Tag 15. bis PD (durch CT/MRT)
Literatur	Studienprotokoll EMR 62 202-013 (int. 0425) CRYSTAL: Cetuximab combined with Irinotecan in first- line therapy for metastatic colorectal cancer; Van Cutsem et al. J Clin Oncol, 2007 ASCO. Tournigand C et al. J Clin Oncol. 2004; 22:229-237. Therapievoraussetzung/Dosisreduktion/Therapieabbruch: Fachinfo 5-FU Medac Nov 2021; Fachinfo Irinotecan Onkovis Juli 2021; Tournigand et al. JCO 2004; Colucci et al. JCO 2005; NHS-Protocol FOLFIRI (03/2021); Uptodate FOLFIRI-regimen (abgerufen 02/2022); Studienprotokoll Conko 007; Therapieprotokolle Australien:FOLFIRI (www.eviq.org.au); FDA prescribing information Camptosar® 2020

Diese Krebstherapie birgt letale Risiken. Die Anwendung darf nur durch erfahrene Onkologen und entsprechend ausgebildetes Pflegepersonal erfolgen. Das Protokoll muss im Einzelfall überprüft und der klinischen Situation angepasst werden.

080304_24   **FOLFIRI + Panitumumab**

Indikation: metastasiertes Kolorektales -Ca (Ras Wildtyp)   **ICD-10: C18/C19**

Hauptmedikation (Zyklus 1)

Tag	zeitl. Ablauf	Substanz	Basisdosierung	Trägerlösung (ml)	Appl.	Infusions-dauer	Bemerkungen
1	0	Irinotecan	180 mg/m²	250 ml NaCl 0,9 %	i.v.	1h30min	
1	+1h 30min	Calciumfolinat/Leukovorin®	400 mg/m²	100 ml NaCl 0,9 %	i.v.	30min	bei Anwendung von Levoleukovorin: Dosis = 50% der Leukovorindosis
1	+2h	Fluorouracil (5-FU)	400 mg/m²	Unverdünnt	i.v.	B	separates Infusionsset mit speziellem In-Line-Filter Porengröße 0,2μm, bei Dosierungen > 1 000mg Infusionsdauer 90min
1	+2h 5min	Panitumumab	6 mg/kg	100 ml NaCl 0,9 %	i.v.	1h	
1	+3h 5min	Fluorouracil (5-FU)	2400 mg/m²	ad 115 ml NaCl 0,9 %	i.v.	46h	ambulant in Baxter-Pumpe ad 115ml über 46h. Stationär in 500ml-Beutel.

Zyklusdiagramm | Tag 1 | 2 | [...] | Wdh: 15

	Tag 1	2	[...]
Irinotecan	☐		
Panitumumab	■	☐	
Calciumfolinat	☐		
Fluorouracil (Bolus)	■		
Fluorouracil (46h Dauerinfusion)	☐		

Achtung:
5-FU-Gabe über ZVK empfohlen

Mutationstestung der **KRAS, NRAS und BRAF Gene** vor Therapiebeginn mit Panitumumab obligat

Panitumumab:

Applikationshinweis und Infusionsdauer: In-Line-Filter zum verwenden. Infusionsdauer 30min (wenn Dosis >1000mg 90min), bei guter Verträglichkeit Folgegaben über 30–30min möglich.

Infusionsreaktionen: auch >24h nach Therapieende noch möglich → Notfallwagen bereithalten, Patient über Möglichkeit einer verzögerten Infusionsreaktion aufklären.

Die Therapie mit **Panitumumab** kann zu einer **Magnesium-Wasting-Syndrom** führen. **Keine Gabe von Mg²⁺ und Ca²⁺ bei Hyperkalziämie/Hypermagnesiämie oder Therapie mit Digitalis, Thiaziden.**

Achtung: Gabe von Filgrastim/Neupogen® 5μg/kg/d s.c.
1. nach CTx: 1x tgl. bei Leukozyten < 1 000/μl bis > 1 000/μl
2. Primärprophylaxe ab d6 post CTx wenn nach Risikoabwägung FN-Risiko > 20%
3. Sekundärprophylaxe: nach durchgemachter Neutropenie in vorangegangenen Zyklen prophylaktische Gabe in den Folgezyklen

Management Hautreaktionen unter Panitumumab:

Auftreten von Hautsymptom(en) ≥Grad 3 (= schwer oder lebensbedrohlich	Maßnahmen/ Dosisanpassung		
erstmalig	1 oder 2 Dosen Panitumumab aussetzen	wenn dann verbessert auf <Grad 3: Fortsetzen der Infusion mit **100% der Anfangsdosis**	wenn nicht verbessert: absetzen
2. Mal	1 oder 2 Dosen Panitumumab aussetzen	wenn dann verbessert auf <Grad 3: Fortsetzen der Infusion mit **80% der Anfangsdosis**	wenn nicht verbessert: absetzen
3. Mal	1 oder 2 Dosen Panitumumab aussetzen	wenn dann verbessert auf <Grad 3: Fortsetzen der Infusion mit **60% der Anfangsdosis**	wenn nicht verbessert: absetzen
4. Mal	Panitumumab absetzen	-	

CAVE: vor Therapiebeginn mit 5-FU/ Capecitabin oder vor erneuter Applikation **nach vorausgegangener erhöhter Toxizität** muss die **DPD-Aktivität** bestimmt werden und der sich aus den DPYD-Genotypen ergebende **DPD-Aktivitäts-Score** ermittelt werden.

DPD-Aktivitäts-Score	Maßnahme
2 (normal)	Therapie wie geplant möglich [1]
1.5	**RS** um OA bezüglich Dosisreduktion erforderlich
	DR der Initialdosis um 25-50%, danach toxizitätsadaptierte Dosissteigerung [1]
1	DR der Initialdosis auf 50%, danach toxizitätsadaptierte Dosissteigerung [1]
0.5	DPD Phänotypisierung → bei Bestätigung: Kontraindikation für 5-FU und Capecitabin ODER stark reduzierte Initialdosis mit Drug Monitoring (nur bei 5-FU sinnvoll)
0	**Kontraindikation** für 5-FU und Capecitabin

ggf. Drug Monitoring (nur bei 5-FU sinnvoll)

Irinotecan/ Irinotecan liposomal erhöhtes Risiko für schwere Neutropenien und Durchfälle bei Patienten mit **verminderter UGT1A1-Aktivität** (z.B. Gilbert-Meulengracht-Syndrom).

UGT1A1-Genotypisierung vor Erstgabe insbesondere erwägen bei:
- geschwächten Patienten oder
- Irinotecan-Dosis >180mg/m²

UGT1A1 Genotyp	Relevanz hinsichtlich Irinotecan-Toxizität	Maßnahme
*1/*1	durchschnittliches Risiko	Standarddosis
*1/*28, *1/*6	erhöhtes Risiko	Standarddosis
*28/*28, *6/*6, *6/*28	hohes Risiko	DR in Zyklus 1 um 25% (Irinotecan) bzw. auf 50mg/m² (Irinotecan liposomal), in darauffolgenden Zyklen toxizitätsadaptierte Dosissteigerung

Literatur: Karas et al. JCO Oncol Pract. 2021 Dec 3:OP2100624; Etienne-Grimaldi et al. Fundam Clin Pharmacol. 2015 Jun;29(3):219-37; Rote-Hand-Brief Arzneimitteltoxizität bei Patienten mit verringerter UGT1A1-Aktivität, 21.12.2021

Obligate Prä- und Begleitmedikation (Zyklus 1)

Tag	zeitl. Ablauf	Substanz	Basisdosierung	Trägerlösung (ml)	Appl.	Infusions-dauer	Bemerkungen
1	-30min	NaCl 0,9 %	1 000 ml		i.v.	4h	
1	-30min	Dexamethason	8 mg	100 ml NaCl 0,9 %	i.v.	15min	
1	-30min	Granisetron	1 mg	100 ml NaCl 0,9 %	i.v.	15min	

Hauptmedikation (Zyklus 2-n)

Tag	zeitl. Ablauf	Substanz	Basisdosierung	Trägerlösung (ml)	Appl.	Infusions-dauer	Bemerkungen
1	0	Panitumumab	6 mg/kg	100 ml NaCl 0,9 %	i.v.	1h	in Zyklus 1 Applikation nach CTx; separates Infusionsset mit In-Line-Filter Porengröße 0,2 µm, bei Dosierungen > 1 000mg Infusionsdauer 90min
1	+1h	Irinotecan	180 mg/m²	250 ml NaCl 0,9 %	i.v.	1h30min	
1	+2h 30min	Calciumfolinat/Leukovorin®	400 mg/m²	100 ml NaCl 0,9 %	i.v.	30min	bei Anwendung von Levoleukovorin: Dosis = 50% der Leukovorindosis
1	+3h	Fluorouracil (5-FU)	400 mg/m²	Unverdünnt	i.v.	B	
1	+3h 5min	Fluorouracil (5-FU)	2 400 mg/m²	ad 115 ml NaCl 0,9 %	i.v.	46h	ambulant in Baxter-Pumpe ad 115ml über 46h. Stationär in 500ml-Beutel.

Zyklusdiagramm

	Tag 1	2	[...]	Wdh: 15
Panitumumab				
Irinotecan				
Calciumfolinat				
Fluorouracil (Bolus)				
Fluorouracil (46h Dauerinfusion)				

Obligate Prä- und Begleitmedikation (Zyklus 2-n)

Tag	zeitl. Ablauf	Substanz	Basisdosierung	Trägerlösung (ml)	Appl.	Infusions-dauer	Bemerkungen
1	-30min	NaCl 0,9 %	1 000 ml		i.v.	4h	
1	-30min	Dexamethason	8 mg	100 ml NaCl 0,9 %	i.v.	15min	
1	-30min	Granisetron	1 mg	100 ml NaCl 0,9 %	i.v.	15min	

Bedarfsmedikation	Magnesium; **Diarrhoe:** initial 4mg Loperamid p.o., dann 2mg alle 2h, bis 12h nach Diarrhoe-Ende (max 48h), **Diarrhoe+ Neutropenie:** antibiotische Breitspektrum-Therapie (Chinolone). **Frühcholinerges Syndrom:** Atropin 1 x 0,25 mg s.c.; **Prävention von Hauttoxizität unter Panitumumab:** Verwendung pH-neutraler, nicht parfümierter Seife bzw. Waschmittel sowie weicher Handtücher; vorsichtiges Rasieren und Kürzen der Finger-/Fußnägel; Vermeiden von heißem Wasser und Heißluftföhnen; Vermeiden übermäßiger Beanspruchung der Haut, z.B. enge Schuhe; Vermeiden von Sonnenlicht und Verwendung von Sonnenschutzmittel (UVA/UVB SPF >15); Feuchtigkeitsspendende Cremes/Lotionen 1-2 x/Tag. Prophylaktische Einnahme oraler Antibiotika (z.B. Doxycyclin 100 mg 1-0-1) ggf. mit topischen Kortikosteroiden (z.B. Hydrocortison 2,5 %) auf Gesicht und Brust empfohlen
FN-Risiko	10-20% → je nach Risikoabwägung als Primärprophylaxe, bei FN im 1. Zyklus als Sekundärprophylaxe, siehe Kurzfassung Leitlinien G-CSF
Kontrollen	Blutbild, Differentialblutbild, Gerinnungsstatus, Bilirubin, Leberwerte, Kreatinin, eGFR, Elektrolyte, **Mg²⁺**, **Ca²⁺** (bis 8 Wo nach Therapie), **vor Therapiebeginn:** Lungenfunktionsprüfung
Dosisreduktion	FOLFIRI: - falls Therapieaufschub um 2 Wochen oder in 2 Zyklen um 1 Woche notwendig (siehe Therapievoraussetzung): ggf. DR 5-FU und/oder Irinotecan um 20%. - falls im vorausgegangenen Zyklus **Neutropenie <500/µl (individuell <1000/µl), febrile Neutropenie, Thrombozytopenie <50Tsd./µl (individuell <75Tsd./µl): DR 5-FU und Irinotecan um 20-25%.** - falls im vorausgegangenen Zyklus **Nicht-hämatologische Tox.** Grad 3-4 (z.B. Diarrhoe, Hand-Fuß-Syndrom): DR 5-FU und/oder Irinotecan um 20% (bei Hand-Fuß-Syndrom primär DR 5-FU). - bei **Leberfunktionsstörung:** minimal: DR Irinotecan um 25%; mild bzw. moderat bzw. Bilirubin 1,5-3x ULN: DR Irinotecan um 50%; moderat bzw. Bilirubin >3x ULN: Irinotecan Stop und 5-FU DR um 25-50%; M. Gilbert-Meulengracht: DR Irinotecan um 20% - bei **Nierenfunktionsstörung:** Kreatinin-Clearance 30-50ml/min: ggf DR 5-FU und/oder Irinotecan um 25%; <30ml/min: DR 5-FU und/oder Irinotecan um 50%. Panitumumab: **Infusionsreaktion:** CTCAE 1-2: Infusionsrate reduzieren, auch für Folgezyklen; CTCAE3-4: Therapieabbruch. **Hauttoxizität:** > 30% KOF betroffen (CTCAE ≥ 3): siehe Memobox
Dosissteigerung	individuelle Dosissteigerung des 5-FU bis auf z.B. 3000 mg/m² möglich (Tournigand et al. 2004).
Therapievoraussetzung	Leukozyten >2200/µl Neutrophile >1500/µl (individuell >1000/µl) Thrombozyten >100Tsd./µl (individuell >75Tsd./µl) auf Grad 0-1 abgeklungene klinisch signifikante, nicht-hämatologische Tox. (z.B. Mukositis) (individuell auf Grad 0 falls Grad 3-4) (Diarrhoe auf Grad 0) → andernfalls um 1-2 Wochen verschieben.
Therapieabbruch	z.B. persistierende oder wiederholte Grad 3-4 Toxizität trotz etwaiger Dosisreduktion (5-FU und Irinotecan), Kardiotox. (5-FU)
Kontraindikation	**Panitumumab:** lebensbedrohliche Überempfindlichkeitsreaktion nach Panitumumab; interstitielle Pneumonie, Lungenfibrose
Erfolgsbeurteilung	alle 8 Wochen
Wiederholung	**Zyklus 1-1:** Tag 15. **Zyklus 2-n:** Tag 15.
Literatur	Peeters M, J Clin Oncol. 2010; 28(31):4706-13.;Peeters M, J Clin Oncol. 2010; 28(31):4706-13. Tournigand C et al. J Clin Oncol. 2004; 22:229-237. **Therapievoraussetzung/Dosisreduktion/Therapieabbruch:** Fachinfo 5-FL Medac Nov 2021; Fachinfo Irinotecan Onkovis Juli 2021; Tournigand et al. JCO 2004; Colucci et al. JCO 2005; NHS-Protocol FOLFIRI (03/2021); Uptodate FOLFIRI-regimen (abgerufen 02.2022); Studienprotokoll Conko 007; Therapieprotokolle Australien:FOLFIRI (www.eviq.org.au); FDA prescribing information Camptosar® 2020; **Management Hauttoxizität Panitumumab:** https://www.uptodate.com/contents/acneiform-eruption-secondary-to-epidermal-growth-factor-receptor-egfr-and-mek-inhibitors

Diese Krebstherapie birgt letale Risiken. Die Anwendung darf nur durch erfahrene Onkologen und entsprechend ausgebildetes Pflegepersonal erfolgen. Das Protokoll muss im Einzelfall überprüft und der klinischen Situation angepasst werden.

080304_40 **FOLFIRI + Ramucirumab** **Indikation: Kolorektales-Ca (irresektabel/metastasiert)** **ICD-10: C18/C19**

Hauptmedikation (Zyklus 1-n)

Tag	zeitl. Ablauf	Substanz	Basisdosierung	Trägerlösung (ml)	Appl.	Infusions-dauer	Bemerkungen
1	0	Ramucirumab	8 mg/kg	ad 250 ml NaCl 0,9 %	i.v.	1h	Applikation über 0,22 μm Inline-Filter, max. Infusions-geschwindigkeit 25mg/min, verlängerte Infusionszeit in Ab-hängigkeit der Verträglichkeit (siehe Memokasten), inkom-patibel mit Glucose
1	+1h	Irinotecan	180 mg/m²	250 ml NaCl 0,9 %	i.v.	1h30min	
1	+2h 30min	Calciumfolinat/Leukovorin®	400 mg/m²	100 ml NaCl 0,9 %	i.v.	30min	bei Anwendung von Levoleukovorin: Dosis = 50% der Leukovorindosis
1	+3h	Fluorouracil (5-FU)	400 mg/m²	Unverdünnt	i.v.	B	
1	+3h 5min	Fluorouracil (5-FU)	2 400 mg/m²	ad 115 ml NaCl 0,9 %	i.v.	46h	ambulant in Baxter-Pumpe ad 115ml über 46h. Stationär in 500ml-Beutel.

Achtung:
5-FU-Gabe über **ZVK** empfohlen

Zyklusdiagramm

	Tag 1	2	[...]	Wdh: 15
Ramucirumab	☐			
Irinotecan	☐			
Calciumfolinat/Leukovorin®	☐			
Fluorouracil (Bolus)	■			
Fluorouracil (46h)	☐			

Wiederholungsinfo: bis Progress oder inakzeptable Toxizität

Achtung: Dieses Zyklusdiagramm entspricht dem Standard-Protokoll. Eventuelle Änderungen in dieser Therapie werden *nicht* widergespiegelt.

CAVE: vor Therapiebeginn mit 5-FU/ Capecitabin oder vor erneuter Applikation **nach voraus-gegangener erhöhter Toxizität** muss die **DPD-Aktivität** bestimmt werden und der sich aus den DPYD-Genotypen ergebende **DPD-Aktivitäts-Score** ermittelt werden.

DPD-Aktivitäts-Score	Maßnahme
2 (normal)	Therapie wie geplant möglich [1]
1.5	**RS mit OA** bezüglich Dosisreduktion erforderlich	DR der Initialdosis um 25-50%, danach toxizitätsadaptierte Do-sissteigerung [1]
1	DR der Initialdosis auf 50%, danach toxizitätsadaptierte Do-sissteigerung [1]
0.5	DPD Phänotypisierung → bei Bestätigung: Kontraindikation für 5-FU und Capecitabin ODER stark reduzierte Initial-dosis mit Drug Monitoring (nur bei 5-FU sinnvoll)
0	**Kontraindikation** für 5-FU und Capecitabin

[1] ggf. Drug Monitoring (nur bei 5-FU sinnvoll)

Irinotecan/ Irinotecan liposomal
erhöhtes Risiko für schwere Neutropenien und Durchfälle bei Patienten mit **verminderter UGT1A1-Aktivität** (z.B. Gilbert-Meulengracht-Syndrom).

UGT1A1-Genotypisierung vor Erstgabe insbesondere erwägen bei:
- geschwächten Patienten oder
- Irinotecan-Dosis >180mg/m²

UGT1A1 Genotyp	Relevanz hinsichtlich Irinotecan-Toxizität	Maßnahme
*1/*1	durchschnittliches Risiko	Standarddosis
*1/*28, *1/*6	erhöhtes Risiko	Standarddosis
*28/*28, *6/*6, *6/*28	hohes Risiko	DR in Zyklus 1 um 25% (Irinote-can) bzw. auf 50mg/m² (Irinote-can liposomal), in darauffolgen-den Zyklen toxizitätsadaptierte Dosissteigerung

Literatur: Karas et al. JCO Oncol Pract. 2021 Dec 3:OP2100624; Etienne-Grimaldi et al. Fundam Clin Pharmacol. 2015 Jun;29(3):219-37; Rote-Hand-Brief Arzneimitteltoxizität bei Patienten mit verringerter UGT1A1-Aktivität, 21.12.2021

**Schwerwiegende Wechselwirkung:
keine Gabe von Brivudin zusammen mit 5-Fluorouracil** inkl. topischer Prä-parate und Prodrugs (Efudix, Capecitabin, Floxuridin, Tegafur).
Durch Hemmung der Dihydropyrimidindehydrogenase, Akkumulation und ver-stärkte Toxizität von 5-FU, letale Folgen möglich. Mindestens 4 Wochen zeitlicher Abstand.

Ramucirumab:
CAVE Infusionsreaktionen: **während und nach der Infusion engmaschige Überwachung,**
ggf. nach Behandlungsstandard für Anaphylaxie verfahren
Bei Auftreten einer infusionsbedingten Reaktion Grad 1 oder 2:
- Reduktion der Infusionsrate für die Dauer der Infusion und alle nachfolgenden Gaben um 50%
- Prämedikation mit zusätzlich Dexamethason und Paracetamol bei Folgegaben
Bei Auftreten von infusionsbedingten Reaktionen Grad 3 oder 4: sofort und endgültiger Therapieabbruch
CAVE: Gastrointestinale Perforationen, arterielle Thromboembolie, schwere Blutungen/gastrointestinale Blutungen,
Hypertensive Entgleisung, allerg./anaphylaktische Reaktion, Proteinurie, Fistelbildung, Wundheilungsstörungen:
- Behandlung frühestens 28 Tage nach größerer OP oder nach Ausheilung der Wunde

Obligate Prä- und Begleitmedikation (Zyklus 1-n)

Tag	zeitl. Ablauf	Substanz	Basisdosierung	Trägerlösung (ml)	Appl.	Infusions-dauer	Bemerkungen
1	-30min	NaCl 0,9 %	1 000 ml		i.v.	4h	
1	-30min	Dexamethason	8 mg		i.v.	15min	
1	-30min	Granisetron	1 mg		i.v.	15min	
1	-30min	Clemastin	2 mg		i.v.	B/2min	

Bedarfsmedikation: Loperamid dem/der Patient/in mitgeben! Bei frühcholinergem Syndrom Atropin 0,25 mg 1 x s.c.

FN-Risiko: 10-20% → je nach Risikoabwägung als Primärprophylaxe, bei FN im 1. Zyklus als Sekundärprophylaxe, siehe Kurzfassung Leitlinien G-CSF

Kontrollen: Blutbild und Differentialblutbild, Leberfunktion (Bilirubin, Leberwerte), Blutdruck vor jeder Gabe, eGFR, Gerinnungsstatus, Kalium, Phosphor, Blutzucker, Urineiweiß, alkal. Phosphatase, Schilddrüsenfunktion, Proteinurie, Anzeichen/Symptome für Polyneuropathie, infusionsbedingte Reaktionen, arterielle Thromboembolie, Reversibles Postenzephalopathie-Syndrom, gastrointestinale Perforation, Wundheilungskomplikationen, Gerinnungsparameter (besonders bei gleichzeitiger Anwendung von Antikoagulantien/erhöhter Disposition für Blutungen)

Dosisreduktion: FOLFIRI:
- falls Therapieaufschub um 2 Wochen oder in 2 Zyklen um 1 Woche notwendig (siehe Therapievoraussetzung): ggf. DR 5-FU und/oder Irinotecan um 20%.
- falls im vorausgegangenen Zyklus Neutropenie <500/μl **(individuell <1000/μl)**, **febrile Neutropenie, Thrombozytopenie <50Tsd./μl (individuell <75Tsd./μl); DR 5-FU und Irinotecan um 20-25%.**
- falls im vorausgegangenen Zyklus **Nicht-hämatologische Tox.** Grad 3-4 (z.B. Diarrhoe, Hand-Fuß-Syndrom): DR 5-FU und/oder Irinotecan um 20% (bei Hand-Fuß-Syndrom primär DR 5-FU).
- bei **Leberfunktionsstörung:** minimal: DR Irinotecan um 25%; mild bzw. Bilirubin 1,5-3x ULN: DR Irinotecan um 50%; moderat bzw. Bilirubin >3x ULN: Irinotecan Stop und 5-FU DR um 25-50%; M. Gilbert-Meulengracht: DR Irinotecan um 20%
- bei **Nierenfunktionsstörung:** Kreatinin-Clearance 30-50ml/min: ggf DR 5-FU und/oder Irinotecan um 25%; <30ml/min: DR 5-FU und/oder Irinotecan um 50%.
Ramucirumab: 6mg/kg nach Proteinurie (>2g/24h) und Normalisierung der Werte auf <2g/24h, bei wiederholtem Anstieg auf >2g/24h Reduktion auf 5mg/kg.

Dosissteigerung: individuelle Dosissteigerung des 5-FU bis auf z.B. 3000 mg/m² möglich (Tournigand et al. 2004).

Therapievoraussetzung: Leukozyten >2000/μl
Neutrophile >1500/μl (individuell >1000/μl)
Thrombozyten >100Tsd./μl (individuell >75Tsd./μl)
auf Grad 0-1 abgeklungene klinisch signifikante, nicht-hämatologische Tox. (z.B. Mukositis) (individuell auf Grad 3-4) (Diarrhoe auf Grad 0)
→ andernfalls um 1-2 Wochen verschieben.

Therapieabbruch: Ramucirumab: nephrotisches Syndrom, Proteinurie >3g/24h
FOLFIRI: z.B. persistierende oder wiederholte Grad 3-4 Toxizität trotz etwaiger Dosisreduktion (5-FU und Irinotecan), Kardiotox. (5-FU)

Wiederholung: Tag 15. bis Progress oder inakzeptable Toxizität

Literatur: Tabernero et al. Lacet Oncol 2015; 16: 499-508; Fachinformation: Irinotecan, 5-FU, Ramucirumab, Calciumfolinat. Tournigand C et al. J Clin Oncol. 2004; 22:229-237. Therapievoraussetzung/Dosisreduktion/Therapieabbruch: Fachinfo 5-FU Medac Nov 2021; Fachinfo Irinotecan Onkovis Juli 2021; Tournigand et al. JCO 2004; Colucci et al. JCO 2005; NHS-Protocol FOLFIRI (03/2021); Uptodate FOLFIRI-regimen (abgerufen 02/2022); Studienprotokoll Conko 007; Therapieprotokolle Australien:FOLFIRI (www.eviq.org.au); FDA prescribing information Camptosar® 2020 Freiburg

Letzte Änderung: 04.05.2022 09:43

Diese Krebstherapie birgt letale Risiken. Die Anwendung darf nur durch erfahrene Onkologen und entsprechend ausgebildetes Pflegepersonal erfolgen. Das Protokoll muss im Einzelfall überprüft und der klinischen Situation angepasst werden.

080304_18 **FOLFOXIRI** **Indikation: Kolorektales-Ca (irresektabel/metastasiert)** **ICD-10: C18/C19**

Hauptmedikation (Zyklus 1-n)

Tag	zeitl. Ablauf	Substanz	Basisdosierung	Trägerlösung (ml)	Appl.	Infusions-dauer	Bemerkungen
1	0	Irinotecan	165 mg/m²	250 ml NaCl 0,9 %	i.v.	1h30min	
1	+1h 50min	Oxaliplatin	85 mg/m²	250 ml Glucose 5 %	i.v.	2h	Inkompatibel mit NaCl 0,9%
1	+4h	Calciumfolinat/Leukovorin®	400 mg/m²	100 ml NaCl 0,9 %	i.v.	30min	bei Anwendung von Levoleukovorin: Dosis = 50% der Leukovorindosis
1	+4h 30min	Fluorouracil (5-FU)	3 200 mg/m²	ad 115 ml NaCl 0,9 %	i.v.	46h	ambulant in Baxter-Pumpe ad 115ml über 46h. Stationär in 500ml-Beutel.

Zyklusdiagramm

	Tag 1	2	[...]	Wdh: 15
Irinotecan	☐			
Oxaliplatin	☐			
Calciumfolinat	☐			
Fluorouracil (46h)	■	■		

Achtung:
5-FU-Gabe über ZVK empfohlen

Bitte dem Patient **Loperamid** mitgeben, Einnahme **nicht** prophylaktisch! Anwendung nur entsprechend dem Informationsblatt
Bei **frühcholinergem Syndrom:** 0,25 mg Atropin 1x s.c.

Achtung: Gabe von Filgrastim/Neupogen® 5µg/kg/d s.c.
1. nach CTx: 1x tgl. bei Leukozyten < 1 000/µl bis > 1 000/µl
2. Primärprophylaxe ab d6 post CTx wenn nach Risikoabwägung FN-Risiko > 20%
3. Sekundärprophylaxe: nach durchgemachter Neutropenie in vorangegangenen Zyklen prophylaktische Gabe in den Folgezyklen

Irinotecan/ Irinotecan liposomal
erhöhtes Risiko für schwere Neutropenien und Durchfälle bei Patienten mit **verminderter UGT1A1-Aktivität** (z.B. Gilbert-Meulengracht-Syndrom).

UGT1A1-Genotypisierung vor Erstgabe insbesondere erwägen bei:
- geschwächten Patienten oder
- Irinotecan-Dosis >180mg/m²

UGT1A1 Genotyp	Relevanz hinsichtlich Irinotecan-Toxizität	Maßnahme
*1/*1	durchschnittliches Risiko	Standarddosis
*1/*28, *1/*6	erhöhtes Risiko	Standarddosis
*28/*28, *6/*6, *6/*28	hohes Risiko	DR in Zyklus 1 um 25% (Irinotecan) bzw. auf 50mg/m² (Irinotecan liposomal), in darauffolgenden Zyklen toxizitätsadaptierte Dosissteigerung

Literatur: Karas et al. JCO Oncol Pract. 2021 Dec 3:OP2100624; Etienne-Grimaldi et al. Fundam Clin Pharmacol. 2015 Jun;29(3):219-37; Rote-Hand-Brief Arzneimitteltoxizität bei Patienten mit verringerter UGT1A1-Aktivität, 21.12.2021

Schwerwiegende Wechselwirkung:
keine Gabe von Brivudin zusammen mit 5-Fluorouracil inkl. topischer Präparate und Prodrugs (Efudix, Capecitabin, Floxuridin, Tegafur). Durch Hemmung der Dihydropyrimidindehydrogenase, Akkumulation und verstärkte Toxizität von 5-FU, letale Folgen möglich. Mindestens 4 Wochen zeitlicher Abstand.

CAVE: vor Therapiebeginn mit 5-FU/ Capecitabin oder vor erneuter Applikation **nach vorausgegangener erhöhter Toxizität** muss die **DPD-Aktivität** bestimmt werden und der sich aus den DPYD-Genotypen ergebende **DPD-Aktivitäts-Score** ermittelt werden.

DPD-Aktivitäts-Score	Maßnahme
2 (normal)	Therapie wie geplant möglich [1]
1.5	**RS mit OA bezüglich** Dosisreduktion erforderlich DR der Initialdosis um 25-50%, danach toxizitätsadaptierte Dosissteigerung [1]
1	DR der Initialdosis auf 50%, danach toxizitätsadaptierte Dosissteigerung [1]
0.5	DPD Phänotypisierung → bei Bestätigung: Kontraindikation für 5-FU und Capecitabin ODER stark reduzierte Initialdosis mit Drug Monitoring (nur bei 5-FU sinnvoll)
0	**Kontraindikation** für 5-FU und Capecitabin

ggf. Drug Monitoring (nur bei 5-FU sinnvoll)

bei **akuter neurosensorischer Symptomatik:**
Oxaliplatin-Laufrate reduzieren bzw. Infusion abbrechen/ pausieren. Kälteexposition vermeiden. Ggf. Mg/Ca-Gabe erwägen.
→ **Folgegaben:** Oxaliplatin-Infusionsdauer auf **4h** bzw. im nächsten Schritt **6h** erhöhen. Bei **laryngopharyngealen Dysästhesien** Folgegaben mit **6h** Infusionsdauer.

Obligate Prä- und Begleitmedikation (Zyklus 1-n)

Tag	zeitl. Ablauf	Substanz	Basisdosierung	Trägerlösung (ml)	Appl.	Infusions-dauer	Bemerkungen
1	-30min	NaCl 0,9 %	1 000 ml		i.v.	2h	
1	-30min	Dexamethason	8 mg		i.v.	15min	
1	-30min	Granisetron	1 mg		i.v.	15min	
1	+1h 30min	Glucose 5%	500 ml		i.v.	3h	

Bedarfsmedikation	Loperamid dem/der Patient/in mitgeben. Bei frühcholinergem Syndrom Atropin 0,25mg 1x s.c.
FN-Risiko	10-20% → G-CSF je nach Risikoabwägung als Primärprophylaxe, bei FN im 1. Zyklus als Sekundärprophylaxe, siehe Kurzfassung Leitlinien G-CSF.
Kontrollen	Bilirubin, Leberwerte, eGFR, Differentialblutbild, Gerinnungsstatus.
Dosisreduktion	wenn Neutrophile < 500/µl oder Neutrophile < 1 000/µl + Fieber dann 20% Reduktion.
Erfolgsbeurteilung	alle 8 Wochen
Wiederholung	Tag 15.
Literatur	Falcone et al. JCO. 2007; 25:1670-1676.

Diese Krebstherapie birgt letale Risiken. Die Anwendung darf nur durch erfahrene Onkologen und entsprechend ausgebildetes Pflegepersonal erfolgen. Das Protokoll muss im Einzelfall überprüft und der klinischen Situation angepasst werden.

080304_26　　**FOLFOXIRI+Bevacizumab**　　**ICD-10: C18**

Indication: Kolorektales Karzinom
(Irresektabel/metastasiert)

Hauptmedikation (Zyklus 1)

Tag	zeitl. Ablauf	Substanz	Basisdosierung	Trägerlösung (ml)	Appl.	Infusions-dauer	Bemerkungen
1	0	Irinotecan	165 mg/m²	250 ml NaCl 0,9 %	i.v.	1h30min	
1	+1h 50min	Oxaliplatin	85 mg/m²	250 ml Glucose 5 %	i.v.	2h	Inkompatibel mit NaCl
1	+4h 10min	Bevacizumab	5 mg/kg	100 ml NaCl 0,9 %	i.v.	1h30min	1. Gabe 90min, 2. Gabe 60min., 3. Gabe 30min; ab 2. Gabe Applikation VOR CTx
1	+5h 40min	Calciumfolinat/Leukovorin®	400 mg/m²	100 ml NaCl 0,9 %	i.v.	30min	bei Anwendung von Levoleukovorin: Dosis = 50% der Leukovorindosis
1	+6h 10min	Fluorouracil (5-FU)	3 200 mg/m²	ad 115 ml NaCl 0,9 %	i.v.	46h	ambulant in Baxter-Pumpe ad 115ml über 46h. Stationär in 500ml-Beutel

Wiederholungsinfo: d15: Start Zyklus 2

Zyklusdiagramm Tag 1 2 3 4 5 6 7 8 9 10 11 12 13 14
Irinotecan
Oxaliplatin
Bevacizumab
Calciumfolinat
Fluorouracil (48h)

Achtung:
5-FU-Gabe über ZVK empfohlen

Bevacizumab: (siehe auch Fachinformation)
1. Gabe: Bevacizumab **nach CTx** über 90 min., **2. Gabe vor CTx** über 60 min bei guter Verträglichkeit **ab der 3. Gabe** dann auch in 30 min
Cave: (GI-)Blutungen, Magen-Darm-Perforationen, Thrombembolie, Hypertensive Entgleisung , dekompensierte Herzinsuffizienz/Kardiomyopathie, allerg./anaphylaktische Reaktion, Proteinurie, Wundheilungsstörungen - Behandlung frühestens 28 Tage nach größerer OP, oder nach Ausheilung der Wunde. Infusionsreaktionen: **während und nach der Infusion engmaschige Überwachung**, ggf. nach Behandlungsstandard für Anaphylaxie verfahren.
Gefahr der **nekrotisierenden Fasziitis**, insbesondere bei Patienten mit vorangegangener Magen Darm-Perforation, Fistelbildung, Wundheilungsstörung oder nach Bestrahlung; (Rektum-Ca): Sofortiger Therapieabbruch und Einleitung einer geeigneten Behandlung
KI.: Schwangerschaft/Stillzeit (Kontrazeption), unbehandelte ZNS-Metastasen

bei **akuter neurosensorischer Symptomatik:**
Oxaliplatin-Laufrate reduzieren bzw. Infusion abbrechen/ pausieren. Kälteexposition vermeiden. Ggf. Mg/Ca-Gabe erwägen.
→ Folgegaben: Oxaliplatin-Infusionsdauer auf **4h** bzw. im nächsten Schritt **6h** erhöhen. Bei **laryngopharyngealen Dysästhesien** Folgegaben mit **6h** Infusionsdauer.

Achtung: Gabe von Filgrastim/Neupogen® 5 μg/kg/d s.c.
1. nach CTx: 1x tgl. bei Leukozyten < 1 000/μl bis > 1 000/μl
2. Primärprophylaxe ab d6 post CTx wenn nach Risikoabwägung FN-Risiko > 20%
3. Sekundärprophylaxe: nach durchgemachter Neutropenie in vorangegangenen Zyklen prophylaktische Gabe in den Folgezyklen

CAVE: vor Therapiebeginn mit 5-FU/ Capecitabin oder vor erneuter Applikation **nach vorausgegangener erhöhter Toxizität** muss die **DPD-Aktivität** bestimmt werden und der sich aus den DPYD-Genotypen ergebende **DPD-Aktivitäts-Score** ermittelt werden.

DPD-Aktivitäts-Score	Maßnahme
2 (normal)	Therapie wie geplant möglich [1]
1.5	**RS mit OA** bezüglich Dosisreduktion erforderlich
	DR der Initialdosis um 25-50%, danach toxizitätsadaptierte Dosissteigerung [1]
1	DR der Initialdosis auf 50%, danach toxizitätsadaptierte Dosissteigerung [1]
0.5	DPD Phänotypisierung → bei Bestätigung: Kontraindikation für 5-FU und Capecitabin ODER stark reduzierte Initialdosis mit Drug Monitoring (nur bei 5-FU sinnvoll)
0	**Kontraindikation** für 5-FU und Capecitabin

[1] ggf. Drug Monitoring (nur bei 5-FU sinnvoll)

Irinotecan/ Irinotecan liposomal
erhöhtes Risiko für schwere Neutropenien und Durchfälle bei Patienten mit **verminderter UGT1A1-Aktivität** (z.B. Gilbert-Meulengracht-Syndrom).

UGT1A1-Genotypisierung vor Erstgabe insbesondere erwägen bei:
- geschwächten Patienten oder
- Irinotecan-Dosis >180mg/m²

UGT1A1 Genotyp	Relevanz hinsichtlich Irinotecan-Toxizität	Maßnahme
*1/*1	durchschnittliches Risiko	Standarddosis
*1/*28, *1/*6	erhöhtes Risiko	Standarddosis
*28/*28, *6/*6, *6/*28	hohes Risiko	DR in Zyklus 1 um 25% (Irinotecan) bzw. auf 50mg/m² (Irinotecan liposomal), in darauffolgenden Zyklen toxizitätsadaptierte Dosissteigerung

Literatur: Karas et al. JCO Oncol Pract. 2021 Dec 3:OP2100624; Etienne-Grimaldi et al. Fundam Clin Pharmacol. 2015 Jun;29(3):219-37; Rote-Hand-Brief Arzneimitteltoxizität bei Patienten mit verringerter UGT1A1-Aktivität, 21.12.2021

Obligate Prä- und Begleitmedikation (Zyklus 1)

Tag	zeitl. Ablauf	Substanz	Basisdosierung	Trägerlösung (ml)	Appl.	Infusionsdauer	Bemerkungen
1	-30min	NaCl 0,9 %	500 ml		i.v.	2h	
1	-30min	Dexamethason	8 mg		i.v.	15min	
1	-30min	Granisetron	1 mg		i.v.	15min	
1	+1h 30min	Glucose 5%	500 ml		i.v.	2h30min	
1	+4h	NaCl 0,9 %	250 ml		i.v.	2h30min	

Hauptmedikation (Zyklus 2)

Tag	zeitl. Ablauf	Substanz	Basisdosierung	Trägerlösung (ml)	Appl.	Infusionsdauer	Bemerkungen
1	0	Bevacizumab	5 mg/kg	100 ml NaCl 0,9 %	i.v.	1h	
1	+1h 30min	Irinotecan	165 mg/m²	250 ml NaCl 0,9 %	i.v.	1h30min	1. Gabe 90min, 2. Gabe 60min., 3. Gabe 30min; bei Erstgabe NACH CTx
1	+3h 20min	Oxaliplatin	85 mg/m²	250 ml Glucose 5 %	i.v.	2h	Inkompatibel mit NaCl
1	+5h 20min	Calciumfolinat/Leukovorin®	400 mg/m²	100 ml NaCl 0,9 %	i.v.	30min	bei Anwendung von Levoleukovorin: Dosis = 50% der Leukovorindosis
1	+5h 50min	Fluorouracil (5-FU)	3 200 mg/m²	ad 115 ml NaCl 0,9 %	i.v.	46h	ambulant in Baxter-Pumpe ad 115ml über 46h. Stationär in 500ml-Beutel.

Zyklusdiagramm

	Tag 1	2	3	4	5	6	7	8	9	10	11	12	13	14
Bevacizumab	☐													
Irinotecan	■													
Oxaliplatin	☐													
Calciumfolinat	■													
Fluorouracil (48h)	☐													

Wiederholungsinfo: d15: Start Zyklus 3

Obligate Prä- und Begleitmedikation (Zyklus 2)

Tag	zeitl. Ablauf	Substanz	Basisdosierung	Trägerlösung (ml)	Appl.	Infusionsdauer	Bemerkungen
1	-30min	NaCl 0,9 %	1 000 ml		i.v.	3h30min	
1	+1h	Dexamethason	8 mg		i.v.	15min	
1	+1h	Granisetron	1 mg		i.v.	15min	
1	+3h	Glucose 5%	500 ml		i.v.	3h	

Hauptmedikation (Zyklus 3-12)

Tag	zeitl. Ablauf	Substanz	Basisdosierung	Trägerlösung (ml)	Appl.	Infusions-dauer	Bemerkungen
1	0	Bevacizumab	5 mg/kg	100 ml NaCl 0,9 %	i.v.	30min	1. Gabe 90min, 2. Gabe 60min, 3. Gabe 30min bei guter Verträglichkeit; ab 2. Gabe Applikation VOR CTx
1	+1h	Irinotecan	165 mg/m²	250 ml NaCl 0,9 %	i.v.	1h30min	
1	+2h 50min	Oxaliplatin	85 mg/m²	250 ml Glucose 5 %	i.v.	2h	Inkompatibel mit NaCl
1	+4h 50min	Calciumfolinat/Leukovorin®	400 mg/m²	100 ml NaCl 0,9 %	i.v.	30min	bei Anwendung von Levoleukovorin: Dosis = 50% der Leukovorindosis
1	+5h 20min	Fluorouracil (5-FU)	3 200 mg/m²	ad 115 ml NaCl 0,9 %	i.v.	46h	ambulant in Baxter-Pumpe ad 115ml über 46h. Stationär in 500ml-Beutel.

Zyklusdiagramm

	Tag 1	2	[...]	Wdh: 15
Bevacizumab				
Irinotecan	■		■	
Oxaliplatin				
Calciumfolinat				
Fluorouracil (48h)				

Wiederholungsinfo: bis 12 Zyklen oder PD

Obligate Prä- und Begleitmedikation (Zyklus 3-12)

Tag	zeitl. Ablauf	Substanz	Basisdosierung	Trägerlösung (ml)	Appl.	Infusions-dauer	Bemerkungen
1	-30min	NaCl 0,9 %	1 000 ml		i.v.	3h	
1	+30min	Dexamethason	8 mg		i.v.	15min	
1	+30min	Granisetron	1 mg		i.v.	15min	
1	+2h 30min	Glucose 5%	500 ml		i.v.	3h	

Bedarfsmedikation	Loperamid dem/der Patient/in mitgeben. Bei frühcholinergem Syndrom Atropin 1 x 0,25mg s.c.
FN-Risiko	10-20% → nach Risikoabwägung als Primärprophylaxe, bei FN im 1. Zyklus als Sekundärprophylaxe, siehe Kurzfassung Leitlinien G-CSF.
Kontrollen	körperliche Untersuchung, Vitalfunktionen, Blutdruck, Bilirubin, Leberwerte, Kreatinin-Clearane, Elektrolyte, Urinanalyse, Differentialblutbild, Gerinnungsstatus, Karnofsky-Performance Status
Dosisreduktion	siehe auch Fachinformation und Dosisreduktionstabelle: **Oxaliplatin:** bei Parästhesie, Thrombozytopenie, Neutropenie; **5-FU, Irinotecan** : Hämatologische Toxizität > Grad 2; Nicht-hämatologische Toxizität > Grad 1; Hand-Fuss-Syndrom, bei nicht hämatologischer Grad 4 Toxizität durch Oxaliplatin, 5-FU, Irinotecan → Therapieabbruch
Therapieaufschub	**siehe auch Fachinformationen.** Aufschub bis Neutrophile ≥ 1 500/µl und Thrombozyten ≥ 1 500/µl; bei behandlungsbedingter Diarrhoe oder Abdominalkrämpfen. keine Loperamidgabe innerhalb der letzten 24h, Bilirubin Erhöhung ≤ Grad 1; **Bevacizumab:** GI Perforation → Abbruch; Thromboembolien, Blutungen Grad 3-4 → Abbruch; Hypertonie, Proteinurie, Nephrotisches Syndrom Grad 4 → Abbruch
Wechselwirkungen	**5-FU: Keine Anwendung zusammen mit Brivudin** und Analoga. Durch Hemmung der Dihydropyrimidindehydrogenase (DPD) Akkumulation und **verstärkte Toxizität von 5-FU. Letale Folgen möglich. Mindestens 4 Wochen zeitlichen Abstand**, ggf. Bestimmung der DPD-Aktivität.
Kontraindikation	**Bevacizumab:** unbehandelte ZNS-Metastasen
Erfolgsbeurteilung	alle 4 Zyklen
Wiederholung	**Zyklus 1-1:** d15: Start Zyklus 2 / **Zyklus 2-2:** d15: Start Zyklus 3 / **Zyklus 3-12:** Tag 15. bis 12 Zyklen oder PD
Literatur	Masi G et al. Lancet Oncol. 2010;11(9): 845-52.

Diese Krebstherapie birgt letale Risiken. Die Anwendung darf nur durch erfahrene Onkologen und entsprechend ausgebildetes Pflegepersonal erfolgen. Das Protokoll muss im Einzelfall überprüft und der klinischen Situation angepasst werden.

| **080304_42** | **mFOLFOXIRI + Panitumumab** | **Indikation: Kolorektales Karzinom (irresektabel/metastasiert)** | **ICD-10: C18** |

Hauptmedikation (Zyklus 1)

Tag	zeitl. Ablauf	Substanz	Basisdosierung	Trägerlösung (ml)	Appl.	Infusionsdauer	Bemerkungen
1	0	Irinotecan	150 mg/m²	250 ml NaCl 0,9 %	i.v.	1h30min	
1	+1h 50min	Oxaliplatin	85 mg/m²	250 ml Glucose 5 %	i.v.	2h	Inkompatibel mit NaCl
1	+4h 10min	Panitumumab	6 mg/kg	100 ml NaCl 0,9 %	i.v.	1h	separates Infusionsset mit speziellem In-Line-Filter Porengröße 0,2µm, bei Dosierungen > 1 000mg Infusionsdauer 90min
1	+5h 10min	Calciumfolinat/Leukovorin®	200 mg/m²	100 ml NaCl 0,9 %	i.v.	30min	bei Anwendung von Levoleukovorin: Dosis = 50% der Leukovorindosis
1	+5h 40min	Fluorouracil (5-FU)	3 000 mg/m²	ad 115 ml NaCl 0,9 %	i.v.	46h	ambulant in Baxter-Pumpe ad 115ml über 46h. Stationär in 500ml-Beutel.

Zyklusdiagramm	Tag 1	2	3	4	5	6	7	8	9	10	11	12	13	14
Irinotecan	□													
Oxaliplatin	■													
Panitumumab	■													
Calciumfolinat	□													
Fluorouracil (48h)	□													

Wiederholungsinfo: d15: Start Zyklus 2

Achtung:
5-FU-Gabe über ZVK empfohlen

Mutationstestung der KRAS, NRAS und BRAF Gene vor Therapiebeginn mit Panitumumab obligat.

Achtung: Gabe von Filgrastim/Neupogen® 5µg/kg/d s.c.
1. nach CTx: 1x tgl. bei Leukozyten < 1 000/µl bis > 1 000/µl
2. Primärprophylaxe ab d6 post CTx wenn nach Risikoabwägung FN-Risiko > 20%
3. Sekundärprophylaxe: nach durchgemachter Neutropenie in vorangegangenen Zyklen prophylaktische Gabe in den Folgezyklen

bei akuter neurosensorischer Symptomatik:
Oxaliplatin-Laufrate reduzieren bzw. Infusion abbrechen/ pausieren. Kälteexposition vermeiden. Ggf. Mg/Ca-Gabe erwägen.
→ **Folgegaben:** Oxaliplatin-Infusionsdauer auf **4h** bzw. im nächsten Schritt **6h** erhöhen. Bei **laryngopharyngealen Dysästhesien** Folgegaben mit **6h** Infusionsdauer.

CAVE: vor Therapiebeginn mit 5-FU/ Capecitabin oder vor erneuter Applikation **nach vorausgegangener erhöhter Toxizität** muss die **DPD-Aktivität** bestimmt werden und der sich aus den DPYD-Genotypen ergebende **DPD-Aktivitäts-Score** ermittelt werden.

DPD-Aktivitäts-Score	Maßnahme	
2 (normal)	Therapie wie geplant möglich [1]	
1.5	**RS mit OA** bezüglich Dosisreduktion erforderlich	DR der Initialdosis um 25-50%, danach toxizitätsadaptierte Dosissteigerung [1]
1		DR der Initialdosis auf 50%, danach toxizitätsadaptierte Dosissteigerung [1]
0.5	DPD Phänotypisierung → bei Bestätigung: Kontraindikation für 5-FU und Capecitabin ODER stark reduzierte Initialdosis mit Drug Monitoring (nur bei 5-FU sinnvoll)	
0	Kontraindikation für 5-FU und Capecitabin	

[1] *ggf. Drug Monitoring (nur bei 5-FU sinnvoll)*

Irinotecan/ Irinotecan liposomal
erhöhtes Risiko für schwere Neutropenien und Durchfälle bei Patienten mit **verminderter UGT1A1-Aktivität** (z.B. Gilbert-Meulengracht-Syndrom).

UGT1A1-Genotypisierung vor Erstgabe insbesondere erwägen bei:
- geschwächten Patienten oder
- Irinotecan-Dosis >180mg/m²

UGT1A1 Genotyp	Relevanz hinsichtlich Irinotecan-Toxizität	Maßnahme
*1/*1	durchschnittliches Risiko	Standarddosis
*1/*28, *1/*6	erhöhtes Risiko	Standarddosis
*28/*28, *6/*6, *6/*28	hohes Risiko	DR in Zyklus 1 um 25% (Irinotecan) bzw. auf 50mg/m² (Irinotecan liposomal), in darauffolgenden Zyklen toxizitätsadaptierte Dosissteigerung

Literatur: Karas et al. JCO Oncol Pract. 2021 Dec 3:OP2100624; Etienne-Grimaldi et al. Fundam Clin Pharmacol. 2015 Jun;29(3):219-37; Rote-Hand-Brief Arzneimitteltoxizität bei Patienten mit verringerter UGT1A1-Aktivität, 21.12.2021

Management Hautreaktionen unter Panitumumab:

Auftreten von Hautsymptom(en) ≥Grad 3 (= schwer oder lebensbedrohlich)	Maßnahmen/ Dosisanpassung	
erstmalig	1 oder 2 Dosen Panitumumab aussetzen	wenn dann verbessert auf ≤Grad 3: Fortsetzen der Infusion mit **100% der Anfangsdosis** / wenn nicht verbessert: absetzen
2. Mal	1 oder 2 Dosen Panitumumab aussetzen	wenn dann verbessert auf ≤Grad 3: Fortsetzen der Infusion mit **80% der Anfangsdosis** / wenn nicht verbessert: absetzen
3. Mal	1 oder 2 Dosen Panitumumab aussetzen	wenn dann verbessert auf ≤Grad 3: Fortsetzen der Infusion mit **60% der Anfangsdosis** / wenn nicht verbessert: absetzen
4. Mal	Panitumumab absetzen	-

Panitumumab:

Applikationshinweis und Infusionsdauer:
In-Line-Filter 0,2µm verwenden.
Infusionsdauer 60min (wenn Dosis >1000mg: 90min), bei guter Verträglichkeit Folgegaben über 30-60min möglich.

Infusionsreaktionen:
auch >24h nach Therapieende noch möglich → Notfallwagen bereithalten, Patient über Möglichkeit einer verzögerten Infusionsreaktion aufklären.

Die Therapie mit **Panitumumab** kann zu einem **Magnesium-Wasting-Syndrom** führen. **Keine Gabe von Mg²⁺ und Ca²⁺** bei Hyperkalziämie/Hypermagnesiämie oder Therapie mit Digitalis, Thiaziden.

Obligate Prä- und Begleitmedikation (Zyklus 1)

Tag	zeitl. Ablauf	Substanz	Basisdosierung	Trägerlösung (ml)	Appl.	Infusionsdauer	Bemerkungen
1	-30min	NaCl 0,9 %	500 ml		i.v.	2h	
1	-30min	Dexamethason	8 mg		i.v.	15min	
1	-30min	Granisetron	1 mg		i.v.	15min	
1	+1h 30min	Glucose 5%	500 ml		i.v.	2h30min	
1	+4h	NaCl 0,9 %	250 ml		i.v.	2h	

Hauptmedikation (Zyklus 2-n)

Tag	zeitl. Ablauf	Substanz	Basisdosierung	Trägerlösung (ml)	Appl.	Infusionsdauer	Bemerkungen
1	0	Panitumumab	6 mg/kg	100 ml NaCl 0,9 %	i.v.	1h	separates Infusionsset mit speziellem In-Line-Filter Porengröße 0,2μm, bei Dosierungen > 1 000mg Infusionsdauer 90min
1	+1h 30min	Irinotecan	150 mg/m²	250 ml NaCl 0,9 %	i.v.	1h30min	Inkompatibel mit NaCl
1	+3h 20min	Oxaliplatin	85 mg/m²	250 ml Glucose 5 %	i.v.	2h	
1	+5h 20min	Calciumfolinat/Leukovorin®	200 mg/m²	100 ml NaCl 0,9 %	i.v.	30min	bei Anwendung von Levoleukovorin: Dosis = 50% der Leukovorindosis
1	+5h 50min	Fluorouracil (5-FU)	3 000 mg/m²	ad 115 ml NaCl 0,9 %	i.v.	46h	ambulant in Baxter-Pumpe ad 115ml über 46h. Stationär in 500ml-Beutel.

Zyklusdiagramm

	Tag 1	2	[...]	Wdh: 15
Panitumumab	□	■	□	■	□
Irinotecan				
Oxaliplatin				
Calciumfolinat				
Fluorouracil (48h)				

Obligate Prä- und Begleitmedikation (Zyklus 2-n)

Tag	zeitl. Ablauf	Substanz	Basisdosierung	Trägerlösung (ml)	Appl.	Infusionsdauer	Bemerkungen
1	-30min	NaCl 0,9 %	1 000 ml		i.v.	3h30min	
1	+1h	Dexamethason	8 mg		i.v.	15min	
1	+1h	Granisetron	1 mg		i.v.	15min	
1	+3h	Glucose 5%	500 ml		i.v.	3h	

Bedarfsmedikation: Loperamid dem/der Patient/in mitgeben. Bei frühcholinergem Syndrom Atropin 1 x 0,25mg s.c.; **Prävention von Hauttoxizität unter Panitumumab:** Verwendung pH-neutraler, nicht parfümierter Seife bzw. Waschmittel sowie weicher Handtücher; vorsichtiges Rasieren und Kürzen der Finger-/Fußnägel; Vermeiden von heißem Wasser und Heißbluttföhnen; Vermeiden übermäßiger Beanspruchung der Haut, z.B. enge Schuhe; Vermeiden von Sonnenlicht und Verwendung von Sonnenschutzmittel (UVA/UVB SPF >15); Feuchtigkeitspendende Cremes/Lotionen 1-2 x/Tag. Prophylaktische Einnahme oraler Antibiotika z.B. Doxyzyclin 100 mg 1-0-1) ggf. mit topischen Kortikosteroiden (z.B. Hydrocortison 2,5 %) auf Gesicht und Brust empfohlen.

FN-Risiko: 10-20% → e nach Risikoabwägung als Primärprophylaxe, bei FN im 1. Zyklus als Sekundärprophylaxe, siehe Kurzfassung Leitlinien G-CSF.

Kontrollen: körperliche Untersuchung, Vitalfunktionen, Blutdruck, Bilirubin, Leberwerte, Kreatinin-Clearane, Elektrolyte, **Mg²⁺, Ca²⁺** (bis 8 Wo nach Therapie), Urinanalyse, Differentialblutbild, Gerinnungsstatus, Karnofsky-Performance Status, **vor Therapiebeginn:** Lungenfunktionsprüfung

Dosisreduktion: siehe auch Fachinformation und Dosisreduktionstabelle: **Oxaliplatin:** bei Parästhesie, Thrombozytopenie, Neutropenie; **5-FU:** Myelosuppression. Panitumumab:
Infusionsreaktion: CTCAE 1-2: Infusionsrate reduzieren, auch für Folgezyklen; CTCAE3-4: Therapieabbruch.
Hauttoxizität: > 30% KOF betroffen (CTCAE ≥ 3): siehe Memobox

Therapieaufschub: **siehe auch Fachinformationen.** Aufschub bis Neutrophile ≥ 1 500/μl und Thrombozyten ≥ 75 000/μl; bei behandlungsbedingter Diarrhoe oder Abdominalkrämpfen. keine Loperamidgabe innerhalb der letzten 24h. Bilirubin Erhöhung ≤ Grad 1

Wechselwirkungen: **5-FU: Keine Anwendung zusammen mit Brivudin/Zostex® Mindestens 4 Wochen zeitlichen Abstand,** ggf. Bestimmung der DPD-Aktivität. Durch Hemmung der Dihydropyrimidindehydrogenase (DPD) Akkumulation und **verstärkte Toxizität von 5-FU. Letale Folgen möglich.**

Kontraindikation: **Panitumumab:** lebensbedrohliche Überempfindlichkeitsreaktion nach Panitumumab; interstitielle Pneumonie, Lungenfibrose

Erfolgsbeurteilung: alle 8 Wochen

Wiederholung: **Zyklus 1-1** d15: Start Zyklus 2 **Zyklus 2-n** Tag 15.

Literatur: Geissler M et al. "mFOLFOXIRI + panitumumab versus FOLFOXIRI as first-line treatment in patients with RAS wild-type metastatic colorectal cancer m(CRC): A randomized phase II VOLFI trial of the AIO (AIO- KRK0109)."; Management Hauttoxizität Panitumumab: https://www.uptodate.com/contents/acneiform-eruption-secondary-to-epidermal-growth-factor-receptor-egfr-and-mek-inhibitors

Diese Krebstherapie birgt letale Risiken. Die Anwendung darf nur durch erfahrene Onkologen und entsprechend ausgebildetes Pflegepersonal erfolgen. Das Protokoll muss im Einzelfall überprüft und der klinischen Situation angepasst werden.

080304_41   5-FU/Leucovorin

Indikation: Kolorektales-Ca (irresektabel/metastasiert)

ICD-10: C18

Hauptmedikation (Zyklus 1-n)

Tag	zeitl. Ablauf	Substanz	Basisdosierung	Trägerlösung (ml)	Appl.	Infusions-dauer	Bemerkungen
1	0	Calciumfolinat/Leukovorin®	400 mg/m²	100 ml NaCl 0,9 %	i.v.	30min	bei Anwendung von Levoleukovorin: Dosis = 50% der Leukovorindosis
1	+30min	Fluorouracil (5-FU)	400 mg/m²	Unverdünnt	i.v.	B	
1	+40min	Fluorouracil (5-FU)	2400 mg/m²	ad 115 ml NaCl 0,9 %	i.v.	46h	Ambulant in Baxter-Pumpe ad 115ml über 46h. Stationär in 500ml-Beutel.

Zyklusdiagramm

	Tag 1	2	[...]	Wdh: 15
Calciumfolinat	□			
Fluorouracil (Bolus)	■			
Fluorouracil (46h)	□			

CAVE: **vor Therapiebeginn mit 5-FU/ Capecitabin** oder vor erneuter Applikation **nach vorausgegangener erhöhter Toxizität** muss die **DPD-Aktivität** bestimmt werden und der sich aus den DPYD-Genotypen ergebende **DPD-Aktivitäts-Score** ermittelt werden.

DPD-Aktivitäts-Score	Maßnahme	
2 (normal)	Therapie wie geplant möglich [1]	
1.5	RS mit OA bezüglich Dosisreduktion erforderlich	DR der Initialdosis um 25-50%, danach toxizitätsadaptierte Dosissteigerung [1]
1		DR der Initialdosis auf 50%, danach toxizitätsadaptierte Dosissteigerung [1]
0.5		DPD Phänotypisierung → bei Bestätigung: Kontraindikation für 5-FU und Capecitabin ODER stark reduzierte Initialdosis mit Drug Monitoring (nur bei 5-FU sinnvoll)
0		**Kontraindikation** für 5-FU und Capecitabin

[1] *ggf. Drug Monitoring (nur bei 5-FU sinnvoll)*

Schwerwiegende Wechselwirkung: keine Gabe von Brivudin zusammen mit 5-Fluorouracil inkl. topischer Präparate und Prodrugs (Efudix, Capecitabin, Floxuridin, Tegafur). Durch Hemmung der Dihydropyrimidindehydrogenase, Akkumulation und verstärkte Toxizität von 5-FU, letale Folgen möglich. Mindestens 4 Wochen zeitlicher Abstand.

Achtung: 5-FU-Gabe über **ZVK** empfohlen

Obligate Prä- und Begleitmedikation (Zyklus 1-n)

Tag	zeitl. Ablauf	Substanz	Basisdosierung	Trägerlösung (ml)	Appl.	Infusions-dauer	Bemerkungen
1	-30min	NaCl 0,9 %		250 ml	i.v.	1h	

Bedarfsmedikation	Granisetron oder Dexamethason bei Übelkeit/Erbrechen. Metoclopramid p.o. oder i.v.
FN-Risiko	10-20% → je nach Risikoabwägung G-CSF als Primärprophylaxe, bei FN im 1. Zyklus als Sekundärprophylaxe, siehe Kurzfassung Leitlinien G-CSF
Kontrollen	Blutbild, Elektrolyte, Leberwerte, Retentionswerte
Dosisreduktion	bei Mukositis > Grad 2 Dosisreduktion um 25%; bei Bilirubin > 5mg/dl 5-FU meiden, siehe Dosisreduktionstabelle
Therapieaufschub	solange Neutrophile < 1 500/µl bzw. Thrombozyten < 70 000/µl; max. 2 Wochen
Erfolgsbeurteilung	alle 4 Zyklen
Wiederholung	Tag 15.
Literatur	adaptiert nach André T et al. Eur J Cancer. 1999 Sep;35(9):1343-7

Diese Krebstherapie birgt letale Risiken. Die Anwendung darf nur durch erfahrene Onkologen und entsprechend ausgebildetes Pflegepersonal erfolgen. Das Protokoll muss im Einzelfall überprüft und der klinischen Situation angepasst werden.

08034_44   **5-FU/Leucovorin + Bevacizumab**   **Indikation: Kolorektales-Ca (irresektabel/metastasiert)**   **ICD-10: C18**

Hauptmedikation (Zyklus 1)

Tag	zeitl. Ablauf	Substanz	Basisdosierung	Trägerlösung (ml)	Appl.	Infusions-dauer	Bemerkungen
1	0	Calciumfolinat/Leukovorin®	400 mg/m²	100 ml NaCl 0,9 %	i.v.	30min	bei Anwendung von Levoleukovorin: Dosis = 50% der Leukovorindosis
1	+30min	Fluorouracil (5-FU)	400 mg/m²	Unverdünnt	i.v.	B	1. Gabe 90min, bei guter Verträglichkeit: 2. Gabe 60min, 3. Gabe 30min, ab 2. Gabe Applikation vor CTx
1	+40min	Bevacizumab	5 mg/kg	100 ml NaCl 0,9 %	i.v.	1h30min	ambulant in Baxter-Pumpe ad 115ml über 46h. Stationär in 500ml-Beutel.
1	+2h 10min	Fluorouracil (5-FU)	2 400 mg/m²	ad 115 ml NaCl 0,9 %	i.v.	46h	

Zyklusdiagramm Tag 1 2 3 4 5 6 7 8 9 10 11 12 13 14

Bevacizumab
Calciumfolinat
Fluorouracil (Bolus)
Fluorouracil (46h)

Wiederholungsinfo: d15 Beginn Zyklus 2

CAVE: **vor Therapiebeginn mit 5-FU/ Capecitabin** oder vor erneuter Applikation **nach vorausgegangener erhöhter Toxizität** muss die **DPD-Aktivität** bestimmt werden und der sich aus den DPYD-Genotypen ergebende **DPD-Aktivitäts-Score** ermittelt werden.

DPD-Aktivitäts-Score	Maßnahme	
2 (normal)	Therapie wie geplant möglich [1]	
1.5	**RS mit OA** bezüglich Dosisreduktion erforderlich	DR der Initialdosis um 25-50%, danach toxizitätsadaptierte Dosissteigerung [1]
1		DR der Initialdosis auf 50%, danach toxizitätsadaptierte Dosissteigerung [1]
0.5		DPD Phänotypisierung → bei Bestätigung: Kontraindikation für 5-FU und Capecitabin ODER stark reduzierte Initialdosis mit Drug Monitoring (nur bei 5-FU sinnvoll) [1]
0	**Kontraindikation** für 5-FU und Capecitabin	

[1] ggf. Drug Monitoring (nur bei 5-FU sinnvoll)

Inkompatibilität:
Bevacizumab → Glucose

Achtung:
5-FU-Gabe über ZVK empfohlen

Schwerwiegende Wechselwirkung:
keine Gabe von Brivudin zusammen mit 5-Fluorouracil inkl. topischer Präparate und Prodrugs (Efudix, Capecitabin, Floxuridin, Tegafur). Durch Hemmung der Dihydropyrimidindehydrogenase, Akkumulation und verstärkte Toxizität von 5-FU, letale Folgen möglich. Mindestens 4 Wochen zeitlicher Abstand.

Bevacizumab: (siehe auch Fachinformation)
1. Gabe: Bevacizumab **nach CTx** über 90 min., **2. Gabe vor CTx** über 60 min bei guter Verträglichkeit **ab der 3. Gabe** dann auch in 30 min
Cave: (GI-)Blutungen, Magen-Darm-Perforationen, Thromboembolie, Hypertensive Entgleisung , dekompensierte Herzinsuffizienz/Kardiomypathie, allerg./anaphylaktische Reaktion, Proteinurie, Wundheilungsstörungen - Behandlung frühestens 28 Tage nach größerer OP, oder nach Ausheilung der Wunde. Infusionsreaktionen: **während und nach der Infusion engmaschige Überwachung,** ggf. nach Behandlungsstandard für Anaphylaxie verfahren.
Gefahr der **nekrotisierenden Faszilitis,** insbesondere bei Patienten mit vorangegangener Magen Darm-Perforation, Fistelbildung, Wundheilungsstörung oder nach Bestrahlung; (Rektum-Ca): Sofortiger Therapieabbruch und Einleitung einer geeigneten Behandlung
KI.: Schwangerschaft/Stillzeit (Kontrazeption), unbehandelte ZNS-Metastasen

Obligate Prä- und Begleitmedikation (Zyklus 1)

Tag	zeitl. Ablauf	Substanz	Basisdosierung	Trägerlösung (ml)	Appl.	Infusions-dauer	Bemerkungen
1	-30min	NaCl 0,9 %	1 000 ml		i.v.	3h	

Hauptmedikation (Zyklus 2)

Tag	zeitl. Ablauf	Substanz	Basisdosierung	Trägerlösung (ml)	Appl.	Infusions-dauer	Bemerkungen
1	0	Bevacizumab	5 mg/kg	100 ml NaCl 0,9 %	i.v.	1h	1. Gabe 90min, bei guter Verträglichkeit: 2. Gabe 60min, 3. Gabe 30min, ab 2. Gabe Applikation vor CTx
1	+1h	Calciumfolinat/Leukovorin®	400 mg/m²	100 ml NaCl 0,9 %	i.v.	30min	bei Anwendung von Levoleukovorin: Dosis = 50% der Leukovorindosis
1	+1h 30min	Fluorouracil (5-FU)	400 mg/m²	Unverdünnt	i.v.	B	
1	+1h 40min	Fluorouracil (5-FU)	2 400 mg/m²	ad 115 ml NaCl 0,9 %	i.v.	46h	ambulant in Baxter-Pumpe ad 115ml über 46h. Stationär in 500ml-Beutel.

Zyklusdiagramm

	Tag 1	2	3	4	5	6	7	8	9	10	11	12	13	14
Bevacizumab														
Calciumfolinat														
Fluorouracil (Bolus)														
Fluorouracil (46h)														

Wiederholungsinfo: d15 Beginn Zyklus 3

Obligate Prä- und Begleitmedikation (Zyklus 2)

Tag	zeitl. Ablauf	Substanz	Basisdosierung	Trägerlösung (ml)	Appl.	Infusionsdauer	Bemerkungen
1	-30min	NaCl 0,9 %	500 ml		i.v.	2h30min	

Achtung: 5-FU-Gabe über **ZVK** empfohlen

Schwerwiegende Wechselwirkung: **keine Gabe von Brivudin zusammen mit 5-Fluorouracil** inkl. topischer Präparate und Prodrugs (Efudix, Capecitabin, Floxuridin, Tegafur). Durch Hemmung der Dihydropyrimidindehydrogenase, Akkumulation und verstärkte Toxizität von 5-FU, letale Folgen möglich. Mindestens 4 Wochen zeitlicher Abstand.

Hauptmedikation (Zyklus 3-n)

Tag	zeitl. Ablauf	Substanz	Basisdosierung	Trägerlösung (ml)	Appl.	Infusionsdauer	Bemerkungen
1	0	Bevacizumab	5 mg/kg		i.v.	30min	1. Gabe 90min, bei guter Verträglichkeit: 2. Gabe 60min, 3. Gabe 30min, ab 2. Gabe Applikation vor CTx
1	+30min	Calciumfolinat/Leukovorin®	400 mg/m²	100 ml NaCl 0,9 %	i.v.	30min	bei Anwendung von Levoleukovorin: Dosis = 50% der Leukovorindosis
1	+1h	Fluorouracil (5-FU)	400 mg/m²	Unverdünnt	i.v.	B	
1	+1h 10min	Fluorouracil (5-FU)	2 400 mg/m²	ad 115 ml NaCl 0,9 %	i.v.	46h	ambulant in Baxter-Pumpe ad 115ml über 46h. Stationär in 500ml-Beutel.

Zyklusdiagramm

	Tag 1	2	[...]	Wdh: 15
Bevacizumab				
Calciumfolinat				
Fluorouracil (Bolus)				
Fluorouracil (46h)				

Achtung: 5-FU-Gabe über **ZVK** empfohlen

Schwerwiegende Wechselwirkung: **keine Gabe von Brivudin zusammen mit 5-Fluorouracil** inkl. topischer Präparate und Prodrugs (Efudix, Capecitabin, Floxuridin, Tegafur). Durch Hemmung der Dihydropyrimidindehydrogenase, Akkumulation und verstärkte Toxizität von 5-FU, letale Folgen möglich. Mindestens 4 Wochen zeitlicher Abstand.

Obligate Prä- und Begleitmedikation (Zyklus 3-n)

Tag	zeitl. Ablauf	Substanz	Basisdosierung	Trägerlösung (ml)	Appl.	Infusionsdauer	Bemerkungen
1	-30min	NaCl 0,9 %	500 ml		i.v.	2h	

Bedarfsmedikation	Granisetron oder Dexamethason bei Übelkeit/Erbrechen. Metoclopramid p.o. oder i.v.
FN-Risiko	10-20% → je nach Risikoabwägung G-CSF als Primärprophylaxe, bei FN im 1. Zyklus als Sekundärprophylaxe, siehe Kurzfassung Leitlinien G-CSF
Kontrollen	Blutbild, Elektrolyte, Leberwerte, Retentionswerte, Blutdruck, U-Stix (Proteinurie), Blutungsrisiko
Dosisreduktion	bei Mukositis > Grad 2 Dosisreduktion um 25%; bei Bilirubin > 5mg/dl 5-FU meiden, siehe Fachinfo
Therapieaufschub	solange Neutrophile < 1 500/µl bzw. Thrombozyten < 70 000/µl; max. 2 Wochen
Erfolgsbeurteilung	alle 4 Zyklen
Wiederholung	**Zyklus 1-1:** d15 Beginn Zyklus 2 **Zyklus 2-2:** d15 Beginn Zyklus 3 **Zyklus 3-n:** Tag 15.
Literatur	adaptiert nach Hurwitz HI et al. J Clin Oncol. 2005 May 20;23(15);3502-8 und André T et al. Eur J Cancer. 1999 Sep;35(9):1343-7

> Diese Krebstherapie birgt letale Risiken. Die Anwendung darf nur durch erfahrene Onkologen und entsprechend ausgebildetes Pflegepersonal erfolgen. Das Protokoll muss im Einzelfall überprüft und der klinischen Situation angepasst werden.

080304_48   5-FU/Leukovorin + Panitumumab

Indication: metastasiertes Kolorektales -Ca (Ras Wildtyp)

ICD-10: C18/C19

Hauptmedikation (Zyklus 1-n)

Tag	zeitl. Ablauf	Substanz	Basisdosierung	Trägerlösung (ml)	Appl.	Infusions-dauer	Bemerkungen
1	0	Panitumumab	6 mg/kg	100 ml NaCl 0,9 %	i.v.	1h	separates Infusionsset mit speziellem In-Line-Filter Porengröße 0,2 μm, bei Dosierungen > 1000mg Infusionsdauer 90min
1	+1h	Calciumfolinat/Leukovorin®	400 mg/m²	100 ml NaCl 0,9 %	i.v.	30min	bei Anwendung von Levoleukovorin: Dosis = 50% der Leukovorindosis
1	+1h 30min	Fluorouracil (5-FU)	2 400 mg/m²	ad 115 ml NaCl 0,9 %	i.v.	46h	

CAVE: vor Therapiebeginn mit 5-FU/ Capecitabin oder vor erneuter Applikation **nach vorausgegangener erhöhter Toxizität** muss die **DPD-Aktivität** bestimmt werden und der sich aus den DPYD-Genotypen ergebende **DPD-Aktivitäts-Score** ermittelt werden.

DPD-Aktivitäts-Score	Maßnahme	Bemerkungen
2 (normal)	Therapie wie geplant möglich [1]	
1.5	**RS mit OA** bezüglich Dosisreduktion erforderlich	DR der Initialdosis um 25-50%, danach toxizitätsadaptierte Dosissteigerung [1]
1		DR der Initialdosis auf 50%, danach toxizitätsadaptierte Dosissteigerung [1]
0.5		DPD Phänotypisierung → bei Bestätigung: Kontraindikation für 5-FU und Capecitabin ODER stark reduzierte Initialdosis mit Drug Monitoring (nur bei 5-FU sinnvoll)
0	**Kontraindikation** für 5-FU und Capecitabin	

[1] ggf. Drug Monitoring (nur bei 5-FU sinnvoll)

Management Hautreaktionen unter Panitumumab:

Auftreten von Hautsymptom(en) ≥Grad 3 (= schwer oder lebensbedrohlich)	Maßnahmen/ Dosisanpassung	
erstmalig	1 oder 2 Dosen Panitumumab aussetzen	wenn dann verbessert auf <Grad 3: Fortsetzen der Infusion mit **100% der Anfangsdosis** / wenn nicht verbessert: absetzen
2. Mal	1 oder 2 Dosen Panitumumab aussetzen	wenn dann verbessert auf <Grad 3: Fortsetzen der Infusion mit **80% der Anfangsdosis** / wenn nicht verbessert: absetzen
3. Mal	1 oder 2 Dosen Panitumumab aussetzen	wenn dann verbessert auf <Grad 3: Fortsetzen der Infusion mit **60% der Anfangsdosis** / wenn nicht verbessert: absetzen
4. Mal	Panitumumab absetzen	-

Mutationstestung der KRAS, NRAS und BRAF Gene vor Therapiebeginn mit Panitumumab obligat.

Zyklusdiagramm Tag 1 | 2 | [...] | Wdh: 15
Panitumumab
Calciumfolinat/Leukovorin®
Fluorouracil (Pumpe)

Panitumumab:
Applikationshinweis und Infusionsdauer: In-Line-Filter (0,2μm verwenden. Infusionsdauer 60min (wenn Dosis >1000mg: 90min), bei guter Verträglichkeit Folgegaben über 30-60min möglich.
Infusionsreaktionen: auch **>24h nach Therapie möglich →** Notfallwagen bereithalten, Patient über Möglichkeit einer verzögerten Infusionsreaktion aufklären.

Die Therapie mit **Panitumumab** kann zu einem **Magnesium-Wasting-Syndrom** führen. **Keine Gabe von Mg²⁺ und Ca²⁺** bei Hyperkalzämie/Hypermagnesiämie oder Therapie mit Digitalis, Thiaziden.

Achtung: 5-FU-Gabe über **ZVK** empfohlen

Achtung: Gabe von Filgrastim/Neupogen® 5μg/kg/d s.c.
1. nach CTx: 1x tgl. bei Leukozyten < 1 000/μl bis > 1 000/μl
2. Primärprophylaxe ab d6 post CTx wenn nach Risikoabwägung FN-Risiko > 20%
3. Sekundärprophylaxe: nach durchgemachter Neutropenie in vorangegangenen Zyklen prophylaktische Gabe in den Folgezyklen

Obligate Prä- und Begleitmedikation (Zyklus 1-n)

Tag	zeitl. Ablauf	Substanz	Basisdosierung	Trägerlösung (ml)	Appl.	Infusions-dauer	Bemerkungen
1	-30min	NaCl 0,9 %	500 ml		i.v.	2h	

Bedarfsmedikation: **Prävention von Hauttoxizität unter Panitumumab:** Verwendung pH-neutraler, nicht parfümierter Seife bzw. Waschmittel sowie weicher Handtücher; vorsichtiges Rasieren und Kürzen der Finger-/Fußnägel; Vermeiden von heißem Wasser und Heißluftföhnen; Vermeiden übermäßiger Beanspruchung der Haut, z.B. enge Schuhe; Vermeiden von Sonnenlicht und Verwendung von Sonnenschutzmittel (UVA/UVB ≤SPF >15); Feuchtigkeitspendende Cremes/Lotionen 1-2 x/Tag. Prophylaktische Einnahme oraler Antibiotika (z.B. Doxycyclin 100 mg 1-0-1) ggf. mit topischen Kortikosteroiden (z.B. Hydrocortison 2,5 %) auf Gesicht und Brust empfohlen.

FN-Risiko: < 10% → je nach Risikoabwägung, siehe Kurzfassung Leitlinien G-CSF

Kontrollen: Blutbild, Differentialblutbild, Gerinnungsstatus, Bilirubin, Leberwerte, Kreatinin, eGFR, Elektrolyte, **Mg²⁺, Ca²⁺** (bis 8 Wo nach Therapie), **vor Therapiebeginn:** ggf. Lungenfunktionsprüfung; auf Symptome von Keratitis überwachen

Dosisreduktion	Panitumumab:
	Infusionsreaktion: CTCAE 1-2: Infusionsrate reduzieren, auch für Folgezyklen; CTCAE3-4: Therapieabbruch.
	Hauttoxizität: > 30% KOF betroffen (CTCAE $\geq$ 3): siehe Memobox
	5-FU:
	- falls Therapieaufschub um 2 Wochen oder in 2 Zyklen um 1 Woche notwendig (siehe Therapievoraussetzung): ggf. DR 5-FU um 20%.
	- falls im vorausgegangenen Zyklus Neutropenie <500/μl (individuell <1000/μl), febrile Neutropenie, Thrombozytopenie <50Tsd/μl (individuell <75Tsd./μl): DR 5-FU um 25%.
	- falls im vorausgegangenen Zyklus Nicht-hämatologische Tox. Grad 3-4 (z.B. Diarrhoe, Hand-Fuß-Syndrom): DR 5-FU um 20%.
Therapievoraussetzung	Leukozyten >2000/μl
	Neutrophile >1500/μl (individuell >1000/μl)
	Thrombozyten >100Tsd./μl (individuell >75Tsd./μl)
	auf Grad 0-1 abgeklungene klinisch signifikante, nicht-hämatologische Tox. (z.B. Mukositis) (individuell auf Grad 0-2 falls Grad 3-4) (Diarrhoe auf Grad 0)
	→ andernfalls um 1-2 Wochen verschieben.
Therapieabbruch	z.B. persistierende oder wiederholte Grad 3-4 Toxizität trotz etwaiger Dosisreduktion (5-FU), Kardiotox. (5-FU)
Wechselwirkungen	**5-FU: Keine Anwendung zusammen mit Brivudin/Zostex® (und Analoga).** Durch Hemmung der Dihydropyrimidindehydrogenase (DPD) Akkumulation und verstärkte Toxizität von 5-FU, letale Folgen möglich. Mindestens 4 Wochen zeitlichen Abstand
Kontraindikation	**Panitumumab:** lebensbedrohliche Überempfindlichkeitsreaktion nach Panitumumab; interstitielle Pneumonie, Lungenfibrose
Erfolgsbeurteilung	alle 8-12 Wochen
Wiederholung	Tag 15.
Literatur	Modest et al. JCO 2022;40(1):72-82; Therapievoraussetzung/Dosisreduktion/Therapieabbruch: Fachinfo 5-FU Medac Nov 2021; Management Hauttoxizität Panitumumab: https://www.uptodate.com/contents/acneiform-eruption-secondary-to-epidermal-growth-factor-receptor-egfr-and-mek-inhibitors

Diese Krebstherapie birgt letale Risiken. Die Anwendung darf nur durch erfahrene Onkologen und entsprechend ausgebildetes Pflegepersonal erfolgen. Das Protokoll muss im Einzelfall überprüft und der klinischen Situation angepasst werden.

080304_30 **Capecitabin/Bevacizumab analog ML22011-Studie** **Indikation: Kolorektales -Ca (irresektabel/metastasiert)** **ICD-10: C18-C20**

Hauptmedikation (Zyklus 1)

Tag	zeitl. Ablauf	Substanz	Basisdosierung	Trägerlösung (ml)	Appl.	Infusions-dauer	Bemerkungen
1	0	Bevacizumab	7,5 mg/kg	100 ml NaCl 0,9 %	i.v.	1h30min	1. Gabe 90 min, 2. Gabe 60 min, ab 3. Gabe 30min möglich
1-14	1-0-0-0	Capecitabin	1 250 mg/m²		p.o.		morgens, Tagesdosis Capecitabin = 2500 mg/m²/d verteilt auf 2 Dosen; Einnahme 30min nach dem Frühstück, nicht zusammen mit Fruchtsäften einnehmen
1-14	0-0-1-0	Capecitabin	1 250 mg/m²		p.o.		abends, Tagesdosis Capecitabin = 2500 mg/m²/d verteilt auf 2 Dosen; Einnahme 30min nach dem Abendessen, nicht zusammen mit Fruchtsäften einnehmen

Zyklusdiagramm

| | Tag 1 | 2 | 3 | 4 | 5 | 6 | 7 | 8 | 9 | 10 | 11 | 12 | 13 | 14 | 15 | 16 | 17 | 18 | 19 | 20 | 21 |
Bevacizumab / Capecitabin

Wiederholungsinfo: d22: Start Zyklus 2

CAVE: vor Therapiebeginn mit 5-FU/ Capecitabin oder vor erneuter Applikation **nach vorausgegangener erhöhter Toxizität** muss die **DPD-Aktivität** bestimmt werden und der sich aus den DPYD-Genotypen ergebende **DPD-Aktivitäts-Score** ermittelt werden.

DPD-Aktivitäts-Score	Maßnahme	
2 (normal)	Therapie wie geplant möglich [1]	
1.5	**RS mit OA** bezüglich Dosisreduktion erforderlich	DR der Initialdosis um 25–50%, danach toxizitätsadaptierte Dosissteigerung [1]
1		DR der Initialdosis auf 50%, danach toxizitätsadaptierte Dosissteigerung [1]
0.5		DPD Phänotypisierung → bei Bestätigung: Kontraindikation für 5-FU und Capecitabin ODER stark reduzierte Initialdosis mit Drug Monitoring (nur bei 5-FU sinnvoll)
0	**Kontraindikation** für 5-FU und Capecitabin	

[1] ggf. Drug Monitoring (nur bei 5-FU sinnvoll)

Dosismodifikation Capecitabin entsprechen dem Therapieverlauf:

Toxizität nach NCI	während der Therapie	Nächster Zyklus
Grad 1	Dosis beibehalten	Dosis beibehalten
Grad 2	Abbruch bis Rückgang auf Grad 1	erstmalig → 100% 2.Mal → 75% 3.Mal → 50% 4.Mal → Abbruch
Grad 3	Abbruch bis Rückgang auf Grad 1	erstmalig → 75% 2.Mal → 50% 3.Mal → Abbruch
Grad 4	Behandlung abbrechen	erstmalig → 50% 2.Mal → Abbruch

Schwerwiegende Wechselwirkung: keine Gabe von Brivudin zusammen mit Capecitabin. Durch Hemmung der Dihydropyrimidin-dehydrogenase Akkumulation und verstärkte Toxizität von 5-FU, fatale Folgen möglich. Mindestens 4 Wochen zeitlicher Abstand.

Bevacizumab: (siehe auch Fachinformation)
1. Gabe: Bevacizumab **nach CTx** über 90 min, **2. Gabe vor CTx** über 60 min bei guter Verträglichkeit **ab der 3. Gabe** dann auch in 30 min
Cave: (GI-)Blutungen, Magen-Darm-Perforationen, Thromboembolie, Hypertensive Entgleisung, dekompensierte Herzinsuffizienz/Kardiomypathie, allerg./anaphylaktische Reaktion, Proteinurie, Wundheilungsstörungen - Behandlung frühestens 28 Tage nach größerer OP, oder nach Ausheilung der Wunde.
Infusionsreaktionen: **während und nach der Infusion engmaschige Überwachung**, ggf. nach Behandlungsstandard für Anaphylaxie verfahren.
Gefahr der **nekrotisierenden Fasziitis**, insbesondere bei Patienten mit vorangegangener Magen Darm-Perforation, Fistelbildung, Wundheilungsstörung oder nach Bestrahlung; (Rektum-Ca): Sofortiger Therapieabbruch und Einleitung einer geeigneten Behandlung
KI.: Schwangerschaft/Stillzeit (Kontrazeption),unbehandelte ZNS-Metastasen

Obligate Prä- und Begleitmedikation (Zyklus 1)

Tag	zeitl. Ablauf	Substanz	Basisdosierung	Trägerlösung (ml)	Appl.	Infusions-dauer	Bemerkungen
1	-30min	NaCl 0,9 %	250 ml		i.v.	2h	

Hauptmedikation (Zyklus 2)

Tag	zeitl. Ablauf	Substanz	Basisdosierung	Trägerlösung (ml)	Appl.	Infusions-dauer	Bemerkungen
1	0	Bevacizumab	7,5 mg/kg	100 ml NaCl 0,9 %	i.v.	1h	1. Gabe 90 min, 2. Gabe 60 min, ab 3. Gabe 30min möglich
1-14	1-0-0-0	Capecitabin	1 250 mg/m²		p.o.		morgens, Tagesdosis Capecitabin = 2500 mg/m²/d verteilt auf 2 Dosen; Einnahme 30min nach dem Frühstück, nicht zusammen mit Fruchtsäften einnehmen
1-14	0-0-1-0	Capecitabin	1 250 mg/m²		p.o.		abends, Tagesdosis Capecitabin = 2500 mg/m²/d verteilt auf 2 Dosen; Einnahme 30min nach dem Abendessen, nicht zusammen mit Fruchtsäften einnehmen

Zyklusdiagramm

	Tag 1	2	3	4	5	6	7	8	9	10	11	12	13	14	15	16	17	18	19	20	21
Bevacizumab	☐	■																			
Capecitabin		■	■	■	■	■	■	■	■	■	■	■	■	■							

Wiederholungsinfo: d22: Start Zyklus 3

Dosismodifikation Capecitabin entsprechen dem Therapieverlauf:

Toxizität nach NCI	während der Therapie	Nächster Zyklus
Grad 1	Dosis beibehalten	Dosis beibehalten
Grad 2	Abbruch bis Rückgang auf Grad 1	erstmalig → 100% 2.Mal → 75% 3.Mal → 50% 4.Mal → Abbruch
Grad 3	Abbruch bis Rückgang auf Grad 1	erstmalig → 75% 2.Mal → 50% 3.Mal → Abbruch
Grad 4	Behandlung abbrechen	erstmalig → 50% 2.Mal → Abbruch

Bevacizumab: (siehe auch Fachinformation)
1. Gabe: Bevacizumab **nach CTx** über 90 min., **2. Gabe vor CTx** über 60 min bei guter Verträglichkeit **ab der 3. Gabe** dann auch in 30 min
Cave: (GI-)Blutungen, Magen-Darm-Perforationen, Thrombembolie, Hypertensive Entgleisung, dekompensierte Herzinsuffizienz/Kardiomypathie, allerg./anaphylaktische Reaktion, Proteinurie, Wundheilungsstörungen - Behandlung frühestens 28 Tage nach größerer OP, oder nach Ausheilung der Wunde. Infusionsreaktionen: **während und nach der Infusion engmaschige Überwachung**, ggf. nach Behandlungsstandard für Anaphylaxie verfahren.
Gefahr der **nekrotisierenden Faszlitis**, insbesondere bei Patienten mit vorangegangener Magen Darm-Perforation, Fistelbildung, Wundheilungsstörung oder nach Bestrahlung; (Rektum-Ca): Sofortiger Therapieabbruch und Einleitung einer geeigneten Behandlung
KI.: Schwangerschaft/Stillzeit (Kontrazeption), unbehandelte ZNS-Metastasen

Schwerwiegende Wechselwirkung:
keine Gabe von Brivudin zusammen mit Capecitabin.
Durch Hemmung der Dihydropyrimidin-dehydrogenase Akkumulation und verstärkte Toxizität von 5-FU, letale Folgen möglich. Mindestens 4 Wochen zeitlicher Abstand.

Obligate Prä- und Begleitmedikation (Zyklus 2)

Tag	zeitl. Ablauf	Substanz	Basisdosierung	Trägerlösung (ml)	Appl.	Infusions-dauer	Bemerkungen
1	-30min	NaCl 0,9 %	250 ml		i.v.	1h30min	

Hauptmedikation (Zyklus 3-n)

Tag	zeitl. Ablauf	Substanz	Basisdosierung	Trägerlösung (ml)	Appl.	Infusions-dauer	Bemerkungen
1	0	Bevacizumab	7,5 mg/kg	100 ml NaCl 0,9 %	i.v.	30min	1. Gabe 90 min, 2. Gabe 60 min, ab 3. Gabe 30min möglich
1-14	1-0-0-0	Capecitabin	1 250 mg/m²		p.o.		morgens, Tagesdosis Capecitabin = 2500 mg/m²/d verteilt auf 2 Dosen; Einnahme 30min nach dem Frühstück, nicht zusammen mit Fruchtsäften einnehmen
1-14	0-0-1-0	Capecitabin	1 250 mg/m²		p.o.		abends, Tagesdosis Capecitabin = 2500 mg/m²/d verteilt auf 2 Dosen; Einnahme 30min nach dem Abendessen, nicht zusammen mit Fruchtsäften einnehmen

Zyklusdiagramm

	Tag 1	2	3	4	5	6	7	8	9	10	11	12	13	14	[...]	Wdh: 22
Bevacizumab	☐	■														
Capecitabin		■	■	■	■	■	■	■	■	■	■	■	■	■		

Wiederholungsinfo: bis Progression oder inakzeptable Toxizität

Dosismodifikation Capecitabin entsprechen dem Therapieverlauf:

Toxizität nach NCI	während der Therapie	Nächster Zyklus
Grad 1	Dosis beibehalten	Dosis beibehalten
Grad 2	Abbruch bis Rückgang auf Grad 1	erstmalig → 100% 2.Mal → 75% 3.Mal → 50% 4.Mal → Abbruch
Grad 3	Abbruch bis Rückgang auf Grad 1	erstmalig → 75% 2.Mal → 50% 3.Mal → Abbruch
Grad 4	Behandlung abbrechen	erstmalig → 50% 2.Mal → Abbruch

Bevacizumab: (siehe auch Fachinformation)
1. Gabe: Bevacizumab **nach CTx** über 90 min., **2. Gabe vor CTx** über 60 min bei guter Verträglichkeit **ab der 3. Gabe** dann auch in 30 min
Cave: (GI-)Blutungen, Magen-Darm-Perforationen, Thrombembolie, Wundheilungsstörungen - Behandlung frühestens 28 Tage nach größerer OP, oder nach Ausheilung der Wunde. Infusionsreaktionen: **während und nach der Infusion engmaschige Überwachung**, ggf. nach Behandlungsstandard für Anaphylaxie verfahren.
Gefahr der **nekrotisierenden Faszlitis**, insbesondere bei Patienten mit vorangegangener Magen Darm-Perforation, Fistelbildung, Wundheilungsstörung oder nach Bestrahlung; (Rektum-Ca): Sofortiger Therapieabbruch und Einleitung einer geeigneten Behandlung
KI.: Schwangerschaft/Stillzeit (Kontrazeption), unbehandelte ZNS-Metastasen

Schwerwiegende Wechselwirkung:
keine Gabe von Brivudin zusammen mit Capecitabin.
Durch Hemmung der Dihydropyrimidin-dehydrogenase Akkumulation und verstärkte Toxizität von 5-FU, letale Folgen möglich. Mindestens 4 Wochen zeitlicher Abstand.

Obligate Prä- und Begleitmedikation (Zyklus 3-n)

Tag	zeitl. Ablauf	Substanz	Basisdosierung	Trägerlösung (ml)	Appl.	Infusionsdauer	Bemerkungen
1	-30min	NaCl 0,9 %		250 ml	i.v.	1h	

Bedarfsmedikation	Loperamid, Elektrolytersatz, Antiemese: 5-HT$_3$-Antagonisten, Kortikosteroide, ggf. Metoclopramid, thromboembolische Prophylaxe: ASS 100mg, niedermolekulares Heparin, Antibiotika, Antihypertonika
FN-Risiko	10% –> je nach Risikoabwägung, siehe Kurzfassung Leitlinien G-CSF
Kontrollen	Blutdruck, Nieren- und Leberwerte, Kreatinin-Clearance, Differentialblutbild, Elektrolyte, Urineiweiß, Hand- und Fußinspektion, Gerinnungsparameter, Stomatitis, Diarrhoe, Kardiotoxizität
Dosisreduktion	Bei Auftreten von Nebenwirkungen durch Bevacizumab: Medikament absetzen (siehe auch Fachinformation). Capecitabin: DR 25% bei eGFR 30-50ml/min; DR 25% bei nicht hämatologischen Toxizitäten > Grad 3
Therapieabbruch	gastrointestnale Perforation, arterielle thromboembolische Ereignisse, Grad 3/4 Blutungen, Symptomatische Grad 4 Thrombose, Grad 4 Hypertonie, Grad 4 Proteinurie (nephrotisches Syndrom), reversible, posteriore Leukenzephalopathie, Grad 4 Toxizität für Bevacizumab, Grad $\geq$2 kardiale Toxizität für Capecitabin Capecitabin: Bei GFR < 30% -> absetzen (Zyklus 3-n)
Erfolgsbeurteilung	alle 3 Zyklen
Wiederholung	**Zyklus 1-1:** d22: Start Zyklus 2 **Zyklus 2-2:** d22: Start Zyklus 3 **Zyklus 3-n:** Tag 22. bis Progression oder inakzeptable Toxizität
Literatur	Giessen et al. BMC Cancer. 2011;11:367; Modest et al. Annals of. Oncol. 2017;28, suppl 3; Fachinformation Capecitabin und Bevacizumab

Diese Krebstherapie birgt letale Risiken. Die Anwendung darf nur durch erfahrene Onkologen und entsprechend ausgebildetes Pflegepersonal erfolgen. Das Protokoll muss im Einzelfall überprüft und der klinischen Situation angepasst werden.

080304_29	Capecitabin/Bevacizumab analog CAIRO3-Studie	Indikation: Kolorektales-Ca (irresektabel/metastasiert)	ICD-10: C19

Hauptmedikation (Zyklus 1-n)

Tag	zeitl. Ablauf	Substanz	Basisdosierung	Trägerlösung (ml)	Appl.	Infusionsdauer	Bemerkungen
1	0	Bevacizumab	7,5 mg/kg	100 ml NaCl 0,9 %	i.v.	30min	1. Gabe 90min, 2. Gabe 60min, ab 3. Gabe 30min bei guter Verträglichkeit
1-21	1-0-0-0	Capecitabin	625 mg/m²		p.o.		morgens, kontinuierlich, 1250mg/m²/d verteilt auf 2 Dosen, Einnahme 30min nach einer Mahlzeit
1-21	0-0-1-0	Capecitabin	625 mg/m²		p.o.		abends, kontinuierlich, 1250mg/m²/d verteilt auf 2 Dosen, Einnahme 30min nach einer Mahlzeit

CAVE: vor Therapiebeginn mit 5-FU/ Capecitabin oder vor erneuter Applikation nach vorausgegangener erhöhter Toxizität muss die DPD-Aktivität bestimmt werden und der sich aus den DPYD-Genotypen ergebende DPD-Aktivitäts-Score ermittelt werden.

DPD-Aktivitäts-Score	Maßnahme	
2 (normal)	Therapie wie geplant möglich [1]	
1.5	RS mit OA bezüglich Dosisreduktion erforderlich	DR der Initialdosis um 25-50%, danach toxizitätsadaptierte Dosissteigerung [1]
1		DR der Initialdosis auf 50%, danach toxizitätsadaptierte Dosissteigerung [1]
0.5		DPD Phänotypisierung → bei Bestätigung: Kontraindikation für 5-FU und Capecitabin ODER stark reduzierte Initialdosis mit Drug Monitoring (nur bei 5-FU sinnvoll)
0	Kontraindikation für 5-FU und Capecitabin	

[1] ggf. Drug Monitoring (nur bei 5-FU sinnvoll)

Zyklusdiagramm

	Tag 1	2	3	4	5	6	7	8	9	10	11	12	13	14	15	16	17	18	19	20	21	Wdh.: 22
Bevacizumab	■																					
Capecitabin	■	■	■	■	■	■	■	■	■	■	■	■	■	■	■	■	■	■	■	■	■	

Dosismodifikation Capecitabin entsprechen dem Therapieverlauf:

Toxizität nach NCI	während der Therapie	Nächster Zyklus
Grad 1	Dosis beibehalten	Dosis beibehalten
Grad 2	Abbruch bis Rückgang auf Grad 1	erstmalig → 100%, 2.Mal → 75%, 3.Mal → 50%, 4.Mal → Abbruch
Grad 3	Abbruch bis Rückgang auf Grad 1	erstmalig → 75%, 2.Mal → 50%, 3.Mal → Abbruch
Grad 4	Behandlung abbrechen	erstmalig → 50%, 2.Mal → Abbruch

Schwerwiegende Wechselwirkung:
keine Gabe von Brivudin zusammen mit Capecitabin.
Durch Hemmung der Dihydropyrimidin-dehydrogenase Akkumulation und verstärkte Toxizität von 5-FU, letale Folgen möglich. Mindestens 4 Wochen zeitlicher Abstand.

Bevacizumab: (siehe auch Fachinformation)
1. Gabe: Bevacizumab **nach CTx** über 90 min., **2. Gabe vor CTx** über 60 min bei guter Verträglichkeit **ab der 3. Gabe** dann auch in 30 min
Cave: (GI-)Blutungen, Magen-Darm-Perforationen, Thrombembolie, Hypertensive Entgleisung , dekompensierte Herzinsuffizienz/Kardiomyopathie, allerg./anaphylaktische Reaktion, Proteinurie, Wundheilungsstörungen - Behandlung frühestens 28 Tage nach größerer OP, oder nach Ausheilung der Wunde. Infusionsreaktionen: **während und nach der Infusion engmaschige Überwachung,** ggf. nach Behandlungsstandard für Anaphylaxie verfahren.
Gefahr der **nekrotisierenden Fasziitis,** insbesondere bei Patienten mit vorangegangener Magen Darm-Perforation, Fistelbildung, Wundheilungsstörung oder nach Bestrahlung; (Rektum-Ca): Sofortiger Therapieabbruch und Einleitung einer geeigneten Behandlung
Kl.: Schwangerschaft/Stillzeit (Kontrazeption), unbehandelte ZNS-Metastasen

Obligate Prä- und Begleitmedikation (Zyklus 1-n)

Tag	zeitl. Ablauf	Substanz	Basisdosierung	Trägerlösung (ml)	Appl.	Infusionsdauer	Bemerkungen
1	-30min	NaCl 0,9 %	250 ml		i.v.	1h	während der Antikörper-Gabe

Bedarfsmedikation	Granisetron i.v. oder p.o., Dexamethason 8mg
FN-Risiko	< 10% → je nach Risikoabwägung, siehe Kurzfassung Leitlinien G-CSF
Kontrollen	Blutdruck, Bilirubin, Leberwerte, Kreatinin-Clearance, Blutbild, Elektrolyte, Urineiweiß, EKG-Kontrolle, Herzfunktion, Hand-Fuß-Inspektion, Neurotoxizität
Dosisreduktion	Capecitabin: Dosisreduktion um 25% bei eGFR 30-50ml/min und bei nicht-hämatologischen Toxizitäten > Grad 3
Therapieunterbrechung	Capecitabin: Hand-Fuß-Syndrom > Grad 2 bis Rückgang auf Grad 1, behandlungsbedingte Erhöhung des Bilirubin-Wertes von > 3x ULN oder der ALT-/AST-Werte von > 2,5 X ULN
Therapieabbruch	Capecitabin: Neutrophile < 1x10⁹/l und/oder Thrombozyten < 75x10⁹/l; Bevacizumab: bei Auftreten von Nebenwirkungen, siehe Fachinformation und Memokasten
Kontraindikation	Capecitabin: bei Therapiebeginn Neutrophile < 1,5x10⁹/l und/oder Thrombozyten < 100x10⁹/l, Kreatinin-Clearance < 30ml/min
Erfolgsbeurteilung	nach 3 Zyklen
Wiederholung	Tag 22.
Literatur	Koopman M. et al. Clin Oncol (Meeting Abstracts) January 2014 Vol. 32 No. 3_suppl LBA388

Diese Krebstherapie birgt letale Risiken. Die Anwendung darf nur durch erfahrene Onkologen und entsprechend ausgebildetes Pflegepersonal erfolgen. Das Protokoll muss im Einzelfall überprüft und der klinischen Situation angepasst werden.

080304_20 *Panitumumab mono*

Indikation: metastasiertes Kolorektales- CA mit Ras Wildtyp

ICD-10: C18/C19

Hauptmedikation (Zyklus 1-n)

Tag	zeitl. Ablauf	Substanz	Basisdosierung	Trägerlösung (ml)	Appl.	Infusionsdauer	Bemerkungen
1, 15	0	Panitumumab	6 mg/kg	100 ml NaCl 0,9 %	i.v.	1h	separates Infusionsset mit Inline-Filter Porengröße 0,2 μm, bei Dosierungen > 1 000mg Infusionsdauer 90min

Zyklusdiagramm | Tag 1 | 2 | 3 | 4 | 5 | 6 | 7 | 8 | 9 | 10 | 11 | 12 | 13 | 14 | 15 | [...] | Wdh: 29

Panitumumab: ▪ ▪

Mutationstestung der KRAS, NRAS und BRAF Gene vor Therapiebeginn mit Panitumumab obligat.

Management Hautreaktionen unter Panitumumab:

Auftreten von Hautsymptom(en) ≥Grad 3 (= schwer oder lebensbedrohlich)	Maßnahmen/ Dosisanpassung	
erstmalig	1 oder 2 Dosen Panitumumab aussetzen	wenn dann verbessert auf <Grad 3: Fortsetzen der Infusion mit **100% der Anfangsdosis** wenn nicht verbessert: absetzen
2. Mal	1 oder 2 Dosen Panitumumab aussetzen	wenn dann verbessert auf <Grad 3: Fortsetzen der Infusion mit **80% der Anfangsdosis** wenn nicht verbessert: absetzen
3. Mal	1 oder 2 Dosen Panitumumab aussetzen	wenn dann verbessert auf <Grad 3: Fortsetzen der Infusion mit **60% der Anfangsdosis** wenn nicht verbessert: absetzen
4. Mal	Panitumumab absetzen	-

Panitumumab:

Applikationshinweis und Infusionsdauer:	In-Line-Filter 0,2μm verwenden. Infusionsdauer 60min (wenn Dosis >1000mg: 90min). bei guter Verträglichkeit Folgegaben über 30-60min möglich. **auch >24h nach Therapieende noch möglich →**
Infusionsreaktionen:	Notfallwagen bereithalten, Patient über Möglichkeit einer verzögerten Infusionsreaktion aufklären.

Die Therapie mit **Panitumumab** kann zu einem **Magnesium-Wasting-Syndrom** führen. **Keine Gabe von Mg²⁺ und Ca²⁺** bei Hyperkalzämie/Hypermagnesiämie oder Therapie mit Digitalis, Thiaziden.

Obligate Prä- und Begleitmedikation (Zyklus 1-n)

Tag	zeitl. Ablauf	Substanz	Basisdosierung	Trägerlösung (ml)	Appl.	Infusionsdauer	Bemerkungen
1, 15	-30min	NaCl 0,9 %	500 ml		i.v.	2h	

Bedarfsmedikation	**Prävention von Hauttoxizität unter Panitumumab:** Verwendung pH-neutraler, nicht parfümierter Seife bzw. Waschmittel sowie weicher Handtücher; vorsichtiges Rasieren und Kürzen der Finger-/Fußnägel; Vermeiden von heißem Wasser und Heißluftföhnen; Vermeiden übermäßiger Beanspruchung der Haut, z.B. enge Schuhe; Vermeiden von Sonnenlicht und Verwendung von Sonnenschutzmittel (UVA/UVB ≤PF >15); Feuchtigkeitsspendende Cremes/Lotionen 1-2 x/Tag. Prophylaktische Einnahme oraler Antibiotika (z.B. Doxycyclin 100 mg 1-0-1) ggf. mit topischen Kortikosteroiden (z.B. Hydrocortison 2,5 %) auf Gesicht und Brust empfohlen.
FN-Risiko	< 10% → G-CSF- Gabe je nach Risikoabwägung, siehe Kurzfassung Leitlinien G-CSF.
Kontrollen	Blutbild, Differentialblutbild, Gerinnungsstatus, Bilirubin, Leberwerte, Kreatinin, eGFR, Elektrolyte, **Mg²⁺, Ca²⁺** (bis 8 Wo nach Therapie), **vor Therapiebeginn:** Lungenfunktionsprüfung
Dosisreduktion	siehe auch Fachinformationen und Dosisreduktionstabelle.
	Infusionsreaktion: CTCAE 1-2: Infusionsrate reduzieren, auch für Folgezyklen; CTCAE3-4: Therapieabbruch. **Hauttoxizität:** >30% KOF betroffen (CTCAE ≥ 3): siehe Memobox
Kontraindikation	Panitumumab: lebensbedrohliche Überempfindlichkeitsreaktion nach Panitumumab; interstitielle Pneumonie, Lungenfibrose
Erfolgsbeurteilung	nach 8 Wochen
Indikation	metastasiertes Kolon-Ca, EGFR exprimierendes koloreaktales Karzinom mit nicht mutiertem Wildtyp-KRAS Gen
Wiederholung	Tag 29.
Literatur	Amado et al. J Clin Oncol. 2008; 26 (10): 1582-4. Management Hauttoxizität Panitumumab: https://www.uptodate.com/contents/acneiform-eruption-secondary-to-epidermal-growth-factor-receptor-egfr-and-mek-inhibitors

Diese Krebstherapie birgt letale Risiken. Die Anwendung darf nur durch erfahrene Onkologen und entsprechend ausgebildetes Pflegepersonal erfolgen. Das Protokoll muss im Einzelfall überprüft und der klinischen Situation angepasst werden.

080304_45   **Encorafenib/Cetuximab**   **Indikation: metastasiertes Kolorektales Ca (mit BRAF-V600E-Mutation)**   **ICD-10: C18/C19**

Hauptmedikation (Zyklus 1)

Tag	zeitl. Ablauf	Substanz	Basisdosierung	Trägerlösung (ml)	Appl.	Infusions-dauer	Bemerkungen
1	0	Cetuximab	400 mg/m²		i.v.	s.u.	Erstgabe mit 400 mg/m², danach Erhaltungsdosis mit 250 mg/m²; Laufzeit siehe Memobox
1-28	1-0-0-0	Encorafenib	300 mg		p.o.		Einnahme unabhängig von den Mahlzeiten; keine gleichzeit-ige Anwendung von Grapefruitsaft
8, 15, 22	0	Cetuximab	250 mg/m²	Unverdünnt	i.v.	1h	Erstgabe mit 400 mg/m², danach Erhaltungsdosis mit 250 mg/m²

Zyklusdiagramm

	Tag 1	2	3	4	5	6	7	8	9	10	11	12	13	14	15	16	17	18	19	20	21	22	23	24	25	26	27	28	Wdh: 29
Cetuximab	□							□							□							□							
Encorafenib	■	■	■	■	■	■	■	■	■	■	■	■	■	■	■	■	■	■	■	■	■	■	■	■	■	■	■	■	

Cave: Die Therapie mit Cetuximab kann zu einem Magnesium-Wasting-Syndrom führen.

Cetuximab- Info auf Kurvenblatt beachten

Dosisstufe	Encorafenib-Dosis (bei Anwendung in Kombi mit Cetuximab)
Anfangsdosis	300mg (1x tägl.)
1. Dosisreduktion	225mg (1x tägl.)
2. Dosisreduktion	150mg (1x tägl.)

Obligate Prä- und Begleitmedikation (Zyklus 1)

Tag	zeitl. Ablauf	Substanz	Basisdosierung	Trägerlösung (ml)	Appl.	Infusions-dauer	Bemerkungen
1	-1h	Paracetamol	1 000 mg		p.o.		nur bei Cetuximab-Erstgabe
1	-30min	NaCl 0,9%	1 000 ml		i.v.	5h	
1	-30min	Dexamethason	8 mg		i.v.	15min	nur bei Cetuximab-Erstgabe 8mg, bei Folgegaben und guter Verträglichkeit 4mg
1, 8, 15, 22	-30min	Clemastin	2 mg		i.v.	B/2min	
8, 15, 22	-30min	NaCl 0,9%	500 ml		i.v.	1h30min	
8, 15, 22	-30min	Dexamethason	4 mg		i.v.	15min	nur bei Cetuximab-Erstgabe 8mg, bei Folgegaben und guter Verträglichkeit 4mg

Hauptmedikation (Zyklus 2-n)

Tag	zeitl. Ablauf	Substanz	Basisdosierung	Trägerlösung (ml)	Appl.	Infusions-dauer	Bemerkungen
1, 8, 15, 22	0	Cetuximab	250 mg/m²	Unverdünnt	i.v.	1h	Erhaltungsdosis: 250mg/m² (loading dose: 400mg/m²)
1-28	1-0-0-0	Encorafenib	300 mg		p.o.		Einnahme unabhängig von den Mahlzeiten; keine gleichzeit-ige Anwendung von Grapefruitsaft

Zyklusdiagramm

	Tag 1	2	3	4	5	6	7	8	9	10	11	12	13	14	15	16	17	18	19	20	21	22	23	24	25	26	27	28	Wdh: 29
Cetuximab	□							□							□							□							
Encorafenib	■	■	■	■	■	■	■	■	■	■	■	■	■	■	■	■	■	■	■	■	■	■	■	■	■	■	■	■	

Wiederholungsinfo: bis Progress oder inakzeptable Toxizität

Obligate Prä- und Begleitmedikation (Zyklus 2-n)

Tag	zeitl. Ablauf	Substanz	Basisdosierung	Trägerlösung (ml)	Appl.	Infusions-dauer	Bemerkungen
1, 8, 15, 22	-30min	NaCl 0,9 %	500 ml		i.v.	1h30min	
1, 8, 15, 22	-30min	Clemastin	2 mg		i.v.	B/2min	
1, 8, 15, 22	-30min	Dexamethason	4 mg		i.v.	15min	

Bedarfsmedikation: Cetuximab: Hautpflege: ph-neutrale Bade- und Duschmittel/Shampoo, Sonnenexposition vermeiden, hoher Lichtschutzfaktor verwenden, bei Akne: keine Aknetherapeutika, sondern prophylatktische Gabe von oralen Tetrazyklinen (6-8 Wochen) oder topische Anwendung einer feuchtigkeitsspendenden 1% Hydrocortisoncreme und andere Maßnahmen in Rücksprache mit dem Hautarzt

FN-Risiko: <10% → Risikoprofil siehe Kurzfassung Leitlinien zur G-CSF-Behandlung

Kontrollen: Encorafenib: EKG (vor Therapiebeginn, einen Monat danach und während der Behandlung alle 3 Monate) → bei QT-Verlängerung Dosisreduktion, Unterbrechung oder Absetzen. **Dermatologische Beurteilung zur Früherkennung kutaner maligner Erkrankungen** (vor Therapiebeginn, während der Behandlung alle 2 Monate und bis 6 Monate nach Absetzen der Behandlung). **Untersuchung des Kopf-Hals-Bereichs, Analbereichs, bei Frauen des Beckenbereichs sowie CT Thorax/Abdomen und vollständiges Blutbild** zur Beurteilung nicht-kutaner maligner Erkrankungen mit/ohne RAS-Aktivierung (vor Therapiebeginn, während und am Ende der Behandlung → bei Entwicklung nicht-kutaner maligner Erkrankungen mit RAS-Mutation Absetzen von Encorafenib erwägen. **Leberwerte** vor Therapiebeginn und während der ersten 6 Monate monatlich, danach entsprechend klin. Indikation. **Untersuchung auf Sehstörungen** vor, während und am Ende der Behandlung → bei neuer oder progredienter bestehender Sehstörung sofortige ophthalmologische Untersuchung.

Dosisreduktion: **Cetuximab:** allergische Reaktionen: CTC Gr.1: Infusionsrate dauerhaft auf 50% reduzieren; Infusionsdauer insgesamt nicht > 4h; CTC Gr.2: Infusionsstopp bis Besserung auf mindestens CTC Gr. 1; dann Vorgehen wie dort; CTC Gr. 3/4: Therapie-Abbruch; Hauttoxizität: CTC Gr.3: Therapiepause bis zu 14d, bei Besserung Wiederbeginn mit $250mg/m^2$ nach 1. Auftreten, $200mg/m^2$ nach 2. Auftreten, $150mg/m^2$ nach 3. Auftreten; wenn keine Besserung od. 4. Auftreten von CTC Gr.3: Therapie-Abbruch

Cave: Bei Patienten mit früherer oder bestehender Krebserkrankung mit **RAS-Mutation** Nutzen/Risiko vor Encorafenib-Therapie abwägen.

Therapieunterbrechung: **Encorafenib:** falls nach Einnahme Erbrechen → Dosis nicht nachholen, sondern wie geplant fortführen. Wenn Einnahme verpasst → Nachholen nur möglich, wenn >12h Abstand zur nächsten planmäßigen Einnahme.

Therapieabbruch: Bei dauerhaftem Absetzen von Encorafenib ist auch das Absetzen von Cetuximab empfohlen und andersherum.

Wechselwirkungen: Encorafenib: Blutungsereignisse als Nebenwirkung → Vorsicht bei gleichzeitiger Anwendung von Antikoagulantien und TAHs. Encorafenib verringert Wirksamkeit hormoneller Kontrazeptiva → bis mind. 1 Monat nach der letzten Dosis alternativ oder zusätzlich Barrieremethode verwenden. Gleichzeitige Anwendung starker CYP3A4-Inhibitoren (z.B. Itraconazol, Clarithromycin, Posaconazol, Grapefruit) sollte vermieden werden. Gleichzeitige Anwendung moderater CYP3A4-Inhibitoren sollte mit Vorsicht erfolgen.

Nebenwirkungen: Leberwerterhöhung, Kreatininanstieg. Fatigue, Übelkeit, Blutungsereignisse, Diarrhoe, akneiforme Dermatitis, Abdominalschmerzen, Hautausschlag, Asthenie

Kontraindikation: Encorafenib bei Patienten mit moderater oder schwerer Leberfunktionsstörung nicht empfohlen

Erfolgsbeurteilung: Schnittbildgebung → in den ersten 24 Wochen: alle 6 Wochen. Danach: alle 12 Wochen

Therapiedauer: bis Progress oder inakzeptable Toxizität

Indikation: metastasiertes Kolorektales Karzinom mit einer BRAF-V600E-Mutation für Patienten mit systemischer Vortherapie

Ausschlusskriterien: kein Einsatz bei BRAF-Wildtyp

Wiederholung: **Zyklus 1-1:** Tag 29. **Zyklus 2-n:** Tag 29. bis Progress oder inakzeptable Toxizität

Literatur: Kopetz et al. NEJM 2019; 381:1632-43; Fachinformation Encorafenib

Diese Krebstherapie birgt letale Risiken. Die Anwendung darf nur durch erfahrene Onkologen und entsprechend ausgebildetes Pflegepersonal erfolgen. Das Protokoll muss im Einzelfall überprüft und der klinischen Situation angepasst werden.

080304_43	**Nivolumab/Ipilimumab (Kolonkarzinom)**	**Indikation: Kolorektales Karzinom (irresektabel/metastasiert)**	**ICD-10: C18**

Hauptmedikation (Zyklus 1-4)

Tag	zeitl. Ablauf	Substanz	Basisdosierung	Trägerlösung (ml)	Appl.	Infusionsdauer	Bemerkungen
1	0	Nivolumab	3 mg/kg	100 ml NaCl 0,9 %	i.v.	30min	In-Line-Filter mit Porengröße 0,2-1,2 μm verwenden.
1	+30min	Ipilimumab	1 mg/kg	ad 100 ml NaCl 0,9 %	i.v.	30min	In-Line-Filter verwenden

Zyklusdiagramm Tag 1 [...] Wdh: 22
Nivolumab □
Ipilimumab ■

Ipilimumab:
schwerwiegende immunologische Reaktionen wie z.B. Colitis, Hauttoxizität, Hepatotoxizität, Endokrinopathie möglich → geeignete Maßnahmen einleiten (je nach Schweregrad siehe SOP Management der Nebenwirkungen der Therapie mit Immuncheckpointinhibitoren (Immune checkpoint blockade ICB) und Fachinformation) sowie engmaschige Überwachung und Patienteninformation.

Obligate Prä- und Begleitmedikation (Zyklus 1-4)

Tag	zeitl. Ablauf	Substanz	Basisdosierung	Trägerlösung (ml)	Appl.	Infusionsdauer	Bemerkungen
1	-30min	NaCl 0,9 %	1.000 ml		i.v.	1h30min	

Hauptmedikation (Zyklus 5-n)

Tag	zeitl. Ablauf	Substanz	Basisdosierung	Trägerlösung (ml)	Appl.	Infusionsdauer	Bemerkungen
1	0	Nivolumab	240 mg abs.	100 ml NaCl 0,9 %	i.v.	30min	In-Line-Filter mit Porengröße 0,2-1,2 μm verwenden.

Zyklusdiagramm Tag 1 [...] Wdh: 15
Nivolumab □

Obligate Prä- und Begleitmedikation (Zyklus 5-n)

Tag	zeitl. Ablauf	Substanz	Basisdosierung	Trägerlösung (ml)	Appl.	Infusionsdauer	Bemerkungen
1	-30min	NaCl 0,9 %	500 ml		i.v.	1h	

Bedarfsmedikation	Metoclopramid, in Abhängigkeit der Schwere der jeweiligen Nebenwirkung siehe SOP: **Management der Nebenwirkungen der Therapie mit Immuncheckpointinhibitoren (Immune checkpoint blockade ICB)**: Loperamid, Flüssigkeits- und Elektrolytersatz, Glucocorticoide top/p.o./i.v., Infliximab, MMF
FN-Risiko	<10% → Risikoprofil siehe Kurzfassung Leitlinien zur G-CSF-Behandlung
Kontrollen	Harnsäure, Retentionswerte, Serumchemie, Kreatinin, Leberfunktion (ALT, AST, Bilirubin), Hormonwerte (TSH, Cortisolspiegel), Blutbild, Schilddrüsenfunktion, immunvermittelte Nebenwirkungen
Cave	immunvermittelte Nebenwirkungen möglich (Pneumonitis, Kolitis, Hepatitis, Nephritis oder Nierenfunktionsstörung, Endokrinopathien/Schilddrüsenfunktionsstörung, Hautausschlag), bei Auftreten immunvermittelter Nebenwirkungen je nach Schweregrad Steroid-Gabe initiieren
Therapievoraussetzung	**Virale Hepatitis Serologie** (HBsAg, HBcAb, HCV-Ab) **vor Behandlungsbeginn** mit Checkpointinhibitoren: bei positiver Hepatitis-Serologie vor Behandlungsbeginn Hepatologen konsultieren. **Überprüfung der Leberwerte** (AST, ALT, Bilirubin) **vor jeder Gabe** eines Checkpointinhibitors. Je nach Risikoabwägung wöchentliche Kontrolle. Die Werte dürfen nicht älter als 6 Tage sein.
Therapieaufschub	Bei Überempfindlichkeitsreaktionen Therapieaufschub (ausgelassene Dosen werden nicht nachgeholt) oder Therapieabbruch in Abhängigkeit von klinischer Situation siehe SOP: **Management der Nebenwirkungen der Therapie mit Immuncheckpointinhibitoren (Immune checkpoint blockade ICB)**
Nebenwirkungen	Einzelfallberichte zu Agranulozytose
Erfolgsbeurteilung	alle 6 Wochen für 24 Wochen, danach alle 12 Wochen
Wiederholung	**Zyklus 1-4:** Tag 22. **Zyklus 5-n:** Tag 15.
Literatur	Overman MJ et al. J Clin Oncol. 2018 Mar 10;36(8):773-779; Fachinformation: Nivolumab, Ipilimumab

> Diese Krebstherapie birgt letale Risiken. Die Anwendung darf nur durch erfahrene Onkologen und entsprechend ausgebildetes Pflegepersonal erfolgen. Das Protokoll muss im Einzelfall überprüft und der klinischen Situation angepasst werden.

080306_05	*Carboplatin/Paclitaxel wöchentlich (Analkarzinom)*	*Indikation: Analkarzinom*	*ICD-10: C21*

Hauptmedikation (Zyklus 1-n)

Tag	zeitl. Ablauf	Substanz	Basisdosierung	Trägerlösung (ml)	Appl.	Infusions-dauer	Bemerkungen
1	+1h	Carboplatin	5 AUC	250 ml Glucose 5 %	i.v.	1h	Dosis (mg) = AUC (mg/ml x min) x [GFR (ml/min)+25], Maximaldosis beachten siehe Memokasten
1, 8, 15	0	Paclitaxel	80 mg/m²	250 ml NaCl 0,9 %	i.v.	1h	immer über PVC-freies Infusionssystem mit 0,2 µm Inline-filter applizieren

Maximaldosen für Carboplatin bei Dosierung nach AUC:

AUC	Max. Dosis
1,5	225mg
2	300mg
3	450mg
4	600mg
5	750mg
6	900mg
7	1050mg

Zyklusdiagramm | Tag 1 2 3 4 5 6 7 8 9 10 11 12 13 14 15 [...] Wdh: 29

Paclitaxel
Carboplatin

Obligate Prä- und Begleitmedikation (Zyklus 1-n)

Tag	zeitl. Ablauf	Substanz	Basisdosierung	Trägerlösung (ml)	Appl.	Infusions-dauer	Bemerkungen
1	-30min	NaCl 0,9 %	500 ml		i.v.	2h30min	ggf. zusätzlich 250-500ml, je nach Bedarf
1	-30min	Granisetron	1 mg		i.v.	15min	
1, 8, 15	-1h 30min	Famotidin	20 mg		p.o.		bereits zu Hause eingenommen? (falls vom Arzt rezeptiert)
1, 8, 15	-30min	Dexamethason	8 mg		i.v.	15min	
1, 8, 15	-30min	Clemastin	2 mg		i.v.	B	
2-3	1-0-0-0	Dexamethason	8 mg		p.o.		
8, 15	-30min	NaCl 0,9%	500 ml		i.v.	1h30min	

Bedarfsmedikation — Metoclopramid Tabl., Ibuprofen 400mg Tbl., Macrogol + div. Salze (z.B. Movicol®), Natriumpicosulfat Trpf.

FN-Risiko — 10-20% → G-CSF-Gabe je nach Risikoabwägung als Primärprophylaxe, bei Zustand nach FN in den folgenden Zyklen als Sekundärprophylaxe, siehe Leitlinien zur Behandlung mit G-CSF

Kontrollen — Blutbild, Elektrolyte insb. Mg^{2+}, Retentionswerte, eGFR, AP, SGOT, SGPT, Klinisch: insbesondere Polyneuropathie, Oto-/Neurotoxizität

Dosisreduktion — Siehe auch Fachinformationen und Dosisreduktionstabelle. **Paclitaxel:** um 20% bei schwerer Neutropenie (< 500/mm³) oder schweren Neuropathien; um 25% bei schwerer Mukositis; **Carboplatin:** bei Nierenfunktionsstörungen

Wechselwirkungen — Carboplatin Vorsicht bei Komedikation mit nephro- oder ototoxischen Substanzen: z.B. Aminoglykoside, Schleifendiuretika.

Erfolgsbeurteilung — nach 2 Zyklen

Wiederholung — Tag 29.

Literatur — ESMO: Carboplatin Plus Paclitaxel Respresents a New Standard of Care for Patients with Squamous Cell Carcinoma of the Anal Canal, Fachinformation: Carboplatin, Paclitaxel

Diese Krebstherapie birgt letale Risiken. Die Anwendung darf nur durch erfahrene Onkologen und entsprechend ausgebildetes Pflegepersonal erfolgen. Die Dosisberechnung und Anforderung obliegt der Verantwortung des bestellenden Arztes und muss in jedem Fall sorgfältig überprüft werden. Die Herausgeber übernehmen keine Verantwortung für die Therapieanforderung.

080202_22   Nivolumab 3mg/kg (off-label)

Indikation: NSCLC, Nierenzellkarzinom, Urothelkarzinom, Anal-Ca

ICD-10: C21, C34, C64, C67

Hauptmedikation (Zyklus 1-n)

Tag	zeitl. Ablauf	Substanz	Basisdosierung	Trägerlösung (ml)	Appl.	Infusionsdauer	Bemerkungen
1	0	Nivolumab	3 mg/kg	100 ml NaCl 0,9 %	i.v.	30min	In-Line-Filter mit Porengröße 0,2-1,2µm verwenden.

Zyklusdiagramm Tag 1 | [...] | Wdh: 15
Nivolumab ☐

Wiederholungsinfo: bis Tumorprogress/inakzeptable Toxizität

Obligate Prä- und Begleitmedikation (Zyklus 1-n)

Tag	zeitl. Ablauf	Substanz	Basisdosierung	Trägerlösung (ml)	Appl.	Infusionsdauer	Bemerkungen
1	-30min	NaCl 0,9%	500 ml		i.v.	1h	

Bedarfsmedikation	in Abhängigkeit der Schwere der jeweiligen Nebenwirkung siehe SOP: **Management der Nebenwirkungen der Therapie mit Immuncheckpointinhibitoren (Immune checkpoint blockade ICB):** Loperamid, Flüssigkeits- und Elektrolytersatz, Glucocorticoide top/p.o./i.v., Infliximab, MMF
Kontrollen	Leber- und Nierenfunktion, Schilddrüsenfunktion, immunvermittelte Nebenwirkungen
Cave	**immunvermittelte Nebenwirkungen möglich (Pneumonitis, Kolitis, Hepatitis, Nephritis oder Nierenfunktionsstörung, Endokrinopathien/Schilddrüsenfunktionsstörung, Hautausschlag)**, bei Auftreten immunvermittelter Nebenwirkungen je nach Schweregrad Steroid-Gabe initiieren
Therapievoraussetzung	**Virale Hepatitis Serologie** (HBsAg, HBcAb, HCV-Ab) **vor Behandlungsbeginn** mit Checkpointinhibitoren: bei positiver Hepatitis-Serologie vor Behandlungsbeginn Hepatologen konsultieren. **Überprüfung der Leberwerte** (AST, ALT, Bilirubin) **vor jeder Gabe** eines Checkpointinhibitors. Je nach Risikoabwägung wöchentliche Kontrolle. Die Werte dürfen nicht älter als 6 Tage sein.
Therapieaufschub	Bei Überempfindlichkeitsreaktionen Therapieaufschub (ausgelassene Dosen werden nicht nachgeholt) oder Therapieabbruch in Abhängigkeit von klinischer Situation siehe SOP: **Management der Nebenwirkungen der Therapie mit Immuncheckpointinhibitoren (Immune checkpoint blockade ICB)**
Therapieunterbrechung	Kreatinin > 1,5 - 6x ULN oder > 1,5x des Ausgangswerts, AST/ALT > 3-5x ULN oder Gesamtbilirubin > 1,5 - 3x ULN, Pneumonitis Grad 2, Colitis Grad 2/3, andere behandlungsbedingte schwerwiegende Nebenwirkungen/Nebenwirkungen Grad 3: bei Erholung auf Grad 0-1 Therapiefortsetzung möglich
Therapieabbruch	Bei Kreatinin > 6x ULN, AST/ALT > 5x ULN oder Gesamtbilirubin > 3x ULN, Pneumonitis Grad 3/4, Colitis Grad 4, Schilddrüsenfunktionsstörung
Nebenwirkungen	Einzelfallberichte zu Agranulozytose
Bemerkungen	Nivolumab hat keine Zulassung für die Indikation Anal-Ca → Kassenantrag erforderlich.
Wiederholung	Tag 15. bis Tumorprogress/inakzeptable Toxizität
Literatur	NSCLC: Rizvi NA et al. Lancet Oncol. 2015;16(3):257-265, Paz-Ares L et al. J Clin Oncol 33, 2015 (suppl; abstr 8009), Melanom: Robert C et al. N Engl J Med. 2015;372(4):320-30, Topalian SL et al. J Clin Oncol. 2014;32(10):1020-30, Kopf-/Hals-Tumoren: Ferris RL et al. N Engl J Med. 2016;375:1856-67; Anal-Ca: Morris VK et al. Lancet Oncology 2017;18(4):446-453; Fachinformation: Nivolumab

Diese Krebstherapie birgt letale Risiken. Die Anwendung darf nur durch erfahrene Onkologen und entsprechend ausgebildetes Pflegepersonal erfolgen. Das Protokoll muss im Einzelfall überprüft und der klinischen Situation angepasst werden.

080307_09   **mFOLFIRINOX**   **Indikation: Pankreaskarzinom (adjuvant)**   **ICD-10: C25**

Hauptmedikation (Zyklus 1-12)

Tag	zeitl. Ablauf	Substanz	Basisdosierung	Trägerlösung (ml)	Appl.	Infusions-dauer	Bemerkungen
1	0	Oxaliplatin	85 mg/m²	250 ml Glucose 5 %	i.v.	2h	Inkompatibilität mit NaCl
1	+2h 30min	Irinotecan	150 mg/m²	250 ml NaCl 0,9 %	i.v.	1h30min	
1	+4h	Calciumfolinat/Leukovorin®	400 mg/m²	100 ml NaCl 0,9 %	i.v.	30min	bei Anwendung von Levoleukovorin: Dosis = 50% der Leukovorindosis
1	+4h 30min	Fluorouracil (5-FU)	2 400 mg/m²	ad 115 ml NaCl 0,9 %	i.v.	46h	ambulant in Baxter-Pumpe ad 115ml über 46h. Stationär in 500ml-Beutel.

Irinotecan/ Irinotecan liposomal

erhöhtes Risiko für schwere Neutropenien und Durchfälle bei Patienten mit **verminderter UGT1A1-Aktivität** (z.B. Gilbert-Meulengracht-Syndrom)

UGT1A1-Genotypisierung vor Erstgabe insbesondere erwägen bei:
- geschwächten Patienten oder
- Irinotecan-Dosis >180mg/m²

UGT1A1 Genotyp	Relevanz hinsichtlich Irinotecan-Toxizität	Maßnahme
*1/*1	durchschnittliches Risiko	Standarddosis
*1/*28, *1/*6	erhöhtes Risiko	Standarddosis
*28/*28, *6/*6, *6/*28	hohes Risiko	DR in Zyklus 1 um 25% (Irinotecan) bzw. auf 50mg/m² (Irinotecan liposomal), in darauffolgenden Zyklen toxizitätsadaptierte Dosissteigerung

Literatur: Karas et al. JCO Oncol Pract. 2021 Dec 3:OP2100624; Etienne-Grimaldi et al. Fundam Clin Pharmacol. 2015 Jun;29(3):219-37; Rote-Hand-Brief Arzneimitteltoxizität bei Patienten mit verringerter UGT1A1-Aktivität, 21.12.2021

Zyklusdiagramm

	Tag 1	2	[...]	Wdh: 15
Oxaliplatin	☐			
Irinotecan	☐			
Calciumfolinat/Leukovorin®	☐			
Fluorouracil (46h)	■	■		

Achtung:
5-FU-Gabe über **ZVK** empfohlen

bei **akuter neurosensorischer Symptomatik:**
Oxaliplatin-Laufrate reduzieren bzw. Infusion abbrechen/ pausieren. Kälteexposition vermeiden. Ggf. Mg/Ca-Gabe erwägen.
→ **Folgegaben:** Oxaliplatin-Infusionsdauer auf **4h** bzw. im nächsten Schritt **6h** erhöhen. Bei **laryngopharyngealen Dysästhesien** Folgegaben mit **6h** Infusionsdauer.

Achtung: Gabe von Filgrastim/Neupogen® 5 µg/kg/d s.c.
1. nach CTx: 1x tgl. bei Leukozyten < 1 000/µl bis > 1 000/µl
2. Primärprophylaxe ab d6 post CTx wenn nach Risikoabwägung FN-Risiko > 20%
3. Sekundärprophylaxe: nach durchgemachter Neutropenie in vorangegangenen Zyklen prophylaktische Gabe in den Folgezyklen

CAVE: vor Therapiebeginn mit 5-FU/ Capecitabin oder vor erneuter Applikation **nach vorausgegangener erhöhter Toxizität** muss die **DPD-Aktivität** bestimmt werden und der sich aus den DPYD-Genotypen ergebende **DPD-Aktivitäts-Score** ermittelt werden.

DPD-Aktivitäts-Score	Maßnahme
2 (normal)	Therapie wie geplant möglich [1]
1.5	DR der Initialdosis um 25-50%, danach toxizitätsadaptierte Dosissteigerung [1]
1	DR der Initialdosis auf 50%, danach toxizitätsadaptierte Dosissteigerung [1]
0.5	DPD Phänotypisierung → bei Bestätigung: Kontraindikation für 5-FU und Capecitabin ODER stark reduzierte Initialdosis mit Drug Monitoring (nur bei 5-FU sinnvoll)
0	**Kontraindikation** für 5-FU und Capecitabin

[1] RS mit OA bezüglich Dosisreduktion erforderlich

ggf. Drug Monitoring (nur bei 5-FU sinnvoll)

Schwerwiegende Wechselwirkung:
keine Gabe von Brivudin zusammen mit 5-Fluorouracil inkl. topischer Präparate und Prodrugs (Efudix, Capecitabin, Floxuridin, Tegafur). Durch Hemmung der Dihydropyrimidindehydrogenase, Akkumulation und verstärkte Toxizität von 5-FU, letale Folgen möglich. Mindestens 4 Wochen zeitlicher Abstand.

Obligate Prä- und Begleitmedikation (Zyklus 1-12)

Tag	zeitl. Ablauf	Substanz	Basisdosierung	Trägerlösung (ml)	Appl.	Infusions-dauer	Bemerkungen
1	-30min	Glucose 5%	500 ml		i.v.	3h	
1	-30min	Dexamethason	8 mg		i.v.	B	
1	-30min	Granisetron	1 mg		i.v.	B	
1	+2h 30min	NaCl 0,9 %	1 000 ml		i.v.	2h	

Bedarfsmedikation	Loperamid dem/der Patient/in mitgeben); bei frühcholinergem Syndrom Atropin 0,25 mg 1x s.c.
FN-Risiko	10-20% → je nach Risikoabwägung als Primärprophylaxe, bei FN im 1. Zyklus als Sekundärprophylaxe, siehe Kurzfassung Leitlinien G-CSF
Kontrollen	ECOG PS, körperliche Untersuchung, Bilirubin, Leberwerte, Nierenfunktion, eGFR, Differentialblutbild, Gerinnungsstatus, Serumchemie, Elektrolyte, Harnsäurespiegel im Blut, neurologische Verträglichkeit, Flüssigkeitshaushalt, respiratorische Symptome (bei Risikofaktoren für interstitielle Lungenerkrankungen)
Dosisreduktion	wenn Neutrophile <500/µl oder Neutrophile <1 000/µl + Fieber dann 20% Reduktion
Therapieaufschub	wenn Neutrophile <500/µl oder Neutrophile <1 000/µl + Fieber dann 20% Reduktion
Erfolgsbeurteilung	alle 8 Wochen
Wiederholung	Tag 15.
Literatur	Conroy T e al. "PRODIGE 24/CCTG PA.6, an Unicancer GI trial: a multicenter international randomized phase III trial of adjuvant mFOLFIRINOX versus gemcitabine (gem) in patients with resected pancreatic ductal adenocarcinomas.", presented at ASCO 2018

534 **Teil II** · Solide Tumoren

Diese Krebstherapie birgt letale Risiken. Die Anwendung darf nur durch erfahrene Onkologen und entsprechend ausgebildetes Pflegepersonal erfolgen. Das Protokoll muss im Einzelfall überprüft und der klinischen Situation angepasst werden.

080307_08 *Gemcitabin/Capecitabin (1660mg/m²)* *Indikation: Pankreas-Ca (adjuvant)* *ICD-10: C25*

Hauptmedikation (Zyklus 1-6)

Tag	zeitl. Ablauf	Substanz	Basisdosierung	Trägerlösung (ml)	Appl.	Infusions-dauer	Bemerkungen
1, 8, 15	0	Gemcitabin	1 000 mg/m²	250 ml NaCl 0,9 %	i.v.	30 min	
1-21	1-0-0-0	Capecitabin	830 mg/m²		p.o.		morgens, Einnahme 30min nach einer Mahlzeit
1-21	0-0-1-0	Capecitabin	830 mg/m²		p.o.		abends, Einnahme 30min nach einer Mahlzeit

Zyklusdiagramm | Tag 1 | 2 | 3 | 4 | 5 | 6 | 7 | 8 | 9 | 10 | 11 | 12 | 13 | 14 | 15 | 16 | 17 | 18 | 19 | 20 | 21 | [...] | Wdh: 29

Capecitabin
Gemcitabin

CAVE: vor Therapiebeginn mit 5-FU/ Capecitabin oder vor erneuter Applikation **nach vorausgegangener erhöhter Toxizität** muss die **DPD-Aktivität** bestimmt werden und der sich aus den DPYD-Genotypen ergebende **DPD-Aktivitäts-Score** ermittelt werden.

DPD-Aktivitäts-Score	Maßnahme	
2 (normal)	Therapie wie geplant möglich [1]	
1.5	RS mit OA bezüglich Dosisreduktion erforderlich	DR der Initialdosis um 25-50%, danach toxizitätsadaptierte Dosissteigerung [1]
1		DR der Initialdosis auf 50%, danach toxizitätsadaptierte Dosissteigerung [1]
0.5		DPD Phänotypisierung → bei Bestätigung: Kontraindikation für 5-FU und Capecitabin ODER stark reduzierte Initialdosis mit Drug Monitoring (nur bei 5-FU sinnvoll)
0		**Kontraindikation** für 5-FU und Capecitabin

[1] *ggf. Drug Monitoring (nur bei 5-FU sinnvoll)*

Dosisberechnung Capecitabin:
Die exakte individuelle Tagesdosis wird auf die nächstgelegene Dosis, die mit einer Kombination von Tabletten zu **500mg** und **150mg** realisierbar ist, abgerundet.
Ist die Tagesdosis nicht gleichmässig auf zwei Einzeldosen verteilbar, sollte die **höhere Dosis abends** verabreicht werden.

Schwerwiegende Wechselwirkung:
keine Gabe von Brivudin zusammen mit Capecitabin.
Durch Hemmung der Dihydropyrimidin-dehydrogenase Akkumulation und verstärkte Toxizität von 5-FU, letale Folgen möglich. Mindestens 4 Wochen zeitlicher Abstand.

Obligate Prä- und Begleitmedikation (Zyklus 1-6)

Tag	zeitl. Ablauf	Substanz	Basisdosierung	Trägerlösung (ml)	Appl.	Infusions-dauer	Bemerkungen
1, 8, 15	-15min	NaCl 0,9 %	500 ml		i.v.	1h	
1, 8, 15	-15min	Dexamethason	8 mg		i.v.	B	

Bedarfsmedikation Granisetron i.v. oder p.o., Dexamethason 8mg, Metoclopramid p.o. oder i.v., Paracetamol p.o., Loperamid

FN-Risiko < 10% → je nach Risikoabwägung G-CSF als Primärprophylaxe, siehe Kurzfassung Leitlinien G-CSF

Kontrollen Blutbild, Elektrolyte insbesondere Mg²⁺, Retentionswerte, eGFR, Diurese, Leber- und Nierenwerte

Dosisreduktion **Gemcitabin:** 75% bei febriler Neutropenie (oder hämatologischer Toxizität Grad 3 oder 4 nach dem Vorzyklus); Granulozyten <500/µl oder Thrombozyten <50 000/µl: Therapieaufschub; Initiale Hyperbilirubinämie >2mg/dl: 80% nicht hämatologische Toxizität Grad >2 Therapieaufschub; **Capecitabin:** bei Hand-Fuß-Syndrom, ggf. Therapieunterbrechung

Wechselwirkungen Folinsäure: max. verträgliche Dosis von Capecitabin vermindert; Erhöhung der Phenytoin-Plasmakonzentration

Nebenwirkungen Myelosuppression, reversible Lebertoxizität, selten renale Störungen, Übelkeit/Erbrechen, erkältungsähnliche Symptome, Ödeme, Hand-Fuß-Syndrom, Diarrhoe

Kontraindikation CrCl < 30ml/min

Erfolgsbeurteilung Zwischenstaging nach 3 Monaten

Wiederholung Tag 29.

Literatur JP Neoptolemos et al.; JJ Clin Oncol 34, 2016 (Suppl; Abstr LBA4006), Studienprotokoll der ESPAC-4-Studie, Fachinformation Gemcitabin, Capecitabin

Diese Krebstherapie birgt letale Risiken. Die Anwendung darf nur durch erfahrene Onkologen und entsprechend ausgebildetes Pflegepersonal erfolgen. Das Protokoll muss im Einzelfall überprüft und der klinischen Situation angepasst werden.

080307_05 FOLFIRINOX   *Indikation: Pankreaskarzinom irresektabel /metastasiert*   **ICD-10: C25**

Protokoll-Hinweis: Oxaliplatin Calciumfolinat Irinotecan Fluorouracil (Bolus & Dauerinfusion)

Hauptmedikation (Zyklus 1-n)

Tag	zeitl. Ablauf	Substanz	Basisdosierung	Trägerlösung (ml)	Appl.	Infusions-dauer	Bemerkungen
1	0	Oxaliplatin	85 mg/m²	250 ml Glucose 5 %	i.v.	2h	Inkompatibilität mit NaCl
1	+2h 30min	Irinotecan	180 mg/m²	250 ml NaCl 0,9 %	i.v.	1h30min	
1	+4h	Calciumfolinat/Leukovorin®	400 mg/m²	100 ml NaCl 0,9 %	i.v.	30min	bei Anwendung von Levoleukovorin: Dosis = 50% der Leukovorindosis
1	+4h 30min	Fluorouracil (5-FU)	400 mg/m²	Unverdünnt	i.v.	B	
1	+4h 40min	Fluorouracil (5-FU)	2 400 mg/m²	ad 115 ml NaCl 0,9 %	i.v.	46h	ambulant in Baxter-Pumpe ad 115ml über 46h. Stationär in 500ml-Beutel.

Zyklusdiagramm | Tag 1 | 2 | [...] | Wdh: 15

- Oxaliplatin
- Irinotecan
- Calciumfolinat
- Fluorouracil (Bolus)
- Fluorouracil (46h)

Wiederholungsinfo: Empfohlene Therapiedauer 6 Monate bei Ansprechen

Achtung:
5-FU-Gabe über ZVK empfohlen

Achtung: Gabe von Filgrastim/Neupogen® 5µg/kg/d s.c.
1. nach CTx: 1x tgl. bei Leukozyten < 1 000/µl bis > 1 000/µl
2. Primärprophylaxe ab d6 post CTx wenn nach Risikoabwägung FN-Risiko > 20%
3. Sekundärprophylaxe: nach durchgemachter Neutropenie in vorangegangenen Zyklen prophylaktische Gabe in den Folgezyklen

Schwerwiegende Wechselwirkung:
keine Gabe von Brivudin zusammen mit 5-Fluorouracil inkl. topischer Präparate und Prodrugs (Efudix, Capecitabin, Flox.ridin, Tegafur).
Durch Hemmung der Dihydropyrimidindehydrogenase, Akkumulation und verstärkte Toxizität von 5-FU, letale Folgen möglich. Mindestens 4 Wochen zeitlicher Abstand.

Irinotecan/ Irinotecan liposomal
erhöhtes Risiko für schwere Neutropenien und Durchfälle bei Patienten mit **verminderter UGT1A1-Aktivität** (z.B. Gilbert-Meulengracht-Syndrom).

UGT1A1-Genotypisierung vor Erstgabe insbesondere erwägen bei:
- geschwächten Patienten oder
- Irinotecan-Dosis >180mg/m²

UGT1A1 Genotyp	Relevanz hinsichtlich Irinotecan-Toxizität	Maßnahme
*1/*1	durchschnittliches Risiko	Standarddosis
*1/*28, *1/*6	erhöhtes Risiko	Standarddosis
*28/*28, *6/*6, *6/*28	hohes Risiko	DR in Zyklus 1 um 25% (Irinotecan) bzw. auf 50mg/m² (Irinotecan liposomal), in darauffolgenden Zyklen toxizitätsadaptierte Dosissteigerung

Literatur: Karas et al. JCO Oncol Pract. 2021 Dec 3:OP2100624; Etienne-Grimaldi et al. Fundam Clin Pharmacol. 2015 Jun;29(3):219-37; Rote-Hand-Brief Arzneimitteltoxizität bei Patienten mit verringerter UGT1A1-Aktivität, 21.12.2021

bei akuter neurosensorischer Symptomatik:
Oxaliplatin-Laufrate reduzieren bzw. Infusion abbrechen/ pausieren. Kälteexposition vermeiden. Ggf. Mg/Ca-Gabe erwägen.
→ **Folgegaben:** Oxaliplatin-Infusionsdauer auf **4h** bzw. im nächsten Schritt **6h** erhöhen. Bei **laryngopharyngealen Dysästhesien** Folgegaben mit **6h** Infusionsdauer.

CAVE: vor Therapiebeginn mit 5-FU/ Capecitabin oder vor erneuter Applikation **nach vorausgegangener erhöhter Toxizität** muss die **DPD-Aktivität** bestimmt werden und der sich aus den DPYD-Genotypen ergebende **DPD-Aktivitäts-Score** ermittelt werden.

DPD-Aktivitäts-Score	Maßnahme	
2 (normal)	Therapie wie geplant möglich[1]	
1.5	RS mit OA bezüglich Dosisreduktion erforderlich	DR der Initialdosis um 25-50%, danach toxizitätsadaptierte Dosissteigerung[1]
1		DR der Initialdosis auf 50%, danach toxizitätsadaptierte Dosissteigerung[1]
0.5		DPD Phänotypisierung → bei Bestätigung: Kontraindikation für 5-FU und Capecitabin ODER stark reduzierte Initialdosis mit Drug Monitoring (nur bei 5-FU sinnvoll)
0		**Kontraindikation** für 5-FU und Capecitabin

[1] ggf. Drug Monitoring (nur bei 5-FU sinnvoll)

Obligate Prä- und Begleitmedikation (Zyklus 1-n)

Tag	zeitl. Ablauf	Substanz	Basisdosierung	Trägerlösung (ml)	Appl.	Infusions-dauer	Bemerkungen
1	-30min	Glucose 5%		500 ml	i.v.	3h	
1	-30min	Dexamethason	8 mg		i.v.	B	
1	-30min	Granisetron	1 mg		i.v.	B	
1	+2h 30min	NaCl 0,9 %		1 000 ml	i.v.	2h30min	

Bedarfsmedikation	Loperamid Jedem/der Patient/in mitgeben. Bei frühcholinergem Syndrom Atropin 0,25 mg 1 x s.c.
FN-Risiko	10-20% → je nach Risikoabwägung als Primärprophylaxe, bei FN im 1. Zyklus als Sekundärprophylaxe, siehe Kurzfassung Leitlinien G-CSF
Kontrollen	ECOG PS, körperliche Untersuchung, Bilirubin, Leberwerte, Nierenfunktion, eGFR, Differentialblutbild, Gerinnungsstatus, Serumchemie, Elektrolyte, Harnsäurespiegel im Blut, neurologische Verträglichkeit, Flüssigkeitshaushalt, respiratorische Symptome (bei Risikofaktoren für interstitielle Lungenerkrankungen)
Dosisreduktion	wenn Neutrophile <500/µl oder Neutrophile <1 000/µl + Fieber dann 20% Reduktion
Therapieaufschub	wenn Neutrophile <500/µl oder Neutrophile <1 000/µl + Fieber dann 20% Reduktion
Bemerkungen	Häufige Mcclfikation: kein 5-FU Bolus und reduzierte Irinotecan Dosis auf 150mg/m2
Erfolgsbeurteilung	alle 8 Wochen
Wiederholung	Tag 15. Empfohlene Therapiedauer 6 Monate bei Ansprechen
Literatur	Conroy T e al. NEJM. 2011;364:1817-25.

> Diese Krebstherapie birgt letale Risiken. Die Anwendung darf nur durch erfahrene Onkologen und entsprechend ausgebildetes Pflegepersonal erfolgen. Das Protokoll muss im Einzelfall überprüft und der klinischen Situation angepasst werden.

080307_06	*Gemcitabin/Nab-Paclitaxel*	*Indikation: irresektables/metastasiertes Pankreas-Ca*	*ICD-10: C25*

Hauptmedikation (Zyklus 1-n)

Tag	zeitl. Ablauf	Substanz	Basisdosierung	Trägerlösung (ml)	Appl.	Infusionsdauer	Bemerkungen
1, 8, 15	0	Nab-Paclitaxel (Albumin-gebunden)	125 mg/m²	Unverdünnt	i.v.	30min	
1, 8, 15	+30min	Gemcitabin	1.000 mg/m²	250 ml NaCl 0,9 %	i.v.	30min	Infusionszeit 30-60min

Zyklusdiagramm

	Tag 1	2	3	4	5	6	7	8	9	10	11	12	13	14	15	[...]	Wdh: 29
Nab-Paclitaxel (Albumin-gebunden)	■							■							■		
Gemcitabin	■							■							■		

Dosisstufen	Nab-Paclitaxel (mg/m²)	Gemcitabin (mg/m²)
volle Dosis	125	1000
1. Dosisreduktionsstufe (DR 1)	100	800
2. Dosisreduktionsstufe (DR 2)	75	600
falls weitere Dosisreduktion notwendig	Absetzen der Behandlung	

Dosismodifikation bei Neutropenie/Thrombozytopenie für Gemcitabin/Nab-Paclitaxel-Protokoll (Tabelle ist von oben nach unten zu lesen)

Tag 1

THERAPIEVORAUSSETZUNG für d1: Neutrophile (ANC) ≥ 1500/μl und Thrombozyten (T.) ≥ 100 Tsd./μl:
→ **volle Dosis bzw. Dosis wie Tag 1 im vorangegangenen Zyklus**

falls ANC <1500/μl oder T. <100 Tsd./μl: *Verabreichung der Therapie bis zur Erholung verschieben*

Tag 8

ANC ≥1000/μl und T. ≥75 Tsd./μl:
Dosis wie Tag 1

ANC ≥500 - <1000/μl oder T. ≥50 - <75 Tsd./μl:

ANC ≥1000/μl und T. ≥75 Tsd./μl:	ANC ≥500 - <1000/μl oder T. ≥50 - <75 Tsd./μl:	ANC <500/μl oder T.< 50 Tsd./μl:
Dosis wie Tag 8 + G-CSF oder Reduktion um 1 Dosisstufe im Vgl. zu Tag 8	Dosis wie Tag 8	keine Therapie

Tag 15

ANC ≥1000/μl und T. ≥75 Tsd./μl:
Dosis wie Tag 1

ANC ≥500 - <1000/μl oder T. ≥50 - <75 Tsd./μl:
Reduktion um 1 Dosisstufe

ANC ≥1000/μl und T. ≥75 Tsd./μl:	ANC ≥500 - <1000/μl oder T. ≥50 - <75 Tsd./μl:	ANC <500/μl oder T. <50 Tsd./μl:
Dosis wie Tag 8 + G-CSF oder Reduktion um 1 Dosisstufe im Vgl. zu Tag 8	Reduktion um 1 Dosisstufe im Vgl. zu Tag 8	keine Therapie

ANC < 500/μl oder T. < 50 Tsd./μl:
keine Therapie

1 + G-CSF oder Reduktion um 2 Dosisstufen im Vgl. zu Tag 1

Obligate Prä- und Begleitmedikation (Zyklus 1-n)

Tag	zeitl. Ablauf	Substanz	Basisdosierung	Trägerlösung (ml)	Appl.	Infusionsdauer	Bemerkungen
1, 8, 15	-30min	NaCl 0,9%	500 ml		i.v.	2h	
1, 8, 15	-30min	Dexamethason	8 mg		i.v.	15min	
1, 8, 15	-30min	Granisetron	1 mg		i.v.	15min	kann bei guter Verträglichkeit entfallen

Bedarfsmedikation	Metoclopramid i.v./p.o., Dimenhydrinat Supp., Ibuprofen 400mg, Macrogol+div. Salze (z.B. Movicol®), Natriumpicosulfat Trpf
FN-Risiko	< 10% → je nach Risikoabwägung, siehe Kurzfassung Leitlinien G-CSF
Kontrollen	**wöchentlich:** Blutbild (Differentialblutbild, Thrombozyten); Infusionsreaktionen, Extravasation, neurologische Funktion, Leber- und Nierenfunktion
Dosisreduktion	bei Neutropenie und Thrombozytopenie: Dosisstufen und Dosismodifikationstabelle siehe Memokasten und Fachinformation
Cave	**Nab-Paclitaxel:** Überempfindlichkeitsreaktionen; albumin-gebundene Nanopartikelformulierung, nicht als Ersatz für andere Paclitaxel-Formulierungen verwenden oder durch solche ersetzen
Therapieabbruch	**Gemcitabin:** Anzeichen für Hämolytisches-urämisches Syndrom (HUS), Anzeichen von pulmonaler Toxizität
Wechselwirkungen	**Nab-Paclitaxel:** Metabolismus über CYP2C8 und CYP3A4: Vorsicht bei gleichzeitiger Anwendung von Arzneimitteln, die CYP2C8 oder CYP3A4 hemmen (z.B. Ketoconazol, Erythromycin, Fluoxetin, Cimetidin, Ritonavir) oder induzieren (z.B. Rifampicin, Carbamazepin, Phenytoin)
Kontraindikation	**Leberfunktionsstörungen:** AST > 10x ULN, Bilirubin > 5x ULN
Bemerkungen	Nab-Paclitaxel: **Nicht über Inlinefilter (Taxol-Besteck) applizieren** Kein PVC-freies Infusionssystem erforderlich.
Wiederholung	Tag 29
Literatur	Von Hoff DD et. al J Clin Oncol. 2013; 31(4); Fachinformation Abraxane, Fachinformation Gemcitabin

Diese Krebstherapie birgt letale Risiken. Die Anwendung darf nur durch erfahrene Onkologen und entsprechend ausgebildetes Pflegepersonal erfolgen. Das Protokoll muss im Einzelfall überprüft und der klinischen Situation angepasst werden.

080307_07　Irinotecan (liposomal)/5-FU　Indikation: Pankreas-Ca irresektabel /metastasiert　ICD-10: C25

Protokoll-Hinweis: Patienten mit Gemcitabin-basierten Therapien vorbehandelt

Hauptmedikation (Zyklus 1-n)

Tag	zeitl. Ablauf	Substanz	Basisdosierung	Trägerlösung (ml)	Appl.	Infusionsdauer	Bemerkungen
1	0	Irinotecan, liposomal/Onivyde®	70 mg/m²	500 ml NaCl 0,9 %	i.v.	1h30min	70mg/m² als freie Base, äquivalent zu 80mg/m² als HCl-Trihydrat-Salz.
1	+1h 30min	Calciumfolinat/Leukovorin®	400 mg/m²	100 ml NaCl 0,9 %	i.v.	30min	bei Anwendung von Levoleukovorin: Dosis = 50% der Leukovorindosis
1	+2h	Fluorouracil (5-FU)	2400 mg/m²	ad 115 ml NaCl 0,9 %	i.v.	46h	ambulant in Baxter-Pumpe ad 115ml über 46h. Stationär in 500ml-Beutel.

Zyklusdiagramm　Tag 1 | [...] | Wdh: 15

Irinotecan, liposomal/Onivyde®　☐
Calciumfolinat/Leukovorin®　■
Fluorouracil (46h)　☐

Irinotecan/ Irinotecan liposomal
erhöhtes Risiko für schwere Neutropenien und Durchfälle bei Patienten mit **verminderter UGT1A1-Aktivität** (z.B. Gilbert-Meulengracht-Syndrom).

UGT1A1-Genotypisierung vor Erstgabe insbesondere erwägen bei:
- geschwächten Patienten oder
- Irinotecan-Dosis >180mg/m²

UGT1A1 Genotyp	Relevanz hinsichtlich Irinotecan-Toxizität	Maßnahme
*1/*1	durchschnittliches Risiko	Standarddosis
*1/*28, *1/*6	erhöhtes Risiko	Standarddosis
*28/*28, *6/*6, *6/*28	hohes Risiko	DR in Zyklus 1 um 25% (Irinotecan) bzw. auf 50mg/m² (Irinotecan liposomal), in darauffolgenden Zyklen toxizitätsadaptierte Dosissteigerung

Literatur: Karas et al. JCO Oncol Pract. 2021 Dec 3:OP2100624; Etienne-Grimaldi et al. Fundam Clin Pharmacol. 2015 Jun;29(3):219-37; Rote-Hand-Brief Arzneimittel/toxizität bei Patienten mit verringerter UGT1A1-Aktivität, 21.12.2021

CAVE: vor Therapiebeginn mit 5-FU/ Capecitabin oder vor erneuter Applikation **nach vorausgegangener erhöhter Toxizität** muss die **DPD-Aktivität** bestimmt werden und der sich aus den DPYD-Genotypen ergebende **DPD-Aktivitäts-Score** ermittelt werden.

DPD-Aktivitäts-Score	Maßnahme	
2 (normal)	Therapie wie geplant möglich [1]	
1.5	**RS mit OA** bezüglich Dosisreduktion erforderlich	DR der Initialdosis um 25-50%, danach toxizitätsadaptierte Dosissteigerung [1]
1		DR der Initialdosis auf 50%, danach toxizitätsadaptierte Dosissteigerung [1]
0.5		DPD Phänotypisierung → bei Bestätigung: Kontraindikation für 5-FU und Capecitabin ODER stark reduzierte Initialdosis mit Drug Monitoring (nur bei 5-FU sinnvoll)
0		**Kontraindikation** für 5-FU und Capecitabin

ggf. Drug Monitoring (nur bei 5-FU sinnvoll)

Schwerwiegende Wechselwirkung:
keine Gabe von Brivudin zusammen mit 5-Fluorouracil inkl. topischer Präparate und Prodrugs (Efudix, Capecitabin, Floxuridin, Tegafur). Durch Hemmung der Dihydropyrimidindehydrogenase, Akkumulation und verstärkte Toxizität von 5-FU, letale Folgen möglich. Mindestens 4 Wochen zeitlicher Abstand.

Achtung:
5-FU-Gabe über **ZVK** empfohlen

Irinotecan (liposomal) Dosisreduktionsstufen	Do-	Auftreten	Startdosis 70 mg/m²	Startdosis 50 mg/m² bei Patienten, die homozygot für das UGT1a1*28-Allel sind (wenn nach dem 1. Zyklus keine Toxizitäten auftreten → Dosissteigerung auf 70mg/m² möglich)
Toxizität				
Grad III oder IV		Therapieunterbrechung bis Toxizität ≤ Grad I, dann Wiederaufnahme der Therapie mit Dosisreduktion:		
		1. Mal	50 mg/m²	43 mg/m²
		2. Mal	43 mg/m²	35 mg/m²
		3. Mal	Therapieabbruch	Therapieabbruch
Interstitielle Lungenerkrankung		1. Mal	Therapieabbruch	Therapieabbruch
anaphylaktische Reaktion		1. Mal	Therapieabbruch	Therapieabbruch

538 **Teil II** · Solide Tumoren

Obligate Prä- und Begleitmedikation (Zyklus 1-n)

Tag	zeitl. Ablauf	Substanz	Basisdosierung	Trägerlösung (ml)	Appl.	Infusions-dauer	Bemerkungen
1	-30min	NaCl 0,9%	1 000 ml		i.v.	2h30min	
1	-30min	Dexamethason	8 mg	100 ml NaCl 0,9 %	i.v.	15min	
1	-30min	Granisetron	1 mg	100 ml NaCl 0,9 %	i.v.	15min	

Bedarfsmedikation	bei frühcholinergem Syndrom Atropin 0,25mg 1x s.c., **Loperamid (ggf. dem Patienten mitgeben, nicht prophylaktisch)**
FN-Risiko	< 10% → je nach Risikoabwägung G-CSF als Primärprophylaxe, siehe Kurzfassung Leitlinien G-CSF
Kontrollen	**Blutbild an d1, d8** und wenn klinisch indiziert; Bilirubin; Elektrolyte, Darmfunktion und Hydratationsstatus (bei Diarrhöe); auf Zeichen von Lungentoxizität oder allergischen Reaktionen achten
Dosisreduktion	**Irinotecan (liposomal)**: siehe Memobox
Therapieaufschub	bei **ANC < 1500/mm³, febriler Neutropenie, Diarrhöe Grad 2-4**; Wiederaufnahme der Therapie mit reduzierter Dosis
Therapieabbruch	Anaphylaktische Reaktion, Interstitial lung disease (ILD), wenn die 3. Dosisreduktion nötig wäre
Wechselwirkungen	**Irinotecan (liposomal)**: CYP3A4-Induktoren/-Inhibitoren (z.B. Aprepitant, Fosaprepitant, Grapefruitsaft); P-Glycoprotein-Inhibitoren
Erfolgsbeurteilung	alle 6 Wochen: bildgebendes Verfahren
Wiederholung	Tag 15.
Literatur	Wang-Gillam, A. et al. Lancet 2016; 387:545-57; up-to-date prescribing information of irinotecan (liposomal)

Diese Krebstherapie birgt letale Risiken. Die Anwendung darf nur durch erfahrene Onkologen und entsprechend ausgebildetes Pflegepersonal erfolgen. Das Protokoll muss im Einzelfall überprüft und der klinischen Situation angepasst werden.

| 080309_04 | **Durvalumab/Gemcitabin/Cisplatin** | *Indikation: Gallengangs-Ca irresektabel / metastasiert* | *ICD-10: C22-24* |

Hauptmedikation (Zyklus 1-8)

Tag	zeitl. Ablauf	Substanz	Basisdosierung	Trägerlösung (ml)	Appl.	Infusions-dauer	Bemerkungen
1	+1h 30min	Gemcitabin	1 000 mg/m²	250 ml NaCl 0,9 %	i.v.	30min	auf ausreichende Hydrierung achten (s. Begleitmedikation)
1	+2h 30min	Cisplatin	25 mg/m²	250 ml NaCl 0,9 %	i.v.	1h	In-Line-Filter mit Porengröße 0,2 oder 0,22µm verwenden; Patienten auf Anzeichen von Infusionsreaktionen überwachen
1	0	Durvalumab	1 500 mg abs.	250 ml NaCl 0,9 %	i.v.	1h	
8	0	Gemcitabin	1 000 mg/m²	250 ml NaCl 0,9 %	i.v.	30min	
8	+1h	Cisplatin	25 mg/m²	250 ml NaCl 0,9 %	i.v.	1h	auf ausreichende Hydrierung achten (s. Begleitmedikation)

Zyklusdiagramm | Tag 1 2 3 4 5 6 7 8 [...] | Wdh: 22
Gemcitabin
Cisplatin
Durvalumab

Wiederholungsinfo: ab Zyklus 9: Durvalumab mono q4w

Aprepitant / Fosaprepitant (Prodrug) sind Substrate und moderate Inhibitoren von CYP3A4:
Cave bei gleichzeitiger oraler Verabreichung von hauptsächlich via CYP3A4 metabolisierten Wirkstoffen mit geringer therapeutischer Breite wie Ciclosporin, Tacrolimus, Everolimus, Fentanyl. Die gleichzeitige Anwendung von Pimozid ist kontraindiziert. **Interaktion mit CYP3A4 metabolisierten oral verabreichten CTx z.B. Etoposid, Vinorelbin möglich. Besondere Vorsicht bei gleichzeitiger Anwendung von Irinotecan und Ifosfamid erhöhte Toxizität möglich.** Reduktion der üblichen oralen Dexamethason-Dosis um 50%.
Vorübergehende leichte Induktion von CYP2C9 und CYP3A4 nach Beendigung der Aprepitant-/ Fosaprepitant-Therapie: Bei Warfarin (CYP2C9-Substrat)-Dauertherapie besonders engmaschige INR-Überwachung innerhalb von 14 Tagen nach jeder Aprepitant 3-Tages-Therapie. Verminderte Wirksamkeit hormonaler Kontrazeptiva bis 2 Monate nach letzter Aprepitant Gabe möglich → alternative unterstützende Maßnahmen zur Empfängnisverhütung vorzunehmen.

Obligate Prä- und Begleitmedikation (Zyklus 1-8)

Tag	zeitl. Ablauf	Substanz	Basisdosierung	Trägerlösung (ml)	Appl.	Infusions-dauer	Bemerkungen
1	+1h	Dexamethason	12 mg		i.v.	15min	
1	+1h	Granisetron	1 mg		i.v.	15min	
1	+2h	Mannitol-Lsg. 10%	250 ml		i.v.	15min	30min vor Cisplatin
1, 8	-15min	Aprepitant	125 mg		p.o.		
1, 8	-15min	NaCl 0,9 %	2 000 ml		i.v.	6h	ggf. mit KCl und MgSO4 als Elektrolytzusatz: Mg2+ Wert (Ref. bereich: 0,66 - 0,99mmol/L); K+ Wert (Ref. bereich: 3,5-5,1mmol/L)
1, 8	+4h	Mannitol-Lsg. 10%	250 ml		i.v.	15min	30min nach Cisplatin
2-3, 9-10	1-0-0-0	Aprepitant	80 mg		p.o.		Prophylaxe verzögerter Emesis
2-4, 9-11	1-0-0-0	Dexamethason	8 mg		p.o.		
8	-15min	Dexamethason	12 mg		i.v.	15min	
8	-15min	Granisetron	1 mg		i.v.	15min	
8	+30min	Mannitol-Lsg. 10%	250 ml		i.v.	15min	30min vor Cisplatin

Hauptmedikation (Zyklus 9-n)

Tag	zeitl. Ablauf	Substanz	Basisdosierung	Trägerlösung (ml)	Appl.	Infusions-dauer	Bemerkungen
1	0	Durvalumab	1 500 mg abs.	250 ml NaCl 0,9 %	i.v.	1h	In-Line-Filter mit Porengröße 0,2-1,2µm verwenden; Patienten auf Anzeichen von Infusionsreaktionen überwachen

Zyklusdiagramm | Tag 1 [...] | Wdh: 29
Durvalumab

Wiederholungsinfo: bis Tumorprogress/inakzeptable Toxizität

Obligate Prä- und Begleitmedikation (Zyklus 9-n)

Tag	zeitl. Ablauf	Substanz	Basisdosierung	Trägerlösung (ml)	Appl.	Infusions-dauer	Bemerkungen
1	-30min	NaCl 0,9 %	250 ml		i.v.	2h	

Bedarfsmedikation
Granisetron i.v. oder p.o., in Abhängigkeit der Schwere der jeweiligen Nebenwirkung siehe SOP: Management der Nebenwirkungen der Therapie mit Immuncheckpointinhibitoren (Immune checkpoint blockade ICB); Loperamid, Flüssigkeits- und Elektrolytersatz, Glucocorticoide top/p.o./i.v., MMF

FN-Risiko
< 10% → je nach Risikoabwägung, siehe Kurzfassung Leitlinien G-CSF

Kontrollen
immunvermittelte Nebenwirkungen, Blutbild, Elektrolyte (insbesondere Mg^{2+}, Na^+, K^+, Ca^{2+}), Retentionswerte, eGFR, Harnstoff, LDH, Diurese, Audiometrie, Leberfunktion (ALT, AST, Gamma-GT, Bilirubin), Schilddrüsenfunktion, Gerinnungswerte, körperliche Untersuchung, Flüssigkeitsbilanzierung, Gewichtskontrolle, neurologische Funktion

Dosisreduktion
siehe auch Dosismodifikationstabelle und Fachinformationen. Voraussetzungen f. d. **Cisplatin**-Therapie: Harnstoff <25mg/100ml, Thrombozytenzahl >100 000/µl, Leukozytenzahl >4 000/µl. **Gemcitabin** bei schwerer nicht hämatologischer Toxizität (Grad 3 u.4, Ausnahme Übelkeit/Erbrechen) nach ärztlichem Ermessen aussetzen oder DR nach Abklingen der Toxizität; **Voraussetzung für Zyklusbeginn:** Granulozyten 1 500 (x 10^6/l), Thrombozyten 100 000 (x 10^6/l) DR auf 75% im Folgezyklus bei: absolute Granulozytenzahl <500x 10^6/l länger als 5 Tage, absolute Granulozytenzahl <100x 10^6/l länger als 3 Tage, FN, Thrombozyten <25 000x 10^6/l, Verschiebung des nächsten Behandlungszyklus um mehr als eine Woche aufgrund von Toxizität
Durvalumab: keine DR erlaubt.

Cave
immunvermittelte Nebenwirkungen möglich (Pneumonitis, Kolitis, Hepatitis, Nephritis, Endokrinopathien/Schilddrüsenfunktionsstörung, Hautausschlag). bei Auftreten immunvermittelter Nebenwirkungen je nach Schweregrad Steroid-Gabe initiieren

Therapievoraussetzung
Virale Hepatitis Serologie (HBsAg, HBcAb, HCV-Ab) **vor Behandlungsbeginn** mit Checkpointinhibitoren: bei positiver Hepatitis-Serologie vor Behandlungsbeginn Hepatologen konsultieren.
Überprüfung der Leberwerte (AST, ALT, Bilirubin) **vor jeder Gabe** eines Checkpointinhibitors. Je nach Risikoabwägung wöchentliche Kontrolle. Die Werte dürfen nicht älter als 6 Tage sein.

Therapieunterbrechung
Durvalumab: bei Infusionsreaktionen Grad 1/2: Unterbrechung und Verlangsamung der Infusionsrate, Erwägung einer Prämedikation zur Vorbeugung nachfolgender Infusionen; bei Infusionsreaktionen Grad 3/4: Dauerhaftes Absetzen.
Durvalumab immunvermittelte Nebenwirkungen: Kreatinin > 1,5 - 3x ULN, AST/ALT > 3-5x ULN oder Gesamtbilirubin > 1,5 - 3x ULN, Pneumonitis Grad 2, Colitis Grad 2, Dermatitis Grad 2/3, Myokarditis Grad 2, Myositis/Polymyositis Grad 2/3; oder andere Toxizitäten
Bei höhergradigen immunvermittelten Nebenwirkungen ggf. dauerhaftes Absetzen.

Erfolgsbeurteilung
alle 2-4 Zyklen Bildgebung

Wiederholung
Zyklus 1-8: Tag 22. ab Zyklus 9: Durvalumab mono q4w
Zyklus 9-n: Tag 29. bis Tumorprogress/inakzeptable Toxizität

Literatur
Oh et al. NEJM Evid 2022;1(8); Mancini R, Modlin J. J Hematol Oncol Pharm. 2011;1(1):17-25. jeweilige Fachinformationen Cisplatin, Gemcitabin, Durvalumab

Diese Krebstherapie birgt letale Risiken. Die Anwendung darf nur durch erfahrene Onkologen und entsprechend ausgebildetes Pflegepersonal erfolgen. Das Protokoll muss im Einzelfall überprüft und der klinischen Situation angepasst werden.

080309_02	Gemcitabin/Cisplatin (Gallengang-Ca)	Indikation: Gallengangs-Ca irresektabel / metastasiert	ICD-10: C22-24

Hauptmedikation (Zyklus 1-8)

Tag	zeitl. Ablauf	Substanz	Basisdosierung	Trägerlösung (ml)	Appl.	Infusions-dauer	Bemerkungen
1, 8	0	Gemcitabin	1 000 mg/m^2	250 ml NaCl 0,9 %	i.v.	30min	
1, 8	+1h	Cisplatin	25 mg/m^2	250 ml NaCl 0,9 %	i.v.	1h	auf ausreichende Hydrierung achten (s. Begleitmedikation)

Zyklusdiagramm | Tag 1 | 2 | 3 | 4 | 5 | 6 | 7 | 8 | [...] | Wdh: 22

Gemcitabin
Cisplatin

Wiederholungsinfo: für bis zu 8 Zyklen

Aprepitant / Fosaprepitant (Prodrug) sind Substrate und moderate Inhibitoren von CYP3A4:
Cave bei gleichzeitiger oraler Verabreichung von hauptsächlich via CYP3A4 metabolisierten Wirkstoffen mit geringer therapeutischer Breite wie Ciclosporin, Tacrolimus, Everolimus, Fentanyl. Die gleichzeitige Anwendung von Pimozid ist kontraindiziert. **Interaktion mit CYP3A4 metabolisierten oral verabreichten CTx z.B. Etoposid, Vinorelbin möglich. Besondere Vorsicht bei gleichzeitiger Anwendung von Irinotecan und Ifosfamid erhöhte Toxizität möglich.** Reduktion der üblichen oralen Dexamethason-Dosis um 50%.
Vorübergehende leichte Induktion von CYP2C9 und CYP3A4 nach Beendigung der Aprepitant- / Fosaprepitant-Therapie: Bei Warfarin (CYP2C9-Substrat)-Dauertherapie besonders engmaschige INR-Überwachung innerhalb von 14 Tagen nach jeder Aprepitant 3-Tages-Therapie. Verminderte Wirksamkeit hormonaler Kontrazeptiva bis 2 Monate nach letzter Aprepitant Gabe möglich → alternative unterstützende Maßnahmen zur Empfängnisverhütung vorzunehmen.

Obligate Prä- und Begleitmedikation (Zyklus 1-8)

Tag	zeitl. Ablauf	Substanz	Basisdosierung	Trägerlösung (ml)	Appl.	Infusions-dauer	Bemerkungen
1, 8	-1h	Aprepitant	125 mg		p.o.		
1, 8	-15min	NaCl 0,9 %	2 000 ml		i.v.	6h	ggf. mit KCl und MgSO4 als Elektrolytzusatz: Mg2+ Wert (Ref. bereich: 0,66 - 0,99mmol/L); K+ Wert (Ref. bereich: 3,5-5,1mmol/L)
1, 8	-15min	Dexamethason	12 mg		i.v.	B	
1, 8	-15min	Granisetron	1 mg		i.v.	B	
1, 8	+30min	Mannitol-Lsg. 10%	250 ml		i.v.	15min	30min vor Cisplatin
1, 8	+2h 30min	Mannitol-Lsg. 10%	250 ml		i.v.	15min	30min nach Cisplatin
2-3, 9-10	1-0-0-0	Aprepitant	80 mg		p.o.		
2-4, 9-11	1-0-0-0	Dexamethason	8 mg		p.o.		Prophylaxe verzögerter Emesis

Bedarfsmedikation	Granisetron: i.v. oder p.o., Dexamethason, Flüssigkeits- und Elektrolytsubstitution
FN-Risiko	< 10% → je nach Risikoabwägung, siehe Kurzfassung Leitlinien G-CSF
Kontrollen	Nebenwirkungen, Blutbild, Elektrolyte (insbesondere Mg^{2+}, Na$^+$, K$^+$, Ca^{2+}), Retentionswerte, eGFR, Harnstoff, LDH, Diurese, Audiometrie, Leberfunktion, körperliche Untersuchung, Flüssigkeitsbilanzierung, Gewichtskontrolle, neurologische Funktion
Dosisreduktion	siehe auch Dosismodifikationstabelle und Fachinformationen. Voraussetzungen f. d. **Cisplatin**-Therapie: Harnstoff <25mg/100ml, Thrombozytenzahl >100 000/µl, Leukozytenzahl >4 000/µl. **Gemcitabin** bei schwerer nicht hämatologischer Toxizität (Grad 3 u.4, Ausnahme Übelkeit/Erbrechen) nach ärztlichem Ermessen aussetzen oder DR nach Abklingen der Toxizität; **Voraussetzung für Zyklusbeginn:** Granulozytenzahl 1 500 (x 10^6/l), Thrombozyten 100 000 (x 10^6/l) DR auf 75% im Folgezyklus bei: absolute Granulozytenzahl <500x 10^6/l länger als 5 Tage, absolute Granulozytenzahl <100x 10^6/l länger als 3 Tage, FN, Thrombozyten <25 000x 10^6/l, Verschiebung des nächsten Behandlungszyklus um mehr als eine Woche aufgrund von Toxizität
Erfolgsbeurteilung	alle 4 Zyklen Bildgebung
Wiederholung	Tag 22. für bis zu 8 Zyklen
Literatur	Valle J et al. NEJM. 2010; 362(14):1273-81.; jeweilige Fachinformationen Cisplatin und Gemcitabin

Diese Krebstherapie birgt letale Risiken. Die Anwendung darf nur durch erfahrene Onkologen und entsprechend ausgebildetes Pflegepersonal erfolgen. Das Protokoll muss im Einzelfall überprüft und der klinischen Situation angepasst werden.

080309_01	**GemOx3**	*Indikation: Cholangiokarzinom*	**ICD-10: C22**

Hauptmedikation (Zyklus 1-n)

Tag	zeitl. Ablauf	Substanz	Basisdosierung	Trägerlösung (ml)	Appl.	Infusions- dauer	Bemerkungen
1, 8, 15	0	Gemcitabin	1 000 mg/m²	250 ml NaCl 0,9 %	i.v.	30min	
1, 15	+45min	Oxaliplatin	100 mg/m²	250 ml Glucose 5 %	i.v.	2h	Inkompatibilität mit NaCl

Zyklusdiagramm | Tag 1 2 3 4 5 6 7 8 9 10 11 12 13 14 15 [...] Wdh: 29

Gemcitabin □ □ □
Oxaliplatin ■ ■

bei **akuter neurosensorischer Symptomatik:**
Oxaliplatin-Laufrate reduzieren bzw. Infusion abbrechen/ pausieren. Kälteexposition vermeiden. Ggf. Mg/Ca-Gabe erwägen.
→ **Folgegaben:** Oxaliplatin-Infusionsdauer auf **4h** bzw. im nächsten Schritt **6h** erhöhen. Bei **laryngopharyngealen Dysästhesien** Folgegaben mit **6h** Infusionsdauer.

Oxaliplatin: analog zu Carboplatin, aber geringere Nierentoxizität und Emetogenität!
NW: nach Infusion Kälteempfindungen; zentral bedingt; harmlos; spontan rückläufig. periphere Neuropathie, leichte Myelosuppression, wegen mögl. Hämolyse: Haptoglobinkontrolle

Obligate Prä- und Begleitmedikation (Zyklus 1-n)

Tag	zeitl. Ablauf	Substanz	Basisdosierung	Trägerlösung (ml)	Appl.	Infusions- dauer	Bemerkungen
1, 15	-30min	NaCl 0,9 %	500 ml		i.v.	1h	
1, 8, 15	-30min	Dexamethason	8 mg		i.v.	B	
1, 15	-30min	Granisetron	1 mg		i.v.	B	
1, 15	+30min	Glucose 5%	500 ml		i.v.	2h30min	
1, 15	+4h	Dexamethason	8 mg		i.v.	B	auch p.o. möglich
8	-30min	NaCl 0,9 %	500 ml		i.v.	1h	

Bedarfsmedikation	Metoclopramid 10-50mg p.o. oder i.v.
FN-Risiko	10-20% → je nach Risikoabwägung als Primärprophylaxe, bei FN im 1. Zyklus als Sekundärprophylaxe, siehe Kurzfassung Leitlinien G-CSF
Kontrollen	Blutbild, Nierenfunktion, Leberwerte, LDH, sensorische Neuropathie
Dosisreduktion	bei sensorischer Neuropathie: NCI CTC > Grad 1 über 7 Tage =>Dosisreduktion für Oxaliplatin auf 75 mg/m², bei NCI CTC Grad 3 oder 4 => kein Oxaliplatin mehr
Therapieaufschub	für 7 Tage bei Leukozyten < 3,0 x 10⁹/l oder Thrombozyten < 100 x 10⁹/l, wenn Erholung nach 7 Tagen, Wiederaufnahme mit einer Dosisreduktion für Gemcitabin und Oxaliplatin auf 75% (DR um 25%)
Erfolgsbeurteilung	nach 2 Zyklen
Wiederholung	Tag 29.
Literatur	Harder J et al. BJC. 2006; 95:848-852.

Diese Krebstherapie birgt letale Risiken. Die Anwendung darf nur durch erfahrene Onkologen und entsprechend ausgebildetes Pflegepersonal erfolgen. Das Protokoll muss im Einzelfall überprüft und der klinischen Situation angepasst werden.

080309_03   *Atezolizumab+Bevacizumab*   *Indikation: HCC (1st line)*   *ICD-10: C22.0*

Hauptmedikation (Zyklus 1)

Tag	zeitl. Ablauf	Substanz	Basisdosierung	Trägerlösung (ml)	Appl.	Infusionsdauer	Bemerkungen
1	0	Atezolizumab	1 200 mg abs.	250 ml NaCl 0,9 %	i.v.	1h	Vitalparameter überwachen: 1h vorher, während der Gabe alle 15min und bis 30min danach; Notfallwagen bereithalten; Bei guter Verträglichkeit Folgegaben über 30min möglich
1	+1h 15min	Bevacizumab	15 mg/kg	100 ml NaCl 0,9 %	i.v.	1h30min	1.Gabe 90min, 2.Gabe 60min, 3.Gabe 30min bzw. Infusionsdauer nach Verträglichkeit

Zyklusdiagramm | Tag 1 | [...] | Wdh: 22

Atezolizumab ☐
Bevacizumab ■

Wiederholungsinfo: d22=Beginn Zyklus 2

Achtung:
Überprüfung der Leberwerte vor jeder Gabe eines Checkpointinhibitors. Je nach Risikoabwägung wöchentliche Kontrolle. Die Werte dürfen nicht älter als 6 Tage sein.

Bevacizumab

Gabe	Infusionsdauer
1	90 min
Bei guter Verträglichkeit der vorangegangenen Gabe	
2	60 min
3	30 min

Inkompatibilität mit Glukose 5%

CAVE bei Bevacizumab-Gabe:
(GI-) Blutungen, GIT-Perforation, Fistelbildung, Wundheilungsstörungen bis 60 Tage nach Gabe: **Gabe frühestens 28 Tage nach größerer OP bzw. 28 Tage vor geplanter OP absetzen,** thromboembolische Ereignisse, hypertensive Entgleisung, Proteinurie, dekompensierte Herzinsuffizienz/Kardiomyopathie
Infusionsreaktionen: **während und nach der Infusion engmaschige Überwachung,** ggf. nach Behandlungsstandard für Anaphylaxie verfahren

Obligate Prä- und Begleitmedikation (Zyklus 1)

Tag	zeitl. Ablauf	Substanz	Basisdosierung	Trägerlösung (ml)	Appl.	Infusionsdauer	Bemerkungen
1	-30min	NaCl 0,9%	1 000 ml		i.v.	3h30min	

Hauptmedikation (Zyklus 2)

Tag	zeitl. Ablauf	Substanz	Basisdosierung	Trägerlösung (ml)	Appl.	Infusionsdauer	Bemerkungen
1	0	Atezolizumab	1 200 mg abs.	250 ml NaCl 0,9 %	i.v.	30min	Vitalparameter überwachen: 1h vorher, während der Gabe alle 15min und bis 30min danach; Notfallwagen bereithalten.
1	+45min	Bevacizumab	15 mg/kg	100 ml NaCl 0,9 %	i.v.	1h	1.Gabe 90min, 2.Gabe 60min, 3.Gabe 30min bzw. Infusionsdauer nach Verträglichkeit

Zyklusdiagramm | Tag 1 | [...] | Wdh: 22

Atezolizumab ☐
Bevacizumab ■

Wiederholungsinfo: d22=Beginn Zyklus ≥ 3

Obligate Prä- und Begleitmedikation (Zyklus 2)

Tag	zeitl. Ablauf	Substanz	Basisdosierung	Trägerlösung (ml)	Appl.	Infusionsdauer	Bemerkungen
1	-30min	NaCl 0,9%	500 ml		i.v.	2h30min	

Hauptmedikation (Zyklus 3-n)

Tag	zeitl. Ablauf	Substanz	Basisdosierung	Trägerlösung (ml)	Appl.	Infusionsdauer	Bemerkungen
1	0	Atezolizumab	1 200 mg abs.	250 ml NaCl 0,9 %	i.v.	30min	Vitalparameter überwachen: 1h vorher, während der Gabe alle 15min und bis 30min danach; Notfallwagen bereithalten.
1	+45min	Bevacizumab	15 mg/kg	100 ml NaCl 0,9 %	i.v.	30min	1.Gabe 90min, 2.Gabe 60min, 3.Gabe 30min bzw. Infusionsdauer nach Verträglichkeit

Zyklusdiagramm

	Tag 1	[...]	Wdh: 22
Atezolizumab	☐		
Bevacizumab	■		

CAVE bei Bevacizumab-Gabe:
(GI-) Blutungen, GIT-Perforation, Fistelbildung, Wundheilungsstörungen bis 60 Tage nach Gabe: **Gabe frühestens 28 Tage nach größerer OP bzw. 28 Tage vor geplanter OP absetzen**, thromboembolische Ereignisse, hypertensive Entgleisung, Proteinurie, dekompensierte Herzinsuffizienz/Kardiomyopathie
Infusionsreaktionen: **während und nach der Infusion engmaschige Überwachung**, ggf. nach Behandlungsstandard für Anaphylaxie verfahren

Obligate Prä- und Begleitmedikation (Zyklus 3-n)

Tag	zeitl. Ablauf	Substanz	Basisdosierung	Trägerlösung (ml)	Appl.	Infusions-dauer	Bemerkungen
1	-30min	NaCl 0,9%	500 ml		i.v.	2h	

Bedarfsmedikation	**bei schlechter Verträglichkeit vorangegangener Infusionen Prämedikation mit Antihistaminika, Antipyretika und/oder Analgetika in Folgezyklen**, Loperamid
Kontrollen	Differentialblutbild, Serumchemie, α-Fetoprotein, Koagulation, Urinanalyse, Schilddrüsenfunktion, Schwangerschaftstest
Cave	**immunvermittelte Reaktionen**, Hinweise zum Management dieser Reaktionen siehe Fachinfo Atezolizumab: Pneumonitis, Hepatitis, Diarrhoe oder Kolitis, endokrine Ereignisse (Schilddrüsenfunktionsstörungen, Nebenniereninsuffizienz, Über- oder Unterzucker, Hypophysitis), okulare Ereignisse, immunvermittelte Myokarditis, Pankreatitis, dermatologische Ereignisse, neurologische Auffälligkeiten (Myasthenia gravis, Guillain-Barré-Syndrom) und immunvermittelte Meningoenzephalitis
Therapievoraussetzung	**Virale Hepatitis Serologie** (HBsAg, HBcAb, HCV-Ab) **vor Behandlungsbeginn** mit Checkpointinhibitoren: bei positiver Hepatitis-Serologie vor Behandlungsbeginn Hepatologen konsultieren. **Überprüfung der Leberwerte** (AST, ALT, Bilirubin) **vor jeder Gabe** eines Checkpointinhibitors. Je nach Risikoabwägung wöchentliche Kontrolle. Die Werte dürfen nicht älter als 6 Tage sein.
Erfolgsbeurteilung	3 Monate
Wiederholung	**Zyklus 1-1:** Tag 22. d22=Beginn Zyklus 2 **Zyklus 2-2:** Tag 22. d22=Beginn Zyklus 3 **Zyklus 3-n:** Tag 22.
Literatur	Finn RS et al. N Engl J Med. 2020 May 14;382(20):1894-1905. Fachinformation Atezolizumab, Fachinformation Bevacizumab

Diese Krebstherapie birgt letale Risiken. Die Anwendung darf nur durch erfahrene Onkologen und entsprechend ausgebildetes Pflegepersonal erfolgen. Das Protokoll muss im Einzelfall überprüft und der klinischen Situation angepasst werden.

| 080601_03 | *Sorafenib* | *Indikation: Fortgeschrittenes Nierenzell-Ca, Hepatozelluläres-Ca* | *ICD-10: C22.0, C64.9* |

Hauptmedikation (Zyklus 1-n)

Tag	zeitl. Ablauf	Substanz	Basisdosierung	Trägerlösung (ml)	Appl.	Infusions-dauer	Bemerkungen
1	1-0-1-0	Sorafenib	400 mg		p.o.		kontinuierlich; zur Mahlzeit (nicht fettreich)

Zyklusdiagramm

	Tag 1	2	3	4	5	6	7	8	9	10	11	12	13	14	15	16	17	18	19	20	21	22	23	24	25	26	27	28	29	30	31	32	33	34	35
Sorafenib (Zyklus 1-4)	□	□	□	□	□	□	□	□	□	□	□	□	□	□	□	□	□	□	□	□	□	□	□	□	□	□	□	□	□	□	□	□	□	□	□
Sorafenib (ab Zyklus 5)	■	■	■	■	■	■	■	■	■	■	■	■	■	■	■	■	■	■	■	■	■	■	■	■	■	■	■	■	■	■	■	■	■	■	■

Zyklusdiagramm

	Tag 36	37	38	39	40	41	42	43	44	45	46	47	48	49	50	51	52	53	54	55	56
Sorafenib (Zyklus 1-4)	□	□	□	□	□	□	□														
Sorafenib (ab Zyklus 5)	■	■	■	■	■	■	■	■	■	■	■	■	■	■	■	■	■	■	■	■	■

Wiederholungsinfo: Initial 4 x 6-Wochen-Zyklen (siehe unter Staging); Therapiefortsetzung in 8-Wochen-Zyklen

Bei HCC kann als Therapieoption auch die Anwendung von Sorafenib in Kombination mit Doxorubicin erwogen werden (Literatur: G. K. Abou-Alfa G.K. et al, JAMA 2010 Nov 17: 304 (19): 2154-60). Hier wird jedoch empfohlen, die Ergebnisse der noch laufenden Phase-III-Studie Sorafenib + Doxorubicin vs Sorafenib Monotherapie bei Patienten mit lokal fortgeschrittenem oder metastasiertem HCC abzuwarten. (http://www.cancer.gov/clinicaltrials/search/view?cdrid=6593488&version=HealthProfessional&protokolsearchid=7262229)

Bedarfsmedikation	Metoclopramid p.o. oder i.v., bei Unverträglichkeit Ersatz durch 5-HT$_3$-Antagonisten; Loperamid
FN-Risiko	< 10% → je nach Risikoabwägung, siehe Kurzfassung Leitilinien G-CS
Kontrollen	Peripheres Blutbild, Elektrolyte, Retentionswerte, Leberwerte, Hand- und Fußinspektion, Blutdruck, EKG, Herzfunktion
Dosisreduktion	bei z.B. klinisch signifikanter hämatologischer oder anderer Toxizität: 1x 400mg/d, bei weiter notwendiger Dosisreduktion: 400mg jeden 2.Tag
Therapieaufschub	Hand-Fuß-Syndrom: Therapieunterbrechung, gegebenfalls Dosisreduktion
Erfolgsbeurteilung	innerhalb 1 Tagen nach jedem Zyklus
Wiederholung	Initial 4 x 6-Wochen-Zyklen (siehe unter Staging); Therapiefortsetzung in 8-Wochen-Zyklen
Literatur	Escudier et al. NEJM. 2007; 356:125-134.

Diese Krebstherapie birgt letale Risiken. Die Anwendung darf nur durch erfahrene Onkologen und entsprechend ausgebildetes Pflegepersonal erfolgen. Das Protokoll muss im Einzelfall überprüft und der klinischen Situation angepasst werden.

080601_04   **Sunitinib (Nierenzell-Ca, GIST)**   **Indikation: metastasiertes Nierenzell-Ca, GIST**   *ICD-10: C26.9, C64.9*

Hauptmedikation (Zyklus 1-n)

Tag	zeitl. Ablauf	Substanz	Basisdosierung	Trägerlösung (ml)	Appl.	Infusions-dauer	Bemerkungen
1-28	1-0-0-0	Sunitinib	50 mg		p.o.		Kps. à 12,5mg, 25mg und 50mg

Zyklusdiagramm | Tag 1 2 3 4 5 6 7 8 9 10 11 12 13 14 15 16 17 18 19 20 21 22 23 24 25 26 27 28 [...] Wdh: 43

Sunitinib

CAVE: Metabolismus über CYP3A4
Wirkungsverstärkung / erhöhtes Risiko für Nebenwirkungen durch CYP3A4-Inhibitoren:
z.B. Azol-Antimykotika, Cimetidin, Amiodaron, Erythromycin, Clarithromycin, Ciprofloxacin, Ritonavir, Sternfrucht, **Grapefruit (-saft)**
Verminderte Wirkung durch CYP3A4-Induktoren:
z.B. Glucocorticoide, Phenytoin, Carbamazepin, Rifampicin, **Johanniskraut**
Plasmakonzentrationserhöhung von z.B:
HMG-CoA-Reduktase-Inhibitoren, Ciclosporin, Triazol-Benzodiazepine, Calcium-Antagonisten vom Dihydropyrimidintyp

Bedarfsmedikation	Metoclopramid p.o. oder i.v., bei Unverträglichkeit Ersatz durch 5-HT3-Antagonisten; Loperamid
FN-Risiko	< 10% → je nach Risikoabwägung, siehe Kurzfassung Leitlinien G-CS
Kontrollen	Peripheres Blutbild, Elektrolyte, Retentionswerte, Leberwerte, Hand- und Fußinspektion, Blutdruck, EKG, Herzfunktion
Dosisreduktion	bei z.B. klinisch signifikanter hämatologischer oder anderer Toxizität: 1x 37,5mg und weiter 1x 25mg
Therapieaufschub	Hand-Fuß-Syndrom: Therapieunterbrechung, gegebenenfalls Dosisreduktion
Erfolgsbeurteilung	28. Tag nach jeweils 2 Zyklen
Wiederholung	Tag 43.
Literatur	Motzer et al. NEJM. 2007;356:115-124.

Diese Krebstherapie birgt letale Risiken. Die Anwendung darf nur durch erfahrene Onkologen und entsprechend ausgebildetes Pflegepersonal erfolgen. Das Protokoll muss im Einzelfall überprüft und der klinischen Situation angepasst werden.

080311_02	*Lanreotid*	*Indikation: NET*				*ICD-10: C26*

Hauptmedikation (Zyklus 1-n)

Tag	zeitl. Ablauf	Substanz	Basisdosierung	Trägerlösung (ml)	Appl.	Infusions-dauer	Bemerkungen
1	0	Lanreotid	120 mg abs.		s.c.	B	tiefe subkutane Injektion in oberen äußeren Gesäß-Quadranten oder in obere Oberschenkelaußenseite; Injektionslösung vor Applikation auf Raumtemperatur bringen

Zyklusdiagramm

	Tag 1	[...]	Wdh: 29
Lanreotid	□		

Bedarfsmedikation	Butylscopolaminbromid (10mg Dragées) bei abdominellen Schmerzen, Antiemetika, Antidiarrhoika
FN-Risiko	< 10% → G-CSF- Gabe je nach Risikoabwägung, siehe Kurzfassung Leitlinien G-CSF
Kontrollen	Blutzuckerwerte, Schilddrüsenfunktion, Puls, Gallenblase (auf Gallensteine)
Cave	Lanreotid kann **Gallensteine, Blutzuckerschwankungen, Bradykardie** und **Reaktionen an der Einstichstelle** verursachen
Bemerkungen	Eine Anpassung der Dosis von Arzneimitteln wie Betablockern, Calciumantagonisten, Antidiabetika, Ciclosporin etc. kann erforderlich sein.
Erfolgsbeurteilung	nach 3-6 Monaten (je nach klinischer Situation)
Wiederholung	Tag 29.
Literatur	Caplin ME et al. N Engl J Med. 2014 Jul 17;371 (3):224-33; Fachinformation Lanreotid

Diese Krebstherapie birgt letale Risiken. Die Anwendung darf nur durch erfahrene Onkologen und entsprechend ausgebildetes Pflegepersonal erfolgen. Das Protokoll muss im Einzelfall überprüft und der klinischen Situation angepasst werden.

| 080311_03 | *Octreotid* | *Indikation: NET* | *ICD-10: C26* |

Hauptmedikation (Zyklus 1-n)

Tag	zeitl. Ablauf	Substanz	Basisdosierung	Trägerlösung (ml)	Appl.	Infusions-dauer	Bemerkungen
1	0	Octreotid (Sandostatin LAR®)	30 mg abs.		i.m.	B	Injektionslösung vor Applikation auf Raumtemperatur bringen; intragluteal tief injizieren, Injektionsstelle wechseln

Zyklusdiagramm

	Tag 1	[...]	Wdh: 29
Octreotid (Sandostatin LAR®)	☐		

Bedarfsmedikation	Antiemetika, Antidiarrhoika, Laxantien
FN-Risiko	< 10% → G-CSF- Gabe je nach Risikoabwägung, siehe Kurzfassung Leitlinien G-CSF
Kontrollen	Schilddrüsenfunktion, Vitamin B_{12}-Level, Blutzuckerwerte, Puls, Gallenblase (Ultraschalluntersuchungen der Gallenblase vor und ca. alle 6 Monate während der Behandlung empfohlen)
Dosisreduktion	bei starker Niereninsuffizienz unter Dialyse oder bei Leberzirrhose: Initialdosis 10mg i.m. alle 4 Wochen
Cave	Octreotid kann **Gallensteine, Blutzuckerschwankungen, Bradykardie** und **Reaktionen an der Einstichstelle** verursachen
Bemerkungen	Eine Anpassung der Dosis von Arzneimitteln wie Betablockern, Calciumantagonisten, Antidiabetika, Ciclosporin etc. kann erforderlich sein.
Erfolgsbeurteilung	nach 3-6 Monaten (je nach klinischer Situation)
Wiederholung	Tag 29.
Literatur	Rinke A et al. J Clin Oncol. 2009 Oct 1;27(28):4656-63; Fachinformation Octreotid

Diese Krebstherapie birgt letale Risiken. Die Anwendung darf nur durch erfahrene Onkologen und entsprechend ausgebildetes Pflegepersonal erfolgen. Das Protokoll muss im Einzelfall überprüft und der klinischen Situation angepasst werden.

08031_04	Capecitabin/Temozolomid	Indikation: NET/NEC	ICD-10: C26

Hauptmedikation (Zyklus 1-n)

Tag	zeitl. Ablauf	Substanz	Basisdosierung	Trägerlösung (ml)	Appl.	Infusionsdauer	Bemerkungen
1-14	1-0-0-0	Capecitabin	750 mg/m²		p.o.		morgens; Einnahme bis 30 min nach der Mahlzeit; 150mg und 500mg Filmtabletten erhältlich
1-14	0-0-1-0	Capecitabin	750 mg/m²		p.o.		abends, Einnahme bis 30 min nach der Mahlzeit; 150mg und 500mg Filmtabletten erhältlich
10-14	1-0-0-0	Temozolomid	200 mg/m²		p.o.		nüchtern (2h vor Einnahme), mit einem Glas Wasser im Ganzen einzunehmen; 5mg, 20mg, 100mg, 140mg, 180mg und 250mg Hartkapseln erhältlich

Zyklusdiagramm | Tag 1 | 2 | 3 | 4 | 5 | 6 | 7 | 8 | 9 | 10 | 11 | 12 | 13 | 14 | [...] | Wdh: 29

Capecitabin
Temozolomid

Dosisberechnung Capecitabin:
Die exakte individuelle Tagesdosis wird auf die nächstgelegene Dosis, die mit einer Kombination von Tabletten zu **500mg** und **150mg** realisierbar ist, angerundet. Ist die Tagesdosis nicht gleichmäßig auf zwei Einzeldosen verteilbar, sollte die **höhere Dosis abends** verabreicht werden.

CAVE: **vor Therapiebeginn mit 5-FU/ Capecitabin** oder vor erneuter Applikation **nach vorausgegangener erhöhter Toxizität** muss die **DPD-Aktivität** bestimmt werden und der sich aus den DPYD-Genotypen ergebende **DPD-Aktivitäts-Score** ermittelt werden.

DPD-Aktivitäts-Score	Maßnahme	
2 (normal)	Therapie wie geplant möglich [1]	
1.5	**RS mit OA** bezüglich Dosisreduktion erforderlich	DR der Initialdosis um 25-50%, danach toxizitätsadaptierte Dosissteigerung [1]
1		DR der Initialdosis auf 50%, danach toxizitätsadaptierte Dosissteigerung [1]
0.5		DPD Phänotypisierung → bei Bestätigung: Kontraindikation für 5-FU und Capecitabin ODER stark reduzierte Initialdosis mit Drug Monitoring (nur bei 5-FU sinnvoll)
0		**Kontraindikation** für 5-FU und Capecitabin

[1] *ggf. Drug Monitoring (nur bei 5-FU sinnvoll)*

Dosismodifikation Capecitabin entsprechen dem Therapieverlauf:

Toxizität nach NCI	während der Therapie	Nächster Zyklus
Grad 1	Dosis beibehalten	Dosis beibehalten
Grad 2	Abbruch bis Rückgang auf Grad 1	erstmalig → 100% / 2.Mal → 75% / 3.Mal → 50% / 4.Mal → Abbruch
Grad 3	Abbruch bis Rückgang auf Grad 1	erstmalig → 75% / 2.Mal → 50% / 3.Mal → Abbruch
Grad 4	Behandlung abbrechen	erstmalig → 50% / 2.Mal → Abbruch

Schwerwiegende Wechselwirkung: keine Gabe von Brivudin zusammen mit Capecitabin.
Durch Hemmung der Dihydropyrimidindehydrogenase Akkumulation und verstärkte Toxizität von 5-FU, letale Folgen möglich. Mindestens 4 Wochen zeitlicher Abstand.

Obligate Prä- und Begleitmedikation (Zyklus 1-n)

Tag	zeitl. Ablauf	Substanz	Basisdosierung	Trägerlösung (ml)	Appl.	Infusionsdauer	Bemerkungen
10-14	1-0-0-0	Ondansetron	8 mg		p.o.		ca. 1h vor Temozolomid

Bedarfsmedikation	5-HT₃-Antagonisten; Metoclopramid p.o. oder i.v.; Loperamid nach Rücksprache mit dem behandelnden Arzt
FN-Risiko	<10% → je nach Risikoabwägung, siehe Kurzfassung Leitilinien G-CSF
Kontrollen	**Nierenfunktion** (vor Behandlungsbeginn ggf. Initialdosis Capecitabin anpassen), **Leberfunktion** (vor Behandlungsbeginn und vor jedem Zyklus, Lebertoxizität unter Temozolomid), Blutbild mit Differential (**Cave: Thrombopenie**), auf Anzeichen von Diarrhoe, Dehydratation, Hand-Fuß-Syndrom, Stevens-Johnson-Syndrom, Toxische Epidermale Nekrose, Stomatitis, Kardiotoxizität und Pneumonie
Dosisreduktion	Capecitabin: GFR [ml/min] >50: 100%; 30-50: 75%; <30: KI
Cave	Capecitabin: erhöhte Häufigkeit von NW bei Patienten mit eingeschränkter Nierenfunktion
Therapieaufschub	Capecitabin-Hand-Fuß-Syndrom: Therapieunterbrechung, gegebenfalls Dosisreduktion, Diarrhoe Grad 2-4, Bilirubin > 3fach des Normwertes; s. Fachinformation
Wechselwirkungen	Capecitabin-Folinsäure: maximale verträgliche Dosis von Capecitabin vermindert; Erhöhung der Phenytoin-Plasmakonzentration
Erfolgsbeurteilung	nach 2 Zyklen
Wiederholung	Tag 29.
Literatur	Kunz PL et al. J Clin Oncol. 2018;36(15s): 4004. [Abstract 4004 from 2018 ASCO annual meeting]; Strosberg JR et al. Cancer. 2011 Jan 15;117(2):268-75; Fachinformation. Capecitabin, Temozolomid

Diese Krebstherapie birgt letale Risiken. Die Anwendung darf nur durch erfahrene Onkologen und entsprechend ausgebildetes Pflegepersonal erfolgen. Das Protokoll muss im Einzelfall überprüft und der klinischen Situation angepasst werden.

| 080311_05 | Sunitinib (NET) | | Indikation: NET (pankreatisch) | | | | ICD-10: C26 |

Hauptmedikation (Zyklus 1-n)

Tag	zeitl. Ablauf	Substanz	Basisdosierung	Trägerlösung (ml)	Appl.	Infusions-dauer	Bemerkungen
1-28	1-0-0-0	Sunitinib	37,5 mg		p.o.		kontinuierliche, tägliche Einnahme; Kps. à 12,5mg und 25mg

Zyklusdiagramm Tag 1 2 3 4 5 6 7 8 9 10 11 12 13 14 15 16 17 18 19 20 21 22 23 24 25 26 27 28 Wdh: 29

Sunitinib ☐☐☐☐☐☐☐☐☐☐☐☐☐☐☐☐☐☐☐☐☐☐☐☐☐☐☐☐

CAVE: Metabolismus über CYP3A4
Wirkungsverstärkung / erhöhtes Risiko für Nebenwirkungen durch CYP3A4-Inhibitoren:
z.B. Azol-Antimykotika, Cimetidin, Amiodaron, Erythromycin, Clarithromycin, Ciprofloxacin, Ritonavir, Sternfrucht, **Grapefruit (-saft)**
Verminderte Wirkung durch CYP3A4-Induktoren:
z.B. Glucocorticoide, Phenytoin, Carbamazepin, Rifampicin, **Johanniskraut**
Plasmakonzentrationserhöhung von z.B:
HMG-CoA-Reduktase-Inhibitoren, Ciclosporin, Triazol-Benzodiazepine, Calcium-Antagonisten vom Dihydropyrimidintyp

Sunitinib: Dosisanpassungen aufgrund von Toxizitäten

kardiale Toxizität	Auswurffraktion <50%, aber >20% des Ausgangswertes oder des ULN ohne chronischen Herzfehler:	Therapieunterbrechung und/oder Dosisreduktion
	klinische Anzeichen auf Herzfehler:	Therapieabbruch
dermatologische Toxizitäten	Anzeichen von EM, SJS, TEN, inkl. fortschreitendem Hautausschlag (Blasen und Schleimhautläsionen)	Therapieabbruch (keine Wiederaufnahme bei Verdacht auf SJS oder TEN)
	nekrotisierende Faszitis	Therapieabbruch
starker Bluthochdruck		temporärer Therapieabbruch bis der Blutdruck wieder kontrolliert ist
nephrotisches Syndrom		Therapieabbruch
Proteinurie	Urin-Eiweiß ≥3g/24h	Therapieunterbrechung und Dosisreduktion
	anhaltendes Urin-Eiweiß ≥3g/24h trotz Dosisreduktion	Therapieabbruch
RPLS		temporäre Therapieunterbrechung, nach Abklingen vorsichtige Wiederaufnahme möglich
TMA		Therapieabbruch

Bedarfsmedikation	Antidiarrhoika, Antiemetika
FN-Risiko	< 10% → je nach Risikoabwägung, siehe Kurzfassung Leitlinien G-CS
Kontrollen	Blutbild mit Differential und Thrombozyten, **Leberfunktion**, Serumchemie inkl. Magnesium, Phosphat, Calcium und Natrium, Blutzuckerwerte, Urinanalyse, LVEF (vor Therapiebeginn und danach bei kardialen Risikofaktoren), EKG, Blutdruck und Zahnuntersuchung empfohlen, Anzeichen/Symptome von Hypo- bzw. Hyperthyreoditis, Blutungen, Wundheilungsstörungen und Hauttoxizitäten
Cave	Das Risiko arterieller Dissektionen und arterieller Aneurysmen kann unter der Therapie mit VEGFR TKIs erhöht sein.
Therapieunterbrechung	siehe Memokasten
Bemerkungen	bei Patienten unter Hämodialyse keine initiale Dosismodifikation, Folgedosen können bei reduzierter Exposition unter Beobachtung erhöht werden
Erfolgsbeurteilung	nach 3 Monaten
Wiederholung	Tag 29.
Literatur	Raymond E et al. N Engl J Med. 2011 Feb 10;364(6):501-13

Diese Krebstherapie birgt letale Risiken. Die Anwendung darf nur durch erfahrene Onkologen und entsprechend ausgebildetes Pflegepersonal erfolgen. Das Protokoll muss im Einzelfall überprüft und der klinischen Situation angepasst werden.

| 080601_06 | Everolimus | | Indikation: fortgeschrittenes Nierenzellkarzinom, NET | | | | ICD-10: C26, C64 |

Hauptmedikation (Zyklus 1-n)

Tag	zeitl. Ablauf	Substanz	Basisdosierung	Trägerlösung (ml)	Appl.	Infusions- dauer	Bemerkungen
1-28	1-0-0-0	Everolimus	10 mg		p.o.		Tablette als Ganzes immer zur gleichen Tageszeit einnehmen, immer entweder während oder außerhalb einer Mahlzeit

Zyklusdiagramm | Tag 1 2 3 4 5 6 7 8 9 10 11 12 13 14 15 16 17 18 19 20 21 22 23 24 25 26 27 28 | Wdh: 29

Everolimus □

Wiederholungsinfo: kontinuierlich; so lange klinischer Nutzen zu beobachten oder bis inakzeptable Toxiziät auftritt

CAVE: Metabolismus über CYP3A4
Wirkungsverstärkung / erhöhtes Risiko für Nebenwirkungen durch CYP3A4-Inhibitoren:
z.B. Azol-Antimykotika, Cimetidin, Amiodaron, Erythromycin, Clarithromycin, Ciprofloxacin, Ritonavir, Sternfrucht, **Grapefruit(-saft)**
Verminderte Wirkung durch CYP3A4-Induktoren:
z.B. Glucocorticoide, Phenytoin, Carbamazepin, Rifampicin, **Johanniskraut**
Plasmakonzentrationserhöhung von z.B.:
HMG-CoA-Reduktase-Inhibitoren, Ciclospo in, Triazol-Benzodiazepine, Calcium-Antagonisten vom Dihydropyrimidintyp

Bedarfsmedikation	Kortikosteroide bei nicht infektiöser Pneumonitis, nichtalkoholische Mundspüllösung, topische (orale) Kortikosteroide und Analgetika bei Stomatitis
Kontrollen	Nierenfunktion (Kreatinin, Proteinurie, Blut-Harnstoff-Stickstoff), Blutzucker, Differentialblutbild, Infektionszeichen, Hautreaktionen
Dosisreduktion	bei schwerwiegenden und/oder inakzeptablen vermuteten Nebenwirkungen: Reduktion auf 5mg täglich; Leberfunktionsstörungen: leicht: 7,5mg täglich, mittelschwer: 5mg täglich, schwer: 2,5mg täglich; nach nicht infektiöser Pneumonitis Therapiewiederaufnahme mit 5mg täglich;
Cave	Nicht infektiöse Pneumonitits, erhöhtes Infektionsrisiko (Vorsicht: Hepatits-B-Reaktivierung), Überempfindlichkeitsreaktionen, Orale Ulzerationen, Wundheilungsstörungen, Hyperglykämie, Hyperlipidämie, Hypertriglyzeridämie
Therapieabbruch	invasive systemische Pilzinfektionen
Wechselwirkungen	keine gleichzeitige Gabe von **starken** CYP3A4- und p-Glykoprotein-Inhibitoren; wenn gleichzeitige Anwendung von **moderaten** CYP3A4- und p-Glykoprotein-Inhibitoren nicht vermieden werden kann, Dosisanpassung für Everolimus, Vorsicht bei der gleichzeitigen Einnahme von CYP3A4-Substraten mit enger therapeutischer Breite
Kontraindikation	Galactose-Intoleranz, Lactase-Mangel oder Glucose-Galactose-Malabsorption
Wiederholung	Tag 29. kontinuierlich; so lange klinischer Nutzen zu beobachten oder bis inakzeptable Toxiziät auftritt
Literatur	Motzer RJ et al. Lancet. 2008; 372:449-56; Yao JC et al. Lancet. 2016 Mar 5;387(10022):968-977; Fachinformation Everolimus

Kapitel 16 Gynäkologische Tumoren

Elektronisches Zusatzmaterial Die elektronische Version des Werkes enthält Zusatzmaterial, auf das über folgenden Link zugegriffen werden kann: https://doi.org/10.1007/978-3-662-67749-0_1.

© Der/die Autor(en) 2023
M. Engelhardt et al. (Hrsg.), *Das Blaue Buch*,

Kapitel 16   Gynäkologische Tumoren

16.1   Mammakarzinom

Adjuvant/Neoadjuvant

Anthracyclin-/Taxan-basiert

Anthracyclin-frei

dosisdichte Therapie

dosisdichte und dosiseskalierte Therapie: ETC-Schema

andere Therapien

zielgerichtete Therapien

Metastasiert

zielgerichtete Therapien

16.2 Ovarialkarzinom

Primärtherapie des frühen Ovarialkarzinoms

Primärtherapie des fortgeschrittenen Ovarialkarzinoms

Rezidivtherapie
wenn eine platin-haltige Therapie *eine* Option ist (ehemals platin-sensitives Rezidiv)

wenn eine platin-haltige Therapie *keine* Option ist (ehemals platin-resistentes Rezidiv)

16.3 Zervixkarzinom

Radiochemotherapie *(weitere Radiochemotherapie siehe Kapitel Teil III)*

Metastasiert

16.4 andere gynäkologische Karzinome

Diese Krebstherapie birgt letale Risiken. Die Anwendung darf nur durch erfahrene Onkologen und entsprechend ausgebildetes Pflegepersonal erfolgen. Die Dosisberechnung und Anforderung obliegt der Verantwortung des bestellenden Arztes und muss in jedem Fall sorgfältig überprüft werden. Die Herausgeber übernehmen keine Verantwortung für die Therapieanforderung.

| 080401_12_gyn | EC | | Indikation: Mamma-Ca | | | ICD-10: C50 |

Hauptmedikation (Zyklus 1-n)

Tag	zeitl. Ablauf	Substanz	Basisdosierung	Trägerlösung (ml)	Appl.	Infusions-dauer	Bemerkungen
1	0	Epirubicin	90 mg/m²	Unverdünnt	i.v.	15min	
1	+15min	Cyclophosphamid	600 mg/m²	500 ml NaCl 0,9 %	i.v.	1h	

Zyklusdiagramm | Tag 1 | [...] | Wdh: 22

Epirubicin ☐
Cyclophosphamid ■

Obligate Prä- und Begleitmedikation (Zyklus 1-n)

Tag	zeitl. Ablauf	Substanz	Basisdosierung	Trägerlösung (ml)	Appl.	Infusions-dauer	Bemerkungen
1	-1h	Aprepitant	125 mg		p.o.		
1	-30min	NaCl 0,9 %	500 ml		i.v.	2h30min	
1	-30min	Ondansetron	8 mg		i.v.	15 min	
1	-30min	Dexamethason	12 mg		i.v.	15 min	
1	+15min	Mesna	120 mg/m²		i.v.	B	oder p.o: 240mg/m² 2h vor Cyclophosphamid
1	+2h 15min	Mesna	240 mg/m²		p.o.		oder i.v.: 120mg/m² 4h nach Cyclophosphamid
1	+6h 15min	Mesna	240 mg/m²		p.o.		oder i.v.: 120mg/m² 8h nach Cyclophosphamid
1	0-0-1-0	Ondansetron	8 mg		p.o.		
2-3	1-0-0-0	Aprepitant	80 mg		p.o.		
2-3	1-0-1-0	Dexamethason	4 mg		p.o.		

Bedarfsmedikation	Metoclopramid, Dimenhydrinat Supp., Macrogol+div. Salze (z.B. Movicol®), Natriumpicosulfat Trpf.
FN-Risiko	10-20% → G-CSF-Gabe je nach Risikoabwägung als Primärprophylaxe, bei Zustand nach FN in den folgenden Zyklen als Sekundärprophylaxe, siehe Leitlinien zur Behandlung mit G-CSF.
Emetogenes Potential	Anthracyclin + Cyclophosphamid: Moderates-hohes Risiko 30-90% → Prophylaxe der verzögerten Emesis mit Aprepitant d2-3, siehe Leitlinien + Protokoll.
Kontrollen	**wöchentlich:** BB (Nadir: Tag 10-14); **vor CTx:** BB, Bilirubin, GOT, GPT, G-GT, Kreatinin, Urin-Stix, EKG; **vor Therapiebeginn + alle 12 Wochen:** Herzecho
Dosisreduktion	Siehe auch Fachinformationen und Dosisreduktionstabelle. **Epirubicin:** bei Leberfunktionsstörungen, schweren Nierenfunktionsstörungen. **Cyclophosphamid:** bei Leber-/Nierenfunktionsstörung.
Summendosis	**Epirubicin:** Gefahr der Kardiotoxizität; max. Summendosis 1000mg/m²
Wiederholung	Tag 22.
Literatur	Jones RL e al. Br J Cancer. 2009; 100:305-310; Blohmer JU et al. Ann Oncol. 2010; 21:1430-35.

Diese Krebstherapie birgt letale Risiken. Die Anwendung darf nur durch erfahrene Onkologen und entsprechend ausgebildetes Pflegepersonal erfolgen. Die Dosisberechnung und Anforderung obliegt der Verantwortung des bestellenden Arztes und muss in jedem Fall sorgfältig überprüft werden. Die Herausgeber übernehmen keine Verantwortung für die Therapieanforderung.

080401_37_gyn   *Paclitaxel wöchentlich (gyn)*   *Indikation: Mamma-Ca, Ovarial-Ca*   *ICD-10: C50, C56*

Hauptmedikation (Zyklus 1-n)

Tag	zeitl. Ablauf	Substanz	Basisdosierung	Trägerlösung (ml)	Appl.	Infusions-dauer	Bemerkungen
1, 8, 15	0	Paclitaxel	80 mg/m²	250 ml NaCl 0,9 %	i.v.	1h	immer über PVC-freies Infusionssystem mit 0,2 μm Inline-filter applizieren

Zyklusdiagramm | Tag 1 | 2 | 3 | 4 | 5 | 6 | 7 | 8 | 9 | 10 | 11 | 12 | 13 | 14 | 15 | [...] Wdh: 22
Paclitaxel

Wiederholungsinfo: wöchentlich, adjuvant: insgesamt 12 Gaben (4 Zyklen mit je 3 Gaben), metastasierte Situation: Anzahl der Gaben je nach Therapieansprechen und Verträglichkeit

Obligate Prä- und Begleitmedikation (Zyklus 1-n)

Tag	zeitl. Ablauf	Substanz	Basisdosierung	Trägerlösung (ml)	Appl.	Infusions-dauer	Bemerkungen
1, 8, 15	-1h 30min	Famotidin	20 mg		p.o.		bereits zu Hause eingenommen? (falls vom Arzt rezeptiert)
1, 8, 15	-30min	NaCl 0,9 %	500 ml		i.v.	2h	
1, 8, 15	-30min	Dexamethason	8 mg	100 ml NaCl 0,9 %	i.v.	15min	bei Zustand nach allergischer Reaktion auf 20mg steigern
1, 8, 15	-30min	Ondansetron	8 mg	100 ml NaCl 0,9 %	i.v.	15min	
1, 8, 15	-30min	Clemastin	2 mg		i.v.	B	

Bedarfsmedikation	Metoclopramid Trpf., Dimenhydrinat Supp., Ibuprofen 400mg Tbl., Macrogol+div.Salze (z.B. Movicol®), Natriumpicosulfat Trpf.
FN-Risiko	10-20% → G-CSF-Gabe je nach Risikoabwägung als Primärprophylaxe, bei Zustand nach FN in den folgenden Zyklen als Sekundärprophylaxe, siehe Leitlinien zur Behandlung mit G-CSF.
Emetogenes Potential	Niedrigrisiko 10-30% → keine Standardprophylaxe der verzögerten Emesis, siehe Kurzfassung der Leitlinien
Kontrollen	**wöchentlich:** Diff.-BB; **vor Therapiebeginn + alle 3 Wochen:** Diff.-BB, GOT, GPT, G-GT, Urin-Stix, Kreatinin; **vor Therapiebeginn** und Wiederholung bei kardialen Auffälligkeiten/Risiken: EKG
Dosisreduktion	Siehe auch Fachinformationen und Dosisreduktionstabelle. Um 20% bei schwerer Neutropenie (<500/mm³), schwerer Neuropathie, schwerer Mukositis
Wiederholung	Tag 22, wöchentlich, adjuvant: insgesamt 12 Gaben (4 Zyklen mit je 3 Gaben), metastasierte Situation: Anzahl der Gaben je nach Therapieansprechen und Verträglichkeit
Literatur	Perez EA et al. J Clin Oncol. 2001; 19:4216-4223; Sparano JA et al. N Engl J Med. 2008; 358:1663-1671.

Diese Krebstherapie birgt letale Risiken. Die Anwendung darf nur durch erfahrene Onkologen und entsprechend ausgebildetes Pflegepersonal erfolgen. Die Dosisberechnung und Anforderung obliegt der Verantwortung des bestellenden Arztes und muss in jedem Fall sorgfältig überprüft werden. Die Herausgeber übernehmen keine Verantwortung für die Therapieanforderung.

080401_27_gyn   **TC**   **Indikation: Mamma-Ca**   **ICD-10: C50**

Hauptmedikation (Zyklus 1-n)

Tag	zeitl. Ablauf	Substanz	Basisdosierung	Trägerlösung (ml)	Appl.	Infusions-dauer	Bemerkungen
1	0	Docetaxel	75 mg/m²	250 ml NaCl 0,9 %	i.v.	1h	
1	+1h	Cyclophosphamid	600 mg/m²	250 ml NaCl 0,9 %	i.v.	1h	

Zyklusdiagramm | Tag 1 | [...] | Wdh: 22
Docetaxel ☐
Cyclophosphamid ■

Wiederholungsinfo: (4 Zyklen)

Obligate Prä- und Begleitmedikation (Zyklus 1-n)

Tag	zeitl. Ablauf	Substanz	Basisdosierung	Trägerlösung (ml)	Appl.	Infusions-dauer	Bemerkungen
1	-24h	Dexamethason	8 mg		p.o.		Achtung: Prämedikation an d0
1	-12h	Dexamethason	8 mg		p.o.		Achtung: Prämedikation an d0
1	-30min	NaCl 0,9 %	500 ml		i.v.	2h30min	
1	-30min	Dexamethason	8 mg	100 ml NaCl 0,9 %	i.v.	15min	
1	-30min	Ondansetron	8 mg		i.v.	15min	
1	-30min	Clemastin	2 mg		i.v.	B	
1	+1h	Mesna	120 mg/m²		i.v.	B	oder p.o.: 240mg/m² 2h vor Cyclophosphamid
1	+3h	Mesna	240 mg/m²		p.o.		oder i.v.: 120mg/m² 4h nach Cyclophosphamid
1	+7h	Mesna	240 mg/m²		p.o.		oder i.v.: 120mg/m² 8h nach Cyclophosphamid
1	0-0-1-0	Ondansetron	8 mg		p.o.		
1	0-0-1-0	Dexamethason	8 mg		p.o.		
2	1-0-1-0	Dexamethason	8 mg		p.o.		
3	1-0-1-0	Dexamethason	4 mg		p.o.		

Bedarfsmedikation	Metoclopramid Trpf., Dimenhydrinat Supp., Ibuprofen 400mg Tbl., Macrogol+div.Salze (z.B. Movicol®), Natriumpicosulfat Trpf.
FN-Risiko	10-20% → ±-CSF-Gabe je nach Risikoabwägung als Primärprophylaxe, bei Zustand nach FN in den folgenden Zyklen als Sekundärprophylaxe, siehe Leitlinien zur Behandlung mit G-CSF
Emetogenes Potential	Moderates Risiko 30-90% → Prophylaxe der verzögerten Emesis d 2-3, siehe Kurzfassung der Leitlinien + Protokoll
Kontrollen	**wöchentlich** BB (Nadir: Tag 8-14); **vor CTx:** BB, Urin-Stix, Bilirubin, AP, GOT, GPT, G-GT
Dosisreduktion	Siehe auch Fachinformationen und Dosisreduktionstabelle. **Docetaxel:** bei Neutrophile < 500/µl länger als 1 Woche, verminderter Leberfunktion, schweren Hautveränderungen, schwerer peripherer Neuropathie; bei Stomatitis Grad 3-4. **Cyclophosphamid:** verminderter Leber- oder Nierenfunktion
Wiederholung	Tag 22. (4 Zyklen)
Literatur	Jones SE et al. J Clin Oncol. 2006; 24:5381-5386.

Diese Krebstherapie birgt letale Risiken. Die Anwendung darf nur durch erfahrene Onkologen und entsprechend ausgebildetes Pflegepersonal erfolgen. Die Dosisberechnung und Anforderung obliegt der Verantwortung des bestellenden Arztes und muss in jedem Fall sorgfältig überprüft werden. Die Herausgeber übernehmen keine Verantwortung für die Therapieanforderung.

080401_01_gyn	CMF i.v.	Indikation: Mamma-Ca	ICD-10: C50

Hauptmedikation (Zyklus 1-n)

Tag	zeitl. Ablauf	Substanz	Basisdosierung	Trägerlösung (ml)	Appl.	Infusions-dauer	Bemerkungen
1, 8	0	Cyclophosphamid	600 mg/m²	250 ml NaCl 0,9 %	i.v.	30min	
1, 8	+35min	Methotrexat	40 mg/m²	ad 10 ml NaCl 0,9 %	i.v.	B5min	
1, 8	+45min	Fluorouracil (5-FU)	600 mg/m²	Unverdünnt	i.v.	B5min	

Zyklusdiagramm

	Tag 1	2	3	4	5	6	7	8	[...]	Wdh: 29
Cyclophosphamid										
Methotrexat										
Fluorouracil (5-FU)										

Schwerwiegende Wechselwirkung:
keine Gabe von Brivudin zusammen mit 5-Fluorouracil inkl. topischer Präparate und Prodrugs (Efudix, Capecitabin, Floxuridin, Tegafur). Durch Hemmung der Dihydropyrimidindehydrogenase, Akkumulation und verstärkte Toxizität von 5-FU, letale Folgen möglich. Mindestens 4 Wochen zeitlicher Abstand.

Inkompatibilität:
Methotrexat ↔ Metoclopramid
Methotrexat ↔ 5-FU
5-FU ↔ Metoclopramid

Achtung:
5-FU-Gabe über ZVK empfohlen

Achtung: **Folat-Mangelzustände** können die Methotrexat-Toxizität erhöhen → ggf. Folsäuresubstitution empfohlen (außer MTX-Tage)

CAVE: vor Therapiebeginn mit 5-FU/ Capecitabin oder vor erneuter Applikation **nach vorausgegangener erhöhter Toxizität** muss die **DPD-Aktivität** bestimmt werden und der sich aus den DPYD-Genotypen ergebende **DPD-Aktivitäts-Score** ermittelt werden.

DPD-Aktivitäts-Score	Maßnahme
2 (normal)	Therapie wie geplant möglich [1]
1.5	RS mit OA bezüglich Dosisreduktion erforderlich
	DR der Initialdosis um 25-50%, danach toxizitätsadaptierte Dosissteigerung [1]
1	DR der Initialdosis auf 50%, danach toxizitätsadaptierte Dosissteigerung [1]
0.5	DPD Phänotypisierung → bei Bestätigung: Kontraindikation für 5-FU und Capecitabin ODER stark reduzierte Initialdosis mit Drug Monitoring (nur bei 5-FU sinnvoll)
0	Kontraindikation für 5-FU und Capecitabin

ggf. Drug Monitoring (nur bei 5-FU sinnvoll)

Obligate Prä- und Begleitmedikation (Zyklus 1-n)

Tag	zeitl. Ablauf	Substanz	Basisdosierung	Trägerlösung (ml)	Appl.	Infusions-dauer	Bemerkungen
1, 8	-30min	NaCl 0,9 %	1 000 ml		i.v.	1h30min	
1, 8	-30min	Dexamethason	8 mg	100 ml NaCl 0,9 %	i.v.	15min	
1, 8	-30min	Ondansetron	8 mg		i.v.	B	
1, 8	0	Mesna	120 mg/m²		i.v.	B	
1, 8	+2h	Mesna	240 mg/m²		p.o.		i.v. Gabe: 120mg/m² 2h später als p.o.
1, 8	+6h	Mesna	240 mg/m²		p.o.		i.v. Gabe: 120mg/m² 2h später als p.o.
2-3, 9-10	1-0-1-0	Dexamethason	4 mg		p.o.		Fortführung Antiemese

Bedarfsmedikation	Metoclopramid p.o. oder i.v., bei Unverträglichkeit evtl. Ersatz durch HT₃-Antagonisten
FN-Risiko	FN-Risiko < 10% → je nach Risikoabwägung, siehe Kurzfassung Leitlinien G-CSF
Kontrollen	Blutbild, Elektrolyte, Leberwerte, Retentionswerte, Kreatinin-Clearance, Ausschluss dritter Raum
Dosisreduktion	siehe Dosismodifikationstabelle
Wechselwirkungen	**Protonenpumpeninhibitoren (PPI)** können die MTX-Ausscheidung verzögern und so zu erhöhtem MTX Plasmaspiegel führen, daher wird empfohlen, PPI 2 Tage vor bis 2 Tage nach der MTX-Gabe zu pausieren (ggf. durch H2-Blocker, Tepilta® ersetzen). Ebenfalls Vorsicht ist bei der gleichzeitigen Anwendung von MTX und NSAIDs oder Antibiotika (β-Lactam-Antibiotika, Sulfonamide, Trimetoprim, Tetracycline, Ciprofloxacin) angezeigt. Keine gleichzeitige Anwendung von MTX und Metamizol: Risiko der verstärkten Hämatotoxizität zusätzlich zur verzögerten MTX-Ausscheidung.
Erfolgsbeurteilung	vor dem 3. Zyklus
Wiederholung	Tag 29.
Literatur	Bonnadonna et al. N Engl J Med 1976; 294: 405-410; Kaufmann et al. J Clin Oncol. 1993 Mar;11(3):454-60; Cheang et al. Clin Cancer Res. 2012 Apr 15;18(8):2402-12.

Diese Krebstherapie birgt letale Risiken. Die Anwendung darf nur durch erfahrene Onkologen und entsprechend ausgebildetes Pflegepersonal erfolgen. Die Dosisberechnung und Anforderung obliegt der Verantwortung des bestellenden Arztes und muss in jedem Fall sorgfältig überprüft werden. Die Herausgeber übernehmen keine Verantwortung für die Therapieanforderung.

080401_55_gyn	EC dosisdicht	Indikation: Mamma-Ca	ICD-10: C50

Hauptmedikation (Zyklus 1-n)

Tag	zeitl. Ablauf	Substanz	Basisdosierung	Trägerlösung (ml)	Appl.	Infusions-dauer	Bemerkungen
1	0	Epirubicin	90 mg/m²	Unverdünnt	i.v.	15min	
1	+15min	Cyclophosphamid	600 mg/m²	500 ml NaCl 0,9 %	i.v.	1h	

Zyklusdiagramm

	Tag 1	[...]	Wdh: 15
Epirubicin	☐		
Cyclophosphamid	■		

Obligate Prä- und Begleitmedikation (Zyklus 1-n)

Tag	zeitl. Ablauf	Substanz	Basisdosierung	Trägerlösung (ml)	Appl.	Infusions-dauer	Bemerkungen
1	-1h	Aprepitant	125 mg		p.o.		
1	-30min	NaCl 0,9 %	500 ml		i.v.	2h30min	
1	-30min	Ondansetron	8 mg		i.v.	15 min	
1	-30min	Dexamethason	12 mg		i.v.	15min	
1	+15min	Mesna	120 mg/m²		i.v.	B	oder p.o: 240mg/m² 2h vor Cyclophosphamid
1	+2h 15min	Mesna	240 mg/m²		p.o.		oder i.v.: 120mg/m² 4h nach Cyclophosphamid
1	+6h 15min	Mesna	240 mg/m²		p.o.		oder i.v.: 120mg/m² 8h nach Cyclophosphamid
1	0-0-1-0	Ondansetron	8 mg		p.o.		
2	1-0-0-0	Pegfilgrastim (Neulasta®)	6 mg		s.c.		24h nach CTx
2-3	1-0-0-0	Aprepitant	80 mg		p.o.		
2-3	1-0-1-0	Dexamethason	4 mg		p.o.		

Bedarfsmedikation	Metoclopramid, Dimenhydrinat Supp., Macrogol+div. Salze (z.B. Movicol®), Natriumpicosulfat Trpf.
FN-Risiko	10-20% → G-CSF-Gabe je nach Risikoabwägung als Primärprophylaxe, bei Zustand nach FN in den folgenden Zyklen als Sekundärprophylaxe, siehe Leitlinien zur Behandlung mit G-CSF.
Emetogenes Potential	Anthracyclin + Cyclophosphamid: Moderates-hohes Risiko 30-90% → Prophylaxe der verzögerten Emesis mit Aprepitant d2-3, siehe Leitlinien + Protokoll.
Kontrollen	**wöchentlic1:** BB (Nadir: Tag 10-14); **vor CTx:** BB, Bilirubin, GOT, GPT, G-GT, Kreatinin, Urin-Stix, EKG; **vor Therapiebeginn + alle 12 Wochen:** Herzecho
Dosisreduktion	Siehe auch Fachinformationen und Dosisreduktionstabelle. **Epirubicin:** bei Leberfunktionsstörungen, schweren Nierenfunktionsstörungen. **Cyclophosphamid:** bei Leber-/Nierenfunktionsstörung.
Summendosis	**Epirubicin:** Gefahr der Kardiotoxizität; max. Summendosis 1000mg/m²
Wiederholung	Tag 15.
Literatur	Gray R et a. "Increasing the dose density of adjuvant chemotherapy by shortening intervals between courses or by sequential drug administration significantly reduces both disease recurrence and breast cancer mortality: An EBCTCG meta-analysis of 21,000 women in 16 randomised trials." SABCS 2017, abstr. GS1-01

080401_30_gyn_2   ***ETC dosisdicht/ -intensiviert: Epirubicin***   ***Indikation: Mamma Ca***   **ICD-10: C50**

Protokoll-Hinweis: 3xEpirubicin => 3xPaclitaxel => 3xCyclophosphamid

Hauptmedikation (Zyklus 1-n)

Tag	zeitl. Ablauf	Substanz	Basisdosierung	Trägerlösung (ml)	Appl.	Infusions-dauer	Bemerkungen
1	0	Epirubicin	150 mg/m²	Unverdünnt	i.v.	20min	

Zyklusdiagramm   Tag 1 | [...] | Wdh: 15
Epirubicin (für insgesamt 3 Zyklen)

Dosisberechnung (laut Studienprotokoll):
bei Patienten mit BMI $\geq$ 30 nach AIBW
AIBW = IBW + 0,5 (AIBW-IBW)
max. KOF = 2m²

Wiederholungsinfo: (3 Zyklen, dann weiter mit Paclitaxel)

Obligate Prä- und Begleitmedikation (Zyklus 1-n)

Tag	zeitl. Ablauf	Substanz	Basisdosierung	Trägerlösung (ml)	Appl.	Infusions-dauer	Bemerkungen
1	-1h	Aprepitant	125 mg		p.o.		
1	-30min	NaCl 0,9 %	500 ml		i.v.	1h	
1	-30min	Ondansetron	8 mg		i.v.		oder Granisetron/Kevatril® 1mg i.v.
1	-30min	Dexamethason	8 mg		i.v.	15min	
1	0-0-1-0	Ondansetron	8 mg		p.o.		entfällt bei Granisetron/Kevatril®
2	1-0-0-0	Pegfilgrastim (Neulasta®)	6 mg		s.c.		24h nach CTx
2-3	1-0-0-0	Aprepitant	80 mg		p.o.		
2-3	1-0-1-0	Dexamethason	4 mg		p.o.		

Bedarfsmedikation	Metoclopramid Trpf., Dimenhydrinat Supp., Ibuprofen 400mg Tbl., Macrogol, div.Salze (z.B. Movicol®), Natriumpicosulfat Trpf.
FN-Risiko	$\geq$ 20% → Primärprophylaxe 24h nach CTx mit einmal Pegfilgrastim/Neulasta® 6mg s.c., siehe Kurzfassung Leitlinien G-CSF
Emetogenes Potential	Moderates Risiko 30-90% → Prophylaxe der verzögerten Emesis d2-3, siehe Kurzfassung Leitlinien + Protokoll
Kontrollen	**wöchentlich: BB, vor CTx:** Blutbild, Urin-Stix, Kreatinin , Bilirubin, GOT, GPT, G-GT, AP, EKG, **vor Therapiebeginn + nach 3. Zyklus** EKG; **alle 12 Wochen:** Herzecho
Dosisreduktion	Siehe auch Fachinformationen und Dosisreduktionstabelle. Bei Bilirubin 1,2-3,0mg/dl DR um 50%, 3,1-5,0mg/dl DR um 75%; bei schweren Nierenfunktionsstörungen.
Summendosis	Epirubicin: Gefahr der Kardiotoxizität; max. Summendosis: 1000mg/m²
Wiederholung	Tag 15. (3 Zyklen, dann weiter mit Paclitaxel)
Literatur	analog: Moebus V et al. J Clin Oncol. 2010; 28:2874-2880.

Diese Krebstherapie birgt letale Risiken. Die Anwendung darf nur durch erfahrene Onkologen und entsprechend ausgebildetes Pflegepersonal erfolgen. Die Dosisberechnung und Anforderung obliegt der Verantwortung des bestellenden Arztes und muss in jedem Fall sorgfältig überprüft werden. Die Herausgeber übernehmen keine Verantwortung für die Therapieanforderung.

080401_30_gyn_3   **ETC dosisdicht/-intensiviert: Paclitaxel (gyn)**   *Indikation: Mamma-Ca*   **ICD-10: C50**

Protokoll-Hinweis: 3xEpirubicin => 3xPaclitaxel => 3xCyclophosphamid

Hauptmedikation (Zyklus 1-n)

Tag	zeitl. Ablauf	Substanz	Basisdosierung	Trägerlösung (ml)	Appl.	Infusions-dauer	Bemerkungen
1	0	Paclitaxel	225 mg/m²	500 ml NaCl 0,9 %	i.v.	3h	immer über PVC-freies Infusionssystem mit 0,2 μm Inline-filter applizieren

Zyklusdiagramm | Tag 1 | [...] | Wdh: 15 |

Paclitaxel (für insgesamt 3 Zyklen) | □ |

Dosisberechnung (laut Studienprotokoll):
bei Patienten mit BMI ≥ 30 nach AIBW
AIBW = IBW + 0,5 (AIBW-IBW)
max. KOF = 2m²

Wiederholungsinfo: (3 Zyklen, dann weiter mit Cyclophosphamid)

Obligate Prä- und Begleitmedikation (Zyklus 1-n)

Tag	zeitl. Ablauf	Substanz	Basisdosierung	Trägerlösung (ml)	Appl.	Infusions-dauer	Bemerkungen
1	-1h 30min	Famotidin	20 mg		p.o.		bereits zu Hause eingenommen? (falls vom Arzt rezeptiert)
1	-30min	NaCl 0,9 %	1 000 ml		i.v.	3h30min	
1	-30min	Dexamethason	20 mg		i.v.	15min	
1	-30min	Ondansetron	8 mg		i.v.	15min	
1	-30min	Clemastin	2 mg		i.v.	B	
2	1-0-0-0	Pegfilgrastim (Neulasta®)	6 mg		s.c.		24h nach CTx
2-3	1-0-1-0	Dexamethason	4 mg		p.o.		

Bedarfsmedikation	Metoclopramid Trpf., Dimenhydrinat Supp., Ibuprofen 400mg Tbl., Macrogol. div.Salze (z.B. Movicol®), Natriumpicosulfat Trpf.
FN-Risiko	≥ 20% → Primärprophylaxe mit 24h nach CTx einmal Pegfilgrastim/Neulasta® 6mg s.c., siehe Kurzfassung Leitlinien G-CSF
Emetogenes Potential	Moderates Risiko 30-90% → Prophylaxe der verzögerten Emesis d2-3, siehe Kurzfassung Leitlinien + Protokoll
Kontrollen	**wöchentlich: Blutbild; vor CTx:** GOT, GPT, G-GT, AP, Bilirubin, Urin-Stix, Kreatinin; **vor Therapie** und bei kardialen Auffälligkeiten/Risiken Wiederholung: EKG
Dosisreduktion	Siehe auch Fachinformationen und Dosisreduktionstabelle. Um 20% bei schwerer Neutropenie (< 500/mm³) oder schweren Neuropathien; um 25% bei schwerer Mukositis
Wiederholung	Tag 15. (3 Zyklen, dann weiter mit Cyclophosphamid)
Literatur	analog: Moebus V et al. J Clin Oncol. 2010; 28:2874-2880.

Diese Krebstherapie birgt letale Risiken. Die Anwendung darf nur durch erfahrene Onkologen und entsprechend ausgebildetes Pflegepersonal erfolgen. Die Dosisberechnung und Anforderung obliegt der Verantwortung des bestellenden Arztes und muss in jedem Fall sorgfältig überprüft werden. Die Herausgeber übernehmen keine Verantwortung für die Therapieanforderung.

080401_30_gyn_1   **ETC dosisdicht/-intensiviert: Cyclophosphamid**   *Indikation: Mamma Ca*   **ICD-10: C50**

Protokoll-Hinweis: 3xEpirubicin => 3xPaclitaxel => 3xCyclophosphamid

Hauptmedikation (Zyklus 1-n)

Tag	zeitl. Ablauf	Substanz	Basisdosierung	Trägerlösung (ml)	Appl.	Infusions-dauer	Bemerkungen
1	0	Cyclophosphamid	2 000 mg/m²	500 ml NaCl 0,9 %	i.v.	2h	

Zyklusdiagramm   Tag 1 | [...] | Wdh: 15

Cyclophosphamid (insgesamt 3 Zyklen) | ☐

Dosisberechnung (laut Studienprotokoll):
bei Patienten mit BMI ≥ 30 nach AIBW
AIBW = IBW + 0,5 (AIBW-IBW)
max. KOF = 2m²

Wiederholungsinfo: (3 Zyklen)

Obligate Prä- und Begleitmedikation (Zyklus 1-n)

Tag	zeitl. Ablauf	Substanz	Basisdosierung	Trägerlösung (ml)	Appl.	Infusions-dauer	Bemerkungen
1	-1h	Aprepitant	125 mg		p.o.		
1	-30min	NaCl 0,9 %	1 000 ml		i.v.	3h	
1	-30min	Dexamethason	12 mg		i.v.	15min	
1	-30min	Ondansetron	8 mg		i.v.	15min	oder Granisetron/Kevatril® 1mg i.v.
1	0	Mesna	400 mg/m²		i.v.	B	oder p.o.: 800mg/m² 2h vor Cyclophosphamid
1	+2h	Mesna	800 mg/m²		p.o.		oder i.v.: 400mg/m² 4h nach Cyclophosphamid
1	+6h	Mesna	800 mg/m²		p.o.		oder i.v.: 400mg/m² 8h nach Cyclophosphamid
1	0-0-1-0	Ondansetron	8 mg		p.o.		entfällt bei Granisetron/Kevatril®
2	1-0-0-0	Pegfilgrastim (Neulasta®)	6 mg		s.c.		24h nach CTx
2-3	1-0-0-0	Aprepitant	80 mg		p.o.		
2-4	1-0-1-0	Dexamethason	4 mg		p.o.		
5-12	1-0-1-0	Ciprofloxacin	500 mg		p.o.		

Bedarfsmedikation	Metoclopramid Trpf., Dimenhydrinat Supp., Ibuprofen 400mg Tbl., Macrogol. div.Salze (z.B. Movicol®), Natriumpicosulfat Trpf.
FN-Risiko	≥ 20% → Primärprophylaxe mit 24h nach CTx einmal Pegfilgrastim/Neulasta® 6mg s.c., siehe Kurzfassung Leitlinien G-CSF
Emetogenes Potential	Hochrisiko >90% → Prophylaxe der verzögerten Emesis 3-4 Tage, siehe Kurzfassung der Leitlinien + Protokoll
Kontrollen	**wöchentlich:** BB; **vor CTx:** Bilirubin, AP, GOT, GPT, G-GT, Urin-Stix, Kreatinin, EKG.
Dosisreduktion	Siehe auch Fachinformationen und Dosisreduktionstabelle. Falls DR notwendig, Reduktion um mindestens 25% auf 1500mg/m².
Wiederholung	Tag 15. (3 Zyklen)
Literatur	analog: Moebus V et al. J Clin Oncol. 2010; 28:2874-2880.

Diese Krebstherapie birgt letale Risiken. Die Anwendung darf nur durch erfahrene Onkologen und entsprechend ausgebildetes Pflegepersonal erfolgen. Die Dosisberechnung und Anforderung obliegt der Verantwortung des bestellenden Arztes und muss in jedem Fall sorgfältig überprüft werden. Die Herausgeber übernehmen keine Verantwortung für die Therapieanforderung.

080401_49_gyn **Capecitabin mono (Gyn)** *Indication: Mamma-Ca* **ICD-10: C50**

Hauptmedikation (Zyklus 1-n)

Tag	zeitl. Ablauf	Substanz	Basisdosierung	Trägerlösung (ml)	Appl.	Infusions-dauer	Bemerkungen
1-14	1-0-0-0	Capecitabin	1 250 mg/m²		p.o.		morgens; Einnahme 30 min nach der Mahlzeit; 150mg und 500 mg Filmtabletten erhältlich
1-14	0-0-1-0	Capecitabin	1 250 mg/m²		p.o.		abends, Einnahme 30 min nach der Mahlzeit; 150mg und 500 mg Filmtabletten erhältlich

Zyklusdiagramm | Tag 1 | 2 | 3 | 4 | 5 | 6 | 7 | 8 | 9 | 10 | 11 | 12 | 13 | 14 | [...] | Wdh: 22
Capecitabin ☐ ☐ ☐ ☐ ☐ ☐ ☐ ☐ ☐ ☐ ☐ ☐ ☐ ☐

Schwerwiegende Wechselwirkung: keine Gabe von Brivudin zusammen mit Capecitabin.
Durch Hemmung der Dihydropyrimidin-dehydrogenase Akkumulation und verstärkte Toxizität von 5-FU letale Folgen möglich. Mindestens 4 Wochen zeitlicher Abstand.

Dosisberechnung Capecitabin:
Die exakte individuelle Tagesdosis wird auf die nächstgelegene Dosis, die mit einer Kombination von Tabletten zu **500mg** und **150mg** realisierbar ist, abgerundet.
Ist die Tagesdosis nicht gleichmäßig auf zwei Einzeldosen verteilbar, sollte die **höhere Dosis abends** verabreicht werden.

Dosismodifikation Capecitabin entsprechen dem Therapieverlauf:

Toxizität nach NCI	während der Therapie	Nächster Zyklus
Grad 1	Dosis beibehalten	Dosis beibehalten
Grad 2	Abbruch bis Rückgang auf Grad 1	erstmalig → 100%, 2.Mal → 75%, 3.Mal → 50%, 4.Mal → Abbruch
Grad 3	Abbruch bis Rückgang auf Grad 1	erstmalig → 75%, 2.Mal → 50%, 3.Mal → Abbruch
Grad 4	Behandlung abbrechen	erstmalig → 50%, 2.Mal → Abbruch

CAVE: **vor Therapiebeginn mit 5-FU/ Capecitabin** oder vor erneuter Applikation **nach vorausgegangener erhöhter Toxizität** muss die **DPD-Aktivität** bestimmt werden und der sich aus den DPYD-Genotypen ergebende **DPD-Aktivitäts-Score** ermittelt werden.

DPD-Aktivitäts-Score	Maßnahme	
2 (normal)	Therapie wie geplant möglich [1]	
1.5	RS mit OA bezüglich Dosisreduktion erforderlich	DR der Initialdosis um 25-50%, danach toxizitätsadaptierte Dosissteigerung [1]
1		DR der Initialdosis auf 50%, danach toxizitätsadaptierte Dosissteigerung [1]
0.5	DPD Phänotypisierung → bei Bestätigung: Kontraindikation für 5-FU und Capecitabin ODER stark reduzierte Initialdosis mit Drug Monitoring (nur bei 5-FU sinnvoll)	
0	**Kontraindikation** für 5-FU und Capecitabin	

[1] ggf. Drug Monitoring (nur bei 5-FU sinnvoll)

Capecitabin: Dosierung 1250mg/m² (2x täglich)

Körperoberfläche (m²)	Standarddosis 1250mg/m² Dosis/Einnahme (mg)	Anzahl der 150mg und/oder 500mg Tabletten/Einnahme 500mg	150mg	Reduzierte Dosis (75%) 950mg/m² Dosis/Einnahme (mg)	Reduzierte Dosis (50%) 625mg/m² Dosis/Einnahme (mg)
≤1,26	1500	3	-	1150	800
1,27-1,38	1650	3	1	1300	800
1,39-1,52	1800	3	2	1450	950
1,53-1,66	2000	4	-	1500	1000
1,67-1,78	2150	4	1	1650	1000
1,79-1,92	2300	4	2	1800	1150
1,93-2,06	2500	5	-	1950	1300
2,07-2,18	2650	5	1	2000	1300
≥2,19	2800	5	2	2150	1450

Bedarfsmedikation	Metoclopramid p.o. oder i.v., bei Unverträglichkeit Ersatz durch HT_3-Antagonisten; Loperamid nach Rücksprache mit dem behandelnden Arzt
FN-Risiko	<10% → je nach Risikoabwägung, siehe Kurzfassung Leitlinien G-CSF
Kontrollen	**Vor Therapiebeginn:** DPD-Score, EKG, ggf. Wiederholung je nach klinischem Verlauf **vor CTx:** Diff. BB, Elektrolyte (Ca^{2+}, Mg^{2+}, Na^+, K^+), Kreatinin, Transaminasen, Bilirubin, GPT, GOT, AP Hand- und Fußinspektion, auf Anzeichen von ophthalmologischen Komplikationen achten
Cave	erhöhte Häufigkeit von NW bei Patienten mit eingeschränkter Nierenfunktion
Therapieaufschub	Hand-Fuß-Syndrom: Therapieunterbrechung, gegebenfalls Dosisreduktion, Diarrhoe Grad 2-4, Bilirubin > 3fach des Normwertes
Wechselwirkungen	**Folinsäure:** maximale verträgliche Dosis von Capecitabin vermindert; **Phenytoin:** Erhöhung der Phenytoin-Plasmakonzentration mit möglicher Symptomatik einer Phenytoinvergiftung → regelmäßige Überwachung der Plasmakonzentrationen bei gleichzeitiger Anwendung; **Cumarin-Antikoagulantien** (z.B. Warfarin, Phenprocoumon): veränderte Koagulationsparameter und/oder Blutungen
Erfolgsbeurteilung	nach 3 Zyklen
Wiederholung	Tag 22.
Literatur	Fumoleau P et al. Eur J Cancer. 2004; 40:536-542; Fachinformation Capecitabin

Diese Krebstherapie birgt letale Risiken. Die Anwendung darf nur durch erfahrene Onkologen und entsprechend ausgebildetes Pflegepersonal erfolgen. Die Dosisberechnung und Anforderung obliegt der Verantwortung des bestellenden Arztes und muss in jedem Fall sorgfältig überprüft werden. Die Herausgeber übernehmen keine Verantwortung für die Therapieanforderung.

ICD-10: C50

Indikation: Mamma-Ca

080401_53_gyn   **Paclitaxel wöchentlich/ Carboplatin**

Protokoll-Hinweis: im Anschluss an 4 Zyklen EC

Hauptmedikation (Zyklus 1-n)

Tag	zeitl. Ablauf	Substanz	Basisdosierung	Trägerlösung (ml)	Appl.	Infusionsdauer	Bemerkungen
1	+1h	Carboplatin	5 AUC	250 ml Glucose 5 %	i.v.	1h	Dosis (mg) = AUC (mg/ml x min) x [GFR (ml/min)+25], Maximaldosis beachten siehe Memokasten
1, 8, 15	0	Paclitaxel	80 mg/m²	250 ml NaCl 0,9 %	i.v.	1h	immer über PVC-freies Infusionssystem mit 0,2µm Inline-filter applizieren

Maximaldosen für Carboplatin bei Dosierung nach AUC:

AUC	Max. Dosis
1,5	225mg
2	300mg
3	450mg
4	600mg
5	750mg
6	900mg
7	1050mg

Zyklusdiagramm | Tag 1 2 3 4 5 6 7 8 9 10 11 12 13 14 15 [...] Wdh: 22
Paclitaxel
Carboplatin

Wiederholungsinfo: für 4 Zyklen (12x Paclitaxel, 4x Carboplatin)

Obligate Prä- und Begleitmedikation (Zyklus 1-n)

Tag	zeitl. Ablauf	Substanz	Basisdosierung	Trägerlösung (ml)	Appl.	Infusionsdauer	Bemerkungen
1	-1h	Aprepitant	125 mg		p.o.		
1	-30min	NaCl 0,9 %	500 ml		i.v.	2h30min	ggf. zusätzlich 250-500ml, je nach Bedarf
1	-30min	Dexamethason	12 mg		i.v.	15min	
1, 8, 15	-1h 30min	Famotidin	20 mg		p.o.		bereits zu Hause eingenommen? (falls vom Arzt rezeptiert)
1, 8, 15	-30min	Ondansetron	8 mg		i.v.	15min	
1, 8, 15	-30min	Clemastin	2 mg		i.v.	B	
2-3	1-0-0-0	Aprepitant	80 mg		p.o.		
2-4	1-0-0-0	Dexamethason	8 mg		p.o.		
8, 15	-30min	NaCl 0,9 %	500 ml		i.v.	2h	
8, 15	-30min	Dexamethason	8 mg		i.v.	15min	

Bedarfsmedikation   Metoclopramid Tabl., Dimenhydrinat Supp., Ibuprofen 400mg Tbl., Macrogol + div. Salze (z.B. Movicol®), Natriumpicosulfat Trpf.

FN-Risiko   10-20% → G-CSF-Gabe je nach Risikoabwägung als Primärprophylaxe, bei Zustand nach FN in den folgenden Zyklen als Sekundärprophylaxe, siehe Leitlinien zur Behandlung mit G-CSF

Emetogenes Potential   Moderates Risiko 30-90% → Prophylaxe der verzögerten Emesis d 2-3, siehe Kurzfassung der Leitlinien + Protokoll

Kontrollen   **vor Therapiebeginn + vor 4. Zyklus:** EKG (bei kardialer Vorschädigung vor jedem Zyklus), **wöchentlich:** Diff.-Blutbild; **vor CTx:** Diff.-Blutbild, Kreatinin, GOT, GPT, G-GT, Bilirubin, AP, Urin-Stix

Dosisreduktion   Siehe auch Fachinformationen und Dosisreduktionstabelle. **Paclitaxel:** um 20% bei schwerer Neutropenie (< 500/mm³) oder schwerer Neuropathien; um 25% bei schwerer Mukositis; **Carboplatin:** bei Nierenfunktionsstörungen

Wechselwirkungen   Carboplatin: Vorsicht bei Komedikation mit nephro- oder ototoxischen Substanzen: z.B. Aminoglykoside, Schleifendiuretika.

Wiederholung   Tag 22. für 4 Zyklen (12x Paclitaxel, 4x Carboplatin)

Literatur   adaptiert nach: Ando M et al. "Randomized phase II study of weekly paclitaxel with and without carboplatin followed by cyclophosphamide/epirubicin/5-fluorouracil as neoadjuvant chemotherapy for stage II/IIIA breast cancer without HER2 overexpression"

Diese Krebstherapie birgt letale Risiken. Die Anwendung darf nur durch erfahrene Onkologen und entsprechend ausgebildetes Pflegepersonal erfolgen. Die Dosisberechnung und Anforderung obliegt der Verantwortung des bestellenden Arztes und muss in jedem Fall sorgfältig überprüft werden. Die Herausgeber übernehmen keine Verantwortung für die Therapieanforderung.

080401_11_gyn   **Trastuzumab/Paclitaxel wöchentlich**   *Indikation: Mamma-Ca, Ovarial-Ca*   **ICD-10: C50, C56**

Hauptmedikation (Zyklus 1)

Tag	zeitl. Ablauf	Substanz	Basisdosierung	Trägerlösung (ml)	Appl.	Infusions-dauer	Bemerkungen
0	0	Trastuzumab	8 mg/kg	250 ml NaCl 0,9 %	i.v.	1h30min	Initialdosis 8mg/kg zu Therapiebeginn oder nach Intervall-lverlängerung >1 Woche
1, 8, 15	0	Paclitaxel	80 mg/m²	250 ml NaCl 0,9 %	i.v.	1h	immer über PVC-freies Infusionssystem mit 0,2μm Inline-filter applizieren

Zyklusdiagramm   Tag 0 | 1 | 2 | 3 | 4 | 5 | 6 | 7 | 8 | 9 | 10 | 11 | 12 | 13 | 14 | 15 | [...] | Wdh: 22

Trastuzumab
Paclitaxel

> **Indikation Trastuzumab: HER2- neu Überexpression** nach immunhis-tochemischem Nachweis durch a) DAKO-Score 3+ oder b) DAKO-Score 2+ und FISH +.
> **Cave: Kardiotoxizität** (insbesondere in Kombination mit Anthrazyklinen), **Anaphylaxie, Polyneuropathie, KM-Toxizität**

Obligate Prä- und Begleitmedikation (Zyklus 1)

Tag	zeitl. Ablauf	Substanz	Basisdosierung	Trägerlösung (ml)	Appl.	Infusions-dauer	Bemerkungen
0	-30min	NaCl 0,9 %		250 ml NaCl 0,9 %	i.v.	2h	
1, 8, 15	-1h 30min	Famotidin	20 mg		p.o.	1h30min	bereits zu Hause eingenommen? (falls vom Arzt rezeptiert)
1, 8, 15	-30min	NaCl 0,9 %		500 ml NaCl 0,9 %	i.v.	1h30min	
1, 8, 15	-30min	Dexamethason	8 mg	100 ml NaCl 0,9 %	i.v.	15min	bei schlechter Verträglichkeit der Paclitaxel-Gabe Dosis auf 20mg steigern
1, 8, 15	-30min	Ondansetron	8 mg		i.v.	15min	
1, 8, 15	-30min	Clemastin	2 mg		i.v.	B	

Hauptmedikation (Zyklus 2-n)

Tag	zeitl. Ablauf	Substanz	Basisdosierung	Trägerlösung (ml)	Appl.	Infusions-dauer	Bemerkungen
1	0	Trastuzumab	6 mg/kg	250 ml NaCl 0,9 %	i.v.	30min	Initialdosis 8mg/kg zu Therapiebeginn oder nach Interval-lverlängerung >1 Woche
1	+30min	Paclitaxel	80 mg/m²	250 ml NaCl 0,9 %	i.v.	1h	immer über PVC-freies Infusionssystem mit 0,2μm Inline-filter applizieren
8, 15	0	Paclitaxel	80 mg/m²	250 ml NaCl 0,9 %	i.v.	1h	immer über PVC-freies Infusionssystem mit 0,2μm Inline-filter applizieren

Zyklusdiagramm   Tag 1 | 2 | 3 | 4 | 5 | 6 | 7 | 8 | 9 | 10 | 11 | 12 | 13 | 14 | 15 | [...] | Wdh: 22

Trastuzumab
Paclitaxel

Obligate Prä- und Begleitmedikation (Zyklus 2-n)

Tag	zeitl. Ablauf	Substanz	Basisdosierung	Trägerlösung (ml)	Appl.	Infusions-dauer	Bemerkungen
1	-30min	NaCl 0,9 %		500 ml NaCl 0,9 %	i.v.	2h	
1, 8, 15	-1h 30min	Famotidin	20 mg		p.o.		bereits zu Hause eingenommen? (falls vom Arzt rezeptiert)
1, 8, 15	-30min	Dexamethason	8 mg	100 ml NaCl 0,9 %	i.v.	15min	bei schlechter Verträglichkeit der Paclitaxel-Gabe Dosis auf 20mg steigern
1, 8, 15	-30min	Ondansetron	8 mg		i.v.	15min	
1, 8, 15	-30min	Clemastin	2 mg		i.v.	B	
8, 15	-30min	NaCl 0,9 %		500 ml NaCl 0,9 %	i.v.	1h30min	

Bedarfsmedikation	Metoclopramid, Dimenhydrinat Supp., Ibuprofen 400mg Tbl., Macrogol+div.Salze (z.B. Movicol®), Natriumpicosulfat Trpf.
FN-Risiko	10-20% → G-CSF-Gabe je nach Risikoabwägung als Primärprophylaxe, bei Zustand nach FN in den folgenden Zyklen als Sekundärprophylaxe, siehe Leitlinien zur Behandlung mit G-CSF.
Kontrollen	vor Therapiebeginn: Diff.-BB, GOT, GPT, G-GT, EKG, Herzecho; wöchentlich: Diff.-BB; alle 3 Wochen: GOT, GPT, G-GT, Urin-Stix; alle 3 Monate: Herzecho, EKG
Dosisreduktion	Siehe auch Fachinformationen und Dosisreduktionstabelle. Um 20% bei schwerer Neutropenie (< 500/mm^3), schwerer Neuropathie, schwerer Mukositis
Therapieunterbrechung	Trastuzumab: bei linksventrikulärer EF um 10 % niedriger als Ausgangswert oder bei linksventrikulärer EF < 50%: Trastuzumab aussetzen; s. Fachinformation
Wiederholung	Zyklus 1-1: Tag 22. Zyklus 2-n: Tag 22.
Literatur	adaptiert nach Tolaney S et al. N Engl J Med 2015; 372:134-141

Diese Krebstherapie birgt letale Risiken. Die Anwendung darf nur durch erfahrene Onkologen und entsprechend ausgebildetes Pflegepersonal erfolgen. Die Dosisberechnung und Anforderung obliegt der Verantwortung des bestellenden Arztes und muss in jedem Fall sorgfältig überprüft werden. Die Herausgabe übernehmen keine Verantwortung für die Therapieanforderung.

080401_47_gyn   **Pertuzumab/Trastuzumab/Paclitaxel wöchentlich**   **Indikation: Mamma-Ca**   **ICD-10: C50**

Hauptmedikation (Zyklus 1)

Tag	zeitl. Ablauf	Substanz	Basisdosierung	Trägerlösung (ml)	Appl.	Infusionsdauer	Bemerkungen
0	0	Pertuzumab	840 mg abs.	250 ml NaCl 0,9 %	i.v.	1h	Initialdosis 840mg abs. zu Therapiebeginn und bei Intervall zwischen 2 Gaben ≥ 6 Wochen, 1h Pause bis Trastuzumab-Gabe (bei guter Verträglichkeit 30min Pause in Folgezyklen möglich)
0	+2h	Trastuzumab	8 mg/kg	250 ml NaCl 0,9 %	i.v.	1h30min	Initialdosis 8mg/kg zu Therapiebeginn und bei Intervall zwischen 2 Gaben ≥ 6 Wochen (gilt nur in Kombination mit Pertuzumab)
1, 8, 15	0	Paclitaxel	80 mg/m²	250 ml NaCl 0,9 %	i.v.	1h	immer über PVC-freies Infusionssystem mit 0,2μm Inlinefilter applizieren

Indikation Trastuzumab: HER2- neu Überexpression nach immunhistochemischem Nachweis durch a) DAKO-Score 3+ oder b) DAKO-Score 2+ und FISH +.
Cave: Kardiotoxizität (inbesondere in Kombination mit Anthrazyklinen), **Anaphylaxie, Polyneuropathie, KM-Toxizität**

Loading dose bei **Kombination** Trastuzumab/Pertuzumab:

Zu Therapiebeginn oder wenn Intervall zwischen 2 Gaben **≥6 Wochen:** **jeweils Initialdosis** (Pertuzumab 840mg, Laufzeit 1h und Trastuzumab 8mg/kg, Laufzeit 1h30min)

Zyklusdiagramm

	Tag 0	1	2	3	4	5	6	7	8	9	10	11	12	13	14	15	[...]	Wdh: 22
Pertuzumab	□																	
Trastuzumab	■																□	
Paclitaxel		□							□							□		

Obligate Prä- und Begleitmedikation (Zyklus 1)

Tag	zeitl. Ablauf	Substanz	Basisdosierung	Trägerlösung (ml)	Appl.	Infusionsdauer	Bemerkungen
0	-30min	NaCl 0,9 %	1 000 ml		i.v.	4h	
0	-30min	Dexamethason	8 mg	100 ml NaCl 0,9 %	i.v.	15min	
0	-30min	Clemastin	2 mg		i.v.	B	
1, 8, 15	-1h 30min	Famotidin	20 mg		p.o.		bereits zu Hause eingenommen? (falls vom Arzt rezeptiert)
1, 8, 15	-30min	NaCl 0,9 %	500 ml		i.v.	1h30min	
1, 8, 15	-30min	Dexamethason	8 mg	100 ml NaCl 0,9 %	i.v.	15min	
1, 8, 15	-30min	Ondansetron	8 mg		i.v.	15min	
1, 8, 15	-30min	Clemastin	2 mg		i.v.	B	
1, 8, 15	0-0-1-0	Dexamethason	8 mg		p.o.		

Hauptmedikation (Zyklus 2-n)

Tag	zeitl. Ablauf	Substanz	Basisdosierung	Trägerlösung (ml)	Appl.	Infusionsdauer	Bemerkungen
1	0	Pertuzumab	420 mg abs.	250 ml NaCl 0,9 %	i.v.	30min	Initialdosis 840mg abs. zu Therapiebeginn und bei Intervall zwischen 2 Gaben ≥ 6 Wochen; 30min-60min Pause bis Trastuzumab-/Docetaxel-Gabe (in Abhängigkeit von Verträglichkeit im Vorzyklus, siehe Memokasten)
1	+1h	Trastuzumab	6 mg/kg	250 ml NaCl 0,9 %	i.v.	30min	Initialdosis 8mg/kg zu Therapiebeginn und bei Intervall zwischen 2 Gaben ≥ 6 Wochen (gilt nur in Kombination mit Pertuzumab); Infusionsdauer bei Erstgabe 1h30min, bei guter Verträglichkeit 30min bei Folgegaben möglich
1	+2h	Paclitaxel	80 mg/m²	250 ml NaCl 0,9 %	i.v.	1h	Gabe immer NACH Pertuzumab/Trastuzumab; immer über PVC-freies Infusionssystem mit 0,2μm Inlinefilter applizieren

Hauptmedikation (Zyklus 2-n) (Fortsetzung)

Tag	zeitl. Ablauf	Substanz	Basisdosierung	Trägerlösung (ml)	Appl.	Infusions-dauer	Bemerkungen
8, 15	0	Paclitaxel	80 mg/m²	250 ml NaCl 0,9 %	i.v.	1h	immer über PVC-freies Infusionssystem mit 0,2µm Inline-filter applizieren

Zyklusdiagramm   Tag 1 | 2 | 3 | 4 | 5 | 6 | 7 | 8 | 9 | 10 | 11 | 12 | 13 | 14 | 15 | [...] | Wdh: 22

Pertuzumab
Trastuzumab
Paclitaxel

Obligate Prä- und Begleitmedikation (Zyklus 2-n)

Tag	zeitl. Ablauf	Substanz	Basisdosierung	Trägerlösung (ml)	Appl.	Infusions-dauer	Bemerkungen
1	-30min	NaCl 0,9 %	1 000 ml		i.v.	3h30min	
1	+30min	Famotidin	20 mg		p.o.		
1, 8, 15	-30min	Dexamethason	8 mg		i.v.	15min	
1, 8, 15	-30min	Ondansetron	8 mg		i.v.	15min	
1, 8, 15	-30min	Clemastin	2 mg		i.v.	B	
1, 8, 15	0-0-1-0	Dexamethason	8 mg		p.o.		
8, 15	-1h 30min	Famotidin	20 mg		p.o.		bereits zu Hause eingenommen? (falls vom Arzt rezeptiert)
8, 15	-30min	NaCl 0,9 %	500 ml		i.v.	2h	

Bedarfsmedikation   Metoclopramid, Dimenhydrinat Supp., Ondansetron 8mg, Macrogol+div.Salze (z.B. Movicol®) Beutel, Natriumpicosulfat Tropfen, Glycerin Zäpfchen, Ibuprofen 400mg Tbl (bei Einnahme über mehrere Tage in Kombination mit Magenschutz)

FN-Risiko   10-20% → G-CSF-Gabe je nach Risikoabwägung als Primärprophylaxe, bei Zustand nach FN in den folgenden Zyklen als Sekundärprophylaxe, siehe Leitlinien zur Behandlung mit G-CSF

Kontrollen   **wöchentlich:** Diff.-BB; **vor Therapiebeginn + alle 3 Wochen:** Diff.-BB, GOT, GPT, G-GT, Urin-Stix, Kreatinin; **vor Therapiebeginn und alle 3 Monate:** Herzecho, EKG

Dosisreduktion   **Paclitaxel:** Siehe auch Fachinformationen und Dosisreduktionstabelle. Um 20% bei schwerer Neutropenie (< 500/mm³), schwerer Neuropathie, schwerer Mukositis

Therapieabbruch   **Trastuzumab/Pertuzumab:** bei linksventrikulärer EF um 10 % niedriger als Ausgangswert oder bei linksventrikulärer EF < 50% Therapie aussetzen.

Wiederholung   **Zyklus 1-1:** Tag 22.
Zyklus 2-n: Tag 22.

Literatur   Dang C et al.J Clin Oncol 2014.57.1745 , Fachinformation Pertuzumab

Diese Krebstherapie birgt letale Risiken. Die Anwendung darf nur durch erfahrene Onkologen und entsprechend ausgebildetes Pflegepersonal erfolgen. Die Dosisberechnung und Anforderung obliegt der Verantwortung des bestellenden Arztes und muss in jedem Fall sorgfältig überprüft werden. Die Herausgebe übernehmen keine Verantwortung für die Therapieanforderung.

| 080401_43_gyn | Pertuzumab/Trastuzumab/Docetaxel | Indikation: Mamma-Ca | ICD-10: C50 |

Hauptmedikation (Zyklus 1)

Tag	zeitl. Ablauf	Substanz	Basisdosierung	Trägerlösung (ml)	Appl.	Infusionsdauer	Bemerkungen
0	0	Pertuzumab	840 mg abs.	250 ml NaCl 0,9 %	i.v.	1h	Initialdosis 840mg abs. zu Therapiebeginn und bei Intervall zwischen 2 Gaben ≥ 6 Wochen, 1h Pause bis Trastuzumab-Gabe (bei guter Verträglichkeit 30min Pause in Folgezyklen möglich)
0	+2h	Trastuzumab	8 mg/kg	250 ml NaCl 0,9 %	i.v.	1h30min	Initialdosis 8mg/kg zu Therapiebeginn und bei Intervall zwischen 2 Gaben ≥ 6 Wochen (gilt nur in Kombination mit Pertuzumab)
1	0	Docetaxel	75 mg/m²	250 ml NaCl 0,9 %	i.v.	1h	

Zyklusdiagramm

	Tag 0	1	[...]	Wdh: 22
Pertuzumab	☐			
Docetaxel	☐			
Trastuzumab	■			

Indikation Trastuzumab: HER2- neu Überexpression nach immunistochemischem Nachweis durch a) DAKO-Score 3+ oder b) DAKO-Score 2+ und FISH +.
Cave: Kardiotoxizität (inbesondere in Kombination mit Anthrazyklinen), **Anaphylaxie, Polyneuropathie, KM-Toxizität**

Loading dose bei Kombination Trastuzumab/Pertuzumab:
Zu Therapiebeginn oder wenn Intervall zwischen 2 Gaben ≥6 Wochen: **jeweils Initialdosis** (Pertuzumab 840mg, Laufzeit 1h und Trastuzumab 8mg/kg, Laufzeit 1h30min)

Pertuzumab:
Infusionsdauer: bei Erstgabe 1h mit 1h Nachbeobachtungszeit (erst danach Start nachfolgender Infusionen) kann bei guter Verträglichkeit nach der Erstgabe in Folgezyklen auf 30min reduziert werden mit 30min Nachbeobachtungszeit (erst danach Start nachfolgender Infusionen)
CAVE: Infusionsbedingte allergische Reaktionen/Anaphylaxie; ggf. nach Behandlungsstandard für Anaphylaxie verfahren.
bei Patienten mit BMI > 40: Fachinformation bzgl. Anwendung prüfen**

Obligate Prä- und Begleitmedikation (Zyklus 1)

Tag	zeitl. Ablauf	Substanz	Basisdosierung	Trägerlösung (ml)	Appl.	Infusionsdauer	Bemerkungen
0	-30min	Dexamethason	8 mg	100 ml NaCl 0,9 %	i.v.	15min	Prämedikation für Docetaxel an d1: orale Gabe morgens durch i.v.-Gabe ersetzt
0	-30min	Clemastin	2 mg		i.v.	B	
0	0	NaCl 0,9 %	500 ml		i.v.	3h30min	
0	0-1-0	Dexamethason	8 mg	100 ml NaCl 0,9 %	p.o.		Prämedikation für Docetaxel an d1: 2 Tbl Dexamethason 4mg abends
1	-30min	Dexamethason	8 mg		i.v.	15min	
1	-30min	Ondansetron	8 mg		i.v.	15min	
1	-30min	Clemastin	2 mg		i.v.	B	
1	0	NaCl 0,9 %	500 ml		i.v.	1h30min	
1	0-0-1-0	Dexamethason	8 mg		p.o.		2 Tbl Dexamethason à 4mg abends
2	1-0-1-0	Dexamethason	8 mg		p.o.		2 Tbl Dexamethason à 4mg morgens und abends

Hauptmedikation (Zyklus 2-n)

Tag	zeitl. Ablauf	Substanz	Basisdosierung	Trägerlösung (ml)	Appl.	Infusionsdauer	Bemerkungen
1	0	Pertuzumab	420 mg abs.	250 ml NaCl 0,9 %	i.v.	30min	Initialdosis 840mg abs. zu Therapiebeginn und bei Intervall zwischen 2 Gaben ≥ 6 Wochen; 30min-60min Pause bis Trastuzumab-/Docetaxel-Gabe (in Abhängigkeit von Verträglichkeit im Vorzyklus, siehe Memokasten)
1	+1h	Trastuzumab	6 mg/kg	250 ml NaCl 0,9 %	i.v.	30min	Initialdosis 8mg/kg zu Therapiebeginn und bei Intervall zwischen 2 Gaben ≥ 6 Wochen (gilt nur in Kombination mit Pertuzumab); Infusionsdauer bei Erstgabe 1h30min, bei guter Verträglichkeit 30min bei Folgegaben möglich
1	+2h	Docetaxel	75 mg/m²	250 ml NaCl 0,9 %	i.v.	1h	Gabe immer NACH Pertuzumab/Trastuzumab

Zyklusdiagramm

	Tag 1	[...]	Wdh: 22
Pertuzumab	☐		
Trastuzumab	■		
Docetaxel	☐		

Obligate Prä- und Begleitmedikation (Zyklus 2-n)

Tag	zeitl. Ablauf	Substanz	Basisdosierung	Trägerlösung (ml)	Appl.	Infusions-dauer	Bemerkungen
0	1-0-1-0	Dexamethason	8 mg		p.o.		am Vortag: 2 Tbl Dexamethason 4mg morgens und abends
1	-30min	Dexamethason	8 mg		i.v.	15min	
1	-30min	Ondansetron	8 mg		i.v.	15min	
1	-30min	Clemastin	2 mg		i.v.	B	
1	0	NaCl 0,9 %	500 ml		i.v.	3h	
1	0-0-1-0	Dexamethason	8 mg		p.o.		2 Tbl Dexamethason à 4mg abends
2	1-0-1-0	Dexamethason	8 mg		p.o.		2 Tbl Dexamethason à 4mg morgens und abends

Bedarfsmedikation	Metoclopramid Trpf., Dimenhydrinat Supp., Ondansetron 8mg, Macrogol+div.Salze (z.B. Movicol®) Beutel, Natriumpicosulfat Tropfen, Glycerin Zäpfchen, Ibuprofen 400mg Tbl (bei Einnahme über mehrere Tage in Kombination mit Magenschutz); Rezept für Ibuprofen 400mg mitgeben
FN-Risiko	10-20% → G-CSF-Gabe je nach Risikoabwägung als Sekundärprophylaxe, bei Zustand nach FN in den folgenden Zyklen als Sekundärprophylaxe, siehe Leitlinien zur Behandlung mit G-CSF
Kontrollen	vor Therapiebeginn: Herzecho und EKG; am 6. + 9. Tag: Blutentnahme; 2 Tage vor CTx: Blutbild, Leberwerte (GOT/GPT, AP, G-GT), Kreatinin, Urin-Stix; alle 3 Monate: Herzecho, EKG
Dosisreduktion	Siehe auch Fachinformationen und Dosisreduktionstabelle. Docetaxel: bei Neutrophile < 500/µl länger als 1 Woche, verminderter Leberfunktion, schweren Hautveränderungen, schwerer peripherer Neuropathie, Stomatitis Grad 3-4; Trastuzumab: bei linksventrikulärer EF um 10 % niedriger als Ausgangswert oder bei linksventrikulärer EF < 50% Trastuzumab aussetzen.
Dosissteigerung	Docetaxel: bei guter Verträglichkeit Steigerung auf 100mg/m² möglich
Wiederholung	**Zyklus 1-1:** Tag 22. **Zyklus 2-n:** Tag 22.
Literatur	Swain SM et al., Lancet Oncol. 2013 May;14(6):461-71, Fachinformation Pertuzumab

Diese Krebstherapie birgt letale Risiken. Die Anwendung darf nur durch erfahrene Onkologen und entsprechend ausgebildetes Pflegepersonal erfolgen. Die Dosisberechnung und Anforderung obliegt der Verantwortung des bestellenden Arztes und muss in jedem Fall sorgfältig überprüft werden. Die Herausgeber übernehmen keine Verantwortung für die Therapieanforderung.

080401_70_gyn **Docetaxel/Carboplatin/Pertuzumab/Trastuzumab s.c.** **Indikation: Mamma-Ca** **ICD-10: C50**

Therapie-Hinweis: Initialdosis: 1200mg/600mg in 15ml, Erhaltungsdosis: 600mg/600mg in 10 ml --> Substanz und Basisdosierung beachten!

Hauptmedikation (Zyklus 1)

Tag	zeitl. Ablauf	Substanz	Basisdosierung	Trägerlösung (ml)	Appl.	Infusions-dauer	Bemerkungen
0	0	Pertuzumab/Trastuzumab 1200mg/600mg s.c.	15 ml	Unverdünnt	s.c.	8min	Initialdosis 1200mg/600mg zu Therapiebeginn und bei Intervall zwischen 2 Gaben ≥6 Wochen: vor Injektion auf Raumtemperatur erwärmen; Nachbeobachtung 30min
1	0	Docetaxel	75 mg/m²	250 ml NaCl 0,9 %	i.v.	1h	
1	+1h	Carboplatin	5 AUC	250 ml Glucose 5 %	i.v.	1h	Dosis (mg) = AUC (mg/ml x min) x [GFR (ml/min)+25], Maximaldosis beachten siehe Memokasten

Zyklusdiagramm

	Tag 0	1	[...]	Wdh: 22
Pertuzumab/Trastuzumab 1200mg/600mg s.c.	☐			
Docetaxel	■			
Carboplatin	☐			

Maximaldosen für Carboplatin bei Dosierung nach AUC:

AUC	Max. Dosis
1,5	225mg
2	300mg
3	450mg
4	600mg
5	750mg
6	900mg
7	1050mg

Wiederholungsinfo: (in der Regel 6 Zyklen, anschließend weiter mit Pertuzumab/Trastuzumab oder Trastuzumab mono für insgesamt 1 Jahr)

CAVE: Injektionsbedingte Reaktionen/ Anaphylaxie → Notfallwagen/-koffer muss greifbar sein, ggf. nach Behandlungsstandard für Anaphylaxie verfahren.
In Zulassungsstudie selten (0,8%) → Prämedikation (Clemastin, Dexamethason) vor Pertuzumab/Trastuzumab s.c. nur, falls es bei letzter Gabe zu Reaktionen kam

Injektion abwechselnd in linken und rechten **Oberschenkel**; falls weitere s.c. Arzneimittel, diese an anderen Stellen injizieren.

	Präparat	Volumen	Zusammensetzung	Injektionsdauer	Nachbeobachtung
Initialdosis (Therapiebeginn oder wenn Intervall zwischen 2 Gaben ≥6 Wochen)	Pertuzumab/Trastuzumab **1200mg/600mg** s.c.	**15 ml**	80mg Pertuzumab und 40mg Trastuzumab pro ml	**8 min**	30 min
Erhaltungsdosis	Pertuzumab/Trastuzumab **600mg/600mg** s.c.	**10 ml**	60mg Pertuzumab und 60mg Trastuzumab pro ml	**5 min**	15 min

Obligate Prä- und Begleitmedikation (Zyklus 1)

Tag	zeitl. Ablauf	Substanz	Basisdosierung	Trägerlösung (ml)	Appl.	Infusions-dauer	Bemerkungen
0	1-0-1-0	Dexamethason	8 mg		p.o.		
1	-30min	NaCl 0,9 %	500 ml		i.v.	2h30min	
1	-30min	Ondansetron	8 mg		i.v.	15min	
1	-30min	Dexamethason	12 mg	100 ml NaCl 0,9 %	i.v.	15min	
1	-30min	Clemastin	2 mg		i.v.	B	
1	0-0-1-0	Dexamethason	4 mg		p.o.		
1	-1h	Aprepitant	125 mg		p.o.		
2	1-0-1-0	Dexamethason	8 mg		p.o.		
2-3	1-0-0-0	Aprepitant	80 mg		p.o.		
3-4	1-0-0-0	Dexamethason	8 mg		p.o.		

Hauptmedikation (Zyklus 2-6)

Tag	zeitl. Ablauf	Substanz	Basisdosierung	Trägerlösung (ml)	Appl.	Infusions-dauer	Bemerkungen
1	0	Pertuzumab/Trastuzumab 600mg/600mg s.c.	10 ml	Unverdünnt	s.c.	5min	Initialdosis 1200mg/600mg in 8 min zu Therapiebeginn und bei Intervall zwischen 2 Gaben ≥6 Wochen; vor Injektion auf Raumtemperatur erwärmen, 15min Pause bis Docetaxel
1	+30min	Docetaxel	75 mg/m²	250 ml NaCl 0,9 %	i.v.	1h	Gabe immer NACH Pertuzumab/Trastuzumab und abgeschlossener Nachbeobachtungszeit
1	+1h 30min	Carboplatin	5 AUC	250 ml Glucose 5 %	i.v.	1h	Dosis (mg) = AUC (mg/ml x min) x [GFR (ml/min)+25], Maximaldosis beachten siehe Memokasten

Zyklusdiagramm

	Tag 1	[...]	Wdh: 22
Pertuzumab/Trastuzumab 600mg/600mg s.c.	☐		
Docetaxel	■		
Carboplatin	☐		

Wiederholungsinfo: (in der Regel 6 Zyklen, anschließend weiter mit Trastuzumab mono für insgesamt 1 Jahr)

Obligate Prä- und Begleitmedikation (Zyklus 2-6)

Tag	zeitl. Ablauf	Substanz	Basisdosierung	Trägerlösung (ml)	Appl.	Infusions-dauer	Bemerkungen
1	-24h	Dexamethason	8 mg		p.o.		Achtung: Prämedikation an d0
1	-12h	Dexamethason	8 mg		p.o.		Achtung: Prämedikation an d0
1	-30min	NaCl 0,9 %	1 000 ml		i.v.	3h	
1	-30min	Ondansetron	8 mg		i.v.	15min	
1	-30min	Dexamethason	12 mg	100 ml NaCl 0,9 %	i.v.	15min	
1	-30min	Clemastin	2 mg		i.v.	B	
1	0-0-1-0	Dexamethason	4 mg		p.o.		
1	-1h	Aprepitant	125 mg		p.o.		
2	1-0-1-0	Dexamethason	8 mg		p.o.		
2-3	1-0-0-0	Aprepitant	80 mg		p.o.		
3-4	1-0-0-0	Dexamethason	8 mg		p.o.		

Bedarfsmedikation	Metoclopramid Tabl., Dimenhydrinat Supp., Ibuprofen 400mg Tbl., Macrogol, div.Salze (z.B. Movicol®), Natriumpicosulfat Trpf.
FN-Risiko	10-20% → G-CSF-Gabe je nach Risikoabwägung als Primärprophylaxe, bei Zustand nach FN in den folgenden Zyklen als Sekundärprophylaxe, siehe Leitlinien zur Behandlung mit G-CSF.
Kontrollen	**vor Therapiebeginn:** EKG + Herzecho; **wöchentlich:** Diff.-BB; **vor CTx:** Urin -Stix, Kreatinin, Bilirubin, AP, GOT, GPT, G-GT; **alle 3 Monate:** Herzecho, EKG
Dosisreduktion	Siehe auch Fachinformationen und Dosisreduktionstabelle. **Docetaxel:** bei Neutrophile < 500/μl länger als 1 Woche, verminderter Leberfunktion, schweren peripherer Neuropathie, Stomatitis Grad 3-4; **Trastuzumab:** bei LVEF um 10 % niedriger als Ausgangswert oder bei LVEF < 50% Trastuzumab aussetzen; **Carboplatin:** bei Nierenfunktionsstörungen.
Cave	**Trastuzumab:** Kardiotoxizität, Anaphylaxie.
Wechselwirkungen	**Carboplatin:** keine Komedikation mit nephro- oder ototoxischen Substanzen: z.B. Aminglykoside, Schleifendiuretika
Wiederholung	**Zyklus 1-1:** Tag 22. (in der Regel 6 Zyklen, anschließend weiter mit Pertuzumab/Trastuzumab oder Trastuzumab mono für insgesamt 1 Jahr) **Zyklus 2-6:** Tag 22. (in der Regel 6 Zyklen, anschließend weiter mit Trastuzumab mono für insgesamt 1 Jahr)
Literatur	adaptiert nach Schneeweiss A, et al. Annals of Oncology 2013; 24:2278.; Minckwitz G, et al. N Engl J Med 2017; 377:122-131

Diese Krebstherapie birgt letale Risiken. Die Anwendung darf nur durch erfahrene Onkologen und entsprechend ausgebildetes Pflegepersonal erfolgen. Die Dosisberechnung und Anforderung obliegt der Verantwortung des bestellenden Arztes und muss in jedem Fall sorgfältig überprüft werden. Die Herausgeber übernehmen keine Verantwortung für die Therapieanforderung.

| **080401_24_gyn** | **Trastuzumab** | | | *Indikation: Mamma-Ca* | | | **ICD-10: C50** |

Hauptmedikation (Zyklus 1)

Tag	zeitl. Ablauf	Substanz	Basisdosierung	Trägerlösung (ml)	Appl.	Infusions-dauer	Bemerkungen
1	0	Trastuzumab	8 mg/kg	250 ml NaCl 0,9 %	i.v.	1h30min	Initialdosis 8mg/kg zu Therapiebeginn oder nach Intervallverlängerung >1 Woche

Zyklusdiagramm   Tag 1 | [...] | Wdr: 22

Trastuzumab   ☐

Trastuzumab:
Zu Therapiebeginn oder nach
Intervallverlängerung >1 Woche:
Initialdosis 8mg/kg über 1h30min

Indikation Trastuzumab: HER2- neu Überexpression nach immunhistochemischem Nachweis durch a) DAKO-Score 3+ oder b) DAKO-Score 2+ und FISH +.
Cave: Kardiotoxizität (inbesondere in Kombination mit Anthrazyklinen), **Anaphylaxie, Polyneuropathie, KM-Toxizität**

Obligate Prä- und Begleitmedikation (Zyklus 1)

Tag	zeitl. Ablauf	Substanz	Basisdosierung	Trägerlösung (ml)	Appl.	Infusions-dauer	Bemerkungen
1	-15min	NaCl 0,9 %	500 ml		i.v.	1h45min	

Hauptmedikation (Zyklus 2-n)

Tag	zeitl. Ablauf	Substanz	Basisdosierung	Trägerlösung (ml)	Appl.	Infusions-dauer	Bemerkungen
1	0	Trastuzumab	6 mg/kg	250 ml NaCl 0,9 %	i.v.	30min	bei schlechter Veträglichkeit verlängerte Infusionsdauer: 1h30min

Zyklusdiagramm   Tag 1 | [...] | Wdr: 22

Trastuzumab   ☐

Obligate Prä- und Begleitmedikation (Zyklus 2-n)

Tag	zeitl. Ablauf	Substanz	Basisdosierung	Trägerlösung (ml)	Appl.	Infusions-dauer	Bemerkungen
1	-15min	NaCl 0,9 %	250 ml		i.v.	45min	bei schlechter Veträglichkeit verlängerte Infusionsdauer: 1h45min

Kontrollen

vor der Therapie: BB, Herzecho, EKG; **alle 6 Wochen:** BB; **alle 3 Monate:** Herzecho, EKG

Therapieabbruch   bei linksventrikulärer EF um 10 % niedriger als Ausgangswert oder bei linksventrikulärer EF < 50%: Trastuzumab aussetzen; s. Fachinformation

Wechselwirkungen   keine Komtination mit Anthrazyclinen (Kardiotoxizität), Ausnahme: im Rahmen von Studien

Therapiedauer   metastasie t: bis zur Progression, adjuvant: 1 Jahr

Wiederholung   **Zyklus 1-1**   Tag 22.
              Zyklus 2-n   Tag 22.

Literatur   Baselga J et al. J Clin Oncol. 2005; 23:2162-2171; Piccart-Gebhart MJ et al. NEJM. 2005; 353:1659-1672.

Diese Krebstherapie birgt letale Risiken. Die Anwendung darf nur durch erfahrene Onkologen und entsprechend ausgebildetes Pflegepersonal erfolgen. Die Dosisberechnung und Anforderung obliegt der Verantwortung des bestellenden Arztes und muss in jedem Fall sorgfältig überprüft werden. Die Herausgeber übernehmen keine Verantwortung für die Therapieanforderung.

080401_45_gyn   ***Trastuzumab subkutan***   ***Indikation: Mamma-Ca***   ***ICD-10: C50***

Hauptmedikation (Zyklus 1-n)

Tag	zeitl. Ablauf	Substanz	Basisdosierung	Trägerlösung (ml)	Appl.	Infusions-dauer	Bemerkungen
1	0	Trastuzumab subkutan	600 mg abs.	Unverdünnt	s.c.	2-5min	Infusionsdauer mind. 2 min bis max. 5min; aufgezogenes Trastuzumab max. 48h bei 2-8 °C lagern, vor Verabreichung auf Raumtemperatur erwärmen

Zyklusdiagramm

	Tag 1	[...]	Wdh: 22
Trastuzumab subkutan	☐		

Indikation Trastuzumab: HER2- neu Überexpression nach immunhistochemischem
Nachweis durch a) DAKO-Score 3+ oder b) DAKO-Score 2+ und FISH +.
Cave: anwendungsbedingte Reaktionen, Infektionen, hypertensive Ereignisse
Nach der 1. Injektion 30min Nachbeobachtungszeit, bei Folgeinjektionen mindestens 15min Nachbeobachtungszeit
wegen möglichem Auftreten anwendungsbedingter Reaktionen (z.B. Dyspnoe, Hypotonie, Bronchospasmus, Schüttelfrost, Tachykardie)

Bedarfsmedikation	Paracetamol, Pethidin, Diphenhydramin/andere Antihistaminka
Kontrollen	**vor der Therapie:** Blutbild, Herzecho, EKG; **alle 6 Wochen:** Blutbild; **alle 3 Monate:** Herzecho, EKG
Cave	erhöhtes Risiko für kardiale Dysfunktion (kongestiven Herzinsuffizienz, asymptomatische kardiale Dysfunktion), anwendungsbedingte Reaktionen, pulmonale Ereignisse
Therapieabbruch	bei linksventrikulärer EF um 10 % niedriger als Ausgangswert oder bei linksventrikulärer EF < 50%: Trastuzumab aussetzen, wenn nach 3 Wochen keine Besserung Therapieabbruch erwägen; s. Fachinformation
Wechselwirkungen	keine Kombination mit Anthrazyclinen (Kardiotoxizität) bis zu 27 Wochen nach Absetzen von Trastuzumab s.c.
Bemerkungen	Bei Intervallverzögerung/Therapieverzögerung möglichst rasches Nachholen der versäumten Dosis
Therapiedauer	metastasiert: bis zur Progression, adjuvant: 1 Jahr
Wiederholung	Tag 22.
Literatur	Ismael G et al. Lancet Oncol. 2012;13(9):869-78; Hamizi S et al. Onco Targets Ther. 2013;6:89-94; Fachinformation Trastuzumab s.c.

Diese Krebstherapie birgt letale Risiken. Die Anwendung darf nur durch erfahrene Onkologen und entsprechend ausgebildetes Pflegepersonal erfolgen. Die Dosisberechnung und Anforderung obliegt der Verantwortung des bestellenden Arztes und muss in jedem Fall sorgfältig überprüft werden. Die Herausgeber übernehmen keine Verantwortung für die Therapieanforderung.

080401_44_gyn **Pertuzumab/Trastuzumab Erhaltung** **Indikation: Mamma-Ca** **ICD-10: C50**

Protokoll-Hinweis: Pertuzumab/Trastuzumab

Hauptmedikation (Zyklus 1-n)

Tag	zeitl. Ablauf	Substanz	Basisdosierung	Trägerlösung (ml)	Appl.	Infusions-dauer	Bemerkungen
1	0	Pertuzumab	420 mg abs.	250 ml NaCl 0,9 %	i.v.	30min	Initialdosis 840mg abs. über 1h zu Therapiebeginn und bei Intervall zwischen 2 Gaben ≥6 Wochen; 30min-60min Pause bis Trastuzumab-Gabe (in Abhängigkeit von Verträglichkeit im Vorzyklus, siehe Memokasten)
1	+1h	Trastuzumab	6 mg/kg	250 ml NaCl 0,9 %	i.v.	30min	Initialdosis 8mg/kg zu Therapiebeginn und bei Intervall zwischen 2 Gaben ≥ 6 Wochen (gilt nur in Kombination mit Pertuzumab); Infusionsdauer bei Erstgabe 1h30min, bei guter Verträglichkeit 30min bei Folgegaben möglich

Zyklusdiagramm Tag 1 [...] Wdh: 22

Pertuzumab ☐

Trastuzumab ■

Erhaltungstherapie:
ggf. endokrine Therapie in Abhängigkeit von Rezeptorstatus diskutieren

Loading dose bei **Kombination** Trastuzumab/Pertuzumab:
Zu Therapiebeginn oder wenn Intervall zwischen 2 Gaben ≥6 Wochen: jeweils **Initialdosis** (Pertuzumab 840mg, Laufzeit 1h und Trastuzumab 8mg/kg, Laufzeit 1h30min)

Pertuzumab:
Infusionsdauer: bei Erstgabe 1h mit 1h Nachbeobachtungszeit (erst danach Start nachfolgender Infusionen) kann bei guter Verträglichkeit nach der Erstgabe in Folgezyklen auf 30min reduziert werden mit 30min Nachbeobachtungszeit (erst danach Start nachfolgender Infusionen)
*CAVE: Infusionsbedingte allergische Reaktionen/Anaphylaxie; ggf. nach Behandlungsstandard für Anaphylaxie verfahren.
*
bei Patienten mit BMI > 40: Fachinformation bzgl. Anwendung prüfen**
*

Obligate Prä- und Begleitmedikation (Zyklus 1-n)

Tag	zeitl. Ablauf	Substanz	Basisdosierung	Trägerlösung (ml)	Appl.	Infusions-dauer	Bemerkungen
1	0	NaCl 0,9 %	500 ml		i.v.	1h30min	Bei Verabreichung der Initialdosis: Volumen und Laufzeit anpassen

Bedarfsmedikation	Metoclopramid Tabl., Dimenhydrinat Supp., Ondansetron 8mg, Macrogol+div.Salze (z.B. Movicol® Beutel, Natriumpicosulfat Tropfen, Glycerin Zäpfchen, Ibuprofen 400mg Tbl (bei Einnahme über mehrere Tage in Kombination mit Magenschutz); Rezept für Ibuprofen 400mg mitgeben
Kontrollen	**vor der Therapie:** Blutbild, Herzecho, EKG; **alle 6 Wochen:** Blutbild; **alle 3 Monate:** Herzecho, EKG
Therapieunterbrechung	Trastuzumab/Pertuzumab: bei linksventrikulärer EF um 10 % niedriger als Ausgangswert oder bei linksventrikulärer EF < 50% Therapie aussetzen.
Wiederholung	Tag 22.
Literatur	Swain SM et al. Lancet Oncol. 2013 May;14(6):461-71, Fachinformation Pertuzumab und Trastuzumab

080401_60_gyn   **Trastuzumab Emtansin (T-DM1) postneoadjuvant**   **Indikation: Mamma-Ca Frühstadium**   **ICD-10: C50**

Hauptmedikation (Zyklus 1)

Tag	zeitl. Ablauf	Substanz	Basisdosierung	Trägerlösung (ml)	Appl.	Infusions-dauer	Bemerkungen
1	0	Trastuzumab-Emtansin (T-DM1)	3,6 mg/kg	250 ml NaCl 0,9 %	i.v.	1h30min	Erstgabe über 1h30min, bei guter Verträglichkeit Folgegaben über 30min möglich. Immer mit Inlinefilter applizieren; Inkompatibilität mit Glucose 5%

Zyklusdiagramm

	Tag 1
Trastuzumab Emtansin (T-DM1)	☐

Wiederholungsinfo: Beginn Zyklus 2 Tag 22

Trastuzumab Emtansin (T-DM1):
Infusionsdauer bei Erstgabe: **1h30min** mit 1h30min Nachbeobachtungszeit
Infusionsdauer bei guter Verträglichkeit in Folgezyklen: **30min** mit 30min Nachbeobachtungszeit
CAVE: Infusionsbedingte Reaktionen möglich: Notfallmaßnahmen bereithalten, nach Auftreten von infusionsbedingten Reaktionen Prämedikation mit Clemastin/Tavegil und Famotidin, ggf. Paracetamol in Folgezyklen; bei ausgeprägter Infusionsreaktion T-DM1 dauerhaft absetzen

Obligate Prä- und Begleitmedikation (Zyklus 1)

Tag	zeitl. Ablauf	Substanz	Basisdosierung	Trägerlösung (ml)	Appl.	Infusions-dauer	Bemerkungen
1	-30min	NaCl 0,9 %	500 ml		i.v.	2h	
1	-30min	Dexamethason	8 mg	100 ml NaCl 0,9 %	i.v.	15min	

Hauptmedikation (Zyklus 2-14)

Tag	zeitl. Ablauf	Substanz	Basisdosierung	Trägerlösung (ml)	Appl.	Infusions-dauer	Bemerkungen
1	0	Trastuzumab-Emtansin (T-DM1)	3,6 mg/kg	250 ml NaCl 0,9 %	i.v.	30min	Erstgabe über 1h30min, bei guter Verträglichkeit Folgegaben über 30min möglich. Immer mit Inlinefilter applizieren; Inkompatibilität mit Glucose 5%

Zyklusdiagramm

	Tag 1	[...]	Wdh: 22
Trastuzumab Emtansin (T-DM1)	☐		

Wiederholungsinfo: bis Zyklus 14

Obligate Prä- und Begleitmedikation (Zyklus 2-14)

Tag	zeitl. Ablauf	Substanz	Basisdosierung	Trägerlösung (ml)	Appl.	Infusions-dauer	Bemerkungen
1	-30min	NaCl 0,9 %	500 ml		i.v.	1h	
1	-30min	Dexamethason	8 mg	100 ml NaCl 0,9 %	i.v.	15min	

Bedarfsmedikation	Metoclopramid Trpf., Dimenhydrinat Supp.
Kontrollen	**vor Therapiebeginn und vor jedem Zyklus:** Diff.-BB (besonders Thrombozytenzahl), Transaminasen, Bilirubin, Kreatinin, Anzeichen/Symptome für Blutungen, Neuropathie, pulmonale Toxizität;; **vor Therapiebeginn und alle 3 Monate:** Herzecho, EKG
Dosisreduktion	nach Transaminasenerhöhung Grad 3, Hyperbilirubinämie Grad 3, Thrombozytopenie Grad 4 (< 25 000/μl); 1. Dosisreduktion: 3,0mg/kg, 2. Dosisreduktion: 2,4mg/kg, bei Notwendigkeit einer weiteren Dosisreduktion: Therapieabbruch
Cave	**T-DM1 immer mit Inlinefilter applizieren;** Monitoring: pulmonale Toxizität, Hepatotoxizität, linksventrikuläre Dysfunktion, Infusionsbedingte Reaktionen/Überempfindlichkeitsreaktionen, Neurotoxizität
Therapieunterbrechung	Transaminasenerhöhung, Hyperbilirubinämie, Thrombozytopenie, linksventrikuläre Dysfunktion, periphere Neuropathie: siehe Fachinformation
Therapieabbruch	Transaminasenerhöhung > 20 x ULN, Hyperbilirubinämie > 10 x ULN, linksventrikuläre Dysfunktion: LVEF < 40% oder LVEF 40%-45% und Abnahme um > 10 % Punkten Abweichung gegenüber Ausgangswert und keine Besserung innerhalb von 3 Wochen, symptomatische Herzinsuffizienz, starke Infusionsreaktionen
Wechselwirkungen	keine gleichzeitige Einnahme von starken CYP3A4-Inhibitoren (z.B. Azol-Antimykotika, Erythromycin, Grapefruit (-saft), Amiodaron, Ritonavir)
Wiederholung	**Zyklus 1-1:** Beginn Zyklus 2 Tag 22 **Zyklus 2-14:** Tag 22. bis Zyklus 14
Literatur	von Minckwitz G et al. N Engl J Med 2019;380(7)617-28; Fachinformation Trastuzumab emtansin

Diese Krebstherapie birgt letale Risiken. Die Anwendung darf nur durch erfahrene Onkologen und entsprechend ausgebildetes Pflegepersonal erfolgen. Die Dosisberechnung und Anforderung obliegt der Verantwortung des bestellenden Arztes und muss in jedem Fall sorgfältig überprüft werden. Die Herausgeber übernehmen keine Verantwortung für die Therapieanforderung.

080401_68_1_gyn	Pembrolizumab: Paclitaxel wöchentlich/ Carboplatin	Indikation: Mamma-Ca	ICD-10: C50

Protokoll-Hinweis: im Anschluss 4 Zyklen Pembrolizumab+EC

Hauptmedikation (Zyklus 1-n)

Tag	zeitl. Ablauf	Substanz	Basisdosierung	Trägerlösung (ml)	Appl.	Infusions-dauer	Bemerkungen
1	0	Pembrolizumab	200 mg	100 ml NaCl 0,9 %	i.v.	30min	Infusionsset mit In-Line-Filter, Porengröße 0,2-1,2 μm
1	+30min	Paclitaxel	80 mg/m²	250 ml NaCl 0,9 %	i.v.	1h	immer über PVC-freies Infusionssystem mit 0,2μm Inline-filter applizieren
1	+1h 30min	Carboplatin	5 AUC	250 ml Glucose 5 %	i.v.	1h	Dosis (mg) = AUC (mg/ml x min) x [GFR (ml/min)+25], Maximaldosis beachten siehe Memokasten
8, 15	0	Paclitaxel	80 mg/m²	250 ml NaCl 0,9 %	i.v.	1h	immer über PVC-freies Infusionssystem mit 0,2μm Inline-filter applizieren

Maximaldosen für Carboplatin bei Dosierung nach AUC:

AUC	Max. Dosis
1,5	225mg
2	300mg
3	450mg
4	600mg
5	750mg
6	900mg
7	1050mg

Zyklusdiagramm Tag 1 2 3 4 5 6 7 8 9 10 11 12 13 14 15 [...] Wdh: 22

Pembrolizumab / Paclitaxel / Carboplatin

Wiederholungsinfo: für 4 Zyklen (12x Paclitaxel, 4x Carboplatin)

Obligate Prä- und Begleitmedikation (Zyklus 1-n)

Tag	zeitl. Ablauf	Substanz	Basisdosierung	Trägerlösung (ml)	Appl.	Infusions-dauer	Bemerkungen
1	-1h	Aprepitant	125 mg		p.o.		
1	-30min	NaCl 0,9 %	500 ml		i.v.	3h	ggf. zusätzlich 250-500ml, je nach Bedarf
1	-30min	Dexamethason	12 mg		i.v.	15min	
1, 8, 15	-1h 30min	Famotidin	20 mg		p.o.		bereits zu Hause eingenommen? (falls vom Arzt rezeptiert)
1, 8, 15	-30min	Ondansetron	8 mg		i.v.	15min	
1, 8, 15	-30min	Clemastin	2 mg		i.v.	B	
2-3	1-0-0-0	Aprepitant	80 mg		p.o.		
2-4	1-0-0-0	Dexamethason	8 mg		p.o.		
8, 15	-30min	NaCl 0,9%	500 ml		i.v.	2h30min	
8, 15	-30min	Dexamethason	8 mg		i.v.	15min	

Bedarfsmedikation	siehe SOP "Immuncheckpoint-Inhibitoren - Management der Nebenwirkungen" im Ordner Q → FRK - Studien-Chemoschema → Nebenwirkungsmanagement Immuntherapien, Metoclopramid Tabl., Dimenhydrinat Supp., Ibuprofen 400mg Tbl. Macrogol + div. Salze (z.B. Movicol®), Natriumpicosulfat Trpf.
FN-Risiko	10-20% → G-CSF-Gabe je nach Risikoabwägung als Primärprophylaxe, bei Zustand nach FN in den folgenden Zyklen als Sekundärprophylaxe, siehe Leitlinien zur Behandlung mit G-CSF
Emetogenes Potential	Moderates Risiko 30-90% → Prophylaxe der verzögerten Emesis d 2-3, siehe Kurzfassung der Leitlinien + Protokoll
Kontrollen	**vor Therapiebeginn:** EKG (Wdh. bei kardialen Auffälligkeiten), Virus-Serologie (Hep. A/B/C, CMV, EBV), Diff.-BB, AST, ALT, GGT, AP, Bilirubin, Kreatinin, Harnstoff, LDH, Na⁺, K⁺, Ca²⁺, TSH, Lipase, Amylase; **wöchentlich:** Diff.-BB; **vor jedem Zyklus:** Diff.-BB, AST, ALT, GGT, AP, Bilirubin, Kreatinin, Harnstoff, LDH, Na⁺, K⁺, Ca²⁺, TSH, Lipase, Amylase, Urin-Stix; **bei Verdacht auf entzündl. Erkrankungen oder reaktivierbare Viruserkrankungen:** Cortisol, CRP, Blutzucker, Virus-Serologie (Hep. A/B/C, CMV, EBV), Calprotectin im Stuhl (bei entzündl. Darmerkrankungen)
Dosisreduktion	Siehe auch Fachinformationen und Dosisreduktionstabelle. **Paclitaxel:** um 20% bei schwerer Neutropenie (< 500/mm³) oder schweren Neuropathien; um 25% bei schwerer Mukositis; **Carboplatin:** bei Nierenfunktionsstörungen
Cave	**immunvermittelte Nebenwirkungen möglich (Pneumonitis, Kolitis, Hepatitis, Nephritis oder Nierenfunktionsstörung, Endokrinopathien/Schilddrüsenfunktionsstörung, Hautausschlag)**
Therapievoraussetzung	**Überprüfung der Leberwerte** (AST, ALT, Bilirubin) **maximal 3 Tage vor jeder Gabe eines Checkpointinhibitors**
Wechselwirkungen	Carboplatin: Vorsicht bei Komedikation mit nephro- oder ototoxischen Substanzen: z.B. Aminoglykoside, Schleifendiuretika.
Wiederholung	Tag 22, für 4 Zyklen (12x Paclitaxel, 4x Carboplatin)
Literatur	Schmid P et al. N Engl J Med 2020;382:810-21.

Diese Krebstherapie birgt letale Risiken. Die Anwendung darf nur durch erfahrene Onkologen und entsprechend ausgebildetes Pflegepersonal erfolgen. Die Dosisberechnung und Anforderung obliegt der Verantwortung des bestellenden Arztes und muss in jedem Fall sorgfältig überprüft werden. Die Herausgeber übernehmen keine Verantwortung für die Therapieanforderung.

080401_68_2_gyn **Pembrolizumab + EC** **Indikation: Mamma-Ca** **ICD-10: C50**

Protokoll-Hinweis: im Anschluss an Pembrolizumab/ Paclitaxel/ Carboplatin

Hauptmedikation (Zyklus 1-4)

Tag	zeitl. Ablauf	Substanz	Basisdosierung	Trägerlösung (ml)	Appl.	Infusions-dauer	Bemerkungen
1	0	Pembrolizumab	200 mg	100 ml NaCl 0,9 %	i.v.	30min	immer über PVC-freies Infusionssystem mit 0,2μm Inline-filter applizieren
1	+30min	Epirubicin	90 mg/m²	Unverdünnt	i.v.	15min	
1	+45min	Cyclophosphamid	600 mg/m²	500 ml NaCl 0,9 %	i.v.	1h	

Zyklusdiagramm | Tag 1 | [...] | Wdh: 22

Pembrolizumab
Epirubicin
Cyclophosphamid

Obligate Prä- und Begleitmedikation (Zyklus 1-4)

Tag	zeitl. Ablauf	Substanz	Basisdosierung	Trägerlösung (ml)	Appl.	Infusions-dauer	Bemerkungen
1	-1h	Aprepitant	125 mg		p.o.		
1	-30min	NaCl 0,9 %	500 ml		i.v.	2h30min	
1	-30min	Ondansetron	8 mg		i.v.	15 min	
1	-30min	Dexamethason	12 mg		i.v.	15min	
1	+45min	Mesna	120 mg/m²		i.v.	B	oder p.o: 240mg/m² 2h vor Cyclophosphamid
1	+2h 45min	Mesna	240 mg/m²		p.o.		oder i.v.: 120mg/m² 4h nach Cyclophosphamid
1	+6h 45min	Mesna	240 mg/m²		p.o.		oder i.v.: 120mg/m² 8h nach Cyclophosphamid
1	0-0-1-0	Ondansetron	8 mg		p.o.		
2-3	1-0-0-0	Aprepitant	80 mg		p.o.		
2-3	1-0-1-0	Dexamethason	4 mg		p.o.		

Bedarfsmedikation	siehe SOP "Immuncheckpoint-Inhibitoren - Management der Nebenwirkungen" im Ordner Q → FRK - Studien-Chemoschema → Nebenwirkungsmanagement Immuntherapien, Metoclopramid, Dimenhydrinat Supp., Macrogol+div. Salze (z.B. Movicol®), Natriumpicosulfat Trpf.
FN-Risiko	10-20% → G-CSF-Gabe je nach Risikoabwägung als Primärprophylaxe, bei Zustand nach FN in den folgenden Zyklen als Sekundärprophylaxe, siehe Leitlinien zur Behandlung mit G-CSF.
Emetogenes Potential	Anthracyclin + Cyclophosphamid: Moderates-hohes Risiko 30-90% → Prophylaxe der verzögerten Emesis mit Aprepitant d2-3, siehe Leitlinien + Protokoll.
Kontrollen	**vor Therapiebeginn:** EKG, Virus-Serologie (Hep. A/B/C, CMV, EBV), Echo (Wiederholung alle 12 Wochen); **wöchentlich:** Diff.-BB; **maximal 3 Tage vor jedem Zyklus:** Diff.-BB, EKG, AST, ALT, GGT, AP, Bilirubin, Kreatinin, Harnstoff, LDH, Na⁺, K⁺, Ca²⁺, TSH, Lipase, Amylase, Urin-Stix, EKG; **bei Verdacht auf entzündl. Erkrankungen oder reaktivierbare Viruserkrankungen:** Cortisol, CRP, Blutzucker, Virus-Serologie (Hep. A/B/C, CMV, EBV), Calprotectin im Stuhl (bei entzündl. Darmerkrankungen)
Dosisreduktion	Siehe auch Fachinformationen und Dosisreduktionstabelle. **Epirubicin:** bei Leberfunktionsstörungen, schweren Nierenfunktionsstörungen. **Cyclophosphamid:** bei Leber-/Nierenfunktionsstörung.
Cave	**immunvermittelte Nebenwirkungen möglich (Pneumonitis, Kolitis, Hepatitis, Nephritis oder Nierenfunktionsstörung, Endokrinopathien/Schilddrüsenfunktionsstörung, Hautausschlag)**
Summendosis	**Epirubicin:** Gefahr der Kardiotoxizität; max. Summendosis 1000mg/m²
Therapievoraussetzung	**Überprüfung der Leberwerte** (AST, ALT, Bilirubin) **maximal 3 Tage vor jeder Gabe** eines Checkpointinhibitors
Wiederholung	Tag 22.
Literatur	Schmid P et al. N Engl J Med 2020;382:810-21.

Diese Krebstherapie birgt letale Risiken. Die Anwendung darf nur durch erfahrene Onkologen und entsprechend ausgebildetes Pflegepersonal erfolgen. Die Dosisberechnung und Anforderung obliegt der Verantwortung des bestellenden Arztes und muss in jedem Fall sorgfältig überprüft werden. Die Herausgeber übernehmen keine Verantwortung für die Therapieanforderung.

080402_15_gyn   **pegyliert-liposomales Doxorubicin (Caelyx®)**   **Indikation: Ovarial-Ca, Mamma-Ca**   **ICD-10: C50, C56**

Hauptmedikation (Zyklus 1-2)

Tag	zeitl. Ablauf	Substanz	Basisdosierung	Trägerlösung (ml)	Appl.	Infusions-dauer	Bemerkungen
1	0	Doxorubicin PEG-liposomal/Caelyx®	40 mg/m²	250 ml Glucose 5 %	i.v.	1h	Erstgabe über 1h30min; Infusomat mit Glucose füllen

Zyklusdiagramm   Tag 1 [...] Wdh: 29
PEG-liposomales Doxorubicin

> Infusionsdauer PEG-liposomales Doxorubicin/Caelyx®:
> **Initialdosis über 1h30min** verabreichen, max. Rate 1mg/min
> **bei guter Verträglichkeit Folgegaben** über 1h.
>
> **bei Infusionsreaktionen:**
> 5% der Gesamtdosis über 15min, weitere 10% über 15min, Restdosis über 1h (insgesamt 1h 30min)

Obligate Prä- und Begleitmedikation (Zyklus 1-2)

Tag	zeitl. Ablauf	Substanz	Basisdosierung	Trägerlösung (ml)	Appl.	Infusions-dauer	Bemerkungen
1	-1h 30min	Famotidin	20 mg		p.o.		bereits zu Hause eingenommen? (falls vom Arzt rezeptiert)
1	-30min	Glucose 5%	500 ml		i.v.	2h	
1	-30min	Ondansetron	8 mg		i.v.	15min	
1	-30min	Dexamethason	8 mg		i.v.	15min	
1	-30min	Clemastin	2 mg		i.v.	B	

Hauptmedikation (Zyklus 3-n)

Tag	zeitl. Ablauf	Substanz	Basisdosierung	Trägerlösung (ml)	Appl.	Infusions-dauer	Bemerkungen
1	0	Doxorubicin PEG-liposomal/Caelyx®	40 mg/m²	250 ml Glucose 5 %	i.v.	1h	Erstgabe über 1h30min; Infusomat mit Glucose füllen

Zyklusdiagramm   Tag 1 [...] Wdh: 29
PEG-liposomales Doxorubicin

Obligate Prä- und Begleitmedikation (Zyklus 3-n)

Tag	zeitl. Ablauf	Substanz	Basisdosierung	Trägerlösung (ml)	Appl.	Infusions-dauer	Bemerkungen
1	-30min	Glucose 5%	500 ml		i.v.	2h	
1	-30min	Ondansetron	8 mg		i.v.	15min	
1	-30min	Dexamethason	8 mg		i.v.	15min	
1	-30min	Clemastin	2 mg		i.v.	B	

Bedarfsmedikation	Metoclopramid Trpf., Dimenhydrinat Supp., Ibuprofen 400mg Tbl., Macrogol+div.Salze (z.B. Movicol®), Natriumpicosulfat Trpf.
FN-Risiko	< 10% → G-CSF-Gabe je nach Risikoabwägung, siehe Leitlinien zur Behandlung mit G-CSF.
Emetogenes Potential	Niedrigrisiko 10-30% → keine routinemäßige Prophylaxe der verzögerten Emesis, siehe Kurzfassung der Leitlinien
Kontrollen	**vor CTx:** B3, Urin-Stix, Bilirubin, GOT, GPT, G-GT, AP, Kreatinin, EKG; **wöchentlich:** BB; **vor Therapiebeginn + nach jeder 3.Caelyx®-Gabe:** Herzecho
Dosisreduktion	Siehe auch Fachinformationen und Dosisreduktionstabelle. Bei Leberfunktionsstörungen, Stomatitis, Palmar-plantarer Erythrodysästhesie, Hämatologischer Toxizität.
Summendosis	nicht definiert
Wiederholung	**Zyklus 1-2:** Tag 29. **Zyklus 3-n:** Tag 29.
Literatur	Homesley I-D et al. Gynecol Oncol. 2005; 98:294-298; Keller et al. J Clin Oncol. 2004; 22:3893-3901; Thigpen JT et al. Gynecol Oncol. 2005; 96:10-18.

Diese Krebstherapie birgt letale Risiken. Die Anwendung darf nur durch erfahrene Onkologen und entsprechend ausgebildetes Pflegepersonal erfolgen. Die Dosisberechnung und Anforderung obliegt der Verantwortung des bestellenden Arztes und muss in jedem Fall sorgfältig überprüft werden. Die Herausgeber übernehmen keine Verantwortung für die Therapieanforderung.

080401_08_gyn_1 **Vinorelbin (Gyn)** **Indikation: Mamma-Ca** **ICD-10: C50**

Hauptmedikation (Zyklus 1-n)

Tag	zeitl. Ablauf	Substanz	Basisdosierung	Trägerlösung (ml)	Appl.	Infusionsdauer	Bemerkungen
1, 8, 15	0	Vinorelbin	30 mg/m²	100 ml NaCl 0,9 %	i.v.	10min	

Zyklusdiagramm Tag 1 2 3 4 5 6 7 8 9 10 11 12 13 14 15 [...] Wdh: 22
Vinorelbin

Obligate Prä- und Begleitmedikation (Zyklus 1-n)

Tag	zeitl. Ablauf	Substanz	Basisdosierung	Trägerlösung (ml)	Appl.	Infusionsdauer	Bemerkungen
1, 8, 15	-30min	NaCl 0,9 %	500 ml		i.v.	1h	
1, 8, 15	-30min	Dexamethason	8 mg		i.v.	15min	

Bedarfsmedikation: Ondansetron 8mg, Metoclopramid Trpf., Dimenhydrinat Supp.

FN-Risiko: < 10% → G-CSF-Gabe je nach Risikoabwägung, siehe Leitlinien zur Behandlung mit G-CSF.

Emetogenes Potential: Minimales Risiko <10% → hier routinemäßige Prophylaxe der akuten Emesis, da Patienten mit erhöhtem Risikopotential, siehe Kurzfassung der Leitlinien

Kontrollen: **vor jeder Gabe:** Diff.-BB (Nadir: Tag 5-10); **vor d1:** Bilirubin, GOT, GPT, G-GT, Kreatinin; **alle 6 Woche:** EKG

Dosisreduktion: Siehe auch Fachinformationen und Dosisreduktionstabelle. Bei schwerer Leberinsuffizienz DR um 1/3 auf 20mg/m².

Cave: Bei Patienten mit KHK; bei andauernder Behandlung mit Navelbine®/Risikopatienten: Risiko einer Polyneuropathie „neurologische Untersuchungen empfohlen; bei gleichzeitiger Bestrahlung, siehe Fachinformation

Wechselwirkungen: Vinorelbin wird über über CYP 3A4 metabolisiert. Induktoren und Inhibitoren dieses Isoenzyms können dessen Pharmakokinetik verändern.

Erfolgsbeurteilung: nach 6 Gaben

Wiederholung: Tag 22.

Literatur: Fumoleau P et al. J Clin Oncol. 1993; 11:1245-1252; Rossi A et al. Anticancer Res. 2003; 23:1657-64; Gridelli C et al. Lung Cancer. 2002; 38:37-41.

Diese Krebstherapie birgt letale Risiken. Die Anwendung darf nur durch erfahrene Onkologen und entsprechend ausgebildetes Pflegepersonal erfolgen. Die Dosisberechnung und Anforderung obliegt der Verantwortung des bestellenden Arztes und muss in jedem Fall sorgfältig überprüft werden. Die Herausgeber übernehmen keine Verantwortung für die Therapieanforderung.

080401_08_gyn_2　　**Vinorelbin modifiziert**　　　　**Indikation: Mamma-Ca**　　　　**ICD-10: C50**

Hauptmedikation (Zyklus 1-n)

Tag	zeitl. Ablauf	Substanz	Basisdosierung	Trägerlösung (ml)	Appl.	Infusions-dauer	Bemerkungen
1, 8	0	Vinorelbin	30 mg/m²	100 ml NaCl 0,9 %	i.v.	10min	

Zyklusdiagramm | Tag 1 | 2 | 3 | 4 | 5 | 6 | 7 | 8 | [...] | Wdh: 22

Vinorelbin □ | | | | | | | □

Obligate Prä- und Begleitmedikation (Zyklus 1-n)

Tag	zeitl. Ablauf	Substanz	Basisdosierung	Trägerlösung (ml)	Appl.	Infusions-dauer	Bemerkungen
1, 8	-30min	NaCl 0,9 %	500 ml		i.v.	1h	
1, 8	-30min	Dexamethason	8 mg		i.v.	15min	

Bedarfsmedikation	Ondansetron 8mg, Metoclopramid Trpf., Dimenhydrinat Supp.
FN-Risiko	< 10% → G-CSF-Gabe je nach Risikoabwägung, siehe Leitlinien zur Behandlung mit G-CSF.
Emetogenes Potential	Minimales Risiko < 10% → hier routinemäßige Prophylaxe der akuten Emesis, da Patienten mit erhöhtem Risikopotential, siehe Kurzfassung der Leitlinien
Kontrollen	**vor jeder Gabe:** Diff.-BB (Nadir: Tag 5-10); **vor d1:** Bilirubin, GOT, GPT, G-GT, Kreatinin; **alle 6 Woche:** EKG
Dosisreduktion	Siehe auch Fachinformationen und Dosisreduktionstabelle. Bei schwerer Leberinsuffizienz DR auf 20mg/m².
Cave	Vorsichtige Anwendung bei Patienten mit KHK; bei andauernder Behandlung mit Vinorelbin/Risikopatienten: Risiko einer Polyneuropathie, neurologische Untersuchungen empfohlen; bei gleichzeitiger Bestrahlung, siehe Fachinformation
Wechselwirkungen	Vinorelbin wird über CYP 3A4 metabolisiert. Induktoren und Inhibitoren dieses Isoenzyms können dessen Pharmakokinetik verändern.
Erfolgsbeurteilung	nach 6 Gaben
Wiederholung	Tag 22.
Literatur	Fumoleau P et al. J Clin Oncol. 1993; 11:1245-1252; Rossi A et al. Anticancer Res. 2003; 23:1657-64; Gridelli C et al. Lung Cancer. 2002; 38:37-41.

Diese Krebstherapie birgt letale Risiken. Die Anwendung darf nur durch erfahrene Onkologen und entsprechend ausgebildetes Pflegepersonal erfolgen. Die Dosisberechnung und Anforderung obliegt der Verantwortung des bestellenden Arztes und muss in jedem Fall sorgfältig überprüft werden. Die Herausgeber übernehmen keine Verantwortung für die Therapieanforderung.

080401_56_gyn   **Nab-Paclitaxel 125 mg/m² (gyn)**   *Indikation: Mamma-Ca*   **ICD-10: C50**

Hauptmedikation (Zyklus 1-n)

Tag	zeitl. Ablauf	Substanz	Basisdosierung	Trägerlösung (ml)	Appl.	Infusions-dauer	Bemerkungen
1, 8, 15	0	Nab-Paclitaxel (Albumin-gebunden)	125 mg/m²	Unverdünnt	i.v.	30min	ggf. mit 20ml NaCl 0,9% nachspülen, mögliche Substanzver-luste in der Leitung

Zyklusdiagramm

| Nab-Paclitaxel (Albumin-gebunden) | Tag 1 | 2 | 3 | 4 | 5 | 6 | 7 | 8 | 9 | 10 | 11 | 12 | 13 | 14 | 15 | [...] | Wdh: 29 |

Obligate Prä- und Begleitmedikation (Zyklus 1-n)

Tag	zeitl. Ablauf	Substanz	Basisdosierung	Trägerlösung (ml)	Appl.	Infusions-dauer	Bemerkungen
1, 8, 15	-30min	NaCl 0,9 %		500 ml NaCl 0,9 %	i.v.	1h30min	
1, 8, 15	-30min	Ondansetron	8 mg	100 ml NaCl 0,9 %	i.v.	15min	Kann bei guter Verträglichkeit entfallen.

Bedarfsmedikation	Ondansetron; Metoclopramid, Dimenhydrinat Supp., Ibuprofen 400mg Tbl.; Macrogol+div.Salze (z.B. Movicol®); Natriumpicosulfat Trpf. oder Glycerin-Supp.
FN-Risiko	< 10% → G-CSF-Gabe je nach Risikoabwägung, siehe Leitlinien zur Behandlung mit G-CSF.
Emetogenes Potential	Niedrigrisiko 10-30% → keine routinemäßige Prophylaxe der verzögerten Emesis, siehe Kurzfassung der Leitlinien
Kontrollen	**Vor Therapiebeginn**(Wiederholung bei kardialen Auffälligkeiten/Risiken): EKG; **wöchentlich:** Diff.-BB; **vor jedem Zyklus:** Diff.-BB, GOT, GPT, G-GT, AP, Bilirubin, Kreatinin, Urin-Stix
Dosisreduktion	Siehe auch Fachinformationen; ggf. Reduktion auf 100mg/m², 80mg/m² oder 60mg/m² bei sensorischer Neuropathie Grad 3
Cave	Albumin-gebundene Nanopartikelformulierung von Paclitaxel, nicht als Ersatz für andere Paclitaxel-Formulierungen verwenden oder durch solche ersetzen, da andere pharmakologische Merkmale.
Bemerkungen	**Nicht über Inlinefilter (Taxol-Besteck) applizieren!** Kein PVC-freies Infusionssystem erforderlich.
Wiederholung	Tag 29.
Literatur	Untch M et al. Lancet Oncol. 2016 Mar;17(3):345-56

Diese Krebstherapie birgt letale Risiken. Die Anwendung darf nur durch erfahrene Onkologen und entsprechend ausgebildetes Pflegepersonal erfolgen. Die Dosisberechnung und Anforderung obliegt der Verantwortung des bestellenden Arztes und muss in jedem Fall sorgfältig überprüft werden. Die Herausgeber übernehmen keine Verantwortung für die Therapieanforderung.

080401_41_gyn　Nab-Paclitaxe 100 mg/m² (gyn)　　*Indikation: Mamma-Ca*　　**ICD-10: C50**

Hauptmedikation (Zyklus 1-n)

Tag	zeitl. Ablauf	Substanz	Basisdosierung	Trägerlösung (ml)	Appl.	Infusions- dauer	Bemerkungen
1, 8, 15	0	Nab-Paclitaxel (Albumin-gebunden)	100 mg/m²	Unverdünnt	i.v.	30min	Option bei guter Verträglichkeit: Dosissteigerung auf 125mg/m² möglich; ggf. mit 20ml NaCl 0,9% nachspülen, mögliche Substanzverluste in der Leitung

Zyklusdiagramm

Tag - 2 3 4 5 6 7 8 9 10 11 12 13 14 15 [...] Wdh: 29

Nab-Paclitaxel (Albumin-gebunden)

Obligate Prä- und Begleitmedikation (Zyklus 1-n)

Tag	zeitl. Ablauf	Substanz	Basisdosierung	Trägerlösung (ml)	Appl.	Infusions- dauer	Bemerkungen
1, 8, 15	-30min	NaCl 0,9 %		500 ml NaCl 0,9 %	i.v.	1h30min	
1, 8, 15	-30min	Ondansetron	8 mg	100 ml NaCl 0,9 %	i.v.	15min	

Bedarfsmedikation	Ondansetron; Metoclopramid, Dimenhydrinat Supp., Ibuprofen 400mg Tbl.; Macrogol+div.Salze (z.B. Movicol®); Natriumpicosulfat Trpf. oder Glycerin-Supp.
FN-Risiko	< 10% → G-CSF-Gabe je nach Risikoabwägung, siehe Leitlinien zur Behandlung mit G-CSF.
Emetogenes Potential	Niedrigrisiko 10-30% → keine routinemäßige Prophylaxe der verzögerten Emesis, siehe Kurzfassung der Leitlinien
Kontrollen	**Vor Therapiebeginn** (Wiederholung bei kardialen Auffälligkeiten): EKG; **wöchentlich:** Diff.-BB; **vor jedem Zyklus:** Diff.-BB, GOT, GPT, G-GT, AP, Bilirubin, Kreatinin, Urin-Stix
Dosisreduktion	Siehe auch Fachinformationen; ggf. Reduktion auf 80mg/m² oder 60mg/m² bei sensorischer Neuropathie Grad 3
Cave	Albumin-gebundene Nanopartikelformulierung von Paclitaxel, nicht als Ersatz für andere Paclitaxel-Formulierungen verwenden oder durch solche ersetzen, da andere pharmakologische Merkmale.
Dosissteigerung	bei guter Verträglichkeit Dosissteigerung auf 125mg/m² möglich
Bemerkungen	**Nicht über Inlinefilter (Taxol-Besteck) applizieren!** Kein PVC-freies Infusionssystem erforderlich.
Wiederholung	Tag 29.
Literatur	adaptiert nach Gradishar WJ et al. J Clin Oncol. 2005; 23:7794-7803.

Diese Krebstherapie birgt letale Risiken. Die Anwendung darf nur durch erfahrene Onkologen und entsprechend ausgebildetes Pflegepersonal erfolgen. Die Dosisberechnung und Anforderung obliegt der Verantwortung des bestellenden Arztes und muss in jedem Fall sorgfältig überprüft werden. Die Herausgeber übernehmen keine Verantwortung für die Therapieanforderung.

080401_42_gyn   *Eribulin*   *Indikation: Mamma-Ca*   *ICD-10: C50*

Hauptmedikation (Zyklus 1-n)

Tag	zeitl. Ablauf	Substanz	Basisdosierung	Trägerlösung (ml)	Appl.	Infusions-dauer	Bemerkungen
1, 8	0	Eribulin	1,23 mg/m²		i.v.	B/2-5min	auch als Kurzinfusion über 15-20min möglich

Zyklusdiagramm   Tag 1 | 2 | 3 | 4 | 5 | 6 | 7 | 8 | [...]   Wdh: 22
Eribulin

Obligate Prä- und Begleitmedikation (Zyklus 1-n)

Tag	zeitl. Ablauf	Substanz	Basisdosierung	Trägerlösung (ml)	Appl.	Infusions-dauer	Bemerkungen
1, 8	-30min	NaCl 0,9 %	500 ml		i.v.	1h	
1, 8	-30min	Ondansetron	8 mg		i.v.	15min	
1, 8	-30min	Dexamethason	8 mg		i.v.	15min	

Bedarfsmedikation   Metoclopramid, Ibuprofen 400mg Tbl.; Macrogol+div.Salze (z.B. Movicol®); Natriumpicosulfat Trpf.

FN-Risiko   < 10% → G-CSF-Gabe je nach Risikoabwägung, siehe Leitlinien zur Behandlung mit G-CSF.

Kontrollen   **wöchentlich:** BB; **vor CTx:** BB, Elektrolyte (Na⁺, K⁺, Mg⁺); **alle 3 Wochen:** GOT, GPT, G-GT, Urin-Stix; **vor Therapiebeginn und alle 6 Wochen:** EKG.

Dosisreduktion   Siehe auch Fachinformationen und Dosisreduktionstabelle. Bei Leberfunktionsstörungen, stark eingeschränkter Nierenfunktion, schwerer Neuropathie.

Wechselwirkungen   **Eribulin: Keine Kombination mit Hemmern der hepatischen Transportproteine,** z.B. Cyclopsporin, Ritonavir, Verapamil u.a. Möglichst **wenig/keine Komedikation mit Cyp3A4/5-Induktoren,** z.B. Dexamethason, Johanniskraut, Carbamazepin, Phenytoin, Rifampicin u.a. (Gefahr der Absenkung des Eribulin-Spiegels). Keine Wechselwirkung mit reinen CYP3A4-Inhibitoren. **Vorsicht bei Komedikation mit Substraten von CYP3A4,** z.B. Verapamil, CSE-Hemmer(außer Pravastatin, Fluvastatin), Diltiazem, Ciclosporin **Eribulin ist in-vitro ein CYP3A4-Inhibitor.**

Kontraindikation   **Kein Eribulin bei Long-QT-Syndrom** im EKG, **bei Hypokaliämie, bei Hypomagnesiämie** (erst korrigieren).

Bemerkungen   Eribulin nicht mit Glucose 5% mischen. Zubereitung enthält geringe Mengen Ethanol (<100mg/Einzelgabe).

Wiederholung   Tag 22.

Literatur   Cortes J et al. Lancet. 2011; 377:914-23.

Diese Krebstherapie birgt letale Risiken. Die Anwendung darf nur durch erfahrene Onkologen und entsprechend ausgebildetes Pflegepersonal erfolgen. Die Dosisberechnung und Anforderung obliegt der Verantwortung des bestellenden Arztes und muss in jedem Fall sorgfältig überprüft werden. Die Herausgeber übernehmen keine Verantwortung für die Therapieanforderung.

| 080401_50_gyn | Trastuzumab/Vinorelbin gyn | Indikation: Mamma-Ca (metastasiert) | ICD-10: C50 |

Hauptmedikation (Zyklus 1)

Tag	zeitl. Ablauf	Substanz	Basisdosierung	Trägerlösung (ml)	Appl.	Infusions-dauer	Bemerkungen
1	0	Trastuzumab	8 mg/kg	250 ml NaCl 0,9 %	i.v.	1h30min	Initialdosis 8mg/kg zu Therapiebeginn oder nach Interval-Iverlängerung >1 Woche
1	+1h 30min	Vinorelbin	30 mg/m²	100 ml NaCl 0,9 %	i.v.	10min	
8	0	Vinorelbin	30 mg/m²	100 ml NaCl 0,9 %	i.v.	10min	

Zyklusdiagramm Tag 1 2 3 4 5 6 7 8 9 10 11 12 13 14 15 16 17 18 19 20 21
Trastuzumab
Vinorelbin

Wiederholungsinfo: d22 beginn Zyklus 2

Obligate Prä- und Begleitmedikation (Zyklus 1)

Tag	zeitl. Ablauf	Substanz	Basisdosierung	Trägerlösung (ml)	Appl.	Infusions-dauer	Bemerkungen
1	-30min	NaCl 0,9 %	500 ml		i.v.	2h30min	
1, 8	-30min	Dexamethason	8 mg		i.v.	15min	
8	-30min	NaCl 0,9 %	250 ml		i.v.	1h	

Hauptmedikation (Zyklus 2-n)

Tag	zeitl. Ablauf	Substanz	Basisdosierung	Trägerlösung (ml)	Appl.	Infusions-dauer	Bemerkungen
1	0	Trastuzumab	6 mg/kg	250 ml NaCl 0,9 %	i.v.	30min	Initialdosis 8mg/kg zu Therapiebeginn oder nach Interval-Iverlängerung >1 Woche
1	+30min	Vinorelbin	30 mg/m²	100 ml NaCl 0,9 %	i.v.	10min	
8	0	Vinorelbin	30 mg/m²	100 ml NaCl 0,9 %	i.v.	10min	

Zyklusdiagramm Tag 1 2 3 4 5 6 7 8 [...] Wdh: 22
Trastuzumab
Vinorelbin

Obligate Prä- und Begleitmedikation (Zyklus 2-n)

Tag	zeitl. Ablauf	Substanz	Basisdosierung	Trägerlösung (ml)	Appl.	Infusions-dauer	Bemerkungen
1	-30min	NaCl 0,9 %	500 ml		i.v.	1h30min	
1, 8	-30min	Dexamethason	8 mg		i.v.	15min	
8	-30min	NaCl 0,9 %	250 ml		i.v.	1h	

Bedarfsmedikation	Ondansetron 8mg, Metoclopramid, Dimenhydrinat Supp.
FN-Risiko	< 10% → G-CSF-Gabe je nach Risikoabwägung, siehe Leitlinien zur Behandlung mit G-CSF.
Emetogenes Potential	Minimales Risiko < 10% → hier routinemäßige Prophylaxe der akuten Emesis, da Patienten mit erhöhtem Risikopotential, siehe Kurzfassung der Leitlinien
Kontrollen	**vor Therapiebeginn:** Blutbild, EKG, Herzeccho; **vor jeder Gabe:** Diff.-Blutbild (Nadir: Tag 5-10); **vor d1:**GOT, GPT, G-GT, Bilirubin, Kreatinin; **alle 3 Monate:** Herzecho, EKG.
Dosisreduktion	Siehe auch Fachinformationen und Dosisreduktionstabelle. Bei schwerer Leberinsuffizienz DR Vinorelbin auf 20mg/m².
Cave	Vorsichtige Anwendung bei Patienten mit KHK; bei andauernder Behandlung mit Vinorelbin/Risikopatienten: Risiko einer Polyneuropathie, neurologische Untersuchungen empfohlen; bei gleichzeitiger Bestrahlung, siehe Fachinformation.
Wechselwirkungen	Vinorelbin wird über CYP 3A4 metabolisiert. Induktoren und Inhibitoren dieses Isoenzyms können dessen Pharmakokinetik verändern.
Erfolgsbeurteilung	nach 3 Zyklen
Wiederholung	**Zyklus 1-1:** d22 beginn Zyklus 2 **Zyklus 2-r:** Tag 22.
Literatur	Anderssor M et al JClin Oncol 2010;29(3):264-271

Diese Krebstherapie birgt letale Risiken. Die Anwendung darf nur durch erfahrene Onkologen und entsprechend ausgebildetes Pflegepersonal erfolgen. Die Dosisberechnung und Anforderung obliegt der Verantwortung des bestellenden Arztes und muss in jedem Fall sorgfältig überprüft werden. Die Herausgeber übernehmen keine Verantwortung für die Therapieanforderung.

080401_46_gyn　Trastuzumab Emtansin (T-DM1) metastasiert　Indikation: Mamma-Ca　**ICD-10: C50**

Protokoll-Hinweis: metastasiertes Mamma-Ca

Hauptmedikation (Zyklus 1)

Tag	zeitl. Ablauf	Substanz	Basisdosierung	Trägerlösung (ml)	Appl.	Infusions-dauer	Bemerkungen
1	0	Trastuzumab-Emtansin (T-DM1)	3,6 mg/kg	250 ml NaCl 0,9 %	i.v.	1h30min	Erstgabe über 1h30min, bei guter Verträglichkeit Folgegaben über 30min möglich. Immer mit Inlinefilter applizieren; Inkompatibilität mit Glucose 5%

Zyklusdiagramm

Trastuzumab Emtansin (T-DM1) | Tag 1 | [...] | Wdh: 22

Wiederholungsinfo: bis Progress oder Auftreten inakzeptabler Toxizität

Trastuzumab Emtansin (T-DM1):
Infusionsdauer bei Erstgabe: **1h30min** mit 1h30min Nachbeobachtungszeit
Infusiondauer bei guter Verträglichkeit in Folgezyklen: **30min** mit 30min Nachbeobachtungszeit
CAVE: Infusionsbedingte Reaktionen möglich: Notfallmaßnahmen bereithalten, nach Auftreten von infusionsbedingten Reaktionen Prämedikation mit Clemastin/Tavegil und Famotidin, ggf. Paracetamol in Folgezyklen; bei ausgeprägter Infusionsreaktion T-DM1 dauerhaft absetzen

Obligate Prä- und Begleitmedikation (Zyklus 1)

Tag	zeitl. Ablauf	Substanz	Basisdosierung	Trägerlösung (ml)	Appl.	Infusions-dauer	Bemerkungen
1	-30min	NaCl 0,9 %	500 ml		i.v.	2h	
1	-30min	Dexamethason	8 mg	100 ml NaCl 0,9 %	i.v.	15min	

Hauptmedikation (Zyklus 2-n)

Tag	zeitl. Ablauf	Substanz	Basisdosierung	Trägerlösung (ml)	Appl.	Infusions-dauer	Bemerkungen
1	0	Trastuzumab-Emtansin (T-DM1)	3,6 mg/kg	250 ml NaCl 0,9 %	i.v.	30min	Erstgabe über 1h30min, bei guter Verträglichkeit Folgegaben über 30min möglich. Immer mit Inlinefilter applizieren; Inkompatibilität mit Glucose 5%

Zyklusdiagramm

Trastuzumab Emtansin (T-DM1) | Tag 1 | [...] | Wdh: 22

Wiederholungsinfo: bis Progress oder Auftreten inakzeptabler Toxizität

Obligate Prä- und Begleitmedikation (Zyklus 2-n)

Tag	zeitl. Ablauf	Substanz	Basisdosierung	Trägerlösung (ml)	Appl.	Infusions-dauer	Bemerkungen
1	-30min	NaCl 0,9 %	500 ml		i.v.	1h	
1	-30min	Dexamethason	8 mg	100 ml NaCl 0,9 %	i.v.	15min	

Bedarfsmedikation	Metoclopramid Trpf., Dimenhydrinat Supp.
Kontrollen	**vor Therapiebeginn und vor jedem Zyklus:** Diff.-BB (besonders Thrombozytenzahl), Transaminasen, Bilirubin, Kreatinin, Anzeichen/Symptome für Blutungen, Neuropathie, pulmonale Toxizität; **vor Therapiebeginn und alle 3 Monate:** EKG, Herzecho
Dosisreduktion	nach Transaminasenerhöhung Grad 3, Hyperbilirubinämie Grad 3, Thrombozytopenie Grad 4 (< 25 000/μl); 1. Dosisreduktion: 3,0mg/kg. 2. Dosisreduktion: 2,4mg/kg, bei Notwendigkeit einer weiteren Dosisreduktion: Therapieabbruch
Cave	**T-DM1 immer mit Inlinefilter applizieren;** Monitoring: pulmonale Toxizität, Hepatotoxizität, linksventrikuläre Dysfunktion, Infusionsbedingte Reaktionen/Überempfindlichkeitsreaktionen, Neurotoxizität
Therapieunterbrechung	Transaminasenerhöhung, Hyperbilirubinämie, Thrombozytopenie, linksventrikuläre Dysfunktion, periphere Neuropathie: siehe Fachinformation
Therapieabbruch	Transaminasenerhöhung > 20 x ULN, Hyperbilirubinämie > 10 x ULN, linksventrikuläre Dysfunktion: LVEF < 40% oder LVEF 40%-45% und Abnahme um > 10 % Punkten Abweichung gegenüber Ausgangswert und keine Besserung innerhalb von 3 Wochen, symptomatische Herzinsuffizienz, starke Infusionsreaktionen
Wechselwirkungen	keine gleichzeitige Einnahme von starken CYP3A4-Inhibitoren (z.B. Azol-Antimykotika, Erythromycin, Grapefruit (-saft), Amiodaron, Ritonavir)
Wiederholung	**Zyklus 1-1:** Tag 22. bis Progress oder Auftreten inakzeptabler Toxizität **Zyklus 2-n:** Tag 22. bis Progress oder Auftreten inakzeptabler Toxizität
Literatur	Weslau M et al. Cancer. 2014 Mar 1;120(5):642-51; Girish S et al. Cancer Chemother Pharmacol. 2012; 69(5);1229-40: Fachinformation Trastuzumab emtansin

Diese Krebstherapie birgt letale Risiken. Die Anwendung darf nur durch erfahrene Onkologen und entsprechend ausgebildetes Pflegepersonal erfolgen. Die Dosisberechnung und Anforderung obliegt der Verantwortung des bestellenden Arztes und muss in jedem Fall sorgfältig überprüft werden. Die Herausgeber übernehmen keine Verantwortung für die Therapieanforderung.

| 080401_67_gyn | *Tucatinib/Trastuzumab/Capecitabin (gyn)* | *Indikation: Mamma-Ca* | | | | *ICD-10: C50* |

Hauptmedikation (Zyklus 1)

Tag	zeitl. Ablauf	Substanz	Basisdosierung	Trägerlösung (ml)	Appl.	Infusions-dauer	Bemerkungen
1	0	Trastuzumab	8 mg/kg	250 ml NaCl 0,9 %	i.v.	1h30min	Initialdosis 8mg/kg zu Therapiebeginn oder nach Intervallverlängerung >1 Woche
1-14	1-0-1-0	Capecitabin	1 000 mg/m²		p.o.		Einnahme 30 min nach der Mahlzeit; 150mg und 500 mg Filmtabletten erhältlich
1-21	1-0-1-0	Tucatinib	300 mg abs.		p.o.		12h Abstand zwischen den Dosen, Einnahme zusammen mit Capecitabin möglich; 50mg und 150mg Filmtabletten erhältlich

Zyklusdiagramm

	Tag 1	2	3	4	5	6	7	8	9	10	11	12	13	14	15	16	17	18	19	20	21
Tucatinib	□	□	□	□	□	□	□	□	□	□	□	□	□	□	□	□	□	□	□	□	□
Capecitabin	□	□	■	■	■	■	■	■	■	■	■	■	■	■	□	□	□	□	□	□	□
Trastuzumab	□	□	□																		

Wiederholungsinfo: d22 Beginn Zyklus 2

Trastuzumab:
Zu Therapiebeginn oder nach Intervallverlängerung >1 Woche: **Initialdosis 8mg/kg über 1h30min**

Tucatinib verursacht Kreatinin-Anstieg ohne Beeinflussung de GFR → alternative Marker zur Ermittlung der Nierenfunktion heranziehen

Schwerwiegende Wechselwirkungen:
- **keine Gabe von Brivudin zusammen mit Capecitabin.** Durch Hemmung der Dihydropyrimidindehydrogenase Akkumulation und verstärkte Toxizität von 5-FU, letale Folgen möglich. Mindestens 4 Wochen zeitlicher Abstand.
- **Tucatinib:** starker **CYP3A4-Inhibitor, CP3A4- und CYP2C8-Substrat,** erhöht Konzentration von **P-gp-**Substraten → interagierende Medikamente vermeiden, ggf. Dosis anpassen

CAVE Trastuzumab:
Bei der **1. Applikation** muss der Patient wegen der Möglichkeit einer verzögerten Infusionsreaktion **nach Therapiebeginn 6h nachbeobachtet** werden.
Anaphylaxie-Gefahr, besonders bei der 1. Applikation: **Notfallwagen/-koffer** muss greifbar sein, ggf. nach Behandlungsstandard für Anaphylaxie verfahren.

CAVE: vor Therapiebeginn mit 5-FU/ Capecitabin oder vor erneuter Applikation **nach vorausgegangener erhöhter Toxizität** muss die **DPD-Aktivität** bestimmt werden und der sich aus den DPYD-Genotypen ergebende **DPD-Aktivitäts-Score** ermittelt werden.

DPD-Aktivitäts-Score	Maßnahme	
2 (normal)	Therapie wie geplant möglich [1]	
1.5	**RS mit OA** bezüglich Dosisreduktion erforderlich	DR der Initialdosis um 25-50%, danach toxizitätsadaptierte Dosissteigerung [1]
1		DR der Initialdosis auf 50%, danach toxizitätsadaptierte Dosissteigerung [1]
0.5		DPD Phänotypisierung → bei Bestätigung: Kontraindikation für 5-FU und Capecitabin ODER stark reduzierte Initialdosis mit Drug Monitoring (nur bei 5-FU sinnvoll)
0	**Kontraindikation** für 5-FU und Capecitabin	

[1] ggf. Drug Monitoring (nur bei 5-FU sinnvoll)

Capecitabin: Dosierung 1000mg/m² (2x täglich)
Die exakte individuelle Tagesdosis wird auf die nächstgelegene Dosis, die mit einer Kombination von Tabletten zu **500mg** und **150mg** realisierbar ist, abgerundet.
Ist die Tagesdosis nicht gleichmäßig auf zwei Einzeldosen verteilbar, sollte die **höhere Dosis abends** verabreicht werden.

	Standarddosis 1000mg/m²		Anzahl der 150mg und/oder 500mg Tabletten/Einnahme		Reduzierte Dosis 750mg/m² (75%)	Reduzierte Dosis 500mg/m² (50%)
Körperoberfläche (m²)	Dosis/Einnahme (mg)		500mg	150mg	Dosis/Einnahme (mg)	Dosis/Einnahme (mg)
≤ 1,26	1150		2	1	800	600
1,27-1,38	1300		2	2	1000	600
1,39-1,52	1450		2	3	1100	750
1,53-1,66	1600		2	4	1200	800
1,67-1,78	1750		2	5	1300	800
1,79-1,92	1800		3	2	1400	900
1,93-2,06	2000		4	-	1500	1000
2,07-2,18	2150		4	1	1600	1050
≥ 2,19	2300		4	2	1750	1100

Obligate Prä- und Begleitmedikation (Zyklus 1)

Tag	zeitl. Ablauf	Substanz	Basisdosierung	Trägerlösung (ml)	Appl.	Infusions-dauer	Bemerkungen
1	-15min	NaCl 0,9 %		250 ml	i.v.	2h	

Hauptmedikation (Zyklus 2-n)

Tag	zeitl. Ablauf	Substanz	Basisdosierung	Trägerlösung (ml)	Appl.	Infusions-dauer	Bemerkungen
1	0	Trastuzumab	6 mg/kg	250 ml NaCl 0,9 %	i.v.	30min	Initialdosis 8mg/kg zu Therapiebeginn oder nach Intervall-Iverlängerung >1 Woche
1-14	1-0-1-0	Capecitabin	1 000 mg/m²		p.o.		Einnahme 30 min nach der Mahlzeit; 150mg und 500 mg Filmtabletten erhältlich
1-21	1-0-1-0	Tucatinib	300 mg abs.		p.o.		12h Abstand zwischen den Dosen, Einnahme zusammen mit Capecitabin möglich; 50mg und 150mg Filmtabletten erhältlich

Zyklusdiagramm

Tag 1 2 3 4 5 6 7 8 9 10 11 12 13 14 15 16 17 18 19 20 21 | Wdh: 22

Tucatinib
Capecitabin
Trastuzumab

Wiederholungsinfo: bis Progress oder inakzeptable Toxizität

Obligate Prä- und Begleitmedikation (Zyklus 2-n)

Tag	zeitl. Ablauf	Substanz	Basisdosierung	Trägerlösung (ml)	Appl.	Infusions-dauer	Bemerkungen
1	-15min	NaCl 0,9 %	250 ml		i.v.	1h	

Bedarfsmedikation	Ondansetron, Loperamid nach ärztlicher Rücksprache
FN-Risiko	<10% → je nach Risikoabwägung, siehe Kurzfassung Leitlinien G-CSF
Kontrollen	**Vor Therapiebeginn:** DPD-Score, EKG, Herzecho, Labor **wöchentlich:** Diff.-BB; **alle 3 Wochen:** Elektrolyte (Ca²⁺, Mg⁺², Na⁺, K⁺), Kreatinin, Harnstoff, Bilirubin, GPT, GOT, AP; **alle 3 Monate:** Herzecho, EKG Hand- und Fußinspektion, auf Anzeichen von ophthalmologischen Komplikationen achten
Dosisreduktion	Tucatinib: 1.DR = 250mg, 2.DR=200mg, 3.DR=150mg; Capecitabin: 1.DR=75%, 2.DR=50%
Cave	Hand-Fuß-Sydrom, Diarrhoe
Wechselwirkungen	Tucatinib: starker **CYP3A4-Inhibitor, CP3A4- und CYP2C8-Substrat**, erhöht Konzentration von **P-gp**-Substraten → interagierende Medikamente vermeiden, ggf. Dosis anpassen
Erfolgsbeurteilung	zunächst alle 3 Zyklen bzw. je nach klinischer Notwendigkeit; Intervall im Verlauf je nach Ansprechen anpassen
Wiederholung	**Zyklus 1-1:** d22 Beginn Zyklus 2 **Zyklus 2-n:** Tag 22. bis Progress oder inakzeptable Toxizität
Literatur	Murthy RK et al. N Engl J Med. 2020;382:597-609; Fachinformation Tucatinib

Diese Krebstherapie birgt letale Risiken. Die Anwendung darf nur durch erfahrene Onkologen und entsprechend ausgebildetes Pflegepersonal erfolgen. Die Dosisberechnung und Anforderung obliegt der Verantwortung des bestellenden Arztes und muss in jedem Fall sorgfältig überprüft werden. Die Herausgeber übernehmen keine Verantwortung für die Therapieanforderung.

080401_62_gyn   *Trastuzumab-Deruxtecan (gyn)*   *Indikation: Mamma-Ca*   *ICD-10: C50*

Hauptmedikation (Zyklus 1)

Tag	zeitl. Ablauf	Substanz	Basisdosierung	Trägerlösung (ml)	Appl.	Infusions-dauer	Bemerkungen
1	0	Trastuzumab-Deruxtecan	5,4 mg/kg	100 ml Glucose 5 %	i.v.	1h30min	Erstgabe über 1h30min, bei guter Verträglichkeit Folgegaben über 30min möglich; immer mit 0,2μm oder 0,22μm Inlinefilter applizieren; Beutel benötigt Lichtschutz

CAVE
- **Inkompatibilität Trastuzumab-Deruxtecan ⇔ NaCl**, nicht zusammen mit andern Medikamenten geben!
- Bei vorbestehendem **Diabetes Mellitus BZ-Messung** nach klin. Bedarf
- **Infusionsreaktion möglich** → Infusionsgeschwindigkeit senken, bei schweren Reaktionen dauerhaft absetzen

Dosisanpassungen:
bei interstitieller Lungenerkrankung, Neutropenie, FN, Abnahme der LVEF → s. Fachinfo

Erste Dosisreduktion	4,4 mg/kg
Zweite Dosisreduktion	3,2 mg/kg
Bedarf für eine weitere Dosisreduktion	Behandlungsabbruch

Zyklusdiagramm Tag 1 2 3 4 5 6 7 8 9 10 11 12 13 14 15 16 17 18 19 20 21
Trastuzumab-Deruxtecan □

Wiederholungsinfo: Tag 22 Beginn Zyklus 2

Obligate Prä- und Begleitmedikation (Zyklus 1)

Tag	zeitl. Ablauf	Substanz	Basisdosierung	Trägerlösung (ml)	Appl.	Infusions-dauer	Bemerkungen
1	-1h	Aprepitant	125 mg		p.o.		
1	-30min	Glucose 5%	500 ml		i.v.	2h30min	
1	-30min	Dexamethason	12 mg		i.v.	15min	
1	-30min	Ondansetron	8 mg		i.v.	15min	
2-3	1-0-0-0	Aprepitant	80 mg		p.o.		
2-4	1-0-0-0	Dexamethason	8 mg		p.o.		

Hauptmedikation (Zyklus 2-n)

Tag	zeitl. Ablauf	Substanz	Basisdosierung	Trägerlösung (ml)	Appl.	Infusions-dauer	Bemerkungen
1	0	Trastuzumab-Deruxtecan	5,4 mg/kg	100 ml Glucose 5 %	i.v.	30min	Erstgabe über 1h30min, bei guter Verträglichkeit Folgegaben über 30min möglich; immer mit 0,2μm oder 0,22μm Inlinefilter applizieren; Beutel benötigt Lichtschutz

Zyklusdiagramm Tag 1 [...] Wdh: 22
Trastuzumab-Deruxtecan □

Wiederholungsinfo: bis Progress oder Auftreten inakzeptabler Toxizität

Obligate Prä- und Begleitmedikation (Zyklus 2-n)

Tag	zeitl. Ablauf	Substanz	Basisdosierung	Trägerlösung (ml)	Appl.	Infusions-dauer	Bemerkungen
1	-1h	Aprepitant	125 mg		p.o.		
1	-30min	Glucose 5%	500 ml		i.v.	1h30min	
1	-30min	Dexamethason	12 mg		i.v.	15min	
1	-30min	Ondansetron	8 mg		i.v.	15min	
2-3	1-0-0-0	Aprepitant	80 mg		p.o.		
2-4	1-0-0-0	Dexamethason	8 mg		p.o.		optional bei Nausea/Emesis

Bedarfsmedikation	MCP, Dimenhydrinat, Loperamid nach ärztlicher Rücksprache
FN-Risiko	<10 % → G-CSF-Gabe je nach Risikoabwägung, siehe Leitlinien zur Behandlung mit G-CSF
Kontrollen	**vor Therapiebeginn:** Echokardiogramm (LVEF), EKG, Labor (s.u.) **vor jeder Gabe:** Diff.-BB, Elektrolyte (K^+, Na^+, Ca^{2+}), Leberwerte (GPT, GOT, Bilirubin), Kreatinin; **alle 3 Monate:** Echokardiogramm, EKG; Auf Anzeichen von interstitieller Lungenerkrankung (Husten, Dyspnoe, Fieber, Atemwegssymptome) achten
Dosisreduktion	siehe Memobox und Fachinfo
Cave	bei Verdacht auf **interstitielle Lungenerkrankung/Pneumonitis** → Röntgen/CT, Kortikosteroidbehandlung (s. Fachinfo) Bei vorbestehendem **Diabetes Mellitus** BZ-Kontrollen je nach klin. Bedarf; in klinischen Studien **QT-Verlängerung** beschrieben
Therapieabbruch	bei schweren Infusionsreaktionen, symptomatisch kongestive Herzinsuffizienz, interstitieller Lungenerkrankung/Pneumonitis ab Grad 2
Erfolgsbeurteilung	nach 3-4 Zyklen
Wiederholung	**Zyklus 1-1:** Tag 22 Beginn Zyklus 2 **Zyklus 2-n:** Tag 22. bis Progress oder Auftreten inakzeptabler Toxizität
Literatur	Modi et al. N Engl J Med 2020;382: 610-21, Fachinformation Enhertu, Stankowicz et al. Breast Care 2021;16:408-411

Diese Krebstherapie birgt letale Risiken. Die Anwendung darf nur durch erfahrene Onkologen und entsprechend ausgebildetes Pflegepersonal erfolgen. Die Dosisberechnung und Anforderung obliegt der Verantwortung des bestellenden Arztes und muss in jedem Fall sorgfältig überprüft werden. Die Herausgeber übernehmen keine Verantwortung für die Therapieanforderung.

| 080401_61_gyn | Sacituzumab Govitecan (gyn) | Indikation: Mamma-Ca (mTNBC) | ICD-10: C50 |

Hauptmedikation (Zyklus 1)

Tag	Substanz	zeitl. Ablauf	Basisdosierung	Trägerlösung (ml)	Appl.	Infusions-dauer	Bemerkungen
1	Sacituzumab Govitecan	0	10 mg/kg	250 ml NaCl 0,9 %	i.v.	3h	Bei Erstgabe 3h Laufzeit, bei guter Verträglichkeit Folgegaben über 1-2h möglich. Nachbeobachtung bei jeder Gabe mindestens 30min. Beutel benötigt Lichtschutz.
8	Sacituzumab Govitecan	0	10 mg/kg	250 ml NaCl 0,9 %	i.v.	1h30min	Bei Erstgabe 3h Laufzeit, bei guter Verträglichkeit Folgegaben über 1-2h möglich. Nachbeobachtung bei jeder Gabe mindestens 30min. Beutel benötigt Lichtschutz.

Zyklusdiagramm | Tag 1 | 2 | 3 | 4 | 5 | 6 | 7 | 8 | [...] | Wdh: 22
Sacituzumab Govitecan | ☐ | | | | | | | ☐ |

Erhöhtes Toxizitäts-Risiko bei Patienten mit **verminderter UGT1A1-Aktivität.**

Cave: **Risiko schwerer Diarrhoen**. Bitte Patientin **Loperamid mitgeben**. Einnahme nicht prophylaktisch! Bei Auftreten zu Beginn 4mg (2 Kapseln) einnehmen, nach jedem ungeformten Stuhl weitere 2mg, maximal 16mg pro Tag. Bei **frühcholinergem Syndrom** (frühe Diarrhoe, abd. Krämpfe, Salivation, Rhinitis): 0,25 mg Atropin 1x s.c. (dann auch als Prophylaxe bei Folgegabe).

Obligate Prä- und Begleitmedikation (Zyklus 1)

Tag	zeitl. Ablauf	Substanz	Basisdosierung	Trägerlösung (ml)	Appl.	Infusions-dauer	Bemerkungen
1	-30min	NaCl 0,9 %	500 ml		i.v.	4h	nach Ende Sacituzumab Infusionsleitung mit 20ml NaCl 0,9% spülen.
1, 8	-1h 30min	Famotidin	20 mg		p.o.		bereits zu Hause eingenommen? (falls vom Arzt rezeptiert)
1, 8	-1h	Paracetamol	1 000 mg		p.o.		
1, 8	-1h	Aprepitant	125 mg		p.o.		
1, 8	-30min	Clemastin	2 mg		i.v.	B/2min	
1, 8	-30min	Dexamethason	12 mg		i.v.	15min	
1, 8	-30min	Ondansetron	8 mg		i.v.	15min	
1, 8	0-0-1-0	Ondansetron	8 mg		p.o.		
2-3, 9-10	1-0-0-0	Aprepitant	80 mg		p.o.		
2-3, 9-10	1-0-1-0	Dexamethason	4 mg		p.o.		
8	-30min	NaCl 0,9 %	500 ml		i.v.	2h30min	nach Ende Sacituzumab Infusionsleitung mit 20ml NaCl 0,9% spülen.

Hauptmedikation (Zyklus 2-n)

Tag	Substanz	zeitl. Ablauf	Basisdosierung	Trägerlösung (ml)	Appl.	Infusions-dauer	Bemerkungen
1, 8	Sacituzumab Govitecan	0	10 mg/kg	250 ml NaCl 0,9 %	i.v.	1h30min	Bei Erstgabe 3h Laufzeit, bei guter Verträglichkeit Folgegaben über 1-2h möglich. Nachbeobachtung bei jeder Gabe mindestens 30min. Beutel benötigt Lichtschutz.

Zyklusdiagramm | Tag 1 | 2 | 3 | 4 | 5 | 6 | 7 | 8 | [...] | Wdh: 22
Sacituzumab Govitecan | ☐ | | | | | | | ☐ |

Wiederholungsinfo: bis Progress/inakzeptable Toxizität

Obligate Prä- und Begleitmedikation (Zyklus 2-n)

Tag	zeitl. Ablauf	Substanz	Basisdosierung	Trägerlösung (ml)	Appl.	Infusions-dauer	Bemerkungen
1, 8	-1h 30min	Famotidin	20 mg		p.o.		bereits zu Hause eingenommen? (falls vom Arzt rezeptiert)
1, 8	-1h	Paracetamol	1 000 mg		p.o.		
1, 8	-1h	Aprepitant	125 mg		p.o.		
1, 8	-30min	NaCl 0,9 %	500 ml		i.v.	2h30min	nach Ende Sacituzumab Infusionsleitung mit 20ml NaCl 0,9% spülen.
1, 8	-30min	Clemastin	2 mg		i.v.	B/2min	
1, 8	-30min	Dexamethason	12 mg		i.v.	15min	
1, 8	-30min	Ondansetron	8 mg		i.v.	15min	
1, 8	0-0-1-0	Ondansetron	8 mg		p.o.		
2-3, 9-10	1-0-0-0	Aprepitant	80 mg		p.o.		
2-3, 9-10	1-0-1-0	Dexamethason	4 mg		p.o.		

Bedarfsmedikation	Loperamid, bei Folgegaben kann ggf. Atropin-Gabe erwogen werden
FN-Risiko	<10% → G-CSF- Gabe je nach Risikoabwägung, siehe Kurzfassung Leitlinien G-CSF.
Emetogenes Potential	Übelkeit 69%, Erbrechen 49%
Kontrollen	**Vor jeder Gabe:** Diff.-Blutbild, **vor jedem Zyklus:** Elektrolyte (Ca^{2+}, Mg^{2+}, Phosphat, Na^+, K^+), GOT, GPT, AP, Bili, Krea, Blutzucker; EKG **vor 1. Gabe** und Wiederholung, falls kardiale Auffälligkeiten nach Arztrücksprache
Dosisreduktion	bei schwerer Neutropenie oder anderen schweren Nebenwirkungen (Grad 3-4) Dosisreduktion um 25% (+ggf. G-CSF-Gabe), bei erneutem Auftreten Dosisreduktion um 50% (→ s. FDA-Fachinfo); keine Gabe, wenn absolute Neutrophilenzahl an Tag 1 <1500/µl oder Tag 8 < 1000/µl
Cave	Infusionsreaktion möglich: Patienten während und mindestens 30 min nach jeder Gabe überwachen, Notfallmaßnahmen bereithalten
Therapieabbruch	Wenn Gabe wegen Neutropenie Grad 3-4 oder anderer schwerer Nebenwirkungen um mehr als 3 Wochen verschoben werden muss, Therapieabbruch erwägen (s. FDA-Fachinfo).
Erfolgsbeurteilung	CT nach 3 Zyklen
Wiederholung	**Zyklus 1-1:** Tag 22. **Zyklus 2-n:** Tag 22. bis Progress/ inakzeptable Toxizität
Literatur	Bardia A et al. N Engl J Med 2019;380:741-51; FDA-Prescribing Information TRODELVY

Diese Krebstherapie birgt letale Risiken. Die Anwendung darf nur durch erfahrene Onkologen und entsprechend ausgebildetes Pflegepersonal erfolgen. Die Dosisberechnung und Anforderung obliegt der Verantwortung des bestellenden Arztes und muss in jedem Fall sorgfältig überprüft werden. Die Herausgeber übernehmen keine Verantwortung für die Therapieanforderung.

080401_58_gyn   **Atezolizumab/Nab-Paclitaxel (gyn)**   *Indikation: Mamma-Ca (triple-negativ)*   **ICD-10: C50**

Hauptmedikation (Zyklus 1)

Tag	zeitl. Ablauf	Substanz	Basisdosierung	Trägerlösung (ml)	Appl.	Infusionsdauer	Bemerkungen
1	0	Atezolizumab	840 mg abs.	250 ml NaCl 0,9 %	i.v.	1h	
1	+1h 15min	Nab-Paclitaxel (Albumin-gebunden)	100 mg/m²	Unverdünnt	i.v.	30min	ggf. mit 20ml NaCl 0,9% nachspülen, mögliche Substanzverluste in der Leitung
8	0	Nab-Paclitaxel (Albumin-gebunden)	100 mg/m²	Unverdünnt	i.v.	30min	ggf. mit 20ml NaCl 0,9% nachspülen, mögliche Substanzverluste in der Leitung
15	0	Atezolizumab	840 mg abs.	250 ml NaCl 0,9 %	i.v.	30min	
15	+45min	Nab-Paclitaxel (Albumin-gebunden)	100 mg/m²	Unverdünnt	i.v.	30min	ggf. mit 20ml NaCl 0,9% nachspülen, mögliche Substanzverluste in der Leitung

Zyklusdiagramm

Tag 1 2 3 4 5 6 7 8 9 10 11 12 13 14 15 [...] Wdh: 29
Atezolizumab
Nab-Paclitaxel (Albumin-gebunden)

Achtung: Für albumingebundenes Paclitaxel darf kein Inline-Filter (Taxol-Besteck) verwendet werden. Kein PVC-freies Infusionsbesteck erforderlich

Immuntherapie: Bitte Patientin Therapiepass mit-geben.

Obligate Prä- und Begleitmedikation (Zyklus 1)

Tag	zeitl. Ablauf	Substanz	Basisdosierung	Trägerlösung (ml)	Appl.	Infusionsdauer	Bemerkungen
1	-30min	NaCl 0,9 %	500 ml		i.v.	2h30min	
1	+1h	Ondansetron	8 mg		i.v.	15min	
8	-30min	NaCl 0,9%	500 ml		i.v.	1h	
8	-30min	Ondansetron	8 mg		i.v.	15min	
15	-30min	NaCl 0,9%	500 ml		i.v.	2h	
15	+30min	Ondansetron	8 mg		i.v.	15min	

Hauptmedikation (Zyklus 2-n)

Tag	zeitl. Ablauf	Substanz	Basisdosierung	Trägerlösung (ml)	Appl.	Infusionsdauer	Bemerkungen
1, 15	0	Atezolizumab	840 mg abs.	250 ml NaCl 0,9 %	i.v.	30min	
1, 15	+45min	Nab-Paclitaxel (Albumin-gebunden)	100 mg/m²	Unverdünnt	i.v.	30min	ggf. mit 20ml NaCl 0,9% nachspülen, mögliche Substanzverluste in der Leitung
8	0	Nab-Paclitaxel (Albumin-gebunden)	100 mg/m²	Unverdünnt	i.v.	30min	ggf. mit 20ml NaCl 0,9% nachspülen, mögliche Substanzverluste in der Leitung

Zyklusdiagramm

Tag 1 2 3 4 5 6 7 8 9 10 11 12 13 14 15 [...] Wdh: 29
Atezolizumab
Nab-Paclitaxel (Albumin-gebunden)

Obligate Prä- und Begleitmedikation (Zyklus 2-n)

Tag	zeitl. Ablauf	Substanz	Basisdosierung	Trägerlösung (ml)	Appl.	Infusionsdauer	Bemerkungen
1, 15	-30min	NaCl 0,9%	500 ml		i.v.	2h	
1, 15	+30min	Ondansetron	8 mg		i.v.	15min	
8	-30min	NaCl 0,9%	500 ml		i.v.	1h	
8	-30min	Ondansetron	8 mg		i.v.	15min	

Bedarfsmedikation	Ondansetron; Metoclopramid, Dimenhydrinat Supp., Ibuprofen 400mg Tbl.; Macrogol+div.Salze (z.B. Movicol®); Natriumpicosulfat Trpf. oder Glycerin-Supp.
FN-Risiko	< 10% → G-CSF-Gabe je nach Risikoabwägung, siehe Leitlinien zur Behandlung mit G-CSF.
Kontrollen	**Vor Therapiebeginn:** EKG (Wiederholung bei kardialen Auffälligkeiten/Risiken); **maximal 3 Tage vor jeder Atezolizumab-Gabe:** BB, Na^{2+}, K$^+$, Ca^{2+}, Kreatinin, AST, ALT, Bilirubin, CGT, LDH, Lipase, Amylase, GLukose, TSH, ggf. Urin-Stix
Cave	**immunvermittelte Nebenwirkungen möglich (Pneumonitis, Kolitis, Hepatitis, Nephritis, Endokrinopathien/Schilddrüsenfunktionsstörung, Hautausschlag)**
Therapievoraussetzung	**Überprüfung der Leberwerte** (AST, ALT, Bilirubin) **vor jeder Gabe** eines Checkpointinhibitors.
Bemerkungen	Albumin-gebundene Nanopartikelformulierung von Paclitaxel, nicht als Ersatz für andere Paclitaxel-Formulierungen verwenden oder durch solche ersetzen, da andere pharmakologische Merkmale.
Wiederholung	**Zyklus 1-1:** Tag 29. **Zyklus 2-n:** Tag 29.
Literatur	Cortés J. et al. Future Oncol. 2019 Jun;15(17):1951-1961

Diese Krebstherapie birgt letale Risiken. Die Anwendung darf nur durch erfahrene Onkologen und entsprechend ausgebildetes Pflegepersonal erfolgen. Die Dosisberechnung und Anforderung obliegt der Verantwortung des bestellenden Arztes und muss in jedem Fall sorgfältig überprüft werden. Die Herausgeber übernehmen keine Verantwortung für die Therapieanforderung.

080401_22_gyn	Capecitabin/Lapatinib (Gyn)	Indikation: Mamma-Ca	ICD-10: C50

Hauptmedikation (Zyklus 1-n)

Tag	zeitl. Ablauf	Substanz	Basisdosierung	Trägerlösung (ml)	Appl.	Infusionsdauer	Bemerkungen
1-14	1-0-0-0	Capecitabin	1000 mg/m²		p.o.		morgens: innerhalb 30min nach dem Essen
1-14	0-0-1-0	Capecitabin	1000 mg/m²		p.o.		abends: innerhalb 30 min. nach dem Essen
1-21	0-1-0-0	Lapatinib	1250 mg		p.o.		5 Tabletten à 250 mg mittags

Zyklusdiagramm — Tag 1 2 3 4 5 6 7 8 9 10 11 12 13 14 15 16 17 18 19 20 21 | Wdh: 22

Capecitabin
Lapatinib

Dosismodifikation Capecitabin entsprechen dem Therapieverlauf:

Toxizität nach NCI	während der Therapie	Nächster Zyklus
Grad 1	Dosis beibehalten	Dosis beibehalten
Grad 2	Abbruch bis Rückgang auf Grad 1	erstmalig → 100% 2.Mal → 75% 3.Mal → 50% 4.Mal → Abbruch
Grad 3	Abbruch bis Rückgang auf Grad 1	erstmalig → 75% 2.Mal → 50% 3.Mal → Abbruch
Grad 4	Behandlung abbrechen	erstmalig → 50% 2.Mal → Abbruch

Indikation Lapatinib:
HER2 - neu Überexpression nach immunhistochemischem Nachweis durch:
a) DAKO-Score 3+ oder
b) DAKO-Score 2+ und FISH +

CAVE: vor Therapiebeginn mit 5-FU/ Capecitabin oder vor erneuter Applikation **nach vorausgegangener erhöhter Toxizität muss die DPD-Aktivität bestimmt werden und der sich aus den** DPYD-Genotypen ergebende **DPD-Aktivitäts-Score** ermittel werden.

DPD-Aktivitäts-Score	Maßnahme	
2 (normal)	Therapie wie geplant möglich [1]	
1.5	RS mit OA bezüglich Dosisreduktion erforderlich	DR der Initialdosis um 25-50%, danach toxizitätsadaptierte Dosissteigerung [1]
1		DR der Initialdosis auf 50%, danach toxizitätsadaptierte Dosissteigerung [1]
0.5		DPD Phänotypisierung → bei Bestätigung: Kontraindikation für 5-FU und Capecitabin ODER stark reduzierte Initialdosis mit Drug Monitoring (nur bei 5-FU sinnvoll)
0	Kontraindikation für 5-FU und Capecitabin	

[1] ggf. Drug Monitoring (nur bei 5-FU sinnvoll)

Schwerwiegende Wechselwirkung: keine Gabe von Brivudin zusammen mit Capecitabin. Durch Hemmung der Dihydropyrimidin-dehydrogenase Akkumulation und verstärkte Toxizität von 5-FU, letale Folgen möglich. Mindestens 4 Wochen zeitlicher Abstand.

Lapatinib wird über **CYP3A4** metabolisiert 2 Wochen vor und während der Therapie keine gleichzeitige Einnahme von CYP3A4-Induktoren oder -Inhibitoren

Induktoren	Inhibitoren
z.B.: Barbiturate, Carbamazepin, Glucocorticoide (bei längerfristiger Einnahme >2 Wochen), Phenobarbital, Phenytoin, Rifampicin, Johanniskraut	z.B.: Aprepitant, Cimetidin, Amiodaron, Clarithromycin, Diltiazem, Verapamil, Erythromycin, Fluconazol, Fluvoxamin, Indinavir, Itraconazol, Ketoconazol, Norfloxacin, Ritonavir, Saquinavir, **Grapefruitsaft,** Grapefruit

Bedarfsmedikation	Metoclopramid p.o.,gegebenenfalls: Ondansetron 4-8mg Tabl., Loperamid Kps. p.o.
FN-Risiko	Keine Daten vorhanden
Emetogenes Potential	**vor Therapiebeginn + alle 3 Zyklen:** Herzecho, EKG (alle 6 Wochen bei kardialen Vorerkrankungen); **vor jedem Zyklus:** BB, GOT, GPT, G-GT, AP, Bilirubin, Kreatinin; **wöchentlich:** BB
Kontrollen	**wöchentlich:** BB; **vor jedem Zyklus:** BB, GOT, GPT, G-GT, AP, Bilirubin, Kreatinin; **vor Therapiebeginn + alle 3 Zyklen:** Herzecho, EKG (alle 6 Wochen bei kardialen Vorerkrankungen); **Lapatinib:** erhöhte Arzneimittelexposition bei Leberfunktionsstörungen
Cave	**Capecitabin:** erhöhte Häufigkeit von NW bei Patienten mit eingeschränkter Nierenfunktion; bei schwerer Nierenfunktionsstörung KI; **Lapatinib:** erhöhte Arzneimittelexposition bei Leberfunktionsstörungen siehe Fachinformationen
Therapieunterbrechung	**Capecitabin:** bei HFS siehe Merkkasten, Diarrhoe Grad 2-4, Bilirubin > 3fache des Normwertes, Hautausschlag: > Grad 2; **Lapatinib:** bei pulmonalen Syptomen (Pneumonitis/ interstitielle Lungenerkrankung) Grad >3, Verringerte/ Abfall der linksventrikulären EF, schwere Leberfunktionsstörungen, ggf. schwere Diarrhoe; siehe Fachinformationen
Wechselwirkungen	Siehe Merkkasten für **Lapatinib,** keine Antazida mit Lapatinib (schlechtere Resorption)
Therapiedauer	bis Progression
Wiederholung	Tag 22.
Literatur	Geyer CE et al. NEJM. 2006; 355:2733-43; Cameron D et al. Breast Cancer Res Treat. 2008; 112:533-43.

ICD-10: C56

080402_04_gyn_1   *Carboplatin (gyn)*   *Indikation: Ovarial-Ca*

Hauptmedikation (Zyklus 1-n)

Tag	zeitl. Ablauf	Substanz	Basisdosierung	Trägerlösung (ml)	Appl.	Infusions-dauer	Bemerkungen
1	0	Carboplatin	5 AUC	250 ml Glucose 5 %	i.v.	1h	Dosis (mg) = AUC (mg/ml x min) x [GFR (ml/min)+25], Maximaldosis beachten siehe Memokasten

Zyklusdiagramm | Tag 1 | [...] | Wdh: 22

Carboplatin □

Maximaldosen für Carboplatin bei Dosierung nach AUC:

AUC	Max. Dosis
1,5	225mg
2	300mg
3	450mg
4	600mg
5	750mg
6	900mg
7	1050mg

Obligate Prä- und Begleitmedikation (Zyklus 1-n)

Tag	zeitl. Ablauf	Substanz	Basisdosierung	Trägerlösung (ml)	Appl.	Infusions-dauer	Bemerkungen
1	-30min	NaCl 0,9 %	500 ml		i.v.	2h	
1	-30min	Ondansetron	8 mg		i.v.	15min	
1	-30min	Dexamethason	12 mg		i.v.	15min	
1	-1h	Aprepitant	125 mg		p.o.		
2-3	1-0-0-0	Aprepitant	80 mg		p.o.		
2-4	1-0-0-0	Dexamethason	8 mg		p.o.		

Bedarfsmedikation	Metoclopramid/Paspertin®Tabl., Dimenhydrinat/Vomex A® Supp., Ibuprofen 400mg Tbl., Macrogol+div.Salze/Movicol®, Natriumpicosulfat/Laxoberal® Trpf.
FN-Risiko	< 10% => G-CSF-Gabe je nach Risikoabwägung, siehe Leitlinien zur Behandlung mit G-CSF
Emetogenes Potential	Moderates Risiko 30-90% => Prophylaxe der verzögerten Emesis d 2-3, siehe Kurzfassung der Leitlinien + Protokoll
Kontrollen	**wöchentlich:** Diff.-Blutbild; **vor CTx:** Diff.-Blutbild, Elektrolyte, GOT/GPT, G-GT, Kreatinin, Urin-Stix, **bei kardialer Vorschädigung vor jedem 3. Zyklus:** EKG
Dosisreduktion	Siehe auch Fachinformationen und Dosisreduktionstabelle. **Carboplatin:** bei Nierenfunktionsstörungen
Cave	bei Zustand **nach allergischer Reaktion auf Carboplatin in vorhergehendem Zyklus oder Reinduktion von Carboplatin (>6 Zyklen): siehe Protokoll mit modifizierter Prämedikation:** 20 mg Dexamethason/Fortecortin® i.v., 8 mg Ondansetron/Zofran® i.v., 2 mg Clemastin/Tavegil® i.v., 50 mg Ranitidin/Zantic® i.v.
Wechselwirkungen	**Carboplatin:** Vorsicht bei Komedikation mit nephro- oder ototoxischen Substanzen: z.B. Aminoglykoside, Schleifendiuretika
Erfolgsbeurteilung	nach 3 Zyklen
Wiederholung	Tag 22.
Literatur	The ICON Collaborators. Lancet. 1998; 352:1571-1576.

Diese Krebstherapie birgt letale Risiken. Die Anwendung darf nur durch erfahrene Onkologen und entsprechend ausgebildetes Pflegepersonal erfolgen. Die Dosisberechnung und Anforderung obliegt der Verantwortung des bestellenden Arztes und muss in jedem Fall sorgfältig überprüft werden. Die Herausgeber übernehmen keine Verantwortung für die Therapieanforderung.

080402_05_gyn   Paclitaxel/Carboplatin (gyn)   Indikation: Ovarial-Ca, Karzinosarkom   ICD-10: C55, C56

Hauptmedikation (Zyklus 1-n)

Tag	zeitl. Ablauf	Substanz	Basisdosierung	Trägerlösung (ml)	Appl.	Infusions-dauer	Bemerkungen
1	0	Paclitaxel	175 mg/m²	500 ml NaCl 0,9 %	i.v.	3h	immer über PVC-freies Infusionssystem mit 0,2 µm Inline-filter applizieren
1	+3h	Carboplatin	5 AUC	250 ml Glucose 5 %	i.v.	1h	Dosis (mg) = AUC (mg/ml x min) x [GFR (ml/min)+25], Max-imaldosis beachten siehe Memokasten

Maximaldosen für Carboplatin bei Dosierung nach AUC:

AUC	Max. Dosis
1,5	225mg
2	300mg
3	450mg
4	600mg
5	750mg
6	900mg
7	1050mg

Zyklusdiagramm | Tag 1 | [...] | Wdh: 22

Paclitaxel □
Carboplatin ■

Obligate Prä- und Begleitmedikation (Zyklus 1-n)

Tag	zeitl. Ablauf	Substanz	Basisdosierung	Trägerlösung (ml)	Appl.	Infusions-dauer	Bemerkungen
1	-1h 30min	Famotidin	20 mg		p.o.		bereits zu Hause eingenommen? (falls vom Arzt rezeptiert)
1	-1h	Aprepitant	125 mg		p.o.		
1	-30min	NaCl 0,9 %	1 000 ml		i.v.	4h30min	
1	-30min	Dexamethason	12 mg	100 ml NaCl 0,9 %	i.v.	15min	
1	-30min	Ondansetron	8 mg		i.v.	15min	
1	-30min	Clemastin	2 mg		i.v.	B	
2-3	1-0-0-0	Aprepitant	80 mg		p.o.		
2-4	1-0-0-0	Dexamethason	8 mg		p.o.		

Bedarfsmedikation	Metoclopramid/Paspertin® Tabl., Dimenhydrinat/Vomex A® Supp., Ibuprofen 400mg Tbl., Macrogol + div. Salze/Movicol®, Natriumpicosulfat/Laxoberal® Trpf.
FN-Risiko	10-20% → G-CSF-Gabe je nach Risikoabwägung als Primärprophylaxe, bei Zustand nach FN in den folgenden Zyklen als Sekundärprophylaxe, siehe Leitlinien zur Behandlung mit G-CSF
Emetogenes Potential	Moderates Risiko 30-90% → Prophylaxe der verzögerten Emesis d 2-3, siehe Kurzfassung der Leitlinien + Protokoll
Kontrollen	vor Therapiebeginn + vor 4. Zyklus: EKG (bei kardialer Vorschädigung vor jedem Zyklus), wöchentlich: Diff.-Blutbild; vor CTx: Diff.-Blutbild, Kreatinin, GOT, GPT, G-GT, Bilirubin, AP, Urin-Stix
Dosisreduktion	Siehe auch Fachinformationen und Dosisreduktionstabelle. Paclitaxel: um 20% bei schwerer Neutropenie (< 500/mm³) oder schweren Neuropathien; um 25% bei schwerer Mukositis; Carboplatin: bei Nierenfunktionsstörungen
Wechselwirkungen	Carboplatin: Vorsicht bei Komedikation mit nephro- oder ototoxischen Substanzen: z.B. Aminoglykoside, Schleifendiuretika.
Wiederholung	Tag 22.
Literatur	ICON and AGO Collaborators. Lancet. 2003; 361:2099-106; Du Bois et al. J Natl Cancer Inst. 2003; 95:1320-1329.

| 080402_19_gyn | Paclitaxel/Carboplatin/Bevacizumab (Gyn) | Indikation: Ovarial-Ca | ICD-10: C56 |

Hauptmedikation (Zyklus 1)

Tag	zeitl. Ablauf	Substanz	Basisdosierung	Trägerlösung (ml)	Appl.	Infusions-dauer	Bemerkungen
1	0	Paclitaxel	175 mg/m^2	500 ml NaCl 0,9 %	i.v.	3h	immer über PVC-freies Infusionssystem mit 0,2μm Inline-filter applizieren
1	+3h	Carboplatin	5 AUC	250 ml Glucose 5 %	i.v.	1h	Dosis (mg) = AUC (mg/ml x min) x [GFR (ml/min)+25], Maximaldosis beachten siehe Memokasten
1	+4h	Bevacizumab	15 mg/kg	100 ml NaCl 0,9 %	i.v.	1h30min	1. Gabe 90min, 2. Gabe 60min, ab 3. Gabe 30min bzw. Infusionsdauer nach Verträglichkeit

Bevacizumab

Gabe	Infusionsdauer
1	90 min
Bei guter Verträglichkeit der vorangegangenen Gabe	
2	60 min
3	30 min

Inkompatibilität mit Glukose 5%

Maximaldosen für Carboplatin bei Dosierung nach AUC:

AUC	Max. Dosis
1,5	225mg
2	300mg
3	450mg
4	600mg
5	750mg
6	900mg
7	1050mg

CAVE bei Bevacizumab-Gabe:
(GI-) Blutungen, GIT-Perforation, Fistelbildung, Wundheilungsstörungen bis 60 Tage nach Gabe: **Gabe frühestens 28 Tage nach größerer OP bzw. 28 Tage vor geplanter OP absetzen,** thromboembolische Ereignisse, hypertensive Entgleisung, Proteinurie, dekompensierte Herzinsuffizienz/Kardiomyopathie
Infusionsreaktionen: **während und nach der Infusion engmaschige Überwachung,** ggf. nach Behandlungsstandard für Anaphylaxie verfahren

Zyklusdiagramm | Tag 1 | [...] | Wdh: 22
Paclitaxel □ ■ □
Carboplatin
Bevacizumab

Obligate Prä- und Begleitmedikation (Zyklus 1)

Tag	zeitl. Ablauf	Substanz	Basisdosierung	Trägerlösung (ml)	Appl.	Infusions-dauer	Bemerkungen
1	-1h 30min	Famotidin	20 mg		p.o.		bereits zu Hause eingenommen? (falls vom Arzt rezeptiert)
1	-1h	Aprepitant	125 mg		p.o.		
1	-30min	NaCl 0,9 %	1 000 ml		i.v.	6h	
1	-30min	Dexamethason	12 mg	100 ml NaCl 0,9 %	i.v.	15min	
1	-30min	Ondansetron	8 mg		i.v.	15min	
1	-30min	Clemastin	2 mg		i.v.	B	
2-3	1-0-0-0	Aprepitant	80 mg		p.o.		
2-4	1-0-0-0	Dexamethason	8 mg		p.o.		

Hauptmedikation (Zyklus 2)

Tag	zeitl. Ablauf	Substanz	Basisdosierung	Trägerlösung (ml)	Appl.	Infusions-dauer	Bemerkungen
1	0	Paclitaxel	175 mg/m^2	500 ml NaCl 0,9 %	i.v.	3h	immer über PVC-freies Infusionssystem mit 0,2μm Inline-filter applizieren
1	+3h	Carboplatin	5 AUC	250 ml Glucose 5 %	i.v.	1h	Dosis (mg) = AUC (mg/ml x min) x [GFR (ml/min)+25], Maximaldosis beachten siehe Memokasten
1	+4h	Bevacizumab	15 mg/kg	100 ml NaCl 0,9 %	i.v.	1h	1. Gabe 90min, 2. Gabe 60min, ab 3. Gabe 30min bzw. Infusionsdauer nach Verträglichkeit

Zyklusdiagramm | Tag 1 | [...] | Wdh: 22
Paclitaxel □ ■ □
Carboplatin
Bevacizumab

Obligate Prä- und Begleitmedikation (Zyklus 2)

Tag	zeitl. Ablauf	Substanz	Basisdosierung	Trägerlösung (ml)	Appl.	Infusionsdauer	Bemerkungen
1	-1h 30min	Famotidin	20 mg		p.o.		bereits zu Hause eingenommen? (falls vom Arzt rezeptiert)
1	-1h	Aprepitant	125 mg		p.o.		
1	-30min	NaCl 0,9 %	1 000 ml		i.v.	5h30min	
1	-30min	Dexamethason	12 mg	100 ml NaCl 0,9 %	i.v.	15min	
1	-30min	Ondansetron	8 mg		i.v.	15min	
1	-30min	Clemastin	2 mg		i.v.	B	
2-3	1-0-0-0	Aprepitant	80 mg		p.o.		
2-4	1-0-0-0	Dexamethason	8 mg		p.o.		

Hauptmedikation (Zyklus 3-6)

Tag	zeitl. Ablauf	Substanz	Basisdosierung	Trägerlösung (ml)	Appl.	Infusionsdauer	Bemerkungen
1	0	Paclitaxel	175 mg/m²	500 ml NaCl 0,9 %	i.v.	3h	immer über PVC-freies Infusionssystem mit 0,2μm Inlinefilter applizieren
1	+3h	Carboplatin	5 AUC	250 ml Glucose 5 %	i.v.	1h	Dosis (mg) = AUC (mg/ml x min) x [GFR (ml/min)+25], Maximaldosis beachten siehe Memokasten
1	+4h	Bevacizumab	15 mg/kg	100 ml NaCl 0,9 %	i.v.	30min	1. Gabe 90min, 2. Gabe 60min, ab 3. Gabe 30min bzw. Infusionsdauer nach Verträglichkeit

Zyklusdiagramm

	Tag 1	[...]	Wdh: ≥2
Paclitaxel	☐	■	☐
Carboplatin			
Bevacizumab			

Obligate Prä- und Begleitmedikation (Zyklus 3-6)

Tag	zeitl. Ablauf	Substanz	Basisdosierung	Trägerlösung (ml)	Appl.	Infusionsdauer	Bemerkungen
1	-1h 30min	Famotidin	20 mg		p.o.		bereits zu Hause eingenommen? (falls vom Arzt rezeptiert)
1	-1h	Aprepitant	125 mg		p.o.		
1	-30min	NaCl 0,9 %	1 000 ml		i.v.	5h	
1	-30min	Dexamethason	12 mg	100 ml NaCl 0,9 %	i.v.	15min	
1	-30min	Ondansetron	8 mg		i.v.	15min	
1	-30min	Clemastin	2 mg		i.v.	B	
2-3	1-0-0-0	Aprepitant	80 mg		p.o.		
2-4	1-0-0-0	Dexamethason	8 mg		p.o.		

Bedarfsmedikation	Metoclopramid/Paspertin® Tabl., Dimenhydrinat/Vomex A® Supp., Ibuprofen 400mg Tbl., Macrogol + div. Salze/Movicol®, Natriumpicosulfat/Laxoberal® Trpf.
FN-Risiko	10-20% → G-CSF-Gabe je nach Risikoabwägung als Primärprophylaxe, bei Zustand nach FN in den folgenden Zyklen als Sekundärprophylaxe, siehe Leitlinien zur Behandlung mit G-CSF
Emetogenes Potential	Moderates Risiko 30-90% → Prophylaxe der verzögerten Emesis d 2-3, siehe Kurzfassung der Leitlinien + Protokoll
Kontrollen	**vor Therapiebeginn + vor 4. Zyklus:** EKG (bei kardialer Vorschädigung vor jedem Zyklus), **wöchentlich:** Diff.-Blutbild; **vor CTx:** Diff.-Blutbild, Blutdruck, Kreatinin, GOT, GPT, G-GT, Bilirubin, AP, Urin-Stix
Dosisreduktion	Siehe auch Fachinformationen und Dosisreduktionstabelle. **Paclitaxel:** um 20% bei schwerer Neutropenie (< 500/mm³) oder schweren Neuropathien; um 25% bei schwerer Mukositis; **Carboplatin:** bei Nierenfunktionsstörungen
Wechselwirkungen	Carboplatin: Vorsicht bei Komedikation mit nephro- oder ototoxischen Substanzen: z.B. Aminoglykoside, Schleifendiuretika.
Wiederholung	**Zyklus 1-1:** Tag 22. **Zyklus 2-2:** Tag 22. **Zyklus 3-6:** Tag 22.
Literatur	ICON and AGO Collaborators. Lancet. 2003; 361:2099-106; Du Bois et al. J Natl Cancer Inst. 2003; 95:1320-1329.

080401_26_gyn   **Bevacizumab 21-tägig/Erhaltung**   *Indikation: Mamma-Ca, Ovarial-Ca*   ***ICD-10: C50, C56***

Hauptmedikation (Zyklus 1-n)

Tag	zeitl. Ablauf	Substanz	Basisdosierung	Trägerlösung (ml)	Appl.	Infusions-dauer	Bemerkungen
1	0	Bevacizumab	15 mg/kg	100 ml NaCl 0,9 %	i.v.	30min	Infusionsdauer nach Verträglichkeit*

Zyklusdiagramm   Tag 1 [...] Wdh: 22
Bevacizumab 21taegig

Bevacizumab	
Gabe	Infusionsdauer
1	90 min
Bei guter Verträglichkeit der vorangegangenen Gabe	
2	60 min
3	30 min
Inkompatibilität mit Glukose 5%	

CAVE bei Bevacizumab-Gabe:
(GI-) Blutungen, GIT-Perforation, Fistelbildung, Wundheilungsstörungen bis 60 Tage nach Gabe: **Gabe frühestens 28 Tage nach größerer OP bzw. 28 Tage vor geplanter OP absetzen,** thromboembolische Ereignisse, hypertensive Entgleisung, Proteinurie, dekompensierte Herzinsuffizienz/Kardiomyopathie
Infusionsreaktionen: **während und nach der Infusion engmaschige Überwachung,** ggf. nach Behandlungsstandard für Anaphylaxie verfahren

Obligate Prä- und Begleitmedikation (Zyklus 1-n)

Tag	zeitl. Ablauf	Substanz	Basisdosierung	Trägerlösung (ml)	Appl.	Infusions-dauer	Bemerkungen
1	-30min	NaCl 0,9 %	250 ml		i.v.	1h	Infusionsdauer (1h, 1h30min, 2h) nach Verträglichkeit*

FN-Risiko	<10% => G-CSF-Gabe je nach Risikoabwägung, siehe Leitlinien zur Behandlung mit G-CSF. Kombination einer myelotoxischen Chemotherapie + Bevacizumab im Vergleich zu Chemotherapie alleine => erhöhte Inzidenz von febriler Neutropenie
Kontrollen	**vor CTx:** Blutdruck, Blutbild,U-Stix (Proteinurie), **EKG, wenn klinisch indiziert**
Therapieabbruch	dauerhaft nach Auftreten von: Proteinurie Grad 4, Hypertensiver Krise/Enzephalopathie, arterieller Thromboembolie, Blutungen Grad 3-4, s.a. Fachinformation.
Kontraindikation	kürzlich aufgetretene Lungeneinblutung oder Hämoptyse(< 2,5 ml), schlecht eingestellte Hypertonie, Schwangerschaft, relative KOntraindikation: Lungenembolie/Thrombosen.
Wiederholung	Tag 22.
Literatur	Miller KD et al. NEJM. 2007; 357:2666-76; O'Shaughnessy JA et al. Clin Breast Cancer. 2008; 8:370-373; Micha JP et al. Int J Gynecol Cancer. 2007; 17:771-776.

Diese Krebstherapie birgt letale Risiken. Die Anwendung darf nur durch erfahrene Onkologen und entsprechend ausgebildetes Pflegepersonal erfolgen. Die Dosisberechnung und Anforderung obliegt der Verantwortung des bestellenden Arztes und muss in jedem Fall sorgfältig überprüft werden. Die Herausgeber übernehmen keine Verantwortung für die Therapieanforderung.

080402_20_gyn   **Gemcitabin/Carboplatin/Bevacizumab (gyn)**   *Indikation: Ovarial-Ca*   **ICD-10: C56**

Hauptmedikation (Zyklus 1)

Tag	zeitl. Ablauf	Substanz	Basisdosierung	Trägerlösung (ml)	Appl.	Infusionsdauer	Bemerkungen
1	+30min	Carboplatin	4 AUC	250 ml Glucose 5 %	i.v.	1h	Dosis (mg) = AUC (mg/ml x min) x [GFR (ml/min)+25], Maximaldosis beachten siehe Memokasten
1	+1h 30min	Bevacizumab	15 mg/kg	100 ml NaCl 0,9 %	i.v.	1h30min	1. Gabe 90min, 2. Gabe 60min, ab 3. Gabe 30min bzw.
1, 8	0	Gemcitabin	1 000 mg/m²	250 ml NaCl 0,9 %	i.v.	30min	Infusionsdauer nach Verträglichkeit

Zyklusdiagramm Tag 1 2 3 4 5 6 7 8 [...] Wdh: 22
Gemcitabin
Carboplatin
Bevacizumab

Bevacizumab	
Gabe	Infusionsdauer
1	90 min
Bei guter Verträglichkeit der vorangegangenen Gabe	
2	60 min
3	30 min

Inkompatibilität mit Glukose 5%

CAVE bei Bevacizumab-Gabe:
(GI-) Blutungen, GIT-Perforation, Fistelbildung, Wundheilungsstörungen bis 60 Tage nach Gabe: **Gabe frühestens 28 Tage nach größerer OP bzw. 28 Tage vor geplanter OP absetzen,** thromboembolische Ereignisse, hypertensive Entgleisung, Proteinurie, dekompensierte Herzinsuffizienz/Kardiomyopathie Infusionsreaktionen: **während und nach der Infusion engmaschige Überwachung,** ggf. nach Behandlungsstandard für Anaphylaxie verfahren

Maximaldosen für Carboplatin bei Dosierung nach AUC:	
AUC	Max. Dosis
1,5	225mg
2	300mg
3	450mg
4	600mg
5	750mg
6	900mg
7	1050mg

Obligate Prä- und Begleitmedikation (Zyklus 1)

Tag	zeitl. Ablauf	Substanz	Basisdosierung	Trägerlösung (ml)	Appl.	Infusionsdauer	Bemerkungen
1	-30min	NaCl 0,9 %	500 ml		i.v.	3h30min	
1	-30min	Ondansetron	8 mg		i.v.	15min	
1	-30min	Dexamethason	12 mg		i.v.	15min	
1	-1h	Aprepitant	125 mg		p.o.		
2-3	1-0-0-0	Aprepitant	80 mg		p.o.		
2-4	1-0-0-0	Dexamethason	8 mg		p.o.		
8	-30min	NaCl 0,9 %	500 ml		i.v.	1h	
8	-30min	Dexamethason	8 mg		i.v.	15min	

Hauptmedikation (Zyklus 2)

Tag	zeitl. Ablauf	Substanz	Basisdosierung	Trägerlösung (ml)	Appl.	Infusionsdauer	Bemerkungen
1	0	Gemcitabin	1 000 mg/m²	250 ml NaCl 0,9 %	i.v.	30min	
1	+30min	Carboplatin	4 AUC	250 ml Glucose 5 %	i.v.	1h	Dosis (mg) = AUC (mg/ml x min) x [GFR (ml/min)+25], Maximaldosis beachten siehe Memokasten
1	+1h 30min	Bevacizumab	15 mg/kg	100 ml NaCl 0,9 %	i.v.	1h	1. Gabe 90min, 2. Gabe 60min, ab 3. Gabe 30min bzw.
8	0	Gemcitabin	1 000 mg/m²	250 ml NaCl 0,9 %	i.v.	30min	Infusionsdauer nach Verträglichkeit

Zyklusdiagramm Tag 1 2 3 4 5 6 7 8 [...] Wdh: 22
Gemcitabin
Carboplatin
Bevacizumab

Obligate Prä- und Begleitmedikation (Zyklus 2)

Tag	zeitl. Ablauf	Substanz	Basisdosierung	Trägerlösung (ml)	Appl.	Infusions-dauer	Bemerkungen
1	-30min	NaCl 0,9 %	500 ml		i.v.	3h	
1	-30min	Ondansetron	8 mg		i.v.	15min	
1	-30min	Dexamethason	12 mg		i.v.	15min	
1	-1h	Aprepitant	125 mg		p.o.		
2-3	1-0-0-0	Aprepitant	80 mg		p.o.		
2-4	1-0-0-0	Dexamethason	8 mg		p.o.		
8	-30min	NaCl 0,9 %	500 ml		i.v.	1h	
8	-30min	Dexamethason	8 mg		i.v.	15min	

Hauptmedikation (Zyklus 3-n)

Tag	zeitl. Ablauf	Substanz	Basisdosierung	Trägerlösung (ml)	Appl.	Infusions-dauer	Bemerkungen
1	0	Gemcitabin	1 000 mg/m²	250 ml NaCl 0,9 %	i.v.	30min	
1	+30min	Carboplatin	4 AUC	250 ml Glucose 5 %	i.v.	1h	Dosis (mg) = AUC (mg/ml x min) x [GFR (ml/min)+25], Maximaldosis beachten siehe Memokasten
1	+1h 30min	Bevacizumab	15 mg/kg	100 ml NaCl 0,9 %	i.v.	30min	1. Gabe 90min, 2. Gabe 60min, ab 3. Gabe 30min bzw. Infusionsdauer nach Verträglichkeit
8	0	Gemcitabin	1 000 mg/m²	250 ml NaCl 0,9 %	i.v.	30min	

Zyklusdiagramm   Tag 1 | 2 | 3 | 4 | 5 | 6 | 7 | 8 | [...] | Wdh: 22

Gemcitabin
Carboplatin
Bevacizumab

Obligate Prä- und Begleitmedikation (Zyklus 3-n)

Tag	zeitl. Ablauf	Substanz	Basisdosierung	Trägerlösung (ml)	Appl.	Infusions-dauer	Bemerkungen
1	-30min	NaCl 0,9 %	500 ml		i.v.	2h30min	
1	-30min	Ondansetron	8 mg		i.v.	15min	
1	-30min	Dexamethason	12 mg		i.v.	15min	
1	-1h	Aprepitant	125 mg		p.o.		
2-3	1-0-0-0	Aprepitant	80 mg		p.o.		
2-4	1-0-0-0	Dexamethason	8 mg		p.o.		
8	-30min	NaCl 0,9 %	500 ml		i.v.	1h	
8	-30min	Dexamethason	8 mg		i.v.	15min	

Bedarfsmedikation	Metoclopramid Tabl., Dimenhydrinat Supp., Ibuprofen 400mg Tbl., Macrogol, div.Salze (z.B. Movicol®), Natriumpicosulfat Trpf.
FN-Risiko	10-20% → G-CSF-Gabe je nach Risikoabwägung als Primärprophylaxe, bei Zustand nach FN in den folgenden Zyklen als Sekundärprophylaxe, siehe Leitlinien zur Behandlung mit G-CSF.
Emetogenes Potential	Moderates Risiko 30-90% → Prophylaxe der verzögerten Emesis d 2-3, siehe Kurzfassung der Leitlinien + Protokoll
Kontrollen	**wöchentlich:** Diff.-Blutbild, **vor CTx:** Diff.-Blutbild, Elektrolyte, GOT, GPT, G-GT, Kreatinin, Urin-Stix; **vor Therapiebeginn und bei kardialen Auffälligkeiten:** EKG.
Dosisreduktion	Siehe auch Fachinformationen und Dosisreduktionstabelle. **Carboplatin:** bei Nierenfunktionsstörungen.
Cave	**Gemcitabin:** vorsichtige Anwendung bei Niereninsuffizienz, Leberfunktionsstörungen, Lebermetastasen
Therapieabbruch	**Gemcitabin:** bei interstitieller Pneumonitis, Lungenödemen, akutem Atemnotsyndrom (ARDS)
Wechselwirkungen	**Carboplatin:** keine Komedikation mit nephro- oder ototoxischen Substanzen: z.B. Aminoglykoside, Schleifendiuretika
Erfolgsbeurteilung	nach 3 Zyklen
Wiederholung	**Zyklus 1-1:** Tag 22. **Zyklus 2-2:** Tag 22. **Zyklus 3-n:** Tag 22.
Literatur	Eisenhauer E et al. Gynecol Oncol. 2014 Aug;134(2):262-6

Diese Krebstherapie birgt letale Risiken. Die Anwendung darf nur durch erfahrene Onkologen und entsprechend ausgebildetes Pflegepersonal erfolgen. Die Dosisberechnung und Anforderung obliegt der Verantwortung des bestellenden Arztes und muss in jedem Fall sorgfältig überprüft werden. Die Herausgeber übernehmen keine Verantwortung für die Therapieanforderung.

080402_12_gyn   pegyliert-liposomales Doxorubicin (Caelyx®) / Carboplatin   *Indikation: Ovarial-Ca*   *ICD-10: C56*

Hauptmedikation (Zyklus 1)

Tag	zeitl. Ablauf	Substanz	Basisdosierung	Trägerlösung (ml)	Appl.	Infusions-dauer	Bemerkungen
1	0	Doxorubicin PEG-liposomal/Caelyx®	30 mg/m²	250 ml Glucose 5 %	i.v.	1h30min	maximale Dosis 60mg abs., Infusomat mit Glucose füllen
1	+1h 30min	Carboplatin	5 AUC	250 ml Glucose 5 %	i.v.	1h	Dosis (mg) = AUC (mg/ml x min) x [GFR (ml/min)+25], Maximaldosis beachten siehe Memokasten

Zyklusdiagramm Tag 1 | [...] | Wdh: 29

Carboplatin ☐
PEG-liposomales Doxorubicin ■

Wiederholungsinfo: (6 Zyklen bzw. bis Tumorprogress)

Maximaldosen für Carboplatin bei Dosierung nach AUC:

AUC	**Max. Dosis**
1,5	225mg
2	300mg
3	450mg
4	600mg
5	750mg
6	900mg
7	1050mg

Infusionsdauer Doxorubicin/Caelyx® PEG-liposomales:
Initialdosis über 1h30min verabreichen, max. Rate 1mg/min
bei guter Verträglichkeit Folgegaben über 1h.

bei Infusionsreaktionen:
5% der Gesamtdosis über 15min, weitere 10% über 15min, Restdosis über 1h (insgesamt 1h 30min)

Obligate Prä- und Begleitmedikation (Zyklus 1)

Tag	zeitl. Ablauf	Substanz	Basisdosierung	Trägerlösung (ml)	Appl.	Infusions-dauer	Bemerkungen
1	-1h 30min	Famotidin	20 mg		p.o.		bereits zu Hause eingenommen? (falls vom Arzt rezeptiert)
1	-30min	Glucose 5%	500 ml		i.v.	3h	
1	-30min	Ondansetron	8 mg		i.v.	15min	
1	-30min	Dexamethason	20 mg		i.v.	15min	
1	-30min	Clemastin	2 mg		i.v.	B	
1	-1h	Aprepitant	125 mg		p.o.		
2-3	1-0-0-0	Aprepitant	80 mg		p.o.		
2-4	1-0-0-0	Dexamethason	8 mg		p.o.		

Hauptmedikation (Zyklus 2-n)

Tag	zeitl. Ablauf	Substanz	Basisdosierung	Trägerlösung (ml)	Appl.	Infusions-dauer	Bemerkungen
1	0	Doxorubicin PEG-liposomal/Caelyx®	30 mg/m²	250 ml Glucose 5 %	i.v.	1h	maximale Dosis 60mg abs., Infusomat mit Glucose füllen
1	+1h	Carboplatin	5 AUC	250 ml Glucose 5 %	i.v.	1h	Dosis (mg) = AUC (mg/ml x min) x [GFR (ml/min)+25], Maximaldosis beachten siehe Memokasten

Zyklusdiagramm Tag 1 | [...] | Wdh: 29   **Wiederholungsinfo:** (6 Zyklen bzw. bis Tumorprogress)

Carboplatin ☐
PEG-liposomales Doxorubicin ■

Obligate Prä- und Begleitmedikation (Zyklus 2-n)

Tag	zeitl. Ablauf	Substanz	Basisdosierung	Trägerlösung (ml)	Appl.	Infusions-dauer	Bemerkungen
1	-1h 30min	Famotidin	20 mg		p.o.		bereits zu Hause eingenommen? (falls vom Arzt rezeptiert)
1	-30min	Glucose 5%	500 ml		i.v.	2h30min	
1	-30min	Ondansetron	8 mg		i.v.	15min	
1	-30min	Dexamethason	20 mg		i.v.	15min	
1	-30min	Clemastin	2 mg		i.v.	B	
1	-1h	Aprepitant	125 mg		p.o.		
2-3	1-0-0-0	Aprepitant	80 mg		p.o.		
2-4	1-0-0-0	Dexamethason	8 mg		p.o.		

Bedarfsmedikation	Metoclopramid/Paspertin® Tabl., Dimenhydrinat/Vomex A® Supp., Ibuprofen 400mg Tbl., Macrogol+div.Salze/Movicol®, Natriumpicosulfat/Laxoberal® Trpf.
FN-Risiko	< 10% → G-CSF-Gabe je nach Risikoabwägung, siehe Leitlinien zur Behandlung mit G-CSF.
Emetogenes Potential	Niedrigrisiko 10-30% → keine routinemäßige Prophylaxe der verzögerten Emesis, siehe Kurzfassung der Leitlinien
Kontrollen	**vor Therapiebeginn:** Herzecho + EKG; **vor CTx:** Diff.-BB, Elektrolyte, Urin-Stix, Bilirubin, GOT, GPT, G-GT, AP, Kreatinin, EKG; **wöchentlich:** Diff.-BB; **nach jedem 3.Zyklus:** Herzecho, Reevaluation.
Dosisreduktion	**[Zyklus 1:]** Siehe auch Fachinformationen und Dosisreduktionstabelle. **peg.-liposomales Doxorubicin:** Bei Leberfunktionsstörungen, Stomatitis, Palmar-plantarer Erythrodysästhesie, Hämatologischer Toxizität. **Carboplatin:** bei Nierenfunktionsstörungen. **[Zyklus 2-n:]** Siehe auch Fachinformationen und Dosisreduktionstabelle. **peg.-liposomales Doxorubicin:** Bei Leberfunktionsstörungen, Stomatitis, Palmar-plantarer Erythrodysästhesie, Hämatologischer Toxizität.**Carboplatin:** bei Nierenfunktionsstörungen.
Cave	Bei Diabetes mellitus: Blutzuckerkontrolle und ggf. Anpassung der Insulindosis.
Summendosis	nicht definiert
Wechselwirkungen	**Carboplatin:** Vorsicht bei Komedikation mit nephro- oder ototoxischen Substanzen: z.B. Aminoglykoside, Schleifendiuretika
Wiederholung	**Zyklus 1-1:** Tag 29. (6 Zyklen bzw. bis Tumorprogress) **Zyklus 2-n:** Tag 29. (6 Zyklen bzw. bis Tumorprogress)
Literatur	Pujade-Lauraine E et al. J Clin Oncol. 2010; 28:3323-3329.

Diese Krebstherapie birgt letale Risiken. Die Anwendung darf nur durch erfahrene Onkologen und entsprechend ausgebildetes Pflegepersonal erfolgen. Die Dosisberechnung und Anforderung obliegt der Verantwortung des bestellenden Arztes und muss in jedem Fall sorgfältig überprüft werden. Die Herausgeber übernehmen keine Verantwortung für die Therapieanforderung.

080401_21_gyn *Gemcitabin/ Carboplatin*

Indikation: Ovarial-Ca, Mamma-Ca

ICD-10: C50, C56

Hauptmedikation (Zyklus 1-n)

Tag	zeitl. Ablauf	Substanz	Basisdosierung	Trägerlösung (ml)	Appl.	Infusions-dauer	Bemerkungen
1	+45min	Carboplatin	4 AUC	250 ml Glucose 5 %	i.v.	60min	Dosis (mg) = AUC (mg/ml x min) x [GFR (ml/min)+25], Max-imaldosis beachten siehe Memokasten
1, 8	0	Gemcitabin	1 000 mg/m²	250 ml NaCl 0,9 %	i.v.	30min	

Zyklusdiagramm

	Tag 1	2	3	4	5	6	7	8	[...]	Wdh: 22
Gemcitabin	□							□		
Carboplatin	■							□		

Maximaldosen für Carboplatin bei Dosierung nach AUC:

AUC	Max. Dosis
1,5	225mg
2	300mg
3	450mg
4	600mg
5	750mg
6	900mg
7	1050mg

Obligate Prä- und Begleitmedikation (Zyklus 1-n)

Tag	zeitl. Ablauf	Substanz	Basisdosierung	Trägerlösung (ml)	Appl.	Infusions-dauer	Bemerkungen
1	-30min	NaCl 0,9 %	500 ml		i.v.	2h	
1	-30min	Ondansetron	8 mg		i.v.	15min	
1	-30min	Dexamethason	12 mg		i.v.	15min	
1	-1h	Aprepitant	125 mg		p.o.		
2-3	1-0-0-0	Aprepitant	80 mg		p.o.		
2-4	1-0-0-0	Dexamethason	8 mg		p.o.		
8	-30min	NaCl 0,9 %	500 ml		i.v.	1h	
8	-30min	Dexamethason	8 mg		i.v.	15min	

Bedarfsmedikation	Metoclopramid Tabl., Dimenhydrinat Supp., Ibuprofen 400mg Tbl., Macrogol, div.Salze (z.B. Movicol®), Natriumpicosulfat Trpf.
FN-Risiko	10-20% → G-CSF-Gabe je nach Risikoabwägung als Primärprophylaxe, bei Zustand nach FN in den folgenden Zyklen als Sekundärprophylaxe, siehe Leitlinien zur Behandlung mit G-CSF.
Emetogenes Potential	Moderates Risiko 30-90% → Prophylaxe der verzögerten Emesis d 2-3, siehe Kurzfassung der Leitlinien + Protokoll
Kontrollen	**wöchentlich**: Blutbild; **vor CTx**: Blutbild, Elektrolyte, GOT, GPT, G-GT, Kreatinin, Urin-Stix; **vor Therapiebeginn und bei kardialen Auffälligkeiten**: EKG.
Dosisreduktion	Siehe auch Fachinformationen und Dosisreduktionstabelle. **Carboplatin**: bei Nierenfunktionsstörungen.
Cave	**Gemcitabin**: vorsichtige Anwendung bei Niereninsuffizienz, Leberfunktionsstörungen, Lebermetastasen
Therapieabbruch	**Gemcitabin**: bei interstitieller Pneumonitis, Lungenödemen, akutem Atemnotsyndrom (ARDS)
Wechselwirkungen	**Carboplatin**: keine Komedikation mit nephro- oder ototoxischen Substanzen: z.B. Aminoglykoside, Schleifendiuretika
Erfolgsbeurteilung	nach 3 Zyklen
Wiederholung	Tag 22.
Literatur	Laessig D et al. Oncology. 2007; 73:407-414; Pfisterer J et al. J Clin Oncol. 2006; 24:4699-4707.

Diese Krebstherapie birgt letale Risiken. Die Anwendung darf nur durch erfahrene Onkologen und entsprechend ausgebildetes Pflegepersonal erfolgen. Die Dosisberechnung und Anforderung obliegt der Verantwortung des bestellenden Arztes und muss in jedem Fall sorgfältig überprüft werden. Die Herausgeber übernehmen keine Verantwortung für die Therapieanforderung.

| 080402_24_gyn | *pegyliert-liposomales Doxorubicin (Caelyx®) / Bevacizumab* | *Indikation: Ovarial-Ca* | *ICD-10: C50* |

Hauptmedikation (Zyklus 1)

Tag	zeitl. Ablauf	Substanz	Basisdosierung	Trägerlösung (ml)	Appl.	Infusions-dauer	Bemerkungen
1	0	Doxorubicin PEG-liposomal/Caelyx®	40 mg/m²	250 ml Glucose 5 %	i.v.	1h30min	Erstgabe über 1h30min; Infusomat mit Glucose füllen; vor Applikation von Bevacizumab Infusionssystem gründlich mit Glucose 5% spülen, um Ausfällungen zu vermeiden
1	+2h	Bevacizumab	10 mg/kg	100 ml NaCl 0,9 %	i.v.	90min	Inkompatibilität mit Glukose
15	0	Bevacizumab	10 mg/kg	100 ml NaCl 0,9 %	i.v.	60min	

Zyklusdiagramm   Tag 1 2 3 4 5 6 7 8 9 10 11 12 13 14 15 16 17 18 19 20 21 22 23 24 25 26 27 28
Bevacizumab
PEG-liposomales Doxorubicin

Wiederholungsinfo: d29 = Start Zyklus 2

CAVE bei Bevacizumab-Gabe:
(GI-) Blutungen, GIT-Perforation, Fistelbildung, Wundheilungsstörungen bis 60 Tage nach Gabe: **Gabe frühestens 28 Tage nach größerer OP bzw. 28 Tage vor geplanter OP absetzen,** thromboembolische Ereignisse, hypertensive Entgleisung, Proteinurie, dekompensierte Herzinsuffizienz/Kardiomyopathie Infusionsreaktionen: **während und nach der Infusion engmaschige Überwachung,** ggf. nach Behandlungsstandard für Anaphylaxie verfahren

Obligate Prä- und Begleitmedikation (Zyklus 1)

Tag	zeitl. Ablauf	Substanz	Basisdosierung	Trägerlösung (ml)	Appl.	Infusions-dauer	Bemerkungen
1	-1h 30min	Famotidin	20 mg		p.o.		bereits zu Hause eingenommen? (falls vom Arzt rezeptiert)
1	-30min	Glucose 5%	500 ml		i.v.	2h	
1	-30min	Ondansetron	8 mg		i.v.	15min	
1	-30min	Dexamethason	8 mg		i.v.	15min	
1	-30min	Clemastin	2 mg		i.v.	B	
1	+1h 30min	NaCl 0,9 %	250 ml		i.v.	2h	
15	-30min	NaCl 0,9 %	250 ml		i.v.	2h	

Hauptmedikation (Zyklus 2)

Tag	zeitl. Ablauf	Substanz	Basisdosierung	Trägerlösung (ml)	Appl.	Infusions-dauer	Bemerkungen
1	0	Doxorubicin PEG-liposomal/Caelyx®	40 mg/m²	250 ml Glucose 5 %	i.v.	1h	Erstgabe über 1h30min; Infusomat mit Glucose füllen; vor Applikation von Bevacizumab Infusionssystem gründlich mit Glucose 5% spülen, um Ausfällungen zu vermeiden
1	+1h 30min	Bevacizumab	10 mg/kg	100 ml NaCl 0,9 %	i.v.	30min	Inkompatibilität mit Glukose
15	0	Bevacizumab	10 mg/kg	100 ml NaCl 0,9 %	i.v.	30min	

Zyklusdiagramm   Tag 1 2 3 4 5 6 7 8 9 10 11 12 13 14 15 16 17 18 19 20 21 22 23 24 25 26 27 28
Bevacizumab
PEG-liposomales Doxorubicin

Wiederholungsinfo: d29 = Start Zyklus 3

Obligate Prä- und Begleitmedikation (Zyklus 2)

Tag	zeitl. Ablauf	Substanz	Basisdosierung	Trägerlösung (ml)	Appl.	Infusions-dauer	Bemerkungen
1	-1h 30min	Famotidin	20 mg		p.o.		bereits zu Hause eingenommen? (falls vom Arzt rezeptiert)
1	-30min	Glucose 5%	500 ml		i.v.	1h30min	
1	-30min	Ondansetron	8 mg		i.v.	15min	
1	-30min	Dexamethason	8 mg		i.v.	15min	
1	-30min	Clemastin	2 mg		i.v.	B	
1	+1h	NaCl 0,9 %	250 ml		i.v.	1h	
15	-30min	NaCl 0,9 %	250 ml		i.v.	1h	

Hauptmedikation (Zyklus 3-n)

Tag	zeitl. Ablauf	Substanz	Basisdosierung	Trägerlösung (ml)	Appl.	Infusions-dauer	Bemerkungen
1	0	Doxorubicin PEG-liposomal/Caelyx®	40 mg/m²	250 ml Glucose 5 %	i.v.	1h	Erstgabe über 1h30min; Infusomat mit Glucose füllen; vor Applikation von Bevacizumab Infusionssystem gründlich mit Glucose 5% spülen, um Ausfällungen zu vermeiden
1	+1h 30min	Bevacizumab	10 mg/kg	100 ml NaCl 0,9 %	i.v.	30min	Inkompatibilität mit Glukose
15	0	Bevacizumab	10 mg/kg	100 ml NaCl 0,9 %	i.v.	30min	

Zyklusdiagramm

	Tag 1	2	3	4	5	6	7	8	9	10	11	12	13	14	15	[...]	Wdh: 29
Bevacizumab	□														□		
PEG-liposomales Doxorubicin	■																

Obligate Prä- und Begleitmedikation (Zyklus 3-n)

Tag	zeitl. Ablauf	Substanz	Basisdosierung	Trägerlösung (ml)	Appl.	Infusions-dauer	Bemerkungen
1	-30min	Glucose 5%	500 ml		i.v.	1h30min	
1	-30min	Ondansetron	8 mg		i.v.	15min	
1	-30min	Dexamethason	8 mg		i.v.	15min	
1	-30min	Clemastin	2 mg		i.v.	B	
1	0-0-1-0	Ondansetron	8 mg		p.o.		
1	+1h	NaCl 0,9 %	250 ml		i.v.	1h	
15	-30min	NaCl 0,9 %	250 ml		i.v.	1h	

Bedarfsmedikation	Metoclopramid Trpf., Dimenhydrinat Supp., Ibuprofen 400mg Tbl., Macrogol + div.Salze (z.B. Movicol®), Natriumpicosulfat Trpf., Dexamethason
FN-Risiko	< 10% → G-CSF-Gabe je nach Risikoabwägung, siehe Leitlinien zur Behandlung mit G-CSF.
Emetogenes Potential	Niedrigrisiko 10-30% → keine routinemäßige Prophylaxe der verzögerten Emesis, siehe Kurzfassung der Leitlinien
Kontrollen	**vor Therapiebeginn und nach jedem 3. Zyklus:** Herzecho
	wöchentlich: Diff.-Blutbild
	vor CTx: Diff.-Blutbild, Blutdruck, Urin-Stix, Bilirubin, GOT, GPT, G-GT, AP, Kreatinin, EKG
Dosisreduktion	Siehe auch Fachinformationen und Dosisreduktionstabelle. Bei Leberfunktionsstörungen, Stomatitis, Palmar-plantarer Erythrodysästhesie, Hämatologischer Toxizität.
Summendosis	nicht definiert
Therapieabbruch	Bevacizumab: dauerhaft nach Auftreten von Proteinurie Grad 4, Hypertensiver Krise/Enzephalopathie, arterieller Thromboembolie, Blutungen Grad 3-4, s.a. Fachinformation
Wiederholung	**Zyklus 1-1** d29 = Start Zyklus 2
	Zyklus 2-2 d29 = Start Zyklus 3
	Zyklus 3-n Tag 29.
Literatur	Pujade-Lauraine E et al. 2014 J Clin Oncol 32:1302-1308

Diese Krebstherapie birgt letale Risiken. Die Anwendung darf nur durch erfahrene Onkologen und entsprechend ausgebildetes Pflegepersonal erfolgen. Die Dosisberechnung und Anforderung obliegt der Verantwortung des bestellenden Arztes und muss in jedem Fall sorgfältig überprüft werden. Die Herausgeber übernehmen keine Verantwortung für die Therapieanforderung.

| 080402_09_gyn | **Topotecan gyn** | **Indikation: Ovarial-Ca** | **ICD-10: C56** |

Hauptmedikation (Zyklus 1-n)

Tag	zeitl. Ablauf	Substanz	Basisdosierung	Trägerlösung (ml)	Appl.	Infusions-dauer	Bemerkungen
1-5	0	Topotecan	1,25 mg/m^2	100 ml NaCl 0,9 %	i.v.	30min	

Zyklusdiagramm

Tag	1	2	3	4	5	[...]	Wdh: 22
Topotecan	□	□	□	□	□		

Wiederholungsinfo: (bis Progress)

Obligate Prä- und Begleitmedikation (Zyklus 1-n)

Tag	zeitl. Ablauf	Substanz	Basisdosierung	Trägerlösung (ml)	Appl.	Infusions-dauer	Bemerkungen
1-5	-30min	NaCl 0,9 %	500 ml		i.v.	1h	
1-5	-30min	Dexamethason	8 mg		i.v.	15min	ggf. bei guter Verträglichkeit in vorherigen Zyklen reduzieren

Bedarfsmedikation	bei Nausea/Emesis in Vorzyklen zusätzliche Pämedikation: Ondansetron 8mg; Metoclopramid Trpf., Dimenhydrinat Supp., Ibuprofen 400mg Tbl., Macrogol+div.Salze (z.B. Movicol®), Natriumpicosulfat Trpf.
FN-Risiko	>20% → G-CSF-Gabe je nach Risikoabwägung als Primärprophylaxe, bei Zustand nach FN in den folgenden Zyklen als Sekundärprophylaxe, siehe Leitlinien zur Behandlung mit G-CSF.
Emetogenes Potential	Niedrigrisiko 10-30% → keine routinemäßige Prophylaxe der verzögerten Emesis, siehe Kurzfassung der Leitlinien
Kontrollen	**d4, dann wöchentlich:** Blutbild, **vor CTx:** Blutbild, AP, Bilirubin, GOT, GPT, G-GT, Kreatinin, Urin-Stix
Dosisreduktion	Siehe auch Fachinformation und Dosisreduktionstabelle. Insbesondere bei hämatologischer Toxizität und Nierenfunktionsstörungen
Cave	intensive Vortherapie mit platinhaltiger Chemotherapie (> 6 Zyklen) erhöht das Risiko für hämatologische Toxizität; in der Kombinationstherapie mit Cisplatin: Platingabe **nach** Topotecangabe
Wiederholung	Tag 22. (bis Progress)
Literatur	Ten Bokkel Huinink WW et al. J Clin Oncol. 1996; 14:3056-3061; modifiziert nach Swisher EM et al. Gynecol Oncol. 1997; 66:480-86.

Diese Krebstherapie birgt letale Risiken. Die Anwendung darf nur durch erfahrene Onkologen und entsprechend ausgebildetes Pflegepersonal erfolgen. Die Dosisberechnung und Anforderung obliegt der Verantwortung des bestellenden Arztes und muss in jedem Fall sorgfältig überprüft werden. Die Herausgeber übernehmen keine Verantwortung für die Therapieanforderung.

080402_11_gyn	Topotecan/Bevacizumab (gyn)	Indikation: Ovarial-Ca	ICD-10: C56

Hauptmedikation (Zyklus 1)

Tag	zeitl. Ablauf	Substanz	Basisdosierung	Trägerlösung (ml)	Appl.	Infusions-dauer	Bemerkungen
1	+30min	Bevacizumab	10 mg/kg	100 ml NaCl 0,9 %	i.v.	1h30min	Infusionsdauer nach Verträglichkeit
1, 8	0	Topotecan	4 mg/m²	250 ml NaCl 0,9 %	i.v.	30min	
15	0	Bevacizumab	10 mg/kg	100 ml NaCl 0,9 %	i.v.	1h	Infusionsdauer nach Verträglichkeit
15	+1h	Topotecan	4 mg/m²	250 ml NaCl 0,9 %	i.v.	30min	

Bevacizumab Gabe	Infusionsdauer
1	90 min
2	60 min
3	30 min

Bei guter Verträglichkeit der vorangegangenen Gabe
Inkompatibilität mit Glukose 5%

CAVE bei Bevacizumab-Gabe:
(GI-) Blutungen, GIT-Perforation, Fistelbildung, Wundheilungsstörungen bis 60 Tage nach Gabe: **Gabe frühestens 28 Tage nach größerer OP bzw. 28 Tage vor geplanter OP absetzen**, thromboembolische Ereignisse, hypertensive Entgleisung, Proteinurie, dekompensierte Herzinsuffizienz/Kardiomyopathie
Infusionsreaktionen: **während und nach der Infusion engmaschige Überwachung**, ggf. nach Behandlungsstandard für Anaphylaxie verfahren

Zyklusdiagramm Tag 1 2 3 4 5 6 7 8 9 10 11 12 13 14 15 [...] Wdh: 29
Topotecan
Bevacizumab

Obligate Prä- und Begleitmedikation (Zyklus 1)

Tag	zeitl. Ablauf	Substanz	Basisdosierung	Trägerlösung (ml)	Appl.	Infusions-dauer	Bemerkungen
1	-30min	NaCl 0,9 %	500 ml		i.v.	2h30min	Infusionsdauer nach Verträglichkeit bzw. Tag: 1h30min-2h30min
1, 8, 15	-30min	Ondansetron	8 mg		i.v.	15min	kann bei guter Verträglichkeit entfallen
1, 8, 15	-30min	Dexamethason	8 mg		i.v.	15min	
8	-30min	NaCl 0,9 %	500 ml		i.v.	1h	
15	-30min	NaCl 0,9 %	500 ml		i.v.	2h	Infusionsdauer nach Verträglichkeit bzw. Tag: 1h30min-2h30min

Hauptmedikation (Zyklus 2-n)

Tag	zeitl. Ablauf	Substanz	Basisdosierung	Trägerlösung (ml)	Appl.	Infusions-dauer	Bemerkungen
1, 15	0	Bevacizumab	10 mg/kg	250 ml NaCl 0,9 %	i.v.	30min	Infusionsdauer nach Verträglichkeit
1, 15	+30min	Topotecan	4 mg/m²	250 ml NaCl 0,9 %	i.v.	30min	
8	0	Topotecan	4 mg/m²		i.v.	30min	

Zyklusdiagramm Tag 1 2 3 4 5 6 7 8 9 10 11 12 13 14 15 [...] Wdh: 29
Bevacizumab
Topotecan

Obligate Prä- und Begleitmedikation (Zyklus 2-n)

Tag	zeitl. Ablauf	Substanz	Basisdosierung	Trägerlösung (ml)	Appl.	Infusions-dauer	Bemerkungen
1, 15	-30min	NaCl 0,9 %	500 ml		i.v.	1h30min	Infusionsdauer nach Verträglichkeit bzw. Tag: 1h30min-2h30min
1, 8, 15	-30min	Ondansetron	8 mg		i.v.	15min	kann bei guter Verträglichkeit entfallen
1, 8, 15	-30min	Dexamethason	8 mg		i.v.	15min	
8	-30min	NaCl 0,9 %	500 ml		i.v.	1h	

Bedarfsmedikation	Metoclopramid Trpf., Dimenhydrinat Supp., Ibuprofen 400mg Tbl., Macrogol + div.Salze (z.B Movicol®), Natriumpicosulfat Trpf
FN-Risiko	< 10% → G-CSF-Gabe je nach Risikoabwägung, siehe Leitlinien zur Behandlung mit G-CSF
Emetogenes Potential	Niedrigrisiko 10-30% → keine routinemäßige Prophylaxe der verzögerten Emesis, siehe Kurzfassung der Leitlinien
Kontrollen	**wöchentlich:** Blutbild, **vor Zyklusbeginn:** Blutbild, Blutdruck, Blutbild, Urin-Stix, Leberwerte, Kreatinin, **EKG, wenn klinisch indiziert**
Dosisreduktion	Siehe auch Fachinformationen und Dosisreduktionstabelle. **Topotecan:** Insbesondere bei hämatologischer Toxizität und Nierenfunktionsstörungen. **Bevacizumab:** bei Proteinurie > 2000mg/d: Therapieaufschub
Wiederholung	**Zyklus 1-1:** Tag 29. **Zyklus 2-r:** Tag 29.
Literatur	adaptiert nach McGonigle KF et al. Gynecol Oncol [abstract 286]. 2009; 112 (2 suppl 1):145.

Diese Krebstherapie birgt letale Risiken. Die Anwendung darf nur durch erfahrene Onkologen und entsprechend ausgebildetes Pflegepersonal erfolgen. Die Dosisberechnung und Anforderung obliegt der Verantwortung des bestellenden Arztes und muss in jedem Fall sorgfältig überprüft werden. Die Herausgeber übernehmen keine Verantwortung für die Therapieanforderung.

08040208_gyn   Gemcitabin (Ovarialkarzinom)   *Indikation: Ovarialkarzinom*   *ICD-10: C56*

Hauptmedikation (Zyklus 1-n)

Tag	zeitl. Ablauf	Substanz	Basisdosierung	Trägerlösung (ml)	Appl.	Infusions-dauer	Bemerkungen
1, 8	0	Gemcitabin	1 000 mg/m²	250 ml NaCl 0,9 %	i.v.	30min	

Zyklusdiagramm | Tag 1 | 2 | 3 | 4 | 5 | 6 | 7 | 8 | [...] | Wdh: 22

Gemcitabin

Obligate Prä- und Begleitmedikation (Zyklus 1-n)

Tag	zeitl. Ablauf	Substanz	Basisdosierung	Trägerlösung (ml)	Appl.	Infusions-dauer	Bemerkungen
1, 8	-30min	NaCl 0,9 %	500 ml		i.v.	1h30min	
1, 8	-30min	Dexamethason	8 mg		i.v.	15min	
1, 8	0-1-0	Dexamethason	4 mg		p.o.		

Bedarfsmedikation   Metoclopramid/Paspertin® Trpf., Dimenhydrinat/Vomex A® Supp., Ibuprofen 400mg Tbl., Macrogol+div.Salze/Movicol®, Natriumpicosulfat/Laxoberal® Trpf.

FN-Risiko   < 10% => G-CSF-Gabe je nach Risikoabwägung, siehe Leitlinien zur Behandlung mit G-CSF

Emetogenes Potential   Niedrigrisiko 10-30% => keine routinemäßige Prophylaxe der verzögerten Emesis, siehe Kurzfassung der Leitlinien

Kontrollen   **wöchentlich:** Blutbild(BB); **vor Zyklusbeginn:** BB, Urin-Stix, Kreatinin, GOT, GTP, G-GT; **vor Therapiebeginn und bei kardialen Auffälligkeiten:** EKG

Dosisreduktion   Siehe auch Fachinformationen und Dosisreduktionstabelle. Bei hämatologischer Toxizität

Cave   Vorsichtige Anwendung bei Niereninsuffizienz, Leberfunktionsstörungen, Lebermetastasen

Therapieabbruch   **Gemcitabin:** bei interstitieller Pneumonitis, Lungenödemen, akutem Atemnotsyndrom (ARDS)

Wiederholung   Tag 22.

Literatur   Mutch DG et al. J Clin Oncol. 2007; 25:2811-2818; analog D'Agostino G et al. Gynecol Oncol. 2002; 88:266-269; Rose PG. Int J Gynecol Cancer. 2005; 15:18-22.

Diese Krebstherapie birgt letale Risiken. Die Anwendung darf nur durch erfahrene Onkologen und entsprechend ausgebildetes Pflegepersonal erfolgen. Die Dosisberechnung und Anforderung obliegt der Verantwortung des bestellenden Arztes und muss in jedem Fall sorgfältig überprüft werden. Die Herausgeber übernehmen keine Verantwortung für die Therapieanforderung.

080402_02_gyn **Treosulfan 7000mg/m2 i.v. (gyn)** **Indikation: Ovarial-Ca** *ICD-10: C56*

Hauptmedikation (Zyklus 1-n)

Tag	zeitl. Ablauf	Substanz	Basisdosierung	Trägerlösung (ml)	Appl.	Infusions-dauer	Bemerkungen
1	0	Treosulfan	7 000 mg/m²	Unverdünnt	i.v.	30min	Nach Vorbehandlung mit myelosuppressiven Medikamenten oder bei Z.n. Radiatio sollte 6000mg/m2 als Anfangsdosis nicht überschritten werden

Zyklusdiagramm Tag 1 | [...] | Wdh: 29
Treosulfan | □ | |

Obligate Prä- und Begleitmedikation (Zyklus 1-n)

Tag	zeitl. Ablauf	Substanz	Basisdosierung	Trägerlösung (ml)	Appl.	Infusions-dauer	Bemerkungen
1	-30min	NaCl 0,9 %	500 ml		i.v.	1h	
1	-30min	Ondansetron	8 mg		i.v.	15min	
1	-30min	Dexamethason	8 mg		i.v.	15min	
1	0-0-1-0	Ondansetron	8 mg		p.o.		
2-3	1-0-1-0	Dexamethason	4 mg		p.o.		kann bei guter Verträglichkeit entfallen

Bedarfsmedikation	Metoclopramid/Paspertin® Trpf., Dimenhydrinat/Vomex A® Sup., Ibuprofen 400mg Tbl., Macrogol+div.Salze/Movicol®, Natriumpicosulfat/Laxoberal® Trpf.
FN-Risiko	< 10% => G-CSF-Gabe je nach Risikoabwägung, siehe Leitlinien zur Behandlung mit G-CSF
Kontrollen	wöchentlich: Diff.-Blutbild; vor CTx: Diff.-Blutbild, Leberwerte (GPT, GOT, Bilirubin), Kreatinin, Urin-Stix.
Dosisreduktion	Siehe auch Fachinformationen und Dosisreduktionstabelle.Bei hämatologischer Toxizität, bei Niereninsuffizienz
Wiederholung	Tag 29.
Literatur	Mahner S et al. J Cancer Res Clin Oncol. 2012;138(8):1413-9, analog Meier W et al. Gynecol Oncol. 2009; 114:199-205.

Diese Krebstherapie birgt letale Risiken. Die Anwendung darf nur durch durch erfahrene Onkologen und entsprechend ausgebildetes Pflegepersonal erfolgen. Die Dosisberechnung und Anforderung obliegt der Verantwortung des bestellenden Arztes und muss in jedem Fall sorgfältig überprüft werden. Die Herausgeber übernehmen keine Verantwortung für die Therapieanforderung.

080403_01_gyn   Cisplatin Radiosensitizer   *Indikation: Zervix-Ca*   *ICD-10: C53*

Hauptmedikation (Zyklus 1-n)

Tag	zeitl. Ablauf	Substanz	Basisdosierung	Trägerlösung (ml)	Appl.	Infusions-dauer	Bemerkungen
1	0	Cisplatin	40 mg/m²	250 ml NaCl 0,9 %	i.v.	1h	bis maximal 70mg abs.

Zyklusdiagramm

	Tag 1	[...]	Wdh: 8
Cisplatin	☐		

Wiederholungsinfo: maximal 6 Zyklen

Achtung:
Bitte Patientin darauf hinweisen mind. 1,5l zu trinken. Sollte dies nicht möglich sein, ist eine Erhöhung der i.v.-Bewässerung empfohlen.

Obligate Prä- und Begleitmedikation (Zyklus 1-n)

Tag	zeitl. Ablauf	Substanz	Basisdosierung	Trägerlösung (ml)	Appl.	Infusions-dauer	Bemerkungen
1	-1h	Aprepitant	125 mg		p.o.		
1	-45min	NaCl 0,9 %	1 000 ml		i.v.	3h	
1	-45min	Ondansetron	8 mg		i.v.	15min	
1	-45min	Dexamethason	12 mg		i.v.	15min	
1	-30min	Mannitol-Lsg. 10%	250 ml		i.v.	30min	
1	+1h 30min	Mannitol-Lsg. 10%	250 ml		i.v.	30min	
1	0-0-1-0	Ondansetron	8 mg		p.o.		
2-3	1-0-0-0	Aprepitant	80 mg		p.o.		
2-4	1-0-1-0	Dexamethason	4 mg		p.o.		

Bedarfsmedikation	Metoclopramid, Dimenhydrinat Supp., Ibuprofen 400mg Tbl., Macrogol+div.Salze/Movicol®, Natriumpicosulfat Trpf.
FN-Risiko	< 10% → G-CSF-Gabe je nach Risikoabwägung, siehe Leitlinien zur Behandlung mit G-CSF.
Emetogenes Potential	Moderates Risiko 30-90% bis Hochrisiko > 90% → Prophylaxe der verzögerten Emesis 3-4 Tage, siehe Kurzfassung der Leitlinien + Protokoll. Bei Patienten mit hohem individuellem emetogenen Risiko Antiemese mit Aprepitant/Emend®.
Kontrollen	**vor CTx:** Blutbild, Na⁺, K⁺, Ca2⁺, Mg2⁺, Kreatinin, Urin-Stix; **bei Patienten mit Hypakusis vor Therapiebeginn:** Audiometrie
Dosisreduktion	Siehe auch Fachinformationen und Dosisreduktionstabelle. **Cisplatin:** bei Kreatinin-Clearance(CCL) <60ml/min: strenge Nutzen-Risiko-Abwägung, bei CCL <30ml/min: absolute KI.
Cave	**Cisplatin:** möglichst keine Komedikation mit nephro- oder ototoxischen Substanzen: z.B. Aminglykoside, Schleifendiuretika. Kumultative Neuro- und Ototoxität.
Wiederholung	Tag 8. maximal 6 Zyklen
Literatur	Keys HM et al. NEJM. 1999; 340:1154-1161. Nugent EK et al. Gynecol Oncol. 2010; 116:438-441.

080403_05_gyn · *Paclitaxel/Cisplatin/Bevacizumab* · *Indikation: Zervix-Ca* · *ICD-10: C53-56*

Hauptmedikation (Zyklus 1)

Tag	zeitl. Ablauf	Substanz	Basisdosierung	Trägerlösung (ml)	Appl.	Infusions-dauer	Bemerkungen
1	0	Paclitaxel	175 mg/m²	500 ml NaCl 0,9 %	i.v.	3h	immer über PVC-freies Infusionssystem mit 0,2μm Inline-filter applizieren
1	+3h 30min	Cisplatin	50 mg/m²	250 ml NaCl 0,9 %	i.v.	1h	
1	+5h 30min	Bevacizumab	15 mg/kg	100 ml NaCl 0,9 %	i.v.	1h30min	1. Gabe 90min, 2. Gabe 60min, ab 3. Gabe 30min bzw. Infusionsdauer nach Verträglichkeit

Bevacizumab

Gabe	Infusionsdauer
1	90 min
Bei guter Verträglichkeit der vorangegangenen Gabe	
2	60 min
3	30 min

Inkompatibilität mit Glukose 5%

Achtung:
Bitte Patientin darauf hinweisen mind. 1,5l zu trinken. Sollte dies nicht möglich sein, ist eine Erhöhung der i.v.-Bewässerung empfohlen.

Zyklusdiagramm | Tag 1 | [...] | Wdh: 22
Paclitaxel
Cisplatin
Bevacizumab

CAVE bei Bevacizumab-Gabe:
(GI-) Blutungen, GIT-Perforation, Fistelbildung, Wundheilungsstörungen bis 60 Tage nach Gabe: **Gabe frühestens 28 Tage nach größerer OP bzw. 28 Tage vor geplanter OP absetzen,** thromboembolische Ereignisse, hypertensive Entgleisung, Proteinurie, dekompensierte Herzinsuffizienz/Kardiomyopathie
Infusionsreaktionen: **während und nach der Infusion engmaschige Überwachung,** ggf. nach Behandlungsstandard für Anaphylaxie verfahren

Obligate Prä- und Begleitmedikation (Zyklus 1)

Tag	zeitl. Ablauf	Substanz	Basisdosierung	Trägerlösung (ml)	Appl.	Infusions-dauer	Bemerkungen
1	-1h 30min	Famotidin	20 mg		p.o.		bereits zu Hause eingenommen? (falls vom Arzt rezeptiert)
1	-1h	Netupitant/Palonosetron (NEPA) 300/0,5mg	1 Kps.		p.o.		
1	-30min	NaCl 0,9 %	1 500 ml		i.v.	7h30min	
1	-30min	Dexamethason	12 mg	100 ml NaCl 0,9 %	i.v.	15min	
1	-30min	Clemastin	2 mg		i.th.	B	
1	+3h	Mannitol-Lsg. 10%	250 ml		i.v.	30min	
1	+5h	Mannitol-Lsg. 10%	250 ml		i.v.	30min	
2-4	1-0-1-0	Dexamethason	4 mg		p.o.		

Hauptmedikation (Zyklus 2)

Tag	zeitl. Ablauf	Substanz	Basisdosierung	Trägerlösung (ml)	Appl.	Infusions-dauer	Bemerkungen
1	0	Paclitaxel	175 mg/m²	500 ml NaCl 0,9 %	i.v.	3h	immer über PVC-freies Infusionssystem mit 0,2μm Inline-filter applizieren
1	+3h 30min	Cisplatin	50 mg/m²	250 ml NaCl 0,9 %	i.v.	1h	
1	+5h 30min	Bevacizumab	15 mg/kg	100 ml NaCl 0,9 %	i.v.	1h	1. Gabe 90min, 2. Gabe 60min, ab 3. Gabe 30min bzw. Infusionsdauer nach Verträglichkeit

Zyklusdiagramm | Tag 1 | [...] | Wdh: 22
Paclitaxel
Cisplatin
Bevacizumab

Obligate Prä- und Begleitmedikation (Zyklus 2)

Tag	zeitl. Ablauf	Substanz	Basisdosierung	Trägerlösung (ml)	Appl.	Infusions-dauer	Bemerkungen
1	-1h 30min	Famotidin	20 mg		p.o.		bereits zu Hause eingenommen? (falls vom Arzt rezeptiert)
1	-1h	Netupitant/Palonosetron (NEPA) 300/0,5mg	1 Kps.		p.o.		
1	-30min	NaCl 0,9 %	1 500 ml		i.v.	7h	
1	-30min	Dexamethason	12 mg	100 ml NaCl 0,9 %	i.v.	15min	
1	-30min	Clemastin	2 mg		i.v.	B	
1	+3h	Mannitol-Lsg. 10%	250 ml		i.v.	30min	
1	+5h	Mannitol-Lsg. 10%	250 ml		i.v.	30min	
1	0-0-1-0	Dexamethason	4 mg		p.o.		
2-4	1-0-0-0	Dexamethason	4 mg		p.o.		

Hauptmedikation (Zyklus 3-n)

Tag	zeitl. Ablauf	Substanz	Basisdosierung	Trägerlösung (ml)	Appl.	Infusions-dauer	Bemerkungen
1	0	Paclitaxel	175 mg/m²	500 ml NaCl 0,9 %	i.v.	3h	immer über PVC-freies Infusionssystem mit 0,2 μm Inline-filter applizieren
1	+3h 30min	Cisplatin	50 mg/m²	250 ml NaCl 0,9 %	i.v.	1h	1. Gabe 90min, 2. Gabe 60min, ab 3. Gabe 30min bzw. Infusionsdauer nach Verträglichkeit
1	+5h 30min	Bevacizumab	15 mg/kg	100 ml NaCl 0,9 %	i.v.	30min	

Zyklusdiagramm | Tag 1 | [...] | Wdh: 22

Paclitaxel ☐ ■ ☐
Cisplatin
Bevacizumab

Obligate Prä- und Begleitmedikation (Zyklus 3-n)

Tag	zeitl. Ablauf	Substanz	Basisdosierung	Trägerlösung (ml)	Appl.	Infusions-dauer	Bemerkungen
1	-1h 30min	Famotidin	20 mg		p.o.		bereits zu Hause eingenommen? (falls vom Arzt rezeptiert)
1	-1h	Netupitant/Palonosetron (NEPA) 300/0,5mg	1 Kps.		p.o.		
1	-30min	NaCl 0,9 %	1 500 ml		i.v.	6h30min	
1	-30min	Dexamethason	12 mg	100 ml NaCl 0,9 %	i.v.	15min	
1	-30min	Clemastin	2 mg		i.v.	B	
1	+3h	Mannitol-Lsg. 10%	250 ml		i.v.	30min	
1	+5h	Mannitol-Lsg. 10%	250 ml		i.v.	30min	
1	0-0-1-0	Dexamethason	4 mg		p.o.		
2-4	1-0-0-0	Dexamethason	4 mg		p.o.		

Bedarfsmedikation	Metoclopramid, Dimenhydrinat Supp., Ibuprofen 400mg Tbl., Macrogol + div. Salze (z.B. Movicol®), Natriumpicosulfat
FN-Risiko	10-20% → G-CSF-Gabe je nach Risikoabwägung als Primärprophylaxe, bei Zustand nach FN in den folgenden Zyklen als Sekundärprophylaxe, siehe Leitlinien zur Behandlung mit G-CSF
Kontrollen	**vor Therapiebeginn + vor jedem 4. Zyklus:** EKG (bei kardialer Vorschädigung vor jedem Zyklus), **wöchentlich:** Blutbild; **vor CTx:** Blutdruck, Blutbild, Kreatinin, GOT, GPT, G-GT, Bilirubin, AP, Urin-Stix, Na⁺, K⁺, Mg²⁺, Ca²⁺
Dosisreduktion	Siehe auch Fachinformationen und Dosisreduktionstabelle. **Paclitaxel:** um 20% bei schwerer Neutropenie (< 500/mm³) oder schwerer Neuropathien; um 25% bei schwerer Mukositis
Wiederholung	**Zyklus 1-1:** Tag 22. **Zyklus 2-2:** Tag 22. **Zyklus 3-n:** Tag 22.

Diese Krebstherapie birgt letale Risiken. Die Anwendung darf nur durch erfahrene Onkologen und entsprechend ausgebildetes Pflegepersonal erfolgen. Die Dosisberechnung und Anforderung obliegt der Verantwortung des bestellenden Arztes und muss in jedem Fall sorgfältig überprüft werden. Die Herausgeber übernehmen keine Verantwortung für die Therapieanforderung.

080403_06_gyn *Paclitaxel/Topotecan/Bevacizumab* **Indikation: Zervix-Ca** *ICD-10: C53-56*

Hauptmedikation (Zyklus 1)

Tag	zeitl. Ablauf	Substanz	Basisdosierung	Trägerlösung (ml)	Appl.	Infusions-dauer	Bemerkungen
1	+30min	Paclitaxel	175 mg/m²	500 ml NaCl 0,9 %	i.v.	3h	immer über PVC-freies Infusionssystem mit 0,2 µm Inline-filter applizieren
1	+3h 30min	Bevacizumab	15 mg/kg	100 ml NaCl 0,9 %	i.v.	1h30min	Infusionsdauer nach Verträglichkeit
1-3	0	Topotecan	0,75 mg/m²	100 ml NaCl 0,9 %	i.v.	30min	

Zyklusdiagramm

	Tag 1	2	3	4	5	6	7	8	9	10	11	12	13	14	15	16	17	18	19	20	21
Topotecan																					
Paclitaxel																					
Bevacizumab																					

Wiederholungsinfo: d22 Beginn Zyklus 2

Bevacizumab	
Gabe	**Infusionsdauer**
1	90 min
Bei guter Verträglichkeit der vorangegangenen Gabe	
2	60 min
3	30 min
Inkompatibilität mit Glukose 5%	

Kontrollen:
wöchentlich: Blutbild
vor CTx: Blutbild, GOT, GPT, G-GT, AP, Bilirubin, Urin-Stix, Kreatinin
vor Therapie und bei kardialen Auffäl-ligkeiten/Risiken Wiederholung: EKG

CAVE bei Bevacizumab-Gabe:
(GI-) Blutungen, GIT-Perforation, Fistelbildung, Wundheilungsstörungen bis 60 Tage nach Gabe: **Gabe frühestens 28 Tage nach größerer OP bzw. 28 Tage vor geplanter OP absetzen,** thromboembolische Ereignisse, hypertensive Entgleisung, Proteinurie, dekom-pensierte Herzinsuffizienz/Kardiomyopathie
Infusionsreaktionen: **während und nach der Infusion engmaschige Überwachung,** ggf. nach Behandlungsstandard für Anaphylaxie verfahren

Obligate Prä- und Begleitmedikation (Zyklus 1)

Tag	zeitl. Ablauf	Substanz	Basisdosierung	Trägerlösung (ml)	Appl.	Infusions-dauer	Bemerkungen
1	-1h	Famotidin	20 mg		p.o.		bereits zu Hause eingenommen? (falls vom Arzt rezeptiert)
1	-15min	NaCl 0,9 %	1 000 ml		i.v.	5h30min	
1	-15min	Dexamethason	20 mg	100 ml NaCl 0,9 %	i.v.	15min	
1	-15min	Ondansetron	8 mg		i.v.	15min	
1	-15min	Clemastin	2 mg		i.v.	B	
1	0-1-0-0	Dexamethason	4 mg		p.o.		
2-3	-30min	NaCl 0,9 %	500 ml		i.v.	1h	
2-3	-30min	Dexamethason	8 mg		i.v.	15min	ggf. bei guter Verträglichkeit in vorherigen Zyklen reduzieren

Hauptmedikation (Zyklus 2)

Tag	zeitl. Ablauf	Substanz	Basisdosierung	Trägerlösung (ml)	Appl.	Infusions-dauer	Bemerkungen
1	+30min	Paclitaxel	175 mg/m²	500 ml NaCl 0,9 %	i.v.	3h	immer über PVC-freies Infusionssystem mit 0,2 µm Inline-filter applizieren
1	+3h 30min	Bevacizumab	15 mg/kg	100 ml NaCl 0,9 %	i.v.	1h	Infusionsdauer nach Verträglichkeit
1-3	0	Topotecan	0,75 mg/m²	100 ml NaCl 0,9 %	i.v.	30min	

Zyklusdiagramm

	Tag 1	2	3	4	5	6	7	8	9	10	11	12	13	14	15	16	17	18	19	20	21
Topotecan																					
Paclitaxel																					
Bevacizumab																					

Wiederholungsinfo: d22 Beginn Zyklus 3

Tag	zeitl. Ablauf	Substanz	Basisdosierung	Trägerlösung (ml)	Appl.	Infusions-dauer	Bemerkungen
1	-1h	Famotidin	20 mg		p.o.		bereits zu Hause eingenommen? (falls vom Arzt rezeptiert)
1	-15min	NaCl 0,9 %	1 000 ml		i.v.	5h	
1	-15min	Dexamethason	20 mg	100 ml NaCl 0,9 %	i.v.	15min	
1	-15min	Ondansetron	8 mg		i.v.	15min	
1	-15min	Clemastin	2 mg		i.v.	B	
1	0-1-0-0	Dexamethason	4 mg		p.o.		
2-3	-30min	NaCl 0,9 %	500 ml		i.v.	1h	
2-3	-30min	Dexamethason	8 mg		i.v.	15min	ggf. bei guter Verträglichkeit in vorherigen Zyklen reduzieren

Hauptmedikation (Zyklus 3-n)

Tag	zeitl. Ablauf	Substanz	Basisdosierung	Trägerlösung (ml)	Appl.	Infusions-dauer	Bemerkungen
1	+30min	Paclitaxel	175 mg/m²	500 ml NaCl 0,9 %	i.v.	3h	immer über PVC-freies Infusionssystem mit 0,2 μm Inline-filter applizieren
1	+3h 30min	Bevacizumab	15 mg/kg	100 ml NaCl 0,9 %	i.v.	30min	Infusionsdauer nach Verträglichkeit
1-3	0	Topotecan	0,75 mg/m²	100 ml NaCl 0,9 %	i.v.	30min	

Zyklusdiagramm   Tag 1 | 2 | 3 | [...] | Wdh: 22

Topotecan
Paclitaxel
Bevacizumab

Wiederholungsinfo: bis Progress oder unakzeptabler Toxizität

Obligate Prä- und Begleitmedikation (Zyklus 3-n)

Tag	zeitl. Ablauf	Substanz	Basisdosierung	Trägerlösung (ml)	Appl.	Infusions-dauer	Bemerkungen
1	-1h	Famotidin	20 mg		p.o.		bereits zu Hause eingenommen? (falls vom Arzt rezeptiert)
1	-15min	NaCl 0,9 %	1 000 ml		i.v.	4h30min	
1	-15min	Dexamethason	20 mg	100 ml NaCl 0,9 %	i.v.	15min	
1	-15min	Ondansetron	8 mg		i.v.	15min	
1	-15min	Clemastin	2 mg		i.v.	B	
1	0-1-0-0	Dexamethason	4 mg		p.o.		
2-3	-30min	NaCl 0,9 %	500 ml		i.v.	1h	
2-3	-30min	Dexamethason	8 mg		i.v.	15min	ggf. bei guter Verträglichkeit in vorherigen Zyklen reduzieren

Bedarfsmedikation	Metoclopramid Trpf., Dimenhydrinat Supp., Ibuprofen 400mg Tbl., Macrogol+div.Salze (z.B. Movicol®), Natriumpicosulfat Trpf.
FN-Risiko	< 10% → G-CSF-Gabe je nach Risikoabwägung, siehe Leitlinien zur Behandlung mit G-CSF
Kontrollen	**wöchentlich:** BB; **vor CTx:** BB, GOT, GPT, G-GT, Bilirubin, Harnstoff, Kreatinin, Urin-Stix, Blutdruck; **vor Therapiebeginn und Wiederholung bei kardialen Auffälligkeiten/Risiken:** EKG
Dosisreduktion	Siehe auch Fachinformationen und Dosisreduktionstabelle. **Paclitaxel:** um 20% bei schwerer Neutropenie (< 500/mm³) oder schweren Neuropathien; **Topotecan:** um 25% bei schwerer Mukositis. Insbesondere bei hämatologischer Toxizität und Nierenfunktionsstörungen; **Bevacizumab:** bei Proteinurie > 2000mg/d: Therapieaufschub
Cave	**Bevacizumab: Inkompatibilität mit Glucoselösung**
Wiederholung	**Zyklus 1-1:** d22 Beginn Zyklus 2 / **Zyklus 2-2:** d22 Beginn Zyklus 3 / **Zyklus 3-n:** Tag 22. bis Progress oder unakzeptabler Toxizität
Literatur	Lancet Oncol. 2015 Mar;16(3):301-11 "Bevacizumab for advanced cervical cancer: patient-reported outcomes of a randomised, phase 3 trial (NRG Oncology–Gynecologic Oncology Group protocol 240)"

Diese Krebstherapie birgt letale Risiken. Die Anwendung darf nur durch erfahrene Onkologen und entsprechend ausgebildetes Pflegepersonal erfolgen. Die Dosisberechnung und Anforderung obliegt der Verantwortung des bestellenden Arztes und muss in jedem Fall sorgfältig überprüft werden. Die Herausgeber übernehmen keine Verantwortung für die Therapieanforderung.

080403_09_gyn **Pembrolizumab (gyn)** **Indikation: Cervix-Ca, Mamma-Ca** **ICD-10: C50, C53**

Therapie-Hinweis: Zulassungsstatus beachten!

Hauptmedikation (Zyklus 1-n)

Tag	zeitl. Ablauf	Substanz	Basisdosierung	Trägerlösung (ml)	Appl.	Infusionsdauer	Bemerkungen
1	0	Pembrolizumab	200 mg abs.	100 ml NaCl 0,9 %	i.v.	30min	Infusionsset mit In-Line-Filter, Porengröße 0,2-1,2 μm

Zyklusdiagramm | Tag 1 | [...] | Wdh: 22
Pembrolizumab □

Immuntherapie:
Bitte Patientin Therapiepass mit-geben.

Obligate Prä- und Begleitmedikation (Zyklus 1-n)

Tag	zeitl. Ablauf	Substanz	Basisdosierung	Trägerlösung (ml)	Appl.	Infusionsdauer	Bemerkungen
1	-30min	NaCl 0,9%	250 ml		i.v.	1h	

Bedarfsmedikation: siehe SOP "Immuncheckpoint-Inhibitoren - Management der Nebenwirkungen" im Ordner Q → FRK - Studien-Chemoschema → Nebenwirkungsmanagement Immuntherapien

FN-Risiko: < 10% → G-CSF- Gabe je nach Risikoabwägung, siehe Kurzfassung Leitlinien G-CSF.

Kontrollen: **vor Therapiebeginn:** komplettes Blutbild, AST, ALT, GGT, Bilirubin, Kreatinin, Harnstoff, LDH, Na^+, K^+, Ca^{2+}, TSH, Lipase, Amylase, **bei Verdacht auf entzündl. Erkrankungen oder reaktivierbare Viruserkrankungen:** Cortisol, CRP, Blutzucker, Virus-Serologie (Hep. A/B/C, CMV, EBV), Calprotectin im Stuhl; **maximal 3 Tage vor jeder Pembrolizumab-Gabe:** komplettes Blutbild, AST, ALT, GGT, Bilirubin, Kreatinin, Harnstoff, LDH, Na^+, K^+, Ca^{2+}, TSH, Lipase, Amylase, ggf. Cortisol, CRP, Blutzucker, Calprotectin im Stuhl, Urin-Stix

Cave: **immunvermittelte Nebenwirkungen möglich (Pneumonitis, Kolitis, Hepatitis, Nephritis oder Nierenfunktionsstörung, Endokrinopathien/Schilddrüsenfunktionsstörung, Hautausschlag)**

Therapievoraussetzung: **Überprüfung der Leberwerte** (AST, ALT, Bilirubin) **maximal 3 Tage vor jeder Gabe** eines Checkpointinhibitors

Wiederholung: Tag 22.

Literatur: Chung HC et al. J Clin Oncol. 2019 Jun 10;37(17):1470-1478; Fachinformation: Pembrolizumab

Diese Krebstherapie birgt letale Risiken. Die Anwendung darf nur durch erfahrene Onkologen und entsprechend ausgebildetes Pflegepersonal erfolgen. Die Dosisberechnung und Anforderung obliegt der Verantwortung des bestellenden Arztes und muss in jedem Fall sorgfältig überprüft werden. Die Herausgeber übernehmen keine Verantwortung für die Therapieanforderung.

080403_10_gyn **Pembrolizumab/Paclitaxel/Carboplatin/Bevacizumab (Gyn)** **Indikation: Zervix-Ca** **ICD-10: C53**

Hauptmedikation (Zyklus 1)

Tag	zeitl. Ablauf	Substanz	Basisdosierung	Trägerlösung (ml)	Appl.	Infusionsdauer	Bemerkungen
1	0	Pembrolizumab	200 mg abs.	100 ml NaCl 0,9 %	i.v.	30min	Infusionsset mit In-Line-Filter, Porengröße 0,2-1,2 μm
1	+30min	Paclitaxel	175 mg/m²	500 ml NaCl 0,9 %	i.v.	3h	immer über PVC-freies Infusionssystem mit 0,2 μm Inline-filter applizieren
1	+3h 30min	Carboplatin	5 AUC	250 ml Glucose 5 %	i.v.	1h	Dosis (mg) = AUC (mg/ml x min) x [GFR (ml/min)+25], Maximaldosis beachten siehe Memokasten
1	+4h 30min	Bevacizumab	15 mg/kg	100 ml NaCl 0,9 %	i.v.	1h30min	1. Gabe 90min, 2. Gabe 60min, ab 3. Gabe 30min bzw. Infusionsdauer nach Verträglichkeit

Bevacizumab

Gabe	Infusionsdauer
1	90 min
Bei guter Verträglichkeit der vorangegangenen Gabe	
2	60 min
3	30 min

Inkompatibilität mit Glukose 5%

Maximaldosen für Carboplatin bei Dosierung nach AUC:

AUC	Max. Dosis
1,5	225mg
2	300mg
3	450mg
4	600mg
5	750mg
6	900mg
7	1050mg

Immuntherapie: **Bitte Patientin Therapiepass mitgeben**

Zyklusdiagramm Tag 1 2 3 4 5 6 7 8 9 10 11 12 13 14 15 16 17 18 19 20 21

Pembrolizumab
Paclitaxel
Carboplatin
Bevacizumab

Wiederholungsinfo: Start Zyklus 2: d22

CAVE bei Bevacizumab-Gabe:
(GI-) Blutungen, GIT-Perforation, Fistelbildung, Wundheilungsstörungen bis 60 Tage nach Gabe: **Gabe frühestens 28 Tage nach größerer OP bzw. 28 Tage vor geplanter OP absetzen,** thromboembolische Ereignisse, hypertensive Entgleisung, Proteinurie, dekompensierte Herzinsuffizienz/Kardiomyopathie
Infusionsreaktionen: **während und nach der Infusion engmaschige Überwachung,** ggf. nach Behandlungsstandard für Anaphylaxie verfahren

Obligate Prä- und Begleitmedikation (Zyklus 1)

Tag	zeitl. Ablauf	Substanz	Basisdosierung	Trägerlösung (ml)	Appl.	Infusionsdauer	Bemerkungen
1	-1h	Famotidin	20 mg		p.o.		bereits zu Hause eingenommen? (falls vom Arzt rezeptiert)
1	-1h	Aprepitant	125 mg		p.o.		
1	-30min	NaCl 0,9 %	1 000 ml		i.v.	6h30min	
1	-30min	Dexamethason	12 mg	100 ml NaCl 0,9 %	i.v.	15min	
1	-30min	Ondansetron	8 mg		i.v.	15min	
1	-30min	Clemastin	2 mg		i.v.	B	
2-3	1-0-0-0	Aprepitant	80 mg		p.o.		
2-4	1-0-0-0	Dexamethason	8 mg		p.o.		

Hauptmedikation (Zyklus 2)

Tag	zeitl. Ablauf	Substanz	Basisdosierung	Trägerlösung (ml)	Appl.	Infusionsdauer	Bemerkungen
1	0	Pembrolizumab	200 mg abs.	100 ml NaCl 0,9 %	i.v.	30min	Infusionsset mit In-Line-Filter, Porengröße 0,2-1,2 μm
1	+30min	Paclitaxel	175 mg/m²	500 ml NaCl 0,9 %	i.v.	3h	immer über PVC-freies Infusionssystem mit 0,2 μm Inline-filter applizieren
1	+3h 30min	Carboplatin	5 AUC	250 ml Glucose 5 %	i.v.	1h	Dosis (mg) = AUC (mg/ml x min) x [GFR (ml/min)+25], Maximaldosis beachten siehe Memokasten

Hauptmedikation (Zyklus 2) (Fortsetzung)

Tag	zeitl. Ablauf	Substanz	Basisdosierung	Trägerlösung (ml)	Appl.	Infusionsdauer	Bemerkungen
1	+4h 30min	Bevacizumab	15 mg/kg	100 ml NaCl 0,9 %	i.v.	1h	1. Gabe 90min, 2. Gabe 60min, ab 3. Gabe 30min bzw. Infusionsdauer nach Verträglichkeit

Zyklusdiagramm

	Tag 1	2	3	4	5	6	7	8	9	10	11	12	13	14	15	16	17	18	19	20	21
Pembrolizumab																					
Paclitaxel																					
Carboplatin																					
Bevacizumab																					

Wiederholungsinfo: Start Zyklus 3: d≤2

Obligate Prä- und Begleitmedikation (Zyklus 2)

Tag	zeitl. Ablauf	Substanz	Basisdosierung	Trägerlösung (ml)	Appl.	Infusions-dauer	Bemerkungen
1	-1h	Famotidin	20 mg		p.o.		bereits zu Hause eingenommen? (falls vom Arzt rezeptiert)
1	-1h	Aprepitant	125 mg		p.o.		
1	-30min	NaCl 0,9 %	1 000 ml		i.v.	6h	
1	-30min	Dexamethason	12 mg	100 ml NaCl 0,9 %	i.v.	15min	
1	-30min	Ondansetron	8 mg		i.v.	15min	
1	-30min	Clemastin	2 mg		i.v.	B	
2-3	1-0-0-0	Aprepitant	80 mg		p.o.		
2-4	1-0-0-0	Dexamethason	8 mg		p.o.		

Hauptmedikation (Zyklus 3-6)

Tag	zeitl. Ablauf	Substanz	Basisdosierung	Trägerlösung (ml)	Appl.	Infusions-dauer	Bemerkungen
1	0	Pembrolizumab	200 mg abs.	100 ml NaCl 0,9 %	i.v.	30min	Infusionsset mit In-Line-Filter, Porengröße 0,2-1,2 μm
1	+30min	Paclitaxel	175 mg/m^2	500 ml NaCl 0,9 %	i.v.	3h	immer über PVC-freies Infusionssystem mit 0,2 μm Inline-filter applizieren
1	+3h 30min	Carboplatin	5 AUC	250 ml Glucose 5 %	i.v.	1h	Dosis (mg) = AUC (mg/ml x min) x [GFR (ml/min)+25], Maximaldosis beachten siehe Memokasten
1	+4h 30min	Bevacizumab	15 mg/kg	100 ml NaCl 0,9 %	i.v.	30min	1. Gabe 90min, 2. Gabe 60min, ab 3. Gabe 30min bzw. Infusionsdauer nach Verträglichkeit

Wiederholungsinfo: Weiterführung Bevacizumab+Pembrolizumab (in Keynote 826 insges. max. 35 Zyklen, ggf. nach klin. Notwendigkeit weiterführen)

Zyklusdiagramm

	Tag 1	[...]	Wdh: 22
Pembrolizumab			
Paclitaxel			
Carboplatin			
Bevacizumab			

Obligate Prä- und Begleitmedikation (Zyklus 3-6)

Tag	zeitl. Ablauf	Substanz	Basisdosierung	Trägerlösung (ml)	Appl.	Infusions-dauer	Bemerkungen
1	-1h	Famotidin	20 mg		p.o.		bereits zu Hause eingenommen? (falls vom Arzt rezeptiert)
1	-1h	Aprepitant	125 mg		p.o.		
1	-30min	NaCl 0,9 %	1 000 ml		i.v.	5h30min	
1	-30min	Dexamethason	12 mg	100 ml NaCl 0,9 %	i.v.	15min	
1	-30min	Ondansetron	8 mg		i.v.	15min	
1	-30min	Clemastin	2 mg		i.v.	B	
2-3	1-0-0-0	Aprepitant	80 mg		p.o.		
2-4	1-0-0-0	Dexamethason	8 mg		p.o.		

Bedarfsmedikation	siehe SOP "Immuncheckpoint-Inhibitoren - Management der Nebenwirkungen" im Ordner Q → FRK - Studien-Chemoschema → Nebenwirkungsmanagement Immuntherapien, Metoclopramid/Paspertin® Tabl., Dimenhydrinat/Vomex A® Supp., Ibuprofen 400mg Tbl., Macrogol + div. Salze/Movicol®, Natriumpicosulfat/Laxoberal® Trpf.
FN-Risiko	10-20% → G-CSF-Gabe je nach Risikoabwägung als Primärprophylaxe, bei Zustand nach FN in den folgenden Zyklen als Sekundärprophylaxe, siehe Leitlinien zur Behandlung mit G-CSF
Kontrollen	**vor Therapiebeginn:** EKG (Wdh. bei kardialen Auffälligkeiten), Virus-Serologie (Hep. A/B/C, CMV, EBV), Diff.-BB, AST, ALT, GGT, AP, Bilirubin, Kreatinin, Harnstoff, LDH, Na$^+$, K$^+$, Ca^{2+}, TSH, Lipase, Amylase, Blutdruck, Urin-Stix **wöchentlich:** Diff.-BB, **maximal 3 Tage vor jedem Zyklus:** Diff. Blutbild, AST, ALT, GGT, AP, Bilirubin, Kreatinin, Harnstoff, LDH, Na$^+$, K$^+$, Ca^{2+}, TSH, Lipase, Amylase, Blutdruck, Urin-Stix **bei Verdacht auf entzündl. Erkrankungen oder reaktivierbare Viruserkrankungen:** Cortisol, CRP, Blutzucker, Virus-Serologie (Hep. A/B/C, CMV, EBV), Calprotectin im Stuhl (bei entzündl. Darmerkrankungen)
Dosisreduktion	Siehe auch Fachinformationen und Dosisreduktionstabelle. **Paclitaxel:** um 20% bei schwerer Neutropenie (< 500/mm³) oder schwerer Neuropathien; um 25% bei schwerer Mukositis; **Carboplatin:** bei Nierenfunktionsstörungen
Cave	**immunvermittelte Nebenwirkungen möglich (Pneumonitis, Kolitis, Hepatitis, Nephritis oder Nierenfunktionsstörung, Endokrinopathien/Schilddrüsenfunktionsstörung, Hautausschlag)**
Therapievoraussetzung	**Überprüfung der Leberwerte** (AST, ALT, Bilirubin) **maximal 3 Tage vor jeder Gabe** eines Checkpointinhibitors
Wechselwirkungen	Carboplatin: Vorsicht bei Komedikation mit nephro- oder ototoxischen Substanzen: z.B. Aminoglykoside, Schleifendiuretika.
Wiederholung	**Zyklus 1-1:** Start Zyklus 2: d22 **Zyklus 2-2:** Start Zyklus 3: d22 **Zyklus 3-6:** Tag 22. Weiterführung Bevacizumab+Pembrolizumab (in Keynote 826 insges. max. 35 Zyklen, ggf. nach klin. Notwendigkeit weiterführen)
Literatur	Colombo N et al. N Engl J Med 2021;385:1856-67.

Diese Krebstherapie birgt letale Risiken. Die Anwendung darf nur durch erfahrene Onkologen und entsprechend ausgebildetes Pflegepersonal erfolgen. Die Dosisberechnung und Anforderung obliegt der Verantwortung des bestellenden Arztes und muss in jedem Fall sorgfältig überprüft werden. Die Herausgeber übernehmen keine Verantwortung für die Therapieanforderung.

080402_14_gyn   BEP

Indikation: Keimzelltumoren

ICD-10: C56

Hauptmedikation (Zyklus 1-n)

Tag	zeitl. Ablauf	Substanz	Basisdosierung	Trägerlösung (ml)	Appl.	Infusions-dauer	Bemerkungen
1	+4h 30min	Bleomycin	30 mg abs.	Unverdünnt	i.v.	B15min	
1-5	0	Cisplatin	20 mg/m²	250 ml NaCl 0,9 %	i.v.	1h	
1-5	+2h	Etoposid (Base)	100 mg/m²	1 000 ml NaCl 0,9 %	i.v.	2h	max. 0,4mg/ml
8, 15	0	Bleomycin	30 mg abs.	Unverdünnt	i.v.	B15min	

Zyklusdiagramm   Tag 1 2 3 4 5 6 7 8 9 10 11 12 13 14 15 [...] Wdh: 22

Bleomycin

Cisplatin (d1-5 stationär)

Etoposid (d1-5 stationär)

Obligate Prä- und Begleitmedikation (Zyklus 1-n)

Tag	zeitl. Ablauf	Substanz	Basisdosierung	Trägerlösung (ml)	Appl.	Infusions-dauer	Bemerkungen
1	-1h 30min	Famotidin	20 mg		p.o.		
1	-1h	Aprepitant	125 mg abs.		p.o.		
1	-45min	Clemastin	2 mg abs.		i.v.	B	
1-5	kontinuierlich	NaCl 0,9 %	2 000 ml		i.v.	24h	an Vorlauf gedacht?
1-5	-45min	Dexamethason	8 mg abs.		i.v.	15min	
1-5	-45min	Ondansetron	8 mg		i.v.	15min	
1-5	-30min	Mannitol-Lsg. 10%	250 ml		i.v.	30min	
1-5	+1h 30min	Mannitol-Lsg. 10%	250 ml		i.v.	30min	
1-5	0-0-1-0	Ondansetron	8 mg		p.o.		
1-5	0-0-1-0	Sucralfat Btl.	1 Btl.		p.o.		
1-21	1-0-0-0	Nadroparin-Calcium	- befundabhängig -		s.c.		in prophylaktischer Dosierung nach ärztlicher Ordination
2-5	-1h	Aprepitant	80 mg abs.		p.o.		
6-7	1-0-1-0	Dexamethason	8 mg		p.o.		
8, 15	-1h 30min	Famotidin	20 mg		i.v.	1h	
8, 15	-30min	NaCl 0,9 %	500 ml		i.v.		
8, 15	-30min	Clemastin	2 mg abs.		i.v.	15min	
8, 15	-30min	Dexamethason	8 mg		i.v.	15min	

Bedarfsmedikation   Metoclopramid, Ranitidin, Ondansetron, Ibuprofen, Dimenhydrinat Supp., Macrogol+div.Salze (z.B. Movicol®), Natriumpicosulfat Trpf.

FN-Risiko   10-20% → G-CSF-Gabe je nach Risikoabwägung als Primärprophylaxe, bei Zustand nach FN in den folgenden Zyklen als Sekundärprophylaxe, siehe Leitlinien zur Behandlung mit G-CSF.

Emetogenes Potential   **d1-5:** Hochrisiko > 90% → Prophylaxe der akuten+ verzögerten Emesis mit Aprepitant; **d8, d15:** Minimal ≤ 10% → keine routinemäßige Antiemese-Prophylaxe, siehe Kurzfassung der Leitlinien

Kontrollen   **täglich(d1-5):** Flüssigkeitsbilanz; **wöchentlich:** Blutbild, Elektrolyte (Na+, K+, Ca2+, Mg2+); **vor CTx:** Blutbild, Elektrolyte (Na+, K+, Ca2+, Mg2+), Retentionswerte, Kreatinin, ggf. Kreatininclearance, Leberwerte, insbesondere AP; **vor Therapiebeginn und alle 3 Wochen:** Lungenfunktion

Dosisreduktion   Siehe auch Fachinformation und Dosisreduktionstabelle. **Cisplatin:** bei Kreatinin-Clearance (CCL) < 60ml/min: strenge Nutzen-Risiko-Abwägung, bei CCL < 30ml/min: absolute KI.

Cave   Bei nierenvorgeschädigten Patienten Bleomycin vor Cisplatin verabreichen. **Cisplatin:** möglichst keine Komedikation mit nephro- oder ototoxischen Substanzen: z.B. Aminglykoside, Schleifendiuretika. Kumulative Neuro- und Ototoxität.

Summendosis   Bleomycin 400mg absolut: Gefahr der Lungentoxizität, bei Verschlechterung der Lungenfunktion absetzen.

Wiederholung   Tag 22.

Literatur   Williams SD et al. N Engl J Med. 1987; 316: 1435-1440. Williams S et al. J Clin Oncol. 1994;12: 701-706; Gershenson DM et al. J Clin Oncol. 1990; 8: 715-719; Aprepitant: Fachinformation, Bokemeyer C. Arzneimitteltherapie. 2004; 22: 129-35; MASCC Antiemetic-Guidelines, 2008, www.mascc.org

Diese Krebstherapie birgt letale Risiken. Die Anwendung darf nur durch erfahrene Onkologen und entsprechend ausgebildetes Pflegepersonal erfolgen. Die Dosisberechnung und Anforderung obliegt der Verantwortung des bestellenden Arztes und muss in jedem Fall sorgfältig überprüft werden. Die Herausgeber übernehmen keine Verantwortung für die Therapieanforderung.

080404_04_gyn *Doxorubicin mono* *Indikation: Leiomyosarkom* ***ICD-10: C55***

Hauptmedikation (Zyklus 1-n)

Tag	zeitl. Ablauf	Substanz	Basisdosierung	Trägerlösung (ml)	Appl.	Infusions-dauer	Bemerkungen
1	0	Doxorubicin	75 mg/m²	Unverdünnt	i.v.	15min	

Auf ausreichende Trinkmenge achten

Zyklusdiagramm | Tag 1 | [...] | Wdh: 22
Doxorubicin | □

Obligate Prä- und Begleitmedikation (Zyklus 1-n)

Tag	zeitl. Ablauf	Substanz	Basisdosierung	Trägerlösung (ml)	Appl.	Infusions-dauer	Bemerkungen
1	-1h	Aprepitant	125 mg		p.o.		
1	-30min	NaCl 0,9%	500 ml		i.v.	1h	
1	-30min	Ondansetron	8 mg		i.v.	15min	
1	-30min	Dexamethason	12 mg		i.v.	15min	
2-3	1-0-0-0	Aprepitant	80 mg		p.o.		
2-4	1-0-1-0	Dexamethason	4 mg		p.o.		

Bedarfsmedikation: Metoclopramid, Dimenhydrinat Supp., Macrogol+div. Salze (z.B. Movicol®), Natriumpicosulfat Trpf.

FN-Risiko: <10% → G-CSF-Gabe je nach Risikoabwägung, siehe Leitlinien zur Behandlung mit G-CSF

Kontrollen: **vor Therapiebeginn + alle 12 Wochen**: Herzecho; **wöchentlich**: BB (Nadir: Tag 10-14); **vor CTx**: BB, Bilirubin, GOT, GPT, G-GT, Kreatinin, Urin-Stix, EKG

Dosisreduktion: bei Niereninsuffizienz, eingeschränkter Leberfunktion; siehe auch Dosismodifikationstabelle

Summendosis: **Doxorubicin**: Gefahr der Kardiotoxizität → Summendosis: 450mg/m² - maximal 550mg/m², bei vorrausgegangener Bestrahlung des Mediastinums Kardiotoxizität erhöht: max. Summendosis: 400mg/m²; ggf. Dexrazoxan

Wiederholung: Tag 22.

Literatur: Leitlinie Uterine Sarkome 2015; Fachinfo Doxorubicin

Diese Krebstherapie birgt letale Risiken. Die Anwendung darf nur durch erfahrene Onkologen und entsprechend ausgebildetes Pflegepersonal erfolgen. Die Dosisberechnung und Anforderung obliegt der Verantwortung des bestellenden Arztes und muss in jedem Fall sorgfältig überprüft werden. Die Herausgeber übernehmen keine Verantwortung für die Therapieanforderung.

| 080403_03_gyn | Ifosfamid (gyn) | Indikation: Zervix-Ca, Karzinosarkom | ICD-10: C53-56 |

Hauptmedikation (Zyklus 1-n)

Tag	zeitl. Ablauf	Substanz	Basisdosierung	Trägerlösung (ml)	Appl.	Infusions-dauer	Bemerkungen
1-5	0	Ifosfamid	1 500 mg/m²	500 ml NaCl 0,9 %	i.v.	8h	bei Z.n. Radiatio: nur 1 200 mg/m2

Zyklusdiagramm | Tag 1 | 2 | 3 | 4 | 5 | [...] | Wdh: 29

Ifosfamid

Überwachung der Diurese:
falls Urinmenge < 80ml/h erneute Hydrierung und ggf. 250ml Mannitol 20% i.v., ggf. Furosemid 20mg i.v.

Obligate Prä- und Begleitmedikation (Zyklus 1-n)

Tag	zeitl. Ablauf	Substanz	Basisdosierung	Trägerlösung (ml)	Appl.	Infusions-dauer	Bemerkungen
1-5	-1h	NaCl 0,9%	500 ml		i.v.	24h	
1-5	-1h	Dexamethason	8 mg	100 ml NaCl 0,9 %	i.v.	15min	
1-5	-1h	Ondansetron	8 mg	100 ml NaCl 0,9 %	i.v.	15min	
1-5	-15min	Mesna	300 mg/m²		i.v.	B	
1-5	0	Natriumbicarbonat 8,4% (1mmol HCO_3^-/ml)	250 ml		i.v.	8h	
1-5	+10min	Mesna	2 250 mg/m²	1 000 ml NaCl 0,9 %	i.v.	24h	150% der Ifosfamid-Dosis
6-7	1-0-1-0	Dexamethason	8 mg		p.o.		2 Tbl Dexamethason à 4mg morgens und abends

Bedarfsmedikation	Macrogol+diverse Salze (z.B. Movicol®), Bisacodyl Supp. oder andere Laxantien, Metoclopramid-Tropfen, Dimenhydrinat Supp., Ibuprofen 400mg
FN-Risiko	10-20% → G-CSF-Gabe je nach Risikoabwägung als Primärprophylaxe, bei Zustand nach FN in den folgenden Zyklen als Sekundärprophylaxe, siehe Leitlinien zur Behandlung mit G-CSF
Kontrollen	**wöchentlich:** Blutbild (je nach Befund ggf. häufiger, Nadir 1.-2. Woche); **2 Tage vor CTx:** Blutbild, Kreatinin, GOT, GPT, Bilirubin, AP, U-Stix; **vor Therapiebeginn:** orientierend neurologische Untersuchung (im Verlauf je nach Klinik)
Dosisreduktion	eGFR < 50ml/min: 50% Dosisreduktion, eGFR < 10ml/min: Kontraindikation; bei neurologischer Symptomatik (Enzephalopathie, Schläfrigkeit) Dosisreduktion oder Absetzen
Cave	**Neurologische Symptomatik (Enzephalopathie, Schläfrigkeit) -> Dosisreduktion oder Absetzen von Ifosfamid**, bei akuter Enzephalopathie ggf. Methylenblau 50mg i.v. als Kurzinfusion in 100ml NaCl 0,9% bis max. 6x/Tag bis Abklingen der neurologischen Symptomatik (siehe Blaues Buch), nach aufgetretener Neurotoxizität in den Folgezyklen Prophylaxe mit Thiamin (100mg 30min vor Ifosfamid und danach alle 4h bis 2 Tage nach Ifosfamid-Gabe)
Wechselwirkungen	möglichst keine Aprepitant-Gabe (ggf. erhöhtes Risiko für Enzephalopathie, moderate CYP3A4-Inhibition)
Wiederholung	Tag 29.
Literatur	Coleman RE et al. Cancer Chemother Pharmacol. 1986;18(3):280-3; Sutton GP et al. Gynecol Oncol. 1996 Oct;63(1):25-7; Sutton GP et al. Gynecol Oncol. 2000; 79:147-153

Diese Krebstherapie birgt letale Risiken. Die Anwendung darf nur durch erfahrene Onkologen und entsprechend ausgebildetes Pflegepersonal erfolgen. Die Dosisberechnung und Anforderung obliegt der Verantwortung des bestellenden Arztes und muss in jedem Fall sorgfältig überprüft werden. Die Herausgeber übernehmen keine Verantwortung für die Therapieanforderung.

080404_03_gyn   **Trabectedin gyn**   **Indikation: Uterussarkom**   **ICD-10: C54**

Hauptmedikation (Zyklus 1-n)

Tag	zeitl. Ablauf	Substanz	Basisdosierung	Trägerlösung (ml)	Appl.	Infusions-dauer	Bemerkungen
1	0	Trabectedin	1,5 mg/m²	ad 240 ml NaCl 0,9 %	i.v.	24h	Applikation über Baxter-Pumpe

Zyklusdiagramm | Tag 1 | [...] | Wdh: 22
Trabectedin | ☐ |

Cave: Trabectedin wird vorwiegend über CYP3A4 metabolisiert. Begleitende Gabe von Inhibitoren von CYP3A4 wie z.B. Ketoconazol, Fluconazol, Ritonavir, Clarithromycin erhöhen die Trabectedin-Konzentration in solchen Fällen engmaschige Überwachung auf Toxizität. Begleitende Gabe von Induktoren von CYP3A4 wie z.B. Rifampicin, Johanniskraut, Phenytoin, Carbamazepin können die Trabectedin-Konzentration vermindern.

Cave: Keine gleichzeitige Gabe mit Verapamil und Cyclosporin wegen Interaktion

Obligate Prä- und Begleitmedikation (Zyklus 1-n)

Tag	zeitl. Ablauf	Substanz	Basisdosierung	Trägerlösung (ml)	Appl.	Infusions-dauer	Bemerkungen
1	-30min	Dexamethason	20 mg	100 ml NaCl 0,9 %	i.v.	15min	
1	-30min	Ondansetron	8 mg		i.v.	15min	
1	0-0-1-0	Dexamethason	8 mg		p.o.		abends 2 Tabletten à 4mg
2-3	1-0-1-0	Dexamethason	4 mg		p.o.		morgens und abends 4mg

Bedarfsmedikation   Metoclopramid/Paspertin® p.o. oder Dimenhydrinat/Vomex A® Supp., Macrogol+div.Salze/Movicol® oder Natriumpicosulfat/Laxobera® Trpf. oder Glycerin-Zäpfchen

Kontrollen   **wöchentlich:** Blutbild, **wöchentlich in den ersten beiden Zyklen, anschliessend mindestens 1x zwischen den Zyklen:** Bilirubin, AP, GOT/GPT, CK, **2 Tage vor CTx:** Blutbild, Bilirubin, GOT, GPT, G-GT, AP, CK, Kreatinin, ggf. Kreatinin-Clearance, Urin-Stix

Dosisreduktion   bei erhöhten Bilirubin- und Leberwerten, erhöhte CK-Werte (Hinweis für Rhabdomyolyse)

Cave   **Applikation über Baxter-Pumpe, kann auch über ZVK oder Port erfolgen**

Wechselwirkungen   Keine gleichzeitige Anwendung von Aprepitant wegen CYP3A4-Wechselwirkung, Ondansetron: CYP-Induktor, deshalb besser Granisetron

Kontraindikation   Kreatinin > 1,5mg/dl oder Kreatinin-Clearance < 30ml/min

Erfolgsbeurteilung   alle 2 Zyklen

Therapiedauer   so lange wie klinischer Nutzen

Wiederholung   Tag 22.

Literatur   Judson I et al. J Clin Oncol (Meeting Abstracts) May 2010. Vol. 28 No. 15_suppl 10028

Diese Krebstherapie birgt letale Risiken. Die Anwendung darf nur durch erfahrene Onkologen und entsprechend ausgebildetes Pflegepersonal erfolgen. Die Dosisberechnung und Anforderung obliegt der Verantwortung des bestellenden Arztes und muss in jedem Fall sorgfältig überprüft werden. Die Herausgeber übernehmen keine Verantwortung für die Therapieanforderung.

080404_05_gyn   **Dostarlimab**   *Indikation: Endometrium-Ca*   **ICD-10: C54**

Hauptmedikation (Zyklus 1-4)

Tag	zeitl. Ablauf	Substanz	Basisdosierung	Trägerlösung (ml)	Appl.	Infusions-dauer	Bemerkungen
1	0	Dostarlimab	500 mg	100 ml NaCl 0,9 %	i.v.	30min	Infusionspumpe verwenden

Zyklusdiagramm | Tag 1 | [...] | Wdh: 22
Dostarlimab ☐

bei Infusionsreaktionen Prämedikation mit Clemastin, Paracetamol und ggf. Dexamethason bei Folgegaben, wenn die Infusion unterbrochen werden muss und sich die Symptome innerhalb 1h zurück gebildet haben → Wiederaufnahme mit 50% der Infusionsgeschwindigkeit

Immuntherapie: Bitte Patientin Therapiepass mitgeben.

Obligate Prä- und Begleitmedikation (Zyklus 1-4)

Tag	zeitl. Ablauf	Substanz	Basisdosierung	Trägerlösung (ml)	Appl.	Infusions-dauer	Bemerkungen
1	0	NaCl 0,9 %	250 ml		i.v.	1h	

Hauptmedikation (Zyklus 5-n)

Tag	zeitl. Ablauf	Substanz	Basisdosierung	Trägerlösung (ml)	Appl.	Infusions-dauer	Bemerkungen
1	0	Dostarlimab	1 000 mg	100 ml NaCl 0,9 %	i.v.	30min	Infusionspumpe verwenden

Zyklusdiagramm | Tag 1 | [...] | Wdh: 43
Dostarlimab ☐

Wiederholungsinfo: bis Progress / inakzepatble Toxizität

Obligate Prä- und Begleitmedikation (Zyklus 5-n)

Tag	zeitl. Ablauf	Substanz	Basisdosierung	Trägerlösung (ml)	Appl.	Infusions-dauer	Bemerkungen
1	0	NaCl 0,9 %	250 ml		i.v.	1h	

Bedarfsmedikation	siehe SOF Immuncheckpoint-Inhibitoren - Management der Nebenwirkungen" im Ordner Q → FRK - Studien-Chemoschema → Nebenwirkungsmanagement Immuntherapien; MCP, Dimenhydrinat
Kontrollen	**vor Therapiebeginn:** Diff-BB, AST, ALT, GGT, Bilirubin, Kreatinin, Harnstoff, LDH, Na^+, K^+, Ca^{2+}, TSH, Lipase, Amylase, EKG (ggf. Wdh. bei kardialen Auffälligkeiten) **bei Verdacht auf entzündl. Erkrankungen oder reaktivierbare Viruserkrankungen:** Cortisol, CRP, Blutzucker, Virus-Serologie (Hep. A/B/C, CMV, EBV), Calprotectin im Stuhl; **max. 3 Tage vor jeder Dostarlimab-Gabe:** Diff.-BB, AST, ALT, GGT, Bilirubin, Kreatinin, Harnstoff, LDH, Na^+, K^+, Ca^{2+}, TSH, Lipase, Amylase, ggf. Cortisol, CRP, Blutzucker, Calprotectin im Stuhl bei Darmerkrankung in Anamnese, Urin-Stix
Dosisreduktion	nicht empfohlen
Cave	**immunvermittelte Nebenwirkungen möglich** (Pneumonitis, Kolitis, Hepatitis, Nephritis oder Nierenfunktionsstörung, Endokrinopathien/Schilddrüsenfunktionsstörung, Diabetes, Myokarditis, Uveitis, Hautausschlag); **Infusionsreaktionen möglich**, Notfallmaßnahmen bereit halten
Wiederholung	**Zyklus 1-4:** Tag 22. **Zyklus 5-n:** Tag 43. bis Progress / inakzepatble Toxizität
Literatur	Fachinfo Jemperli 2021, CUP Protokoll Dostarlimab, GSK 2020

Diese Krebstherapie birgt letale Risiken. Die Anwendung darf nur durch erfahrene Onkologen und entsprechend ausgebildetes Pflegepersonal erfolgen. Die Dosisberechnung und Anforderung obliegt der Verantwortung des bestellenden Arztes und muss in jedem Fall sorgfältig überprüft werden. Die Herausgeber übernehmen keine Verantwortung für die Therapieanforderung.

080402_21_gyn   EMA-CO   **Indikation: Chorionkarzinom**   **ICD-10: C58**

Hauptmedikation (Zyklus 1-n)

Tag	zeitl. Ablauf	Substanz	Basisdosierung	Trägerlösung (ml)	Appl.	Infusionsdauer	Bemerkungen
1	+2h 15min	Methotrexat	100 mg/m²	100 ml NaCl 0,9 %	i.v.	B	
1	+2h 30min	Methotrexat	200 mg/m²	500 ml NaCl 0,9 %	i.v.	12h	über Infusomat
1-2	0	Actinomycin D	0,5 mg	ad 10 ml NaCl 0,9 %	i.v.	B/10min	cave: Paravasat - stark ätzende Substanz; absoluter Lichtschutz
1-2	+15min	Etoposid (Base)	100 mg/m²	1 000 ml NaCl 0,9 %	i.v.	2h	max. 0,4mg/ml
8	0	Cyclophosphamid	600 mg/m²	500 ml NaCl 0,9 %	i.v.	1h	
8	+1h	Vincristin	1 mg/m²	50 ml NaCl 0,9 %	i.v.	5-10min	max 2mg abs. Als FREILAUFENDE Kurzinfusion, wenn möglich über gesicherten zentralvenösen Zugang.

Achtung: durch Methotrexat-Gabe ggf. Alkalisierung erforderlich
- **Ziel: Urin-pH >7**
- Kontrolle des Urin-pH bei jeder Miktion nach Start der Methotrexat-Infusion (mindestens alle 8h)
- wenn Urin-pH < 7: Start Natriumhydrogencarbonat-Infusion (Infusionsbeutel mit 250ml NaHCO3 8,4%)
- Infusionsgeschwindigkeit je nach Urin-pH wählen (maximal 1,5ml pro kg Körpergewicht und Stunde) und ggf. im Verlauf anpassen bis Urin-pH >7
- auf Urinmenge achten, Ziel: >100ml/h (ggf. Flüssigkeitszufuhr erhöhen und Bedarfsmedikation Furosemid)

Cave Methotrexat-Interaktionen:
- **keine NSAIDs (wie Ibruprofen oder Diclofenac) in den ersten 72h nach Methotrexat**
- gleichzeitige Einnahme von Protonenpumpen-Inhibitoren (wie Pantoprazol oder Omeprazol) vermeiden
- Vorsicht bei gleichzeitiger Anwendung von Retinoiden und oralen Antibiotika

Inkompatibilität:
Vincristin↔NaHCO3
NaHCO3 pausieren während Vincristin

Actinomycin D:
CAVE Paravasat

Zyklusdiagramm

	Tag 1	2	3	4	5	6	7	8	[...]	Wdh: 15
Actinomycin D										
Etoposid (Base)										
Methotrexat										
Cyclophosphamid										
Vincristin										

Obligate Prä- und Begleitmedikation (Zyklus 1-n)

Tag	zeitl. Ablauf	Substanz	Basisdosierung	Trägerlösung (ml)	Appl.	Infusionsdauer	Bemerkungen
1	-1h	Netupitant/Palonosetron (NEPA) 300/0,5mg	1 Kps.		p.o.		
1	-30min	NaCl 0,9%	500 ml		i.v.	24h	ggf. Volumen erhöhen
1	-30min	Dexamethason	12 mg		i.v.	B	
2	-30min	NaCl 0,9%	500 ml		i.v.	24h	ggf. Volumen erhöhen
2	-30min	Dexamethason	8 mg		i.v.	B	
2-3	0-1-0-1	Calciumfolinat/Leukovorin®	15 mg		p.o.		4 Gaben alle 6h, 1. Gabe 24h nach MTX-Start
8	-30min	NaCl 0,9%	1 000 ml		i.v.	2h	
8	-30min	Dexamethason	8 mg		i.v.	B	
8	-30min	Ondansetron	8 mg		i.v.	B	
8	0	Mesna	120 mg/m²		i.v.	B	oder p.o: 240mg/m² 2h vor Cyclophosphamid
8	+4h	Mesna	240 mg/m²		p.o.		oder i.v.: 120mg/m² 4h nach Cyclophosphamid
8	+8h	Mesna	240 mg/m²		p.o.		oder i.v.: 120mg/m² 8h nach Cyclophosphamid
9	0-1-0-0	Lipegfilgrastim	6 mg		s.c.		ca. 24h nach der Chemotherapie

Bedarfsmedikation	Metoclopramid; Paracetamol; Novaminsulfon; Furosemid; ggf. Mucositisprophylaxe
FN-Risiko	>20% → Primärprophylaxe, siehe Kurzfassung Leitlinien G-CSF
Kontrollen	**wöchentlich:** Differentialblutbild, Elektrolyte, Kreatinin (GFR >60ml/min), Bilirubin, ALT, AST, LDH, Urin-Stix inklusive pH, β-HCG
Wechselwirkungen	Protonenpumpeninhibitoren (PPI) können die MTX-Ausscheidung verzögern und so zu erhöhtem MTX Plasmaspiegel führen, daher wird empfohlen, PPI 2 Tage vor bis 2 Tage nach der MTX-Gabe zu pausieren (ggf. durch H2-Blocker, Tepilta® ersetzen). Ebenfalls Vorsicht ist bei der gleichzeitigen Anwendung von MTX und NSAIDs oder Antibiotika (β-Lactam-Antibiotika, Sulfonamide, Trimetoprim, Tetracycline, Ciprofloxacin) angezeigt. Keine nephro- und/oder hepatotoxischen Medikamente. Keine gleichzeitige Anwendung von MTX und Metamizol: Risiko der verstärkten Hämatotoxizität zusätzlich zur verzögerten MTX-Ausscheidung.
Erfolgsbeurteilung	alle 2 Zyklen bzw. nach Therapieende
Therapiedauer	**bis 2 Zyklen über die Normalisierung des β-HCG-Levels hinaus;** bei Abfall des β-HCG-Levels <25% pro Zyklus Therapiewechsel erwägen
Wiederholung	Tag 15.
Literatur	Aydiner A et al. "The role of surgery and EMA/CO chemotherapy regimen in primary refractory and non-refractory gestational trophoblastic neoplasia." J Cancer Res Clin Oncol 2012; 138:971-977; uptodate EMA-CO

Diese Krebstherapie birgt letale Risiken. Die Anwendung darf nur durch erfahrene Onkologen und entsprechend ausgebildetes Pflegepersonal erfolgen. Die Dosisberechnung und Anforderung obliegt der Verantwortung des bestellenden Arztes und muss in jedem Fall sorgfältig überprüft werden. Die Herausgeber übernehmen keine Verantwortung für die Therapieanforderung.

080404_06_gyn   **Pembrolizumab / Lenvatinib (gyn)**   **Indikation: Endometrium-Ca**   **ICD-10: C64**

Hauptmedikation (Zyklus 1-n)

Tag	zeitl. Ablauf	Substanz	Basisdosierung	Trägerlösung (ml)	Appl.	Infusions-dauer	Bemerkungen
1	0	Pembrolizumab	200 mg abs.	100 ml NaCl 0,9 %	i.v.	30min	Infusionsset mit In-Line-Filter, Porengröße 0,2-1,2 μm
1-21	1-0-0-0	Lenvatinib	20 mg abs.		p.o.		2x10mg Kapseln; Einnahme täglich zur gleichen Zeit.

Zyklusdiagramm | Tag 1 2 3 4 5 6 7 8 9 10 11 12 13 14 15 16 17 18 19 20 21 | Wdh: 22

Pembrolizumab
Lenvatinib

Wiederholungsinfo: bis Rezidiv, inakzeptable Toxizität

Gute Blutdruckeinstellung vor Lenvatinib-Behandlung obligat.
Blutdruckkontrolle: nach 1. Behandlungswoche, anschließend in den ersten 2 Monaten alle 2 Wochen, dann monatlich.

Empfohlene Hypertonie-Behandlung:

Blutdruckwerte (BD)	Empfohlene Maßnahme
Systolischer BD $\geq$ 140 mmHg bis < 160 mmHg oder diastolischer BD $\geq$ 90 mmHg bis < 100 mmHg	Weiterbehandlung mit Lenvatinib und Beginn einer antihypertensiven Therapie, sofern diese nicht bereits erfolgt ODER Weiterbehandlung mit Lenvatinib und Erhöhung der Dosis der aktuellen antihypertensiven Therapie oder Gabe einer zusätzlichen antihypertensiven Therapie.
Systolischer BD $\geq$ 160 mmHg oder diastolischer BD $\geq$ 100 mmHg trotz optimaler antihypertensiver Therapie	1. Vorübergehendes Absetzen von Lenvatinib 2. Wenn der systolische BD $\leq$ 150 mmHg, der diastolische BD $\leq$ 95 mmHg ist und der Patient mindestens 48 Stunden lang eine konstante Dosis einer antihypertensiven Therapie erhalten hat, kann die Behandlung mit Lenvatinib mit reduzierter Dosis fortgesetzt werden.
Lebensbedrohliche Folgen (maligne Hypertonie, neurologisches Defizit oder hypertensive Krise	Eine Notfallbehandlung ist indiziert. Lenvatinib absetzen und eine adäquate medizinische Behandlung durchführen.

Immuntherapie: Bitte Patientin Therapiepass mit-geben.

Achtung Pembrolizumab: bei Auftreten von allergischen Reaktionen Gabe von Antihistaminika, Steroid-Gabe nur in Notfallsituation bzw. nach Rücksprache

Nephrotoxizität durch Lenvatinib
Gastrointestinale Toxizität muss **aktiv behandelt** werden (Loperamid rezeptieren), um das Risiko einer Niereninsuffizienz aufgrund von Dehydrierung/ Hypovolämie zu reduzieren.

Dosisreduktionsstufen für Lenvatinib

Dosierungsstufe	Tagesdosis	Anzahl der Kapseln
Erste Dosisreduktion	14mg oral, einmal täglich	Eine 10mg Kapsel und eine 4mg Kapsel
Zweite Dosisreduktion	10mg oral, einmal täglich	Eine 10mg Kapsel
Dritte Dosisreduktion	8mg oral, einmal täglich	Zwei 4mg Kapseln

Obligate Prä- und Begleitmedikation (Zyklus 1-n)

Tag	zeitl. Ablauf	Substanz	Basisdosierung	Trägerlösung (ml)	Appl.	Infusions-dauer	Bemerkungen
1	-30min	NaCl 0,9%		500 ml	i.v.	1h30min	

Bedarfsmedikation: Antiemese, Flüssigkeits- und Elektrolytersatz inkl. Kalziumsupplementierung, Loperamid; siehe SOP "Immuncheckpoint-Inhibitoren - Management der Nebenwirkungen" im Ordner Q → FRK - Studien-Chemoschema → Nebenwirkungsmanagement Immuntherapien

FN-Risiko: < 10% → G-CSF- Gabe je nach Risikoabwägung, siehe Kurzfassung Leitlinien G-CSF.

Kontrollen: **vor Therapiebeginn:** Diff.-Blutbild, RR, AST, ALT, GGT, Bilirubin, Kreatinin, Urin-Stix, Harnstoff, LDH, Na$^+$, K$^+$, Ca^{2+}, Mg^{2+}, TSH, Lipase, Amylase, EKG
bei Verdacht auf entzündl. Erkrankungen oder reaktivierbare Viruserkrankungen: Cortisol, CRP, Blutzucker, Virus-Serologie (Hep. A/B/C, CMV, EBV), Calprotectin im Stuhl
wöchentlich: Diff-Blutbild; **in den ersten 2 Monaten alle 2 Wochen, dann min. monatlich:** Leberwerte und RR
maximal 3 Tage vor jeder Pembrolizumab-Gabe: Diff.-Blutbild, AST, ALT, GGT, Bilirubin, Kreatinin, Harnstoff, LDH, Na$^+$, K$^+$, Ca^{2+}, Mg^{2+}, TSH, Lipase, Amylase (ggf. Cortisol, CRP, Blutzucker, Calprotectin im Stuhl, Urin-Stix); **alle 3 Monate:** EKG

Dosisreduktion: **Pembrolizumab:** keine Dosisreduktion empfohlen: zum Nebenwirkungsmanagement Therapieunterbrechung oder dauerhaftes Absetzen (siehe SOP: Management der Nebenwirkungen der Therapie mit Immuncheckpointinhibitoren).
Lenvatinib: DR Stufen s. Tabelle; Hypertonie: s. Tabelle; weiter DR siehe FI

Cave: **erhöhtes Thrombose- aber auch Blutungsrisiko unter Lenvatinib.**
Pembrolizumab: **immunvermittelte Nebenwirkungen möglich** (Pneumonitis, Kolitis, Hepatitis, Nephritis oder Nierenfunktionsstörung, Endokrinopathien/Schilddrüsenfunktionsstörung, Hautausschlag)

Therapievoraussetzung: **Überprüfung der Leberwerte** (AST, ALT, Bilirubin) **maximal 3 Tage vor jeder Gabe** eines Checkpointinhibitors
Lenvatinib: gute Blutdruckeinstellung vor Lenvatinib-Behandlung, sorgfältige Abwägung des Risikos für Aneurismen und/oder Arteriendissektionen; Korrektur von Elektrolytabweichungen (K$^+$, Mg^{2+}, Ca^{2+}); Screening auf Ösophagusvarizen; Zahnärztliche Untersuchung und angemessene Zahnvorsorge vor Therapiebeginn in Betracht ziehen; Auswaschzeitraum von 4 Wochen nach vorhergehenden Krebstherapeutika empfohlen.

Therapieunterbrechung: Wenn Dosis vergessen wurde und nicht innerhalb von 12h eingenommen werden kann → auslassen, nächste Dosis zum üblichen Zeitpunkt einnehmen

Wiederholung: Tag 22. bis Rezidiv, inakzeptable Toxizität

Literatur: Makker V. et al. NEJM. 2022;386:437-48; Fachinformation: Pembrolizumab, Lenvatinib

Kapitel 17 Urogenitaltumoren

Elektronisches Zusatzmaterial Die elektronische Version des Werkes enthält Zusatzmaterial, auf das über folgenden Link zugegriffen werden kann: https://doi.org/10.1007/978-3-662-67749-0_1.

© Der/die Autor(en) 2023
M. Engelhardt et al. (Hrsg.), *Das Blaue Buch*,

Kapitel 17 Urogenitaltumoren

17.1   Hoden-/Keimzellkarzinom

17.2   Prostatakarzinom

Hormontherapie

Chemotherapie

17.3   Nierenzellkarzinom

Kombinationstherapien

Monotherapie

17.4   Nebennierenrindenkarzinom

EDP-Mitotan (Fassnacht Protokoll) – 659

17.5   Phäochromozytom

Cyclophosphamid/Vincristin/Dacarbazin – 660

17.6   Urothelkarzinom

Chemotherapie

Gemcitabin/Cisplatin – 383
M-VAC – 661
Gemcitabin – 455
Vinflunin – 662
Paclitaxel wöchentlich – 380
Enfortumab Vedotin – 663

Immuntherapie

Atezolizumab 840mg (q2w) – 413
Atezolizumab 1200mg (q3w) – 414
Atezolizumab 1680mg (q4w) – 415
Avelumab – 664
Nivolumab 240mg abs. – 164
Pembrolizumab 200mg abs. – 162
Pembrolizumab 400mg abs. alle 6 Wochen – 163

17.7   Nephroblastom

Actinomycin-D/Vincristin → *Zusatzmaterial*

Diese Krebstherapie birgt letale Risiken. Die Anwendung darf nur durch erfahrene Onkologen und entsprechend ausgebildetes Pflegepersonal erfolgen. Das Protokoll muss im Einzelfall überprüft und der klinischen Situation angepasst werden.

080501_04 **PE** **Indikation: Hoden-Ca** **ICD-10: C62**

Hauptmedikation (Zyklus 1-n)

Tag	zeitl. Ablauf	Substanz	Basisdosierung	Trägerlösung (ml)	Appl.	Infusions-dauer	Bemerkungen
1-5	0	Cisplatin	20 mg/m²	250 ml NaCl 0,9 %	i.v.	30min	
1-5	+30min	Etoposid (Base)	100 mg/m²	1 000 ml NaCl 0,9 %	i.v.	2h	max. 0,4mg/ml

Cave : Mucositisprophylaxe mit Amphotericin

Zyklusdiagramm

	Tag 1	2	3	4	5	[...]	Wdh: 22
Cisplatin	☐	☐	☐	☐	☐		
Etoposid (Base)	☐	■	■	■	■		

Wiederholungsinfo: unabhängig von Leukopenie, Aufschub nur bei Fieber und klinischer Symptomatik

Aprepitant / Fosaprepitant (Prodrug) sind Substrate und moderate Inhibitoren von CYP3A4:
Cave bei gleichzeitiger oraler Verabreichung von hauptsächlich via CYP3A4 metabolisierten Wirkstoffen mit geringer therapeutischer Breite wie Ciclosporin, Tacrolimus, Everolimus, Fentanyl. Die gleichzeitige Anwendung von Pimozid ist kontraindiziert. Interaktion mit CYP3A4 metabolisierten oral **verabreichten CTx z.B. Etoposid, Vinorelbin möglich. Besondere Vorsicht bei gleichzeitiger Anwendung von Irinotecan und Ifosfamid erhöhte Toxizität möglich.** Reduktion der üblichen oralen Dexamethason-Dosis um 50%.
Vorübergehende leichte Induktion von CYP2C9 und CYP3A4 nach Beendigung der Aprepitant- / Fosaprepitant-Therapie: Bei Warfarin (CYP2C9-Substrat)-Dauertherapie besonders engmaschige INR-Überwachung innerhalb von 14 Tagen nach jeder Aprepitant 3-Tages-Therapie. Verminderte Wirksamkeit hormonaler Kontrazeptiva bis 2 Monate nach letzter Aprepitant Gabe möglich → alternative unterstützende Maßnahmen zur Empfängnisverhütung vorzunehmen.

CTx mit FN-Risiko von 10-20%: Vorgehen bei der G-CSF-Gabe
- nach CTx: 1x tgl. 5μg/kg Filgrastim s.c. bei Leukozyten < 1 000/μl bis >1 000/μl
- Wenn unter Einbeziehung **individueller Risikofaktoren für den Patienten FN-Risiko ≥ 20% =>G-CSF-Primärprophylaxe** erwägen/durchführen.
- **Nach durchgemachter febriler Neutropenie,** in folgenden Zyklen => G-CSF-**Sekundärprophylaxe**
G-CSF-Primär- bzw. Sekundärprophylaxe: Entweder 24h nach CTx einmal Pegfilgrastim/Neulasta® 6mg s.c.
- **Oder:** d6 nach CTx Filgrastim/Neupogen® 5μg/kg/d s.c. bis zum Durchschreiten des Nadir.

Obligate Prä- und Begleitmedikation (Zyklus 1-n)

Tag	zeitl. Ablauf	Substanz	Basisdosierung	Trägerlösung (ml)	Appl.	Infusions-dauer	Bemerkungen
1	-1h	Aprepitant	125 mg		p.o.		
1	-30min	Dexamethason	12 mg		i.v.	B	
1-5	kontinuierlich	NaCl 0,9 %	2 000 ml		i.v.	24h	
1-5	-30min	Granisetron	1 mg		i.v.	B	
1-5	-30min	Mannitol-Lsg. 10%	250 ml		i.v.	30min	
1-5	+2h 30min	Mannitol-Lsg. 10%	250 ml		i.v.	30min	
1-5	0-0-0-1	Sucralfat Btl.	1 Btl.		p.o.		
1-21	1-0-0-0	Enoxaparin	40 mg		s.c.		Prophylaxe, bei Thrombozyten < 50 000/μl pausieren
2-5	-1h	Aprepitant	80 mg		p.o.		
2-5	-30min	Dexamethason	8 mg		i.v.	B	
6-7	1-0-0-0	Aprepitant	80 mg		p.o.		
6-8	1-0-0-0	Dexamethason	8 mg		p.o.		

Bedarfsmedikation	Metoclopramid, Dexamethason, Granisetron, Ranitidin
FN-Risiko	FN-Risiko 10-20% → je nach Risikoabwägung als Primärprophylaxe, bei FN im 1. Zyklus als Sekundärprophylaxe, siehe Kurzfassung Leitlinien G-CSF
Kontrollen	Blutbild, Elektrolyte insbesondere Mg²⁺, Retentionswerte, Kreatinin-Clearance, Flüssigkeitsbilanz, vor jedem Zyklus: Ototoxizität (Audiometrie) und Neurotoxizität
Dosisreduktion	siehe Dosismodifikationstabelle
Cave	Vorsicht bei gleichzeitiger Anwendung ototoxischer Substanzen (z.B. Schleifendiuretika)
Erfolgsbeurteilung	nach 2 Zyklen
Wiederholung	Tag 22. unabhängig von Leukopenie, Aufschub nur bei Fieber und klinischer Symptomatik
Literatur	Bajorin et al. JCO. 1993; 1:598-606

Diese Krebstherapie birgt letale Risiken. Die Anwendung darf nur durch erfahrene Onkologen und entsprechend ausgebildetes Pflegepersonal erfolgen. Das Protokoll muss im Einzelfall überprüft und der klinischen Situation angepasst werden.

080501_03	PEI	Indikation: metastasiertes Hoden-Ca, Ovarial-Ca	ICD-10: C62

Hauptmedikation (Zyklus 1-n)

Tag	zeitl. Ablauf	Substanz	Basisdosierung	Trägerlösung (ml)	Appl.	Infusionsdauer	Bemerkungen
1-5	0	Cisplatin	20 mg/m²	250 ml NaCl 0,9 %	i.v.	1h	
1-5	+1h 45min	Etoposid (Base)	100 mg/m²	1 000 ml NaCl 0,9 %	i.v.	2h	
1-5	+4h 30min	Ifosfamid	1 200 mg/m²	500 ml NaCl 0,9 %	i.v.	4h	max. 0,4mg/ml

Zyklusdiagramm

	Tag 1	2	3	4	5	[...]	Wdh: 22
Cisplatin	■	■	■	■	■	□	
Etoposid (Base)	■	■	■	■	■	□	
Ifosfamid	■	■	■	■	■	□	

Aprepitant / Fosaprepitant (Prodrug) sind Substrate und moderate Inhibitoren von CYP3A4:
Cave bei gleichzeitiger oraler Verabreichung von hauptsächlich via CYP3A4 metabolisierten Wirkstoffen mit geringer therapeutischer Breite wie Ciclosporin, Tacrolimus, Everolimus, Fentanyl. Die gleichzeitige Anwendung von Pimozid ist kontraindiziert. **Interaktion mit CYP3A4 metabolisierten oral verabreichten CTx z.B. Etoposid, Vinorelbin möglich. Besondere Vorsicht bei gleichzeitiger Anwendung von Irinotecan und Ifosfamid erhöhte Toxizität möglich.** Reduktion der üblichen oralen Dexamethason-Dosis um 50%.
Vorübergehende leichte Induktion von CYP2C9 und CYP3A4 nach Beendigung der Aprepitant- / Fosaprepitant-Therapie: Bei Warfarin (CYP2C9-Substrat)-Dauertherapie besonders engmaschige INR-Überwachung innerhalb von 14 Tagen nach jeder Aprepitant 3-Tages-Therapie. Verminderte Wirksamkeit hormonaler Kontrazeptiva bis 2 Monate nach letzter Aprepitant Gabe möglich → alternative unterstützende Maßnahmen zur Empfängnisverhütung vorzunehmen.

entweder	Pegfilgrastim/Neulasta® 6mg s.c.	24h nach CTx
oder	Filgrastim/Neupogen® 5µg/kg/d s.c. bis Durchschreiten des Nadir	d6 nach CTx

Obligate Prä- und Begleitmedikation (Zyklus 1-n)

Tag	zeitl. Ablauf	Substanz	Basisdosierung	Trägerlösung (ml)	Appl.	Infusionsdauer	Bemerkungen
1	-12h	NaCl 0,9%	1 000 ml		i.v.	12h	Vorbewässerung im Wechsel mit Glucose 5% (K⁺ und Mg²⁺ nach Wert)
1	-12h	Glucose 5%	1 000 ml		i.v.	12h	Vorbewässerung im Wechsel mit NaCl 0,9% (K⁺ und Mg²⁺ nach Wert)
1	1-0-0-0	Aprepitant	125 mg		p.o.		Gabe 1h vor CTx
1	-30min	Dexamethason	12 mg		i.v.	B	
1-5	-	KCl 7,45% (1mmol K⁺/ml)	20 ml		i.v.		pro 1000ml NaCl 0,9%; (K⁺-Zielspiegel:3.5-5,1mmol/L)
1-5	-	Magnesium 10% Inresa® (4,05mmol Magnesium/10ml)	10 ml		i.v.		pro 1000ml NaCl 0,9%; (Mg²⁺-Zielspiegel: 0,66 - 0,99mmol/L)
1-5	-30min	Granisetron	1 mg		i.v.	B	
1-5	-30min	Mannitol-Lsg. 10%	250 ml		i.v.	15min	
1-5	+1h 30min	Mannitol-Lsg. 10%	250 ml		i.v.	15min	
1-5	+4h 15min	Mesna	240 mg/m²		i.v.	15min	
1-5	+4h 30min	Mesna	1 200 mg/m²		i.v.	4h	
1-5	0-0-0-1	Sucralfat Btl.	1 Btl.		p.o.		
1-5	+8h 30min	Mesna	600 mg/m²		i.v.	6h	6-12h Infusionsdauer
1-6	kontinuierlich	Glucose 5%	1 000 ml		i.v.	24h	im Wechsel mit NaCl 0,9%
1-6	kontinuierlich	NaCl 0,9%	1 000 ml		i.v.	24h	im Wechsel mit Glucose 5%
1-7	+4h	Thiamin	100 mg		p.o.		alle 4h; bis 2 Tage nach der Ifosfamid-Gabe
1-21	1-0-0-0	Enoxaparin	40 mg		s.c.		Prophylaxe, bei Thrombozyten < 50 000/µl pausieren
2-7	1-0-0-0	Aprepitant	80 mg		p.o.		Gabe 1h vor CTx
2-8	-30min	Dexamethason	8 mg		i.v.	B	d6-d8 morgens

Bedarfsmedikation	Metoclopramid, Dexamethason, Granisetron i.v., Ranitidin p.o.
FN-Risiko	>20% → Primärprophylaxe mit Filgrastim/Neupogen® oder Pegfilgrastim/Neulasta®, siehe Kurzfassung Leitlinien G-CSF
Kontrollen	Blutbild, Elektrolyte insb. Mg^{2+}, Retentionswerte, Flüssigkeitsbilanz, Diurese, vor jedem Zyklus: Ototoxizität (Audiometrie) und Neurotoxizität; alle 6-12h Gewichtskontrolle
Dosisreduktion	siehe Dosismodifikationstabelle
Cave	Vorsicht bei gleichzeitiger Anwendung ototoxischer Substanzen (z.B. Schleifendiuretika)
Erfolgsbeurteilung	nach 2 Zyklen
Wiederholung	Tag 22.
Literatur	Harstrick et al. J Clin Oncol. 1991; 9(9): 1549-55

Diese Krebstherapie birgt letale Risiken. Die Anwendung darf nur durch erfahrene Onkologen und entsprechend ausgebildetes Pflegepersonal erfolgen. Das Protokoll muss im Einzelfall überprüft und der klinischen Situation angepasst werden.

| 080501_01 | **PEB** | **Indikation: Hoden-Ca, Ovarial-Ca** | **ICD-10: C62** |

Hauptmedikation (Zyklus 1-n)

Tag	zeitl. Ablauf	Substanz	Basisdosierung	Trägerlösung (ml)	Appl.	Infusions-dauer	Bemerkungen
1	+3h 30min	Bleomycin	30 mg abs.	Unverdünnt	i.v.	B15min	
1-5	0	Cisplatin	20 mg/m²	250 ml NaCl 0,9 %	i.v.	30min	
1-5	+30min	Etoposid (Base)	100 mg/m²	1 000 ml NaCl 0,9 %	i.v.	2h	
8, 15	0	Bleomycin	30 mg abs.	Unverdünnt	i.v.	B15min	max. 0,4mg/ml

Wiederholungsinfo: unabhängig von Leukopenie, Aufschub nur bei Fieber und klinischer Symptomatik

Zyklusdiagramm	Tag 1	2	3	4	5	6	7	8	9	10	11	12	13	14	15	[...]	Wdh: 22
Cisplatin																	
Bleomycin																	
Etoposid (Base)																	

Cave: Mucositisprophylaxe mit Amphotericin

Aprepitant / Fosaprepitant (Prodrug) sind Substrate und moderate Inhibitoren von CYP3A4:
Cave bei gleichzeitiger oraler Verabreichung von hauptsächlich via CYP3A4 metabolisierten **Wirkstoffen mit geringer therapeutischer Breite** wie Ciclosporin, Tacrolimus, Everolimus, Fentanyl. ... e gleichzeitige Anwendung von Pimozid ist kontraindiziert. **Interaktion mit CYP3A4 metabolisierten oral verabreichten CTx z.B. Etoposid, Vinorelbin möglich. Besondere Vorsicht bei gleichzeitiger Anwendung von Irinotecan und Ifosfamid erhöhte Toxizität möglich.** Reduktion der üblichen oral... Dexamethason-Dosis um 50%.
Vorübergehende leichte Induktion von CYP3C9 und CYP3A4 nach Beendigung der Aprepitant- / Fosaprepitant-Therapie: Bei Warfarin (CYP2C9-Substrat)-Dauertherapie besonders engmaschige INR-Überwachung innerhalb von 14 Tagen nach jeder Aprepitant 3-Tages-Therapie. Verminderte Wirksamkeit hormonaler Kontrazeptiva bis 2 Monate nach letzter Aprepitant Gabe möglich → alternative unterstützende Maßnahmen zur Empfängnisverhütung vorzunehmen.

Obligate Prä- und Begleitmedikation (Zyklus 1-n)

Tag	zeitl. Ablauf	Substanz	Basisdosierung	Trägerlösung (ml)	Appl.	Infusions-dauer	Bemerkungen
1	-1h	Aprepitant	125 mg		p.o.		Gabe 1h vor CTx
1	-30min	Dexamethason	12 mg		i.v.	15min	
1	+3h	Clemastin	2 mg		i.v.	B	
1-5	kontinuierlich	NaCl 0,9 %	2 000 ml		i.v.	24h	
1-5	-30min	Granisetron	1 mg		i.v.	B	
1-5	-30min	Mannitol-Lsg. 10%	250 ml		i.v.	30min	
1-5	0-0-1-0	Sucralfat Btl.	1 Btl.		p.o.		
1-5	+2h 30min	Mannitol-Lsg. 10%	250 ml		i.v.	30min	
1-21	1-0-0-0	Enoxaparin	40 mg		s.c.		Tag 1-21
2-5	-30min	Dexamethason	8 mg		i.v.	15min	
2-7	-1h	Aprepitant	80 mg		p.o.		Gabe 1h vor CTx
6-8	1-0-0-0	Dexamethason	8 mg		p.o.		
8, 15	-30min	Clemastin	2 mg		i.v.	15min	

Bedarfsmedikation	Metoclopramid, Granisetron, Ranitidin, Hydrocortison (bei Überempfindlichkeitsreaktionen, z.B. 50-100mg, inklusive übliche Antianaphylaxiemedikation)
FN-Risiko	> 20%. Keine GCS-F Primärprophylaxe, kein Pegfilgrastim/Neulasta® (Hinweise auf erhöhte Lungentox. in Kombination mit Bleomycin). Bei Bedarf: Filgrastim/Neupogen®
Kontrollen	Blutbild, Elektrolyte insbesondere Mg^{2+}, Retentionswerte, Kreatinin-Clearance, Flüssigkeitsbilanz, vor jedem Zyklus: Lungenfunktion, Ototoxizität (Audiometrie) und Neurotoxizität; Bleomycin → Überwachung für 4 Stunden nach der Infusion wegen möglicher Überempfindlichkeitsreaktionen empfohlen
Dosisreduktion	siehe Dosismodifikationstabelle
Cave	Vorsicht bei gleichzeitiger Anwendung ototoxischer Substanzen (z.B. Schleifendiuretika)
Summendosis	Bleomycin 300mg absolut: Gefahr der Lungentoxizität; bei Verschlechterung der Lungenfunktion absetzen.
Erfolgsbeurteilung	nach 2 Zyklen, bildgebende Verfahren/Marker; "low risk": nicht mehr als 3 Zyklen bei CR; bei PR: chirurgische Resektion von Resttumor nach dem 3.Zyklus
Wiederholung	Tag 22. unabhängig von Leukopenie, Aufschub nur bei Fieber und klinischer Symptomatik
Literatur	Williams SD et al. NEJM 1987.; 316:1435-1440; 22:129-35; Enoxaparin Prophylaxe: Moore AR et al. 2009; ASH Abstract: 456 und personal communication Dr. H.Hassoun, MSKCC, NY, USA.

Diese Krebstherapie birgt letale Risiken. Die Anwendung darf nur durch erfahrene Onkologen und entsprechend ausgebildetes Pflegepersonal erfolgen. Das Protokoll muss im Einzelfall überprüft und der klinischen Situation angepasst werden.

ICD-10: C62

080501_06   Carboplatin mono

Indikation: Hoden-Ca: Stadium I / adjuvant

Hauptmedikation

Tag	zeitl. Ablauf	Substanz	Basisdosierung	Trägerlösung (ml)	Appl.	Infusions-dauer	Bemerkungen
1	0	Carboplatin	7 AUC	250 ml Glucose 5 %	i.v.	30 min	Dosis (mg) = AUC (mg/ ml x min) x [GFR (ml/ min) + 25]; Maximaldosis bei AUC 7: 1050mg

Dosierungsempfehlung für Carboplatin nach AUC:

Klinische Situation	Ziel-AUC (mg/ml x min)
Carboplatin Monotherapie, keine Vorbehandlung	5-7
Carboplatin Monotherapie, myelosuppressive Vorbehandlung	4-6
Kombinationsbehandlung mit Carboplatin in Standarddosierung keine Vorbehandlung	4-6

Maximaldosen für Carboplatin bei Dosierung nach AUC:

AUC	Max. Dosis
1,5	225mg
2	300mg
3	450mg
4	600mg
5	750mg
6	900mg
7	1050mg

Obligate Prä- und Begleitmedikation

Tag	zeitl. Ablauf	Substanz	Basisdosierung	Trägerlösung (ml)	Appl.	Infusions-dauer	Bemerkungen
1	-15min	Glucose 5%	1 000 ml		i.v.	2h	
1	-15min	Dexamethason	8 mg		i.v.	B	
1	-15min	Granisetron	1 mg		i.v.	B	
2-3	1-0-1-0	Dexamethason	8 mg		p.o.		

Bedarfsmedikation	Metoclopramid p.o. oder i.v.
FN-Risiko	< 10% --> je nach Risikoabwägung, siehe Kurzfassung Leitlinien G-CSF
Kontrollen	Blutbild, Elektrolyte (Mg^{2+}), Leberwerte, Retentionswerte, Kreatinin-Clearance, Oto-/Neurotoxizität
Dosisreduktion	nicht vorgesehen
Erfolgsbeurteilung	CT-Scan-Abdomen/Pelvis Mo 12, 24, 36, 48 und 60
Wiederholung	nur 1 Zyklus
Literatur	ASCO. May 2008; Oliver RT et al. J Clin Oncol. 2008; 26:(May 20 suppl.: abstr 1); Powels T et al. Annals of Oncol. 2008; 19:443-447; Raj S et al. Oncol. 2007; 73:419-421; Oliver RT et al. Lancet. 2005; 366:293-300.

Diese Krebstherapie birgt letale Risiken. Die Anwendung darf nur durch erfahrene Onkologen und entsprechend ausgebildetes Pflegepersonal erfolgen. Das Protokoll muss im Einzelfall überprüft und der klinischen Situation angepasst werden.

| 080604_01 | TI (nach TI-CE Protokoll) | | Indikation: Keimzelltumoren | | | | ICD-10: C62 |

Hauptmedikation (Zyklus 1-2)

Tag	zeitl. Ablauf	Substanz	Basisdosierung	Trägerlösung (ml)	Appl.	Infusions-dauer	Bemerkungen
1	0	Paclitaxel	200 mg/m²	500 ml NaCl 0,9 %	i.v.	24h	immer über PVC-freies Infusionssystem mit 0,2 μm Inline-filter applizieren
2-4	0	Ifosfamid	2 000 mg/m²	500 ml NaCl 0,9 %	i.v.	4h	

| entweder | 24h nach CTx | Pegfilgrastim/Neulasta® 6mg | s.c. |
| oder | d6 nach CTx | Filgrastim/Neupogen® 5μg/kg/d s.c. bis Durchschreiten des Nadir | |

Zyklusdiagramm | Tag 1 | 2 | 3 | 4 | [...] | Wdh: 15
Paclitaxel
Ifosfamid

Auf **ausreichende Diurese** achten: mindestens 3l an Tag 1

Obligate Prä- und Begleitmedikation (Zyklus 1-2)

Tag	zeitl. Ablauf	Substanz	Basisdosierung	Trägerlösung (ml)	Appl.	Infusions-dauer	Bemerkungen
1	-1h 30min	Famotidin	20 mg		p.o.		
1	-30min	NaCl 0,9 %	2 000 ml		i.v.	24h	nur über IVAC
1	-30min	Dexamethason	20 mg		i.v.	B	
1	-30min	Clemastin	2 mg		i.v.	B	
1	+8h	Dexamethason	8 mg		i.v.	B	
1-4	-30min	Granisetron	3 mg		i.v.	B	
2	-15min	Mesna	500 mg/m²		i.v.	15min	
2-4	-30min	NaCl 0,9 %	2 000 ml		i.v.	24h	mit Glucose im Wechsel
2-4	-30min	Glucose 5%	2 000 ml		i.v.	24h	mit NaCl im Wechsel
2-4	-30min	Dexamethason	8 mg		i.v.	B	
2-4	-30min	Thiamin	100 mg		p.o.		alle 4h; bis 2 Tage nach der Ifosfamid-Gabe
2-4	0	Mesna	2 000 mg/m²		i.v.	24h	100% der Ifosfamid-Dosis
2-4	0-0-0-1	Dexamethason	8 mg		p.o.		
4	+23h 30min	NaCl 0,9 %	1 000 ml		i.v.	12h	mit Glucose im Wechsel
4	+23h 30min	Glucose 5%	1 000 ml		i.v.	12h	mit NaCl im Wechsel
4	+24h	Mesna	1 000 mg/m²		i.v.	6-12h	50% der Ifosfamid-Dosis
5-6	1-0-0-0	Dexamethason	8 mg		p.o.		

Bedarfsmedikation	Macrogol+diverse Salze (z.B. Movicol®), Bisacodyl Supp. oder andere Laxantien, Dexamethason i.v. oder Metoclopramid p.o. oder i.v., Dimenhydrinat Supp., Ibuprofen 400mg
FN-Risiko	> 20% → Primärprophylaxe mit Filgrastim/Neupogen® oder Pegfilgrastim/Neulasta®, siehe Kurzfassung Leitlinien G-CSF
Kontrollen	Blutbild, Elektrolyte (insbesondere Mg²⁺), Nierenfunktionen (Kreatinin), Leberfunktionen (GOT, GPT, Bilirubin, AP), U-Stix, Symptome/Anzeichen: Polyneuropathie, Enzephalopathie.
Dosisreduktion	**Ifosfamid:** eGFR < 50ml/min: 50% Dosisreduktion, eGFR < 10ml/min: Kontraindikation; bei neurologischer Symptomatik (Enzephalopathie, Schläfrigkeit) Dosisreduktion oder Absetzen
Cave	Neurologische Symptomatik (Enzephalopathie, Schläfrigkeit) → Dosisreduktion oder Absetzen von Ifosfamid, bei akuter Enzephalopathie ggf. Methylenblau 50mg i.v. als Kurzinfusion in 100ml NaCl 0,9% bis max. 6x/Tag bis Abklingen der neurologischen Symptomatik (siehe Blaues Buch)
Wechselwirkungen	möglichst keine Aprepitant-Gabe (ggf. erhöhtes Risiko für Enzephalopathie, moderate CYP3A4-Inhibition)
Wiederholung	Tag 15.
Literatur	Feldman DR et al. J Clin Oncol 2010;28:1706-1713; Fachinformation: Paclitaxel, Ifosfamid

Diese Krebstherapie birgt letale Risiken. Die Anwendung darf nur durch erfahrene Onkologen und entsprechend ausgebildetes Pflegepersonal erfolgen. Das Protokoll muss im Einzelfall überprüft und der klinischen Situation angepasst werden.

ICD-10: C62

| 080501_05 | *Gemcitabin / Oxaliplatin / Paclitaxel* | *Indikation: Keimzelltumoren-Rezidiv* |

Hauptmedikation (Zyklus 1-n)

Tag	zeitl. Ablauf	Substanz	Basisdosierung	Trägerlösung (ml)	Appl.	Infusions-dauer	Bemerkungen
1	+1h	Oxaliplatin	130 mg/m²	250 ml Glucose 5 %	i.v.	2h	immer über PVC-freies Infusionssystem mit 0,2μm Inline-filter applizieren
1	+4h	Paclitaxel	80 mg/m²	250 ml NaCl 0,9 %	i.v.	1h	immer über PVC-freies Infusionssystem mit 0,2μm Inline-filter applizieren
1, 8	0	Gemcitabin	800 mg/m²	250 ml NaCl 0,9 %	i.v.	30 min	
8	+1h	Paclitaxel	80 mg/m²	250 ml NaCl 0,9 %	i.v.	1h	immer über PVC-freies Infusionssystem mit 0,2μm Inline-filter applizieren

Zyklusdiagramm | Tag 1 | 2 | 3 | 4 | 5 | 6 | 7 | 8 | [...] | Wdh: 22

Gemcitabin
Oxaliplatin
Paclitaxel

bei akuter neurosensorischer Symptomatik:
Oxaliplatin-Laufrate reduzieren bzw. Infusion abbrechen/ pausieren. Kälteexposition vermeiden. Ggf. Mg/Ca-Gabe erwägen.
→ **Folgegaben:** Oxaliplatin-Infusionsdauer auf **4h** bzw. im nächsten Schritt **6h** erhöhen. Bei **laryngopharyngealen Dysästhesien** Folgegaben mit **6h** Infusionsdauer.

d10 post CTx: Filgrastim/Neupogen®
5 μg/kg/d s.c. bis Durchschreiten des Nadir

Wiederholungsinfo: mindestens 2 Zyklen, bei Progress nach 1.Zyklus Regimewechsel möglich, bei Ansprechen weitere Gaben (maximal 8 Zyklen möglich)

Obligate Prä- und Begleitmedikation (Zyklus 1-n)

Tag	zeitl. Ablauf	Substanz	Basisdosierung	Trägerlösung (ml)	Appl.	Infusions-dauer	Bemerkungen
1	-30min	NaCl 0,9 %	500 ml		i.v.	1h	
1	-30min	Dexamethason	8 mg		i.v.	B	auch per os möglich; ggf. auf 20 mg erhöhen
1	+30min	Glucose 5%	500 ml		i.v.	3h	
1	+2h 30min	Famotidin	20 mg		p.o.		
1	+3h 30min	NaCl 0,9 %	500 ml		i.v.	1h30min	
1	+3h 30min	Clemastin	2 mg		i.v.	B	
1, 8	-30min	Granisetron	1 mg		i.v.	B	bei Emesis: Dosiserhöhung auf 3 mg
8	-30min	NaCl 0,9 %	500 ml		i.v.	4h	
8	-30min	Dexamethason	8 mg		i.v.	B	auch per os möglich; ggf. auf 20 mg erhöhen
8	-30min	Famotidin	20 mg		p.o.		
8	+30min	Clemastin	2 mg		i.v.	B	

Bedarfsmedikation	Dexamethason 4-8mg p.o. oder i.v.; Metoclopramid 10-50mg p.o. oder i.v.
FN-Risiko	>20% → Primärprophylaxe mit Filgrastim/Neupogen® oder Pegfilgrastim/Neulasta®, siehe Kurzfassung Leitlinien G-CSF
Kontrollen	PB, Diff. PB, Elektrolyte, Retentionswerte, Krea-Clearance, AP, SGOT, SGPT (wöchentlich); AFP, b-HCG, LDH (vor jedem Zyklus); Klinisch: insbesondere Polyneuropathie
Dosisreduktion	Gemcitabine/Paclitaxel auf 75% bei Thrombozyten <50 000-100 000/μl oder Leukozyten 1 500-3 000/μl an d8; Oxaliplatin/ Paclitaxel auf 75% bei PNP CTC grad II, Gemcitabine -Stop bei 1,5-fachem Serum Kreatinin
Erfolgsbeurteilung	orientierendes Staging nach 1.Zyklus, volle Evaluation erfolgt nach 2.Zyklus
Wiederholung	Tag 22. mindestens 2 Zyklen, bei Progress nach 1.Zyklus Regimewechsel möglich, bei Ansprechen weitere Gaben (maximal 8 Zyklen möglich)
Literatur	Bokemeyer C et al. Ann of Oncol. 2008; 19:448-453

Diese Krebstherapie birgt letale Risiken. Die Anwendung darf nur durch erfahrene Onkologen und entsprechend ausgebildetes Pflegepersonal erfolgen. Die Dosisberechnung und Anforderung obliegt der Verantwortung des bestellenden Arztes und muss in jedem Fall sorgfältig überprüft werden. Die Herausgeber übernehmen keine Verantwortung für die Therapieanforderung.

080501_08   *Etoposid oral*   *Indikation: Hoden-Ca*   ***ICD-10: C62***

Hauptmedikation (Zyklus 1-3)

Tag	zeitl. Ablauf	Substanz	Basisdosierung	Trägerlösung (ml)	Appl.	Infusions-dauer	Bemerkungen
1, 3, 5, 7, 9, 11, 13, 15, 17, 19, 21	1-0-0-0	Etoposid/Vepesid® (oral / Kapseln)	50 mg		p.o.		auf nüchternen Magen einnehmen
2, 4, 6, 8, 10, 12, 14, 16, 18, 20	1-0-0-0	Etoposid/Vepesid® (oral / Kapseln)	100 mg		p.o.		auf nüchternen Magen einnehmen

Zyklusdiagramm

Tag 1 2 3 4 5 6 7 8 9 10 11 12 13 14 15 16 17 18 19 20 21 [...] Wdh: 29

Etoposid/Vepesid® (oral/Kapseln) 50mg
Etoposid/Vepesid® (oral/Kapseln) 100mg

Obligate Prä- und Begleitmedikation (Zyklus 1-3)

Tag	zeitl. Ablauf	Substanz	Basisdosierung	Trägerlösung (ml)	Appl.	Infusions-dauer	Bemerkungen
1-21	1-0-0-0	Metoclopramid	10 mg		p.o.		30 min vor Etoposid

Kontrollen	Diff. Blutbild vor Therapiebeginn und vor jedem Zyklus, Leberfunktion, Albumin, Nierenfunktion
Dosisreduktion	GFR 15-50 ml/min: Dosisreduktion um 25%
Dosissteigerung	Bei guter Verträglichkeit in Abhängigkeit vom Blutbild Steigerung auf 100mg täglich möglich.
Wiederholung	Tag 29.
Literatur	adaptiert nach Cooper MA, Einhorn LH J Clin Oncol 1995; 13:1167-1169; Miller C et al. Semin Oncol 1990; 17:36-39

| 080502_05 | *Docetaxel (3-wöchentlich)/Prednison* | *Indikation: Prostata-Ca* | *ICD-10: C61* |

Hauptmedikation (Zyklus 1-n)

Tag	zeitl. Ablauf	Substanz	Basisdosierung	Trägerlösung (ml)	Appl.	Infusions-dauer	Bemerkungen
1	0	Docetaxel	75 mg/m²	250 ml NaCl 0,9 %	i.v.	1h	max. Konzentration 0,74mg/ml
3-21	1-0-1-0	Prednison/Decortin®	5 mg abs.		p.o.		2x 5mg abs.; an den Tagen der Dexamethasongabe wird Prednison weggelassen

Zyklusdiagramm Tag 1 2 3 4 5 6 7 8 9 10 11 12 13 14 15 16 17 18 19 20 21 | Wdh: 22

Prednison/Decortin®
Docetaxel

Wiederholungsinfo: maximal 10 Zyklen

Docetaxel während der ersten 5 min sehr langsam einlaufen lassen. Bei 1.-2. Infusion engmaschig Blutdruck und Puls kontrollieren (Anaphylaxie-Gefahr)

CTx mit FN-Risiko von 10-20%: Vorgehen bei der G-CSF-Gabe
- nach CTx: 1x tgl. 5µg/kg Filgrastim s.c. bei Leukozyten < 1 000/µl bis >1 000/µl
- Wenn unter Einbeziehung **individueller Risikofaktoren für den Patienten FN-Risiko ≥ 20% =>G-CSF-Primärprophylaxe** erwägen/durchführen.
- **Nach durchgemachter febriler Neutropenie,** in folgenden Zyklen => **G-CSF-Sekundärprophylaxe**
G-CSF-Primär- bzw. Sekundärprophylaxe: Entweder 24h nach CTx einmal Pegfilgrastim/Neulasta® 6mg s.c.
- **Oder:** d6 nach CTx Filgrastim/Neupogen® 5µg/kg/d s.c. bis zum Durchschreiten des Nadir.

Obligate Prä- und Begleitmedikation (Zyklus 1-n)

Tag	zeitl. Ablauf	Substanz	Basisdosierung	Trägerlösung (ml)	Appl.	Infusions-dauer	Bemerkungen
0, 2	1-0-1-0	Dexamethason	8 mg		p.o.		morgens und abends
1	-30min	NaCl 0,9 %	500 ml		i.v.	1h30min	
1	-30min	Dexamethason	8 mg	100 ml NaCl 0,9 %	i.v.	15min	
1	-30min	Clemastin	2 mg		i.v.	B	
1	abends	Dexamethason	8 mg		p.o.		

Bedarfsmedikation	Metoclopramid, Pantoprazol, Granisetron
FN-Risiko	10-20% → je nach Risikoabwägung als Primärprophylaxe, bei FN im 1. Zyklus als Sekundärprophylaxe, siehe Kurzfassung Leitlinien G-CSF
Kontrollen	Blutbild (Therapiebeginn nur bei Neutrophilen ≥ 1 500/µl), Elektrolyte, Retentionswerte, Leberwerte, Gewicht
Dosisreduktion	bei febriler Neutropenie, Neutropenie ≤ 500/µl > 7d, schweren Hautreaktionen oder sonstigen Grad III/IV nicht-hämatolischen Toxizität: nach 1. Auftreten, DR auf 60 mg/m² in folgenden Zyklen; bei Wiederauftreten trotz DR: Therapieabbruch; bei persistierender peripherer Neuropathie ≥ Grad III , Grad IV Hypertonie, Serumbilirubin-Erhöhung bzw. Transaminasen > 1,5x oberer Normwert, bei AP > 2,5x oberer Normwert: Therapieabbruch
Nebenwirkungen	insbesondere Knochenmark-Toxizität, Neuropathie, Hauttoxizität, Flüssigkeitsretention, allergische Reaktionen, cave: Paravasate
Erfolgsbeurteilung	nach 2 Zyklen
Wiederholung	Tag 22, maximal 10 Zyklen
Literatur	Tannock IF et al. N Engl J Med. 2004; 351(15):1502-12; Picus J et al. Semin Oncol. 1999; 26(5 Suppl 17):14-8.

Diese Krebstherapie birgt letale Risiken. Die Anwendung darf nur durch erfahrene Onkologen und entsprechend ausgebildetes Pflegepersonal erfolgen. Das Protokoll muss im Einzelfall überprüft und der klinischen Situation angepasst werden.

| 080502_10 | Docetaxel (2-wöchentlich)/Prednisolon | Indikation: Prostata-Ca | ICD-10: C61 |

Hauptmedikation (Zyklus 1-n)

Tag	zeitl. Ablauf	Substanz	Basisdosierung	Trägerlösung (ml)	Appl.	Infusions-dauer	Bemerkungen
1, 15	0	Docetaxel	50 mg/m²	250 ml NaCl 0,9 %	i.v.	1h	
1-28	1-0-0-0	Prednisolon/Decortin®H	10 mg abs.		p.o.		durchgehende, tägliche Einnahme

Zyklusdiagramm Tag 1 2 3 4 5 6 7 8 9 10 11 12 13 14 15 16 17 18 19 20 21 22 23 24 25 26 27 28 | Wdh: 29

Prednisolon/Decortin®H

Docetaxel

Obligate Prä- und Begleitmedikation (Zyklus 1-n)

Tag	zeitl. Ablauf	Substanz	Basisdosierung	Trägerlösung (ml)	Appl.	Infusions-dauer	Bemerkungen
0, 2, 14, 16	0-0-1-0	Dexamethason	8 mg		p.o.		
1, 15	-30min	NaCl 0,9 %	500 ml		i.v.	1h30min	
1, 15	-30min	Dexamethason	8 mg		i.v.	B	
1, 15	-30min	Clemastin	2 mg		i.v.	B	

Bedarfsmedikation   Metoclopramid, Pantoprazol, Granisetron

FN-Risiko   <10% → je nach Risikoabwägung, siehe Kurzfassung Leitlinien G-CSF

Kontrollen   Blutbild, Elektrolyte, Retentionswerte, Leberwerte, Gewicht

Cave   Anaphylaxiegefahr

Nebenwirkungen   insbesondere Knochenmark-Toxizität, Neuropathie, Hauttoxizität, Flüssigkeitsretention, allergische Reaktionen, cave: Paravasate

Erfolgsbeurteilung   nach 2 Zyklen

Wiederholung   Tag 29.

Literatur   Kellokumpu-Lehtinen PL et al. Lancet Oncol. 2013 Feb;14(2):117-24

Diese Krebstherapie birgt letale Risiken. Die Anwendung darf nur durch erfahrene Onkologen und entsprechend ausgebildetes Pflegepersonal erfolgen. Das Protokoll muss im Einzelfall überprüft und der klinischen Situation angepasst werden.

080502_09	*Docetaxel weekly/Prednison*	*Indikation: Prostata-Ca*	*ICD-10: C61*

Hauptmedikation (Zyklus 1-5)

Tag	zeitl. Ablauf	Substanz	Basisdosierung	Trägerlösung (ml)	Appl.	Infusions-dauer	Bemerkungen
1, 8, 15, 22, 29	0	Docetaxel	30 mg/m²	100 ml NaCl 0,9 %	i.v.	30min	
2-6, 9-13, 16-20, 23-27, 30-42	1-0-1-0	Prednison/Decortin®	5 mg abs.		p.o.		insgesamt 10mg abs./Tag
7, 14, 21, 28	1-0-0-0	Prednison/Decortin®	5 mg abs.		p.o.		

Zyklusdiagramm | Tag 1 | 2 | 3 | 4 | 5 | 6 | 7 | 8 | 9 | 10 | 11 | 12 | 13 | 14 | 15 | 16 | 17 | 18 | 19 | 20 | 21 | 22 | 23 | 24 | 25 | 26 | 27 | 28 | 29 | 30 | 31 | 32 | 33 | 34 | 35

Docetaxel
Prednison/Decortin®

Zyklusdiagramm | Tag 36 | 37 | 38 | 39 | 40 | 41 | 42 | Wdh: 43

Docetaxel
Prednison/Decortin®

Obligate Prä- und Begleitmedikation (Zyklus 1-5)

Tag	zeitl. Ablauf	Substanz	Basisdosierung	Trägerlösung (ml)	Appl.	Infusions-dauer	Bemerkungen
0-1, 7-8, 14-15, 21-22, 28-29	0-0-0-1	Dexamethason	8 mg		p.o.		an 8mg Dexamethason 0-0-1 am Vortag gedacht?
1, 8, 15, 22, 29	-30min	NaCl 0,9 %	250 ml		i.v.	1h30min	
1, 8, 15, 22, 29	-30min	Dexamethason	8 mg	100 ml NaCl 0,9 %	i.v.	15min	
1, 8, 15, 22, 29	-30min	Granisetron	1 mg		i.v.	B	
1, 8, 15, 22, 29	-30min	Clemastin	2 mg		i.v.	B	

Bedarfsmedikation	Metoclopramid Trpf., Dimenhydrinat Supp., Ibuprofen 400mg Tbl., Macrogol+div.Salze (z.B. Movicol®), Natriumpicosulfat Trpf., Pantoprazol
FN-Risiko	10-20% → je nach Risikoabwägung als Primärprophylaxe, bei FN im 1. Zyklus als Sekundärprophylaxe, siehe Kurzfassung Leitlinien G-CSF
Kontrollen	Blutbild und Differentialblutbild, Leberfunktion (ALT, AST, Bilirubin, AP), Nierenfunktion, Symptome/Anzeichen: Überempfindlichkeitsreaktion, Flüssigkeitsretention, Hautreaktionen, Neuropathien, Kardio- und GI-Toxizität
Dosisreduktion	siehe auch Fachinformationen und Dosisreduktionstabelle. Bei verminderter Leberfunktion, Neutrophile < 500/μl länger als 1 Woche, schweren Hautveränderungen, schwerer peripherer Neuropathie, bei Stomatitis Grad 3-4
Wiederholung	Tag 43.
Literatur	Tannock IF et al. N Engl J Med. 2004; 351(15):1502-12, Fachinformation: Docetaxel

Diese Krebstherapie birgt letale Risiken. Die Anwendung darf nur durch erfahrene Onkologen und entsprechend ausgebildetes Pflegepersonal erfolgen. Das Protokoll muss im Einzelfall überprüft und der klinischen Situation angepasst werden.

080502_06 **Cabazitaxel/P.ednison** **Indikation: Prostata- Ca** **ICD-10: C61**

Hauptmedikation (Zyklus 1-n)

Tag	zeitl. Ablauf	Substanz	Basisdosierung	Trägerlösung (ml)	Appl.	Infusions-dauer	Bemerkungen
1	0	Cabazitaxel	25 mg/m²	250 ml NaCl 0,9 %	i.v.	1h	PVC-/Polyurethan-freies Infusionssystem mit Inlinefilter (0.22 µm/ Taxolfilter) verwenden
1-21	1-0-0-0	Prednison/Decortin®	10 mg		p.o.		Tag 1-21 (kontinuierlich)

Zyklusdiagramm Tag 1 2 3 4 5 6 7 8 9 10 11 12 13 14 15 16 17 18 19 20 21 | Wdh: 22
Cabazitaxel
Prednison/Decortin®

CTx mit FN-Risiko von 10-20%: Vorgehen bei der G-CSF-Gabe
- nach CTx: 1x tgl. 5µg/kg Filgrastim s.c. bei Leukozyten < 1 000/µl bis >1 000/µl
- Wenn unter Einbeziehung **individueller Risikofaktoren für den Patienten FN-Risiko ≥ 20% =>G-CSF-Primärprophylaxe** erwägen/durchführen.
- **Nach durchgemachter febriler Neutropenie**, in folgenden Zyklen => **G-CSF-Sekundärprophylaxe**
G-CSF-Primär- bzw. Sekundärprophylaxe: Entweder 24h nach CTx einmal Pegfilgrastim/Neulasta® 6mg s.c.
- **Oder:** d6 nach CTx Filgrastim/Neupogen® 5µg/kg/d s.c. bis zum Durchschreiten des Nadir.

Obligate Prä- und Begleitmedikation (Zyklus 1-n)

Tag	zeitl. Ablauf	Substanz	Basisdosierung	Trägerlösung (ml)	Appl.	Infusions-dauer	Bemerkungen
1	-1h 30min	Famotidin	20 mg		p.o.		bereits zu Hause eingenommen? (falls vom Arzt rezeptiert)
1	-30min	NaCl 0,9 %	500 ml		i.v.	2h	
1	-30min	Dexamethason	8 mg		i.v.	B	
1	-30min	Clemastin	2 mg		i.v.	B	

Bedarfsmedikation	Metoclopramid Trpf., Loperamid 2mg Tbl.
FN-Risiko	10-20% — G-CSF-Gabe je nach Risikoabwägung als Primärprophylaxe, bei Zustand nach FN in den folgenden Zyklen als Sekundärprophylaxe, siehe Leitlinien zur Behandlung mit G-CSF.
Emetogenes Potential	Niedrigrisiko 10-30% → keine Standardprophylaxe der verzögerten Emesis, siehe Kurzfassung der Leitlinien
Kontrollen	**wöchentlich:** Differentialblutbild; **vor CTx:** Differentialblutbild, Urin -Stix, Bilirubin, AP, GOT, GPT, G-GT
Dosisreduktion	Siehe auch Fachinformationen und Dosisreduktionstabelle. **Cabazitaxel:** DR auf 20mg/m² nach Neutropenie ≥ Grad 3 (länger als 1 Woche), febriler Neutropenie /neutropenischen Infektionen, Diarrhö ≥ Grad 3 /anhaltender Diarrhö, nach peripherer Neuropathie ≥ Grad 2.
Cave	Für **Cabazitaxel PVC-/Polyurethan-freies Infusionssystem mit Inlinefilter**(0.22 µm/ "Taxolfilter") verwenden
Wechselwirkungen	**Cabazitaxel:** wird bis zu 90% über Cyp3A4 metabolisiert. Gleichzeitige Anwendung mit Cyp3A4-Inhibitoren/Induktoren vermeiden (z.B. Ketoconazol, Voriconazol, Telithromycin, Clarithromycin, Phenytoin, Carbamazepin, Rifampicin, Phenobarbital, Johanniskraut und andere).
Nebenwirkungen	U.a. ist Therapie mit **Cabazitaxel** sehr häufig (ca. 50%, 6% ≥ Grad3) von **Diarrhö** begleitet.
Kontraindikation	**Carbazitaxel:** u.a. eingeschränkte Leberfunktion (Bilirubin ≥1facher oberer Normalwert oder AST und /oder ALT ≥1,5facher oberer Normalwert), Neutrophilenzahl <1 500/mm².
Wiederholung	Tag 22.
Literatur	de Bono JS et al. Lancet. 2010; 376:1147-1154.

Diese Krebstherapie birgt letale Risiken. Die Anwendung darf nur durch erfahrene Onkologen und entsprechend ausgebildetes Pflegepersonal erfolgen. Das Protokoll muss im Einzelfall überprüft und der klinischen Situation angepasst werden.

| 080601_13 | **Avelumab/Axitinib** | **Indikation: Fortgeschrittenes Nierenzellkarzinom** | **ICD-10: C64** |

Therapie-Hinweis: cave: Avelumab ist kein Lagerartikel → Apotheke benötigt 2-3 Tage Vorlauf zum Bestellen

Hauptmedikation (Zyklus 1-n)

Tag	zeitl. Ablauf	Substanz	Basisdosierung	Trägerlösung (ml)	Appl.	Infusions-dauer	Bemerkungen
1	0	Avelumab	800 mg abs.	250 ml NaCl 0,9 %	i.v.	1h	In-line-Filter mit Porengröße 0,2μm verwenden
1-14	1-0-1-0	Axitinib	5 mg		p.o.		2x täglich in 12-stündigem Abstand je 5mg, Einnahme unabhängig von den Mahlzeiten

Zyklusdiagramm Tag 1 2 3 4 5 6 7 8 9 10 11 12 13 14 | Wdh: 15
Axitinib
Avelumab

Wiederholungsinfo: kontinuierlich; so lange klinischer Vorteil oder bis inakzeptable Toxizität

Avelumab-Prämedikation:
vor den ersten 4 Gaben ist eine Antihistaminikum und Paracetamol erforderlich.
Nach 4. Infusion ohne infusionsbedingte Reaktion sollte die Prämedikation bei folgenden Gaben nach Ermessen des Arztes angepasst werden.

Achtung:
Überprüfung der Leberwerte vor jeder Gabe eines Checkpointinhibitors. Je nach Risikoabwägung wöchentliche Kontrolle. Die Werte dürfen nicht älter als 6 Tage sein.

CAVE: Metabolismus über CYP3A4
Wirkungsverstärkung / erhöhtes Risiko für Nebenwirkungen durch CYP3A4-Inhibitoren:
z.B. Azol-Antimykotika, Cimetidin, Amiodaron, Erythromycin, Clarithromycin, Ciprofloxacin, Ritonavir, Sternfrucht, **Grapefruit (-saft)**
Verminderte Wirkung durch CYP3A4-Induktoren:
z.B. Glucocorticoide, Phenytoin, Carbamazepin, Rifampicin, **Johanniskraut**
Plasmakonzentrationserhöhung von z.B.: Ciclosporin, Triazol-Benzodiazepine, HMG-CoA-Reduktase-Inhibitoren, Calcium-Antagonisten vom Dihydropyrimidintyp

Obligate Prä- und Begleitmedikation (Zyklus 1-n)

Tag	zeitl. Ablauf	Substanz	Basisdosierung	Trägerlösung (ml)	Appl.	Infusions-dauer	Bemerkungen
1	-1h	Paracetamol	500 mg		p.o.		
1	-30min	NaCl 0,9%	250 ml		i.v.	1h30min	
1	-30min	Clemastin	2 mg		i.v.	B	

Bedarfsmedikation
Avelumab: in Abhängigkeit der Schwere der jeweiligen Nebenwirkung siehe Fachinformation Avelumab

Kontrollen
Axitinib: Blutdruck, Schilddrüsenfunktion, Hämoglobin/Hämatokrit, Symptome für gastrointestinale Perforation/Blutungen/Fisteln, Urinanalyse (Proteinurie), Leberfunktion (ALT, AST, Bilirubin), Symptome für PRES
Avelumab: Nieren- und Leberfunktion (AST, ALT, Gesamtbilirubin), Schilddrüsenfunktion, Blutzucker, Anzeichen/Symptome: infusionsbedingte Reaktion, immunvermittelte Nebenwirkungen (Pneumonitis, Hepatitis, Kolitis, Endokrinopathien, Nephritis und renale Dysfunktion)

Dosisreduktion
Axitinib: bei unerwünschten Wirkungen Reduktion auf 2x täglich 3mg, bei anhaltenden Nebenwirkungen weitere Reduktion auf 2x täglich 2mg; bei mäßiger Leberfunktionsstörung: 2x täglich 2mg = Standarddosis
Avelumab: keine DR empfohlen

Cave
Axitinib: Hypertonie, arterielle und venöse embolische und thrombotische Ereignisse, Anstieg von Hämoglobin/Hämatokrit, Blutungen, Gastrointestinale Perforation/Fisteln, Posteriores reversibles Enzephalopathie-Syndrom (PRES), Leberfunktionsstörung, Proteinurie, Schilddrüsenfunktionsstörung
Avelumab: **immunvermittelte Nebenwirkungen möglich** (Pneumonitis, Kolitis, Hepatitis, Nephritis oder Nierenfunktionsstörung, Endokrinopathien/Schilddrüsenfunktionsstörung), bei Auftreten immunvermittelter Nebenwirkungen je nach Schweregrad Steroid-Gabe initiieren, nach Besserung der Nebenwirkungen soll die Steroid-Therapie über mindestens einen Monat ausgeschlichen werden

Dosissteigerung
Avelumab: nicht empfohlen
Axitinib: Dosissteigerung gemäß Axitinib-Fachinfo nur für Axitinib-mono Therapie bzw. in Kombi mit Pembrolizumab. Keine Literatur für Dosissteigerung wenn Axitinib in Kombi mit Avelumab.

Therapievoraussetzung
Avelumab: **Virale Hepatitis Serologie** (HBsAg, HBcAb, HCV-Ab) **vor Behandlungsbeginn** mit Checkpointinhibitoren: bei positiver Hepatitis-Serologie vor Behandlungsbeginn Hepatologen konsultieren.
Überprüfung der Leberwerte (AST, ALT, Bilirubin) **vor jeder Gabe** eines Checkpointinhibitors. Je nach Risikoabwägung wöchentliche Kontrolle. Die Werte dürfen nicht älter als 6 Tage sein.

Therapieunterbrechung
Axitinib: bei Entwicklung von schwerer Hypertonie, danach Therapiefortführung mit reduzierter Dosis; Blutungsereignissen, die medizinische Intervention erfordern; 24h vor geplanter Operation; Anzeichen für PRES; Proteinurie
Avelumab: Cave bei AST oder ALT > 3xULN oder Gesamtbilirubin > 1,5xULN

Wechselwirkungen
Axitinib: keine gleichzeitige Anwendung von starken CYP3A4/5-Inhibitoren und -Induktoren (wenn Anwendung nicht vermeidbar Axitinib-Dosisanpassung erwägen): **keine gleichzeitige Einnahme von Grapefruit/-saft und Johanniskraut,** Vorsicht bei gleichzeitiger Anwendung von CYP1A2- und CYP2C19-Inhibitoren

Nebenwirkungen
Axitinib: Schwindel, Müdigkeit, Schilddrüsenfunktionsstörungen (Hypothyreose, selten auch Hyperthyreose), venöse und arterielle embolische und thrombotische Ereignisse, Polyzythämie, Hand-Fuß-Syndrom, Proteinurie, Blutungen
Avelumab: Infusionsreaktionen, immunvermittelte NW (Pneumonitis, Hepatitis, Kolitis, Pankreatitis, Endokrinopathien: Hypothyreose/Hyperthyreose, NN-Insuffizienz, Diabetes mellitus Typ 1; Nephritis, Hepatotoxizität), Diarrhoe, Hypertonie, Ermüdung, Übelkeit, Dysphonie

Kontraindikation
Axitinib: schwere Leberfunktionsstörung

Erfolgsbeurteilung
CT/MRT zu Therapiebeginn, in den ersten 18 Monaten alle 6 Wochen, danach alle 12 Wochen

Wiederholung
Tag 15. kontinuierlich; so lange klinischer Vorteil oder bis inakzeptable Toxizität

Literatur
Motzer et al. NEJM 2019;380;12:1103-1179; Fachinformation Axitinib, Fachinformation Avelumab

Diese Krebstherapie birgt letale Risiken. Die Anwendung darf nur durch erfahrene Onkologen und entsprechend ausgebildetes Pflegepersonal erfolgen. Das Protokoll muss im Einzelfall überprüft und der klinischen Situation angepasst werden.

080601_18	Lenvatinib / Everolimus	Indikation: fortgeschrittenes Nierenzellkarzinom	ICD-10: C64

Hauptmedikation (Zyklus 1-n)

Tag	zeitl. Ablauf	Substanz	Basisdosierung	Trägerlösung (ml)	Appl.	Infusions-dauer	Bemerkungen
1-28	1-0-0-0	Lenvatinib	18 mg abs.		p.o.		1x10mg und 2x4mg Kapseln; Einnahme täglich zur gleichen Zeit.
1-28	1-0-0-0	Everolimus	5 mg abs.		p.o.		Tablette als Ganzes immer zur gleichen Tageszeit einnehmen, immer entweder während oder außerhalb einer Mahlzeit.

Zyklusdiagramm — Tag 1–28, Zeilen: Lenvatinib, Everolimus (tägliche Gabe Tag 1–28). Wdh: 29

Wiederholungsinfo: bis Rezidiv, inakzeptable Toxizität

Dosisreduktionsstufen für Lenvatinib

Dosierungsstufe	Tagesdosis	Anzahl der Kapseln
Erste Dosisreduktion	14mg oral, einmal täglich	Eine 10mg Kapsel und eine 4mg Kapsel
Zweite Dosisreduktion	10mg oral, einmal täglich	Eine 10mg Kapsel
Dritte Dosisreduktion	8mg oral, einmal täglich	Zwei 4mg Kapseln

Everolimus Interaktionen: Everolimus ist ein CYP3A4-Substrat und ein Substrat und mäßiger Inhibitor von p-Gp.
Keine gleichzeitige Gabe von **starken CYP3A4-Inhibitoren** (z.B. Azol-Antimykotika, Cimetidin, Amiodaron, Erythromycin, Clarithromycin, Ciprofloxacin, Ritonavir, Sternfrucht, Grapefruit (-saft)) und **p-Glykoprotein-Inhibitoren;** wenn gleichzeitige Anwendung von **moderaten CYP3A4- und p-Glykoprotein-Inhibitoren** nicht vermieden werden kann, Dosisanpassung für Everolimus (s. Fachinformation).
Vorsicht bei der gleichzeitigen Einnahme von **CYP3A4-Substraten** mit enger therapeutischer Breite (z.B. Pimozid, Astemizol, Cisaprid, Ergotakaloid-Derivate).
Verminderte Wirkung durch **CYP3A4-Induktoren** (z.B. Glucocorticoide, Phenytoin, Carbamazepin, Rifampicin, Johanniskraut) → diese vermeiden.
Bei Patienten die gleichzeitig ACE-Hemmer (z.B. Ramipril) einnehmen kann ein erhöhtes Risiko für Angioödeme bestehen.

Gute Blutdruckeinstellung vor Lenvatinib-Behandlung obligat.
Blutdruckkontrolle: nach 1. Behandlungswoche, anschließend in den ersten 2 Monaten alle 2 Wochen, dann monatlich.

Empfohlene Hypertonie-Behandlung:

Blutdruckwerte (BD)	Empfohlene Maßnahme
Systolischer BD ≥ 140 mmHg bis < 160 mmHg oder diastolischer BD ≥ 90 mmHg bis < 100 mmHg	Weiterbehandlung mit Lenvatinib und Beginn einer antihypertensiven Therapie, sofern diese nicht bereits erfolgt ODER Weiterbehandlung mit Lenvatinib und Erhöhung der Dosis der aktuellen antihypertensiven Therapie oder Gabe einer zusätzlichen antihypertensiven Therapie.
Systolischer BD ≥ 160 mmHg oder diastolischer BD ≥ 100 mmHg trotz optimaler antihypertensiver Therapie	1. Vorübergehendes Absetzen von Lenvatinib 2. Wenn der systolische BD ≤ 150 mmHg, der diastolische BD ≤ 95 mmHg ist und der Patient mindestens 48 Stunden lang eine konstante Dosis einer antihypertensiven Therapie erhalten hat, kann die Behandlung mit Lenvatinib mit reduzierter Dosis fortgesetzt werden.
Lebensbedrohliche Folgen (maligne Hypertonie, neurologisches Defizit oder hypertensive Krise)	Eine Notfallbehandlung ist indiziert. Lenvatinib absetzen und eine adäquate medizinische Behandlung durchführen.

Nephrotoxizität durch Lenvatinib:
Gastrointestinale Toxizität muss aktiv behandelt werden, um das Risiko einer Nierenfunktionsstörung/Niereninsuffizienz aufgrund von Dehydrierung/Hypovolämie zu reduzieren.

Bedarfsmedikation: Antiemese. Flüssigkeits- und Elektrolytersatz inkl. Kalziumsupplementierung, Loperamid.

FN-Risiko: < 10% → G-CSF- Gabe je nach Risikoabwägung, siehe Kurzfassung Leitlinien G-CSF.

Kontrollen: Differentialblutbild, Krea, Harnstoff, Leberfunktion (GPT, GOT, Gamma-GT, Bilirubin) vor Beginn der Levantinib-Behandlung dann alle 2 Wochen in den ersten 2 Monaten, danach monatlich, Schilddrüsenfunktion inkl. vor Levantinib-Therapiestart, Elektrolyte (Ca^{2+} mindestens 1x/Monat unter Lenvatinib, Mg^{2+}, Na^+, K^+), Gerinnung, Symptome/Anzeichen von Colitis, Infektionszeichen, Blutdruck, Proteinurie, klinische Symptome und Anzeichen für kardiale Dekompensation, EKG; **Everolimus:** Serumglukose, Serumlipide, Anzeichen für nicht infektiöse Pneumonitis, Infektionen, Überempfindlichkeitsreaktionen, Stomatitis.

Dosisreduktion: Dosisreduktionsstufen s. Memobox. Bei Toxizitäten, bei denen man davon ausgeht, dass sie in Zusammenhang mit Lenvatinib und Everolimus stehen muss zuerst die Lenvatinib-Dosis reduziert werden.
Nach Everolimus Fachinfo ist die Dosis von 5mg/d nicht zu unterschreiten.
Lenvatinib: DR Stufen s. Tabelle; **Hypertonie:** s. Tabelle; **Proteinurie** ≥2g/24h Therapieunterbrechung → DR und Fortsetzung bei Abklingen auf <2g/24h; **Nephrotisches Syndrom:** Abbruch der Behandlung; **Nierenfunktionsstörung oder Niereninsuffizienz oder Hepatotoxizität:** Grad 3 → Unterbrechung der Behandlung bis Abklingen auf Grad 0-1 oder Ausgangszustand, dann Therapiefortsetzung in reduzierter Dosis; Grad 4: wenn lebensbedrohlich Behandlungsstopp sonst als Grad 3 behandeln; **Herzinsuffizienz oder Gastrointestinale Perforation oder Fistel:** → Unterbrechung der Behandlung bis Abklingen auf Grad 0-1 oder Ausgangszustand, dann Therapiefortsetzung in reduzierter Dosis; Grad 4: Behandlungsstopp; **PRES/RPLS:** jeder Grad → Unterbrechung der Behandlung bis Abklingen auf Grad 0-1, Therapiefortsetzung in reduzierter Dosis erwägen; **Arterielle Thromboembolien** jeden Grades: Abbruch der Behandlung; **Blutungen:** Grad 3 → Unterbrechung der Behandlung bis Abklingen auf Grad 0-1, Therapiefortsetzung in reduzierter Dosis; Grad 4: Therapieabbruch; **Nicht Gastrointestinale Fistel:** Grad 4 Beenden der Behandlung;
QT-Zeit-Verlängerung >500ms → Unterbrechung der Behandlung bis Abklingen auf <480ms oder Rückbildung zum Ausgangszustand, dann Therapiefortführung in reduzierter Dosis. **Diarrhoe:** Grad 3 → Unterbrechung der Behandlung bis Abklingen auf Grad 0-1 oder Ausgangszustand, Therapiefortsetzung in reduzierter Dosis; Grad 4 (trotz medikamentöser Behandlung): Therapieabbruch.
Everolimus: siehe Fachinformation bei nicht-infektiöser Pneumonitis ≥Grad 2; **Stomatitis** ≥Grad 2; **Andere nicht-hämatologische Toxizitäten** ≥Grad 2; **Stoffwechselereignisse** ≥Grad 3;
Thrombozytopenie ≥Grad 2; **Neutropenie** ≥Grad 3; **Febrile Neutropenie** ≥Grad 3.

Cave: Lenvatinib: **erhöhtes Thrombose- aber auch Blutungsrisiko unter Lenvatinib.**
Everolimus: **nicht infektiöse Pneumonitis als häufige Nebenwirkung → Patienten sollten neu auftretende oder sich verschlechternde respiratorische Symptome unverzüglich melden.**
Perioperativ → verzögerte Wundheilung möglich. Strahlentherapie → Verstärkung der Strahlentherapie induzierten Toxizität möglich.

Therapievoraussetzung	**Lenvatinib:** gute Blutdruckeinstellung vor Lenvatinib-Behandlung, sorgfältige Abwägung des Risikos für Aneurismen und/oder Arteriendissektionen; Korrektur von Elektrolytabweichungen (K^+, Mg^{2+}, Ca^{2+}); Zahnärztliche Untersuchung und angemessene Zahnvorsorge vor Therapiebeginn in Betracht ziehen; Auswaschzeitraum von 4 Wochen nach vorhergehenden Krebstherapeutika empfohlen.
Therapieabbruch	**Lenvatinib:** Therapieabbruch bei nephrotischem Syndrom und arteriellen Thromboembolien jeden Grades, bei sonstigen Toxizitäten Grad 4 und beim 4. Auftreten einer Toxizität Grad 2 (nicht tolerabel) oder Grad 3.
Wechselwirkungen	**Everolimus:** keine gleichzeitige Gabe von **starken** CYP3A4- und p-Glykoprotein-Inhibitoren; wenn gleichzeitige Anwendung von **moderaten** CYP3A4- und p-Glykoprotein-Inhibitoren nicht vermieden werden kann, Dosisanpassung für Everolimus. Vorsicht bei der gleichzeitigen Einnahme von CYP3A4-Substraten mit enger therapeutischer Breite
Bemerkungen	PJP Prophylaxe in Erwägung ziehen wenn gleichzeitig zu Everolimus, Steroide oder andere Immunsuppressiva benötigt werden.
Erfolgsbeurteilung	Schnittbildgebung alle 2 Zyklen
Wiederholung	Tag 29. bis Rezidiv, inakzeptable Toxizität
Literatur	Motzer R. et al. Lancet Oncol. 2015;16:1473-82; Fachinformation: Everolimus, Lenvatinib

Diese Krebstherapie birgt letale Risiken. Die Anwendung darf nur durch erfahrene Onkologen und entsprechend ausgebildetes Pflegepersonal erfolgen. Das Protokoll muss im Einzelfall überprüft und der klinischen Situation angepasst werden.

| 080601_17 | **Nivolumab/Cabozantinib** | **Indikation: Nierenzellkarzinom** | | | **ICD-10: C67** |

Therapie-Hinweis: Nivolumab-Gabe auch ~ wöchentlich (480mg) möglich

Hauptmedikation (Zyklus 1-n)

Tag	zeitl. Ablauf	Substanz	Basisdosierung	Trägerlösung (ml)	Appl.	Infusions-dauer	Bemerkungen
1	0	Nivolumab	240 mg abs.	100 ml NaCl 0,9 %	i.v.	30min	In-Line-Filter mit Porengröße 0,2-1,2µm verwenden
1-14	1-0-0-0	Cabozantinib	40 mg		p.o.		mindesten 1h vor oder 2h nach einer Mahlzeit

Wiederholungsinfo: bis Tumorprogress/inakzeptable Toxizität (Nivolumab bis zu 24 Monate)

Zyklusdiagramm

	Tag 1	2	3	4	5	7	8	9	10	11	12	13	14	Wdh: 15
Nivolumab														
Cabozantinib														

Obligate Prä- und Begleitmedikation (Zyklus 1-n)

Tag	zeitl. Ablauf	Substanz	Basisdosierung	Trägerlösung (ml)	Appl.	Infusions-dauer	Bemerkungen
1	-30min	NaCl 0,9%	500 ml		i.v.	1h30min	

Bedarfsmedikation	Metoclopramid, in Abhängigkeit der Schwere der jeweiligen Nebenwirkung siehe SOP: **Management der Nebenwirkungen der Therapie mit Immuncheckpointinhibitoren (Immune checkpoint blockade CB):** Glucocorticoide top/p.o./i.v., Infliximab, MMF
FN-Risiko	< 10% → G-CSF- Gabe je nach Risikoabwägung, siehe Kurzfassung Leitlinien G-CSF.
Kontrollen	Leber- und Nierenfunktion, Schilddrüsenfunktion, Differentialblutbild, auf Anzeichen/Symptome von immunvermittelte Nebenwirkungen, Hypokalzämie, Hypokaliämie, Thrombozytopenie, Hypertonie, thromboembolische Ereignisse, posteriores reversibles Enzephalopathie-Syndrom (PRES), palmo-plantare Erythrodysästhesie-Syndrom (PPES), Proteinurie, Perforationen und Fisteln, Blutungen, gastrointestinale Ereignisse achten
Dosisreduktion	Cabozantinib: 20mg 1xtäglich, ggf. weiterer Reduktion auf 20mg jeden 2. Tag
Cave	**immunvermittelte Nebenwirkungen möglich (Pneumonitis, Kolitis, Hepatitis, Nephritis oder Nierenfunktionsstörung, Endokrinopathien/Schilddrüsenfunktionsstörung, Hautausschlag)**, bei Auftreten Immunvermittel Nebenwirkungen je nach Schweregrad Steroid-Gabe initiieren; Einzelfallberichte zu Agranulozytose
Therapievoraussetzung	**Virale Hepatitis Serologie** (HBsAg, HBcAb, HCV-Ab) **vor Behandlungsbeginn** mit Checkpointinhibitoren: bei positiver Hepatitis-Serologie vor Behandlungsbeginn Hepatologen konsultieren. **Überprüfung der Leberwerte** (AST, ALT, Bilirubin) **vor jeder Gabe** eines Checkpointinhibitors. Je nach Risikoabwägung wöchentliche Kontrolle. Die Werte dürfen nicht älter als 6 Tage sein.
Wechselwirkungen	Vorsicht bei der gleichzeitigen Anwendung von starken **CYP3A4-Inhibitoren** (z.B.: Ritonavir, Itraconazol, Erythromycin, Clarithromycin, Grapefruitsaft; gleichzeitige Anwendung von starken **CYP3A4-Induktoren** (wie z.B.: Phenytoin, Carbamazepin, Rifampicin, Phenobarbital oder pflanzlichen Präparaten mit Johanniskraut) sollte vermieden werden; Cabozantinib kann die Plasmakonzentrationen von gleichzeitig angewendeten **P-gp-Substraten** potenziell erhöhen (wie z.B. Fexofenadin, Digoxin, Posaconazol)
Erfolgsbeurteilung	alle 3-4 Zyklen
Wiederholung	Tag 15. bis Tumorprogress/inakzeptable Toxizität (Nivolumab bis zu 24 Monate)
Literatur	Choueiri et al. N Engl J Med 2021;384:829-41; Fachinformation Cabozantinib, Nivolumab

Diese Krebstherapie birgt letale Risiken. Die Anwendung darf nur durch erfahrene Onkologen und entsprechend ausgebildetes Pflegepersonal erfolgen. Das Protokoll muss im Einzelfall überprüft und der klinischen Situation angepasst werden.

| 080601_12 | **Nivolumab/Ipilimumab (Nierenzellkarzinom)** | **Indikation: fortgeschrittenes Nierenzellkarzinom** | **ICD-10: C64** |

Therapie-Hinweis: ab Zyklus 5 Erhaltungstherapie mit Nivolumab mono (entweder 240mg q2w oder 480mg q4w) —> siehe Nivolumab-Mono-Protokolle

Hauptmedikation (Zyklus 1-4)

Tag	zeitl. Ablauf	Substanz	Basisdosierung	Trägerlösung (ml)	Appl.	Infusionsdauer	Bemerkungen
1	0	Nivolumab	3 mg/kg	100 ml NaCl 0,9 %	i.v.	30min	In-Line-Filter mit Porengröße 0,2-1,2μm verwenden.
1	+1h	Ipilimumab	1 mg/kg	ad 100 ml NaCl 0,9 %	i.v.	30min	In-Line-Filter verwenden

Zyklusdiagramm | Tag 1 | [...] | Wdh: 22

Nivolumab ☐
Ipilimumab ■

Achtung:
Überprüfung der Leberwerte vor jeder Gabe eines Checkpointinhibitors. Je nach Risikoabwägung wöchentliche Kontrolle. Die Werte dürfen nicht älter als 6 Tage sein.

Ipilimumab:
schwerwiegende immunologische Reaktionen wie z.B. Colitis, Hauttoxizität, Hepatotoxizität, Endokrinopathie möglich → geeignete Maßnahmen einleiten (je nach Schweregrad siehe SOP Management der Nebenwirkungen der Therapie mit Immuncheckpointinhibitoren (Immune checkpoint blockade ICB) und Fachinformation) sowie engmaschige Überwachung und Patienteninformation.

Wiederholungsinfo: ab Zyklus 5 Erhaltungstherapie mit Nivolumab mono (entweder 240mg q2w oder 480mg q4w)

Obligate Prä- und Begleitmedikation (Zyklus 1-4)

Tag	zeitl. Ablauf	Substanz	Basisdosierung	Trägerlösung (ml)	Appl.	Infusionsdauer	Bemerkungen
1	-30min	NaCl 0,9 %	500 ml		i.v.	2h	

Bedarfsmedikation	Metoclopramid, in Abhängigkeit der Schwere der jeweiligen Nebenwirkung siehe SOP: **Management der Nebenwirkungen der Therapie mit Immuncheckpointinhibitoren (Immune checkpoint blockade ICB):** Loperamid, Flüssigkeits- und Elektrolytersatz, Glucocorticoide top./p.o./i.v., Infliximab, MMF
FN-Risiko	<10% → Risikoprofil siehe Kurzfassung Leitinien zur G-CSF-Behandlung
Kontrollen	Harnsäure, Retentionswerte, Serumchemie, Kreatinin, Leberfunktion (ALT, AST, Bilirubin), Hormonwerte (TSH, Cortisolspiegel), Blutbild, Schilddrüsenfunktion, immunvermittelte Nebenwirkungen
Cave	immunvermittelte Nebenwirkungen möglich (Pneumonitis, Kolitis, Hepatitis, Nephritis oder Nierenfunktionsstörung, Endokrinopathien/Schilddrüsenfunktionsstörung, Hautausschlag), bei Auftreten immunvermittelter Nebenwirkungen je nach Schweregrad Steroid-Gabe initiieren
Therapievoraussetzung	**Virale Hepatitis Serologie** (HBsAg, HBcAb, HCV-Ab) **vor Behandlungsbeginn** mit Checkpointinhibitoren: bei positiver Hepatitis-Serologie vor Behandlungsbeginn Hepatologen konsultieren. **Überprüfung der Leberwerte** (AST, ALT, Bilirubin) **vor jeder Gabe** eines Checkpointinhibitors. Je nach Risikoabwägung wöchentliche Kontrolle. Die Werte dürfen nicht älter als 6 Tage sein.
Therapieaufschub	Bei Überempfindlichkeitsreaktionen Therapieaufschub (ausgelassene Dosen werden nicht nachgeholt) oder Therapieabbruch in Abhängigkeit von klinischer Situation siehe SOP: **Management der Nebenwirkungen der Therapie mit Immuncheckpointinhibitoren (Immune checkpoint blockade ICB)**
Nebenwirkungen	Einzelfallberichte zu Agranulozytose; Diarrhoe, Kolitis
Erfolgsbeurteilung	alle 6 Wochen für 24 Wochen, danach alle 12 Wochen
Wiederholung	Tag 22. ab Zyklus 5 Erhaltungstherapie mit Nivolumab mono (entweder 240mg q2w oder 480mg q4w)
Literatur	Fachinformation: Nivolumab, Ipilimumab

Diese Krebstherapie birgt letale Risiken. Die Anwendung darf nur durch erfahrene Onkologen und entsprechend ausgebildetes Pflegepersonal erfolgen. Das Protokoll muss im Einzelfall überprüft und der klinischen Situation angepasst werden.

| 08060l_14 | Pembrolizumab / Axitinib | Indikation: *fortgeschrittenes Nierenzellkarzinom* | ICD-10: *C64* |

Therapie-Hinweis: keine PD-L1-Expression erforderlich

Hauptmedikation (Zyklus 1-n)

Tag	zeitl. Ablauf	Substanz	Basisdosierung	Trägerlösung (ml)	Appl.	Infusions-dauer	Bemerkungen
1	0	Pembrolizumab	200 mg abs.	100 ml NaCl 0,9 %	i.v.	30min	Infusionsset mit In-Line-Filter, Porengröße 0,2-1,2 μm
1-21	1-0-1-0	Axitinib	5 mg		p.o.		in 12-stündigem Abstand, Einnahme mit einem Glas Wasser im Ganzen geschluckt, unabhängig von den Mahlzeiten. Cave: CYP-Interaktionen s. Memobox

Zyklusdiagramm | Tag 1 2 3 4 5 6 7 8 9 10 11 12 13 14 15 16 17 18 19 20 21 | Wdh: 22
Pembrolizumab
Axitinib

Achtung Pembrolizumab:
bei Auftreten von allergischen Reaktionen Gabe von Antihistaminika, Steroid-Gabe nur in Notfallsituation bzw. nach Rücksprache

CAVE: Metabolismus über CYP3A4
Wirkungsverstärkung / erhöhtes Risiko für Nebenwirkungen durch CYP3A4-Inhibitoren:
z.B. Azol-Antimykotika, Cimetidin, Amiodaron, Erythromycin, Clarithromycin, Ciprofloxacin, Ritonavir, Sternfrucht, **Grapefruit (-saft)**.
Verminderte Wirkung durch CYP3A4-Induktoren:
z.B. Glucocorticoide, Phenytoin, Carbamazepin, Rifampicin, **Johanniskraut**
Plasmakonzentrationserhöhung von z.B:
HMG-CoA-Reduktase-Inhibitoren, Ciclosporin, Triazol-Benzodiazepine, Calcium-Antagonisten vom Dihydropyrimidintyp

Obligate Prä- und Begleitmedikation (Zyklus 1-n)

Tag	zeitl. Ablauf	Substanz	Basisdosierung	Trägerlösung (ml)	Appl.	Infusions-dauer	Bemerkungen
1	-30min	NaCl 0,9%	500 ml		i.v.	1h30min	

Bedarfsmedikation	Antiemese
FN-Risiko	< 10% → G-CSF- Gabe je nach Risikoabwägung, siehe Kurzfassung Leitlinien G-CSF.
Kontrollen	**Pembrolizumab:** Differentialblutbild, Krea, Harnstoff, Schilddrüsefunktion, Elektrolyte (Na$^+$, K$^+$, Ca^{2+}, Mg^{2+}), Gerinnung, Symptome/Anzeichen von Colitis, Infusionsreaktion, Pneumonitis; **Axitinib:** Blutdruck, Hämoglobin/Hämatokrit, Symptome für gastrointestinale Perforation/Blutungen/Fisteln, Urinanalyse (Proteinurie), Symptome für PRES; **Pebrolizumab und Axitinib:** Leberfunktion (GPT, GOT, Gamma-GT, Bilirubin)
Dosierung	**Axitinib:** bei unerwünschten Wirkungen Reduktion auf **2x täglich 3mg**, bei anhaltenden Nebenwirkungen weitere Reduktion auf **2x täglich 2mg**; bei mäßiger Leberfunktionsstörung: 2x täglich 2mg = Standarddosis
Dosissteigerung	**Axitinib:** wenn Standarddosis ohne Nebenwirkungen > Grad 2 über 2 aufeinanderfolgende Wochen vertragen werden: **2x täglich 7mg** (nicht möglich, wenn Blutdruck > 150/90mm Hg oder antihypertensive Therapie), unter Anwendung der gleichen Kriterien Erhöhung auf max. **2x täglich 10mg** möglich
Therapievoraussetzung	Virale Hepatitis Serologie (HBsAg, HBcAb, HCV-Ab) **vor Behandlungsbeginn** mit Checkpointinhibitoren: bei positiver Hepatitis-Serologie vor Behandlungsbeginn Hepatologen konsultieren. **Überprüfung der Leberwerte** (AST, ALT, Bilirubin) **vor jeder Gabe** eines Checkpointinhibitors. Je nach Risikoabwägung wöchentliche Kontrolle. Die Werte dürfen nicht älter als 6 Tage sein.
Therapieunterbrechung	**Pembrolizumab:** beachte SOP "Immuncheckpoint-Inhibitoren: Management der Nebenwirkungen". **Axitinib:** bei Entwicklung von schwerer Hypertonie, danach Therapiefortführung mit reduzierter Dosis; Blutungsereignissen, die medizinische Intervention erfordern; 24h vor geplanter Operation; Anzeichen für PRES; Proteinurie.
Wechselwirkungen	**Axitinib:** keine gleichzeitige Anwendung von starken CYP3A4/5-Inhibitoren und -Induktoren (wenn Anwendung nicht vermeidbar Axitinib-Dosisanpassung erwägen s. Fachinfo Axitinib): **keine gleichzeitige Einnahme von Grapefruit/-saft und Johanniskraut.** Vorsicht bei gleichzeitiger Anwendung von CYP1A2- und CYP2C19-Inhibitoren
Kontraindikation	**Axitinib:** schwere Leberfunktionsstörung
Erfolgsbeurteilung	Bildgebung alle 12 Wochen nach RECIST Kriterien.
Therapiedauer	bis PD
Wiederholung	Tag 22.
Literatur	Rini BI et al. NEJM 2019; 380:1116-27. Fachinformationen: Pembrolizumab und Axitinib

Diese Krebstherapie birgt letale Risiken. Die Anwendung darf nur durch erfahrene Onkologen und entsprechend ausgebildetes Pflegepersonal erfolgen. Das Protokoll muss im Einzelfall überprüft und der klinischen Situation angepasst werden.

080601_16   Pembrolizumab / Lenvatinib   Indikation: fortgeschrittenes Nierenzellkarzinom   ICD-10: C64

Hauptmedikation (Zyklus 1-n)

Tag	zeitl. Ablauf	Substanz	Basisdosierung	Trägerlösung (ml)	Appl.	Infusions-dauer	Bemerkungen
1	0	Pembrolizumab	200 mg abs.	100 ml NaCl 0,9 %	i.v.	30min	Infusionsset mit In-Line-Filter, Porengröße 0,2-1,2 µm
1-21	1-0-0-0	Lenvatinib	20 mg abs.		p.o.		2x10mg Kapseln; Einnahme täglich zur gleichen Zeit.

Zyklusdiagramm

Tag	1	2	3	4	5	6	7	8	9	10	11	12	13	14	15	16	17	18	19	20	21	Wdh: 22
Pembrolizumab	■																					
Lenvatinib	■	■	■	■	■	■	■	■	■	■	■	■	■	■	■	■	■	■	■	■	■	

Wiederholungsinfo: bis Rezidiv, inakzeptable Toxizität

Achtung Pembrolizumab: bei Auftreten von allergischen Reaktionen Gabe von Antihistaminika, Steroid-Gabe nur in Notfallsituation bzw. nach Rücksprache

Nephrotoxizität durch Lenvatinib / Gastrointestinale Toxizität muss aktiv behandelt werden, um das Risiko einer Nierenfunktionsstörung/ Niereninsuffizienz aufgrund von Dehydrierung/ Hypovolämie zu reduzieren.

Dosisreduktionsstufen für Lenvatinib

Dosierungsstufe	Tagesdosis	Anzahl der Kapseln
Erste Dosisreduktion	14mg oral, einmal täglich	Eine 10mg Kapsel und eine 4mg Kapsel
Zweite Dosisreduktion	10mg oral, einmal täglich	Eine 10mg Kapsel
Dritte Dosisreduktion	8mg oral, einmal täglich	Zwei 4mg Kapseln

Gute Blutdruckeinstellung vor Lenvatinib-Behandlung obligat.
Blutdruckkontrolle: nach 1. Behandlungswoche, anschließend in den ersten 2 Monaten alle 2 Wochen, dann monatlich.

Empfohlene Hypertonie-Behandlung:

Blutdruckwerte (BD)	Empfohlene Maßnahme
Systolischer BD ≥ 140 mmHg bis < 160 mmHg oder diastolischer BD ≥ 90 mmHg bis < 100 mmHg	Weiterbehandlung mit Lenvatinib und Beginn einer antihypertensiven Therapie, sofern diese nicht bereits erfolgt. ODER Weiterbehandlung mit Lenvatinib und Erhöhung der Dosis der aktuellen antihypertensiven Therapie oder Gabe einer zusätzlichen antihypertensiven Therapie.
Systolischer BD ≥ 160 mmHg oder diastolischer BD ≥ 100 mmHg trotz optimaler antihypertensiver Therapie	1. Vorübergehendes Absetzen von Lenvatinib 2. Wenn der systolische BD ≤ 150 mmHg, der diastolische BD ≤ 95 mmHg ist und der Patient mindestens 48 Stunden lang eine konstante Dosis einer antihypertensiven Therapie erhalten hat, kann die Behandlung mit Lenvatinib mit reduzierter Dosis fortgesetzt werden.
Lebensbedrohliche Folgen (maligne Hypertonie, neurologisches Defizit oder hypertensive Krise)	Eine Notfallbehandlung ist indiziert. Lenvatinib absetzen und eine adäquate medizinische Behandlung durchführen.

Obligate Prä- und Begleitmedikation (Zyklus 1-n)

Tag	zeitl. Ablauf	Substanz	Basisdosierung	Trägerlösung (ml)	Appl.	Infusions-dauer	Bemerkungen
1	-30min	NaCl 0,9%		500 ml	i.v.	1h30min	

Bedarfsmedikation
Antiemese, Flüssigkeits- und Elektrolytersatz inkl. Kalziumsupplementierung, Loperamid; In Abhängigkeit der Schwere der jeweiligen Nebenwirkung **siehe SOP: Management der Nebenwirkungen der Therapie mit Immuncheckpointinhibitoren** (Immune checkpoint blockade ICB); Glucocorticoide top/p.o./i.v., Infliximab, MMF

FN-Risiko
< 10% → G-CSF- Gabe je nach Risikoabwägung, siehe Kurzfassung Leitlinien G-CSF.

Kontrollen
Differentialblutbild, Krea, Harnstoff, Leberfunktion (GPT, GOT, Gamma-GT, Bilirubin) vor Beginn der Levantinib-Behandlung dann alle 2 Wochen in den ersten 2 Monaten, danach monatlich, Schilddrüsenfunktion inkl. vor Levantinib-Therapiestart, Elektrolyte (Ca^{2+} mindestens 1x/Monat unter Lenvatinib, Mg^{2+}, Na^+, K^+), Gerinnung, Symptome/Anzeichen von Colitis, Infusionsreaktion, Pneumonitis, Blutdruck, Proteinurie, klinische Symptome und Anzeichen für kardiale Dekompensation, EKG.

Dosisreduktion
Pembrolizumab: keine Dosisreduktion empfohlen: zum Nebenwirkungsmanagement Therapieunterbrechung oder dauerhaftes Absetzen (siehe SOP: Management der Nebenwirkungen der Therapie mit Immuncheckpointinhibitoren).
Lenvatinib: DR Stufen s. Tabelle; **Hypertonie:** s. Tabelle; **Proteinurie:** s. Tabelle; **Proteinurie** $\geq$2g/24h Therapieunterbrechung → DR und Fortsetzung bei Abklingen auf <2g/24h; **Nephrotisches Syndrom:** Abbruch der Behandlung; **Nierenfunktionsstörung oder Niereninsuffizienz oder Hepatotoxizität:** Grad 3 → Unterbrechung der Behandlung bis Abklingen auf Grad 0-1 oder Ausgangszustand, dann Therapiefortsetzung in reduzierter Dosis; Grad 4: wenn lebensbedrohlich Behandlungsstopp sonst als Grad 3 behandeln; **Hezinsuffizienz oder Gastrointestinale Perforation oder Fistel:** → Unterbrechung der Behandlung bis Abklingen auf Grad 0-1 oder Ausgangszustand, dann Therapiefortsetzung in reduzierter Dosis; Grad 4: Behandlungsstopp; **PRES/RPLS:** jeder Grad → Unterbrechung der Behandlung bis Abklingen auf Grad 0-1, Therapiefortsetzung in reduzierter Dosis erwägen; **Arterielle Thromboembolien** jeden Grades: Abbruch der Behandlung; **Blutungen:** Grad 3 → Unterbrechung der Behandlung bis Abklingen auf Grad 0-1, Therapiefortsetzung in reduzierter Dosis; Grad 4: Therapieabbruch; **Nicht Gastrointestinale Fistel:** Grad 4 Beenden der Behandlung; **Diarrhoe:** Grad 3 → Unterbrechung der Behandlung bis Abklingen auf Grad 0-1 oder Rückbildung zum Ausgangszustand, dann Therapiefortsetzung in reduzierter Dosis; Grad 4 (trotz medikamentöser Behandlung): Therapieabbruch. **QT-Zeit-Verlängerung** >500ms → Unterbrechung der Behandlung bis Abklingen auf Grad 0-1 oder Ausgangszustand, Therapiefortsetzung in reduzierter Dosis unter Lenvatinib.

Cave
erhöhtes Thrombose- aber auch Blutungsrisiko unter Lenvatinib.

Therapievoraussetzung
Pembrolizumab: virale Hepatitis Serologie (HBsAg, HBcAb, HCV-Ab) **vor Behandlungsbeginn** mit Checkpointinhibitoren: bei positiver Hepatitis-Serologie vor Behandlungsbeginn Hepatologen konsultieren.
Überprüfung der Leberwerte (AST, ALT, Bilirubin) **vor jeder Gabe** eines Checkpointinhibitors. Je nach Risikoabwägung wöchentliche Kontrolle. Die Werte dürfen nicht älter als 6 Tage sein.
Lenvatinib: gute Blutdruckeinstellung vor Lenvatinib-Behandlung, sorgfältige Abwägung des Risikos für Aneurismen und/oder Arteriendissektionen; Korrektur von Elektrolytabweichungen (K^+, Mg^{2+}, Ca^{2+}); Zahnärztliche Untersuchung und angemessene Zahnvorsorge vor Therapiebeginn in Betracht ziehen; Auswaschzeitraum von 4 Wochen nach vorhergehenden Krebstherapeutika empfohlen.

Therapieunterbrechung	**siehe SOP: Management der Nebenwirkungen der Therapie mit Immuncheckpointinhibitoren**; Cave bei AST oder ALT > 3xULN oder Gesamtbilirubin > 1,5xULN
Therapieabbruch	**Pembrolizumab:** siehe SOP "Management der Nebenwirkungen der Therapie mit Immuncheckpointinhibitoren". **Lenvatinib:** Therapieabbruch bei nephrotischem Syndrom und arteriellen Thromboembolien jeden Grades, bei sonstigen Toxizitäten Grad 4 und beim 4. Auftreten einer Toxizität Grad 2 (nicht tolerabel) oder Grad 3.
Erfolgsbeurteilung	Schnittbildgebung alle 2-3 Zyklen (8-12 Wochen)
Wiederholung	Tag 22. bis Rezidiv, inakzeptable Toxizität
Literatur	Motzer R. et al. NEJM. 2021;384(14):1289-1300; Fachinformation: Pembrolizumab, Lenvatinib

Diese Krebstherapie birgt letale Risiken. Die Anwendung darf nur durch erfahrene Onkologen und entsprechend ausgebildetes Pflegepersonal erfolgen. Das Protokoll muss im Einzelfall überprüft und der klinischen Situation angepasst werden.

080601_07	**Axitinib**	**Indikation: Fortgeschrittenes Nierenzellkarzinom**	*ICD-10: C64*

Hauptmedikation (Zyklus 1-n)

Tag	zeitl. Ablauf	Substanz	Basisdosierung	Trägerlösung (ml)	Appl.	Infusions-dauer	Bemerkungen
1-28	1-0-1-0	Axitinib	5 mg		p.o.		in 12-stündigem Abstand, Einnahme unabhängig von den Mahlzeiten

Zyklusdiagramm Tag 1 | 2 | 3 | 4 | 5 | 6 | 7 | 8 | 9 | 10 | 11 | 12 | 13 | 14 | 15 | 16 | 17 | 18 | 19 | 20 | 21 | 22 | 23 | 24 | 25 | 26 | 27 | 28 | Wdh: 29

Axitinib ☐

Wiederholungsinfo: kontinuierlich; so lange klinischer Vorteil zu beobachten oder bis inakzeptable Toxiziät auftritt

CAVE: Metabolismus über CYP3A4
Wirkungsverstärkung / erhöhtes Risiko für Nebenwirkungen durch CYP3A4-Inhibitoren:
z.B. Azol-Antimykotika, Cimetidin, Amiodaron, Erythromycin, Clarithromycin, Ciprofloxacin, Ritonavir, Sternfrucht, **Grapefruit (-saft)**
Verminderte Wirkung durch CYP3A4-Induktoren:
z.B. Glucocorticoide, Phenytoin, Carbamazepin, Rifampicin, **Johanniskraut**
Plasmakonzentrationserhöhung von z.B:
HMG-CoA-Reduktase-Inhibitoren, Ciclosporin, Triazol-Benzodiazepine, Calcium-Antagonisten vom Dihycropyrimidintyp

Kontrollen	Blutdruck, Schilddrüsenfunktion, Hamoglobin/Hämatokrit, Symptome für gastrointestinale Perforation/Blutungen/Fisteln, Urinanalyse (Proteinurie), Leberfunktion (ALT, AST, Bilirubin), Symptome für PRES
Dosisreduktion	bei unerwünschten Wirkungen Reduktion auf 2x täglich 3mg, bei anhaltenden Nebenwirkungen weitere Reduktion auf 2x täglich 2mg; bei mäßiger Leberfunktionsstörung: 2x täglich 2mg = Standarddosis
Cave	Hypertonie, arterielle und venöse embolische und thrombotische Ereignisse, Anstieg von Hämoglobin/Hämatokrit, Blutungen, Gastrointestinale Perforation/Fisteln, Posteriores reversibles Enzephalopathie-Syndrom (PRES), Leberfunktionsstörung, Proteinurie, Schilddrüsenfunktionsstörung
Dosissteigerung	wenn Standarddosis ohne Nebenwirkungen > Grad 2 über 2 aufeinanderfolgende Wochen vertragen werden: **2x täglich 7mg** (nicht möglich, wenn Blutdruck > 150/90mm Hg oder antihypertensive Therapie), unter Anwendung der gleichen Kriterien Erhöhung auf max. **2x täglich 10mg** möglich
Therapieunterbrechung	bei Entwicklung von schwerer Hypertonie, danach Therapiefortführung mit reduzierter Dosis; Blutungsereignissen, die medizinische Intervention erfordern; 24h vor geplanter Operation; Anzeichen für PRES; Proteinurie
Wechselwirkungen	keine gleichzeitige Anwendung von starken CYP3A4/5-Inhibitoren und -Induktoren (wenn Anwendung nicht vermeidbar Axitinib-Dosisanpassung erwägen): **keine gleichzeitige Einnahme von Grapefruit/-saft und Johanniskraut**, Vorsicht bei gleichzeitiger Anwendung von CYP1A2- und CYP2C19-Inhibitoren
Kontraindikation	schwere Leberfunktionsstörung
Wiederholung	Tag 29, kontinuierlich; so lange klinischer Vorteil zu beobachten oder bis inakzeptable Toxiziät auftritt
Literatur	Rini BI et al. The Lancet. 2011; 378: 1931-39

Diese Krebstherapie birgt letale Risiken. Die Anwendung darf nur durch erfahrene Onkologen und entsprechend ausgebildetes Pflegepersonal erfolgen. Das Protokoll muss im Einzelfall überprüft und der klinischen Situation angepasst werden.

080601_10	**Cabozantinib (Nierenzellkarzinom)**		**Indikation: fortgeschrittenes Nierenzellkarzinom**			**ICD-10: C64**

Hauptmedikation (Zyklus 1-n)

Tag	zeitl. Ablauf	Substanz	Basisdosierung	Trägerlösung (ml)	Appl.	Infusions-dauer	Bemerkungen
1-28	1-0-0-0	Cabozantinib	60 mg		p.o.		mindesten 1h vor oder 2h nach einer Mahlzeit

Zyklusdiagramm

	Tag 1	2	3	4	5	6	7	8	9	10	11	12	13	14	15	16	17	18	19	20	21	22	23	24	25	26	27	28	Wdh: 29
Cabozantinib	□	□	□	□	□	□	□	□	□	□	□	□	□	□	□	□	□	□	□	□	□	□	□	□	□	□	□	□	

Wiederholungsinfo: bis zur Progression oder inakzeptabler Toxizität

Kontrollen	Blutbild und Differentialblutbild, Elektrolyte (Ca^{2+}, K^+, Mg^{2+}), Nieren- und Leberfunktion, EKG, Blutdruck, Anzeichen/Symptome: Hypokalzämie, Hypokaliämie, Thrombozytopenie, Hypertonie, thromboembolische Ereignisse, posteriores reversibles Enzephalopathie-Syndrom (PRES), palmo-plantare Erythrodysästhesie-Syndrom (PPES), Proteinurie, Perforationen und Fisteln, Blutungen, gastrointestinale (GI) Ereignisse (abdominale Schmerzen, Schleimhautentzündung, Obstipation, Diarrhö, Erbrechen)
Dosisreduktion	Dosis-Senkung zunächst auf 40mg, und danach auf 20mg täglich (s. Fachinformation)
Cave	**Wundheilungsstörungen** möglich, die Therapie sollte nach Möglichkeit mindestens 28 Tage vor einem geplanten chirurgischen Eingriff, inklusive zahnärztlicher Eingriffe, beendet werden; Vorsicht bei Patienten mit einem **verlängerten QT-Intervall** in der Vorgeschichte, bei Patienten, die mit **Antiarrhythmika** behandelt werden oder bei Patienten mit einer relevanten **Vorerkrankung des Herzens, Bradykardie oder Elektrolytstörungen**
Wechselwirkungen	Vorsicht bei der gleichzeitigen Anwendung von starken **CYP3A4-Inhibitoren** (z.B.: Ritonavir, Itraconazol, Erythromycin, Clarithromycin, Grapefruitsaft; gleichzeitige Anwendung von starken **CYP3A4-Induktoren** (wie z.B.: Phenytoin, Carbamazepin, Rifampicin, Phenobarbital oder pflanzlichen Präparaten mit Johanniskraut) sollte vermieden werden; Cabozantinib kann die Plasmakonzentrationen von gleichzeitig angewendeten **P-gp-Substraten** potenziell erhöhen (wie z.B. Fexofenadin, Digoxin, Posaconazol)
Wiederholung	Tag 29. bis zur Progression oder inakzeptabler Toxizität
Literatur	Choueiri et al. N Engl J Med. 2015; 373(19):1814-1823; Fachinformation: Cabozantinib

Diese Krebstherapie birgt letale Risiken. Die Anwendung darf nur durch erfahrene Onkologen und entsprechend ausgebildetes Pflegepersonal erfolgen. Das Protokoll muss im Einzelfall überprüft und der klinischen Situation angepasst werden.

080601_09 | *Pazopanib* | *Indikation: fortgeschrittenes Nierenzellkarzinom, Weichteilsarkom* | *ICD-10: C48, C49, C64*

Protokoll-Hinweis: KEINE Zulassung für Liposarkom

Hauptmedikation (Zyklus 1-n)

Tag	zeitl. Ablauf	Substanz	Basisdosierung	Trägerlösung (ml)	Appl.	Infusions-dauer	Bemerkungen
1-28	1-0-0-0	Pazopanib	800 mg		p.o.		Tabletten als Ganzes mindestens 1 h vor oder 2h nach einer Mahlzeit auf nüchternen Magen einnehmen

Zyklusdiagramm | Tag 1 | 2 | 3 | 4 | 5 | 6 | 7 | 8 | 9 | 10 | 11 | 12 | 13 | 14 | 15 | 16 | 17 | 18 | 19 | 20 | 21 | 22 | 23 | 24 | 25 | 26 | 27 | 28 | Wdh: 29

Pazopanib ☐

Wiederholungsinfo: kontinuierlich bis Progression oder Auftreten inakzeptabler Toxizitäten

CAVE: Metabolismus über CYP3A4
Wirkungsverstärkung / erhöhtes Risiko für Nebenwirkungen durch CYP3A4-Inhibitoren:
z.B. Azol-Antimykotika, Cimetidin, Amiodaron, Erythromycin, Clarithromycin, Ciprofloxacin, Ritonavir, Sternfrucht, **Grapefruit (-saft)**
Verminderte Wirkung durch CYP3A4-Induktoren:
z.B. Glucocorticoide, Phenytoin, Carbamazepin, Rifampicin, **Johanniskraut**
Plasmakonzentrationserhöhung von z.B:
HMG-CoA-Reduktase-Inhibitoren, Ciclosporin, Triazol-Benzodiazepine, Calcium-Antagonisten vom Dihydropyrimidintyp

Kontrollen	Leberfunktion, Blutdruck, Herzfunktion (Herzinsuffizienz-Symptome,LVEF), EKG, Elektrolyte, Schilddrüsenfunktion (Hypothyreose), Urinanalyse (Proteinurie), Symptome für Pneumothorax, Infektionen, neurologische Veränderungen, Anzeichen für gastrointestinale Perforation/Fisteln
Dosisreduktion	mäßige Leberfunktionsstörung (Bilirubin-Anstieg > 1,5-3 x ULN): 1x täglich 200mg, Hypertonie trotz blutdrucksenkender Therapie: Unterbrechung und Dosisanpassung nach klinischer Einschätzung, Verringerung der LVEF: Unterbrechung und/oder Dosisreduktion in Kombination mit antihypertensiver Therapie
Cave	Hepatotoxizität (keine Anwendung bei Patienten mit schwerer Leberfunktionsstörung (Gesamtbilirubin > 3 x ULN), Kardiale Dysfunktion/Herzinsuffizienz, QT-Verlängerung und Torsades de Pointes, arteriell thrombotisch und venös thromboembolische Ereignisse, Hämorrhagie-Risiko, gastrointestinale Perforation und Fisteln, Wundheilungsstörungen
Therapieunterbrechung	Hypertension trotz blutdrucksenkender Therapie, mindestens 7 Tage vor geplanter OP (Wiederaufnahme der Therapie nach klinischer Beurteilung)
Therapieabbruch	schwerwiegende Hypertonie trotz blutdrucksenkender Therapie und Dosisreduktion, Auftreten von PRES/RPLS, Thrombotische Mikroangiopathie, Proteinurie Grad 4, Wunddehiszenz
Wechselwirkungen	Vorsicht bei gleichzeitiger Anwendung vcn Simvastatin (erhöhtes Risiko für ALAT-Anstieg), Substanzen, die das QT-Intervall verlängern, Statinen und UGT1A1-Substraten (z.B. Irinotecan); **keine gleichzeitige Anwendung von P-Glykoprotein- und BCRP-Inhibitoren, CYP3A4-Inhibitoren und -Induktoren, Arzneimittel, die den Magen-pH erhöhen**; Ketoconazol: Hyperglykämie-Risiko
Wiederholung	Tag 29, kontinuierlich bis Progression oder Auftreten inakzeptabler Toxizitäten
Literatur	Sternberg CN et al. J Clin Oncol. 2010; 28(6):1061-8, Fachinformation Pazopanib

Diese Krebstherapie birgt letale Risiken. Die Anwendung darf nur durch erfahrene Onkologen und entsprechend ausgebildetes Pflegepersonal erfolgen. Das Protokoll muss im Einzelfall überprüft und der klinischen Situation angepasst werden.

| 080601_15 | **Pembrolizumab 200mg abs. - Nierenzellkarzinom adjuvant (12 Monate)** | **Indikation: Nierenzellkarzinom adjuvant bei intermediate-high risk** | | | | **ICD-10: C64** |

Hauptmedikation (Zyklus 1-17)

Tag	zeitl. Ablauf	Substanz	Basisdosierung	Trägerlösung (ml)	Appl.	Infusions-dauer	Bemerkungen
1	0	Pembrolizumab	200 mg abs.	100 ml NaCl 0,9 %	i.v.	30min	Infusionsset mit In-Line-Filter, Porengröße 0,2-1,2 µm

Zyklusdiagramm

	Tag 1	[…]	Wdh: 22
Pembrolizumab	■		

Achtung Pembrolizumab:
bei Auftreten von allergischen Reaktionen Gabe von Antihistaminika, Steroid-Gabe nur in Notfallsituation bzw. nach Rücksprache

Wiederholungsinfo: bis Rezidiv, inakzeptable Toxizität oder bis zu einer Dauer von einem Jahr (17 Zyklen).

Obligate Prä- und Begleitmedikation (Zyklus 1-17)

Tag	zeitl. Ablauf	Substanz	Basisdosierung	Trägerlösung (ml)	Appl.	Infusions-dauer	Bemerkungen
1	-30min	NaCl 0,9%	500 ml		i.v.	1h30min	

Bedarfsmedikation	In Abhängigkeit der Schwere der jeweiligen Nebenwirkung **siehe SOP: Management der Nebenwirkungen der Therapie mit Immuncheckpointinhibitoren** (Immune checkpoint blockade ICB); Loperamid Flüssigkeits- und Elektrolytersatz, Glucocorticoide top/p.o./i.v., Infliximab, MMF
FN-Risiko	< 10% → G-CSF- Gabe je nach Risikoabwägung, siehe Kurzfassung Leitlinien G-CSF.
Kontrollen	Differentialblutbild, Krea, Harnstoff, Leberfunktion (GPT, GOT, Gamma-GT, Bilirubin), Schilddrüsefunktion, Elektrolyte (Na+, K+, Ca2+, Mg2+), Gerinnung, Symptome/Anzeichen von Colitis, Infusionsreaktion, Pneumonitis
Dosisreduktion	keine Dosisreduktion empfohlen: zum Nebenwirkungsmanagement Therapieunterbrechung oder dauerhaftes Absetzen (siehe SOP: Management der Nebenwirkungen der Therapie mit Immuncheckpointinhibitoren).
Therapievoraussetzung	**Virale Hepatitis Serologie** (HBsAg, HBcAb, HCV-Ab) **vor Behandlungsbeginn** mit Checkpointinhibitoren: bei positiver Hepatitis-Serologie vor Behandlungsbeginn Hepatologen konsultieren. **Überprüfung der Leberwerte** (AST, ALT, Bilirubin) **vor jeder Gabe** eines Checkpointinhibitors. Je nach Risikoabwägung wöchentliche Kontrolle. Die Werte dürfen nicht älter als 6 Tage sein.
Therapieunterbrechung	**siehe SOP** Management der Nebenwirkungen der Therapie mit Immuncheckpointinhibitoren; Cave bei AST oder ALT > 3xULN oder Gesamtbilirubin > 1,5xULN
Therapieabbruch	siehe SOP Management der Nebenwirkungen der Therapie mit Immuncheckpointinhibitoren".
Erfolgsbeurteilung	alle 3 Monate: Schnittbildgebung
Wiederholung	Tag 22. bis Rezidiv, inakzeptable Toxizität oder bis zu einer Dauer von einem Jahr (17 Zyklen).
Literatur	Choueiri T. et al. NEJM 2021; 385(8): 683-94; Fachinformation: Pembrolizumab

Diese Krebstherapie birgt letale Risiken. Die Anwendung darf nur durch erfahrene Onkologen und entsprechend ausgebildetes Pflegepersonal erfolgen. Das Protokoll muss im Einzelfall überprüft und der klinischen Situation angepasst werden.

080800_18 — **Nivolumab 480mg abs.** — Indikation: **Melanom, Nierenzellkarzinom** — **ICD-10: C43, C64**

Hauptmedikation (Zyklus 1-n)

Tag	zeitl. Ablauf	Substanz	Basisdosierung	Trägerlösung (ml)	Appl.	Infusionsdauer	Bemerkungen
1	0	Nivolumab	480 mg abs.	100 ml NaCl 0,9 %	i.v.	1h	In-Line-Filter mit Porengröße 0,2-1,2µm verwenden.

Zyklusdiagramm Tag 1 | [...] | Wdh: 29

Nivolumab ☐

Wiederholungsinfo: bis Tumorprogress/inakzeptable Toxizität

Obligate Prä- und Begleitmedikation (Zyklus 1-n)

Tag	zeitl. Ablauf	Substanz	Basisdosierung	Trägerlösung (ml)	Appl.	Infusionsdauer	Bemerkungen
1	-30min	NaCl 0,9%	500 ml		i.v.	2h	

Bedarfsmedikation: Metoclopramid, in Abhängigkeit der Schwere der jeweiligen Nebenwirkung siehe SOP: **Management der Nebenwirkungen der Therapie mit Immuncheckpointinhibitoren (Immune checkpoint blockade ICB):** Loperamid, Flüssigkeits- und Elektrolytersatz, Glucocorticoide top/p.o./i.v., Infliximab, MMF

Kontrollen: Leber- und Nierenfunktion, Schilddrüsenfunktion, immunvermittelte Nebenwirkungen

Cave: **immunvermittelte Nebenwirkungen möglich (Pneumonitis, Kolitis, Hepatitis, Nephritis oder Nierenfunktionsstörung, Endokrinopathien/Schilddrüsenfunktionsstörung, Hautausschlag)**, bei Auftreten immunvermittelter Nebenwirkungen je nach Schweregrad Steroid-Gabe initiieren

Therapievoraussetzung: **Virale Hepatitis Serologie** (HBsAg, HBcAb, HCV-Ab) **vor Behandlungsbeginn** mit Checkpointinhibitoren: bei positiver Hepatitis-Serologie vor Behandlungsbeginn Hepatologen konsultieren. **Überprüfung der Leberwerte** (AST, ALT, Bilirubin) **vor jeder Gabe** eines Checkpointinhibitors. Je nach Risikoabwägung wöchentliche Kontrolle. Die Werte dürfen nicht älter als 6 Tage sein.

Therapieaufschub: Bei Überempfindlichkeitsreaktionen Therapieaufschub (ausgelassene Dosen werden nicht nachgeholt) oder Therapieabbruch in Abhängigkeit von klinischer Situation siehe SOP: **Management der Nebenwirkungen der Therapie mit Immuncheckpointinhibitoren (Immune checkpoint blockade ICB)**

Therapieunterbrechung: Kreatinin > 1,5 - 6x ULN oder > 1,5x des Ausgangswerts, AST/ALT > 3-5x ULN oder Gesamtbilirubin > 1,5 - 3x ULN, Pneumonitis Grad 2, Colitis Grad 2/3, andere behandlungsbedingte schwerwiegende Nebenwirkungen/Nebenwirkungen Grad 3; bei Erholung auf Grad 0-1 Therapiefortsetzung möglich

Therapieabbruch: Bei Kreatinin > 6x ULN, AST/ALT > 5x ULN oder Gesamtbilirubin > 3x ULN, Pneumonitis Grad 3/4, Colitis Grad 4, Schilddrüsenfunktionsstörung

Nebenwirkungen: Einzelfallberichte zu Agranulozytose

Wiederholung: Tag 29, bis Tumorprogress/inakzeptable Toxizität

Literatur: Robert C et al. N Engl J Med. 2015;372(4):320-30, Topalian SL et al. J Clin Oncol. 2014;32(10):1020-30, RCC: Motzer et al. N Engl J Med 2015;373(19):1803-13; Fachinformation Nivolumab

Diese Krebstherapie birgt letale Risiken. Die Anwendung darf nur durch erfahrene Onkologen und entsprechend ausgebildetes Pflegepersonal erfolgen. Das Protokoll muss im Einzelfall überprüft und der klinischen Situation angepasst werden.

080603_01   **EDP-Mitotan (Fassnacht Protokoll)**   *Indication: metastasiertes NNR - Karzinom*   *ICD-10: C74.0*

Hauptmedikation (Zyklus 1-n)

Tag	zeitl. Ablauf	Substanz	Basisdosierung	Trägerlösung (ml)	Appl.	Infusions-dauer	Bemerkungen
1	0	Doxorubicin	40 mg/m²	Unverdünnt	i.v.	B15min	alternativ Doxorubicingabe als FREILAUFENDE Infusion über gesicherten zentralvenösen Zugang möglich
1-28	1-1-1-0	Mitotan	mg - *befundabhängig* -		p.o.		Start 1 Woche vor CTx; kontinuierlich; auch 4x/d möglich
2	0	Etoposid (Base)	100 mg/m²	1 000 ml NaCl 0,9 %	i.v.	2h	max. 0,4mg/ml
3-4	0	Cisplatin	40 mg/m²	250 ml NaCl 0,9 %	i.v.	1h	
3-4	+1h 45min	Etoposid (Base)	100 mg/m²	1 000 ml NaCl 0,9 %	i.v.	2h	max. 0,4mg/ml
							Pegfilgrastim/Neulasta® 6mg s.c. — 24h nach CTx
							Filgrastim/Neupogen® 5µg/kg/d s.c. bis Durchschreiten des Nadir — d6 nach CTx

Zyklusdiagramm — Tag 1 2 3 4 5 6 7 8 9 10 11 12 13 14 15 16 17 18 19 20 21 22 23 24 25 26 27 28 Wdh: 29
Doxorubicin / Cisplatin / Mitotan / Etoposid

Fortführung Antiemese	Tag 5	Tag 6	Tag 7	Applikation
Aprepitant		80mg	80mg	1-0-0 p.o.
Dexamethason	8mg	8mg	8mg	1-0-0 p.o.

Mitotan Dosierung: initial 2000-6000mg (1-1-1-(1)) geben, dann schrittweise Steigerung auf 9000-10000mg*** -wird nach Spiegelverlauf festgelegt (nach RS mit Endokrinologie)

Achtung: Hydrocortison-Substitution p.o nach Anweisung - nach RS mit Abteilung Endokrinologie

Auf ausreichende Trinkmenge achten

entweder / oder

Applikation: 1-0-0 p.o.

Aprepitant / Fosaprepitant (Prodrug) sind Substrate und moderate Inhibitoren von CYP3A4: Cave bei gleichzeitiger oraler Verabreichung von hauptsächlich via CYP3A4 metabolisierten Wirkstoffen mit geringer therapeutischer Breite wie Ciclosporin, Tacrolimus, Everolimus, Fentanyl. Die gleichzeitige Anwendung von Pimozid ist kontraindiziert. **Interaktion mit CYP3A4 metabolisierten oral verabreichten CTx z.B. Etoposid, Vinorelbin möglich. Besondere Vorsicht bei gleichzeitiger Anwendung von Irinotecan und Ifosfamid erhöhte Toxizität möglich.** Reduktion der üblichen oralen Dexamethason-Dosis um 50%.
Vorübergehende leichte Induktion von CYP2C9 und CYP2C9 nach Beendigung der Aprepitant- / Fosaprepitant-Therapie: Bei Warfarin (CYP2C9-Substrat)-Dauertherapie besonders engmaschige INR-Überwachung innerhalb von 14 Tagen nach jeder Aprepitant 3-Tages-Therapie. Verminderte Wirksamkeit hormonaler Kontrazeptiva bis 2 Monate nach letzter Aprepitant Gabe möglich → alternative unterstützende Maßnahmen zur Empfängnisverhütung vorzunehmen.

Obligate Prä- und Begleitmedikation (Zyklus 1-n)

Tag	zeitl. Ablauf	Substanz	Basisdosierung	Trägerlösung (ml)	Appl.	Infusions-dauer	Bemerkungen
1	-30min	NaCl 0,9%	500 ml		i.v.	1h	
1	-30min	Dexamethason	8 mg		i.v.	B	
1	-30min	Granisetron	1 mg		i.v.	B	
2	-30min	NaCl 0,9%	500 ml		i.v.	3h	
2	-30min	Dexamethason	8 mg		i.v.	B	
3	-1h	Aprepitant	125 mg		p.o.		
3	-30min	Dexamethason	12 mg		i.v.	B	
3-4	-2h	NaCl 0,9%	2 000 ml		i.v.	8h	2500ml bei Infusionsvolumen Etoposid: 500ml bzw. 2000ml bei Infusionsvolumen Etoposid: 1000ml
3-4	-30min	Granisetron	1 mg		i.v.	B	bei Emesis Dosiserhöhung auf 3 mg
3-4	-30min	Mannitol-Lsg. 10%	250 ml		i.v.	15min	30 min vor Cisplatin
3-4	+1h 30min	Mannitol-Lsg. 10%	250 ml		i.v.	15min	30 min nach Cisplatin
4	-1h	Aprepitant	80 mg		p.o.		
4	-30min	Dexamethason	8 mg		i.v.	B	

Bedarfsmedikation   Metoclopramid, Dexamethason, Granisetron, Famotidin

FN-Risiko   > 20% → Primärprophylaxe mit Filgrastim/Neupogen® oder Pegfilgrastim/Neulasta®, siehe Kurzfassung Leitlinien G-CSF

Kontrollen   Blutbild, Differentialblutbild und Thrombozytenzahl (wöchentlich), Blutdruck, Elektrolyte (Mg²⁺, Ca²⁺, K⁺, Na⁺), Herzfunktion (EKG, Echokardiographie/Radionuklid-Angiographie, Leberfunktion (Bilirubin, ALT, AST), Nierenfunktion (Kreatinin-Clearance, Retentionsparameter, Harnsäure), Urinuntersuchung, Flüssigkeitshaushalt, Albumin, Symptome/Anzeichen: Neurotoxizität, Infusionsreaktion

Dosisreduktion   siehe Dosis modifikationstabelle

Summendosis   **Doxorubicin**: Gefahr der Kardiotoxizität, maximale Summendosis: 550mg/m²

Wiederholung   Tag 29.

Literatur   Fassnacht et al., N Engl J Med 2012;366:2189-97

Diese Krebstherapie birgt letale Risiken. Die Anwendung darf nur durch erfahrene Onkologen und entsprechend ausgebildetes Pflegepersonal erfolgen. Das Protokoll muss im Einzelfall überprüft und der klinischen Situation angepasst werden.

080601_02   *Cyclophosphamid/Vincristin/Dacarbazin*   Indikation: *malignes Phäochromozytom*   *ICD-10: C64*

Hauptmedikation (Zyklus 1-n)

Tag	zeitl. Ablauf	Substanz	Basisdosierung	Trägerlösung (ml)	Appl.	Infusions-dauer	Bemerkungen
1	0	Cyclophosphamid	750 mg/m²	500 ml NaCl 0,9 %	i.v.	1h	
1	+1h	Dacarbazin	600 mg/m²	500 ml NaCl 0,9 %	i.v.	2h	unter Lichtschutz
1	+3h	Vincristin	1,4 mg/m²	50 ml NaCl 0,9 %	i.v.	5-10min	max. 2mg abs. Als FREILAUFENDE Kurzinfusion, wenn möglich über gesicherten zentralvenösen Zugang
2	0	Dacarbazin	600 mg/m²	500 ml NaCl 0,9 %	i.v.	2h	unter Lichtschutz

Zyklusdiagramm

	Tag 1	2	[...]	Wdh: 22
Cyclophosphamid	□			
Dacarbazin	■	■		
Vincristin	□			

Aprepitant / Fosaprepitant (Prodrug) sind Substrate und moderate Inhibitoren von CYP3A4: **Cave bei gleichzeitiger oraler Verabreichung von hauptsächlich via CYP3A4 metabolisierten Wirkstoffen mit geringer therapeutischer Breite** wie Ciclosporin, Tacrolimus, Everolimus, Fentanyl. Die gleichzeitige Anwendung von Pimozid ist kontraindiziert. **Interaktion mit CYP3A4 metabolisierten oral verabreichten CTx z.B. Etoposid, Vinorelbin möglich. Besondere Vorsicht bei gleichzeitiger Anwendung von Irinotecan und Ifosfamid erhöhte Toxizität möglich.** Reduktion der üblichen oralen Dexamethason-Dosis um 50%. **Vorübergehende leichte Induktion von CYP2C9 und CYP3A4 nach Beendigung der Aprepitant- / Fosaprepitant-Therapie:** Bei Warfarin (CYP2C9-Substrat)-Dauertherapie besonders engmaschige INR-Überwachung innerhalb von 14 Tagen nach jeder Aprepitant 3-Tages-Therapie. Verminderte Wirksamkeit hormonaler Kontrazeptiva bis 2 Monate nach letzter Aprepitant Gabe möglich → alternative unterstützende Maßnahmen zur Empfängnisverhütung vorzunehmen.

CTx mit FN-Risiko von 10-20%. Vorgehen bei der G-CSF-Gabe
- nach CTx: 1x tgl. 5µg/kg Filgrastim s.c. bei Leukozyten < 1 000/µl bis >1 000/µl
- Wenn unter Einbeziehung **individueller Risikofaktoren für den Patienten FN-Risiko ≥ 20% =>G-CSF-Primärprophylaxe** erwägen/durchführen.
- **Nach durchgemachter febriler Neutropenie,** in folgenden Zyklen => **G-CSF-Sekundärprophylaxe**
G-CSF-Primär- bzw. Sekundärprophylaxe: Entweder 24h nach CTx einmal Pegfilgrastim/Neulasta® 6mg s.c.
- **Oder:** d6 nach CTx Filgrastim/Neupogen® 5µg/kg/c s.c. bis zum Durchschreiten des Nadir.

Obligate Prä- und Begleitmedikation (Zyklus 1-n)

Tag	zeitl. Ablauf	Substanz	Basisdosierung	Trägerlösung (ml)	Appl.	Infusions-dauer	Bemerkungen
1	-1h	Aprepitant	125 mg		p.o.		
1	-30min	NaCl 0,9 %	1 000 ml		i.v.	3h30min	in 1000ml NaCl 0,9% Bewässerung; (K+-Zielspiegel: 3,5-5,1mmol/L)
1		KCl 7,45% (1mmol K+/m)	20 ml		i.v.	3h30min	
1	-30min	Dexamethason	12 mg	100 ml NaCl 0,9 %	i.v.	15min	
1	0	Mesna	150 mg/m²		i.v.	15min	
1	+4h	Mesna	150 mg/m²		i.v.	15min	
1	+8h	Mesna	150 mg/m²		i.v.	15min	
1-2	-30min	Granisetron	1 mg		i.v.	B	
2	-1h	Aprepitant	80 mg		p.o.		
2	-30min	Dexamethason	8 mg		i.v.	15min	
2	-30min	NaCl 0,9 %	250 ml	100 ml NaCl 0,9 %	i.v.	2h30min	
3-4	1-0-0-0	Aprepitant	80 mg		p.o.		
3-5	1-0-0-0	Dexamethason	8 mg		p.o.		

Bedarfsmedikation	Metoclopramid, Filgrastim/Neupogen®
FN-Risiko	10-20% → je nach Risikoabwägung als Primärprophylaxe, bei FN im 1. Zyklus als Sekundärprophylaxe, siehe Kurzfassung Leitlinien G-CSF
Kontrollen	Blutbild, Elektrolyte, Leberwerte, eGFR, Retentionswerte, Diurese, Katecholamine und Abbauprodukte (z.B.Metanephrin, VMS) in Serum und Urin alle 3-4 Wochen.
Dosisreduktion	siehe Dosismodifikationstabelle
Summendosis	Vincristin 5-20mg abs.: Gefahr der Neurotoxizität
Erfolgsbeurteilung	nach 2 Zyklen
Wiederholung	Tag 22.
Literatur	Averbuch et al. Ann Int Med. 1988; 109:267-73; Huang H et al. Cancer. 2008; 113:2020-2028.

Diese Krebstherapie birgt letale Risiken. Die Anwendung darf nur durch erfahrene Onkologen und entsprechend ausgebildetes Pflegepersonal erfolgen. Das Protokoll muss im Einzelfall überprüft und der klinischen Situation angepasst werden.

080602_01   **M-VAC**   **Indikation: Urothel-Ca**   **ICD-10: C67**

Hauptmedikation (Zyklus 1-n)

Tag	zeitl. Ablauf	Substanz	Basisdosierung	Trägerlösung (ml)	Appl.	Infusions-dauer	Bemerkungen
1, 15, 22	0	Methotrexat	30 mg/m²	Unverdünnt	i.v.	B	
2	0	Vinblastin	3 mg/m²	50 ml NaCl 0,9 %	i.v.	5-10min	Als FREILAUFENDE Kurzinfusion, wenn möglich über gesicherten zentralvenösen Zugang.
2	+15min	Doxorubicin	30 mg/m²	Unverdünnt	i.v.	B15min	alternativ Doxorubicingabe als FREILAUFENDE Infusion über gesicherten zentralvenösen Zugang möglich
2	+30min	Cisplatin	70 mg/m²	250 ml NaCl 0,9 %	i.v.	1h	
15, 22	+15min	Vinblastin	3 mg/m²	50 ml NaCl 0,9 %	i.v.	5-10min	Als FREILAUFENDE Kurzinfusion, wenn möglich über gesicherten zentralvenösen Zugang.

Wiederholungsinfo: alle 4 Wochen

Zyklusdiagramm: Tag 1 2 3 4 5 6 7 8 9 10 11 12 13 14 15 16 17 18 19 20 21 22 [...] Wdh: 29

Methotrexat, Vinblastin, Doxorubicin, Cisplatin

Fortführung Antiemese

	Tag 3	Tag 4	[...]	Applikation
Aprepitant	80mg	80mg		1-0-0 p.o.
Dexamethason	8mg	8mg		1-0-0 p.o.

	Tag 5	Applikation
	—	1-0-0 p.o.
	8mg	

Achtung: **Folat-Mangelzustände** können die Methotrexat-Toxizität erhöhen → ggf. Folsäuresubstitution empfohlen (außer MTX-Tage)

d6 nach CTx: Filgrastim 5µg/kg/d s.c. bis Durchschreiten des Nadir

Aprepitant / Fosaprepitant (Prodrug) sind Substrate und moderate Inhibitoren von CYP3A4:
Cave bei gleichzeitiger oraler Verabreichung von hauptsächlich via CYP3A4 metabolisierten Wirkstoffen mit geringer therapeutischer Breite wie Ciclosporin, Tacrolimus, Everolimus, Fentanyl. Die gleichzeitige Anwendung von Pimozid ist kontraindiziert. **Interaktion mit CYP3A4 metabolisierten oral verabreichten CTx z.B. Etoposid, Vinorelbin, Vinorelbin möglich. Besondere Vorsicht bei gleichzeitiger Anwendung von Irinotecan und Ifosfamid erhöhte Toxizität möglich.** Reduktion der üblichen oralen Dexamethason-Dosis um 50%.
Vorübergehende leichte Induktion von CYP2C9 und CYP3A4 nach Beendigung der Aprepitant- / Fosaprepitant-Therapie: Bei Warfarin (CYP2C9-Substrat)-Dauertherapie besonders engmaschige INR-Überwachung innerhalb von 14 Tagen nach jeder Aprepitant 3-Tages-Therapie. Verminderte Wirksamkeit hormonaler Kontrazeptiva bis 2 Monate nach letzter Aprepitant Gabe möglich → alternative unterstützende Maßnahmen zur Empfängnisverhütung vorzunehmen.

Obligate Prä- und Begleitmedikation (Zyklus 1-n)

Tag	zeitl. Ablauf	Substanz	Basisdosierung	Trägerlösung (ml)	Appl.	Infusions-dauer	Bemerkungen
1, 15, 22	-15min	NaCl 0,9 %	500 ml		i.v.	1h	
2	-30min	NaCl 0,9 %	2.000 ml		i.v.	6h	
2	1-0-0-0	Aprepitant	125 mg		p.o.		Gabe 1h vor Chemo
2	-15min	Dexamethason	12 mg	100 ml NaCl 0,9 %	i.v.	15min	
2	-15min	Granisetron	1 mg		i.v.	B	
2	0	Mannitol-Lsg. 10%	250 ml		i.v.	15min	
2	+1h 30min	Mannitol-Lsg. 10%	250 ml		i.v.	15min	
3-4	1-0-0-0	Aprepitant	80 mg		p.o.		
3-5	1-0-0-0	Dexamethason	8 mg		p.o.		

Bedarfsmedikation		Metoclopramid 50mg i.v. 2-3x/Tag
FN-Risiko		> 20% → Primärprophylaxe mit Filgrastim/Neupogen® oder Pegfilgrastim/Neulasta®, siehe Kurzfassung Leitlinien G-CSF
Kontrollen		**Cave:** Anthrazykline → Gefahr der Kardiotoxizität, auf Herzfunktion achten (Herzecho). Blutbild, Elektroyte insbesondere Mg²⁺, Retentionswerte, eGFR, Diurese, Ausschluss dritter Raum, Oto-/Neurotoxizität
Dosisreduktion		Vorbestrahlung: Doxorubicin 15mg/m² bei > 20 Gy (Becken), Therapie kontraindiziert bei Kreatinin-Clearance < 40ml/min; siehe Dosismodifikationstabelle
Summendosis		**Doxorubicin:** Gefahr der Kardiotoxizität; maximale Summendosis: 550mg/m², wäre ab Zyklus 19 überschritten
Wechselwirkungen		**Protonenpumpeninhibitoren (PPI)** können die MTX-Ausscheidung verzögern und so zu erhöhten MTX Plasmaspiegel führen, daher wird empfohlen, PPI 2 Tage vor bis 2 Tage nach der MTX-Gabe zu pausieren (ggf. durch H2-Blocker, Teplita® ersetzen). Ebenfalls Vorsicht ist bei der gleichzeitigen Anwendung von MTX und NSAIDs oder Antibiotika (β-Lactam-Antibiotika, Sulfonamide, Trimetoprim, Tetracycline, Ciprofloxacin) angezeigt. Keine gleichzeitige Anwendung von MTX und Metamizol: Risiko der verstärkten Hämatotoxizität zusätzlich zur verzögerten MTX-Ausscheidung.
Erfolgsbeurteilung		nach 2 Zyklen
Wiederholung		Tag 29, alle 4 Wochen
Literatur		Shipley WU et al. Semin Oncol. 1988; 15:390-395; Sternberg CN et al. Cancer. 1989; 64:2448-2458; Sternberg CN et al. J Clin Oncol. 2001; 19(10):2638-2646; Aprepitant: Fachinformation, Bokemeyer C. Arzneimitteltherapie. 2004; 22:129-35;

Diese Krebstherapie birgt letale Risiken. Die Anwendung darf nur durch erfahrene Onkologen und entsprechend ausgebildetes Pflegepersonal erfolgen. Das Protokoll muss im Einzelfall überprüft und der klinischen Situation angepasst werden.

ICD-10: C67

080602_02   *Vinflunin*   *Indikation: Urothelkarzinom*

Therapie-Hinweis: cave: Vinflunin ist kein Lagerartikel → Apotheke benötigt mehrere Tage Vorlauf zum Bestellen

Hauptmedikation (Zyklus 1-n)

Tag	zeitl. Ablauf	Substanz	Basisdosierung	Trägerlösung (ml)	Appl.	Infusions-dauer	Bemerkungen
1	0	Vinflunin	320 mg/m²	100 ml NaCl 0,9 %	i.v.	20min	ggf. reduzierte Startdosis, siehe Memobox

Zyklusdiagramm | Tag 1 | [...] | Wdh: 22

Vinflunin

Cave: Bei Performance Status (PS) nach WHO von 1 oder 0 und vorangegangener Strahlentherapie des Beckenbereichs **Reduzierte Startdosis: Zyklus 1 -> 280mg/m²** Bei Ausbleiben v. Behandlungsverzögerung oder Dosisreduktion erfordernder häm. Tox.: Dosiserhöhung auf 320mg/m² ab Zyklus 2

Arzneimittelinteraktionen Vinflunin-gleichzeitige Anwendung folgender Sustanzen vermeiden:
1. QT/QTc-Intervall verlängernde Substanzen
2. starke CYP3A4-Inhibitoren (Ketoconazol, Grapefruitsaft etc.) oder Induktoren (Rifampicin, Johanniskraut etc.)

Empfohlene Obstipationsprophylaxe:
1. Orale Flüssigkeitszufuhr mindestens 1,5 Liter Wasser täglich und ballaststoffreiche Ernährung Tag 1-7
2. Laxantien (Primärprophylaxe) Tag 1-5 (7):
Patienten mit normaler Verdauung → Stimulans oder Weichmacher gestörte Verdauung u/o erhöhtes Obstipationsrisiko → Stimulans und Weichmacher

Dosisanpassung

Toxizität (NCI CTC Version 2.0)	Vinflunin Anfangsdosis 320mg/m²			Vinflunin Anfangsdosis 280mg/m²	
	ErstesEreignis	2. konsekutivesEreignis	3. konsekutives Ereignis	ErstesEreignis	2. konsekutivesEreignis
Neutropenie Grad 4 (ANC < 500/µl) > 7 Tage	280mg/m²	250mg/m²	Definitiver Behandlungs-abbruch	250mg/m²	Definitiver Behandlungsabbruch
Febrile Neutropenie (ANC < 1 000/µl u. Fieber ≥ 38,5°C)					
Mukositis oder Obstipation Grad 2 ≥ 5 Tage oder ≥ Grad 3 jeglicher Dauer					
Jede andere Tox. ≥ Grad 3 (außer Grad 3 für Erbrechen- oder Übelkeit)					

Obligate Prä- und Begleitmedikation (Zyklus 1-n)

Tag	zeitl. Ablauf	Substanz	Basisdosierung	Trägerlösung (ml)	Appl.	Infusions-dauer	Bemerkungen
1	-15min	NaCl 0,9 %	500 ml		i.v.	1h	zum Nachspülen mindestens 150ml
1	-15min	Dexamethason	8 mg		i.v.	B	
1	-15min	Granisetron	1 mg		i.v.	B	

FN-Risiko	<10%-> je nach Risikoabwägung, siehe Kurzfassung Leitlinien G-CSF
Kontrollen	Blutbild vor jeder Verabreichung (Hb, Leukozyten, Neutrophile u. Thrombozyten), Elektrolyte, Nierenfunktion, Retentionswerte, Leberwerte (Transaminasen, PT, GGT, Bilirubin), Neurotoxizität
Dosisreduktion	* siehe Fachinformation und Memokästen; Leberfunktionsstörung: mod. -> 250mg/m², schwer -> 200mg/m²; Nierenfunktionsstörung: 60ml/min ≥ KreaCl ≥ 40ml/min -> 280mg/m² , 40ml/min ≥ KreaCl ≥ 20ml/min -> 250mg/m². Voraussetzung für Beginn eines neuen Zyklus: ANC ≥ 1 000/µl (KI: ANC-Ausgangswert < 1 500/µl) und Thrombozyten ≥ 100 000/µl, Organtoxizität
Cave	Paravasate, Herzkomplikationen
Summendosis	nicht festgelegt (keine kumulative Toxizitäten)
Erfolgsbeurteilung	Bildgebung alle 2 Zyklen
Wiederholung	Tag 22.
Literatur	Bellmunt J et al. J Clin Oncol. 2009; 27(27):4454-61; Culine S et al. BJC. 2006; 94:1395-1401.

Diese Krebstherapie birgt letale Risiken. Die Anwendung darf nur durch erfahrene Onkologen und entsprechend ausgebildetes Pflegepersonal erfolgen. Das Protokoll muss im Einzelfall überprüft und der klinischen Situation angepasst werden.

| 080602_10 | **Enfortumab-Vedotin** | *Indication: Urothel-Ca* | *ICD-10: C67* |

Therapie-Hinweis: cave: Enfortumab-Vedotin ist kein Lagerartikel → Apotheke benötigt mehrere Tage Vorlauf zum Bestellen

Hauptmedikation (Zyklus 1-n)

Tag	zeitl. Ablauf	Substanz	Basisdosierung	Trägerlösung (ml)	Appl.	Infusions-dauer	Bemerkungen
1, 8, 15	0	Enfortumab-Vedotin	1,25 mg/kg	50 ml NaCl 0,9 %	i.v.	30min	Verabreichung über Inline-Filter; Maximaldosis: 125mg abs.

Zyklusdiagramm Tag 1 2 3 4 5 6 7 8 9 10 11 12 13 14 15 [...] Wdh: 29
Enfortumab-Vedotin □ □ □

Obligate Prä- und Begleitmedikation (Zyklus 1-n)

Tag	zeitl. Ablauf	Substanz	Basisdosierung	Trägerlösung (ml)	Appl.	Infusions-dauer	Bemerkungen
1, 8, 15	-30min	NaCl 0,9 %	500 ml		i.v.	1h30min	

Bedarfsmedikation: bei leichten bis moderaten Hautreaktionen: topische Kortikosteroide, Antihistaminika; künstliche Tränenflüssigkeit zur Prophylaxe des trockenen Auges.

FN-Risiko: < 10%

Kontrollen: Überwachung auf Hautreaktionen (Fieber, grippeähnliche Symptome als mögl. erste Anzeichen schwerer Hautreaktionen), regelmäßige Blutzuckerspiegelkontrolle insbes. bei Diabetes-Patienten und Patienten mit Diabetesrisiko, Symptome einer neuen oder sich verschlimmernden PNP, Überwachung auf Augenerkrankungen→ggf. Überweisung zur Augenärztlichen Untersuchung erwägen.

Dosierung: **Startdosis**: 1,25 mg/kg, bis zu 125 mg abs.; **Erste Dosisreduktion**: 1,0 mg/kg, bis zu 100 mg abs.; **Zweite Dosisreduktion**: 0,75 mg/kg, bis zu 75 mg abs.; **Dritte Dosisreduktion**: 0,5 mg/kg, bis zu 50 mg abs.

Cave: **Vor Infusionsbeginn guten venösen Zugang sicherstellen. Während der Infusion Beobachtung auf mögliches Extravasat** (Haut- und Weichteilverletzungen wurden bei Enfortumab-Vedotin Extravasaten beobachtet). Bei Extravasat Infusion sofort stoppen + Monitoring / verzögerte Reaktionen möglich.

Therapieunterbrechung: Verdacht auf **Stevens-Johnson-Syndrom, toxische epidermale Nekrolyse, oder beginnende bullöse Läsionen** → Überweisung an Facharzt; Bei sich verschlechternden Grad-2-**Haut-Reaktionen**, Grad-2-Hautreaktionen mit Fieber oder bei Grad-3 Hautreaktionen → Behandlung unterbrechen bis Abklingen auf Grad $\leq$1 + Facharzt-Überweisung erwägen. Behandlung in gleicher Dosisstufe wieder aufnehmen oder Dosisreduktion um eine Dosisstufe in Betracht ziehen.
Erhöhter **Blutzuckerspiegel** >13,9mmol/l (>250mg/dl) → pausieren und entsprechend behandeln bis $\leq$13,9mmol/l ($\leq$250mg/dl) → Wiederaufnahme der Behandlung in der gleichen Dosisstufe.
PNP Grad 2→ Unterbrechen bis Grad $\leq$1, beim ersten Auftreten bei Wiederauftreten Behandlung unterbrechen bis Grad $\leq$1, dann Wiederaufnahme der Behandlung mit der gleichen Dosis fortsetzen, bei Wiederauftreten Behandlung unterbrechen bis Grad $\leq$1, dann Wiederaufnahme der Behandlung, reduziert um eine Dosisstufe.

Therapieabbruch: Bestätigtes Stevens-Johnson-Syndrom oder toxische epidermale Nekrolyse, Grad 4 oder wiederkehrende schwere Hautreaktionen. PNP $\geq$ Grad 3

Wechselwirkungen: Vorsicht bei gleichzeitiger Behandlung mit starken CYP3A4-Inhibitoren (z.B. Clarithromycin, Itraconazol, Posaconazol, Voriconazol, Nelfinavir, Ritonavir) → engmaschige Überwachung auf Toxizitäten erforderlich.

Erfolgsbeurteilung: Bildgebung alle 2 Zyklen

Therapiedauer: bis zum Auftreten inakzeptabler Toxizität oder Progress.

Wiederholung: Tag 29.

Literatur: Powles T. et al. N Engl J Med 2021;384:1125-35.

080804_01   Avelumab

Indikation: Merkelzellkarzinom, Urothelkarzinom:
Erhaltung bei Pat. ohne PD unter platinhaltiger CTx

ICD-10: C44, C67

Therapie-Hinweis: cave: Avelumab ist kein Lagerartikel → Apotheke benötigt 2-3 Tage Vorlauf zum Bestellen

Hauptmedikation (Zyklus 1-n)

Tag	zeitl. Ablauf	Substanz	Basisdosierung	Trägerlösung (ml)	Appl.	Infusionsdauer	Bemerkungen
1	0	Avelumab	800 mg abs.	250 ml NaCl 0,9 %	i.v.	1h	In-Line-Filter mit Porengröße 0,2 μm verwenden

Zyklusdiagramm | Tag 1 | [...] | Wdh: 15
Avelumab | ☐

Wiederholungsinfo: bis zur Progression oder inakzeptabler Toxizität

Avelumab-Prämedikation:
vor den ersten 4 Gaben ist eine Prämedikation mit einem Antihistaminikum und Paracetamol erforderlich.
Nach 4. Infusion ohne infusionsbedingte Reaktion sollte die Prämedikation bei folgenden Gaben nach Ermessen des Arztes angepasst werden.

Obligate Prä- und Begleitmedikation (Zyklus 1-n)

Tag	zeitl. Ablauf	Substanz	Basisdosierung	Trägerlösung (ml)	Appl.	Infusionsdauer	Bemerkungen
1	-1h	Paracetamol	500 mg		p.o.		
1	-30min	Clemastin	2 mg		i.v.	B	
1	-30min	NaCl 0,9 %	250 ml		i.v.	1h30min	

Bedarfsmedikation	in Abhängigkeit der Schwere der jeweiligen Nebenwirkung siehe Fachinformation
FN-Risiko	<10% --> Risikoprofil siehe Kurzfassung Leitlinien zur G-CSF-Behandlung
Kontrollen	Nieren- und Leberfunktion (AST, ALT, Gesamtbilirubin), Schilddrüsenfunktion, Blutzucker, Anzeichen/Symptome: infusionsbedingte Reaktion, immunvermittelte Nebenwirkungen (Pneumonitis, Hepatitis, Kolitis, Endokrinopathien, Nephritis und renale Dysfunktion)
Dosisreduktion	nicht empfohlen
Cave	**immunvermittelte Nebenwirkungen möglich** (Pneumonitis, Kolitis, Hepatitis, Nephritis oder Nierenfunktionsstörung, Endokrinopathien/Schilddrüsenfunktionsstörung), bei Auftreten immunvermittelter Nebenwirkungen je nach Schweregrad Steroid-Gabe initiieren, nach Besserung der Nebenwirkungen soll die Steroid-Therapie über mindestens einen Monat ausgeschlichen werden
Dosissteigerung	nicht empfohlen
Therapievoraussetzung	**Virale Hepatitis Serologie** (HBsAg, HBcAb, HCV-Ab) **vor Behandlungsbeginn** mit Checkpointinhibitoren: bei positiver Hepatitis-Serologie vor Behandlungsbeginn Hepatologen konsultieren.
Therapieunterbrechung	**Überprüfung der Leberwerte** (AST, ALT, Bilirubin) **vor jeder Gabe** eines Checkpointinhibitors. Je nach Risikoabwägung wöchentliche Kontrolle. Die Werte dürfen nicht älter als 6 Tage sein. Cave bei AST oder ALT > 3xULN oder Gesamtbilirubin > 1,5xULN
Erfolgsbeurteilung	Urothelkarzinom: CT/MRT zu Therapiebeginn, in den ersten 12 Monaten alle 8 Wochen, danach alle 12 Wochen
Wiederholung	Tag 15. bis zur Progression oder inakzeptabler Toxizität
Literatur	Powles et al. NEJM 2020;383;12:1218-30 (Urothelkarzinom); Kaufman HL et al. Lacet Oncol 2016;17:1374-85 (Merkelzellkarzinom); Fachinformation: Avelumab

Kapitel 18 Hauttumoren

Elektronisches Zusatzmaterial Die elektronische Version des Werkes enthält Zusatzmaterial, auf das über folgenden Link zugegriffen werden kann: https://doi.org/10.1007/978-3-662-67749-0_1.

© Der/die Autor(en) 2023
M. Engelhardt et al. (Hrsg.), *Das Blaue Buch*,

Kapitel 18 Hauttumoren

18.1 Melanom

18.2 Basalzellkarzinom

18.3 Merkelzellkarzinom (MCC)

18.4 Plattenepithelkarzinom

Diese Krebstherapie birgt letale Risiken. Die Anwendung darf nur durch erfahrene Onkologen und entsprechend ausgebildetes Pflegepersonal erfolgen. Das Protokoll muss im Einzelfall überprüft und der klinischen Situation angepasst werden.

| 080800_20_derma | **Pembrolizumab 200mg abs. - Melanom adjuvant** | **Indikation: Melanom adjuvant** | | | *ICD-10: C43* |

Hauptmedikation (Zyklus 1-18)

Tag	zeitl. Ablauf	Substanz	Basisdosierung	Trägerlösung (ml)	Appl.	Infusions-dauer	Bemerkungen
1	0	Pembrolizumab	200 mg abs.	100 ml NaCl 0,9 %	i.v.	30min	Infusionsset mit In-Line-Filter, Porengröße 0,2-1,2 µm

Zyklusdiagramm | Tag 1 | [...] | Wdh: 22
Pembrolizumab | ▢

Wiederholungsinfo: bis Rezidiv, inakzeptable Toxizität oder bis zu einer Dauer von einem Jahr (18 Zyklen).

Achtung Pembrolizumab:
bei Auftreten von allergischen Reaktionen Gabe von Antihistaminika.
Steroid-Gabe nur in Notfallsituation bzw. nach Rücksprache

Obligate Prä- und Begleitmedikation (Zyklus 1-18)

Tag	zeitl. Ablauf	Substanz	Basisdosierung	Trägerlösung (ml)	Appl.	Infusions-dauer	Bemerkungen
1	-30min	NaCl 0,9%	500 ml		i.v.	1h30min	

FN-Risiko	< 10% → G-CSF- Gabe je nach Risikoabwägung, siehe Kurzfassung Leitlinien G-CSF.
Kontrollen	Differentialblutbild, Krea, Harnstoff, Leberfunktion (GPT, GOT, Gamma-GT, Bilirubin), Schilddrüsefunktion, Elektrolyte (Na⁺, K⁺, Ca²⁺, Mg²⁺), Gerinnung, Symptome/Anzeichen von Colitis, Infusionsreaktion, Pneumonitis
Cave	bei Patienten ≥75 Jahren wurde eine Tendenz zu einem häufigeren Auftreten schwerer und schwerwiegender Nebenwirkungen beobachtet.
Therapievoraussetzung	**Virale Hepatitis Serologie** (HBsAg, HBcAb, HCV-Ab) **vor Behandlungsbeginn** mit Checkpointinhibitoren: bei positiver Hepatitis-Serologie vor Behandlungsbeginn Hepatologen konsultieren. **Überprüfung der Leberwerte** (AST, ALT, Bilirubin) **vor jeder Gabe** eines Checkpointinhibitors. Je nach Risikoabwägung wöchentliche Kontrolle. Die Werte dürfen nicht älter als 6 Tage sein.
Therapieunterbrechung	Cave bei AST oder ALT > 3xULN oder Gesamtbilirubin > 1,5xULN
Erfolgsbeurteilung	alle 6 Monaten CT/MRt, alle 3 Monate Lymphknotensonographie
Wiederholung	Tag 22. bis Rezidiv, inakzeptable Toxizität oder bis zu einer Dauer von einem Jahr (18 Zyklen).
Literatur	Eggermont et al. NEJM 2018;378(19): 1789-1801; Fachinformation: Pembrolizumab

Diese Krebstherapie birgt letale Risiken. Die Anwendung darf nur durch erfahrene Onkologen und entsprechend ausgebildetes Pflegepersonal erfolgen. Das Protokoll muss im Einzelfall überprüft und der klinischen Situation angepasst werden.

| 080800_26_derma | Pembrolizumab 400mg abs. alle 6 Wochen - Melanom adjuvant (12 Monate) | Indikation: Melanom adjuvant | ICD-10: C43 |

Therapie-Hinweis: PD-L1-Expression erforderlich (Zulassung für jede Entität beachten)

Hauptmedikation (Zyklus 1-9)

Tag	zeitl. Ablauf	Substanz	Basisdosierung	Trägerlösung (ml)	Appl.	Infusions-dauer	Bemerkungen
1	0	Pembrolizumab	400 mg abs.	100 ml NaCl 0,9 %	i.v.	30min	Infusionsset mit In-Line-Filter, Porengröße 0,2-1,2 μm

Zyklusdiagramm | Tag 1 | [...] | Wdh: 43
Pembrolizumab | ☐

Wiederholungsinfo: bis Rezidiv, inakzeptable Toxizität oder bis zu einer Dauer von einem Jahr (9 Zyklen)

Achtung Pembrolizumab:
bei Auftreten von allergischen Reaktionen Gabe von Antihistaminika, Steroid-Gabe nur in Notfallsituation bzw. nach Rücksprache

Obligate Prä- und Begleitmedikation (Zyklus 1-9)

Tag	zeitl. Ablauf	Substanz	Basisdosierung	Trägerlösung (ml)	Appl.	Infusions-dauer	Bemerkungen
1	-30min	NaCl 0,9%	500 ml		i.v.	1h30min	

FN-Risiko	< 10% → G-CSF- Gabe je nach Risikoabwägung, siehe Kurzfassung Leitlinien G-CSF.
Kontrollen	Differentialblutbild, Krea, Harnstoff, Leberfunktion (GPT, GOT, Gamma-GT, Bilirubin), Schilddrüsefunktion, Elektrolyte (Na$^+$, K$^+$, Ca^{2+}, Mg^{2+}), Gerinnung, Symptome/Anzeichen von Colitis, Infusionsreaktion, Pneumonitis
Cave	Zu Therapiebeginn ist die 3-wöchentliche Behandlung mit Pembrolizumab 200mg abs. aus Gründen der Patienten-Beobachtung vorzuziehen. Bei Patienten ≥75 Jahren wurde eine Tendenz zu einem häufigeren Auftreten schwerer und schwerwiegender Nebenwirkungen beobachtet.
Therapievoraussetzung	**Virale Hepatitis Serologie** (HBsAg, HBcAb, HCV-Ab) **vor Behandlungsbeginn** mit Checkpointinhibitoren: bei positiver Hepatitis-Serologie vor Behandlungsbeginn Hepatologen konsultieren. **Überprüfung der Leberwerte** (AST, ALT, Bilirubin) **vor jeder Gabe** eines Checkpointinhibitors. Je nach Risikoabwägung wöchentliche Kontrolle. Die Werte dürfen nicht älter als 6 Tage sein.
Therapieunterbrechung	Cave bei AST oder ALT > 3xULN oder Gesamtbilirubin > 1,5xULN
Erfolgsbeurteilung	alle 6 Monaten CT/MRI, alle 3 Monate Lymphknotensonographie
Wiederholung	Tag 43. bis Rezidiv, inakzeptable Toxizität oder bis zu einer Dauer von einem Jahr (9 Zyklen)
Literatur	Eggermont et al. NEJM 2018;378(19): 1789-1801; Fachinformation: Pembrolizumab

Diese Krebstherapie birgt letale Risiken. Die Anwendung darf nur durch erfahrene Onkologen und entsprechend ausgebildetes Pflegepersonal erfolgen. Das Protokoll muss im Einzelfall überprüft und der klinischen Situation angepasst werden.

080800_24_derma **Nivolumab 240mg abs. - Melanom adjuvant (12 Monate)** **ICD-10: C43**

Indikation: Melanom adjuvant

Therapie-Hinweis: im adjuvanten Setting maximal 12 Monate Behandlungsdauer.

Hauptmedikation (Zyklus 1-26)

Tag	zeitl. Ablauf	Substanz	Basisdosierung	Trägerlösung (ml)	Appl.	Infusions-dauer	Bemerkungen
1	0	Nivolumab	240 mg abs.	100 ml NaCl 0,9 %	i.v.	30min	In-Line-Filter mit Porengröße 0,2-1,2μm verwenden.

Zyklusdiagramm | Tag 1 | [...] | Wdh: 15 |

Nivolumab | ☐ |

Wiederholungsinfo: bis Tumorprogress oder
inakzeptable Toxizität. Im adjuvanten Setting maximal 12 Monate.

Obligate Prä- und Begleitmedikation (Zyklus 1-26)

Tag	zeitl. Ablauf	Substanz	Basisdosierung	Trägerlösung (ml)	Appl.	Infusions-dauer	Bemerkungen
1	-30min	NaCl 0,9%	500 ml		i.v.	1h30min	

Bedarfsmedikation	Metoclopramid, in Abhängigkeit der Schwere der jeweiligen Nebenwirkung siehe SOP: **Management der Nebenwirkungen der Therapie mit Immuncheckpointinhibitoren (Immune checkpoint blockade ICB)**; Loperamid, Flüssigkeits- und Elektrolytersatz, Glucocorticoide top/p.o./i.v., Infliximab, MMF
Kontrollen	Leber- und Nierenfunktion, Schilddrüsenfunktion, immunvermittelte Nebenwirkungen
Cave	**immunvermittelte Nebenwirkungen möglich (Pneumonitis, Kolitis, Hepatitis, Nephritis oder Nierenfunktionsstörung, Endokrinopathien/Schilddrüsenfunktionsstörung, Hautausschlag)**, bei Auftreten immunvermittelter Nebenwirkungen je nach Schweregrad Steroid-Gabe initiieren; Einzelfallberichte zu Agranulozytose
Therapievoraussetzung	**Virale Hepatitis Serologie** (HBsAg, HBcAb, HCV-Ab) **vor Behandlungsbeginn** mit Checkpointinhibitoren: bei positiver Hepatitis-Serologie vor Behandlungsbeginn Hepatologen konsultieren. **Überprüfung der Leberwerte** (AST, ALT, Bilirubin) **vor jeder Gabe** eines Checkpointinhibitors. Je nach Risikoabwägung wöchentliche Kontrolle. Die Werte dürfen nicht älter als 6 Tage sein.
Therapieaufschub	Bei Überempfindlichkeitsreaktionen Therapieaufschub (ausgelassene Dosen werden nicht nachgeholt) oder Therapieabbruch in Abhängigkeit von klinischer Situation siehe SOP: **Management der Nebenwirkungen der Therapie mit Immuncheckpointinhibitoren (Immune checkpoint blockade ICB)**
Therapieunterbrechung	Kreatinin > 1,5 - 6x ULN oder > 1,5x des Ausgangswerts, AST/ALT > 3-5x ULN oder Gesamtbilirubin > 1,5 - 3x ULN, Pneumonitis Grad 2, Colitis Grad 2/3, andere behandlungsbedingte schwerwiegende Nebenwirkungen/Nebenwirkungen Grad 3; bei Erholung auf Grad 0-1 Therapiefortsetzung möglich
Therapieabbruch	Bei Kreatinin > 6x ULN, AST/ALT > 5x ULN oder Gesamtbilirubin > 3x ULN, Pneumonitis Grad 3/4, Colitis Grad 4, Schilddrüsenfunktionsstörung
Wiederholung	Tag 15, bis Tumorprogress oder inakzeptable Toxizität. Im adjuvanten Setting maximal 12 Monate.
Literatur	Weber et al. NEJM 2017; 377(19):1824-1835 (Checkmate 238); follow-up-Daten: Ascierto et al. Lancet Oncol 2020; 21(11):1465-1477; Äquivalenz der flat-dose: Long et al. Ann Oncol 2018; 29(11):2208-2213; Zhao et al. Ann Oncol 2017; 28(8):2002-2008; Fachinformation: Nivolumab

Diese Krebstherapie birgt letale Risiken. Die Anwendung darf nur durch erfahrene Onkologen und entsprechend ausgebildetes Pflegepersonal erfolgen. Das Protokoll muss im Einzelfall überprüft und der klinischen Situation angepasst werden.

| **080800_25_derma** | ***Nivolumab 480mg abs. - Melanom adjuvant (12 Monate)*** | *Indikation: Melanom adjuvant* | **ICD-10: C43** |

Therapie-Hinweis: im adjuvanten Setting maximal 12 Monate Behandlungsdauer.

Hauptmedikation (Zyklus 1-13)

Tag	zeitl. Ablauf	Substanz	Basisdosierung	Trägerlösung (ml)	Appl.	Infusions-dauer	Bemerkungen
1	0	Nivolumab	480 mg abs.	100 ml NaCl 0,9 %	i.v.	1h	In-Line-Filter mit Porengröße 0,2-1,2µm verwenden.

Zyklusdiagramm | Tag 1 | [...] | Wdh: 29 |

Nivolumab | □ | |

Wiederholungsinfo: bis Tumorprogress oder inakzeptable Toxizität. Im adjuvanten Setting maximal 12 Monate.

Obligate Prä- und Begleitmedikation (Zyklus 1-13)

Tag	zeitl. Ablauf	Substanz	Basisdosierung	Trägerlösung (ml)	Appl.	Infusions-dauer	Bemerkungen
1	-30min	NaCl 0,9%	500 ml		i.v.	2h	

Bedarfsmedikation	Metoclopramid, in Abhängigkeit der Schwere der jeweiligen Nebenwirkung siehe SOP: **Management der Nebenwirkungen der Therapie mit Immuncheckpointinhibitoren (Immune checkpoint blockade ICB)**: Loperamid, Flüssigkeits- und Elektrolytersatz, Glucocorticoide top/p.o./i.v., Infliximab, MMF
Kontrollen	Leber- und Nierenfunktion, Schilddrüsenfunktion, immunvermittelte Nebenwirkungen
Cave	**immunvermittelte Nebenwirkungen möglich (Pneumonitis, Kolitis, Hepatitis, Nephritis oder Nierenfunktionsstörung, Endokrinopathien/Schilddrüsenfunktionsstörung, Hautausschlag)**, bei Auftreten immunvermittelter Nebenwirkungen je nach Schweregrad Steroid-Gabe initiieren
Therapievoraussetzung	**Virale Hepatitis Serologie** (HBsAg, HBcAb, HCV-Ab) **vor Behandlungsbeginn** mit Checkpointinhibitoren: bei positiver Hepatitis-Serologie vor Behandlungsbeginn Hepatologen konsultieren. **Überprüfung der Leberwerte** (AST, ALT, Bilirubin) **vor jeder Gabe** eines Checkpointinhibitors. Je nach Risikoabwägung wöchentliche Kontrolle. Die Werte dürfen nicht älter als 6 Tage sein.
Therapieaufschub	Bei Überempfindlichkeitsreaktionen Therapieaufschub (ausgelassene Dosen werden nicht nachgeholt) oder Therapieabbruch in Abhängigkeit von klinischer Situation siehe SOP: **Management der Nebenwirkungen der Therapie mit Immuncheckpointinhibitoren (Immune checkpoint blockade ICB)**
Therapieunterbrechung	Kreatinin > 1,5 - 6x ULN oder > 1,5x des Ausgangswerts, AST/ALT > 3-5x ULN oder Gesamtbilirubin > 1,5 - 3x ULN, Pneumonitis Grad 2, Colitis Grad 2/3, andere behandlungsbedingte schwerwiegende Nebenwirkungen/Nebenwirkungen Grad 3; bei Erholung auf Grad 0-1 Therapiefortsetzung möglich
Therapieabbruch	Bei Kreatinin > 6x ULN, AST/ALT > 5x ULN oder Gesamtbilirubin > 3x ULN, Pneumonitis Grad 3/4, Colitis Grad 4, Schilddrüsenfunktionsstörung
Nebenwirkungen	Einzelfallberichte zu Agranulozytose
Wiederholung	Tag 29. bis Tumorprogress oder inakzeptable Toxizität. Im adjuvanten Setting maximal 12 Monate.
Literatur	Weber et al. NEJM 2017; 377(19):1824-1835 (Checkmate 238); follow-up-Daten: Ascierto et al. Lancet Oncol 2020; 21(11):1465-1477; Äquivalenz der flat-dose: Long et al. Ann Oncol 2018; 29(11):2208-2213; Zhao et al. Ann Oncol 2017; 28(8):2002-2008; Fachinformation: Nivolumab

Diese Krebstherapie birgt letale Risiken. Die Anwendung darf nur durch erfahrene Onkologen und entsprechend ausgebildetes Pflegepersonal erfolgen. Das Protokoll muss im Einzelfall überprüft und der klinischen Situation angepasst werden.

| 08080Q_22 | Dabrafenib/Trametinib - Melanom adjuvant (12 Monate) | Indikation: Melanom Stadium III nach vollständiger Resektion (BRAF-V600-Mutation-positiv) | ICD-10: C43 |

Hauptmedikation (Zyklus 1-n)

Tag	zeitl. Ablauf	Substanz	Basisdosierung	Trägerlösung (ml)	Appl.	Infusions-dauer	Bemerkungen
1-28	1-0-1-0	Dabrafenib	150 mg		p.o.		2x täglich 2 Kapseln à 75 mg im Abstand von 12h (Tagesge-samtdosis: 300mg).
1-28	1-0-0-0	Trametinib	2 mg		p.o.		Tabletten im Ganzen mindestens 1h vor oder 2h nach einer Mahlzeit einzunehmen.

Zyklusdiagramm

Tag	1	2	3	4	5	6	7	8	9	10	11	12	13	14	15	16	17	18	19	20	21	22	23	24	25	26	27	28	Wdh: 29
Dabrafenib																													
Trametinib																													

Wiederholungsinfo: kontinuierlich für 12 Monate

1 Kapsel enthält 75 mg Dabrafenib
Dosierung: 2 Kapseln (150mg). 2x täglich morgens und abends (Gesamt-tagesdosis 300mg)
Kapseln **mindestens 1h vor oder 2h nach einer Mahlzeiten** im Abstand von 12h unzerkaut einnehmen.

Dosisstufe	Dabrafenib-Dosis	Trametinib-Dosis
Anfangsdosis	150 mg zweimal täglich	2 mg einmal täglich
-1	100 mg zweimal täglich	1,5 mg einmal täglich
-2	75 mg zweimal täglich	1 mg einmal täglich
-3	50 mg zweimal täglich	1 mg einmal täglich

CAVE: Metabolismus über CYP3A4
Wirkungsverstärkung / erhöhtes Risiko für Nebenwirkungen durch CYP3A4-Inhibitoren:
z.B. Azol-Antimykotika, Cimetidin, Amiodaron, Erythromycin, Clarithromycin, Ciprofloxacin, Ritonavir, Sternfrucht, **Grapefruit (-saft)**
Verminderte Wirkung durch CYP3A4-Induktoren:
z.B. Glucocorticoide, Phenytoin, Carbamazepin, Rifampicin, **Johanniskraut**
Plasmakonzentrationserhöhung von z.B:
HMG-CoA-Reduktase-Inhibitoren, Ciclosporin, Triazol-Benzodiazepine,
Calcium-Antagonisten vom Dihydropyrimidintyp

Bedarfsmedikation	Antipyretika nach Auftreten von Fieber (NSAIDs, Paracetamol)
Kontrollen	Blutbild, Serumkreatinin, Blutzuckerwerte (erhöhtes Risiko für Hyperglykämie), dermatologische Untersuchungen zu Behandlungsbeginn, danach monatlich und bis zu 6 Monate nach Behandlungsende, Herzfunktion (LVEF vor Therapieeinleitung, 1 Mo nach Therapiestart, dann alle 3 Mo), Blutdruck, ophthalmologische Untersuchungen (erhöhtes Risiko für Uveitis, Iritis mit Dabrafenib, erhöhtes Risiko von RVO und RPED mit Trametinib), Untersuchung des Kopf-und Halsbereichs mit visueller Begutachtung der Mundschleimhaut zu Behandlungsbeginn und dann alle 3 Monate, Palpation der Lymphknoten, CT Thorax/Abdomen alle 6 Monate, EKG und Elektrolyte zu Behandlungsbeginn, Patienten mit mäßiger bis schwerer Leberfunktionsstörung: Überwachung monatlich während der ersten 6 Behandlungsmonate, danach wie klinisch indiziert. Überwachung auf nicht-kutane sekundäre/rezidivierende maligne Erkrankungen bis zu weitere 6 Monate fortgeführt werden.
Dosisreduktion	Dosisanpassung für beide Substanzen: bei Nebenwirkungen CTC-Grad 2 (nicht tolerierbar) - 3: Unterbrechung der Therapie bis Rückgang der Toxizität auf Grad 0-1, danach Wiederaufnahme der Therapie mit um eine Stufe reduzierter Dosis; bei Nebenwirkungen CTC-Grad 4: dauerhafter Behandlungsabbruch oder Unterbrechung der Therapie bis Besserung auf Grad 0-1, danach Wiederaufnahme der Therapie mit um eine Stufe reduzierter Dosis. **Dosisstufen: siehe Memokasten.**
Ausnahmen bezüglich Dosisanpassungen bei Ausgewählten Nebenwirkungen: Pyrexie, Uveitis, nicht-kutane maligne Erkrankungen mit RAS-Mutation → siehe Fachinfo Dabrafenib.
Verringerung der LVEF, Netzhautverschluss (RVO), Ablösung des Netzhautpigmentepithels (RPED) und ILK/Pneumonitis → siehe Fachinfo Trametinib.
Cave	Zahlreiche beschriebene Arzneimittelwechselwirkungen → **Medikationsanalyse vor Therapiebeginn obligat.** Hepatische Verstoffwechselung von Dabrafenib und Metaboliten → bei Patienten mit mäßiger bis schwerer Leberfunktionsstörung erhöhte Exposition möglich. Bei Gabe von Dabrafenib in Kombination mit Trametinib können neue kutane (cuSCC, neue primäre Melanome) und nicht-kutane Erkrankungen auftreten (siehe auch Fachinfo Dabrafenib). Ggf erhöhtes Blutungsrisiko bei gleichzeitiger Gabe von antithrombotischer Therapie oder Antikoagulanzien.
Therapievoraussetzung	**nachgewiesene BRAF-V600-Mutation** (keine Anwendung bei Patienten mit Melanom vom BRAF-Wildtyp)
Therapieunterbrechung	**Dabrafenib:** Bei Anstieg der Körpertemperatur auf ≥ 38,5°C Therapieunterbrechung bis Abklingen des Fiebers, danach Therapiefortführung mit Fieberprophylaxe (NSAIDs/Paracetamol) oder wenn Fieber in Kombination mit anderen ernsthaften Anzeichen Therapiefortführung nach Abklingen in reduzierter Dosis siehe Fachinformation. Bei Uveitis, die nicht auf Lokaltherapie anspricht (siehe Fachinfo).
Trametinib bei absoluter Verringerung der LVEF um >10% im Vgl. zum Ausgangswert und Auswurffraktion unterhalb der unteren Grenze des Normalbereiches.Therapiefortführung nach Normalisierung der LVEF in reduzierter Dosis unter sorgfältiger Kontrolle, siehe Fachinformation. Bei RVO, RPED (in Abh. vom Grad) und (Verdacht auf) ILK/Pneumonitis s. Fachinfo.
Wechselwirkungen	Vermeidung von gleichzeitiger Einnahme von starken CYP2C8- und CYP3A4-Induktoren -> verringerte Wirksamkeit von Dabrafenib, Vorsicht bei gleichzeitiger Einnahme von CYP2C8- und CYP3A4-Inhibitoren siehe Memokasten);
Vermeidung von Substanzen, die den Magen-pH-Wert erhöhen -> verringerte Bioverfügbarkeit von Dabrafenib; Dabrafenib ist ein starker Enzyminduktor und erhöht die Synthese vieler Arzneimit-telmetabolisierender Enzyme, wie CYP3A4, CYP2Cs und CYP2B6, sowie Transportproteine mit Wirkeintritt wahrscheinlich 3 Tage nach wiederholter Dabrafenib-Gabe → ggf. Überwachung und Dosisanpassung anderer Arzneimittel bei Therapiebeginn und Absetzen von Dabrafenib.
Warfarin und Digoxin: Vorsicht und zusätzliche Kontrolle bei gleichzeitiger Einnahme und bei Absetzen von Dabrafenib.
Vorsicht bei gleichzeitiger Anwendung von Trametinib und starken P-gp Inhibitoren.
Erfolgsbeurteilung	a) LK-Sonographie alle 3 Monate; b) CT Thorax/Abdomen bzw. PET/CT alle 6 Monate, MRT Schädel alle 6 Monate.
Therapiedauer	**Bei adjuvanter Therapie für 12 Monate**, außer bei Auftreten eines Rezidivs oder inakzeptabler Tox.
Wiederholung	Tag 29, kontinuierlich für 12 Monate
Literatur	Long G.V. et al. NEJM. 2017;377:1813-23; Fachinformationen Dabrafenib und Trametinib.

Diese Krebstherapie birgt letale Risiken. Die Anwendung darf nur durch erfahrene Onkologen und entsprechend ausgebildetes Pflegepersonal erfolgen. Das Protokoll muss im Einzelfall überprüft und der klinischen Situation angepasst werden.

080800_15_derma   Nivolumab/Ipilimumab (Melanom)   Indikation: Melanom   ICD-10: C43

Hauptmedikation (Zyklus 1-4)

Tag	zeitl. Ablauf	Substanz	Basisdosierung	Trägerlösung (ml)	Appl.	Infusionsdauer	Bemerkungen
1	0	Nivolumab	1 mg/kg	100 ml NaCl 0,9 %	i.v.	30min	In-Line-Filter mit Porengröße 0,2-1,2 µm verwenden.
1	+30min	Ipilimumab	3 mg/kg	ad 100 ml NaCl 0,9 %	i.v.	30min	In-Line-Filter verwenden

Zyklusdiagramm | Tag 1 | [...] | Wdh: 22
Nivolumab □
Ipilimumab ■

Wiederholungsinfo: Zyklus 4 d22 Beginn Zyklus 5 Nivolumab-Monotherapie mit 240mg abs

Ipilimumab: schwerwiegende immunologische Reaktionen wie z.B. Colitis, Hauttoxizität, Hepatotoxizität, Endokrinopathie möglich → geeignete Maßnahmen einleiten (je nach Schweregrad siehe SOP Management der Nebenwirkungen der Therapie mit Immuncheckpointinhibitoren (Immune checkpoint blockade ICB) und Fachinformation) sowie engmaschige Überwachung und Patienteninformation.

Obligate Prä- und Begleitmedikation (Zyklus 1-4)

Tag	zeitl. Ablauf	Substanz	Basisdosierung	Trägerlösung (ml)	Appl.	Infusionsdauer	Bemerkungen
1	-30min	NaCl 0,9 %	500 ml		i.v.	1h30min	

Hauptmedikation (Zyklus 5-n)

Tag	zeitl. Ablauf	Substanz	Basisdosierung	Trägerlösung (ml)	Appl.	Infusionsdauer	Bemerkungen
1	0	Nivolumab	240 mg abs.	100 ml NaCl 0,9 %	i.v.	30min	In-Line-Filter mit Porengröße 0,2-1,2 µm verwenden; alternativ Nivolumab 480mg abs. siehe Memokasten

Zyklusdiagramm | Tag 1 | [...] | Wdh: 15
Nivolumab □

Achtung: Nivolumab-Monotherapie ab Zyklus 5 auch mit Dosis 480mg abs. alle 4 Wochen, Laufzeit 1h, möglich → dann Beginn Monotherapie 6 Wochen nach letzter Dosis der Kombinationstherapie. (Dosis muss manuell bei Bestellung angepasst werden.)

Obligate Prä- und Begleitmedikation (Zyklus 5-n)

Tag	zeitl. Ablauf	Substanz	Basisdosierung	Trägerlösung (ml)	Appl.	Infusionsdauer	Bemerkungen
1	-30min	NaCl 0,9 %	500 ml		i.v.	1h30min	

Bedarfsmedikation: Metoclopramid, in Abhängigkeit der Schwere der jeweiligen Nebenwirkung siehe SOP: **Management der Nebenwirkungen der Therapie mit Immuncheckpointinhibitoren (Immune checkpoint blockade ICB):** Loperamid, Flüssigkeits- und Elektrolytersatz, Glucocorticoide top/p.o./i.v., Infliximab, MMF

FN-Risiko: <10% --> Risikoprofil siehe Kurzfassung Leitlinien zur G-CSF-Behandlung

Kontrollen: Harnsäure, Retentionswerte, Serumchemie, Kreatinin, Leberfunktion (ALT, AST, Bilirubin), Hormonwerte (TSH, Cortisolspiegel), Blutbild, Schilddrüsenfunktion, immunvermittelte Nebenwirkungen

Cave: immunvermittelte Nebenwirkungen möglich (Pneumonitis, Kolitis, Hepatitis, Nephritis oder Nierenfunktionsstörung, Endokrinopathien/Schilddrüsenfunktionsstörung, Hautausschlag), bei Auftreten immunvermittelter Nebenwirkungen je nach Schweregrad Steroid-Gabe initiieren

Therapievoraussetzung: **Virale Hepatitis Serologie** (HBsAg, HBcAb, HCV-Ab) **vor Behandlungsbeginn** mit Checkpointinhibitoren: bei positiver Hepatitis-Serologie vor Behandlungsbeginn Hepatologen konsultieren. **Überprüfung der Leberwerte** (AST, ALT, Bilirubin) **vor jeder Gabe** eines Checkpointinhibitors. Je nach Risikoabwägung wöchentliche Kontrolle. Die Werte dürfen nicht älter als 6 Tage sein.

Therapieaufschub: Bei Überempfindlichkeitsreaktionen Therapieaufschub (ausgelassene Dosen werden nicht nachgeholt) oder Therapieabbruch in Abhängigkeit von klinischer Situation siehe SOP: **Management der Nebenwirkungen der Therapie mit Immuncheckpointinhibitoren (Immune checkpoint blockade ICB)**

Nebenwirkungen: Einzelfallberichte zu Agranulozytose

Wiederholung: **Zyklus 1-4:** Tag 22, Zyklus 4 d22 Beginn Zyklus 5 Nivolumab-Monotherapie mit 240mg abs; **Zyklus 5-n:** Tag 15.

Literatur: Larkin et al. N Engl J Med 2015;373:23-34; Fachinformation: Nivolumab, Ipilimumab

Diese Krebstherapie birgt letale Risiken. Die Anwendung darf nur durch erfahrene Onkologen und entsprechend ausgebildetes Pflegepersonal erfolgen. Das Protokoll muss im Einzelfall überprüft und der klinischen Situation angepasst werden.

| 080800_06 | Ipilimumab | Indikation: Metastasiertes Melanom | ICD-10: C43 |

Hauptmedikation (Zyklus 1-n)

Tag	zeitl. Ablauf	Substanz	Basisdosierung	Trägerlösung (ml)	Appl.	Infusions-dauer	Bemerkungen
1	0	Ipilimumab	3 mg/kg	ad 100 ml NaCl 0,9 %	i.v.	30min	über Inlinefilter zu verabreichen

Zyklusdiagramm | Tag 1 | [...] | Wdh: 22
Ipilimumab □

Wiederholungsinfo: bis zu 4 Zyklen.

Ipilimumab:
schwerwiegende immunologische Reaktionen wie z.B. Colitis, Hauttoxizität, Hepatotoxizität, Endokrinopathie möglich → geeignete Maßnahmen einleiten (je nach Schweregrad siehe SOP Management der Nebenwirkungen der Therapie mit Immuncheckpointinhibitoren (Immune checkpoint blockade ICB) und Fachinformation) sowie engmaschige Überwachung und Patienteninformation.

Obligate Prä- und Begleitmedikation (Zyklus 1-n)

Tag	zeitl. Ablauf	Substanz	Basisdosierung	Trägerlösung (ml)	Appl.	Infusions-dauer	Bemerkungen
1	-30min	NaCl 0,9%	500 ml		i.v.	1h	

Bedarfsmedikation	Metoclopramid, **in Abhängigkeit der Schwere der jeweiligen Nebenwirkung siehe SOP: Management der Nebenwirkungen der Therapie mit Immuncheckpointinhibitoren (Immune checkpoint blockade ICB):** Loperamid, Flüssigkeits- und Elektrolytersatz, Glucocorticoide top/p.o./i.v., Infliximab, MMF
FN-Risiko	<10%-> je nach Risikoabwägung, siehe Kurzfassung Leitlinien G-CSF.
Kontrollen	(Laborbefunde jeweils 7 Tage vor Therapie) Harnsäure, Retentionswerte, Serumchemie, Kreatinin, Leberfunktion (ALT, AST, Bilirubin), Hormonwerte (TSH, Cortisolspiegel), Blutbild
Cave	immunvermittelte Nebenwirkungen möglich (Pneumonitis, Kolitis, Hepatitis, Nephritis oder Nierenfunktionsstörung, Endokrinopathien/Schilddrüsenfunktionsstörung, Hautausschlag), bei Auftreten immunvermittelter Nebenwirkungen je nach Schweregrad Steroid-Gabe initiieren
Therapievoraussetzung	**Virale Hepatitis Serologie** (HBsAg, HBcAb, HCV-Ab) **vor Behandlungsbeginn** mit Checkpointinhibitoren: bei positiver Hepatitis-Serologie vor Behandlungsbeginn Hepatologen konsultieren. **Überprüfung der Leberwerte** (AST, ALT, Bilirubin) **vor jeder Gabe** eines Checkpointinhibitors. Je nach Risikoabwägung wöchentliche Kontrolle. Die Werte dürfen nicht älter als 6 Tage sein.
Therapieaufschub	Bei Überempfindlichkeitsreaktionen Therapieaufschub (ausgelassene Dosen werden nicht nachgeholt) oder Therapieabbruch in Abhängigkeit von klinischer Situation **siehe SOP: Management der Nebenwirkungen der Therapie mit Immuncheckpointinhibitoren (Immune checkpoint blockade ICB)**
Erfolgsbeurteilung	Bildgebung: Baseline, Restaging nach 4. Zyklus
Wiederholung	Tag 22. bis zu 4 Zyklen.
Literatur	Hodi FS et al. NEJM. 2010; 363(8):711-723; Fachinformation: Ipilimumab

Diese Krebstherapie birgt letale Risiken. Die Anwendung darf nur durch erfahrene Onkologen und entsprechend ausgebildetes Pflegepersonal erfolgen. Das Protokoll muss im Einzelfall überprüft und der klinischen Situation angepasst werden.

080800_14	**Cobimetinib/Vemurafenib**	**Indikation: Melanom**	**ICD-10: C43**

Hauptmedikation (Zyklus 1-n)

Tag	zeitl. Ablauf	Substanz	Basisdosierung	Trägerlösung (ml)	Appl.	Infusionsdauer	Bemerkungen
1-21	1-0-0-0	Cobimetinib	60 mg		p.o.		3 Tabletten zu je 20mg, unabhängig von der Nahrungsaufnahme
1-28	1-0-1-0	Vemurafenib	960 mg		p.o.		2x täglich 960mg (4 Tabletten zu je 240mg) morgens und abends im Abstand von 12h

Zyklusdiagramm | Tag 1 2 3 4 5 6 7 8 9 10 11 12 13 14 15 16 17 18 19 20 21 22 23 24 25 26 27 28 | Wdh: 29

	1	2	3	4	5	6	7	8	9	10	11	12	13	14	15	16	17	18	19	20	21	22	23	24	25	26	27	28
Vemurafenib	■	■	■	■	■	■	■	■	■	■	■	■	■	■	■	■	■	■	■	■	■	■	■	■	■	■	■	■
Cobimetinib	■	■	■	■	■	■	■	■	■	■	■	■	■	■	■	■	■	■	■	■	■	□	□	□	□	□	□	□

Wiederholungsinfo: bis Progression oder inakzeptable Toxizität

Cobimetinib und **Vemurafenib** werden über **CYP3A4/5** metabolisiert; gleichzeitige Einnahme von CYP3A4/5-Induktoren und -Inhibitoren vermeiden

Induktoren z.B.: Barbiturate, Carbamazepin, Glucocorticoide (bei längerfristiger Einnahme >2 Wochen), Phenobarbital, Phenytoin, Rifampicin, Johanniskraut

Inhibitoren z.B.: Aprepitant, Cimetidin, Amiodaron, Clarithromycin, Diltiazem, Verapamil, Erythromycin, Fluconazol, Fluvoxamin, Indinavir, Itraconazol, Ketoconazol, Norfloxacin, Ritonavir, Saquinavir, Grapefruitsaft, Grapefruit

Komedikation mit Substraten der Glucuronidierung und/oder P-Glykoprotein möglichst vermeiden

Vemurafenib
1 Tablette enthält 240mg Vemurafenib Dosierung: 2x täglich 4 Tabletten (960mg) Tabletten sind morgens und abends im Abstand von 12h unzerkaut auf jeweils die gleiche Weise, d.h. zu oder zwischen den Mahlzeiten einzunehmen.

Vemurafenib:
Sonnenexposition vermeiden Sonnenschutz (Sonnencreme, lange Kleidung, Lippenschutz) und gute Hautpflege um Hautreaktionen zu vermeiden

Cobimetinib:
Risiko von schweren Blutungsereignissen, einschließlich intrakranieller und gastrointestinaler Blutungen → besondere Vorsicht bei Patienten mit zusätzlichen Risikofaktoren für Blutungen (z.B.: Hirnmetastasen), und/oder bei Patienten mit Begleitmedikation, die das Blutungsrisiko erhöhen (z.B.: Thrombozytenaggregationshemmern, Antikoagulanzien) Risiko von Rhabdomyolyse und Kreatinphosphokinase (CPK)-Spiegel-Erhöhung → Serum-CPK- und Kreatinin-Spiegel vor Behandlungsbeginn und während der Therapie kontrollieren; bei erhöhten Serum-CPK-Spiegeln prüfen , ob Anzeichen oder Symptome einer Rhabdomyolyse oder andere Ursachen vorliegen

Bedarfsmedikation	Loperamid, Metoclopramid, Elektrolyte bei gastrointestinalen Beschwerden, topische/orale Antihistaminika und Corticoide bei Hautreaktionen
FN-Risiko	< 10% --> je nach Risikoabwägung, siehe Kurzfassung Leitlinien G-CSF
Kontrollen	BRAF-V600-Mutation-Status, EKG, Blutdruck, Elektrolyte (K^+, Mg^{2+}, Ca^{2+}), Nieren- und Leberfunktion (alkalische Phosphatase, Bilirubin), ophtalmologische- und dermatologische Untersuchungen, INR-Monitoring bei gleichzeitiger Warfarin-Gabe, Kopf- und Halsuntersuchungen (visuelle Überprüfung der Mundschleimhaut, Abtasten der Lymphknoten), CT des Thorax/Brustkorbs, Symptome/Anzeichen: Hautläsionen, Lichtempfindlichkeit, Ausschlag, Pruritus, Hyperkeratose, aktinische Keratose, Blutungen, Uveitis, Überempfindlichkeitsreaktionen,
Therapieabbruch	**Vemurafenib:** schwere Überempfindlichkeitsreaktionen (Anaphylaxie, Erythem, Stevens-Johnson-Sydrom), QT-Zeit-Verlängerung > 500ms bzw. Abweichungen > 60ms zu den Werten vor der Behandlung, Fortbestehen von NW bei Dosisreduktion auf 2 x täglich 480mg, nicht behebbare Störungen des Elektrolythaushalts (s. Fachinformation)
Wiederholung	Tag 29. bis Progression oder inakzeptable Toxizität
Literatur	Larkin et al. N Engl J Med 2014;371:1867-1876; Fachinformation: Vemurafenib, Cobimetinib

Diese Krebstherapie birgt letale Risiken. Die Anwendung darf nur durch erfahrene Onkologen und entsprechend ausgebildetes Pflegepersonal erfolgen. Das Protokoll muss im Einzelfall überprüft und der klinischen Situation angepasst werden.

080800_21 **Dabrafenib/Trametinib (Melanom)** **Indikation: Melanom (BRAF-V600-Mutation-positiv)** **ICD-10: C43**
nicht resezierbar oder metastasiert

Hauptmedikation (Zyklus 1-n)

Tag	zeitl. Ablauf	Substanz	Basisdosierung	Trägerlösung (ml)	Appl.	Infusions-dauer	Bemerkungen
1-28	1-0-1-0	Dabrafenib	150 mg		p.o.		2x täglich 2 Kapseln à 75 mg im Abstand von 12h (Tagesgesamtdosis: 300mg).
1-28	1-0-0-0	Trametinib	2 mg		p.o.		Tabletten im Ganzen mindestens 1h vor oder 2h nach einer Mahlzeit einzunehmen.

Zyklusdiagramm: Tag 1 2 3 4 5 6 7 8 9 10 11 12 13 14 15 16 17 18 19 20 21 22 23 24 25 26 27 28 | Wdh: 29
Dabrafenib
Trametinib

Wiederholungsinfo: (kontinuierlich) bis Progression oder inakzeptable Toxizität

Dosisstufe	Dabrafenib-Dosis	Trametinib-Dosis
Anfangsdosis	150 mg zweimal täglich	2 mg zweimal täglich
-1	100 mg zweimal täglich	1,5 mg einmal täglich
-2	75 mg zweimal täglich	1 mg einmal täglich
-3	50 mg zweimal täglich	1 mg einmal täglich

1 Kapsel enthält 75 mg Dabrafenib
Dosierung: 2 Kapseln (150mg) 2x täglich morgens und abends (Gesamttagesdosis 300mg)
Kapseln **mindestens 1h vor oder 2h nach einer Mahlzeiten** im Abstand von 12h unzerkaut einnehmen.

CAVE: Metabolismus über CYP3A4
Wirkungsverstärkung / erhöhtes Risiko für Nebenwirkungen durch CYP3A4-Inhibitoren:
z.B. Azol-Antimykotika, Cimetidin, Amiodaron, Erythromycin, Clarithromycin, Ciprofloxacin, Ritonavir, Sternfrucht, **Grapefruit (-saft)**
Verminderte Wirkung durch CYP3A4-Induktoren:
z.B. Glucocorticoide, Phenytoin, Carbamazepin, Rifampicin, **Johanniskraut**
Plasmakonzentrationserhöhung von z.B: HMG-CoA-Reduktase-Inhibitoren, Ciclosporin, Triazol-Benzodiazepine, Calcium-Antagonisten vom Dihydropyrimidintyp

Bedarfsmedikation	Antipyretika nach Auftreten von Fieber (NSAIDs, Paracetamol)
Kontrollen	Blutbild, Serumkreatinin, Blutzuckerwerte (erhöhtes Risiko für Hyperglykämie), dermatologische Untersuchungen zu Behandlungsbeginn, danach monatlich und bis zu 6 Monate nach Behandlungsende, Herzfunktion (LVEF vor Therapieeinleitung, 1 Mo nach Therapiestart, dann alle 3 Mo), Blutdruck, ophthalmologische Untersuchungen (erhöhtes Risiko für Uveitis, Iritis mit Dabrafenib, erhöhtes Risiko von RVO und RPED mit Trametinib), Untersuchung des Kopf-und Halsbereichs mit visueller Begutachtung der Mundschleimhaut zu Behandlungsbeginn und dann alle 3 Monate, Palpation der Lymphknoten, CT Thorax/Abdomen alle 3-6 Monate, EKG und Elektrolyte zu Behandlungsbeginn, Patienten mit mäßiger bis schwerer Leberfunktionsstörung: Überwachung monatlich während der ersten 6 Behandlungsmonate, danach wie klinisch indiziert. Überwachung auf nicht-kutane sekundäre/rezidivierende maligne Erkrankungen bis zu weitere 6 Monate fortgeführt werden.
Dosisreduktion	Dosisanpassung für beide Substanzen: bei Nebenwirkungen CTC-Grad 2 (nicht tolerierbar) - 3: Unterbrechung der Therapie bis Rückgang der Toxizität auf Grad 0-1, danach Wiederaufnahme der Therapie mit einer Stufe reduzierter Dosis; bei Nebenwirkungen CTC-Grad 4: dauerhafter Behandlungsabbruch oder Unterbrechung der Therapie bis Besserung auf Grad 0-1, danach Wiederaufnahme der Therapie mit um eine Stufe reduzierter Dosis. **Dosisstufen: siehe Memokasten.** **Ausnahmen bezüglich Dosisanpassungen bei Ausgewählten Nebenwirkungen:** Pyrexie, Uveitis, nicht-kutane maligne Erkrankungen mit RAS-Mutation → siehe Fachinfo Dabrafenib. Verringerung der LVEF, Netzhautverschluss (RVO), Ablösung des Netzhautpigmentepithels (RPED) und ILK/Pneumonitis → siehe Fachinfo Trametinib.
Cave	**Zahlreiche beschriebene Arzneimittelwechselwirkungen → Medikationsanalyse vor Therapiebeginn obligat.** Hepatische Verstoffwechselung von Dabrafenib und Metaboliten → bei Patienten mit mäßiger bis schwerer Leberfunktionsstörung erhöhte Exposition möglich. Bei Gabe von Dabrafenib in Kombination mit Trametinib können neue kutane (cuSCC, neue primäre Melanome) und nicht-kutane Erkrankungen auftreten (siehe auch Fachinfo Dabrafenib). Ggf erhöhtes Blutungsrisiko bei gleichzeitiger Gabe von antithrombotischer Therapie oder Antikoagulanzien.
Therapievoraussetzung	**nachgewiesene BRAF-V600-Mutation** (keine Anwendung bei Patienten mit Melanom vom BRAF-Wildtyp)
Therapieunterbrechung	**Dabrafenib:** Bei Anstieg der Körpertemperatur auf ≥ 38,5°C Therapieunterbrechung bis Abklingen des Fiebers, danach Therapiefortführung mit Fieberprophylaxe (NSAIDs/Paracetamol) oder wenn Fieber in Kombination mit anderen ernsthaften Anzeichen Therapiefortführung nach Abklingen in reduzierter Dosis siehe Fachinformation. Bei Uveitis, die nicht auf Lokaltherapie anspricht (siehe Fachinfo). **Trametinib:** bei absoluter Verringerung der LVEF um >10% im Vgl. zum Ausgangswert und Auswurffraktion unterhalb der unteren Grenze des Normalbereiches.Therapiefortführung nach Normalisierung der LVEF in reduzierter Dosis unter sorgfältiger Kontrolle, siehe Fachinformation. Bei RVO, RPED (in Abh. vom Grad) und (Verdacht auf) ILK/Pneumonitis s. Fachinfo.
Wechselwirkungen	Vermeidung von gleichzeitiger Einnahme von starken CYP2C8- und CYP3A4-Induktoren -> verringerte Wirksamkeit von Dabrafenib, Vorsicht bei gleichzeitiger Einnahme von CYP2C8- und CYP3A4-Inhibitoren (siehe Memokasten); Vermeidung von Substanzen, die den Magen-pH-Wert erhöhen -> verringerte Bioverfügbarkeit von Dabrafenib; Dabrafenib ist ein starker Enzyminduktor und erhöht die Synthese vieler Arzneimittelmetabolisierender Enzyme, wie CYP3A4, CYP2Cs und CYP2B6, sowie Transportproteine mit Wirkeintritt wahrscheinlich 3 Tage nach wiederholter Dabrafenib-Gabe → ggf. Überwachung und Dosisanpassung anderer Arzneimittel bei Therapiebeginn und Absetzen von Dabrafenib. Warfarin und Digoxin: Vorsicht und zusätzliche Kontrolle bei gleichzeitiger Einnahme und bei Absetzen von Dabrafenib. Vorsicht bei gleichzeitiger Anwendung von Trametinib und starken P-gp Inhibitoren.
Erfolgsbeurteilung	CT-Thorax/Abdomen bzw. PET/CT alle 3-6 Monate; MRT Schädel alle 3-6 Monate.
Therapiedauer	Bis kein Nutzen mehr auftritt bzw. bis inakzeptable Toxizität.
Wiederholung	Tag 29. (kontinuierlich) bis Progression oder inakzeptable Toxizität
Literatur	Robert C et al. NEJM. 2015;372:30-9; Fachinformationen Dabrafenib und Trametinib.

Diese Krebstherapie birgt letale Risiken. Die Anwendung darf nur durch erfahrene Onkologen und entsprechend ausgebildetes Pflegepersonal erfolgen. Das Protokoll muss im Einzelfall überprüft und der klinischen Situation angepasst werden.

| 080800_23_derma | *Encorafenib/Binimetinib* | *Indikation: Melanom (mit BRAF-V600-Mutation)* | *ICD-10: C43* |

Hauptmedikation (Zyklus 1-n)

Tag	zeitl. Ablauf	Substanz	Basisdosierung	Trägerlösung (ml)	Appl.	Infusions-dauer	Bemerkungen
1-28	1-0-0-0	Encorafenib	450 mg		p.o.		6 Kapseln à 75mg; unabhängig von den Mahlzeiten; kontinuierliche Einnahme
1-28	1-0-1-0	Binimetinib	45 mg		p.o.		Einzeldosis: 3 Tbl. à 15mg, 2mal tgl. im Abstand von 12h unabhängig von den Mahlzeiten einnehmen; kontinuierliche Einnahme

Zyklusdiagramm Tag 1 2 3 4 5 6 7 8 9 10 11 12 13 14 15 16 17 18 19 20 21 22 23 24 25 26 27 28 | Wdh: 29

Encorafenib

Binimetinib

Wiederholungsinfo: durchgehende Einnahme

Bedarfsmedikation	Antiemetika, Antidiarrhoika, Laxantien, Analgetika
Kontrollen	**EKG o. MUGA:** vor Therapiebeginn, 1 Monat nach Therapiebeginn, dann alle 3 Monate; **Dermatologische Beurteilung:** vor Therapiebeginn, dann alle 2 Monate nach Absetzen der Therapie; **Leberwertkontrolle:** vor Therapiebeginn, dann mind. monatlich für 6 Monate, danach nach klinischem Verlauf; bei jeder Visite Untersuchung auf **neue Sehstörungen**; zusätzlich: vollständiges Blutbild, Serumelektrolyte (inkl. Mg^{2+} und K^+), Kreatinin, CK-Wert, Blutdruck, Untersuchungen des Kopf-Hals-Bereichs, Anal- und Beckenbereich (Frauen), CT-Thorax/Abdomen
Dosisreduktion	Dosisreduktion beider Arzneimittel gleichzeitig erwägen, **Encorafenib:** 450mg → 300mg → 200mg → 100mg (eingeschränkte Datenlage) jeweils 1x tgl.; **Binimetinib:** 45mg → 30mg jeweils 2x tgl.
Cave	**gleichzeitige Anwendung von starken CYP3A-Inhibitoren mit Encorafenib vermeiden (z.B. Grapefruitsaft)**; bei gleichzeitiger Anwendung von Gerinnungshemmern kann das Blutungsrisiko steigen; vorsichtige Anwendung von UGT1A1-Induktoren (z.B. Phenobarbital)
Bemerkungen	Wenn die Behandlung mit Binimetinib vorübergehend unterbrochen wird → Encorafenib auf 300mg 1x tgl. reduzieren
Wiederholung	Tag 29, durchgehende Einnahme
Literatur	Dummer R et al. Lancet Oncol. 2018 Oct;19(10):1315-1327; Fachinformationen Encorafenib und Binimetinib

Diese Krebstherapie birgt letale Risiken. Die Anwendung darf nur durch erfahrene Onkologen und entsprechend ausgebildetes Pflegepersonal erfolgen. Das Protokoll muss im Einzelfall überprüft und der klinischen Situation angepasst werden.

| 080800_02 | *Dacarbazin-mono* | *Indikation: Melanom* | *ICD-10: C43* |

Hauptmedikation (Zyklus 1-n)

Tag	zeitl. Ablauf	Substanz	Basisdosierung	Trägerlösung (ml)	Appl.	Infusions-dauer	Bemerkungen
1	0	Dacarbazin	1 000 mg/m²	500 ml NaCl 0,9 %	i.v.	2h	Lichtschutz

Zyklusdiagramm | Tag 1 | [...] | Wdh: 22

Dacarbazin · ☐

> **Aprepitant / Fosaprepitant (Prodrug) sind Substrate und moderate Inhibitoren von CYP3A4:**
> **Cave bei gleichzeitiger oraler Verabreichung von hauptsächlich via CYP3A4 metabolisierten Wirkstoffen mit geringer therapeutischer Breite** wie Ciclosporin, Tacrolimus, Everolimus, Fentanyl. Die gleichzeitige Anwendung von Pimozid ist kontraindiziert. **Interaktion mit CYP3A4 metabolisierten oral verabreichten CTx z.B. Etoposid, Vinorelbin möglich. Besondere Vorsicht bei gleichzeitiger Anwendung von Irinotecan und Ifosfamid erhöhte Toxizität möglich.** Reduktion der üblichen oralen Dexamethason-Dosis um 50%.
> **Vorübergehende leichte Induktion von CYP2C9 und CYP3A4 nach Beendigung der Aprepitant- / Fosaprepitant-Therapie:** Bei Warfarin (CYP2C9-Substrat)-Dauertherapie besonders engmaschige INR-Überwachung innerhalb von 14 Tagen nach jeder Aprepitant 3-Tages-Therapie. Verminderte Wirksamkeit hormonaler Kontrazeptiva bis 2 Monate nach letzter Aprepitant Gabe möglich → alternative unterstützende Maßnahmen zur Empfängnisverhütung vorzunehmen.

Obligate Prä- und Begleitmedikation (Zyklus 1-n)

Tag	zeitl. Ablauf	Substanz	Basisdosierung	Trägerlösung (ml)	Appl.	Infusions-dauer	Bemerkungen
1	-1h	Aprepitant	125 mg		p.o.		1h vor CTx; d1: 125mg; d2-3: 80mg
1	-30min	NaCl 0,9 %	250 ml		i.v.	2h30min	
1	-30min	Dexamethason	12 mg	100 ml NaCl 0,9 %	i.v.	15min	
1	-30min	Granisetron	1 mg		i.v.	B	
2-3	1-0-0-0	Aprepitant	80 mg		p.o.		
2-4	1-0-0-0	Dexamethason	8 mg		p.o.		

Bedarfsmedikation	Dexamethason, Metoclopramid, Granisetron
FN-Risiko	< 10% → -CSF-Gabe je nach Risikoabwägung, siehe Kurzfassung Leitlinien G-CSF
Kontrollen	Blutbild (Nadir nach 14-28 Tagen), Diurese, Leberwerte und eosinophile Leukozyten (cave: VOD)
Dosisreduktion	siehe Dosismodifikationstabelle
Wiederholung	Tag 22.
Literatur	Chapman PB et al. J Clin Oncol. 1999; 17(9):2745-51.

Diese Krebstherapie birgt letale Risiken. Die Anwendung darf nur durch erfahrene Onkologen und entsprechend ausgebildetes Pflegepersonal erfolgen. Das Protokoll muss im Einzelfall überprüft und der klinischen Situation angepasst werden.

080800_08	Carboplatin/Paclitaxel	Indikation: Metastasiertes Melanom	ICD-10: C43

Hauptmedikation (Zyklus 1-4)

Tag	zeitl. Ablauf	Substanz	Basisdosierung	Trägerlösung (ml)	Appl.	Infusions-dauer	Bemerkungen
1	0	Paclitaxel	225 mg/m²	500 ml NaCl 0,9 %	i.v.	3h	ab Zyklus 5: 175mg/m²; immer über PVC-freies Infusionssystem mit 0,2μm Inlinefilter applizieren
1	+3h	Carboplatin	6 AUC	250 ml Glucose 5 %	i.v.	1h	Dosis (mg) = AUC (mg/ml x min) x [GFR (ml/min)+25]

Zyklusdiagramm | Tag 1 | [...] | Wdh: 22

Paclitaxel ☐
Carboplatin ■

Maximaldosen für Carboplatin bei Dosierung nach AUC:

AUC	Max. Dosis
1,5	225mg
2	300mg
3	450mg
4	600mg
5	750mg
6	900mg
7	1050mg

Dosierungsempfehlung für Carboplatin nach AUC:

Klinische Situation	Ziel-AUC (mg/ml x min)
Carboplatin Monotherapie, keine Vorbehandlung	5-7
Carboplatin Monotherapie, myelosuppressive Vorbehandlung	4-6
Kombinationsbehandlung mit Carboplatin in Standarddosierung keine Vorbehandlung	4-6

CTx mit FN-Risiko von 10-20%: Vorgehen bei der G-CSF-Gabe
- nach CTx: 1x tgl. 5μg/kg Filgrastim s.c. bei Leukozyten < 1 000/μl bis >1 000/μl
- Wenn unter Einbeziehung **individueller Risikofaktoren für den Patienten FN-Risiko ≥ 20% =>G-CSF-Primärprophylaxe** erwägen/durchführen.
- **Nach durchgemachter febriler Neutropenie**, in folgenden Zyklen => **G-CSF-Sekundärprophylaxe**
G-CSF-Primär- bzw. Sekundärprophylaxe: Entweder 24h nach CTx einmal Pegfilgrastim/Neulasta® 6mg s.c.
- **Oder**: d6 nach CTx Filgrastim/Neupogen® 5μg/kg/d s.c. bis zum Durchschreiten des Nadir.

Obligate Prä- und Begleitmedikation (Zyklus 1-4)

Tag	zeitl. Ablauf	Substanz	Basisdosierung	Trägerlösung (ml)	Appl.	Infusions-dauer	Bemerkungen
1	-1h 30min	Famotidin	20 mg		p.o.		bereits zu Hause eingenommen? (falls vom Arzt rezeptiert)
1	-30min	NaCl 0,9 %	2 000 ml		i.v.	5h	nur über IVAC
1	-30min	Dexamethason	20 mg		i.v.	15min	
1	-30min	Clemastin	2 mg		i.v.	B	
1	-30min	Granisetron	1 mg		i.v.	15min	

Hauptmedikation (Zyklus 5-n)

Tag	zeitl. Ablauf	Substanz	Basisdosierung	Trägerlösung (ml)	Appl.	Infusions-dauer	Bemerkungen
1	0	Paclitaxel	175 mg/m²	500 ml NaCl 0,9 %	i.v.	3h	immer über PVC-freies Infusionssystem mit 0,2μm Inlinefilter applizieren
1	+3h	Carboplatin	5 AUC	250 ml Glucose 5 %	i.v.	1h	Dosis (mg) = AUC (mg/ml x min) x [GFR (ml/min) + 25]

Zyklusdiagramm | Tag 1 | [...] | Wdh: 22

Paclitaxel ☐
Carboplatin ■

Obligate Prä- und Begleitmedikation (Zyklus 5-n)

Tag	zeitl. Ablauf	Substanz	Basisdosierung	Trägerlösung (ml)	Appl.	Infusions-dauer	Bemerkungen
1	-1h 30min	Famotidin	20 mg		p.o.		bereits zu Hause eingenommen? (falls vom Arzt rezeptiert)
1	-30min	NaCl 0,9 %	2 000 ml		i.v.	5h	nur über IVAC
1	-30min	Dexamethason	20 mg		i.v.	15min	
1	-30min	Clemastin	2 mg		i.v.	15min	
1	-30min	Granisetron	1 mg		i.v.	B	

Bedarfsmedikation	Metoclopramid p.o. oder i.v., Granisetron i.v.
FN-Risiko	10-20% → ⊟ nach Risikoabwägung als Primärprophylaxe, bei FN im 1. Zyklus als Sekundärprophylaxe, siehe Kurzfassung Leitlinien G-CSF
Kontrollen	Blutbild (wöchentlich), Vitalfunktion, Herzfunktion, Elektrolyte, Nierenfunktion, Leberfunktion (AST, alkalische Phosphatase, Bilirubin), neurologische Evaluation
Dosisreduktion	Siehe auch Fachinformationen und Dosisreduktionstabelle. Paclitaxel 175mg/m², Carboplatin AUC 5 ab 1. Zyklus bei Patienten mit reduziertem Allgemeinzustand oder Myelosuppression, **Paclitaxel**: um 20% bei schwerer Neutropenie (< 500/mm³) oder schweren peripheren Neuropathien; um 25% bei schwerer Mukositis; **Carboplatin**: bei Nierenfunktionsstörungen, um 25% bei Neutrophile < 500/mm³ oder Thrombozyten < 50 000/mm³
Therapieaufschub	Neutrophile ≤ 2 000/mm³ und Thrombozyten ≤ 100 000/mm³
Erfolgsbeurteilung	nach jedem 2. Zyklus
Wiederholung	**Zyklus 1-4:** Tag 22. **Zyklus 5-n:** Tag 22.
Literatur	Pflugfelder A. et al. PLoS ONE. 2011; 6(2):e16882.; Pflugfelder et al. PLoS ONE. 2011; 6(2): e16882.

Diese Krebstherapie birgt letale Risiken. Die Anwendung darf nur durch erfahrene Onkologen und entsprechend ausgebildetes Pflegepersonal erfolgen. Das Protokoll muss im Einzelfall überprüft und der klinischen Situation angepasst werden.

080800_16_derma **Talimogen laherparepvec intraläsional (Imlygic®)** **Indikation: Melanom** **ICD-10: C43**

Therapie-Hinweis: cave: Talimogen laherparepvec ist kein Lagerartikel → Apotheke benötigt mehrere Tage Vorlauf zum Bestellen

Hauptmedikation (Zyklus 1)

Tag	zeitl. Ablauf	Substanz	Basisdosierung	Trägerlösung (ml)	Appl.	Infusions-dauer	Bemerkungen
1	0	Talimogen laherparepvec/(Imlygic®) PFU/ml	10^6 ml - befundabhängig -		*		* die Injektion kann kutan, subkutan und/oder nodal erfolgen; Dosierung siehe Memobox

Läsionsgröße (längste Aus-dehnung)	Injektionsvolumen
> 5cm	bis zu 4ml
> 2,5cm bis 5cm	bis zu 2ml
> 1,5cm bis 2,5cm	bis zu 1ml
> 0,5cm bis 1,5cm	bis zu 0,5ml
≤ 0,5cm	bis zu 0,1ml

Die Applikation erfolgt durch eine einzige Einstichstelle. Das Gesamtinjektionsvolumen für jede Behandlung darf max. 4ml betragen.

Zyklusdiagramm

Tag 1 2 3 4 5 6 7 8 9 10 11 12 13 14 15 16 17 18 19 20 21

Talimogen laherparepvec/(Imlygic®) 10^6 PFU/ml

Wiederholungsinfo: d22: Start Zyklus 2

Hauptmedikation (Zyklus 2-n)

Tag	zeitl. Ablauf	Substanz	Basisdosierung	Trägerlösung (ml)	Appl.	Infusions-dauer	Bemerkungen
1	0	Talimogen laherparepvec/(Imlygic®) PFU/ml	10^8 ml - befundabhängig -		*		* die Injektion kann kutan, subkutan und/oder nodal erfolgen; Dosierung siehe Memobox

Läsionsgröße (längste Aus-dehnung)	Injektionsvolumen
> 5cm	bis zu 4ml
> 2,5cm bis 5cm	bis zu 2ml
> 1,5cm bis 2,5cm	bis zu 1ml
> 0,5cm bis 1,5cm	bis zu 0,5ml
≤ 0,5cm	bis zu 0,1ml

Die Applikation erfolgt durch eine einzige Einstichstelle. Das Gesamtinjektionsvolumen für jede Behandlung darf max. 4ml betragen.

Zyklusdiagramm

Tag 1 [...] Wdh: 15

Talimogen laherparepvec/(Imlygic®) 10^8 PFU/ml

Wiederholungsinfo: bis inakzeptabler Toxizität bzw. CR

Kontrollen	Symptome/Anzeichen: Herpesinfektionen, Wundheilungsstörungen an der Injektionsstelle, immunvermittelte Ereignisse (Glomerulonephritis, Vaskulitis, Pneumonitis, Verschlechterung einer Psoriasis und Vitiligo)
Wechselwirkungen	Aciclovir oder andere antivirale Wirkstoffe: Risiko/Nutzen-Abwägung vor gleichzeitiger Anwendung mit Talimogen laherparepvec
Nebenwirkungen	Grippeähnliche Erkrankungen, Fatigue, Schüttelfrost, Fieber; Zellulitis an der Injektionsstelle; Herpesinfektionen
Kontraindikation	schwere Immunschwäche; Fructoseintoleranz; Schwangerschaft
Bemerkungen	**Es ist möglich, dass sich vor Therapieansprechen die vorhandene(n) Läsion(en) vergrößern oder sich eine neue Läsion entwickelt.**
Therapiedauer	mind. 6 Monate
Wiederholung	**Zyklus 1-1:** d22: Start Zyklus 2 **Zyklus 2-n:** Tag 15. bis inakzeptabler Toxizität bzw. CR
Literatur	Andtbacka R.H.I. et al. Ann Surg Oncol 2016; Fachinformation: Talimogen laherparepvec

Diese Krebstherapie birgt letale Risiken. Die Anwendung darf nur durch erfahrene Onkologen und entsprechend ausgebildetes Pflegepersonal erfolgen. Das Protokoll muss im Einzelfall überprüft und der klinischen Situation angepasst werden.

080800_27 **Tebentafusp** **Indikation: uveales Melanom (inoperabel oder metastasiert)** **ICD-10: C69.3**

Protokoll-Hinweis: für die ersten 3 Tebentafusp-Infusionen wird ein Stationäres Umfeld empfohlen / Tebentafusp Infusion am Vormittag starten

Therapie-Hinweis: cave: Tebentafusp ist ein Lagerartikel → Apotheke benötigt mehrere Tage Vorlauf zum Bestellen

Hauptmedikation (Zyklus 1)

Tag	zeitl. Ablauf	Substanz	Basisdosierung	Trägerlösung (ml)	Appl.	Infusionsdauer	Bemerkungen
1	0	Tebentafusp	20 µg	100 ml NaCl 0,9 %	i.v.	20min	Verabreichung über 0,2µm-Inlinefilter. Im Anschluss an Infusion Infusionsschlauch mit adäquater Menge NaCl 0,9% spülen.
8	0	Tebentafusp	30 µg	100 ml NaCl 0,9 %	i.v.	20min	Verabreichung über 0,2µm-Inlinefilter. Im Anschluss an Infusion Infusionsschlauch mit adäquater Menge NaCl 0,9% spülen.
15	0	Tebentafusp	68 µg	100 ml NaCl 0,9 %	i.v.	20min	Verabreichung über 0,2µm-Inlinefilter. Im Anschluss an Infusion Infusionsschlauch mit adäquater Menge NaCl 0,9% spülen.

Zyklusdiagramm | Tag 1 2 3 4 5 6 7 8 9 10 11 12 13 14 15 16 17 18 19 20 21

Tebentafusp 20 µg

Tebentafusp 30 µg

Tebentafusp 68 µg

Wiederholungsinfo: Zyklus 1 = Aufdosierung; Start Zyklus 2 an Tag 22

Tebentafusp Behandlungsempfehlungen und Dosisanpassungen bei akuten Hautreaktionen

Schweregrad	Behandlung

Grad 2	• Tebentafusp absetzen bis Grad ≤1 oder Ausgangswert.
	• Anti-Juckreiz-Behandlung (z. B. nicht sedierende, langwirksame Antihistaminika).
	  • bei Nichtansprechen: topische Kortikosteroide
	  • bei anhaltenden Symptomen systemische Steroide
	  • Dosiserhöhung von Tebentafusp fortsetzen, wenn derzeitige Dosis <68 µg beträgt

Grad 3	• Tebentafusp absetzen bis Grad ≤1 oder Ausgangswert. • Anwendung topischer und oraler Kortikosteroide. • bei Nichtansprechen: intravenöse Kortikosteroide (z. B. 2 mg/kg/Tag Methylprednisolon oder Äquivalent) in Erwägung ziehen. • Tebentafusp mit der gleichen Dosis fortsetzen (d. h. nicht erhöhen, wenn während initialer Dosiserhöhung CRS vom Grad 3 auftrat; Erhöhung fortsetzen, sobald Dosis vertragen wird).
Grad 4	• Tebentafusp permanent absetzen. • Kortikosteroide (z. B. 2 mg/kg/Tag Methylprednisolon oder Äquivalent) intravenös verabreichen.

Tebentafusp Zytokin-Freisetzungssyndrom (CRS)-Einstufung und Behandlungsleitlinie

CRS-Grad & Merkmale	Behandlung
Grad 1 Temperatur ≥38 °C keine Hypotonie oder Hypoxie	• Behandlung fortsetzen und symptomatische Unterstützung leisten. Auf Anstieg des CRS-Schweregrads überwachen.
Grad 2 Temperatur ≥38 °C Hypotonie, die mit Flüssigkeitsgabe behandelbar ist und keine Vasopressoren erfordert Sauerstoffversorgung beinhaltet Nasenkanüle mit geringer Durchflussrate (Sauerstoffzufuhr ≤ 6 l/min) oder Blow-by	• Behandlung fortsetzen, bei Bedarf intravenöse Bolusgabe von Flüssigkeiten und Sauerstoff mittels Nasenkanüle mit geringer Durchflussrate oder Blow-by. • sollten sich Hypotonie und Hypoxie nicht innerhalb von 3 Stunden verbessern oder das CRS verschlimmern → hochdosierte Kortikosteroide intravenös (z. B. 2 mg/kg/Tag Methylprednisolon oder Äquivalent) • bei Andauern (Dauer: 2–3 Stunden) oder erneutem Auftreten (CRS Grad ≥2 bei mehr als einer Dosis) → Kortikosteroide als Prämedikation (z. B. 4 mg Dexamethason) mindestens 30 Minuten vor der nächsten Dosis verabreichen.
Grad 3 Temperatur ≥38 °C Vasopressor mit oder ohne Vasopressin erforderlich Nasenkanüle mit hoher Durchflussrate (Sauerstoffzufuhr > 6 l/min), Gesichtsmaske, Non-Rebreather-Maske oder Venturi-Maske erforderlich	• Tebentafusp absetzen, bis CRS und Folgeerscheinungen abgeklungen sind. • hochdosierte Kortikosteroide (z. B. 2 mg/kg/Tag Methylprednisolon oder Äquivalent) intravenös verabreichen. • bei Bedarf Tocilizumab verabreichen → s. Memobox TOCILIZUMAB • Tebentafusp mit der gleichen Dosis fortsetzen (d. h. nicht erhöhen, wenn während initialer Dosiserhöhung CRS vom Grad 3 auftrat; Erhöhung fortsetzen, sobald Dosis vertragen wird). • Kortikosteroide als Prämedikation (z. B. 4 mg Dexamethason) mindestens 30 Minuten vor der nächsten Dosis verabreichen.
Grad 4 Temperatur ≥38 °C Mehrere Vasopressoren erforderlich (ausgenommen Vasopressin) Überdruck (z. B. CPAP, BiPAP, Intubation und mechanische Beatmung) erforderlich.	• Tebentafusp permanent absetzen. • Kortikosteroide (z. B. 2 mg/kg/Tag Methylprednisolon oder Äquivalent) intravenös verabreichen.

Überwachung der Tebentafusp-Gabe

Erste Drei Behandlungsdosen (Zyklus 1)	Anschließende Behandlungsdosen (Zyklen 2-n)
→ **Stationäres Umfeld mit sofortigem Zugang zu Arzneimitteln und Ausrüstung zur Reanimation zur CRS-Behandlung.** → **mind. 16h Nachbeobachtungszeit auf CRS-Symptome** (Fieber, Hypotonie, Hypoxie, Schüttelfrost, Übelkeit, Kopfschmerzen etc.) → Vitalzeichen vor Dosisgabe, dann mind. alle 4h bis Symptom-Abklingen → häufigere Überwachung / verlängerter Krankenhausaufenthalt, sofern klinisch angezeigt **Bei Auftreten einer Hypotonie ≥Grad 3:** → Verschärfte Überwachung bei den folgenden 3 Infusionen: mindestens 4 Stunden lang jeweils stündliche Kontrolle in ambulantem Umfeld. **Bei Auftreten CRS: sofortige Behandlung mit unterstützenden Maßnahmen wie Antipyretika, i.v. Flüssigkeitsgabe, Tocilizumab oder Steroide. Patienten bis zum Abklingen der Symptome überwachen.** s. auch Memobox Behandlungsleitlinie CRS.	→ **Voraussetzung für ambulante Gabe:** Dosis von 68µg wird vertragen (d.h. keine medizinische Intervention erfordernde ≥Grad 2 Hypotonie) → **Nachbeobachtungszeit: mindestens 60 Minuten** nach 3 Monaten ambulanter Behandlung ohne Unterbrechungen >2 Wochen (d.h. frühestens ab Zyklus 16) kann die Nachbeobachtungszeit auf mindestens 30 Minuten verkürzt werden.

An Tocilizumab-Bestellung gedacht?

4 Dosen müssen am Behandlungstag bereit liegen.
1 Dosis = 8mg/kg i.v. über 1h, max. Einzeldosis 800mg
→ insg. max. 4 Dosen Tocilizumab möglich (mind. 8h Abstand zwischen den Gaben)

Tocilizumab-Bestellung:	Zubereitung Tocilizumab Infusion:
→ Bestellung in der Apotheke mittels **Sonderrezept** unter Angabe von: - Patientendaten - Station - erforderliche Dosis (4x 8mg/kg KG bei Pat. ab 30kg KG) - geplantes Behandlungsdatum (Bispez.-AK-Gabe) - Gewicht des Patienten - **Zusatz "z.Hd. Apotheker Zyto"**	0,4 ml/kg aus Durchstechflasche entnehmen → ad 100ml NaCl 0,9%-Infusionsbeutel geben, sodass finales Volumen = 100ml. Zum Mischen Beutel vorsichtig umdrehen, Schaumbildung vermeiden. → **detaillierte Zubereitungshinweise** siehe Kurzinformation der Apotheke (befindet sich im **Tocilizumab-Kit**) - nach Verdünnung unmittelbar verwenden - **Lagerung im Kühlschrank (2-8°C)**, lichtgeschützt

Obligate Prä- und Begleitmedikation (Zyklus 1)

Tag	zeitl. Ablauf	Substanz	Basisdosierung	Trägerlösung (ml)	Appl.	Infusionsdauer	Bemerkungen
1, 8, 15	-1h	NaCl 0,9%	1 000 ml		i.v.	2h	Volumenausgleich vor Beginn und während der Tebentafusp Gabe. Ggf. patientenindividuell anzupassen zur Minimierung des Risikos einer CRS-assoziierten Hypotonie.

Hauptmedikation (Zyklus 2-n)

Tag	zeitl. Ablauf	Substanz	Basisdosierung	Trägerlösung (ml)	Appl.	Infusionsdauer	Bemerkungen
1	0	Tebentafusp	68 µg	100 ml NaCl 0,9 %	i.v.	20min	Verabreichung über 0,2µm-Inlinefilter. Im Anschluss an Infusion Infusionsschlauch mit adäquater Menge NaCl 0,9% spülen.

Zyklusdiagramm | Tag 1 | [...] | Wdh: 8 |

| Tebentafusp 68µg | ☐ | | |

Obligate Prä- und Begleitmedikation (Zyklus 2-n)

Tag	zeitl. Ablauf	Substanz	Basisdosierung	Trägerlösung (ml)	Appl.	Infusionsdauer	Bemerkungen
1	-1h	NaCl 0,9%	1 000 ml		i.v.	2h	Volumenausgleich vor Beginn und während der Tebentafusp Gabe. Ggf. patientenindividuell anzupassen zur Minimierung des Risikos einer CRS-assoziierten Hypotonie.

Bedarfsmedikation	Flüssigkeitssubstitution, Antipyretika, Kortikosteroide topisch / systemisch, Katecholamine, Antihistaminika, Tocilizumab, Antiemese.
FN-Risiko	<10%
Kontrollen	Volumenstatus vor Therapiebeginn, EKG (vor Therapiebeginn, in den ersten 3 Wochen und nach klin. Indikation), QTcF-Intervall, Blutdruck, akute Hautreaktionen (Ausschlag, Pruritus, Erythem, Hautödem, kardiale Auffälligkeiten, Elektrolyte
Dosisreduktion	Nicht empfohlen / vorgesehen
Cave	CRS assoziierte Hypotonie möglich; Patienten mit Komorbiditäten inkl. Herzerkrankungen, QT-Verlängerung und Risikofaktoren für Herzinsuffizienz sind sorgfältig zu überwachen, erhöhtes Risiko für Folgeerscheinungen des CRS möglich (Die Behandlung mit Tebenafusp wurde bei Patienten mit klinisch signifikanter Herzerkrankungen nicht untersucht)
Therapievoraussetzung	HLA-A*02:01-Genotyp
Therapieaufschub	CRS und Hautreaktionen Grad 3 → siehe jew. Memobox
Therapieunterbrechung	bei QTcF ≥500ms oder bei Ansteigen um ≥60ms gegenüber dem Ausgangswert → Behandlung der zugrundeliegenden auslösenden Faktoren inkl. Elektrolytstörungen. Behandlung fortsetzen bei Verbesserung des QTcF-Intervalls auf <500ms bzw. Abweichung gegenüber Ausgangswert <60ms. Die Tebenafusp-Therapie ist zu unterbrechen oder beenden in Abh. von Länge und Schweregrad des kardialen Ereignisses und damit einhergehenden CRS.
Therapieabbruch	CRS und Hautreaktionen Grad 4 → siehe jew. Memobox
Wechselwirkungen	Die Einleitung einer Behandlung mit Tebentafusp führt zur vorübergehenden Freigabe von Zytokinen, was CYP450-Enzyme unterdrücken kann. Das höchste Risiko für Arzneimittelwechselwirkungen besteht jeweils während der ersten 24 Stunden nach den ersten drei Dosen Tebentafusp bei Patienten, die gleichzeitig CYP450-Substrate erhalten, insbesondere bei geringer therapeutischer Breite. Diese Patienten sind auf das Auftreten von Toxizität (z. B. Warfarin) bzw. die Arzneimittelkonzentrationen (z. B. Ciclosporin) zu überwachen. Bei Bedarf ist die Dosis gleichzeitig angewendeter Arzneimittel anzupassen.
Bemerkungen	Bei Patienten, die wegen einer bestehenden Nebenniereneninsuffizienz systemische Kortikosteroide im Rahmen einer Erhaltungstherapie erhalten, ist wegen des Risikos einer Hypotonie eine Anpassung der Kortikosteroid-Dosis zu erwägen.
Erfolgsbeurteilung	nach 2 Monaten Staging, nach 4 Monaten Therapieentscheidung; CT / PET-CT, MRT -Schädel alle 3 Monate
Therapiedauer	in Abhängigkeit von klinischem Ansprechen und Toxizität.
Wiederholung	**Zyklus 1-:** Zyklus 1 = Aufdosierung; Start Zyklus 2 an Tag 22 / **Zyklus 2-n:** Tag 8.
Literatur	Nathan P. et al. NEJM 2021; 385:1196-206; Lee DW et al. BBMT. 2019; 25(4): 625-38; Fachinformation KIMMTRAK

Diese Krebstherapie birgt letale Risiken. Die Anwendung darf nur durch erfahrene Onkologen und entsprechend ausgebildetes Pflegepersonal erfolgen. Das Protokoll muss im Einzelfall überprüft und der klinischen Situation angepasst werden.

| 080803_01 | *Vismodegib* | *Indikation: fortgeschrittenes Basalzell-Ca* | *ICD-10: C44* |

Therapie-Hinweis: symptomatisch metastasiertes Basalzellkarzinom; lokal fortgeschrittenes Basalzellkarzinom, bei dem OP oder RTx nicht geeignet

Hauptmedikation (Zyklus 1-n)

Tag	zeitl. Ablauf	Substanz	Basisdosierung	Trägerlösung (ml)	Appl.	Infusions-dauer	Bemerkungen
1-28	1-0-0-0	Vismodegib	150 mg abs.		p.o.		zu oder unabhängig von der Mahlzeit

Zyklusdiagramm | Tag 1 2 3 4 5 6 7 8 9 10 11 12 13 14 15 16 17 18 19 20 21 22 23 24 25 26 27 28 | Wdh: 29
Vismodegib ☐☐☐☐☐☐☐☐☐☐☐☐☐☐☐☐☐☐☐☐☐☐☐☐☐☐☐☐ ☐☐

cave: bei gleichzeitiger Anwendung von Statinen und Vismodegib.
→ **Vismodegib erhöht die Exposition von Statinen** (OATP1B1-Inhibition)

Wiederholungsinfo: (kontinuierlich) bis Progress oder inakzeptable Toxizität

Dosisreduktion	keine Anpassung an Nieren- oder Leberfunktion notwendig. Pat. mit schwerer Nierenfunktionsstörung sollten engmaschig auf Nebenwirkungen überwacht werden.
Cave	embryotoxisch und teratogen → kann schwere Missbildungen verursachen. Erivedge® (Vismodegib) Schwangerschafts-Verhütungs-Programm beachten.
Therapieunterbrechung	in klin. Studien waren Behandlungsunterbrechungen von bis zu 4 Wochen zulässig
Wechselwirkungen	Vismodegib kann das BCR-Protein inhibieren → möglicherweise erhöhte Exposition von **Rosuvastatin, Topotecan, Sulfasalazin**; Vismodegib inhibiert in vitro OATP1B1-P1 → erhöhte Exposition von **Bosentan, Ezetimib, Glibenclamid, Repaglinid, Valsartan, Statinen**
Nebenwirkungen	Muskelspasmen, Alopezie, Dysgeusie, Gewichtsverlust, Müdigkeit, Übelkeit, Diarrhö
Wiederholung	Tag 29. (kontinuierlich) bis Progress oder inakzeptable Toxizität
Literatur	Inhibition of the hedgehog pathway in advanced basal-cell carcinoma. Von Hoff DD et al. NEJM 2009 Sep 17;361(12):1164-72. Fachinfo Vismodegib (Stand Nov. 2018)

Diese Krebstherapie birgt letale Risiken. Die Anwendung darf nur durch erfahrene Onkologen und entsprechend ausgebildetes Pflegepersonal erfolgen. Das Protokoll muss im Einzelfall überprüft und der klinischen Situation angepasst werden.

080803_02 *Sonidegib*   *Indikation: fortgeschrittenes Basalzell-Ca*   *ICD-10: C44*

Therapie-Hinweis: metastasiertes Basalzellkarzinom; lokal fortgeschrittenes Basalzellkarzinom, bei dem OP oder RTx nicht geeignet

Hauptmedikation (Zyklus 1-n)

Tag	zeitl. Ablauf	Substanz	Basisdosierung	Trägerlösung (ml)	Appl.	Infusions-dauer	Bemerkungen
1-28	1-0-0-0	Sonidegib	200 mg abs.		p.o.		NÜCHTERN, d.h. 1h vor oder 2h nach dem Essen

Zyklusdiagramm | Tag 1 | 2 | 3 | 4 | 5 | 6 | 7 | 8 | 9 | 10 | 11 | 12 | 13 | 14 | 15 | 16 | 17 | 18 | 19 | 20 | 21 | 22 | 23 | 24 | 25 | 26 | 27 | 28 | Wdh: 29

Sonidegib ☐

Wiederholungsinfo: (kontinuierlich) bis Progress oder inakzeptable Toxizität

CYP-Interaktionen mit Sonidegib

keine gleichzeitige Gabe von **starken CYP3A-Inhibitoren** (z.B.: Saquinavir, Telithromycin, Ketoconazol, Itraconazol, Voriconazol, Posaconazol).

keine gleichzeitige Gabe von **moderaten CYP3A-Inhibitoren** (z.B.: Atazanavir, Diltiazem, Fluconazol)
→ wenn moderater CYP3A-Inhibitor notwendig, diesen weniger als 14 Tage applizieren und engmaschig auf Nebenwirkungen, v.a. muskuloskelettaler Art überwachen.

keine gleichzeitige Gabe von **moderaten oder starken CYP3A-Induktoren** (z.B.: Carbamazepin, Efavirenz, Modafinil, Phenobarbital, Phenytoin, Rifabutin, Rifampicin, Johanniskraut)

Sonidegib Dosismodifikationen

Sonidegib-Gabe unterbrechen, wenn:
→ schwere oder inakzeptable muskuloskelettale Nebenwirkungen
→ erstmaliger Serum-Kreatinin Anstieg um das 2,5- bis 10-fache des oberen Grenzwertes
→ wiederholter Serum-Kreatinin Anstieg um das 2,5- bis 5-fache des oberen Grenzwertes

Sonidegib absetzen, wenn:
→ Serum Kreatinin Anstieg um mehr als das 2,5-fache des oberen Grenzwertes mit gleichzeitiger Verschlechterung der Nierenfunktion
→ Serum Kreatinin Anstieg um mehr als das 10-fache des oberen Grenzwertes
→ wiederholter Serum-Kreatinin Anstieg um mehr als das 5-fache des oberen Grenzwertes
→ wiederholte schwere oder inakzeptable muskuloskelettale Nebenwirkungen

Cave	embryotoxisch und teratogen → kann schwere Missbildungen verursachen. Daher bis 20 Monate nach letzter Einnahme keine Blutspende erlaubt.
Nebenwirkungen	**Muskelspasmen**, Alopezie, Dysgeusie, Gewichtsverlust, Müdigkeit, Übelkeit, Diarrhö
Wiederholung	Tag 29. (kontinuierlich) bis Progress oder inakzeptable Toxizität
Literatur	Migden M et al. Lancet Oncol 2015; 16; 716-28. Fachinfo Sonidegib (Stand Sep. 2017)

Diese Krebstherapie birgt letale Risiken. Die Anwendung darf nur durch erfahrene Onkologen und entsprechend ausgebildetes Pflegepersonal erfolgen. Das Protokoll muss im Einzelfall überprüft und der klinischen Situation angepasst werden.

080804_02	**Carboplatin/Etoposid (CE) (Merkelzellkarzinom)**	**ICD-10: C44**
	Indikation: Merkelzellkarzinom	

Protokoll-Hinweis: Carboplatin Etoposid

Hauptmedikation (Zyklus 1-n)

Tag	zeitl. Ablauf	Substanz	Basisdosierung	Trägerlösung (ml)	Appl.	Infusions-dauer	Bemerkungen
1	0	Carboplatin	5 AUC	250 ml Glucose 5 %	i.v.	30min	Dosis (mg) = AUC (mg/ml x min) x [GFR (ml/min)+25]
1	+30min	Etoposid (Base)	100 mg/m²	1 000 ml NaCl 0,9 %	i.v.	2h	max. 0,4mg/ml
2-3	0	Etoposid (Base)	100 mg/m²	1 000 ml NaCl 0,9 %	i.v.	2h	max. 0,4mg/ml

Zyklusdiagramm

	Tag 1	2	3	[...]	Wdh: 22
Carboplatin	☐				
Etoposid (Base)	■	■	■		

Maximaldosen für Carboplatin bei Dosierung nach AUC:

AUC	Max. Dosis
1,5	225mg
2	300mg
3	450mg
4	600mg
5	750mg
6	900mg
7	1050mg

Dosierungsempfehlung für Carboplatin nach AUC:

Klinische Situation	Ziel-AUC (mg/ml x min)
Carboplatin Monotherapie, keine Vorbehandlung	5-7
Carboplatin Monotherapie, myelosuppressive Vorbehandlung	4-6
Kombinationsbehandlung mit Carboplatin in Standard-dosierung keine Vorbehandlung	4-6

CTx mit FN-Risiko von 10-20%: Vorgehen bei der G-CSF-Gabe
- nach CTx: 1x tgl. 5µg/kg Filgrastim s.c. bei Leukozyten < 1 000/µl bis >1 000/µl
- Wenn unter Einbeziehung **individueller Risikofaktoren für den Patienten FN-Risiko ≥ 20% =>G-CSF-Primärprophylaxe** erwägen/durchführen.
- **Nach durchgemachter febriler Neutropenie**, in folgenden Zyklen => **G-CSF-Sekundärprophylaxe**
G-CSF-Primär- bzw. Sekundärprophylaxe: Entweder 24h nach CTx einmal Pegfilgrastim/Neulasta® 6mg s.c.
- **Oder:** d6 nach CTx Filgrastim/Neupogen® 5µg/kg/d s.c. bis zum Durchschreiten des Nadirs.

Obligate Prä- und Begleitmedikation (Zyklus 1-n)

Tag	zeitl. Ablauf	Substanz	Basisdosierung	Trägerlösung (ml)	Appl.	Infusions-dauer	Bemerkungen
1	-15min	Granisetron	1 mg		i.v.	B	
1-3	-15min	NaCl 0,9 %	500 ml		i.v.	3h	
1-3	-15min	Dexamethason	8 mg		i.v.	15min	

Bedarfsmedikation	Metoclopramid p.o. oder i.v., bei Unverträglichkeit evt. Ersatz durch HT₃-Antagonisten
FN-Risiko	10-20% → je nach Risikoabwägung als Primärprophylaxe, bei FN im 1. Zyklus als Sekundärprophylaxe, siehe Kurzfassung Leitilinien G-CSF
Kontrollen	Blutbild, Elektrolyte insbesondere Mg²⁺, Retentionswerte, vor Therapie Kreatinin-Clearance, Oto-/Neurotoxizität
Dosisreduktion	siehe Dosismodifikationstabelle; Etoposid Wechsel zu p.o. möglich (s. Fachinfo.: relative Bioverfügbarkeit Etoposid Kapseln ca.50%), p.o. Dosis entspricht 2 x i.v. Dosis (Cave individuelle Schwankungen bei Dosiseinstellung berücksichtigen)
Erfolgsbeurteilung	nach 2 Zyklen
Wiederholung	Tag 22.
Literatur	Pectasides D et al. Cancer Invest. 2006;24(8):780-5.

Kapitel 19 Sarkome

Elektronisches Zusatzmaterial Die elektronische Version des Werkes enthält Zusatzmaterial, auf das über folgenden Link zugegriffen werden kann: https://doi.org/10.1007/978-3-662-67749-0_1.

Kapitel 19   Sarkome

19.1   Weichteilsarkom

19.2   Ewing-Sarkom

19.3   Osteosarkom

Diese Krebstherapie birgt letale Risiken. Die Anwendung darf nur durch erfahrene Onkologen und entsprechend ausgebildetes Pflegepersonal erfolgen. Das Protokoll muss im Einzelfall überprüft und der klinischen Situation angepasst werden.

080901_01	Doxorubicin / Ifosfamid (Weichteilsarkom, palliativ)	Indikation: Weichteilsarkome, palliativ	ICD-10: C48/C49

Hauptmedikation (Zyklus 1-n)

Tag	zeitl. Ablauf	Substanz	Basisdosierung	Trägerlösung (ml)	Appl.	Infusions-dauer	Bemerkungen
1	0	Doxorubicin	50 mg/m²	Unverdünnt	i.v.	B 15min	alternativ Doxorubicingabe als FREILAUFENDE Infusion über gesicherten zentralvenösen Zugang möglich
1	+30min	Ifosfamid	5 000 mg/m²	500 ml NaCl 0,9 %	i.v.	24h	

Zyklusdiagramm | Tag 1 | [...] | Wdh: 22

Doxorubicin ☐
Ifosfamid ■

Wiederholungsinfo: Zyklenzahl in Abhängigkeit vom Ansprechen

entweder	24h nach CTx	Pegfilgrastim/Neulasta® 6mg s.c.
oder	d6 nach CTx	Filgrastim/Neupogen® 5μg/kg/d s.c. bis Durchschreiten des Nadir

Obligate Prä- und Begleitmedikation (Zyklus 1-n)

Tag	zeitl. Ablauf	Substanz	Basisdosierung	Trägerlösung (ml)	Appl.	Infusions-dauer	Bemerkungen
1	-2h	NaCl 0,9 %	500 ml		i.v.	2h	mit Glucose im Wechsel
1	-2h	Glucose 5%	500 ml		i.v.	2h	mit NaCl im Wechsel
1	-30min	Dexamethason	4 mg		i.v.	B	
1	-30min	Granisetron	1 mg		i.v.	B	
1	0	NaCl 0,9 %	1 000 ml		i.v.	24h	mit Glucose im Wechsel; Bewässerung: insges 3L am Ifosfamid-Tag (inkl. Trägerlösungsvolumina). Bewässerung kontinuierlich weiterführen an Tagen 2 und 3: jew. 2L
1	0	Glucose 5%	500 ml		i.v.	24h	mit NaCl im Wechsel
1	+15min	Mesna	1 000 mg/m²		i.v.	15min	100% der Ifosfamid-Dosis
1	+30min	Mesna	5 000 mg/m²		i.v.	24h	
1	+4h	Dexamethason	4 mg		i.v.	B	
1	+4h	Granisetron	1 mg		i.v.	B	
1	+8h	Dexamethason	4 mg		i.v.	B	
1	+8h	Granisetron	1 mg		i.v.	B	
1	+24h 30min	Mesna	2 500 mg/m²		i.v.	6h-12h	50% der Ifosfamid-Dosis
1-3	-30min	Thiamin	100 mg		p.o.		alle 4h; bis 2 Tage nach der Ifosfamid-Gabe
2-3	0	NaCl 0,9 %	1 000 ml		i.v.	24h	mit Glucose im Wechsel
2-3	0	Glucose 5%	1 000 ml		i.v.	24h	mit NaCl im Wechsel.

Bedarfsmedikation	Granisetron, Antibiotika, Antimykotika, Dexamethason, Mannitol
FN-Risiko	>20% → Primärprophylaxe mit Filgrastim/Neupogen®oder Pegfilgrastim/Neulasta®, siehe Kurzfassung Leitlinien G-CSF
Kontrollen	Herzfunktion, Ejektionsfraktion, EKG, Blutbild, Leberwerte, Urinanalyse, Elektrolyte, Nierenfunktion, ZNS-Toxizität
Dosisreduktion	siehe Dosismodifikationstabelle und jeweilige Fachinformation
Cave	Anthrazykline-> Gefahr der Kardiotoxizität; auf Herzfunktion achten
Summendosis	**Doxorubicin:** Gefahr der Kardiotoxizität; max. Summendosis: 550mg/m²
Erfolgsbeurteilung	nach 2 Zyklen
Wiederholung	Tag 22. Zyklenzahl in Abhängigkeit vom Ansprechen
Literatur	Santoro A et al. J Clin Oncol. 1995; 13(7):1537-45; Schütte J et al. Eur J Cancer. 1990; 26:558-61.

Diese Krebstherapie birgt letale Risiken. Die Anwendung darf nur durch erfahrene Onkologen und entsprechend ausgebildetes Pflegepersonal erfolgen. Die Dosisberechnung und Anforderung obliegt der Verantwortung des bestellenden Arztes und muss in jedem Fall sorgfältig überprüft werden. Die Herausgeber übernehmen keine Verantwortung für die Therapieanforderung.

080901_22	**HD Ifosfamid**	**Indikation: Weichteilsarkome**	**ICD-10: C49**

Hauptmedikation (Zyklus 1-n)

Tag	zeitl. Ablauf	Substanz	Basisdosierung	Trägerlösung (ml)	Appl.	Infusions-dauer	Bemerkungen
1-3	0	Ifosfamid	4 000 mg/m²	500 ml NaCl 0,9 %	i.v.	8h	

Zyklusdiagramm | Tag 1 2 3 [...] Wdh: 29
Ifosfamid

Auf ausreichende Urinausfuhr achten (Prophylaxe hämorrhagische Zystitis).

Obligate Prä- und Begleitmedikation (Zyklus 1-n)

Tag	zeitl. Ablauf	Substanz	Basisdosierung	Trägerlösung (ml)	Appl.	Infusions-dauer	Bemerkungen
1-3	-30min	NaCl 0,9%	500 ml		i.v.	30min	
1-3	-30min	Granisetron	1 mg		i.v.	B	
1-3	-30min	Dexamethason	4 mg		i.v.	B	
1-3	-30min	Thiamin	100 mg		p.o.	B	alle 4h; bis 2 Tage nach der Ifosfamid-Gabe
1-3	-15min	Mesna	800 mg/m²		i.v.	15min	
1-3	0	NaCl 0,9%	1 000 ml		i.v.	23h	mit Glucose im Wechsel; Bewässerung: insges. 3L an Ifosfamid-Tagen inkl. Trägerlösung CTx.
1-3	0	Glucose 5%	1 000 ml		i.v.	23h	mit NaCl im Wechsel
1-3	0	Mesna	4 000 mg/m²		i.v.	8h	
1-3	+4h	Dexamethason	4 mg		i.v.	B	
1-3	+4h	Granisetron	1 mg		i.v.	B	
1-3	+8h	Dexamethason	4 mg		i.v.	B	
1-3	+8h	Granisetron	1 mg		i.v.	B	
1-3	+8h	Mesna	2 000 mg/m²		i.v.	12h	
4-5	0	NaCl 0,9%	1 000 ml		i.v.	23h	mit Glucose im Wechsel
4-5	0	Glucose 5%	1 000 ml		i.v.	23h	mit NaCl im Wechsel

Bedarfsmedikation	Mannitol, Dexamethason, Granisetron, Allopurinol, Macrogol-diverse Salze (z.B. Movicol®), Bisacodyl Supp. oder andere Laxantien, Metoclopramid-Tropfen, Dimenhydrinat Supp., Ibuprofen 400mg
FN-Risiko	10-20% → G-CSF-Gabe je nach Risikoabwägung als Primärprophylaxe, bei Zustand nach FN in den folgenden Zyklen als Sekundärprophylaxe, siehe Leitlinien zur Behandlung mit G-CSF
Kontrollen	Blutbild und Differentialblutbild, Leberfunktion (GOT, GPT, Bilirubin, AP), Nierenfuktion (Kreatinin), U-Stix, Urinausscheidung, Symptome/Anzeichen: Neurotoxizität, pulmonale Toxizität, hämorrhagische Zystitis
Dosisreduktion	Leukozyten 4000-2500/μl und Thrombozyten 100 000 bis 50 000/μl: 50% vorgesehenen Dosis, Leukozyten <2500/μl und Thrombozyten <50 000/μl: Verschiebung bis zur Normalisierung oder individuelle Entscheidung
Cave	**Neurologische Symptomatik (Enzephalopathie, Schläfrigkeit)** → Dosisreduktion oder Absetzen von Ifosfamid, bei akuter Enzephalopathie ggf. Methylenblau 50mg i.v. als Kurzinfusion in 100ml NaCl 0,9% bis max. 6x/Tag bis Abklingen der neurologischen Symptomatik (siehe Blaues Buch)
Erfolgsbeurteilung	nach 2 Zyklen
Wiederholung	Tag 29.
Literatur	Le Cesne et al. J Clin Oncol 1995;13(7):1600-1608; Fachinformation: Ifosfamid, Mesna

Diese Krebstherapie birgt letale Risiken. Die Anwendung darf nur durch erfahrene Onkologen und entsprechend ausgebildetes Pflegepersonal erfolgen. Das Protokoll muss im Einzelfall überprüft und der klinischen Situation angepasst werden.

| 080404_02 | *Doxorubicin* | *Indikation: Weichteilsarkom, Leiomyosarkom* | | | | *ICD-10: C48, C49, C55* |

Hauptmedikation (Zyklus 1-n)

Tag	zeitl. Ablauf	Substanz	Basisdosierung	Trägerlösung (ml)	Appl.	Infusions-dauer	Bemerkungen
1	0	Doxorubicin	75 mg/m²	Unverdünnt	i.v.	B15min	alternativ Doxorubicingabe als FREILAUFENDE Infusion über gesicherten zentralvenösen Zugang möglich

Zyklusdiagramm | Tag 1 | [...] | Wdh: 22 |

| Doxorubicin | □ | | | **Auf ausreichende Trinkmenge achten** |

Obligate Prä- und Begleitmedikation (Zyklus 1-n)

Tag	zeitl. Ablauf	Substanz	Basisdosierung	Trägerlösung (ml)	Appl.	Infusions-dauer	Bemerkungen
1	-1h	Aprepitant	125 mg		p.o.		
1	-30min	NaCl 0,9%	500 ml		i.v.	1h	
1	-30min	Granisetron	1 mg		i.v.	15min	
1	-30min	Dexamethason	12 mg		i.v.	15min	
2-3	1-0-0-0	Aprepitant	80 mg		p.o.		
2-4	1-0-0-0	Dexamethason	8 mg		p.o.		

Bedarfsmedikation	Metoclopramid, Dimenhydrinat Supp., Macrogol+div. Salze (z.B. Movicol®), Natriumpicosulfat Trpf.
FN-Risiko	< 10% → G-CSF-Gabe je nach Risikoabwägung, siehe Leitlinien zur Behandlung mit G-CSF
Kontrollen	**vor Therapiebeginn + alle 12 Wochen:** Herzecho; **wöchentlich:** BB (Nadir: Tag 10-14); **vor CTx:** BB, Bilirubin, GOT, GPT, G-GT, Kreatinin, Urin-Stix, EKG
Dosisreduktion	bei Niereninsuffizienz, eingeschränkter Leberfunktion; siehe auch Dosismodifikationstabelle
Summendosis	**Doxorubicin**: Gefahr der Kardiotoxizität → Summendosis: 450mg/m² - maximal 550mg/m², bei vorrausgegangener Bestrahlung des Mediastinums Kardiotoxizität erhöht: max. Summendosis: 400mg/m²; ggf. Dexrazoxan
Wiederholung	Tag 22.
Literatur	Leitlinie Uterine Sarkome 2015; Judson I. et al. Lancet Oncol. 2014; 15(4):415-23; Fachinfo Doxorubicin

Diese Krebstherapie birgt letale Risiken. Die Anwendung darf nur durch erfahrene Onkologen und entsprechend ausgebildetes Pflegepersonal erfolgen. Die Dosisberechnung und Anforderung obliegt der Verantwortung des bestellenden Arztes und muss in jedem Fall sorgfältig überprüft werden. Die Herausgeber übernehmen keine Verantwortung für die Therapieanforderung.

| 080901_25 | *Doxorubicin/Dacarbazin* | *Indikation: Weichteilsarkome, Leiomyosarkome* | *ICD-10: C49* |

Hauptmedikation (Zyklus 1-n)

Tag	zeitl. Ablauf	Substanz	Basisdosierung	Trägerlösung (ml)	Appl.	Infusions-dauer	Bemerkungen
1	0	Doxorubicin	75 mg/m²	Unverdünnt	i.v.	B15min	alternativ Doxorubicingabe als FREILAUFENDE Infusion über gesicherten zentralvenösen Zugang möglich
1	+15min	Dacarbazin	400 mg/m²	250 ml NaCl 0,9 %	i.v.	30min	bei lokalen Schmerzen Infusionsrate reduzieren; Beutel vor Licht schützen
2-3	0	Dacarbazin	400 mg/m²	250 ml NaCl 0,9 %	i.v.	30min	bei lokalen Schmerzen Infusionsrate reduzieren; Beutel vor Licht schützen

Zyklusdiagramm | Tag 1 | 2 | 3 | [...] | Wdh: 22

Doxorubicin
Dacarbazin

Aprepitant / Fosaprepitant (Prodrug) sind Substrate und moderate Inhibitoren von CYP3A4:
Cave bei gleichzeitiger oraler Verabreichung von hauptsächlich via CYP3A4 metabolisierten Wirkstoffen mit geringer therapeutischer Breite wie Ciclosporin, Tacrolimus, Everolimus, Fentanyl. Die gleichzeitige Anwendung von Pimozid ist kontraindiziert. Interaktion mit CYP3A4 metabolisierten oral **verabreichten CTx z.B. Etoposid, Vinorelbin möglich. Besondere Vorsicht bei gleichzeitiger Anwendung von Irinotecan und Ifosfamid erhöhte Toxizität möglich.** Reduktion der üblichen oralen Dexamethason-Dosis um 50%.
Vorübergehende leichte Induktion von CYP2C9 und CYP3A4 nach Beendigung der Aprepitant- / Fosaprepitant-Therapie: Bei Warfarin (CYP2C9-Substrat)-Dauertherapie besonders engmaschige INR-Überwachung innerhalb von 14 Tagen nach jeder Aprepitant 3-Tages-Therapie. Verminderte Wirksamkeit hormonaler Kontrazeptiva bis 2 Monate nach letzter Aprepitant Gabe möglich → alternative unterstützende Maßnahmen zur Empfängnisverhütung vorzunehmen.

Summendosis Doxorubicin: Gefahr der Kardiotoxizität; max. Summendosis: 550mg/m²

Auf ausreichende Trinkmenge achten

Obligate Prä- und Begleitmedikation (Zyklus 1-n)

Tag	zeitl. Ablauf	Substanz	Basisdosierung	Trägerlösung (ml)	Appl.	Infusions-dauer	Bemerkungen
1	-1h	Aprepitant	125 mg		p.o.		
1	-30min	NaCl 0,9%	500 ml		i.v.	1h30min	
1	-30min	Dexamethason	12 mg		i.v.	15min	
1-3	-30min	Granisetron	1 mg		i.v.	15min	
2-3	-1h	Aprepitant	80 mg		p.o.		
2-3	-30min	NaCl 0,9%	500 ml		i.v.	1h	
2-3	-30min	Dexamethason	8 mg		i.v.	15min	
4-5	1-0-0-0	Aprepitant	80 mg		p.o.		
4-6	1-0-0-0	Dexamethason	8 mg		p.o.		

Bedarfsmedikation	Metoclopramid, Dimenhydrinat Supp.
FN-Risiko	10-20% → G-CSF-Gabe je nach Risikoabwägung als Primärprophylaxe, bei Zustand nach FN bzw. nach Verlauf der Leukozytenwerte in den folgenden Zyklen als Sekundärprophylaxe, siehe Leitlinien zur Behandlung mit G-CSF
Kontrollen	Differentialblutbild, Leberfunktion (AST, ALT, alkalische Phosphatase, LDH), Nierenfunktion (Kreatinin, Harnsäurespiegel), Herzfunktion, Elektrolyte, Hydratationsstatus, Injektionsstelle beobachten
Cave	**gewebereizend (Dacarbazin) bzw. gewebenekrotisierend (Doxorubicin) nach Paravasation,** siehe SOP "Notfallmaßnahmen bei Paravasation mit Zytostatika"
Nebenwirkungen	**schwere gastrointestinale Reaktionen möglich** (Anorexie, Übelkeit, Erbrechen), Rotfärbung des Urins, Photosensibilität
Erfolgsbeurteilung	nach 3 Zyklen
Wiederholung	Tag 22.
Literatur	Bitz U. et al. Journal of Clinical Oncology 29, no. 15_suppl (May 20, 2011) 10094-10094 (ASCO Abstract), Fachinformation Doxorubicin und Dacarbazin

Diese Krebstherapie birgt letale Risiken. Die Anwendung darf nur durch erfahrene Onkologen und entsprechend ausgebildetes Pflegepersonal erfolgen. Das Protokoll muss im Einzelfall überprüft und der klinischen Situation angepasst werden.

080901_26 **Doxorubicin / Ifosfamid (Weichteilsarkom, neoadjuvant / adjuvant)** **Indikation: Weichteilsarkome (neoadjuvant)** **ICD-10: C49**

Hauptmedikation (Zyklus 1-n)

Tag	zeitl. Ablauf	Substanz	Basisdosierung	Trägerlösung (ml)	Appl.	Infusions-dauer	Bemerkungen
1	0	Doxorubicin	75 mg/m²	Unverdünnt	i.v.	B 15min	alternativ Doxorubicingabe als FREILAUFENDE Infusion über gesicherten zentralvenösen Zugang möglich
1	+30min	Ifosfamid	3 000 mg/m²	500 ml NaCl 0,9 %	i.v.	4h	
2-3		Ifosfamid	3 000 mg/m²	500 ml NaCl 0,9 %	i.v.	4h	
entweder				24h nach CTx	Pegfilgrastim/Neulasta® s.c.		Pegfilgrastim/Neulasta® 6mg
oder				d6 nach CTx	Filgrastim/Neupogen® 5 µg/kg/d s.c.		bis Durchschreiten des Nadir

Zyklusdiagramm | Tag 1 | 2 | 3 | [...] | Wch: 22

Doxorubicin: □ ■
Ifosfamid: ■ ■

Wiederholungsinfo: Zyklenzahl in Abhängigkeit vom Ansprechen

Obligate Prä- und Begleitmedikation (Zyklus 1-n)

Tag	zeitl. Ablauf	Substanz	Basisdosierung	Trägerlösung (ml)	Appl.	Infusions-dauer	Bemerkungen
1	-2h	NaCl 0,9 %	500 ml		i.v.	2h	mit Glucose im Wechsel
1	-2h	Glucose 5%	500 ml		i.v.	2h	mit NaCl im Wechsel
1	0	NaCl 0,9 %	1 000 ml		i.v.	24h	mit Glucose im Wechsel; Bewässerung: insges 3L am Ifosfamid-Tag (inkl. Trägerlösungsvolumina).
1	0	Glucose 5%	500 ml		i.v.	24h	mit NaCl im Wechsel
1	+15min	Mesna	600 mg/m²		i.v.	15min	
1	+30min	Mesna	3 000 mg/m²		i.v.	4h	100% der Ifosfamid-Dosis
1	+4h 30min	Mesna	1 500 mg/m²		i.v.	6h-12h	50% der Ifosfamid-Dosis
1-3	-30min	Dexamethason	4 mg		i.v.	B	
1-3	-30min	Granisetron	1 mg		i.v.	B	
1-3	+4h	Dexamethason	4 mg		i.v.	B	
1-3	+4h	Granisetron	1 mg		i.v.	B	
1-3	+8h	Dexamethason	4 mg		i.v.	B	
1-3	+8h	Granisetron	1 mg		i.v.	B	
1-5	-30min	Thiamin	100 mg		p.o.		alle 4h; bis 2 Tage nach der Ifosfamid-Gabe
2-3	0	NaCl 0,9 %	1 500 ml		i.v.	24h	mit Glucose im Wechsel; Bewässerung: insges 3L am Ifosfamid-Tag (inkl. Trägerlösungsvolumina). Bewässerung kontinuierlich weiterführen an Tagen 4 und 5: jew. 2L
2-3	0	Glucose 5%	1 000 ml		i.v.	24h	mit NaCl im Wechsel
2-3	-15min	Mesna	600 mg/m²		i.v.	15min	
2-3	0	Mesna	3 000 mg/m²		i.v.	4h	100% der Ifosfamid-Dosis
2-3	+4h	Mesna	1 500 mg/m²		i.v.	6h-12h	50% der Ifosfamid-Dosis
4-5	0	NaCl 0,9 %	1 000 ml		i.v.	24h	mit Glucose im Wechsel
4-5	0	Glucose 5%	1 000 ml		i.v.	24h	mit NaCl im Wechsel.

Bedarfsmedikation	Granisetron, Antibiotika, Antimykotika, Dexamethason, Mannitol
FN-Risiko	>20% → Primärprophylaxe mit Filgrastim/Neupogen®oder Pegfilgrastim/Neulasta®, siehe Kurzfassung Leitlinien G-CSF
Kontrollen	Herzfunktion, Ejektionsfraktion, EKG, Blutbild, Leberwerte, Urinanalyse, Elektrolyte (inkl. Phosphat, K⁺), Nierenfunktion, ZNS-Toxizität
Dosisreduktion	siehe Dosismodifikationstabelle und jeweilige Fachinformation
Cave	Anthrazykline-> Gefahr der Kardiotoxizität, auf Herzfunktion achten
Summendosis	**Doxorubicin:** Gefahr der Kardiotoxizität; max. Summendosis: 550mg/m²
Erfolgsbeurteilung	nach 2 Zyklen via MR oder CT in Abhängigkeit der Primärlokalisation
Therapiedauer	4 - 6 Zyklen oder bis zum Auftreten unakzeptabler Toxizität.
Wiederholung	Tag 22. Zyklenzahl in Abhängigkeit vom Ansprechen
Literatur	adaptiert nach Grobmyer S.R. et al. Annals of Oncology 2004;15:1667-72. Onkopedia leitlinien Kapiel Weichgewebesarkome (11 Medikamentöse Tumortherapie - Protokolle)

| 080404_01 | **Gemcitabin/Docetaxel** | **Indikation: Leiomyosarkom, Weichteilsarkom** | **ICD-10: 49, C48, C55** |

Hauptmedikation (Zyklus 1-n)

Tag	zeitl. Ablauf	Substanz	Basisdosierung	Trägerlösung (ml)	Appl.	Infusionsdauer	Bemerkungen
1	0	Gemcitabin	900 mg/m²	250 ml NaCl 0,9 %	i.v.	1h30min	
8	0	Docetaxel	100 mg/m²	250 ml NaCl 0,9 %	i.v.	1h	
8	+1h	Gemcitabin	900 mg/m²	250 ml NaCl 0,9 %	i.v.	1h30min	

Zyklusdiagramm | Tag 1 | 2 | 3 | 4 | 5 | 6 | 7 | 8 | [...] | Wdh: 22

Gemcitabin □
Docetaxel ■

Bei vorhergehender Beckenbestrahlung: Dosisreduktion um 25% für Gemcitabin und Docetaxel

CTx mit FN-Risiko von 10-20%: Vorgehen bei der G-CSF-Gabe
- nach CTx: 1x tgl. 5µg/kg Filgrastim s.c. bei Leukozyten < 1 000/µl bis >1 000/µl
- Wenn unter Einbeziehung individueller **Risikofaktoren für den Patienten FN-Risiko ≥ 20% =>G-CSF-Primärprophylaxe** erwägen/durchführen.
- **Nach durchgemachter febriler Neutropenie**, in folgenden Zyklen => **G-CSF-Sekundärprophylaxe**
G-CSF-Primär- bzw. Sekundärprophylaxe: Entweder 24h nach CTx einmal Pegfilgrastim/Neulasta® 6mg s.c.
- **Oder:** d6 nach CTx Filgrastim/Neupogen® 5µg/kg/d s.c. bis zum Durchschreiten des Nadir.

Obligate Prä- und Begleitmedikation (Zyklus 1-n)

Tag	zeitl. Ablauf	Substanz	Basisdosierung	Trägerlösung (ml)	Appl.	Infusionsdauer	Bemerkungen
1	-30min	NaCl 0,9 %	500 ml		i.v.	2h	
1, 8	-30min	Dexamethason	8 mg		i.v.	15min	
7, 9	1-0-1-0	Dexamethason	8 mg		p.o.		
8	-24h	Dexamethason	8 mg		p.o.		Achtung: Prämedikation an d7
8	-12h	Dexamethason	8 mg		p.o.		Achtung: Prämedikation an d7
8	-30min	NaCl 0,9 %	500 ml		i.v.	3h	
8	-30min	Granisetron	1 mg		i.v.	15min	
8	-30min	Clemastin	2 mg		i.v.	B	
8	0-0-1-0	Dexamethason	8 mg		p.o.		

Bedarfsmedikation	Metoclopramid Trpf., Dimenhydrinat Supp., Ibuprofen 400mg Tbl., Macrogol, div. Salze (z.B. Movicol®), Natriumpicosulfat Trpf.
FN-Risiko	10-20% → je nach Risikoabwägung als Primärprophylaxe, bei FN im 1. Zyklus als Sekundärprophylaxe, siehe Kurzfassung Leitlinien G-CSF
Emetogenes Potential	Niedrigrisiko 10-30% → keine Standardprophylaxe der verzögerten Emesis, siehe Kurzfassung der Leitlinien
Kontrollen	**vor Therapiebeginn:** EKG; **wöchentlich:** Blutbild; **vor Zyklusbeginn:** Blutbild, GOT, GPT, G-GT, AP, Bilirubin, Kreatinin, Urin-Stix, EKG (wenn kardial vorbelastet).
Dosisreduktion	Siehe auch Fachinformationen und Dosisreduktionstabelle. **Docetaxel:** bei Neutrophile < 500/µl länger als 1 Woche, verminderter Leberfunktion, schweren Hautveränderungen, schwerer peripherer Neuropathie.
Cave	**Gemcitabin:** vorsichtige Anwendung bei Niereninsuffizienz, Leberfunktionsstörungen, Lebermetastasen
Therapieabbruch	**Gemcitabin:** bei interstitieller Pneumonitis, Lungenödemen, akutem Atemnotsyndrom (ARDS)
Wiederholung	Tag 22.
Literatur	Hensley et al. Gynecol Oncol. 2009; 112:563-567; Maki et al. J Clin Oncol. 2007; 25:2755-2763.

Diese Krebstherapie birgt letale Risiken. Die Anwendung darf nur durch erfahrene Onkologen und entsprechend ausgebildetes Pflegepersonal erfolgen. Das Protokoll muss im Einzelfall überprüft und der klinischen Situation angepasst werden.

080901_19   Gemcitabin/Dacarbazin

Indikation: Weichteilsarkome   **ICD-10: C49**

Hauptmedikation (Zyklus 1-n)

Tag	zeitl. Ablauf	Substanz	Basisdosierung	Trägerlösung (ml)	Appl.	Infusions-dauer	Bemerkungen
1	0	Gemcitabin	1 800 mg/m²	250 ml NaCl 0,9 %	i.v.	3h	
1	+3h	Dacarbazin	500 mg/m²	250 ml NaCl 0,9 %	i.v.	20min	bei lokalen Schmerzen Infusionsrate reduzieren; Beutel vor Licht schützen

Zyklusdiagramm | Tag 1 | [...] | Wdh: 15

Gemcitabin □

Dacarbazin ■

Aprepitant / Fosaprepitant (Prodrug) sind Substrate und moderate Inhibitoren von CYP3A4:
Cave bei gleichzeitiger oraler Verabreichung von hauptsächlich via CYP3A4 metabolisierten Wirkstoffen mit geringer therapeutischer Breite wie Ciclosporin, Tacrolimus, Everolimus, Fentanyl. Die gleichzeitige Anwendung von Pimozid ist kontraindiziert. **Interaktion mit CYP3A4 metabolisierten oral verabreichten CTx z.B. Etoposid, Vinorelbin möglich. Besondere Vorsicht bei gleichzeitiger Anwendung von Irinotecan und Ifosfamid erhöhte Toxizität möglich.** Reduktion der üblichen oralen Dexamethason-Dosis um 50%.
Vorübergehende leichte Induktion von CYP2C9 und CYP3A4 nach Beendigung der Aprepitant- / Fosaprepitant-Therapie: Bei Warfarin (CYP2C9-Substrat)-Dauertherapie besonders engmaschige INR-Überwachung innerhalb von 14 Tagen nach jeder Aprepitant 3-Tages-Therapie. Verminderte Wirksamkeit hormonaler Kontrazeptiva bis 2 Monate nach letzter Aprepitant Gabe möglich → alternative unterstützende Maßnahmen zur Empfängnisverhütung vorzunehmen.

Obligate Prä- und Begleitmedikation (Zyklus 1-n)

Tag	zeitl. Ablauf	Substanz	Basisdosierung	Trägerlösung (ml)	Appl.	Infusions-dauer	Bemerkungen
1	-1h	Aprepitant	125 mg		p.o.		
1	-30min	NaCl 0,9%	500 ml		i.v.	4h	
1	-30min	Dexamethason	12 mg		i.v.	15min	
1	-30min	Granisetron	1 mg		i.v.	B	
2-3	1-0-0-0	Aprepitant	80 mg		p.o.		
2-4	1-0-0-0	Dexamethason	8 mg		p.o.		

Bedarfsmedikation	Metoclopramid, Paracetamol
FN-Risiko	<10% → e nach Risikoabwägung, siehe Kurzfassung Leitlinien G-CSF
Kontrollen	CBC mit Differntial und Serumchemie, Leber- und Nierenfunktion, Elektrolyte, Lungenfunktion, Zeichen/Symptome auf Kapillarlecksyndrom, PRES, HUS
Therapievoraussetzung	Leukozyten ≥2,5x10⁹/l, Granulozyten ≥1,0x10⁹/l, Thrombozyten ≥100x10⁹/l
Nebenwirkungen	**hepatisch**: AST·, ALT·, GGT· und AP-Anstieg; Hämoglobinabfall, Leukozytopenie, Granulozytopenie, Thrombozytopenie
Erfolgsbeurteilung	alle 8 Wochen
Wiederholung	Tag 15.
Literatur	Buesa J M et al. Cancer 2004;101:2261-9, Fachinformation Gemcitabin und Dacarbazin

Diese Krebstherapie birgt letale Risiken. Die Anwendung darf nur durch erfahrene Onkologen und entsprechend ausgebildetes Pflegepersonal erfolgen. Das Protokoll muss im Einzelfall überprüft und der klinischen Situation angepasst werden.

080901_06	*Trofosfamid*	*Indikation: Weichteilsarkome*	ICD-10: C49

Protokoll-Hinweis: bei älteren, multimorbiden Patienten als first line Therapie zu erwägen

Hauptmedikation (Zyklus 1-n)

Tag	zeitl. Ablauf	Substanz	Basisdosierung	Trägerlösung (ml)	Appl.	Infusions-dauer	Bemerkungen
1-28	1-0-0-0	Trofosfamid	150 mg abs.		p.o.		3x 50mg Tabletten

Zyklusdiagramm

	Tag 1	2	3	4	5	6	7	8	9	10	11	12	13	14	15	16	17	18	19	20	21	22	23	24	25	26	27	28	Wdh: 29
Trofosfamid	□	□	□	□	□	□	□	□	□	□	□	□	□	□	□	□	□	□	□	□	□	□	□	□	□	□	□	□	

Wiederholungsinfo: kontinuirlich

Bedarfsmedikation	Metoclopramid
FN-Risiko	FN-Risiko < 10% → je nach Risikoabwägung, siehe Kurzfassung Leitlinien G-CSF
Kontrollen	Blutbild (Leukozyten, Thrombozyten, Erythrozyten, Hämoglobin), Harnsediment, Überwachung auf Anzeichen einer sekundären Leukämie
Dosisreduktion	bei einem stärkeren Absinken der Leukozyten oder der Thrombozyten Dosisreduktion oder Therapieunterbrechung für einige Tage
Therapieunterbrechung	bei Knochenmarkstoxizität bis Erholung des Blutbildes
Therapieabbruch	beim Auftreten von Blasenbeschwerden (Reizungen oder blutiger Urin)
Wechselwirkungen	**CYP-Induktoren** (z.B. Rifampicin, Carbamazepin, Johanniskraut, Kortikosteroide): Erhöhung der Konzentration von zytotoxischen Metaboliten; **CYP3A4-Inhibitoren** (z.B. Ketoconazol, Fluconazol, Ritonavir): ZNS-Toxizität und Nephrotoxizität durch vermehrte Bildung eines Trofosfamid-Metaboliten; **CYP-Inhibitoren (z.B. 3A4, 2B6)**: reduzierte Trofosfamid-Aktivierung -> veränderte therapeutische Wirksamkeit; **Allopurinol**: erhöhte Bildung zytotox. Metabolite mit Zunahme der Knochenmarkstoxizität; **Suxamethonium**: verstärkte Suxamethonium-Wirkung durch starken Abfall d. Pseudocholinesteras-espiegels -> länger anhaltende Apnoe möglich; **Antidiabetika (Sulfonylharnstoffe)**: Verstärkung der blutzuckersenkenden Wirkung
Bemerkungen	Bei Dosen über 10 mg/kg und bei Risiko- Patienten (frühere Bestrahlung des kleinen Beckens, Harnwegserkrankungen in der Anamnese): Prophylaxe mit Uromitexan; Kontrazeption
Therapiedauer	kontinuierlich
Wiederholung	Tag 29. kontinuierlich
Literatur	Reichardt P et al. Onkologie 2002;25:541-546; Hartmann JT et al.Anticancer Res. 2003;23(2C);1899-901

Diese Krebstherapie birgt letale Risiken. Die Anwendung darf nur durch erfahrene Onkologen und entsprechend ausgebildetes Pflegepersonal erfolgen. Das Protokoll muss im Einzelfall überprüft und der klinischen Situation angepasst werden.

080901_04	Trabectedin	Indikation: Weichteilsarkom, Uterussarkom	ICD-10: C48, C49, C55

Hauptmedikation (Zyklus 1-n)

Tag	zeitl. Ablauf	Substanz	Basisdosierung	Trägerlösung (ml)	Appl.	Infusions-dauer	Bemerkungen
1	0	Trabectedin	1,5 mg/m²	ad 240 ml NaCl 0,9 %	i.v.	24h	Applikation muss über ZVK oder Port erfolgen, wenn ambu-lant in Baxterpumpe

Zyklusdiagramm

	Tag 1	[...]	Wdh: 22
Trabectedin	☐		

Cave: Trabectedin wird vorwiegend über CYP3A4 metabolisiert. Begleitende Gabe von Inhibitoren von CYP3A4 wie z.B. Ketoconazol, Fluconazol, Ritonavir, Clarithromycin erhöhen die Trabectedin-Konzentration in solchen fällen engmaschige Überwachung auf Toxizität. Begleitende Gabe von Induktoren von CYP3A4 wie z.B. Rifampicin, Johanniskraut, Phenytoin, Carbamazepin können die Trabectedin-Konzentration vermindern.

Cave: Keine gleichzeitige Gabe mit Verapamil und Cyclosporin wegen Interaktion

Obligate Prä- und Begleitmedikation (Zyklus 1-n)

Tag	zeitl. Ablauf	Substanz	Basisdosierung	Trägerlösung (ml)	Appl.	Infusions-dauer	Bemerkungen
1	-30min	Dexamethason	20 mg	100 ml NaCl 0,9 %	i.v.	15min	oder p.o. (-1h)
1	-30min	Granisetron	1 mg		i.v.	15min	oder 2mg p.o. (-1h)

Bedarfsmedikation	Metoclopramid p.o. oder i.v., Granisetron 1mg i.v.
Kontrollen	Blutbild, Nierenwerte, Bilirubin, AP, Transaminasen, CPK
Dosisreduktion	Therapieabbruch bei Toxititäten Grad III-IV, DR auf 1,2mg/m² bei Neutropenie <500/mm³ über 5d oder assoziiert mit Fieber//Infektion, Thrombozytopenie <25 000/mm³, Anstieg des Bilirubin u./o. AP >2,5 x ULN, Anstieg der GOT oder GPT >2,5 x ULN über 21d, jegliche NW wie Übelkeit, Erbrechen, Abgeschlagenheit Grad III-IV
Cave	**Applikation muss über ZVK oder Port erfolgen, auch als Pumpe möglich**
Erfolgsbeurteilung	alle 2 Zyklen
Therapiedauer	so lange wie klinischer Nutzen
Wiederholung	Tag 22.
Literatur	Garcia-Carbonero JG et al. J Clin Oncol. 2005; 23:5484-5492; Le Cesne A et al. J Clin Oncol. 2005; 23:576-584; Judson I et al. J Clin Oncol (Meeting Abstracts) May 2010. Vol. 28 No. 15_suppl 10028

Diese Krebstherapie birgt letale Risiken. Die Anwendung darf nur durch erfahrene Onkologen und entsprechend ausgebildetes Pflegepersonal erfolgen. Das Protokoll muss im Einzelfall überprüft und der klinischen Situation angepasst werden.

080401_42   *Eribulin*   *Indikation: Mamma-Ca, Liposarkom (inoperabel)*   **ICD-10: C49, C50**

Hauptmedikation (Zyklus 1-n)

Tag	zeitl. Ablauf	Substanz	Basisdosierung	Trägerlösung (ml)	Appl.	Infusions-dauer	Bemerkungen
1, 8	0	Eribulin	1,23 mg/m²		i.v.	B/2-5min	

Zyklusdiagramm | Tag 1 | 2 | 3 | 4 | 5 | 6 | 7 | 8 | [...] | Wdh: 22

Eribulin

Obligate Prä- und Begleitmedikation (Zyklus 1-n)

Tag	zeitl. Ablauf	Substanz	Basisdosierung	Trägerlösung (ml)	Appl.	Infusions-dauer	Bemerkungen
1, 8	-30min	NaCl 0,9 %	500 ml		i.v.	1h	
1, 8	-30min	Granisetron	1 mg		i.v.	15min	
1, 8	-30min	Dexamethason	8 mg		i.v.	15min	

Bedarfsmedikation: Metoclopramid Trpf., Ibuprofen 400mg Tbl.; Macrogol+div.Salze (z.B. Movicol®); Natriumpicosulfat Trpf.

FN-Risiko: <10% → G-CSF-Gabe je nach Risikoabwägung, siehe Leitlinien zur Behandlung mit G-CSF.

Kontrollen: **wöchentlich:** Differentialblutbild; **vor CTx:** Differentialblutbild, Elektrolyte (Na⁺, K⁺, Mg⁺): **alle 3 Wochen:** GOT, GPT, G-GT, Urin-Stix, Anzeichen einer peripheren motorischen oder sensorischen Neuropathie; **vor Therapiebeginn und alle 6 Wochen:** EKG

Dosisreduktion: Siehe auch Fachinformationen und Dosisreduktionstabelle. Bei Leberfunktionsstörungen, stark eingeschränkter Nierenfunktion (Kreatinin-Clearance < 40ml/min), schwerer Neuropathie. Bei ANC < 0,5 x 10⁹/l für mehr als 7 Tage, ANC < 1 x 10⁹/l mit Fieber oder einer Infektion als Komplikation, Thrombozyten < 25 x 10⁹/l, Thrombozyten < 50 x 10⁹/l mit einer Blutung als Komplikation oder Notwendigkeit einer Blut- oder Thrombozytentransfusion, leicht eingeschränkte Leberfunktionsstörung (Child-Pugh A), jede nicht-hämatologische Nebenwirkung 3. oder 4. Grades im vorausgegangen Zyklus: Dosisreduktion auf 0,97mg/m²; bei mittelschwer eingeschränkter Lebefunktionsstörung (Child-Pugh B), Wiederauftreten hämatologischer oder nicht-hämatologischer Nebenwirkungen der oben genannten Art trotz Dosisreduktion auf 0,97mg/m²: Dosisreduktion auf 0,62mg/m²; bei Wiederauftreten hämatologischer und nicht-hämatologischer Nebenwirkungen trotz Dosisreduktion auf 0,62mg/m²: Therapieabbruch in Erwägung ziehen

Therapievoraussetzung: ANC > 1 x 10⁹/l, Thrombozyten > 75 x 10⁹/l, keine nicht-hämatologische Toxizitäten 3. oder 4. Grades

Wechselwirkungen: **Eribulin: Keine Kombination mit Hemmern der hepatischen Transportproteine**, z.B. Cyclosporin, Ritonavir, Verapamil u.a. Möglichst **wenig/keine Komedikation mit Cyp3A4/5-Induktoren**, z.B. Johanniskraut, Carbamazepin, Phenytoin, Rifampicin u.a. (Gefahr der Absenkung des Eribulin-Spiegels). Keine Wechselwirkung mit reinen CYP3A4-Inhibitoren. **Vorsicht bei Komedikation mit Substraten von CYP3A4**, z.B. Verapamil, CSE-Hemmer(außer Pravastatin, Fluvastatin), Diltiazem, Ciclosporin **Eribulin ist in-vitro ein CYP3A4-Inhibitor.**

Kontraindikation: **Kein Eribulin bei Long-QT-Syndrom** im EKG, **bei Hypokaliämie, bei Hypomagnesiämie** (erst korrigieren)

Bemerkungen: Eribulin nicht mit Glucose 5% mischen. Zubereitung enthält geringe Mengen Ethanol (< 100mg/Einzelgabe)

Wiederholung: Tag 22.

Literatur: Cortes J et al. Lancet 2011; 377:914-23; Schöfffski P. et al. Lancet 2016; 387:1629-37; Fachinformation: Eribulin

Diese Krebstherapie birgt letale Risiken. Die Anwendung darf nur durch erfahrene Onkologen und entsprechend ausgebildetes Pflegepersonal erfolgen. Das Protokoll muss im Einzelfall überprüft und der klinischen Situation angepasst werden.

080902_04_01   VDC (Vincristin Doxorubicin Cyclophosphamid) i.R.v. VDC/IE   Indikation: Ewing-Sarkom   ICD-10: C40/41

Hauptmedikation (Zyklus 1-n)

Tag	zeitl. Ablauf	Substanz	Basisdosierung	Trägerlösung (ml)	Appl.	Infusions-dauer	Bemerkungen
1	0	Vincristin	2 mg/m²	50 ml NaCl 0,9 %	i.v.	5-10min	max. 2mg absolut. Als FREILAUFENDE Kurzinfusion, wenn möglich über gesicherten zentralvenösen Zugang.
1	+10min	Doxorubicin	37,5 mg/m²	Unverdünnt	i.v.	B15min	alternativ Doxorubicingabe als FREILAUFENDE Infusion über gesicherten zentralvenösen Zugang möglich
1	+30min	Cyclophosphamid	1 200 mg/m²	500 ml NaCl 0,9 %	i.v.	1h	bei Dosierung > 2500 mg in 1000ml NaCl 0,9% über 2h
2	0	Doxorubicin	37,5 mg/m²	Unverdünnt	i.v.	B15min	alternativ Doxorubicingabe als FREILAUFENDE Infusion über gesicherten zentralvenösen Zugang möglich

Zyklusdiagramm | Tag 1 2 3 4 5 6 7 8 9 10 11 12 13 14

Vincristin
Doxorubicin
Cyclophosphamid

Wiederholungsinfo: siehe Memobox zum Therapieablauf

Woche 1-12 Induktionstherapie Q2W (Zyklus 1-6):

Woche	1	3	5	7	9	11
CTX-Regimen / Zyklus	VDC/1	E/2	VDC/3	IE/4	VDC/5	IE/6

ab Woche 13: Konsolidierungstherapie Q2W (Zyklus 7-14) + lokale Kontrolle durch OP und/oder Bestrahlung

Woche	13	15	17	19	21	23	25	27	29
nur OP CTX/Zyklus	–(OP)	√DC/7	IE/8	VDC/9	IE/10	IE/10	IE/12	VC/13	IE/14
nur RTx CTX/Zyklus	VDC/7 (Start RTx)	E/8	VC/9	IE/10	VC/11	IE/12	VDC/13	IE/14	–
OP+RTx CTX/Zyklus	–(OP)	√DC/7 (Start RTx)	IE/8	VC/9	IE/10	VC/11	IE/12	VDC/13	IE/14

Aprepitant / Fosaprepitant (Prodrug) sind Substrate und moderate Inhibitoren von CYP3A4:
Cave bei gleichzeitiger oraler Verabreichung von hauptsächlich via CYP3A4 metabolisierten Wirkstoffen mit geringer therapeutischer Breite wie Ciclosporin, Tacrolimus, Everolimus, Fentanyl. Die gleichzeitige Anwendung von Pimozid ist kontraindiziert. **Interaktion mit CYP3A4 metabolisierten oral verabreichten CTx z.B. Etoposid, Vinorelbin möglich. Besondere Vorsicht bei gleichzeitiger Anwendung von Irinotecan und Ifosfamid erhöhte Toxizität möglich.** Reduktion der üblichen oral oder an Dexamethason-Dosis um 50%.
Vorübergehende leichte Induktion von CY2C9 und CYP3A4 nach Beendigung der Aprepitant- / Fosaprepitant-Therapie: Bei Warfarin (CYP2C9-Substrat)-Dauertherapie besonders engmaschige INR-Überwachung innerhalb von 14 Tagen nach jeder Aprepitant 3-Tages-Therapie. Verminderte Wirksamkeit hormonaler Kontrazeptiva bis 2 Monate nach letzter Aprepitant Gabe möglich → alternative unterstützende Maßnahmen zur Empfängnisverhütung vorzunehmen.

entweder: **Pegfilgrastim** 6mg s.c. 24h nach CTx (als einmalige Gabe)
oder
ab Tag 3: **Filgrastim** 5mcg/kg/d (max 300mcg) für mindestens 7 Tage **und** bis ANC >750 x 10^6/L und Thrombozyten >75 x 10^9/L.
Mindestabstand zwischen letzter Filgrastim-Gabe und CTx-Folgezyklus = 24 h.

Obligate Prä- und Begleitmedikation (Zyklus 1-n)

Tag	zeitl. Ablauf	Substanz	Basisdosierung	Trägerlösung (ml)	Appl.	Infusions-dauer	Bemerkungen
1	-1h	Aprepitant	125 mg		p.o.		
1	-30min	NaCl 0,9 %	1 500 ml		i.v.	24h	mit Glucose 5% im Wechsel; Bewässerung: 3L am Cyclo-Tag; inkl. Trägerlösungsvolumen der CTx. KCl: bei Bedarf, nach Wert in Bewässerung
		KCl 7,45% (1mmol K⁺/ml)	– befundabhängig –				
1	-30min	Glucose 5%	1 000 ml		i.v.	24h	mit NaCl 0,9 % im Wechsel
1	-30min	Dexamethason	12 mg	100 ml NaCl 0,9 %	i.v.	15min	
1	+25min	Mesna	240 mg/m²		i.v.	15min	
1	+4h 30min	Mesna	240 mg/m²		i.v.	15min	

Obligate Prä- und Begleitmedikation (Zyklus 1-n) (Fortsetzung)

Tag	zeitl. Ablauf	Substanz	Basisdosierung	Trägerlösung (ml)	Appl.	Infusions-dauer	Bemerkungen
1	+8h 30min	Mesna	240 mg/m²		i.v.	15min	
1-2	-30min	Granisetron	1 mg	100 ml NaCl 0,9 %	i.v.	15min	
2	-1h	Aprepitant	80 mg		p.o.		
2	-30min	Dexamethason	8 mg	100 ml NaCl 0,9 %	i.v.	15min	
2-3	-30min	NaCl 0,9 %	1 000 ml		i.v.	24h	mit Glucose 5% im Wechsel
		KCl 7,45% (1mmol K+/ml)	- befundabhängig -				KCl: bei Bedarf, nach Wert in Bewässerung
2-3	-30min	Glucose 5%	1 000 ml		i.v.	24h	mit NaCl 0,9 % im Wechsel
3	1-0-0-0	Aprepitant	80 mg		p.o.		
3-4	1-0-0-0	Dexamethason	8 mg		p.o.		
3-9	1-0-0-0	Filgrastim (Neupogen®)	5 µg/kg/d		s.c.		bis mindestens Tag 9, siehe Memobox; max 300mcg; alternativ Pegfilgrastim

Bedarfsmedikation	Granisetron, Metoclopramid, Mannitol, Furosemid
FN-Risiko	>20%
Kontrollen	Blutbild, Elektrolyte, Nierenfunktion / Retentionswerte, Flüssigkeitsbilanz, Diurese, Harnsediment, Leberfunktion, EKG, Echokardiogramm, Neurotoxizität, sorgfältige Mundpflege
Dosisreduktion	**ANC<750/µl:** Induktionszyklen: wenn bis d22 keine Erholung des ANC eintritt (ANC≥750/µL) → DR Doxorubicin, Cyclophosphamid, Ifosfamid, Etoposid (IE-Block), in folgenden Zyklen um 25%; bei weiterhin keiner Erholung nach DR bis d22 → weitere DR um 25%. Wenn in nachfolgenden Zyklen ANC Erholung bis d18 eintritt, kann eine Dosiserhöhung um 25% erfolgen. Erhaltungszyklen: analog oben bei keiner Erholung bis d29. **Schwere Neurotoxizität** (SIADH, Krampfanfälle, periphere Neurotoxizität) → DR Vincristin auf 50%, bei Abklingen auf ≤Grad 1: Vincristin auf 75% erhöhen, bei guter Verträglichkeit auf 100%. **Mukositis:** Grad 3 oder 4 nach VDC Zyklus für >15 Tage ggf. DR Doxorubicin um 75%.
Summendosis	**Doxorubicin:** Gefahr der Kardiotoxizität → Summendosis: 450mg/m² - maximal 550mg/m², bei vorrausgegangener Bestrahlung des Mediastinums sowie (Vor)behandlung mit Alkylantien Kardiotoxizität erhöht: max. Summendosis: 400mg/m²; ggf. Dexrazoxan
Therapievoraussetzung	Voraussetzung für Zyklusbeginn: bei ANC >750 x 10⁶/L und Thrombozyten >75 x 10⁹/L → Filgrastim absetzten→24h nach letzter Filgrastim-Dosis Start nächster Zyklus.
Therapieaufschub	Bei prolongiertem QTc-Intervall (>0,44sec) oder fraktioneller Verkürzung <27% oder reduzierter Ejektionsfraktion auf <45% →Therapieaufschub VDC um 1 Woche unter Korrektur eventueller Mangelernährungen. Bei persistierenden Abnormalitäten Absetzen von Doxorubicin und Substitution durch Dactinomycin 1,25mg/m²/d (max 2,5mg) als langsamer i.v. Bolus nur an d1. Bei Auftreten von Hand-Fuss-Syndrom: Intervall-Verlängerung auf 21 Tage für folgenden Zyklus, anschließend wieder Verkürzung auf 14-Tages Zyklen probieren.
Erfolgsbeurteilung	Bildgebung (i.d.R. MR) Woche 7 und Woche 10: Nach lokaler Therapie: nur OP: Woche 15; nur RTx / RTx+OP: nach Abschluss RTx; dann Woche 25 und 4-6 Wochen nach Abschluss der Therapie.
Wiederholung	siehe Memobox zum Therapieablauf
Literatur	Womer RB et al. J Clin Oncol. 2012;30:4148-54; Brennan B et al. Lancet 2022;400:1513-21

Diese Krebstherapie birgt letale Risiken. Die Anwendung darf nur durch erfahrene Onkologen und entsprechend ausgebildetes Pflegepersonal erfolgen. Das Protokoll muss im Einzelfall überprüft und der klinischen Situation angepasst werden.

080902_04_02	IE (Ifosfamid/Etoposid) i.R.v. VDC/IE	Indikation: Ewing-Sarkom	ICD-10: C40/41

Hauptmedikation (Zyklus 1-n)

Tag	zeitl. Ablauf	Substanz	Basisdosierung	Trägerlösung (ml)	Appl.	Infusions-dauer	Bemerkungen
1-5	0	Ifosfamid	1 800 mg/m²	500 ml NaCl 0,9 %	i.v.	1h	
1-5	+1h	Etoposid (Base)	100 mg/m²	1 000 ml NaCl 0,9 %	i.v.	2h	max. 0,4mg/ml

Zyklusdiagramm

	Tag 1	2	3	4	5	6	7	8	9	10	11	12	13	14
Ifosfamid														
Etoposid (Base)														

ab Tag 6: **Filgrastim** 5mcg/kg/d bis ANC >750 x 10⁸/L

Wiederholungsinfo: siehe Memobox zum Therapieablauf

Woche 1-12 Induktionstherapie Q2W (Zyklus 1 ᵉ):

Woche	1	3	5	7	9	11
CTX-Regimen / Zyklus	VDC/1	IE/2	VDC/3	IE/4	VDC/5	IE/6

ab Woche 13: Konsolidierungstherapie Q2W (Zyklus 7-14) + lokale Kontrolle durch OP und/oder Bestrahlung

Woche	13	15	17	19	21	23	25	27	29
nur OP CTX/Zyklus	–(OP)	VDC/7	IE/8	VDC/9	IE/10	VC/11	IE/12	VC/13	IE/14
nur RTx CTX/Zyklus	VDC/7 (Start RTx)	IE/3	VC/9	IE/10	VC/11	IE/12	VDC/13	IE/14	–
OP+RTx CTX/Zyklus	–(OP)	V_C/7 (Start RTx)	IE/8	VC/9	IE/10	VC/11	IE/12	VDC/13	IE/14

Obligate Prä- und Begleitmedikation (Zyklus 1-n)

Tag	zeitl. Ablauf	Substanz	Basisdosierung	Trägerlösung (ml)	Appl.	Infusions-dauer	Bemerkungen
1-5	-3h	NaCl 0,9%	1 000 ml		i.v.	24h	mit Glucose 5% im Wechsel; Bewässerung: insges. 3 L an Ifosfamid-Tagen inkl. Trägerlösung CTxn.
1-5	-3h	Glucose 5%	500 ml		i.v.	24h	mit NaCl 0,9% im Wechsel
1-5	-	+ ___ ml KCl 7,45% /500ml (nach K+-Wert)	10 ml		i.v.		in Glucose 5%
1-5	-30min	Dexamethason	4 mg		i.v.	B	
1-5	-30min	Granisetron	1 mg		i.v.	B	
1-5	-15min	Mesna	360 mg/m²		i.v.	15min	
1-5	+4h	Mesna	360 mg/m²		i.v.	15min	alternativ: p.o. 720mg/m2 bei +2h
1-5	+4h	Dexamethason	4 mg		i.v.	B	
1-5	+4h	Granisetron	1 mg		i.v.	B	
1-5	+8h	Mesna	360 mg/m²		i.v.	15min	alternativ: p.o. 720mg/m2 bei +6h
1-5	+8h	Dexamethason	4 mg		i.v.	B	
1-5	+8h	Granisetron	1 mg		i.v.	B	
1-7	-30min	Thiamin	100 mg		p.o.		alle 4h; bis 2 Tage nach der Ifosfamid-Gabe
6-7	0	Glucose 5%	1 000 ml		i.v.	24h	mit NaCl 0,9% im Wechsel
6-7	0	NaCl 0,9%	1 000 ml		i.v.	24h	mit Glucose 5% im Wechsel
6-12	1-0-0-0	Filgrastim (Neupogen®)	5 µg/kg/d		s.c.		bis mindestens Tag 12, siehe Memobox Tag 12

Bedarfsmedikation	Granisetron, Dexamethason, Mannitol, Furosemid, Antibiotika, Antimykotika.
FN-Risiko	> 20%
Kontrollen	Vitalzeichen, Blutbild, Elektrolyte (Kalium, Natrium, Calcium, Magnesium, Phoshat), Leberwerte (ALP, Transaminasen, Bilirubin, Albumin), Retentionswerte, eGFR, Gerinnung, Neurotoxizität, Flüssigkeitsbilanz, Diurese, unter Ifosfamid mindestens tägl. Urinstix auf Blut; BGA (Serum Bicarbonat), Mukositis. Fanconi Syndrom (Hypophosphataemie, Azidose, Hypokalaemie, Glucosurie, Proteinurie).

Dosisreduktion	**ANC<750/µl:** Induktionszyklen: wenn bis d22 keine Erholung des ANC eintritt (ANC≥750/µL) → DR Doxorubicin, Cyclophosphamid (VDC-Block), Ifosfamid, Etoposid, in folgenden Zyklen um 25%; bei weiterhin keiner Erholung nach DR bis d22 → weitere DR um 25%. Wenn in nachfolgenden Zyklen ANC Erholung bis d18 eintritt, kann eine Dosiserhöhung um 25% erfolgen. Erhaltungszyklen: analog oben bei keiner Erholung bis d29. **Mukositis:** Grad 3 oder 4 nach IE Zyklus für >21 Tage anhaltend DR beider Substanzen um 25%.
Therapievoraussetzung	Voraussetzung für Zyklusbeginn: bei ANC >750 x 10^6/L und Thrombozyten >75 x 10^9/L → Filgrastim absetzen→24h nach letzter Filgrastim-Dosis Start nächster Zyklus.
Therapieaufschub	Bei Auftreten von Hand-Fuss-Syndrom: Intervall-Verlängerung auf 21 Tage für folgenden Zyklus, anschließend wieder Verkürzung auf 14-Tages Zyklen probieren.
Therapieunterbrechung	Zystits mit Mikro- oder Makrohämaturie → Unterbrechung der Ifosfamidtherapie bis zur Normalisierung des Befundes.
Bemerkungen	Bei Auftreten eines signifikanten Faconi-Syndroms: keine weitere Gabe von Ifosfamid → Ifosfamid d1-5 durch Cyclophosphamid 2100mg/m2 nur an d1 ersetzen.
Erfolgsbeurteilung	Bildgebung (i.d.R. MR) Woche 7 und Woche 10; Nach lokaler Therapie: nur OP: Woche 15; nur RTx / RTx+OP: nach Abschluss RTx; dann Woche 25 und 4-6 Wochen nach Abschluss der Therapie.
Wiederholung	siehe Memobox zum Therapieablauf
Literatur	Womer RB et al. J Clin Oncol. 2012;30:4148-54; Brennan B et al. Lancet 2022;400:1513-21

Diese Krebstherapie birgt letale Risiken. Die Anwendung darf nur durch erfahrene Onkologen und entsprechend ausgebildetes Pflegepersonal erfolgen. Das Protokoll muss im Einzelfall überprüft und der klinischen Situation angepasst werden.

080902_04_03   **VC (Vincristin/Cyclophosphamid) i.R.v. VDC/IE Konsolidierung**   *Indikation: Ewing-Sarkom*   **ICD-10: C40/41**

Hauptmedikation (Zyklus 1-n)

Tag	zeitl. Ablauf	Substanz	Basisdosierung	Trägerlösung (ml)	Appl.	Infusionsdauer	Bemerkungen
1	0	Vincristin	2 mg/m²	50 ml NaCl 0,9 %	i.v.	5-10min	max. 2mg absolut. Als FREILAUFENDE Kurzinfusion, wenn möglich über gesicherten zentralvenösen Zugang.
1	+15min	Cyclophosphamid	1 200 mg/m²	500 ml NaCl 0,9 %	i.v.	1h	bei Dosierung > 2500 mg in 1000ml NaCl 0,9% über 2h

Zyklusdiagramm

	Tag 1	2	3	4	5	6	7	8	9	10	11	12	13	14
Vincristin	□													
Cyclophosphamid	■													

Wiederholungsinfo: siehe Memobox zum Therapieablauf

> entweder: **Pegfilgrastim** 6mg s.c. 24h nach CTx (als einmalige Gabe)
> oder
> ab Tag 2: **Filgrastim** 5mcg/kg/d (max 300mcg) für mindestens 7 Tage **und** bis ANC >750 x 10^6/L und Thrombozyten >75 x 10^9/L.
> Mindestabstand zwischen letzter Filgrastim-Gabe und CTx-Folgezyklus = 24 h.

Woche 1-12 Induktionstherapie Q2W (Zyklus 1-6):

Woche	1	3	5	7	9	11
CTX-Regimen / Zyklus	VDC/1	E/2	VDC/3	IE/4	VDC/5	IE/6

ab Woche 13: Konsolidierungstherapie Q2W Zyklus 7-14) + lokale Kontrolle durch OP und/oder Bestrahlung

Woche	13	15	17	19	21	23	25	27	29
nur OP CTX/Zyklus	-(OP)	VDC/7	IE/8	VDC/9	IE/10	VC/11	IE/12	VC/13	IE/14
nur RTx CTX/Zyklus	VDC/7 (Start RTx)	E/8	VC/9	IE/10	VC/11	IE/12	VDC/13	IE/14	-
OP+RTx CTX/Zyklus	-(OP)	VDC/7 (Start RTx)	IE/8	VC/9	IE/10	VC/11	IE/12	VDC/13	IE/14

Obligate Prä- und Begleitmedikation (Zyklus 1-n)

Tag	zeitl. Ablauf	Substanz	Basisdosierung	Trägerlösung (ml)	Appl.	Infusionsdauer	Bemerkungen
1	-30min	NaCl 0,9 %	1 500 ml		i.v.	24h	mit Glucose 5% im Wechsel; Bewässerung: 3L am Cyclo-Tag inkl. Trägerlösungsvolumen der CTx.
1		KCl 7,45% (1mmol K⁺/ml)	- *befundabhängig* -				KCl: bei Bedarf, nach Wert in Bewässerung
1	-30min	Glucose 5%	1 000 ml		i.v.	24h	mit NaCl 0,9 % im Wechsel
1	-30min	Dexamethason	8 mg	100 ml NaCl 0,9 %	i.v.	15min	
1	-30min	Granisetron	1 mg	100 ml NaCl 0,9 %	i.v.	15min	
1	+10min	Mesna	240 mg/m²		i.v.	15min	
1	+4h 15min	Mesna	240 mg/m²		i.v.	15min	
1	+8h 15min	Mesna	240 mg/m²		i.v.	15min	
2	1-0-0-0	Filgrastim (Neupogen®)	5 µg/kg/d		s.c.		bis mindestens Tag 8, siehe Memobox; max 300mcg; alternativ Pegfilgrastim
2-3	-30min	NaCl 0,9 %	1 000 ml		i.v.	24h	mit Glucose 5% im Wechsel
2-3		KCl 7,45% (1mmol K⁺/ml)	- *befundabhängig* -				KCl: bei Bedarf, nach Wert in Bewässerung
2-3	-30min	Glucose 5%	1 000 ml		i.v.	24h	mit NaCl 0,9 % im Wechsel
2-3	1-0-0-0	Dexamethason	8 mg		p.o.		

Bedarfsmedikation: Granisetron, Metoclopramid, Mannitol, Furosemid

FN-Risiko: >20%

Kontrollen: Blutbild, Elektrolyte, Nierenfunktion / Retentionswerte, Flüssigkeitsbilanz, Diurese, Harnsediment, Leberfunktion, Neurotoxizität, sorgfältige Mundpflege

Dosisreduktion: ANC<750 µl: wenn bis d29 keine Erholung des ANC eintritt (ANC≥750/µL) → DR Cyclophosphamid, in folgenden Zyklen um 25%; bei weiterhin keiner Erholung nach DR bis d29 → weitere DR um 25%. Wenn in nachfolgenden Zyklen ANC Erholung bis d18 eintritt, kann eine Dosiserhöhung um 25% erfolgen.
Schwere Neurotoxizität (SIADH, Krampfanfälle, periphere Neurotoxizität) → DR Vincristin auf 50%, bei Abklingen auf ≤Grad 1: Vincristin auf 75% erhöhen, bei guter Verträglichkeit auf 100%.

Therapievoraussetzung: Voraussetzung für Zyklusbeginn: bei ANC >750 x 10^6/L und Thrombozyten >75 x 10^9/L → Filgrastim absetzen→24h nach letzter Filgrastim-Dosis Start nächster Zyklus.

Erfolgsbeurteilung: Bildgebung (i.d.R. MR), nach lokaler Therapie: nur OP: Woche 15; nur RTx / RTx+OP: nach Abschluss RTx; dann Woche 25 und 4-6 Wochen nach Abschluss der Therapie.

Wiederholung: siehe Memobox zum Therapieablauf

Literatur: Womer RB et al. J Clin Oncol. 2012;30:4148-54; Brennan B et al. Lancet 2022;400:1513-21

Diese Krebstherapie birgt letale Risiken. Die Anwendung darf nur durch erfahrene Onkologen und entsprechend ausgebildetes Pflegepersonal erfolgen. Das Protokoll muss im Einzelfall überprüft und der klinischen Situation angepasst werden.

| 080902_03 | Temozolomid/Irinotecan | Indikation: Ewing Sarkom-Rezidiv | ICD-10: C40/C41 |

Hauptmedikation (Zyklus 1-n)

Tag	zeitl. Ablauf	Substanz	Basisdosierung	Trägerlösung (ml)	Appl.	Infusions-dauer	Bemerkungen
1-5	1-0-0-0	Temozolomid	100 mg/m²		p.o.		Nüchtern einnehmen, mindestens 1h vor Irinotecan
1-5, 8-12	0	Irinotecan	20 mg/m²	250 ml NaCl 0,9 %	i.v.	1h	

Zyklusdiagramm

	Tag 1	2	3	4	5	6	7	8	9	10	11	12	[...]	Wdh: 22
Temozolomid														
Irinotecan														

Irinotecan/ Irinotecan liposomal

erhöhtes Risiko für schwere Neutropenien und Durchfälle bei Patienten mit **verminderter UGT1A1-Aktivität** (z.B. Gilbert-Meulengracht-Syndrom).

UGT1A1-Genotypisierung vor Erstgabe insbesondere erwägen bei:
- geschwächten Patienten oder
- Irinotecan-Dosis >180mg/m²

UGT1A1 Genotyp	Relevanz hinsichtlich Irinotecan-Toxizität	Maßnahme
*1/*1	durchschnittliches Risiko	Standarddosis
*1/*28, *1/*6	erhöhtes Risiko	Standarddosis
*28/*28, *6/*6, *6/*28	hohes Risiko	DR in Zyklus 1 um 25% (Irinotecan) bzw. auf 50mg/m² (Irinotecan liposomal), in darauffolgenden Zyklen toxizitätsadaptierte Dosissteigerung

Literatur: Karas et al. JCO Oncol Pract. 2021 Dec 3:OP2100624; Etienne-Grimaldi et al. Fundam Clin Pharmacol. 2015 Jun;29(3):219-37; Rote-Hand-Brief Arzneimitteltoxizität bei Patienten mit verringerter UGT1A1-Aktivität, 21.12.2021

Obligate Prä- und Begleitmedikation (Zyklus 1-n)

Tag	zeitl. Ablauf	Substanz	Basisdosierung	Trägerlösung (ml)	Appl.	Infusions-dauer	Bemerkungen
1-5	-30min	NaCl 0,9 %	1 000 ml		i.v.	3h	
1-5, 8-12	-30min	Dexamethason	8 mg		i.v.	15 min	
1-5, 8-12	-30min	Granisetron	1 mg		i.v.	B	
8-12	-30min	NaCl 0,9 %	1 000 ml	100 ml NaCl 0,9 %	i.v.	2h	

Bedarfsmedikation	Bei Diarrhoebeginn 4mg Loperamid p.o., dann 2mg alle 2 Stunden bis 12h nach Diarrhoe-Ende. Wenn keine Besserung nach 48h oder Diarrhoe + neutropenisches Fieber oder CTC Grad 4 Diarrhoe: antibiotische Breitspektrum-Therapie (Chinolone). Bei frühcholinergem Syndrom (häufig bei Irinotecan-Therapie) Atropin 0,25 mg 1 x s.c.
FN-Risiko	< 10% --> je nach Risikoabwägung, siehe Kurzfassung Leitlinien G-CSF
Kontrollen	Differentialblutbild, Nierenwerte, Bestimmung der Leberwerte vor Behandlungsbeginn und vor jedem Behandlungszyklus (bei Patienten mit 42-tägigem Behandlungszyklus für Temozolomid auch in der Mitte des Behandlungszyklus)
Dosisreduktion	Siehe auch Dosismodifikationstabelle und Fachinformation. **Temozolomid:** bei neutrophilen Granulozyten <1 000/µl, Thrombozyten < 50 000/µl, bei nicht-hämatologischer Toxizität CTC Grad 3 (außer Alopezie, Übelkeit, Erbrechen). **Irinotecan:** bei Leberfunktionsstörungen, hämatologische Toxizität, nicht-hämatologische Toxizität, schwerer behandlungsbedingter Diarrhoe.
Cave	**Temozolomid:** Fälle von Leberschaden einschliesslich letalem Leberversagen wurden bei Patienten unter Temozolomid-Therapie berichtet; Lebertoxizität kann erst mehrere Wochen oder noch später nach Beginn der Behandlung oder nach Absetzen von Temozolomid auftreten. Bei abnormen Leberwerten sollte der Nutzen gegen das Risiko einer Weiterführung der Behandlung sorgfältig abgewogen werden.
Therapieaufschub	**Irinotecan:** bis zum Abklingen behandlungsbedingter Diarrhoe
Wiederholung	Tag 22.
Literatur	Casey DA et al. Pediatr Blood Cancer. 2009; 53:1029-1034.

Diese Krebstherapie birgt letale Risiken. Die Anwendung darf nur durch erfahrene Onkologen und entsprechend ausgebildetes Pflegepersonal erfolgen. Das Protokoll muss im Einzelfall überprüft und der klinischen Situation angepasst werden.

080902_02 | **Cyclophosphamid/Topotecan** | **Indikation: Ewing-Sarkom-Rezidiv** | *ICD-10: C40/C41*

Hauptmedikation (Zyklus 1-n)

Tag	zeitl. Ablauf	Substanz	Basisdosierung	Trägerlösung (ml)	Appl.	Infusions-dauer	Bemerkungen
1-5	0	Cyclophosphamid	250 mg/m²	250 ml NaCl 0,9 %	i.v.	30min	
1-5	+30min	Topotecan	0,75 mg/m²	100 ml NaCl 0,9 %	i.v.	30min	

Zyklusdiagramm | Tag 1 | 2 | 3 | 4 | 5 | [...] | Wdh: 22

Cyclophosphamid
Topotecan

Wiederholungsinfo: bis zum besten Ansprechen, ggf. dann noch 2 Zyklen Konsolidierung

Obligate Prä- und Begleitmedikation (Zyklus 1-n)

Tag	zeitl. Ablauf	Substanz	Basisdosierung	Trägerlösung (ml)	Appl.	Infusions-dauer	Bemerkungen
1-5	-30min	NaCl 0,9 %	1 000 ml		i.v.	2h	
1-5	-30min	Dexamethason	8 mg		i.v.	B	
1-5	-30min	Granisetron	1 mg		i.v.	B	
1-5	0	Mesna	50 mg/m²		i.v.	15 min	oder 100mg/m² p.o.
1-5	+4h	Mesna	50 mg/m²		i.v.	15 min	oder 100mg/m² p.o.
1-5	+8h	Mesna	50 mg/m²		i.v.	15 min	oder 100mg/m² p.o.
1-21	0-1-0-0	Cotrimoxazol	960 mg		p.o.		Montags, Mittwochs u. Freitags
6	+24h	Filgrastim (Neupogen®)	5 µg/kg/d		s.c.		bis Durchschreiten des Nadir

Bedarfsmedikation	Granisetron, Dexamethason, Furosemid
FN-Risiko	> 20% → Primärprophylaxe mit Filgrastim/Neupogen® oder Pegfilgrastim/Neulasta®
Kontrollen	Peripheres Blutbild, Elektrolyte, Kreatinin-Clearance (bei GFR ≤ 40-20ml/min Topotecan-DR auf 50%, GFR < 20ml/min Kontraindikation); Leberwerte
Dosisreduktion	Topotecanangabe nur wenn Leukozyten > 2 000/µl oder Granulozyten > 1 000/µl, Thrombozyten > 100 000/µl; Absetzen von Cyclophosphamid bei Zystitis mit Mikro- oder Makrohämaturie, Cyclophosphamid GFR < 10 50% DR; Bilirubin 3,1-5mg/dl und SGOT > 180 U/l DR 75%, Bilirubin > 5,0mg/dl relative Kontraindikation, siehe Dosismodifikationstabelle
Erfolgsbeurteilung	nach 2 Zyklen
Wiederholung	Tag 22. bis zum besten Ansprechen, ggf. dann noch 2 Zyklen Konsolidierung
Literatur	Saylors R L et al. J Clin Oncol. 2001; 19(15):3463-69.

Diese Krebstherapie birgt letale Risiken. Die Anwendung darf nur durch erfahrene Onkologen und entsprechend ausgebildetes Pflegepersonal erfolgen. Das Protokoll muss im Einzelfall überprüft und der klinischen Situation angepasst werden.

| **080903_02** | **MAP/MA (Cisplatin/Doxorubicin/Methotrexat)** | **Indikation: Osteosarkom** | **ICD-10: C40/C41** |

Protokoll-Hinweis: neoadjuvant: 2 Zyklen MAP → OP → adjuvant: 2 Zyklen MAP + 2 Zyklen MA

Hauptmedikation (Zyklus 1-4)

Tag	zeitl. Ablauf	Substanz	Basisdosierung	Trägerlösung (ml)	Appl.	Infusions-dauer	Bemerkungen
1-2	0	Doxorubicin	37,5 mg/m²	250 ml Glucose 5 %	i.v.	24h	zentralvenöse Applikation
1-3	0	Cisplatin	40 mg/m²	250 ml NaCl 0,9 %	i.v.	24h	Lichtschutz
22, 29	0	Methotrexat	12 000 mg/m²	1 000 ml NaCl 0,9 %	i.v.	4h	

Zyklusdiagramm Tag 1 2 3 4 5 6 7 8 9 10 11 12 13 14 15 16 17 18 19 20 21 22 23 24 25 26 27 28 29 [...] 36   Wdh: 36
Cisplatin
Doxorubicin
Methotrexat

Wiederholungsinfo: nach Zyklus 2 OP.
CAVE: ab Zyklus 5 (=d36 des 4.Zyklus): nur noch MA

Achtung: bei oraler und venöser **Alkalisierung** Urin-pH- und venöse BGA-Messung empfohlen

Cave: Aprepitant ist moderater Inhibitor und Induktor von CYP3A4 (Wechselwirkungen beachten, s. Fachinformation)

Therapieablauf:
Zyklus 1: **MAP**
Zyklus 2: **MAP**
- OP -
Zyklus 3: **MAP**
Zyklus 4: **MAP**
Zyklus 5: **MA**
Zyklus 6: **MA**

MAP:
Cisplatin d1-3
Doxorubicin d1-2
MTX d22, 29
(Wdh. d36)

MA:
Doxorubicin d1-2
MTX d15, 22
(Wdh. d29)

Achtung: Betrifft Leukovorin-Rescue
Leukovorin alle 6h Dosierung nach Schema, erster Tag i.v.: Start 24h nach Beginn MTX-Infusion. Weiterführung des Leukovorin-Rescues **bis 6. Tag nach MTX bzw. bis MTX-Spiegel <0,04 μmol/l**
Bei **verzögerter MTX-Ausscheidung** Verlängerung und Erhöhung *des Leukovorin-Rescues gemäß LV Rescue Bogen für ZNS-NHL.
*MTX-Spiegel: +4h (unmittelbar nach MTX-Ende), +24h (vor erster Rescue), dann tgl. morgens und abends

Obligate Prä- und Begleitmedikation (Zyklus 1-4)

Tag	zeitl. Ablauf	Substanz	Basisdosierung	Trägerlösung (ml)	Appl.	Infusions-dauer	Bemerkungen
1	-1h	Aprepitant	125 mg		p.o.		
1	-30min	Dexamethason	12 mg		i.v.	B	
1-2	-4h	Glucose 5%	1 000 ml		i.v.	24h	Glucose+NaCl über 24h im Wechsel
		Calcium 10% B.Braun® (2,25mmol Calcium/10ml)	10 ml				Calcium: befundabhängig, in je 1000ml Bewässerung
		KCl 7,45% (1mmol K⁺/ml)	30 ml				Kalium: befundabhängig, in je 1000ml Bewässerung, regelmäßig K⁺ Kontrollen
		Magnesium 10% Inresa® (4,05mmol Magnesium/10ml)	10 ml				Magnesium: befundabhängig, in je 1000ml Bewässerung
1-3	-4h	NaCl 0,9 %	1 500 ml		i.v.	24h	Glucose+NaCl über 24h im Wechsel; Bewässerung: insges 3L an Cisplatin-Tagen inkl. Trägerlösungen CTx.
1-3	-30min	Mannitol-Lsg. 10%	250 ml		i.v.	30min	bei unzureichender Diurese bis zu 4x8g/m² täglich
1-4	-30min	Granisetron	1 mg		i.v.	B	
2-4	-30min	Dexamethason	8 mg		i.v.	B	
2-5	-1h	Aprepitant	80 mg		p.o.		1h vor Chemo
3	-4h	Glucose 5%	1 250 ml		i.v.	24h	Glucose+NaCl über 24h im Wechsel
		Calcium 10% B.Braun® (2,25mmol Calcium/10ml)	10 ml				Calcium: befundabhängig, in je 1000ml Bewässerung
		KCl 7,45% (1mmol K⁺/ml)	30 ml				Kalium: befundabhängig, in je 1000ml Bewässerung, regelmäßig K⁺ Kontrollen
		Magnesium 10% Inresa® (4,05mmol Magnesium/10ml)	10 ml				Magnesium: befundabhängig, in je 1000ml Bewässerung
4-5	0	NaCl 0,9 %	1 000 ml		i.v.	24h	Glucose+NaCl über 24h im Wechsel
4-5	0	Glucose 5%	1 000 ml		i.v.	24h	Glucose+NaCl über 24h im Wechsel
21-35	Gabe	Natriumbicarbonat 8,4% (1mmol HCO$_3^-$/ml) in Perfusorspritze	- befundabhängig -		i.v.		Urin-Alkalisierung unter MTX: Beginn Voralkalisierung 4-12h vor MTX. Kontinuierlich fortführen bis Ende i.v.-Leukovorin-Rescue. Start mit 10ml/h dann Anpassung in Abh. v. Urin-pH-Wert. Ziel Urin-pH: 7,1-8,0. Monitoring s. Memobox.

Obligate Prä- und Begleitmedikation (Zyklus 1-4) (Fortsetzung)

Tag	zeitl. Ablauf	Substanz	Basisdosierung	Trägerlösung (ml)	Appl.	Infusions-dauer	Bemerkungen
21-35	Gabe	NaCl 0,9 %	1 500 ml		i.v.	24h	Bewässerung unter MTX: 1,5l NaCl + 1,5l Glucose im Wechsel/ Tag. Beginn Vorbewässerung 4-12h vor MTX. Kontinuierlich fortführen bis Ende i.v.-Leukovorin-Rescue.
21-35	Gabe	Glucose 5%	1 500 ml		i.v.	24h	im Wechsel mit NaCl 0,9%
		KCl 7,45% (1mmol K$^+$/ml)	ml - befundabhängig -				KCl: 20 ml pro 1000 ml Bewässerung (NaCl 0,9% bzw. Glucose 5%), Kalium-Ref.-Bereich: 3,5-5,1 mmol/L.
22, 29	-30min	Dexamethason	8 mg		i.v.	B	
22, 29	-30min	Granisetron	1 mg		i.v.	B	
22, 29	+6h	Furosemid	40 mg		i.v.	B	
22-35	1-1-1-1	Natriumbicarbonat	2 g - befundabhängig -		p.o.		4x2g, kontinuierlich fortführen bis Ende i.v.-Leukovorin-Rescue. Wenn orale Einnahme schwierig Alkalisierung rein über Perfusor möglich.

Hauptmedikation (Zyklus 5-6)

Tag	zeitl. Ablauf	Substanz	Basisdosierung	Trägerlösung (ml)	Appl.	Infusions-dauer	Bemerkungen
1-2	0	Doxorubicin	37,5 mg/m²	250 ml Glucose 5 %	i.v.	24h	zentralvenöse Applikation
15, 22	0	Methotrexat	12 000 mg/m²	1 000 ml NaCl 0,9 %	i.v.	4h	

Achtung: Betrifft Leukovorin-Rescue
Leukovorin alle 6h Dosierung nach Schema, erster Tag i.v.; Start 24h nach Beginn MTX-Infusion. Weiterführung des Leukovorin-Rescues **bis 6. Tag nach MTX bzw. bis MTX-Spiegel <0,04µmol/l**
Bei **verzögerter MTX-Ausscheidung** Verlängerung und Erhöhung *des Leukovorin-Rescues gemäß LV Rescue Bogen für ZNS-NHL
*MTX-Spiegel: +4h (unmittelbar nach MTX-Ende), +24h (vor erster Rescue), dann tgl. morgens und abends

Achtung: bei oraler und venöser **Alkalisierung** Urin-pH- und venöse BGA-Messung empfohlen

Zyklusdiagramm

Tag	1	2	3	4	5	6	7	8	9	10	11	12	13	14	15	16	17	18	19	20	21	22	[...]	Wdh: 29
Doxorubicin	☐																							
Methotrexat								▪							▪							▪		

Cave: Aprepitant ist moderater Inhibitor und Induktor von CYP3A4 (Wechselwirkungen beachten, s. Fachinformation)

Wiederholungsinfo: insg. 2 Zyklen 5-6 (bis Zyklus 6)

Obligate Prä- und Begleitmedikation (Zyklus 5-6)

Tag	zeitl. Ablauf	Substanz	Basisdosierung	Trägerlösung (ml)	Appl.	Infusions-dauer	Bemerkungen
1	-1h	Aprepitant	125 mg		p.o.		
1	-30min	Dexamethason	12 mg		i.v.	B	
1-2	-30min	NaCl 0,9 %	1 000 ml		i.v.	24h	
1-2	-30min	Granisetron	1 mg		i.v.	B	
2	-1h	Aprepitant	80 mg		p.o.		
2	-30min	Dexamethason	8 mg		i.v.	B	
3-4	1-0-0-0	Aprepitant	80 mg		p.o.		Fortführung Antiemese
3-5	1-0-0-0	Dexamethason	8 mg		p.o.		Fortführung Antiemese
14-28	Gabe	Natriumbicarbonat 8,4% (1mmol HCO$_3^-$/ml) in Perfusorspritze	- befundabhängig -		i.v.		Urin-Alkalisierung unter MTX: Beginn Voralkalisierung 4-12h vor MTX. Kontinuierlich fortführen bis Ende i.v.-Leukovorin-Rescue. Start mit 10ml/h dann Anpassung in Abh. v. Urin-pH-Wert. Ziel Urin-pH: 7,1-8,0. Monitoring s. Memobox.
14-28	Gabe	NaCl 0,9 %	1 500 ml		i.v.	24h	Bewässerung unter MTX: 1,5l NaCl + 1,5l Glucose im Wechsel/ Tag. Beginn Vorbewässerung 4-12h vor MTX. Kontinuierlich fortführen bis Ende i.v.-Leukovorin-Rescue.
14-28	Gabe	Glucose 5%	1 500 ml		i.v.	24h	im Wechsel mit NaCl 0,9%
		KCl 7,45% (1mmol K$^+$/ml)	ml - befundabhängig -				KCl: 20 ml pro 1000 ml Bewässerung (NaCl 0,9% bzw. Glucose 5%), Kalium-Ref.-Bereich: 3,5-5,1 mmol/L.
15, 22	-30min	Dexamethason	8 mg		i.v.	B	
15, 22	-30min	Granisetron	1 mg		i.v.	B	
15, 22	+6h	Furosemid	40 mg		i.v.	B	
15-28	1-1-1-1	Natriumbicarbonat	2 g - befundabhängig -		p.o.		4x2g, kontinuierlich fortführen bis Ende i.v.-Leukovorin-Rescue. Wenn orale Einnahme schwierig Alkalisierung rein über Perfusor möglich.

Bedarfsmedikation	Metoclopramid, Granisetron, Mannit 20%/Osmosteril® 20% bei unzureichender Diurese 4 x 40ml/m², Furosemid, Pantoprazol (s. Wechselwirkung)
FN-Risiko	10-20% → je nach Risikoabwägung als Primärprophylaxe, bei FN im 1. Zyklus als Sekundärprophylaxe, siehe Kurzfassung Leitlinien G-CSF
Kontrollen	Differentialblutbild, Elektrolyte, Flüssigkeitsbilanzierung, Leber- und Nierenwerte, Urin-pH, Herzfunktion, Audiometrie vor der 3. und 4. Doxorubicin/Cisplatin-Gabe, Ausschluß 3. Raum, MTX-Spiegel, Leukovorin-Rescue-Bogen
Dosisreduktion	**von Cisplatin:** Neutropenie (< 500/µl) mit Fieber: DR 25% (bei Wdh.: 50%), PNP ≥ CTC Gr.3: DR 100%; **von Doxorubicin: Bilirubin:** 1,25-2,09 mg/dl → DR 25%, 2,1-3,05mg/dl → DR 50%, 3,06-5,0 mg/dl → DR 75%, > 5mg/dl → DR 100%; **Methotrexat** bei Niereninsuffizienz: s. Dosismodifikationstabelle; **kein Doxorubicin bei Verdacht auf kardiale Dysfunktion,** dann: o.g. Kontrollen
Cave	Anthrazykline → Gefahr der Kardiotoxizität
Summendosis	**Doxorubicin:** Gefahr der Kardiotoxizität; max. Summendosis von 550mg/m²
Therapievoraussetzung	**Zyklusbeginn nur bei: Herzecho oder Radionuklidventr.: FS > 28% oder LVEF > 50%, kein LVEF- Abfall > 10% von Basiswert; Kreatininclarance ≥ 70ml/min x1,73m², Bilirubin ≤ 1,5x oberer Normwert, Audiogramm (Hörminderung < 30dB bei < 2kHz);** hämatologische Voraussetzungen AP-Block: Leukozyten > 2 000/µl oder Neutrophile > 750/µl, Thrombozyten > 75 000/µl; hämatologische Voraussetzungen MTX-Block: Neutrophile > 250/µl, WBC > 1 000/µl, Thrombozyten > 50 000/µl, Urin-pH > 7;
Wechselwirkungen	Protonenpumpeninhibitoren (PPI) können die MTX-Ausscheidung verzögern und so zu erhöhtem MTX Plasmaspiegel führen, daher wird empfohlen, PPI 2 Tage vor bis 2 Tage nach der MTX-Gabe zu pausieren (ggf. durch H2-Blocker, Tepilta® ersetzen). Ebenfalls Vorsicht ist bei der gleichzeitigen Anwendung von MTX und NSAIDs oder Antibiotika (β-Lactam-Antibiotika, Sulfonamide, Trimetoprim, Tetracycline, Ciprofloxacin) angezeigt. Keine gleichzeitige Anwendung von MTX und Metamizol: Risiko der verstärkten Hämatotoxizität zusätzlich zur verzögerten MTX-Ausscheidung.
Wiederholung	**Zyklus 1-4:** Tag 36. nach Zyklus 2 OP. CAVE: ab Zyklus 5 (=d36 des 4.Zyklus): nur noch MA **Zyklus 5-6:** Tag 29. insg. 2 Zyklen MA (bis Zyklus 6)
Literatur	Bielack et al. J Clin Oncol. 2015;33(20):2279-87, Fachinformation Cisplatin, Doxorubicin, Methotrexat

Diese Krebstherapie birgt letale Risiken. Die Anwendung darf nur durch erfahrene Onkologen und entsprechend ausgebildetes Pflegepersonal erfolgen. Das Protokoll muss im Einzelfall überprüft und der klinischen Situation angepasst werden.

080903.03 *Cisplatin/Doxorubicin* *Indikation: Osteosarkom* **ICD-10: C40/C41**

Protokoll-Hinweis: nur adj: Wo. 0,9,18; ; neoadj;+post-op. GR: Wo. 0,10,19; neoadj;+post-op. PR: Wo. 0,10,22

Hauptmedikation (Zyklus 1-n)

Tag	zeitl. Ablauf	Substanz	Basisdosierung	Trägerlösung (ml)	Appl.	Infusionsdauer	Bemerkungen
1-3	0	Cisplatin	33,3 mg/m²	250 ml NaCl 0,9 %	i.v.	24h	
4	0	Doxorubicin	60 mg/m²	250 ml Glucose 5 %	i.v.	24h	Beginn nach Ende der Cisplatin-Infusion; zentralvenöse Gabe

Wiederholungsinfo: siehe Memo Therapieübersicht

Zyklusdiagramm | Tag 1 2 3 4 5 6 7 8 9 10 11 12 13 14 15 16 17 18 19 20 21

Cisplatin
Doxorubicin

Inkompatibilitäten:
Doxorubicin/Cisplatin ↔ Aluminium im Infusionsbesteck
Doxorubicin ↔ Heparin
Doxorubicin ↔ Diazepam, Furosemid

Therapieübersicht
Cisplatin/Doxorubicin-Block:
nur adjuvant: Woche 0,9,18
neoadjuvant + post-operativ (GR = good responder): Woche 0,10,19
neoadjuvant + post-operativ (PR = poor responder): Woche 0,10,22

Aprepitant / Fosaprepitant (Prodrug) sind Substrate und moderate Inhibitoren von CYP3A4:
Cave bei gleichzeitiger oraler Verabreichung von hauptsächlich via CYP3A4 metabolisierten Wirkstoffen mit geringer therapeutischer Breite wie Ciclosporin, Everolimus, Tacrolimus, Fentanyl. Die gleichzeitige Anwendung von Pimozid ist kontraindiziert. **Interaktion mit CYP3A4 metabolisierten oral verabreichten CTx z.B. Etoposid, Vinorelbin möglich. Besondere Vorsicht bei gleichzeitiger Anwendung von Irinotecan und Ifosfamid erhöhte Toxizität möglich.** Reduktion der üblichen oralen Dexamethason-Dosis um 50%.
Vorübergehende leichte Induktion von CYP2C9 und CYP3A4 nach Beendigung der Aprepitant- / Fosaprepitant-Therapie: Bei Warfarin (CYP2C9-Substrat)-Dauertherapie besonders engmaschige INR-Überwachung innerhalb von 14 Tagen nach jeder Aprepitant 3-Tages-Therapie. Verminderte Wirksamkeit hormonaler Kontrazeptiva bis 2 Monate nach letzter Aprepitant Gabe möglich → alternative unterstützende Maßnahmen zur Empfängnisverhütung vorzunehmen.

Obligate Prä- und Begleitmedikation (Zyklus 1-n)

Tag	zeitl. Ablauf	Substanz	Basisdosierung	Trägerlösung (ml)	Appl.	Infusionsdauer	Bemerkungen
1	-4h	NaCl 0,9 %	750 ml		i.v.	4h	
1	-1h	Aprepitant	125 mg		p.o.		
1	-30min	Dexamethason	12 mg		i.v.	B	
1	0	NaCl 0,9 %	1 000 ml		i.v.	24h	Glucose+NaCl über 24h im Wechsel
1	0	Glucose 5%	1 000 ml		i.v.	24h	Glucose+NaCl über 24h im Wechsel
1-3	-15min	Mannitol-Lsg. 10%	80 ml/m²		i.v.	15min	
1-3	+8h	Mannitol-Lsg. 10%	80 ml/m²		i.v.	15min	bei unzureichender Diurese bis zu 4x8g/m² täglich
1-3	+16h	Mannitol-Lsg. 10%	80 ml/m²		i.v.	15min	bei unzureichender Diurese bis zu 4x8g/m² täglich
1-3	+24h	Mannitol-Lsg. 10%	80 ml/m²		i.v.	15min	bei unzureichender Diurese bis zu 4x8g/m² täglich
1-4	-30min	Granisetron	1 mg		i.v.	B	
1-4	-	KCl 7,45% (1mmol K+/ml)	30 ml		i.v.		in je 1000ml Bewässerung, regelmäßig K+ Kontrollen
1-4	-	10ml Mg- Verla ® (3,15mmol Mg2+) + 10ml Ca-Braun ® (2,3mmol Ca2+)	- befundabhängig -				in je 1000ml Bewässerung
2-3	0	NaCl 0,9 %	1 500 ml		i.v.	24h	Glucose+NaCl über 24h im Wechsel
2-3	0	Glucose 5%	1 250 ml		i.v.	24h	Glucose+NaCl über 24h im Wechsel
2-4	-30min	Dexamethason	8 mg		i.v.	B	
2-5	-1h	Aprepitant	80 mg		p.o.		1h vor Chemo
4-5	0	NaCl 0,9 %	1 000 ml		i.v.	24h	Glucose+NaCl über 24h im Wechsel
4-5	0	Glucose 5%	1 000 ml		i.v.	24h	Glucose+NaCl über 24h im Wechsel

Bedarfsmedikation
Metoclopramid, Granisetron, Mannit 20%/Osmosteril® 20% bei unzureichender Diurese 4 x 40ml/m², Furosemid, Pantoprazol

FN-Risiko
> 20% → Primärprophylaxe mit Filgrastim/Neupogen® oder Pegfilgrastim/Neulasta®, siehe Kurzfassung Leitlinien G-CSF

Kontrollen
Cave: Anthrazykline → Gefahr der Kardiotoxizität; **Zyklusbeginn nur bei:** Leukozyten $\geq$ 3 000/μl bzw. Neutrophilen $\geq$ 1 000/μl, Thrombozyten $\geq 10^5$/μl), Herzecho oder Radionuklidventr.: FS > 28% oder LVEF > 55%, kein LVEF- Abfall > 10% von Basiswert; Kreatinin normal, Kreatininclarance $\geq$ 70ml/min x1,73m², Bilirubin $\leq$ 1,5x oberer Normwert, Audiogramm (Hörminderung < 30dB bei < 2kHz);
sonstige Kontrollen: Elektrolyte, Flüssigkeitsbilanzierung, Transaminasen, AP, LDH, U-Status, **nach Zyklus:** d9- 16: Blutbild alle 2d (längere Intervalle möglich)

Dosisreduktion
von Cisplatin: Neutropenie (< 500/μl) mit Fieber: DR 25% (bei Wdh.: 50%), PNP $\geq$ CTC Gr.3: DR 100%; **von Doxorubicin: Bilirubin:** 1,25-2,09 mg/dl → DR 25%, 2,1-3,05mg/dl → DR 50%, 3,06-5,0 mg/dl → DR 75%, > 5mg/dl → DR 100%, **kein Doxorubicin bei Verdacht auf kardiale Dysfunktion**, dann: o.g. Kontrollen

Summendosis
Doxorubicin: Gefahr der Kardiotoxizität; max. Summendosis von 550mg/m²

Wiederholung
siehe Memo Therapieübersicht

Literatur
Ferrari S. et al. J Clin Oncol (Meeting Abstracts) May 2009 vol. 27 no. 15S 10516

Diese Krebstherapie birgt letale Risiken. Die Anwendung darf nur durch erfahrene Onkologen und entsprechend ausgebildetes Pflegepersonal erfolgen. Das Protokoll muss im Einzelfall überprüft und der klinischen Situation angepasst werden.

080903_04   Ifosfamid/Cisplatin   **Indikation: Osteosarkom**   **ICD-10: C40/C41**

Protokoll-Hinweis: (nur adj.: Wo. 3,12,21; neoadj.+post-op. GR: Wo. 3,13,22; neoadj.+post-op. PR: Wo. 3,14,26)

Hauptmedikation (Zyklus 1-n)

Tag	zeitl. Ablauf	Substanz	Basisdosierung	Trägerlösung (ml)	Appl.	Infusions-dauer	Bemerkungen
1-2	0	Ifosfamid	3 000 mg/m²	500 ml NaCl 0,9 %	i.v.	1h	
3-5	0	Cisplatin	33,3 mg/m²	250 ml NaCl 0,9 %	i.v.	24h	nicht mit Mesna mischen

Zyklusdiagramm

Tag 1 2 3 4 5 6 7 8 9 10 11 12 13 14 15 16 17 18 19 20 21

Ifosfamid
Cisplatin

Wiederholungsinfo: siehe Memo Therapieübersicht

Inkompatibilität:
Cisplatin ↔ Metoclopramid
Cisplatin ↔ Aluminium im Infusions-besteck
Cisplatin ↔ Mesna

Therapieübersicht
Ifosfamid/Cisplatin-Block:
nur adjuvant: Woche 3,12,21
neoadjuvant + post-operativ (GR = good responder): Woche 3,13,22
neoadjuvant + post-operativ (PR = poor responder): Woche 3,14,26

Aprepitant / Fosaprepitant (Prodrug) sind Substrate und moderate Inhibitoren von CYP3A4:
Cave bei gleichzeitiger oraler Verabreichung von hauptsächlich via CYP3A4 metabolisierten Wirkstoffen mit geringer therapeutischer Breite wie Ciclosporin, Tacrolimus, Everolimus, Fentanyl. Die gleichzeitige Anwendung von Pimozid ist kontraindiziert. **Interaktion mit CYP3A4 metabolisierten oral verabreichten CTx z. B. Etoposid, Vinorelbin, Vinorelbin möglich. Besondere Vorsicht bei gleichzeitiger Anwendung von Irinotecan und Ifosfamid erhöhte Toxizität möglich.** Reduktion der üblichen oralen Dexamethason-Dosis um 50%. **Vorübergehende leichte Induktion von CYP2C9 und CYP3A4 nach Beendigung der Aprepitant- / Fosaprepitant-Therapie:** Bei Warfarin (CYP2C9-Substrat)-Dauertherapie besonders engmaschige INR-Überwachung innerhalb von 14 Tagen nach jeder Aprepitant 3-Tages-Therapie. Verminderte Wirksamkeit hormonaler Kontrazeptiva bis 2 Monate nach letzter Aprepitant Gabe möglich → alternative unterstützende Maßnahmen zur Empfängnisverhütung vorzunehmen.

Obligate Prä- und Begleitmedikation (Zyklus 1-n)

Tag	zeitl. Ablauf	Substanz	Basisdosierung	Trägerlösung (ml)	Appl.	Infusions-dauer	Bemerkungen
1-2	-30min	Dexamethason	4 mg		i.v.	B	Tage 6-8 p.o.
1-2	0	Mesna	600 mg/m²		i.v.	15min	
1-2	0	NaCl 0,9 %	1 000 ml		i.v.	23h	im Wechsel mit Glucose 5%; Bewässerung: insges. 3L an CTx-Tagen inkl. Trägerlösung CTx.
		10ml Mg- Verla ® (3,15mmol Mg2+) + 10ml Ca-Braun ® (2,3mmol Ca2+)	ml - befundabhängig -				bei Bedarf, nach Wert in Bewässerung
		KCl 7,45% (1mmol K⁺/ml)	ml - befundabhängig -				KCl: bei Bedarf, nach Wert in Bewässerung
1-2	+4h	Mesna	600 mg/m²		i.v.	15min	
1-2	+4h	Granisetron	1 mg		i.v.	B	
1-2	+4h	Dexamethason	4 mg		i.v.	B	
1-2	+8h	Mesna	600 mg/m²		i.v.	15min	
1-2	+8h	Granisetron	1 mg		i.v.	B	
1-2	+8h	Dexamethason	4 mg		i.v.	B	
1-4	-30min	Thiamin	100 mg		p.o.		alle 4h; bis 2 Tage nach der Ifosfamid-Gabe
1-5	-30min	NaCl 0,9 %	500 ml		i.v.	30min	
1-5	-30min	Granisetron	1 mg		i.v.	B	
1-5	0	Glucose 5%	1 000 ml		i.v.	23h	im Wechsel mit NaCl 0,9%
3	-1h	Aprepitant	125 mg		p.o.	B	Gabe 1h vor Chemo
3	-30min	Dexamethason	12 mg		i.v.	B	
3-5	-15min	Mannitol-Lsg. 10%	80 ml/m²		i.v.	15min	
3-5	0	NaCl 0,9 %	1 250 ml		i.v.	23h	im Wechsel mit Glucose 5%; Bewässerung: insges. 3L an CTx-Tagen inkl. Trägerlösung CTx.
		10ml Mg- Verla ® (3,15mmol Mg2+) + 10ml Ca-Braun ® (2,3mmol Ca2+)	ml - befundabhängig -				bei Bedarf, nach Wert in Bewässerung
		KCl 7,45% (1mmol K⁺/ml)	ml - befundabhängig -				KCl: bei Bedarf, nach Wert in Bewässerung
3-5	+8h	Mannitol-Lsg. 10%	50 ml		i.v.	15min	

Obligate Prä- und Begleitmedikation (Zeklus 1-n) (Fortsetzung)

Tag	zeitl. Ablauf	Substanz	Basisdosierung	Trägerlösung (ml)	Appl.	Infusions-dauer	Bemerkungen
3-5	+16h	Mannitol-Lsg. 10%	50 ml		i.v.	15min	
3-5	+24h	Mannitol-Lsg. 10%	150 ml		i.v.	15min	
4-7	-1h	Aprepitant	80 mg		p.o.		Gabe 1h vor Chemo
4-8	-30min	Dexamethason	8 mg		i.v.	B	Tage 6-8 p.o.
6-7	0	NaCl 0,9%	1 000 ml		i.v.	23h	im Wechsel mit Glucose 5%
6-7	0	Glucose 5%	1 000 ml		i.v.	23h	im Wechsel mit NaCl 0,9%

Bedarfsmedikation	Metoclopramid, Granisetron, Mannit 20%/Osmosteril® 20% bei unzureichender Diurese 4 x 40ml/m², Furosemid, Panztoprazol
FN-Risiko	> 20% → Primärprophylaxe mit Filgrastim/Neupogen® oder Pegfilgrastim/Neulasta®, siehe Kurzfassung Leitlinien G-CSF
Kontrollen	Zyklusbeginn nur bei: Leukozyten > 3 000/µl bzw. Neutrophilen > 1 000/µl, Thrombozyten > 105/µl), Herzecho oder Radionuklidventr.: FS > 28% oder LVEF > 55%, kein LVEF-Abfall > 10% von Basiswert, Kreatinin normal, Kreatininclearance > 70ml/min x1,73m², Audiogramm (Hörminderung < 30dB bei < 2kHz); sonstige Kontrollen: Elektrolyte, Flüssigkeitsbilanz, Bilirubin, Transaminasen, AP, LDH, U-Status, nach Zyklus: d9- 16: Blutbild alle 2d (längere Intervalle möglich)
Dosisreduktion	**von Ifosfamid:** Neutropenie (< 500/µl) mit Fieber: DR 25% (bei Wdh.: 50%), GOT > 300U/l oder Bilirubin > 3mg/dl: DR 75%, bei Hämaturie: Mesna- Dosis verdoppeln und Hydratation erhöhen; **von Cisplatin:** FNP ≥ CTC Gr. 3: DR 100%
Summendosis	keine Angabe
Wiederholung	siehe Merck Therapieübersicht
Literatur	Ferrari S. et al. J Clin Oncol (Meeting Abstracts) May 2009 vol. 27 no. 15S 10516

> Diese Krebstherapie birgt letale Risiken. Die Anwendung darf nur durch erfahrene Onkologen und entsprechend ausgebildetes Pflegepersonal erfolgen. Das Protokoll muss im Einzelfall überprüft und der klinischen Situation angepasst werden.

| 080903_05 | Ifosfamid/Doxorubicin (Osteosarkom) | Indikation: Osteosarkom | ICD-10: C40/C41 |

Protokoll-Hinweis: (nur adj.: Wo. 6,15,24; neoadj.+post-op. GR: Wo. 6,16,25; neoadj.+post-op. PR: Wo. 6,18,30)

Hauptmedikation (Zyklus 1-n)

Tag	zeitl. Ablauf	Substanz	Basisdosierung	Trägerlösung (ml)	Appl.	Infusionsdauer	Bemerkungen
1-2	0	Ifosfamid	3 000 mg/m²	500 ml NaCl 0,9 %	i.v.	1h	
3	0	Doxorubicin	60 mg/m²	250 ml Glucose 5 %	i.v.	24h	zentralvenöse Applikation

Zyklusdiagramm Tag 1 2 3 4 5 6 7 8 9 10 11 12 13 14 15 16 17 18 19 20 21
Ifosfamid
Doxorubicin
Wiederholungsinfo: siehe Memo Therapieübersicht

Inkompatibilitäten:
Doxorubicin ↔ Aluminium im Infusionsbesteck
Doxorubicin ↔ Heparin
Doxorubicin ↔ Diazepam, Furosemid
Doxorubicin ↔ Hydrocortison-Na-Succinat

Therapieübersicht
Ifosfamid/Doxorubicin-Block:
nur adjuvant: Woche 6,15,24
neoadjuvant + post-operativ (GR = good responder): Woche 6,16,25
neoadjuvant + post-operativ (PR = poor responder): Woche 6,18,30

Obligate Prä- und Begleitmedikation (Zyklus 1-n)

Tag	zeitl. Ablauf	Substanz	Basisdosierung	Trägerlösung (ml)	Appl.	Infusionsdauer	Bemerkungen
1-2	-30min	NaCl 0,9 %	1 500 ml		i.v.	24h	im Wechsel mit Glucose 5%
1-2		10ml Mg- Verla ® (3,15mmol Mg2+) + 10ml Ca-Braun ® (2,3mmol Ca2+)	ml - befundabhängig -				bei Bedarf, nach Wert in Bewässerung
1-2		KCl 7,45% (1mmol K+/ml)	ml - befundabhängig -				KCl: bei Bedarf, nach Wert in Bewässerung
1-2	-30min	Glucose 5%	1 000 ml		i.v.	24h	im Wechsel mit NaCl 0,9%
1-2	-30min	Granisetron	1 mg		i.v.	B	
1-2	-30min	Dexamethason	4 mg		i.v.	15min	
1-2	0	Mesna	600 mg/m²		i.v.	15min	
1-2	+4h	Mesna	600 mg/m²		i.v.	B	
1-2	+4h	Granisetron	1 mg		i.v.	B	
1-2	+4h	Dexamethason	4 mg		i.v.	B	
1-2	+8h	Granisetron	1 mg		i.v.	B	
1-2	+8h	Dexamethason	4 mg		i.v.	B	
1-2	+8h	Mesna	600 mg/m²		i.v.	15min	alle 4h; bis 2 Tage nach der Ifosfamid-Gabe
1-4	-30min	Thiamin	100 mg		p.o.		
3	-30min	Dexamethason	8 mg abs.		i.v.	B	
3	-30min	Granisetron	3 mg		i.v.	B	
3	0	Glucose 5%	750 ml		i.v.	24h	im Wechsel mit NaCl 0,9%
3	+4h	Dexamethason	8 mg		i.v.	B	
3	+8h	Granisetron	3 mg		i.v.	B	
3	+8h	Dexamethason	8 mg		i.v.	B	
3-4	0	NaCl 0,9 %	1 000 ml		i.v.	24h	im Wechsel mit Glucose 5%
3-4		10ml Mg- Verla ® (3,15mmol Mg2+) + 10ml Ca-Braun ® (2,3mmol Ca2+)	ml - befundabhängig -				bei Bedarf, nach Wert in Bewässerung
3-4		KCl 7,45% (1mmol K+/ml)	ml - befundabhängig -				KCl: bei Bedarf, nach Wert in Bewässerung
4	0	Glucose 5%	1 000 ml		i.v.	24h	im Wechsel mit NaCl 0,9%

Bedarfsmedikation Metoclopramid, Granisetron, Mannitol, Furosemid, Panzoprazol

FN-Risiko > 20% → Primärprophylaxe mit Filgrastim/Neupogen® oder Pegfilgrastim/Neulasta®, siehe Kurzfassung Leitlinien G-CSF

Kontrollen Cave: Anthrazykline → Gefahr der Kardiotoxizität; Zyklusbeginn nur bei: Leukozyten ≥ 3 000/µl bzw. Neutrophilen ≥ 1 000/µl, Thrombozyten ≥ 10^5/µl, Herzecho oder Radionuklidventr.: FS > 28% oder LVEF > 55%, kein LVEF- Abfall > 10% von Basiswert, keine Harnabflussstauung, Kreatinin normal, Kreatininclearance ≥ 70ml/min x1,73m², Bilirubin ≤ 1,5x oberer Normwert; sonstige Kontrollen: Elektrolyte, Flüssigkeitsbilanz, Transaminasen, AP, LDH, Urin Status, nach Zyklus: d9- 16: Blutbild alle 2d (längere Intervalle möglich)

Dosisreduktion von Ifosfamid: Neutropenie (< 500/µl) mit Fieber: DR 25% (bei Wdh.: 50%), GOT > 300U/l oder Bilirubin >3mg/dl: DR 75%, bei Hämaturie: Mesna- Dosis verdoppeln und Hydratation erhöhen; von Doxorubicin: Bilirubin: 1,25-2,09 mg/dl → DR 25%, 2,1-3,05mg/dl → DR 50%, 3,06-5,0 mg/dl → DR 75%, > 5mg/dl → DR100%, kein Doxorubicin bei Verdacht auf kardiale Dysfunktion, dann: o.g. Kontrollen

Summendosis Doxorubicin: Gefahr der Kardiotoxizität; maximale Summendosis von 550mg/m²

Wiederholung siehe Memo Therapieübersicht

Literatur Ferrari S. et al. J Clin Oncol (Meeting Abstracts) May 2009 vol. 27 no. 15S 10516

Diese Krebstherapie birgt letale Risiken. Die Anwendung darf nur durch erfahrene Onkologen und entsprechend ausgebildetes Pflegepersonal erfolgen. Das Protokoll muss im Einzelfall überprüft und der klinischen Situation angepasst werden.

080903_06 Ifosfamid/Etoposid (Osteosarkom) Indikation: Osteosarkom Rezidiv ICD-10: C40/41

Hauptmedikation (Zyklus 1-n)

Tag	zeitl. Ablauf	Substanz	Basisdosierung	Trägerlösung (ml)	Appl.	Infusionsdauer	Bemerkungen
1-5	0	Etoposid (Base)	100 mg/m²	1 000 ml NaCl 0,9 %	i.v.	2h	max. 0,4mg/ml
1-5	+2h 30min	Ifosfamid	2 800 mg/m²	500 ml NaCl 0,9 %	i.v.	4h	
		entweder					Pegfilgrastim/Neulasta® 6mg s.c.	24h nach CTx
		oder					Filgrastim/Neupogen® 5µg/kg/d s.c. bis Durchschreiten des Nadir	d6 nach CTx

Zyklusdiagramm Tag 1 2 3 4 5 [...] Wdh: 22
Etoposid (Base)
Ifosfamid

Obligate Prä- und Begleitmedikation (Zyklus 1-n)

Tag	zeitl. Ablauf	Substanz	Basisdosierung	Trägerlösung (ml)	Appl.	Infusionsdauer	Bemerkungen
1-5	-3h	NaCl 0,9%	1 000 ml		i.v.	24h	mit Glucose 5% im Wechsel; Bewässerung: insges. 3L an Ifosfamid-Tagen inkl. Trägerlösung CTxn.
1-5	-3h	Glucose 5%	500 ml		i.v.	24h	mit NaCl 0,9% im Wechsel
1-5	-	+ ____ ml KCl 7,45% /500ml (nach K+-Wert)	10 ml		i.v.	B	in Glucose 5%
1-5	-30min	Dexamethason	4 mg		i.v.	B	
1-5	-30min	Granisetron	1 mg		i.v.	B	
1-5	+2h 15min	Mesna	560 mg/m²		i.v.	15min	
1-5	+2h 30min	Mesna	2 800 mg/m²		i.v.	4h	
1-5	+6h 30min	Mesna	1 400 mg/m²		i.v.	6h	6-12h Infusionsdauer
1-5	+4h	Dexamethason	4 mg		i.v.	B	
1-5	+4h	Granisetron	1 mg		i.v.	B	
1-5	+8h	Dexamethason	4 mg		i.v.	B	
1-5	+8h	Granisetron	1 mg		i.v.	B	
1-7	+2h	Thiamin	100 mg		p.o.		alle 4h; bis 2 Tage nach der Ifosfamid-Gabe
6-7	0	Glucose 5%	1 000 ml		i.v.	24h	mit NaCl 0,9% im Wechsel
6-7	0	NaCl 0,9%	1 000 ml		i.v.	24h	mit Glucose 5% im Wechsel

Bedarfsmedikation Granisetron, Dexamethason, Mannitol, Furosemid

FN-Risiko > 20% --> Primärprophylaxe mit Filgrastim/Neupogen® oder Pegfilgrastim/Neulasta®

Kontrollen Vitalzeichen, Blutbild, Elektrolyte (Kalium, Natrium, Calcium, Magnesium, Phoshat), Leberwerte (ALP, Transaminasen, Bilirubin, Albumin), Retentionswerte, eGFR, Gerinnung, Neurotoxizität, Flüssigkeitsbilanz, unter Ifosfamid mindestens tägl. Urinstix auf Blut; BGA (Serum Bicarbonat).

Dosisreduktion **Myelosuppression:** ANC <0,75x 10⁹/L oder WBC <2,0x10⁹/L: Therapieaufschub bei Erholung nach 3-4 Tagen Gabe ohne DR. DR erwägen bei Aufschub >7d trotz G-CSF-Gabe. (DR um 20% = ohne d5). **Febrile Neutropenie nach IE:** Grad 4 und nach klin. Ermessen Grad 3 → DR Ifo + Eto um 20% (d.h. auf d1-4) bei wiederholtem Vorkommen Etoposid absetzen. **Mukositis, schwere abdominale Schmerzen, Diarrhoe, Typhlitis:** Grad 4 Mukositis nach vorangegangener wiederholter Grad 3 Mukositis: DR Etoposid um 50%.
Renale Toxizität-glomerulär: Serumkreatinin = 1,5x Ausgangswert oder GFR <70ml/min/1,73m² → Therapieaufschub um 1 Woche. Wenn keine Erholung Ifosfamid absetzen, erneute GFR Bestimmung und Ersatz durch Cyclophosphamid/Mesna 500mg/m² x 5d erwägen. **Renale Toxizität - tubulär** (basierend auf GFR, serum Bicarbonat, Elektrolytersatz, oder TmP/GFR): Grad 1 → keine Änderung; Grad 2 → DR Ifosfamid um 20%; Grad 3/4 → Ifo Absetzen & Cyclophosphamid erwägen. Hydrierung erhöhen nach Ausschluss anderer Ursachen. **Blutung, GU-Blase (Haematurie)** - Ausschluss Vaginalblutung und ggf. mikroskopische Bestätigung Mikrohämaturie. Urinstix positiv vor Ifo → Mesnadosis verdoppeln und ggf. Hydrierung erhöhen nach Ausschluss anderer Ursachen. ≥Grad 2 → zusätzlicher Mesna-Bolus 600mg/m² dann Langzeit-Infusion in doppelter Dosis. Wenn keine Erholung Ifo absetzen. ≥Grad 2 → Ifo absetzen, verdoppelte Mesnadosis und Bewässerung fortführen bis 24h nach Ifo. ggf. Zytoskopie. **Neurologische Tox - Verwirrung oder vermindertes Bewusstsein:** Grad 2 → wenn beeinträchtigend und anhaltend DR Ifo um 20% ggf. auch weitere DR 20%. Grad 3 → aktueller Zyklus ohne Ifo und DR Ifo um 20% im nächsten Zyklus ggf. weitere DR. Grad 4 → Abbruch Ifo ggf. durch Cyclophosphamid ersetzen. **Neurologische Tox - Krampfanfälle:** Grad 2 → Antikonvulsiva erwägen und ggf. im aktuellen Zyklus aussetzen. Danach weiter ohne DR. Grad 3 → Ifo aussetzen, weitere Zyklen ohne DR mit Antikonvulsiva. Grad 4 → Ifo absetzen evtl. durch Cylophosphamid ersetzen. **Neurologische Tox - PNP:** ≥Grad 2 →Ifo absetzen evtl. durch Cyclophosphamid ersetzen.

Therapievoraussetzung Leukozyten ≥2.000/µl oder Neutrophile ≥750/µl, Thrombozyten ≥75.000/µl

Wiederholung Tag 22.

Literatur Whelan JS et al. Ann of Oncol. 2015; 26:407-14.

Kapitel 20   ZNS-Tumoren

20.1   malignes Gliom

Erstlinie

Zweitlinie

≥ Zweitlinie

20.2   Medulloblastom

Elektronisches Zusatzmaterial Die elektronische Version des Werkes enthält Zusatzmaterial, auf das über folgenden Link zugegriffen werden kann: https://doi.org/10.1007/978-3-662-67749-0_1.

© Der/die Autor(en) 2023
M. Engelhardt et al. (Hrsg.), *Das Blaue Buch*,

Diese Krebstherapie birgt letale Risiken. Die Anwendung darf nur durch erfahrene Onkologen und entsprechend ausgebildetes Pflegepersonal erfolgen. Das Protokoll muss im Einzelfall überprüft und der klinischen Situation angepasst werden.

081000_07_1   STUPP-Protokoll: Temozolomid + perkutane RTx   Indikation: Glioblastom   ICD-10: C-71.0

Hauptmedikation (Zyklus 1)

Tag	zeitl. Ablauf	Substanz	Basisdosierung	Trägerlösung (ml)	Appl.	Infusions-dauer	Bemerkungen
1-42	1-0-0-0	Temozolomid	75 mg/m²		p.o.		nüchtern, mit einem Glas Wasser im Ganzen einzunehmen, während der gesamten Radiotherapie

Zyklusdiagramm

Temozolomid (kontinuierlich)
RTx (1,8-2 Gy/d)

Tag 1 2 3 4 5 6 7 8 9 10 11 12 13 14 | 15 16 17 18 19 20 21 | 22 23 24 25 26 27 28 | 29 30 31 32 33 34 35

Temozolomid (kontinuierlich)
RTx (1,8-2 Gy/d)

Tag 36 37 38 39 40 41 42

Radiotherapie Montag-Freitag in Woche 1-6 (Protokoll-Tage 1-5, 8-12, 15-19, 22-26, 29-33, 36-40): RTx 2Gy/Tag (Gesamtdosis 60Gy, aufgeteilt in 30 Fraktionen)

Therapieablauf:	
Begleittherapie-Phase Zyklus 1	perkutane Radiotherapie 2Gy Mo-Fr (Protokoll-Tage 1-5, 8-12, 15-19, 22-26, 29-33, 36-40): (Gesamtdosis 60 Gy in 30 Fraktionen) + Temozolomid 75mg/m² kontinuierlich für 42 Tage (max 49 Tage)
4 Wochen Therapiepause	
Monotherapie-Phase Zyklus 2-7	Zyklus 2: Temozolomid 150mg/m² Tag 1-5 ab Zyklus 3: Temozolomid 200mg/m² Tag 1-5

Wiederholungsinfo: Zyklus 1: Temozolomid kontinuierlich für 42 (max. 49) Tage. Anschliessend 4 Wochen Therapiepause, dann Zyklus 2

Obligate Prä- und Begleitmedikation (Zyklus 1)

Tag	zeitl. Ablauf	Substanz	Basisdosierung	Trägerlösung (ml)	Appl.	Infusions-dauer	Bemerkungen
1-42	1-0-0-0	Ondansetron	4 mg		p.o.		

Hauptmedikation (Zyklus 2)

Tag	zeitl. Ablauf	Substanz	Basisdosierung	Trägerlösung (ml)	Appl.	Infusions-dauer	Bemerkungen
1-5	1-0-0-0	Temozolomid	150 mg/m²		p.o.		nüchtern, mit einem Glas Wasser im Ganzen einzunehmen. Siehe auch Hinweise zur Dosisanpassung

Zyklusdiagramm

Temozolomid (kontinuierlich)

Tag 1 2 3 4 5 6 7 8 9 10 11 12 13 14 | 15 16 17 18 19 20 21 | 22 23 24 25 26 27 28

Wiederholungsinfo: Tag 29 Start Zyklus 3

Obligate Prä- und Begleitmedikation (Zyklus 2)

Tag	zeitl. Ablauf	Substanz	Basisdosierung	Trägerlösung (ml)	Appl.	Infusions-dauer	Bemerkungen
1-5	1-0-0-0	Ondansetron	8 mg		p.o.		

Hauptmedikation (Zyklus 3-7)

Tag	zeitl. Ablauf	Substanz	Basisdosierung	Trägerlösung (ml)	Appl.	Infusions-dauer	Bemerkungen
1-5	1-0-0-0	Temozolomid	200 mg/m²		p.o.		Dosissteigerung auf 200mg/m2 im Zyklus 8 (adjuvant Zyklus 2), wenn keine höhergradigen Toxizitäten im Zyklus 7. Kapseln nüchtern, mit einem Glas Wasser im Ganzen einzunehmen.

Zyklusdiagramm

	Tag 1	2	3	4	5	[...]	Wdh: 29
Temozolomid (kontinuierlich)	☐	☐	☐	☐	☐		

Obligate Prä- und Begleitmedikation (Zyklus 3-7)

Tag	zeitl. Ablauf	Substanz	Basisdosierung	Trägerlösung (ml)	Appl.	Infusions-dauer	Bemerkungen
1-5	1-0-0-0	Ondansetron	8 mg		p.o.		

Bedarfsmedikation	Dexamethason, Metoclopramid, Cotrim bei Risikokonstellation z.B. Lymphopenie
FN-Risiko	< 10% → je nach Risikoabwägung, siehe Kurzfassung Leitlinien G-CSF
Kontrollen	Blutbild: wöchentlich; Bestimmung der Leberwerte: vor Behandlungsbeginn und vor jedem Behandlungszyklus, bei Patienten mit 42-tägigem Behandlungszyklus auch in der Mitte des Behandlungszyklus.
Dosierung	**in Zyklus 2:** 150mg/m², **ab Zyklus 3:** 200mg/m², wenn nicht-hämatologische Toxizitäten CTC ≤Grad 2 (außer Haarausfall, Übelkeit und Erbrechen), neutrophile Granulozyten >1,5 x 10⁹/l und Thrombozyten >100 x 10⁹/l.
Dosisreduktion	**Zyklus 1:** nicht empfohlen. **Ab Zyklus 2:** Reduktion um eine Dosisstufe, falls Leukozyten < 1,0 x 10⁹/l oder Thrombozyten < 50 x 10⁹/l oder nicht-hämatologische Toxizität CTC Grad 3 (außer Haarausfall, Übelkeit, Erbrechen); Dosisstufen: -1: 100 mg/m²; 0: 150 mg/m² und 1: 200 mg/m². Niedrigste empfohlene Dosis: 100 mg/m².
Cave	Fälle von Leberschaden einschliesslich letalem Leberversagen wurden bei Patienten unter Temozolomid-Therapie berichtet; Lebertoxizität kann erst mehrere Wochen oder noch später nach Beginn der Behandlung oder nach Absetzen von Temozolomid auftreten. Bei abnormen Leberwerten sollte der Nutzen gegen das Risiko einer Weiterführung der Behandlung sorgfältig abgewogen werden.
Therapievoraussetzung	**für die Begleittherapiephase (Zyklus 1):** Neutrophile Granulozyten ≥ 1,5 x 10⁹/l (Leukozyten >3000/µl), Thrombozyten ≥ 100 x 10⁹/l, nicht-hämatologische Toxizitäten CTC ≤ Grad 1 (außer Haarausfall, Übelkeit und Erbrechen)
Therapieunterbrechung	**Zyklus 1:** Neutrophile Granulozyten ≥ 0,5 und < 1,5 x 10⁹/l, Thrombozyten ≥ 10 und < 100 x 10⁹/l, nicht-hämatologische Toxizitäten CTC Grad 2, Therapie kann fortgeführt werden, wenn Therapievoraussetzungen wieder erfüllt sind
Therapieabbruch	**Zyklus 1:** Neutrophile Granulozyten < 0,5 x 10⁹/l, Thrombozyten < 10 x 10⁹/l, nicht-hämatologische Toxizität CTC Grad 3 oder 4. **ab Zyklus 2:** hämatologische Toxizität: Dosisstufe -1 (100mg/m²) führt immer noch zu inakzeptabler Toxizität; die gleiche Grad 3 nicht-hämatologische Toxizität (außer Haarausfall, Übelkeit, Erbrechen) tritt auch nach Dosisreduktion auf
Wiederholung	**Zyklus 1-1:** Zyklus 1: Temozolomid kontinuierlich für 42 (max. 49) Tage. Anschliessend 4 Wochen Therapiepause, dann Zyklus 2 **Zyklus 2-2:** Tag 29 Start Zyklus 3 **Zyklus 3-7:** Tag 29.
Literatur	Stupp R et al. N Engl J Med. 2005; 352(10):987-96; Fachinformation Temozolomid

Diese Krebstherapie birgt letale Risiken. Die Anwendung darf nur durch erfahrene Onkologen und entsprechend ausgebildetes Pflegepersonal erfolgen. Das Protokoll muss im Einzelfall überprüft und der klinischen Situation angepasst werden.

081000_10_RTx   RTx/Lomustin/Temozolomid

Indikation: Glioblastom mit methyliertem MGMT-Promotor

ICD-10: C71.0

Hauptmedikation (Zyklus 1)

Tag	zeitl. Ablauf	Substanz	Basisdosierung	Trägerlösung (ml)	Appl.	Infusions-dauer	Bemerkungen
1	0-0-1-0	Lomustin	100 mg/m²		p.o.		CAVE: Einmalige Gabe alle 6 Wochen; abendliche Einnahme bevorzugt, sonst 3 h nach einer Mahlzeit
2-6	1-0-0-0	Temozolomid	100 mg/m²		p.o.		nüchtern, mit einem Glas Wasser im Ganzen einzunehmen

Zyklusdiagramm Tag 1 2 3 4 5 6 7 8 9 10 11 12 13 14 15 16 17 18 19 20 21 22 23 24 25 26 27 28 29 30 31 32 33 34 35

Lomustin
Temozolomid
RTx (1,8-2Gy/d)

Zyklusdiagramm Tag 36 37 38 39 40 41 42 43

Lomustin
Temozolomid
RTx (1,8-2Gy/d)

Achtung:
für Lomustin-Dosierung
ggf. Begrenzung der KOF auf 2m²
nach individueller Entscheidung

Wiederholungsinfo: d43=Beginn Zyklus 2

Obligate Prä- und Begleitmedikation (Zyklus 1)

Tag	zeitl. Ablauf	Substanz	Basisdosierung	Trägerlösung (ml)	Appl.	Infusions-dauer	Bemerkungen
1-6	1-0-0-0	Ondansetron	8 mg		p.o.		

Hauptmedikation (Zyklus 2-6)

Tag	zeitl. Ablauf	Substanz	Basisdosierung	Trägerlösung (ml)	Appl.	Infusions-dauer	Bemerkungen
1	0-0-1-0	Lomustin	100 mg/m²		p.o.		CAVE: Einmalige Gabe alle 6 Wochen; abendliche Einnahme bevorzugt, sonst 3 h nach einer Mahlzeit
2-6	1-0-0-0	Temozolomid	100 mg/m²		p.o.		nüchtern, mit einem Glas Wasser im Ganzen einzunehmen. Ab Zyklus 2 Dosissteigerung möglich, siehe Memobox.

Achtung:
für Lomustin-Dosierung
ggf. Begrenzung der KOF auf 2m²
nach individueller Entscheidung

Dosissteigerung Temozolomid ab Zyklus 2:
wenn in den ersten 25 Tagen des vorangegangenen Zyklus **Leukozyten >2500/µl** und **Thrombozyten >100Tsd./µl** schrittweise Dosissteigerung von Temozolomid um 1 Dosisstufe möglich: 120mg/m² → 150mg/m² → 200mg/m²

Zyklusdiagramm Tag 1 2 3 4 5 6 [...] Wdh: 43

Lomustin
Temozolomid

Obligate Prä- und Begleitmedikation (Zyklus 2-6)

Tag	zeitl. Ablauf	Substanz	Basisdosierung	Trägerlösung (ml)	Appl.	Infusions-dauer	Bemerkungen
1-6	1-0-0-0	Ondansetron	8 mg		p.o.		

Bedarfsmedikation	Dexamethason, Metoclopramid p.o. oder i.v oder Granisetron/Ondansetron p.o.; Allopurinol nach Harnsäure, Cotrim bei Risikokonstellation z.B. Lymphopenie.
FN-Risiko	< 10% → Risikoprofil siehe Kurzfassung Leitlinien zur G-CSF-Behandlung: Pegfilgrastim/Neulasta®; Filgrastim/Neupogen® je nach Risikoabwägung
Kontrollen	wöchentliche Blutbild und Differentialblutbild (verzögerte Knochenmarkssuppression nach 4 - 6 Wochen), neurologische Untersuchung, Leberfunktionstests, Bestimmung der Leberwerte: vor Behandlungsbeginn, vor jedem Behandlungszyklus, und in der Mitte des Behandlungszyklus, Nierenfunktionen, Anzeichen/Symptome: Lungentoxizität, HBV-, CMV-Reaktivierung
Dosisreduktion	**Dosisstufen Lomustin: 100%, 75% und 50% der Initialdosis.** Bei auftreten des Nadirs (Leukozytenzahl <1500/μl oder Thrombozyten <50000/μl) nach Tag 25 → DR Lomustin um eine Dosisstufe. Falls bei Dosisstufe 50%: Leukozytenzahl <1500/μl oder Thrombozyten <50000/μl → Therapieabbruch Lomustin. **Dosisreduktionsstufen Temozolomid: 75mg/m², 50mg/m².** DR Temozolomid: In Abhängigkeit des Nadirs während der ersten 25 Tage des vorangegangenen Zykluses: Bei Leukozytenzahl <1500/μl oder Thrombozyten <50000/μl → DR um eine Dosisstufe. Bei Leukozytenzahl <1000/μl oder Thrombozyten <25000/μl → DR um zwei Dosisstufen. Falls bei Dosisstufe 50mg/m²: Leukozytenzahl <1500/μl oder Thrombozyten <50000/μl → Therapieabbruch Temozolomid.
Cave	**Lomustin:** Maximale kumulative Gesamtdosis 1000mg/m² (Gefahr der Lungenfibrose), kumulative Knochenmarktoxizität
Dosissteigerung	**Dosissteigerungsstufen Temozolomid: 120mg/m², 150mg/m², 200mg/m².** In Abhängigkeit des Nadirs während der ersten 25 Tage des vorangegangenen Zykluses: Dosissteigerung Temozolomid um eine Dosisstufe nach Ende der Radiotherapie bei Leukozytenzahl >2500/μl oder Thrombozyten >100000/μl.
Therapievoraussetzung	Neutrophile Granulozyten $\geq$ 1,5 x 10⁹/l, Thrombozyten $\geq$ 100 x 10⁹/l, nicht-hämatologische Toxizitäten CTC $\leq$ Grad 1 (außer Haarausfall, Übelkeit und Erbrechen)
Therapieunterbrechung	Neutrophile Granulozyten $\geq$ 0,5 und < 1,5 x 10⁹/l, Thrombozyten $\geq$ 10 und < 100 x 10⁹/l, nicht-hämatologische Toxizitäten CTC Grad 2, Therapie kann fortgeführt werden, wenn Therapievoraussetzungen wieder erfüllt sind
Therapieabbruch	Neutrophile Granulozyten < 0,5 x 10⁹/l, Thrombozyten < 10 x 10⁹/l, nicht-hämatologische Toxizitäten (außer Haarausfall, Übelkeit, Erbrechen) CTC Grad 3 oder 4 - Therapieabbruch der verursachenden Substanz.
Erfolgsbeurteilung	MRT alle 12 Wochen
Therapiedauer	bis zu 6 Zyklen CTx, Zyklus 1 in Kombination mit Bestrahlung (60Gy in 30 Fraktionen).
Wiederholung	**Zyklus 1-1** d43=Beginn Zyklus 2 **Zyklus 2-6** Tag 43.
Literatur	Herrlinger U et al. Lancet 2019; 393:678-88; Glas et al. J Clin Oncol 2009;27(8):1257-1261; Fachinformation: Lomustin, Temozolomid

Diese Krebstherapie birgt letale Risiken. Die Anwendung darf nur durch erfahrene Onkologen und entsprechend ausgebildetes Pflegepersonal erfolgen. Das Protokoll muss im Einzelfall überprüft und der klinischen Situation angepasst werden.

| 081000_06 | **PCV (Procarbazin/ Lomustin/ Vincristin)** | *Indikation: Oligodendrogliom* | **ICD-10: C71** |

Hauptmedikation (Zyklus 1-n)

Tag	zeitl. Ablauf	Substanz	Basisdosierung	Trägerlösung (ml)	Appl.	Infusions-dauer	Bemerkungen
1	0-0-0-1	Lomustin	110 mg/m²		p.o.		einmalige Einnahme alle 6-8 Wochen; abendl. Einnahme bevorzugt, sonst 3h nach einer Mahlzeit
8-21	1-0-0-0	Procarbazin	60 mg/m²		p.o.		verfügbare Kapselstärke: 50mg
8, 29	0	Vincristin	1,4 mg/m²	50 ml NaCl 0,9 %	i.v.	5-10min	max 2mg abs. Als FREILAUFENDE Kurzinfusion, wenn möglich über gesicherten zentralvenösen Zugang.

Zyklusdiagramm Tag 1 2 3 4 5 6 7 8 9 10 11 12 13 14 15 16 17 18 19 20 21 22 23 24 25 26 27 28 29 30 31 32 33 34 35
Lomustin
Procarbazin
Vincristin

Zyklusdiagramm Tag 36 37 38 39 40 41 42
Lomustin
Procarbazin
Vincristin

Wiederholungsinfo: alle 6-8 Wochen, je nach Lomustin-Nadir

UKF-Konsensus:
Vincristin bei ersten Polyneuropathie-Anzeichen abzusetzen.

Während der Procarbazin-Behandlung sollte auf die folgenden Substanzen verzichtet werden:
Alkohol (wegen möglichem Antabus-Syndrom, analog Disulfiram); **Tyraminhaltige Nahrungsmittel** wie: Käse, Wein, Joghurt, Kaffee, Schwarzer Tee, Cola etc.
(Procarbazin ist ein schwacher Hemmstoff der MAO, Blutdruckkrisen möglich); **Medikamente die über die Monoaminooxidase metabolisiert werden** (Sympathomimetika, SSRIs, TCADs etc.)

Obligate Prä- und Begleitmedikation (Zyklus 1-n)

Tag	zeitl. Ablauf	Substanz	Basisdosierung	Trägerlösung (ml)	Appl.	Infusions-dauer	Bemerkungen
1	0-0-0-1	Ondansetron Schmelztabletten	8 mg		p.o.		30min vor Lomustin-Einnahme; für Med-I-Patienten: ggf. Granisetron 2mg p.o.
8-21	1-0-0-0	Fexofenadin	120 mg		p.o.		Einnahme nüchtern und 1h vor Procarbazin; zur Prophylaxe verzögerter Hautreaktionen
8, 29	-15min	NaCl 0,9 %	500 ml		i.v.	1h	

Bedarfsmedikation	während Lomustin bzw. Procarbazin-Therapie: Metoclopramid oder Granisetron/Ondansetron; Kortikosteroide bei allergischen Reaktionen; Laxantien (Lactulose)
Kontrollen	Blutbild, Leberfunktion, Nierenfunktion, Retentionswerte, Lungenfunktion, neurologische Funktion, Neurotoxizität
Dosisreduktion	siehe Dosisreduktionstabelle; Lomustin: Dosisreduktin auf 75%, wenn im vorausgegangenen Zyklus nach dem 25. Tag ein Leukozytennadir von 1 500/μl oder ein Thrombozytennadir von 50 000/μl unterschritten wurde; Procarbazin: Reduktion auf 2/3 der Dosis, wenn im vorausgegangenen Zyklus zwischen dem 10. und 20. Tag ein Leukozytennadir von 1 500/μl oder ein Thrombozytennadir von 50 000/μl unterschritten wurde
Summendosis	**Lomustin:** bei >1 000mg/m² Summendosis Gefahr der Lungenfibrose
Therapieabbruch	erwägen bei Leukozyten < 3 000/μl, Thrombozyten < 100 000/μl, Blutungen oder Blutungstendenz; ZNS-Symptome wie Parästhesien, Neuropathien oder Verwirrtheit; Überempfindlichkeitsreaktionen; Abdominelle Krämpfe oder Diarrhoe, Symptome einer Stomatitis; pulmonale Veränderungen im Sinne einer interstitiellen Pneumonie; Procarbazin (d8-21): Leukozyten < 1 500/μl oder Thrombozyten < 50 000/μl
Wechselwirkungen	Fexofenadin: 2h Abstand zwischen Fexofenadin und Aluminium- bzw. Magnesiumhydroxid-haltigen Antacida. **Keine** Wechselwirkung mit Omeprazol.
Erfolgsbeurteilung	cMRT nach jedem Zyklus
Wiederholung	alle 6-8 Wochen, je nach Lomustin-Nadir
Literatur	Herrlinger U et al. Neurology. 2000; 54:1707-1708

Diese Krebstherapie birgt letale Risiken. Die Anwendung darf nur durch erfahrene Onkologen und entsprechend ausgebildetes Pflegepersonal erfolgen. Das Protokoll muss im Einzelfall überprüft und der klinischen Situation angepasst werden.

081000_11   *Lomustin (Hirntumore)*   *Indikation: Hirntumore*   *ICD-10: C71*

Hauptmedikation (Zyklus 1-n)

Tag	zeitl. Ablauf	Substanz	Basisdosierung	Trägerlösung (ml)	Appl.	Infusions-dauer	Bemerkungen
1	0-0-1-0	Lomustin	90 mg/m²		p.o.		CAVE: Einmalige Gabe alle 6 Wochen; abendliche Einnahme bevorzugt, sonst 3 h nach einer Mahlzeit. Kapseln im Ganzen einzunehmen. Verfügbare Kapselstärke: 40mg

Trinkmenge mindestens 2 Liter/Tag

Zyklusdiagramm | Tag 1 | [...] | Wdh: 43

Lomustin   ☐

Therapiebeginn mit 90mg/m²;
bei guter Verträglichkeit Steigerung bis
auf 110mg/m²

Wiederholungsinfo: Einmalige Lomustin Gabe alle 6 Wochen.

Bedarfsmedikation	Metoclopramid p.o. oder i.v oder Granisetron/Ondansetron p.o.; Allopurinol nach Harnsäure
FN-Risiko	< 10% → Risikoprofil siehe Kurzfassung Leitlinien zur G-CSF-Behandlung: Pegfilgrastim/Neulasta®, Filgrastim/Neupogen® je nach Risikoabwägung
Kontrollen	wöchentliche Blutbildkontrollen auch in Chemotherapiefreien Wochen (verzögerte Knochenmarkssuppression nach 4 - 6 Wochen), Elektrolyte, Kreatinin-Clearance, Neurostatus; alle 4 Wochen: Leberfunktion, Retentionswerte
Dosisreduktion	siehe Dosismodifikationstabelle; Lomustin wird auf 75% reduziert, wenn im vorausgegangenen Zyklus nach Tag 25 ein Leukozytennadir von 1.500/µl oder ein Thrombozytennadir von 50.000/µl unterschritten wurde.
Cave	**Einmalige Lomustin-Gabe alle 6 Wochen**
Summendosis	bei > 1 000 mg/m² Summendosis Gefahr der Lungenfibrose, Nierenschädigung; Cave: in Kombination mit Strahlentherapie Gefahr der irreversiblen Sehnervschädigung
Therapieaufschub	Vor Beginn des nächsten Zyklus sollten die Leukozytenzahlen über **3.000/µl** und die Thrombozytenzahlen über **100.000/µl** liegen.
Erfolgsbeurteilung	nach Klinik, nach 2 - 4 Zyklen
Wiederholung	Tag 43. Einmalige Lomustin Gabe alle 6 Wochen.
Literatur	Wick W. et al. NEJM 2017;377:1954-63.

Diese Krebstherapie birgt letale Risiken. Die Anwendung darf nur durch erfahrene Onkologen und entsprechend ausgebildetes Pflegepersonal erfolgen. Die Dosisberechnung und Anforderung obliegt der Verantwortung des bestellenden Arztes und muss in jedem Fall sorgfältig überprüft werden. Die Herausgeber übernehmen keine Verantwortung für die Therapieanforderung.

081000_08b_neuro   Bevacizumab mono   *Indikation: Glioblastom, austherapierte maligne Gliome*   **ICD-10: C71**

Hauptmedikation (Zyklus 1)

Tag	zeitl. Ablauf	Substanz	Basisdosierung	Trägerlösung (ml)	Appl.	Infusions-dauer	Bemerkungen
1	0	Bevacizumab	10 mg/kg	100 ml NaCl 0,9 %	i.v.	1h30min	1. Gabe 90min, 2. Gabe 60min, ab 3. Gabe 30min bzw. Infusionsdauer nach Verträglichkeit

Zyklusdiagramm   Tag 1 | [...] | Wdh: 15
Bevacizumab ☐

Bevacizumab: Off-Label-Use; Zusage der Krankenkasse erforderlich (Third Line Therapie nach Progress unter Temozolomid und Lomustin)

Bevacizumab: (siehe auch Fachinformation)
1. Gabe: Bevacizumab **nach CTx** über 90 min., **2. Gabe vor CTx** über 60 min bei guter Verträglichkeit **ab der 3. Gabe** dann auch in 30 min
Cave: (GI-)Blutungen, Magen-Darm-Perforationen, Thromboembolie, Hypertensive Entgleisung , dekompensierte Herzinsuffizienz/Kardiomyopathie, allerg./anaphylaktische Reaktion, Proteinurie, Wundheilungsstörungen - Behandlung frühestens 28 Tage nach größerer OP, oder nach Ausheilung der Wunde. Infusionsreaktionen: **während und nach der Infusion engmaschige Überwachung,** ggf. nach Behandlungsstandard für Anaphylaxie verfahren.
Gefahr der **nekrotisierenden Fasziitis,** insbesondere bei Patienten mit vorangegangener Magen Darm-Perforation, Fistelbildung, Wundheilungsstörung oder nach Bestrahlung: (Rektum-Ca): Sofortiger Therapieabbruch und Einleitung einer geeigneten Behandlung
KI.: Schwangerschaft/Stillzeit (Kontrazeption), unbehandelte ZNS-Metastasen

Obligate Prä- und Begleitmedikation (Zyklus 1)

Tag	zeitl. Ablauf	Substanz	Basisdosierung	Trägerlösung (ml)	Appl.	Infusions-dauer	Bemerkungen
1	-30min	NaCl 0,9 %	250 ml		i.v.	2h	

Hauptmedikation (Zyklus 2)

Tag	zeitl. Ablauf	Substanz	Basisdosierung	Trägerlösung (ml)	Appl.	Infusions-dauer	Bemerkungen
1	0	Bevacizumab	10 mg/kg	100 ml NaCl 0,9 %	i.v.	1h	1. Gabe 90min, 2. Gabe 60min, ab 3. Gabe 30min bzw. Infusionsdauer nach Verträglichkeit

Zyklusdiagramm   Tag 1 | [...] | Wdh: 15
Bevacizumab ☐

Obligate Prä- und Begleitmedikation (Zyklus 2)

Tag	zeitl. Ablauf	Substanz	Basisdosierung	Trägerlösung (ml)	Appl.	Infusions-dauer	Bemerkungen
1	-30min	NaCl 0,9 %	250 ml		i.v.	1h30min	

Hauptmedikation (Zyklus 3-n)

Tag	zeitl. Ablauf	Substanz	Basisdosierung	Trägerlösung (ml)	Appl.	Infusions-dauer	Bemerkungen
1	0	Bevacizumab	10 mg/kg	100 ml NaCl 0,9 %	i.v.	30min	1. Gabe 90min, 2. Gabe 60min, ab 3. Gabe 30min bzw. Infusionsdauer nach Verträglichkeit

Zyklusdiagramm   Tag 1 | [...] | Wdh: 15
Bevacizumab ☐

Obligate Prä- und Begleitmedikation (Zyklus 3-n)

Tag	zeitl. Ablauf	Substanz	Basisdosierung	Trägerlösung (ml)	Appl.	Infusions-dauer	Bemerkungen
1	-30min	NaCl 0,9 %	250 ml		i.v.	1h	

Bedarfsmedikation   Clemastin 1 Ampulle (2mg) 30min vor Bevacizumab

FN-Risiko   < 10% —→ je nach Risikoabwägung, siehe Kurzfassung Leitlinien G-CSF. Kombination einer myelotoxischen Chemotherapie + Bevacizumab im Vergleich zu Chemotherapie alleine —→ erhöhte Inzidenz von febriler Neutropenie

Kontrollen   Differentialblutbild, Retentions- und Leberwerte, Gerinnungsparameter, CRP, Urostix (bei Eiweiß > 2+: 24h-Sammelurin) und Proteinbestimmung, Blutdruck, klinischer Status

Therapievoraussetzung   Leukozyten > 2 500/µl, Thrombozyten > 75 000/µl

Therapieabbruch   dauerhaft nach Auftreten von: Proteinurie Grad 4, Hypertensiver Krise/Enzephalopathie, arterieller Thromboembolie, Blutungen Grad 3-4, siehe auch Fachinformation

Kontraindikation   kürzlich aufgetretene Lungeneinblutung oder Hämoptyse(< 2,5 ml), schlecht eingestellte Hypertonie, Schwangerschaft, relative Kontraindikation: Lungenembolie/Thrombosen

Erfolgsbeurteilung   MRT (T1 mit KM; T2; Flair und Diffusion) alle 3 Monate

Wiederholung   **Zyklus 1-1:** Tag 15. **Zyklus 2-2:** Tag 15. **Zyklus 3-n:** Tag 15.

Literatur   Kreisl TN et al. Neuro Oncol. 2011; 13(10):1143-50, Kreisl TN et al. J Clin Oncol. 2009; 27(5):740-5

Diese Krebstherapie birgt letale Risiken. Die Anwendung darf nur durch erfahrene Onkologen und entsprechend ausgebildetes Pflegepersonal erfolgen. Die Dosisberechnung und Anforderung obliegt der Verantwortung des bestellenden Arztes und muss in jedem Fall sorgfältig überprüft werden. Die Herausgeber übernehmen keine Verantwortung für die Therapieanforderung.

081000_09_neuro **Bevacizumab/Lomustin** **ICD-10: C71**

Indikation: Glioblastom, austherapierte maligne Gliome (Second Line Therapie nach Progress unter Temozolomid)

Hauptmedikation (Zyklus 1)

Tag	zeitl. Ablauf	Substanz	Basisdosierung	Trägerlösung (ml)	Appl.	Infusionsdauer	Bemerkungen
1	0	Bevacizumab	5 mg/kg	100 ml NaCl 0,9 %	i.v.	1h30min	1. Gabe 90min, 2. Gabe 60min, ab 3. Gabe 30min bzw. Infusionsdauer nach Verträglichkeit
3	0-0-0-1	Lomustin	75 mg/m²		p.o.		Einmalige Gabe alle 8 Wochen (mindestens alle 6 Wochen); abends vor dem Schlafengehen oder mindestens 3h nach einer Mahlzeit; ab Zyklus 2 ggf. Dosiseskalation auf 90mg/m2 möglich, wenn keine hämatologische Toxizität vorliegt
15	0	Bevacizumab	5 mg/kg	100 ml NaCl 0,9 %	i.v.	1h	1. Gabe 90min, 2. Gabe 60min, ab 3. Gabe 30min bzw. Infusionsdauer nach Verträglichkeit
29, 43	0	Bevacizumab	5 mg/kg	100 ml NaCl 0,9 %	i.v.	30min	1. Gabe 90min, 2. Gabe 60min, ab 3. Gabe 30min bzw. Infusionsdauer nach Verträglichkeit

Bevacizumab:
Off-Label-Use: Zusage der Krankenkasse erforderlich (Second Line Therapie nach Progress unter Temozolomid)

Zyklusdiagramm Tag 1 2 3 4 5 6 7 8 9 10 11 12 13 14 15 16 17 18 19 20 21 22 23 24 25 26 27 28 29 30 31 32 33 34 35
Bevacizumab
Lomustin

Zyklusdiagramm Tag 36 37 38 39 40 41 42 43 [...] Wdh: 56
Bevacizumab
Lomustin

Wiederholungsinfo: Tag 56: Start Zyklus 2; (alle 6-8 Wochen)

Bevacizumab: (siehe auch Fachinformation)
1. Gabe: Bevacizumab **nach CTx** über 90 min., **2. Gabe vor CTx** über 60 min bei guter Verträglichkeit **ab der 3. Gabe** dann auch in 30 min
Cave: (GI-)Blutungen, Magen-Darm-Perforationen, Thrombembolie, Hypertensive Entgleisung , dekompensierte Herzinsuffizienz/Kardiomyopathie, allerg./anaphylaktische Reaktion, Proteinurie, Wundheilungsstörungen - Behandlung frühestens 28 Tage nach größerer OP, oder nach Ausheilung der Wunde. Infusionsreaktionen: **während und nach der Infusion engmaschige Überwachung**, ggf. nach Behandlungsstandard für Anaphylaxie verfahren.
Gefahr der **nekrotisierenden Fasziitis**, insbesondere bei Patienten mit vorangegangener Magen Darm-Perforation, Fistelbildung, Wundheilungsstörung oder nach Bestrahlung; (Rektum-Ca): Sofortiger Therapieabbruch und Einleitung einer geeigneten Behandlung
KI.: Schwangerschaft/Stillzeit (Kontrazeption), unbehandelte ZNS-Metastasen

Obligate Prä- und Begleitmedikation (Zyklus 1)

Tag	zeitl. Ablauf	Substanz	Basisdosierung	Trägerlösung (ml)	Appl.	Infusionsdauer	Bemerkungen
1	-30min	NaCl 0,9%	250 ml		i.v.	2h	1. Gabe 2h, 2. Gabe 1h30min, ab 3. Gabe 1h bzw. Infusionsdauer nach Verträglichkeit
3	0-0-0-1	Ondansetron Schmelztabletten	8 mg		p.o.		30min vor Lomustin-Einnahme
15	-30min	NaCl 0,9%	250 ml		i.v.	1h30min	1. Gabe 2h, 2. Gabe 1h30min, ab 3. Gabe 1h bzw. Infusionsdauer nach Verträglichkeit
29, 43	-30min	NaCl 0,9%	250 ml		i.v.	1h	1. Gabe 2h, 2. Gabe 1h30min, ab 3. Gabe 1h bzw. Infusionsdauer nach Verträglichkeit

Hauptmedikation (Zyklus 2-n)

Tag	zeitl. Ablauf	Substanz	Basisdosierung	Trägerlösung (ml)	Appl.	Infusionsdauer	Bemerkungen
1, 15, 29, 43	0	Bevacizumab	5 mg/kg	100 ml NaCl 0,9 %	i.v.	30min	1. Gabe 90min, 2. Gabe 60min, ab 3. Gabe 30min bzw. Infusionsdauer nach Verträglichkeit
3	0-0-0-1	Lomustin	90 mg/m²		p.o.		Initialdosis (Zyklus 1): 75mg/m2. ab Zyklus 2: Dosiseskalation auf 90mg/m2, wenn keine hämatologische Toxizität vorliegt. Einmalige Gabe alle 6 Wochen (mindestens alle 6 Wochen); abends vor dem Schlafengehen oder mindestens 3h nach einer Mahlzeit

Zyklusdiagramm

	Tag 1	2	3	4	5	6	7	8	9	10	11	12	13	14	15	16	17	18	19	20	21	22	23	24	25	26	27	28	29	30	31	32	33	34	35
Bevacizumab	□														□							□							□						
Lomustin			■																																

Zyklusdiagramm

	Tag 36	37	38	39	40	41	42	43	[...]	Wdh: 56
Bevacizumab								□		
Lomustin										

Wiederholungsinfo: (mindestens 6 Wochen)

Obligate Prä- und Begleitmedikation (Zyklus 2-n)

Tag	zeitl. Ablauf	Substanz	Basisdosierung	Trägerlösung (ml)	Appl.	Infusions-dauer	Bemerkungen
1, 15, 29, 43	-30min	NaCl 0,9%		250 ml	i.v.	1h	1. Gabe 2h, 2. Gabe 1h30min, ab 3. Gabe 1h bzw. Infusions-dauer nach Verträglichkeit
3	0-0-0-1	Ondansetron Schmelztabletten	8 mg		p.o.		30min vor Lomustin-Einnahme

Bedarfsmedikation	Clemastin 2mg (1 Ampulle) 30min vor Bevacizumab, Metoclopramid
Kontrollen	**wöchentlich:** Blutbild; **vor jeder Gabe:** Differentialblutbild (verzögerte Myelosuppression nach 4-6 Wochen), Retentionswerte, Leberwerte, Gerinnungsparameter, CRP, Neurostatus, Urostix: bei Eiweiss > 2+ -> 24h-Sammelurin und Proteinbestimmung, Blutdruck, klinischer Status Lungenfunktion
Dosisreduktion	**Lomustin:** nach Eskalation auf 90mg/m² Dosisreduktion auf 75%, wenn im vorausgegangenen Zyklus Leukozytennadir < 1 500/µl oder Thrombozytennadir < 50 000/µl; Dosisreduktion bei eingeschränkter Nierenfunktion siehe Dosismodifikationstabelle
Cave	**Lomustin:** Lungentoxizität (dosisabhängig), Nierenschädigung, in Kombination mit Strahlentherapie Gefahr der irreversiblen Sehnervschädigung; einmalige Gabe alle 8 Wochen (mindestens alle 6 Wochen, je nach Nadir)
Dosissteigerung	**Lomustin:** ggf. bis auf 90mg/m2
Summendosis	**Lomustin:** bei > 1 000 mg/m² Summendosis Gefahr der Lungenfibrose, Gefahr der Nierenschädigung
Therapievoraussetzung	**Bevacizumab:** Leukozyten > 2 500/µl, Thrombozyten > 75 000/µl; **Lomustin:** Leukozyten > 3 000/µl, Thrombozyten > 100 000/µl
Therapieabbruch	**Bevacizumab** (siehe auch Memokasten): Thromboembolisches Ereignis (Lungenembolie Grad 3), nicht kontrollierbare Hypertonie > Grad 3, Hypertensive Krise, Proteinurie Grad 4 (> 2g in 24h-Urin), Wundheilungsstörungen, klinischer Verdacht auf Magen-Darm-Perforation/gastrointestinaler Ulcus, symptomischer Divertikulitis, symptomatische Blutung Grad 3-4, dekompensierte Herzinsuffizienz/Kardiomyopathie, keine Anwendung 4 Wochen vor oder nach einem großen operativen Eingriff
Erfolgsbeurteilung	MRT (T1 mit KM; T2 Flair und Diffusion) alle 3 Monate
Wiederholung	**Zyklus 1-1:** Tag 56. Tag 56: Start Zyklus 2; (alle 6-8 Wochen) **Zyklus 2-n:** Tag 56. (mindestens 6 Wochen)
Literatur	adaptiert nach: Randomized Phase II Trial of Standard Dose Bevacizumab Versus Low Dose Bevacizumab Plus Lomustine (CCNU) In Adults With Recurrent Glioblastoma Multiforme, www.ClinicalTrials.gov; EORTC open trial 26101: Phase III trial exploring the combination of bevacizumab and lomustine in patients with first recurrence of a glioblastoma; A randomized phase II study of bevacizumab versus bevacizumab plus lomustine versus lomustine single agent in recurrent glioblastoma: The Dutch BELOB study.ASCO 2013; Randomized Phase II Trial of Standard Dose Bevacizumab Versus Low Dose Bevacizumab Plus Lomustine (CCNU) In Adults With Recurrent Glioblastoma Multiforme, www.ClinicalTrials.gov; EORTC open trial 26101: Phase III trial exploring the combination of bevacizumab and lomustine versus lomustine single agent in recurrent glioblastoma; A randomized phase II study of bevacizumab versus bevacizumab plus lomustine versus lomustine single agent in recurrent glioblastoma: The Dutch BELOB study.ASCO 2013

Diese Krebstherapie birgt letale Risiken. Die Anwendung darf nur durch erfahrene Onkologen und entsprechend ausgebildetes Pflegepersonal erfolgen. Das Protokoll muss im Einzelfall überprüft und der klinischen Situation angepasst werden.

081000_04 HIT 2000 / NOA-07   ICD-10: C71.6

Protokoll-Hinweis: Erhaltungstherapie

Indikation: Medulloblastom

Hauptmedikation (Zyklus 1-n)

Tag	zeitl. Ablauf	Substanz	Basisdosierung	Trägerlösung (ml)	Appl.	Infusions-dauer	Bemerkungen
1	0	Cisplatin	70 mg/m²	250 ml NaCl 0,9 %	i.v.	1h	
1	+1h	Vincristin	1,5 mg/m²	50 ml NaCl 0,9 %	i.v.	5-10min	Max. 2mg. Als FREILAUFENDE Kurzinfusion, wenn möglich über gesicherten zentralvenösen Zugang.
1	0-0-1-0	Lomustin	75 mg/m²		p.o.		Einmalige Gabe, nur an Tag 1; (40mg Tbl.), abendliche Einnahme oder 3h nach der Mahlzeit
8, 15	0	Vincristin	1,5 mg/m²	50 ml NaCl 0,9 %	i.v.	5-10min	Max. 2mg. Als FREILAUFENDE Kurzinfusion, wenn möglich über gesicherten zentralvenösen Zugang.

Zyklusdiagramm | Tag 1 | 2 | 3 | 4 | 5 | 6 | 7 | 8 | 9 | 10 | 11 | 12 | 13 | 14 | 15 | [...] | Wdh: 43

Cisplatin
Vincristin
Lomustin

Aprepitant / Fosaprepitant (Prodrug) sind Substrate und moderate Inhibitoren von CYP3A4:
Cave bei gleichzeitiger oraler Verabreichung von hauptsächlich via CYP3A4 metabolisierten Wirkstoffen mit geringer therapeutischer Breite wie Ciclosporin, Tacrolimus, Everolimus, Fentanyl. Die gleichzeitige Anwendung von Pimozid ist kontraindiziert. **Interaktion mit CYP3A4 metabolisierten oral verabreichten CTx z.B. Etoposid, Vinorelbin möglich. Besondere Vorsicht bei gleichzeitiger Anwendung von Irinotecan und Ifosfamid erhöhte Toxizität möglich.** Reduktion der üblichen oralen Dexamethason-Dosis um 50%.
Vorübergehende leichte Induktion von CYP2C9 und CYP3A4 nach Beendigung der Aprepitant- / Fosaprepitant-Therapie: Bei Warfarin (CYP2C9-Substrat)-Dauertherapie besonders engmaschige INR-Überwachung innerhalb von 14 Tagen nach jeder Aprepitant 3-Tages-Therapie. Verminderte Wirksamkeit hormonaler Kontrazeptiva bis 2 Monate nach letzter Aprepitant Gabe möglich → alternative unterstützende Maßnahmen zur Empfängnisverhütung vorzunehmen.

Obligate Prä- und Begleitmedikation (Zyklus 1-n)

Tag	zeitl. Ablauf	Substanz	Basisdosierung	Trägerlösung (ml)	Appl.	Infusions-dauer	Bemerkungen
1	-1h	NaCl 0,9 %	3 000 ml		i.v.	8h	
1	-1h	Aprepitant	125 mg		p.o.		
1	-30min	Mannitol-Lsg. 10%	250 ml		i.v.	15min	
1	-30min	Dexamethason	12 mg		p.o.		
1	-30min	Granisetron	1 mg		i.v.	B	
1	+1h 30min	Mannitol-Lsg. 10%	250 ml		i.v.	15min	
2-3	1-0-0-0	Aprepitant	80 mg		p.o.		
2-4	1-0-0-0	Dexamethason	8 mg		p.o.		
8, 15	-15min	NaCl 0,9 %	500 ml		i.v.	1h	

Bedarfsmedikation	Metoclopramid p.o. oder i.v., Allopurinol nach Harnsäure, Sucralfat
FN-Risiko	< 10% → je nach Risikoabwägung, siehe Kurzfassung Leitlinien G-CSF
Kontrollen	Blutbild, Elektrolyte insbesondere Ca²⁺, Retentionswerte, eGFR, Eiweiß, Albumin, Bilirubin, Leberwerte, Oto-/Neurotoxizität, Gewicht
Dosisreduktion	Im Falle Neurotoxizität (Krampfanfall, Ileus, Dysästhesien) - Pause Vincristin bis Erholung
Cave	**Einmalige Lomustin-Gabe nur an Tag 1**
Summendosis	Lomustin bei > 1 000mg/m² Summendosis Gefahr der Lungenfibrose, Nierenschädigung, cave in Kombination mit Strahlentherapie Gefahr einer irreversiblen Sehnervschädigung
Therapievoraussetzung	**6 Wochen nach Bestrahlung, wenn Granulozyten > 500/µl und Thrombozyten > 10 000/µl**
Erfolgsbeurteilung	MRT-Schädel nach jedem 2.Zyklus
Wiederholung	Tag 43.
Literatur	HIT2000. NOA-07-Studienprotokoll; Aprepitant: Fachinformation, Bokemeyer C. Arzneimitteltherapie. 2004; 22:129-35.

Teil III　Radio-Chemotherapie

Inhaltsverzeichnis

Kapitel 21   RTx: Kopf-Hals-Tumoren

Elektronisches Zusatzmaterial Die elektronische Version des Werkes enthält Zusatzmaterial, auf das über folgenden Link zugegriffen werden kann: https://doi.org/10.1007/978-3-662-67749-0_1.

© Der/die Autor(en) 2023
M. Engelhardt et al. (Hrsg.), *Das Blaue Buch*,

Kapitel 21   RTx: Kopf-Hals-Tumoren

21.1   RTx: Nasopharynxkarzinom

21.2   RTx: Plattenepithelkarzinome des Kopf-Hals-Bereichs (HNSCC)

Cisplatin-fähig

nicht Cisplatin-fähig

21.3   RTx: Schilddrüsenkarzinom

RTx/Doxorubicin – 757

Diese Krebstherapie birgt letale Risiken. Die Anwendung darf nur durch erfahrene Onkologen und entsprechend ausgebildetes Pflegepersonal erfolgen. Das Protokoll muss im Einzelfall überprüft und der klinischen Situation angepasst werden.

080100_20_1_RTx   **Al-Sarraf-Protokoll: RTx/Cisplatin 100mg/m² (d1)**   **Indikation: Nasopharynx-Ca**   **ICD-10: C11**

Hauptmedikation

Tag	zeitl. Ablauf	Substanz	Basisdosierung	Trägerlösung (ml)	Appl.	Infusions-dauer	Bemerkungen
1, 22, 43	0	Cisplatin	100 mg/m²	250 ml NaCl 0,9 %	i.v.	1h	

Zyklusdiagramm Tag 1 2 3 4 5 6 7 8 9 10 11 12 13 14 15 16 17 18 19 20 21 22 23 24 25 26 27 28 29 30 31 32 33 34 35
Cisplatin
RTx (1,8-2 Gy/d)

Zyklusdiagramm Tag 36 37 38 39 40 41 42 43 44 45 46 47 48 49
Cisplatin
RTx (1,8-2 Gy/d)

Al-Sarraf-Protokoll: Therapieplan

Zyklus (Woche)	mögliche Kombinationen	RTx/CTx-
1 (Woche 1,4,7)	RTx + -Cisplatin 100 mg/m² d1 -Cisplatin 50 mg/m² d1-2 -Cisplatin 33,3 mg/m² d1-3 -Cisplatin 20mg/m² d1-5 -Carboplatin AUC4 d1	
2-4 (Woche 11,15,19)	5-FU (d1-4) + -Cisplatin 80 mg/m² d1 -Cisplatin 40 mg/m² d1-2 -Carboplatin AUC4 d1	

Aprepitant / Fosaprepitant (Prodrug) sind Substrate und moderate Inhibitoren von CYP3A4:
Cave bei gleichzeitiger oraler Verabreichung von Arzneistoffen mit geringer therapeutischer Breite wie Ciclosporin, Tacrolimus, Everolimus, Fentanyl. Die gleichzeitige Anwendung von Pimozid ist kontraindiziert. **Interaktion mit CYP3A4 metabolisierten oral verabreichten CTx z.B. Etoposid, Vinorelbin, Vinorelbin möglich. Besondere Vorsicht bei gleichzeitiger Anwendung von Irinotecan und Ifosfamid erhöhte Toxizität möglich.** Reduktion der üblichen oralen Dexamethason-Dosis um 50%.
Vorübergehende leichte Induktion von CYP2C9 und CYP3A4 nach Beendigung der Aprepitant- / Fosaprepitant-Therapie: Bei Warfarin (CYP2C9-Substrat)-Dauertherapie besonders engmaschige INR-Überwachung innerhalb von 14 Tagen nach jeder Aprepitant 3-Tages-Therapie. Verminderte Wirksamkeit hormonaler Kontrazeptiva bis 2 Monate nach letzter Aprepitant Gabe möglich → alternative unterstützende Maßnahmen zur Empfängnisverhütung vorzunehmen.

Achtung:
Ondansetron/Zofran Zydis® 4mg 1-0-1-0 für 2 weitere Tage nach der Chemotherapie (patientenindividuelle Entscheidung)

Achtung:
ggf. Begrenzung der KOF auf 2m² nach individueller Entscheidung

Achtung:
Falls Urinausscheidung < 160ml in 2h: Rehydrierung und ggf. erneute Diurese

Auf ausreichende Trinkmenge achten

Obligate Prä- und Begleitmedikation

Tag	zeitl. Ablauf	Substanz	Basisdosierung	Trägerlösung (ml)	Appl.	Infusions-dauer	Bemerkungen
1, 22, 43	-1h	Aprepitant	125 mg		p.o.		
1, 22, 43	-30min	NaCl 0,9%	1 000 ml		i.v.	2h30min	
1, 22, 43	-30min	Dexamethason	12 mg	100 ml NaCl 0,9 %	i.v.	20min	
1, 22, 43	-30min	Ondansetron	8 mg	100 ml NaCl 0,9 %	i.v.	20min	
1, 22, 43	-30min	Mannitol-Lsg. 10%	250 ml		i.v.	20min	30 min vor Cisplatin
1, 22, 43	+1h 30min	Mannitol-Lsg. 10%	250 ml		i.v.	20min	30 min nach Cisplatin
1, 22, 43	+2h 30min	NaCl 0,9 %	1 000 ml		i.v.	4h	nach Bestrahlung
2-3, 23-24, 44-45	1-0-0-0	Aprepitant	80 mg		p.o.		
2-4, 23-25, 44-46	1-0-1-0	Dexamethason	4 mg		p.o.		

Bedarfsmedikation	Metoclopramid Trpf., Dimenhydrinat Supp., Ibuprofen 400mg Tbl., Macrogol+div.Salze (z.B. Movicol®), Natriumpicosulfat Trpf.
FN-Risiko	< 10% → G-CSF- Gabe je nach Risikoabwägung, siehe Kurzfassung Leitlinien G-CSF.
Kontrollen	Blutbild, Differentialblutbild und Thrombozytenzahl (wöchentlich), Elektrolyte (Mg²⁺ Ca²⁺, K⁺), Nierenfunktion (Kreatinin-Clearance, Retentionsparameter, Harnsäure), Leberfunktion (Bilirubin, ALT, AST), Urinuntersuchung, Audiometrie, Neurotoxizität, Gewicht
Cave	**Cisplatin:** möglichst keine Komedikation mit nephro- oder ototoxischen Substanzen: z.B. Aminoglykoside, Schleifendiuretika. Kumulative Neuro- und Ototoxizität.
Therapiedauer	3 Gaben Cisplatin + RTx, danach 3 Zyklen Cisplatin/5-FU
Literatur	Al-Sarraf et al. J Clin Oncol 1998;16(4):1310-1317; Fachinfo: Cisplatin

Diese Krebstherapie birgt letale Risiken. Die Anwendung darf nur durch erfahrene Onkologen und entsprechend ausgebildetes Pflegepersonal erfolgen. Das Protokoll muss im Einzelfall überprüft und der klinischen Situation angepasst werden.

080100_20_2_RTx   Al-Sarraf-Protokoll: RTx/Cisplatin 50mg/m² (d1-2)   Indikation: Nasopharynx-Ca   **ICD-10: C11**

Hauptmedikation

Tag	zeitl. Ablauf	Substanz	Basisdosierung	Trägerlösung (ml)	Appl.	Infusions-dauer	Bemerkungen
1-2, 22-23, 43-44	0	Cisplatin	50 mg/m²	250 ml NaCl 0,9 %	i.v.	1h	

Zyklusdiagramm | Tag 1 2 3 4 5 6 7 8 9 10 11 12 13 14 15 16 17 18 19 20 21 22 23 24 25 26 27 28 29 30 31 32 33 34 35

Cisplatin
RTx (1,8-2 Gy/d)

Zyklusdiagramm | Tag 36 37 38 39 40 41 42 43 44 45 46 47 48 49

Cisplatin
RTx (1,8-2 Gy/d)

Al-Sarraf-Protokoll: Therapieplan

Zyklus (Woche)	mögliche Kombinationen	RTx/CTx-
1 (Woche 1,4,7)	RTx + -Cisplatin 100 mg/m² d1 -Cisplatin 50 mg/m² d1-2 -Cisplatin 33,3 mg/m² d1-3 -Cisplatin 20mg/m² d1-5 -Carboplatin AUC4 d1	
2-4 (Woche 11,15,19)	5-FU (d1-4) + -Cisplatin 80 mg/m² d1 -Cisplatin 40 mg/m² d1-2 -Carboplatin AUC4 d1	

Aprepitant / Fosaprepitant (Prodrug) sind Substrate und moderate Inhibitoren von CYP3A4: Cave bei gleichzeitiger oraler Verabreichung von hauptsächlich via CYP3A4 metabolisierten Wirkstoffen mit geringer therapeutischer Breite wie Ciclosporin, Tacrolimus, Everolimus, Fentanyl. Die gleichzeitige Anwendung von Pimozid ist kontraindiziert. **Interaktion mit CYP3A4 metabolisierten oral verabreichten CTx z.B. Etoposid, Vinorelbin möglich. Besondere Vorsicht bei gleichzeitiger Anwendung von Irinotecan und Ifosfamid erhöhte Toxizität möglich.** Reduktion der üblichen oralen Dexamethason-Dosis um 50%.
Vorübergehende leichte Induktion von CYP2C9 und CYP3A4 nach Beendigung der Aprepitant- / Fosaprepitant-Therapie: Bei Warfarin (CYP2C9-Substrat)-Dauertherapie besonders engmaschige INR-Überwachung innerhalb von 14 Tagen nach jeder Aprepitant 3-Tages-Therapie. Verminderte Wirksamkeit hormonaler Kontrazeptiva bis 2 Monate nach letzter Aprepitant Gabe möglich → alternative unterstützende Maßnahmen zur Empfängnisverhütung vorzunehmen.

Achtung:
Ondansetron/Zofran Zydis® 4mg 1-0-1-0 für 2 weitere Tage nach der Chemotherapie (patientenindividuelle Entscheidung)

Achtung:
Falls Urinausscheidung < 160ml in 2h: Rehydrierung und ggf. erneute Diurese

Achtung:
ggf. Begrenzung der KOF auf 2m² nach individueller Entscheidung

Auf ausreichende Trinkmenge achten

Obligate Prä- und Begleitmedikation

Tag	zeitl. Ablauf	Substanz	Basisdosierung	Trägerlösung (ml)	Appl.	Infusions-dauer	Bemerkungen
1, 22, 43	-1h	Aprepitant	125 mg		p.o.		
1, 22, 43	-30min	Dexamethason	12 mg		i.v.	20min	
1-2, 22-23, 43-44	-30min	NaCl 0,9%	500 ml		i.v.	2h30min	
1-2, 22-23, 43-44	-30min	Ondansetron	8 mg	100 ml NaCl 0,9 %	i.v.	20min	
1-2, 22-23, 43-44	-30min	Mannitol-Lsg. 10%	250 ml		i.v.	20min	30 min vor Cisplatin
1-2, 22-23, 43-44	+1h 30min	Mannitol-Lsg. 10%	250 ml	100 ml NaCl 0,9 %	i.v.	20min	30 min nach Cisplatin
1-2, 22-23, 43-44	+2h 30min	NaCl 0,9 %	1 000 ml		i.v.	4h	nach Bestrahlung
2, 23, 44	-1h	Aprepitant	80 mg		p.o.		
2, 23, 44	-30min	Dexamethason	8 mg	100 ml NaCl 0,9 %	i.v.	20min	
3-4, 24-25, 45-46	1-0-0-0	Aprepitant	80 mg		p.o.		
3-5, 24-26, 45-47	1-0-1-0	Dexamethason	4 mg		p.o.		

Bedarfsmedikation	Metoclopramid Trpf., Dimenhydrinat Supp., Ibuprofen 400mg Tbl., Macrogol+div.Salze (z.B. Movicol®), Natriumpicosulfat Trpf.
FN-Risiko	< 10% → G-CSF- Gabe je nach Risikoabwägung, siehe Kurzfassung Leitlinien G-CSF.
Kontrollen	Blutbild, Differentialblutbild und Thrombozytenzahl (wöchentlich), Elektrolyte (Mg²⁺, Ca²⁺, K⁺), Nierenfunktion (Kreatinin-Clearance, Retentionsparameter, Harnsäure), Leberfunktion (Bilirubin, ALT, AST), Urinuntersuchung, Audiometrie, Neurotoxizität, Gewicht
Cave	**Cisplatin:** möglichst keine Komedikation mit nephro- oder ototoxischen Substanzen: z.B. Aminoglykoside, Schleifendiuretika. Kumultative Neuro- und Ototoxizität.
Therapiedauer	3 Gaben Cisplatin (Woche 1+4+7, gesplittet auf 2 Tage) + RTx, danach 3 Zyklen Cisplatin/5-FU
Literatur	Al-Sarraf et al. J Clin Oncol 1998;16(4):1310-1317; Fachinfo: Cisplatin

Diese Krebstherapie birgt letale Risiken. Die Anwendung darf nur durch erfahrene Onkologen und entsprechend ausgebildetes Pflegepersonal erfolgen. Das Protokoll muss im Einzelfall überprüft und der klinischen Situation angepasst werden.

080100_20_3_RTx   *Al-Sarrat-Protokoll: RTx/Cisplatin 33,3mg/m² (d1-3)*   *Indikation: Nasopharynx-Ca*   **ICD-10: C11**

Hauptmedikation

Tag	zeitl. Ablauf	Substanz	Trägerlösung (ml)	Basisdosierung	Appl.	Infusions-dauer	Bemerkungen
1-3, 22-24, 43-45	0	Cisplatin	250 ml NaCl 0,9 %	33,3 mg/m²	i.v.	1h	

Zyklusdiagramm Tag 1–35
Cisplatin / RTx (1,8-2 Gy/d)

Zyklusdiagramm Tag 36–49
Cisplatin / RTx (1,8-2 Gy/d)

Al-Sarrat-Protokoll: Therapieplan

Zyklus (Woche)	mögliche Kombinationen	RTx/CTx-
1 (Woche 1,4,7)	RTx + -Cisplatin 100 mg/m² d1 -Cisplatin 50 mg/m² d1-2 -Cisplatin 33,3 mg/m² d1-3 -Cisplatin 20mg/m² d1-5 -Carboplatin AUC4 d1	
2-4 (Woche 11,15,19)	5-FU (d1-4) + -Cisplatin 80 mg/m² d1 -Cisplatin 40 mg/m² d1-2 -Carboplatin AUC4 d1	

**Aprepitant / Fosaprepitant (Prodrug) sind Substrate und moderate Inhibitoren von CYP3A4:
Cave bei gleichzeitiger oraler Verabreichung von hauptsächlich via CYP3A4 metabolisierten Wirkstoffen mit geringer therapeutischer Breite** wie Ciclosporin, Tacrolimus, Everolimus, Fentanyl. Die gleichzeitige Anwendung von Pimozid ist kontraindiziert. **Interaktion mit CYP3A4 metabolisierten oral verabreichten CTx z. B. Etoposid, Vinorelbin, Vinblastin möglich. Besondere Vorsicht bei gleichzeitiger Anwendung von Irinotecan und Ifosfamid erhöhte Toxizität möglich.** Reduktion der üblichen oralen Dexamethason-Dosis um 50%.
Vorübergehende leichte Induktion von CYP2C9 und CYP3A4 nach Beendigung der Aprepitant- / Fosaprepitant-Therapie: Bei Warfarin (CYP2C9-Substrat)-Dauertherapie besonders engmaschige INR-Überwachung innerhalb von 14 Tagen nach jeder Aprepitant 3-Tages-Therapie. Verminderte Wirksamkeit hormonaler Kontrazeptiva bis 2 Monate nach letzter Aprepitant Gabe möglich → alternative unterstützende Maßnahmen zur Empfängnisverhütung vorzunehmen.

Achtung: Ondansetron/Zofran Zydis® 4mg 1-0-1-0 für 2 weitere Tage nach der Chemotherapie (patientenindividuelle Entscheidung)

Achtung: ggf. Begrenzung der KOF auf 2m² nach individueller Entscheidung

Achtung: Falls Urinausscheidung < 160ml in 2h: Rehydrierung und ggf. erneute Diurese

Auf ausreichende Trinkmenge achten

Obligate Prä- und Begleitmedikation

Tag	zeitl. Ablauf	Substanz	Trägerlösung (ml)	Basisdosierung	Appl.	Infusions-dauer	Bemerkungen
1, 22, 43	-1h	Aprepitant		125 mg	p.o.		
1, 22, 43	-30min	Dexamethason	100 ml NaCl 0,9 %	12 mg	i.v.	20min	
1-3, 22-24, 43-45	-30min	NaCl 0,9%		500 ml	i.v.	2h30min	
1-3, 22-24, 43-45	-30min	Ondansetron	100 ml NaCl 0,9 %	8 mg	i.v.	20min	
1-3, 22-24, 43-45	-30min	Mannitol-Lsg. 10%		250 ml	i.v.	20min	30 min vor Cisplatin
1-3, 22-24, 43-45	+1h 30min	Mannitol-Lsg. 10%		250 ml	i.v.	20min	30 min nach Cisplatin
1-3, 22-24, 43-45	+2h 30min	NaCl 0,9 %		1 000 ml	i.v.	4h	nach Bestrahlung
2-3, 23-24, 44-45	-1h	Aprepitant		80 mg	p.o.		
2-3, 23-24, 44-45	-30min	Dexamethason	100 ml NaCl 0,9 %	8 mg	i.v.	20min	
4-5, 25-26, 46-47	1-0-0-0	Aprepitant		80 mg	p.o.		
4-6, 25-27, 46-48	1-0-1-0	Dexamethason		4 mg	p.o.		

Bedarfsmedikation	Metoclopramid Trpf., Dimenhydrinat Supp., Ibuprofen 400mg Tbl., Macrogol+div.Salze (z.B. Movicol®), Natriumpicosulfat Trpf.
FN-Risiko	< 10% → G-CSF- Gabe je nach Risikoabwägung, siehe Kurzfassung Leitlinien G-CSF.
Kontrollen	Blutbild, Differentialblutbild und Thrombozytenzahl (wöchentlich), Elektrolyte (Mg^{2+}, Ca^{2+}, K$^+$), Nierenfunktion (Kreatinin-Clearance, Retentionsparameter, Harnsäure), Leberfunktion (Bilirubin, ALT, AST), Urinuntersuchung, Audiometrie, Neurotoxizität, Gewicht
Cave	**Cisplatin:** möglichst keine Komedikation mit nephro- oder ototoxischen Substanzen: z.B. Aminoglykoside, Schleifendiuretika. Kumullative Neuro- und Ototoxizität.
Therapiedauer	3 Gaben Cisplatin (Woche 1+4+7, gesplittet auf 3 Tage) + RTx, danach 3 Zyklen Cisplatin/5-FU
Literatur	Al-Sarraf et al. J Clin Oncol 1998;16(4):1310-1317; Fachinfo: Cisplatin

Diese Krebstherapie birgt letale Risiken. Die Anwendung darf nur durch erfahrene Onkologen und entsprechend ausgebildetes Pflegepersonal erfolgen. Das Protokoll muss im Einzelfall überprüft und der klinischen Situation angepasst werden.

080100_20_4_RTx **Al-Sarraf-Protokoll: RTx/Cisplatin 20mg/m² (d1-5)** **Indikation: Nasopharynx-Ca** **ICD-10: C11**

Hauptmedikation

Tag	zeitl. Ablauf	Substanz	Basisdosierung	Trägerlösung (ml)	Appl.	Infusions-dauer	Bemerkungen
1-5, 22-26, 43-47	0	Cisplatin	20 mg/m²	250 ml NaCl 0,9 %	i.v.	1h	

Zyklusdiagramm Tag 1–35 — Cisplatin; RTx (1,8-2 Gy/d)

Zyklusdiagramm Tag 36–49 — Cisplatin; RTx (1,8-2 Gy/d)

Al-Sarraf-Protokoll: Therapieplan

Zyklus (Woche)	mögliche Kombinationen	RTx/CTx-
1 (Woche 1,4,7)	RTx + -Cisplatin 100 mg/m² d1 -Cisplatin 50 mg/m² d1-2 -Cisplatin 33,3 mg/m² d1-3 -Cisplatin 20mg/m² d1-5 -Carboplatin AUC4 d1	
2-4 (Woche 11,15,19)	5-FU (d1-4) + -Cisplatin 80 mg/m² d1 -Cisplatin 40 mg/m² d1-2 -Carboplatin AUC4 d1	

Aprepitant / Fosaprepitant (Prodrug) sind Substrate und moderate Inhibitoren von CYP3A4:
Cave bei gleichzeitiger oraler Verabreichung von hauptsächlich via CYP3A4 metabolisierten Wirkstoffen mit geringer therapeutischer Breite wie Ciclosporin, Tacrolimus, Everolimus, Fentanyl. Die gleichzeitige Anwendung von Pimozid ist kontraindiziert. **Interaktion mit CYP3A4 metabolisierten oral verabreichten CTx z.B. Etoposid, Vinorelbin möglich. Besondere Vorsicht bei gleichzeitiger Anwendung von Irinotecan und Ifosfamid erhöhte Toxizität möglich.** Reduktion der üblichen oralen Dexamethason-Dosis um 50%.
Vorübergehende leichte Induktion von CYP2C9 und CYP3A4 nach Beendigung der Aprepitant- / Fosaprepitant-Therapie: Bei Warfarin (CYP2C9-Substrat)-Dauertherapie besonders engmaschige INR-Überwachung innerhalb von 14 Tagen nach jeder Aprepitant 3-Tages-Therapie. Verminderte Wirksamkeit hormonaler Kontrazeptiva bis 2 Monate nach letzter Aprepitant Gabe möglich → alternative unterstützende Maßnahmen zur Empfängnisverhütung vorzunehmen.

Achtung:
Ondansetron/Zofran Zydis® 4mg 1-0-1-0 für 2 weitere Tage nach der Chemotherapie (patientenindividuelle Entscheidung).

Achtung:
ggf. Begrenzung der KOF auf 2m² nach individueller Entscheidung.

Achtung:
Falls Urinausscheidung < 160ml in 2h: Rehydrierung und ggf. erneute Diurese

Auf ausreichende Trinkmenge achten

Obligate Prä- und Begleitmedikation

Tag	zeitl. Ablauf	Substanz	Basisdosierung	Trägerlösung (ml)	Appl.	Infusions-dauer	Bemerkungen
1, 22, 43	-1h	Aprepitant	125 mg		p.o.		
1, 22, 43	-30min	Dexamethason	12 mg	100 ml NaCl 0,9 %	i.v.	20min	
1-5, 22-26, 43-47	-30min	NaCl 0,9%	500 ml		i.v.	2h30min	
1-5, 22-26, 43-47	-30min	Ondansetron	8 mg	100 ml NaCl 0,9 %	i.v.	20min	
1-5, 22-26, 43-47	-30min	Mannitol-Lsg. 10%	250 ml		i.v.	20min	30 min vor Cisplatin
1-5, 22-26, 43-47	+1h 30min	Mannitol-Lsg. 10%	250 ml		i.v.	20min	30 min nach Cisplatin
1-5, 22-26, 43-47	+2h 30min	NaCl 0,9 %	500 ml		i.v.	4h	nach Bestrahlung
2-5, 23-26, 44-47	-1h	Aprepitant	80 mg		p.o.		
2-5, 23-26, 44-47	-30min	Dexamethason	8 mg	100 ml NaCl 0,9 %	i.v.	20min	
6-7, 27-28, 48-49	1-0-0-0	Aprepitant	80 mg		p.o.		
6-8, 27-29, 48-50	1-0-1-0	Dexamethason	4 mg		p.o.		

Bedarfsmedikation	Metoclopramid Trpf., Dimenhydrinat Supp., Ibuprofen 400mg Tbl., Macrogol+div.Salze (z.B. Movicol®), Natriumpicosulfat Trpf.
FN-Risiko	< 10% → G-CSF: Gabe je nach Risikoabwägung, siehe Kurzfassung Leitlinien G-CSF.
Kontrollen	Blutbild, Differentialblutbild und Thrombozytenzahl (wöchentlich), Elektrolyte (Mg^{2+}, Ca^{2+}, K^+), Nierenfunktion (Kreatinin-Clearance, Retentionsparameter, Harnsäure), Leberfunktion (Bilirubin, ALT, AST), Urinuntersuchung, Audiometrie, Neurotoxizität, Gewicht
Cave	**Cisplatin** möglichst keine Komedikation mit nephro- oder ototoxischen Substanzen: z.B. Aminoglykoside, Schleifendiuretika. Kumulative Neuro- und Ototoxizität.
Therapiedauer	3 Gaben Cisplatin (Woche 1+4+7, gesplittet auf 5 Tage) +RTx, danach 3 Zyklen Cisplatin/5-FU
Literatur	Al-Sarraf et al. J Clin Oncol 1998;16(4):1310-1317; Fachinfo: Cisplatin

Diese Krebstherapie birgt letale Risiken. Die Anwendung darf nur durch erfahrene Onkologen und entsprechend ausgebildetes Pflegepersonal erfolgen. Das Protokoll muss im Einzelfall überprüft und der klinischen Situation angepasst werden.

080100_20_5_RTx	Al-Sarraf-Protokoll: RTx/Carboplatin	Indikation: Nasopharynx-Ca	ICD-10: C11

Hauptmedikation

Tag	zeitl. Ablauf	Substanz	Basisdosierung	Trägerlösung (ml)	Appl.	Infusions-dauer	Bemerkungen
1, 22, 43	0	Carboplatin	4 AUC	250 ml Glucose 5 %	i.v.	1h	Dosis (mg) = AUC (mg/ml x min) x [GFR (ml/min)+25]; Maximaldosis: 600mg

Zyklusdiagramm

Tag	1	2	3	4	5	6	7	8	9	10	11	12	13	14	15	16	17	18	19	20	21	22	23	24	25	26	27	28	29	30	31	32	33	34	35
Carboplatin	□																					□													
RTx (1,8-2 Gy/d)	■	■	■	■	■			■	■	■	■	■			■	■	■	■	■			■	■	■	■	■			■	■	■	■	■		

Zyklusdiagramm

Tag	36	37	38	39	40	41	42	43	44	45	46	47	48	49
Carboplatin								□						
RTx (1,8-2 Gy/d)	■	■	■	■	■			■	■	■	■	■		

Al-Sarraf-Protokoll: Therapieplan

Zyklus (Woche)	RTx/CTx-mögliche Kombinationen
1 (Woche 1,4,7)	RTx + -Cisplatin 100 mg/m² d1 -Cisplatin 50 mg/m² d1-2 -Cisplatin 33,3 mg/m² d1-3 -Cisplatin 20mg/m² d1-5 -Carboplatin AUC4 d1
2-4 (Woche 11,15,19)	5-FU (d1-4) + -Cisplatin 80 mg/m² d1 -Cisplatin 40 mg/m² d1-2 -Carboplatin AUC4 d1

Inkompatibilität:
Carboplatin ↔ Mesna
Carboplatin ↔ $NaHCO_3$

Achtung:
Ondansetron/Zofran Zydis® 4mg 1-0-1-0 für 2 weitere Tage nach der Chemotherapie (patientenindividuelle Entscheidung)

Auf ausreichende Trinkmenge achten

Achtung:
ggf. Begrenzung der KOF auf 2m² nach individueller Entscheidung

Obligate Prä- und Begleitmedikation

Tag	zeitl. Ablauf	Substanz	Basisdosierung	Trägerlösung (ml)	Appl.	Infusions-dauer	Bemerkungen
1, 22, 43	-30min	NaCl 0,9%	1 000 ml		i.v.	1h30min	
1, 22, 43	-30min	Dexamethason	8 mg	100 ml NaCl 0,9 %	i.v.	20min	
1, 22, 43	-30min	Ondansetron	8 mg	100 ml NaCl 0,9 %	i.v.	20min	
2-3, 23-24, 44-45	1-0-1-0	Dexamethason	4 mg		p.o.		

Bedarfsmedikation	Metoclopramid Trpf., Dimenhydrinat Supp., Ibuprofen 400mg Tbl., Macrogol+div.Salze (z.B. Movicol®), Natriumpicosulfat Trpf.
FN-Risiko	< 10% → G-CSF- Gabe je nach Risikoabwägung, siehe Kurzfassung Leitlinien G-CSF.
Kontrollen	Blutbild, Elektrolyte (Mg^{2+}), Leberwerte, Retentionswerte, Kreatinin-Clearance, Audiometrie, Oto-/Neurotoxizität
Dosisreduktion	Bei AUC 2 Maximaldosis 300 mg
Wechselwirkungen	Carboplatin: Vorsicht bei Komedikation mit nephro- oder ototoxischen Substanzen: z.B. Aminoglykoside, Schleifendiuretika
Therapiedauer	3 Gaben Carboplatin (Woche 1+4+7) + RTx, danach 3 Zyklen Carboplatin/5-FU
Literatur	adaptiert Al-Sarraf et al. J Clin Oncol 1998;16(4):1310-1317; Fachinfo: Carboplatin

> Diese Krebstherapie birgt letale Risiken. Die Anwendung darf nur durch erfahrene Onkologen und entsprechend ausgebildetes Pflegepersonal erfolgen. Das Protokoll muss im Einzelfall überprüft und der klinischen Situation angepasst werden.

080100_20_6_RTx   Al-Sarraf-Protokoll: 5-FU/Cisplatin 80mg/m² (d1)   Indikation: Nasopharynx-Ca   ICD-10: C11

Hauptmedikation (Zyklus 2-4)

Tag	zeitl. Ablauf	Substanz	Basisdosierung	Trägerlösung (ml)	Appl.	Infusions-dauer	Bemerkungen
1	0	Cisplatin	80 mg/m²	250 ml NaCl 0,9 %	i.v.	1h	
1	+2h	Fluorouracil (5-FU)	1 000 mg/m²	ad 50 ml NaCl 0,9 %	i.v.	22h	über Perfusor
2-4	0	Fluorouracil (5-FU)	1 000 mg/m²	ad 50 ml NaCl 0,9 %	i.v.	22h	über Perfusor

Zyklusdiagramm | Tag 1 | 2 | 3 | 4 | [...] | Wdh: 29

Cisplatin
5-FU

Aprepitant / Fosaprepitant (Prodrug) sind Substrate und moderate Inhibitoren von CYP3A4:
Cave bei gleichzeitiger oraler Verabreichung von CYP3A4 metabolisierten Wirkstoffen mit geringer therapeutischer Breite wie Ciclosporin, Tacrolimus, Everolimus, Fentanyl. Die gleichzeitige Anwendung von Pimozid ist kontraindiziert. **Interaktion mit CYP3A4 metabolisierten oral verabreichten CTx z.B. Etoposid, Vinorelbin möglich. Besondere Vorsicht bei gleichzeitiger Anwendung von Irinotecan und Ifosfamid erhöhte Toxizität möglich.** Reduktion der üblichen oralen Dexamethason-Dosis um 50%.
Vorübergehende leichte Induktion von CYP2C9 und CYP3A4 nach Beendigung der Aprepitant- / Fosaprepitant-Therapie: Bei Warfarin (CYP2C9-Substrat)-Dauertherapie besonders engmaschige INR-Überwachung innerhalb von 14 Tagen nach jeder Aprepitant 3-Tages-Therapie. Verminderte Wirksamkeit hormonaler Kontrazeptiva bis 2 Monate nach letzter Aprepitant Gabe möglich → alternative unterstützende Maßnahmen zur Empfängnisverhütung vorzunehmen.

CAVE: vor Therapiebeginn mit 5-FU/ Capecitabin oder vor erneuter Applikation nach vorausgegangener erhöhter Toxizität muss die DPD Aktivität bestimmt werden und der sich aus den DPYD-Genotypen ergebende DPD-Aktivitäts-Score ermittelt werden.

DPD-Aktivitäts-Score	Maßnahme
2 (normal)	Therapie wie geplant möglich[1]
1.5	RS mit OA bezüglich Dosisreduktion erforderlich — DR der Initialdosis um 25-50%, danach toxizitätsadaptierte Dosissteigerung[1]
1	DR der Initialdosis auf 50%, danach toxizitätsadaptierte Dosissteigerung[1]
0.5	DPD Phänotypisierung → bei Bestätigung: Kontraindikation für 5-FU und Capecitabin ODER stark reduzierte Initialdosis mit Drug Monitoring (nur bei 5-FU sinnvoll)
0	Kontraindikation für 5-FU und Capecitabin

[1] ggf. Drug Monitoring (nur bei 5-FU sinnvoll)

Al-Sarraf-Protokoll: Therapieplan

Zyklus (Woche)	mögliche Kombinationen	RTx/CTx-
1 (Woche 1,4,7)	RTx +	-Cisplatin 100 mg/m² d1 / -Cisplatin 50 mg/m² d1-2 / -Cisplatin 33,3 mg/m² d1-3 / -Cisplatin 20mg/m² d1-5 / -Carboplatin AUC4 d1
2-4 (Woche 11,15,19)	5-FU (d1-4) +	-Cisplatin 80 mg/m² d1 / -Cisplatin 40 mg/m² d1-2 / -Carboplatin AUC4 d1

Achtung:
Ondansetron/Zofran Zydis® 4mg 1-0-1-0 für 2 weitere Tage nach der Chemotherapie (patientenindividuelle Entscheidung)

Achtung:
Falls Urinausscheidung < 160ml in 2h: Rehydrierung und ggf. erneute Diurese

Schwerwiegende Wechselwirkung:
keine Gabe von Brivudin zusammen mit 5-Fluorouracil inkl. topischer Präparate und Prodrugs (Etudix, Capecitabin, Floxuridin, Tegafur). Durch Hemmung der Dihydropyrimidindehydrogenase, Akkumulation und verstärkte Toxizität von 5-FU, letale Folgen möglich. Mindestens 4 Wochen zeitlicher Abstand.

Achtung:
5-FU-Gabe über **ZVK** empfohlen

Auf ausreichende Trinkmenge achten

Achtung:
ggf. Begrenzung der KOF auf 2m² nach individueller Entscheidung

Obligate Prä- und Begleitmedikation (Zyklus 2-4)

Tag	zeitl. Ablauf	Substanz	Basisdosierung	Trägerlösung (ml)	Appl.	Infusions-dauer	Bemerkungen
1	-1h	Aprepitant	125 mg		p.o.		
1	-30min	NaCl 0,9%	2 000 ml		i.v.	6-8h	
1	-30min	Dexamethason	12 mg		i.v.	20min	
1	-30min	Ondansetron	8 mg		i.v.	20min	
1	-30min	Mannitol-Lsg. 10%	250 ml	100 ml NaCl 0,9 %	i.v.	20min	30 min vor Cisplatin
1	+1h 30min	Mannitol-Lsg. 10%	250 ml	100 ml NaCl 0,9 %	i.v.	20min	30 min nach Cisplatin
2-3	1-0-0-0	Aprepitant	80 mg		p.o.		
2-4	1-0-1-0	Dexamethason	4 mg		p.o.		

Bedarfsmedikation	Metoclopramid Trpf., Dimenhydrinat Supp., Ibuprofen 400mg Tbl., Macrogol+div.Salze (z.B. Movicol®), Natriumpicosulfat Trpf.
FN-Risiko	<10% → G-CSF- Gabe je nach Risikoabwägung, siehe Kurzfassung Leitlinien G-CSF.
Kontrollen	Blutbild, Differentialblutbild und Thrombozytenzahl (wöchentlich), Elektrolyte (Mg^{2+}, Ca^{2+}, K^+), Nierenfunktion (Kreatinin-Clearance, Retentionsparameter, Harnsäure), Leberfunktion (Bilirubin, ALT, AST), Urinuntersuchung, Audiometrie, Neurotoxizität, Gewicht
Cave	**Cisplatin:** möglichst keine Komedikation mit nephro- oder ototoxischen Substanzen: z.B. Aminoglykoside, Schleifendiuretika. Kumultative Neuro- und Ototoxizität.
Therapiedauer	3 Gaben Cisplatin + RTx, danach 3 Zyklen Cisplatin/5-FU
Wiederholung	Tag 29.
Literatur	Al-Sarraf et al. J Clin Oncol 1998;16(4):1310-1317; Fachinfo: Cisplatin, 5-FU

Diese Krebstherapie birgt letale Risiken. Die Anwendung darf nur durch erfahrene Onkologen und entsprechend ausgebildetes Pflegepersonal erfolgen. Das Protokoll muss im Einzelfall überprüft und der klinischen Situation angepasst werden.

080100_20_7_RTx Al-Sarrat-Protokoll: 5-FU/Cisplatin 40mg/m² (d1-2) *Indikation: Nasopharynx-Ca* **ICD-10: C11**

Hauptmedikation (Zyklus 2-4)

Tag	Substanz	Basisdosierung	Trägerlösung (ml)	Appl.	Infusionsdauer	Bemerkungen
1-2	Cisplatin	40 mg/m²	250 ml NaCl 0,9 %	i.v.	1h	
1-2	Fluorouracil (5-FU)	1 000 mg/m²	ad 50 ml NaCl 0,9 %	i.v.	22h	über Perfusor
3-4	Fluorouracil (5-FU)	1 000 mg/m²	ad 50 ml NaCl 0,9 %	i.v.	22h	über Perfusor

Zyklusdiagramm Tag 1 2 3 4 [...] Wdh: 29
Cisplatin
5-FU

Aprepitant / Fosaprepitant (Prodrug) sind Substrate und moderate Inhibitoren von CYP3A4:
Cave bei gleichzeitiger oraler Verabreichung von hauptsächlich via CYP3A4 metabolisierten Wirkstoffen mit geringer therapeutischer Breite wie Ciclosporin, Tacrolimus, Everolimus, Fentanyl. Die gleichzeitige Anwendung von Pimozid ist kontraindiziert. **Interaktion mit CYP3A4 metabolisierten oral verabreichten CTx** z.B. Etoposid, Vinorelbin möglich. **Besondere Vorsicht bei gleichzeitiger Anwendung von Irinotecan und Ifosfamid erhöhte Toxizität möglich.** Reduktion der üblichen oralen Dexamethason-Dosis um 50%.
Vorübergehende leichte Induktion von CYP2C9 und CYP3A4 nach Beendigung der Aprepitant- / Fosaprepitant-Therapie: Bei Warfarin (CYP2C9-Substrat)-Dauertherapie besonders engmaschige INR-Überwachung innerhalb von 14 Tagen nach jeder Aprepitant 3-Tages-Therapie. Verminderte Wirksamkeit hormonaler Kontrazeptiva bis 2 Monate nach letzter Aprepitant Gabe möglich → alternative unterstützende Maßnahmen zur Empfängnisverhütung vorzunehmen.

Schwerwiegende Wechselwirkung:
keine Gabe von Brivudin zusammen mit 5-Fluorouracil inkl. topischer Präparate und Prodrugs (Efudix, Capecitabin, Floxuridin, Tegafur). Durch Hemmung der Dihydropyrimidindehydrogenase, Akkumulation und verstärkte Toxizität von 5-FU, letale Folgen möglich. Mindestens 4 Wochen zeitlicher Abstand.

Achtung:
5-FU-Gabe über ZVK empfohlen

Auf ausreichende Trinkmenge achten

Achtung:
ggf. Begrenzung der KOF auf 2m² nach individueller Entscheidung

CAVE: vor Therapiebeginn mit 5-FU/ Capecitabin oder vor erneuter Applikation nach vorausgegangener erhöhter Toxizität muss die DPD-Aktivität bestimmt werden und der sich aus den DPYD-Genotypen ergebende DPD-Aktivitäts-Score ermittelt werden.

DPD-Aktivitäts-Score	Maßnahme
2 (normal)	Therapie wie geplant möglich[1]
1.5	DR der Initialdosis um 25-50%, danach toxizitätsadaptierte Dosissteigerung[1] — RS mit OA bezüglich Dosisreduktion erforderlich
1	DR der Initialdosis auf 50%, danach toxizitätsadaptierte Dosissteigerung[1]
0.5	DPD Phänotypisierung → bei Bestätigung: Kontraindikation für 5-FU und Capecitabin ODER stark reduzierte Initialdosis mit Drug Monitoring (nur bei 5-FU sinnvoll)
0	Kontraindikation für 5-FU und Capecitabin

[1] ggf. Drug Monitoring (nur bei 5-FU sinnvoll)

Al-Sarrat-Protokoll: Therapieplan

Zyklus (Woche)	mögliche Kombinationen	RTx/CTx-
1 (Woche 1,4,7)	RTx + -Cisplatin 100 mg/m² d1 / -Cisplatin 50 mg/m² d1-2 / -Cisplatin 33,3 mg/m² d1-3 / -Cisplatin 20mg/m² d1-5 / -Carboplatin AUC4 d1	
2-4 (Woche 11,15,19)	5-FU (d1-4) + -Cisplatin 80 mg/m² d1 / -Cisplatin 40 mg/m² d1-2 / -Carboplatin AUC4 d1	

Achtung:
Ondansetron/Zofran Zydis® 4mg 1-0-1-0 für 2 weitere Tage nach der Chemotherapie (patientenindividuelle Entscheidung)

Achtung:
Falls Urinausscheidung < 160ml in 2h: Rehydrierung und ggf. erneute Diurese

Obligate Prä- und Begleitmedikation (Zyklus 2-4)

Tag	zeitl. Ablauf	Substanz	Basisdosierung	Trägerlösung (ml)	Appl.	Infusionsdauer	Bemerkungen
1	-1h	Aprepitant	125 mg		p.o.		
1	-30min	Dexamethason	12 mg	100 ml NaCl 0,9 %	i.v.	20min	
1-2	-30min	NaCl 0,9%	1 500 ml		i.v.	3-4h	
1-2	-30min	Ondansetron	8 mg	100 ml NaCl 0,9 %	i.v.	20min	
1-2	-30min	Mannitol-Lsg. 10%	250 ml		i.v.	20min	30 min vor Cisplatin
1-2	+1h 30min	Mannitol-Lsg. 10%	250 ml		i.v.	20min	30 min nach Cisplatin
2	-1h	Aprepitant	80 mg		p.o.		
2	-30min	Dexamethason	8 mg	100 ml NaCl 0,9 %	i.v.	20min	
3-4	1-0-0-0	Aprepitant	80 mg		p.o.		
3-5	1-0-1-0	Dexamethason	4 mg		p.o.		

Bedarfsmedikation	Metoclopramid Trpf., Dimenhydrinat Supp., Ibuprofen 400mg Tbl., Macrogol+div.Salze (z.B. Movicol®), Natriumpicosulfat Trpf.
FN-Risiko	< 10% → G-CSF- Gabe je nach Risikoabwägung, siehe Kurzfassung Leitlinien G-CSF.
Kontrollen	Blutbild, Differentialblutbild und Thrombozytenzahl (wöchentlich), Elektrolyte (Mg^{2+}, Ca^{2+}, K$^+$), Nierenfunktion (Kreatinin-Clearance, Retentionsparameter, Harnsäure), Leberfunktion (Bilirubin, ALT, AST), Urinuntersuchung, Audiometrie, Neurotoxizität, Gewicht
Cave	**Cisplatin:** möglichst keine Komedikation mit nephro- oder ototoxischen Substanzen: z.B. Aminoglykoside, Schleifendiuretika. Kumultative Neuro- und Ototoxizität.
Therapiedauer	3 Gaben Cisplatin + RTx, danach 3 Zyklen Cisplatin/5-FU
Wiederholung	Tag 29.
Literatur	Al-Sarraf et al. J Clin Oncol 1998;16(4):1310-1317; Fachinfo: Cisplatin, 5-FU

Diese Krebstherapie birgt letale Risiken. Die Anwendung darf nur durch erfahrene Onkologen und entsprechend ausgebildetes Pflegepersonal erfolgen. Das Protokoll muss im Einzelfall überprüft und der klinischen Situation angepasst werden.

080100_20_9_RTx **Al-Sarraf-Protokoll: 5-FU/Carboplatin** **Indikation: Nasopharynx-Ca** **ICD-10: C11**

Hauptmedikation (Zyklus 2-4)

Tag	zeitl. Ablauf	Substanz	Basisdosierung	Trägerlösung (ml)	Appl.	Infusions-dauer	Bemerkungen
1	0	Carboplatin	4 AUC	250 ml Glucose 5 %	i.v.	1h	Dosis (mg) = AUC (mg/ml x min) x [GFR (ml/min)+25]; Maximaldosis: 600mg
1	+1h	Fluorouracil (5-FU)	1 000 mg/m²	ad 50 ml NaCl 0,9 %	i.v.	22h	über Perfusor
2-4	0	Fluorouracil (5-FU)	1 000 mg/m²	ad 50 ml NaCl 0,9 %	i.v.	22h	über Perfusor

Zyklusdiagramm

	Tag 1	2	3	4	[...]	Wdh: 29
Carboplatin	□					
5-FU	■	■	■	■		

CAVE: vor Therapiebeginn mit 5-FU/Capecitabin oder vor erneuter Applikation **nach vorausgegangener erhöhter Toxizität** muss die **DPD Aktivität** bestimmt werden und der sich aus den DPYD-Genotypen ergebende **DPD-Aktivitäts-Score** ermittelt werden.

DPD-Aktivitäts-Score	Maßnahme
2 (normal)	Therapie wie geplant möglich[1]
1.5	**RS mit OA** bezüglich Dosisreduktion erforderlich
	DR der Initialdosis um 25-50%, danach toxizitätsadaptierte Dosissteigerung[1]
1	DR der Initialdosis auf 50%, danach toxizitätsadaptierte Dosissteigerung[1]
0.5	DPD Phänotypisierung → bei Bestätigung: Kontraindikation für 5-FU und Capecitabin ODER stark reduzierte Initialdosis mit Drug Monitoring (nur bei 5-FU sinnvoll)
0	**Kontraindikation** für 5-FU und Capecitabin

[1] *ggf. Drug Monitoring (nur bei 5-FU sinnvoll)*

Schwerwiegende Wechselwirkung:
keine Gabe von Brivudin zusammen mit 5-Fluorouracil inkl. topischer Präparate und Prodrugs (Efudix, Capecitabin, Floxuridin, Tegafur).
Durch Hemmung der Dihydropyrimidindehydrogenase, Akkumulation und verstärkte Toxizität von 5-FU, letale Folgen möglich. Mindestens 4 Wochen zeitlicher Abstand.

Al-Sarraf-Protokoll: Therapieplan

Zyklus (Woche)	mögliche Kombinationen	RTx/CTx-
1 (Woche 1,4,7)	RTx + -Cisplatin 100 mg/m² d1 -Cisplatin 50 mg/m² d1-2 -Cisplatin 33,3 mg/m² d1-3 -Cisplatin 20mg/m² d1-5 -Carboplatin AUC4 d1	
2-4 (Woche 11,15,19)	5-FU (d1-4) + -Cisplatin 80 mg/m² d1 -Cisplatin 40 mg/m² d1-2 -Carboplatin AUC4 d1	

Achtung:
ggf. Begrenzung der KOF auf 2m² nach individueller Entscheidung

Auf ausreichende Trinkmenge achten

Achtung:
5-FU-Gabe über ZVK empfohlen

Achtung:
Ondansetron/Zofran Zydis® 4mg 1-0-1-0 für 2 weitere Tage nach der Chemotherapie (patientenindividuelle Entscheidung)

Obligate Prä- und Begleitmedikation (Zyklus 2-4)

Tag	zeitl. Ablauf	Substanz	Basisdosierung	Trägerlösung (ml)	Appl.	Infusions-dauer	Bemerkungen
1	-30min	NaCl 0,9%	1 000 ml		i.v.	1h30min	
1	-30min	Dexamethason	8 mg	100 ml NaCl 0,9 %	i.v.	20min	
1	-30min	Ondansetron	8 mg	100 ml NaCl 0,9 %	i.v.	20min	
2-3	1-0-1-0	Dexamethason	4 mg		p.o.		

Bedarfsmedikation	Metoclopramid Trpf., Dimenhydrinat Supp., Ibuprofen 400mg Tbl., Macrogol+div.Salze (z.B. Movicol®), Natriumpicosulfat Trpf.
FN-Risiko	< 10% — G-CSF- Gabe je nach Risikoabwägung, siehe Kurzfassung Leitlinien G-CSF.
Kontrollen	Blutbild, **Elektrolyte** (Mg²⁺), Leberwerte, Retentionswerte, Kreatinin-Clearance, Audiometrie, Oto-/Neurotoxizität
Dosisreduktion	Bei AUC 2 Maximaldosis 300 mg
Wechselwirkungen	**Carboplatin:** Vorsicht bei Komedikation mit nephro- oder ototoxischen Substanzen: z.B. Aminoglykoside, Schleifendiuretika
Therapiedauer	3 Gaben Carboplatin + RTx, danach 3 Zyklen Carboplatin/5-FU
Wiederholung	Tag 29.
Literatur	adaptiert:Al-Sarraf et al. J Clin Oncol 1998;16(4):1310-1317; Fachinfo: Carboplatin, 5-FU

Diese Krebstherapie birgt letale Risiken. Die Anwendung darf nur durch erfahrene Onkologen und entsprechend ausgebildetes Pflegepersonal erfolgen. Das Protokoll muss im Einzelfall überprüft und der klinischen Situation angepasst werden.

080100_14_2_RTx   **RTx / Cisplatin 100mg/m²,d1 (Woche 1-4)**   **Indikation: Kopf-/Hals-Tumoren**   *ICD-10: C00-C14, C30-C32*

Hauptmedikation

Tag	zeitl. Ablauf	Substanz	Basisdosierung	Trägerlösung (ml)	Appl.	Infusions-dauer	Bemerkungen
1, 22	0	Cisplatin	100 mg/m²	250 ml NaCl 0,9 %	i.v.	1h	

Zyklusdiagramm | Tag 1 2 3 4 5 6 7 | 8 9 10 11 12 13 14 | 15 16 17 18 19 20 21 22 23 24 25 26 27 28 29 30 31 32 33 34 35
Cisplatin
RTx (1,8-2 Gy/d)

Zyklusdiagramm | Tag 36 37 38 39 40 41 42
Cisplatin
RTx (1,8-2 Gy/d)

RTx/Cisplatin-Therapieplan

	Therapiedauer	mögliche Kombinationen	RTx/Cisplatin-
primär definitiv	Woche 1 + 4 + 7	RTx +	-> Cisplatin 100mg/m² d1
postoperativ	Woche 1 + 4		-> Cisplatin 50mg/m² d1-2
			-> Cisplatin 33,3mg/m² d1-3
			-> Cisplatin 20mg/m² d1-5

Achtung:
Ondansetron/Zofran Zydis® 4mg 1-0-1-0 für 2 weitere Tage nach der Chemotherapie (patientenindividuelle Entscheidung)

Achtung:
Falls Urinausscheidung < 160ml in 2h: Rehydrierung und ggf. erneute Diurese

Inkompatibilitäten:
Cisplatin↔ Mesna
Cisplatin↔ NaHCO$_3$

Achtung:
ggf. Begrenzung der KOF auf 2m² nach individueller Entscheidung

Auf ausreichende Trinkmenge achten

Aprepitant / Fosaprepitant (Prodrug) sind Substrate und moderate Inhibitoren von CYP3A4:
Cave bei gleichzeitiger oraler Verabreichung von hauptsächlich via CYP3A4 metabolisierten Wirkstoffen mit geringer therapeutischer Breite wie Ciclosporin, Tacrolimus, Everolimus, Fentanyl. Die gleichzeitige Anwendung von Pimozid ist kontraindiziert. **Interaktion mit CYP3A4 metabolisierten oral verabreichten CTx z.B. Etoposid, Vinorelbin möglich. Besondere Vorsicht bei gleichzeitiger Anwendung von Irinotecan und Ifosfamid erhöhte Toxizität möglich.** Reduktion der üblichen oralen Dexamethason-Dosis um 50%.
Vorübergehende leichte Induktion von CYP2C9 und CYP3A4 nach Beendigung der Aprepitant- / Fosaprepitant-Therapie: Bei Warfarin (CYP2C9-Substrat)-Dauertherapie besonders engmaschige INR-Überwachung innerhalb von 14 Tagen nach jeder Aprepitant 3-Tages-Therapie. Verminderte Wirksamkeit hormonaler Kontrazeptiva bis 2 Monate nach letzter Aprepitant Gabe möglich → alternative unterstützende Maßnahmen zur Empfängnisverhütung vorzunehmen.

Obligate Prä- und Begleitmedikation

Tag	zeitl. Ablauf	Substanz	Basisdosierung	Trägerlösung (ml)	Appl.	Infusions-dauer	Bemerkungen
1, 22	-1h	Aprepitant	125 mg		p.o.		
1, 22	-30min	NaCl 0,9%	1 000 ml		i.v.	2h30min	
1, 22	-30min	Dexamethason	12 mg	100 ml NaCl 0,9 %	i.v.	20min	
1, 22	-30min	Ondansetron	8 mg	100 ml NaCl 0,9 %	i.v.	20min	
1, 22	-30min	Mannitol-Lsg. 10%	250 ml		i.v.	20min	30 min vor Cisplatin
1, 22	+1h 30min	Mannitol-Lsg. 10%	250 ml		i.v.	20min	30 min nach Cisplatin
1, 22	+2h 30min	NaCl 0,9%	1 000 ml		i.v.	4h	nach Bestrahlung
2-3, 23-24	1-0-0-0	Aprepitant	80 mg		p.o.		
2-4, 23-25	1-0-1-0	Dexamethason	4 mg		p.o.		

Bedarfsmedikation	Metoclopramid Trpf., Dimenhydrinat Supp., Ibuprofen 400mg Tbl., Macrogol+div.Salze (z.B. Movicol®), Natriumpicosulfat Trpf.
FN-Risiko	< 10% → G-CSF-Gabe je nach Risikoabwägung, siehe Kurzfassung Leitlinien G-CSF.
Kontrollen	Blutbild, Differentialblutbild und Thrombozytenzahl (wöchentlich), Elektrolyte (Mg^{2+}, Ca^{2+}, K$^+$), Nierenfunktion (Kreatinin-Clearance, Retentionsparameter, Harnsäure), Leberfunktion (Bilirubin, ALT, AST), Urinuntersuchung, Audiometrie
Cave	**Cisplatin: möglichst keine Komedikation mit nephro- oder ototoxischen Substanzen:** z.B. Aminoglykoside, Schleifendiuretika. Kumultative Neuro- und Ototoxität.
Therapiedauer	2 Gaben Cisplatin + RTx
Literatur	Levy et al. Strahlentherapie und Oncologie 2014;190:823-831; Huang et al. Int J Clin Oncol 2014;19:240-246; Fachinfo: Cisplatin

Diese Krebstherapie birgt letale Risiken. Die Anwendung darf nur durch erfahrene Onkologen und entsprechend ausgebildetes Pflegepersonal erfolgen. Das Protokoll muss im Einzelfall überprüft und der klinischen Situation angepasst werden.

080100_17_2_RTx · **RTx / Cisplatin 50mg/m², d1-2 (Woche 1+4)** · Indikation: **Kopf-Hals-Tumoren** · ICD-10: *C00-C14, C30-C32*

Hauptmedikation

Tag	zeitl. Ablauf	Substanz	Basisdosierung	Trägerlösung (ml)	Appl.	Infusions-dauer	Bemerkungen
1-2, 22-23	0	Cisplatin	50 mg/m²	250 ml NaCl 0,9 %	i.v.	1h	

Zyklusdiagramm Tag 1 | 2 | 3 | 4 | 5 | 6 | 7 | 8 | 9 | 10 | 11 | 12 | 13 | 14 | 15 | 16 | 17 | 18 | 19 | 20 | 21 | 22 | 23 | 24 | 25 | 26 | 27 | 28 | 29 | 30 | 31 | 32 | 33 | 34 | 35

Cisplatin
RTx (1,8-2 Gy/d)

Zyklusdiagramm Tag 36 | 37 | 38 | 39 | 40 | 41 | 42

Cisplatin
RTx (1,8-2 Gy/d)

RTx/Cisplatin-Therapieplan

	Therapiedauer	mögliche Kombinationen	RTx/Cisplatin-
primär definitiv	Woche 1 + 4 + 7	RTx +	-> Cisplatin 100mg/m² d1 -> Cisplatin 50mg/m² d1-2 -> Cisplatin 33,3mg/m² d1-3 -> Cisplatin 20mg/m² d1-5
postoperativ	Woche 1 + 4		

Achtung:
Ondansetron/Zofran Zydis® 4mg 1-0-1-0 für 2 weitere Tage nach der Chemotherapie (patientenindividuelle Entscheidung)

Achtung:
Falls Urinausscheidung < 160ml in 2h: Rehydrierung und ggf. erneute Diurese

Inkompatibilitäten:
Cisplatin↔ Mesna
Cisplatin↔ NaHCO₃

Achtung:
gg = Begrenzung der KOF auf 2m²
na = individueller Entscheidung
Auf ausreichende Trinkmenge achten

Aprepitant / Fosaprepitant (Prodrug) sind Substrate und moderate Inhibitoren von CYP3A4:
Cave bei gleichzeitiger oraler Verabreichung von Substraten wie CYP3A4 metabolisierten Wirkstoffen mit geringer therapeutischer Breite wie Ciclosporin, Tacrolimus, Everolimus, Fentanyl. Die gleichzeitige Anwendung von Pimozid ist kontraindiziert. **Interaktion mit CYP3A4 metabolisierten oral verabreichten CTx z.B. Etoposid, Vinorelbin möglich. Besondere Vorsicht bei gleichzeitiger Anwendung von Irinotecan und Ifosfamid erhöhte Toxizität möglich.** Reduktion der üblichen oralen Dexamethason-Dosis um 50%.
Vorübergehende leichte Induktion von CYP2C9 und CYP3A4 nach Beendigung der Aprepitant- / Fosaprepitant-Therapie: Bei Warfarin (CYP2C9-Substrat)-Dauertherapie besonders engmaschige INR-Überwachung innerhalb von 14 Tagen nach jeder Aprepitant 3-Tages-Therapie. Verminderte Wirksamkeit hormonaler Kontrazeptiva bis 2 Monate nach letzter Aprepitant Gabe möglich → alternative unterstützende Maßnahmen zur Empfängnisverhütung vorzunehmen.

Obligate Prä- und Begleitmedikation

Tag	zeitl. Ablauf	Substanz	Basisdosierung	Trägerlösung (ml)	Appl.	Infusions-dauer	Bemerkungen
1, 22	-1h	Aprepitant	125 mg		p.o.		
1, 22	-30min	Dexamethason	12 mg	100 ml NaCl 0,9 %	i.v.	20min	
1-2, 22-23	-30min	NaCl 0,9%	500 ml		i.v.	2h30min	
1-2, 22-23	-30min	Ondansetron	8 mg	100 ml NaCl 0,9 %	i.v.	20min	
1-2, 22-23	-30min	Mannitol-Lsg. 10%	250 ml		i.v.	20min	30 min vor Cisplatin
1-2, 22-23	+1h 30min	Mannitol-Lsg. 10%	250 ml		i.v.	20min	30 min nach Cisplatin
1-2, 22-23	+2h 30min	NaCl 0,9 %	1 000 ml		i.v.	4h	nach Bestrahlung
2, 23	-1h	Aprepitant	80 mg		p.o.		
2, 23	-30min	Dexamethason	8 mg	100 ml NaCl 0,9 %	i.v.	20min	
3-4, 24-25	1-0-0-0	Aprepitant	80 mg		p.o.		
3-5, 24-26	1-0-1-0	Dexamethason	4 mg		p.o.		

Bedarfsmedikation — Metoclopramid Trpf., Dimenhydrinat Supp., Ibuprofen 400mg Tbl., Macrogol+div.Salze (z.B. Movicol®), Natriumpicosulfat Trpf.

FN-Risiko — < 10% → G-CSF-Gabe je nach Risikoabwägung, siehe Kurzfassung Leitlinien G-CSF.

Kontrollen — Blutbild, Differentialblutbild und Thrombozytenzahl (wöchentlich), Elektrolyte (Mg²⁺, Ca²⁺, K⁺), Nierenfunktion (Kreatinin-Clearance, Retentionsparameter, Harnsäure), Leberfunktion (Bilirubin, ALT, AST), Urinuntersuchung, Audiometrie

Cave — **Cisplatin** möglichst keine Komedikation mit nephro- oder ototoxischen Substanzen: z.B. Aminoglykoside, Schleifendiuretika. Kumulative Neuro- und Ototoxität.

Therapiedauer — 2 Gaben Cisplatin (Woche 1+4, gesplittet auf 2 Tage) + RTx

Literatur — Levy et al. Strahlentherapie und Oncologie 2014;190:823-831; Huang et al. Int J Clin Oncol 2014;19:240-246; Fachinfo: Cisplatin

Diese Krebstherapie birgt letale Risiken. Die Anwendung darf nur durch erfahrene Onkologen und entsprechend ausgebildetes Pflegepersonal erfolgen. Das Protokoll muss im Einzelfall überprüft und der klinischen Situation angepasst werden.

080100_18_2_RTx   **RTx / Cisplatin 33,3mg/m², d1-3 (Woche 1+4)**   **Indikation: Kopf-/Hals-Tumoren**   **ICD-10: C00-C14, C30-C32**

Hauptmedikation

Tag	zeitl. Ablauf	Substanz	Basisdosierung	Trägerlösung (ml)	Appl.	Infusions-dauer	Bemerkungen
1-3, 22-24	0	Cisplatin	33,3 mg/m²	250 ml NaCl 0,9 %	i.v.	1h	

Zyklusdiagramm | Tag 1 2 3 4 5 6 7 | 8 9 10 11 12 13 14 | 15 16 17 18 19 20 21 22 23 24 25 26 27 28 29 30 31 32 33 34 35

Cisplatin
RTx (1,8-2 Gy/d)

Zyklusdiagramm | Tag 36 37 38 39 40 41 42

Cisplatin
RTx (1,8-2 Gy/d)

RTx/Cisplatin-Therapieplan

	Therapiedauer	mögliche Kombinationen	RTx/Cisplatin-
primär definitiv	Woche 1 + 4 + 7	RTx +	-> Cisplatin 100mg/m² d1 -> Cisplatin 50mg/m² d1-2
postoperativ	Woche 1 + 4		-> Cisplatin 33,3mg/m² d1-3 -> Cisplatin 20mg/m² d1-5

Achtung:
Ondansetron/Zofran Zydis® 4mg 1-0-1-0 für 2 weitere Tage nach der Chemotherapie (patientenindividuelle Entscheidung)

Achtung:
Falls Urinausscheidung < 160ml in 2h: Rehydrierung und ggf. erneute Diurese

Inkompatibilitäten:
Cisplatin↔ Mesna
Cisplatin↔ NaHCO₃

Achtung:
ggf. Begrenzung der KOF auf 2m² nach individueller Entscheidung

Auf ausreichende Trinkmenge achten

Aprepitant / Fosaprepitant (Prodrug) sind Substrate und moderate Inhibitoren von CYP3A4:
Cave bei gleichzeitiger oraler Verabreichung von Substanzen mit geringer therapeutischer Breite wie Ciclosporin, Tacrolimus, Everolimus, Fentanyl. Die gleichzeitige Anwendung von Pimozid ist kontraindiziert. **Interaktion mit CYP3A4 metabolisierten oral verabreichten CTx z.B. Etoposid, Vinorelbin möglich. Besondere Vorsicht bei gleichzeitiger Anwendung von Irinotecan und Ifosfamid erhöhte Toxizität möglich.** Reduktion der üblichen oralen Dexamethason-Dosis um 50%.
Vorübergehende leichte Induktion von CYP2C9 und CYP3A4 nach Beendigung der Aprepitant- / Fosaprepitant-Therapie: Bei Warfarin (CYP2C9-Substrat)-Dauertherapie besonders engmaschige INR-Überwachung innerhalb von 14 Tagen nach jeder Aprepitant 3-Tages-Therapie. Verminderte Wirksamkeit hormonaler Kontrazeptiva bis 2 Monate nach letzter Aprepitant Gabe möglich → alternative unterstützende Maßnahmen zur Empfängnisverhütung vorzunehmen.

Obligate Prä- und Begleitmedikation

Tag	zeitl. Ablauf	Substanz	Basisdosierung	Trägerlösung (ml)	Appl.	Infusions-dauer	Bemerkungen
1, 22	-1h	Aprepitant	125 mg		p.o.		
1, 22	-30min	Dexamethason	12 mg	100 ml NaCl 0,9 %	i.v.	20min	
1-3, 22-24	-30min	NaCl 0,9%	500 ml		i.v.	2h30min	
1-3, 22-24	-30min	Ondansetron	8 mg	100 ml NaCl 0,9 %	i.v.	20min	
1-3, 22-24	-30min	Mannitol-Lsg. 10%	250 ml		i.v.	20min	30 min vor Cisplatin
1-3, 22-24	+1h 30min	Mannitol-Lsg. 10%	250 ml		i.v.	20min	30 min nach Cisplatin
1-3, 22-24	+2h 30min	NaCl 0,9 %	1 000 ml		i.v.	4h	nach Bestrahlung
2-3, 23-24	-1h	Aprepitant	80 mg		p.o.		
2-3, 23-24	-30min	Dexamethason	8 mg	100 ml NaCl 0,9 %	i.v.	20min	
4-5, 25-26	1-0-0-0	Aprepitant	80 mg		p.o.		
4-6, 25-27	1-0-1-0	Dexamethason	4 mg		p.o.		

Bedarfsmedikation   Metoclopramid Trpf., Dimenhydrinat Supp., Ibuprofen 400mg Tbl., Macrogol+div.Salze (z.B. Movicol®), Natriumpicosulfat Trpf.

FN-Risiko   < 10% → G-CSF- Gabe je nach Risikoabwägung, siehe Kurzfassung Leitlinien G-CSF.

Kontrollen   Blutbild, Differentialblutbild und Thrombozytenzahl (wöchentlich), Elektrolyte (Mg²⁺, Ca²⁺, K⁺), Nierenfunktion (Kreatinin-Clearance, Retentionsparameter, Harnsäure), Leberfunktion (Bilirubin, ALT, AST), Urinuntersuchung, Audiometrie

Cave   Cisplatin: möglichst keine Komedikation mit nephro- oder ototoxischen Substanzen: z.B. Aminoglykoside, Schleifendiuretika. Kumultative Neuro- und Ototoxität.

Therapiedauer   2 Gaben Cisplatin (Woche 1+4, gesplittet auf 3 Tage) + RTx

Literatur   Levy et al. Strahlentherapie und Oncologie 2014;190:823-831; Huang et al. Int J Clin Oncol 2014;19:240-246; Fachinfo: Cisplatin

Diese Krebstherapie birgt letale Risiken. Die Anwendung darf nur durch erfahrene Onkologen und entsprechend ausgebildetes Pflegepersonal erfolgen. Das Protokoll muss im Einzelfall überprüft und der klinischen Situation angepasst werden.

080100_19_2_RTx   RTx / Cisplatin 20mg/m², d1-5 (Woche 1+4)   Indikation: Kopf-Hals-Tumoren   ICD-10: C00-C14, C30-C32

Hauptmedikation

Tag	zeitl. Ablauf	Substanz	Basisdosierung	Trägerlösung (ml)	Appl.	Infusions-dauer	Bemerkungen
1-5, 22-26	0	Cisplatin	20 mg/m²	250 ml NaCl 0,9 %	i.v.	1h	

Zyklusdiagramm | Tag | 1 2 3 4 5 6 7 | 8 9 10 11 12 13 14 | 15 16 17 18 19 20 21 | 22 23 24 25 26 27 28 | 29 30 31 32 33 34 35
Cisplatin
RTx (1,8-2 Gy/d)

Zyklusdiagramm | Tag 36 37 38 39 40 41 42
Cisplatin
RTx (1,8-2 Gy/d)

RTx/Cisplatin-Therapieplan

	Therapiedauer	mögliche Kombinationen	RTx/Cisplatin-
			RTx +
primär definitiv	Woche 1 + 4 + 7	-> Cisplatin 100mg/m² d1	
		-> Cisplatin 50mg/m² d1-2	
postoperativ	Woche 1 + 4	-> Cisplatin 33,3mg/m² d1-3	
		-> Cisplatin 20mg/m² d1-5	

Achtung:
Ondansetron/Zofran Zydis® 4mg 1-0-1-0 für 2 weitere Tage nach der Chemotherapie (patientenindividuelle Entscheidung).

Achtung:
Falls Urinausscheidung < 160ml in 2h: Rehydrierung und ggf. erneute Diurese

Inkompatibilitäten:
Cisplatin↔ Mesna
Cisplatin↔ NaHCO₃

Achtung:
ggf. Begrenzung der KOF auf 2m² nach individueller Entscheidung
Auf ausreichende Trinkmenge achten

Aprepitant / Fosaprepitant (Prodrug) sind Substrate und moderate Inhibitoren von CYP3A4:
Cave bei gleichzeitiger oraler Verabreichung von hauptsächlich via CYP3A4 metabolisierten Wirkstoffen mit geringer therapeutischer Breite wie Ciclosporin, Tacrolimus, Everolimus, Fentanyl. Die gleichzeitige Anwendung von Pimozid ist kontraindiziert. **Interaktion mit CYP3A4 metabolisierten oral verabreichten CTx z.B. Etoposid, Vinorelbin möglich. Besondere Vorsicht bei gleichzeitiger Anwendung von Irinotecan und Ifosfamid erhöhte Toxizität möglich.** Reduktion der üblichen oralen Dexamethason-Dosis um 50%.
Vorübergehende leichte Induktion von CYP2C9 und CYP3A4 nach Beendigung der Aprepitant- / Fosaprepitant-Therapie: Bei Warfarin (CYP2C9-Substrat)-Dauertherapie besonders engmaschige INR-Überwachung innerhalb von 14 Tagen nach jeder Aprepitant 3-Tages-Therapie. Verminderte Wirksamkeit hormonaler Kontrazeptiva bis 2 Monate nach letzter Aprepitant Gabe möglich → alternative unterstützende Maßnahmen zur Empfängnisverhütung vorzunehmen.

Obligate Prä- und Begleitmedikation

Tag	zeitl. Ablauf	Substanz	Basisdosierung	Trägerlösung (ml)	Appl.	Infusions-dauer	Bemerkungen
1, 22	-1h	Aprepitant	125 mg		p.o.		
1, 22	-30min	Dexamethason	12 mg	100 ml NaCl 0,9 %	i.v.	20min	
1-5, 22-26	-30min	NaCl 0,9%	500 ml		i.v.	2h30min	
1-5, 22-26	-30min	Ondansetron	8 mg	100 ml NaCl 0,9 %	i.v.	20min	
1-5, 22-26	-30min	Mannitol-Lsg. 10%	250 ml		i.v.	20min	30 min vor Cisplatin
1-5, 22-26	+1h 30min	Mannitol-Lsg. 10%	250 ml		i.v.	20min	30 min nach Cisplatin
1-5, 22-26	+2h 30min	NaCl 0,9 %	500 ml		i.v.	4h	nach Bestrahlung
2-5, 23-26	-1h	Aprepitant	80 mg		p.o.		
2-5, 23-26	-30min	Dexamethason	8 mg	100 ml NaCl 0,9 %	i.v.	20min	
6-7, 27-28	1-0-0-0	Aprepitant	80 mg		p.o.		
6-8, 27-29	1-0-1-0	Dexamethason	4 mg		p.o.		

Bedarfsmedikation	Metoclopramid Trpf., Dimenhydrinat Supp., Ibuprofen 400mg Tbl., Macrogol+div.Salze (z.B. Movicol®), Natriumpicosulfat Trpf.
FN-Risiko	< 10% → G-CSF- Gabe je nach Risikoabwägung, siehe Kurzfassung Leitlinien G-CSF.
Kontrollen	Blutbild, Differentialblutbild und Thrombozytenzahl (wöchentlich), Elektrolyte (Mg^{2+}, Ca^{2+}, K^+), Nierenfunktion (Kreatinin-Clearance, Retentionsparameter, Harnsäure), Leberfunktion (Bilirubin, ALT, AST), Urinuntersuchung, Audiometrie
Cave	**Cisplatin:** möglichst keine Komedikation mit nephro- oder ototoxischen Substanzen: z.B. Aminoglykoside, Schleifendiuretika. Kumulative Neuro- und Ototoxität.
Therapiedauer	2 Gaben Cisplatin (Woche 1+4, gesplittet auf 5 Tage) + RTx
Literatur	Levy et al. Strahlentherapie und Oncologie 2014;190:823-831.; Huang et al. Int J Clin Oncol 2014;19:240-246; Fachinfo: Cisplatin

Diese Krebstherapie birgt letale Risiken. Die Anwendung darf nur durch durch erfahrene Onkologen und entsprechend ausgebildetes Pflegepersonal erfolgen. Das Protokoll muss im Einzelfall überprüft und der klinischen Situation angepasst werden.

080100_14_1_RTx   RTx / Cisplatin 100mg/m², d1 (Woche 1+4+7)   *Indikation: Kopf-/Hals-Tumoren*   **ICD-10: C00-C14, C30-C32**

Hauptmedikation

Tag	zeitl. Ablauf	Substanz	Basisdosierung	Trägerlösung (ml)	Appl.	Infusions-dauer	Bemerkungen
1, 22, 43	0	Cisplatin	100 mg/m²	250 ml NaCl 0,9 %	i.v.	1h	

Zyklusdiagramm Tag 1 2 3 4 5 6 7 8 9 10 11 12 13 14 15 16 17 18 19 20 21 22 23 24 25 26 27 28 29 30 31 32 33 34 35
Cisplatin
RTx (1,8-2 Gy/d)

Zyklusdiagramm Tag 36 37 38 39 40 41 42 43 44 45 46 47 48 49
Cisplatin
RTx (1,8-2 Gy/d)

RTx/Cisplatin-Therapieplan

	Therapiedauer	mögliche Kombinationen	RTx/Cisplatin-
primär definitiv	Woche 1 + 4 + 7	RTx +	-> Cisplatin 100mg/m² d1 -> Cisplatin 50mg/m² d1-2
postoperativ	Woche 1 + 4		-> Cisplatin 33,3mg/m² d1-3 -> Cisplatin 20mg/m² d1-5

Aprepitant / Fosaprepitant (Prodrug) sind Substrate und moderate Inhibitoren von CYP3A4:
Cave bei gleichzeitiger oraler Verabreichung von Arzneistoffen mit geringer therapeutischer Breite wie Ciclosporin, Tacrolimus, Everolimus, Fentanyl. Die gleichzeitige Anwendung von Pimozid ist kontraindiziert. **Interaktion mit CYP3A4 metabolisierten oral verabreichten CTx z.B. Etoposid, Vinorelbin möglich. Besondere Vorsicht bei gleichzeitiger Anwendung von Irinotecan und Ifosfamid erhöhte Toxizität möglich.** Reduktion der üblichen oralen Dexamethason-Dosis um 50%.
Vorübergehende leichte Induktion von CYP2C9 und CYP3A4 nach Beendigung der Aprepitant- / Fosaprepitant-Therapie: Bei Warfarin (CYP2C9-Substrat)-Dauertherapie besonders engmaschige INR-Überwachung innerhalb von 14 Tagen nach jeder Aprepitant 3-Tages-Therapie. Verminderte Wirksamkeit hormonaler Kontrazeptiva bis 2 Monate nach letzter Aprepitant Gabe möglich → alternative unterstützende Maßnahmen zur Empfängnisverhütung vorzunehmen.

Achtung:
Falls Urinausscheidung < 160ml in 2h: Rehydrierung und ggf. erneute Diurese

Achtung:
Ondansetron/Zofran Zydis® 4mg 1-0-1-0 für 2 weitere Tage nach der Chemotherapie (patientenindividuelle Entscheidung)

Achtung:
ggf. Begrenzung der KOF auf 2m² nach individueller Entscheidung

Inkompatibilitäten:
Cisplatin↔ Mesna
Cisplatin↔ NaHCO₃

Auf ausreichende Trinkmenge achten

Obligate Prä- und Begleitmedikation

Tag	zeitl. Ablauf	Substanz	Basisdosierung	Trägerlösung (ml)	Appl.	Infusions-dauer	Bemerkungen
1, 22, 43	-1h	Aprepitant	125 mg		p.o.		
1, 22, 43	-30min	NaCl 0,9%	1 000 ml		i.v.	2h30min	
1, 22, 43	-30min	Dexamethason	12 mg	100 ml NaCl 0,9 %	i.v.	20min	
1, 22, 43	-30min	Ondansetron	8 mg	100 ml NaCl 0,9 %	i.v.	20min	
1, 22, 43	-30min	Mannitol-Lsg. 10%	250 ml		i.v.	20min	30 min vor Cisplatin
1, 22, 43	+1h 30min	Mannitol-Lsg. 10%	250 ml		i.v.	20min	30 min nach Cisplatin
1, 22, 43	+2h 30min	NaCl 0,9 %	1 000 ml		i.v.	4h	nach Bestrahlung
2-3, 23-24, 44-45	1-0-0-0	Aprepitant	80 mg		p.o.		
2-4, 23-25, 44-46	1-0-1-0	Dexamethason	4 mg		p.o.		

Bedarfsmedikation	Metoclopramid Trpf., Dimenhydrinat Supp., Ibuprofen 400mg Tbl., Macrogol+div.Salze (z.B. Movicol®), Natriumpicosulfat Trpf.
FN-Risiko	< 10% → G-CSF- Gabe je nach Risikoabwägung, siehe Kurzfassung Leitlinien G-CSF.
Kontrollen	Blutbild, Differentialblutbild und Thrombozytenzahl (wöchentlich), Elektrolyte (Mg²⁺, Ca²⁺, K⁺), Nierenfunktion (Kreatinin-Clearance, Retentionsparameter, Harnsäure), Leberfunktion (Bilirubin, ALT, AST), Urinuntersuchung, Audiometrie
Cave	**Cisplatin:** möglichst keine Komedikation mit nephro- oder ototoxischen Substanzen: z.B. Aminoglykoside, Schleifendiuretika. Kumulative Neuro- und Ototoxizität.
Therapiedauer	3 Gaben Cisplatin + RTx
Literatur	Levy et al. Strahlentherapie und Oncologie 2014;190:823-831; Huang et al. Int J Clin Oncol 2014;19:240-246; Fachinfo: Cisplatin

Diese Krebstherapie birgt letale Risiken. Die Anwendung darf nur durch erfahrene Onkologen und entsprechend ausgebildetes Pflegepersonal erfolgen. Das Protokoll muss im Einzelfall überprüft und der klinischen Situation angepasst werden.

080100_17_1_RTx	RTx / Cisplatin 50mg/m², d1-2 (Woche 1+4+7)	Indikation: Kopf-/Hals-Tumoren	ICD-10: C00-C14, C30-C32

Hauptmedikation

Tag	zeitl. Ablauf	Substanz	Basisdosierung	Trägerlösung (ml)	Appl.	Infusions-dauer	Bemerkungen
1-2, 22-23, 43-44	0	Cisplatin	50 mg/m²	250 ml NaCl 0,9 %	i.v.	1h	

Zyklusdiagramm Tag 1 2 3 4 5 6 7 8 9 10 11 12 13 14 15 16 17 18 19 20 21 22 23 24 25 26 27 28 29 30 31 32 33 34 35
- Cisplatin
- RTx (1,8-2 Gy/d)

Zyklusdiagramm Tag 36 37 38 39 40 41 42 43 44 45 46 47 48 49
- Cisplatin
- RTx (1,8-2 Gy/d)

RTx/Cisplatin-Therapieplan

	Therapiedauer	mögliche Kombinationen
primär definitiv	Woche 1 + 4 + 7	RTx + -> Cisplatin 100mg/m² d1 -> Cisplatin 50mg/m² d1-2
postoperativ	Woche 1 + 4	-> Cisplatin 33,3mg/m² d1-3 -> Cisplatin 20mg/m² d1-5

Aprepitant / Fosaprepitant (Prodrug) sind Substrate und moderate Inhibitoren von CYP3A4:
Cave bei gleichzeitiger oraler Verabreichung von hauptsächlich via CYP3A4 **metabolisierten Wirkstoffen mit geringer therapeutischer Breite** wie Ciclosporin, Tacrolimus, Everolimus, Fentanyl. Die gleichzeitige Anwendung von Pimozid ist kontraindiziert. **Interaktion mit CYP3A4 metabolisierten oral verabreichten CTx z.B. Etoposid, Vinorelbin möglich. Besondere Vorsicht bei gleichzeitiger Anwendung von Irinotecan und Ifosfamid erhöhte Toxizität möglich.** Reduktion der üblichen oralen Dexamethason-Dosis um 50%.
Vorübergehende leichte Induktion von CYP2C9 und CYP3A4 nach Beendigung der Aprepitant- / Fosaprepitant-Therapie: Bei Warfarin (CYP2C9-Substrat)-Dauertherapie besonders engmaschige INR-Überwachung innerhalb von 14 Tagen nach jeder Aprepitant 3-Tages-Therapie. Verminderte Wirksamkeit hormonaler Kontrazeptiva bis 2 Monate nach letzter Aprepitant Gabe möglich → alternative unterstützende Maßnahmen zur Empfängnisverhütung vorzunehmen.

Achtung:
Auf ausreichende Trinkmenge achten

Achtung:
ggf. Begrenzung der KOF auf 2m² nach individueller Entscheidung

Inkompatibilitäten:
Cisplatin↔ Mesna
Cisplatin↔ NaHCO$_3$

Achtung:
Falls Urinausscheidung < 160ml in 2h: Rehydrierung und ggf. erneute Diurese

Achtung:
Ondansetron/Zofran Zydis® 4mg 1-0-1-0 für 2 weitere Tage nach der Chemotherapie (patientenindividuelle Entscheidung)

Obligate Prä- und Begleitmedikation

Tag	zeitl. Ablauf	Substanz	Basisdosierung	Trägerlösung (ml)	Appl.	Infusions-dauer	Bemerkungen
1, 22, 43	-1h	Aprepitant	125 mg		p.o.		
1, 22, 43	-30min	Dexamethason	12 mg	100 ml NaCl 0,9 %	i.v.	20min	
1-2, 22-23, 43-44	-30min	NaCl 0,9%	500 ml		i.v.	2h30min	
1-2, 22-23, 43-44	-30min	Ondansetron	8 mg	100 ml NaCl 0,9 %	i.v.	20min	
1-2, 22-23, 43-44	-30min	Mannitol-Lsg. 10%	250 ml		i.v.	20min	30 min vor Cisplatin
1-2, 22-23, 43-44	+1h 30min	Mannitol-Lsg. 10%	250 ml		i.v.	20min	30 min nach Cisplatin
1-2, 22-23, 43-44	+2h 30min	NaCl 0,9 %	1000 ml		i.v.	4h	nach Bestrahlung
2, 23, 44	-1h	Aprepitant	80 mg		p.o.		
2, 23, 44	-30min	Dexamethason	8 mg	100 ml NaCl 0,9 %	i.v.	20min	
3-4, 24-25, 45-46	1-0-0-0	Aprepitant	80 mg		p.o.		
3-5, 24-26, 45-47	1-0-1-0	Dexamethason	4 mg		p.o.		

Bedarfsmedikation	Metoclopramid Trpf., Dimenhydrinat Supp., Ibuprofen 400mg Tbl., Macrogol+div.Salze (z.B. Movicol®), Natriumpicosulfat Trpf.
FN-Risiko	< 10% → G-CSF- Gabe je nach Risikoabwägung, siehe Kurzfassung Leitlinien G-CSF.
Kontrollen	Blutbild, Differentialblutbild und Thrombozytenzahl (wöchentlich), Elektrolyte (Mg^{2+}, Ca^{2+}, K$^+$), Nierenfunktion (Kreatinin-Clearance, Retentionsparameter, Harnsäure), Leberfunktion (Bilirubin, ALT, AST), Urinuntersuchung, Audiometrie
Cave	**Cisplatin** möglichst keine Komedikation mit nephro- oder ototoxischen Substanzen: z.B. Aminoglykoside, Schleifendiuretika. Kumultative Neuro- und Ototoxizität.
Therapiedauer	3 Gaben Cisplatin (Woche 1+4+7, gesplittet auf 2 Tage) + RTx
Literatur	Levy et a. Strahlentherapie und Onkologie 2014;190:823-831; Huang et al. Int J Clin Oncol 2014;19:240-246; Fachinfo: Cisplatin

Diese Krebstherapie birgt letale Risiken. Die Anwendung darf nur durch durch erfahrene Onkologen und entsprechend ausgebildetes Pflegepersonal erfolgen. Das Protokoll muss im Einzelfall überprüft und der klinischen Situation angepasst werden.

080100_18_1_RTx | **RTx / Cisplatin 33,3mg/m², d1-3 (Woche 1+4+7)** | **Indikation: Kopf-/Hals-Tumoren** | **ICD-10: C00-C14, C30-C32**

Hauptmedikation

Tag	zeitl. Ablauf	Substanz	Basisdosierung	Trägerlösung (ml)	Appl.	Infusions-dauer	Bemerkungen
1-3, 22-24, 43-45	0	Cisplatin	33,3 mg/m²	250 ml NaCl 0,9 %	i.v.	1h	

Zyklusdiagramm Tag 1 2 3 4 5 6 7 8 9 10 11 12 13 14 15 16 17 18 19 20 21 22 23 24 25 26 27 28 29 30 31 32 33 34 35
Cisplatin
RTx (1,8-2 Gy/d)

Zyklusdiagramm Tag 36 37 38 39 40 41 42 43 44 45 46 47 48 49
Cisplatin
RTx (1,8-2 Gy/d)

RTx/Cisplatin-Therapieplan

	Therapiedauer	mögliche Kombinationen	
primär definitiv	Woche 1 + 4 + 7	RTx +	RTx/Cisplatin-
		-> Cisplatin 100mg/m² d1	
		-> Cisplatin 50mg/m² d1-2	
postoperativ	Woche 1 + 4	-> Cisplatin 33,3mg/m² d1-3	
		-> Cisplatin 20mg/m² d1-5	

Aprepitant / Fosaprepitant (Prodrug) sind Substrate und moderate Inhibitoren von CYP3A4: **Cave bei gleichzeitiger oraler Verabreichung von Arzneistoffen mit geringer therapeutischer Breite** wie Ciclosporin, Tacrolimus, Everolimus, Fentanyl. Die gleichzeitige Anwendung von Pimozid ist kontraindiziert. **Interaktion mit CYP3A4 metabolisierten oral verabreichten CT s z.B. Etoposid, Vinorelbin möglich. Besondere Vorsicht bei gleichzeitiger Anwendung von Irinotecan und Ifosfamid erhöhte Toxizität möglich.** Reduktion der üblichen oralen Dexamethason-Dosis um 50%.
Vorübergehende leichte Induktion von CYP2C9 und CYP3A4 nach Beendigung der Aprepitant- / Fosaprepitant-Therapie: Bei Warfarin (CYP2C9-Substrat)-Dauertherapie besonders engmaschige INR-Überwachung innerhalb von 14 Tagen nach jeder Aprepitant 3-Tages-Therapie. Verminderte Wirksamkeit hormonaler Kontrazeptiva bis 2 Monate nach letzter Aprepitant Gabe möglich → alternative unterstützende Maßnahmen zur Empfängnisverhütung vorzunehmen.

Achtung:
ggf. Begrenzung der KOF auf 2m² nach individueller Entscheidung

Inkompatibilitäten:
Cisplatin↔ Mesna
Cisplatin↔ NaHCO₃

Achtung:
Falls Urinausscheidung < 160ml in 2h: Rehydrierung und ggf. erneute Diurese

Achtung:
Ondansetron/Zofran Zydis® 4mg 1-0-1-0 für 2 weitere Tage nach der Chemotherapie (patientenindividuelle Entscheidung)

Auf ausreichende Trinkmenge achten

Obligate Prä- und Begleitmedikation

Tag	zeitl. Ablauf	Substanz	Basisdosierung	Trägerlösung (ml)	Appl.	Infusions-dauer	Bemerkungen
1, 22, 43	-1h	Aprepitant	125 mg		p.o.		
1, 22, 43	-30min	Dexamethason	12 mg	100 ml NaCl 0,9 %	i.v.	20min	
1-3, 22-24, 43-45	-30min	NaCl 0,9%	500 ml		i.v.	2h30min	
1-3, 22-24, 43-45	-30min	Ondansetron	8 mg	100 ml NaCl 0,9 %	i.v.	20min	
1-3, 22-24, 43-45	-30min	Mannitol-Lsg. 10%	250 ml		i.v.	20min	30 min vor Cisplatin
1-3, 22-24, 43-45	+1h 30min	Mannitol-Lsg. 10%	250 ml		i.v.	20min	30 min nach Cisplatin
1-3, 22-24, 43-45	+2h 30min	NaCl 0,9%	1 000 ml		i.v.	4h	nach Bestrahlung
2-3, 23-24, 44-45	-1h	Aprepitant	80 mg		p.o.		
2-3, 23-24, 44-45	-30min	Dexamethason	8 mg	100 ml NaCl 0,9 %	i.v.	20min	
4-5, 25-26, 46-47	1-0-0-0	Aprepitant	80 mg		p.o.		
4-6, 25-27, 46-48	1-0-1-0	Dexamethason	4 mg		p.o.		

Bedarfsmedikation	Metoclopramid Trpf., Dimenhydrinat Supp., Ibuprofen 400mg Tbl., Macrogol+div.Salze (z.B. Movicol®), Natriumpicosulfat Trpf.
FN-Risiko	< 10% → G-CSF- Gabe je nach Risikoabwägung, siehe Kurzfassung Leitlinien G-CSF.
Kontrollen	Blutbild, Differentialblutbild und Thrombozytenzahl (wöchentlich), Elektrolyte (Mg²⁺, Ca²⁺, K⁺), Nierenfunktion (Kreatinin-Clearance, Retentionsparameter, Harnsäure), Leberfunktion (Bilirubin, ALT, AST), Urinuntersuchung, Audiometrie
Cave	**Cisplatin:** möglichst keine Komedikation mit nephro- oder ototoxischen Substanzen: z.B. Aminoglykoside, Schleifendiuretika. Kumulative Neuro- und Ototoxizität.
Therapiedauer	3 Gaben Cisplatin (Woche 1-4+7, gesplittet auf 3 Tage) + RTx
Literatur	Levy et al. Strahlentherapie und Oncologie 2014;190:823-831; Huang et al. Int J Clin Oncol 2014;19:240-246; Fachinfo: Cisplatin

> Diese Krebstherapie birgt letale Risiken. Die Anwendung darf nur durch erfahrene Onkologen und entsprechend ausgebildetes Pflegepersonal erfolgen. Das Protokoll muss im Einzelfall überprüft und der klinischen Situation angepasst werden.

080100_19_1_RTx RTx / Cisplatin 20mg/m², d1-5 (Woche 1+4+7) Indikation: Kopf-Hals-Tumoren ICD-10: C00-C14, C30-C32

Hauptmedikation

Tag	zeitl. Ablauf	Substanz	Basisdosierung	Trägerlösung (ml)	Appl.	Infusions-dauer	Bemerkungen
1-5, 22-26, 43-47	0	Cisplatin	20 mg/m²	250 ml NaCl 0,9 %	i.v.	1h	

Zyklusdiagramm — Tag 1–35 (Cisplatin; RTx (1,8-2 Gy/d))

Zyklusdiagramm — Tag 36–49 (Cisplatin; RTx (1,8-2 Gy/d))

RTx/Cisplatin-Therapieplan

	Therapiedauer	mögliche Kombinationen
primär definitiv	Woche 1 + 4 + 7	RTx + → Cisplatin 100mg/m² d1 → Cisplatin 50mg/m² d1-2 → Cisplatin 33,3mg/m² d1-3 → Cisplatin 20mg/m² d1-5
postoperativ	Woche 1 + 4	RTx/Cisplatin-Kombinationen

Aprepitant / Fosaprepitant (Prodrug) sind Substrate und moderate Inhibitoren von CYP3A4:
Cave bei gleichzeitiger oraler Verabreichung von hauptsächlich via CYP3A4 metabolisierten Wirkstoffen mit geringer therapeutischer Breite wie Ciclosporin, Tacrolimus, Everolimus, Fentanyl. Die gleichzeitige Anwendung von Pimozid ist kontraindiziert. Interaktion mit CYP3A4 metabolisierten oral verabreichten CTx z.B. Etoposid, Vinorelbin möglich. Besondere Vorsicht bei gleichzeitiger Anwendung von Irinotecan und Ifosfamid erhöhte Toxizität möglich. Reduktion der üblichen oralen Dexamethason-Dosis um 50%.
Vorübergehende leichte Induktion von CYP2C9 und CYP3A4 nach Beendigung der Aprepitant- / Fosaprepitant-Therapie: Bei Warfarin (CYP2C9-Substrat)-Dauertherapie besonders engmaschige INR-Überwachung innerhalb von 14 Tagen nach jeder Aprepitant 3-Tages-Therapie. Verminderte Wirksamkeit hormonaler Kontrazeptiva bis 2 Monate nach letzter Aprepitant Gabe möglich → alternative unterstützende Maßnahmen zur Empfängnisverhütung vorzunehmen.

Achtung: Auf ausreichende Trinkmenge achten

Achtung: ggf. Begrenzung der KOF auf 2m² nach individueller Entscheidung
Inkompatibilitäten: Cisplatin↔ Mesna; Cisplatin↔ NaHCO$_3$

Achtung: Falls Urinausscheidung < 160ml in 2h: Rehydrierung und ggf. erneute Diurese

Achtung: Ondansetron/Zofran Zydis® 4mg 1-0-1-0 für 2 weitere Tage nach der Chemotherapie (patientenindividuelle Entscheidung)

Obligate Prä- und Begleitmedikation

Tag	zeitl. Ablauf	Substanz	Basisdosierung	Trägerlösung (ml)	Appl.	Infusions-dauer	Bemerkungen
1, 22, 43	-1h	Aprepitant	125 mg		p.o.		
1, 22, 43	-30min	Dexamethason	12 mg		i.v.	20min	
1-5, 22-26, 43-47	-30min	NaCl 0,9%	500 ml		i.v.	2h30min	
1-5, 22-26, 43-47	-30min	Ondansetron	8 mg	100 ml NaCl 0,9 %	i.v.	20min	
1-5, 22-26, 43-47	-30min	Mannitol-Lsg. 10%	250 ml		i.v.	15min	30 min vor Cisplatin
1-5, 22-26, 43-47	+1h 30min	Mannitol-Lsg. 10%	250 ml		i.v.	20min	30 min nach Cisplatin
1-5, 22-26, 43-47	+2h 30min	NaCl 0,9 %	500 ml		i.v.	4h	nach Bestrahlung
2-5, 23-26, 44-47	-1h	Aprepitant	80 mg		p.o.		
2-5, 23-26, 44-47	-30min	Dexamethason	8 mg	100 ml NaCl 0,9 %	i.v.	20min	
6-7, 27-28, 48-49	1-0-0-0	Aprepitant	80 mg		p.o.		
6-8, 27-29, 48-50	1-0-1-0	Dexamethason	4 mg		p.o.		

Bedarfsmedikation Metoclopramid Trpf., Dimenhydrinat Supp., Ibuprofen 400mg Tbl., Macrogol+div.Salze (z.B. Movicol®), Natriumpicosulfat Trpf.

FN-Risiko < 10% → G-CSF- Gabe je nach Risikoabwägung, siehe Kurzfassung Leitlinien G-CSF.

Kontrollen Blutbild, Differentialblutbild und Thrombozytenzahl (wöchentlich), Elektrolyte (Mg^{2+}, Ca^{2+}, K$^+$), Nierenfunktion (Kreatinin-Clearance, Retentionsparameter, Harnsäure), Leberfunktion (Bilirubin, ALT, AST), Urinuntersuchung, Audiometrie

Cave Cisplatin möglichst keine Komedikation mit nephro- oder ototoxischen Substanzen: z.B. Aminoglykoside, Schleifendiuretika. Kumulative Neuro- und Ototoxizität.

Therapiedauer 3 Gaben Cisplatin (Woche 1+4+7, gesplittet auf 5 Tage) + RTx

Literatur Levy et al. Strahlentherapie und Oncologie 2014;190:823-831; Huang et al. Int J Clin Oncol 2014;19:240-246; Fachinfo: Cisplatin

Diese Krebstherapie birgt letale Risiken. Die Anwendung darf nur durch erfahrene Onkologen und entsprechend ausgebildetes Pflegepersonal erfolgen. Das Protokoll muss im Einzelfall überprüft und der klinischen Situation angepasst werden.

080100_27_RTx	RTx/Cisplatin 40mg/m² (Kopf-Hals-Ca, Urothel-Ca)	Indikation: Kopf-Hals-Ca, Urothel-Ca	ICD-10: C00-C41, C30-C32, C67

Hauptmedikation (Zyklus 1-6)

Tag	zeitl. Ablauf	Substanz	Basisdosierung	Trägerlösung (ml)	Appl.	Infusions-dauer	Bemerkungen
1	0	Cisplatin	40 mg/m²	250 ml NaCl 0,9 %	i.v.	1h	

Achtung:
Ondansetron/Zofran Zydis® 4mg 1-0-1-0 für 2 weitere Tage nach der Chemotherapie (patientenindividuelle Entscheidung)

Achtung:
ggf. Begrenzung der KOF auf 2m² nach individueller Entscheidung

Inkompatibilitäten:
Cisplatin↔ Mesna
Cisplatin↔ NaHCO₃

Aprepitant / Fosaprepitant (Prodrug) sind Substrate und moderate Inhibitoren von CYP3A4:
Cave bei gleichzeitiger oraler Verabreichung von hauptsächlich via CYP3A4 metabolisierten Wirkstoffen mit geringer therapeutischer Breite wie Ciclosporin, Tacrolimus, Everolimus, Fentanyl. Die gleichzeitige Anwendung von Pimozid ist kontraindiziert. **Interaktion mit CYP3A4 metabolisierten oral verabreichten CTx z.B. Etoposid, Vinorelbin möglich. Besondere Vorsicht bei gleichzeitiger Anwendung von Irinotecan und Ifosfamid erhöhte Toxizität möglich.** Reduktion der üblichen oralen Dexamethason-Dosis um 50%.
Vorübergehende leichte Induktion von CYP2C9 und CYP3A4 nach Beendigung der Aprepitant- / Fosaprepitant-Therapie: Bei Warfarin (CYP2C9-Substrat)-Dauertherapie besonders engmaschige INR-Überwachung innerhalb von 14 Tagen nach jeder Aprepitant 3-Tages-Therapie. Verminderte Wirksamkeit hormonaler Kontrazeptiva bis 2 Monate nach letzter Aprepitant Gabe möglich → alternative unterstützende Maßnahmen zur Empfängnisverhütung vorzunehmen.

Obligate Prä- und Begleitmedikation (Zyklus 1-6)

Tag	zeitl. Ablauf	Substanz	Basisdosierung	Trägerlösung (ml)	Appl.	Infusions-dauer	Bemerkungen
1	-1h	Aprepitant	125 mg		p.o.		
1	-30min	NaCl 0,9%	500 ml		i.v.	2h30min	
1	-30min	Dexamethason	12 mg	100 ml NaCl 0,9 %	i.v.	20min	
1	-30min	Ondansetron	8 mg	100 ml NaCl 0,9 %	i.v.	20min	
1	-30min	Mannitol-Lsg. 10%	250 ml		i.v.	20min	30 min vor Cisplatin
1	+1h 30min	Mannitol-Lsg. 10%	250 ml		i.v.	20min	30 min nach Cisplatin
1	+2h 30min	NaCl 0,9 %	1 000 ml		i.v.	4h	nach Bestrahlung
2-3	1-0-0-0	Aprepitant	80 mg		p.o.		
2-4	1-0-1-0	Dexamethason	4 mg		p.o.		

Bedarfsmedikation	Metoclopramid Trpf., Dimenhydrinat Supp., Ibuprofen 400mg Tbl., Macrogol+div.Salze (z.B. Movicol®), Natriumpicosulfat Trpf.
FN-Risiko	< 10% → G-CSF- Gabe je nach Risikoabwägung, siehe Kurzfassung Leitlinien G-CSF.
Kontrollen	Blutbild, Differentialblutbild und Thrombozytenzahl (wöchentlich), Elektrolyte (Mg²⁺, Ca²⁺, K⁺), Nierenfunktion (Kreatinin-Clearance, Retentionsparameter, Harnsäure), Leberfunktion (Bilirubin, ALT, AST), Urinuntersuchung, Audiometrie
Cave	**Cisplatin:** möglichst keine Komedikation mit nephro- oder ototoxischen Substanzen: z.B. Aminoglykoside, Schleifendiuretika. Kumultative Neuro- und Ototoxizität.
Therapiedauer	CTx kombiniert mit der Bestrahlung (5 Fraktionen pro Zyklus)
Wiederholung	Tag 8.
Literatur	Byun et al. Radiat Oncol J 2015;33(4):294-300; Sturz et al. The Oncologist 2017; 22:1056-1066; Fachinformation: Cisplatin

Diese Krebstherapie birgt letale Risiken. Die Anwendung darf nur durch erfahrene Onkologen und entsprechend ausgebildetes Pflegepersonal erfolgen. Das Protokoll muss im Einzelfall überprüft und der klinischen Situation angepasst werden.

| 080100_28_RTx | RTx/Carboplatin 4AUC adjuvant (Woche 1+4) | Indikation: Kopf-/Hals-Tumoren | ICD-10: C00-C14, C30-C32 |

Hauptmedikation

Tag	zeitl. Ablauf	Substanz	Basisdosierung	Trägerlösung (ml)	Appl.	Infusions-dauer	Bemerkungen
1, 22	0	Carboplatin	4 AUC	250 ml Glucose 5 %	i.v.	1h	Dosis (mg) = AUC (mg/ml x min) x [GFR (ml/min)+25]; Maximaldosis: 600mg

Zyklusdiagramm Tag 1–35

	1	2	3	4	5	6	7	8	9	10	11	12	13	14	15	16	17	18	19	20	21	22	23	24	25	26	27	28	29	30	31	32	33	34	35
Carboplatin	□																					□													
RTx (1,8-2 Gy/d)	■	■	■	■	■			■	■	■	■	■			■	■	■	■	■			■	■	■	■	■			■	■	■	■	■		

Zyklusdiagramm Tag 36–42

	36	37	38	39	40	41	42
Carboplatin							
RTx (1,8-2 Gy/d)	■	■	■	■	■		

Indikationen	Wochen
primär definitive Kopf-/Hals-Tumoren	Wochen 1 + 4 + 7
adjuvante Kopf-/Hals-Tumoren	Wochen 1 + 4
NSCLC, Urothelkarzinom	Wochen 1 + 5

Achtung: Ondansetron/Zofran Zydis® 4mg 1-0-1-0 für 2 weitere Tage nach der Chemotherapie (patientenindividuelle Entscheidung)

Achtung: ggf. Begrenzung der KOF auf 2m² nach individueller Entscheidung

Auf ausreichende Trinkmenge achten

Obligate Prä- und Begleitmedikation

Tag	zeitl. Ablauf	Substanz	Basisdosierung	Trägerlösung (ml)	Appl.	Infusions-dauer	Bemerkungen
1, 22	-30min	NaCl 0,9%	1 000 ml		i.v.	1h30min	
1, 22	-30min	Dexamethason	8 mg	100 ml NaCl 0,9 %	i.v.	20min	
1, 22	-30min	Ondansetron	8 mg	100 ml NaCl 0,9 %	i.v.	20min	
2-3, 23-24	1-0-1-0	Dexamethason	4 mg		p.o.		

Bedarfsmedikation	Metoclopamid p.o. oder i.v., Dimenhydrinat Supp., Ibuprofen 400mg Tbl., Macrogol + div.Salze (z.B. Movicol®), Natriumpicosulfat Trpf.
FN-Risiko	< 10% → Risikoprofil siehe Kurzfassung Leitlinien zur G-CSF-Behandlung
Kontrollen	Blutbild, Elektrolyte (Mg^{2+}), Leberwerte, Retentionswerte, Kreatinin-Clearance, Audiometrie, Oto-/Neurotoxizität
Dosisreduktion	Bei AUC ≥ Maximaldosis 300 mg
Wechselwirkungen	**Carboplatin:** Vorsicht bei Komedikation mit nephro- oder ototoxischen Substanzen: z.B. Aminoglykoside, Schleifendiuretika
Therapiedauer	2 Gaben Carboplatin + RTx
Literatur	modifiziert nach Rades et al. Strahlentherapie und Oncology 2012;188:42-48; Fachinfo: Carboplatin

Diese Krebstherapie birgt letale Risiken. Die Anwendung darf nur durch erfahrene Onkologen und entsprechend ausgebildetes Pflegepersonal erfolgen. Das Protokoll muss im Einzelfall überprüft und der klinischen Situation angepasst werden.

080100_15_1_RTx   RTx / Carboplatin 4AUC (Woche 1+4+7)   Indikation: Kopf-/Hals-Tumoren   ICD-10: C00-C14, C30-C32

Hauptmedikation

Tag	zeitl. Ablauf	Substanz	Basisdosierung	Trägerlösung (ml)	Appl.	Infusions-dauer	Bemerkungen
1, 22, 43	0	Carboplatin	4 AUC	250 ml Glucose 5 %	i.v.	1h	Dosis (mg) = AUC (mg/ml x min) x [GFR (ml/min)+25]; Maximaldosis: 600mg

Zyklusdiagramm | Tag 1 | 2 | 3 | 4 | 5 | 6 | 7 | 8 | 9 | 10 | 11 | 12 | 13 | 14 | 15 | 16 | 17 | 18 | 19 | 20 | 21 | 22 | 23 | 24 | 25 | 26 | 27 | 28 | 29 | 30 | 31 | 32 | 33 | 34 | 35
Carboplatin
RTx (1,8-2 Gy/d)

Zyklusdiagramm | Tag 36 | 37 | 38 | 39 | 40 | 41 | 42 | 43 | 44 | 45 | 46 | 47 | 48 | 49
Carboplatin
RTx (1,8-2 Gy/d)

Indikationen	Wochen
primär definitive Kopf-/Hals-Tumoren	Wochen 1 + 4 + 7
adjuvante Kopf-/Hals-Tumoren	Wochen 1 + 4
NSCLC, Urothelkarzinom	Wochen 1 + 5

Achtung:
Ondansetron/Zofran Zydis® 4mg 1-0-1-0 für 2 weitere Tage nach der Chemotherapie (patientenindividuelle Entscheidung)

Achtung:
ggf. Begrenzung der KOF auf 2m² nach individueller Entscheidung

Auf ausreichende Trinkmenge achten

Obligate Prä- und Begleitmedikation

Tag	zeitl. Ablauf	Substanz	Basisdosierung	Trägerlösung (ml)	Appl.	Infusions-dauer	Bemerkungen
1, 22, 43		NaCl 0,9%	1 000 ml		i.v.	1h30min	
1, 22, 43	-30min	Dexamethason	8 mg	100 ml NaCl 0,9 %	i.v.	20min	
1, 22, 43	-30min	Ondansetron	8 mg	100 ml NaCl 0,9 %	i.v.	20min	
2-3, 23-24, 44-45	1-0-1-0	Dexamethason	4 mg		p.o.		

Bedarfsmedikation	Metoclopramid p.o. oder i.v., Dimenhydrinat Supp., Ibuprofen 400mg Tbl., Macrogol + div.Salze (z.B. Movicol®), Natriumpicosulfat Trpf.
FN-Risiko	< 10% → Risikoprofil siehe Kurzfassung Leitlinien zur G-CSF-Behandlung
Kontrollen	Blutbild, Elektrolyte (Mg^{2+}), Leberwerte, Retentionswerte, Kreatinin-Clearance, Audiometrie, Oto-/Neurotoxizität
Dosisreduktion	Bei AUC 2 Maximaldosis 300 mg
Wechselwirkungen	Carboplatin: Vorsicht bei Komedikation mit nephro- oder ototoxischen Substanzen: z.B. Aminoglykoside, Schleifendiuretika
Therapiedauer	3 Gaben Carboplatin + RTx
Literatur	Jeremic et al. 1997;43:29-37; Rades et al. Strahlentherapie und Onkologie 2012; Fachinfo: Carboplatin

Diese Krebstherapie birgt letale Risiken. Die Anwendung darf nur durch erfahrene Onkologen und entsprechend ausgebildetes Pflegepersonal erfolgen. Das Protokoll muss im Einzelfall überprüft und der klinischen Situation angepasst werden.

080100_16_RTx　　**RTx / Cetuximab**　　**Indikation: Kopf-/Hals-Tumoren**　　**ICD-10: C00-C14, C30-C32**

Hauptmedikation

Tag	zeitl. Ablauf	Substanz	Basisdosierung	Trägerlösung (ml)	Appl.	Infusions-dauer	Bemerkungen
1	0	Cetuximab	400 mg/m²	Unverdünnt	i.v.	s.u.	Erstgabe mit 400 mg/m², danach Erhaltungsdosis mit 250mg/m², Laufzeit siehe Memokasten.
8, 15, 22, 29, 36, 43, 50	0	Cetuximab	250 mg/m²	Unverdünnt	i.v.	1h	bei guter Verträglichkeit Laufzeit 1h (s. Memokasten)

Zyklusdiagramm

	Tag 1	2	3	4	5	6	7	8	9	10	11	12	13	14	15	16	17	18	19	20	21	22	23	24	25	26	27	28	29	30	31	32	33	34	35
Cetuximab 400mg/m²	☐																																		
Cetuximab 250mg/m²			☐					■							■							■							■						
RTx (1,8-2 Gy/d)				☐																															

Zyklusdiagramm

	Tag 36	37	38	39	40	41	42	43	44	45	46	47	48	49	50	51	52	53	54	55	56
Cetuximab 400mg/m²								■													
Cetuximab 250mg/m²	■		☐			☐				☐				☐		☐					
RTx (1,8-2 Gy/d)																					

Cave: Die Therapie mit Cetuximab kann zu einem Magnesium-Wasting-Syndrom führen.

Achtung:
gⁿ Begrenzung der KOF auf 2m²
nⁿ individueller Entscheidung

Infusionsgeschwindigkeit Cetuximab:
mild bis moderate allerg. Reaktion in 12-19% beschrieben, meist (ca. 90%) bei Erstgabe.

Erstgabe (loading Dose:
400mg/m², nach CTx):
beginnen mit **50mg/h** für 1 h; danach bei guter Verträglichkeit alle 30min um 50mg/h steigern bis **max. 300mg/h**

Folgegaben (ab d8:Erhaltungsdosis
250mg/m², vor CTx) bei komplikationsfreier Erstgabe und nach Ausschluss Risikopatient:
Gesamtdosis innerhalb 60min geben.
Maximale Infusionsrate 600mg/h (Cetuximab Konzentration: 5mg/ml): bei guter Verträglichkeit nach Loading-Dose evtl. Reduktion der Prämed.

Risikopatienten (max.Tumorlast, Herz-Kreislauf/resp. Erkrankun-gen, AK-Unverträglichkeit): beginnen mit **25mg/h** für 1h; danach alle 30 min um 25mg/h steigern bis **max. 200mg/h.**

Überwachung: erste Stunde alle 15min: RR, HF, Atemfrequenz, Temp.; danach 1x/h; NOTFALLWAGEN bereithal-ten.

Bei allergischer/anaphylaktischer Reaktion (Schüttelfrost, Fieber etc.): SOFORTIGER Infusionsstop, Gabe von Glukokortikoiden, Flüssigkeit, Tavegil, Ranitidin, intensiv-medizinischer Maßnahmen. Bei SCHWERER Symptomatik: kein Rechallenge. Bei Symptombesserung: langsame Wiederaufnahme mit halbierter Infusionsgeschwindigkeit der Erstgabe

Obligate Prä- und Begleitmedikation

Tag	zeitl. Ablauf	Substanz	Basisdosierung	Trägerlösung (ml)	Appl.	Infusions-dauer	Bemerkungen
1	-30min	NaCl 0,9%	1 000 ml		i.v.	3h	
1, 8, 15, 22, 29, 36, 43, 50	-30min	Clemastin	2 mg		i.v.	20min	
1, 8, 15, 22, 29, 36, 43, 50	-30min	Dexamethason	8 mg		i.v.	20min	
8, 15, 22, 29, 36, 43, 50	-30min	NaCl 0,9 %	500 ml		i.v.	1h30min	

Bedarfsmedikation	Elektrolytersatz, Flüssigkeitsersatz, Loperamid, Hautpflege: pH-neutrale Bade- und Duschmittel/Shampoo, Sonnenexposition vermeiden, hoher Lichtschutzfaktor verwenden, bei Akne: keine Aknetherapeutika, sondern prophylaktische Gabe von oralen Tetrazyklinen (6-8 Wochen) oder topische Anwendung einer feuchtigkeitsspendenden 1% Hydrocortisoncreme und andere Maßnahmen in Rücksprache mit dem Hautarzt
FN-Risiko	< 10% --> Risikoprofil siehe Kurzfassung Leitlinien zur G-CSF-Behandlung
Kontrollen	Blutbild, Elektrolyte insbesondere Mg^{2+}, Leberwerte, Nierenfunktion, Retentionswerte, eGFR, Lungenfunktion, EKG (cave bei begleitender Verabreichung kardiotoxischer Substanzen wie z.B. Fluoropyrimidine)
Dosisreduktion	siehe Fachinformation: Auftreten von schwerwiegenden Hautreaktionen > Grad 3 Behandlungsunterbruch bis Rückbildung auf Grad 2, bei wiederholtem Auftreten von schwerwiegenden Hautreaktionen Dosisreduktion auf 200mg/m2 nach dem zweiten Auftreten und auf 150mg/m2 nach dem dritten Auftreten; Bei 4. Auftreten oder zuvor, wenn keine Rückbildung auf Grad 2 erfolgt -> Therapieabbruch.
Therapiedauer	8 Wochen
Literatur	Levy et al. Strahlentherapie und Oncologie 2014;190:823-831; Bonner et al. 2010;11:21-28; Huang et al. Int J Clin Oncol 2014;19:240-246; Fachinfo: Cetuximab

Diese Krebstherapie birgt letale Risiken. Die Anwendung darf nur durch erfahrene Onkologen und entsprechend ausgebildetes Pflegepersonal erfolgen. Das Protokoll muss im Einzelfall überprüft und der klinischen Situation angepasst werden.

080100_25_RTx — **RTx/5-FU/Carboplatin 70mg/m²** — **ICD-10: C00-C14, C30-C32**

Indikation: Kopf- / Hals-Tumoren

Hauptmedikation (Zyklus 1-3)

Tag	zeitl. Ablauf	Substanz	Basisdosierung	Trägerlösung (ml)	Appl.	Infusions-dauer	Bemerkungen
1-4	0	Carboplatin (Dosierung in mg/m²)	70 mg/m²	250 ml Glucose 5 %	i.v.	1h	
1-4	+1h	Fluorouracil (5-FU)	600 mg/m²	ad 50 ml NaCl 0,9 %	i.v.	22h	über Perfusor

Zyklusdiagramm

	Tag 1	2	3	4	[...]	Wdh: 22
Carboplatin (Dosierung in mg/m²)						
Fluorouracil (5-FU)						

Achtung:
Ondansetron/Zofran Zydis® 4mg 1-0-1-0 für 2 weitere Tage nach der Chemotherapie (patientenindividuelle Entscheidung)

Schwerwiegende Wechselwirkung:
keine Gabe von Brivudin zusammen mit 5-Fluorouracil inkl. topischer Präparate und Prodrugs (Efudix, Capecitabin, Floxuridin, Tegafur). Durch Hemmung der Dihydropyrimidindehydrogenase, Akkumulation und verstärkte Toxizität von 5-FU, letale Folgen möglich. Mindestens 4 Wochen zeitlicher Abstand.

Achtung:
5-FU-Gabe über ZVK empfohlen

Achtung:
ggf. Begrenzung der KOF auf 2m² nach individueller Entscheidung

Auf ausreichende Trinkmenge achten

CAVE: **vor Therapiebeginn mit 5-FU/ Capecitabin** oder vor erneuter Applikation **nach vorausgegangener erhöhter Toxizität** muss die **DPD-Aktivität** bestimmt werden und der sich aus den DPYD-Genotypen ergebende **DPD-Aktivitäts-Score** ermittelt werden.

DPD-Aktivitäts-Score	Maßnahme
2 (normal)	Therapie wie geplant möglich[1]
1.5	**RS mit OA** bezüglich Dosisreduktion erforderlich — DR der Initialdosis um 25-50%, danach toxizitätsadaptierte Dosissteigerung[1]
1	DR der Initialdosis auf 50%, danach toxizitätsadaptierte Dosissteigerung[1]
0.5	DPD Phänotypisierung → bei Bestätigung: Kontraindikation für 5-FU und Capecitabin ODER stark reduzierte Initialdosis mit Drug Monitoring (nur bei 5-FU sinnvoll)
0	**Kontraindikation** für 5-FU und Capecitabin

[1] ggf. Drug Monitoring (nur bei 5-FU sinnvoll)

Obligate Prä- und Begleitmedikation (Zyklus 1-3)

Tag	zeitl. Ablauf	Substanz	Basisdosierung	Trägerlösung (ml)	Appl.	Infusions-dauer	Bemerkungen
1-4	-30min	NaCl 0,9 %	1 000 ml		i.v.	2h	
1-4	-30min	Dexamethason	8 mg	100 ml NaCl 0,9 %	i.v.	20min	
1-4	-30min	Ondansetron	8 mg	100 ml NaCl 0,9 %	i.v.	20min	
5-6	1-0-1-0	Dexamethason	4 mg		p.o.		

Bedarfsmedikation	Metoclopramid Trpf., Dimenhydrinat Supp., Ibuprofen 400mg Tbl., Macrogol+div.Salze (z.B. Movicol®), Natriumpicosulfat Trpf.
FN-Risiko	< 10% → G-CSF-Gabe je nach Risikoabwägung, siehe Kurzfassung Leitlinien G-CSF
Kontrollen	Blutbild, Elektrolyte (Mg²⁺), Leberwerte, Retentionswerte, Kreatinin-Clearance, Audiometrie, Oto-/Neurotoxizität
Wechselwirkungen	Carboplatin: Vorsicht bei Komedikation mit nephro- oder ototoxischen Substanzen: z.B. Aminoglykoside, Schleifendiuretika
Therapiedauer	3 Zyklen CTx (Carboplatin + 5-FU) kombiniert mit RTx (70Gy in 35 Fraktionen)
Wiederholung	Tag 22.
Literatur	Denis et al., J Clin Oncol 2004;22(1):69-76; Fachinformation: Carboplatin, 5-FU

Diese Krebstherapie birgt letale Risiken. Die Anwendung darf nur durch erfahrene Onkologen und entsprechend ausgebildetes Pflegepersonal erfolgen. Das Protokoll muss im Einzelfall überprüft und der klinischen Situation angepasst werden.

080100_24_RTx   *RTx/5-FU/Mitomycin (Kopf-Hals-Tumoren)*   *Indikation: Kopf-Hals-Tumoren*   *ICD-10: C00-C14, C30-C32*

Hauptmedikation

Tag	zeitl. Ablauf	Substanz	Basisdosierung	Trägerlösung (ml)	Appl.	Infusionsdauer	Bemerkungen
1-4	0	Fluorouracil (5-FU)	600 mg/m²	ad 50 ml NaCl 0,9 %	i.v.	22h	nach Bestrahlung; über Perfusor
5	+45min	Fluorouracil (5-FU)	600 mg/m²	ad 50 ml NaCl 0,9 %	i.v.	22h	nach Bestrahlung; über Perfusor
5, 36	0	Mitomycin	10 mg/m²	Unverdünnt	i.v.	B	cave Paravasate; pulmonale Toxizität

CAVE: vor Therapiebeginn mit 5-FU/ Capecitabin oder vor erneuter Applikation **nach vorausgegangener erhöhter Toxizität** muss die **DPD-Aktivität** bestimmt werden und der sich aus den DPYD-Genotypen ergebende **DPD-Aktivitäts-Score** ermittelt werden.

DPD-Aktivitäts-Score	Maßnahme	
2 (normal)	Therapie wie geplant möglich [1]	
1.5	RS mit OA bezüglich Dosisreduktion erforderlich	DR der Initialdosis um 25-50%, danach toxizitätsadaptierte Dosissteigerung [1]
1		DR der Initialdosis auf 50%, danach toxizitätsadaptierte Dosissteigerung [1]
0.5		DPD Phänotypisierung → bei Bestätigung: Kontraindikation für 5-FU und Capecitabin ODER stark reduzierte Initialdosis mit Drug Monitoring (nur bei 5-FU sinnvoll)
0	Kontraindikation für 5-FU und Capecitabin	

[1] *ggf. Drug Monitoring (nur bei 5-FU sinnvoll)*

Schwerwiegende Wechselwirkung:
keine Gabe von Brivudin zusammen mit 5-Fluorouracil inkl. topischer Präparate und Prodrugs (Efudix, Capecitabin, Floxuridin, Tegafur). Durch Hemmung der Dihydropyrimidindehydrogenase, Akkumulation und verstärkte Toxizität von 5-FU, letale Folgen möglich. Mindestens 4 Wochen zeitlicher Abstand.

Achtung:
5-FU-Gabe über **ZVK** empfohlen

Achtung:
ggf. Begrenzung der KOF auf 2m² nach individueller Entscheidung

Obligate Prä- und Begleitmedikation

Tag	zeitl. Ablauf	Substanz	Basisdosierung	Trägerlösung (ml)	Appl.	Infusionsdauer	Bemerkungen
5, 36	-30min	NaCl 0,9 %	250 ml		i.v.	1h	

Bedarfsmedikation	Dexamethason, Granisetron oder Metoclopramid, Loperamid
FN-Risiko	<10% → je nach Risikoabwägung, siehe Kurzfassung Leitlinien G-CSF
Kontrollen	Blutbild und Differentialblutbild, Leber- und Nierenfunktion (Serum Kreatinin), Lungenfunktion, Anzeichen/Symptome: Hand-Fuss-Syndrom, Stomatitis, Diarrhöe, Blutungen, HUS
Summendosis	Mitomycin > 50mg/m²: Gefahr der Nephrotoxizität
Therapiedauer	CTx kombiniert mit der Bestrahlung (70Gy in 35 Fraktionen)
Literatur	Christiansen et al. Head Neck 2004;26:845-853; Budach et al. Int J Radiation Oncol Biol Phys 2015;91(5):916-924; Fachinformation: Mitomycin, 5-FU

Diese Krebstherapie birgt letale Risiken. Die Anwendung darf nur durch erfahrene Onkologen und entsprechend ausgebildetes Pflegepersonal erfolgen. Die Dosisberechnung und Anforderung obliegt der Verantwortung des bestellenden Arztes und muss in jedem Fall sorgfältig überprüft werden. Die Herausgeber übernehmen keine Verantwortung für die Therapieanforderung.

080101_03_RTx   RTx/Doxorubicin

Indikation: Schilddrüsenkarzinom

ICD-10: C73

Hauptmedikation (Zyklus 1-n)

Tag	zeitl. Ablauf	Substanz	Basisdosierung	Trägerlösung (ml)	Appl.	Infusions-dauer	Bemerkungen
1	0	Doxorubicin	10 mg/m²	Unverdünnt	i.v.	B15min	alternativ Doxorubicingabe als FREILAUFENDE Infusion über gesicherten zentralvenösen Zugang möglich; cave: immer unter laufender Begleitinfusion

Zyklusdiagramm | Tag 1 | [...] | Wdh: 7 |

| Doxorubicin | □ | | |

Summendosis Doxorubicin: Gefahr der Kardiotoxizität; max. Summendosis: 550mg/m²

Bei Nausea/Emesis in den Vorzyklen:
Fortführung Antiemese: Dexamethason 4mg p.o. 1-0-1-0 an Tag 2+3 nach Chemotherapie

Obligate Prä- und Begleitmedikation (Zyklus 1-n)

Tag	zeitl. Ablauf	Substanz	Basisdosierung	Trägerlösung (ml)	Appl.	Infusions-dauer	Bemerkungen
1	-30min	NaCl 0,9 %	250 ml		i.v.		
1	-30min	Dexamethason	8 mg	100 ml NaCl 0,9 %	i.v.	20min	
1	-30min	Ondansetron	8 mg	100 ml NaCl 0,9 %	i.v.	20min	
2-3	1-0-1-0	Dexamethason	4 mg		p.o.		

FN-Risiko	< 10% -> G-CSF-Gabe je nach Risikoabwägung, siehe Leitlinien zur Behandlung mit G-CSF.
Kontrollen	Cave: Anthrazykline->**Gefahr der Kardiotoxizität**, auf Herzfunktion achten (Herzecho). Blutbild, Leberwerte
Dosisreduktion	siehe Dosismodifikationstabelle
Summendosis	Doxorubicin: Gefahr der Kardiotoxizität → Summendosis: 450mg/m² - maximal 550mg/m², bei vorrausgegangener Bestrahlung des Mediastinums Kardiotoxizität erhöht: max. Summendosis: 400mg/m²
Therapiedauer	in der Regel 6-7 Zyklen
Wiederholung	Tag 7.
Literatur	Beckham et al. Thyroid. 2018;28(9):1180-1189

Kapitel 22   RTx: Thorakale Tumoren

22.1   RTx: NSCLC

22.2   RTx: SCLC

Elektronisches Zusatzmaterial Die elektronische Version des Werkes enthält Zusatzmaterial, auf das über folgenden Link zugegriffen werden kann: https://doi.org/10.1007/978-3-662-67749-0_1.

© Der/die Autor(en) 2023
M. Engelhardt et al. (Hrsg.), *Das Blaue Buch*,

Diese Krebstherapie birgt letale Risiken. Die Anwendung darf nur durch erfahrene Onkologen und entsprechend ausgebildetes Pflegepersonal erfolgen. Das Protokoll muss im Einzelfall überprüft und der klinischen Situation angepasst werden.

080202_19_RTx   RTx/Cisplatin/Vinorelbin

ICD-10: C34

Indikation: Nicht-kleinzelliges Bronchialkarzinom (NSCLC)

Protokoll-Hinweis: PET-Plan

Hauptmedikation

Tag	zeitl. Ablauf	Substanz	Basisdosierung	Trägerlösung (ml)	Appl.	Infusions-dauer	Bemerkungen
1, 29	+2h	Vinorelbin	12,5 mg/m²	100 ml NaCl 0,9 %	i.v.	20min	
1-5, 29-33	0	Cisplatin	20 mg/m²	250 ml NaCl 0,9 %	i.v.	1h	
8, 15, 36	0	Vinorelbin	12,5 mg/m²	100 ml NaCl 0,9 %	i.v.	20min	

Zyklusdiagramm | Tag 1 2 3 4 5 6 7 8 9 10 11 12 13 14 15 16 17 18 19 20 21 22 23 24 25 26 27 28 29 30 31 32 33 34 35

Cisplatin
Vinorelbin
RTx (1,8-2 Gy/d)

Zyklusdiagramm | Tag 36 37 38 39 40 41 42

Cisplatin
Vinorelbin
RTx (1,8-2 Gy/d)

Achtung:
Ondansetron/Zofran Zydis® 4mg 1-0-1-0 für 2 weitere Tage nach der Chemotherapie (patientenindividuelle Entscheidung)

Inkompatibilitäten:
Cisplatin ↔ Mesna
Cisplatin ↔ NaHCO₃

Auf ausreichende Trinkmenge achten

Achtung:
Falls Urinausscheidung < 160ml in 2h:
Rehydrierung und ggf. erneute Diurese

Achtung:
ggf. Begrenzung der KOF auf 2m² nach individueller Entscheidung

Aprepitant / Fosaprepitant (Prodrug) sind **Substrate und moderate Inhibitoren von CYP3A4: Cave bei gleichzeitiger oraler Verabreichung von hauptsächlich via CYP3A4 metabolisierten Wirkstoffen mit geringer therapeutischer Breite** wie Ciclosporin, Tacrolimus, Everolimus, Fentanyl. Die gleichzeitige Anwendung von Pimozid ist kontraindiziert. **Interaktion mit CYP3A4 metabolisierten oral verabreichten CTx z.B. Etoposid, Vinorelbin möglich. Besondere Vorsicht bei gleichzeitiger Anwendung von Irinotecan und Ifosfamid erhöhte Toxizität möglich.** Reduktion der üblichen oralen Dexamethason-Dosis um 50%. **Vorübergehende leichte Induktion von CYP2C9 und CYP3A4 nach Beendigung der Aprepitant- / Fosaprepitant-Therapie:** Bei Warfarin (CYP2C9-Substrat)-Dauertherapie besonders engmaschige INR-Überwachung innerhalb von 14 Tagen nach jeder Aprepitant 3-Tages-Therapie. Verminderte Wirksamkeit hormonaler Kontrazeptiva bis 2 Monate nach letzter Aprepitant Gabe möglich → alternative unterstützende Maßnahmen zur Empfängnisverhütung vorzunehmen.

CTx mit FN-Risiko von 10-20%: Vorgehen bei der G-CSF-Gabe
- nach CTx: 1x tgl. 5µg/kg Filgrastim s.c. bei Leukozyten < 1 000/µl bis >1 000/µl
- Wenn unter Einbeziehung **individueller Risikofaktoren für den Patienten** FN-**Risiko ≥ 20% =>G-CSF-Primärprophylaxe** erwägen/durchführen.
- **Nach durchgemachter febriler Neutropenie**, in folgenden Zyklen => G-CSF-**Sekundärprophylaxe**
G-CSF-Primär- bzw. Sekundärprophylaxe: Entweder 24h nach CTx einmal Pegfilgrastim/Neulasta® 6mg s.c.
- **Oder:** d6 nach CTx Filgrastim/Neupogen® 5µg/kg/d s.c. bis zum Durchschreiten des Nadir.

Obligate Prä- und Begleitmedikation

Tag	zeitl. Ablauf	Substanz	Basisdosierung	Trägerlösung (ml)	Appl.	Infusions-dauer	Bemerkungen
1, 29	-1h	Aprepitant	125 mg		p.o.	3h	
1, 29	-30min	NaCl 0,9 %	500 ml		i.v.	20min	
1, 29	-30min	Dexamethason	12 mg		i.v.	4h	nach Bestrahlung
1, 29	+3h	NaCl 0,9 %	500 ml		i.v.	20min	
1-5, 29-33	-30min	Ondansetron	8 mg	100 ml NaCl 0,9 %	i.v.	20min	
1-5, 29-33	-30min	Mannitol-Lsg. 10%	250 ml		i.v.	20min	30 min vor Cisplatin
1-5, 29-33	+1h 30min	Mannitol-Lsg. 10%	250 ml		i.v.	20min	30 min nach Cisplatin
2-5, 30-33	-1h	Aprepitant	80 mg		p.o.		
2-5, 30-33	-30min	NaCl 0,9%	500 ml		i.v.	2h30min	
2-5, 30-33	-30min	Dexamethason	8 mg		i.v.	20min	
2-5, 30-33	+2h 30min	NaCl 0,9 %	500 ml		i.v.	4h	nach Bestrahlung
6-7, 34-35	1-0-0-0	Aprepitant	80 mg		p.o.		
6-7, 34-35	1-0-1-0	Dexamethason	4 mg		p.o.		
8, 15, 36	-30min	NaCl 0,9%	500 ml		i.v.	1h	
8, 15, 36	-30min	Dexamethason	8 mg		i.v.	20min	

Bedarfsmedikation	Metoclopramid Trpf., Dimenhydrinat Supp., Ibuprofen 400mg Tbl., Macrogol+div.Salze (z.B. Movicol®), Natriumpicosulfat Trpf.
FN-Risiko	10–20% → je nach Risikoabwägung als Primärprophylaxe, bei FN im 1. Zyklus als Sekundärprophylaxe, siehe Kurzfassung Leitlinien G-CSF
Kontrollen	Blutbild, Differentialblutbild und Thrombozytenzahl (wöchentlich), Elektrolyte (Mg^{2+}, Ca^{2+}, K^+), Nierenfunktion (Kreatinin-Clearance, Retentionsparameter, Harnsäure), Leberfunktion (Bilirubin, ALT, AST), Urinuntersuchung, Audiometrie, Neurotoxizität, Gewicht
Cave	**Cisplatin:** möglichst keine Komedikation mit nephro- oder ototoxischen Substanzen: z.B. Aminoglykoside, Schleifendiuretika. Kumultative Neuro- und Ototoxizität.
Therapiedauer	6 Wochen
Literatur	adaptiert nach Kawaguchi et al. EJC 2012;48:672–677; Fachinfo: Cisplatin, Vinorelbin

Diese Krebstherapie birgt letale Risiken. Die Anwendung darf nur durch erfahrene Onkologen und entsprechend ausgebildetes Pflegepersonal erfolgen. Das Protokoll muss im Einzelfall überprüft und der klinischen Situation angepasst werden.

080202_20_RTx   RTx/Carboplatin/Vinorelbin   Indikation: Nicht-kleinzelliges Bronchialkarzinom (NSCLC)   ICD-10: C34

Hauptmedikation

Tag	zeitl. Ablauf	Substanz	Basisdosierung	Trägerlösung (ml)	Appl.	Infusions-dauer	Bemerkungen
1, 29	0	Carboplatin	4 AUC	250 ml Glucose 5 %	i.v.	1h	Dosis (mg) = AUC (mg/ml x min) x [GFR (ml/min) + 25] ; Maximaldosis 600mg
1, 29	+1h	Vinorelbin	12,5 mg/m²	100 ml NaCl 0,9 %	i.v.	20min	
8, 15, 36	0	Vinorelbin	12,5 mg/m²	100 ml NaCl 0,9 %	i.v.	20min	

Zyklusdiagramm Tag 1–42: Carboplatin / Vinorelbin / RTx (1,8-2 Gy/d)

Zyklusdiagramm Tag 36–42: Carboplatin / Vinorelbin / RTx (1,8-2 Gy/d)

Achtung:
Ondansetron/Zofran Zydis® 4mg 1-0-1-0 für 2 weitere Tage nach der Chemotherapie (patientenindividuelle Entscheidung)

Achtung:
ggf. Begrenzung der KOF auf 2m² nach individueller Entscheidung

Auf ausreichende Trinkmenge achten

Obligate Prä- und Begleitmedikation

Tag	zeitl. Ablauf	Substanz	Basisdosierung	Trägerlösung (ml)	Appl.	Infusions-dauer	Bemerkungen
1, 29	-30min	NaCl 0,9%	1 000 ml		i.v.	2h	
1, 8, 15, 29, 36	-30min	Ondansetron	8 mg		i.v.	20min	
1, 8, 15, 29, 36	-30min	Dexamethason	8 mg		i.v.	20min	
2-3, 30-31	1-0-1-0	Dexamethason	4 mg		p.o.		
8, 15, 36	-30min	NaCl 0,9%	500 ml		i.v.	1h	

Bedarfsmedikation	Metoclopramid p.o. oder i.v., Dimenhydrinat Supp., Ibuprofen 400mg Tbl., Macrogol + div. Salze (z.B. Movicol®), Natriumpicosulfat Trpf
FN-Risiko	< 10% → je nach Risikoabwägung, siehe Kurzfassung Leitlinien G-CSF
Kontrollen	Blutbild, Elektrolyte insbesondere Mg²⁺, Retentionswerte, Leberwerte, Kreatinin-Clearance, Audiometrie, Oto-/Neurotoxizität, Darmmotilität
Dosisreduktion	Bei AUC 2 Maximaldosis 300 mg
Cave	Carboplatin: Vorsicht bei Komedikation mit nephro- oder ototoxischen Substanzen: z.B. Aminoglykoside, Schleifendiuretika
Therapiedauer	6 Wochen
Literatur	adaptiert Kawaguchi et al. EJC 2012;48:672-677; Fachinfo: Carboplatin, Vinorelbin

Diese Krebstherapie birgt letale Risiken. Die Anwendung darf nur durch erfahrene Onkologen und entsprechend ausgebildetes Pflegepersonal erfolgen. Das Protokoll muss im Einzelfall überprüft und der klinischen Situation angepasst werden.

| 080202_18_RTx | RTx/Cisplatin ≥20mg/m², d1-5, Woche 1+5 (NSCLC, Urothelkarzinom) | Indication: Nicht-kleinzelliges Bronchialkarzinom (NSCLC), Urothelkarzinom | ICD-10: C34, C67 |

Hauptmedikation

Tag	zeitl. Abl.	Substanz	Basisdosierung	Trägerlösung (ml)	Appl.	Infusions-dauer	Bemerkungen
1-5, 29-33	0	Cisplatin	20 mg/m²	250 ml NaCl 0,9 %	i.v.	1h	

Zyklusdiagramm Tag 1 2 3 4 5 6 7 8 9 10 11 12 13 14 15 16 17 18 19 20 21 22 23 24 25 26 27 28 29 30 31 32 33 34 35
- Cisplatin
- RTx (1,8-2 Gy/d)

Zyklusdiagramm Tag 36 37 38 39 40 41 42
- Cisplatin
- RTx (1,8-2 Gy/d)

Achtung:
Ondansetron/Zofran Zydis® 4mg 1-0-1-0 für 2 weitere Tage nach der Chemotherapie (patientenindividuelle Entscheidung)

Inkompatibilitäten:
Cisplatin → Mesna
Cisplatin → NaHCO₃

Auf ausreichende Trinkmenge achten

Achtung:
Falls Urinausscheidung < 160ml in 2h: Rehydrierung und ggf. erneute Diurese

Achtung:
ggf. Begrenzung der KOF auf 2m² nach individueller Entscheidung

Aprepitant / Fosaprepitant (Prodrug) sind Substrate und moderate Inhibitoren von CYP3A4:
Cave bei gleichzeitiger oraler Verabreichung von hauptsächlich via CYP3A4 metabolisierten Wirkstoffen mit geringer therapeutischer Breite wie Ciclosporin, Tacrolimus, Everolimus, Fentanyl. Die gleichzeitige Anwendung von Pimozid ist kontraindiziert. **Interaktion mit CYP3A4 metabolisierten oral verabreichten CTx z.B. Etoposid, Vinorelbin möglich. Besondere Vorsicht bei gleichzeitiger Anwendung von Irinotecan und Ifosfamid erhöhte Toxizität möglich.** Reduktion der üblichen Dexamethason-Dosis um 50%.
Vorübergehende leichte Induktion von CYP2C9 und CYP3A4 nach Beendigung der Aprepitant- / Fosaprepitant-Therapie: Bei Warfarin (CYP2C9-Substrat)-Dauertherapie besonders engmaschige INR-Überwachung innerhalb von 14 Tagen nach jeder Aprepitant 3-Tages-Therapie. Verminderte Wirksamkeit hormonaler Kontrazeptiva bis 2 Monate nach letzter Aprepitant Gabe möglich → alternative unterstützende Maßnahmen zur Empfängnisverhütung vorzunehmen.

Obligate Prä- und Begleitmedikation

Tag	zeitl. Abl.	Substanz	Basisdosierung	Trägerlösung (ml)	Appl.	Infusions-dauer	Bemerkungen
1, 29	-1h	Aprepitant	125 mg		p.o.		
1, 29	-30min	Dexamethason	12 mg	100 ml NaCl 0,9 %	i.v.	20min	
1-5, 29-33	-30min	NaCl 0,9%	500 ml		i.v.	2h30min	
1-5, 29-33	-30min	Ondansetron	8 mg	100 ml NaCl 0,9 %	i.v.	20min	
1-5, 29-33	-30min	Mannitol-Lsg. 10%	250 ml		i.v.	20min	30 min vor Cisplatin
1-5, 29-33	+1h 30min	Mannitol-Lsg. 10%	250 ml		i.v.	20min	30 min nach Cisplatin
1-5, 29-33	+2h 30min	NaCl 0,9 %	500 ml		i.v.	4h	nach Bestrahlung
2-5, 30-33	-1h	Aprepitant	80 mg		p.o.		
2-5, 30-33	-30min	Dexamethason	8 mg	100 ml NaCl 0,9 %	i.v.	20min	
6-7, 34-35	1-0-0-0	Aprepitant	80 mg		p.o.		
6-8, 34-36	1-0-1-0	Dexamethason	4 mg		p.o.		

Bedarfsmedikation	Metoclopramid Trpf., Dimenhydrinat Supp., Ibuprofen 400mg Tbl., Macrogol+div.Salze (z.B. Movicol®), Natriumpicosulfat Trpf.
FN-Risiko	< 10% → G-CSF- Gabe je nach Risikoabwägung, siehe Kurzfassung Leitlinien G-CSF.
Kontrollen	Blutbild, Differentialblutbild und Thrombozytenzahl (wöchentlich), Elektrolyte (Mg²⁺, Ca²⁺, K⁺), Nierenfunktion (Kreatinin-Clearance, Retentionsparameter, Harnsäure), Leberfunktion (Bilirubin, ALT, AST), Urinuntersuchung, Audiometrie
Cave	**Cisplatin** möglichst keine Komedikation mit nephro- oder ototoxischen Substanzen: z.B. Aminoglykoside, Schleifendiuretika. Kumulative Neuro- und Ototoxizität.
Literatur	Reboul et al. Int J Oncol Biol. Phys. 1994;28(5):1251-1256; adaptiert nach Mitin et al. Lancet Oncol. 2013;14(9):863-872; Fachinformation: Cisplatin

Diese Krebstherapie birgt letale Risiken. Die Anwendung darf nur durch erfahrene Onkologen und entsprechend ausgebildetes Pflegepersonal erfolgen. Das Protokoll muss im Einzelfall überprüft und der klinischen Situation angepasst werden.

080202_30_RTx   RTx/Carboplatin 4AUC, Woche 1+5 (NSCLC, Urothelkarzinom)

Indikation: Nicht-kleinzelliges Bronchialkarzinom (NSCLC), Urothelkarzinom

ICD-10: C34, C67

Hauptmedikation

Tag	zeitl. Ablauf	Substanz	Basisdosierung	Trägerlösung (ml)	Appl.	Infusions-dauer	Bemerkungen
1, 29	0	Carboplatin	4 AUC	250 ml Glucose 5 %	i.v.	1h	Dosis (mg) = AUC (mg/ml x min) x [GFR (ml/min)+25]; Maximaldosis: 600mg

Auf ausreichende Trinkmenge achten

Zyklusdiagramm | Tag 1 2 3 4 5 6 7 8 9 10 11 12 13 14 15 16 17 18 19 20 21 22 23 24 25 26 27 28 29 30 31 32 33 34 35
Carboplatin
RTx (1,8-2 Gy/d)

Zyklusdiagramm | Tag 36 37 38 39 40 41 42
Carboplatin
RTx (1,8-2 Gy/d)

Indikationen	Wochen
primär definitive Kopf-/Hals- Tumoren	Wochen 1 + 4 + 7
adjuvante Kopf-/Hals- Tumoren	Wochen 1 + 4
NSCLC, Urothelkarzinom	Wochen 1 + 5

Achtung:
Ondansetron/Zofran Zydis® 4mg 1-0-1-0 für 2 weitere Tage nach der Chemotherapie (patientenindividuelle Entscheidung)

Achtung:
ggf. Begrenzung der KOF auf 2m² nach individueller Entscheidung

Obligate Prä- und Begleitmedikation

Tag	zeitl. Ablauf	Substanz	Basisdosierung	Trägerlösung (ml)	Appl.	Infusions-dauer	Bemerkungen
1, 29	-30min	NaCl 0,9%	1 000 ml		i.v.	1h30min	
1, 29	-30min	Dexamethason	8 mg	100 ml NaCl 0,9 %	i.v.	20min	
1, 29	-30min	Ondansetron	8 mg	100 ml NaCl 0,9 %	i.v.	20min	
2-3, 30-31	1-0-1-0	Dexamethason	4 mg		p.o.		

Bedarfsmedikation	Metoclopramid p.o. oder i.v., Dimenhydrinat Supp., Ibuprofen 400mg Tbl., Macrogol + div.Salze (z.B. Movicol®), Natriumpicosulfat Trpf.
FN-Risiko	< 10% → Risikoprofil siehe Kurzfassung Leitlinien zur G-CSF-Behandlung
Kontrollen	Blutbild, Elektrolyte (Mg^{2+}), Leberwerte, Retentionswerte, Kreatinin-Clearance, Audiometrie, Oto-/Neurotoxizität
Dosisreduktion	Bei AUC 2 Maximaldosis 300 mg
Wechselwirkungen	Carboplatin: Vorsicht bei Komedikation mit nephro- oder ototoxischen Substanzen: z.B. Aminoglykoside, Schleifendiuretika
Therapiedauer	2 Gaben Carboplatin + RTx
Literatur	adaptiert nach Mitin et al. Lancet Oncol. 2013;14(9):863-872, Jeremic et al. Radiotherapy and Oncology 1997;43:29-37; Fachinfo: Carboplatin

Diese Krebstherapie birgt letale Risiken. Die Anwendung darf nur durch erfahrene Onkologen und entsprechend ausgebildetes Pflegepersonal erfolgen. Das Protokoll muss im Einzelfall überprüft und der klinischen Situation angepasst werden.

080201_07_RTx   RTx/Cisplatin/Etoposid   Indikation: Kleinzelliges Bronchialkarzinom (SCLC)   ICD-10: C34

Therapie-Hinweis: RTx ab 2. Zyklus. 1x täglich 2Gy. Mo-Fr. Insgesamt 30-33d RTx, sodass GHD 60-66Gy.

Hauptmedikation (Zyklus 1-n)

Tag	zeitl. Ablauf	Substanz	Basisdosierung	Trägerlösung (ml)	Appl.	Infusions-dauer	Bemerkungen
1	0	Cisplatin	75 mg/m²	250 ml NaCl 0,9 %	i.v.	1h	
1	+1h 45min	Etoposid (Base)	100 mg/m²	1 000 ml NaCl 0,9 %	i.v.	2h	max. 0,4mg/ml
2-3	0	Etoposid (Base)	100 mg/m²	1 000 ml NaCl 0,9 %	i.v.	2h	max. 0,4mg/ml

Wiederholungsinfo: insg. 4-6 Zyklen

Zyklusdiagramm

	Tag 1	2	3	[...]	Wdh: 22
Cisplatin	☐	■			
Etoposid (Base)	■	■	■		

entweder	24h nach CTx		Pegfilgrastim/Neulasta® 6mg s.c.
oder	d6 nach CTx		Filgrastim/Neupogen® 5µg/kg/d s.c. bis Durchschreiten des Nadir

Fortführung Antiemese
Tag 4: Dexamethason p.o. 8mg 1-0-0-0

Aprepitant / Fosaprepitant (Prodrug) sind Substrate und moderate Inhibitoren von CYP3A4:
Cave bei gleichzeitiger oraler Verabreichung von hauptsächlich via CYP3A4 metabolisierten Wirkstoffen mit geringer therapeutischer Breite wie Ciclosporin, Tacrolimus, Everolimus, Fentanyl. Die gleichzeitige Anwendung von Pimozid ist kontraindiziert. **Interaktion mit CYP3A4 metabolisierten oral verabreichten CTx z.B. Etoposid, Vinorelbin möglich. Besondere Vorsicht bei gleichzeitiger Anwendung von Irinotecan und Ifosfamid erhöhte Toxizität möglich.** Reduktion der üblichen oralen Dexamethason-Dosis um 50%.
Vorübergehende leichte Induktion von CYP2C9 und CYP3A4 nach Beendigung der Aprepitant- / Fosaprepitant-Therapie: Bei Warfarin (CYP2C9-Substrat)-Dauertherapie besonders engmaschige INR-Überwachung innerhalb von 14 Tagen nach jeder Aprepitant 3-Tages-Therapie. Verminderte Wirksamkeit hormonaler Kontrazeptiva bis 2 Monate nach letzter Aprepitant Gabe möglich → alternative unterstützende Maßnahmen zur Empfängnisverhütung vorzunehmen.

Obligate Prä- und Begleitmedikation (Zyklus 1-n)

Tag	zeitl. Ablauf	Substanz	Basisdosierung	Trägerlösung (ml)	Appl.	Infusions-dauer	Bemerkungen
1	-1h	Aprepitant	125 mg		p.o.		
1	-30min	NaCl 0,9 %	2 000 ml		i.v.	6-8h	
1	-30min	Dexamethason	12 mg		i.v.	B oder 15min	
1	-30min	Ondansetron	8 mg		i.v.	B oder 15min	
1	-30min	Mannitol-Lsg. 10%	250 ml		i.v.	15min	30 min vor Cisplatin
1	+1h 30min	Mannitol-Lsg. 10%	250 ml		i.v.	15min	30min nach Cisplatin
2-3	-30min	NaCl 0,9%	500 ml		i.v.	3h	
2-3	1-0-0-0	Aprepitant	80 mg		p.o.		
2-3	-30min	Dexamethason	8 mg		i.v.	Bolus oder 15min	
4	1-0-0-0	Dexamethason	8 mg		p.o.		

Bedarfsmedikation	Metoclopramid, Dexamethason, Ranitidin
FN-Risiko	>20% → Primärprophylaxe mit Filgrastim/Neupogen® oder Pegfilgrastim/Neulasta®
Kontrollen	Blutbild, Elektrolyte, Retentionswerte, Kreatinin-Clearance, Flüssigkeitsbilanz, Neurotoxizität
Bemerkungen	konventionelle Bestrahlung: 2 Gy/d (NICHT auf 2 Tagesdosen aufgeteilt). Insgesamt 30-33 Bestrahlungstage. Insgesamt 60-66Gy.
Wiederholung	Tag 22. insg. 4-6 Zyklen
Literatur	Takada et al JCO 2002;20:3054-3060

Diese Krebstherapie birgt letale Risiken. Die Anwendung darf nur durch erfahrene Onkologen und entsprechend ausgebildetes Pflegepersonal erfolgen. Das Protokoll muss im Einzelfall überprüft und der klinischen Situation angepasst werden.

080201_08_RTx	RTx/Carboplatin/Etoposid	Indikation: Kleinzelliges Bronchialkarzinom (SCLC)	ICD-10: C34

Therapie-Hinweis: RTx ab 2. Zyklus. 1x täglich 2Gy. Mo-Fr. Insgesamt 30-33d RTx, sodass GHD 60-66Gy.

Hauptmedikation (Zyklus 1-n)

Tag	zeitl. Ablauf	Substanz	Basisdosierung	Trägerlösung (ml)	Appl.	Infusions-dauer	Bemerkungen
1	0	Carboplatin	5 AUC	250 ml Glucose 5 %	i.v.	1h	Dosis (mg) = AUC (mg/ml x min) x [GFR (ml/min)+25]
1	+1h	Etoposid (Base)	100 mg/m²	1 000 ml NaCl 0,9 %	i.v.	2h	max. 0,4mg/ml
2-3	0	Etoposid (Base)	100 mg/m²	1 000 ml NaCl 0,9 %	i.v.	2h	max. 0,4mg/ml

Maximaldosen für Carboplatin bei Dosierung nach AUC:

AUC	Max. Dosis
1,5	225mg
2	300mg
3	450mg
4	600mg
5	750mg
6	900mg
7	1050mg

Dosierungsempfehlung für Carboplatin nach AUC:

Klinische Situation	Ziel-AUC (mg/ml x min)
Carboplatin Monotherapie, keine Vorbehandlung	5-7
Carboplatin Monotherapie, myelosuppressive Vorbehandlung	4-6
Kombinationsbehandlung mit Carboplatin in Standarddosierung keine Vorbehandlung	4-6

CTx mit FN-Risiko von 10-20%: Vorgehen bei der G-CSF-Gabe
- nach CTx: 1x tgl. 5µg/kg Filgrastim s.c. bei Leukozyten < 1 000/µl bis >1 000/µl
- Wenn unter Einbeziehung **individueller Risikofaktoren für den Patienten FN-Risiko ≥ 20% =>G-CSF-Primärprophylaxe** erwägen/durchführen.
- **Nach durchgemachter febriler Neutropenie**, in folgenden Zyklen => **G-CSF-Sekundärprophylaxe**
G-CSF-Primär- bzw. Sekundärprophylaxe: Entweder 24h nach CTx einmal Pegfilgrastim/Neulasta® 6mg s.c.
- **Oder:** d6 nach CTx Filgrastim/Neupogen® 5µg/kg/d s.c. bis zum Durchschreiten des Nadir.

Zyklusdiagramm	Tag 1	2	3	[...]	Wdh: 22
Carboplatin					
Etoposid (Base)					

Wiederholungsinfo: insg. 4-6 Zyklen

Obligate Prä- und Begleitmedikation (Zyklus 1-n)

Tag	zeitl. Ablauf	Substanz	Basisdosierung	Trägerlösung (ml)	Appl.	Infusions-dauer	Bemerkungen
1	-30min	Ondansetron	8 mg		i.v.	B oder 15min	
1-3	-30min	NaCl 0,9 %	500 ml		i.v.	3h	
1-3	-30min	Dexamethason	8 mg		i.v.	B oder 15min	

Bedarfsmedikation	Metoclopramid p.o. oder i.v., bei Unverträglichkeit evt. Ersatz durch HT_3-Antagonisten
FN-Risiko	10-20% → je nach Risikoabwägung als Primärprophylaxe, bei FN im 1. Zyklus als Sekundärprophylaxe, siehe Kurzfassung Leitlinien G-CSF
Kontrollen	Blutbild, Elektrolyte insbesondere Mg^{2+}, Retentionswerte, vor Therapie Kreatinin-Clearance, Oto-/Neurotoxizität
Dosisreduktion	siehe Dosismodifikationstabelle; Etoposid Wechsel zu p.o. möglich (s. Fachinfo.: relative Bioverfügbarkeit Etoposid Kapseln ca.50%), p.o. Dosis entspricht 2 x i.v. Dosis (Cave individuelle Schwankungen bei Dosiseinstellung berücksichtigen)
Bemerkungen	konventionelle Bestrahlung: 2 Gy/d (NICHT auf 2 Tagesdosen aufgeteilt). Insgesamt 30-33 Bestrahlungstage. Insgesamt 60-66Gy.
Wiederholung	Tag 22. insg. 4-6 Zyklen
Literatur	Skarlos et al. Ann Oncol 2001 Sep 12(9):1231-8

Kapitel 23   RTx: Gastrointestinale Tumoren

Elektronisches Zusatzmaterial Die elektronische Version des Werkes enthält Zusatzmaterial, auf das über folgenden Link zugegriffen werden kann: https://doi.org/10.1007/978-3-662-67749-0_1.

© Der/die Autor(en) 2023
M. Engelhardt et al. (Hrsg.), *Das Blaue Buch*,

Kapitel 23   RTx: Gastrointestinale Tumoren

23.1 RTx: Ösophaguskarzinom und AEG-Tumoren

23.2 RTx: Pankreaskarzinom

23.3 RTx: Rektumkarzinom

23.4 RTx: Analkarzinom

Diese Krebstherapie birgt letale Risiken. Die Anwendung darf nur durch erfahrene Onkologen und entsprechend ausgebildetes Pflegepersonal erfolgen. Das Protokoll muss im Einzelfall überprüft und der klinischen Situation angepasst werden.

080301_02_RTx	CROSS-Protokoll: RTx/Carboplatin/Paclitaxel	Indikation: Ösophagus-Ca	ICD-10: C15

Hauptmedikation (Zyklus 1-5)

Tag	zeitl. Ablauf	Substanz	Basisdosierung	Trägerlösung (ml)	Appl.	Infusions-dauer	Bemerkungen
1	0	Paclitaxel	50 mg/m²	250 ml NaCl 0,9 %	i.v.	1h	PVC-freies Infusionssystem, Gabe über 0,2μm Inlinefilter
1	+1h	Carboplatin	2 AUC	250 ml Glucose 5 %	i.v.	1h	Dosis (mg) = AUC (mg/ ml x min) x [GFR (ml/ min) + 25]; Maximaldosis: 300mg

Achtung:
ggf. Begrenzung der KOF auf 2m² nach individueller Entscheidung

Zyklusdiagramm | Tag 1 | 2 | 3 | 4 | 5 | [...] | Wdh: 8

Paclitaxel
Carboplatin ■
RTx (1,8-2 Gy/d)

Achtung:
Ondansetron/Zofran Zydis® 4mg 1-0-1-0 für 2 weitere Tage nach der Chemotherapie (patientenindividuelle Entscheidung).

Auf ausreichende Trinkmenge achten

CTx mit FN-Risiko von 10-20%: Vorgehen bei der G-CSF-Gabe
- nach CTx: 1x tgl. 5μg/kg Filgrastim s.c. bei Leukozyten < 1 000/μl bis >1 000/μl
- Wenn unter Einbeziehung **individueller Risikofaktoren für den Patienten FN-Risiko ≥ 20% =>G-CSF-Primärprophylaxe** erwägen/durchführen.
- **Nach durchgemachter febriler Neutropenie,** in folgenden Zyklen => **G-CSF-Sekundärprophylaxe**
G-CSF-Primär- bzw. Sekundärprophylaxe: Entweder 24h nach CTx einmal Pegfilgrastim/Neulasta® 6mg s.c.
- **Oder**: d6 nach CTx Filgrastim/Neupogen® 5μg/kg/d s.c. bis zum Durchschreiten des Nadir.

Obligate Prä- und Begleitmedikation (Zyklus 1-5)

Tag	zeitl. Ablauf	Substanz	Basisdosierung	Trägerlösung (ml)	Appl.	Infusions-dauer	Bemerkungen
1	-1h 30min	Famotidin	20 mg		p.o.		
1	-30min	NaCl 0,9%	1 000 ml		i.v.	2h30min	
1	-30min	Dexamethason	20 mg	100 ml NaCl 0,9 %	i.v.	15min	
1	-30min	Clemastin	2 mg		i.v.	B	
1	-30min	Ondansetron	8 mg	100 ml NaCl 0,9 %	i.v.	20min	
2-3	1-0-1-0	Dexamethason	4 mg		p.o.		

Bedarfsmedikation	Metoclopramid Trpf., Dimenhydrinat Supp., Ibuprofen 400mg Tbl., Macrogol+div.Salze (z.B. Movicol®), Natriumpicosulfat Trpf.
FN-Risiko	10-20% → je nach Risikoabwägung als Primärprophylaxe, bei FN im 1. Zyklus als Sekundärprophylaxe, siehe Kurzfassung Leitlinien G-CSF
Kontrollen	Blutbild, Differentialblutbild und Thrombozytenzahl, Elektrolyte, Nierenfunktion (Kreatinin-Clearance, Retentionsparameter), Leberfunktion, Vitalfunktionen, Audiometrie, vor Therapiebeginn und Wiederholung bei kardialen Auffälligkeiten/Risiken: EKG, Symptome/Anzeichen: Oto-/Neurotoxizität, Überempfindlichkeitsreaktionen
Therapiedauer	5 Wochen
Wiederholung	Tag 8.
Literatur	van Hagen et al. NEJM 2012;366(22):2074-2084; Fachinformation: Carboplatin, Paclitaxel

Diese Krebstherapie birgt letale Risiken. Die Anwendung darf nur durch erfahrene Onkologen und entsprechend ausgebildetes Pflegepersonal erfolgen. Das Protokoll muss im Einzelfall überprüft und der klinischen Situation angepasst werden.

ICD-10: C15

080301_01_RTx   **Naunheim-Protokoll: RTx/5-FU/Cisplatin**   **Indikation: Ösophagus-Ca**

Hauptmedikation

Tag	zeitl. Ablauf	Substanz	Basisdosierung	Trägerlösung (ml)	Appl.	Infusions-dauer	Bemerkungen
1-5, 22-26	0	Cisplatin	20 mg/m²	250 ml NaCl 0,9 %	i.v.	1h	nach Bestrahlung; über Perfusor
1-5, 22-26	+2h 30min	Fluorouracil (5-FU)	500 mg/m²	ad 50 ml NaCl 0,9 %	i.v.	22h	über Perfusor
8-12, 15-19, 29-33, 36-40	0	Fluorouracil (5-FU)	500 mg/m²	ad 50 ml NaCl 0,9 %	i.v.	22h	

Zyklusdiagramm | Tag 1 2 3 4 5 6 7 8 9 10 11 12 13 14 15 16 17 18 19 20 21 22 23 24 25 26 27 28 29 30 31 32 33 34 35

Cisplatin
Fluorouracil (5-FU)
RTx (1,8-2 Gy/d)

Zyklusdiagramm | Tag 36 37 38 39 40 41 42

Fluorouracil (5-FU)
RTx (1,8-2 Gy/d)

Aprepitant / Fosaprepitant (Prodrug) sind Substrate und moderate Inhibitoren von CYP3A4:
Cave bei gleichzeitiger oraler Verabreichung von hauptsächlich via CYP3A4 metabolisierten Wirkstoffen mit geringer therapeutischer Breite wie Ciclosporin, Tacrolimus, Everolimus, Fentanyl. Die gleichzeitige Anwendung von Pimozid ist kontraindiziert. **Interaktion mit CYP3A4 metabolisierten oral verabreichten CTx z.B. Etoposid, Vinorelbin möglich. Besondere Vorsicht bei gleichzeitiger Anwendung von Irinotecan und Ifosfamid erhöhte Toxizität möglich.** Reduktion der üblichen oralen Dexamethason-Dosis um 50%.
Vorübergehende leichte Induktion von CYP2C9 und CYP3A4 nach Beendigung der Aprepitant- / Fosaprepitant-Therapie: Bei Warfarin (CYP2C9-Substral)-Dauertherapie besonders engmaschige INR-Überwachung innerhalb von 14 Tagen nach jeder Aprepitant 3-Tages-Therapie. Verminderte Wirksamkeit hormonaler Kontrazeptiva bis 2 Monate nach letzter Aprepitant Gabe möglich → alternative unterstützende Maßnahmen zur Empfängnisverhütung vorzunehmen.

Achtung:
Ondansetron/Zofran Zydis® 4mg 1-0-1-0 für 2 weitere Tage nach der Chemotherapie (patientenindividuelle Entscheidung)

Inkompatibilitäten:
Cisplatin ↔ NaHCO$_3$
y-site-Kompatibilität bei Cisplatin ↔ 5-FU

Schwerwiegende Wechselwirkung:
keine Gabe von Brivudin zusammen mit 5-Fluorouracil inkl. topischer Präparate und Prodrugs (Efudix, Capecitabin, Floxuridin, Tegafur). Durch Hemmung der Dihydropyrimidindehydrogenase, Akkumulation und verstärkte Toxizität von 5-FU, letale Folgen möglich. Mindestens 4 Wochen zeitlicher Abstand.

Achtung:
5-FU-Gabe über **ZVK** empfohlen

Auf ausreichende Trinkmenge achten

Achtung:
ggf. Begrenzung der KOF auf 2m² nach individueller Entscheidung

Achtung:
Falls Urinausscheidung < 160ml in 2h: Rehydrierung und ggf. erneute Diurese

CAVE: vor Therapiebeginn mit 5-FU/ Capecitabin oder vor erneuter Applikation nach vorausgegangener erhöhter Toxizität muss die DPD-Aktivität bestimmt werden und der sich aus den DPYD-Genotypen ergebende DPD-Aktivitäts-Score ermittelt werden.

DPD-Aktivitäts-Score	Maßnahme
2 (normal)	Therapie wie geplant möglich [1]
1,5	RS mit OA bezüglich Dosisreduktion erforderlich
	DR der Initialdosis um 25-50%, danach toxizitätsadaptierte Dosissteigerung [1]
1	DR der Initialdosis auf 50%, danach toxizitätsadaptierte Dosissteigerung [1]
0,5	DPD Phänotypisierung → bei Bestätigung: Kontraindikation für 5-FU und Capecitabin ODER stark reduzierte Initialdosis mit Drug Monitoring (nur bei 5-FU sinnvoll)
0	Kontraindikation für 5-FU und Capecitabin

[1] ggf. Drug Monitoring (nur bei 5-FU sinnvoll)

Obligate Prä- und Begleitmedikation

Tag	zeitl. Ablauf	Substanz	Basisdosierung	Trägerlösung (ml)	Appl.	Infusions-dauer	Bemerkungen
1, 22	-1h	Aprepitant	125 mg		p.o.		
1, 22	-30min	Dexamethason	12 mg	100 ml NaCl 0,9 %	i.v.	20min	
1-5, 22-26	-30min	NaCl 0,9 %	500 ml		i.v.	2h30min	
1-5, 22-26	-30min	Ondansetron	8 mg	100 ml NaCl 0,9 %	i.v.	20min	
1-5, 22-26	-30min	Mannitol-Lsg. 10%	250 ml		i.v.	20min	30min vor Cisplatin
1-5, 22-26	+1h 30min	Mannitol-Lsg. 10%	250 ml		i.v.	20min	30min nach Cisplatin
1-5, 22-26	+2h 30min	NaCl 0,9 %	500 ml		i.v.	4h	nach Bestrahlung
2-5, 23-26	-1h	Aprepitant	80 mg		p.o.		
2-5, 23-26	-30min	Dexamethason	8 mg	100 ml NaCl 0,9 %	i.v.	20min	
6-7, 27-28	1-0-0-0	Aprepitant	80 mg		p.o.		siehe Memo
6-8, 27-29	1-0-1-0	Dexamethason	4 mg abs.		p.o.		

Bedarfsmedikation: Metoclopramid Trpf., Dimenhydrinat Supp., Ibuprofen 400mg Tbl., Macrogol+div.Salze (z.B. Movicol®), Natriumpicosulfat Trpf.

Kontrollen: Blutbild, Differentialblutbild und Thrombozytenzahl (wöchentlich), Elektrolyte (Mg^{2+}, Ca^{2+}, K^+), Nierenfunktion (Kreatinin-Clearance, Retentionsparameter, Harnsäure), Leberfunktion (Bilirubin, ALT, AST), Urinuntersuchung, Audiometrie, Neurotoxizität, Gewicht

Dosisreduktion: 5-Fluorouracil bei Bilirubin > 5mg/dl meiden; Cisplatin bei Kreatinin-Clearance < 60ml/min meiden; siehe auch Dosismodifikationstabelle

Cave: Cisplatin: möglichst keine Komedikation mit nephro- oder ototoxischen Substanzen: z.B. Aminoglykoside, Schleifendiuretika. Kumultative Neuro- und Ototoxizität.

Erfolgsbeurteilung: nach vollständigem Zyklus (=nach 5 Wochen)

Literatur: Naunheim KS et al. J Thorac Cardiovasc Surg. 1992; 103:887-895; Aprepitant: Fachinformation, Bokemeyer C. Arzneimitteltherapie. 2004; 22:129-35; Navari RM. Cancer Invest. 2004; 22(4):569-76; Fachinformation: Cisplatin, Fluorouracil

Diese Krebstherapie birgt letale Risiken. Die Anwendung darf nur durch erfahrene Onkologen und entsprechend ausgebildetes Pflegepersonal erfolgen. Die Dosisberechnung und Anforderung obliegt der Verantwortung des bestellenden Arztes und muss in jedem Fall sorgfältig überprüft werden. Die Herausgeber übernehmen keine Verantwortung für die Therapieanforderung.

080307_10_RTx   ***RTx + Gemcitabin***   ***Indikation: Pankreas-Ca***   ***ICD-10: C25***

Therapie-Hinweis: 5 Gaben Gemcitabin (wöchentlich) + 28 Fraktionen RTx (Einzeldosis 1,8 Gy/d, 5x/Woche, Gesamtdosis 50,4 Gy)

Hauptmedikation

Tag	zeitl. Ablauf	Substanz	Basisdosierung	Trägerlösung (ml)	Appl.	Infusionsdauer	Bemerkungen
1, 8, 15, 22, 29	0	Gemcitabin	300 mg/m²	250 ml NaCl 0,9 %	i.v.	30min	

Zyklusdiagramm Tag 1 2 3 4 5 6 7 8 9 10 11 12 13 14 15 16 17 18 19 20 21 22 23 24 25 26 27 28 29 30 31 32 33 34 35

Gemcitabin

Achtung:
Ondansetron/Zofran Zydis® 4mg 1-0-1-0 für 2 weitere Tage nach der Chemotherapie (patientenindividuelle Entscheidung)

Cave: Laut Studienprotokoll Körperoberfläche zur Dosisberechnung aller Substanzen beträgt maximal 2m²; die Kappung wird automatisch durch ChemoCompile durchgeführt

Obligate Prä- und Begleitmedikation

Tag	zeitl. Ablauf	Substanz	Basisdosierung	Trägerlösung (ml)	Appl.	Infusionsdauer	Bemerkungen
1, 8, 15, 22, 29	-30min	NaCl 0,9 %	500 ml		i.v.	1h	
1, 8, 15, 22, 29	-30min	Dexamethason	8 mg	100 ml NaCl 0,9 %	i.v.	20min	
1, 8, 15, 22, 29	-30min	Ondansetron	8 mg	100 ml NaCl 0,9 %	i.v.	20min	

Bedarfsmedikation   Metoclopramid p.o. oder i.v., Paracetamol p.o.

FN-Risiko   <10% → je nach Risikoabwägung, siehe Kurzfassung Leitlinien G-CSF

Dosisreduktion   Dosisreduktion auf **75%**, wenn:
- absolute Granulozytenzahl <500 x 10⁶/l länger als 5 Tage
- absolute Granulozytenzahl <100 x 10⁶/l länger als 3 Tage
- febrile Neutropenie
- Thrombozyten <25.000 x 10⁶/l
- Verschieben des nächsten Behandlungszyklus um mehr als eine Woche aufgrund von Toxizität

Therapievoraussetzung   mindestens 1500 (x10⁶/l) Granulozyten und mindestens 100.000 (x10⁶/l) Thrombozyten.

Therapiedauer   5 Gaben Gemcitabin (wöchentlich) + 28 Fraktionen RTx (Einzeldosis 1,8 Gy/d, 5x/Woche, Gesamtdosis 50,4 Gy)

Literatur   analog Studienprotokoll Conko 007-Studie

Diese Krebstherapie birgt letale Risiken. Die Anwendung darf nur durch erfahrene Onkologen und entsprechend ausgebildetes Pflegepersonal erfolgen. Das Protokoll muss im Einzelfall überprüft und der klinischen Situation angepasst werden.

080306_04_RTx **Oxaliplatin-Protokoll: RTx/5-FU/Oxaliplatin** **Indikation: Rektumkarzinom** **ICD-10: C21.8**

Hauptmedikation

Tag	zeitl. Ablauf	Substanz	Basisdosierung	Trägerlösung (ml)	Appl.	Infusions-dauer	Bemerkungen
1, 8, 22, 29	0	Oxaliplatin	50 mg/m²	250 ml Glucose 5 %	i.v.	1h	Inkompatibilität mit NaCl
1, 8, 22, 29	+2h 30min	Fluorouracil (5-FU)	250 mg/m²	ad 50 ml NaCl 0,9 %	i.v.	22h	nach Bestrahlung; über Perfusor
2-5, 9-12, 23-26, 30-33	0	Fluorouracil (5-FU)	250 mg/m²	ad 50 ml NaCl 0,9 %	i.v.	22h	über Perfusor

Zyklusdiagramm

	Tag 1	2	3	4	5	6	7	8	9	10	11	12	13	14	15	16	17	18	19	20	21	22	23	24	25	26	27	28	29	30	31	32	33	34	35
Oxaliplatin	■							■														■							■						
Fluorouracil (5-FU)	■	■	■	■	■			■	■	■	■	■										■	■	■	■	■			■	■	■	■	■		
RTx (1,8-2 Gy/d)	■	■	■	■	■			■	■	■	■	■				■	■	■	■	■			■	■	■	■	■			■	■	■	■	■	

Zyklusdiagramm

	Tag 36	37	38	39	40	41	42
Fluorouracil (5-FU)							
RTx (1,8-2 Gy/d)	■	■	■	■	■		

CAVE: **vor Therapiebeginn mit 5-FU/ Capecitabin** oder vor erneuter Applikation **nach vorausgegangener erhöhter Toxizität** muss die **DPD-Aktivität** bestimmt werden und der sich aus den DPYD-Genotypen ergebende **DPD-Aktivitäts-Score** ermittelt werden.

DPD-Aktivitäts-Score	Maßnahme
2 (normal)	Therapie wie geplant möglich [1]
1.5	RS mit OA bezüglich Dosisreduktion erforderlich — DR der Initialdosis um 25-50%, danach toxizitätsadaptierte Dosissteigerung [1]
1	DR der Initialdosis auf 50%, danach toxizitätsadaptierte Dosissteigerung [1]
0.5	DPD Phänotypisierung → bei Bestätigung: Kontraindikation für 5-FU und Capecitabin ODER stark reduzierte Initialdosis mit Drug Monitoring (nur bei 5-FU sinnvoll)
0	**Kontraindikation** für 5-FU und Capecitabin

[1] ggf. Drug Monitoring (nur bei 5-FU sinnvoll)

Schwerwiegende Wechselwirkung: keine Gabe von Brivudin zusammen mit 5-Fluorouracil inkl. topischer Präparate und Prodrugs (Efudix, Capecitabin, Floxuridin, Tegafur). Durch Hemmung der Dihydropyrimidindehydrogenase, Akkumulation und verstärkte Toxizität von 5-FU, letale Folgen möglich. Mindestens 4 Wochen zeitlicher Abstand.

Achtung: Ondansetron/Zofran Zydis® 4mg 1-0-1-0 für 2 weitere Tage nach der Chemotherapie (patientenindividuelle Entscheidung)

Achtung: ggf. Begrenzung der KOF auf 2m² nach individueller Entscheidung

Achtung: 5-FU-Gabe über **ZVK** empfohlen

Obligate Prä- und Begleitmedikation

Tag	zeitl. Ablauf	Substanz	Basisdosierung	Trägerlösung (ml)	Appl.	Infusions-dauer	Bemerkungen
1, 8, 22, 29	-30min	Glucose 5%	500 ml		i.v.	1h30min	
1, 8, 22, 29	-30min	Dexamethason	8 mg	100 ml Glucose 5 %	i.v.	20min	
1, 8, 22, 29	-30min	Ondansetron	8 mg	100 ml Glucose 5 %	i.v.	20min	

Bedarfsmedikation	Metoclopramid, Loperamid
FN-Risiko	< 10% — je nach Risikoabwägung, siehe Kurzfassung Leitlinien G-CSF
Kontrollen	Blutbild und Differentialblutbild, Leber- und Nierenfunktion, Haptoglobin (Hämolyse möglich), Anzeichen/Symptome: Hand-Fuss-Syndrom, Stomatitis, Diarrhöe, Blutungen
Therapiedauer	6 Wochen
Literatur	modifiziert nach Fokas et al. Int J Radiat Oncol Biol Phys 2013; 87(5): 992-999; Calvo et al. Strahlenther Onkol 2014; 190(2): 149-157; Fachinfo: Oxaliplatin, 5-FU

Diese Krebstherapie birgt letale Risiken. Die Anwendung darf nur durch erfahrene Onkologen und entsprechend ausgebildetes Pflegepersonal erfolgen. Das Protokoll muss im Einzelfall überprüft und der klinischen Situation angepasst werden.

080306_02_RTx   SAUER-Protokoll: RTx/5-FU   Indikation: Rektum-Karzinom   ICD-10: C21.8

Hauptmedikation

Tag	zeitl. Ablauf	Substanz	Basisdosierung	Trägerlösung (ml)	Appl.	Infusionsdauer	Bemerkungen
1-5, 29-33	0	Fluorouracil (5-FU)	1 000 mg/m²	ad 50 ml NaCl 0,9 %	i.v.	22h	über Perfusor

Zyklusdiagramm Tag 1 2 3 4 5 6 7 8 9 10 11 12 13 14 15 16 17 18 19 20 21 22 23 24 25 26 27 28 29 30 31 32 33 34 35
Fluorouracil (5-FU)
RTx (1,8-2 Gy/d)

Zyklusdiagramm Tag 36 37 38 39 40 41 42
Fluorouracil (5-FU)
RTx (1,8-2 Gy/d)

Achtung:
ggf. Begrenzung der KOF auf 2m² nach individueller Entscheidung

Achtung:
5-FU-Gabe über **ZVK** empfohlen

Schwerwiegende Wechselwirkung:
keine Gabe von Brivudin zusammen mit 5-Fluorouracil inkl. topischer Präparate und Prodrugs (Efudix, Capecitabin, Floxuridin, Tegafur). Durch Hemmung der Dihydropyrimidindehydrogenase, Akkumulation und verstärkte Toxizität von 5-FU, letale Folgen möglich. Mindestens 4 Wochen zeitlicher Abstand.

CAVE: **vor Therapiebeginn mit 5-FU/ Capecitabin** oder vor erneuter Applikation **nach vorausgegangener erhöhter Toxizität** muss die **DPD-Aktivität** bestimmt werden und der sich aus den DPYD-Genotypen ergebende **DPD-Aktivitäts-Score** ermittelt werden.

DPD-Aktivitäts-Score	Maßnahme
2 (normal)	Therapie wie geplant möglich [1]
1.5	**RS mit OA** bezüglich Dosisreduktion erforderlich	DR der Initialdosis um 25-50%, danach toxizitätsadaptierte Dosissteigerung [1]
1		DR der Initialdosis auf 50%, danach toxizitätsadaptierte Dosissteigerung [1]
0.5		DPD Phänotypisierung → bei Bestätigung: Kontraindikation für 5-FU und Capecitabin ODER stark reduzierte Initialdosis mit Drug Monitoring (nur bei 5-FU sinnvoll)
0	**Kontraindikation** für 5-FU und Capecitabin

[1] *ggf. Drug Monitoring (nur bei 5-FU sinnvoll)*

Bedarfsmedikation	Dexamethason,Granisetron oder Metoclopramid, Loperamid
FN-Risiko	< 10% → G-CSF- Gabe je nach Risikoabwägung, siehe Kurzfassung Leitlinien G-CSF.
Kontrollen	Blutbild und Differentialblutbild, Leber- und Nierenfunktion, Anzeichen/Symptome: Hand-Fuss-Syndrom, Stomatitis, Diarrhöe, Blutungen
Therapiedauer	6 Wochen; nach der OP weitere 3 Zyklen 5-FU
Literatur	Sauer R. et al. N Engl J Med 2004; 351: 1731-1740; Fachinfo: Fluorouracil

Diese Krebstherapie birgt letale Risiken. Die Anwendung darf nur durch erfahrene Onkologen und entsprechend ausgebildetes Pflegepersonal erfolgen. Das Protokoll muss im Einzelfall überprüft und der klinischen Situation angepasst werden.

080306_07_RTx　**RTx/XELOX**　　*Indikation: Rektum-Karzinom*　　*ICD-10: C21.8*

Protokoll-Hinweis: neoadjuvant

Hauptmedikation (Zyklus 1)

Tag	Substanz	zeitl. Ablauf	Basisdosierung	Trägerlösung (ml)	Appl.	Infusions-dauer	Bemerkungen
1, 8, 22, 29	Oxaliplatin	0	50 mg/m²	250 ml Glucose 5 %	i.v.	2h	Inkompatibilität mit NaCl
1-14, 22-35	Capecitabin	1-0-0-0	825 mg/m²		p.o.		morgens, Einnahme 30min nach einer Mahlzeit
1-14, 22-35	Capecitabin	0-0-1-0	825 mg/m²		p.o.		abends, Einnahme 30min nach einer Mahlzeit

Zyklusdiagramm

	Tag 1	2	3	4	5	6	7	8	9	10	11	12	13	14	15	16	17	18	19	20	21	22	23	24	25	26	27	28	29	30	31	32	33	34	35
Capecitabin																																			
Oxaliplatin	■							■														■							■						
RTx (1,8 Gy/d)																																			

	Tag 36	37	38
Capecitabin			
Oxaliplatin			
RTx (1,8 Gy/d)	□	□	□

Wiederholungsinfo: OP nach Ende Zyklus 1, ca. 4-6 Wochen nach OP Start Zyklus 2-5 (alternativ adjuvant 6 Zyklen mFOL-FOX möglich)

Dosisberechnung Capecitabin:
Die exakte individuelle Tagesdosis wird auf die nächstgelegene Dosis, die mit einer Kombination von Tabletten zu **500mg** und **150mg** realisierbar ist, abgerundet.
Ist die Tagesdosis nicht gleichmässig auf zwei Einzeldosen verteilbar, sollte die **höhere Dosis abends** verabreicht werden.

Schwerwiegende Wechselwirkung:
keine Gabe von Brivudin zusammen mit Capecitabin.
Durch Hemmung der Dihydropyrimidin-dehydrogenase Akkumulation und verstärkte Toxizität von 5-FU, letale Folgen möglich. Mindestens 4 Wochen zeitlicher Abstand.

Achtung:
ggf. Begrenzung der KOF auf 2m² nach individueller Entscheidung

CAVE: vor Therapiebeginn mit 5-FU/ Capecitabin oder vor erneuter Applikation **nach vorausgegangener erhöhter Toxizität** muss die **DPD-Aktivität** bestimmt werden und der sich aus den DPYD-Genotypen ergebende **DPD-Aktivitäts-Score** ermittelt werden.

DPD-Aktivitäts-Score	Maßnahme
2 (normal)	Therapie wie geplant möglich [1]
1.5	RS mit OA bezüglich Dosisreduktion erforderlich
1	DR der Initialdosis um 25-50%, danach toxizitätsadaptierte Dosissteigerung [1]
0.5	DR der Initialdosis auf 50%, danach toxizitätsadaptierte Dosissteigerung [1]
0	DPD Phänotypisierung → bei Bestätigung: Kontraindikation für 5-FU und Capecitabin ODER stark reduzierte Initialdosis mit Drug Monitoring (nur bei 5-FU sinnvoll)
	Kontraindikation für 5-FU und Capecitabin

ggf. Drug Monitoring (nur bei 5-FU sinnvoll)

Obligate Prä- und Begleitmedikation (Zyklus 1)

Tag	Substanz	zeitl. Ablauf	Basisdosierung	Trägerlösung (ml)	Appl.	Infusions-dauer	Bemerkungen
1, 8, 22, 29	Glucose 5%	-30min	1 000 ml		i.v.	3h	
1, 8, 22, 29	Dexamethason	-30min	8 mg		i.v.	15min	
1, 8, 22, 29	Granisetron	-30min	1 mg		i.v.	15min	

Hauptmedikation (Zyklus 2-5)

Tag	Substanz	zeitl. Ablauf	Basisdosierung	Trägerlösung (ml)	Appl.	Infusions-dauer	Bemerkungen
1	Oxaliplatin	0	130 mg/m²	250 ml Glucose 5 %	i.v.	2h	Inkompatibilität mit NaCl
1-14	Capecitabin	1-0-0-0	1 000 mg/m²		p.o.		morgens, Einnahme 30min nach einer Mahlzeit
1-14	Capecitabin	0-0-1-0	1 000 mg/m²		p.o.		abends, Einnahme 30min nach einer Mahlzeit

Zyklusdiagramm

	Tag 1	2	3	4	5	6	7	8	9	10	11	12	13	14	[...]	Wdh: 22
Capecitabin																
Oxaliplatin	■															

Obligate Prä- und Begleitmedikation (Zyklus 2-5)

Tag	zeitl. Ablauf	Substanz	Basisdosierung	Trägerlösung (ml)	Appl.	Infusions-dauer	Bemerkungen
1	-30min	Glucose 5%	1 000 ml		i.v.	3h	
1	-30min	Dexamethason	8 mg		i.v.	15min	
1	-30min	Granisetron	1 mg		i.v.	15min	

Bedarfsmedikation	Dexamethason, Granisetron oder Metoclopramid, Loperamid
FN-Risiko	< 10% → G-CSF- Gabe je nach Risikoabwägung, siehe Kurzfassung Leitlinien G-CSF.
Kontrollen	Blutbild und Differentialblutbild, Leber- und Nierenfunktion, Anzeichen/Symptome: **Hand-Fuß-Syndrom, Diarrhöe**, Stomatitis, Blutungen
Erfolgsbeurteilung	ca. 6 Wochen nach Zyklus 1
Wiederholung	**Zyklus 1-1:** OP nach Ende Zyklus 1, ca. 4-6 Wochen nach OP Start Zyklus 2-5 (alternativ adjuvant 6 Zyklen mFOLFOX möglich) **Zyklus 2-5:** Tag 22.
Literatur	adaptiert nach Rödel C et al. JCO. 2007 Jan1; 25(1): 110-7

Diese Krebstherapie birgt letale Risiken. Die Anwendung darf nur durch erfahrene Onkologen und entsprechend ausgebildetes Pflegepersonal erfolgen. Das Protokoll muss im Einzelfall überprüft und der klinischen Situation angepasst werden.

080306_03_RTx	**Nigro-Protokoll: RTx/Mitomycin/5-FU**	**Indikation: Analkarzinom**	**ICD-10: C21**

Hauptmedikation

Tag	zeitl. Ablauf	Substanz	Basisdosierung	Trägerlösung (ml)	Appl.	Infusionsdauer	Bemerkungen
1	0	Mitomycin	15 mg/m²	Unverdünnt	i.v.	B	cave Paravasate; pulmonale Toxizität
1	+45min	Fluorouracil (5-FU)	1 000 mg/m²	ad 50 ml NaCl 0,9 %	i.v.	22h	nach Bestrahlung; über Perfusor
2-4, 29-32	0	Fluorouracil (5-FU)	1 000 mg/m²	ad 50 ml NaCl 0,9 %	i.v.	22h	nach Bestrahlung; über Perfusor

Zyklusdiagramm Tag 1 2 3 4 5 6 7 8 9 10 11 12 13 14 15 16 17 18 19 20 21 22 23 24 25 26 27 28 29 30 31 32 33 34 35

Mitomycin
Fluorouracil (5-FU)

Zyklusdiagramm Tag 36 37 38 39 40 41 42

Mitomycin
Fluorouracil (5-FU)

Achtung:
ggf. Begrenzung der KOF auf 2m² nach individueller Entscheidung

Achtung:
5-FU-Gabe über **ZVK** empfohlen

Schwerwiegende Wechselwirkung:
keine Gabe von Brivudin zusammen mit 5-Fluorouracil inkl. topischer Präparate und Prodrugs (Efudix, Capecitabin, Floxuridin, Tegafur). Durch Hemmung der Dihydropyrimindehydrogenase, Akkumulation und verstärkte Toxizität von 5-FU, letale Folgen möglich. Mindestens 4 Wochen zeitlicher Abstand.

CAVE: vor Therapiebeginn mit 5-FU/ Capecitabin oder vor erneuter Applikation **nach vorausgegangener erhöhter Toxizität** muss die **DPD-Aktivität** bestimmt werden und der sich aus den DPYD-Genotypen ergebende **DPD-Aktivitäts-Score** ermittelt werden.

DPD-Aktivitäts-Score	Maßnahme	
2 (normal)	Therapie wie geplant möglich [1]	
1.5	RS mit OA bezüglich Dosisreduktion erforderlich	DR der Initialdosis um 25-50%, danach toxizitätsadaptierte Dosissteigerung [1]
1		DR der Initialdosis auf 50%, danach toxizitätsadaptierte Dosissteigerung [1]
0.5		DPD Phänotypisierung → bei Bestätigung: Kontraindikation für 5-FU und Capecitabin ODER stark reduzierte Initialdosis mit Drug Monitoring (nur bei 5-FU sinnvoll) [1]
0	**Kontraindikation** für 5-FU und Capecitabin	

[1] ggf. Drug Monitoring (nur bei 5-FU sinnvoll)

Obligate Prä- und Begleitmedikation

Tag	zeitl. Ablauf	Substanz	Basisdosierung	Trägerlösung (ml)	Appl.	Infusionsdauer	Bemerkungen
1	-30min	NaCl 0,9 %	250 ml		i.v.	1h	

Bedarfsmedikation	Dexamethason, Granisetron oder Metoclopramid, Loperamid
FN-Risiko	<10% → ⊖ nach Risikoabwägung, siehe Kurzfassung Leitlinien G-CSF
Kontrollen	Blutbild und Differentialblutbild, Leber- und Nierenfunktion (Serum Kreatinin), Lungenfunktion, Anzeichen/Symptome: Hand-Fuss-Syndrom, Stomatitis, Diarrhöe, Blutungen, HUS
Dosisreduktion	Alternative Gabe von MMC 1x12mg/m² möglich gem. James et al. Lancet Oncol 2013; 14:516-524.
Dosissteigerung	bei jüngeren, ggf. „aggressiver" zu behandelnden Patienten MMC 10mg/m² an Tag 1 und 29 möglich, s. Flam et al. J Clin Oncol 1996 Sep;14(9):2527-39.
Summendosis	Mitomycin > 50mg/m²: Gefahr der Nephrotoxizität
Therapiedauer	CTx kombiniert mit der Bestrahlung (30 Fraktionen)
Literatur	modifiziert nach Nigro ND, World J Surg. 1987; 11:446-451; James et al. Lancet Oncol 2013;14:516-24; Fachinformation: Mitomycin, 5-FU

Kapitel 24 RTx: Gynäkologische Tumoren

24.1 RTx: Vulvakarzinom

RTx/Cisplatin 40mg/m² – 780

24.2 RTx: Endometriumkarzinom

RTx/Cisplatin 50mg/m² – 781

24.3 RTx: Zervixkarzinom

RTx/Cisplatin 40mg/m² – 780
Carboplatin modifiziert (AUC 2) – 782

Elektronisches Zusatzmaterial Die elektronische Version des Werkes enthält Zusatzmaterial, auf das über folgenden Link zugegriffen werden kann: https://doi.org/10.1007/978-3-662-67749-0_1.

© Der/die Autor(en) 2023
M. Engelhardt et al. (Hrsg.), *Das Blaue Buch*,

Diese Krebstherapie birgt letale Risiken. Die Anwendung darf nur durch erfahrene Onkologen und entsprechend ausgebildetes Pflegepersonal erfolgen. Das Protokoll muss im Einzelfall überprüft und der klinischen Situation angepasst werden.

080403_04_RTx   RTx/Cisplatin 40mg/m² (Zervix, Vulva)   Indikation: Zervix-Ca, Vulva-Ca   ICD-10: C51, C53

Hauptmedikation (Zyklus 1-6)

Tag	zeitl. Ablauf	Substanz	Basisdosierung	Trägerlösung (ml)	Appl.	Infusions-dauer	Bemerkungen
1	0	Cisplatin	40 mg/m²	250 ml NaCl 0,9 %	i.v.	1h	bis maximal 80mg abs.

Achtung:
Ondansetron/Zofran Zydis® 4mg 1-0-1-0 für 2 weitere Tage nach der Chemotherapie (patientenindividuelle Entscheidung)

Achtung:
ggf. Begrenzung der KOF auf 2 m² nach individueller Entscheidung

Aprepitant / Fosaprepitant (Prodrug) sind Substrate und moderate Inhibitoren von CYP3A4:
Cave bei gleichzeitiger oraler Verabreichung von hauptsächlich via CYP3A4 metabolisierten Wirkstoffen mit geringer therapeutischer Breite wie Ciclosporin, Tacrolimus, Everolimus, Fentanyl. Die gleichzeitige Anwendung von Pimozid ist kontraindiziert. **Interaktion mit CYP3A4 metabolisierten oral verabreichten CTx z.B. Etoposid, Vinorelbin möglich. Besondere Vorsicht bei gleichzeitiger Anwendung von Irinotecan und Ifosfamid erhöhte Toxizität möglich.** Reduktion der üblichen oralen Dexamethason-Dosis um 50%.
Vorübergehende leichte Induktion von CYP2C9 und CYP3A4 nach Beendigung der Aprepitant- / Fosaprepitant-Therapie: Bei Warfarin (CYP2C9-Substrat)-Dauertherapie besonders engmaschige INR-Überwachung innerhalb von 14 Tagen nach jeder Aprepitant 3-Tages-Therapie. Verminderte Wirksamkeit hormonaler Kontrazeptiva bis 2 Monate nach letzter Aprepitant Gabe möglich → alternative unterstützende Maßnahmen zur Empfängnisverhütung vorzunehmen.

Inkompatibilitäten:
Cisplatin↔ Mesna
Cisplatin↔ NaHCO₃

Obligate Prä- und Begleitmedikation (Zyklus 1-6)

Tag	zeitl. Ablauf	Substanz	Basisdosierung	Trägerlösung (ml)	Appl.	Infusions-dauer	Bemerkungen
1	-1h	Aprepitant	125 mg		p.o.		
1	-30min	NaCl 0,9%	500 ml		i.v.	2h30min	
1	-30min	Dexamethason	12 mg	100 ml NaCl 0,9 %	i.v.	20min	
1	-30min	Ondansetron	8 mg	100 ml NaCl 0,9 %	i.v.	20min	
1	-30min	Mannitol-Lsg. 10%	250 ml		i.v.	20min	30 min vor Cisplatin
1	+1h 30min	Mannitol-Lsg. 10%	250 ml		i.v.	20min	30 min nach Cisplatin
1	+2h 30min	NaCl 0,9 %	1 000 ml		i.v.	4h	nach Bestrahlung
2-3	1-0-0-0	Aprepitant	80 mg		p.o.		
2-4	1-0-1-0	Dexamethason	4 mg		p.o.		

Bedarfsmedikation	Metoclopramid Trpf., Dimenhydrinat Supp., Ibuprofen 400mg Tbl., Macrogol+div.Salze (z.B. Movicol®), Natriumpicosulfat Trpf.
FN-Risiko	< 10% → G-CSF- Gabe je nach Risikoabwägung, siehe Kurzfassung Leitlinien G-CSF.
Kontrollen	Blutbild, Differentialblutbild und Thrombozytenzahl (wöchentlich), Elektrolyte (Mg²⁺, Ca²⁺, K⁺), Nierenfunktion (Kreatinin-Clearance, Retentionsparameter, Harnsäure), Leberfunktion (Bilirubin, ALT, AST), Urinuntersuchung, Audiometrie
Cave	**Cisplatin:** möglichst keine Komedikation mit nephro- oder ototoxischen Substanzen: z.B. Aminoglykoside, Schleifendiuretika. Kumulative Neuro- und Ototoxizität.
Therapiedauer	CTx kombiniert mit der Bestrahlung (5 Fraktionen pro Zyklus)
Wiederholung	Tag 8.
Literatur	Geara et al.Radiat Oncol. 2010;5:84; Parker et al. Int J Radiat Oncol. Biol. Phys. 2009,74(1):140-146; Moore et al. Gyn Oncol. 2012;124(3):592-533; Fachinfo: Cisplatin

Diese Krebstherapie birgt letale Risiken. Die Anwendung darf nur durch erfahrene Onkologen und entsprechend ausgebildetes Pflegepersonal erfolgen. Die Dosisberechnung und Anforderung obliegt der Verantwortung des bestellenden Arztes und muss in jedem Fall sorgfältig überprüft werden. Die Herausgeber übernehmen keine Verantwortung für die Therapieanforderung.

080406_01_RTx **RTx/Cisplatin 50mg/m² (Endometrium-Ca)** *Indikation: Endometrium-Ca* **ICD-10: C54**

Hauptmedikation

Tag	zeitl. Ablauf	Substanz	Basisdosierung	Trägerlösung (ml)	Appl.	Infusions-dauer	Bemerkungen
1, 22	0	Cisplatin	50 mg/m²	250 ml NaCl 0,9 %	i.v.	1h	

Achtung:
Ondansetron/Zofran Zydis® 4mg 1-0-1-0 für 2 weitere Tage nach der Chemotherapie (patientenindividuelle Entscheidung)

Achtung:
ggf. Begrenzung der KOF auf 2m² nach individueller Entscheidung

Inkompatibilitäten:
Cisplatin ↔ Mesna
Cisplatin ↔ NaHCO₃

Aprepitant / Fosaprepitant (Prodrug) sind Substrate und moderate Inhibitoren von CYP3A4:
Cave bei gleichzeitiger oraler Verabreichung von hauptsächlich via CYP3A4 metabolisierten Wirkstoffen mit geringer therapeutischer Breite wie Ciclosporin, Tacrolimus, Everolimus, Fentanyl. Die gleichzeitige Anwendung von Pimozid ist kontraindiziert. **Interaktion mit CYP3A4 metabolisierten oral verabreichten CTx z.B. Etoposid, Vinorelbin möglich. Besondere Vorsicht bei gleichzeitiger Anwendung von Irinotecan und Ifosfamid erhöhte Toxizität möglich.** Reduktion der üblichen oralen Dexamethason-Dosis um 50%.
Vorübergehende leichte Induktion von CYP2C9 und CYP3A4 nach Beendigung der Aprepitant- / Fosaprepitant-Therapie: Bei Warfarin (CYP2C9-Substrat)-Dauertherapie besonders engmaschige INR-Überwachung innerhalb von 14 Tagen nach jeder Aprepitant 3-Tages-Therapie. Verminderte Wirksamkeit hormonaler Kontrazeptiva bis 2 Monate nach letzter Aprepitant Gabe möglich → alternative unterstützende Maßnahmen zur Empfängnisverhütung vorzunehmen.

Obligate Prä- und Begleitmedikation

Tag	zeitl. Ablauf	Substanz	Basisdosierung	Trägerlösung (ml)	Appl.	Infusions-dauer	Bemerkungen
1, 22	-1h	Aprepitant	125 mg		p.o.		
1, 22	-30min	NaCl 0,9%	500 ml		i.v.	2h30min	
1, 22	-30min	Dexamethason	12 mg	100 ml NaCl 0,9 %	i.v.	20min	
1, 22	-30min	Ondansetron	8 mg	100 ml NaCl 0,9 %	i.v.	20min	
1, 22	-30min	Mannitol-Lsg. 10%	250 ml		i.v.	20min	30 min vor Cisplatin
1, 22	+1h 30min	Mannitol-Lsg. 10%	250 ml		i.v.	20min	30 min nach Cisplatin
1, 22	+2h 30min	NaCl 0,9 %	1 000 ml		i.v.	4h	nach Bestrahlung
2-3, 23-24	1-0-0-0	Aprepitant	80 mg		p.o.		
2-4, 23-25	1-0-1-0	Dexamethason	4 mg		p.o.		

Bedarfsmedikation	Metoclopramid Trpf., Dimenhydrinat Supp., Ibuprofen 400mg Tbl., Macrogol+div.Salze (z.B. Movicol®), Natriumpicosulfat Trpf.
FN-Risiko	< 10% — G-CSF- Gabe je nach Risikoabwägung, siehe Kurzfassung Leitlinien G-CSF.
Kontrollen	Blutbild, Differentialblutbild und Thrombozytenzahl (wöchentlich), Elektrolyte (Mg²⁺, Ca²⁺, K⁺), Nierenfunktion (Kreatinin-Clearance, Retentionsparameter, Harnsäure), Leberfunktion (Bilirubin, ALT, AST), Urinuntersuchung, Audiometrie
Cave	**Cisplatin:** möglichst keine Komedikation mit nephro- oder ototoxischen Substanzen: z.B. Aminoglykoside, Schleifendiuretika. Kumultative Neuro- und Ototoxizität.
Therapiedauer	CTx kombiniert mit perkutaner Bestrahlung (48,6 Gy in 1,8 Gy Fraktionen, 5 Tage pro Woche) ± Boost
Wiederholung	im Anschluss folgen in Literatur 4 Zyklen Paclitaxel/Carboplatin
Literatur	de Boer et al., Lancet Oncol 2018;19:295-309; Fachinfo: Cisplatin

Diese Krebstherapie birgt letale Risiken. Die Anwendung darf nur durch erfahrene Onkologen und entsprechend ausgebildetes Pflegepersonal erfolgen. Das Protokoll muss im Einzelfall überprüft und der klinischen Situation angepasst werden.

| 080403_07_RTx | Carboplatin modifiziert (AUC2) | Indikation: Zervix-Ca | ICD-10: C53 |

Hauptmedikation (Zyklus 1-6)

Tag	zeitl. Ablauf	Substanz	Basisdosierung	Trägerlösung (ml)	Appl.	Infusions-dauer	Bemerkungen
1	0	Carboplatin	2 AUC	250 ml Glucose 5 %	i.v.	1h	Dosis (mg) = AUC (mg/ml x min) x [GFR (ml/min)+25]; Maximaldosis: 300mg

Achtung:
Ondansetron/Zofran Zydis® 4mg 1-0-1-0 für 2 weitere Tage nach der Chemotherapie (patientenindividuelle Entscheidung)

Achtung:
ggf. Begrenzung der KOF auf 2m² nach individueller Entscheidung

Auf ausreichende Trinkmenge achten

Obligate Prä- und Begleitmedikation (Zyklus 1-6)

Tag	zeitl. Ablauf	Substanz	Basisdosierung	Trägerlösung (ml)	Appl.	Infusions-dauer	Bemerkungen
1	-30min	NaCl 0,9 %	1 000 ml		i.v.	1h30min	
1	-30min	Dexamethason	8 mg	100 ml NaCl 0,9 %	i.v.	20min	
1	-30min	Ondansetron	8 mg	100 ml NaCl 0,9 %	i.v.	20min	
2-3	1-0-1-0	Dexamethason	4 mg		p.o.		

Bedarfsmedikation	Metoclopramid p.o. oder i.v., Dimenhydrinat Supp., Ibuprofen 400mg Tbl., Macrogol + div.Salze (z.B. Movicol®), Natriumpicosulfat Trpf.
FN-Risiko	< 10% → Risikoprofil siehe Kurzfassung Leitlinien zur G-CSF-Behandlung
Kontrollen	Blutbild, Elektrolyte (Mg^{2+}), Leberwerte, Retentionswerte, Kreatinin-Clearance, Audiometrie, Oto-/Neurotoxizität
Wechselwirkungen	Vorsicht bei Komedikation mit nephro- oder ototoxischen Substanzen: z.B. Aminoglykoside, Schleifendiuretika
Therapiedauer	CTx kombiniert mit der Bestrahlung (5 Fraktionen pro Zyklus)
Wiederholung	Tag 8.
Literatur	Nam et al. The Oncologist 2013;18:843-849; Fachinformation: Carboplatin

Kapitel 25   RTx: Urogenitale Tumoren

25.1 RTx: Urothelkarzinom

Elektronisches Zusatzmaterial Die elektronische Version des Werkes enthält Zusatzmaterial, auf das über folgenden Link zugegriffen werden kann: https://doi.org/10.1007/978-3-662-67749-0_1.

© Der/die Autor(en) 2023
M. Engelhardt et al. (Hrsg.), *Das Blaue Buch*,

Diese Krebstherapie birgt letale Risiken. Die Anwendung darf nur durch erfahrene Onkologen und entsprechend ausgebildetes Pflegepersonal erfolgen. Das Protokoll muss im Einzelfall überprüft und der klinischen Situation angepasst werden.

080602_04_RTx	RTx/5-FU/Cisplatin (Urothelkarzinom)	Indikation: Urothelkarzinom	ICD-10: C67

Hauptmedikation

Tag	zeitl. Ablauf	Substanz	Basisdosierung	Trägerlösung (ml)	Appl.	Infusionsdauer	Bemerkungen
1-5, 29-33	0	Cisplatin	20 mg/m²	250 ml NaCl 0,9 %	i.v.	1h	
1-5, 29-33	+2h 30min	Fluorouracil (5-FU)	600 mg/m²	ad 50 ml NaCl 0,9 %	i.v.	22h	nach Bestrahlung; über Perfusor

Zyklusdiagramm — Tag 1–35

	1	2	3	4	5	6	7	8	9	10	11	12	13	14	15	16	17	18	19	20	21	22	23	24	25	26	27	28	29	30	31	32	33	34	35
Cisplatin	■	■	■	■	■																								■	■	■	■	■		
Fluorouracil (5-FU)	■	■	■	■	■																								■	■	■	■	■		
RTx (1,8-2 Gy/d)	■	■	■	■	■				▫	▫	▫	▫	▫			▫	▫	▫	▫	▫			▫	▫	▫	▫	▫			▫	▫	▫	▫	▫	

Zyklusdiagramm — Tag 36–42

	36	37	38	39	40	41	42
Cisplatin							
Fluorouracil (5-FU)							
RTx (1,8-2 Gy/d)	▫	▫			▫		

Aprepitant / Fosaprepitant (Prodrug) sind Substrate und moderate Inhibitoren von CYP3A4:
Cave bei gleichzeitiger oraler Verabreichung von hauptsächlich via CYP3A4 metabolisierten Wirkstoffen mit geringer therapeutischer Breite wie Ciclosporin, Tacrolimus, Everolimus, Fentanyl. Die gleichzeitige Anwendung von Pimozid ist kontraindiziert. **Interaktion mit CYP3A4 metabolisierten oral verabreichten CTx z.B. Etoposid, Vinorelbin möglich. Besondere Vorsicht bei gleichzeitiger Anwendung von Irinotecan und Ifosfamid möglich.** Reduktion der üblichen oralen Dexamethason-Dosis um 50%.
Vorübergehende leichte Induktion von CYP2C9 und CYP3A4 nach Beendigung der Aprepitant- / Fosaprepitant-Therapie: Bei Warfarin (CYP2C9-Substrat)-Dauertherapie besonders engmaschige INR-Überwachung innerhalb von 14 Tagen nach jeder Aprepitant 3-Tages-Therapie. Verminderte Wirksamkeit hormonaler Kontrazeptiva bis 2 Monate nach letzter Aprepitant Gabe möglich → alternative unterstützende Maßnahmen zur Empfängnisverhütung vorzunehmen.

CAVE: vor Therapiebeginn mit 5-FU/ Capecitabin oder vor erneuter Applikation nach vorausgegangener erhöhter Toxizität muss die DPD-Aktivität bestimmt werden und der sich aus den DPYD-Genotypen ergebende DPD-Aktivitäts-Score ermittelt werden.

DPD-Aktivitäts-Score	Maßnahme	
2 (normal)	Therapie wie geplant möglich [1]	
1.5	RS mit OA bezüglich Dosisreduktion erforderlich	DR der Initialdosis um 25-50%, danach toxizitätsadaptierte Dosissteigerung [1]
1		DR der Initialdosis auf 50%, danach toxizitätsadaptierte Dosissteigerung [1]
0.5		DPD Phänotypisierung → bei Bestätigung: Kontraindikation für 5-FU und Capecitabin ODER stark reduzierte Initialdosis mit Drug Monitoring (nur bei 5-FU sinnvoll)
0	Kontraindikation für 5-FU und Capecitabin	

[1] ggf. Drug Monitoring (nur bei 5-FU sinnvoll)

Schwerwiegende Wechselwirkung:
keine Gabe von Brivudin zusammen mit 5-Fluorouracil inkl. topischer Präparate und Prodrugs (Efudix, Capecitabin, Floxuridin, Tegafur). Durch Hemmung der Dihydropyrimidindehydrogenase, Akkumulation und verstärkte Toxizität von 5-FU, letale Folgen möglich. Mindestens 4 Wochen zeitlicher Abstand.

Achtung:
ggf. Begrenzung der KOF auf 2m² nach individueller Entscheidung

Inkompatibilitäten:
Cisplatin ↔ NaHCO₃
y-site-Kompatibilität bei Cisplatin ↔ 5-FU

Achtung:
5-FU-Gabe über ZVK empfohlen

Auf ausreichende Trinkmenge achten

Achtung:
Falls Urinausscheidung < 160ml in 2h: Rehydrierung und ggf. erneute Diurese

Achtung:
Ondansetron/Zofran Zydis® 4mg 1-0-1-0 für 2 weitere Tage nach der Chemotherapie (patientenindividuelle Entscheidung)

Obligate Prä- und Begleitmedikation

Tag	zeitl. Ablauf	Substanz	Basisdosierung	Trägerlösung (ml)	Appl.	Infusionsdauer	Bemerkungen
1, 29	-1h	Aprepitant	125 mg		p.o.		
1, 29	-30min	Dexamethason	12 mg	100 ml NaCl 0,9 %	i.v.	20min	
1-5, 29-33	-30min	NaCl 0,9%	500 ml		i.v.	2h30min	
1-5, 29-33	-30min	Ondansetron	8 mg	100 ml NaCl 0,9 %	i.v.	20min	
1-5, 29-33	-30min	Mannitol-Lsg. 10%	250 ml		i.v.	20min	30 min vor Cisplatin
1-5, 29-33	+1h 30min	Mannitol-Lsg. 10%	250 ml		i.v.	20min	30 min nach Cisplatin
1-5, 29-33	+2h 30min	NaCl 0,9 %	500 ml		i.v.	4h	nach Bestrahlung
2-5, 30-33	-1h	Aprepitant	80 mg		p.o.		
2-5, 30-33	-30min	Dexamethason	8 mg	100 ml NaCl 0,9 %	i.v.	20min	
6-7, 34-35	1-0-0-0	Aprepitant	80 mg		p.o.		
6-8, 34-36	1-0-1-0	Dexamethason	4 mg		p.o.		

Bedarfsmedikation	Metoclopramid Trpf., Dimenhydrinat Supp., Ibuprofen 400mg Tbl., Macrogol+div.Salze (z.B. Movicol®), Natriumpicosulfat Trpf.
FN-Risiko	< 10% → Risikoprofil siehe Kurzfassung Leitilinien zur G-CSF-Behandlung
Kontrollen	Blutbild und Differentialblutbild und Thrombozytenzahl (wöchentlich), Elektrolyte (Ca^{2+}, Mg^{2+} K^+, Na^+), Leberfunktion, Nierenfunktion (Kreatinin, Blut-Harnstoff-Stickstoff, Kreatinin-Clearance), Leberfunktion (Bilirubin, ALT, AST), Urinuntersuchung, Oto-/Neurotoxizität, Anzeichen/Symptome: Hand-Fuß-Syndron, Stomatitis, Diarrhöe, Blutungen, Audiometrie, Gewicht
Cave	**Cisplatin:** möglichst keine Komedikation mit nephro- oder ototoxischen Substanzen: z.B. Aminoglykoside, Schleifendiuretika. Kumultative Neuro- und Ototoxizität.
Therapiedauer	6 Wochen
Literatur	adaptiert nach Mitin T. et al. Lancet Oncol 2013; 14: 863-872, Fachinfo: Cisplatin, 5-FU

Diese Krebstherapie birgt letale Risiken. Die Anwendung darf nur durch erfahrene Onkologen und entsprechend ausgebildetes Pflegepersonal erfolgen. Das Protokoll muss im Einzelfall überprüft und der klinischen Situation angepasst werden.

080602_07_RTx	RTx/5-FU/Mitomycin (Urothelkarzinom)	Indikation: Urothelkarzinom	ICD-10: C67

Hauptmedikation

Tag	zeitl. Ablauf	Substanz	Basisdosierung	Trägerlösung (ml)	Appl.	Infusions-dauer	Bemerkungen
1	0	Mitomycin	12 mg/m²	Unverdünnt	i.v.	B	cave Paravasate; pulmonale Toxizität
1	+45min	Fluorouracil (5-FU)	500 mg/m²	ad 50 ml NaCl 0,9 %	i.v.	22h	nach Bestrahlung; über Perfusor
2-5, 22-26	0	Fluorouracil (5-FU)	500 mg/m²	ad 50 ml NaCl 0,9 %	i.v.	22h	nach Bestrahlung; über Perfusor

CAVE: vor Therapiebeginn mit 5-FU/ Capecitabin oder vor erneuter Applikation **nach vorausgegangener erhöhter Toxizität** muss die **DPD-Aktivität** bestimmt werden und der sich aus den DPYD-Genotypen ergebende **DPD-Aktivitäts-Score** ermittelt werden.

DPD-Aktivitäts-Score	Maßnahme
2 (normal)	Therapie wie geplant möglich[1]
1,5	**RS mit OA bezüglich** Dosisreduktion erforderlich
	DR der Initialdosis um 25-50%, danach toxizitätsadaptierte Dosissteigerung[1]
1	DR der Initialdosis auf 50%, danach toxizitätsadaptierte Dosissteigerung[1]
0,5	DPD Phänotypisierung → bei Bestätigung: Kontraindikation für 5-FU und Capecitabin ODER stark reduzierte Initialdosis mit Drug Monitoring (nur bei 5-FU sinnvoll)
0	**Kontraindikation** für 5-FU und Capecitabin

[1] *ggf. Drug Monitoring (nur bei 5-FU sinnvoll)*

Achtung:
5-FU-Gabe über **ZVK** empfohlen

Achtung:
ggf. Begrenzung der KOF auf 2m² nach individueller Entscheidung

Schwerwiegende Wechselwirkung: keine Gabe von Brivudin zusammen mit 5-Fluorouracil inkl. topischer Präparate und Prodrugs (Efudix, Capecitabin, Floxuridin, Tegafur). Durch Hemmung der Dihydropyrimidindehydrogenase, Akkumulation und verstärkte Toxizität von 5-FU, letale Folgen möglich. Mindestens 4 Wochen zeitlicher Abstand.

Obligate Prä- und Begleitmedikation

Tag	zeitl. Ablauf	Substanz	Basisdosierung	Trägerlösung (ml)	Appl.	Infusions-dauer	Bemerkungen
1	-30min	NaCl 0,9 %	250 ml		i.v.	1h	

Bedarfsmedikation	Dexamethason, Granisetron oder Metoclopramid, Loperamid
FN-Risiko	<10% → je nach Risikoabwägung, siehe Kurzfassung Leitlinien G-CSF
Kontrollen	Blutbild und Differentialblutbild, Leber- und Nierenfunktion (Serum Kreatinin), Lungenfunktion, Anzeichen/Symptome: Hand-Fuss-Syndrom, Stomatitis, Diarrhöe, Blutungen, HUS
Summendosis	Mitomycin > 50mg/m²: Gefahr der Nephrotoxizität
Therapiedauer	CTx kombiniert mit der Bestrahlung: 55Gy in 20 Fraktionen (4 Wochen) oder 64Gy in 32 Fraktionen (6,5 Wochen)
Literatur	James et al. N Engl J Med 2012;366:1477-88; Fachinformation: Mitomycin, 5-FU

Diese Krebstherapie birgt letale Risiken. Die Anwendung darf nur durch erfahrene Onkologen und entsprechend ausgebildetes Pflegepersonal erfolgen. Das Protokoll muss im Einzelfall überprüft und der klinischen Situation angepasst werden.

080602_03_RTx	RTx/5-FU 600mg/m², Woche 1+5 (Urothelkarzinom)	Indikation: Urothelkarzinom	ICD-10: C67

Hauptmedikation

Tag	zeitl. Ablauf	Substanz	Basisdosierung	Trägerlösung (ml)	Appl.	Infusions-dauer	Bemerkungen
1-5, 29-33	0	Fluorouracil (5-FU)	600 mg/m²	ad 50 ml NaCl 0,9 %	i.v.	22h	über Perfusor

Zyklusdiagramm

Tag	1	2	3	4	5	6	7	8	9	10	11	12	13	14	15	16	17	18	19	20	21	22	23	24	25	26	27	28	29	30	31	32	33	34	35
Fluorouracil (5-FU)																																			
RTx (1,8-2 Gy/d)																																			

Zyklusdiagramm

Tag	36	37	38	39	40	41	42
Fluorouracil (5-FU)							
RTx (1,8-2 Gy/d)							

CAVE: vor Therapiebeginn mit 5-FU/ Capecitabin oder vor erneuter Applikation **nach vorausgegangener erhöhter Toxizität** muss die **DPD**-Aktivität bestimmt werden und der sich aus den DPYD-Genotypen ergebende **DPD-Aktivitäts-Score** ermittelt werden.

DPD-Aktivitäts-Score	Maßnahme
2 (normal)	Therapie wie geplant möglich [1]
1,5	**RS mit OA** bezüglich Dosisreduktion erforderlich — DR der Initialdosis um 25-50%, danach toxizitätsadaptierte Dosissteigerung [1]
1	DR der Initialdosis auf 50%, danach toxizitätsadaptierte Dosissteigerung [1]
0,5	DPD Phänotypisierung → bei Bestätigung: Kontraindikation für 5-FU und Capecitabin ODER stark reduzierte Initialdosis mit Drug Monitoring (nur bei 5-FU sinnvoll)
0	Kontraindikation für 5-FU und Capecitabin

[1] ggf. Drug Monitoring (nur bei 5-FU sinnvoll)

Achtung: 5-FU-Gabe über **ZVK** empfohlen

Achtung: ggf. Begrenzung der KOF auf 2m² nach individueller Entscheidung

Schwerwiegende Wechselwirkung: **keine Gabe von Brivudin zusammen mit 5-Fluorouracil inkl.** topischer Präparate und Prodrugs (Efudix, Capecitabin, Floxuridin, Tegafur). Durch Hemmung der Dihydropyrimidindehydrogenase, Akkumulation und verstärkte Toxizität von 5-FU, letale Folgen möglich. Mindestens 4 Wochen zeitlicher Abstand.

Bedarfsmedikation	Dexamethason, Granisetron oder Metoclopramid, Loperamid
FN-Risiko	< 10% → G-CSF- Gabe je nach Risikoabwägung, siehe Kurzfassung Leitlinien G-CSF.
Kontrollen	Blutbild und Differentialblutbild, Leber- und Nierenfunktion, Anzeichen/Symptome: Hand-Fuss-Syndrom, Stomatitis, Diarrhöe, Blutungen
Literatur	adaptiert nach Mitin et al. Lancet Oncol 2013;14(9):863-872; Fachinformation: Fluorouracil

Diese Krebstherapie birgt letale Risiken. Die Anwendung darf nur durch erfahrene Onkologen und entsprechend ausgebildetes Pflegepersonal erfolgen. Das Protokoll muss im Einzelfall überprüft und der klinischen Situation angepasst werden.

080602_08_RTx   **RTx/Gemcitabin 100mg/m²**   **Indikation: Urothelkarzinom**   **ICD-10: C67**

Therapie-Hinweis: wöchentliche Gemcitabin-Gabe parallel zur Strahlentherapie (5x/Woche)

Hauptmedikation (Zyklus 1-n)

Tag	zeitl. Ablauf	Substanz	Basisdosierung	Trägerlösung (ml)	Appl.	Infusions-dauer	Bemerkungen
1	0	Gemcitabin	100 mg/m²	250 ml NaCl 0,9 %	i.v.	30min	

Achtung: ggf. Begrenzung der KOF auf 2m² nach individueller Entscheidung

Zyklusdiagramm | Tag 1 | [...] | Wdh: 8
Gemcitabin

Achtung: Ondansetron/Zofran Zydis® 4mg 1-0-1-0 für 2 weitere Tage nach der Chemotherapie (patientenindividuelle Entscheidung)

Obligate Prä- und Begleitmedikation (Zyklus 1-n)

Tag	zeitl. Ablauf	Substanz	Basisdosierung	Trägerlösung (ml)	Appl.	Infusions-dauer	Bemerkungen
1	-30min	NaCl 0,9 %	500 ml		i.v.	1h	
1	-30min	Dexamethason	8 mg	100 ml NaCl 0,9 %	i.v.	20min	
1	-30min	Ondansetron	8 mg	100 ml NaCl 0,9 %	i.v.	20min	

Bedarfsmedikation	Metoclopramid/Paspertin® p.o. oder i.v., Paracetamol p.o.
FN-Risiko	<10%-> je nach Risikoabwägung, siehe Kurzfassung Leitlinien G-CSF
Kontrollen	Blutbild, Nierenfunktion (Kreatinin), Leberfunktion (GOT, GTP, G-GT), Urin-Stix, EKG, Symptome/Anzeichen: kardiovaskuläre Erkrankungen, Kapillarlecksyndrom, Lungenerkrankungen
Dosisreduktion	Leukozyten 2,5- < 3×10^9/l und/oder Thrombozyten 75 000-100 000/μl: 75% der Normaldosis; Leukozyten <$2,5\times10^9$/l oder Thrombozyten < 75 000/μl: Unterbrechung bis hämatologische Voraussetzungen zur Therapie erfüllt sind; therapiebedingte CTCAE Grad 3: 75% der Normaldosis oder Abbruch; therapiebedingte CTCAE Grad 4: Abbruch
Bemerkungen	Bestrahlung 2-4 Stunden nach Gemcitabin-Gabe
Wiederholung	Tag 8.
Literatur	modifiziert nach Choudhury at al. J Clin Oncol 2011;29(6):733-738; Fachinformation: Gemcitabin

Diese Krebstherapie birgt letale Risiken. Die Anwendung darf nur durch erfahrene Onkologen und entsprechend ausgebildetes Pflegepersonal erfolgen. Das Protokoll muss im Einzelfall überprüft und der klinischen Situation angepasst werden.

| 080602_09_RTx | **RTx/Gemcitabin 75mg/m²** | **Indikation: Urothelkarzinom** | **ICD-10: C67** |

Therapie-Hinweis: wöchentliche Gemcitabin-Gabe parallel zur Strahlentherapie (5x/Woche)

Hauptmedikation (Zyklus 1-6)

Tag	zeitl. Ablauf	Substanz	Basisdosierung	Trägerlösung (ml)	Appl.	Infusions- dauer	Bemerkungen
1	0	Gemcitabin	75 mg/m²	250 ml NaCl 0,9 %	i.v.	30min	

Achtung:
ggf. Begrenzung der KOF auf 2m²
nach individueller Entscheidung

Zyklusdiagramm | Tag 1 | [...] | Wdh: 8
Gemcitabin | ☐

Achtung:
Ondansetron/Zofran Zydis® 4mg 1-0-1-0 für 2 weitere Tage nach der Chemotherapie (patientenindividuelle Entscheidung)

Obligate Prä- und Begleitmedikation (Zyklus 1-6)

Tag	zeitl. Ablauf	Substanz	Basisdosierung	Trägerlösung (ml)	Appl.	Infusions- dauer	Bemerkungen
1	-30min	NaCl 0,9 %	500 ml		i.v.	1h	
1	-30min	Dexamethason	8 mg	100 ml NaCl 0,9 %	i.v.	20min	
1	-30min	Ondansetron	8 mg	100 ml NaCl 0,9 %	i.v.	20min	

Bedarfsmedikation	Metoclopramid/Paspertin® p.o. oder i.v., Paracetamol p.o.
FN-Risiko	<10%-> je nach Risikoabwägung, siehe Kurzfassung Leitlinien G-CSF
Kontrollen	Blutbild, Nierenfunktion (Kreatinin), Leberfunktion (GOT, GTP, G-GT), Urin-Stix, EKG, Symptome/Anzeichen: kardiovaskuläre Erkrankungen, Kapillarlecksyndrom, Lungenerkrankungen
Dosisreduktion	Leukozyten 2,5- < 3x10⁹/l und/oder Thrombozyten 75 000-100 000/μl: 75% der Normaldosis; Leukozyten <2,5x10⁹/l oder Thrombozyten < 75 000/μl: Unterbrechung bis hämatologische Voraussetzungen zur Therapie erfüllt sind; therapiebedingte CTCAE Grad 3: 75% der Normaldosis oder Abbruch; therapiebedingte CTCAE Grad 4: Abbruch
Wiederholung	Tag 8.
Literatur	Borut et al. Radiotherapy and Oncology 2012;102(2012):412-415; Fachinformation: Gemcitabin

Kapitel 26   RTx: ZNS-Tumoren

Elektronisches Zusatzmaterial Die elektronische Version des Werkes enthält Zusatzmaterial, auf das über folgenden Link zugegriffen werden kann: https://doi.org/10.1007/978-3-662-67749-0_1.

© Der/die Autor(en) 2023
M. Engelhardt et al. (Hrsg.), *Das Blaue Buch*,

Kapitel 27 Radionekrose

Elektronisches Zusatzmaterial Die elektronische Version des Werkes enthält Zusatzmaterial, auf das über folgenden Link zugegriffen werden kann: https://doi.org/10.1007/978-3-662-67749-0_1.

© Der/die Autor(en) 2023
M. Engelhardt et al. (Hrsg.), *Das Blaue Buch*,

Diese Krebstherapie birgt letale Risiken. Die Anwendung darf nur durch erfahrene Onkologen und entsprechend ausgebildetes Pflegepersonal erfolgen. Das Protokoll muss im Einzelfall überprüft und der klinischen Situation angepasst werden.

| 999999_14 | Bevacizumab Radionekrose | Indikation: Radionekrose des Gehirns | ICD-10: T66 |

Hauptmedikation (Zyklus 1)

Tag	zeitl. Ablauf	Substanz	Basisdosierung	Trägerlösung (ml)	Appl.	Infusions-dauer	Bemerkungen
1	0	Bevacizumab	7,5 mg/kg	100 ml NaCl 0,9 %	i.v.	1h30min	1.Gabe 90min, 2.Gabe 60min, ab 3.Gabe 30min bzw. Infusionsdauer nach Verträglichkeit

Zyklusdiagramm | Tag 1 | [...] | Wdh: 22   **Wiederholungsinfo:** insg. max. 4 Gaben
Bevacizumab 21taegig ☐

CAVE bei Bevacizumab-Gabe:
(GI-) Blutungen, GIT-Perforation, Fistelbildung, Wundheilungsstörungen bis 60 Tage nach Gabe: **Gabe frühestens 28 Tage nach größerer OP bzw. 28 Tage vor geplanter OP absetzen,** thromboembolische Ereignisse, hypertensive Entgleisung, Proteinurie, dekompensierte Herzinsuffizienz/Kardiomyopathie
Infusionsreaktionen: **während und nach der Infusion engmaschige Überwachung,** ggf. nach Behandlungsstandard für Anaphylaxie verfahren

Kontrollen:
vor CTx: Blutdruck, Blutbild, U-Stix (Proteinurie),
EKG, wenn klinisch indiziert

Bevacizumab	
Gabe	**Infusionsdauer**
1	90 min
Bei guter Verträglichkeit der vorangegangenen Gabe	
2	60 min
3	30 min
Inkompatibilität mit Glukose 5%	

CAVE: Bei Bevacizumab zur Behandlung der Radionekrose handelt es sich um **off-label-use.**

Obligate Prä- und Begleitmedikation (Zyklus 1)

Tag	zeitl. Ablauf	Substanz	Basisdosierung	Trägerlösung (ml)	Appl.	Infusions-dauer	Bemerkungen
1	-30min	NaCl 0,9 %	250 ml		i.v.	2h	

Hauptmedikation (Zyklus 2)

Tag	zeitl. Ablauf	Substanz	Basisdosierung	Trägerlösung (ml)	Appl.	Infusions-dauer	Bemerkungen
1	0	Bevacizumab	7,5 mg/kg	100 ml NaCl 0,9 %	i.v.	1h	1.Gabe 90min, 2.Gabe 60min, ab 3.Gabe 30min bzw. Infusionsdauer nach Verträglichkeit

Zyklusdiagramm | Tag 1 | [...] | Wdh: 22   **Wiederholungsinfo:** insg. max. 4 Gaben
Bevacizumab 21taegig ☐

CAVE bei Bevacizumab-Gabe:
(GI-) Blutungen, GIT-Perforation, Fistelbildung, Wundheilungsstörungen bis 60 Tage nach Gabe: **Gabe frühestens 28 Tage nach größerer OP bzw. 28 Tage vor geplanter OP absetzen,** thromboembolische Ereignisse, hypertensive Entgleisung, Proteinurie, dekompensierte Herzinsuffizienz/Kardiomyopathie
Infusionsreaktionen: **während und nach der Infusion engmaschige Überwachung,** ggf. nach Behandlungsstandard für Anaphylaxie verfahren

Kontrollen:
vor CTx: Blutdruck, Blutbild, U-Stix (Proteinurie),
EKG, wenn klinisch indiziert

Bevacizumab	
Gabe	**Infusionsdauer**
1	90 min
Bei guter Verträglichkeit der vorangegangenen Gabe	
2	60 min
3	30 min
Inkompatibilität mit Glukose 5%	

CAVE: Bei Bevacizumab zur Behandlung der Radionekrose handelt es sich um **off-label-use.**

Obligate Prä- und Begleitmedikation (Zyklus 2)

Tag	zeitl. Ablauf	Substanz	Basisdosierung	Trägerlösung (ml)	Appl.	Infusions-dauer	Bemerkungen
1	-30min	NaCl 0,9 %	250 ml		i.v.	1h30min	

Hauptmedikation (Zyklus 3-4)

Tag	zeitl. Abla.f	Substanz	Basisdosierung	Trägerlösung (ml)	Appl.	Infusions-dauer	Bemerkungen
1	0	Bevacizumab	7,5 mg/kg	100 ml NaCl 0,9 %	i.v.	30min	1.Gabe 90min, 2.Gabe 60min, ab 3.Gabe 30min bzw. Infu-sionsdauer nach Verträglichkeit

Zyklusdiagramm

	Tag 1	[...]	Wd	22
Bevacizumab 21taegig		□		

Wiederholungsinfo: insg. max. 4 Gaben

CAVE bei Bevacizumab-Gabe:
(GI-) Blutungen, GIT-Perforation, Fistelbildung, Wundheilungsstörungen bis 60 Tage nach Gabe: **Gabe frühestens 28 Tage nach größerer OP bzw. 28 Tage vor geplanter OP absetzen,** thromboembolische Ereignisse, hypertensive Entgleisung, Proteinurie, dekompensierte Herzinsuffizienz/Kardiomyopathie
Infusionsreaktionen: **während und nach der Infusion engmaschige Überwachung,** ggf. nach Behandlungsstandard für Anaphylaxie verfahren

Kontrollen:
vor CTx: Blutdruck, Blutbild, U-Stix (Proteinurie),
EKG, wenn klinisch indiziert

Bevacizumab	
Gabe	Infusionsdauer
1	90 min
Bei guter Verträglichkeit der vorangegangenen Gabe	
2	60 min
3	30 min
Inkompatibilität mit Glukose 5%	

CAVE: Bei Bevacizumab zur Behandlung der Radionekrose handelt es sich um **off-label-use.**

Obligate Prä- und Begleitmedikation Zyklus 3-4)

Tag	zeitl. Abla.f	Substanz	Basisdosierung	Trägerlösung (ml)	Appl.	Infusions-dauer	Bemerkungen
1	-30min	NaCl 0,9 %	250 ml		i.v.	1h	

FN-Risiko < 10% => G-CSF-Gabe je nach Risikoabwägung, siehe Leitlinien zur Behandlung mit G-CSF. Kombination einer myelotoxischen Chemotherapie + Bevacizumab im Vergleich zu Chemotherapie alleine => erhöhte Inzidenz von febriler Neutropenie

Kontrollen **vor CTx** Blutdruck, Blutbild, U-Stix (Proteinurie), **jeden 2. Zyklus:** EKG

Therapieabbruch dauerhaft nach Auftreten von: Proteinurie Grad 4, hypertensiver Krise/Enzephalopathie, arterieller Thromboembolie, Blutungen Grad 3-4, siehe auch Fachinformation.

Kontraindikation kürzlich aufgetretene Lungeneinblutung oder Hämoptyse (< 2,5 ml), schlecht eingestellte Hypertonie, Schwangerschaft, relative Kontraindikation: Lungenembolie/Thrombosen.

Erfolgsbeurteilung Gabe an d1 und d22. Erfolgsbeurteilung nach ca. 64 Tagen: wenn dann mindestens stable disease → Wiederholung für 2 weitere Gaben.

Wiederholung
Zyklus 1: Tag 22: insg. max. 4 Gaben
Zyklus 2: Tag 22: insg. max. 4 Gaben
Zyklus 4: Tag 22: insg. max. 4 Gaben

Literatur Levin et al. Int J Radiat Oncol Biol Phys. 2011 Apr 1;79(5):1487-95., Fachinfo Bevacizumab Stand März 2018

Teil IV Intrakavitäre Chemotherapie

Inhaltsverzeichnis

Kapitel 28   Intrathekale Anwendung

28.1   Intrathekale Prophylaxe

28.2   Intrathekale Therapie

Elektronisches Zusatzmaterial Die elektronische Version des Werkes enthält Zusatzmaterial, auf das über folgenden Link zugegriffen werden kann: https://doi.org/10.1007/978-3-662-67749-0_1.

© Der/die Autor(en) 2023
M. Engelhardt et al. (Hrsg.), *Das Blaue Buch*,

Diese Krebstherapie birgt letale Risiken. Die Anwendung darf nur durch erfahrene Onkologen und entsprechend ausgebildetes Pflegepersonal erfolgen. Das Protokoll muss im Einzelfall überprüft und der klinischen Situation angepasst werden.

| 081200_06_1 | *Intrathekale Prophylaxe "Dreierkombination" AraC/Dexa/Methotrexat Pat. < 55J.* | *Indikation: Prophylaxe ZNS-Befall bei hämatolog. Neoplasien (Pat. <55J.)* | *ICD-10: C2.1, C81.9, C85.9, C91.0, C91.1, C92.0* |

Protokoll-Hinweis: Pat. < 55J

Hauptmedikation (Zyklus 1-n)

Tag	zeitl. Ablauf	Substanz	Basisdosierung	Trägerlösung (ml)	Appl.	Infusions-dauer	Bemerkungen
1	Gabe	Cytarabin i.th.	40 mg	ad 2 ml Aqua ad inj.	i.th.	B	
1	Gabe	Dexamethason i.th.	4 mg	Unverdünnt	i.th.	B	
1	Gabe	Methotrexat i.th.	15 mg	ad 3 ml Aqua ad inj.	i.th.	B	Patient <55J

Achtung: Inkompatibilität von Cytarabin und Methotrexat, daher in angegebener Reihenfolge applizieren

Memo:
Methotrexat (MTX)-Konzentration sollte 5mg/ml nicht überschreiten: arachnoidale Reizung; ab kumulativer MTX- Dosis von 160mg steigt das Risiko einer Leukenzephalopathie, zuweilen werden zwischen 24-48h p.i. potentiell myelosuppressive MTX- Blutspiegel erreicht
Leukovorinrescue : routinemäßig nicht empfohlen; aber bei stark limitierter KM-Reserve oder vorbekannter systemischer Toxizität nach i.th. Applikation oder Niereninsuffizienz. Bei Dialyse-Patienten ist MTX kontraindiziert, Applikation alternativer liquorgängiger Substanzen erwägen. Transiente Paresen können sowohl unter MTX als auch unter Cytarabin auftreten.

Bedarfsmedikation	Leukovorinrescue bei Hochrisikopatient (siehe Memo) in low dose (4x5mg/m^2/d) für 72h und erst ab 24h p.i. da aktiver Leukovorinmetabolit liquorgängig
Kontrollen	Blutbild, neurologischer Status mit Meningismuszeichen, Serum-MTX-Spiegel nur in Ausnahmefällen (siehe Memo)
Dosisreduktion	nur bei Patienten > 55 Jahren MTX auf 12,0mg möglich
Erfolgsbeurteilung	Verlauf der Symptomatik; diagnostische Liquorpunktion nach entsprechendem Therapieprotokoll
Wiederholung	Gabe bei initialer Diagnostik d0-7, sowie nach 2, 6 und 10 Wochen je nach ALL ZNS-Prophylaxe Protokoll 5-6 Gaben
Literatur	MTX, AraC Fachinformation; Crom and Evans, 1993 Chpt. 29; Chamberlain MC. J Clin Oncol. 2005; 23:3605-3613; Gökbuget N et Hoelzer D. J Neurooncol. 1998; 38:167-180; Jabbour E et al. Cancer. 2010; 116(10):2290-2300.

Diese Krebstherapie birgt letale Risiken. Die Anwendung darf nur durch erfahrene Onkologen und entsprechend ausgebildetes Pflegepersonal erfolgen. Das Protokoll muss im Einzelfall überprüft und der klinischen Situation angepasst werden.

| 081200_06_2 | **Intrathekale Prophylaxe "Dreierkombination" AraC/Dexa/Methotrexat Pat. > 55 J** | **Indikation: Prophylaxe ZNS-Befall bei hämatolog. Neoplasien (Pat. >55J.)** | **ICD-10: C2.1, C81.9, C85.9, C91.0, C91.1, C92.0** |

Protokoll-Hinweis: Pat. > 55 J

Hauptmedikation (Zyklus 1-n)

Tag	zeitl. Ablauf	Substanz	Basisdosierung	Trägerlösung (ml)	Appl.	Infusions-dauer	Bemerkungen
1	Gabe	Cytarabin i.th.	40 mg abs.	ad 2 ml Aqua ad inj.	i.th.	B	
1	Gabe	Dexamethason i.th.	4 mg abs.	Unverdünnt	i.th.	B	
1	Gabe	Methotrexat i.th.	12 mg abs.	Unverdünnt	i.th.	B	Patient >55J

Achtung: Inkompatibilität von Cytarabin und Methotrexat, daher in angegebener Reihenfolge applizieren

Memo:
Methotrexat (MTX)-Konzentration sollte 5mg/ml nicht überschreiten: arachnoidale Reizung; ab kumulativer MTX- Dosis von 160mg steigt das Risiko einer Leukenzephalopathie, zuweilen werden zwischen 24-48h p.i. potentiell myelosuppressive MTX- Blutspiegel erreicht
Leukovorinrescue : routinemäßig nicht empfohlen; aber bei stark limitierter KM-Reserve oder vorbekannter systemischer Toxizität nach i.th. Applikation oder Niereninsuffizienz. Bei Dialyse-Patienten ist MTX kontraindiziert, Applikation alternativer liquorgängiger Substanzen erwägen. Transiente Paresen können sowohl unter MTX als auch unter Cytarabin auftreten.

Bedarfsmedikation	Leukovorinrescue bei Hochrisikopatient (siehe Memo) in low dose (4x5mg/m^2/d) für 72h und erst ab 24h p.i. da aktiver Leukovorinmetabolit liquorgängig
Kontrollen	Blutbild, neurologischer Status mit Meningismuszeichen, Serum-MTX-Spiegel nur in Ausnahmefällen (siehe Memo)
Erfolgsbeurteilung	Verlauf der Symptomatik; diagnostische Liquorpunktion nach entsprechendem Therapieprotokoll
Wiederholung	Gabe bei initialer Diagnostik d0-7, sowie nach 2, 6 und 10 Wochen je nach ALL ZNS-Prophylaxe Protokoll 5-6 Gaben
Literatur	Therapieprotokoll für ältere ALL Patienten 55 Jahren (GMALL Elderly 1/2003); Chamberlain MC. J Clin Oncol. 2005; 23:3605-3613; Gökbuget N et Hoelzer D. J Neurooncol. 1998; 38:167-180; Jabbour E et al. Car cer. 2010; 116(10): 2290-2300.

Diese Krebstherapie birgt letale Risiken. Die Anwendung darf nur durch erfahrene Onkologen und entsprechend ausgebildetes Pflegepersonal erfolgen. Das Protokoll muss im Einzelfall überprüft und der klinischen Situation angepasst werden.

081200_03   *Intrathekale Therapie "Dreierkombination" AraC/Dexa/Methotrexat*

Indikation: Therapie ZNS-Befall bei hämatolog. Neoplasien

ICD-10: C2.1, C81.9, C85.9, C91.0, C91.1, C92.0

Hauptmedikation (Zyklus 1-n)

Tag	zeitl. Ablauf	Substanz	Basisdosierung	Trägerlösung (ml)	Appl.	Infusions-dauer	Bemerkungen
1	Gabe	Cytarabin i.th.	40 mg abs.	ad 2 ml Aqua ad inj.	i.th.	B	
1	Gabe	Dexamethason i.th.	4 mg abs.	Unverdünnt	i.th.	B	
1	Gabe	Methotrexat i.th.	15 mg abs.	ad 3 ml Aqua ad inj.	i.th.	B	

Achtung: Inkompatibilität von Cytarabin und Methotrexat, daher in angegebener Reihenfolge applizieren

Memo:
Methotrexat (MTX)-Konzentration sollte 5mg/ml nicht überschreiten: arachnoidale Reizung; ab kumulativer MTX- Dosis von 160mg steigt das Risiko einer Leukenzephalopathie, zuweilen werden zwischen 24-48h p.i. potentiell myelosuppressive MTX- Blutspiegel erreicht
Leukovorinrescue : routinemäßig nicht empfohlen; aber bei stark limitierter KM-Reserve oder vorbekannter systemischer Toxizität nach i.th. Applikation oder Niereninsuffizienz. Bei Dialyse-Patienten ist MTX kontraindiziert, Applikation alternativer liquorgängiger Substanzen erwägen. Transiente Paresen können sowohl unter MTX als auch unter Cytarabin auftreten.

Bedarfsmedikation	Leukovorinrescue bei Hochrisikopatient (siehe Memo-Kasten) in low dose (4x5mg/m^2/d) für 72h und erst ab 24h p.i., da aktiver Leukovorinmetabolit liquorgängig
Kontrollen	Blutbild, neurologischer Status mit Meningismuszeichen, Serum-MTX-Spiegel nur in Ausnahmefällen (siehe Memo-Kasten)
Erfolgsbeurteilung	Verlauf der Symptomatik; diagnostische Liquorpunktion nach entsprechendem Therapieprotokoll
Wiederholung	Dosisgabe 2x/Woche bis CR (Liqour Blasten-, Lymphom- bzw. Tumor-frei), anschliessend noch 3-4 weitere Gaben, dann Erhaltung 1x/Monat
Literatur	MTX, AraC Fachinformation, Crom and Evans, 1993 Chpt. 29; Chamberlain MC. J Clin Oncol. 2005; 23(15):3605-3613; Gökbuget N et Hoelzer D. J Neurooncol. 1998; 38:167-180.

Diese Krebstherapie birgt letale Risiken. Die Anwendung darf nur durch erfahrene Onkologen und entsprechend ausgebildetes Pflegepersonal erfolgen. Das Protokoll muss im Einzelfall überprüft und der klinischen Situation angepasst werden.	
081200_04 *Intrathekale Therapie MTX-mono*	*Indikation: Meningeosis carcinomatosa* **ICD-10: C70.9**

Hauptmedikation (Zyklus 1-n)

Tag	zeitl. Ablauf	Substanz	Basisdosierung	Trägerlösung (ml)	Appl.	Infusions-dauer	Bemerkungen
1	0	Methotrexat i.th.	15 mg abs.	ad 3 ml Aqua ad inj.	i.th.	B	

Memo: bei ausgeprägter arachnoidaler Reizung (primär oder unter Applikation) Hinzugabe von 4mg Dexamethason/Fortecortin®

Memo:
Methotrexat (MTX)-Konzentration sollte 5mg/ml nicht überschreiten: arachnoidale Reizung; ab kumulativer MTX- Dosis von 160mg steigt das Risiko einer Leukenzephalopathie, zuweilen werden zwischen 24-48h p.i. potentiell myelosuppressive MTX- Blutspiegel erreicht
Leukovorinrescue: routinemäßig nicht empfohlen; aber bei stark limitierter KM-Reserve oder vorbekannter systemischer Toxizität nach i.th. Applikation oder Niereninsuffizienz. Bei Dialyse-Patienten Applikation alternativer liquorgängiger Substanzen erwägen, wie z.B. Cytarabin, Liposomales-Cytarabin, Dexamethason. Transiente Paresen können unter MTX auftreten.

Bedarfsmedikation	Leukovorinrescue bei Hochrisikopatient (siehe Memo-Kasten) in low dose (4x5mg/m^2/d) für 72h u. erst ab 24h p.i. da aktiver Leukovorinmetabolit liquorgängig bei ausgeprägter arachnoidaler Reizung (primär oder unter Applikation) Hinzugabe von 4mg Dexamethason
Kontrollen	Blutbild, neurologischer Status mit Meningismuszeichen, Serum-MTX-Spiegel nur in Ausnahmefällen (siehe Memo-Kasten)
Dosisreduktion	nur bei Prophylaxe bei Patienten >55J. MTX-Reduktion auf 12,0mg möglich
Erfolgsbeurteilung	Verlauf der Symptomatik, ZNS-Bildgebung (MRT) und Liquordiagnostik
Wiederholung	initial 2-3x/Woche bis klinisch/zytologisches Ansprechen, dann wöchentlich bis Liquor saniert, danach 3x alle 2-3 Wochen und später monatlich
Literatur	Grossmann SA et Krabak MJ. Cancer Treat Rev. 1999; 25:103-119; Crom and Evans, 1993 Chpt. 29; Chamberlain MC. J Clin Oncol. 2005; 23:3605-3613; Gökbuget N et Hoelzer D. J Neurooncol. 1998; 38:167-180.

Teil V   Lymphodepletion vor CAR-T-Zell-Therapie

Inhaltsverzeichnis

Kapitel 29 Lymphodepletion vor CAR-T-Zell-Therapie

FluCy vor ABECMA® oder Breyanzi® → *Zusatzmaterial*

FluCy vor Kymriah®, Indikation: B-ALL bis 25 J. → *Zusatzmaterial*

FluCy vor Kymriah®, Indikation: DLBCL, FL → *Zusatzmaterial*

FluCy vor Tecartus®, Indikation: B-ALL ab 26 J. → *Zusatzmaterial*

FluCy vor Yescarta® oder Tecartus®, Indikation Tecartus: MCL → *Zusatzmaterial*

FluCy vor CARVYKTI® → *Zusatzmaterial*

Elektronisches Zusatzmaterial Die elektronische Version des Werkes enthält Zusatzmaterial, auf das über folgenden Link zugegriffen werden kann: https://doi.org/10.1007/978-3-662-67749-0_1.

Teil VI Mobilisierungs-chemotherapien

Inhaltsverzeichnis

Kapitel 30   Mobilisierungs-chemotherapien

Multiples Myelom / Amyloidose

Morbus Hodgkin

NHL

Solide Tumore

Elektronisches Zusatzmaterial Die elektronische Version des Werkes enthält Zusatzmaterial, auf das über folgenden Link zugegriffen werden kann: https://doi.org/10.1007/978-3-662-67749-0_1.

Diese Krebstherapie birgt letale Risiken. Die Anwendung darf nur durch erfahrene Onkologen und entsprechend ausgebildetes Pflegepersonal erfolgen. Das Protokoll muss im Einzelfall überprüft und der klinischen Situation angepasst werden.

980000_15   **Mobilisierung-CE**   **Indikation: PBSC-Mobilisierung (Multiples Myelom)**   **ICD-10: C90**

Protokoll-Hinweis: > 80% der Pat. müssen nach CE-Therapie bei FUO in Zytopenie z.B. wieder über UNZ für i.v. Antibiose aufgenommen werden, somit (insbes. bei - KI ≤70% od. -Pat.>65J od. -Incompliance bez. bei FUO in Zytopenie nicht sofort in UNZ zur i.v. Antibiose kommend) stationären Aufenthalt bis Ende der Zytopenie erwägen.

Hauptmedikation

Tag	zeitl. Ablauf	Substanz	Basisdosierung	Trägerlösung (ml)	Appl.	Infusions-dauer	Bemerkungen
1	+2h	Cyclophosphamid	2 000 mg/m²	1 000 ml NaCl 0,9 %	i.v.	3h	
1-2	0	Etoposid (Base)	100 mg/m²	1 000 ml NaCl 0,9 %	i.v.	2h	max. 0,4mg/ml

Zyklusdiagramm

	Tag 1	2	3	4	5	6	7	8	9	10	11	12	13	14	15	16	17	18	19	20	21
Etoposid (Base)																					
Cyclophosphamid (Donnerstags*)		□	□																		
Harvest (Start Montags)		■											□	□							

Wiederholungsinfo: 2. Mobilisierungsversuch nach 3-4 Wochen möglich, falls 1. Versuch scheitert

Beginn der Mobilisierungstherapie an einem Donnerstag empfohlen, um Leukapheresebeginn am Montag zu ermöglichen.

Sammlung von mind. 4×106 CD34+ Zellen/kg KG

Tag 12-14 Harvest

Infektionsprophylaxe:
bei Neutrophilen < 500/μl Ciprofloxacin 250mg p.o. 1-0-1-0

Filgrastim-Dosis vor geplanter Leukapherese 5μg/kgKG/d s.c. morgens (bis 70kg: 300μg; >70kg: 480μg) bis Ende der Apherese. Genauer Ablauf siehe auch **Übersichtsschema zur G-CSF-Gabe bei Mobilisierungsprotokollen** im Blauen Buch (→ Teil 2 Standardisierte Vorgehensweisen → Anti-Tumor und Supportiv-Therapie → G-CSF und Mobilisierungsprotokolle)

Stationären Aufenthalt erwägen, da >80% der Pat. i.v. Antibiose in der Zytopenie benötigen, insbesondere bei:
- KI ≤ 70% oder
- Pat. >65J
- Inkompliance (bez. bei FUO in Zytopenie nicht sofort in UNZ zur i.v. Antibiose kommend),

bis nach Durchschreiten des Leukozytennadir (Leukozyten > 1 000/μl). **Leukapherese möglichst ambulant durchführen**

Auf ausreichende Urinausfuhr achten (Prophylaxe hämorrhagische Zystitis).

Aprepitant / Fosaprepitant (Prodrug) sind Substrate und moderate Inhibitoren von CYP3A4: Cave bei gleichzeitiger oraler Verabreichung von hauptsächlich via CYP3A4 metabolisierten Wirkstoffen mit geringer therapeutischer Breite wie Ciclosporin, Tacrolimus, Everolimus, Fentanyl. Die gleichzeitige Anwendung von Pimozid ist kontraindiziert. **Interaktion mit CYP3A4 metabolisierten oral verabreichten CTx z.B. Etoposid, Vinorelbin möglich. Besondere Vorsicht bei gleichzeitiger Anwendung von Irinotecan und Ifosfamid erhöhte Toxizität möglich.** Reduktion der üblichen oralen Dexamethason-Dosis um 50%.
Vorübergehende leichte Induktion von CYP2C9 und CYP3A4 nach Beendigung der Aprepitant- / Fosaprepitant-Therapie: Bei Warfarin (CYP2C9-Substrat)-Dauertherapie besonders engmaschige INR-Überwachung innerhalb von 14 Tagen nach jeder Aprepitant 3-Tages-Therapie. Verminderte Wirksamkeit hormonaler Kontrazeptiva bis 2 Monate nach letzter Aprepitant Gabe möglich → alternative unterstützende Maßnahmen zur Empfängnisverhütung vorzunehmen.

Obligate Prä- und Begleitmedikation

Tag	zeitl. Ablauf	Substanz	Basisdosierung	Trägerlösung (ml)	Appl.	Infusions-dauer	Bemerkungen
0	0	NaCl 0,9 %	1 000 ml		i.v.	12h	am Vortag
1	-1h	Aprepitant	125 mg		p.o.		
1	-30min	NaCl 0,9 %	1 500 ml		i.v.	24h	an Bewässerung am Vortag gedacht?
		Magnesium 10% Inresa® (4,05mmol Magnesium/10ml)	30 ml - befundabhängig				Magnesium: befundabhängig, in Bewässerung
1	-30min	Dexamethason	12 mg		i.v.	15min	
1	-30min	Furosemid	20 mg		i.v.	B/5min	
1	+2h	Mesna	400 mg/m²		i.v.	B	
1	+6h	Mesna	400 mg/m²		i.v.	B	
1	+10h	Mesna	400 mg/m²		i.v.	B	
1-2	-30min	Granisetron	1 mg		i.v.	15min	
2	-30min	NaCl 0,9 %	500 ml		i.v.	24h	
		Magnesium 10% Inresa® (4,05mmol Magnesium/10ml)	10 ml - befundabhängig				Magnesium: befundabhängig, in Bewässerung
2	-30min	Dexamethason	8 mg		i.v.	15min	
2-3	1-0-0-0	Aprepitant	80 mg		p.o.		
3-4	1-0-0-0	Dexamethason	8 mg		p.o.		
7	1-0-0-0	Filgrastim (Neupogen®)	5 μg/kg		s.c.		tägliche Gabe ab d7 bis Ende Harvest

Bedarfsmedikation	Metoclopramid, Dexamethason, Granisetron, NaHCO$_3$ p.o. od. i.v.
FN-Risiko	>20% → Primärprophylaxe mit Filgrastim/Neupogen® oder Pegfilgrastim/Neulasta®, siehe Kurzfassung Leitilinien G-CSF
Kontrollen	Blutbild, Elektrolyte insbes. Ca^{2+} und Mg^{2+}, Urin-pH-Messung, Leber- und Retentionswerte, Krea-Clearance, Diurese, Neurotoxizität
Dosisreduktion	nicht vorgesehen, da MM-bedingte Niereninsuffizenz bereits in Basisdosierung berücksichtigt.
Bemerkungen	Stationäre Aufenthalt bis Durchschreiten Leukozytennadir erwägen und ambulante Leukapherese
Wiederholung	2. Mobilisierungsversuch nach 3-4 Wochen möglich, falls 1. Versuch scheitert
Literatur	adaptiert nach: Studienprotokoll DSMMXIII, Hyun S. Y. et al. "High-Dose Etoposide Plus Granulocyte Colony-Stimulating Factor as an Effective Chemomobilization Regimen for Autologous Stem Cell Transplantation in Patients with Non-Hodgkin Lymphoma Previously Treated with CHOP-based Chemotherapy: A Study from the Consortium for Improving Survival of Lymphoma" Biol Blood Marrow Transplant 2014;20:73-79; Fachinformation: Etoposid, Cyclophosphamid

Diese Krebstherapie birgt letale Risiken. Die Anwendung darf nur durch erfahrene Onkologen und entsprechend ausgebildetes Pflegepersonal erfolgen. Das Protokoll muss im Einzelfall überprüft und der klinischen Situation angepasst werden.

980000_16   *Mobilisierung-CE Amyloidose*   *Indikation: PBSC-Mobilisierung (Amyloidose)*   **ICD-10: E85**

Protokoll-Hinweis: > 80% der Pat. müssen nach CE-Therapie bei FUO in Zytopenie z.B. wieder über UNZ für i.v. Antibiose aufgenommen werden, somit (insbes. bei - KI ≤70% od. -Pat.>65J od. -Inkompliance bez. bei FUO in Zytopenie nicht sofort in UNZ zur i.v. Antibiose kommend) stationären Aufenthalt bis Ende der Zytopenie erwägen.

Hauptmedikation

Tag	zeitl. Ablauf	Substanz	Basisdosierung	Trägerlösung (ml)	Appl.	Infusions-dauer	Bemerkungen
1	0	Etoposid (Base)	100 mg/m²	1 000 ml NaCl 0,9 %	i.v.	2h	max. 0,4mg/ml
1	+2h	Cyclophosphamid	1 000 mg abs.	500 ml NaCl 0,9 %	i.v.	3h	

Stationären Aufenthalt erwägen, da >80% der Pat. i.v. Antibiose in der Zytopenie benötigen, insbesondere bei:
- KI ≤ 70% oder
- Pat. >65J
- Inkompliance (bez. bei FUO in Zytopenie nicht sofort in UNZ zur i.v. Antibiose kommend),

bis nach Durchschreiten des Leukozytennadir (Leukozyten > 1 000/μl), **Leukapherese möglichst ambulant durchführen**

Beginn der Mobilisierungstherapie an einem Freitag empfohlen, um Leukapheresebeginn am Montag zu ermöglichen.
Sammlung von mind. 4x10⁶ CD34+ Zellen/kg KG

Tag 11-13 Harvest

Zyklusdiagramm

	Tag 1	2	3	4	5	6	7	8	9	10	11	12	13	14	15	16	17	18	19	20
Etoposid (Base)	□																			
Cyclophosphamid (Freitags*)	■																			
Harvest (Start Montags)												□	□							

Wiederholungsinfo: 2. Mobilisierungsversuch nach 3-4 Wochen möglich, falls 1. Versuch scheitert

Filgrastim-Dosis vor geplanter Leukapherese 5μg/kgKG/d s.c. morgens (bis 70kg: 300μg; >70kg: 480μg) bis Ende der Apherese.
Genauer Ablauf siehe auch **Übersichtsschema zur G-CSF-Gabe bei Mobilisierungsprotokollen** im Blauen Buch (→ Teil 2 Standardisierte Vorgehensweisen → Anti-Tumor und Supportiv-Therapie → G-CSF und Mobilisierungsprotokolle)

Infektionsprophylaxe:
bei Neutrophilen < 500/μl
Ciprofloxacin 250mg p.o. 1-0-1-0

Cave Flüssigkeitsgabe;
Morgens und Abends: Monitoring Gewicht, Ausscheidung (Miktion), O₂-Sättigung

Apparepitant / Fosaprepitant (Prodrug) sind Substrate und moderate Inhibitoren von CYP3A4:
Cave bei gleichzeitiger oraler Verabreichung von hauptsächlich via CYP3A4 metabolisierten Wirkstoffen mit geringer therapeutischer Breite wie Ciclosporin, Tacrolimus, Everolimus, Fentanyl. Die gleichzeitige Anwendung von Pimozid ist kontraindiziert. **Interaktion mit CYP3A4 metabolisierten oral verabreichten CTx z.B. Etoposid, Vinorelbin, Vinorelbin möglich. Besondere Vorsicht bei gleichzeitiger Anwendung von Irinotecan und Ifosfamid erhöhte Toxizität möglich.** Reduktion der üblichen oralen Dexamethason-Dosis um 50%.
Vorübergehende leichte Induktion von CYP2C9 und CYP3A4 nach Beendigung der Aprepitant- / Fosaprepitant-Therapie: Bei Warfarin (CYP2C9-Substrat)-Dauertherapie besonders engmaschige INR-Überwachung innerhalb von 14 Tagen nach jeder Aprepitant 3-Tages-Therapie. Verminderte Wirksamkeit hormonaler Kontrazeptiva bis 2 Monate nach letzter Aprepitant Gabe möglich → alternative unterstützende Maßnahmen zur Empfängnisverhütung vorzunehmen.

Obligate Prä- und Begleitmedikation

Tag	zeitl. Ablauf	Substanz	Basisdosierung	Trägerlösung (ml)	Appl.	Infusions-dauer	Bemerkungen
0	0	NaCl 0,9 %	500 ml		i.v.	12h	am Vortag
1	-1h	Aprepitant	125 mg		p.o.		
1	-30min	NaCl 0,9 %	500 ml		i.v.	24h	
		Magnesium 10% Inresa® (4,05mmol Magnesium/10ml)	30 ml - befundabhängig				Magnesium: befundabhängig, in Bewässerung
1	-30min	Dexamethason	12 mg		i.v.	15min	
1	-30min	Granisetron	1 mg		i.v.	15min	
1	-30min	Furosemid	20 mg		i.v.	B/5min	
1	+2h	Mesna	200 mg abs.		i.v.	B	
1	+6h	Mesna	200 mg abs.		i.v.	B	
1	+10h	Mesna	200 mg abs.		i.v.	B	
2-3	1-0-0-0	Aprepitant	80 mg		p.o.		
2-4	1-0-0-0	Dexamethason	8 mg		p.o.		
7	1-0-0-0	Filgrastim (Neupogen®)	5 μg/kg		s.c.		tägliche Gabe ab d7 bis Ende Harvest

Bedarfsmedikation	Metoclopramid, Dexamethason, Granisetron, NaHCO₃ p.o. od. i.v.
FN-Risiko	>20% → Primärprophylaxe mit Filgrastim/Neupogen® oder Pegfilgrastim/Neulasta®, siehe Kurzfassung Leitlinien G-CSF
Kontrollen	Blutbild, Elektrolyte insbes. Ca²⁺ und Mg²⁺, Urin-pH-Messung, Leber- und Retentionswerte, Krea-Clearance, Diurese, Neurotoxizität
Dosisreduktion	nicht vorgesehen, da Amyloidose-bedingte Niereninsuffizenz bereits in Basisdosierung berücksichtigt.
Bemerkungen	Stationären Aufenthalt bis Durchschreiten Leukozytennadir erwägen und ambulante Leukapherese
Wiederholung	2. Mobilisierungsversuch nach 3-4 Wochen möglich, falls 1. Versuch scheitert
Literatur	adaptiert nach: Studienprotokoll DSMMXIII, Hyun S. Y. et al. "High-Dose Etoposide Plus Granulocyte Colony-Stimulating Factor as an Effective Chemomobilization Regimen for Autologous Stem Cell Transplantation in Patients with Non-Hodgkin Lymphoma Previously Treated with CHOP-based Chemotherapy: A Study from the Consortium for Improving Survival of Lymphoma" Biol Blood Marrow Transplant 2014;20:73-79; Fachinformation: Etoposid, Cyclophosphamid; Amyloidose Expertenkonsens: Palladini / Merlini /Hegenbart

Diese Krebstherapie birgt letale Risiken. Die Anwendung darf nur durch erfahrene Onkologen und entsprechend ausgebildetes Pflegepersonal erfolgen. Das Protokoll muss im Einzelfall überprüft und der klinischen Situation angepasst werden.

980000_07   **Cyclo-Mob-4 (Standard)**   **Indikation: PBSC-Mobilisierung**   **ICD-10:**

Hauptmedikation (Zyklus 1-n)

Tag	zeitl. Ablauf	Substanz	Basisdosierung	Trägerlösung (ml)	Appl.	Infusions-dauer	Bemerkungen
1	0	Cyclophosphamid	2 000 mg/m²	1 000 ml NaCl 0,9 %	i.v.	1h	

ab Tag 6: Filgrastim 5µg/kg s.c. morgens bis Leukapherese-Ende

Auf ausreichende Urinausfuhr achten (Prophylaxe hämorrhagische Zystitis).

Aprepitant / Fosaprepitant (Prodrug) sind Substrate und moderate Inhibitoren von CYP3A4:
Cave bei gleichzeitiger oraler Verabreichung von hauptsächlich via CYP3A4 metabolisierten Wirkstoffen mit geringer therapeutischer Breite wie Ciclosporin, Tacrolimus, Everolimus, Fentanyl. Die gleichzeitige Anwendung von Pimozid ist kontraindiziert. **Interaktion mit CYP3A4 metabolisierten oral verabreichten CTx z.B. Etoposid, Vinorelbin möglich. Besondere Vorsicht bei gleichzeitiger Anwendung von Irinotecan und Ifosfamid erhöhte Toxizität möglich.** Reduktion der üblichen oralen Dexamethason-Dosis um 50%.
Vorübergehende leichte Induktion von CYP2C9 und CYP3A4 nach Beendigung der Aprepitant- / Fosaprepitant-Therapie: Bei Warfarin (CYP2C9-Substrat)-Dauertherapie besonders engmaschige INR-Überwachung innerhalb von 14 Tagen nach jeder Aprepitant 3-Tages-Therapie. Verminderte Wirksamkeit hormonaler Kontrazeptiva bis 2 Monate nach letzter Aprepitant Gabe möglich → alternative unterstützende Maßnahmen zur Empfängnisverhütung vorzunehmen.

Filgrastim-Dosis vor geplanter Leukapherese 5µg/kgKG/d s.c. morgens (bis 70kg: 300µg; >70kg: 480µg) bis Ende der Apherese.
Genauer Ablauf siehe auch **Übersichtsschema zur G-CSF-Gabe bei Mobilisierungsprotokollen** im Blauen Buch (→ Teil 2 Standardisierte Vorgehensweisen → Anti-Tumor und Supportiv-Therapie → G-CSF und Mobilisierungsprotokolle)

Obligate Prä- und Begleitmedikation (Zyklus 1-n)

Tag	zeitl. Ablauf	Substanz	Basisdosierung	Trägerlösung (ml)	Appl.	Infusions-dauer	Bemerkungen
0	0	NaCl 0,9 %	1 000 ml		i.v.	24h	24h vor Cyclophosphamid-Gabe, CAVE bei AL-Amyloidose-Patienten: nur 500ml
1	-1h	Aprepitant	125 mg		p.o.		an Bewässerung am Vortag gedacht? CAVE bei AL-Amyloidose-Patienten: nur 1000ml NaCl 0,9% und genaues Gewichtsmonitoring
1	-15min	NaCl 0,9 %	3 000 ml		i.v.	24h	
		Magnesium 10% Inresa® (4,05mmol Magnesium/10ml)	30 ml				nach Mg²⁺-Wert (Ref. bereich: 0,66 - 0,99mmol/L), 10ml in je 1000ml NaCl Bewässerung
1	-15min	Furosemid	20 mg		i.v.	B	
1	-15min	Dexamethason	12 mg		i.v.	B	
1	-15min	Granisetron	1 mg		i.v.	B	
1	0	Mesna	400 mg/m²		i.v.	15min	p.o. Gabe: 800mg/m² 2h vor i.v.
1	+4h	Mesna	400 mg/m²		i.v.	15min	p.o. Gabe: 800mg/m² 2h vor i.v.
1	+8h	Mesna	400 mg/m²		i.v.	15min	p.o. Gabe: 800mg/m² 2h vor i.v.
2-3	1-0-0-0	Aprepitant	80 mg		p.o.		
2-4	1-0-0-0	Dexamethason	8 mg		p.o.		
6	morgens	Filgrastim (Neupogen®)	5 µg/kg		s.c.		ab Tag 6 bis Leukapherese-Ende

Bedarfsmedikation	Metoclopramid, Dexamethason, Granisetron, Furosemid, Heparin 15 000IE
FN-Risiko	> 20% → Primärprophylaxe mit Filgrastim/Neupogen® oder Pegfilgrastim/Neulasta®, siehe Kurzfassung Leitlinien G-CSF
Kontrollen	Blutbild, Elektrolyte insbesondere Ca²⁺ und Mg²⁺, Leberwerte, Retentionswerte, Diurese, Zwischenbilanz nach 4 h, eventuell erneut Furosemid, Urin-pH-Messung
Dosisreduktion	Bei Leber- und Nierenfunktionsstörung Cyclophosphamid-Reduktion, siehe Dosismodifikationstabelle
Literatur	Engelhardt M et al. Leuk Lymphoma. 2010; 51(11):2006-11; Palumbo A et al. N Engl J Med. 2011; 364:1046-1060

Diese Krebstherapie birgt letale Risiken. Die Anwendung darf nur durch erfahrene Onkologen und entsprechend ausgebildetes Pflegepersonal erfolgen. Das Protokoll muss im Einzelfall überprüft und der klinischen Situation angepasst werden.

980000_03   VIP-E

Indikation: PBSC-Mobilisierung (NHL; Bronchial-; Mamma-Ca etc.)

ICD-10:

Hauptmedikation (Zyklus 1-n)

Tag	zeitl. Ablauf	Substanz	Basisdosierung	Trägerlösung (ml)	Appl.	Infusions- dauer	Bemerkungen
1	0	Epirubicin	50 mg/m²	Unverdünnt	i.v.	B15min	
1	+15min	Etoposidphosphat	500 mg/m²	500 ml NaCl 0,9 %	i.v.	1h	Menge entspricht Etoposidanteil
1	+1h 45min	Cisplatin	50 mg/m²	250 ml NaCl 0,9 %	i.v.	1h	
1	+3h 30min	Ifosfamid	4 000 mg/m²	500 ml NaCl 0,9 %	i.v.	18h	

Aprepitant / Fosaprepitant (Prodrug) sind Substrate und moderate Inhibitoren von CYP3A4:
Cave bei gleichzeitiger oraler Verabreichung von hauptsächlich via CYP3A4 metabolisierten Wirkstoffen mit geringer therapeutischer Breite wie Ciclosporin, Tacrolimus, Everolimus, Fentanyl. Die gleichzeitige Anwendung von Pimozid ist kontraindiziert. **Interaktion mit CYP3A4 metabolisierten oral verabreichten CTx z.B. Etoposid, Vinorelbin möglich. Besondere Vorsicht bei gleichzeitiger Anwendung von Irinotecan und Ifosfamid erhöhte Toxizität möglich.** Reduktion der üblichen oralen Dexamethason-Dosis um 50%.
Vorübergehende leichte Induktion von CYP2C9 und CYP3A4 nach Beendigung der Aprepitant- / Fosaprepitant-Therapie: Bei Warfarin (CYP2C9-Substrat)-Dauertherapie besonders engmaschige INR-Überwachung innerhalb von 14 Tagen nach jeder Aprepitant 3-Tages-Therapie. Verminderte Wirksamkeit hormonaler Kontrazeptiva bis 2 Monate nach letzter Aprepitant Gabe möglich → alternative unterstützende Maßnahmen zur Empfängnisverhütung vorzunehmen.

Filgrastim-Dosis vor geplanter Leukapherese 5µg/kgKG/d s.c. morgens (bis 70kg: 300µg; >70kg: 480µg) bis Ende der Apherese. Genauer Ablauf siehe auch **Übersichtsschema zur G-CSF-Gabe bei Mobilisierungsprotokollen** im Blauen Buch (→ Teil 2 Standardisierte Vorgehensweisen → Anti-Tumor und Supportiv-Therapie → G-CSF und Mobilisierungsprotokolle)

Auf ausreichende Urinausfuhr achten (Prophylaxe hämorrhagische Zystitis).

Obligate Prä- und Begleitmedikation (Zyklus 1-n)

Tag	zeitl. Ablauf	Substanz	Basisdosierung	Trägerlösung (ml)	Appl.	Infusions- dauer	Bemerkungen
0	-12h	NaCl 0,9 %	1 000 ml		i.v.	12h	Vorbewässerung
		Magnesium 10% Inresa® (4,05mmol Magnesium/10ml)	20 ml				Magnesium: befundabhängig, in Bewässerung und Vorbewässerung
1	-1h	Aprepitant	125 mg		p.o.		
1	-30min	NaCl 0,9 %	3 000 ml		i.v.	24h	an Bewässerung am Vortag gedacht?
1	-30min	Dexamethason	12 mg		i.v.	15min	
1	-30min	Granisetron	1 mg		i.v.	B	
1	+1h 15min	Mannitol-Lsg. 10%	250 ml		i.v.	15min	
1	+3h 15min	Mannitol-Lsg. 10%	250 ml		i.v.	15min	
1	+3h 30min	Mesna	800 mg/m²		i.v.	B	
1	+3h 30min	Mesna	4 000 mg/m²		i.v.	18h	
1	+21h 30min	Mesna	2 000 mg/m²		i.v.	6-12h	alle 4h; bis 2 Tage nach der Ifosfamid-Gabe
1-3	+3h	Thiamin	100 mg		p.o.		
2-3	1-0-0-0	Aprepitant	80 mg		p.o.		
2-3	kontinuierlich	NaCl 0,9 %	2 000 ml		i.v.	24h	
2-4	1-0-0-0	Dexamethason	8 mg		p.o.		
6	morgens	Filgrastim (Neupogen®)	5 µg/kg		s.c.		ab d6 bis Leukapherese-Ende

Bedarfsmedikation	Metoclopramid, Dexamethason, Granisetron, Heparin 15 000IE an Tag 1 und 2, NaHCO₃ p.o. oder i.v.; Ranitidin, Sucralfat
FN-Risiko	>20% → Primärprophylaxe mit Filgrastim/Neupogen® oder Pegfilgrastim/Neulasta®; siehe Kurzfassung Leitlinien G-CSF
Kontrollen	Cave: Anthrazykline → Gefahr der Kardiotoxizität, auf Herzfunktion achten Blutbild, Elektrolyte insbesondere Ca^{2+} und Mg^{2+}, Leber- und Retentionswerte, Krea-Clearance, Diurese, Urin-pH-Messung, Oto-/Neurotoxizität
Dosisreduktion	siehe Dosismodifikationstabelle
Summendosis	**Epirubicin:** Gefahr der Kardiotoxizität; max. Summendosis: 1 000mg/m²
Wiederholung	Tag 22.
Literatur	Neidhart JA et al. J Clin Oncol. 1990; 8:1728-38; Brugger W et al. Semin Oncol. 1995; 22(1Suppl 2):3-8; Bertz H et al. Ann Oncol. 2004; 15:1419-1424.

Diese Krebstherapie birgt letale Risiken. Die Anwendung darf nur durch erfahrene Onkologen und entsprechend ausgebildetes Pflegepersonal erfolgen. Das Protokoll muss im Einzelfall überprüft und der klinischen Situation angepasst werden.

980000_02	VCP-E	ICD-10:

Indikation: PBSZ-Mobilisierung

Hauptmedikation (Zyklus 1-n)

Tag	zeitl. Ablauf	Substanz	Basisdosierung	Trägerlösung (ml)	Appl.	Infusions-dauer	Bemerkungen
1	0	Epirubicin	50 mg/m²	Unverdünnt	i.v.	B15min	
1	+15min	Etoposidphosphat	500 mg/m²	500 ml NaCl 0,9 %	i.v.	1h	Menge entspr. Etoposidanteil
1	+1h 45min	Cisplatin	50 mg/m²	250 ml NaCl 0,9 %	i.v.	1h	
1	+3h 30min	Cyclophosphamid	1 350 mg/m²	500 ml NaCl 0,9 %	i.v.	1h	bei Dosierung > 2500 mg in 1000ml NaCl 0,9%

FN-Risiko >20 %: entweder **24h nach CTx** Primärprophylaxe mit Pegfilgrastim/Neulasta® 6mg s.c. einmalig **oder ab d6** Filgrastim/Neupogen® 5μg/kg/d s.c. tägl. bis Durchschreiten des Nadir

Bei Stammzellmobilisierung: Filgrastim-Gabe vor geplanter Leukapherese ab d6: 5μg/kgKG/d s.c. morgens (>70kg: 480μg,<70kg:300μg) bis Ende der Apherese.

Aprepitant / Fosaprepitant (Prodrug) sind Substrate und moderate Inhibitoren von CYP3A4:
Cave bei gleichzeitiger oraler Verabreichung von hauptsächlich via CYP3A4 metabolisierten Wirkstoffen mit geringer therapeutischer Breite wie Ciclosporin, Tacrolimus, Everolimus, Fentanyl. Die gleichzeitige Anwendung von Pimozid ist kontraindiziert. **Interaktion mit CYP3A4 metabolisierten oral verabreichten CTx z.B. Etoposid, Vinorelbin möglich. Besondere Vorsicht bei gleichzeitiger Anwendung von Irinotecan und Ifosfamid erhöhte Toxizität möglich.** Reduktion der üblichen oralen Dexamethason-Dosis um 50%.
Vorübergehende leichte Induktion von CYP2C9 und CYP3A4 nach Beendigung der Aprepitant- / Fosaprepitant-Therapie: Bei Warfarin (CYP2C9-Substrat)-Dauertherapie besonders engmaschige INR-Überwachung innerhalb von 14 Tagen nach jeder Aprepitant 3-Tages-Therapie. Verminderte Wirksamkeit hormonaler Kontrazeptiva bis 2 Monate nach letzter Aprepitant Gabe möglich → alternative unterstützende Maßnahmen zur Empfängnisverhütung vorzunehmen.

Genauer Ablauf siehe auch **Übersichtsschema zur G-CSF-Gabe bei Mobilisierungsprotokollen** im Blauen Buch (→ Teil 2 Standardisierte Vorgehensweisen → Anti-Tumor und Supportiv-Therapie → GCSF/EPO)

Auf ausreichende Urinausfuhr achten (Prophylaxe hämorrhagische Zystitis).

Obligate Prä- und Begleitmedikation (Zyklus 1-n)

Tag	zeitl. Ablauf	Substanz	Basisdosierung	Trägerlösung (ml)	Appl.	Infusions-dauer	Bemerkungen
0	0	NaCl 0,9 %	1 000 ml		i.v.	12h	Vorbewässerung
0		Magnesium 10% Inresa® (4,05mmol Magnesium/10ml)	20 ml				Magnesium: nach Wert 20ml pro Tag in Bewässerung und Vorbewässerung
1	kontinuierlich	NaCl 0,9 %	3 000 ml		i.v.	24h	an Bewässerung am Vortag gedacht?
1	-1h	Aprepitant	125 mg		p.o.		
1	-15min	Dexamethason	12 mg	100 ml NaCl 0,9 %	i.v.	15min	
1	-15min	Granisetron	1 mg		i.v.	B	
1	+1h 15min	Mannitol-Lsg. 10%	250 ml		i.v.	15min	
1	+3h 15min	Mannitol-Lsg. 10%	250 ml		i.v.	15min	
1	+3h 30min	Mesna	270 mg/m²		i.v.	15min	p.o. Gabe: 540 mg/m² 2h vor i.v.
1	+7h 30min	Mesna	270 mg/m²		i.v.	15min	p.o. Gabe: 540 mg/m² 2h vor i.v.
1	+11h 30min	Mesna	270 mg/m²		i.v.	15min	p.o. Gabe: 540 mg/m² 2h vor i.v.
2-3	1-0-0-0	Aprepitant	80 mg		p.o.		
2-4	1-0-1-0	Dexamethason	8 mg		p.o.		

Bedarfsmedikation	Metoclopramid, Dexamethason, Granisetron, Heparin 15 000IE an Tag 1 und 2, NaHCO₃ p.o. oder i.v.
FN-Risiko	>20% – Primärprophylaxe mit Filgrastim/Neupogen® oder Pegfilgrastim/Neulasta®, siehe Kurzfassung Leitlinien G-CSF
Kontrollen	Blutbild, Elektrolyte insbesondere Ca²⁺ und Mg²⁺, Leber- und Retentionswerte, Krea-Clearance, Diurese, Urin-pH-Messung, Oto-/Neurotoxizität
Dosisreduktion	siehe Dosismodifikationstabelle
Cave	Anthrazykline → Gefahr der Kardiotoxizität, auf Herzfunktion achten
Summendosis	Epirubicin: Gefahr der Kardiotoxizität; max. Summendosis: 1 000mg/m²
Erfolgsbeurteilung	nicht zutreffend
Wiederholung	Tag 22.
Literatur	adaptiert an: Waller CF et al. Bone Marrow Transpl. 1999; 24(1):19-24; Pujol PJ et al. J Clin Oncol. 1997; 15(5):2082-9; Bamberga M et al. Tumori. 1992; 78(5):333-7; Fetscher S et al. Ann Oncol. 1997; 8:49-56

Teil VII Konditionierung autologe Stammzell- transplantation (ASZT)

Inhaltsverzeichnis

Kapitel 31   Konditionierung ASZT

Elektronisches Zusatzmaterial Die elektronische Version des Werkes enthält Zusatzmaterial, auf das über folgenden Link zugegriffen werden kann: https://doi.org/10.1007/978-3-662-67749-0_1.

© Der/die Autor(en) 2023
M. Engelhardt et al. (Hrsg.), *Das Blaue Buch*,

Kapitel 31   Konditionierung ASZT

31.1   Konditionierung ASZT für Multiples Myelom

31.2   Konditionierung ASZT für Lymphom

31.3   Konditionierung ASZT für ZNS-NHL

31.4   Konditionierung ASZT für Solide Tumoren

Diese Krebstherapie birgt letale Risiken. Die Anwendung darf nur durch erfahrene Onkologen und entsprechend ausgebildetes Pflegepersonal erfolgen. Das Protokoll muss im Einzelfall überprüft und der klinischen Situation angepasst werden.

990000_08 Melphalan 140

ICD-10: C90

Protokoll-Hinweis: bei Pat. >65J. oder Ni: (=GFR <30ml/min.) oder KI <70%

Indikation: Multiples Myelom

Hauptmedikation

Tag	zeitl. Ablauf	Substanz	Basisdosierung	Trägerlösung (ml)	Appl.	Infusions-dauer	Bemerkungen
-3-(-2)	0	Melphalan	70 mg/m²	500 ml NaCl 0,9 %	i.v.	1h	zentralvenös

Zyklusdiagramm

Tag	-3	-2	-1	0	1
Melphalan	☐	☐			
PBSCT				■	

Prophylaktische Antikoagulation bei GFR >30ml/min

Thrombozytenzahl	Prophylaxe
>50.000/µl	Enoxaparin 40mg s.c.
20.000/µl - 50.000/µl	Enoxaparin 20mg s.c.
<20.000/µl	Keine prophylaktische Antikoagulation

Infektionsprophylaxe

Aciclovir:
(täglich. 400mg p.o. 1-0-0-0)

pausieren: ab stationärer Aufnahme bis einschließlich Tag 0

Wiederbeginn: ab Tag +1

Fortführung: bis CD4 >200/µl und Patient ohne weitere immunsuppressive Behandlung.

Cotrimoxazol:
(Mo, Mi, Fr. 960mg p.o. 0-1-0-0)

pausieren: ab Tag 0

Wiederbeginn: wenn Neutrophile >500/µl und Patient ohne weitere immunsuppressive Behandlung.

Aprepitant / Fosaprepitant (Prodrug) sind Substrate und moderate Inhibitoren von CYP3A4:
Cave bei gleichzeitiger oraler Verabreichung von hauptsächlich via CYP3A4 metabolisierten Wirkstoffen mit geringer therapeutischer Breite wie Ciclosporin, Tacrolimus, Everolimus, Fentanyl. Die gleichzeitige Anwendung von Pimozid ist kontraindiziert. **Interaktion mit CYP3A4 metabolisierten oral verabreichten CTx z.B. Etoposid, Vinorelbin möglich. Besondere Vorsicht bei gleichzeitiger Anwendung von Irinotecan und Ifosfamid erhöhte Toxizität möglich.** Reduktion der üblichen oralen Dexamethason-Dosis um 50%.
Vorübergehende leichte Induktion von CYP2C9 und CYP3A4 nach Beendigung der Aprepitant- / Fosaprepitant-Therapie: Bei Warfarin (CYP2C9-Substrat)-Dauertherapie besonders engmaschige INR-Überwachung innerhalb von 14 Tagen nach jeder Aprepitant 3-Tages-Therapie. Verminderte Wirksamkeit hormonaler Kontrazeptiva bis 2 Monate nach letzter Aprepitant Gabe möglich → alternative unterstützende Maßnahmen zur Empfängnisverhütung vorzunehmen.

Cave: nach intensiver Induktionstherapie (z.B. . ≥4 Zyklen VCD oder Dara-VCD) Fluconazolprophylaxe 200mg p.o. 1-0-0-0 ab stationärer Aufnahme bis Neutrophilenregeneration oder bis Tag +14 empfohlen.

Cave: zur **VOD-Prophylaxe** unbedingt prophylaktische Antikoagulation vor und nach Transplantation bis zur Entlassung.

Inkompatibilität:
Melphalan ↔ Glucose

Therapieablauf:
an d-1 Therapiepause für mindestens 30min
an d0 autologe PBSCT, CD34+-Zellen >2×10⁶/kg KG

Obligate Prä- und Begleitmedikation

Tag	zeitl. Ablauf	Substanz	Basisdosierung	Trägerlösung (ml)	Appl.	Infusions-dauer	Bemerkungen
-3	-1h	Aprepitant	125 mg		p.o.		
-3	-30min	Dexamethason	12 mg		i.v.	B15min	
-3-(-2)	kontinuierlich	NaCl 0,9%	1 000 ml		i.v.	24h	im Wechsel mit Glucose 5%
		KCl 7,45% (1mmol K+/ml)	ml - *befundabhängig* -				KCl: bei Bedarf, nach Wert in Bewässerung
-3-(-2)	kontinuierlich	Glucose 5%	1 000 ml		i.v.	24h	im Wechsel mit NaCl 0,9%
-3-(-2)	-30min	Granisetron	3 mg		i.v.	B	
-3-(-2)	-15min	Orale Kryotherapie	*		p.o.		am UKF laufend nach A+E Patient,*kontinuierlich bis 30min nach Ende Melphalan
-3-(-1)	0-1-0-0	Cotrimoxazol	960 mg		p.o.		Mo, Mi, Fr; Ab Tag 0 pausieren bis Neutrophile >500/µl, dann Wiederbeginn und Fortführung bis CD4 >200/µl und Pat. ohne weitere immunsuppressive Behandlung.
-3-6	1-0-0-0	Allopurinol	300 mg		p.o.		in Abhängigkeit vom Harnsäurespiegel.
-3-30	Gabe	Enoxaparin	*		s.c.		*Dosierung siehe Membox "prophylaktische Antikoagulation"
-2	-30min	Dexamethason	8 mg		i.v.	B15min	
-2-0	-1h	Aprepitant	80 mg		p.o.		d-1,d0 morgens
-1-1	1-0-0-0	Dexamethason	8 mg		p.o.		d-1 bis +1 p.o. morgens
1	1-0-0-0	Aciclovir	400 mg		p.o.		ab Tag +1 bis CD4 >200/µl und Pat. ohne weitere immunsuppressive Behandlung.
7	morgens	Filgrastim (Neupogen®)	5 µg/kg		s.c.		ab d+7 bis stabiles Engraftment.

Bedarfsmedikation	Fluconazol bei Soor, Parenterale Ernährung; Metoclopramid, Dimenhydrinat, Sucralfat, bei prämenopausalen Frauen GnRH-Agonist, z.B. s.c. Goserelin Implantat (Zoladex® Depot 3,6mg monatlich oder 10,8mg 3-monatlich).
FN-Risiko	> 20%
Kontrollen	Vitalfunktion, körperliche Untersuchung, tägl. Inspektion der Mundhöhle, EOCG PS, EKG, Echokardiographie, Blutbild, Elektrolyte (inkl. Na^+, K^+, Ca^{2+}), Leberwerte (inkl. GOT, GPT, γ-GT, AP), LDH, Gesamtprotein, Albumin, β_2-Mikroglobulin, TSH, Urinanalyse, Blutzucker, Harnsäure, Harnstoff, Kreatinin, Retentionswerte, eGFR, Nebenwirkungen, Begleitmedikation, Lungenfunktion.
Dosierung	Kriterien für Zyklusbeginn: Stammzellen verfügbar wie vorgeschrieben, EOCG $\leq$ 2, Gesamtbilirubin $\leq$ 2 mg/dL, AST und ALT $\leq$ 3x obere Grenze Normalwert, keine aktive Infektion oder schwere Organfunktionsstörung, kein Nierenversagen mit Dialysebedarf, LVEF $\geq$ 50%, DLCO mind. 60% v. Vergleichsperson im entspr. Alter, kein HIV oder aktive infektiöse Hepatitis Typ A, B, C oder Treponema Pallidum. Keine weitere Dosisreduktion, auch bei dialysepflichtiger Niereninsuffizienz, da die Verträglichkeit der Konditionierung auch bei niereninsuffizienten Patienten mit Melphalen-Dosen von 140-200mg/m^2 mit guter Durchführbarkeit gezeigt werden konnte (Lit. El Fakih 2015; Abidi 2012; Parikh 2009; Badros 2001).
Bemerkungen	minimale Dialysierbarkeit von Melphalan (hohe Plasmaeiweißbindung), deshalb entweder aktuelle Hämodialysetaktung beibehalten oder alternativ Hämodialyse an Tagen -4 und -1; Dialyse 24-48h nach Stammzellgabe.
Erfolgsbeurteilung	inkl. KM-Untersuchung, in Abh. v. MM-Typ: IgG, IgM, IgA, IgD, Protein Elektrophorese mit Quantifizierung v. M-Protein, FLC, Immunofixation (Serum und Urin). Nach Z1, Mobilisierung, Melphalan Z1 und Z2, Erhaltung, end of Treatment, Follow up
Literatur	analog Studienprotokoll DSMMXIII-Studie, Battle D et al. Eur J Haematol. 2014;93(6):487-97; Badros A et al. BJH 2001; 114, 822-9; El Fakih R. et al., Clinical Lymphoma, Myeloma Leukemia. 2015 Aug; 15(8):472-6; Abidi M.H. et.al., Biol Blood Marrow Transplant. 2012 Sep; 18(9):1455-61; Parikh G.C. et al.,2009 Jul; 15(7): 812-6

Diese Krebstherapie birgt letale Risiken. Die Anwendung darf nur durch erfahrene Onkologen und entsprechend ausgebildetes Pflegepersonal erfolgen. Das Protokoll muss im Einzelfall überprüft und der klinischen Situation angepasst werden.

| 990000_16 | Melphalan 200 | Indikation: Multiples Myelom | ICD-10: C90 |

Therapie-Hinweis: bei Pat. >65J. oder NI: (eGFR ≤30ml/min.) oder KI <70% → siehe Protokoll Melphalan 140

Hauptmedikation

Tag	zeitl. Ablauf	Substanz	Basisdosierung	Trägerlösung (ml)	Appl.	Infusions-dauer	Bemerkungen
-3-(-2)	0	Melphalan	100 mg/m²	500 ml NaCl 0,9 %	i.v.	1h	Inkompatibilität mit Glucose, zentralvenöse Gabe

Zyklusdiagramm

	Tag -3	-2	-1	0	1
Melphalan		☐		☐	
PBSCT				■	

Prophylaktische Antikoagulation bei GFR >30ml/min

Thrombozytenzahl	Prophylaxe
>50.000/µl	Enoxaparin 40mg s.c
20.000/µl - 50.000/µl	Enoxaparin 20mg s.c.
<20.000/µl	Keine prophylaktische Antikoagulation

Infektionsprophylaxe

Aciclovir: (täglich. 400mg p.o. 1-0-0-0)
pausieren: ab stationärer Aufnahme bis einschließlich Tag 0
Wiederbeginn: ab Tag +1
Fortführung: bis CD4 >200/µl und Patient ohne weitere immunsuppressive Behandlung.

Cotrimoxazol: (Mo, Mi, Fr. 960mg p.o. 0-1-0-0)
pausieren: ab Tag 0
Wiederbeginn: wenn Neutrophie >500/µl
Fortführung: bis CD4 >200/µl und Patient ohne weitere immunsuppressive Behandlung.

Cave: zur VOD-Prophylaxe unbedingt prophylaktische Antikoagulation vor und nach Transplantation bis zur Entlassung.

Aprepitant / Fosaprepitant (Prodrug) sind Substrate und moderate Inhibitoren von CYP3A4:
Cave bei gleichzeitiger oraler Verabreichung von hauptsächlich via CYP3A4 metabolisierten Wirkstoffen mit geringer therapeutischer Breite wie Ciclosporin, Tacrolimus, Everolimus, Fentanyl. Die gleichzeitige Anwendung von Pimozid ist kontraindiziert. **Interaktion mit CYP3A4 metabolisierten oral verabreichten CTx z.B. Etoposid, Vinorelbin möglich. Besondere Vorsicht bei gleichzeitiger Anwendung von Irinotecan und Ifosfamid erhöhte Toxizität möglich.** Reduktion der üblichen oralen Dexamethason-Dosis um 50%.
Vorübergehende leichte Induktion von CYP2C9 und CYP3A4 nach Beendigung der Aprepitant- / Fosaprepitant-Therapie: Bei Warfarin (CYP2C9-Substrat)-Dauertherapie besonders engmaschige INR-Überwachung innerhalb von 14 Tagen nach Aprepitant 3-Tages-Therapie. Verminderte Wirksamkeit hormonaler Kontrazeptiva bis 2 Monate nach letzter Aprepitant Gabe möglich → alternative unterstützende Maßnahmen zur Empfängnisverhütung vorzunehmen.

Cave: nach intensiver Induktionstherapie (z.B. . ≥4 Zyklen VCD oder Dara-VCD) Fluconazolprophylaxe 200mg p.o. 1-0-0-0 ab stationärer Aufnahme bis Neutrophilenregeneration oder bis Tag +14 empfohlen.

ab Tag +7: morgens Filgrastim (Neupogen®) 5µg/kg s.c., bis stabiles Engraftment

Therapieablauf:
an d-1 Therapiepause für mindestens 30h
an d0 autologe PBSCT, CD34⁺-Zellen > 2×10⁶/kg KG

Obligate Prä- und Begleitmedikation

Tag	zeitl. Ablauf	Substanz	Basisdosierung	Trägerlösung (ml)	Appl.	Infusions-dauer	Bemerkungen
-3	-1h	Aprepitant	125 mg		p.o.		
-3	-30min	Dexamethason	12 mg		i.v.	B15min	
-3-(-2)	kontinuierlich	NaCl 0,9 %	1 000 ml		i.v.	24h im Wechsel	im Wechsel mit Glucose 5%; Bewässerung entsprechend Bilanz weiterführen
-3-(-2)	kontinuierlich	Glucose 5%	1 000 ml		i.v.	24h im Wechsel	im Wechsel mit NaCl 0,9%; Bewässerung entsprechend Bilanz weiterführen; KEINE Glucose während Melphalan-Gabe
		KCl 7,45% (1mmol K⁺/ml)	20 ml				KCl: befundabhängig, in Bewässerung (NaCl 0,9% bzw. Glucose 5%)
-3-(-2)	-30min	Granisetron	3 mg		i.v.	B	am UKF laufend nach A+E Patient, *kontinuierlich bis 30min nach Ende Melphalan
-3-(-2)	-15min	Orale Kryotherapie	*		p.o.		
-3-(-1)	0-1-0-0	Cotrimoxazol	960 mg		p.o.		Mo, Mi, Fr. Ab Tag 0 pausieren bis Neutrophile >500/µl, dann Wiederbeginn und Fortführung bis CD4 >200/µl und Pat. ohne weitere immunsuppressive Behandlung.
-3-6	1-0-0-0	Allopurinol	300 mg		p.o.		in Abhängigkeit vom Harnsäurespiegel.
-3-30	Gabe	Enoxaparin	*		s.c.		*Dosierung siehe Memobox "prophylaktische Antikoagulation"
-2	-30min	Dexamethason	8 mg		i.v.	B15min	
-2-0	-1h	Aprepitant	80 mg		p.o.		
-1-1	1-0-0-0	Dexamethason	8 mg		p.o.		d-1 bis +1 p.o. morgens
1	1-0-0-0	Aciclovir	400 mg		p.o.		ab Tag +1 bis CD4 >200/µl und Pat. ohne weitere immunsuppressive Behandlung.
7	morgens	Filgrastim (Neupogen®)	5 µg/kg		s.c.		ab Tag +7 bis stabiles Engraftment

Bedarfsmedikation	Metoclopramid, Dexamethason 3 x 4 mg, Dimenhydrinat, Pantoprazol 40mg, Sucralfat, Fluconazol bei Soor; bei prämenopausalen Frauen GnRH-Agonist, z.B. s.c. Goserelin Implantat (Zoladex® Depot 3,6mg monatlich oder 10,8mg 3-monatlich).
FN-Risiko	> 20%
Kontrollen	Blutbild, Elektrolyte, Leberwerte, Retentionswerte, Kreatinin-Clearance, Diurese, Herzfunktion, Lungenfunktion, tägl. Inspektion der Mundhöhle.
Dosisreduktion	nicht vorgesehen
Therapievoraussetzung	3-6 Wochen nach erfolgreicher Stammzell-Apharese
Literatur	Knop S et al. Blood. 2009; 113(18):4137-43; siehe Studienprotokoll DSMMXIV; Battle D et al. Eur J Haematol. 2014;93(6):487-97

Diese Krebstherapie birgt letale Risiken. Die Anwendung darf nur durch erfahrene Onkologen und entsprechend ausgebildetes Pflegepersonal erfolgen. Das Protokoll muss im Einzelfall überprüft und der klinischen Situation angepasst werden.

990000_14   **Bu-Mel**   **Indikation: Multiples Myelom, Ewing-Sarkom (Hochdosis), refraktäre Lymphome**   **ICD-10: C40/41, C81-96, C90**

Hauptmedikation

Tag	zeitl. Ablauf	Substanz	Basisdosierung	Trägerlösung (ml)	Appl.	Infusionsdauer	Bemerkungen
-6-(-3)	0	Busulfan	130 mg/m² (HD*)	NaCl 0,9 % (konzentrationsabhängig)	i.v.	3h	Endkonzentration: 0,5 mg/ml; polycarbonatfreies Infusionsbesteck
-2	0	Melphalan	140 mg/m²	500 ml NaCl 0,9 %	i.v.	30min	Inkompatibilität mit Glukose; nur zentralvenös

* Hochdosis: Für die Berechnung der Dosis werden idealisierte Patientenwerte (IBW/AIBW) verwendet.

Zyklusdiagramm

	Tag -6	-5	-4	-3	-2	-1	0
Busulfan	☐	☐	☐	☐			
Melphalan					■		
periphere Blutstammzelltransplantation							☐

Aprepitant / Fosaprepitant (Prodrug) sind Substrate und moderate Inhibitoren von CYP3A4: Cave bei gleichzeitiger oraler Verabreichung von hauptsächlich via CYP3A4 metabolisierten Wirkstoffen mit geringer therapeutischer Breite wie Ciclosporin, Tacrolimus, Everolimus, Fentanyl. Die gleichzeitige Anwendung von Pimozid ist kontraindiziert. **Interaktion mit CYP3A4 metabolisierten oral verabreichten CTx z.B. Etoposid, Vinorelbin möglich. Besondere Vorsicht bei gleichzeitiger Anwendung von Irinotecan und Ifosfamid erhöhte Toxizität möglich.** Reduktion der üblichen oralen Dexamethason-Dosis um 50%.
Vorübergehende leichte Induktion von CYP2C9 und CYP3A4 nach Beendigung der Aprepitant- / Fosaprepitant-Therapie: Bei Warfarin (CYP2C9-Substrat)-Dauertherapie besonders engmaschige 'NR-Überwachung innerhalb von 14 Tagen nach jeder Aprepitant 3-Tages-Therapie. Verminderte Wirksamkeit hormonaler Kontrazeptiva bis 2 Monate nach letzter Aprepitant Gabe möglich → alternative unterstützende Maßnahmen zur Empfängnisverhütung vorzunehmen.

Alle fitten (R-MCI 0-3) Patienten mit Bu-Mel konditionieren
- Patienten bis ca. 50-55 Jahre
- kein Verdacht auf Amyloidose
- kein Nikotinabusus
- keine Adipositas
- keine weiteren Gründe, weshalb erhöhte Toxizität erwartet werden könnte

Auf ausreichende Urinausfuhr achten (Prophylaxe hämorrhagische Zystitis).

Cave: Vermehrtes Auftreten von Mucositis, Anstieg von Leberenzymen und Infektionen im Vergleich zu Mel200 → auf Anzeichen achten

Cave: zur VOD-Prophylaxe unbedingt prophylaktische Antikoagulation vor und nach Transplantation bis zur Entlassung.

CAVE: keine gleichzeitige Gabe von Itraconazol, Posaconazol, Voriconazol und Isavuconazol wegen möglicher Wirkverstärkung/Lebertoxizität bei Everolimusgabe und Hochdosisgaben von Busulfan, Thiotepa, Etoposid und Cyclophosphamid.

Prophylaktische Antikoagulation bei GFR >30ml/min

Thrombozytenzahl	Prophylaxe
>50.000/µl	Enoxaparin 40mg s.c.
20.000/µl - 50.000/µl	Enoxaparin 20mg s.c.
<20.000/µl	Keine prophylaktische Antikoagulation

Tag 0: periphere Stammzelltransplantation CD34+ > 4 x 10⁶/kg

Infektionsprophylaxe

Aciclovir:
(täglich. 400mg p.o. 1-0-0-0)

pausieren: ab stationärer Aufnahme bis einschließlich Tag 0

Wiederbeginn: ab Tag +1
Fortführung: bis CD4 >200/µl und Patient ohne weitere immunsuppressive Behandlung.

Cotrimoxazol:
(Mo, Mi, Fr. 960mg p.o. 0-1-0-0)

pausieren: ab Tag 0

Wiederbeginn: wenn Neutrophile >500/µl
Fortführung: bis CD4 >200/µl und Patient ohne weitere immunsuppressive Behandlung.

Dosierung **Busulfan** auf idealisiertes Körpergewicht **(IBW)** beziehen damit die Körperoberfläche berechnen:
Männer: IBW = 50,0kg + 2,3 x ((Größe in cm : 2,53) - 60)
Frauen: IBW = 45,5kg + 2,3 x ((Größe in cm : 2,53) - 60)
Bei **erheblichem Übergewicht (reales KG >15kg über IBW)**, gilt das angepaßte Körpergewicht:
AIBW: berechnetes IBW + 0,25 x (reales KG - berechn. IBW)
Wenn reales Körpergewicht (KG) < IBW gilt das reale Körpergewicht

Obligate Prä- und Begleitmedikation

Tag	zeitl. Ablauf	Substanz	Basisdosierung	Trägerlösung (ml)	Appl.	Infusions- dauer	Bemerkungen
-7-(-2)	1-0-1-0	Levetiracetam	500 mg		p.o.		
-7-(-1)	0-1-0-0	Cotrimoxazol	960 mg		p.o.		Mo, Mi, Fr. Ab Tag 0 pausieren bis Neutrophile >500/µl, dann Wiederbeginn und Fortführung bis CD4 >200/µl und Pat. ohne weitere immunsuppressive Behandlung.
-7-(-1)	0-0-0-1	Bromazepam	3 mg		p.o.		nach d-1 RS Arzt
-7-30	Gabe	Enoxaparin	*		s.c.		* Dosierung siehe Memobox "prophylaktische Antikoagulation"
-6-(-3)	kontinuierlich	NaCl 0,9%	1 000 ml - befundabhängig -		i.v.	24h	
		KCl 7,45% (1mmol K+/ml)	ml - befundabhängig -				nach K+-Wert (Ref.bereich:3,5-5,1mmol/l); in NaCl 0,9% gelöst
		Magnesium 10% Inresa® (4,05mmol Magnesium/10ml)	ml - befundabhängig -				nach Magnesium-Wert (Ref.bereich: 0,66-0,99mmol/l)
-6-(-3)	-30min	Dexamethason	8 mg		i.v.	15min	
-6-(-3)	-30min	Granisetron	1 mg		i.v.	B	
-2	-1h	Aprepitant	125 mg		p.o.		
-2	kontinuierlich	NaCl 0,9 %	2 000 ml		i.v.	22h	CYP3A4-Wechselwirkung beachten
-2	-15min	Dexamethason	12 mg		i.v.	B	
-2	-15min	Granisetron	1 mg		i.v.	B	
-2	-15min	Orale Kryotherapie	*		p.o.		am UKF laufend nach A+E Patient, *kontinuierlich bis 30min nach Ende Melphalan
-1-0	1-0-0-0	Aprepitant	80 mg		p.o.		
-1-1	1-0-0-0	Dexamethason	8 mg		p.o.		
1	1-0-0-0	Aciclovir	400 mg		p.o.		ab Tag +1 bis CD4 >200/µl und Pat. ohne weitere immunsuppressive Behandlung.

Bedarfsmedikation	Pantoprazol 40mg, Sucralfat, Fluconazol bei Soor, bei prämenopausalen Frauen GnRH-Agonist, z.B. s.c. Goserelin Implantat (Zoladex® Depot 3,6mg monatlich oder 10,8mg 3-monatlich).
FN-Risiko	> 20% → Primärprophylaxe mit Filgrastim/Neupogen® oder Pegfilgrastim/Neulasta®, siehe Kurzfassung Leitlinien G-CSF
Kontrollen	Blutbild, Elektrolyte, Leberwerte, Retentionswerte, Diurese, eGFR, Blutgase, Gerinnung, Herzfunktion, Lungenfunktion, PTT < 37", tägliche Inspektion der Mundhöhle
Dosisreduktion	Leukozyten < 2 000/µl oder Neutrophile < 1 000/µl, Thrombozyten < 80 000/µl
Literatur	adaptiert nach ASH 2017 Oral and Poster Abstract #399: "A Randomized Phase III Trial of Busulfan + Melphalan Vs melphalan Alone for Multiple Myeloma"; Blanes M et al. Biol Blood Marrow Transplant. 2013;19(1):69-74; Kebriaei P et al. Biol Blood Marrow Transplant. 2011;17(3):412-20; Reiffers J et al. Bone Marrow Transpl. 1995; 16(1):69-70; analog Murata M et al. Br J Haematol. 1999; 105(3):799-802; Battle D et al. Eur J Haematol. 2014;93(6):487-97

Diese Krebstherapie birgt letale Risiken. Die Anwendung darf nur durch erfahrene Onkologen und entsprechend ausgebildetes Pflegepersonal erfolgen. Das Protokoll muss im Einzelfall überprüft und der klinischen Situation angepasst werden.

990000_03	BEAM (Pat.<65 J.)	Indikation: Hochdosisprotokoll (Lymphome)	ICD-10:

Hauptmedikation

Tag	zeitl. Ablauf	Substanz	Basisdosierung	Trägerlösung (ml)	Appl.	Infusions-dauer	Bemerkungen
-7	0	Carmustin (BCNU)	300 mg/m² (HD*)	500 ml Glucose 5 %	i.v.	1h	Lichtschutz
-6-(-3)	0	Cytarabin	200 mg/m²	250 ml NaCl 0,9 %	i.v.	1h	2 Gaben je 200mg/m², im Abstand von 10h
-6-(-3)	+1h	Etoposid (Base)	100 mg/m² (HD*)	1 000 ml NaCl 0,9 %	i.v.	2h	2 Gaben je 100mg/m², im Abstand von 10h. Max. 0,4mg/ml
-6-(-3)	+10h	Cytarabin	200 mg/m²	250 ml NaCl 0,9 %	i.v.	1h	2 Gaben je 200mg/m², im Abstand von 10h
-6-(-3)	+11h	Etoposid (Base)	100 mg/m² (HD*)	1 000 ml NaCl 0,9 %	i.v.	2h	2 Gaben je 100mg/m², im Abstand von 10h. Max. 0,4mg/ml
-2	0	Melphalan	140 mg/m²	500 ml NaCl 0,9 %	i.v.	30min	nur zentralvenös; Inkompatibilität mit Glucose

* Hochdosis: Für die Berechnung der Dosis werden idealisierte Patientenwerte (IBW/AIBW) verwendet.

Zyklusdiagramm

	Tag -7	-6	-5	-4	-3	-2	-1	0	1	2	3	4
Carmustin (BCNU)	☐											
Cytarabin		■☐	■☐	■☐	■☐							
Etoposid (Base)		■☐	■☐	■☐	■☐							
Melphalan						☐						
autologe SZT								☐				

Dosierungen **Etoposidphosphat** und **Carmustin** auf idealisiertes Körpergewicht (**IBW**) beziehen damit die Körperoberfläche berechnen:
Männer: IBW = 50,0kg + 2,3 x ((Größe in cm : 2,53) - 60)
Frauen: IBW = 45,5kg + 2,3 x ((Größe in cm : 2,53) - 60)
Bei **erheblichem Übergewicht (reales KG >15kg über IBW)**, gilt das angepaßte Körpergewicht:
AIBW: berechnetes IBW + 0,4 x (reales KG - berechn. IBW)
Wenn reales Körpergewicht (KG) < IBW gilt das reale Körpergewicht

CAVE: keine gleichzeitige Gabe von Itraconazol, Posaconazol, Voriconazol und Isavuconazol wegen möglicher Wirkverstärkung/Lebertoxizität bei Everolimusgabe und Hochdosisgaben von Busulfan, Thiotepa, Etoposid und Cyclophosphamid.

Tag 0: periphere Stammzelltransplantation

Cave: zur **VOD-Prophylaxe** unbedingt prophylaktische Antikoagulation vor und nach Transplantation bis zur Entlassung.

Aprepitant / Fosaprepitant (Prodrug) sind Substrate und moderate Inhibitoren von CYP3A4:
Cave bei gleichzeitiger oraler Verabreichung von hauptsächlich via CYP3A4 metabolisierten Wirkstoffen mit geringer therapeutischer Breite wie Ciclosporin, Tacrolimus, Everolimus, Fentanyl. Die gleichzeitige Anwendung von Pimozid ist kontraindiziert. **Interaktion mit CYP3A4 metabolisierten oral verabreichten CTx z.B. Etoposid, Vinorelbin möglich. Besondere Vorsicht bei gleichzeitiger Anwendung von Irinotecan und Ifosfamid erhöhte Toxizität möglich.** Reduktion der üblichen oralen Dexamethason-Dosis um 50%.
Vorübergehende leichte Induktion von CYP2C9 und CYP3A4 nach Beendigung der Aprepitant- / Fosaprepitant-Therapie: Bei Warfarin (CYP2C9-Substrat)-Dauertherapie besonders engmaschige INR-Überwachung innerhalb von 14 Tagen nach jeder Aprepitant 3-Tages-Therapie. Verminderte Wirksamkeit hormonaler Kontrazeptiva bis 2 Monate nach letzter Aprepitant Gabe möglich → alternative unterstützende Maßnahmen zur Empfängnisverhütung vorzunehmen.

Infektionsprophylaxe
Aciclovir:
(täglich. 400mg p.o. 1-0-0-0)

pausieren: ab stationärer Aufnahme bis einschließlich Tag 0

Wiederbeginn: ab Tag +1
Fortführung: bis CD4 >200/µl und Patient ohne weitere immunsuppressive Behandlung.

Cotrimoxazol:
(Mo, Mi, Fr. 960mg p.o. 0-1-0-0)

pausieren: ab Tag 0

Wiederbeginn: wenn Neutrophile >500/µl
Fortführung: bis CD4 >200/µl und Patient ohne weitere immunsuppressive Behandlung.

Prophylaktische Antikoagulation bei GFR >30ml/min

Thrombozytenzahl	Prophylaxe
>50.000/µl	Enoxaparin 40mg s.c.
20.000/µl - 50.000/µl	Enoxaparin 20mg s.c.
<20.000/µl	Keine prophylaktische Antikoagulation

Obligate Prä- und Begleitmedikation

Tag	zeitl. Ablauf	Substanz	Basisdosierung	Trägerlösung (ml)	Appl.	Infusions-dauer	Bemerkungen
-7	-15min	Glucose 5%	2 000 ml		i.v.	24h	
-7, (-2)	-1h	Aprepitant	125 mg		p.o.		
-7, (-2)	-15min	Dexamethason	12 mg		i.v.	15min	
-7-(-2)	-15min	Granisetron	3 mg		i.v.	B	
-7,(-1)	0-1-0-0	Cotrimoxazol	960 mg		p.o.		Mo, Mi, Fr. Ab Tag 0 pausieren bis Neutrophile >500/µl, dann Wiederbeginn und Fortführung bis CD4 >200/µl und Pat. ohne weitere immunsuppressive Behandlung.
-7-30	Gabe	Enoxaparin	*		s.c.		* Dosierung siehe Memobox "prophylaktische Antikoagulation"
-6-(-3)	-15min	NaCl 0,9 %	1 000 ml		i.v.	24h	
-6-(-3)	-15min	Dexamethason	8 mg		i.v.	15min	
-6-(-3)	+9h 45min	Dexamethason	8 mg		i.v.	B	
-6-(-5), (-1)-0	1-0-0-0	Aprepitant	80 mg		p.o.		
-2	-15min	NaCl 0,9 %	2 000 ml		i.v.	24h	
-2	-15min	Orale Kryotherapie	*		p.o.		am UKF laufend nach A+E Patient,*kontinuierlich bis 30min nach Ende Melphalan
-1-1	1-0-0-0	Dexamethason	8 mg		p.o.		
1	1-0-0-0	Aciclovir	400 mg		p.o.		ab Tag +1 bis CD4 >200/µl und Pat. ohne weitere immun-suppressive Behandlung.
7	1-0-0-0	Filgrastim (Neupogen®)	5 µg/kg		s.c.		ab d+7 bis stabiles Engraftment

Bedarfsmedikation	Metoclopramid, Dimenhydrinat, Allopurinol 300mg, Famotidin, Sucralfat, Fluconazol bei Soor, bei prämenopausalen Frauen GnRH-Agonist, z.B. s.c. Goserelin Implantat (Zoladex® Depot 3,6mg monatlich oder 10,8mg 3-monatlich).
FN-Risiko	> 20% → Primärprophylaxe mit Filgrastim/Neupogen®oder Pegfilgrastim/Neulasta®, siehe Kurzfassung Leitlinien G-CSF .
Kontrollen	Blutbild, Elektrolyte, Leberwerte, Retentionswerte, Kreatinin-Clearance, Diurese, Herzfunktion, Lungenfunktion, tägl. Inspektion der Mundhöhle
Dosisreduktion	bei Bilirubin > 3,0mg/dl oder GFR < 60ml/min keine Hochdosistherapie; siehe Dosismodifikationstabelle
Wechselwirkungen	**Cytarabin: Vorsicht bei gleichzeitiger Digoxin-Gabe** → engmaschige Überwachung der Digoxin-Spiegel
Literatur	Chopra R et al. Blood. 1993; 5:1137-45; Diehl V et al. Lancet. 2002; 359(9323):2065-71; Battle D et al. Eur J Haematol. 2014;93(6):487-97; Schmitt T et al. J Clin Oncol. 2014;32(30):3413-20

Diese Krebstherapie birgt letale Risiken. Die Anwendung ⊑ nur durch erfahrene Onkologen und entsprechend ausgebildetes Pflegepersonal erfolgen. Das Protokoll muss im Einzelfall überprüft und der klinischen Situation angepasst werden.

990000_13   **BM (Pat. > 66 J. ± Karnofsky Index ≤ 70)**   **Indikation: Hochdosisprotokoll (Lymphome)**   **ICD-10:**

Hauptmedikation

Tag	zeitl. Ablauf	Substanz	Basisdosierung	Trägerlösung (ml)	Appl.	Infusions-dauer	Bemerkungen
-4	0	Carmustin (BCNU)	300 mg/m² (HD*)	500 ml Glucose 5 %	i.v.	1h	Lichtschutz
-2	0	Melphalan	140 mg/m²	500 ml NaCl 0,9 %	i.v.	30min	Inkompatibilität mit Glukose, nur zentralvenös

* Hochdosis: Für die Berechnung der Dosis werden idealisierte Patientenwerte (IBW/AIBW) verwendet.

Zyklusdiagramm	Tag -4	-3	-2	-1	0	1	2	3	4
Carmustin (BCNU)	☐								
Melphalan			■						
PBSZT					☐				

Tag -4: Carmustin
Tag -3: Pause
Tag -2: Melphalan
Tag -1: Pause
Tag 0: periphere Stammzelltransplantation

Cave: zur **VOD-Prophylaxe** unbedingt prophylaktische Antikoagulation vor und nach Transplantation bis zur Entlassung.

Dosierung **Carmustin** bei Übergewicht auf idealisiertes Körpergewicht **(IBW)** beziehen damit die Körperoberfläche berechnen:
Männer: IBW = 50,0kg + 2,3 x ((Größe in cm : 2,53) - 60)
Frauen: IBW = 45,5kg + 2,3 x ((Größe in cm : 2,53) - 60)
Bei **erheblichem Übergewicht (reales KG >15kg über IBW)**, gilt das angepasste Körpergewicht:
AIBW: berechnetes IBW + 0,4 x (reales KG - berechn. IBW)
Wenn reales Körpergewicht (KG) < IBW gilt das reale Körpergewicht.

Aprepitant / Fosaprepitant (Prodrug) sind Substrate und moderate Inhibitoren von CYP3A4:
Cave bei gleichzeitiger oraler Verabreichung von hauptsächlich via CYP3A4 metabolisierten Wirkstoffen mit geringer therapeutischer Breite wie Ciclosporin, Tacrolimus, Everolimus, Fentanyl. Die gleichzeitige Anwendung von Pimozid ist kontraindiziert. **Interaktion mit CYP3A4 metabolisierten oral verabreichten CTx z.B. Etoposid, Vinorelbin möglich. Besondere Vorsicht bei gleichzeitiger Anwendung von Irinotecan und Ifosfamid erhöhte Toxizität möglich.** Reduktion der üblichen oralen Dexamethason-Dosis um 50%.
Vorübergehende leichte Induktion von CYP2C9 und CYP3A4 nach Beendigung der Aprepitant- / Fosaprepitant-Therapie: Bei Warfarin (CYP2C9-Substrat)-Dauertherapie besonders engmaschige INR-Überwachung innerhalb von 14 Tagen nach jeder Aprepitant 3-Tages-Therapie. Verminderte Wirksamkeit hormonaler Kontrazeptiva bis 2 Monate nach letzter Aprepitant Gabe möglich → alternative unterstützende Maßnahmen zur Empfängnisverhütung vorzunehmen.

Infektionsprophylaxe

Aciclovir:
(täglich: 400mg p.o. 1-0-0-0)

pausieren: ab stationärer Aufnahme bis einschließlich Tag 0

Wiederbeginn: ab Tag +1
Fortführung: bis CD4 >200/μl und Patient ohne weitere immunsuppressive Behandlung.

Cotrimoxazol:
(Mo, Mi, Fr. 960mg p.o. 0-1-0-0)

pausieren: ab Tag 0

Wiederbeginn: wenn Neutrophile >500/μl
Fortführung: bis CD4 >200/μl und Patient ohne weitere immunsuppressive Behandlung.

Prophylaktische Antikoagulation bei GFR >30ml/min

Thrombozytenzahl	Prophylaxe
>50.000/μl	Enoxaparin 40mg s.c.
20.000/μl - 50.000/μl	Enoxaparin 20mg s.c.
<20.000/μl	Keine prophylaktische Antikoagulation

ab Tag +7: morgens Filgrastim (Neupogen®) 5μg/kg s.c., bis stabiles Engraftment

Obligate Prä- und Begleitmedikation

Tag	zeitl. Ablauf	Substanz	Basisdosierung	Trägerlösung (ml)	Appl.	Infusions-dauer	Bemerkungen
-4	-1h	Aprepitant	125 mg		p.o.		
-4	-15min	Dexamethason	12 mg	100 ml NaCl 0,9 %	i.v.	15min	
-4, (-2)	-15min	Granisetron	3 mg		i.v.	B	
-4-(-1)	0-1-0-0	Cotrimoxazol	960 mg		p.o.		Mo, Mi, Fr. Ab Tag 0 pausieren bis Neutrophile >500/μl, dann Wiederbeginn und Fortführung bis CD4 >200/μl und Pat. ohne weitere immunsuppressive Behandlung.
-4-(-1)	-15min	NaCl 0,9%	2 000 ml		i.v.	24h	
-4-30	Gabe	Enoxaparin	*		s.c.		* Dosierung siehe Memobox "prophylaktische Antikoagulation"
-3-0	1-0-0-0	Aprepitant	80 mg		p.o.		
-3, (-1)-1	1-0-0-0	Dexamethason	8 mg		p.o.		
-2	-15min	Dexamethason	8 mg	100 ml NaCl 0,9 %	i.v.	B	
-2	-15min	Orale Kryotherapie	*		p.o.		am UKF laufend nach A+E Patient,*kontinuierlich bis 30min nach Ende Melphalan
1	1-0-0-0	Aciclovir	400 mg		p.o.		ab Tag +1 bis CD4 >200/μl und Pat. ohne weitere immun-suppressive Behandlung.
7	1-0-0-0	Filgrastim (Neupogen®)	5 μg/kg		s.c.		ab Tag 7, bis stabiles Engraftment

Bedarfsmedikation	Metoclopramid, Dimenhydrinat, Allopurinol 300mg, Famotidin, Sucralfat, Fluconazol bei Soor, bei prämenopausalen Frauen GnRH-Agonist, z.B. s.c. Goserelin Implantat (Zoladex® Depot 3,6mg monatlich oder 10,8mg 3-monatlich).
FN-Risiko	> 20% → Primärprophylaxe mit Filgrastim/Neupogen® oder Pegfilgrastim/Neulasta®, siehe Kurzfassung Leitlinien G-CSF
Kontrollen	Blutbild, Elektrolyte, Leberwerte, Retentionswerte, Kreatinin-Clearance, Diurese, Herzfunktion, Lungenfunktion, tägl. Inspektion der Mundhöhle
Dosisreduktion	bei Bilirubin > 3,0mg/dl oder GFR < 60ml/min keine Hochdosistherapie; siehe Dosismodifikationstabelle
Literatur	Sivaraj D et al. Bone Marrow Transplantation. 2018; 53:34-38; Schmitt T et al. J Clin Oncol. 2014;32(30):3413-20; Battle D et al. Eur J Haematol. 2014;93(6):487-97

Diese Krebstherapie birgt letale Risiken. Die Anwendung darf nur durch erfahrene Onkologen und entsprechend ausgebildetes Pflegepersonal erfolgen. Das Protokoll muss im Einzelfall überprüft und der klinischen Situation angepasst werden.

| **990000_20** | ***TEAM*** | *Indikation: Hochdosisprotokoll (Lymphome)* | **ICD-10:** |

Protokoll-Hinweis: Thiotepa/Etoposid/Cytarabin/Melphalan

Hauptmedikation

Tag	zeitl. Ablauf	Substanz	Basisdosierung	Trägerlösung (ml)	Appl.	Infusions-dauer	Bemerkungen
-7	0	Thiotepa	5 mg/kg	Glucose 5 % *(konzentrationsabhängig)*	i.v.	2h	1mg/ml
-6-(-3)	0	Cytarabin	200 mg/m²	250 ml NaCl 0,9 %	i.v.	1h	2 Gaben je 200mg/m², im Abstand von 10h
-6-(-3)	+1h	Etoposid (Base)	100 mg/m² (HD*)	1 000 ml NaCl 0,9 %	i.v.	2h	2 Gaben je 100mg/m², im Abstand von 10h; max. 0,4mg/ml
-6-(-3)	+10h	Cytarabin	200 mg/m²	250 ml NaCl 0,9 %	i.v.	1h	2 Gaben je 200mg/m², im Abstand von 10h
-6-(-3)	+11h	Etoposid (Base)	100 mg/m² (HD*)	1 000 ml NaCl 0,9 %	i.v.	2h	2 Gaben je 100mg/m², im Abstand von 10h; max. 0,4mg/ml
-2	0	Melphalan	140 mg/m²	500 ml NaCl 0,9 %	i.v.	30min	nur zentralvenös; Inkompatibilität mit Glucose

* Hochdosis: Für die Berechnung der Dosis werden idealisierte Patientenwerte (IBW/AIBW) verwendet.

Zyklusdiagramm	Tag -7	-6	-5	-4	-3	-2	-1	0	1	2	3
Thiotepa	☐										
Cytarabin		■☐	■☐	■☐	■☐						
Etoposid (Base)		☐	☐	☐	☐						
Melphalan						■					
autologe SZT								☐			

CAVE: Keine gleichzeitige Gabe von Itraconazol, Posaconazol, Voriconazol und Isavuconazol wegen möglicher Wirkverstärkung/Lebertoxizität bei Everolimusgabe und Hochdosisgaben von Busulfan, Thiotepa, Etoposid und Cyclophosphamid.

Tag 0: periphere Stammzelltransplantation

Dosierung **Etoposid** auf idealisiertes Körpergewicht (**IBW**) beziehen damit die Körperoberfläche berechnen:

Männer: IBW = 50,0kg + 2,3 x ((Größe in cm : 2,53) - 60)
Frauen: IBW = 45,5kg + 2,3 x ((Größe in cm : 2,53) - 60)
Bei **erheblichem Übergewicht (reales KG >15kg über IBW)**, gilt das angepaßte Körpergewicht
AIBW: berechnetes IBW + 0,4 x (reales KG - berechn. IBW)
Wenn reales Körpergewicht (KG) < IBW gilt das reale Körpergewicht

Memo: Thiotepa wird im Schweiß abgesondert. Zur Vermeidung einer toxisch bedingten Erythrodermie (besonders axillär und inguinal) häufig mit nassem Waschlappen abwaschen.

Cave: zur **VOD-Prophylaxe** unbedingt prophylaktische Antikoagulation vor und nach Transplantation bis zur Entlassung.

Aprepitant / Fosaprepitant (Prodrug) sind Substrate und moderate Inhibitoren von CYP3A4:
Cave bei gleichzeitiger oraler Verabreichung von hauptsächlich via CYP3A4 metabolisierten Wirkstoffen mit geringer therapeutischer Breite wie Ciclosporin, Tacrolimus, Everolimus, Fentanyl. Die gleichzeitige Anwendung von Pimozid ist kontraindiziert. **Interaktion mit CYP3A4 metabolisierten oral verabreichten CTx z.B. Etoposid, Vinorelbin, Vinorelbin möglich. Besondere Vorsicht bei gleichzeitiger Anwendung von Irinotecan und Ifosfamid erhöhte Toxizität möglich.** Reduktion der üblichen oralen Dexamethason-Dosis um 50%.
Vorübergehende leichte Induktion von CYP2C9 und CYP3A4 nach Beendigung der Aprepitant- / Fosaprepitant-Therapie: Bei Warfarin (CYP2C9-Substrat)-Dauertherapie besonders engmaschige INR-Überwachung innerhalb von 14 Tagen nach jeder Aprepitant 3-Tages-Therapie. Verminderte Wirksamkeit hormonaler Kontrazeptiva bis 2 Monate nach letzter Aprepitant Gabe möglich → alternative unterstützende Maßnahmen zur Empfängnisverhütung vorzunehmen.

Infektionsprophylaxe

Aciclovir:
(täglich. 400mg p.o. 1-0-0-0)

pausieren: ab stationärer Aufnahme bis einschließlich Tag 0

Wiederbeginn: ab Tag +1
Fortführung: bis CD4 >200/μl und Patient ohne weitere immunsuppressive Behandlung.

Cotrimoxazol
(Mo, Mi, Fr. 960mg p.o. 0-1-0-0)

pausieren: ab Tag 0

Wiederbeginn: wenn Neutrophile >500/μl
Fortführung: bis CD4 >200/μl und Patient ohne weitere immunsuppressive Behandlung.

Prophylaktische Antikoagulation bei GFR >30ml/min

Thrombozytenzahl	Prophylaxe
>50.000/μl	Enoxaparin 40mg s.c.
20.000/μl - 50.000/μl	Enoxaparin 20mg s.c.
<20.000/μl	Keine prophylaktische Antikoagulation

Obligate Prä- und Begleitmedikation

Tag	zeitl. Ablauf	Substanz	Basisdosierung	Trägerlösung (ml)	Appl.	Infusionsdauer	Bemerkungen
-7	-30min	NaCl 0,9 %	1 500 ml		i.v.	24h	
-7	-30min	Glucose 5%	500 ml		i.v.	24h	
-7	-30min	Granisetron	1 mg		i.v.	15min	
-7-(-1)	0-1-0-0	Cotrimoxazol	960 mg		p.o.		Mo, Mi, Fr. Ab Tag 0 pausieren bis Neutrophile >500/μl, dann Wiederbeginn und Fortführung bis CD4 >200/μl und Pat. ohne weitere immunsuppressive Behandlung.
-7-30	Gabe	Enoxaparin	*		s.c.		* Dosierung siehe Memobox "prophylaktische Antikoagulation"
-6-(-3)	-30min	NaCl 0,9 %	1 000 ml		i.v.	24h	
-6-(-3)	-30min	Dexamethason	8 mg		i.v.	15min	
-6-(-3)	+9h 30min	Dexamethason	8 mg		i.v.	B	
-6-(-2)	-30min	Granisetron	3 mg		i.v.	B	
-2	-30min	NaCl 0,9 %	2 000 ml		i.v.	24h	
-2	-1h	Aprepitant	125 mg		p.o.		
-2	-30min	Dexamethason	12 mg		i.v.	15min	
-2	-30min	Orale Kryotherapie	*		p.o.		am UKF laufend nach A+E Patient, *kontinuierlich bis 30min nach Ende Melphalan
-1-0	1-0-0-0	Aprepitant	80 mg		p.o.		
-1-1	1-0-0-0	Dexamethason	8 mg		p.o.		
1	1-0-0-0	Aciclovir	400 mg		p.o.		ab Tag +1 bis CD4 >200/μl und Pat. ohne weitere immunsuppressive Behandlung.

Bedarfsmedikation Metoclopramid, Dimenhydrinat, Allopurinol 300mg, Famotidin, Sucralfat, Fluconazol bei Soor, bei prämenopausalen Frauen GnRH-Agonist, z.B. s.c. Goserelin Implantat (Zoladex® Depot 3,6mg monatlich oder 10,8mg 3-monatlich).

FN-Risiko > 20% → Primärprophylaxe mit Filgrastim/Neupogen®oder Pegfilgrastim/Neulasta®, siehe Kurzfassung Leitlinien G-CSF

Kontrollen Blutbild, Differentialblutbild und Thrombozytenzahl (während der Behandlung und bis zur Normalisierung des Blutbildes), Elektrolyte, Leberwerte, Retentionswerte, Kreatinin-Clearance, Herzfunktion, Lungenfunktion, Diurese, Harnsäure, Urinuntersuchung, tägl. Inspektion der Mundhöhle

Dosisreduktion bei Bilirubin > 3,0mg/dl oder GFR < 60ml/min keine Hochdosistherapie; siehe Dosismodifikationstabelle

Wechselwirkungen Thiotepa wird über CYP2B6 und CYP3A4 zum aktiven Metaboliten TEPA metabolisiert. Daher **eingehende klinische Überwachung bei (idealerweise Vermeidung) der gleichzeitigen Gabe von:**
1. CYP2B6-Inhibitoren: u.a. **Clopidogrel**, Ticlopidin
2. CYP3A4-Inhibitoren: u.a. **Azol-Antimykotika, Makrolide,** Proteasehemmer, **Grapefruitsaft**
→ Diese Substanzen können die Plasmaspiegel von Thiotepa erhöhen und die von TEPA erniedrigen.
3. CYP450-Induktoren: u.a. **Rifampicin,** Carbamazepin, Phenobarbital
→ Diese Substanzen können die Plasmaspiegel von TEPA erhöhen.
Keine relevante Interaktion zwischen Thiotepa und Aprepitant gemäß Interaktionscheck IBM Micromedex®.
Cytarabin: Vorsicht bei gleichzeitiger Digoxin-Gabe → engmaschige Überwachung der Digoxin-Spiegel

Literatur Pester et al. 34th Annual Meeting of the European Group for Blood and Marrow Transplantation, 2008; Carella A.M. et al. 37th Annual Meeting of the European Group for Blood and Marrow Transplantation, 2011; Battle D et al. Eur J Haematol.2014;93(6):487-97, Schmitt T et al. J Clin Oncol. 2014;32(30):3413-20, Fachinfo: Thiotepa, Cytarabin, Etoposidphosphat, Melphalan

Diese Krebstherapie birgt letale Risiken. Die Anwendung darf nur durch erfahrene Onkologen und entsprechend ausgebildetes Pflegepersonal erfolgen. Das Protokoll muss im Einzelfall überprüft und der klinischen Situation angepasst werden.

990000_23	**TM (Thiotepa Melphalan)**	**Indikation: Multiples Myelom, Lymphome**	**ICD-10: C90**

Protokoll-Hinweis: bei KI ≤70% oder Pat >65J nur 1× Thiotepa (ohne Tag -4)

Hauptmedikation

Tag	zeitl. Ablauf	Substanz	Basisdosierung	Trägerlösung (ml)	Appl.	Infusions-dauer	Bemerkungen
-4	0	Thiotepa	5 mg/kg	Glucose 5 % (konzentrationsabhängig)	i.v.	2h	1mg/ml; bei KI ≤70% oder Pat >65J nur 1x Thiotepa (ohne Tag -4)
-3	0	Thiotepa	5 mg/kg	Glucose 5 % (konzentrationsabhängig)	i.v.	2h	1mg/ml
-2	0	Melphalan	140 mg/m²	500 ml NaCl 0,9 %	i.v.	1h	zentralvenös, INKOMPATIBILITÄT mit GLUCOSE.

Aprepitant / Fosaprepitant (Prodrug) sind Substrate und moderate Inhibitoren von CYP3A4:
Cave bei gleichzeitiger oraler Verabreichung von hauptsächlich via CYP3A4 metabolisierten Wirkstoffen mit geringer therapeutischer Breite wie Ciclosporin, Tacrolimus, Everolimus, Fentanyl. Die gleichzeitige Anwendung von Pimozid ist kontraindiziert. **Interaktion mit CYP3A4 metabolisierten oral verabreichten CTx z.B. Etoposid, Vinorelbin möglich. Besondere Vorsicht bei gleichzeitiger Anwendung von Irinotecan und Ifosfamid erhöhte Toxizität möglich.** Reduktion der üblichen oralen Dexamethason-Dosis um 50%.
Vorübergehende leichte Induktion von CYP2C9 und CYP3A4 nach Beendigung der Aprepitant- / Fosaprepitant-Therapie: Bei Warfarin (CYP2C9-Substrat)-Dauertherapie besonders engmaschige INR-Überwachung innerhalb von 14 Tagen nach jeder Aprepitant 3-Tages-Therapie. Verminderte Wirksamkeit hormonaler Kontrazeptiva bis 2 Monate nach letzter Aprepitant Gabe möglich → alternative unterstützende Maßnahmen zur Empfängnisverhütung vorzunehmen.

Zyklusdiagramm

	Tag -4	-3	-2	-1	0
Thiotepa	☐	☐			
Melphalan			■		
autologe SZT					☐

Cave: zur **VOD-Prophylaxe** unbedingt prophylaktische Antikoagulation vor und nach Transplantation bis zur Entlassung.

Therapieablauf:
an d-1 Therapiepause für mindestens 30h
an d0 autologe PBSCT, CD34⁺-Zellen
> 2×10⁶/kg KG

Prophylaktische Antikoagulation bei GFR >30ml/min

Thrombozytenzahl	Prophylaxe
>50.000/µl	Enoxaparin 40mg s.c.
20.000/µl - 50.000/µl	Enoxaparin 20mg s.c.
<20.000/µl	Keine prophylaktische Antikoagulation

Infektionsprophylaxe
Aciclovir:
(täglich: 400mg p.o. 1-0-0-0)

pausieren: ab stationärer Aufnahme bis einschließlich Tag 0

Wiederbeginn: ab Tag +1
Fortführung: bis CD4 >200/µl und Patient ohne weitere immunsuppressive Behandlung.

Cotrimoxazol:
(Mo,Mi,Fr. 960mg p.o.0-1-0-0)

pausieren: ab Tag 0

Wiederbeginn: wenn Neutrophile >500/µl
Fortführung: bis CD4 >200/µl und Patient ohne weitere immunsuppressive Behandlung.

Obligate Prä- und Begleitmedikation

Tag	zeitl. Ablauf	Substanz	Basisdosierung	Trägerlösung (ml)	Appl.	Infusions-dauer	Bemerkungen
-4-(-3)	-30min	Granisetron	1 mg		i.v.	15min	
-4-(-2)	kontinuierlich	NaCl 0,9 %	1 000 ml		i.v.	24h	im Wechsel mit Glucose 5%
-4-(-2)		KCl 7,45% (1mmol K⁺/ml)	ml - befundabhängig -				KCl: bei Bedarf, nach Wert in Bewässerung
-4-(-2)	kontinuierlich	Glucose 5%	1 000 ml		i.v.	24h	im Wechsel mit NaCl 0,9%
-4-(-1)	0-1-0-0	Cotrimoxazol	960 mg		p.o.		Mo, Mi, Fr. Ab Tag 0 pausieren bis Neutrophile >500/µl, dann Wiederbeginn und Fortführung bis CD4 >200/µl und Pat. ohne weitere immunsuppressive Behandlung.
-4-6	1-0-0-0	Allopurinol	300 mg		p.o.		in Abhängigkeit vom Harnsäurespiegel.
-4-30	Gabe	Enoxaparin	*		s.c.		* Dosierung siehe Memobox "prophylaktische Antikoagulation"
-2	-1h	Aprepitant	125 mg		p.o.		
-2	-30min	Granisetron	3 mg		i.v.		
-2	-30min	Dexamethason	12 mg		i.v.	B15min	
-2	-15min	Orale Kryotherapie	*		p.o.		am UKF laufend nach A+E Patient, *kontinuierlich bis 30min nach Ende Melphalan
-1-0	-1h	Aprepitant	80 mg		p.o.		d-1, d0 morgens
-1-1	-30min	Dexamethason	8 mg		i.v.	B15min	d-1 bis d+1 p.o. morgens
1	1-0-0-0	Aciclovir	400 mg		p.o.		ab Tag +1 bis CD4 >200/µl und Pat. ohne weitere immunsuppressive Behandlung.
7	morgens	Filgrastim (Neupogen®)	5 µg/kg		s.c.		ab d+7 bis stabiles Engraftment.

Bedarfsmedikation	Fluconazol bei Soor, Parenterale Ernährung; Metoclopramid, Dimenhydrinat, Pantoprazol, Sucralfat, bei prämenopausalen Frauen GnRH-Agonist, z.B. s.c. Goserelin Implantat (Zoladex® Depot 3,6mg monatlich oder 10,8mg 3-monatlich).
FN-Risiko	>20%
Kontrollen	Blutbild, Elektrolyte, Leberwerte, Retentionswerte, Kreatinin-Clearance, Diurese, Herzfunktion, Lungenfunktion, tägl. Inspektion der Mundhöhle, Infektparameter, Flüssigkeitsbilanz.
Therapievoraussetzung	Kriterien für Zyklusbeginn: Stammzellen verfügbar wie vorgeschrieben, ECOG $\leq$ 2, Gesamtbilirubin $\leq$ 2 mg/dL, AST und ALT $\leq$ 3x obere Grenze Normalwert, keine aktive Infektion oder schwere Organfunktionsstörung, kein Nierenversagen mit Dialysebedarf, LVEF $\geq$ 50%, DLCO mind. 60% v. Vergleichsperson im entspr. Alter, kein HIV oder aktive infektiöse Hepatitis Typ A, B, C oder Treponema Pallidum. Keine weitere Dosisreduktion, auch bei dialysepflichtiger Niereninsuffizienz, da die Verträglichkeit der Konditionierung auch bei niereninsuffizienten Patienten mit Melphalen-Dosen von 140-200mg/m^2 mit guter Durchführbarkeit gezeigt werden konnte (Lit. El Fakih 2015; Abidi 2012; Parikh 2009; Badros 2001).
Wechselwirkungen	Thiotepa wird über CYP2B6 und CYP3A4 zum aktiven Metaboliten TEPA metabolisiert. Daher **eingehende klinische Überwachung bei (idealerweise Vermeidung) der gleichzeitigen Gabe von:** 1. CYP2B6-Inhibitoren: u.a. **Clopidogrel**, Ticlopidin 2. CYP3A4-Inhibitoren: u.a. **Azol-Antimykotika, Makrolide,** Proteasehemmer, **Grapefruitsaft** → Diese Substanzen können die Plasmaspiegel von Thiotepa erhöhen und die von TEPA erniedrigen. 3. CYP450-Induktoren: u.a. **Rifampicin,** Carbamazepin, Phenobarbital → Diese Substanzen können die Plasmaspiegel von TEPA erhöhen. **Keine** relevante Interaktion zwischen Thiotepa und Aprepitant gemäß Interaktionscheck IBM Micromedex®.
Literatur	adaptiert nach Musso M et al. Biol Blood Marrow Transplant. 2015; 21:1932-38; Yoon J-H et al. Bone Marrow Transplantation. 2019; 54:330-3

Diese Krebstherapie birgt letale Risiken. Die Anwendung darf nur durch erfahrene Onkologen und entsprechend ausgebildetes Pflegepersonal erfolgen. Das Protokoll muss im Einzelfall überprüft und der klinischen Situation angepasst werden.

| 990000_21 | HD-Carboplatin/Etoposidphosphat | Indikation: Hochdosisprotokoll (solide Tumoren) | ICD-10: |

Hauptmedikation

Tag	zeitl. Ablauf	Substanz	Basisdosierung	Trägerlösung (ml)	Appl.	Infusionsdauer	Bemerkungen
-4-(-2)	0	Etoposidphosphat	500 mg/m² (HD*)	500 ml NaCl 0,9 %	i.v.	1h	Menge entspricht Etoposidanteil; Dosierung nach IBW bzw. AIBW
-4-(-2)	+1h	Carboplatin	6 AUC	250 ml Glucose 5 %	i.v.	18h	Max. 900mg s. Memo-Hinweis; Dosis (mg) = AUC (mg/ml x min) x [GFR (ml/min)+25]

* Hochdosis: Für die Berechnung der Dosis werden idealisierte Patientenwerte (IBW/AIBW) verwendet.

Zyklusdiagramm

	Tag -4	-3	-2	-1	0
Etoposidphosphat	□	□	□		
Carboplatin	■	■	■		
periphere Blutstammzelltransplantation					□

Achtung: sorgfältige Bilanzierung auf ausreichend Hydrierung achten

Tag -1: Therapiepause (mind. 24h)
Tag 0: periphere Stammzelltransplantation

Carboplatin Maximaldosis: 900mg
Diese sollte nur in Ausnahmefällen bei zwingender Therapienotwendigkeit überschritten werden (bei höchster Tumorlast - sofern der Zustand des Patienten dies erlaubt)

Dosierung Etoposid auf idealisiertes Körpergewicht (IBW) beziehen damit die Körperoberfläche berechnen:
Männer: IBW = 50,0kg + 2,3 x ((Größe in cm : 2,53) - 60)
Frauen: IBW = 45,5kg + 2,3 x ((Größe in cm : 2,53) - 60)
Bei erheblichem Übergewicht (reales KG >15kg über IBW), gilt das angepaßte Körpergewicht
AIBW: berechnetes IBW + 0,4 x (reales KG - berech. IBW)
Wenn reales Körpergewicht (KG) < IBW gilt das reale Körpergewicht

Prophylaktische Antikoagulation bei GFR <30ml/min

Thrombozytenzahl	Prophylaxe
>50.000/μl	Enoxaparin 40mg s.c.
20.000/μl - 50.000/μl	Enoxaparin 20mg s.c.
<20.000/μl	Keine prophylaktische Antikoagulation

Achtung: nach Tag -2 Prophylaxe verzögerte Emesis erwägen

Cave: zur VOD-Prophylaxe unbedingt prophylaktische Antikoagulation vor und nach Transplantation bis zur Entlassung.

CAVE: keine gleichzeitige Gabe von Itraconazol, Posaconazol, Voriconazol und Isavuconazol wegen möglicher Wirkverstärkung/Lebertoxizität bei Everolimusgabe und Hochdosisgaben von Busulfan, Thiotepa, Etoposid und Cyclophosphamid.

Infektionsprophylaxe

Aciclovir:
(täglich. 400mg p.o. 1-0-0-0)

pausieren: ab stationärer Aufnahme bis einschließlich Tag 0

Wiederbeginn: ab Tag +1
Fortführung: bis CD4 >200/μl und Patient ohne weitere immunsuppressive Behandlung.

Cotrimoxazol:
(Mo, Mi, Fr. 960mg p.o. 0-1-0-0)

pausieren: ab Tag 0

Wiederbeginn: wenn Neutrophile >500/μl
Fortführung: bis CD4 >200/μl und Patient ohne weitere immunsuppressive Behandlung.

Obligate Prä- und Begleitmedikation

Tag	zeitl. Ablauf	Substanz	Basisdosierung	Trägerlösung (ml)	Appl.	Infusionsdauer	Bemerkungen
-5-30	Gabe	Enoxaparin	*		s.c.		* Dosierung siehe Memobox "prophylaktische Antikoagulation"
-4-(-2)	-30min	NaCl 0,9 %	2 000 ml		i.v.	24h	an Vorlauf mit Mg²⁺ gedacht ? Bewässerung an Tag -1 und Tag 0 mit jeweils 1000ml NaCl/Tag weiterführen
		Magnesium 10% Inresa® (4,05mmol Magnesium/10ml)	20 ml				Magnesium: Befundabhängig, in Bewässerung
-4-(-2)	-15min	Dexamethason	8 mg	100 ml NaCl 0,9 %	i.v.	15min	
-4-(-2)	-15min	Granisetron	3 mg		i.v.	B	
-4-(-2)	+4h	Dexamethason	8 mg	100 ml NaCl 0,9 %	i.v.	15min	
-4-(-2)	+8h	Dexamethason	8 mg	100 ml NaCl 0,9 %	i.v.	15min	
-4-(-2)	+8h	Granisetron	3 mg		i.v.	B	
-4-(-1)	0-1-0-0	Cotrimoxazol	960 mg		p.o.		Mo, Mi, Fr. Ab Tag 0 pausieren bis Neutrophile >500/μl, dann Wiederbeginn und Fortführung bis CD4 >200/μl und Pat. ohne weitere immunsuppressive Behandlung.
-1-0	-30min	NaCl 0,9 %	1 000 ml		i.v.	24h	Nachbewässerung
-1-0	1-0-0-0	Dexamethason	8 mg		p.o.		
1	1-0-0-0	Aciclovir	400 mg		p.o.		ab Tag +1 bis CD4 >200/μl und Pat. ohne weitere immunsuppressive Behandlung.
7	1-0-0-0	Filgrastim (Neupogen®)	5 μg/kg		s.c.		ab d7 bis stabiles Engraftment

Bedarfsmedikation	Metoclopramid, Famotidin, Sucralfat, Fluconazol bei Soor, bei prämenopausalen Frauen GnRH-Agonist, z.B. s.c. Goserelin Implantat (Zoladex® Depot 3,6mg monatlich oder 10,8mg 3-monatlich).
Kontrollen	Blutbild, Elektrolyte insbesondere Ca^{2+}, Mg^{2+}, Leberwerte, Retentionswerte, eGFR, Flüssigkeitsbilanz, Oto-/Neurotoxizität, tägl. Inspektion der Mundhöhle
Dosisreduktion	bei Niereninsuffizienz: Carboplatin-Reduktion; siehe Dosismodifikationstabelle
Literatur	Lorch et al. J Clin Oncol. 2012;30(8):800-5; Lorch et al. J Clin Oncol. 2007;25(19):2778-84; Fachinformation: Carboplatin, Etoposidphosphat

Teil VIII · Konditionierung allogene Stammzell-transplantation (SZT)

Inhaltsverzeichnis

Kapitel 32   Konditionierung SZT

Elektronisches Zusatzmaterial Die elektronische Version des Werkes enthält Zusatzmaterial, auf das über folgenden Link zugegriffen werden kann: https://doi.org/10.1007/978-3-662-67749-0_1.

© Der/die Autor(en) 2023
M. Engelhardt et al. (Hrsg.), *Das Blaue Buch*,

Diese Krebstherapie birgt letale Risiken. Die Anwendung darf nur durch erfahrene Onkologen und entsprechend ausgebildetes Pflegepersonal erfolgen. Das Protokoll muss im Einzelfall überprüft und der klinischen Situation angepasst werden.

| 990100_08 | **TBI 12 Gy / Etoposid** | *Indikation: Konditionierung allogene SZT* | | | | | ICD-10: |

Hauptmedikation

Tag	zeitl. Ablauf	Substanz	Basisdosierung	Trägerlösung (ml)	Appl.	Infusionsdauer	Bemerkungen
-6-(-4)	0	TBI/Ganzkörperbestrahlung	2 Gy		*		morgens und nachmittags, insgesamt 2 x 2 Gy/Tag
-6-(-4)	+8h	TBI/Ganzkörperbestrahlung	2 Gy		*		morgens und nachmittags, insgesamt 2 x 2 Gy/Tag
-3	0	Etoposidphosphat	60 mg/kg (HD*)	500 ml NaCl 0,9 %	i.v.	1g/h	siehe Memobox zu Wechselwirkungen, Menge entspricht Etoposidanteil

* Hochdosis: Für die Berechnung der Dosis werden idealisierte Patientenwerte (IBW/AIBW) verwendet.

Zyklusdiagramm

	Tag -6	-5	-4	-3	-2	-1	0	1	2	3	4	5	6	7
Etoposidphosphat				□										
TBI	■	■	■											
GvHD-Prophylaxe allogene SZT				■	□	□	□	□	□	□	□	□	□	□

Prophylaktische Antikoagulation bei GFR >30ml/min

Thrombozytenzahl	Prophylaxe
>50.000/µl	Enoxaparin 40mg s.c.
20.000/µl - 50.000/µl	Enoxaparin 20mg s.c.
<20.000/µl	Keine prophylaktische Antikoagulation

Dosierung **Etoposid** auf idealisiertes Körpergewicht (**IBW**) beziehen damit die Körperoberfläche berechnen:
Männer: IBW = 50,0kg + 2,3 x ((Größe in cm : 2,53) - 60)
Frauen: IBW = 45,5kg + 2,3 x ((Größe in cm : 2,53) - 60)
Bei **erheblichem Übergewicht (reales KG >15kg über IBW)**, gilt das angepaßte Körpergewicht
AIBW: berechnetes IBW + 0,4 x (reales KG - berechn. IBW)
Wenn reales Körpergewicht (KG) < IBW gilt das reale Körpergewicht

CAVE: keine gleichzeitige Gabe von Itraconazol, Posaconazol, Voriconazol und Isavuconazol wegen möglicher Wirkverstärkung/Lebertoxizität bei Everolimusgabe und Hochdosisgaben von Busulfan, Thiotepa, Etoposid und Cyclophosphamid.

Achtung: Zu diesem Protokoll muss zwingend eine GvHD-Prophylaxe durchgeführt werden

Obligate Prä- und Begleitmedikation

Tag	zeitl. Ablauf	Substanz	Basisdosierung	Trägerlösung (ml)	Appl.	Infusionsdauer	Bemerkungen
-7-(-2)	1-0-1-0	Cotrimoxazol	960 mg		p.o.		ab Aufnahme bis Tag -2
-7-25	1-0-0-0	Fluconazol	200 mg		p.o.		ab Aufnahme bis mindestens Tag +25
-7-42	1-1-1-0	Ursodesoxycholsäure	250 mg		p.o.		ab Aufnahme bis ca. 1,5 Monate nach der Transplantation, ggf. als Saft verabreichen
-6-(-4)	-1h	Dexamethason	4 mg		p.o.		1h vor TBI
-6-(-4)	-1h	Granisetron	2 mg		p.o.		1h vor TBI
-6-(-4)	+7h	Dexamethason	4 mg		p.o.		1h vor TBI
-3	kontinuierlich	Jonosteril®	2 000 ml		i.v.	24h	
		KCl 7,45% (1mmol K+/ml)	ml - *befundabhängig* -				bei Bedarf, nach Wert in Bewässerung. Max. 20ml sind kompatibel mit Jonosteril.
		Magnesium 10% Inresa® (4,05mmol Magnesium/10ml)	ml - *befundabhängig* -				bei Bedarf, nach Wert in Bewässerung. Max. 40ml sind kompatibel mit Jonosteril.
-3	-30min	Granisetron	1 mg		i.v.	B	
-3	-30min	Dexamethason	8 mg		i.v.	15min	
-3	-15min	Clemastin	4 mg		i.v.	B	
-3	+3h 30min	Dexamethason	8 mg		i.v.	15min	2 Ampullen
-3	+7h 30min	Dexamethason	8 mg		p.o.		
-3	kontinuierlich	GvHD-Prophylaxe	* - *befundabhängig* -		i.v.		ab Tag -3; Dosis und Applikation s. jeweiliges Protokoll
-3-30	Gabe	Enoxaparin	*		s.c.		* Dosierung siehe Memobox "prophylaktische Antikoagulation"
-2-(-1)	kontinuierlich	Jonosteril®	1 000 ml		i.v.	24h	
		KCl 7,45% (1mmol K+/ml)	ml - *befundabhängig* -				bei Bedarf, nach Wert in Bewässerung. Max. 20ml sind kompatibel mit Jonosteril.
		Magnesium 10% Inresa® (4,05mmol Magnesium/10ml)	ml - *befundabhängig* -				bei Bedarf, nach Wert in Bewässerung. Max. 40ml sind kompatibel mit Jonosteril.
0	vor SZT	Clemastin	2 mg		i.v.	B	
1-30	1-0-1-0	Valaciclovir	500 mg		p.o.		ab d+1 bis 2 Monate nach Ende Immunsuppression und CD4>200/µl

Bedarfsmedikation	Metoclopramid, Dimenhydrinat, Allopurinol, Pantoprazol, Sucralfat; **bei prämenopausalen Frauen GnRH-Agonist, z.B. s.c. Goserelin Implantat (Zoladex® Depot 3,6mg monatlich oder 10,8mg 3-monatlich).**
Kontrollen	Blutbild, Elektrolyte, insbesondere Ca^{2+}, Mg^{2+}, Leberwerte, Retentionswerte, eGFR, Flüssigkeitsbilanz
Dosisreduktion	siehe Dosisreduktionstabelle
Infektionsprophylaxe	ab Tag +20 Cotrimoxazol 960mg p.o. Montag, Mittwoch, Freitag 0-1-0 und Folsäure 0,4mg p.o. jeweils Montags 0-1-0 bis 2 Monate nach Ende Immunsuppression und CD4 >200/µl. IgG Gabe: wenn IgG <400mg/dl oder wenn vermehrt Infekte und IgG <500mg/dl Isoniazid Prophylaxe: Isozid comp® 300mg/d in Abh. v. Alter, Anamnese, Herkunft und radiologischen Veränderungen.
Literatur	Blume KG et al. Blood. 1993; 81:2187-93; Blume KG et al. Bone Marrow Transpl. 1994; 14(Suppl 4):9-10.

> Diese Krebstherapie birgt letale Risiken. Die Anwendung darf nur durch erfahrene Onkologen und entsprechend ausgebildetes Pflegepersonal erfolgen. Das Protokoll muss im Einzelfall überprüft und der klinischen Situation angepasst werden.

990100_19   TBI 12 Gy / Thiotepa   Indikation: Konditionierung allogene SZT   ICD-10:

Hauptmedikation

Tag	zeitl. Ablauf	Substanz	Basisdosierung	Trägerlösung (ml)	Appl.	Infusionsdauer	Bemerkungen
-6-(-4)	0	TBI/Ganzkörperbestrahlung	2 Gy		*		morgens und nachmittags, insgesamt 2 x 2 Gy/Tag
-6-(-4)	+8h	TBI/Ganzkörperbestrahlung	2 Gy		*		morgens und nachmittags, insgesamt 2 x 2 Gy/Tag
-3		Thiotepa	5 mg/kg	Glucose 5 % (konzentrationsabhängig)	i.v.	2h	siehe Memobox zu Wechselwirkungen

> **Memo:** Thiotepa wird im Schweiß abgesondert. Zur Vermeidung einer toxisch bedingten Erythrodermie (besonders axillär und inguinal) häufig mit nassem Waschlappen abwaschen.

Zyklusdiagramm

	Tag -6	-5	-4	-3	-2	-1	0	1	2	3	4	5	6	7
Thiotepa				■										
TBI	■	■	■											
GvHD-Prophylaxe (ggf. ab d-3) allogene SZT				□	□	□	□	□	□	□	□	□	□	□

> **CAVE: keine gleichzeitige Gabe von Itraconazol, Posaconazol, Voriconazol und Isavuconazol** wegen möglicher Wirkverstärkung/Lebertoxizität bei Everolimusgabe und Hochdosisgaben von Busulfan, Thiotepa, Etoposid und Cyclophosphamid.

> **Achtung: Zu diesem Protokoll muss zwingend eine GvHD-Prophylaxe durchgeführt werden**

Prophylaktische Antikoagulation bei GFR >30ml/min

Thrombozytenzahl	Prophylaxe
>50.000/μl	Enoxaparin 40mg s.c.
20.000/μl - 50.000/μl	Enoxaparin 20mg s.c.
<20.000/μl	Keine prophylaktische Antikoagulation

Obligate Prä- und Begleitmedikation

Tag	zeitl. Ablauf	Substanz	Basisdosierung	Trägerlösung (ml)	Appl.	Infusionsdauer	Bemerkungen
-7-(-2)	1-0-1-0	Cotrimoxazol	960 mg		p.o.		ab Aufnahme bis Tag -2
-7-25	1-0-0-0	Fluconazol	200 mg		p.o.		ab Aufnahme bis mindestens Tag +25
-7-42	1-1-1-0	Ursodesoxycholsäure	250 mg		p.o.		ab Aufnahme bis ca. 1,5 Monate nach der Transplantation, ggf. als Saft verabreichen
-6-(-4)	-1h	Dexamethason	4 mg		p.o.		1h vor TBI
-6-(-4)	-1h	Granisetron	2 mg		p.o.		1h vor TBI
-6-(-4)	+7h	Dexamethason	4 mg		p.o.		1h vor TBI
-3	kontinuierlich	Jonosteril®	2 000 ml		i.v.	24h	bei Bedarf, nach Wert in Bewässerung. Max. 20ml sind kompatibel mit Jonosteril.
		KCl 7,45% (1mmol K+/ml)	ml - befundabhängig -				bei Bedarf, nach Wert in Bewässerung. Max. 40ml sind kompatibel mit Jonosteril.
		Magnesium 10% Inresa® (4,05mmol Magnesium/10ml)	ml - befundabhängig -				
-3	-30min	Dexamethason	8 mg		i.v.	15min	
-3	-30min	Granisetron	1 mg		i.v.	B	
-3	kontinuierlich	GvHD-Prophylaxe	* - befundabhängig -		i.v.		ab Tag -3; Dosis und Applikation s. jeweiliges Protokoll
-3-30	Gabe	Enoxaparin	*		s.c.		* Dosierung siehe Memobox "prophylaktische Antikoagulation"
0	vor SZT	Clemastin	2 mg		i.v.	B	
1-60	1-0-1-0	Valaciclovir	500 mg		p.o.		ab d+1 bis d60, danach ggf. reduzieren

Bedarfsmedikation	Metoclopramid, Dimenhydrinat, Allopurinol, Pantoprazol, Sucralfat; **bei prämenopausalen Frauen GnRH-Agonist, z.B. s.c. Goserelin Implantat (Zoladex® Depot 3,6mg monatlich oder 10,8mg 3-monatlich).**
Kontrollen	Blutbild, Elektrolyte, insbesondere Ca^{2+}, Mg^{2+}, Leberwerte, Retentionswerte, eGFR, Flüssigkeitsbilanz
Dosisreduktion	siehe Dosisreduktionstabelle
Wechselwirkungen	Thiotepa wird über CYP2B6 und CYP3A4 zum aktiven Metaboliten TEPA metabolisiert. Daher **eingehende klinische Überwachung bei (idealerweise Vermeidung) der gleichzeitigen Gabe von:** 1. CYP2B6-Inhibitoren u.a. **Clopidogrel**, Ticlopidin 2. CYP3A4-Inhibitoren u.a. **Azol-Antimykotika**, **Makrolide**, Proteasehemmer, **Grapefruitsaft** → Diese Substanzen können die Plasmaspiegel von Thiotepa erhöhen und die von TEPA erniedrigen. 3. CYP450-Induktoren: u.a. **Rifampicin**, Carbamazepin, Phenobarbital → Diese Substanzen können die Plasmaspiegel von TEPA erhöhen. **Keine** relevante Interaktion zwischen Thiotepa und Aprepitant gemäß Interaktionscheck IBM Micromedex®.
Infektionsprophylaxe	ab Tag +20 Cotrimoxazol 960mg p.o. Montag, Mittwoch, Freitag 0-1-0 und Folsäure 0,4mg jeweils Montags 0-1-0 bis 2 Monate nach Ende Immunsuppression und CD4 >200/µl. IgG Gabe: wenn IgG <400mg/dl oder wenn vermehrt Infekte und IgG <500mg/dl Isoniazid Prophylaxe: Isozid comp® 300mg/d in Abh. v. Alter, Anamnese, Herkunft und radiologischen Veränderungen.
Literatur	modifiziert nach Rezei l et al. Bone Marrow Transplantation (2002) 30, 335–340; Devetten MP et al. Bone Marrow Transplantation (2004) 34, 577–580; van Besien K et al. Bone Marrow Transplantation (2003) 32, 9–13

Diese Krebstherapie birgt letale Risiken. Die Anwendung darf nur durch erfahrene Onkologen und entsprechend ausgebildetes Pflegepersonal erfolgen. Das Protokoll muss im Einzelfall überprüft und der klinischen Situation angepasst werden.

990100_03 *BuFlu 4* **Indikation: Konditionierung allogene SZT** ICD-10:

Protokoll-Hinweis: Busulfan Fludarabin über 4 Tage

Hauptmedikation

Tag	zeitl. Ablauf	Substanz	Basisdosierung	Trägerlösung (ml)	Appl.	Infusionsdauer	Bemerkungen
-7-(-4)	0	Fludarabin	30 mg/m²	250 ml NaCl 0,9 %	i.v.	1h	
-7-(-4)	+3h	Busulfan	3,2 mg/kg (HD*)	NaCl 0,9 % (konzentrationsabhängig)	i.v.	3h	2h nach Ende Fludarabin; Polycarbonatfreies Infusionsbesteck

* Hochdosis: Für die Berechnung der Dosis werden idealisierte Patientenwerte (IBW/AIBW) verwendet.

Zyklusdiagramm

Fludarabin
Busulfan
GvHD-Prophylaxe (ggf. ab d+3)
allogene SZT

Tag -8 -7 -6 -5 -4 -3 -2 -1 0 1 2 3 4 5 6 7

Achtung: Zu diesem Protokoll muss zwingend eine GvHD-Prophylaxe durchgeführt werden

Tag 0: periphere Stammzelltransplantation

Während Busulfan-Gabe: **keine gleichzeitige Gabe von Paracetamol** (laut Fachinfo möglichst kein Paracetamol weniger als 72h vor Busulfan), **Itraconazol, Voriconazol, Posaconazol und Isavuconazol.**

Dosierung **Busulfan** auf idealisiertes Körpergewicht (**IBW**) beziehen damit die Körperoberfläche berechnen:
Männer: IBW = 50,0kg + 2,3 x ((Größe in cm : 2,53) - 60)
Frauen: IBW = 45,5kg + 2,3 x ((Größe in cm : 2,53) - 60)
Bei **erheblichem Übergewicht (reales KG >15kg über IBW)**, gilt das angepaßte Körpergewicht:
AIBW: berechnetes IBW + 0,25 x (reales KG - berechn. IBW)
Wenn reales Körpergewicht (KG) < IBW gilt das reale Körpergewicht

CAVE: Dosisreduktion Fludarabin bei Nierenfunktionsstörungen

GFR (ml/min)	Dosis
> 70	100%
30 - 70	50%
< 30	relative KI

Prophylaktische Antikoagulation bei GFR >30ml/min

Thrombozytenzahl	Prophylaxe
>50.000/µl	Enoxaparin 40mg s.c.
20.000/µl - 50.000/µl	Enoxaparin 20mg s.c.
<20.000/µl	Keine prophylaktische Antikoagulation

Obligate Prä- und Begleitmedikation

Tag	zeitl. Ablauf	Substanz	Basisdosierung	Trägerlösung (ml)	Appl.	Infusionsdauer	Bemerkungen
-8-(-3)	1-0-1-0	Levetiracetam	500 mg		p.o.		bis Tag -3
-8-(-2)	1-0-1-0	Cotrimoxazol	960 mg		p.o.		ab Aufnahme bis Tag -2
-8-(-2)	0-0-0-1	Bromazepam	3 mg		p.o.		bis d-2 danach RS Arzt
-8-25	1-0-0-0	Fluconazol	200 mg		p.o.		ab Aufnahme bis mindestens Tag +25
-8-30	Gabe	Enoxaparin	*		s.c.		* Dosierung siehe Memobox "prophylaktische Antikoagulation"
-8-42	1-1-1-0	Ursodesoxycholsäure	250 mg		p.o.		ab Aufnahme bis ca. 1,5 Monate nach der Transplantation, ggf. als Saft verabreichen
-7-(-4)	kontinuierlich	Jonosteril®	2 000 ml		i.v.	24h	
		KCl 7,45% (1mmol K+/ml)	ml - befundabhängig				bei Bedarf, nach Wert in Bewässerung. Max. 20ml sind kompatibel mit Jonosteril.
		Magnesium 10% Inresa® (4,05mmol Magnesium/10ml)	ml - befundabhängig				bei Bedarf, nach Wert in Bewässerung. Max. 40ml sind kompatibel mit Jonosteril.
-7-(-4)	-15min	Granisetron	1 mg		i.v.	15min	
-7-(-4)	-15min	Dexamethason	8 mg		i.v.	15min	
-3	kontinuierlich	GvHD-Prophylaxe	* - befundabhängig		i.v.		ab Tag -3: Dosis und Applikation s. jeweiliges Protokoll
-3-(-2)	kontinuierlich	Jonosteril®	2 000 ml		i.v.	24h	
		KCl 7,45% (1mmol K+/ml)	ml - befundabhängig				bei Bedarf, nach Wert in Bewässerung. Max. 20ml sind kompatibel mit Jonosteril.
		Magnesium 10% Inresa® (4,05mmol Magnesium/10ml)	ml - befundabhängig				bei Bedarf, nach Wert in Bewässerung. Max. 40ml sind kompatibel mit Jonosteril.
0	vor SZT	Clemastin	2 mg		i.v.	B	
1-60	1-0-1-0	Valaciclovir	500 mg		p.o.		ab d+1 bis d60, danach ggf. reduzieren

Bedarfsmedikation	Metoclopramid, Dimenhydrinat, Allopurinol, Pantoprazol, Sucralfat; **bei prämenopausalen Frauen GnRH-Agonist, z.B. s.c. Goserelin Implantat (Zoladex® Depot 3,6mg monatlich oder 10,8mg 3-monatlich).**
Kontrollen	Blutbild, Elektrolyte, insbesondere Ca^{2+}, Mg^{2+}, Leberwerte, Retentionswerte, eGFR, Flüssigkeitsbilanz
Dosisreduktion	siehe Dosisreduktionstabelle
Cave	während Busulfan-Gabe: keine gleichzeitige Gabe von Itraconazol, Voriconazol, Posaconazol und Isavuconazol. Wegen einer möglichen Abnahme der Busulfan-Metabolisierung ist bei Einnahme von Paracetamol vor (weniger als 72h) oder gleichzeitig mit der Anwendung von Busulfan Vorsicht geboten.
Infektionsprophylaxe	ab Tag +20 Cotrimoxazol 960mg p.o. Montag, Mittwoch, Freitag 0-1-0 und Folsäure 0,4mg p.o. jeweils Montags 0-1-0 bis 2 Monate nach Ende Immunsuppression und CD4>200/μl. IgG Gabe: wenn IgG< 400mg/dl oder wenn vermehrt Infekte und IgG< 500mg/dl Isoniazid Prophylaxe: Isozid comp® 300mg/d in Abh. v. Alter, Anamnese, Herkunft und radiologischen Veränderungen.
Literatur	Shimoni A et al. Leukemia. 2005; 19(1):7-12; Shimoni A et al. Leukemia. 2006; 20:322-8; Almog S et al. Biol Blood Marrow Transplant. 2011; 17:117-123.

Diese Krebstherapie birgt letale Risiken. Die Anwendung darf nur durch erfahrene Onkologen und entsprechend ausgebildetes Pflegepersonal erfolgen. Das Protokoll muss im Einzelfall überprüft und der klinischen Situation angepasst werden.

990100_14   TBF MAC   ICD-10:

Indikation: Konditionierung allogene SZT

Protokoll-Hinweis: Thiotepa Busulfan Fludarabin

Hauptmedikation

Tag	zeitl. Ablauf	Substanz	Basisdosierung	Trägerlösung (ml)	Appl.	Infusionsdauer	Bemerkungen
-7-(-6)	0	Thiotepa	5 mg/kg	Glucose 5 % (konzentrationsabhängig)	i.v.	2h	bei RIC ohne d-7
-5-(-3)	0	Fludarabin	30 mg/m²	250 ml NaCl 0,9 %	i.v.	1h	bei RIC ohne d-3
-5-(-3)	+3h	Busulfan	3,2 mg/kg (HD*)	NaCl 0,9 % (konzentrationsabhängig)	i.v.	3h	2h nach Ende Fludarabin; Polycarbonatfreies Infusionsbesteck; Bei RIC ohne d-3

* Hochdosis: Für die Berechnung der Dosis werden idealisierte Patientenwerte (IBW/AIBW) verwendet.

Zyklusdiagramm

Tag: -8 -7 -6 -5 -4 -3 -2 -1 0 1 2 3 4 5 6 7

- Thiotepa
- Fludarabin
- Busulfan
- GvHD-Prophylaxe (ggf. ab d-3)
- allogene SZT

Dosierung **Busulfan** auf idealisiertes Körpergewicht (**IBW**) beziehen damit die Körperoberfläche berechnen:

Männer: IBW = 50,0kg + 2,3 x ((Größe in cm : 2,53) - 60)
Frauen: IBW = 45,5kg + 2,3 x ((Größe in cm : 2,53) - 60)
Bei **erheblichem Übergewicht** (**reales KG >15kg über IBW**), gilt das angepaßte Körpergewicht:
AIBW: berechnetes IBW + 0,25 x (reales KG - berechn. IBW)
Wenn reales Körpergewicht (KG) < IBW gilt das reale Körpergewicht

Achtung: Zu diesem Protokoll muss zwingend eine GvHD-Prophylaxe durchgeführt werden

Memo: Thiotepa wird im Schweiß abgesondert. Zur Vermeidung einer toxisch bedingten Erythrodermie (besonders axillär und inguinal) häufig mit nassem Waschlappen abwaschen.

RIC bei >60J, "frail": ohne Tage -7 und -3
Tag 0: periphere Stammzelltransplantation

CAVE: keine gleichzeitige Gabe von Itraconazol, Posaconazol, Voriconazol und Isavuconazol wegen möglicher Wirkverstärkung/Lebertoxizität bei Everolimusgabe und Hochdosisgaben von Busulfan, Thiotepa, Etoposid und Cyclophosphamid.

Prophylaktische Antikoagulation bei GFR >30ml/min

Thrombozytenzahl	Prophylaxe
>50.000/µl	Enoxaparin 40mg s.c.
20.000/µl - 50.000/µl	Enoxaparin 20mg s.c.
<20.000/µl	Keine prophylaktische Antikoagulation

CAVE: Nierenfunktionsstörungen

Dosisreduktion	Fludarabin bei
GFR (ml/min)	**Dosis**
>70	100%
30 - 70	50%
<30	relative KI

Obligate Prä- und Begleitmedikation

Tag	zeitl. Ablauf	Substanz	Basisdosierung	Trägerlösung (ml)	Appl.	Infusionsdauer	Bemerkungen
-8-(-2)	1-0-1-0	Cotrimoxazol	960 mg		p.o.		ab Aufnahme bis Tag -2
-8-25	1-0-0-0	Fluconazol	200 mg		p.o.		ab Aufnahme bis mindestens Tag +25
-8-30	Gabe	Enoxaparin	*		s.c.		* Dosierung siehe Memobox "prophylaktische Antikoagulation"
-8-42	1-1-1-0	Ursodesoxycholsäure	250 mg		p.o.		ab Aufnahme bis ca. 1,5 Monate nach der Transplantation, ggf. als Saft verabreichen
-7-(-3)	-30min	Dexamethason	8 mg		i.v.	15min	
-7-(-3)	-30min	Granisetron	1 mg		i.v.	15min	
-7-(-1)	kontinuierlich	Jonosteril®	2 000 ml		i.v.	24h	
		KCl 7,45% (1mmol K⁺/ml)	ml - befundabhängig -				bei Bedarf, nach Wert in Bewässerung. Max. 20ml sind kompatibel mit Jonosteril.
		Magnesium 10% Inresa® (4,05mmol Magnesium/10ml)	ml - befundabhängig -				bei Bedarf, nach Wert in Bewässerung. Max. 40ml sind kompatibel mit Jonosteril.
-6-(-2)	1-0-1-0	Levetiracetam	500 mg		p.o.		bis Tag -2
-6-(-1)	0-0-0-1	Bromazepam	3 mg		p.o.		bis Tag d-1 danach RS Arzt
-3	kontinuierlich	GvHD-Prophylaxe	* - befundabhängig -		i.v.		ab Tag -3; *Dosis u. Applikation s. jeweiliges Protokoll
0	vor SZT	Clemastin	2 mg		i.v.	B	
1-60	1-0-1-0	Valaciclovir	500 mg		p.o.		ab d+1 bis d60, danach ggf. reduzieren

Bedarfsmedikation	Metoclopramid, Dimenhydrinat, Allopurinol 300 mg, Pantoprazol, Sucralfat; **bei prämenopausalen Frauen GnRH-Agonist, z.B. s.c. Goserelin Implantat (Zoladex® Depot 3,6mg monatlich oder 10,8mg 3-monatlich).**
Kontrollen	Blutbild, Elektrolyte insbes. Ca²⁺, Mg²⁺, Leberwerte, Retentionswerte, eGFR, Flüssigkeitsbilanz
Dosisreduktion	Intermediate intensity conditioning (IIC) → nur 2 Tage Busulfan (d-5 und d-4); **Reduced intensity conditioning (RIC) bei >60J, "frail" → Regimenverkürzung: nur Tage -6 bis -4**: Siehe auch Dosismodifikationstabelle
Wechselwirkungen	während Busulfan-Gabe: keine gleichzeitige Gabe von Itraconazol, Voriconazol, Posaconazol und Isavuconazol. Wegen einer möglichen Abnahme der Busulfan-Metabolisierung ist bei Einnahme von Paracetamol vor (weniger als 72h) oder gleichzeitig mit der Anwendung von Busulfan Vorsicht geboten. Thiotepa wird über CYP2B6 und CYP3A4 zum aktiven Metaboliten TEPA metabolisiert. Daher **eingehende klinische Überwachung bei (idealerweise Vermeidung) der gleichzeitigen Gabe von:** 1. CYP2B6-Inhibitoren: u.a. **Clopidogrel**, Ticlopidin 2. CYP3A4-Inhibitoren: u.a. **Azol-Antimykotika, Makrolide**, Proteasehemmer, **Grapefruitsaft** → Diese Substanzen können die Plasmaspiegel von Thiotepa erhöhen und die von TEPA erniedrigen. 3. CYP450-Induktoren: u.a. **Rifampicin**, Carbamazepin, Phenobarbital → Diese Substanzen können die Plasmaspiegel von TEPA erhöhen. **Keine** relevante Interaktion zwischen Thiotepa und Aprepitant gemäß Interaktionscheck IBM Micromedex®.
Infektionsprophylaxe	Ab Tag +20 Cotrimoxazol 960mg p.o. Montag, Mittwoch, Freitag 0-1-0 und Folsäure 0,4mg Montags 0-1-0 bis 2 Monate nach Ende Immunsuppression und CD4>200/µl. IgG Gabe: wenn IgG< 400mg/dl oder wenn vermehrt Infekte und IgG< 500mg/dl Isoniazid Prophylaxe: Isozid comp® 300mg/d in Abh. v. Alter, Anamnese, Herkunft und radiologischen Veränderungen.
Literatur	adaptiert nach Di Bartolomeo P. et al. Blood. 2013; 121:849-57; Sanz J. et al. Bone Marrow Transpl. 2012; 47:1287-93; Raiola A.M. et al. Biol Blood Marrow Transplant. 2013; 19:117-122.

Diese Krebstherapie birgt letale Risiken. Die Anwendung darf nur durch erfahrene Onkologen und entsprechend ausgebildetes Pflegepersonal erfolgen. Das Protokoll muss im Einzelfall überprüft und der klinischen Situation angepasst werden.

| 990100_06 | *FluCy* | *Indikation: Konditionierung allogene SZT (Aplastische Anämie)* | *ICD-10: D61* |

Protokoll-Hinweis: HD Fludarabin/Cyclophosphamid

Hauptmedikation

Tag	zeitl. Ablauf	Substanz	Basisdosierung	Trägerlösung (ml)	Appl.	Infusionsdauer	Bemerkungen
-6-(-3)	0	Fludarabin	30 mg/m²	250 ml NaCl 0,9 %	i.v.	1h	bei PBSC statt KM entfällt Tag -3
-6-(-3)	+2h	Cyclophosphamid	50 mg/kg (HD*)	1 000 ml NaCl 0,9 %	i.v.	1h	bei PBSC statt KM entfällt Tag -3

* Hochdosis: Für die Berechnung der Dosis werden idealisierte Patientenwerte (IBW/AIBW) verwendet.

Dosierung **Cyclophosphamid** auf idealisiertes Körpergewicht (**IBW**) beziehen damit die Körperoberfläche berechnen:
Männer: IBW = 50,0kg + 2,3 x ((Größe in cm : 2,53) - 60)
Frauen: IBW = 45,5kg + 2,3 x ((Größe in cm : 2,53) - 60)
Bei **erheblichem Übergewicht (reales KG >15kg über IBW)**, gilt das angepaßte Körpergewicht:
AIBW: berechnetes IBW + 0,4 x (reales KG - berechn. IBW)
Wenn reales Körpergewicht (KG) < IBW gilt das reale Körpergewicht

CAVE: keine gleichzeitige Gabe von Itraconazol, Posaconazol, Voriconazol und Isavuconazol wegen möglicher Wirkverstärkung/Lebertoxizität bei Everolimusgabe und Hochdosisgaben von Busulfan, Thiotepa, Etoposid und Cyclophosphamid.

Tag 0: Knochenmarktransplantation

Zyklusdiagramm

Tag -6 -5 -4 -3 -2 -1 0 1 2 3 4 5 6 7
Fludarabin
Cyclophosphamid
ATG
GvHD-Prophylaxe (ggf. ab d+3)
allogene SZT

Aprepitant / Fosaprepitant (Prodrug) sind Substrate und moderate Inhibitoren von CYP3A4:
Cave bei gleichzeitiger oraler Verabreichung von hauptsächlich via CYP3A4 metabolisierten Wirkstoffen mit geringer therapeutischer Breite wie Ciclosporin, Tacrolimus, Everolimus, Fentanyl. Die gleichzeitige Anwendung von Pimozid ist kontraindiziert. Interaktion mit CYP3A4 metabolisierten oral **verabreichten CTx z.B. Etoposid, Vinorelbin möglich. Besondere Vorsicht bei gleichzeitiger Anwendung von Irinotecan und Ifosfamid** erhöhte **Toxizität möglich.** Reduktion der üblichen oralen Dexamethason-Dosis um 50%.
Vorübergehende leichte Induktion von CYP2C9 und CYP3A4 nach Beendigung der Aprepitant- / Fosaprepitant-Therapie: Bei Warfarin (CYP2C9-Substrat)-Dauertherapie besonders engmaschige INR-Überwachung innerhalb von 14 Tagen nach jeder Aprepitant 3-Tages-Therapie. Verminderte Wirksamkeit hormonaler Kontrazeptiva bis 2 Monate nach letzter Aprepitant Gabe möglich → alternative unterstützende Maßnahmen zur Empfängnisverhütung vorzunehmen.

Auf ausreichende Urinausfuhr achten (Prophylaxe hämorrhagische Zystitis).

Achtung: Zu diesem Protokoll muss zwingend eine GvHD-Prophylaxe durchgeführt werden

CAVE: Dosisreduktion bei Nierenfunktionsstörungen — **Fludarabin**

GFR (ml/min)	Dosis
>70	100%
30 - 70	50%
<30	relative KI

Prophylaktische Antikoagulation bei GFR >30ml/min

Thrombozytenzahl	Prophylaxe
>50.000/µl	Enoxaparin 40mg s.c.
20.000/µl - 50.000/µl	Enoxaparin 20mg s.c.
<20.000/µl	Keine prophylaktische Antikoagulation

Obligate Prä- und Begleitmedikation

Tag	zeitl. Ablauf	Substanz	Basisdosierung	Trägerlösung (ml)	Appl.	Infusionsdauer	Bemerkungen
-7-(-2)	1-0-1-0	Cotrimoxazol	960 mg		p.o.		ab Aufnahme bis Tag -2
-7-25	1-0-0-0	Fluconazol	200 mg		p.o.		ab Aufnahme bis mindestens Tag +25
-7-30	Gabe	Enoxaparin	*		s.c.		* Dosierung siehe Memobox "prophylaktische Antikoagulation"
-7-42	1-1-1-0	Ursodesoxycholsäure	250 mg		p.o.		ab Aufnahme bis ca. 1,5 Monate nach der Transplantation, ggf. als Saft verabreichen
-6	-4h	Jonosteril®	3 000 ml		i.v.	24h	Start der Bewässerung 4h vor Cyclophosphamid.
		KCl 7,45% (1mmol K+/ml)	ml - *befundabhängig* -				bei Bedarf, nach Wert in Bewässerung. Max. 20ml sind kompatibel mit Jonosteril.
		Magnesium 10% Inresa® (4,05mmol Magnesium/10ml)	ml - *befundabhängig* -				bei Bedarf, nach Wert in Bewässerung. Max. 40ml sind kompatibel mit Jonosteril.
-6	+1h	Aprepitant	125 mg		p.o.		
-6	+1h 30min	Dexamethason	12 mg		i.v.	15min	
-6-(-3)	kontinuierlich	Mesna	100 mg/kg		i.v.	24	bis 24h nach Ende der Cyclophosphamidgabe

Obligate Prä- und Begleitmedikation (Fortsetzung)

Tag	zeitl. Ablauf	Substanz	Basisdosierung	Trägerlösung (ml)	Appl.	Infusionsdauer	Bemerkungen
-6-(-3)	+1h 30min	Granisetron	1 mg		i.v.	B	
-6-(-3)	+1h 45min	Furosemid	20 mg		i.v.	B	
-5-(-3)	kontinuierlich	Jonosteril®	3 000 ml		i.v.	24h	
		KCl 7,45% (1mmol K+/ml)	ml - befundabhängig -				bei Bedarf, nach Wert in Bewässerung. Max. 20ml sind kompatibel mit Jonosteril.
		Magnesium 10% Inresa® (4,05mmol Magnesium/10ml)	ml - befundabhängig -				bei Bedarf, nach Wert in Bewässerung. Max. 40ml sind kompatibel mit Jonosteril.
-5-(-3)	+1h	Aprepitant	80 mg		p.o.		
-5-(-3)	+1h 30min	Dexamethason	8 mg		i.v.	15min	
-3	kontinuierlich	Gv-ID-Prophylaxe	* - befundabhängig -		i.v.		ab Tag -3: Dosis und Applikation s. jeweiliges Protokoll
-2	1-0-0-0	Aprepitant	80 mg		p.o.		
-2-(-1)	kontinuierlich	Jonosteril®	2 000 ml *		i.v.	24h	
		KCl 7,45% (1mmol K+/ml)	ml - befundabhängig -				bei Bedarf, nach Wert in Bewässerung. Max. 20ml sind kompatibel mit Jonosteril.
		Magnesium 10% Inresa® (4,05mmol Magnesium/10ml)	ml - befundabhängig -				bei Bedarf, nach Wert in Bewässerung. Max. 40ml sind kompatibel mit Jonosteril.
-2-(-1)	1-0-0-0	Dexamethason	8 mg		p.o.		
0	vor SZT	Clemastin	2 mg		i.v.	B	
1-30	1-0-1-0	Valaciclovir	500 mg		p.o.		ab d+1 bis 2 Monate nach Ende Immunsuppression und CD4>200/µl

Bedarfsmedikation	Metoclopramid, Dimenhydrinat, Allopurinol, Pantoprazol, Sucralfat; **bei prämenopausalen Frauen GnRH-Agonist, z.B. s.c. Goserelin Implantat (Zoladex® Depot 3,6mg monatlich oder 10,8mg 3-monatlich).**
Kontrollen	Blutbild, Elektrolyte, insbesondere Ca2+, Mg2+, Leberwerte, Retentionswerte, eGFR, Flüssigkeitsbilanz, Urin-pH-Messung und venöse BGA-Messung (bei Alkalisierung)
Dosisreduktion	siehe Dosisreduktionstabelle
Infektionsprophylaxe	ab Tag +20 Cotrimoxazol 960mg p.o. Montag, Mittwoch, Freitag 0-1-0 und Folsäure 0,4mg p.o. jeweils Montags 0-1-0 bis 2 Monate nach Ende Immunsuppression und CD4>200/µl. IgG Gabe: wenn IgG< 400mg/dl oder wenn vermehrt Infekte und IgG< 500mg/dl Isoniazid Prophylaxe: Isozid comp® 300mg/d in Abh. v. Alter, Anamnese, Herkunft und radiologischen Veränderungen.
Literatur	adaptiert nach Bacigalupo A et al. Bone Marrow Transpl. 2005; 36:947-950; Georges GE et al. Int J Hematol. 2002; 75:141-6.

Diese Krebstherapie birgt letale Risiken. Die Anwendung darf nur durch erfahrene Onkologen und entsprechend ausgebildetes Pflegepersonal erfolgen. Das Protokoll muss im Einzelfall überprüft und der klinischen Situation angepasst werden.

990100_17 *FluCy bei PBSC*

Indikation: Konditionierung allogene SZT (Aplastische Anämie)

ICD-10: D61

Hauptmedikation

Tag	zeitl. Ablauf	Substanz	Basisdosierung	Trägerlösung (ml)	Appl.	Infusions-dauer	Bemerkungen
-6-(-4)	0	Fludarabin	30 mg/m²	250 ml NaCl 0,9 %	i.v.	1h	
-6-(-4)	+2h	Cyclophosphamid	50 mg/kg (HD*)	1 000 ml NaCl 0,9 %	i.v.	1h	

* Hochdosis: Für die Berechnung der Dosis werden idealisierte Patientenwerte (IBW/AIBW) verwendet.

Zyklusdiagramm

	Tag -6	-5	-4	-3	-2	-1	0	1	2	3	4	5	6	7
Fludarabin				■	■	■								
Cyclophosphamid			■	■	■	■								
ATG														
GvHD-Prophylaxe (ggf. ab d+3)							□	□	□	□	□	■	■	■
allogene SZT							■							

Tag 0: periphere Stammzelltransplantation

Auf ausreichende Urinausfuhr achten (Prophylaxe hämorrhagische Zystitis).

Apreptitant / Fosaprepitant (Prodrug) sind Substrate und moderate Inhibitoren von CYP3A4:
Cave bei gleichzeitiger oraler Verabreichung von hauptsächlich via CYP3A4 metabolisierten Wirkstoffen mit geringer therapeutischer Breite wie Ciclosporin, Tacrolimus, Everolimus, Fentanyl. Die gleichzeitige Anwendung von Pimozid ist kontraindiziert. **Interaktion mit CYP3A4 metabolisierten oral verabreichten CTx z.B. Etoposid, Vinorelbin möglich. Besondere Vorsicht bei gleichzeitiger Anwendung von Irinotecan und Ifosfamid erhöhte Toxizität möglich.** Reduktion der üblichen oralen Dexamethason-Dosis um 50%.
Vorübergehende leichte Induktion von CYP2C9 und CYP3A4 nach Beendigung der Aprepitant- / Fosaprepitant-Therapie: Bei Warfarin (CYP2C9-Substrat)-Dauertherapie besonders engmaschige INR-Überwachung innerhalb von 14 Tagen nach jeder Aprepitant 3-Tages-Therapie. Verminderte Wirksamkeit hormonaler Kontrazeptiva bis 2 Monate nach letzter Aprepitant Gabe möglich → alternative unterstützende Maßnahmen zur Empfängnisverhütung vorzunehmen.

Achtung: Zu diesem Protokoll muss zwingend eine GvHD-Prophylaxe durchgeführt werden

Dosierung **Cyclophosphamid** auf idealisiertes Körpergewicht (**IBW**) beziehen damit die Körperoberfläche berechnen:
Männer: IBW = 50,0kg + 2,3 x ((Größe in cm : 2,53) - 60)
Frauen: IBW = 45,5kg + 2,3 x ((Größe in cm : 2,53) - 60)
Bei **erheblichem Übergewicht (reales KG >15kg über IBW)**, gilt das angepaßte Körpergewicht:
AIBW: berechnetes IBW + 0,4 x (reales KG - berechn. IBW)
Wenn reales Körpergewicht (KG) < IBW gilt das reale Körpergewicht

CAVE: keine gleichzeitige Gabe von Itraconazol, Posaconazol, Voriconazol und Isavuconazol wegen möglicher Wirkverstärkung/Lebertoxizität bei Everolimusgabe und Hochdosisgaben von Busulfan, Thiotepa, Etoposid und Cyclophosphamid.

CAVE: Dosisreduktion Fludarabin bei Nierenfunktionsstörungen

GFR (ml/min)	Dosis
> 70	100%
30 - 70	50%
< 30	relative KI

Prophylaktische Antikoagulation bei GFR >30ml/min

Thrombozytenzahl	Prophylaxe
>50.000/μl	Enoxaparin 40mg s.c.
20.000/μl - 50.000/μl	Enoxaparin 20mg s.c.
<20.000/μl	Keine prophylaktische Antikoagulation

Obligate Prä- und Begleitmedikation

Tag	zeitl. Ablauf	Substanz	Basisdosierung	Trägerlösung (ml)	Appl.	Infusions-dauer	Bemerkungen
-7-(-2)	1-0-1-0	Cotrimoxazol	960 mg		p.o.		ab Aufnahme bis Tag -2
-7-25	1-0-0-0	Fluconazol	200 mg		p.o.		ab Aufnahme bis mindestens Tag +25
-7-30	Gabe	Enoxaparin	*		s.c.		* Dosierung siehe Memobox "prophylaktische Antikoagulation"
-7-42	1-1-1-0	Ursodesoxycholsäure	250 mg		p.o.		ab Aufnahme bis ca. 1,5 Monate nach der Transplantation, ggf. als Saft verabreichen
-6	-4h	Jonosteril®	3 000 ml		i.v.	24h	Start der Bewässerung 4h vor Cyclophosphamid.
-6		KCl 7,45% (1mmol K+/ml)	ml - *befundabhängig* -				bei Bedarf, nach Wert in Bewässerung. Max. 20ml sind kompatibel mit Jonosteril
-6		Magnesium 10% Inresa® (4,05mmol Magnesium/10ml)	ml - *befundabhängig* -				bei Bedarf, nach Wert in Bewässerung. Max. 40ml sind kompatibel mit Jonosteril.
-6	+1h	Aprepitant	125 mg		p.o.		
-6	+1h 30min	Dexamethason	12 mg		i.v.	15min	
-6-(-4)	kontinuierlich	Mesna	100 mg/kg		i.v.	24h	bis 24h nach Ende der Cyclophosphamidgabe

Obligate Prä- und Begleitmedikation (Fortsetzung)

Tag	zeitl. Ablauf	Substanz	Basisdosierung	Trägerlösung (ml)	Appl.	Infusions-dauer	Bemerkungen
-6-(-4)	+1h 30min	Granisetron	1 mg		i.v.	B	
-6-(-4)	+1h 45min	Furosemid	20 mg		i.v.	B	
-5-(-4)	kontinuierlich	Jonosteril®	3 000 ml		i.v.	24h	
		KCl 7,45% (1mmol K$^+$/ml)	ml - *befundabhängig* -				bei Bedarf, nach Wert in Bewässerung. Max. 20ml sind kompatibel mit Jonosteril.
		Magnesium 10% Inresa® (4,05mmol Magnesium/10ml)	ml - *befundabhängig* -				bei Bedarf, nach Wert in Bewässerung. Max. 40ml sind kompatibel mit Jonosteril.
-5-(-4)	+1h	Aprepitant	80 mg		p.o.		
-5-(-4)	+1h 30min	Dexamethason	8 mg		i.v.	15min	
-3	kontinuierlich	GvHD-Prophylaxe	* - *befundabhängig* -		i.v.		ab Tag -3: Dosis und Applikation s. jeweiliges Protokoll
-3-(-2)	kontinuierlich	Jonosteril®	2 000 ml		i.v.	24h	
		KCl 7,45% (1mmol K$^+$/ml)	ml - *befundabhängig* -				bei Bedarf, nach Wert in Bewässerung. Max. 20ml sind kompatibel mit Jonosteril.
		Magnesium 10% Inresa® (4,05mmol Magnesium/10ml)	ml - *befundabhängig* -				bei Bedarf, nach Wert in Bewässerung. Max. 40ml sind kompatibel mit Jonosteril.
-3-(-2)	1-0-0-0	Aprepitant	80 mg		p.o.		
-3-(-2)	1-0-0-0	Dexamethason	8 mg		p.o.		
0	vor SZT	Clemastin	2 mg		i.v.	B	
1-30	1-0-1-0	Valaciclovir	500 mg		p.o.		ab d+1 bis 2 Monate nach Ende Immunsuppression und CD4>200/μl

Bedarfsmedikation	Metoclopramid, Dimenhydrinat, Allopurinol, Pantoprazol, Sucralfat; **bei prämenopausalen Frauen GnRH-Agonist, z.B. s.c. Goserelin Implantat (Zoladex® Depot 3,6mg monatlich oder 10,8mg 3-monatlich).**
Kontrollen	Blutbild, Elektrolyte, insbesondere Ca^{2+}, Mg^{2+}, Leberwerte, Retentionswerte, eGFR, Flüssigkeitsbilanz, Urin-pH-Messung und venöse BGA-Messung (bei Alkalisierung)
Dosisreduktion	siehe Dosisreduktionstabelle
Infektionsprophylaxe	ab Tag +20 Cotrimoxazol 960mg p.o. Montag, Mittwoch, Freitag 0-1-0 und Folsäure 0,4mg p.o. jeweils Montags 0-1-0 oder wenn vermehrt Infekte und IgG< 400mg/dl oder wenn vermehrt Infekte und IgG< 500mg/dl Isoniazid Prophylaxe: Isozid comp® 300mg/d in Abh. v. Alter, Anamnese, Herkunft und radiologischen Veränderungen.
Literatur	adaptiert nach: Bacigalupo A et al. Bone Marrow Transpl. 2005; 36:947-950; Georges GE et al. Int J Hematol. 2002; 75:141-6.

Diese Krebstherapie birgt letale Risiken. Die Anwendung darf nur durch erfahrene Onkologen und entsprechend ausgebildetes Pflegepersonal erfolgen. Das Protokoll muss im Einzelfall überprüft und der klinischen Situation angepasst werden.

990100_22	TBI 8 Gy / Fludarabin	Indikation: Konditionierung allogene SZT	ICD-10:

Hauptmedikation

Tag	zeitl. Ablauf	Substanz	Basisdosierung	Trägerlösung (ml)	Appl.	Infusionsdauer	Bemerkungen
-6-(-5)	0	TBI/Ganzkörperbestrahlung	2 Gy		*		morgens und nachmittags, insgesamt 2 x 2Gy/Tag
-6-(-5)	+8h	TBI/Ganzkörperbestrahlung	2 Gy		*		morgens und nachmittags, insgesamt 2 x 2Gy/Tag
-6-(-5)	+3h	Fludarabin	30 mg/m²	250 ml NaCl 0,9 %	i.v.	1h	
-4-(-3)	0	Fludarabin	30 mg/m²	250 ml NaCl 0,9 %	i.v.	1h	

Zyklusdiagramm

	Tag -6	-5	-4	-3	-2	-1	0	1	2	3	4	5	6	7
TBI/Ganzkörperbestrahlung	☐	☐												
Fludarabin		☐	■	☐										
GvHD-Prophylaxe				■	☐									
allogene SZT							■							

CAVE:

Dosisreduktion	Fludarabin	bei
Nierenfunktionsstörungen		

GFR (ml/min)	Dosis
>70	100%
30 - 70	50%
< 30	relative KI

Prophylaktische Antikoagulation bei GFR >30ml/min

Thrombozytenzahl	Prophylaxe
>50.000/µl	Enoxaparin 40mg s.c.
20.000/µl - 50.000/µl	Enoxaparin 20mg s.c.
<20.000/µl	Keine prophylaktische Antikoagulation

Achtung: Zu diesem Protokoll muss zwingend eine GvHD-Prophylaxe durchgeführt werden

Obligate Prä- und Begleitmedikation

Tag	zeitl. Ablauf	Substanz	Basisdosierung	Trägerlösung (ml)	Appl.	Infusionsdauer	Bemerkungen
-7-(-2)	1-0-1-0	Cotrimoxazol	960 mg		p.o.		ab Aufnahme bis Tag -2
-7-25	1-0-0-0	Fluconazol	200 mg		p.o.		ab Aufnahme bis mindestens Tag +25
-7-42	1-1-1-0	Ursodesoxycholsäure	250 mg		p.o.		ab Aufnahme bis ca. 1,5 Monate nach der Transplantation, ggf. als Saft verabreichen
-6-(-5)	-1h	Dexamethason	4 mg		p.o.		1h vor TBI
-6-(-5)	-1h	Granisetron	2 mg		p.o.		1h vor TBI
-6-(-5)	+7h	Dexamethason	4 mg		p.o.		1h vor TBI
-6-(-3)	kontinuierlich	Jonosteril®	2 000 ml		i.v.	24h	
		KCl 7,45% (1mmol K+/ml)	ml - befundabhängig -				bei Bedarf, nach Wert in Bewässerung. Max. 20ml sind kompatibel mit Jonosteril.
		Magnesium 10% Inresa® (4,05mmol Magnesium/10ml)	ml - befundabhängig -				bei Bedarf, nach Wert in Bewässerung. Max. 40ml sind kompatibel mit Jonosteril.
-6-30	Gabe	Enoxaparin	*	* - befundabhängig -	s.c.		* Dosierung siehe Memobox "prophylaktische Antikoagulation"
-3	kontinuierlich	GvHD-Prophylaxe			i.v.		ab Tag -3; Dosis und Applikation s. jeweiliges Protokoll
-2-(-1)	kontinuierlich	Jonosteril®	1 000 ml		i.v.	24h	
		KCl 7,45% (1mmol K+/ml)	ml - befundabhängig -				bei Bedarf, nach Wert in Bewässerung. Max. 20ml sind kompatibel mit Jonosteril.
		Magnesium 10% Inresa® (4,05mmol Magnesium/10ml)	ml - befundabhängig -				bei Bedarf, nach Wert in Bewässerung. Max. 40ml sind kompatibel mit Jonosteril.
0	vor SZT	Clemastin	2 mg		i.v.	B	
1-30	1-0-1-0	Valaciclovir	500 mg		p.o.		ad d+1 bis 2 Monaten nach Ende Immunsuppression und CD4>200/µl

Bedarfsmedikation	ATG im Rahmen der GvHD-Prophylaxe nur bei **nicht verwandten** Spendern, Metoclopramid, Dimenhydrinat, Allopurinol, Pantoprazol, Sucralfat; **bei prämenopausalen Frauen GnRH-Agonist, z.B. s.c. Goserelin Implantat (Zoladex® Depot 3,6mg monatlich oder 10,8mg 3-monatlich).**
Kontrollen	Blutbild und Differenzialblutbild, Leberfunktion (AST, ALT), Nierenfunktion (GFR, Harnsäure), Albumin, Symptome/Anzeichen: Infektionen, Neurotoxizität, TLS
Dosisreduktion	siehe Dosisreduktionstabelle
Infektionsprophylaxe	ab Tag +20 Cotrimoxazol 960mg p.o. Montag, Mittwoch, Freitag 0-1-0 und Folsäure 0,4mg p.o. jeweils Montags 0-1-0 bis 2 Monate nach Ende Immunsuppression und CD4 >200/µl. IgG Gabe: wenn IgG <400mg/dl oder wenn vermehrt Infekte und IgG <500mg/dl Isoniazid Prophylaxe: Isozid comp® 300mg/d in Abh. v. Alter, Anamnese, Herkunft und radiologischen Veränderungen.
Literatur	GMALL-Empfehlung zur Stammzelltransplantation im Rahmen der Behandlung der akuten lymphatischen Leukämie des Erwachsenen; modifiziert nach: Stelljes et al. Blood 2005;106(9):3314-3321, Bornhäuser et al. Lancet Oncol 2012;13:1035-44; Fachinformation: Fludarabin

> Diese Krebstherapie birgt letale Risiken. Die Anwendung darf nur durch erfahrene Onkologen und entsprechend ausgebildetes Pflegepersonal erfolgen. Das Protokoll muss im Einzelfall überprüft und der klinischen Situation angepasst werden.

990100_02_2 **FBM unter 55J.** **ICD-10:**

Protokoll-Hinweis: Fludarabin, BCNU, Melphalan **Indikation: Konditionierung allogene SZT**

Hauptmedikation

Tag	zeitl. Ablauf	Substanz	Basisdosierung	Trägerlösung (ml)	Appl.	Infusions-dauer	Bemerkungen
-7-(-6)	+3h	Carmustin (BCNU)	150 mg/m² (HD*)	500 ml Glucose 5 %	i.v.	1h	Lichtschutz; nicht im gleichen Schenkel wie Heparin; 2h nach Ende Fludarabin;Lichtschutz
-7-(-4)	0	Fludarabin	30 mg/m²	250 ml NaCl 0,9 %	i.v.	1h	
-4	+3h	Melphalan	140 mg/m²	500 ml NaCl 0,9 %	i.v.	30min	Inkompatibilität mit Glukose

* Hochdosis: Für die Berechnung der Dosis werden idealisierte Patientenwerte (IBW/AIBW) verwendet.

Zyklusdiagramm

	Tag -8	-7	-6	5	-4	-3	-2	-1	0	1	2	3	4	5	6	7
Fludarabin		☐	☐	☐	☐											
Melphalan					☐											
Carmustin		☐	☐		■											
GvHD-Prophylaxe (ggf. ab d+3)						■	■	■	■	■	■	■	■			
allogene SZT									☐							

Tag 0: periphere Stammzelltransplantation

Dosierung **Carmustin** bei Übergewicht auf idealisiertes Körpergewicht **(IBW)** beziehen damit die Körperoberfläche berechnen:
Männer: IBW = 50,0kg + 2,3 x ((Größe in cm : 2,53) - 60)
Frauen: IBW = 45,5kg + 2,3 x ((Größe in cm : 2,53) - 60)
Bei **erheblichem Übergewicht (reales KG >15kg über IBW)**, gilt das angepasste Körpergewicht:
AIBW: berechnetes IBW + 0,4 x (reales KG - berechn. IBW)
Wenn reales Körpergewicht (KG) < IBW gilt das reale Körpergewicht.

Achtung: Zu diesem Protokoll muss zwingend eine GvHD-Prophylaxe durchgeführt werden

CAVE: Dosisreduktion bei Nierenfunktionsstörungen Fludarabin

GFR (ml/min)	Dosis
>70	100%
30 - 70	50%
<30	relative KI

Prophylaktische Antikoagulation bei GFR >30ml/min

Thrombozytenzahl	Prophylaxe
>50.000/µl	Enoxaparin 40mg s.c.
20.000/µl - 50.000/µl	Enoxaparin 20mg s.c.
<20.000/µl	Keine prophylaktische Antikoagulation

Obligate Prä- und Begleitmedikation

Tag	zeitl. Ablauf	Substanz	Basisdosierung	Trägerlösung (ml)	Appl.	Infusions-dauer	Bemerkungen
-8-42	1-1-1-0	Ursodesoxycholsäure	250 mg		p.o.		ab Aufnahme bis ca. 1,5 Monate nach der Transplantation, ggf. als Saft verabreichen
-7	+2h	Aprepitant	125 mg		p.o.		
-7	+2h 30min	Dexamethason	12 mg		i.v.	15min	
-7-(-6)	+2h 30min	Granisetron	1 mg		i.v.	B	
-7-(-4)	kontinuierlich	Jonosteril®	2 000 ml		i.v.	24h	
		KCl 7,45% (1mmol K+/ml)	ml - befundabhängig -				bei Bedarf, nach Wert in Bewässerung. Max. 20ml sind kompatibel mit Jonosteril.
		Magnesium 10% Inresa® (4,05mmol Magnesium/10ml)	ml - befundabhängig -				bei Bedarf, nach Wert in Bewässerung. Max. 40ml sind kompatibel mit Jonosteril.
-7-(-2)	1-0-1-0	Cotrimoxazol	960 mg		p.o.		ab Aufnahme bis Tag -2
-7-25	1-0-0-0	Fluconazol	200 mg		p.o.		ab Aufnahme bis mindestens Tag +25
-7-30	Gabe	Enoxaparin	*		s.c.		* Dosierung siehe Memobox "prophylaktische Antikoagulation"
-6-(-4)	+2h	Aprepitant	80 mg		p.o.		
-6-(-4)	+2h 30min	Dexamethason	8 mg		i.v.	15min	
-5-(-3)	1-0-0-0	Aprepitant	80 mg		p.o.		
-5,-(-3)-(-2)	1-0-0-0	Dexamethason	8 mg		p.o.		
-4	+2h 30min	Granisetron	1 mg		i.v.	B	
-4	+2h 45min	Orale Kryotherapie	*		p.o.		am UKF laufend nach A+E Patient;*kontinuierlich bis 30min nach Ende Melphalan
-3	kontinuierlich	GvHD-Prophylaxe	* - befundabhängig -				ab Tag -3. *Dosis u. Applikation s. jeweiliges Protokoll
-3-(-2)	kontinuierlich	Jonosteril®	1 000 ml		i.v.	24h	
		KCl 7,45% (1mmol K+/ml)	ml - befundabhängig -				bei Bedarf, nach Wert in Bewässerung. Max. 20ml sind kompatibel mit Jonosteril.
		Magnesium 10% Inresa® (4,05mmol Magnesium/10ml)	ml - befundabhängig -				bei Bedarf, nach Wert in Bewässerung. Max. 40ml sind kompatibel mit Jonosteril.
0	vor SZT	Clemastin	2 mg		i.v.	B	
1-60	1-0-1 0	Valaciclovir	500 mg		p.o.		ab d+1 bis d60, danach ggf. reduzieren

Bedarfsmedikation	Metoclopramid, Dimenhydrinat, Allopurinol 300 mg, Pantoprazol; **bei prämenopausalen Frauen GnRH-Agonist, z.B. s.c. Goserelin Implantat (Zoladex® Depot 3,6mg monatlich oder 10,8mg 3-monatlich).**
Kontrollen	Blutbild, Elektrolyte insbes. Ca^{2+}, Mg^{2+}, Leberwerte, Retentionswerte, eGFR, Flüssigkeitsbilanz
Dosisreduktion	siehe Dosismodifikationstabelle
Cave	**Aprepitant ist moderater Inhibitor und Induktor von CYP3A4 (siehe auch Fachinfo)**, zusätzliche Vorsicht bei Etoposid, Vinorelbin, Docetaxel, Paclitaxel, Irinotecan und Ketoconazol. Keine gleichzeitge Gabe mit Pimozid, Terfenadin, Astemizol und Cisaprid. Gleichz. Gabe mit Rifampicin, Phenytoin, Carbamazepin o. anderen CYP3A4 Induktoren sollte vermieden werden. Reduktion der üblichen Dexamethason-Dosis um 50% (für Dexamethason-Dosen innerhalb dieses Protokolls bereits berücksichtigt). Die Wirksamkeit oraler Kontrazeptiva kann bis 2 Monate nach der letzten Aprepitant Gabe vermindert sein.
Infektionsprophylaxe	Ab Tag +20 Cotrimoxazol 960mg p.o. Montag, Mittwoch, Freitag 0-1-0 und Folsäure 0,4mg p.o. jeweils Montags 0-1-0 bis 2 Monate nach Ende Immunsuppression und CD4 >200/µl. IgG Gabe: wenn IgG <400mg/dl oder wenn vermehrt Infekte und IgG <500mg/dl Isoniazid Prophylaxe: Isozid comp® 300mg/d in Abh. v. Alter, Anamnese, Herkunft und radiologischen Veränderungen.
Literatur	Wäsch et al. Br J Haematol. 2000; 190(4):743-50; Bertz H et al. J Clin Oncol. 2003; 21(8):1480-4; Spyridonidis A et al. Blood. 2005; 105(10):4147-8; Marks R et al. Blood 2008;112(2):415-25.

Diese Krebstherapie birgt letale Risiken. Die Anwendung c erf nur durch erfahrene Onkologen und entsprechend ausgebildetes Pflegepersonal erfolgen. Das Protokoll muss im Einzelfall überprüft und der klinischen Situation angepasst werden.

990100_02_1   FBM ab 55J.   **Indikation: Konditionierung allogene SZT**   **ICD-10:**

Protokoll-Hinweis: Fludarabin, BCNU, Melphalan

Hauptmedikation

Tag	zeitl. Ablauf	Substanz	Basisdosierung	Trägerlösung (ml)	Appl.	Infusions-dauer	Bemerkungen
-7-(-6)	+3h	Carmustin (BCNU)	150 mg/m² (HD*)	500 ml Glucose 5 %	i.v.	1h	nicht im gleichen Schenkel wie Heparin; 2h nach Ende Fludarabin;Lichtschutz
-7-(-4)	0	Fludarabin	30 mg/m²	250 ml NaCl 0,9 %	i.v.	1h	
-4	+3h	Melphalan	110 mg/m²	500 ml NaCl 0,9 %	i.v.	30min	Inkompatibilität mit Glukose

* Hochdosis: Für die Berechnung der Dosis werden idealisierte Patientenwerte (IBW/AIBW) verwendet.

Dosierung **Carmustin** bei Übergewicht auf idealisiertes Körpergewicht (**IBW**) beziehen damit die Körperoberfläche berechnen:
Männer: IBW = 50,0kg + 2,3 x ((Größe in cm : 2,53) - 60)
Frauen: IBW = 45,5kg + 2,3 x ((Größe in cm : 2,53) - 60)
Bei **erheblichem Übergewicht** (**reales KG >15kg über IBW**), gilt das angepasste Körpergewicht:
AIBW: berechnetes IBW + 0,4 x (reales KG - berechn. IBW)
Wenn reales Körpergewicht (KG) < IBW gilt das reale Körpergewicht.

Zyklusdiagramm

	Tag -8	-7	-6	-5	-4	-3	-2	-1	0	1	2	3	4	5	6	7
Fludarabin		▢	▢	▢	▢											
Melphalan					■											
Carmustin			▢	▢												
GvHD-Prophylaxe (ggf. ab d+3) allogene SZT						■	■	■	▢	■	■	■	■	■	■	■

Tag 0: periphere Stammzelltransplantation

Achtung: Zu diesem Protokoll muss zwingend eine GvHD-Prophylaxe durchgeführt werden

CAVE: Dosisreduktion Fludarabin bei Nierenfunktionsstörungen

GFR (ml/min)	Dosis
>70	100%
30 - 70	50%
< 30	relative KI

Prophylaktische Antikoagulation bei GFR >30ml/min

Thrombozytenzahl	Prophylaxe
>50.000/μl	Enoxaparin 40mg s.c.
20.000/μl - 50.000/μl	Enoxaparin 20mg s.c.
<20.000/μl	Keine prophylaktische Antikoagulation

Obligate Prä- und Begleitmedikation

Tag	zeitl. Ablauf	Substanz	Basisdosierung	Trägerlösung (ml)	Appl.	Infusions-dauer	Bemerkungen
-8-42	1-1-1-0	Ursodesoxycholsäure	250 mg		p.o.		ab Aufnahme bis ca. 1,5 Monate nach der Transplantation, ggf. als Saft verabreichen
-7	+2h	Aprepitant	125 mg		p.o.		
-7	+2h 30min	Dexamethason	12 mg		i.v.	15min	
-7-(-6)	+2h 30min	Granisetron	1 mg		i.v.	B	
-7-(-4)	kontinuierlich	Jonosteril®	2 000 ml		i.v.	24h	
		KCl 7,45% (1mmol K+/ml)	ml - befundabhängig -				bei Bedarf, nach Wert in Bewässerung. Max. 20ml sind kompatibel mit Jonosteril.
		Magnesium 10% Inresa® (4,05mmol Magnesium/10ml)	ml - befundabhängig -				bei Bedarf, nach Wert in Bewässerung. Max. 40ml sind kompatibel mit Jonosteril.
-7-(-2)	1-0-1-0	Cotrimoxazol	960 mg		p.o.		ab Aufnahme bis Tag -2
-7-25	1-0-0-0	Fluconazol	200 mg		p.o.		ab Aufnahme bis mindestens Tag +25
-7-30	Gabe	Enoxaparin	*		s.c.		* Dosierung siehe Memobox "prophylaktische Antikoagulation"
-6, (-4)	+2h	Aprepitant	80 mg		p.o.		
-6, (-4)	+2h 30min	Dexamethason	8 mg		i.v.	15min	
-5, (-3)	1-0-0-0	Aprepitant	80 mg		p.o.		
-5, (-3)-(-2)	1-0-0-0	Dexamethason	8 mg		p.o.		
-4	+2h 30min	Granisetron	1 mg		i.v.	B	
-4	+2h 45min	Orale Kryotherapie	*		p.o.		am UKF laufend nach A+E Patient, *kontinuierlich bis 30min nach Ende Melphalan
-3	kontinuierlich	GvHD-Prophylaxe	* - befundabhängig -		i.v.		ab Tag -3. *Dosis u. Applikation s. jeweiliges Protokoll

Obligate Prä- und Begleitmedikation (Fortsetzung)

Tag	zeitl. Ablauf	Substanz	Basisdosierung	Trägerlösung (ml)	Appl.	Infusions-dauer	Bemerkungen
-3-(-2)	kontinuierlich	Jonosteril®	1 000 ml		i.v.	24h	bei Bedarf, nach Wert in Bewässerung. Max. 20ml sind kompatibel mit Jonosteril.
		KCl 7,45% (1mmol K⁺/ml)	ml - *befundabhängig* -				
		Magnesium 10% Inresa® (4,05mmol Magnesium/10ml)	ml - *befundabhängig* -				bei Bedarf, nach Wert in Bewässerung. Max. 40ml sind kompatibel mit Jonosteril.
0	vor SZT	Clemastin	2 mg		i.v.	B	
1-60	1-0-1-0	Valaciclovir	500 mg		p.o.		ab d+1 bis d60, danach ggf. reduzieren

Bedarfsmedikation: Metoclopramid, Dimenhydrinat, Allopurinol 300 mg, Pantoprazol

Kontrollen: Blutbild, Elektrolyte insbes. Ca^{2+}, Mg^{2+}, Leberwerte, Retentionswerte, eGFR, Flüssigkeitsbilanz

Dosisreduktion: siehe Dosismodifikationstabelle

Cave: **Aprepitant ist moderater Inhibitor und Induktor von CYP3A4 (siehe auch Fachinfo)**, zusätzliche Vorsicht bei Etoposid, Vinorelbin, Docetaxel, Paclitaxel, Irinotecan und Ketoconazol. Keine gleichzeitge Gabe mit Pimozid, Terfenadin, Astemizol und Cisaprid. Gleichz. Gabe mit Rifampicin, Phenytoin, Carbamazepin o. anderen CYP3A4 Induktoren sollte vermieden werden. Reduktion der üblichen Dexamethason-Dosis um 50% (für Dexamethason-Dosen innerhalb dieses Protokolls bereits berücksichtigt).

Infektionsprophylaxe: Ab Tag +20 Cotrimoxazol 960mg p.o. Montag, Mittwoch, Freitag 0-1-0 und Folsäure 0,4mg p.o. jeweils Montag 0-1-0 bis 2 Monate nach Ende Immunsuppression und CD4 >200/μl. IgG Gabe: wenn IgG <400mg/dl oder wenn vermehrt Infekte und IgG <500mg/dl Isoniazid Prophylaxe: Isozid comp® 300mg/d in Abh. v. Alter, Anamnese, Herkunft und radiologischen Veränderungen.

Literatur: Wäsch et al. Br J Haematol. 2000; 190(4):743-50; Bertz H et al. J Clin Oncol. 2003; 21(8):1480-4; Spyridonidis A et al. Blood. 2005; 105(10):4147-8; Marks R et al. Blood 2008; 112(2):415-25.

Diese Krebstherapie birgt letale Risiken. Die Anwendung darf nur durch erfahrene Onkologen und entsprechend ausgebildetes Pflegepersonal erfolgen. Das Protokoll muss im Einzelfall überprüft und der klinischen Situation angepasst werden.

990100_15_2	FTM unter 55J.	Indikation: Konditionierung allogene SZT	ICD-10:

Protokoll-Hinweis: Fludarabin, Thiotepa, Melphalan

Hauptmedikation

Tag	zeitl. Ablauf	Substanz	Basisdosierung	Trägerlösung (ml)	Appl.	Infusionsdauer	Bemerkungen
-7-(-6)	+3h	Thiotepa	5 mg/kg	Glucose 5 % (konzentrationsabhängig)	i.v.	2h	2h nach Ende Fludarabin, 1mg/ml Endkonz.
-7-(-4)	0	Fludarabin	30 mg/m²	250 ml NaCl 0,9 %	i.v.	1h	
-4	+3h	Melphalan	140 mg/m²	500 ml NaCl 0,9 %	i.v.	30min	Inkompatibilität mit Glukose

Zyklusdiagramm

	Tag -8	-7	-6	-5	-4	-3	-2	-1	0	1	2	3	4	5	6	7
Fludarabin		■	■	■	■											
Thiotepa		■	■													
Melphalan					■											
GvHD-Prophylaxe (ggf. ab d+3)									□							
allogene SZT									■							

CAVE: Dosisreduktion bei Nierenfunktionsstörungen

Fludarabin	
GFR (ml/min)	Dosis
> 70	100%
30 - 70	50%
< 30	relative KI

Prophylaktische Antikoagulation bei GFR >30ml/min

Thrombozytenzahl	Prophylaxe
>50.000/µl	Enoxaparin 40mg s.c.
20.000/µl - 50.000/µl	Enoxaparin 20mg s.c.
<20.000/µl	Keine prophylaktische Antikoagulation

Memo: Thiotepa wird im Schweiß abgesondert. Zur Vermeidung einer toxisch bedingten Erythrodermie (besonders axillär und inguinal) häufig mit nassem Waschlappen abwaschen.

Achtung: Zu diesem Protokoll muss zwingend eine GvHD-Prophylaxe durchgeführt werden

Tag 0: periphere Stammzelltransplantation

CAVE: keine gleichzeitige Gabe von Itraconazol, Posaconazol, Voriconazol und Isavuconazol wegen möglicher Wirkverstärkung/Lebertoxizität bei Everolimusgabe und Hochdosisgaben von Busulfan, Thiotepa, Etoposid und Cyclophosphamid.

Obligate Prä- und Begleitmedikation

Tag	zeitl. Ablauf	Substanz	Basisdosierung	Trägerlösung (ml)	Appl.	Infusionsdauer	Bemerkungen
-8-42	1-1-1-0	Ursodesoxycholsäure	250 mg		p.o.		ab Aufnahme bis ca. 1,5 Monate nach der Transplantation, ggf. als Saft verabreichen
-7-(-6)	+2h 30min	Granisetron	1 mg		i.v.	B	
-7-(-6)	+2h 30min	Dexamethason	8 mg		i.v.	15min	
-7-(-4)	kontinuierlich	Jonosteril®	2.000 ml		i.v.	24h	
		KCl 7,45% (1mmol K+/ml)	ml - befundabhängig -				bei Bedarf, nach Wert in Bewässerung. Max. 20ml sind kompatibel mit Jonosteril.
		Magnesium 10% Inresa® (4,05mmol Magnesium/10ml)	ml - befundabhängig -				bei Bedarf, nach Wert in Bewässerung. Max. 40ml sind kompatibel mit Jonosteril.
-7-(-2)	1-0-1-0	Cotrimoxazol	960 mg		p.o.		ab Aufnahme bis Tag -2
-7-25	1-0-0-0	Fluconazol	200 mg		p.o.		ab Aufnahme bis mindestens Tag +25
-7-30	Gabe	Enoxaparin	*		s.c.		* Dosierung siehe Memobox "prophylaktische Antikoagulation"
-4	+2h	Aprepitant	125 mg		p.o.		
-4	+2h 30min	Granisetron	1 mg		i.v.	B	
-4	+2h 45min	Orale Kryotherapie	*		p.o.		am UKF laufend nach A+E Patient, *kontinuierlich bis 30min nach Ende Melphalan
-4-(-3)	+2h 30min	Dexamethason	12 mg		i.v.	15min	
-3	kontinuierlich	GvHD-Prophylaxe	* - befundabhängig -		i.v.		ab Tag -3. *Dosis u. Applikation s. jeweiliges Protokoll
-3-(-2)	kontinuierlich	Jonosteril®	1.000 ml		i.v.	24h	
		KCl 7,45% (1mmol K+/ml)	ml - befundabhängig -				bei Bedarf, nach Wert in Bewässerung. Max. 20ml sind kompatibel mit Jonosteril.
		Magnesium 10% Inresa® (4,05mmol Magnesium/10ml)	ml - befundabhängig -				bei Bedarf, nach Wert in Bewässerung. Max. 40ml sind kompatibel mit Jonosteril.
-3-(-2)	1-0-0-0	Aprepitant	80 mg		p.o.		
-3-(-2)	1-0-0-0	Dexamethason	8 mg		p.o.		
0	vor SZ	Clemastin	2 mg		i.v.	B	
1-60	1-0-1-0	Valaciclovir	500 mg		p.o.		ab d+1 bis d60, danach ggf. reduzieren

Bedarfsmedikation	Metoclopramid, Dimenhydrinat, Allopurinol 300 mg, Pantoprazol, **bei prämenopausalen Frauen GnRH-Agonist, z.B. s.c. Goserelin Implantat (Zoladex® Depot 3,6mg monatlich oder 10,8mg 3-monatlich).**
Kontrollen	Blutbild, Elektrolyte insbes. Ca^{2+}, Mg^{2+}, Leberwerte, Retentionswerte, eGFR, Flüssigkeitsbilanz
Dosisreduktion	siehe Dosismodifikationstabelle
Wechselwirkungen	**Aprepitant ist moderater Inhibitor und Induktor von CYP3A4 (siehe auch Fachinfo),** zusätzliche Vorsicht bei Etoposid, Vinorelbin, Docetaxel, Paclitaxel, Irinotecan und Ketoconazol. Keine gleichzeitge Gabe mit Pimozid,Terfenadin, Astemizol und Cisaprid. Gleichz. Gabe mit Rifampicin, Phenytoin, Carbamazepin o. anderen CYP3A4 Induktoren sollte vermieden werden. Reduktion der üblichen Dexamethason-Dosis um 50% (für Dexamethason-Dosen innerhalb dieses Protokolls bereits berücksichtigt). Thiotepa wird über CYP2B6 und CYP3A4 zum aktiven Metaboliten TEPA metabolisiert. Daher **eingehende klinische Überwachung bei (idealerweise Vermeidung) der gleichzeitigen Gabe von:** 1. CYP2B6-Inhibitoren: u.a. **Clopidogrel,** Ticlopidin 2. CYP3A4-Inhibitoren: u.a. **Azol-Antimykotika, Makrolide,** Proteasehemmer, **Grapefruitsaft** → Diese Substanzen können die Plasmaspiegel von Thiotepa erhöhen und die von TEPA erniedrigen. 3. CYP450-Induktoren: u.a. **Rifampicin,** Carbamazepin, Phenobarbital → Diese Substanzen können die Plasmaspiegel von TEPA erhöhen. **Keine** relevante Interaktion zwischen Thiotepa und Aprepitant gemäß Interaktionscheck IBM Micromedex®.
Infektionsprophylaxe	Ab Tag +20 Cotrimoxazol 960mg p.o. Montag, Mittwoch, Freitag 0-1-0 und Folsäure 0,4mg p.o. jeweils Montag 0-1-0 bis 2 Monate nach Ende Immunsuppression und CD4 >200/μl. IgG Gabe: wenn IgG <400mg/dl oder wenn vermehrt Infekte und IgG <500mg/dl Isoniazid Prophylaxe: Isozid comp® 300mg/d in Abh. v. Alter, Anamnese, Herkunft und radiologischen Veränderungen.
Bemerkungen	Therapiealternative zu FBM bei Patienten mit erhöhtem pulmonalen Risiko
Literatur	adaptiert nach: Wäsch et al. Br J Haematol. 2000; 190(4):743-50; Bertz H et al. J Clin Oncol. 2003; 21(8):1480-4; Spyridonidis A et al. Blood. 2005; 105(10):4147-8; Marks R et al. Blood 2008; 112(2):415-25.

Diese Krebstherapie birgt letale Risiken. Die Anwendung darf nur durch erfahrene Onkologen und entsprechend ausgebildetes Pflegepersonal erfolgen. Das Protokoll muss im Einzelfall überprüft und der klinischen Situation angepasst werden.

990100_15_1 **FTM ab 55 J.** ICD-10:

Protokoll-Hinweis: Fludarabin, Thiotepa, Melphalan

Indikation: Konditionierung allogene SZT

Hauptmedikation

Tag	zeitl. Ablauf	Substanz	Basisdosierung	Trägerlösung (ml) (konzentrationsabhängig)	Appl.	Infusions-dauer	Bemerkungen
-7-(-6)	+3h	Thiotepa	5 mg/kg	Glucose 5 % (konzentrationsabhängig)	i.v.	2h	2h nach Ende Fludarabin; 1mg/ml Endkonz.
-7-(-4)	0	Fludarabin	30 mg/m²	250 ml NaCl 0,9 %	i.v.	1h	
-4	+3h	Melphalan	110 mg/m²	500 ml NaCl 0,9 %	i.v.	30min	Inkompatibilität mit Glukose

CAVE: Dosisreduktion bei

Nierenfunktionsstörungen	Dosis	Fludarabin
GFR (ml/min)		
>70	100%	
30-70	50%	
<30	relative KI	

Prophylaktische Antikoagulation bei GFR >30ml/min	
Thrombozytenzahl	Prophylaxe
>50.000/μl	Enoxaparin 40mg s.c.
20.000/μl - 50.000/μl	Enoxaparin 20mg s.c.
<20.000/μl	Keine prophylaktische Antikoagulation

CAVE: keine gleichzeitige Gabe von Itraconazol, Posaconazol, Voriconazol und Isavuconazol wegen möglicher Wirkverstärkung/Lebertoxizität bei Everolimusgabe und Hochdosisgaben von Busulfan, Thiotepa, Etoposid und Cyclophosphamid.

Memo: Thiotepa wird im Schweiß abgesondert. Zur Vermeidung einer toxisch bedingten Erythrodermie (besonders axillär und inguinal) häufig mit nassem Waschlappen abwaschen.

Achtung: Zu diesem Protokoll muss zwingend eine GvHD-Prophylaxe durchgeführt werden

Zyklusdiagramm

	Tag -8	-7	-6	-5	-4	-3	-2	-1	0	1	2	3	4	5	6	7
Fludarabin																
Melphalan																
Thiotepa																
GvHD-Prophylaxe (ggf. ab d+3) allogene SZT																

Tag 0: periphere Stammzelltransplantation

Obligate Prä- und Begleitmedikation

Tag	zeitl. Ablauf	Substanz	Basisdosierung	Trägerlösung (ml)	Appl.	Infusions-dauer	Bemerkungen
-8-42	1-1-1-0	Ursodesoxycholsäure	250 mg		p.o.		ab Aufnahme bis ca. 1,5 Monate nach der Transplantation, ggf. als Saft verabreichen
-7-(-6)	+2h 30min	Dexamethason	8 mg		i.v.	15min	
-7-(-6)	+2h 30min	Granisetron	1 mg		i.v.	B	
-7-(-4)	kontinuierlich	Jonosteril®	2 000 ml		i.v.	24h	
		KCl 7,45% (1mmol K+/ml)	ml - befundabhängig -				bei Bedarf, nach Wert in Bewässerung. Max. 20ml sind kompatibel mit Jonosteril.
		Magnesium 10% Inresa® (4,05mmol Magnesium/10ml)	ml - befundabhängig -				bei Bedarf, nach Wert in Bewässerung. Max. 40ml sind kompatibel mit Jonosteril.
-7-(-2)	1-0-1-0	Cotrimoxazol	960 mg		p.o.		ab Aufnahme bis Tag -2
-7-25	1-0-0-0	Fluconazol	200 mg		p.o.		ab Aufnahme bis mindestens Tag +25
-7-30	Gabe	Enoxaparin	*		s.c.		* Dosierung siehe Memobox "prophylaktische Antikoagulation"
-4	+2h	Aprepitant	125 mg		p.o.		
-4	+2h 30min	Dexamethason	12 mg		i.v.	15min	
-4	+2h 30min	Granisetron	1 mg		i.v.	B	
-4	+2h 45min	Orale Kryotherapie	*		p.o.		am UKF laufend nach A+E Patient, *kontinuierlich bis 30min nach Ende Melphalan
-3	kontinuierlich	GvHD-Prophylaxe	* - befundabhängig -		i.v.		ab Tag -3. *Dosis u. Applikation s. jeweiliges Protokoll
-3-(-2)	kontinuierlich	Jonosteril®	1 000 ml		i.v.	24h	
		KCl 7,45% (1mmol K+/ml)	ml - befundabhängig -				bei Bedarf, nach Wert in Bewässerung. Max. 20ml sind kompatibel mit Jonosteril.
		Magnesium 10% Inresa® (4,05mmol Magnesium/10ml)	ml - befundabhängig -				bei Bedarf, nach Wert in Bewässerung. Max. 40ml sind kompatibel mit Jonosteril.
-3-(-2)	1-0-0-0	Aprepitant	80 mg		p.o.		
-3-(-2)	1-0-0-0	Dexamethason	8 mg		p.o.		
0	vor SZT	Clemastin	2 mg		i.v.	B	
1-60	1-0-1-0	Valaciclovir	500 mg		p.o.		ab d+1 bis d60, danach ggf. reduzieren

Bedarfsmedikation	Metoclopramid, Dimenhydrinat, Allopurinol 300 mg, Pantoprazol
Kontrollen	Blutbild, Elektrolyte insbes. Ca^{2+}, Mg^{2+}, Leberwerte, Retentionswerte, eGFR, Flüssigkeitsbilanz
Dosisreduktion	siehe Dosismodifikationstabelle
Wechselwirkungen	**Aprepitant ist moderater Inhibitor und Induktor von CYP3A4 (siehe auch Fachinfo)**, zusätzliche Vorsicht bei Etoposid, Vinorelbin, Docetaxel, Paclitaxel, Irinotecan und Ketoconazol. Keine gleichzeitge Gabe mit Pimozid,Terfenadin, Astemizol und Cisaprid. Gleichz. Gabe mit Rifampicin, Phenytoin, Carbamazepin o. anderen CYP3A4 Induktoren sollte vermieden werden. Reduktion der üblichen Dexamethason-Dosis um 50% (für Dexamethason-Dosen innerhalb dieses Protokolls bereits berücksichtigt). Thiotepa wird über CYP2B6 und CYP3A4 zum aktiven Metaboliten TEPA metabolisiert. Daher **eingehende klinische Überwachung bei (idealerweise Vermeidung) der gleichzeitigen Gabe von:** 1. CYP2B6-Inhibitoren: u.a. **Clopidogrel**, Ticlopidin 2. CYP3A4-Inhibitoren: u.a. **Azol-Antimykotika, Makrolide,** Proteasehemmer, **Grapefruitsaft** → Diese Substanzen können die Plasmaspiegel von Thiotepa erhöhen und die von TEPA erniedrigen. 3. CYP450-Induktoren: u.a. **Rifampicin,** Carbamazepin, Phenobarbital → Diese Substanzen können die Plasmaspiegel von TEPA erhöhen. **Keine** relevante Interaktion zwischen Thiotepa und Aprepitant gemäß Interaktionscheck IBM Micromedex®.
Infektionsprophylaxe	Ab Tag +20 Cotrimoxazol 960mg p.o. Montag, Mittwoch, Freitag 0-1-0 und Folsäure 0,4mg Montag 0-1-0 und Folsäure 0,4mg p.o. jeweils Montag 0-1-0 bis 2 Monate nach Ende Immunsuppression und CD4 >200/µl. IgG Gabe: wenn IgG <400mg/dl oder wenn vermehrt Infekte und IgG <500mg/dl Isoniazid Prophylaxe: Isozid comp® 300mg/d Isoniazid Prophylaxe: Isozid comp® 300mg/d in Abh. v. Alter, Anamnese, Herkunft und radiologischen Veränderungen.
Bemerkungen	Therapiealternative zu FBM bei Patienten mit erhöhtem pulmonalen Risiko
Literatur	adaptiert nach: Wäsch et al. Br J Haematol. 2000; 190(4):743-50; Bertz H et al. J Clin Oncol. 2003; 21(8):1480-4; Spyridonidis A et al. Blood. 2005; 105(10):4147-8; Marks R et al. Blood 2008; 112(2):415-25.

Diese Krebstherapie birgt letale Risiken. Die Anwendung darf nur durch erfahrene Onkologen und entsprechend ausgebildetes Pflegepersonal erfolgen. Das Protokoll muss im Einzelfall überprüft und der klinischen Situation angepasst werden.

990100_18   TBF IIC   **ICD-10:**

Protokoll-Hinweis: Thiotepa Busulfan Fludarabin

Indikation: Konditionierung allogene SZT

Hauptmedikation

Tag	zeitl. Ablauf	Substanz	Basisdosierung	Trägerlösung (ml)	Appl.	Infusionsdauer	Bemerkungen
-7-(-6)	0	Thiotepa	5 mg/kg	Glucose 5 % (konzentrationsabhängig)	i.v.	2h	bei RIC ohne d-7
-5-(-4)	+3h	Busulfan	3,2 mg/kg (HD*)	NaCl 0,9 % (konzentrationsabhängig)	i.v.	3h	2h nach Ende Fludarabin; Polycarbonatfreies Infusionsbesteck
-5-(-3)	0	Fludarabin	30 mg/m²	250 ml NaCl 0,9 %	i.v.	1h	bei RIC ohne d-3

* Hochdosis: Für die Berechnung der Dosis werden idealisierte Patientenwerte (IBW/AIBW) verwendet.

Dosierung Busulfan auf idealisiertes Körpergewicht (IBW) beziehen damit die Körperoberfläche berechnen:
Männer: IBW = 50,0kg + 2,3 x ((Größe in cm : 2,53) - 60)
Frauen: IBW = 45,5kg + 2,3 x ((Größe in cm : 2,53) - 60)
Bei **erheblichem Übergewicht (reales KG >15kg über IBW)**, gilt das angepaßte Körpergewicht:
AIBW: berechnetes IBW + 0,25 x (reales KG - berechn. IBW)
Wenn reales Körpergewicht (KG) < IBW gilt das reale Körpergewicht

CAVE: keine gleichzeitige Gabe von Itraconazol, Posaconazol, Voriconazol und Isavuconazol wegen möglicher Wirkverstärkung/Lebertoxizität bei Everolimusgabe und Hochdosisgaben von Busulfan, Thiotepa, Etoposid und Cyclophosphamid.

Zyklusdiagramm

	Tag -8	-7	-6	-5	-4	-3	-2	-1	0	1	2	3	4	5	6	7
Thiotepa																
Fludarabin																
Busulfan																
GvHD-Prophylaxe (ggf. ab d+3)																
allogene SZT																

Prophylaktische Antikoagulation bei GFR >30ml/min

Thrombozytenzahl	Prophylaxe
>50.000/µl	Enoxaparin 40mg sc.
20.000/µl - 50.000/µl	Enoxaparin 20mg s.c.
<20.000/µl	Keine prophylaktische Antikoagulation

CAVE: Dosisreduktion Fludarabin bei Nierenfunktionsstörungen

GFR (ml/min)	Dosis
>70	100%
30 - 70	50%
< 30	relative KI

Tag 0: periphere Stammzelltransplantation

**RIC bei >6OJ, "frail": ohne Tage -7 und -3

Achtung: Zu diesem Protokoll muss zwingend eine GvHD-Prophylaxe durchgeführt werden

Memo: Thiotepa wird im Schweiß abgesondert. Zur Vermeidung einer toxisch bedingten Erythrodermie (besonders axillär und inguinal) häufig mit nassem Waschlappen abwaschen.

Obligate Prä- und Begleitmedikation

Tag	zeitl. Ablauf	Substanz	Basisdosierung	Trägerlösung (ml)	Appl.	Infusionsdauer	Bemerkungen
-8-(-2)	1-0-1-0	Cotrimoxazol	960 mg		p.o.		ab Aufnahme bis Tag -2
-8-25	1-0-0-0	Fluconazol	200 mg		p.o.		ab Aufnahme bis mindestens Tag +25
-8-30	Gabe	Enoxaparin	*		s.c.		* Dosierung siehe Memobox "prophylaktische Antikoagulation"
-8-42	1-1-1-0	Ursodesoxycholsäure	250 mg		p.o.		ab Aufnahme bis ca. 1,5 Monate nach der Transplantation, ggf. als Saft verabreichen
-7-(-4)	-30min	Dexamethason	8 mg		i.v.	15min	
-7-(-3)	-30min	Granisetron	1 mg		i.v.	15min	
-7-(-2)	kontinuierlich	Jonosteril®	2 000 ml		i.v.	24h	
		KCl 7,45% (1mmol K+/ml)	ml - befundabhängig -				bei Bedarf, nach Wert in Bewässerung. Max. 20ml sind kompatibel mit Jonosteril.
		Magnesium 10% Inresa® (4,05mmol Magnesium/10ml)	ml - befundabhängig -				bei Bedarf, nach Wert in Bewässerung. Max. 40ml sind kompatibel mit Jonosteril.
-6-(-2)	1-0-1-0	Levetiracetam	500 mg		p.o.		bis Tag -2
-6-(-1)	0-0-0-1	Bromazepam	3 mg		p.o.		bis Tag d-1 danach RS Arzt
-3	kontinuierlich	GvHD-Prophylaxe	* - befundabhängig -		i.v.		ab Tag -3. *Dosis u. Applikation s. jeweiliges Protokoll
-1	kontinuierlich	Jonosteril®	1 000 ml		i.v.	24h	
		KCl 7,45% (1mmol K+/ml)	ml - befundabhängig -				bei Bedarf, nach Wert in Bewässerung. Max. 20ml sind kompatibel mit Jonosteril.
		Magnesium 10% Inresa® (4,05mmol Magnesium/10ml)	ml - befundabhängig -				bei Bedarf, nach Wert in Bewässerung. Max. 40ml sind kompatibel mit Jonosteril.
0	vor SZT	Clemastin	2 mg		i.v.	B	
1-60	1-0-1-0	Valaciclovir	500 mg		p.o.		ab d+1 bis d60, danach ggf. reduzieren

Bedarfsmedikation	Metoclopramid, Dimenhydrinat, Allopurinol 300 mg, Pantoprazol, Sucralfat; **bei prämenopausalen Frauen GnRH-Agonist, z.B. s.c. Goserelin Implantat (Zoladex® Depot 3,6mg monatlich oder 10,8mg 3-monatlich).**
Kontrollen	Blutbild, Elektrolyte insbes. Ca^{2+}, Mg^{2+}, Leberwerte, Retentionswerte, eGFR, Flüssigkeitsbilanz
Dosisreduktion	**Reduced intensity conditioning (RIC) bei >60J, "frail"** → **Regimenverkürzung: nur Tage -6 bis -4** ;Siehe auch Dosismodifikationstabelle
Wechselwirkungen	während Busulfan-Gabe: keine gleichzeitige Gabe von Itraconazol, Voriconazol, Posaconazol und Isavuconazol. Wegen einer möglichen Abnahme der Busulfan-Metabolisierung ist bei Einnahme von Paracetamol vor (weniger als 72h) oder gleichzeitig mit der Anwendung von Busulfan Vorsicht geboten. Thiotepa wird über CYP2B6 und CYP3A4 zum aktiven Metaboliten TEPA metabolisiert. Daher **eingehende klinische Überwachung bei (idealerweise Vermeidung) der gleichzeitigen Gabe von:** 1. CYP2B6-Inhibitoren: u.a. **Clopidogrel**, Ticlopidin 2. CYP3A4-Inhibitoren: u.a. **Azol-Antimykotika, Makrolide**, Proteasehemmer, **Grapefruitsaft** → Diese Substanzen können die Plasmaspiegel von Thiotepa erhöhen und die von TEPA erniedrigen. 3. CYP450-Induktoren: u.a. **Rifampicin**, Carbamazepin, Phenobarbital → Diese Substanzen können die Plasmaspiegel von TEPA erhöhen. **Keine** relevante Interaktion zwischen Thiotepa und Aprepitant gemäß Interaktionscheck IBM Micromedex®.
Infektionsprophylaxe	Ab Tag +20 Cotrimoxazol 960mg p.o. Montag, Mittwoch, Freitag 0-1-0 und Folsäure 0,4mg p.o. jeweils Montags 0-1-0 bis 2 Monate nach Ende Immunsuppression und CD4 >200/μl. IgG Gabe: wenn IgG < 400mg/dl oder wenn vermehrt Infekte und IgG < 500mg/dl Isoniazid Prophylaxe: Isozid comp® 300mg/d in Abh. v. Alter, Anamnese, Herkunft und radiologischen Veränderungen.
Literatur	adaptiert nach Di Bartolomeo P. et al. Blood. 2013; 121:849-57; Sanz J. et al. Bone Marrow Transpl. 2012; 47:1287-93; Raiola A.M. et al. Biol Blood Marrow Transplant. 2013; 19:117-122.

Diese Krebstherapie birgt letale Risiken. Die Anwendung carl nur durch erfahrene Onkologen und entsprechend ausgebildetes Pflegepersonal erfolgen. Die Dosisberechnung und Anforderung obliegt der Verantwortung des bestellenden Arztes und muss in jedem Fall sorgfältig überprüft werden. Die Herausgeber übernehmen keine Verantwortung für die Therapieanforderung.

| 990100_21 | TFTreo | | | | | Indikation: Konditionierung allogene SZT | ICD-10: |

Hauptmedikation

Tag	zeitl. Ablauf	Substanz	Basisdosierung	Trägerlösung (ml)	Appl.	Infusionsdauer	Bemerkungen
-7-(-6)	0	Thiotepa	5 mg/kg	Glucose 5 % (konzentrationsabhängig)	i.v.	2h	bei TFTreo RIC ohne d-7, eingestellt auf 1mg/ml
-5-(-3)	+2h	Fludarabin	30 mg/m²	250 ml NaCl 0,9 %	i.v.	1h	
-5-(-3)	0	Treosulfan	10 000 mg/m²	Unverdünnt	i.v.	2h	Gabe immer VOR Fludarabin

CAVE: keine gleichzeitige Gabe von Itraconazol, Posaconazol, Voriconazol und Isavuconazol wegen möglicher Wirkverstärkung/Lebertoxizität bei Everolimusgabe und Hochdosisgaben von Busulfan, Thiotepa, Etoposid und Cyclophosphamid.

Achtung: Zu diesem Protokoll muss zwingend eine GvHD-Prophylaxe durchgeführt werden

Tag 0: periphere Stammzelltransplantation

Memo: Thiotepa wird im Schweiß abgesondert. Zur Vermeidung einer toxisch bedingten Erythrodermie (besonders axillär und inguinal) häufig mit nassem Waschlappen abwaschen.

Zyklusdiagramm

	Tag -8	-7	-6	-5	-4	-3	-2	-1	0	1	2	3	4	5	6	7
Thiotepa		■	■													
Fludarabin				■	■	■										
Treosulfan				■	■	■										
GvHD-Prophylaxe (ggf. ab d+3)																
allogene SZT									□							

CAVE: Dosisreduktion Fludarabin bei Nierenfunktionsstörungen

GFR (ml/min)	Dosis
>70	100%
30 - 70	50%
< 30	relative KI

Prophylaktische Antikoagulation bei GFR >30ml/min

Thrombozytenzahl	Prophylaxe
>50.000/µl	Enoxaparin 40mg s.c.
20.000/µl - 50.000/µl	Enoxaparin 20mg s.c.
<20.000/µl	Keine prophylaktische Antikoagulation

Obligate Prä- und Begleitmedikation

Tag	zeitl. Ablauf	Substanz	Basisdosierung	Trägerlösung (ml)	Appl.	Infusionsdauer	Bemerkungen
-8-(-2)	1-0-1-0	Cotrimoxazol	960 mg		p.o.		ab Aufnahme bis Tag -2
-8-25	1-0-0-0	Fluconazol	200 mg		p.o.		ab Aufnahme bis mindestens Tag +25
-8-30	Gabe	Enoxaparin	*		s.c.		* Dosierung siehe Memobox "prophylaktische Antikoagulation"
-8-42	1-1-1-0	Ursodesoxycholsäure	250 mg		p.o.		ab Aufnahme bis ca. 1,5 Monate nach der Transplantation, ggf. als Saft verabreichen
-7-(-3)	kontinuierlich	Jonosteril®	2 000 ml		i.v.	24h	
		KCl 7,45% (1mmol K⁺/ml)	ml - befundabhängig -				bei Bedarf, nach Wert in Bewässerung. Max. 20ml sind kompatibel mit Jonosteril.
		Magnesium 10% Inresa® (4,05mmol Magnesium/10ml)	ml - befundabhängig -				bei Bedarf, nach Wert in Bewässerung. Max. 40ml sind kompatibel mit Jonosteril.
-7-(-3)	-30min	Dexamethason	8 mg		i.v.	15min	
-7-(-3)	-30min	Granisetron	1 mg		i.v.	B	
-3	kontinuierlich	GvHD-Prophylaxe	* - befundabhängig -		i.v.	24h	ab Tag -3. *Dosis u. Applikation s. jeweiliges Protokoll
-2-(-1)	kontinuierlich	Jonosteril®	1 000 ml		i.v.	24h	
		KCl 7,45% (1mmol K⁺/ml)	ml - befundabhängig -				bei Bedarf, nach Wert in Bewässerung. Max. 20ml sind kompatibel mit Jonosteril.
		Magnesium 10% Inresa® (4,05mmol Magnesium/10ml)	ml - befundabhängig -				bei Bedarf, nach Wert in Bewässerung. Max. 40ml sind kompatibel mit Jonosteril.
0	vor SZ	Clemastin	2 mg		i.v.	B	
1-60	1-0-1-0	Valaciclovir	500 mg		p.o.		ab d+1 bis d60, danach ggf. reduzieren

Bedarfsmedikation	Metoclopramid, Dimenhydrinat, Allopurinol 300 mg, Pantoprazol, Sucralfat; **bei prämenopausalen Frauen GnRH-Agonist, z.B. s.c. Goserelin Implantat (Zoladex® Depot 3,6mg monatlich oder 10,8mg 3-monatlich).**
Kontrollen	Blutbild, Elektrolyte insbes. Ca²⁺, Mg²⁺, Leberwerte, Retentionswerte, eGFR, Flüssigkeitsbilanz

Dosisreduktion	siehe **Protokoll TFTreo RIC (Reduced intensity conditioning: Regimeverkürzung (nur d-6 bis -3)**: siehe Dosismodifikationstabelle
Wechselwirkungen	Thiotepa wird über CYP2B6 und CYP3A4 zum aktiven Metaboliten TEPA metabolisiert. Daher **eingehende klinische Überwachung bei (idealerweise Vermeidung) der gleichzeitigen Gabe von:** 1. CYP2B6-Inhibitoren: u.a. **Clopidogrel**, Ticlopidin 2. CYP3A4-Inhibitoren: u.a. **Azol-Antimykotika, Makrolide**, Proteasehemmer, **Grapefruitsaft** → Diese Substanzen können die Plasmaspiegel von Thiotepa erhöhen und die von TEPA erniedrigen. 3. CYP450-Induktoren: u.a. **Rifampicin**, Carbamazepin, Phenobarbital → Diese Substanzen können die Plasmaspiegel von TEPA erhöhen. **Keine** relevante Interaktion zwischen Thiotepa und Aprepitant gemäß Interaktionscheck IBM Micromedex®.
Infektionsprophylaxe	Ab Tag +20 Cotrimoxazol 960mg p.o. Montag, Mittwoch, Freitag 0-1-0 und Folsäure 0,4mg p.o. jeweils Montags 0-1-0 bis 2 Monate nach Ende Immunsuppression und CD4 >200/µl. IgG Gabe: wenn IgG < 400mg/dl oder wenn vermehrt Infekte und IgG < 500mg/dl Isoniazid Prophylaxe: Isozid comp® 300mg/d in Abh. v. Alter, Anamnese, Herkunft und radiologischen Veränderungen.
Literatur	adaptiert nach Angelucci et al. Hematol Oncol 2016; 34: 17-21 "Treosulfan-fludarabin-thiotepa conditioning before allogeneic haemopoietic stem cell transplantation for patients with advanced lympho-proliferative disease. A single centre study"; Applikationsreihenfolge Treosulfan - Fludarabin: Fachinformation Treosulfan (Trecondi®), Munkelt et al. Cancer Chemother Parmacol 62 (2008);821-830

> Diese Krebstherapie birgt letale Risiken. Die Anwendung darf nur durch erfahrene Onkologen und entsprechend ausgebildetes Pflegepersonal erfolgen. Das Protokoll muss im Einzelfall überprüft und der klinischen Situation angepasst werden.

990100_16 **TBF RIC (bei > 60 Jahre "frail")** *Indikation: Konditionierung allogene SZT* ICD-10:

Protokoll-Hinweis: Thiotepa Busulfan Fludarabin

Hauptmedikation

Tag	zeitl. Ablauf	Substanz	Basisdosierung	Trägerlösung (ml)	Appl.	Infusions-dauer	Bemerkungen
-6	0	Thiotepa	5 mg/kg	Glucose 5 % *(konzentrationsabhängig)*	i.v.	2h	
-5-(-4)	0	Fludarabin	30 mg/m²	250 ml NaCl 0,9 %	i.v.	1h	
-5-(-4)	+3h	Busulfan	3,2 mg/kg (HD*)	NaCl 0,9 % *(konzentrationsabhängig)*	i.v.	3h	2h nach Ende Fludarabin; Polycarbonatfreies Infusionsbesteck

* Hochdosis: Für die Berechnung der Dosis werden idealisierte Patientenwerte (IBW/AIBW) verwendet.

Zyklusdiagramm

	Tag -7	-6	-5	-4	-3	-2	-1	0	1	2	3	4	5	6	7
Thiotepa															
Fludarabin															
Busulfan															
GvHD-Prophylaxe (ggf. ab d+3)															
allogene SZT															

Tag 0: periphere Stammzelltransplantation

Memo: Thiotepa wird im Schweiß abgesondert. Zur Vermeidung einer toxisch bedingten Erythrodermie (besonders axillär und inguinal) häufig mit nassem Waschlappen abwaschen.

CAVE: Keine gleichzeitige Gabe von Itraconazol, Posaconazol, Voriconazol und Isavuconazol wegen möglicher Wirkverstärkung/Lebertoxizität bei Everolimusgabe und Hochdosisgaben von Busulfan, Thiotepa, Etoposid und Cyclophosphamid.

Dosierung **Busulfan** auf idealisiertes Körpergewicht (**IBW**) beziehen damit die Körperoberfläche berechnen:
Männer: IBW = 50,0kg + 2,3 x ((Größe in cm : 2,53) - 60)
Frauen: IBW = 45,5kg + 2,3 x ((Größe in cm : 2,53) - 60)
Bei **erheblichem Übergewicht (reales KG >15kg über IBW,** gilt das angepaßte Körpergewicht:
AIBW: berechnetes IBW + 0,25 x (reales KG - berechn. IBW)
Wenn reales Körpergewicht (KG) < IBW gilt das reale Körpergewicht

Achtung: Zu diesem Protokoll muss zwingend eine GvHD-Prophylaxe durchgeführt werden

Prophylaktische Antikoagulation bei GFR >30ml/min

Thrombozytenzahl	Prophylaxe
>50.000/µl	Enoxaparin 40mg s.c.
20.000/µl - 50.000/µl	Enoxaparin 20mg s.c.
<20.000/µl	Keine prophylaktische Antikoagulation

CAVE: **Dosisreduktion Fludarabin bei Nierenfunktionsstörungen:**

GFR (ml/min)	Dosis
>70	100%
30 - 70	50%
<30	relative KI

Obligate Prä- und Begleitmedikation

Tag	zeitl. Ablauf	Substanz	Basisdosierung	Trägerlösung (ml)	Appl.	Infusions-dauer	Bemerkungen
-7-(-2)	1-0-1-0	Cotrimoxazol	960 mg		p.o.		ab Aufnahme bis Tag -2
-7-25	1-0-0-0	Fluconazol	200 mg		p.o.		ab Aufnahme bis mindestens Tag +25
-7-30	Gabe	Enoxaparin	*		s.c.		* Dosierung siehe Memobox "prophylaktische Antikoagulation"
-7-42	1-1-1-0	Ursodesoxycholsäure	250 mg		p.o.		ab Aufnahme bis ca. 1,5 Monate nach der Transplantation, ggf. als Saft verabreichen
-6-(-4)	-30min	Dexamethason	8 mg		i.v.	15min	
-6-(-4)	-30min	Granisetron	1 mg		i.v.	15min	
-6-(-3)	1-0-1-0	Levetiracetam	500 mg		p.o.		bis Tag -3
-6-(-2)	0-0-0-1	Bromazepam	3 mg		p.o.		bis Tag d-2 danach RS Arzt
-6-(-2)	kontinuierlich	Jonosteril®	2 000 ml		i.v.	24h	bei Bedarf, nach Wert in Bewässerung. Max. 20ml sind kompatibel mit Jonosteril.
		KCl 7,45% (1mmol K+/ml)	ml - *befundabhängig* -				bei Bedarf, nach Wert in Bewässerung. Max. 40ml sind kompatibel mit Jonosteril.
		Magnesium 10% Inresa® (4,05mmol Magnesium/10ml)	ml - *befundabhängig* -				
-3	kontinuierlich	GvHD-Prophylaxe	* - *befundabhängig* -				ab Tag -3. *Dosis u. Applikation s. jeweiliges Protokoll
0	vor SZT	Clemastin	2 mg		i.v.	B	
1-60	1-0-1-0	Valaciclovir	500 mg		p.o.		ab d+1 bis d60, danach ggf. reduzieren

Bedarfsmedikation	Metoclopramid, Dimenhydrinat, Allopurinol 300 mg, Pantoprazol, Sucralfat; **bei prämenopausalen Frauen GnRH-Agonist, z.B. s.c. Goserelin Implantat (Zoladex® Depot 3,6mg monatlich oder 10,8mg 3-monatlich).**
Kontrollen	Blutbild, Elektrolyte insbes. Ca^{2+}, Mg^{2+}, Leberwerte, Retentionswerte, eGFR, Flüssigkeitsbilanz
Wechselwirkungen	während Busulfan-Gabe: keine gleichzeitige Gabe von Itraconazol, Voriconazol, Posaconazol und Isavuconazol. Wegen einer möglichen Abnahme der Busulfan-Metabolisierung ist bei Einnahme von Paracetamol vor (weniger als 72h) oder gleichzeitig mit der Anwendung von Busulfan Vorsicht geboten. Thiotepa wird über CYP2B6 und CYP3A4 zum aktiven Metaboliten TEPA metabolisiert. Daher **eingehende klinische Überwachung bei (idealerweise Vermeidung) der gleichzeitigen Gabe von:** 1. CYP2B6-Inhibitoren: u.a. **Clopidogrel**, Ticlopidin 2. CYP3A4-Inhibitoren: u.a. **Azol-Antimykotika, Makrolide**, Proteasehemmer, **Grapefruitsaft** → Diese Substanzen können die Plasmaspiegel von Thiotepa erhöhen und die von TEPA erniedrigen. 3. CYP450-Induktoren: u.a. **Rifampicin**, Carbamazepin, Phenobarbital → Diese Substanzen können die Plasmaspiegel von TEPA erhöhen. **Keine** relevante Interaktion zwischen Thiotepa und Aprepitant gemäß Interaktionscheck IBM Micromedex®.
Infektionsprophylaxe	Ab Tag +20 Cotrimoxazol 960mg p.o. Montag, Mittwoch, Freitag 0-1-0 und Folsäure 0,4mg p.o. jeweils Montags 0-1-0 bis 2 Monate nach Ende Immunsuppression und CD4 >200/μl. IgG Gabe: wenn IgG <400mg/dl oder wenn vermehrt Infekte und IgG <500mg/dl Prophylaxe: Isozid comp® 300mg/d in Abh. v. Alter, Anamnese, Herkunft und radiologischen Veränderungen. <500mg/dl Isoniazid Prophylaxe: Isozid comp® 300mg/d
Literatur	adaptiert nach Di Bartolomeo P. et al. Blood. 2013; 121:849-57; Sanz J. et al. Bone Marrow Transpl. 2012; 47:1287-93; Raiola A.M. et al. Biol Blood Marrow Transplant. 2013; 19:117-122.

Diese Krebstherapie birgt letale Risiken. Die Anwendung darf nur durch erfahrene Onkologen und entsprechend ausgebildetes Pflegepersonal erfolgen. Die Dosisberechnung und Anforderung obliegt der Verantwortung des bestellenden Arztes und muss in jedem Fall sorgfältig überprüft werden. Die Herausgeber übernehmen keine Verantwortung für die Therapieanforderung.

990100_20   TFTreo RIC   ICD-10:

Indikation: Konditionierung allogene SZT

Hauptmedikation

Tag	zeitl. Ablauf	Substanz	Basisdosierung	Trägerlösung (ml)	Appl.	Infusionsdauer	Bemerkungen
-6	0	Thiotepa	5 mg/kg	Glucose 5 % (konzentrationsabhängig)	i.v.	2h	eingestellt auf 1mg/ml
-5-(-3)	+2h	Fludarabin	30 mg/m²	250 ml NaCl 0,9 %	i.v.	1h	
-5-(-3)	0	Treosulfan	10 000 mg/m²	Unverdünnt	i.v.	2h	Gabe immer VOR Fludarabin

Memo: Thiotepa wird im Schweiß abgesondert. Zur Vermeidung einer toxisch bedingten Erythrodermie (besonders axillär und inguinal) häufig mit nassem Waschlappen abwaschen.

Achtung: Zu diesem Protokoll muss zwingend eine GvHD-Prophylaxe durchgeführt werden
Tag 0: periphere Stammzelltransplantation

Zyklusdiagramm Tag -7 -6 -5 -4 -3 -2 -1 0 1 2 3 4 5 6 7 — Thiotepa, Fludarabin, Treosulfan, GvHD-Prophylaxe, allogene SZT

CAVE: keine gleichzeitige Gabe von Itraconazol, Posaconazol, Voriconazol und Isavuconazol wegen möglicher Wirkverstärkung/Lebertoxizität bei Everolimusgabe und Hochdosisgaben von Busulfan, Thiotepa, Etoposid und Cyclophosphamid.

CAVE: Dosisreduktion Nierenfunktionsstörungen / Fludarabin bei

GFR (ml/min)	Dosis
>70	100%
30 - 70	50%
<30	relative KI

Prophylaktische Antikoagulation bei GFR >30ml/min

Thrombozytenzahl	Prophylaxe
>50.000/µl	Enoxaparin 40mg s.c.
20.000/µl - 50.000/µl	Enoxaparin 20mg s.c.
<20.000/µl	Keine prophylaktische Antikoagulation

Obligate Prä- und Begleitmedikation

Tag	zeitl. Ablauf	Substanz	Basisdosierung	Trägerlösung (ml)	Appl.	Infusionsdauer	Bemerkungen
-7-(-2)	1-0-1-0	Cotrimoxazol	960 mg		p.o.		ab Aufnahme bis Tag -2
-7-25	1-0-0-0	Fluconazol	200 mg		p.o.		ab Aufnahme bis mindestens Tag +25
-7-30	Gabe	Enoxaparin	*		s.c.		* "Dosierung siehe Memobox "prophylaktische Antikoagulation"
-7-42	1-1-1-0	Ursodesoxycholsäure	250 mg		p.o.		ab Aufnahme bis ca. 1,5 Monate nach der Transplantation, ggf. als Saft verabreichen
-6-(-3)	kontinuierlich	Jonosteril®	2 000 ml		i.v.	24h	
		KCl 7,45% (1mmol K+/ml)	ml - befundabhängig -				bei Bedarf, nach Wert in Bewässerung. Max. 20ml sind kompatibel mit Jonosteril.
		Magnesium 10% Inresa® (4,05mmol Magnesium/10ml)	ml - befundabhängig -				bei Bedarf, nach Wert in Bewässerung. Max. 40ml sind kompatibel mit Jonosteril.
-6-(-3)	-30min	Dexamethason	8 mg		i.v.	15min	
-6-(-3)	-30min	Granisetron	1 mg		i.v.	B	
-3	kontinuierlich	GvHD-Prophylaxe	* - befundabhängig -		i.v.	24h	ab Tag -3. *Dosis u. Applikation s. jeweiliges Protokoll
-2-(-1)	kontinuierlich	Jonosteril®	1 000 ml		i.v.	24h	
		KCl 7,45% (1mmol K+/ml)	ml - befundabhängig -				bei Bedarf, nach Wert in Bewässerung. Max. 20ml sind kompatibel mit Jonosteril.
		Magnesium 10% Inresa® (4,05mmol Magnesium/10ml)	ml - befundabhängig -				bei Bedarf, nach Wert in Bewässerung. Max. 40ml sind kompatibel mit Jonosteril.
0	vor SZT	Clemastin	2 mg		i.v.	B	
1-60	1-0-1-0	Valaciclovir	500 mg		p.o.		ab d+1 bis d60, danach ggf. reduzieren

Bedarfsmedikation Metoclopramid, Dimenhydrinat, Allopurinol 300 mg, Pantoprazol, Sucralfat; **bei prämenopausalen Frauen GnRH-Agonist, z.B. s.c. Goserelin Implantat (Zoladex® Depot 3,6mg monatlich oder 10,8mg 3-monatlich).**

Kontrollen Blutbild, Elektrolyte insbes. Ca^{2+}, Mg^{2+}, Leberwerte, Retentionswerte, eGFR, Flüssigkeitsbilanz

Wechselwirkungen	Thiotepa wird über CYP2B6 und CYP3A4 zum aktiven Metaboliten TEPA metabolisiert. Daher **eingehende klinische Überwachung bei (idealerweise Vermeidung) der gleichzeitigen Gabe von:**
	1. CYP2B6-Inhibitoren: u.a. **Clopidogrel**, Ticlopidin
	2. CYP3A4-Inhibitoren: u.a. **Azol-Antimykotika**, **Makrolide**, Proteasehemmer, **Grapefruitsaft**
	→ Diese Substanzen können die Plasmaspiegel von Thiotepa erhöhen und die von TEPA erniedrigen.
	3. CYP450-Induktoren: u.a. **Rifampicin**, Carbamazepin, Phenobarbital
	→ Diese Substanzen können die Plasmaspiegel von TEPA erhöhen.
	Keine relevante Interaktion zwischen Thiotepa und Aprepitant gemäß Interaktionscheck IBM Micromedex®.
Infektionsprophylaxe	Ab Tag +20: Cotrimoxazol 960mg p.o. Montag, Mittwoch, Freitag 0-1-0 und Folsäure 0,4mg p.o. jeweils Montags 0-1-0 bis 2 Monate nach Ende Immunsuppression und CD4 >200/μl. IgG Gabe: wenn IgG <400mg/dl oder wenn vermehrt Infekte und IgG <500mg/dl Isoniazid Prophylaxe: Isozid comp® 300mg/d in Abh. v. Alter, Anamnese, Herkunft und radiologischen Veränderungen.
Literatur	adaptiert nach Angelucci et al. Hematol Oncol 2016; 34: 17-21 "Treosulfan-fludarabin-thiotepa conditioning before allogeneic haemopoietic stem cell transplantation for patients with advanced lympho-proliferative disease. A single centre study"; Applikationsreihenfolge Treosulfan - Fludarabin - Fludarabin: Fachinformation Treosulfan (Trecondi®), Munkelt et al. Cancer Chemother Parmacol 62 (2008):821-830

Teil IX GvHD-Prophylaxe

Inhaltsverzeichnis

Kapitel 33   GvHD-Prophylaxe

Elektronisches Zusatzmaterial Die elektronische Version des Werkes enthält Zusatzmaterial, auf das über folgenden Link zugegriffen werden kann: https://doi.org/10.1007/978-3-662-67749-0_1.

Diese Krebstherapie birgt letale Risiken. Die Anwendung darf nur durch erfahrene Onkologen und entsprechend ausgebildetes Pflegepersonal erfolgen. Das Protokoll muss im Einzelfall überprüft und der klinischen Situation angepasst werden.

990101_11 Ciclosporin/ Mycophenolsäure   Indikation: GvHD-Prophylaxe   ICD-10:

Protokoll-Hinweis: Dieses Protokoll ist in Zusammenhang mit allogenen Konditionierungs-Protokollen zu verwenden

Hauptmedikation

Tag	zeitl. Ablauf	Substanz	Basisdosierung	Trägerlösung (ml)	Appl.	Infusions-dauer	Bemerkungen
-3-(-1)	6:00	Ciclosporin A (Sandimmun® Optoral)	2,5 mg/kg		i.v.	4h	Ab Tag 0 Dosierung nach Blutspiegel; Dosis gerundet auf 50mg- Schritte
-3-(-1)	18:00	Ciclosporin A (Sandimmun® Optoral)	2,5 mg/kg		i.v.	4h	Ab Tag 0 Dosierung nach Blutspiegel; Dosis gerundet auf 50mg- Schritte
-1	08:00	Mycophenolsäure (Myfortic®)	720 mg abs.		p.o.		alternativ 1000mg Mycophenolatmofetil (CellCept®) i.v., kontinuierlich weiterführen
-1	20:00	Mycophenolsäure (Myfortic®)	720 mg abs.		p.o.		alternativ 1000mg Mycophenolatmofetil (CellCept®) i.v., kontinuierlich weiterführen

Zyklusdiagramm

	Tag -6	-5	-4	-3	-2	-1	0	1	2	3	4	5	6	7
Ciclosporin A				□	■	■	■	■	■	■	■	□	□	□
Mycophenolsäure (Myfortic®)						■	■	□						
allogene SZT														

Für Ciclosporin A-Therapiedauer übermäßige UV-Exposition vermeiden

Sonnenschutz und UV-Schutz zur Senkung des Hautkrebsrisikos während MMF-Therapie empfohlen.
Bei Anzeichen von Infektionen, ohne erkennbare Ursachen Auftretende Blutergüsse oder Blutungen behandelnden Arzt informieren.

Achtung: Bei gleichzeitiger Verwendung von CYP3A4-Induktoren und -Inhibitoren sorgfältige Ciclosporin Blutspiegel-Überwachung, einschliesslich nach deren Absetzen. Ciclosporin hemmt CYP3A4 und den Multidrug-Efflux-Transporter P-Glycoprotein und kann die Plasmakonzentration gleichzeitig anwesender Medikamente, die Substrate dieses Enzyms oder des Transporters sind erhöhen (z.B. Digoxin, Colchicin). Eine Erhöhung der Ciclosporin-Spiegel ist bei gleichzeitiger Gabe von z.B. Voriconazol, Posaconazol, Clarithromycin, Amiodaron möglich. Grapefruitsaft vermeiden.

Bedarfsmedikation	Metoclopramid, Dimenhydrinat, Pantoprazol, Adrenalin, Sauerstoff, Ranitidin, Clemastin, Antibiose, Notfallmedikation, Loperamid (bei nicht infektiöser Diarrhoe)
Kontrollen	Blutbild, Blutdruck, Blutzucker, Elektrolyte insbes. K$^+$ und Mg^{2+}, Urea, Nierenfunktion, Leberfunktion, Urinausscheidung, Lipide, Ciclosporin Spiegelbestimmung, Inspektion der Scheimhäute v. Mund u.Rachen, Überwachung auf Infusionsreaktionen, Fieber, Schüttelfrost, Tremor, Atemfrequenz, Spannungsgefühl im Brustkorb, Urtikaria
Dosisreduktion	Ciclosporin in Abhängigkeit von Nieren und Leberfunktion
Literatur	Fachinformationen: Sandimmun®, Mycophenolat-Mofetil

Diese Krebstherapie birgt letale Risiken. Die Anwendung darf nur durch erfahrene Onkologen und entsprechend ausgebildetes Pflegepersonal erfolgen. Das Protokoll muss im Einzelfall überprüft und der klinischen Situation angepasst werden.

990101_12   **Ciclosporin/ Mycophenolsäure/ ATG 20**   **Indikation: GvHD-Prophylaxe**   ICD-10:

Protokoll-Hinweis: Dieses Protokoll ist in Zusammenhang mit allogenen Konditionierungs-Protokollen zu verwenden

Therapie-Hinweis: Indikation nach Rücksprache mit Oberarzt

Hauptmedikation

Tag	zeitl. Ablauf	Substanz	Basisdosierung	Trägerlösung (ml)	Appl.	Infusions-dauer	Bemerkungen
-3	0	ATG (Grafalon®)	100 mg abs.	500 ml NaCl 0,9 %	i.v.	4h	Vorphase nach CTx Gabe
-3-(-1)	6:00	Ciclosporin A (Sandimmun® Optoral)	2,5 mg/kg		i.v.	4h	Ab Tag 0 Dosierung nach Blutspiegel; Dosis gerundet auf 50mg- Schritte
-3-(-1)	18:00	Ciclosporin A (Sandimmun® Optoral)	2,5 mg/kg		i.v.	4h	Ab Tag 0 Dosierung nach Blutspiegel; Dosis gerundet auf 50mg- Schritte
-2-(-1)	0	ATG (Grafalon®)	10 mg/kg	500 ml NaCl 0,9 %	i.v.	8-12h	Dosierung in 100mg-Schritten, jeweils aufgerundet
-1	8:00	Mycophenolsäure (Myfortic®)	720 mg abs.		p.o.		alternativ 1000mg Mycophenolatmofetil (CellCept®) i.v., kontinuierlich weiterführen
-1	20:00	Mycophenolsäure (Myfortic®)	720 mg abs.		p.o.		alternativ 1000mg Mycophenolatmofetil (CellCept®) i.v., kontinuierlich weiterführen

Achtung Inkompatibilität:
ATG (Grafalon®) ↔ Glucose
ATG (Grafalon®) ↔ Heparin

Achtung: Bei gleichzeitiger Verwendung von CYP3A4-Induktoren und -Inhibitoren sorgfältige Ciclosporin Blutspiegel-Überwachung, einschliesslich nach deren Absetzen. Ciclosporin hemmt CYP3A4 und den Multidrug-Efflux-Transporter P-Glycoprotein und kann die Plasmakonzentration gleichzeitig anwesender Medikamente, die Substrate dieses Enzyms oder des Transporters sind erhöhen (z.B. Digoxin, Colchicin). Eine Erhöhung der Ciclosporin-Spiegel ist bei gleichzeitiger Gabe von z.B. Voriconazol, Posaconazol, Clarithromycin, Amiodaron möglich. Grapefruitsaft vermeiden.

Für Ciclosporin A-Therapiedauer übermäßige UV-Exposition vermeiden

Sonnenschutz und UV-Schutz zur Senkung des Hautkrebsrisikos während MMF-Therapie empfohlen.
Bei Anzeichen von Infektionen, ohne erkennbare Ursachen Auftretende Blutergüsse oder Blutungen behandelnden Arzt informieren.

Zyklusdiagramm

	Tag -3	-2	-1	0	1	2	3	4	5	6	7
ATG (Grafalon®)			☐	☐							
ATG (Grafalon®) Vorphase	■	☐									
Ciclosporin A			☐	☐	☐	☐	☐	☐	☐	☐	☐
Mycophenolsäure (Myfortic®)			■	■	■	■	■	■	■	■	■
allogene SZT				☐							

Obligate Prä- und Begleitmedikation

Tag	zeitl. Ablauf	Substanz	Basisdosierung	Trägerlösung (ml)	Appl.	Infusions-dauer	Bemerkungen
-3-(-1)	-30min	Clemastin	2 mg		i.v.	B	vor ATG
-3-(-1)	-30min	Prednisolon/Solu-DecortinH®	100 mg		i.v.	15min	vor ATG; Steroide n.R. Arzt
-3-(-1)	+2h	Prednisolon/Solu-DecortinH®	100 mg		i.v.	15min	nach ATG; Steroide n. R. Arzt

Bedarfsmedikation	Metoclopramid, Dimenhydrinat, Pantoprazol, Adrenalin, Sauerstoff, Ranitidin, Clemastin, Antibiose, Notfallmedikation, Loperamid (bei nicht infektiöser Diarrhoe)
Kontrollen	Blutbild, Blutdruck, Blutzucker, Elektrolyte insbes. K⁺ und Mg²⁺, Urea, Nierenfunktion, Leberfunktion, Urinausscheidung, Lipide, Ciclosporin Spiegelbestimmung, Inspektion der Scheimhäute v. Mund u.Racher, Überwachung auf Infusionsreaktionen, Fieber, Schüttelfrost, Tremor, Atemfrequenz, Spannungsgefühl im Brustkorb, Urtikaria, Allergietest auf Kanincheneiweiß vor ATG-Gabe
Dosisreduktion	Ciclospo in in Abhängigkeit von Nieren und Leberfunktion
Literatur	Fachinfo mationen: Sandimmun®, Mycophenolat-Mofetil, ATG Grafalon®

Diese Krebstherapie birgt letale Risiken. Die Anwendung darf nur durch erfahrene Onkologen und entsprechend ausgebildetes Pflegepersonal erfolgen. Das Protokoll muss im Einzelfall überprüft und der klinischen Situation angepasst werden.

990101.10   *Ciclosporin/Mycophenolsäure/ATG 30*   **Indikation: GvHD-Prophylaxe**   **ICD-10:**

Protokoll-Hinweis: Dieses Protokoll ist in Zusammenhang mit allogenen Konditionierungs-Protokollen zu verwenden

Hauptmedikation

Tag	zeitl. Ablauf	Substanz	Basisdosierung	Trägerlösung (ml)	Appl.	Infusions-dauer	Bemerkungen
-4	0	ATG (Grafalon®)	100 mg abs.	500 ml NaCl 0,9 %	i.v.	4h	Vorphase nach CTx Gabe
-3-(-1)	6:00	Ciclosporin A (Sandimmun® Optoral)	2,5 mg/kg		i.v.	4h	Ab Tag 0 Dosierung nach Blutspiegel; Dosis gerundet auf 50mg- Schritte
-3-(-1)	0	ATG (Grafalon®)	10 mg/kg	500 ml NaCl 0,9 %	i.v.	8-12h	Dosierung in 100mg-Schritten, jeweils aufgerundet
-3-(-1)	18:00	Ciclosporin A (Sandimmun® Optoral)	2,5 mg/kg		i.v.	4h	Ab Tag 0 Dosierung nach Blutspiegel; Dosis gerundet auf 50mg- Schritte
-1	8:00	Mycophenolsäure (Myfortic®)	720 mg abs.		p.o.		alternativ 1000mg Mycophenolatmofetil (CellCept®) i.v., kontinuierlich weiterführen
-1	20:00	Mycophenolsäure (Myfortic®)	720 mg abs.		p.o.		alternativ 1000mg Mycophenolatmofetil (CellCept®) i.v., kontinuierlich weiterführen

Zyklusdiagramm

	Tag -6	-5	-4	-3	-2	-1	0	1	2	3	4	5	6	7
ATG (Grafalon®)				■										
ATG (Grafalon®) Vorphase		■												
Ciclosporin A				■	■	■	■	■	■	■	■	■	■	■
Mycophenolsäure (Myfortic®)						■								
allogene SZT							■							

Achtung Inkompatibilität:
ATG (Grafalon®) ↔ Glucose
ATG (Grafalon®) ↔ Heparin

Für Ciclosporin A-Therapiedauer übermäßige UV-Exposition vermeiden

Achtung: Bei gleichzeitiger Verwendung von CYP3A4-Induktoren und -Inhibitoren sorgfältige Ciclosporin Blutspiegel-Überwachung, einschließlich nach deren Absetzen. Ciclosporin hemmt CYP3A4 und den Multidrug-Efflux-Transporter P-Glycoprotein und kann die Plasmakonzentration gleichzeitig anwesender Medikamente, die Substrate dieses Enzyms oder des Transporters sind erhöhen (z.B. Digoxin, Colchicin). Eine Erhöhung der Ciclosporin-Spiegel ist bei gleichzeitiger Gabe von z.B. Voriconazol, Posaconazol, Clarithromycin, Amiodaron möglich. Grapefruitsaft vermeiden.

Sonnenschutz und UV-Schutz zur Senkung des Hautkrebsrisikos während MMF-Therapie empfohlen. Bei Anzeichen von Infektionen, ohne erkennbare Ursachen Auftretende Blutergüsse oder Blutungen behandelnden Arzt informieren.

Obligate Prä- und Begleitmedikation

Tag	zeitl. Ablauf	Substanz	Basisdosierung	Trägerlösung (ml)	Appl.	Infusions-dauer	Bemerkungen
-4-(-1)	-30min	Clemastin	2 mg		i.v.	B	vor ATG
-4-(-1)	-30min	Prednisolon/Solu-DecortinH®	100 mg		i.v.	15min	vor ATG; Steroide n.R. Arzt
-4-(-1)	+2h	Prednisolon/Solu-DecortinH®	100 mg		i.v.	15min	nach ATG; Steroide n. R. Arzt

Bedarfsmedikation	Metoclopramid, Dimenhydrinat, Pantoprazol, Adrenalin, Sauerstoff, Ranitidin, Clemastin, Antibiose, Notfallmedikation, Loperamid (bei nicht infektiöser Diarrhoe)
Kontrollen	Blutbild, Blutdruck, Blutzucker, Elektrolyte insbes. K+ und Mg2+, Urea, Nierenfunktion, Leberfunktion, Urinausscheidung, Lipide, Ciclosporin Spiegelbestimmung, Inspektion der Scheimhäute v. Mund u.Rachen, Überwachung auf Infusionsreaktionen, Fieber, Schüttelfrost, Tremor, Atemfrequenz, Spannungsgefühl im Brustkorb, Urtikaria, Allergietest auf Kanincheneiweiß vor ATG-Gabe
Dosisreduktion	Ciclosporin in Abhängigkeit von Nieren und Leberfunktion
Literatur	Fachinformationen: Sandimmun®, Mycophenolat-Mofetil, ATG Grafalon®

Diese Krebstherapie birgt letale Risiken. Die Anwendung darf nur durch erfahrene Onkologen und entsprechend ausgebildetes Pflegepersonal erfolgen. Das Protokoll muss im Einzelfall überprüft und der klinischen Situation angepasst werden.

| 990101_04 | **Everolimus/ Mycophenolsäure** | *Indikation: GvHD-Prophylaxe* | ICD-10: |

Protokoll-Hinweis: Dieses Protokoll ist in Zusammenhang mit allogenen Konditionierungs-Protokollen zu verwenden

Hauptmedikation

Tag	zeitl. Ablauf	Substanz	Basisdosierung	Trägerlösung (ml)	Appl.	Infusions-dauer	Bemerkungen
-3-0	1-0-1-0	Everolimus	1,75 mg		p.o.		ab Tag 0 abends: Dosierung nach Blutspiegel
-1-0	1-0-1-0	Mycophenolsäure (Myfortic®)	720 mg		p.o.		kontinuierlich weiterführen

Zyklusdiagramm

Tag	-6	-5	-4	-3	-2	-1	0	1	2	3	4	5	6	7
Everolimus						■	□	■	■	■	■	■	■	■
Mycophenolsäure (Myfortic®)					■	■	■	■	■	■	■	■	■	■
allogene SZT														

Achtung: Die gleichzeitige Gabe von Everolimus und starken CYP3A4- Inhibitoren (z.B. Ketoconazol, Clarithromycin etc.) und Induktoren (z.B. Rifampicin, Rifambutin etc.) wenn möglich vermeiden. Bei gleichzeitiger Verwendung von CYP3A4 Induktoren und Inhibitoren sowie nach deren Absetzen, Vollblut-Talkonzentration überwachen. Grapefruitsaft vermeiden.

CAVE: keine gleichzeitige Gabe von Itraconazol, Posaconazol, Voriconazol und Isavuconazol wegen möglicher Wirkverstärkung/Lebertoxizität bei Everolimusgabe und Hochdosisgaben von Busulfan, Thiotepa, Etoposid und Cyclophosphamid.

Sonnenschutz und UV-Schutz zur Senkung des Hautkrebsrisikos während Mycophenolsäure-Therapie empfohlen. Bei Anzeichen von Infektionen, ohne erkennbare Ursachen auftretende Blutergüsse oder Blutungen behandelden Arzt informieren.

Bedarfsmedikation	Metoclopramid, Dimenhydrinat, Pantoprazol
Kontrollen	Everolimus Blutspiegel, Leberfunktion, Bilirubin, Albumin, Gerinnung, INR, Nierenfunktion, Blutbild, Elektrolyte, Lungenfunktion
Dosisreduktion	Bei mittelschwerer Leberinsuffizienz (Child-Pugh Klasse A oder B) Dosisreduktion Certican auf 50% beim Zutreffen von zwei der folgenden Kriterien: Bilirubin >2mg/dl, Albumin < 3,5g/dl, INR > 1,3 (Prothrombinzeit > 4 Sekunden Verlängerung), weitere Dosisreduktion basierend auf therapeutischer Blutspiegelüberwachung.
Literatur	Fachinformationen Certican® und Myfortic®

Diese Krebstherapie birgt letale Risiken. Die Anwendung darf nur durch erfahrene Onkologen und entsprechend ausgebildetes Pflegepersonal erfolgen. Das Protokoll muss im Einzelfall überprüft und der klinischen Situation angepasst werden.

ICD-10:

990101_14   *Everolimus/ Mycophenolsäure/ ATG 15*   *Indikation: GvHD-Prophylaxe*

Protokoll-Hinweis: Dieses Protokoll ist in Zusammenhang mit allogenen Konditionierungs-Protokollen zu verwenden

Hauptmedikation

Tag	zeitl. Ablauf	Substanz	Basisdosierung	Trägerlösung (ml)	Appl.	Infusions-dauer	Bemerkungen
-4	0	ATG (Grafalon®)	100 mg abs.	500 ml NaCl 0,9 %	i.v.	4h	Vorphase nach CTx Gabe
-3-(-1)	09:00	Everolimus	1,75 mg		p.o.		Ab Tag 0 Dosierung nach Blutspiegel (Zielspiegel: 4-10 ng/ml)
-3-(-1)	0	ATG (Grafalon®)	5 mg/kg	500 ml NaCl 0,9 %	i.v.	8-12h	Dosierung in 100mg-Schritten, jeweils aufgerundet
-3-(-1)	21:00	Everolimus	1,75 mg		p.o.		Ab Tag 0 Dosierung nach Blutspiegel (Zielspiegel: 4-10 ng/ml)
-1	08:00	Mycophenolsäure (Myfortic®)	720 mg abs.		p.o.		kontinuierlich weiterführen; alternativ 1000mg Mycophenolatmofetil (CellCept®) i.v. morgens und abends
-1	20:00	Mycophenolsäure (Myfortic®)	720 mg abs.		p.o.		kontinuierlich weiterführen; alternativ 1000mg Mycophenolatmofetil (CellCept®) i.v. morgens und abends

Zyklusdiagramm

	Tag	-6	-5	-4	-3	-2	-1	0	1	2	3	4	5	6	7
ATG (Grafalon®) Vorphase															
ATG (Grafalon®)															
Everolimus															
Mycophenolsäure (Myfortic®) allogene SZT															

Achtung Inkompatibilität:
ATG (Grafalon®) ↔ Glucose
ATG (Grafalon®) ↔ Heparin

Sonnenschutz und UV-Schutz zur Senkung des Hautkrebsrisikos während MMF-Therapie empfohlen.
Bei Anzeichen von Infektionen, ohne erkennbare Ursachen Auftretende Blutergüsse oder Blutungen behandelnden Arzt informieren.

Achtung: Die gleichzeitige Gabe von Everolimus und starken CYP3A4- Inhibitoren (z.B. Ketoconazol, Clarithromycin etc.) und Induktoren (z.B. Rifampicin, Rifambutin etc.) wenn möglich vermeiden. Bei gleichzeitiger Verwendung von CYP3A4 Induktoren und Inhibitoren sowie nach deren Absetzen, Vollblut-Talkonzentration überwachen. Grapefruitsaft vermeiden.

Wiederholungsinfo: Everolimus und Mycophenolsäure nach d+7 weiterführen

Obligate Prä- und Begleitmedikation

Tag	zeitl. Ablauf	Substanz	Basisdosierung	Trägerlösung (ml)	Appl.	Infusions-dauer	Bemerkungen
-4-(-1)	-30min	Clemastin	2 mg		i.v.	B	vor ATG
-4-(-1)	-30min	Prednisolon/Solu-DecortinH®	100 mg		i.v.	15min	vor ATG; Steroide n.R. Arzt
-4-(-1)	+2h	Prednisolon/Solu-DecortinH®	100 mg		i.v.	15min	nach ATG; Steroide n. R. Arzt

Bedarfsmedikation	Metoclopramid, Dimenhydrinat, Pantoprazol, Sauerstoff, Ranitidin, Clemastin, Antibiose, Notfallmedikation, Loperamid (bei nicht infektiöser Diarrhoe)
Kontrollen	Blutbild, Blutdruck, Blutzucker, Elektrolyte insbes. K+ und Mg2+, Urea, Nierenfunktion, Leberfunktion, Urinausscheidung, Lipide, Everolimus Spiegelbestimmung, Inspektion der Scheimhäute v. Mund u.Rachen, Überwachung auf Infusionsreaktionen, Fieber, Schüttelfrost, Tremor, Atemfrequenz, Spannungsgefühl im Brustkorb, Urtikaria, Allergietest auf Kanincheneiweiß vor ATG-Gabe
Wiederholung	Everolimus und Mycophenolsäure nach d+7 weiterführen
Literatur	Fachinformationen: Certican®, Mycophenolat-Mofetil, ATG Grafalon®

Diese Krebstherapie birgt letale Risiken. Die Anwendung darf nur durch erfahrene Onkologen und entsprechend ausgebildetes Pflegepersonal erfolgen. Das Protokoll muss im Einzelfall überprüft und der klinischen Situation angepasst werden.

990101_13   *Everolimus/ Mycophenolsäure/ ATG 30*   **Indikation: GvHD-Prophylaxe**   ICD-10:

Protokoll-Hinweis: Dieses Protokoll ist in Zusammenhang mit allogenen Konditionierungs-Protokollen zu verwenden

Hauptmedikation

Tag	zeitl. Ablauf	Substanz	Basisdosierung	Trägerlösung (ml)	Appl.	Infusionsdauer	Bemerkungen
-4	0	ATG (Grafalon®)	100 mg abs.	500 ml NaCl 0,9 %	i.v.	4h	Vorphase nach CTx Gabe
-3-(-1)	9:00	Everolimus	1,75 mg		p.o.		Ab Tag 0 Dosierung nach Blutspiegel (Zielspiegel: 4-10 ng/ml)
-3-(-1)	0	ATG (Grafalon®)	10 mg/kg	500 ml NaCl 0,9 %	i.v.	8-12h	Dosierung in 100mg-Schritten, jeweils aufgerundet
-3-(-1)	21:00	Everolimus	1,75 mg		p.o.		Ab Tag 0 Dosierung nach Blutspiegel (Zielspiegel: 4-10 ng/ml)
-1	08:00	Mycophenolsäure (Myfortic®)	720 mg abs.		p.o.		kontinuierlich weiterführen; alternativ 1000mg Mycophenolatmofetil (CellCept®) i.v. morgens und abends
-1	20:00	Mycophenolsäure (Myfortic®)	720 mg abs.		p.o.		kontinuierlich weiterführen; alternativ 1000mg Mycophenolatmofetil (CellCept®) i.v. morgens und abends

Achtung: Die gleichzeitige Gabe von Everolimus und starken CYP3A4-Inhibitoren (z.B. Ketoconazol, Clarithromycin etc.) und Induktoren (z.B. Rifampicin, Rifambutin etc.) wenn möglich vermeiden. Bei gleichzeitiger Verwendung von CYP3A4 Induktoren und Inhibitoren sowie nach deren Absetzen, Vollblut-Talkonzentration überwachen. Grapefruitsaft vermeiden.

Achtung Inkompatibilität:
ATG (Grafalon®) ↔ Glucose
ATG (Grafalon®) ↔ Heparin

Sonnenschutz und UV-Schutz zur Senkung des Hautkrebsrisikos während MMF-Therapie empfohlen.
Bei Anzeichen von Infektionen, ohne erkennbare Ursachen Auftretende Blutergüsse oder Blutungen behandelnden Arzt informieren.

Zyklusdiagramm

Substanz	-6	-5	-4	-3	-2	-1	0	1	2	3	4	5	6	7
ATG (Grafalon®) Vorphase			■											
ATG (Grafalon®)				■	■	■								
Everolimus				■	■	■	■	■	■	■	■	■	■	■
Mycophenolsäure (Myfortic®)						■	■	■	■	■	■	■	■	■
allogene SZT							□							

Wiederholungsinfo: Everolimus und Mycophenolsäure nach d+7 weiterführen

Obligate Prä- und Begleitmedikation

Tag	zeitl. Ablauf	Substanz	Basisdosierung	Trägerlösung (ml)	Appl.	Infusionsdauer	Bemerkungen
-4-(-1)	-30min	Clemastin	2 mg		i.v.	B	vor ATG
-4-(-1)	-30min	Prednisolon/Solu-Decortin H®	100 mg		i.v.	15min	vor ATG; Steroide n.R. Arzt
-4-(-1)	+2h	Prednisolon/Solu-Decortin H®	100 mg		i.v.	15min	nach ATG; Steroide n. R. Arzt

Bedarfsmedikation	Metoclopramid, Dimenhydrinat, Pantoprazol, Sauerstoff, Ranitidin, Clemastin, Antibiose, Notfallmedikation, Loperamid (bei nicht infektiöser Diarrhoe)
Kontrollen	Blutbild, Blutdruck, Blutzucker, Elektrolyte insbes. K+ und Mg2+, Urea, Nierenfunktion, Leberfunktion, Urinausscheidung, Lipide, Everolimus Spiegelbestimmung, Inspektion der Scheimhäute v. Mund u.Rachen Überwachung auf Infusionsreaktionen, Fieber, Schüttelfrost, Tremor, Atemfrequenz, Spannungsgefühl im Brustkorb, Urtikaria, Allergietest auf Kanincheneiweiß vor ATG-Gabe
Wiederholung	Everolimus und Mycophenolsäure nach d+7 weiterführen
Literatur	Fachinformationen: Certican®, Mycophenolat-Mofetil, ATG Grafalon®

Diese Krebstherapie birgt letale Risiken. Die Anwendung darf nur durch erfahrene Onkologen und entsprechend ausgebildetes Pflegepersonal erfolgen. Das Protokoll muss im Einzelfall überprüft und der klinischen Situation angepasst werden.

| 990101_09 | *Cyclophosphamid/ Mycophenolsäure/ Ciclosporin "Haplo-Baltimore-Protokoll":* | *Indikation: GvHD-Prophylaxe bei haploidentem* | *ICD-10:* |
| | *Ciclosporin-Variante* | *Spender* | |

Protokoll-Hinweis: Dieses Protokoll ist in Zusammenhang mit allogenen Konditionierungs-Protokollen zu verwenden

Hauptmedikation

Tag	zeitl. Ablauf	Substanz	Basisdosierung	Trägerlösung (ml)	Appl.	Infusions-dauer	Bemerkungen
3-4	0	Cyclophosphamid	50 mg/kg (HD*)	1 000 ml NaCl 0,9 %	i.v.	1h	
5-7	1-0-1-0	Mycophenolsäure (Myfortic®)	720 mg		p.o.		alternativ 1000mg Mycophenolatmofetil/CellCept® i.v., kontinuierlich weiterführen
5-7	6:00	Ciclosporin A (Sandimmun® Optoral)	2,5 mg/kg		i.v.	4h	Ab Tag 8 Dosierung nach Blutspiegel; Dosis gerundet auf 50mg- Schritte
5-7	18:00	Ciclosporin A (Sandimmun® Optoral)	2,5 mg/kg		i.v.	4h	Ab Tag 8 Dosierung nach Blutspiegel; Dosis gerundet auf 50mg- Schritte

Auf ausreichende Urinausfuhr achten (Prophylaxe hämorrhagische Zystitis).

* Hochdosis: Für die Berechnung der Dosis werden idealisierte Patientenwerte (IBW/AIBW) verwendet.

Zyklusdiagramm

	Tag -6	-5	-4	-3	-2	-1	0	1	2	3	4	5	6	7	8	9	10	11	12	13	14
Cyclophosphamid										■											
allogene SZT																					
Mycophenolsäure												□	□	□	□	□	□	□	□	□	□
Ciclosporin A												■	■	■	■	■	■	■	■	■	■

Für Ciclosporin A-Therapiedauer über-mäßige UV-Exposition vermeiden

Sonnenschutz und UV-Schutz zur Senkung des Hautkrebsrisikos während Mycophenolsäure-Therapie empfohlen. Bei Anzeichen von Infektionen, ohne erkennbare Ursachen auftretende Blutergüsse oder Blutungen behandelnden Arzt informieren.

CAVE: keine gleichzeitige Gabe von Itraconazol, Posaconazol, Voriconazol und Isavuconazol wegen möglicher Wirkverstärkung/Lebertoxizität bei Everolimusgabe und Hochdosisgaben von Busulfan, Thiotepa, Etoposid und Cyclophosphamid.

Achtung: Bei gleichzeitiger Verwendung von CYP3A4-Induktoren und -Inhibitoren sorgfältige Ciclosporin Blutspiegel-Überwachung, einschliesslich nach deren Absetzen. Ciclosporin hemmt CYP3A4 und den Multidrug-Efflux-Transporter P-Glycoprotein und kann die Plasmakonzentration gleichzeitig anwesender Medikamente, die Substrate dieses Enzyms oder des Transporters sind erhöhen (z.B. Digoxin, Colchicin). Eine Erhöhung der Ciclosporin-Spiegel ist bei gleichzeitiger Gabe von z.B. Voriconazol, Posaconazol, Clarithromycin, Amiodaron möglich. Grapefruitsaft vermeiden.

Dosierung **Cyclophosphamid** auf idealisiertes Körpergewicht (**IBW**) beziehen damit die Körperoberfläche berechnen:
Männer: IBW = 50,0kg + 2,3 x ((Größe in cm : 2,53) - 60)
Frauen: IBW = 45,5kg + 2,3 x ((Größe in cm : 2,53) - 60)
Bei **erheblichem Übergewicht (reales KG >15kg über IBW)**, gilt das angepaßte Körpergewicht:
AIBW: berechnetes IBW + 0,4 x (reales KG - berechn. IBW)
Wenn reales Körpergewicht (KG) < IBW gilt das reale Körpergewicht

Aprepitant / Fosaprepitant (Prodrug) sind Substrate und moderate Inhibitoren von CYP3A4:
Cave bei gleichzeitiger oraler Verabreichung von Substrate und hauptsächlich via CYP3A4 metabolisierten Wirkstoffen mit geringer therapeutischer Breite wie Ciclosporin, Tacrolimus, Everolimus, Fentanyl. Die gleichzeitige Anwendung von Pimozid ist kontraindiziert. Interaktion mit CYP3A4 metabolisierten oral verabreichten CTx z.B. **Etoposid, Vinorelbin möglich. Besondere Vorsicht bei gleichzeitiger Anwendung von Irinotecan und Ifosfamid erhöhte Toxizität möglich.** Reduktion der üblichen oralen Dexamethason-Dosis um 50%.
Vorübergehende leichte Induktion von CYP2C9 und CYP3A4 nach Beendigung der Aprepitant- / Fosaprepitant-Therapie: Bei Warfarin (CYP2C9-Substrat)-Dauertherapie besonders engmaschige INR-Überwachung innerhalb von 14 Tagen nach jeder Aprepitant 3-Tages-Therapie. Verminderte Wirksamkeit hormonaler Kontrazeptiva bis 2 Monate nach letzter Aprepitant Gabe möglich → alternative unterstützende Maßnahmen zur Empfängnisverhütung vorzunehmen.

Obligate Prä- und Begleitmedikation

Tag	zeitl. Ablauf	Substanz	Basisdosierung	Trägerlösung (ml)	Appl.	Infusions-dauer	Bemerkungen
3	-4h	Jonosteril®	3 000 ml		i.v.	24h	Start der Bewässerung 4h vor Cyclophosphamid.
		KCl 7,45% (1mmol K⁺/ml)	ml - *befundabhängig* -				bei Bedarf, nach Wert in Bewässerung. Max. 20ml sind kompatibel mit Jonosteril.
		Magnesium 10% Inresa® (4,05mmol Magnesium/10ml)	ml - *befundabhängig* -				bei Bedarf, nach Wert in Bewässerung. Max. 40ml sind kompatibel mit Jonosteril.
3	-1h	Aprepitant	125 mg		p.o.		
3	-30min	Dexamethason	12 mg		i.v.	15min	
3-4	kontinuierlich	Mesna	100 mg/kg		i.v.	24h	bis 24h nach Ende der Cyclophosphamidgabe
3-4	-30min	Granisetron	1 mg		i.v.	B	
3-4	-30min	Furosemid	20 mg		i.v.	B	
4	kontinuierlich	Jonosteril®	3 000 ml		i.v.	24h	
		KCl 7,45% (1mmol K⁺/ml)	ml - *befundabhängig* -				bei Bedarf, nach Wert in Bewässerung. Max. 20ml sind kompatibel mit Jonosteril.
		Magnesium 10% Inresa® (4,05mmol Magnesium/10ml)	ml - *befundabhängig* -				bei Bedarf, nach Wert in Bewässerung. Max. 40ml sind kompatibel mit Jonosteril.
4	-1h	Aprepitant	80 mg		p.o.		
4	-30min	Dexamethason	8 mg		i.v.	15min	
5-6	kontinuierlich	Jonosteril®	2 000 ml		i.v.	24h	
		KCl 7,45% (1mmol K⁺/ml)	ml - *befundabhängig* -				bei Bedarf, nach Wert in Bewässerung. Max. 20ml sind kompatibel mit Jonosteril.
		Magnesium 10% Inresa® (4,05mmol Magnesium/10ml)	ml - *befundabhängig* -				bei Bedarf, nach Wert in Bewässerung. Max. 40ml sind kompatibel mit Jonosteril.
5-6	1-0-0-0	Aprepitant	80 mg		p.o.		
5-6	1-0-0-0	Dexamethason	8 mg		p.o.		

Bedarfsmedikation	Metoclopramid, Dimenhydrinat, Pantoprazol, Adrenalin, Sauerstoff, Ranitidin, Clemastin
Kontrollen	Ciclosporin Spiegelbestimmung, Überwachung auf Ciclosporin Infusionsreaktionen (inkl. Blutdruck, Herzfrequenz, Temperatur, Atemfrequenz), Lipide, Leberfunktion, Bilirubin, Albumin, Nierenfunktion, Blutbild, Elektrolyte (insbes. K^+, Ca^{2+}, Mg^{2+}), Retentionswerte, Flüssigkeitsbilanz
Dosisreduktion	Ciclosporin A in Abhängigkeit von Nieren und Leberfunktion. Siehe auch Dosismodifikationstabelle
Literatur	adaptiert nach: Bolaños-Meade J et al. Blood. 2012; 120:4285-4291; Brunstein CG et al. Blood. 2011; 118: 282-288; Tuve S et al. Leukemia. 2011; 25:880-883; Fachinformationen Sandimmun® und Myfortic®

Diese Krebstherapie birgt letale Risiken. Die Anwendung darf nur durch erfahrene Onkologen und entsprechend ausgebildetes Pflegepersonal erfolgen. Das Protokoll muss im Einzelfall überprüft und der klinischen Situation angepasst werden.

990101_08	Cyclophosphamid/ Mycophenolsäure/ Everolimus "Haplo-Baltimore-Protokoll"; Everolimus-Variante	Indikation: GvHD-Prophylaxe bei haploidentem Spender	ICD-10:

Protokoll-Hinweis: Dieses Protokoll ist in Zusammenhang mit allogenen Konditionierungs-Protokollen zu verwenden

Hauptmedikation

Tag	zeitl. Ablauf	Substanz	Basisdosierung	Trägerlösung (ml)	Appl.	Infusions-dauer	Bemerkungen
3-4	0	Cyclophosphamid	50 mg/kg (HD*)	1 000 ml NaCl 0,9 %	i.v.	1h	
5-8	1-0-1-0	Mycophenolsäure (Myfortic®)	720 mg		p.o.		alternativ 1000mg Mycophenolatmofetil (CellCept®) i.v., kontinuierlich weiterführen
5-8	1-0-1-0	Everolimus	1,75 mg		p.o.		ab Tag +8 abends: Dosierung nach Blutspiegel

* Hochdosis: Für die Berechnung der Dosis werden idealisierte Patientenwerte (IBW/AIBW) verwendet.

Zyklusdiagramm

	Tag -6	-5	-4	-3	-2	-1	0	1	2	3	4	5	6	7	8	9	10	11	12	13	14
Cyclophosphamid allogene SZT							■														
Mycophenolsäure (Myfortic®)										□	□	■	■	■	■	■	■	■	■	■	■
Everolimus										□	□	■	■	■	■	■	□	□	□	□	□

CAVE: keine gleichzeitige Gabe von Itraconazol, Posaconazol, Voriconazol und Isavuconazol wegen möglicher Wirkverstärkung/Lebertoxizität bei Everolimusgabe und Hochdosisgaben von Busulfan, Thiotepa, Etoposid und Cyclophosphamid.

Sonnenschutz und UV-Schutz zur Senkung des Hautkrebsrisikos während Mycophenolsäure-Therapie empfohlen. Bei Anzeichen von Infektionen, ohne erkennbare Ursachen auftretende Blutergüsse oder Blutungen behandelnden Arzt informieren.

Aprepitant / Fosaprepitant (Prodrug) sind Substrate und moderate Inhibitoren von CYP3A4: Cave bei gleichzeitiger oraler Verabreichung von hauptsächlich via CYP3A4 metabolisierten Wirkstoffen mit geringer therapeutischer Breite wie Ciclosporin, Tacrolimus, Everolimus, Fentanyl. Die gleichzeitige Anwendung von Pimozid ist kontraindiziert. **Interaktion mit CYP3A4 metabolisierten oral verabreichten CTx z.B. Etoposid, Vinorelbin, Vinorelbin möglich. Besondere Vorsicht bei gleichzeitiger Anwendung von Irinotecan und Ifosfamid erhöhte Toxizität möglich.** Reduktion der üblichen oralen Dexamethason-Dosis um 50%. **Vorübergehende leichte Induktion von CYP2C9 und CYP3A4 nach Beendigung der Aprepitant- / Fosaprepitant-Therapie:** Bei Warfarin (CYP2C9-Substrat)-Dauertherapie besonders engmaschige INR-Überwachung innerhalb von 14 Tagen nach jeder Aprepitant 3-Tages-Therapie. Verminderte Wirksamkeit hormonaler Kontrazeptiva bis 2 Monate nach letzter Aprepitant Gabe möglich → alternative unterstützende Maßnahmen zur Empfängnisverhütung vorzunehmen.

Dosierung **Cyclophosphamid** auf idealisiertes Körpergewicht (**IBW**) beziehen damit die Körperoberfläche berechnen:
Männer: IBW = 50,0kg + 2,3 x ((Größe in cm : 2,53) - 60)
Frauen: IBW = 45,5kg + 2,3 x ((Größe in cm : 2,53) - 60)
Bei **erheblichem Übergewicht (reales KG >15kg über IBW)**, gilt das angepaßte Körpergewicht:
AIBW: berechnetes IBW + 0,4 x (reales KG - berechn. IBW)
Wenn reales Körpergewicht (KG) < IBW gilt das reale Körpergewicht

Achtung: Die gleichzeitige Gabe von Everolimus und starken CYP3A4- Inhibitoren (z.B. Ketoconazol, Clarithromycin etc.) und Induktoren (z.B. Rifampicin, Rifambutin etc.) wenn möglich vermeiden. Bei gleichzeitiger Verwendung von CYP3A4 Induktoren und Inhibitoren sowie nach deren Absetzen, Vollblut-Talkonzentration überwachen. Grapefruitsaft vermeiden.

Auf ausreichende Urinausfuhr achten (Prophylaxe hämorrhagische Zystitis).

Obligate Prä- und Begleitmedikation

Tag	zeitl. Ablauf	Substanz	Basisdosierung	Trägerlösung (ml)	Appl.	Infusions-dauer	Bemerkungen
3	-4h	Jonosteril®	3 000 ml		i.v.	24h	Start der Bewässerung 4h vor Cyclophosphamid.
		KCl 7,45% (1mmol K⁺/ml)	ml - *befundabhängig* -				bei Bedarf, nach Wert in Bewässerung. Max. 20ml sind kompatibel mit Jonosteril.
		Magnesium 10% Inresa® (4,05mmol Magnesium/10ml)	ml - *befundabhängig* -				bei Bedarf, nach Wert in Bewässerung. Max. 40ml sind kompatibel mit Jonosteril.
3	-1h	Aprepitant	125 mg		p.o.		
3	-30min	Dexamethason	12 mg		i.v.	15min	
3-4	kontinuierlich	Mesna	100 mg/kg		i.v.	24h	bis 24h nach Ende der Cyclophosphamidgabe
3-4	-30min	Granisetron	1 mg		i.v.	B	
3-4	-30min	Furosemid	20 mg		i.v.	B	
4	kontinuierlich	Jonosteril®	3 000 ml		i.v.	24h	
		KCl 7,45% (1mmol K⁺/ml)	ml - *befundabhängig* -				bei Bedarf, nach Wert in Bewässerung. Max. 20ml sind kompatibel mit Jonosteril.
		Magnesium 10% Inresa® (4,05mmol Magnesium/10ml)	ml - *befundabhängig* -				bei Bedarf, nach Wert in Bewässerung. Max. 40ml sind kompatibel mit Jonosteril.
4	-1h	Aprepitant	80 mg		p.o.		
4	-30min	Dexamethason	8 mg		i.v.	15min	
5-6	kontinuierlich	Jonosteril®	2 000 ml		i.v.	24h	
		KCl 7,45% (1mmol K⁺/ml)	ml - *befundabhängig* -				bei Bedarf, nach Wert in Bewässerung. Max. 20ml sind kompatibel mit Jonosteril.
		Magnesium 10% Inresa® (4,05mmol Magnesium/10ml)	ml - *befundabhängig* -				bei Bedarf, nach Wert in Bewässerung. Max. 40ml sind kompatibel mit Jonosteril.
5-6	1-0-0-0	Dexamethason	8 mg		i.v.	15min	
5-6	1-0-0-0	Aprepitant	80 mg		p.o.		

Bedarfsmedikation	Metoclopramid, Dimenhydrinat, Pantoprazol
Kontrollen	Everolimus Blutspiegel, Leberfunktion, Bilirubin, Albumin, Gerinnung, INR, Nierenfunktion, Blutbild, Elektrolyte insbes. Ca^{2+}, Mg^{2+}, Retentionswerte, Flüssigkeitsbilanz
Dosisreduktion	Bei mittelschwerer Leberinsuffizienz (Child-Pugh Klasse A oder B) Dosisreduktion Certican auf 50% beim Zutreffen von zwei der folgenden Kriterien: Bilirubin >2mg/dl, Albumin <3,5g/dl, INR >1,3 (Prothrombinzeit >4 Sekunden Verlängerung), weitere Dosisreduktion basierend auf therapeutischer Blutspiegelüberwachung. Siehe auch Dosismodifikationstabelle
Literatur	adaptiert nach: Bolaños-Meade J et al. Blood. 2012; 120:4285-4291; Brunstein CG et al. Blood. 2011; 118: 282-288; Tuve S et al. Leukemia. 2011; 25:880-883; Fachinformationen Certican® und Myfortic®

Teil X   Supportive Therapie

Inhaltsverzeichnis

Kapitel 34   Protokolle zur Supportivtherapie

Cidofovir 5mg/kg – 888
Dexrazoxan – 890

Elektronisches Zusatzmaterial Die elektronische Version des Werkes enthält Zusatzmaterial, auf das über folgenden Link zugegriffen werden kann: https://doi.org/10.1007/978-3-662-67749-0_1.

Diese Krebstherapie birgt letale Risiken. Die Anwendung darf nur durch erfahrene Onkologen und entsprechend ausgebildetes Pflegepersonal erfolgen. Das Protokoll muss im Einzelfall überprüft und der klinischen Situation angepasst werden.

999999_10   **Cidofovir 5mg/kg**   **ICD-10: B25.9, B34.0**

Indikation: CMV-Retinitis bei HIV, 3. LT bei CMV-Reaktivierung, Adenovirusinfektion nach Stammzelltransplantation

Hauptmedikation (Zyklus 1)

Tag	zeitl. Ablauf	Substanz	Basisdosierung	Trägerlösung (ml)	Appl.	Infusions-dauer	Bemerkungen
1, 8	0	Cidofovir	5 mg/kg	100 ml NaCl 0,9 %	i.v.	1h	

Zyklusdiagramm | Tag 1 2 3 4 5 6 7 8 9 10 11 12 13 14 15 16 17 18 19 20 21 22
Cidofovir

Wiederholungsinfo: Beginn Erhaltungstherapie d22

Obligate Prä- und Begleitmedikation (Zyklus 1)

Tag	zeitl. Ablauf	Substanz	Basisdosierung	Trägerlösung (ml)	Appl.	Infusions-dauer	Bemerkungen
1, 8	-3h	Probenecid	2 g		p.o.		nicht auf nüchternen Magen einnehmen, vor jeder Einnahme etwas essen, ggf. Antiemese anpassen
1, 8	-3h	Paracetamol	500 mg		p.o.		
1, 8	-1h	NaCl 0,9 %	1 000 ml		i.v.	1h	
1, 8	-15min	Metoclopramid	10 mg	100 ml NaCl 0,9 %	i.v.	15min	
1, 8	0	NaCl 0,9 %	1 000 ml		i.v.	3h	
1, 8	+3h	Probenecid	1 g		p.o.		nicht auf nüchternen Magen einnehmen, vor jeder Einnahme etwas essen, ggf. Antiemese anpassen
1, 8	+9h	Probenecid	1 g		p.o.		nicht auf nüchternen Magen einnehmen, vor jeder Einnahme etwas essen, ggf. Antiemese anpassen

Hauptmedikation (Zyklus 2-n)

Tag	zeitl. Ablauf	Substanz	Basisdosierung	Trägerlösung (ml)	Appl.	Infusions-dauer	Bemerkungen
1	0	Cidofovir	5 mg/kg	100 ml NaCl 0,9 %	i.v.	1h	

Zyklusdiagramm | Tag 1 | [...] | Wdh: 15
Cidofovir

Obligate Prä- und Begleitmedikation (Zyklus 2-n)

Tag	zeitl. Ablauf	Substanz	Basisdosierung	Trägerlösung (ml)	Appl.	Infusions-dauer	Bemerkungen
1	-3h	Probenecid	2 g		p.o.		nicht auf nüchternen Magen einnehmen, vor jeder Einnahme etwas essen, ggf. Antiemese anpassen
1	-3h	Paracetamol	500 mg		p.o.		
1	-1h	NaCl 0,9 %	1 000 ml		i.v.	1h	
1	-15min	Metoclopramid	10 mg	100 ml NaCl 0,9 %	i.v.	15min	
1	0	NaCl 0,9 %	1 000 ml		i.v.	3h	
1	+3h	Probenecid	1 g		p.o.		nicht auf nüchternen Magen einnehmen, vor jeder Einnahme etwas essen, ggf. Antiemese anpassen
1	+9h	Probenecid	1 g		p.o.		nicht auf nüchternen Magen einnehmen, vor jeder Einnahme etwas essen, ggf. Antiemese anpassen

Bedarfsmedikation	Antiemetika
Kontrollen	**bei Therapiebeginn und innerhalb 48h nach jeder Gabe: Serum-Kreatinin und Urinprotein, vor jeder Gabe: WBC und Differentialblutbild**, Augeninnendruck, Sehschärfe, Anzeichen/Symptome für Augenentzündungen (Uveitis/Iritis), metabolische Azidose
Dosisreduktion	bei Serum-Kreatinin-Anstieg um 0,3-0,4 mg/dl: DR auf 3mg/kg
Therapievoraussetzung	Kreatinin-Clearance > 55ml/min, Proteinurie < 2+, < 100mg/dl; keine gleichzeitige Gabe anderer nephrotoxischer Substanzen
Therapieabbruch	**Kreatinin-Anstieg $\geq$ 0,5mg/dl oder persistierende Proteinurie $\geq$ 3+**
Wechselwirkungen	bei gleichzeitiger Gabe von Tenofovir $\rightarrow$ Überwachung der Serumkonzentration von Tenofovir und Cidofovir
Wiederholung	**Zyklus 1-1:** Beginn Erhaltungstherapie d22 **Zyklus 2-n:** Tag 15.
Literatur	Fachinformation Cidofovir, Uptodate

Diese Krebstherapie birgt letale Risiken. Die Anwendung darf nur durch erfahrene Onkologen und entsprechend ausgebildetes Pflegepersonal erfolgen. Das Protokoll muss im Einzelfall überprüft und der klinischen Situation angepasst werden.

| 999999_13 | **Dexrazoxan** | **Indikation: Anthracyclin-Paravasat (ausgeschlossen: liposomale Anthrazykline)** | **ICD-10: T80.8** |

Therapie-Hinweis: Applikation möglichst früh, innerhalb von 6h nach der Extravasation.

Hauptmedikation

Tag	zeitl. Ablauf	Substanz	Basisdosierung	Trägerlösung (ml)	Appl.	Infusions-dauer	Bemerkungen
1-2	0	Dexrazoxan	1 000 mg/m²	Ringer-Lactatlösung (konzentrationsab-hängig)	i.v.	90min	an d2: 24h (+/-3h) nach der 1. Gabe. Achtung kurze Halt-barkeit der Infusionslösung.
3	0	Dexrazoxan	500 mg/m²	Ringer-Lactatlösung (konzentrationsab-hängig)	i.v.	90min	24h (+/-3h) nach der 2. Gabe. Achtung kurze Haltbarkeit der Infusionslösung.

Zyklusdiagramm

	Tag 1	2	3
Dexrazoxan	☐	☐	☐

- **Kühlung 15 min vor Dexrazoxangabe entfernen** um ausreichenden Blutfluss zu gewährleisten.
- **Infusion von Dexrazoxan über eine große Vene der nicht betroffenen Ex-tremität.**
- Bei Patienten mit einer KOF >2m² darf die Einzeldosis 2000mg an d1,2 bzw. 1000mg an d3 nicht überschreiten.
- Bei Anthracyclin-Paravasation ist die **Konsultation eines plastischen Chirur-gen innerhalb von 72 Stunden** zwingend erforderlich.

Bedarfsmedikation	Antiemetika bei Auftreten von Übelkeit/Erbrechen
Kontrollen	Infusionsreaktionen, Blutbild, Leberfunktion, Nierenfunktion, Kaliumspiegel
Cave	Dexrazoxan kann sich zur Toxizität des Chemotherapiezyklus addieren → sorgfältige Überwachung der hämatologischen Parameter. Zu bedenken: hohe Therapiekosten ⇔ klinische Abwägung
Wechselwirkungen	**Bei Anwendung von Dexrazoxan darf kein Dimethylsulfoxid (DMSO) verwendet werden**, da DMSO die Wirksamkeit von Dexrazoxan vermindern kann.
Literatur	Fachinformation + uptodate Dexrazoxan, DKG: S3-Leitlinie Supportive Therapie bei onkologischen Patienten

Printed in the United States
by Baker & Taylor Publisher Services